Berne & Levy Fisiologia

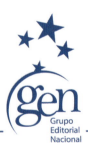

O GEN | Grupo Editorial Nacional – maior plataforma editorial brasileira no segmento científico, técnico e profissional – publica conteúdos nas áreas de ciências da saúde, exatas, humanas, jurídicas e sociais aplicadas, além de prover serviços direcionados à educação continuada e à preparação para concursos.

As editoras que integram o GEN, das mais respeitadas no mercado editorial, construíram catálogos inigualáveis, com obras decisivas para a formação acadêmica e o aperfeiçoamento de várias gerações de profissionais e estudantes, tendo se tornado sinônimo de qualidade e seriedade.

A missão do GEN e dos núcleos de conteúdo que o compõem é prover a melhor informação científica e distribuí-la de maneira flexível e conveniente, a preços justos, gerando benefícios e servindo a autores, docentes, livreiros, funcionários, colaboradores e acionistas.

Nosso comportamento ético incondicional e nossa responsabilidade social e ambiental são reforçados pela natureza educacional de nossa atividade e dão sustentabilidade ao crescimento contínuo e à rentabilidade do grupo.

Berne & Levy Fisiologia

Editores

Bruce M. Koeppen, MD, PhD
Dean Emeritus
Frank H. Netter, MD School of Medicine,
Quinnipiac University
Hamden, Connecticut
United States

Bruce A. Stanton, PhD
Andrew C. Vail Professor
Microbiology and Immunology
Geisel School of Medicine at Dartmouth,
Hanover, New Hampshire
United States

Editores Associados

Julianne M. Hall, PhD
Professor of Medical Sciences
Frank H. Netter, MD School of Medicine,
Quinnipiac University
Hamden, Connecticut
United States

Agnieszka Swiatecka-Urban, MD
Professor of Pediatrics
Division Head of Pediatric Nephrology
University of Virginia
Charlottesvile, Virginia
United States

Revisão Técnica

Mauricio Krause
Mestre em Ciências Biológicas: Fisiologia pela Universidade Federal
do Rio Grande do Sul (UFRGS). Doutor em Ciência do Movimento
Humano pela UFRGS. Pós-Doutor em Ciências Metabólicas pela
University College Dublin, Dublin, Irlanda. Professor Adjunto do
Departamento de Fisiologia da UFRGS.

Tradução

Patricia Lydie Voeux

Oitava edição

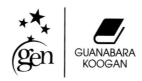

- Os autores deste livro e a editora empenharam seus melhores esforços para assegurar que as informações e os procedimentos apresentados no texto estejam em acordo com os padrões aceitos à época da publicação. Entretanto, tendo em conta a evolução das ciências, as atualizações legislativas, as mudanças regulamentares governamentais e o constante fluxo de novas informações sobre os temas que constam do livro, recomendamos enfaticamente que os leitores consultem sempre outras fontes fidedignas, de modo a se certificarem de que as informações contidas no texto estão corretas e de que não houve alterações nas recomendações ou na legislação regulamentadora.

- Data do fechamento do livro: 30/08/2024.

- Os autores e a editora se empenharam para citar adequadamente e dar o devido crédito a todos os detentores de direitos autorais de qualquer material utilizado neste livro, dispondo-se a possíveis acertos posteriores caso, inadvertida e involuntariamente, a identificação de algum deles tenha sido omitida.

- **Atendimento ao cliente: (11) 5080-0751 | faleconosco@grupogen.com.br**

- Traduzido de
BERNE AND LEVY PHYSIOLOGY, EIGHTH EDITION
Copyright © 2024 by Elsevier, Inc. All rights reserved, including those for text and data mining, AI training, and similar technologies.
Publisher's note: Elsevier takes a neutral position with respect to territorial disputes or jurisdictional claims in its published content, including in maps and institutional affiliations.
Previous edition copyrighted 2018, 2010, 2008, 2004, 1998, 1993, 1988, and 1983.
This edition of *Berne and Levy Physiology*, 8th edition, by Bruce M. Koeppen and Bruce A. Stanton is published by arrangement with Elsevier Inc.
ISBN: 978-0-323-84790-2
Esta edição de *Berne and Levy Physiology*, 8ª edição, de Bruce M. Koeppen e Bruce A. Stanton, é publicada por acordo com a Elsevier Inc.

- Direitos exclusivos para a língua portuguesa
Copyright © 2025 by
GEN | Grupo Editorial Nacional S.A.
Publicado pelo selo Editora Guanabara Koogan Ltda.
Travessa do Ouvidor, 11
Rio de Janeiro – RJ – 20040-040
www.grupogen.com.br

- Reservados todos os direitos. É proibida a duplicação ou reprodução deste volume, no todo ou em parte, em quaisquer formas ou por quaisquer meios (eletrônico, mecânico, gravação, fotocópia, distribuição pela Internet ou outros), sem permissão, por escrito, do GEN | Grupo Editorial Nacional Participações S/A.

- Capa: Bruno Sales

- Editoração eletrônica: Estúdio Castellani

Nota
Este livro foi produzido pelo GEN | Grupo Editorial Nacional, sob sua exclusiva responsabilidade. Profissionais da área da Saúde devem fundamentar-se em sua própria experiência e em seu conhecimento para avaliar quaisquer informações, métodos, substâncias ou experimentos descritos nesta publicação antes de empregá-los. O rápido avanço nas Ciências da Saúde requer que diagnósticos e posologias de fármacos, em especial, sejam confirmados em outras fontes confiáveis. Para todos os efeitos legais, a Elsevier, os autores, os editores ou colaboradores relacionados a esta obra não podem ser responsabilizados por qualquer dano ou prejuízo causado a pessoas físicas ou jurídicas em decorrência de produtos, recomendações, instruções ou aplicações de métodos, procedimentos ou ideias contidos neste livro.

- Ficha catalográfica

CIP-BRASIL. CATALOGAÇÃO NA PUBLICAÇÃO
SINDICATO NACIONAL DOS EDITORES DE LIVROS, RJ

B446
8. ed.

Berne e Levy fisiologia / editores Bruce M. Koeppen, Bruce A. Stanton ; [tradutor: Patricia Lydie Voeux ; revisor técnico: Mauricio Krause ; editores associados: Julianne M. Hall e Agnieszka Swiatecka-Urban]. - 8. ed. - Rio de Janeiro : Guanabara Koogan, 2025.
il.

Tradução de: Berne and Levy physiology
Inclui índice
ISBN 978-65-6111-002-0

1. Fisiologia humana. I. Koeppen, Bruce M. II. Stanton, Bruce A. III. Voeux, Patricia Lydie. IV. Krause, Mauricio. V. Hall, Julianne M. VI. Swiatecka-Urban, Agnieszka.

24-92735   CDD: 612
                 CDU: 612

Gabriela Faray Ferreira Lopes - Bibliotecária - CRB-7/6643

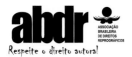

Esta oitava edição de Berne & Levy Fisiologia *é dedicada à memória do Dr. Gerhard Giebisch (1927-2020). Gerhard era um fisiologista renomado internacionalmente e especialista no funcionamento dos rins. Foi um grande amigo e um importante mentor para nós dois.*

Bruce M. Koeppen, MD, PhD
Bruce A. Stanton, PhD

Autores das Seções

Alix Ashare, MD, PhD
Associate Professor
Medicine, Microbiology and Immunology
Geisel School of Medicine at Dartmouth
Hanover, New Hampshire, United States
Seção 5: Fisiologia Respiratória

Kim E. Barrett, PhD
Vice Dean for Research and Distinguished Professor
Physiology and Membrane Biology
UC Davis School of Medicine
Sacramento, California, United States
Seção 6: Fisiologia Gastrointestinal

James L. Carroll Jr., MD
Associate Clinical Professor
Medicine
Geisel School of Medicine at Dartmouth
Hanover, New Hampshire, United States
Section of Pulmonary and Critical Care
Dartmouth-Hitchcock Medical Center
Lebanon, New Hampshire, United States
Seção 5: Fisiologia Respiratória

Julianne M. Hall, PhD
Associate Professor
Medical Sciences
Frank H. Netter, MD School of Medicine
Quinnipiac University
Hamden, Connecticut, United States
Seção 7: Fisiologia Renal
Seção 8: Fisiologia Endócrina

John R. Harrison, PhD
Associate Professor
Orthodontics
University of Connecticut School of Dental Medicine
Farmington, Connecticut, United States
Seção 8: Fisiologia Endócrina

Robert D. Harvey, PhD
Professor
Pharmacology
University of Nevada–Reno
Reno, Nevada, United States
Seção 4: Fisiologia Cardiovascular

Bruce M. Koeppen, MD, PhD
Dean Emeritus
Frank H. Netter, MD School of Medicine
Quinnipiac University
Hamden, Connecticut, United States
Seção 1: Fisiologia Celular
Seção 7: Fisiologia Renal

Helen E. Raybould, PhD
Professor
Anatomy, Physiology and Cell Biology
UC Davis School of Veterinary Medicine
Davis, California, United States
Seção 6: Fisiologia Gastrointestinal

Bruce A. Stanton, PhD
Andrew C. Vail Professor
Microbiology and Immunology
Geisel School of Medicine at Dartmouth
Hanover, New Hampshire, United States
Seção 1: Fisiologia Celular
Seção 7: Fisiologia Renal

Agnieszka Swiatecka-Urban, MD
Professor of Pediatrics
Division Head of Pediatric Nephrology
University of Virginia
Charlottesville, Virginia, United States
Seção 7: Fisiologia Renal

James M. Watras, PhD
Associate Professor
Cell Biology
University of Connecticut School of Medicine
Farmington, Connecticut, United States
Seção 3: Fisiologia do Músculo

Bruce White, PhD
Professor Emeritus
Cell Biology
University of Connecticut School of Medicine
Farmington, Connecticut, United States
Seção 8: Fisiologia Endócrina

Withrow Gil Wier, PhD
Emeritus Professor
Physiology
University of Maryland School of Medicine
Baltimore, Maryland, United States
Seção 4: Fisiologia Cardiovascular

Mark Yeckel, PhD
Professor
Medical Sciences
Frank H. Netter, MD School of Medicine
Quinnipiac University
Hamden, Connecticut, United States
Seção 2: Neurofisiologia

Prefácio

Estamos felizes que os seguintes autores das seções continuaram como membros da equipe da oitava edição: Dr. James Watras (músculo), Dr. Withrow Gil Wier (sistema cardiovascular), Dras. Kim Barrett e Helen Raybould (sistema gastrointestinal) e Drs. Bruce White e John Harrison (sistemas endócrino e reprodutor). Gostaríamos de agradecer aos seguintes autores por suas contribuições para edições anteriores: Drs. Kalman Rubinson e Eric Lang (sistema nervoso), Dr. Achilles Pappano (sistema cardiovascular), e Drs. Michelle Cloutier e Roger Thrall (sistema respiratório). Além disso, damos as boas-vindas aos seguintes autores: Dr. Mark Yeckel (sistema nervoso), Dr. Robert Harvey (sistema cardiovascular) e Drs. Alix Ashare e James Carroll (sistema respiratório). É importante ressaltar que as Dras. Julianne Hall e Agnes Swiatecka-Urban juntaram-se a nós como autoras e editoras associadas.

Como nas edições anteriores deste livro, tentamos enfatizar os conceitos gerais e minimizar a compilação de fatos isolados. Cada capítulo foi escrito de modo a tornar o texto tão lúcido, preciso e atual quanto possível. Incluímos informações clínicas e moleculares em cada seção, uma vez que os comentários dos leitores indicaram que essas informações servem para fornecer contexto clínico e novos enfoques sobre fenômenos fisiológicos nos níveis celular e molecular.

O corpo humano consiste em bilhões de células que são organizadas em tecidos (p. ex., músculos, epitélios e tecido nervoso) e sistemas de órgãos (p. ex., nervoso, cardiovascular, respiratório, renal, gastrointestinal, endócrino e reprodutor). Para que esses tecidos e sistemas de órgãos funcionem adequadamente e, assim, possibilitem que os seres humanos vivam e realizem atividades diárias, várias condições gerais devem ser atendidas. Em primeiro lugar, as células do corpo devem sobreviver. A sobrevivência requer fornecimento de energia celular adequado, a manutenção de um meio intracelular apropriado e a defesa contra um ambiente externo hostil. Uma vez assegurada a sua sobrevivência, a célula pode então desempenhar a sua função designada ou especializada (p. ex., contração pelas células do músculo esquelético). Por fim, a função das células, tecidos e órgãos deve ser coordenada e regulada. Todas essas funções são a essência da área da fisiologia e apresentadas ao longo deste livro. Uma breve introdução a esses conceitos gerais está descrita a seguir.

As células precisam de um fornecimento constante de energia. Essa energia é derivada da hidrólise do **trifosfato de adenosina (ATP)**. Se não fosse reabastecido, o suprimento de ATP celular se esgotaria na maior parte das células em menos de 1 minuto. Assim, o ATP deve ser continuamente sintetizado, o que, por sua vez, requer um fornecimento constante de combustíveis celulares.

Contudo, os combustíveis celulares (p. ex., glicose, ácidos graxos e cetoácidos) estão presentes no sangue em níveis que podem manter o metabolismo celular durante apenas alguns minutos. Os níveis sanguíneos desses combustíveis celulares são mantidos por meio da ingestão de precursores (*i. e.*, carboidratos, proteínas e gorduras). Além disso, esses combustíveis podem ser armazenados e depois mobilizados quando a ingestão dos precursores não for possível. As formas de armazenamento desses combustíveis são os triglicerídeos (armazenados no tecido adiposo), o glicogênio (armazenado no fígado e no músculo esquelético) e as proteínas. A manutenção de níveis séricos adequados de combustíveis celulares é um processo complexo que envolve os seguintes tecidos, órgãos e sistemas de órgãos:

- *Fígado*: converte precursores em formas de armazenamento de combustível (p. ex., glicose → glicogênio) quando o alimento é ingerido e converte formas de armazenamento em combustíveis celulares durante o jejum (p. ex., glicogênio → glicose e aminoácidos → glicose)
- *Músculo esquelético*: como o fígado, armazena combustível (glicogênio e proteína) e converte o glicogênio e a proteína em combustíveis (p. ex., glicose) ou em intermediários de combustível (p. ex., proteínas → aminoácidos) durante o jejum
- *Trato gastrointestinal*: digere e absorve precursores de combustível
- *Tecido adiposo*: armazena o combustível durante a alimentação (p. ex., ácidos graxos → triglicerídeos) e libera os combustíveis durante o jejum
- *Sistema cardiovascular*: fornece os combustíveis para as células e seus locais de armazenamento
- *Sistema endócrino*: mantém os níveis séricos dos combustíveis celulares controlando e regulando seu armazenamento e sua liberação do armazenamento (p. ex., insulina e glucagon)
- *Sistema nervoso*: monitora os níveis plasmáticos de oxigênio e nutrientes e, em resposta, modula os sistemas cardiovascular, pulmonar e endócrino e induz a comportamentos de ingestão de alimentos e bebidas.

Além do metabolismo energético, as células do corpo precisam manter um ambiente intracelular relativamente constante para sobreviver. Isso inclui a captação dos combustíveis necessários para produzir ATP, a exportação de resíduos celulares pela célula, a manutenção de um ambiente iônico intracelular apropriado, o estabelecimento de um potencial de membrana em repouso e a manutenção de um volume celular constante. Todas essas funções são realizadas pelas proteínas de transporte de membrana específicas.

A composição do líquido extracelular (LEC) que banha as células também deve ser mantida relativamente constante. Além disso, o volume e a temperatura do LEC devem ser regulados. As células epiteliais dos pulmões, do trato gastrointestinal e dos rins são responsáveis pela manutenção do volume e da composição do LEC, enquanto a pele desempenha um papel importante na regulação da temperatura. Diariamente são ingeridos H_2O e alimentos, e os componentes essenciais são absorvidos pelas células epiteliais do trato gastrointestinal. Essa ingestão diária de solutos e água deve ser acompanhada por excreção pelo corpo, mantendo-se assim um estado estacionário. Os rins estão significativamente envolvidos na manutenção do estado estacionário da água e de muitos componentes do LEC (p. ex., Na^+, K^+, HCO_3^-, pH, Ca^{++}, solutos orgânicos). Os pulmões asseguram um suprimento adequado de O_2 para "queimar" os combustíveis celulares para a produção de ATP e excretar o principal resíduo deste processo (*i. e.*, CO_2). Como o CO_2 pode afetar o pH do LEC, os pulmões trabalham com os rins para manter o pH do LEC.

Uma vez que os seres humanos habitam e se movem frequentemente entre muitos ambientes distintos, o corpo deve poder adaptar-se rapidamente aos desafios impostos pelas mudanças na temperatura e na disponibilidade de alimento e água.

Essa adaptação requer a coordenação função das células dos diferentes tecidos e órgãos, bem como a sua regulação. Os sistemas nervoso e endócrino coordenam e regulam a função de células, tecidos e órgãos. A regulação da função pode ocorrer rapidamente (segundos a minutos), como é o caso dos níveis plasmáticos de combustíveis celulares, ou em períodos muito mais longos (dias a semanas), como é o caso da aclimatação quando um indivíduo sai de um ambiente frio para um quente, ou muda de uma dieta rica em sal para uma com baixo teor de sal.

A função do corpo humano representa processos complexos em múltiplos níveis. Este livro explica o que é atualmente conhecido sobre esses processos. Embora a ênfase esteja na disfunção do corpo humano, a discussão de doenças e da função anormal também é apropriada, já que muitas vezes ilustra processos e princípios fisiológicos nos extremos.

Os autores de cada seção apresentaram o que acreditam serem os mecanismos que têm maior probabilidade de ser os responsáveis pelos fenômenos considerados. Adotamos esse compromisso para alcançar brevidade, clareza e simplicidade.

Bruce M. Koeppen, MD, PhD
Bruce A. Stanton, PhD

Sumário

Seção 1: Fisiologia Celular, *1*

Bruce M. Koeppen e Bruce A. Stanton

1 Princípios da Função da Célula e da Membrana, *2*

2 Homeostase: Volume e Composição dos Compartimentos dos Líquidos Corporais, *17*

3 Transdução de Sinal, Receptores de Membrana, Segundos Mensageiros e Regulação da Expressão Gênica, *34*

Seção 2: Neurofisiologia, *51*

Mark Yeckel

4 Sistema Nervoso: Introdução às Células e aos Sistemas, *52*

5 Geração e Condução de Potenciais de Ação, *65*

6 Transmissão Sináptica, *83*

7 Sistema Somatossensorial, *108*

8 Sentidos Especiais, *125*

9 Organização da Função Motora, *158*

10 Funções Integrativas do Sistema Nervoso, *204*

11 Sistema Nervoso Autônomo e seu Controle Central, *220*

Seção 3: Fisiologia do Músculo, *235*

James M. Watras

12 Fisiologia do Músculo Esquelético, *236*

13 Músculo Cardíaco, *261*

14 Músculo Liso, *271*

Seção 4: Fisiologia Cardiovascular, *289*

Withrow Gil Wier e Robert D. Harvey

15 Visão Geral da Circulação, *290*

16 Elementos da Função Cardíaca, *293*

17 Propriedades da Vasculatura, *332*

18 Regulação do Coração e dos Vasos, *372*

19 Controle Integrado do Sistema Cardiovascular, *395*

Seção 5: Fisiologia Respiratória, *417*

Alix Ashare e James L. Carroll Jr.

20 Introdução ao Sistema Respiratório, *418*

21 Mecânica Estática dos Pulmões e da Parede Torácica, *431*

22 Mecânica Dinâmica dos Pulmões e da Parede Torácica, *440*

23 Ventilação, Perfusão e Relações Ventilação/Perfusão, *450*

24 Transportes de Oxigênio e de Dióxido de Carbono, *464*

25 Controle da Respiração, *472*

26 Defesa do Hospedeiro e Metabolismo nos Pulmões, *481*

Seção 6: Fisiologia Gastrointestinal, *493*

Kim E. Barrett e Helen E. Raybould

27 Anatomia Funcional e Princípios Gerais da Regulação no Trato Gastrointestinal, *494*

28 Fases Cefálica, Oral e Esofágica da Resposta Integrada a uma Refeição, *503*

29 Fase Gástrica da Resposta Integrada a uma Refeição, *512*

30 Fase do Intestino Delgado da Resposta Integrada a uma Refeição, *524*

31 Fase Colônica da Resposta Integrada a uma Refeição, *541*

32 Transporte Hepático e Funções Metabólicas do Fígado, *550*

Seção 7: Fisiologia Renal, *563*

Bruce M. Koeppen, Bruce A. Stanton, Agnieszka Swiatecka-Urban e Julianne M. Hall

33 Elementos da Função Renal, *564*

34 Transporte de Soluto e Água ao Longo do Néfron: Função Tubular, *583*

35 Controle da Osmolalidade e do Volume dos Líquidos Corporais, *601*

36 Homeostasia do Potássio, do Cálcio e do Fosfato, *624*

37 Papel dos Rins na Regulação do Equilíbrio Ácido-Básico, *645*

Seção 8: Fisiologia Endócrina, *659*

Bruce White, John R. Harrison e Julianne M. Hall

38 Introdução ao Sistema Endócrino, *660*

39 Regulação Hormonal do Metabolismo Energético, *672*

40 Regulação Hormonal do Metabolismo do Cálcio e do Fosfato, *695*

41 Hipotálamo e Hipófise, *706*

42 Glândula Tireoide, *725*

43 Glândula Adrenal, *738*

44 Sistemas Reprodutores Masculino e Feminino, *758*

Índice Alfabético, *801*

SEÇÃO 1

Fisiologia Celular

BRUCE M. KOEPPEN E BRUCE A. STANTON

Capítulo 1
*Princípios da Função da Célula
e da Membrana*

Capítulo 2
*Homeostase: Volume e Composição
dos Compartimentos dos
Líquidos Corporais*

Capítulo 3
*Transdução de Sinal, Receptores de
Membrana, Segundos Mensageiros
e Regulação da Expressão Gênica*

1

Princípios da Função da Célula e da Membrana

OBJETIVOS DO APRENDIZADO

Após a conclusão deste capítulo, o estudante será capaz de responder às seguintes questões:

1. Quais organelas são encontradas em uma típica célula eucariótica, e quais são suas respectivas funções?
2. Qual é a composição da membrana plasmática?
3. Quais são as principais classes de proteínas de transporte da membrana, e como estas proteínas transportam moléculas e íons de importância biológica através da membrana plasmática?
4. O que é gradiente eletroquímico e como ele é usado para determinar se o transporte de uma molécula ou de um íon através da membrana plasmática é ativo ou passivo?
5. Quais são as forças motrizes do movimento de água através da membrana celular e da parede dos capilares?

Além disso, será capaz de definir e entender as seguintes propriedades dos líquidos e das soluções de importância fisiológica:

- Molaridade e equivalência
- Pressão osmótica
- Osmolaridade e osmolalidade
- Pressão oncótica
- Tonicidade.

O corpo humano é constituído por bilhões de células. Embora as células possam realizar diferentes funções, compartilham certos elementos comuns. Este capítulo fornece uma visão geral de alguns desses elementos comuns, com foco no transporte de moléculas e de água para dentro e para fora da célula através de sua membrana plasmática.

Visão geral das células eucarióticas

As células eucarióticas se diferenciam das células procarióticas pela presença de um núcleo delimitado por membrana. Com algumas exceções (p. ex., eritrócitos [também conhecidos como "hemácias" ou "glóbulos vermelhos"] humanos maduros e células encontrados dentro do cristalino do olho), todas as células existentes no corpo humano contêm um núcleo. Portanto, a célula está efetivamente dividida em dois compartimentos: o núcleo e o citoplasma. O citoplasma é uma solução aquosa contendo numerosas moléculas orgânicas, íons, elementos do citoesqueleto e algumas organelas. Muitas organelas são compartimentos delimitados por membrana

que realizam determinada função celular específica. A Figura 1.1 mostra uma célula eucariótica idealizada, e a função principal de alguns componentes e compartimentos celulares é resumida na Tabela 1.1. Aos leitores que desejarem uma exposição mais aprofundada deste material, é recomendável consultar um dos muitos livros-texto disponíveis sobre biologia celular e molecular.

Membrana plasmática

As células encontradas no corpo são circundadas por uma membrana plasmática que separa os conteúdos intracelulares do ambiente extracelular. Devido às propriedades dessa membrana e, em particular, graças à presença de proteínas específicas, a membrana plasmática realiza algumas funções celulares importantes, incluindo as seguintes:

- Transporte seletivo de moléculas para dentro e para fora da célula. Uma função exercida pelas proteínas de transporte da membrana
- Reconhecimento celular por meio do uso de antígenos de superfície celular
- Comunicação celular através de receptores para neurotransmissor e hormônio, e por vias de transdução de sinal
- Organização tecidual, como as junções celulares temporárias e permanentes, e interação com a matriz extracelular utilizando várias moléculas de adesão celular
- Atividade enzimática dependente da membrana
- Determinação do formato celular por meio da ligação do citoesqueleto com a membrana plasmática.

No presente capítulo, são consideradas a estrutura e a função da membrana plasmática das células eucarióticas. Mais especificamente, o capítulo enfoca o transporte de moléculas e água através da membrana plasmática. Somente os princípios de transporte da membrana são aqui apresentados. Detalhes adicionais relacionados a células específicas serão apresentados ao longo das diversas seções e capítulos do livro.

Estrutura e composição

A membrana plasmática das células eucarióticas consiste em uma bicamada lipídica de 5 nm de espessura contendo proteínas associadas (Figura 1.2). Algumas proteínas associadas à membrana estão integradas à bicamada lipídica, enquanto outras estão mais frouxamente presas às superfícies interna ou externa da membrana, muitas vezes via ligação às proteínas integrais de membrana.

CAPÍTULO 1   Princípios da Função da Célula e da Membrana   3

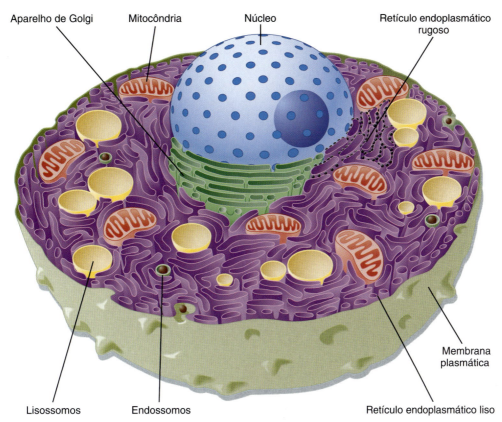

● **Figura 1.1** Desenho esquemático de uma célula eucariótica. A parte superior da célula foi omitida para ilustrar o núcleo e as diversas organelas intracelulares. Ver detalhes no texto.

TABELA 1.1 Funções principais de alguns componentes e compartimentos celulares eucarióticos.

Componente	Função principal
Citosol	Metabolismo, síntese proteica (ribossomos livres)
Citoesqueleto	Formato e movimento da célula, transporte intracelular
Núcleo	Genoma (22 cromossomos autossômicos e 2 cromossomos sexuais – em humanos), sínteses de DNA e RNA
Mitocôndria	Síntese de ATP por fosforilação oxidativa, armazenamento de Ca^{2+}
Retículo endoplasmático liso	Síntese de lipídeos, armazenamento de Ca^{2+}
Ribossomos livres	Tradução do RNAm em proteínas citosólicas
Retículo endoplasmático rugoso	Tradução do RNAm em proteínas associadas à membrana ou destinadas à secreção para fora da célula
Lisossomo	Degradação intracelular
Endossomo	Captação celular de colesterol, remoção de receptores da membrana plasmática, captação de pequenas moléculas e de água para dentro da célula, internalização de partículas grandes (p. ex., bactérias, restos celulares)
Aparelho de Golgi	Modificação, separação e empacotamento de proteínas e lipídeos para distribuição a outras organelas celulares, ou para secreção para fora da célula
Proteossomo	Degradação de proteínas intracelulares
Peroxissomo	Destoxificação de substâncias*

ATP, trifosfato de adenosina; RNAm, RNA mensageiro.
*N.R.T.: O peroxissomo apresenta outras importantes funções metabólicas, como a oxidação de ácidos graxos de cadeia longa.

Lipídeos da membrana

Os principais lipídeos da membrana plasmática são os **fosfolipídeos** e os **fosfoglicerídeos**. Os fosfolipídeos são moléculas anfipáticas que contêm uma cabeça hidrofílica carregada (ou polar) e duas cadeias hidrofóbicas de ácidos graxos (Figura 1.3). A natureza anfipática da molécula de fosfolipídeo é decisiva para a formação da bicamada: as cadeias hidrofóbicas de ácidos graxos formam o interior da bicamada, enquanto os grupos polares da cabeça ficam expostos na superfície.

SEÇÃO 1 Fisiologia Celular

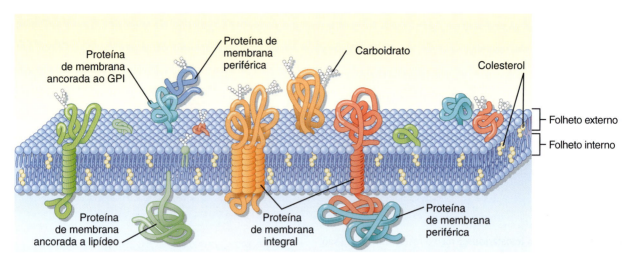

• **Figura 1.2** Diagrama esquemático da membrana plasmática celular. As balsas lipídicas foram omitidas. Ver detalhes no texto. GPI, glicosilfosfatidilinositol. (Modificada de Cooper GM. *The Cel l – A Molecular Approach.* 2nd ed. Washington, DC: Sinauer; 2000, Fig. 12.3.)

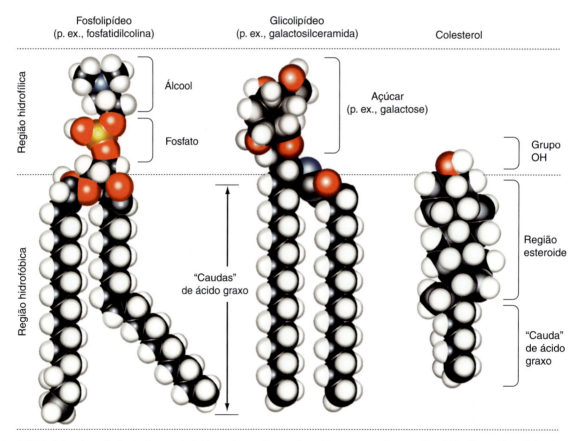

• **Figura 1.3** Modelos das principais classes de lipídeos da membrana plasmática mostrando as regiões hidrofílica e hidrofóbica das moléculas. As moléculas estão dispostas do modo como são encontradas em um folheto da bicamada. O folheto oposto não é mostrado. Uma cadeia de ácidos graxos na molécula de fosfolipídeo é insaturada. A presença desta ligação dupla produz uma "dobra" na cadeia de ácido graxo, a qual impede o empacotamento firme dos lipídeos de membrana, aumentando a fluidez da membrana. (Modificada de Hansen JT, Koeppen BM: *Netter's Atlas of Human Physiology.* Teterboro, NJ: Icon Learning Systems; 2002.)

A maioria dos fosfolipídeos de membrana tem um "esqueleto" de glicerol ao qual estão presas as cadeias de ácidos graxos, e há um álcool ligado ao glicerol pelo grupo fosfato. Os alcoóis mais comuns são colina, etanolamina, serina, inositol e glicerol. Outro fosfolipídeo importante, a esfingomielina, tem o aminoálcool esfingosina como "esqueleto", em vez do glicerol. A Tabela 1.2 lista estes fosfolipídeos mais comuns. As cadeias de ácidos graxos mais encontradas geralmente medem 14 a 20 carbonos de comprimento e podem ser saturadas ou insaturadas (*i. e.*, conter uma ou mais ligações duplas).

A composição fosfolipídica da membrana varia entre os diversos tipos celulares até mesmo entre os folhetos da bicamada. Na membrana plasmática do eritrócito, por exemplo, a fosfatidilcolina e a esfingomielina são encontradas de modo

Fosfolipídeo	Localização primária na membrana
Fosfatidilcolina	Folheto externo
Esfingomielina	Folheto externo
Fosfatidiletanolamina	Folheto interno
Fosfatidilserina	Folheto interno
Fosfatidilinositol*	Folheto interno

*Envolvido na transdução de sinal.

predominante no folheto externo da membrana, enquanto a fosfatidiletanolamina, a fosfatidilserina e o fosfatidilinositol são encontrados no folheto interno. Conforme detalhado no Capítulo 3, o fosfatidilinositol exerce papel importante na transdução de sinal e sua localização no folheto interno da membrana facilita esse papel de sinalização.

O **colesterol**, uma molécula de esterol, é também um componente essencial da bicamada (Figura 1.3). É encontrado em ambos os folhetos e serve para estabilizar a membrana à temperatura corporal normal (37ºC). Até 50% dos lipídeos encontrados na membrana podem ser colesterol. Um componente lipídico minoritário da membrana plasmática são os **glicolipídeos**. Estes lipídeos, como indica o nome, consistem em duas cadeias de ácidos graxos ligadas aos grupos polares da cabeça, os quais são carboidratos (Figura 1.3). Como discutido na seção sobre proteínas de membrana, um glicolipídeo, o glicosilfosfatidilinositol (GPI), tem papel importante na ancoragem de proteínas ao folheto externo da membrana. Ambos, colesterol e glicolipídeos, assim como os fosfolipídeos, são anfipáticos e estão orientados com seus grupos polares na superfície externa do folheto em que se localizam. Suas partes hidrofóbicas, portanto, estão localizadas no interior da bicamada.

A bicamada lipídica não é uma estrutura estática. Os lipídeos e proteínas associados podem se difundir junto ao plano da membrana. A fluidez da membrana é determinada pela temperatura e por sua composição lipídica. Conforme a temperatura aumenta, a fluidez da membrana aumenta. A presença de cadeias de ácidos graxos não saturados nos fosfolipídeos e nos glicolipídeos também aumenta a fluidez da membrana. Se uma cadeia de ácido graxo for insaturada, a presença de uma ligação dupla introduz uma "dobra" na molécula (Figura 1.3). Esta dobra impede que a molécula se associe estreitamente com os lipídeos circundantes e, como resultado, a fluidez da membrana aumenta. Embora a bicamada seja "fluida", o movimento de proteínas na membrana pode ser restrito ou limitado. Exemplificando, as proteínas de membrana podem estar ancoradas aos componentes do citoesqueleto intracelular e isto limita seus movimentos. Os domínios de membrana também podem estar isolados uns dos outros. Um exemplo relevante disto pode ser encontrado nos tecidos epiteliais. Os complexos juncionais (p. ex., *tight junctions*) isolam a membrana plasmática das células epiteliais em dois domínios: apical e basolateral (Capítulo 2). A localização-alvo das proteínas de membrana dentro de um ou do outro destes dois domínios permite que as células epiteliais realizem o transporte vetorial de substâncias de um lado do epitélio para o lado oposto. A habilidade de realizar o transporte vetorial é essencial para o funcionamento de vários sistemas orgânicos (p. ex., trato gastrointestinal e rins).[1] Além disso, algumas regiões da membrana contêm lipídeos (p. ex., esfingomielina e colesterol) que se agregam naquilo que são as chamadas **balsas lipídicas**. Estas balsas lipídicas frequentemente estão associadas a proteínas específicas que se difundem no plano da membrana como uma unidade discreta. As balsas lipídicas parecem desempenhar várias funções. Uma função importante destas balsas é a segregação de moléculas sinalizadoras.

Proteínas da membrana

Até 50% da membrana plasmática é composta por proteínas. Estas proteínas de membrana são classificadas como integrais, ancoradas a lipídeo ou periféricas.

As **proteínas integrais da membrana** estão imersas na bicamada lipídica, onde resíduos de aminoácidos hidrofóbicos estão associados às cadeias hidrofóbicas de ácidos graxos dos lipídeos da membrana. Muitas proteínas integrais da membrana atravessam a bicamada e são denominadas **proteínas transmembrana**. As proteínas transmembrana têm regiões hidrofóbicas e hidrofílicas. A região hidrofóbica, muitas vezes na forma de α-hélice, atravessa a membrana. Os resíduos de aminoácidos hidrofílicos são então expostos ao ambiente aquoso em ambos os lados da membrana. As proteínas transmembrana podem atravessar a membrana várias vezes.

NO NÍVEL CELULAR

Existe uma superfamília de proteínas de membrana que atuam como receptores para muitos hormônios, neurotransmissores e fármacos. Estes receptores estão acoplados às proteínas G heterotriméricas e são denominados *receptores acoplados à proteína G* (Capítulo 3). Estas proteínas atravessam a membrana com sete domínios α-helicoidais. O sítio de ligação de cada ligante é encontrado na parte extracelular da proteína (ligantes grandes) ou na parte transmembrana (ligantes pequenos), enquanto a porção citoplasmática se liga à proteína G. Esta superfamília de proteínas transmembrana constitui a terceira maior família de genes humanos. Quase metade de todos os fármacos não antibióticos prescritos têm como alvo os receptores acoplados à proteína G.

Uma proteína também pode se fixar à membrana via **âncoras lipídicas**. A proteína se fixa de maneira covalente a uma molécula lipídica, que, então, é imersa em um folheto da bicamada. O GPI ancora proteínas ao folheto externo da membrana. As proteínas podem se fixar ao folheto interno via seus aminoterminais por ácidos graxos (p. ex., miristato ou palmitato) ou via seus carboxiterminais por âncoras de prenil (p. ex., farnesil ou geranilgeranil).

As **proteínas periféricas** podem estar associadas aos grupos polares da cabeça dos lipídeos da membrana, mas estão mais comumente ligadas às proteínas integrais ou às ancoradas a lipídeo.

Em muitas células, alguns dos lipídeos do folheto externo, bem como muitas das proteínas expostas na superfície exterior da

---

[1]N.R.T: esse tipo de configuração, ou seja, proteínas das membranas apicais sendo diferentes das proteínas basolaterais, configura o chamado "epitélio polarizado", que permite o fluxo de moléculas de um lado para o outro do epitélio (dessa forma, realizando reabsorção ou secreção).

membrana, são glicosilados (*i. e.*, têm cadeias curtas de açúcares, chamadas *oligossacarídeos*, presas a eles). Esses glicolipídeos e glicoproteínas são componentes do "revestimento celular" denominado "glicocálice". O glicocálice estabelece um microambiente extracelular na superfície da membrana celular. Dependendo da célula, o glicocálice pode estar envolvido no metabolismo (p. ex., no trato gastrointestinal), no reconhecimento celular (p. ex., antígenos de superfície celular) e formação das interações célula-célula (p. ex., fixação de neutrófilos às células endoteliais vasculares).

Transporte de membrana

Embora as proteínas da membrana plasmática realizem muitas funções celulares importantes, conforme notado anteriormente, o restante deste capítulo se concentra em determinado grupo de proteínas da membrana plasmática: as proteínas de transporte da membrana ou transportadoras. Estima-se que cerca de 10% dos genes humanos (≈2.000) codifiquem transportadores e sejam também alvos de numerosos fármacos.

A função normal das células requer o movimento contínuo de água e solutos para dentro e para fora da célula. Os líquidos intra e extracelulares são compostos primariamente por H_2O, no qual estão dissolvidos os solutos (p. ex., íons, glicose, aminoácidos). A membrana plasmática, com seu centro hidrofóbico, é uma barreira efetiva ao movimento de quase todos estes solutos de importância biológica. Além disso, também restringe o movimento da água através da membrana. A presença de transportadores específicos na membrana é responsável pelo movimento desses solutos e da água através da membrana.

Proteínas de transporte da membrana

Os transportadores de membrana foram classificados de muitas formas distintas. Neste capítulo, os transportadores são divididos em quatro grupos gerais: canais de água, canais de íons (canais iônicos), transportadores de soluto e transportadores dependentes de trifosfato de adenosina (ATP). A Tabela 1.3 lista esses grupos de transportadores de membrana, seus modos de transporte e as estimativas das taxas de transporte de moléculas ou íons através da membrana.

Canais de água

Os canais de água, ou **aquaporinas (AQPs)**, são as principais rotas de movimentação de água para dentro e fora da célula.

TABELA 1.3 Principais classes de transportadores da membrana plasmática.

Classe	Modo de transporte	Velocidade de transporte
Poro*	Aberto (sem comporta)	Até 10^9 moléculas/s
Canal	Com comporta	10^6 a 10^8 moléculas/s
Transportador de soluto	Ciclo	10^2 a 10^4 moléculas/s
Dependente de ATP	Ciclo	10^2 a 10^4 moléculas/s

ATP, trifosfato de adenosina.
*Os exemplos incluem as porinas encontradas na membrana externa das mitocôndrias e os canais de água (*i. e.*, aquaporinas) que funcionam como um poro. Esse tipo de canal também é conhecido como canais abertos ou canal "vazante".

Embora a água possa atravessar a membrana plasmática por meio de outros transportadores de membrana (p. ex., transportador de glicose, transportador de ureia), essas vias para o movimento de água através da membrana plasmática são secundárias às AQPs. As AQPs são amplamente distribuídas ao longo do corpo (p. ex., cérebro, pulmões, rins, glândulas salivares, trato gastrointestinal e fígado). As células expressam diferentes isoformas de AQPs, sendo que algumas chegam a expressar várias isoformas. Exemplificando, as células localizadas nos ductos coletores renais expressam AQP3 e AQP4 na membrana basolateral, e AQP2 na membrana apical. Ainda, a quantidade de AQP2 na membrana apical é regulada pelo hormônio antidiurético (também chamado "arginina vasopressina"), que é decisivo para a capacidade dos rins de concentrar a urina (Capítulo 35).

Embora as isoformas de AQP permitam o movimento passivo de H_2O através da membrana, algumas isoformas também fornecem uma via para outras moléculas, como glicerol, ureia, manitol, purinas, pirimidinas, CO_2 e NH_3, cruzarem a membrana. Como o glicerol foi uma das primeiras moléculas identificadas como capazes de atravessar a membrana por algumas AQPs, este grupo de AQPs é coletivamente denominado *aquagliceroporinas* (Capítulo 34). A regulação da quantidade de H_2O que pode entrar ou sair da célula pelas AQPs se dá primariamente por meio da alteração do número de AQPs presentes na membrana.

> **NO NÍVEL CELULAR**
>
> Cada molécula de AQP consiste em seis domínios transmembrana e um poro central transportador de água. Quatro monômeros de AQP são unidos para formar um homotetrâmero na membrana plasmática, com cada monômero atuando como um canal de água.

Canais iônicos

Os canais iônicos estão presentes em todas as células e são especialmente importantes para a função das células excitáveis (p. ex., neurônios e células musculares). Os canais iônicos são classificados por seletividade, condutância e mecanismo de comporta (*i. e.*, abertura e fechamento do canal). A *seletividade* é definida como a natureza dos íons que passam pelo canal. Em um extremo, os canais iônicos podem ser altamente seletivos, permitindo somente a passagem de íons específicos. No outro extremo, esses canais podem ser não seletivos, permitindo a passagem de todos ou de um grupo de cátions ou ânions. A *condutância do canal* se refere ao número de íons que atravessam o canal e é tipicamente expressa em picossiemens (pS). A faixa de condutância é considerável: alguns canais têm condutância de apenas 1 a 2 pS, enquanto outros tem condutância superior a 100 pS. Para alguns canais, a condutância varia dependendo da direção em que o íon se move. Por exemplo, se um canal tem maior condutância quando os íons se movem para dentro da célula do que quando os íons saem da célula, esse canal é chamado *retificador de entrada*. Além disso, os canais iônicos flutuam entre os estados aberto e fechado, processo conhecido como *controle por portão/comporta*. (Figura 1.4). Os fatores que podem controlar a abertura são a voltagem da membrana, os agonistas ou antagonistas extracelulares (p. ex., a acetilcolina é um agonista extracelular que controla a abertura de um canal seletivo de cátions presente

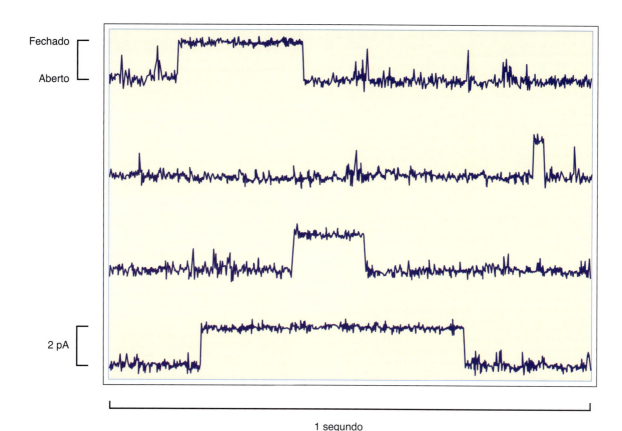

• **Figura 1.4** Registro do fluxo de corrente por um único canal iônico. O canal flutua espontaneamente entre os estados aberto e fechado. A amplitude da corrente é de cerca de 2 pA (2 × 10⁻¹² amps; ou seja, 12,5 milhões de íons/s atravessam a membrana).

na placa motora de células musculares esqueléticas; Capítulo 6), os mensageiros intracelulares (p. ex., Ca^{++}, ATP, monofosfato de guanosina cíclico), e o estiramento mecânico da membrana plasmática. Os canais iônicos podem ser regulados por uma alteração no número de canais na membrana ou pelo mecanismo de comporta dos canais.

Transportadores de soluto

Os transportadores de soluto (que o HUGO Gene Nomenclature Committee denominou *SLCs*) representam um amplo grupo de transportadores de membrana classificados em mais de 50 famílias. Quase 400 transportadores específicos foram identificados até o presente. Estes transportadores podem ser divididos em três grupos de acordo com seu modo de transporte. Um grupo, os **uniportadores** (ou **transportadores de difusão facilitada**), transportam uma única molécula através da membrana. O transportador que traz a glicose para dentro da célula (transportador de glicose-1 [GLUT-1], ou SLC2A1) é um membro importante deste grupo. O segundo grupo, os **simportadores** (ou **cotransportadores**), acopla o movimento de duas ou mais moléculas/íons através da membrana. Como implica o nome, as moléculas/íons são transportadas na mesma direção. O simportador de $Na^+/K^+/2Cl^-$ encontrado no rim (NKCC2 ou SLC12A1), que é essencial para diluir e concentrar a urina (Capítulo 34), é um membro deste grupo. O terceiro grupo, os **antiportadores** (ou **trocadores**), também acopla o movimento de duas ou mais moléculas/íons através da membrana; porém, neste caso, as moléculas/íons são transportadas em direções opostas. O antiportador de Na^+/H^+ é um membro deste grupo de transportadores de soluto. Uma isoforma deste antiportador (NHE-1 ou SLC9A1) é encontrada em todas as células e exerce papel importante na regulação do pH intracelular.

Transportadores dependentes de trifosfato de adenosina

Os transportadores dependentes de ATP, como o nome implica, usam a energia contida na molécula de ATP para dirigir o movimento de moléculas/íons através da membrana. Existem dois grupos de transportadores dependentes de ATP: as **ATPases transportadoras de íons** e os **transportadores com cassete de ligação a ATP (ABC)**. As ATPases transportadoras de íons são subdivididas em ATPases do tipo P e ATPases do tipo V.[a] As ATPases do tipo P são fosforiladas durante o ciclo de transporte. A ATPase de Na^+/K^+ é um exemplo importante de ATPase do tipo P. Com a hidrólise de cada molécula de ATP, três íons Na^+ são transportados para fora da célula e dois íons K^+ são trazidos para dentro da célula. A ATPase de Na^+/K^+ está presente em todas as células e exerce papel decisivo no estabelecimento dos gradientes iônicos e elétricos celulares, bem como na manutenção do volume celular (Capítulo 2).

As ATPases de H^+ do tipo V são encontradas na membrana de várias organelas intracelulares (p. ex., endossomos, lisossomos) e, como resultado, também são referidas como *ATPases de H^+ vacuolares*. A ATPase de H^+ encontrada na membrana plasmática exerce papel importante na acidificação da urina (Capítulo 37).

---

[a]Outro tipo de ATPase, as ATPases do tipo F, é encontrado nas mitocôndrias e é responsável pela síntese de ATP. Não são consideradas neste capítulo.

NO NÍVEL CELULAR

A ATPase de Na$^+$/K$^+$ (também chamada *bomba de Na$^+$/K$^+$* ou apenas *bomba de Na$^+$*) está presente em todas as células e é responsável pelo estabelecimento dos gradientes de Na$^+$ e K$^+$ através da membrana plasmática. Estes gradientes, por sua vez, fornecem energia para a execução de várias funções celulares essenciais (Capítulo 2). A ATPase de Na$^+$/K$^+$ é composta por três subunidades (α, β e γ) e a proteína existente na membrana segue uma composição estequiométrica de 1α, 1β, 1γ. A subunidade α contém sítios de ligação para Na$^+$/K$^+$ e ATP. Esta é também a subunidade que liga glicosídeos cardíacos (p. ex., ouabaína), que inibem especificamente a enzima. Ela tem um domínio transmembrana e três domínios intracelulares: fosforilação (domínio P), ligador de nucleotídeo (domínio N) e efetor (domínio A). Embora a subunidade α seja a subunidade funcional da enzima (*i. e.*, hidrolisa ATP, liga Na$^+$ a K$^+$, e os transloca através da membrana), não pode funcionar sem a subunidade β. A subunidade β é responsável por direcionar a subunidade α para a membrana e também parece modular as propriedades cinéticas da Na$^+$/K$^+$-ATPase. As subunidades α e β podem realizar o transporte de Na$^+$ e K$^+$ na ausência da subunidade γ. Entretanto, à semelhança da subunidade β, a subunidade γ parece desempenhar um papel regulador ao modular a afinidade do Na$^+$ e a cinética da enzima.

NA CLÍNICA

A **fibrose cística** é uma doença autossômica recessiva caracterizada por infecções pulmonares crônicas, insuficiência pancreática e infertilidade em meninos e homens. A morte geralmente resulta de insuficiência respiratória. É mais prevalente em brancos e é a doença genética letal mais comum nesta população, ocorrendo com uma incidência de 1 caso em cada 3 mil bebês nascidos vivos. Resulta de uma mutação em um gene localizado no cromossomo 7 que codifica um transportador ABC. Até o momento, já foram identificadas mais de 2 mil mutações nesse gene. A mutação mais frequente é a deleção de uma fenilalanina na posição 508 (Phe508del). Por causa dessa deleção, há intensificação da degradação da proteína pelo retículo endoplasmático e, como consequência, o transportador não alcança a membrana plasmática. Este transportador, chamado **regulador da condutância transmembrana da fibrose cística (CFTR)**, normalmente funciona como um canal de Cl$^-$ e HCO$_3^-$, e também regula outros transportadores de membrana (p. ex., o canal de Na$^+$ epitelial [ENaC]). Assim, em indivíduos com fibrose cística, o transporte epitelial defeituoso é responsável pelo processo fisiopatológico. Exemplificando, em pacientes não afetados pela fibrose cística, as células epiteliais que revestem as vias aéreas no pulmão são cobertas por uma camada de muco que captura as partículas e bactérias inaladas. Em seguida, os cílios presentes nas células epiteliais transportam o material capturado para fora do pulmão em um processo denominado *transporte mucociliar* (Capítulo 26). Nos pacientes com fibrose cística, a incapacidade de secretar Cl$^-$, Na$^+$, HCO$_3^-$ e H$_2$O resulta em aumento da viscosidade do muco da superfície das vias aéreas. Com isso, os cílios não conseguem transportar as bactérias e demais patógenos capturados para fora do pulmão. Isto, por sua vez, leva a infecções pulmonares recorrentes e crônicas. O processo inflamatório que acompanha essas infecções finalmente destrói o tecido pulmonar, acarretando insuficiência pulmonar e morte. Em 2019, a Food and Drug Administration dos EUA aprovou o elexacaftor/ivacaftor/tezacaftor (Trikafta®), um medicamento que aumenta a quantidade de CFTR com mutação Phe508del na membrana plasmática. O Trikafta®, aprovado para pacientes com pelo menos uma mutação Phe508del (cerca de 90% dos casos de fibrose cística), reduz as exacerbações clínicas e melhora substancialmente a função pulmonar.

Os transportadores ABC representam um amplo grupo de transportadores de membrana. São encontrados em ambas as células, procarióticas e eucarióticas, e têm domínios de aminoácidos que ligam ATP (*i. e.*, domínios ABC). Sete subgrupos de transportadores ABC são encontrados nos seres humanos e mais de 40 transportadores específicos foram identificados até o momento. Estes transportadores transportam um grupo diversificado de moléculas/íons, tais como Cl$^-$, colesterol, ácidos biliares, fármacos, ferro e ânions orgânicos.

Como moléculas de importância biológica entram e saem das células por meio dos transportadores de membrana, o transporte de membrana é específico e regulado. Embora alguns transportadores de membrana sejam amplamente expressos em todas as células (p. ex., ATPase de Na$^+$/K$^+$), a expressão de muitos outros transportadores é limitada a determinados tipos celulares específicos. Esta especificidade de expressão ajusta a função da célula ao órgão em que está localizada (p. ex., os transportadores de sódio-glicose acoplados SGLT-1 e SGLT-2 nas células epiteliais do intestino e túbulos proximais renais). Além disso, a quantidade de uma molécula que é transportada através da membrana pode ser regulada. Essa regulação pode acontecer via alteração do número de transportadores na membrana ou pela alteração da velocidade/cinética dos transportadores individuais (p. ex., o tempo em que um canal iônico permanece no estado aberto *versus* no estado fechado), ou ainda ambas.

Transporte vesicular

Soluto e água podem ser trazidos para dentro da célula por meio de um processo de **endocitose**, e liberados da célula através do processo de **exocitose**. A endocitose é o processo pelo qual um pedaço da membrana plasmática é pinçado e internalizado para dentro da célula, enquanto a exocitose é o processo em que as vesículas existentes dentro da célula se fundem à membrana plasmática. Nestes dois processos, a integridade da membrana plasmática é mantida e as vesículas permitem a transferência dos conteúdos entre os compartimentos celulares. Em algumas células (p. ex., nas células epiteliais que revestem o trato gastrointestinal), a endocitose através de uma membrana da célula é seguida de exocitose através da membrana oposta. Isto permite o transporte de substâncias dentro de vesículas ao longo do epitélio em um processo denominado **transcitose**.

A endocitose ocorre de três formas. A primeira é a **pinocitose**, que consiste na captação inespecífica de pequenas moléculas e água para dentro da célula. A pinocitose é uma característica proeminente nas células endoteliais que revestem os capilares e é responsável por uma parte da troca de líquidos que ocorre ao longo destes vasos. A segunda forma de endocitose, a **fagocitose**, permite a internalização celular de partículas grandes (p. ex., bactérias, restos celulares). Este processo é uma característica importante das células do sistema imune (p. ex., neutrófilos e

NO NÍVEL CELULAR

As proteínas localizadas na membrana plasmática das células são constantemente removidas e substituídas por proteínas recém-sintetizadas. Um mecanismo pelo qual as proteínas da membrana são "marcadas" para substituição é via fixação de ubiquitina à porção citoplasmática da proteína. A ubiquitina é uma proteína de 76 aminoácidos fixada de modo covalente a uma proteína de membrana (em geral, ao aminoácido lisina) através de uma classe de enzimas chamadas *ubiquitina ligases*. Um grupo importante dessas ligases é a família de proteínas negativamente moduladas durante o desenvolvimento 4 (Nedd4)/Nedd4 familiarmente similares. Depois que uma proteína de membrana é ubiquitinada, ela é endocitada (ver a seguir) e degradada pelos lisossomos ou pelo proteossomo. As células também contêm enzimas desubiquitinantes (DUBs). Assim, o tempo que uma proteína permanece na membrana plasmática depende da velocidade com que os grupos ubiquitina são adicionados pelas ligases *versus* a velocidade com que são removidos pelas DUBs. A reabsorção de Na+ pelos ductos coletores renais, por exemplo, é estimulada pelo hormônio suprarrenal aldosterona (Capítulos 34 e 35). Uma das ações da aldosterona é inibir a Nedd4-2. Isto impede a ubiquitinização do ENaC na membrana apical das células epiteliais. Desta forma, os canais ficam retidos por mais tempo na membrana e, como resultado, mais Na+ entra na célula e é, assim, reabsorvido.

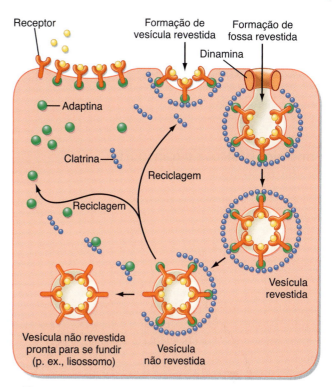

• **Figura 1.5** Endocitose mediada por receptor. Os receptores presentes na superfície da célula se ligam ao ligante. Forma-se uma fossa revestida de clatrina com a adaptina ligando as moléculas do receptor à clatrina. A dinamina, uma trifosfatase de guanosina (GTPase), auxilia a separação da vesícula endocítica da membrana. Uma vez dentro da célula, a clatrina e as moléculas de adaptina se dissociam e são recicladas. A vesícula descoberta está pronta para se fundir com outras organelas celulares (p. ex., lisossomos). (Adaptada de Ross MH, Pawlina W: *Histology*. 5th ed. Baltimore: Lippincott Williams & Wilkins; 2006.)

macrófagos). Com frequência, embora nem sempre, a fagocitose é um processo mediado por receptor. Os macrófagos, por exemplo, têm receptores em sua superfície que se ligam à porção Fc de imunoglobulinas. Ao invadirem o corpo, as bactérias frequentemente são cobertas com anticorpos em um processo denominado "opsonização". Estas bactérias, então, ficam presas na membrana de macrófagos pela porção cristalizável do fragmento (Fc) da imunoglobulina, são fagocitadas e destruídas no interior da célula. O terceiro mecanismo de endocitose é a **endocitose mediada por receptor**, que permite a captação de moléculas específicas para dentro da célula. Nesta forma de endocitose, as moléculas se ligam a receptores na superfície celular. A endocitose envolve algumas proteínas acessórias, tais como adaptina, clatrina e a GTPase dinamina (Figura 1.5).

A exocitose pode ser constitutiva ou regulada. A exocitose constitutiva ocorre, por exemplo, em plasmócitos que secretam imunoglobulinas ou em fibroblastos secretores de colágeno. A secreção regulada ocorre nas células endócrinas, neurônios e células glandulares exócrinas (p. ex., células acinares do pâncreas). Nestas células, o produto secretório (p. ex., hormônio, neurotransmissor ou enzima digestiva), após a síntese e o processamento no retículo endoplasmático rugoso e no aparelho de Golgi, é armazenado no citoplasma dentro de grânulos secretórios até que um sinal apropriado para secreção seja recebido. Estes sinais podem ser hormonais ou neurais. Quando a célula recebe o estímulo adequado, a vesícula secretória se funde à membrana plasmática e libera seus conteúdos no líquido extracelular. A fusão da vesícula com a membrana é mediada por algumas proteínas acessórias. Um grupo importante é o das proteínas SNARE (receptor do ligante de NSF solúvel, em que NSF é o fator sensível à N-etilmaleimida). Estas proteínas de membrana ajudam a direcionar a vesícula secretória para a membrana

NA CLÍNICA

O colesterol é um componente importante das células (p. ex., é um componente essencial das membranas). No entanto, a maioria das células é incapaz de sintetizar colesterol e, portanto, tem que obtê-lo a partir do sangue. O colesterol normalmente é ingerido na dieta e transportado pelo sangue na forma associada a lipoproteínas. As lipoproteínas de baixa densidade (LDLs) existentes no sangue levam colesterol para as células, nas quais se ligam aos receptores de LDL presentes na membrana plasmática. Depois de se ligarem à LDL, os receptores são internalizados por regiões da membrana celular conhecidas como invaginações ou poços revestidos e endocitados na forma de vesículas cobertas de clatrina. Dentro da célula, os endossomos liberam a LDL e, em seguida, reciclam os receptores de LDL de volta à superfície celular. Dentro da célula, a LDL é degradada em lisossomos e o colesterol é disponibilizado para a célula. Os defeitos no receptor de LDL impedem a captação celular de LDL. Os indivíduos com este tipo de defeito apresentam níveis elevados de LDL no sangue – frequentemente chamado "colesterol ruim" por estar associado ao desenvolvimento de placas contendo colesterol na camada muscular lisa das artérias. Este processo, a aterosclerose, está associado ao risco aumentado de ataques cardíacos em consequência da obstrução das artérias coronárias.

plasmática. O processo de secreção geralmente é deflagrado por um aumento da concentração de Ca^{++} intracelular ($[Ca^{++}]$). Entretanto, há duas exceções notáveis a esta regra geral: (1) a secreção de renina pelas células justaglomerulares do rim ocorre com uma diminuição do Ca^{++} intracelular (Capítulos 34 e 35), do mesmo modo como ocorre com (2) a secreção de paratormônio pela glândula paratireoide (Capítulo 40).

Princípios básicos do transporte de solutos e água

Como já notado, a membrana plasmática, com seu centro hidrofóbico, é uma barreira efetiva ao movimento de quase todas as moléculas de importância biológica para dentro ou para fora da célula. Assim, as proteínas de transporte da membrana fornecem a via que permite a ocorrência do transporte para dentro e para fora das células. Entretanto, a presença de uma via não basta para que o transporte ocorra, sendo necessária também a existência de uma força motriz adequada. Nesta seção, são apresentados os princípios básicos de difusão, transportes ativo e passivo, e osmose. Estes tópicos são discutidos em maior profundidade em outras seções do livro.

Difusão

A difusão é o processo pelo qual as moléculas se movem de modo espontâneo de uma área de alta concentração para outra de baixa concentração. Assim, sempre que houver um gradiente de concentração, a difusão das moléculas da região de alta concentração para a região de baixa concentração dissipará o gradiente (como será discutido adiante, o estabelecimento de gradientes de concentração para moléculas requer um gasto de energia). A difusão é um processo aleatório governado pelo movimento térmico das moléculas. A **primeira lei de difusão de Fick** quantifica a velocidade com que uma molécula se difunde do ponto A para o ponto B:

Equação 1.1

$$J = -DA\frac{\Delta C}{\Delta X}$$

Em que:

J = fluxo ou velocidade de difusão por unidade de tempo
D = coeficiente de difusão
A = área através da qual ocorre a difusão
ΔC = diferença de concentração entre os pontos A e B
ΔX = distância em que se dá a difusão

O coeficiente de difusão considera a energia térmica da molécula, seu tamanho e a viscosidade do meio através do qual a difusão acontece. Para moléculas esféricas, D é calculado pela **equação de Stokes-Einstein**:

Equação 1.2

$$D = \frac{kT}{6\pi r\eta}$$

Em que:

k = constante de Boltzmann
T = temperatura em Kelvin
r = raio da molécula
η = viscosidade do meio

De acordo com as Equações 1.1 e 1.2, a velocidade de difusão será mais rápida para moléculas pequenas do que para moléculas maiores. Além disso, as velocidades de difusão são altas a temperaturas elevadas, na presença de grandes gradientes de concentração, e quando a difusão ocorre em meio de baixa viscosidade. Se todas as demais variáveis forem mantidas constantes, a velocidade de difusão estará linearmente correlacionada com o gradiente de concentração.

A equação de Fick também pode ser aplicada à difusão de moléculas através de uma barreira, como a bicamada lipídica. Ao ser aplicado à difusão de uma molécula através de uma bicamada, o coeficiente de difusão (D) incorpora as propriedades da bicamada e, em especial, a habilidade da molécula de se difundir através da bicamada. Para quantificar a interação da molécula com a bicamada, usa-se o termo *coeficiente de partição* (β). Se uma molécula se "dissolve" igualmente no líquido que banha a bicamada lipídica (p. ex., água) e na bicamada lipídica, $\beta = 1$. Se a molécula se dissolve mais facilmente na bicamada lipídica, $\beta > 1$; e se a dissolução da molécula for mais difícil na bicamada lipídica, $\beta < 1$. Para uma bicamada lipídica simples, quanto mais lipossolúvel for a molécula, maior será o coeficiente de partição e, portanto, o coeficiente de difusão – e, portanto, a velocidade de difusão da molécula através da bicamada – será maior. Nesta situação, ΔC representa a diferença de concentração através da membrana, A é a área da membrana e ΔX é a espessura da membrana.

Outra equação útil para quantificação da difusão de moléculas através da membrana plasmática (ou de qualquer membrana) é a seguinte:

Equação 1.3

$$J = -P\left(C_i - C_e\right)$$

Em que:

J = fluxo ou velocidade de difusão através da membrana
P = coeficiente de permeabilidade
C_i = concentração da molécula dentro da célula
C_e = concentração da molécula fora da célula

Esta equação deriva da equação de Fick (Equação 1.1). P incorpora D, ΔX, A e o coeficiente de partição (β). P é expresso em unidades de velocidade (p. ex., centímetros por segundo), enquanto C está em unidades de moles/cm^3. Assim, as unidades de fluxo são moles por centímetro quadrado por segundo (mol/cm^2/s). Os valores de P podem ser obtidos experimentalmente para qualquer molécula e bicamada.

Como notado, a porção fosfolipídica da membrana plasmática representa uma barreira efetiva a numerosas moléculas de importância biológica. Em consequência, a difusão através da fase lipídica da membrana plasmática é um processo ineficiente para a movimentação dessas moléculas através da membrana. Foi estimado que, para uma célula de 20 μm de diâmetro e com uma membrana plasmática composta somente de fosfolipídeos, a dissipação de um gradiente de ureia imposto através da membrana demoraria cerca de 8 minutos. Gradientes similares de glicose e de aminoácidos demorariam cerca de 14 horas para serem dissipados, enquanto gradientes iônicos levariam anos para se dissipar.

Como observado antes, a vasta maioria das moléculas de importância biológica atravessa as membranas celulares por meio de transportadores de membrana específicos, em vez de difusão pela porção lipídica da membrana. Mesmo assim, a Equação 1.3 pode e tem sido usada para quantificar a difusão de moléculas através de muitas membranas biológicas. Quando isto é feito, o valor do coeficiente de permeabilidade (P) reflete as propriedades da via (p. ex., transportador de membrana ou, em alguns casos, vários transportadores) usada pela molécula para atravessar a membrana.

Apesar das limitações do uso do conceito de difusão para descrever e compreender o transporte de moléculas através das membranas celulares, ele é importante para compreender as trocas gasosas nos pulmões (Capítulo 24), o movimento das moléculas pelo citoplasma celular e o movimento das moléculas entre as células no líquido extracelular. Exemplificando, uma das respostas fisiológicas do músculo esquelético ao exercício é o recrutamento ou abertura de capilares que não são perfundidos em repouso. Essa abertura de capilares previamente fechados aumenta a densidade capilar e, assim, diminui a distância de difusão entre o capilar e a fibra muscular de modo a permitir que os combustíveis celulares (p. ex., ácidos graxos e glicose) e o oxigênio sejam distribuídos mais rápido à fibra muscular em contração. No músculo em repouso, a distância média entre uma fibra muscular e um capilar é estimada em 40 μm. Entretanto, com o exercício, esta distância cai para 20 μm ou menos.

Gradiente eletroquímico

O **gradiente eletroquímico** (também chamado **diferença de potencial eletroquímico**) é usado para quantificar a força motriz que atua em uma molécula fazendo-a se mover através de uma membrana. O gradiente eletroquímico de qualquer molécula ($\Delta\mu_x$) é calculado da seguinte maneira:

Equação 1.4

$$\Delta\mu_x = RT ln \frac{[X]_i}{[X]_e} + z_x F V_m$$

Em que:

R = constante dos gases
T = temperatura em Kelvin
ln = logaritmo natural
$[X]_i$ = concentração de X dentro da célula
$[X]_e$ = concentração de X fora da célula
z_x = valência de moléculas carregadas
F = constante de Faraday
V_m = potencial de membrana ($V_m = V_i - V_e$)[b]

O gradiente eletroquímico é uma medição da energia livre disponível para a realização do trabalho útil de transportar a molécula através da membrana. Tem dois componentes: o primeiro componente representa a energia do gradiente de concentração de X através da membrana (**diferença de potencial químico**); o segundo componente (**diferença de potencial elétrico**)

representa a energia associada ao movimento de moléculas com carga (p. ex., íons) através da membrana quando há um potencial de membrana (*i. e.*, $V_m \neq 0$ mV). Assim, no caso do movimento de glicose através da membrana, somente as concentrações de glicose dentro e fora da célula precisam ser consideradas (Figura 1.6A). No entanto, o movimento de K^+ através da membrana, por exemplo, seria determinado pelas concentrações de K^+ dentro e fora da célula, e a partir da voltagem da membrana (Figura 1.6B).

A Equação 1.4 pode ser usada para derivar a **equação de Nernst** para a situação em que uma molécula esteja em equilíbrio ao longo da membrana (*i. e.*, $\Delta\mu = 0$):

Equação 1.5a

$$0 = RT ln \frac{[X]_i}{[X]_e} + z_x F V_m$$

$$-RT ln \frac{[X]_i}{[X]_e} + z_x F V_m$$

$$V_m = -\frac{RT}{z_x F V_m} ln \frac{[X]_i}{[X]_o}$$

Alternativamente,

Equação 1.5b

$$V_m = \frac{RT}{z_x F V_m} ln \frac{[X]_i}{[X]_e}$$

O valor de V_m calculado pela equação de Nernst representa a condição de equilíbrio e é referido como **potencial de equilíbrio de Nernst** (E_x, o V_m em que não há transporte líquido da molécula através da membrana). Deve ser evidente que o potencial de equilíbrio de Nernst quantifica a energia em um gradiente de concentração e expressa essa energia em mV. No caso da célula representada na Figura 1.6B, por exemplo, a energia no gradiente K^+ (derivada do potencial de equilíbrio de Nernst para K^+ [E_{k+}]) é proporcional a 90,8 mV (fazendo o K^+ se mover para fora da célula). Isto é oposto e de maior magnitude do que a energia na voltagem da membrana ($V_m = -60$ mV), que faz o K^+ entrar na célula. Como resultado, o gradiente eletroquímico é tal que o movimento líquido do K^+ ao longo da membrana será para fora da célula. Outra forma de estabelecer isso é considerar que a força motriz líquida para o K^+ ($V_m - E_{K+}$) vale 30,8 mV (conduzindo o K^+ para fora da célula). Isto está descrito de modo mais detalhado no Capítulo 2.

A 37 °C, a equação de Nernst pode ser descrita como a seguir, substituindo a função de logaritmo natural pela função de logaritmo na base 10:

Equação 1.6a

$$E_x = -\frac{61,5 \text{ mV}}{z_x} log \frac{[X]_i}{[X]_e}$$

ou

Equação 1.6b

$$E_x = \frac{61,5 \text{ mV}}{z_x} log \frac{[X]_e}{[X]_i}$$

---

[b]Por convenção, os valores de voltagem da membrana são os referentes ao interior da célula. Em uma célula típica, o potencial da membrana em repouso (V_m) é negativo. Valores positivos de V_m podem ser observados em algumas células excitáveis no pico do potencial de ação.

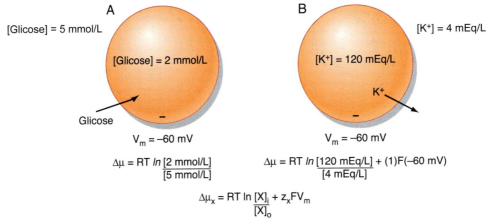

• **Figura 1.6** Gradientes eletroquímicos e transporte celular de moléculas. **A.** Como a glicose não tem carga, o gradiente eletroquímico é determinado unicamente pelo gradiente de concentração de glicose através da membrana. Como mostrado, seria esperado que o gradiente de concentração de glicose direcionasse a glicose para dentro da célula. **B.** Como o K^+ tem carga, o gradiente eletroquímico é determinado pelo gradiente de concentração e pela voltagem da membrana (V_m). O potencial de equilíbrio de Nernst para K^+ (E_{K^+}), calculado pela Equação 1.5a, é de –90,8 mV (E_{K^+} V_m no equilíbrio). A energia no gradiente de concentração, que dirige K^+ para fora da célula, é portanto proporcional a +90,8 mV. A voltagem de membrana de –60 mV dirige o K^+ para dentro da célula. Desta forma, o gradiente eletroquímico, ou força motriz líquida, é de 2,97 kJ/mol (equivalente a 30,8 mV), que dirige K^+ para fora da célula.

Estas são as formas mais comumente usadas da equação de Nernst. Nestas equações, é evidente que, para um íon univalente (p. ex., Na^+, K^+, Cl^-), um gradiente de concentração de 10 vezes ao longo da membrana equivale energeticamente a uma diferença de potencial elétrico de 61,5 mV (a 37 °C), enquanto um gradiente de 100 vezes equivale a uma diferença de potencial elétrico de 123 mV. Similarmente, para um íon divalente (p. ex., Ca^{++}), um gradiente de concentração de 10 vezes equivale a uma diferença de potencial elétrico de 30,7 mV porque o "z" nas Equações 1.6a e 1.6b é igual a 2.

Transportes ativo e passivo

Quando o movimento líquido de uma molécula através de uma membrana ocorre na direção prevista pelo gradiente eletroquímico, esse movimento é denominado **transporte passivo**. Desta forma, para os exemplos mostrados na Figura 1.6, o movimento da glicose para dentro da célula e o movimento de K^+ para fora da célula seriam considerados transporte passivo. O transporte dito passivo por vezes é referido como "transporte morro abaixo" ou "transporte a favor do gradiente eletroquímico". Em contraste, se o movimento líquido de uma molécula através da membrana é oposto àquele previsto pelo gradiente eletroquímico, tal movimento é denominado **transporte ativo**, um processo que requer gasto de energia (p. ex., ATP). O transporte ativo às vezes é referido como "transporte morro acima" ou "transporte contra o gradiente eletroquímico".

Nas várias classes de proteínas de transporte da membrana plasmática, o movimento da H_2O através dos canais de água é um processo passivo (ver discussão adiante), do mesmo modo como o movimento de íons através dos canais iônicos e o transporte de moléculas via uniportadores (p. ex., transporte de glicose via GLUT-1). Os transportadores dependentes de ATPase podem usar a energia contida no ATP para dirigir o transporte ativo de moléculas (p. ex., ATPase de Na^+/K^+, ATPase de H^+, ou transportadores ABC). Como o transporte está diretamente acoplado à hidrólise de ATP, ele é referido como **transporte ativo primário**. Os transportadores de soluto que acoplam o movimento de duas ou mais moléculas/íons (p. ex., antiportador de $3Na^+/Ca^{++}$) frequentemente transportam uma ou mais moléculas/íons (um íon Ca^{++}, neste exemplo) contra seus respectivos gradientes eletroquímicos por meio do uso da energia contida no gradiente eletroquímico da(s) outra(s) molécula/íon(s) (no exemplo, três Na^+). Quando isto ocorre, diz-se que a(s) molécula/íon(s) transportada(s) contra seus gradientes eletroquímicos é(são) transportada(s) por mecanismos de **transporte ativo secundário** (Figura 1.7).

Osmose e pressão osmótica

O movimento da água através das membranas celulares se dá pelo processo de **osmose**. O movimento da água é passivo, com a força motriz para este movimento sendo a diferença de pressão osmótica através da membrana celular. A Figura 1.8 ilustra o conceito de osmose e a quantificação da pressão osmótica de uma solução.

A **pressão osmótica** é determinada pelo número de moléculas de soluto dissolvidas na solução e independe de fatores como o tamanho das moléculas, sua massa ou natureza química (p. ex., valência). A pressão osmótica (π), medida em atmosferas (atm), é calculada pela **lei de van't Hoff** do seguinte modo:

Equação 1.7
$$\pi = nCRT$$

Em que:

n = número de partículas dissociáveis por molécula
C = concentração total de soluto
R = constante dos gases
T = temperatura em Kelvin

Para uma molécula que não se dissocia na água, como a glicose ou a ureia, uma solução contendo 1 mmol/L destas moléculas a 37 °C pode exercer uma pressão osmótica de $2,54 \times 10^{-2}$ atm, como calculado com a Equação 1.7 e os valores a seguir:

n = 1
C = 0,001 mol/L
R = 0,082 atm L/mol K
T = 310 K

CAPÍTULO 1 Princípios da Função da Célula e da Membrana 13

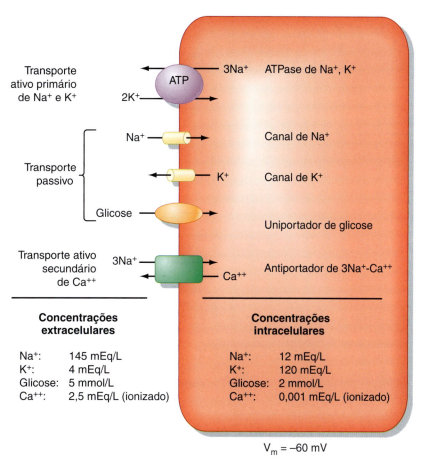

• **Figura 1.7** Exemplos de vários transportadores de membrana ilustrando as formas dos transportes ativo primário, passivo e ativo secundário.[2] Ver detalhes no texto. ATP, trifosfato de adenosina.

NA CLÍNICA

A glicose é transportada pelas células epiteliais que revestem o trato gastrointestinal (intestino delgado) e pelas células que formam os túbulos proximais dos rins. No trato gastrointestinal, a glicose é absorvida a partir dos alimentos ingeridos. No rim, o túbulo proximal reabsorve a glicose que foi filtrada ao longo dos capilares glomerulares e, deste modo, impede sua perda na urina. A captação de glicose para dentro da célula epitelial a partir do lúmen do intestino delgado e do lúmen do túbulo proximal é um transporte ativo secundário envolvendo os transportadores de sódio-glicose acoplados SGLT-1 e SGLT-2. O SGLT-2 transporta uma molécula de glicose com um íon de Na+, e a energia no gradiente eletroquímico de Na+ (para dentro da célula) dirige a captação ativa secundária de glicose. De acordo com a equação a seguir, para calcular o gradiente eletroquímico, e se o potencial de membrana (V_m) for –60 mV e houver um gradiente [Na+] de 10 vezes através da membrana, um gradiente de glicose de aproximadamente 100 vezes poderia ser gerado pelo SGLT-2:

$$\frac{[glicose]_i}{[glicose]_e} = \frac{[Na^+]_e}{[Na^+]_i} \times 10^{-V_m/61,5\,mV}$$

Assim, se a concentração de glicose intracelular for de 2 mmol/L, a célula poderia diminuir a concentração de glicose extracelular para cerca de 0,02 mmo/L. Entretanto, aumentando o número de íons Na+ transportados com glicose de um para dois, o SGLT-1 pode gerar um gradiente de glicose de quase 10 mil vezes:

$$\frac{[glicose]_i}{[glicose]_e} = \left(\frac{[Na^+]_e}{[Na^+]_i}\right)^2 \times 10^{-2V_m/61,5\,mV}$$

Mais uma vez, se a concentração intracelular de glicose for de 2 mmol/L, o SGLT-1 poderia remover quase toda a glicose do lúmen do intestino delgado ou do lúmen do túbulo proximal (*i. e.*, a concentração de glicose luminal ≅ 0,0002 mmol/L).

Como 1 atm é igual a 760 mmHg ao nível do mar, π para esta solução também pode ser expresso como 19,3 mmHg. Alternativamente, a pressão osmótica pode ser expressa em termos de osmolaridade (ver a próxima seção). Independentemente da molécula, uma solução contendo 1 mmol/L da molécula, portanto, exerce uma pressão osmótica proporcional a 1 mOsm/L.

No caso das moléculas que se dissociam em solução, o "n" da Equação 1.7 terá um valor diferente de 1. Exemplificando, uma solução de NaCl a 150 mmol/L tem osmolaridade aproximada

[2] N.R.T.: O transporte passivo aqui descrito também pode ser chamado "difusão facilitada", uma vez que a energia para o transporte vem da energia armazenada pela diferença dos gradientes de concentração interna e externa, mas dependente de proteínas transportadoras inseridas na membrana.

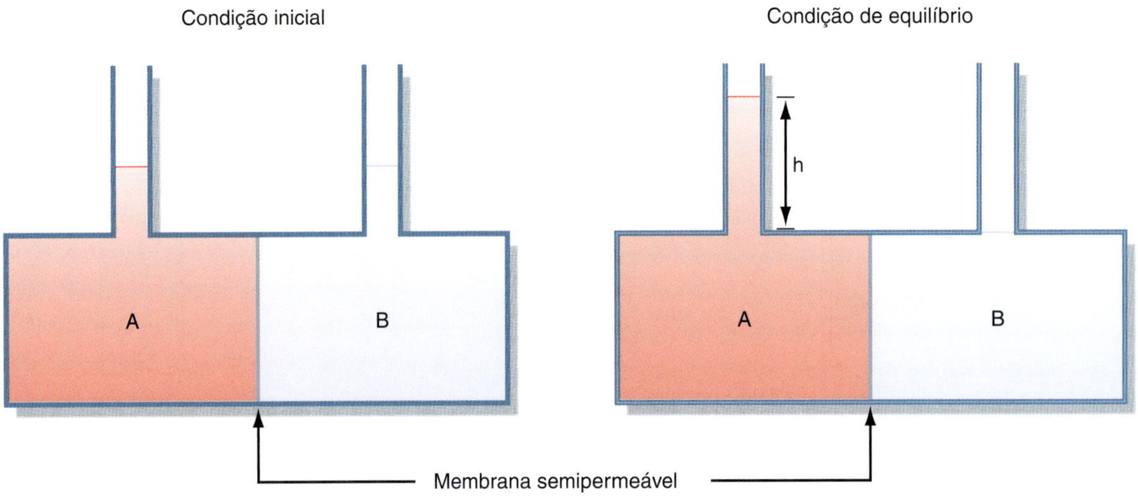

14 SEÇÃO 1 Fisiologia Celular

Figura 1.8 Representação esquemática do movimento osmótico da água e da geração de pressão osmótica. Os compartimentos A e B estão separados por uma membrana semipermeável (*i. e.*, a membrana é altamente permeável à água, mas impermeável ao soluto). O compartimento A contém um soluto, enquanto o compartimento B contém somente água destilada. Com o passar do tempo, a água se move por osmose do compartimento B para o compartimento A. (Observe: Este movimento de água é dirigido pelo gradiente de concentração da água. Devido à presença de partículas de soluto no compartimento A, a concentração de água no compartimento A é inferior à existente no compartimento B. Em consequência, a água se move através da membrana semipermeável do compartimento B para o compartimento A seguindo seu gradiente de concentração.) Isto faz o nível de líquido aumentar no compartimento A e diminuir no compartimento B. No equilíbrio, a pressão hidrostática exercida pela coluna de água (h) paralisa o movimento líquido de água do compartimento B para o A. Assim, no equilíbrio, a pressão hidrostática é igual e oposta à pressão osmótica exercida pelas partículas de soluto no compartimento A. (Redesenhada de Koeppen BM, Stanton BA. *Renal Physiology*. 4th ed. St. Louis: Mosby; 2006.)

de 300 mOsm/L porque cada molécula de NaCl se dissocia em íons Na^+ e Cl^- (*i. e.*, n = 2).[c] Se a dissociação de uma molécula em seus íons componentes for incompleta, "n" não será um número inteiro. Assim, é possível calcular a osmolaridade de qualquer solução do seguinte modo:

Equação 1.8

$$\text{Osmolaridade} = \text{concentração} \times \text{número de partículas dissociáveis}$$

$$\text{mOsm/L} = \text{mmol/L} \times \text{número de partículas/mole}$$

Osmolaridade *versus* osmolalidade

Os termos *osmolaridade* e *osmolalidade* frequentemente são confundidos e usados erroneamente de modo intercambiável. *Osmolaridade* se refere à pressão osmótica gerada pelas moléculas de soluto dissolvidas em 1 L de solvente, enquanto a osmolalidade é o número de moléculas dissolvidas em 1 kg de solvente. Para soluções diluídas, como as encontradas na maioria dos contextos fisiológicos, a diferença entre osmolaridade e osmolalidade é insignificante, assim como a contribuição das partículas de soluto para o volume e a massa do solvente. É importante destacar que as medições da osmolaridade dependem da temperatura porque o volume de solvente varia com a temperatura (*i. e.*, o volume é maior a temperaturas mais altas). Em contraste, a osmolalidade, que se baseia na massa do solvente, independe da temperatura. Por este motivo, a

osmolalidade é o termo preferido para os sistemas biológicos e aqui será usado no livro inteiro. Como a água é o solvente nas soluções biológicas e líquidos corporais, e devido à natureza diluída das soluções biológicas e das soluções corporais, as osmolalidades são expressas como miliosmóis por quilograma de água (mOsm/kg de H_2O).

Tonicidade

A tonicidade de uma solução está relacionada com o efeito da solução sobre o volume de uma célula. As soluções que não mudam o volume de uma célula são ditas **isotônicas**. Uma solução **hipotônica** faz a célula inchar, enquanto uma solução **hipertônica** faz a célula murchar.[3] Apesar de estar relacionada com a osmolalidade, a tonicidade também leva em consideração a habilidade das moléculas em solução de atravessarem a membrana celular.

Considere duas soluções: uma solução de sacarose a 300 mmol/L e uma solução de ureia a 300 mmol/L. Ambas as soluções têm osmolalidade de 300 mOsm/kg de H_2O e, portanto, são ditas **isosmóticas** (*i. e.*, têm a mesma osmolalidade). Quando eritrócitos – que, para os fins a que se destina esta ilustração, também têm uma osmolalidade de líquido intracelular de 300 mOsm/kg de H_2O – são colocadas nas duas soluções, aquelas adicionadas à solução de sacarose mantêm o volume normal, enquanto aquelas adicionadas à solução de ureia irão inchar e, eventualmente, explodir. Assim, a solução de sacarose é isotônica e a solução de ureia é hipotônica. O efeito diferencial

---

[c]O NaCl não se dissocia completamente (100%) em água. O valor para n neste caso seria de 1,88, e não 2. No entanto, para simplificar, assume-se o valor de 2.

[3]N.R.T.: Para eritrócitos, por exemplo, o termo crenar (ou crenação) é utilizado. Para o aumento de volume e eventual rompimento da membrana plasmática (quando a célula está em solução hipotônica), chamamos de hemólise.

destas soluções sobre o volume do eritrócito está relacionado com a permeabilidade da membrana plasmática à sacarose e à ureia. A membrana do eritrócito contém uniportadores de ureia. Por isso, a ureia atravessa facilmente a membrana celular (*i. e.*, a célula é permeável à ureia), conduzida pelo gradiente de concentração (*i. e.*, concentração extracelular de ureia > concentração intracelular de ureia). Por outro lado, a membrana do eritrócito não contém transportadores de sacarose e, por isso, a sacarose não consegue entrar na célula (*i. e.*, a célula é impermeável à sacarose).

Para exercer pressão osmótica através de uma membrana, uma molécula não deve atravessá-la. Como a membrana do eritrócito é impermeável à sacarose, esta exerce pressão osmótica igual e contrária à pressão osmótica gerada pelos conteúdos existentes no eritrócito (neste caso, 300 mOsm/kg de H_2O). Em contraste, a ureia consegue atravessar prontamente a membrana do eritrócito e não pode exercer pressão osmótica para equilibrar aquela gerada pelos solutos intracelulares do eritrócito. Em consequência, a sacarose é denominada **osmol efetivo**, enquanto a ureia é **osmol inefetivo**.

Para considerar o efeito da habilidade de uma molécula permear a membrana sob pressão osmótica, é necessário reescrever a Equação 1.7 da seguinte forma:

Equação 1.9
$$\pi_e = \sigma (nCRT)$$

Em que: σ é o **coeficiente de reflexão** (ou **coeficiente osmótico**) e é uma medida da habilidade relativa da molécula de atravessar a membrana celular; enquanto π_e é a "pressão osmótica efetiva".

No caso de uma molécula capaz de atravessar livremente a membrana celular, como a ureia do exemplo anterior, $\sigma = 0$ e nenhuma pressão osmótica efetiva é exercida (p. ex., a ureia é um osmol inefetivo para eritrócitos). Em contraste, $\sigma = 1$ no caso de um soluto que não pode atravessar a membrana celular (no exemplo precedente, a sacarose). Este tipo de substância é dito um osmol efetivo. Muitas moléculas não são completamente capazes nem totalmente incapazes de atravessar membranas celulares (*i. e.*, $0 < \sigma < 1$) e geram uma pressão osmótica que é apenas uma fração daquilo que é esperado a partir da concentração de moléculas na solução.

Pressão oncótica

A pressão oncótica é a pressão osmótica gerada pelas moléculas grandes (especialmente as proteínas) em solução. A pressão oncótica exercida pelas proteínas também é chamada "pressão coloidosmótica". Como ilustrado na Figura 1.9, a magnitude da pressão osmótica gerada por uma solução de proteína não segue a lei de van't Hoff. A causa desta relação anômala entre concentração de proteína e pressão osmótica não é totalmente conhecida, mas parece estar relacionada ao tamanho e formato da molécula proteica. Citando um exemplo, a correlação com a lei de van't Hoff é mais precisa com proteínas globulares pequenas do que com moléculas de proteína maiores.

A pressão oncótica exercida pelas proteínas no plasma humano tem valor normal aproximado de 26 a 28 mmHg. Embora

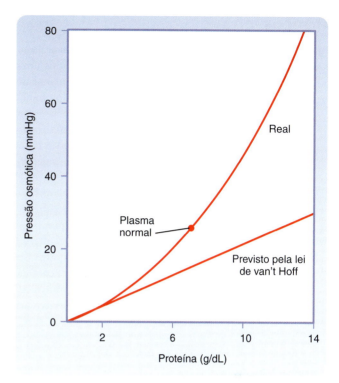

• **Figura 1.9** Relação entre a concentração de proteínas plasmáticas em solução e a pressão osmótica (pressão oncótica) por elas gerada. A concentração de proteínas é expressa em gramas por decilitro. A concentração normal de proteínas do plasma está indicada. Observe como a pressão real gerada excede o previsto pela lei de van't Hoff.

essa pressão pareça ser pequena em relação à pressão osmótica (28 mmHg ≅ 1,4 mOsm/kg H_2O), é uma força importante envolvida na movimentação de líquido pelos capilares (Capítulo 17).

Densidade relativa

A concentração total de todas as moléculas em uma solução também pode ser medida como densidade relativa, que é definida como o peso de um volume de solução dividido pelo peso do mesmo volume de água destilada. Portanto, a densidade relativa da água destilada é 1. Como os líquidos biológicos contêm certo número de moléculas diferentes, suas densidades relativas são maiores que 1. O plasma humano normal, por exemplo, tem densidade relativa na faixa de 1,008 a 1,010.

 NA CLÍNICA

A densidade relativa da urina medida no contexto clínico é usada para avaliar a capacidade de concentração urinária dos rins. A densidade relativa da urina varia de modo proporcional à sua osmolalidade. Entretanto, como a densidade relativa depende do número e do peso das moléculas, a relação entre densidade relativa e osmolalidade nem sempre é previsível. Exemplificando, nos pacientes que receberam injeção de radiocontraste (peso molecular > 500 g/mol) para exames de raios X, os valores de densidade relativa da urina podem ser altos (1,040 a 1,050), ainda que a osmolalidade da urina seja similar à do plasma (p. ex., 300 mOsm/kg de H_2O).

Pontos-chave

1. A membrana plasmática é uma bicamada lipídica composta por fosfolipídeos e colesterol, na qual está embutida uma ampla gama de proteínas. Uma classe destas proteínas de membrana (proteínas de transporte da membrana ou transportadoras) está envolvida no transporte seletivo e regulado de moléculas para dentro e para fora da célula. Estes transportadores são os canais de água (aquaporinas), canais iônicos, transportadores de soluto e transportadores dependentes de ATP.

2. O movimento de moléculas através da membrana plasmática pelos canais iônicos e transportadores de soluto é dirigido pelos gradientes de concentração química e potencial elétrico (somente de moléculas com carga). O gradiente eletroquímico é usado para quantificar esta força motriz. Os transportadores dependentes de ATP usam a energia contida no ATP para transportar moléculas através da membrana e, muitas vezes, estabelecer os gradientes químicos e elétricos que então dirigem o transporte de outras moléculas através dos canais e pelos transportadores de soluto. O movimento da água através das aquaporinas é dirigido por uma diferença de pressão osmótica ao longo da membrana.

3. O transporte através da membrana é classificado como passivo ou ativo. O transporte passivo é o movimento de moléculas conforme o esperado a partir de um gradiente eletroquímico para a molécula. O transporte ativo representa o transporte que ocorre contra o gradiente eletroquímico. O transporte ativo é dividido ainda em transporte ativo primário e transporte ativo secundário. O transporte ativo primário está diretamente acoplado à hidrólise de ATP (p. ex., transportadores dependentes de ATP). O transporte ativo secundário se dá por meio dos transportadores de soluto acoplados, para os quais o movimento passivo de uma ou mais moléculas dirige o transporte ativo de outras moléculas (p. ex., simportador de Na^+/glicose, antiportador de Na^+/H^+).

2

Homeostase: Volume e Composição dos Compartimentos dos Líquidos Corporais

OBJETIVOS DO APRENDIZADO

Após a conclusão deste capítulo, o estudante será capaz de responder às seguintes questões:

1. O que é estado estacionário e, tomando o exemplo do equilíbrio hídrico, quais são os elementos necessários para alcançar o estado estacionário?
2. Quais são os volumes dos compartimentos dos líquidos corporais, e como se modificam nas diversas condições?
3. De que modo os compartimentos dos líquidos corporais diferem entre si quanto à composição?
4. O que determina o potencial de membrana de repouso das células?
5. Como as células regulam o seu volume em solução isotônica, hipotônica e hipertônica?
6. Quais são as características estruturais das células epiteliais, como realizam o transporte vetorial e quais são os mecanismos gerais reguladores do transporte?

A função celular normal requer que a composição intracelular – com relação aos íons, moléculas pequenas, água, pH e uma gama de outras substâncias – seja mantida dentro de uma faixa estreita. Isto é conseguido por meio do transporte de muitas substâncias e da água para dentro e para fora da célula via proteínas de membrana de transporte, como descrito no Capítulo 1. Além disso, diariamente, alimentos e água são ingeridos e produtos de descarte são excretados do corpo. Em um indivíduo saudável, estes processos ocorrem sem alterações significativas no volume dos compartimentos dos líquidos corporais nem em sua composição. A manutenção da constância do volume e da composição dos compartimentos dos líquidos corporais (bem como de suas temperaturas em animais de sangue quente e seres humanos) é denominada **homeostase**. O corpo humano tem vários sistemas projetados para alcançar a homeostase, cujos detalhes serão explicados ao longo dos vários capítulos deste livro. No presente capítulo, são destacados os princípios básicos subjacentes à manutenção da homeostase. Além disso, são definidos o volume e a composição dos vários compartimentos dos líquidos corporais.

Conceito de estado estacionário

O corpo humano é considerado um "sistema aberto", ou seja, substâncias são adicionadas ao corpo a cada dia e, similarmente, substâncias são eliminadas do corpo todo dia. As quantidades adicionadas ou perdidas do corpo podem variar amplamente, dependendo do ambiente, acesso a alimentos e à água, processos patológicos e até normas culturais. Em um sistema aberto deste tipo, a homeostase se dá por meio de um processo de **estado estacionário**.

Para ilustrar o conceito de estado estacionário, considere um rio onde é construída uma barragem para criar um lago artificial. A cada dia, entra água no lago proveniente dos diversos córregos e rios que o alimentam. Adicionalmente, mais água é fornecida por nascentes subterrâneas, pela chuva e pela neve. Ao mesmo tempo, a água é perdida através dos desaguadouros da barragem e pelo processo de evaporação. Para que o nível do lago permaneça constante (*i. e.*, no estado estacionário), a velocidade com que a água é adicionada, seja qual for a fonte, deve corresponder exatamente à quantidade de água perdida, também independentemente da rota. Como a adição de água não pode ser facilmente controlada e diante da impossibilidade de controlar a evaporação, a única forma de manter um nível constante do lago é regular a quantidade perdida através dos desaguadouros.

Para entender o estado estacionário do modo como se aplica ao corpo humano, os conceitos-chave a seguir são importantes:

1. Deve haver um "ponto fixo" para que os desvios em relação a esse valor de referência possam ser monitorados (p. ex., o nível do lago no exemplo anterior, ou ainda o ajuste da temperatura em um recinto ao programar o termostato).
2. O(s) sensor(es) que monitora(m) os desvios em relação ao ponto fixo devem gerar "sinais de erro" que possam levar a alterações na entrada e na saída, ou em ambas, para manter o ponto fixo desejado (p. ex., os sinais elétricos para ajuste do desaguadouro, na analogia da barragem, ou sinais elétricos enviados para o aquecedor ou para o ar-condicionado com o intuito de manter a temperatura ambiente adequada).
3. Os "órgãos efetores" devem responder de forma apropriada aos sinais de erro gerados pelo monitor do ponto fixo (*i. e.*, as comportas da barragem devem operar e o aquecedor/ar-condicionado devem estar ligados).
4. A sensibilidade do sistema (*i. e.*, quanto desvio em relação ao ponto fixo pode ser tolerado) depende de vários fatores, tais como a natureza do sensor (*i. e.*, quanto desvio em relação ao ponto fixo é necessário para o sensor detectar a irregularidade), o tempo necessário para a geração de sinais de erro e a rapidez da resposta dos órgãos efetores aos sinais de erro.

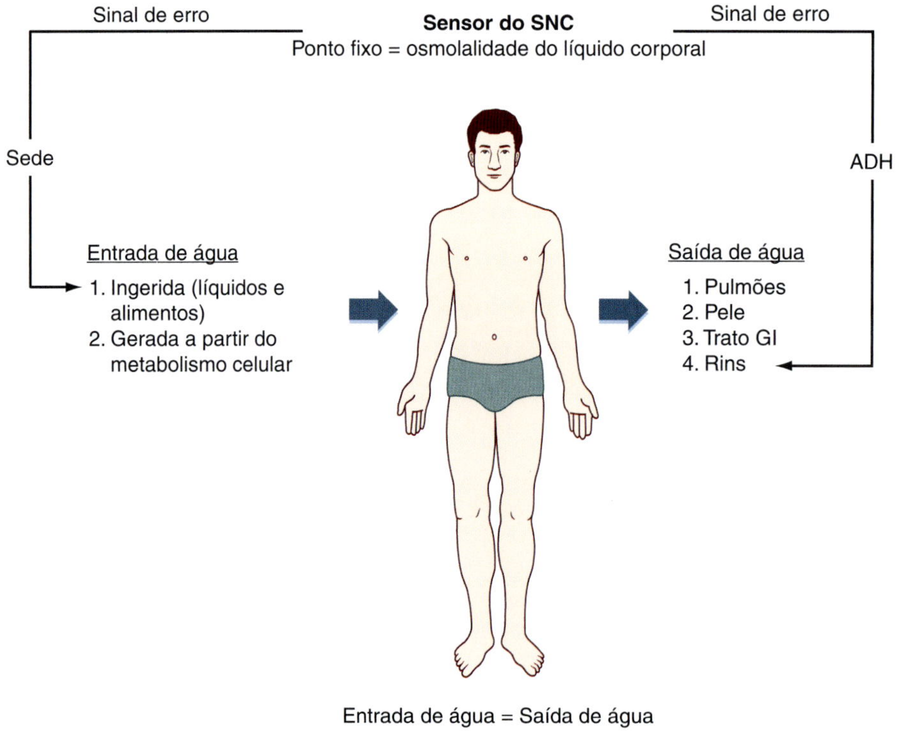

• **Figura 2.1** Equilíbrio hídrico de estado estacionário do corpo inteiro. Ver detalhes no texto. ADH, hormônio antidiurético; GI, gastrointestinal; SNC, sistema nervoso central.

É importante reconhecer que desvios do estado estacionário podem ocorrer. Quando a entrada é maior do que a saída, há um estado de **saldo positivo**. Quando a entrada é menor do que a saída, há um estado de **saldo negativo**. Embora seja possível tolerar períodos transientes de desequilíbrio, os estados prolongados de saldo positivo ou negativo geralmente são incompatíveis com a vida.

A Figura 2.1 ilustra vários conceitos importantes para a manutenção do equilíbrio hídrico de estado estacionário (os detalhes referentes à manutenção do equilíbrio hídrico de estado estacionário são apresentados no Capítulo 35). Como mostrado na Figura 2.1, há várias entradas e saídas de água, muitas das quais podem variar, porém não podem ser reguladas. A quantidade de água perdida através dos pulmões, por exemplo, depende da umidade do ar e da frequência respiratória (p. ex., baixa umidade e respiração rápida aumentam a perda de água pelos pulmões). Similarmente, a quantidade de água perdida na forma de suor varia de acordo com a temperatura ambiente e a atividade física. Por fim, a perda de água via trato gastrointestinal pode aumentar a partir de um nível normal de 100 a 200 mL/dia a muitos litros em caso de diarreia aguda. Dentre estas entradas e saídas, somente é possível aumentar a ingesta de água em resposta à sede e regular o débito urinário pelos rins (Capítulo 35).

O equilíbrio hídrico determina a osmolalidade dos líquidos corporais. As células localizadas no hipotálamo cerebral monitoram a osmolalidade dos líquidos corporais quanto aos desvios em relação ao ponto fixo (faixa normal: 280 a 295 mOsm/kg de H_2O). Quando os desvios são detectados, dois sinais efetores são gerados. Um sinal é neural e está relacionado com a sensação de sede do indivíduo. O outro é hormonal (o hormônio antidiurético, também chamado *arginina vasopressina*), que regula

a quantidade de água excretada pelos rins. Com as respostas adequadas a esses dois sinais, a entrada ou a saída de água, ou ambas, são ajustadas para manter o equilíbrio e, assim, manter a osmolalidade dos líquidos corporais no ponto fixo.

Volumes e composição dos compartimentos dos líquidos corporais

Os organismos unicelulares mantêm o seu volume e a sua composição por meio de trocas com o ambiente que habitam (p. ex., água do mar). Os bilhões de células que constituem o corpo humano devem manter seus volumes e composições também, porém esta tarefa é bem mais difícil. Este desafio, assim como sua elucidação, foi enfrentado pela primeira vez pelo fisiologista francês Claude Bernard (1813-1878). Bernard reconheceu que, embora as células do corpo não consigam manter seus volumes e composições por meio de trocas com o ambiente, podem fazê-lo por meio de trocas com o ambiente líquido que as circunda (*i. e.*, líquido extracelular). Bernard se referiu ao líquido extracelular como *milieu intérieur* ("o meio interno") e reconheceu ainda que os sistemas orgânicos do corpo são projetados e funcionam para manter um *milieu intérieur* constante ou um "meio interno constante". Isto, por sua vez, permite que todas as células mantenham seus volumes e composição por meio de trocas com o líquido extracelular como resultado do transporte de membrana (Capítulo 1).

O transporte pelas células epiteliais do trato gastrointestinal, rins e pulmões constitui a interface do corpo com o ambiente externo, além de controlar tanto a ingesta como a excreção de numerosas substâncias, bem como da água. O sistema cardiovascular distribui nutrientes e remove produtos de descarte das células e tecidos, além de manter o líquido extracelular bem homogêneo. Por fim, os sistemas nervoso e endócrino promovem a regulação e a integração destas funções importantes.

Com o intuito de fornecer dados básicos para o estudo de todos os sistemas orgânicos, este capítulo apresenta uma visão geral sobre o volume e a composição normal dos compartimentos dos líquidos corporais, e descreve como as células mantêm sua composição intracelular e volume. É incluída uma apresentação sobre como as células geram e mantêm um potencial de membrana, essencial para compreender a função das células excitáveis (p. ex., neurônios e células musculares). Por fim, como as células epiteliais são tão importantes ao processo de regulação do volume e da composição dos líquidos corporais, os princípios do transporte de solutos e de água pelas células epiteliais também são abordados.

Definição e volumes dos compartimentos dos líquidos corporais

A água chega a representar cerca de 60% do peso corporal, com certo grau de variabilidade entre os indivíduos em função da quantidade de tecido adiposo. Como o conteúdo de água do tecido adiposo é menor do que o de outros tecidos, quantidades aumentadas de tecido adiposo diminuem a fração de água corporal total como percentual do peso. O percentual do peso corporal atribuído à água também varia com a idade e, em recém-nascidos, é de aproximadamente 75%. Esse percentual diminui até chegar ao valor de 60%, observado nos adultos, por volta de 1 ano.

Como ilustrado na Figura 2.2, a **água corporal total** é distribuída entre dois compartimentos principais que são divididos pela membrana celular.[a] O compartimento de **líquido intracelular (LIC)** é o maior e contém cerca de 2/3 do conteúdo total de água do corpo. O terço restante está contido no compartimento de **líquido extracelular (LEC)**. Os volumes de água corporal total, LIC e LEC, são:

$$\text{Água corporal total} = 0,6 \times (\text{peso corporal})$$
$$\text{LIC} = 0,4 \times (\text{peso corporal})$$
$$\text{LEC} = 0,2 \times (\text{peso corporal})$$

O compartimento do LEC é subdividido ainda em líquido intersticial e plasma. O LEC também inclui o líquido contido nos ossos e no tecido conjuntivo denso, bem como o líquido cerebrospinal (ou cefalorraquidiano). O líquido intersticial circunda as células nos diversos tecidos do corpo e constitui até três quartos do volume do LEC. O plasma está contido no compartimento vascular e representa o um quarto restante do LEC. Em algumas condições patológicas, pode haver acúmulo de líquido extra em um local referido como *terceiro espaço*. Os líquidos do terceiro espaço fazem parte do LEC e um exemplo é o acúmulo de líquido na cavidade peritoneal **(ascite)** de indivíduos com doença hepática.

---

[a]Nestes e em todos os cálculos subsequentes, assume-se que 1 L de líquido (p. ex., LIC e LEC) tem massa de 1 kg. Embora 1 L de LIC e LEC tenham massa ligeiramente superior a 1 kg, esta simplificação permite a conversão direta entre peso e volume de líquidos corporais.

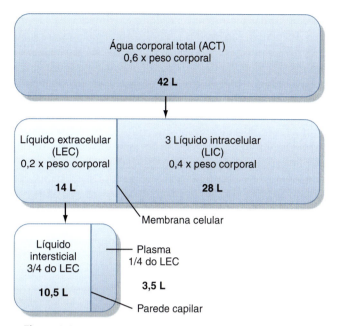

Figura 2.2 Relação entre os volumes dos diversos compartimentos dos líquidos corporais. Os valores mostrados são para um indivíduo pesando 70 kg. (Modificada de Levy MN, Koeppen BM, Stanton BA. *Berne & Levy's Principles of Physiology*. 4th ed. St. Louis: Mosby; 2006.)

Movimento de água entre os compartimentos dos líquidos corporais

Como mostrado na Figura 2.2, a água se move entre os compartimentos de LIC e LEC através das membranas plasmáticas das células, e move-se por entre os compartimentos vascular (plasma) e intersticial através das paredes capilares. As vias e forças motrizes que levam a este movimento da água diferem através das membranas celulares em comparação com as paredes capilares.

O movimento de água entre os compartimentos LIC e LEC através das membranas celulares é mediado pelas aquaporinas expressas na membrana plasmática (Capítulo 1). A força motriz deste movimento da água é uma diferença de pressão osmótica. A pressão osmótica de ambos, LIC e LEC, é determinada pela presença de moléculas/íons nestes líquidos. Simplificando, essas moléculas/íons podem ser divididos em (1) moléculas de baixo peso molecular (p. ex., glicose) e íons (p. ex., Na^+), e (2) macromoléculas (p. ex., proteínas). As pressões osmóticas de ambos, LIC e LEC, estão na faixa de 280 a 295 mOsm/kg de H_2O. No caso do LEC, as moléculas de baixo peso molecular e os íons são responsáveis por quase toda essa pressão porque a pressão osmótica resultante da contribuição das proteínas é de apenas 1 a 2 mOsm/kg de H_2O. As moléculas/íons que contribuem para a pressão osmótica intracelular são menos conhecidas, mas também incluem moléculas de baixo peso molecular (p. ex., glicose), íons (p. ex., Na^+) e macromoléculas (p. ex., proteínas). O fato de o volume celular permanecer constante quando a osmolalidade do LEC é constante significa que a pressão osmótica dentro das células é igual à do LEC. Se houvesse uma diferença de pressão osmótica, as células inchariam ou murchariam, como descrito na seção "Regulação não isotônica do volume celular".

O movimento da água entre o compartimento vascular (plasma) e o compartimento de líquido intersticial se dá através da parede capilar. A quantidade de água que se move através da parede capilar e o mecanismo desta movimentação variam dependendo do capilar. Por exemplo, nos capilares sinusoides hepáticos, muitas vezes as células endoteliais são separadas por grandes espaços (capilares descontínuos). Como resultado, a água e todos os componentes do plasma (e alguns elementos celulares) podem atravessar facilmente a parede. Outros capilares são revestidos por células endoteliais contendo fenestrações com diâmetros de 80 a 100 nm (p. ex., nos rins). Estas fenestrações permitem que todos os componentes do plasma (apenas os elementos celulares do sangue não podem passar pelas fenestrações) se movam através da parede capilar. Alguns capilares (p. ex., no sistema nervoso central) formam uma barreira relativamente firme à água e a pequenas moléculas e íons, de modo que o movimento da água se dá através de pequenos poros existentes na superfície da célula endotelial ou através de fendas localizadas entre células endoteliais adjacentes. Estes poros e fendas permitem a passagem de água e de moléculas menores que 4 nm. Além disso, uma pequena quantidade de água atravessa a parede capilar via pinocitose pelas células endoteliais.

As forças motrizes promotoras da movimentação de líquidos (água) através da parede capilar são as pressões hidrostática e oncótica (*i. e.*, pressão osmótica gerada pelas proteínas, também chamada "pressão coloidosmótica"). Coletivamente, são chamadas *forças de Starling*. O movimento de líquidos pelos capilares é discutido em detalhes no Capítulo 17. Em resumo, a pressão hidrostática dentro do capilar (resultante do bombeamento do coração e do efeito da gravidade sobre a coluna de sangue nos vasos que alimentam um capilar) é uma força que faz o líquido se mover para fora do capilar. A pressão hidrostática no tecido intersticial circundante contrapõe o efeito da pressão hidrostática capilar. A pressão oncótica do plasma no capilar tende a drenar líquido do interstício para dentro do capilar. A pressão oncótica do líquido intersticial contrapõe-se a isso. Dependendo do leito capilar, as proteínas podem atravessar a parede capilar em graus variáveis. Por exemplo, uma quantidade muito pequena de proteína atravessa a parede dos capilares do músculo esquelético e dos capilares dos glomérulos renais. Em contrapartida, as proteínas atravessam facilmente a parede dos capilares do fígado (*i. e.*, os sinusoides). O grau com que as proteínas atravessam a parede capilar é quantificado por um coeficiente de reflexão (σ). Se nenhuma proteína atravessar a parede capilar, $\sigma = 1$, e se as proteínas atravessarem livremente a parede capilar, $\sigma = 0$.

Desta forma, a quantidade de líquido que se move através da parede do capilar é determinada como a seguir:

Equação 2.1

$$\text{Fluxo de líquido}(Q_l) = K_f\,[(P_c - P_i) - (\pi_c - \pi_i)]$$

Ou

$$\text{Fluxo de líquido}(Q_l) = K_f\,[(P_c + \pi_i) - (P_i + \pi_c)]$$

Em que:

Q_l = movimento de líquido

K_f = constante de filtração (medida da área da superfície + permeabilidade intrínseca)

P_c = pressão hidrostática capilar

P_i = pressão hidrostática do líquido intersticial

π_c = pressão oncótica capilar (plasmática)

π_i = pressão oncótica no líquido intersticial

σ = coeficiente de reflexão para proteínas através da parede capilar

Dependendo da magnitude destas forças, pode haver movimentação do líquido para fora ou para dentro do capilar.

As composições dos vários compartimentos de líquidos corporais são diferentes entre si; entretanto, como será descrito, as osmolalidades do líquido destes compartimentos são essencialmente idênticas.[b] Assim, os compartimentos estão em "equilíbrio osmótico". Além disso, qualquer alteração da osmolalidade de um compartimento rapidamente faz a água ser redistribuída ao longo de todos os compartimentos, trazendo-os de novo ao equilíbrio osmótico. Devido a esta rápida redistribuição da água, a medição da osmolalidade do plasma ou do soro,[c] a qual é uma tarefa fácil, revela a osmolalidade dos outros compartimentos de líquidos corporais (*i. e.*, líquido intersticial e líquido intracelular).

Como descrito adiante, o Na^+ é um dos principais constituintes do LEC. Devido à sua alta concentração comparativamente à de outras moléculas e íons, o Na^+ (e seus ânions acompanhantes, primariamente Cl^- e HCO_3^-) é o principal determinante da osmolalidade deste compartimento. Do mesmo modo, é possível obter uma estimativa aproximada da osmolalidade do LEC por meio da simples duplicação da concentração de sódio $[Na^+]$. Exemplificando, se uma amostra de sangue é obtida de um indivíduo e a $[Na^+]$ sérica é 145 mEq/L, sua osmolalidade pode ser estimada da seguinte forma:

Equação 2.2

$$\text{Osmolalidade plasmática} = 2([Na^+]\text{sérica}) = 290\,\text{mOsm/kg de}\,H_2O$$

Contrastando com a água, o movimento de íons através das membranas é mais variável de uma célula para outra, e depende da presença das proteínas de transporte específicas da membrana (ver a seção "Composição dos compartimentos dos líquidos corporais"). Em consequência, ao tentar entender a fisiologia dos movimentos dos líquidos entre os compartimentos dos líquidos corporais, é possível assumir que, embora a água se mova livremente entre os compartimentos, há pouco movimento resultante de solutos. Na maioria das situações, isto é uma consideração razoável.

Para ilustrar as características fisiológicas dos movimentos de líquidos, considere o que acontece quando soluções contendo várias quantidades de NaCl são adicionadas ao LEC.[d]

Exemplo 1: Adição de cloreto de sódio isotônico ao líquido extracelular

A adição de uma solução isotônica de NaCl (p. ex., infusão intravenosa de NaCl a 0,9%: osmolalidade ≈ 290 mOsm/kg de

---

[b]Há exceções. O líquido cerebrospinal é parte do LEC, mas sua osmolalidade é discretamente maior do que a do LEC nas outras partes do corpo. Do mesmo modo, algumas regiões dos rins podem ter osmolalidades menores ou maiores do que a do LEC. Entretanto, estes volumes são pequenos (≈ 150 mL) em comparação com o volume total do LEC (≥ 12 L).

[c]O soro deriva do sangue coagulado. Portanto, o soro difere do plasma pela ausência dos fatores de coagulação. Com relação à osmolalidade e às concentrações de outras moléculas e íons, a osmolalidade e as concentrações no plasma e no soro são quase idênticas.

[d]Os líquidos costumam ser administrados por via intravenosa. Quando soluções de eletrólitos são infundidas por esta via, o equilíbrio entre plasma e líquido intersticial é rápido (*i. e.*, em minutos) devido à alta permeabilidade de muitas paredes capilares à água e aos eletrólitos. Assim, estes líquidos são essencialmente adicionados a todo o LEC.

NA CLÍNICA

Em algumas situações clínicas, é possível obter uma estimativa mais precisa da osmolalidade sérica, e assim as osmolalidades do LEC e do LIC, considerando também os osmóis da contribuição da glicose e da ureia, que estão entre os solutos mais abundantes no LEC (os outros componentes do LEC contribuem apenas com alguns miliosmóis). Assim, a osmolalidade sérica pode ser estimada da seguinte forma:

$$\text{Osmolalidade sérica} = 2([Na^+]\text{sérica}) + \frac{[glicose]}{18} + \frac{[ureia]}{2,8}$$

As concentrações de glicose e ureia são expressas em unidades de miligramas por decilitro (dividir por 18, no caso da glicose, e por 2,8, no caso da ureia,* permite converter unidades de miligramas por decilitro em milimoles por litro e, assim, miliosmóis por quilograma de H_2O). Esta estimativa de osmolalidade sérica é especialmente útil no tratamento de pacientes com elevada concentração sérica de glicose secundária ao diabetes *mellitus*, bem como no caso de pacientes com insuficiência renal crônica, cuja concentração sérica de ureia é alta devido à excreção renal diminuída.

Como discutido no Capítulo 1, a capacidade de uma substância fazer a água se mover através da membrana plasmática de uma célula depende de a própria substância em si atravessar ou não a membrana. Lembre-se da Equação 1.9:

$$\Pi_e = \sigma(nCRT)$$

Em que Π_e é a pressão osmótica efetiva e σ é o coeficiente reflexo da substância. Em muitas células, a glicose e a ureia atravessam a membrana plasmática. Embora contribuam para a osmolalidade sérica, conforme quantificado pelo osmômetro em laboratório, onde todas as moléculas são "osmóis efetivos", elas são osmóis inefetivos para o movimento da água através de muitas (mas nem de todas) membranas celulares. Em contraste, o Na^+ é um "osmol efetivo" para o movimento da água através da membrana plasmática de quase todas as células. A Equação 2.2 fornece a melhor estimativa da osmolalidade efetiva do soro.

---
*A concentração de ureia no plasma é medida como nitrogênio contido na molécula da ureia, ou apenas nitrogênio ureico sanguíneo (BUN).

NA CLÍNICA

Os procedimentos neurocirúrgicos e os acidentes vasculares cerebrais (derrames) muitas vezes resultam no acúmulo de líquido intersticial no cérebro (*i. e.*, edema) e no inchaço dos neurônios. Como o cérebro fica encerrado dentro do crânio, o edema pode elevar a pressão intracraniana e, assim, desorganizar as funções neuronais, levando ao coma e à morte. A barreira hematencefálica, que separa o líquido cerebrospinal e o líquido intersticial cerebral do sangue, pode ser livremente permeada pela água, e não pela maioria das outras substâncias. Como resultado, o excesso de líquido no tecido cerebral pode ser removido por meio da imposição de um gradiente osmótico através da barreira hematencefálica. Para tanto, o manitol pode ser usado. O manitol é um açúcar (peso molecular = 182 g/mol) que não atravessa de imediato a barreira hematencefálica e as membranas celulares (neurônios e outras células do corpo). Desta forma, o manitol é um osmol efetivo e sua infusão intravenosa resulta no movimento do líquido intersticial para fora do cérebro por osmose.

$H_2O)^e$ ao LEC faz o volume deste compartimento aumentar o equivalente ao volume de líquido administrado. Como esse líquido tem a mesma osmolalidade que o LEC e, portanto, que o LIC, não há nenhuma força motriz que determine o movimento de líquido entre estes compartimentos, e o volume de LIC permanece inalterado. Embora o Na^+ possa atravessar as membranas celulares, fica efetivamente restrito ao LEC pela atividade da ATPase de Na^+/K^+ presente na membrana plasmática de todas as células (ver a seção "Composição iônica das células"). Portanto, não há movimento líquido da solução isotônica de NaCl infundida nas células.

Exemplo 2: Adição de cloreto de sódio hipotônico ao líquido extracelular

A adição de solução hipotônica de NaCl ao LEC (p. ex., infusão intravenosa de NaCl a 0,45%; osmolalidade $\cong$ 145 mOsm/kg de H_2O) diminui a osmolalidade deste compartimento de líquidos, e isto resulta no movimento de água para dentro do LIC. Após o equilíbrio osmótico, as osmolalidades do LIC e do LEC novamente se igualam; todavia, tornam-se menores do que antes da infusão, e o volume de cada compartimento fica aumentado. O aumento no volume do LEC é maior do que o aumento no volume do LIC.

Exemplo 3: Adição de cloreto de sódio hipertônico ao líquido extracelular

A adição de uma solução hipertônica de NaCl ao LEC (p. ex., infusão intravenosa de NaCl a 3%; osmolalidade $\cong$ 1.000 mOsm/kg de H_2O) aumenta a osmolalidade deste compartimento, resultando no movimento da água para fora das células. Após o equilíbrio osmótico, as osmolalidades do LEC e do LIC novamente se igualam, porém ficam maiores do que antes da infusão. O volume do LEC é aumentado, enquanto o do LIC diminui.

Composição dos compartimentos dos líquidos corporais

As composições do LEC e do LIC diferem consideravelmente. O LIC contém uma concentração significativamente maior de proteínas e macromoléculas em comparação ao LEC. Também há diferenças de concentração de vários íons. A composição do LIC é mantida por ação de algumas proteínas de transporte específicas existentes na membrana celular. O principal destes transportadores é o trifosfato de adenosina de Na^+/K^+ (ATPase de Na^+/K^+), que converte a energia contida no ATP em gradientes iônicos e elétricos que, por sua vez, podem ser usados para dirigir o transporte de outros íons e moléculas através dos canais iônicos e transportadores de soluto (p. ex., simportadores e antiportadores).

As composições dos compartimentos de líquido intersticial e plasma do LEC são similares porque esses compartimentos estão separados apenas pelo endotélio capilar, uma barreira permeante a íons e moléculas pequenas. A principal diferença entre o líquido

---
eUma solução de NaCl a 0,9% ((0,9 g de NaCl/100 mL) contém 154 mmol/L de NaCl. Como o NaCl não se dissocia completamente em solução (*i. e.*, 1,88 Osm/mol), a osmolalidade desta solução é de 290 mOsm/kg de H_2O, que é bastante similar à do LEC normal.

NA CLÍNICA

Os distúrbios hídricos e eletrolíticos são observados comumente na prática clínica (p. ex., em pacientes com vômitos ou diarreia, ou ambos). Na maioria dos casos, estas perturbações são autolimitantes e sua correção ocorre sem necessidade de intervenção. Contudo, os distúrbios mais graves ou prolongados podem exigir tratamento com reposição de líquido. Este tipo de tratamento pode ser administrado por via oral usando-se soluções de eletrólitos especiais ou por via intravenosa à base de líquidos.

As soluções intravenosas são disponibilizadas em muitas formulações. O tipo de líquido administrado a um paciente em particular é determinado pela necessidade do paciente. Exemplificando, havendo necessidade de aumentar o volume vascular do paciente, é infundida uma solução contendo substâncias que não atravessam de imediato a parede capilar (p. ex., soluções de dextrana ou proteína a 5%). A pressão oncótica gerada pelas moléculas de albumina causa a retenção de líquido no compartimento vascular e isto expande o volume do compartimento. A expansão do LEC é conseguida mais frequentemente usando-se soluções salinas isotônicas (p. ex., solução Ringer lactato ou de NaCl a 0,9%). Como já notado, a administração de uma solução isotônica de NaCl não resulta no desenvolvimento de um gradiente de pressão osmótica através da membrana plasmática das células. Portanto, todo o volume da solução infundida permanece no LEC.

Os pacientes com líquidos corporais hiperosmóticos necessitam de soluções hipotônicas. Estas soluções podem ser uma solução hipotônica de NaCl (p. ex., NaCl a 0,45%) ou de dextrose a 5% em água (D_5W). A administração da solução D_5W equivale à infusão de água destilada porque a dextrose é metabolizada a CO_2 e água. A administração destes líquidos aumenta os volumes do LIC e do LEC. Os pacientes com líquidos corporais hipotônicos precisam receber soluções hipertônicas que são, tipicamente, soluções contendo NaCl (p. ex., NaCl a 3% ou a 5%). Estas soluções expandem o volume do LEC, mas diminuem o volume do LIC. Outros constituintes, como eletrólitos (p. ex., K^+) ou fármacos, podem ser adicionados às soluções intravenosas com o intuito de ajustar o tratamento às necessidades de líquido, eletrólitos e metabólicas do paciente.

TABELA 2.1 Composição iônica de uma célula típica.

Íon	Líquido extracelular	Líquido intracelular
Na^+	135 a 147 mEq/L	10 a 15 mEq/L
K^+	3,5 a 5 mEq/L	120 a 150 mEq/L
Cl^-	95 a 105 mEq/L	20 a 30 mEq/L
HCO_3^-	22 a 28 mEq/L	12 a 16 mEq/L
*Ca^{++}	2,1 a 2,8 (total) mmol/L 1,1 a 1,4 (ionizado) mmol/L	$\approx 10^{-7}$ M (ionizado) mmol/L
*Pi	1 a 1,4 (total) mmol/L 0,5 a 0,7 (ionizado) mmol/L	0,5 a 0,7 (ionizado) mmol/L

*Ca^{++} e Pi ($H_2PO_4^-/HPO_4^{-2}$) estão ligados a proteínas e outras moléculas orgânicas. Além disso, podem ser armazenadas grandes quantidades de Ca^{++} dentro células. Grandes quantidades de Pi estão presentes nas células fazendo parte de moléculas orgânicas, como o trifosfato de adenosina (ATP).

intersticial e o plasma é que este último contém uma quantidade significativamente maior de proteína. Embora esta diferença na concentração de proteínas possa afetar a distribuição de cátions e ânions entre estes dois compartimentos pelo efeito de Gibbs-Donnan (ver detalhes na seção "Regulação isotônica do volume celular"), tal efeito é pequeno e as composições iônicas do líquido intersticial e do plasma podem ser consideradas idênticas.

Manutenção da homeostase celular

A função celular normal requer o rígido controle da composição iônica do LIC. Por exemplo, a atividade de algumas enzimas depende do pH, por isso o pH intracelular deve ser regulado. A composição intracelular de outros eletrólitos é similarmente mantida dentro de uma faixa estreita. Isto é necessário para o estabelecimento do potencial de membrana, uma propriedade celular especialmente importante para a função normal de células excitáveis (p. ex., neurônios e células musculares) e para a sinalização intracelular (p. ex., [Ca^{++}] intracelular; Capítulo 3).

Por último, o volume das células tem que ser mantido porque o colapso ou o inchaço das células pode levar ao dano ou à morte celular. A regulação da composição intracelular e do volume da célula é conseguida por meio da atividade de transportadores específicos localizados na membrana plasmática celular. Esta seção é uma apresentação dos mecanismos pelos quais as células mantêm o ambiente iônico intracelular e o potencial de membrana, bem como controlam o volume.

Composição iônica das células

A composição iônica intracelular das células varia de tecido para tecido. A composição iônica intracelular dos neurônios, por exemplo, difere daquela das células musculares, e ambas diferem da composição iônica intracelular dos eritrócitos. Mesmo assim, existem padrões similares, os quais são apresentados na Tabela 2.1. Em comparação com o LEC, o LIC é caracterizado por uma baixa [Na^+] e uma alta [K^+]. Isto resulta da atividade da ATPase de Na^+/K^+ que transporta três íons Na^+ para fora da célula e dois íons K^+ para dentro da célula a cada molécula de ATP hidrolisada. Conforme discutido adiante neste mesmo capítulo, a atividade da ATPase de Na^+/K^+ não só é importante para estabelecer os gradientes celulares de Na^+ e K^+ como também está envolvida na determinação (indiretamente) dos gradientes celulares de muitos outros íons e moléculas. É importante o fato de o gradiente celular de K^+ gerado pela atividade da ATPase de Na^+/K^+ ser um dos principais determinantes da voltagem da membrana devido ao vazamento de K^+ para fora da célula via canais seletivos de K^+ (ver a seção "Potencial de membrana"). Assim, a ATPase de Na^+/K^+ converte a energia contida no ATP em gradientes iônicos (*i.e.*, de Na^+ e K^+) e em um gradiente de voltagem (*i.e.*, voltagem de membrana).

Os gradientes iônico e elétrico gerados pela ATPase de Na^+/K^+ são usados para dirigir o transporte de outros íons e moléculas para dentro ou para fora da célula (Figura 2.3). Como descrito no Capítulo 1, por exemplo, alguns transportadores de soluto acoplam o transporte de Na^+ ao de outros íons ou moléculas. Os simportadores de $Na^+/$glicose e $Na^+/$aminoácido usam a energia contida no gradiente eletroquímico de Na^+, dirigida para levar o Na^+ para dentro da célula, para conduzir a captação celular ativa secundária de glicose e aminoácidos. De modo similar, o gradiente

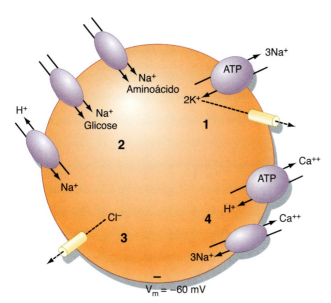

• **Figura 2.3** Modelo de célula mostrando como os gradientes celulares e o potencial de membrana (V_m) são estabelecidos. (1) A ATPase de Na^+/K^+ diminui a $[Na^+]$ intracelular e aumenta a $[K^+]$ intracelular. Um pouco de K^+ sai da célula via canais seletivos de K^+ e gera o V_m (o interior da célula é eletricamente negativo).[1] (2) A energia contida no gradiente eletroquímico de Na^+ dirige o transporte de outros íons e moléculas por meio do uso de vários transportadores de soluto. (3) O V_m dirige o Cl^- para fora da célula via canais seletivos de Cl^-. (4) A ATPase de Ca^{++} e os antiportadores de $3Na^+/Ca^{++}$ mantêm a $[Ca^{++}]$ intracelular baixa. ATP, trifosfato de adenosina.

de Na^+ orientado para dentro dirige a extrusão ativa secundária de H^+ a partir da célula e, assim, contribui para a manutenção do pH intracelular. O antiportador de $3Na^+$-Ca^{++}, aliado à ATPase de Ca^{++} da membrana plasmática, expulsa o Ca^{++} de dentro da célula e, assim, contribui para a manutenção de uma baixa $[Ca^{++}]$ intracelular.[f] Além disso, a voltagem da membrana conduz o Cl^- para fora da célula através de canais seletivos de Cl^-, fazendo, assim, a concentração intracelular cair abaixo da concentração no LEC.

Potencial de membrana

Como descrito antes, a ATPase de Na^+/K^+ e os canais seletivos de K^+ presentes na membrana plasmática são importantes determinantes do potencial de membrana (V_m) da célula. Em todas as células do corpo, o V_m em repouso é orientado com o interior da célula eletricamente negativo em relação ao LEC. Entretanto, a magnitude do V_m pode variar amplamente.

Para compreender o que determina a magnitude do V_m, é importante reconhecer que qualquer transportador que transfira carga através da membrana tem o potencial de influenciar o V_m. Diz-se que estes transportadores são **eletrogênicos**. Como seria esperado, a contribuição dos diversos transportadores eletrogênicos para o V_m é altamente variável de célula para célula.

---

[f]Nas células musculares, cuja contração é regulada pela $[Ca^{++}]$ intracelular, a manutenção de uma baixa $[Ca^{++}]$ intracelular durante o relaxamento muscular envolve não apenas a atividade do antiportador $3Na^+$-Ca^{++} e a ATPase de Ca^{++} da membrana plasmática, mas também o transportador ATPase de Ca^{++} do retículo endoplasmático liso (retículo sarcoplasmático) (Capítulos 12 a 14).
[1]N.R.T.: As diferenças elétricas entre o LIC e o LEC existem apenas ao redor da membrana plasmática. Tanto os líquidos intra quanto extracelulares são eletroneutros, seguindo o princípio da eletroneutralidade.

Exemplificando, a ATPase de Na^+/K^+ transporta três íons Na^+ e dois íons K^+, transferindo, assim, uma carga positiva líquida ao longo da membrana. Entretanto, a contribuição direta da ATPase de Na^+/K^+ para o V_m da maioria das células é no máximo de apenas alguns milivolts. Similarmente, a contribuição de outros transportadores eletrogênicos, como o antiportador de $3Na^+$-Ca^{++} e o simportador de Na^+/glicose, é mínima. Os principais determinantes do V_m são os canais iônicos. O tipo (p. ex., seletividade), o número e o mecanismo de abertura (p. ex., comporta) destes canais determinam a magnitude do V_m. Como descrito no Capítulo 5, alterações rápidas na abertura dos canais iônicos são a base do potencial de ação nos neurônios e em outras células excitáveis, como aquelas do músculo esquelético e do miocárdio (Capítulos 12 e 13).

Conforme os íons se movem através da membrana passando pelos canais iônicos, geram uma corrente elétrica. Como descrito no Capítulo 1, esta corrente pode ser medida até mesmo em canais individuais. Por convenção, a corrente gerada pelo movimento de cátions para dentro da célula ou pelo movimento de ânions saindo da célula é definida como corrente negativa. Ao contrário, o movimento de cátions para fora da célula ou o movimento de ânions entrando na célula é definido como corrente positiva. Igualmente por convenção, a magnitude do V_m é expressa em relação ao exterior da célula. Desta forma, no caso de uma célula com V_m igual a -80 mV, o interior desta célula é eletricamente negativo em relação ao seu exterior.

A corrente transportada pelos íons que se movem através de um canal depende da força motriz que atua nesse íon e da condutância do canal. Como descrito no Capítulo 1, a força motriz é determinada pela energia presente no gradiente de concentração do íon através da membrana (E_i), conforme calculado pela equação de Nernst (Equação 1.5a) e o V_m:

Equação 2.3
$$\text{Força motriz} = V_m - E_i$$

Assim, como definido pela **lei de Ohm**, a corrente iônica através do canal (I_i) é determinada do seguinte modo:

Equação 2.4
$$I_i = (V_m - E_i) \times g_i$$

Em que g_i é a condutância do canal. Para uma célula, a condutância da membrana a um íon em particular (G_i) é determinada pelo número de canais iônicos presentes na membrana e pela quantidade de tempo em que cada canal permanece no estado aberto.

Como ilustrado na Figura 2.4, o V_m é a voltagem em que não há fluxo de íons entrando nem saindo da célula. Sendo assim, no caso de uma célula com canais iônicos seletivos para Na^+, K^+ e Cl^-:

Equação 2.5
$$I_{Na^+} + I_{K^+} + I_{Cl^-} = 0$$

Ou

Equação 2.6
$$[(V_m - E_{Na^+}) \times G_{Na+}] + [(V_m - E_{K^+}) \times G_{K^+}] + [(V_m - E_{Cl^-}) \times G_{Cl^-}] = 0$$

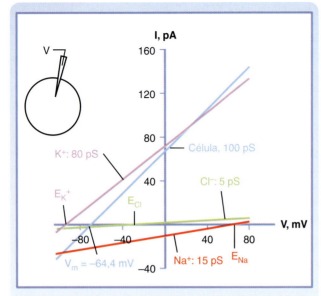

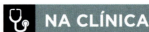

NA CLÍNICA

As alterações na [K⁺] extracelular podem ter efeito importante sobre as células excitáveis, em especial nas células cardíacas. Uma diminuição da [K⁺] extracelular (**hipocalemia**) hiperpolariza o V_m dos miócitos cardíacos e, ao fazer isto, torna mais difícil a iniciação de um potencial de ação devido à necessidade de uma corrente despolarizante maior para alcançar o potencial limiar (Capítulo 16). Quando grave, a hipocalemia pode acarretar arritmias cardíacas e, eventualmente, o coração pode parar de contrair (**assístole**). Um aumento da [K⁺] extracelular (**hipercalemia**) pode ser igualmente deletério para a função cardíaca. Na hipercalemia, o V_m é despolarizado e se torna mais fácil iniciar um potencial de ação. Entretanto, uma vez deflagrado o potencial de ação, os canais são inativados e ficam impossibilitados de iniciar outro potencial de ação enquanto não forem reativados pela repolarização normal do V_m. Como o V_m é despolarizado na hipercalemia, os canais permanecem em estado de inativação. Assim, a despolarização do V_m com hipercalemia pode levar a arritmias cardíacas e perda da contração do miocárdio.

	[ ] Intracelular mEq/L	[ ] Extracelular mEq/L	Potencial de Nernst E_i, mV
Na⁺	12	145	66,6
K⁺	120	4	–90,8
Cl⁻	30	105	–33,5

• **Figura 2.4** Relação corrente-voltagem de uma célula hipotética contendo canais seletivos de Na⁺, K⁺ e Cl⁻. As correntes de membrana são graficamente mostradas ao longo de uma faixa de voltagens de membrana (i. e., relações corrente-voltagem). Cada corrente iônica é calculada usando a lei de Ohm, o potencial de equilíbrio de Nernst para o íon (E_{Cl}, E_K e E_{Na}), e a condutância de membrana para o íon. A relação corrente-voltagem para a célula inteira também é mostrada. A corrente celular total (I_{cel}) foi calculada com a equação da condutância de corda (Equação 2.7). Como 80% da condutância celular é devida ao K⁺, a voltagem da membrana em repouso (V_m) de –64,4 mV é quase igual ao potencial de equilíbrio de Nernst para o K⁺.

Resolvendo a equação para V_m, temos:

Equação 2.7

$$V_m = E_{Na^+} \frac{G_{Na^+}}{\Sigma G} + E_{K^+} \frac{G_{K^+}}{\Sigma G} + E_{Cl^-} \frac{G_{Cl^-}}{\Sigma G}$$

Em que $\Sigma G = G_{Na+} + G_{K+} + G_{Cl-}$

A inspeção da Equação 2.7, frequentemente chamada **equação da condutância de corda**, revela que o V_m estará próximo do potencial de equilíbrio de Nernst do íon para o qual a membrana tiver a maior condutância. Na Figura 2.4, 80% da condutância de membrana é atribuível ao K⁺. Como resultado, V_m está próximo do potencial de equilíbrio de Nernst para K⁺ (E_{K+}). Para a maioria das células em repouso, a membrana tem alta condutância ao K⁺ e, assim, o V_m se aproxima do E_{K+}. Além disso, o V_m é bastante influenciado pela magnitude de E_{K+}, que, por sua vez, é muito influenciado pelas alterações na [K⁺] do LEC. Exemplificando, se a [K⁺] intracelular for 120 mEq/L e a [K⁺] extracelular for 4 mEq/L, o valor de E_{K+} será –90,8 mV. Se a [K⁺] extracelular for aumentada para 7 mEq/L, o valor de E_{K+} será –79,9 mV. Esta alteração em E_{K+} **despolariza** o V_m (i. e., o V_m se torna menos negativo). Por outro lado, se a [K⁺] extracelular for diminuída para 2 mEq/L, o valor de E_{K+} passará a –109,4 mV e o V_m irá **hiperpolarizar** (i. e., o V_m se tornará mais negativo).

A Equação 2.7 define ainda os limites para o potencial de membrana. No exemplo mostrado na Figura 2.4, é evidente que o V_m não pode ser mais negativo que E_{K+} (–90,8 mV), como ocorreria se a membrana somente fosse condutiva ao K⁺. Ao contrário, o V_m não poderia ser mais positivo do que E_{Na+} (66,6 mV), sendo tal condição alcançada se a membrana somente fosse condutiva ao Na⁺. A dependência do V_m em relação à condutância da membrana a íons específicos é a base da geração de potenciais de ação nas células excitáveis (Figura 2.5). Como notado anteriormente, em todas as células excitáveis a membrana em repouso é predominantemente condutiva ao K⁺ e, assim, o V_m se aproxima de E_{K+}. Quando um potencial de ação é iniciado, os canais de Na⁺ se abrem e a membrana então se torna predominantemente condutiva ao Na⁺. Como resultado, o V_m agora se aproxima de E_{Na+}. A geração de potenciais de ação é discutida em mais detalhes no Capítulo 5.

Regulação do volume celular

Como já notado, as alterações no volume celular podem levar ao dano e à morte da célula. As células desenvolveram mecanismos para regular seus volumes. A maioria das células é altamente permeante à água devido à presença das aquaporinas na membrana plasmática. Como discutido no Capítulo 1, os gradientes de pressão osmótica através da membrana celular gerados pelos osmóis efetivos fazem a água se mover para dentro ou fora da célula, e isto resulta em alterações no volume celular. Assim, as células incham ao serem colocadas em soluções hipotônicas e murcham quando colocadas em soluções hipertônicas (ver a seção "Regulação não isotônica do volume celular"). Todavia, mesmo quando uma célula é colocada em solução isotônica, a manutenção do volume celular é um processo ativo que requer um gasto de ATP e, especificamente, a atividade da ATPase de Na⁺/K⁺.

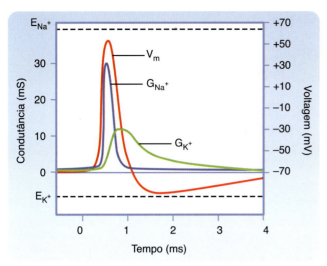

• **Figura 2.5** Potencial de ação em nervo mostrando as alterações nas condutâncias de Na⁺ e K⁺ (G_{Na+} e G_{K+}, respectivamente) e o potencial de membrana (V_m). Em repouso, a membrana tem alta condutância de K⁺ e o V_m é quase igual ao potencial de equilíbrio de Nernst para o K⁺ (E_{K+}). Com a iniciação do potencial de ação, há um aumento significativo da condutância de membrana do Na⁺ e o V_m se aproxima do potencial de equilíbrio de Nernst para o Na⁺ (E_{Na+}). O aumento da condutância de Na⁺ é transiente e a condutância de K⁺ então aumenta acima de seu valor anterior ao potencial de ação. Isto hiperpolariza a célula à medida que o V_m se aproxima de E_{K+}. Conforme a condutância do K⁺ volta ao valor basal, o V_m retorna a seu valor de repouso de −70 mV. (Modificada de Levy MN, Koeppen BM, Stanton BA. *Berne & Levy's Principles of Physiology*. 4th ed. St. Louis: Mosby; 2006.)

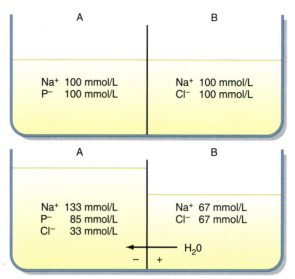

• **Figura 2.6** Efeito de Gibbs-Donnan. **Em cima,** duas soluções são separadas por uma membrana permeante ao Na⁺, Cl⁻ e H₂O, e impermeante a proteínas (P⁻). A osmolalidade da solução A é idêntica à da solução B. **Embaixo,** o Cl⁻ se difunde do compartimento B para o A seguindo seu gradiente de concentração. Isto faz o compartimento A se tornar eletricamente negativo em relação ao compartimento B. A voltagem da membrana então dirige a difusão do Na⁺ do compartimento B para o A. O acúmulo adicional de Na⁺ e Cl⁻ no compartimento A aumenta sua osmolalidade e faz a água fluir do compartimento B para o A. (Nota: o aumento do volume do compartimento A resulta em menor [P⁻].) Se o reservatório contendo as duas soluções fosse vedado no topo de modo a impedir a passagem da água do compartimento B para o A, a pressão no compartimento A aumentaria conforme o número de partículas osmoticamente ativas aumentasse neste compartimento.

Regulação isotônica do volume celular

A importância da ATPase de Na⁺/K⁺ na regulação isotônica do volume celular pode ser comprovada pela observação de que os eritrócitos incham ao serem resfriados (*i. e.*, pela síntese diminuída de ATP) ou diante da inibição da ATPase de Na⁺/K⁺ com glicosídeos cardíacos (p. ex., ouabaína, digoxina). A necessidade de gasto energético para manter o volume celular em uma solução isotônica é resultado do efeito das proteínas intracelulares sobre a distribuição de íons através da membrana plasmática – o chamado **efeito de Gibbs-Donnan** (Figura 2.6).

O efeito de Gibbs-Donnan ocorre quando uma membrana que separa duas soluções pode ser permeada por algumas (mas não todas) as moléculas/íons em solução. Conforme notado, este efeito é responsável pelas pequenas diferenças de composição iônica entre o plasma e o líquido intersticial. Neste caso, o endotélio capilar representa a membrana, enquanto as proteínas plasmáticas são as moléculas com permeabilidade restrita ao longo do capilar. No caso destas células, a membrana é a plasmática, e as moléculas impermeantes são as proteínas intracelulares e moléculas orgânicas.

Como ilustrado na Figura 2.6, a presença de moléculas impermeantes (p. ex., proteínas) em um compartimento resulta, ao longo do tempo, no acúmulo de moléculas/íons permeantes no mesmo compartimento. Isto aumenta o número de partículas osmoticamente ativas no compartimento que contém ânions impermeantes que, por sua vez, aumenta a pressão osmótica e, com isso, entra água no compartimento. Nas células, o efeito de Gibbs-Donnan aumenta o número de partículas osmoticamente ativas, o que resulta em inchaço celular. Por outro lado, a atividade da ATPase de Na⁺/K⁺ contrapõe-se ao efeito de Gibbs-Donnan extrudindo ativamente os cátions (três íons Na⁺ são extrudidos, enquanto dois íons K⁺ são trazidos para dentro da célula). Além disso, o gradiente de K⁺ estabelecido pela ATPase de Na⁺/K⁺ possibilita o desenvolvimento do V_m (em que o interior da célula é eletricamente negativo) que, por sua vez, conduz Cl⁻ e outros ânions para fora da célula. Assim, por meio da atividade da ATPase de Na⁺/K⁺, o número de partículas intracelulares osmoticamente ativas é reduzido a partir daquilo que seria causado pelo efeito de Gibbs-Donnan, e o volume celular é mantido em soluções isotônicas.

Regulação não isotônica do volume celular

A maioria das células existentes no corpo é banhada pelo LEC isotônico, cuja composição é estreitamente regulada (Capítulo 35). No entanto, certas regiões do corpo não são isotônicas (p. ex., a medula renal) e, com as perturbações no equilíbrio hídrico, o LEC pode se tornar hipo ou hipertônico. Quando isto ocorre, as células incham ou murcham. O inchaço ou o colapso celular pode resultar em dano ou morte da célula, porém muitas células contam com mecanismos que limitam o grau de alteração do volume celular. Estes mecanismos são particularmente importantes para os neurônios, nos quais o inchaço no interior do restrito espaço do crânio pode levar a um dano neurológico grave.

Em geral, quando uma célula é exposta ao LEC não isotônico, são ativadas respostas de regulação de volume em questão de segundos a minutos para restaurar o volume celular (Figura 2.7). Com o inchaço celular, uma resposta regulatória de diminuição

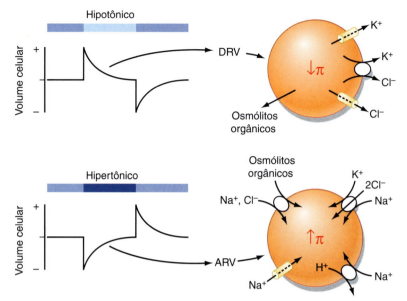

• **Figura 2.7** Regulação do volume celular em meios hipotônico e hipertônico. **Em cima,** quando as células são expostas a um meio hipotônico, incham e então sofrem diminuição regulatória de volume (DRV). A DRV envolve perda de KCl e osmólitos orgânicos a partir da célula. A diminuição do KCl e dos osmólitos orgânicos celulares causa diminuição da pressão osmótica intracelular, a água sai da célula e esta praticamente retoma seu volume original. **Embaixo,** quando as células são expostas a um meio hipertônico, murcham e sofrem aumento regulatório de volume (ARV). Durante o ARV, NaCl e osmólitos orgânicos entram na célula. O aumento da atividade da ATPase de Na$^+$/K$^+$ (não ilustrado) intensifica a troca de Na$^+$ por K$^+$, de modo que o conteúdo celular de K$^+$ (e de Cl$^-$) aumenta. O aumento do KCl celular, aliado à elevação da concentração intracelular de osmólitos orgânicos, aumenta a pressão osmótica intracelular e isto traz a água de volta para dentro da célula, enquanto o volume celular retorna quase ao seu tamanho original. π, pressão oncótica dentro da célula.

de volume transporta partículas osmoticamente ativas (osmólitos) para fora da célula, diminuindo a pressão osmótica intracelular e, assim, restaurando o volume celular normal. Por outro lado, com o colapso celular, uma resposta regulatória de aumento de volume transporta osmólitos para dentro da célula, elevando a pressão osmótica intracelular e, assim, restaurando o volume celular normal. Estes osmólitos incluem íons e moléculas orgânicas, como os polióis (sorbitol e mioinositol), as metilaminas (glicerofosforilcolina e betaína) e alguns aminoácidos (taurina, glutamato e β-alanina). Se for exposta ao LEC não isotônico por período prolongado, a célula irá alterar os níveis intracelulares de osmólitos orgânicos por meio de processos metabólicos.

A resposta regulatória de aumento do volume resulta na rápida captação de NaCl e de alguns osmólitos orgânicos. Para aumentar o volume celular, há a ativação do antiportador de Na$^+$/H$^+$ (NHE-1), do simportador de 1Na$^+$/1K$^+$/2Cl$^-$ (NKCC-1) e de alguns canais seletivos de cátion que, juntos, levam NaCl para dentro da célula. A ATPase de Na$^+$/K$^+$ então expulsa o Na$^+$ em troca de K$^+$, de modo que, ao final, o conteúdo celular de KCl é aumentado. Vários transportadores de osmólitos orgânicos também são ativados para aumentar o volume celular. Estes são um simportador de 3Na$^+$/1Cl$^-$/taurina, um simportador de 3Na$^+$/2Cl$^-$/betaína, um simportador de 2Na$^+$/mioinositol, e um simportador de Na$^+$/aminoácido. Estes transportadores usam a energia contida nos gradientes de Na$^+$ e Cl$^-$ para dirigir a captação ativa secundária destes osmólitos orgânicos para dentro das células.

A resposta regulatória de diminuição do volume resulta na perda de KCl e osmólitos orgânicos a partir da célula. A perda de KCl se dá por meio da ativação de uma ampla gama de canais seletivos de K$^+$, seletivos de Cl$^-$ e seletivos de ânion (os canais específicos envolvidos variam dependendo da célula), bem como por meio da ativação de simportadores de K$^+$/Cl$^-$. Alguns dos osmólitos orgânicos parecem sair da célula via canais de ânion (p. ex., canais de ânion/osmólito orgânico sensíveis a volume).

Diversos mecanismos estão envolvidos na ativação destes vários transportadores durante as respostas regulatórias de volume. As alterações no volume celular parecem ser monitoradas pelo citoesqueleto, por alterações na aglomeração macromolecular e na força iônica do citoplasma, e pelos canais cuja comporta é influenciada direta ou indiretamente pelo estiramento da membrana plasmática (p. ex., canais de cátion ativados por estiramento). Alguns sistemas de segundos mensageiros também podem estar envolvidos nestas respostas (p. ex., [Ca^{++}]

NA CLÍNICA

O LEC de indivíduos com perturbação no equilíbrio hídrico pode ser hipotônico (saldo hídrico positivo) ou hipertônico (saldo hídrico negativo). Com a diminuição da osmolalidade do LEC, os neurônios e as células gliais incham conforme a água entra na célula. Para minimizar esse inchaço, os neurônios e as células gliais reduzem os osmólitos intracelulares. Se a osmolalidade do LEC for corrigida (i.e., aumentada) muito depressa, os neurônios e as células gliais então murcham devido ao número reduzido de osmólitos intracelulares. Esta resposta de rápida correção da osmolalidade do LEC pode levar ao dano celular. O dano às células gliais sintetizadoras de mielina existentes no cérebro pode resultar em desmielinização. Esta ocorrência de desmielinização, denominada *síndrome da desmielinização osmótica*, pode afetar qualquer substância branca cerebral, mas em especial as regiões da ponte. Frequentemente, estes efeitos são irreversíveis. Portanto, a correção das perturbações no equilíbrio hídrico geralmente é feita lentamente, a fim de evitar esta séria complicação neurológica.

intracelular, calmodulina, proteína quinase A e proteína quinase C); contudo, os mecanismos precisos ainda não foram totalmente definidos.

Princípios do transporte epitelial

As células epiteliais estão dispostas em folhetos e fornecem a interface entre o mundo externo e o ambiente interno (*i. e.*, LEC) do corpo. Dependendo da sua localização, as células epiteliais realizam muitas funções importantes, como o estabelecimento de uma barreira aos microrganismos (pulmões, trato gastrointestinal e pele), a prevenção da perda de água pelo corpo (pele), e a manutenção de um ambiente interno constante (pulmões, trato gastrointestinal e rins). Esta última função resulta da capacidade das células epiteliais de realizarem o transporte vetorial regulado (*i. e.*, transporte de um lado dos folhetos de células epiteliais para o lado oposto). Na presente seção, são revistos os princípios do transporte epitelial. As funções de transporte de células epiteliais específicas são discutidas nos capítulos apropriados ao longo do livro.

Estrutura epitelial

A Figura 2.8 mostra uma representação esquemática de uma célula epitelial. A superfície livre da camada epitelial é referida como *membrana apical*. Ela está em contato com o ambiente externo (p. ex., ar junto aos alvéolos e vias aéreas maiores dos pulmões, bem como os conteúdos do trato gastrointestinal) ou com os líquidos extracelulares (p. ex., filtrado glomerular nos néfrons dos rins e secreções dos ductos do pâncreas ou glândulas sudoríparas). O lado basal do epitélio repousa sobre uma membrana basal, a qual é secretada pelas células epiteliais, que, por sua vez, estão fixadas ao tecido conjuntivo subjacente.

As células epiteliais estão conectadas entre si e ao tecido conjuntivo subjacente por algumas junções especializadas (Figura 2.8). A **junção de adesão**, os **desmossomos** e os **hemidesmossomos** conferem aderência mecânica ao unirem o citoesqueleto de células adjacentes (junção de adesão e desmossomo) ou o tecido conjuntivo subjacente (hemidesmossomo). As **junções comunicantes** e as **junções oclusivas** exercem papéis fisiológicos importantes.

As junções comunicantes fornecem conexões de baixa resistência entre as células.[g]

A unidade funcional da junção comunicantes é o **conexon**. O conexon é composto por seis subunidades de proteínas de membrana integrais chamadas **conexinas**. Um conexon em uma célula está alinhado ao conexon na célula adjacente, formando um canal. Esse canal pode ter comporta e, estando aberto, permite o movimento de íons e moléculas pequenas entre as células. A sua baixa resistência elétrica permite o efetivo acoplamento elétrico de uma célula à outra célula adjacente.

A junção oclusiva exerce duas funções principais: divide a célula em dois domínios de membrana (apical e basolateral) e, ao fazer isso, restringe o movimento dos lipídeos e proteínas de

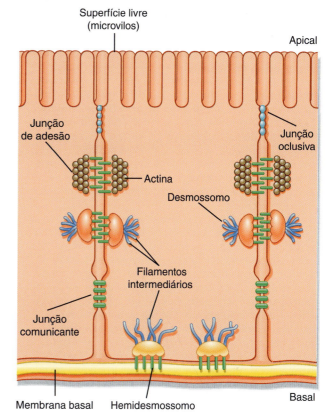

• **Figura 2.8** Esquema de uma célula epitelial ilustrando as várias junções de adesão. A junção oclusiva separa a membrana apical da membrana basolateral (ver detalhes no texto).

membrana por entre ambos os domínios. Esta chamada função de barreira permite que as células epiteliais realizem o transporte vetorial de uma superfície da célula para a superfície oposta segregando os transportadores de membrana a um ou outro domínio da membrana. Estes também servem de via para o movimento da água, íons e pequenas moléculas através do epitélio. Esta via entre as células é referida como **via paracelular**, em oposição à **via transcelular** através das células.

A superfície apical das células epiteliais pode exibir características estruturais específicas. Uma destas características são os **microvilos** (Figura 2.9A). Microvilos são pequenas (tipicamente medindo 1 a 3 μm de comprimento) projeções não móveis da membrana plasmática apical que servem para aumentar a área de superfície. Comumente, estão localizados nas células que devem transportar grandes quantidades de íons, água e moléculas (p. ex., as células epiteliais que revestem o intestino delgado e as células do túbulo proximal renal). O centro dos microvilos é composto por filamentos de actina e algumas proteínas acessórias. Este centro de actina é conectado ao citoesqueleto da célula através da trama terminal (uma malha de fibras de actina situada na base dos microvilos) e confere suporte estrutural aos microvilos. Outra característica da superfície são os estereocílios (Figura 2.9B). Os estereocílios são projeções de membrana imóveis e longas (até 120 μm) que, assim como os microvilos, ampliam a área de superfície da membrana apical. Eles são encontradas no epidídimo do testículo e nas células pilosas da orelha interna. Seu interior também contém filamentos de actina e proteínas acessórias.

---

[g]As junções comunicantes não são somente encontradas nas células epiteliais. Várias outras células também apresentam junções comunicantes (p. ex., miócitos cardíacos e células de músculo liso).

NO NÍVEL CELULAR

As junções oclusivas da célula epitelial (também chamadas **zônulas de oclusão**) são compostas por várias proteínas de membrana integrais, tais como **ocludinas, claudinas** e vários membros da superfamília de imunoglobulinas (p. ex., **moléculas de adesão juncionais [JAM]**). As ocludinas e as claudinas são proteínas transmembrana que atravessam a membrana da célula e se ligam à porção extracelular da mesma molécula na célula adjacente. Por sua vez, as proteínas ligadoras citoplasmáticas (p. ex., proteína de junção oclusiva [ZO-1, ZO-2 e ZO-3]) ligam as proteínas transmembrana ao citoesqueleto da célula.

Dentre estas proteínas juncionais, as claudinas parecem ser importantes na determinação das características de permeabilidade da junção oclusiva, especialmente com relação aos cátions e ânions. Algumas claudinas servem de proteínas de barreira que restringem o movimento dos íons através das junções oclusivas, enquanto outras formam um "poro" que facilita o movimento dos íons através da junção. Assim, as características de permeabilidade das junções oclusivas de um epitélio são determinadas pelo conjunto de claudinas expressas pela célula. Exemplificando, o túbulo proximal do rim é denominado "epitélio permeante", um vez que a água e os solutos (p. ex., Na^+) se movem através da junção. As claudinas 4 e 10 são expressas na junção oclusiva das células tubulares proximais. Em contraste, o ducto coletor do rim é considerado um epitélio impermeante, pois apresenta movimento restrito de íons através da junção oclusiva. As células do ducto coletor expressam claudinas 3, 4, 7, 8, 10 e 18.

A função das claudinas pode ser regulada em vários níveis, tais como os níveis de expressão genética; modificação pós-translacional; interações com proteínas estruturais citoplasmáticas; e interações com outras claudinas na mesma membrana (interação *cis*), bem como com claudinas de células adjacentes (interação *trans*). O hormônio mineralocorticoide aldosterona estimula a reabsorção de Na^+ pelos segmentos distais do néfron renal (Capítulos 34 e 35). Em adição ao efeito do hormônio sobre os transportadores de Na^+ na célula, a aldosterona também regula positivamente a expressão de claudina 8 na junção oclusiva. A expressão aumentada de claudina 8 diminui a capacidade do Na^+ de permear a junção oclusiva e isto diminui o vazamento retrógrado de Na^+ a partir do interstício para dentro do lúmen do túbulo, permitindo, assim, uma reabsorção mais eficiente de Na^+ pelo epitélio.

NA CLÍNICA

As mutações no gene codificador de claudina 16 resultam na condição autossômica recessiva conhecida como *hipomagnesemia, hipercaliúria e nefrocalcinose familiar* (HHNF). A claudina 16 é encontrada na junção oclusiva da parte ascendente espessa da alça de Henle nos rins, e serve de rota para a reabsorção paracelular de Ca^{++} e Mg^{++} a partir do líquido tubular. Os indivíduos com HHNF não têm cópias funcionais de claudina 16; portanto, a reabsorção destes íons divalentes está diminuída, o que leva ao desenvolvimento de hipomagnesemia, hipercaliúria e nefrocalcinose.

Uma terceira característica da membrana apical são os **cílios** (Figura 2.10). Os cílios podem ser móveis (chamados *cílios secundários*) ou imóveis (chamados *cílios primários*). Os cílios móveis contêm um centro microtubular disposto em um típico padrão "9 + 2" (nove pares de microtúbulos periféricos e um par de microtúbulos centrais). A dineína é o motor molecular que dirige o movimento do cílio. Os cílios móveis são característicos das células epiteliais que revestem o trato respiratório. Os cílios móveis pulsam de modo sincronizado e servem para transportar muco e partículas inaladas para fora dos pulmões em um processo denominado **transporte mucociliar** (Capítulo 26). Os cílios imóveis atuam como mecanorreceptores e estão envolvidos na determinação da assimetria esquerda-direita dos órgãos durante o desenvolvimento embrionário, bem como na percepção da velocidade de fluxo do líquido no néfron renal (Capítulo 33). Somente um único cílio imóvel é encontrado na membrana apical celular. Os cílios imóveis têm um centro microtubular (arranjo "9 + 0") e não têm proteína motora.

Conforme já mencionado, a junção oclusiva divide efetivamente a membrana plasmática de uma célula epitelial em dois domínios: uma superfície apical e uma superfície basolateral. A membrana basolateral de muitas células epiteliais é dobrada ou invaginada. Isto é especialmente assim no caso das células epiteliais com altas taxas de transporte. Essas invaginações servem para aumentar a área de superfície da membrana a fim de acomodar o amplo número de transportadores de membrana (p. ex., ATPase de Na^+/K^+) que se faz necessário na membrana.

Transporte vetorial

Como a junção oclusiva divide a membrana plasmática em dois domínios (*i. e.*, apical e basolateral), as células epiteliais são capazes de realizar o transporte vetorial, em que um íon ou molécula pode ser transportada de um lado do folheto epitelial para o lado oposto (Figura 2.11). A realização do transporte vetorial requer que proteínas transportadoras de membrana específicas sejam marcadas e permaneçam em um ou outro domínio da membrana. No exemplo mostrado na Figura 2.11, o canal de Na^+ está presente somente na membrana apical, enquanto a ATPase de Na^+/K^+ e os canais de K^+ são confinados à membrana basolateral. A operação da ATPase de Na^+/K^+ e o vazamento de K^+ para fora da célula através da membrana basolateral estabelecem um amplo gradiente eletroquímico para a entrada de Na^+ na célula através da membrana apical pelo canal de Na^+ ($[Na^+]$ intracelular < $[Na^+]$ extracelular, e V_m orientado com o interior da célula eletricamente negativo em relação ao seu exterior). O Na^+ então é bombeado para fora da célula pela ATPase de Na^+/K^+ e acontece o transporte vetorial a partir do lado apical do epitélio para o lado basolateral do epitélio. O transporte do lado apical para o lado basolateral de um epitélio é denominado **absorção** ou **reabsorção**. Exemplificando, a captação de nutrientes a partir do lúmen do trato gastrointestinal é denominada *absorção*, enquanto o transporte de NaCl e água a partir do lúmen dos néfrons renais é chamado *reabsorção*. O transporte a partir do lado basolateral do epitélio para o lado apical é denominado **secreção**.

Como já observado, a ATPase de Na^+/K^+ e os canais seletivos de K^+ também exercem papel importante no estabelecimento

CAPÍTULO 2 Homeostase: Volume e Composição dos Compartimentos dos Líquidos Corporais

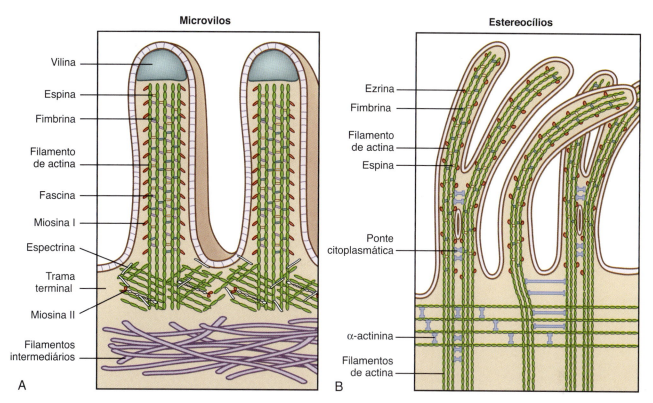

• **Figura 2.9** Ilustração das especializações da membrana apical das células epiteliais (não estão em escala). **A.** Os microvilos medindo 1 a 3 μm de comprimento servem para aumentar a área de superfície da membrana apical (p. ex., das células epiteliais do intestino delgado). **B.** Os estereocílios podem medir até 120 μm de comprimento (p. ex., os do epidídimo do trato reprodutivo masculino). Ambos, microvilos e estereocílios, têm uma estrutura central composta primariamente por actina com algumas proteínas associadas. Ambos são imóveis. (Redesenhada de Pawlina W. *Histology: A Text and Atlas, with Correlated Cell and Molecular Biology*. 7th ed. Philadelphia: Wolters Kluwer Health, 2016.)

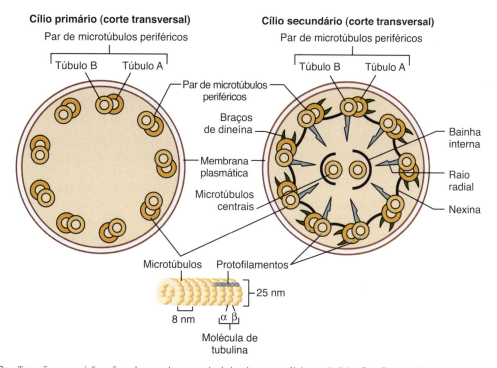

• **Figura 2.10** Os cílios são especializações da membrana apical de algumas células epiteliais. Os cílios medem 5 a 10 μm de comprimento e contêm arranjos de microtúbulos, como ilustrado nestes diagramas de corte transversal. **Esquerda,** o cílio primário tem nove arranjos de microtúbulos periféricos. É imóvel e serve de mecanorreceptor (p. ex., células do ducto coletor renal). As células dotadas de um cílio primário têm apenas um único cílio. **Direita,** o cílio secundário tem um par central de microtúbulos além dos nove pares de microtúbulos periféricos. Também no cílio secundário, a proteína motora dineína está associada aos pares de microtúbulos e, por isso, é móvel. Uma única célula pode ter milhares de cílios secundários em sua superfície apical (p. ex., células epiteliais do trato respiratório). (Redesenhada de Rodat-Despoix L, Delmas P. Ciliary functions in the nephron. *Pflugers Archiv.* 2009;458:179.)

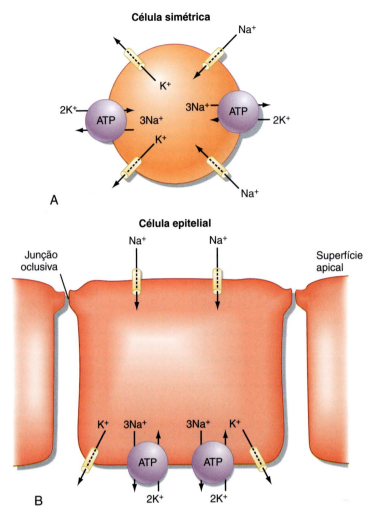

• **Figura 2.11** Em células simétricas (**A**; p. ex., eritrócitos), as proteínas transportadoras de membrana estão distribuídas ao longo de toda a superfície celular. As células endoteliais (**B**), em contraste, são assimétricas e dirigem várias proteínas transportadoras de membrana para a membrana apical ou para a basolateral. Quando os transportadores ficam confinados a um domínio de membrana, pode haver transporte vetorial. Na célula ilustrada, o Na$^+$ é transportado da superfície apical para a superfície basolateral. ATP, trifosfato de adenosina.

dos gradientes iônicos celulares de Na$^+$ e K$^+$, bem como na geração do V$_m$. Em todas as células epiteliais, com exceção do plexo coroide e do epitélio pigmentado da retina,[h] a ATPase de Na$^+$/K$^+$ está localizada na membrana basolateral da célula. Numerosos canais seletivos de K$^+$ estão nas células epiteliais e podem estar localizados em qualquer domínio de membrana. Por meio do estabelecimento destes gradientes químicos e de voltagem, é possível conduzir o transporte de outros íons e solutos (p. ex., simportador de Na$^+$/glicose, antiportador de Na$^+$/H$^+$, simportador de 1Na$^+$/1K$^+$/2Cl$^-$, simportador de 1Na$^+$/3HCO$_3^-$). A direção do transporte transepitelial (reabsorção ou secreção) depende apenas de em qual domínio de membrana os transportadores estão localizados. Por causa da dependência da ATPase de Na$^+$/K$^+$, o transporte epitelial requer gasto de energia. Outros transportadores dependentes de ATP, como a ATPase de H$^+$ e a ATPase de H$^+$/K$^+$, e uma gama de transportadores ABC – como a P-glicoproteína (PGP) e a proteína associada à resistência múltipla a drogas 2 (MRP2), que transporta xenobióticos (fármacos), bem como o regulador de condutância transmembrana da fibrose cística (CFTR), que transporta Cl$^-$ – estão envolvidos no transporte epitelial.

Solutos e água podem ser transportados através de um epitélio passando por ambas as membranas, apical e basolateral (**transporte transcelular**), ou movendo-se por entre as células através da junção oclusiva (**transporte paracelular**). O transporte de soluto pela rota transcelular é um processo em duas etapas no qual a molécula/íon de soluto é transportada através das membranas apical e basolateral. A captação para dentro da célula, ou o transporte para fora da célula, pode ser um processo passivo ou ativo. Tipicamente, uma das etapas é passiva e a outra, ativa. No caso do exemplo mostrado na Figura 2.11B, a captação de Na$^+$ para dentro da célula através da membrana apical via canal seletivo de Na$^+$ é passiva e conduzida pelo gradiente eletroquímico de Na$^+$. A saída de Na$^+$ da célula através da membrana basolateral é um transporte ativo primário que se dá pela ATPase de Na$^+$/K$^+$. Como é possível gerar um gradiente transepitelial de Na$^+$ por esse processo (i. e., a [Na$^+$] no compartimento apical pode ser diminuída a níveis inferiores ao observado no compartimento

---

[h]O plexo coroide está localizado nos ventrículos do cérebro e secreta o líquido cerebrospinal. O canal de ATPase de Na$^+$/K$^+$ está localizado na membrana apical destas células.

basolateral), diz-se que o processo geral de transporte transepitelial de Na⁺ é ativo. Qualquer soluto que seja ativamente conduzido ao longo do epitélio deve ser transportado pela via transcelular.

Dependendo do epitélio, a via paracelular é uma rota importante de transporte transepitelial de soluto e água. Como notado, as características de permeabilidade da via paracelular são determinadas, em grande parte, pelas claudinas específicas expressas pela célula. Assim, a junção oclusiva pode exibir baixa permeabilidade para solutos, água ou ambos, ou pode ter alta permeabilidade. No caso dos epitélios que apresentam altas taxas de transporte transepitelial, as junções oclusivas tipicamente exibem alta permeabilidade (*i. e.*, são permeantes). Entre os exemplos deste tipo de epitélio, estão o túbulo proximal do néfron renal e os primeiros segmentos do intestino delgado (p. ex., duodeno e jejuno). Quando o epitélio tem que estabelecer amplos gradientes transepiteliais para solutos, água ou ambos, as junções oclusivas tipicamente exibem baixa permeabilidade (*i. e.*, são impermeantes). Entre os exemplos deste tipo de epitélio, estão o ducto coletor do néfron renal, a bexiga urinária e a porção terminal do cólon. Além disso, a junção oclusiva pode ser seletiva para alguns solutos (p. ex., seletividade para cátion *versus* ânion).

Todo transporte de soluto que ocorre pela via paracelular é de natureza passiva. As duas forças motrizes para este transporte são o gradiente de concentração transepitelial para o soluto e, caso o soluto tenha carga, a voltagem transepitelial (Figura 2.12). A voltagem transepitelial pode ser orientada com a superfície apical eletricamente negativa em relação à superfície basolateral, como mostrado na Figura 2.12, ou pode ser orientada com a superfície apical eletricamente positiva em relação à superfície basolateral. A polaridade e a magnitude da voltagem transepitelial são determinadas pelos transportadores de membrana específicos presentes nas membranas apical e basolateral, bem como pelas características de permeabilidade da junção oclusiva.

É importante reconhecer que os processos de transporte transcelular ajustam os gradientes de voltagem e químico transepiteliais que, por sua vez, podem conduzir o transporte paracelular. Isto é ilustrado na Figura 2.13 para um epitélio que reabsorve NaCl e para outro que secreta NaCl. Em ambos os epitélios, a voltagem transepitelial é orientada com a superfície apical eletricamente negativa em relação à superfície basolateral. No caso do epitélio que reabsorve NaCl, a voltagem transepitelial é gerada pela reabsorção transcelular ativa de Na⁺. Esta voltagem, por sua vez, dirige a reabsorção de Cl⁻ pela via paracelular. Em contraste, no caso do epitélio secretor de NaCl, a voltagem transepitelial é gerada pela secreção transcelular ativa de Cl⁻. O Na⁺, então, é secretado passivamente pela via paracelular e dirigido pela voltagem transepitelial negativa.

Movimento transepitelial da água

O movimento da água através dos epitélios é passivo e dirigido pelos gradientes de pressão osmótica transepiteliais. O movimento da água pode ocorrer por uma rota transcelular envolvendo aquaporinas presentes nas membranas apical e basolateral.[i]

---

[i]As diferentes isoformas de aquaporina frequentemente são expressas nas membranas apical e basolateral. Além disso, várias isoformas podem ser expressas em um ou mais domínios de membrana.

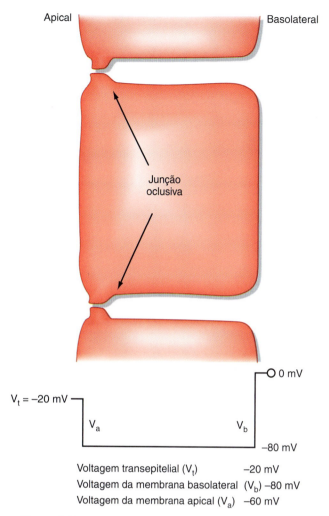

• **Figura 2.12** Gradiente elétrico através de uma célula epitelial. A magnitude das voltagens de membrana e a voltagem transepitelial são determinadas pelas várias proteínas transportadoras de membrana presentes nas membranas apical e basolateral. A voltagem transepitelial é igual à soma das voltagens nas membranas apical e basolateral (ver detalhes no texto).

A água também pode se mover pela via paracelular. No epitélio reabsorvedor de NaCl ilustrado na Figura 2.13A, a reabsorção de NaCl a partir do compartimento apical diminui a pressão osmótica nesse compartimento, enquanto a adição de NaCl ao compartimento basolateral eleva a pressão osmótica nesse local. Como resultado, um gradiente de pressão osmótica transepitelial é estabelecido e dirige o movimento da água do compartimento apical para o basolateral (*i. e.*, reabsorção). O oposto ocorre com os epitélios secretores de NaCl (Figura 2.13B), em que a secreção transepitelial de NaCl estabelece um gradiente de pressão osmótica transepitelial que dirige a secreção de água.

Em alguns epitélios (p. ex., túbulo proximal do néfron renal), o movimento de água através do epitélio pela via paracelular pode dirigir o movimento paralelo de soluto. Este processo é denominado **arraste por solvente** e reflete o fato de que os solutos dissolvidos na água atravessarão a junção oclusiva com a água.

Como no estabelecimento dos gradientes de voltagem e da concentração transepitelial, o estabelecimento dos gradientes de pressão osmótica transepiteliais requer o transporte transcelular de solutos pelas células epiteliais.

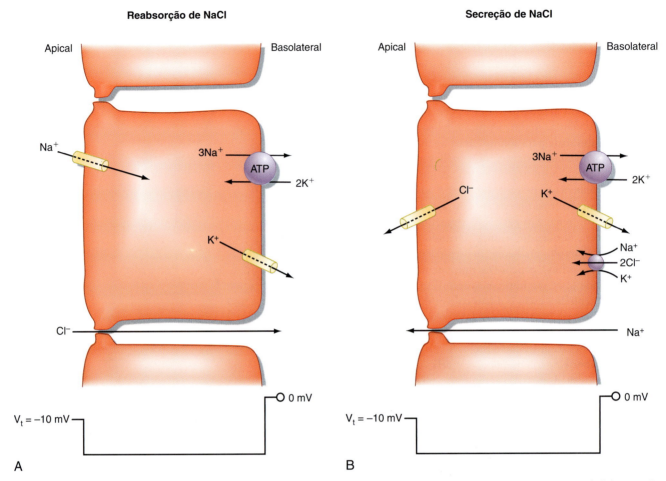

• **Figura 2.13** Papel da via paracelular no transporte epitelial. **A.** O transporte de Na+ através da célula gera uma voltagem transepitelial que então dirige o movimento passivo de Cl− através da junção oclusiva, o que resulta na reabsorção de NaCl. **B.** O transporte de Cl− através da célula gera uma voltagem transepitelial que então dirige o transporte passivo de Na+ através da junção oclusiva. O resultado é a secreção de NaCl.

Regulação do transporte epitelial

O transporte epitelial deve ser regulado para atender as necessidades homeostáticas do indivíduo. Dependendo do epitélio, esta regulação envolve mecanismos neurais ou hormonais, ou ambos. Exemplificando, o sistema nervoso entérico do trato gastrointestinal regula o transporte de soluto e água pelas células epiteliais que revestem o intestino e o cólon. Similarmente, o sistema nervoso simpático regula o transporte feito pelas células epiteliais do néfron renal. A aldosterona, um hormônio esteroide produzido pelo córtex da suprarrenal (Capítulo 43), é um exemplo de hormônio que estimula o transporte de NaCl pelas células epiteliais do cólon, néfron renal e ductos sudoríparos. O transporte pela célula epitelial também pode ser regulado por substâncias que são produzidas e atuam localmente, processo denominado **regulação parácrina**. A estimulação da secreção de HCl no estômago pela histamina exemplifica este processo. As células localizadas perto das células epiteliais do estômago liberam histamina, que atua nas células secretoras de HCl do estômago (células parietais) e as estimula a secretar HCl.

Agindo de acordo com um sinal regulatório, a célula epitelial pode responder de várias formas distintas, tais como:

- Recuperação de transportadores da membrana por endocitose, ou inserção de transportadores na membrana a partir do estoque vesicular intracelular, por um processo denominado *exocitose*
- Modificação da atividade dos transportadores de membrana (p. ex., regulando a comporta de um canal iônico)
- Síntese de transportadores específicos e sua inserção na membrana.

Os dois primeiros mecanismos podem ocorrer bastante rapidamente (segundos a minutos), porém a síntese de transportadores é mais demorada (minutos a dias).

Pontos-chave

1. O corpo mantém o estado estacionário para água e alguns solutos importantes. Isto ocorre quando o que entra no corpo é igual ao que sai do corpo. Para cada soluto e a água, existe um ponto fixo normal. Os desvios em relação a esse ponto fixo são monitorados (*i.e.*, quando a entrada ≠ saída) e mecanismos efetores são ativados para restaurar o equilíbrio. Este equilíbrio é alcançado com o ajuste da ingesta ou da excreção de água e solutos. Subsequentemente, a entrada e a saída voltam a ser iguais para manter o equilíbrio.

2. A ATPase de Na^+/K^+ e os canais seletivos de K^+ são muito importantes no estabelecimento e manutenção da composição intracelular, potencial de membrana (V_m) e volume celular. A ATPase de Na^+/K^+ converte a energia contida no ATP em energia potencial de gradientes iônicos e potencial de membrana. Os gradientes iônico e elétrico criados por este processo são então usados para dirigir o transporte de outros íons e moléculas, especialmente por transportadores de soluto (*i.e.*, simportadores e antiportadores).

3. As células epiteliais constituem a interface entre o mundo externo e o ambiente interno do corpo. O transporte vetorial de solutos e água através dos epitélios ajuda a manter o estado estacionário para a água e alguns solutos importantes. Como o ambiente externo muda constantemente, e considerando que a ingesta dietética de alimentos e água é altamente variável, o transporte pelos epitélios é regulado para atender às necessidades homeostáticas do indivíduo.

3

Transdução de Sinal, Receptores de Membrana, Segundos Mensageiros e Regulação da Expressão Gênica

OBJETIVOS DO APRENDIZADO

Após a conclusão deste capítulo, o estudante será capaz de responder às seguintes questões:

1. Como as células se comunicam umas com as outras?
2. Quais são as quatro classes de receptores e as vias de transdução de sinal associadas a cada uma delas?
3. Como os hormônios esteroides e da tireoide, o monofosfato de adenosina cíclico e os receptores tirosina quinase regulam a expressão gênica?

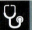 NA CLÍNICA

A importância das vias de sinalização na medicina é ilustrada pela breve lista fornecida a seguir de fármacos populares que atuam regulando as vias de sinalização. Os detalhes sobre estas vias são apresentados posteriormente neste e em outros capítulos.

- Ácido acetilsalicílico. Foi o primeiro fármaco (1899). Como inibe a ciclo-oxigenase-1 (COX-1) e a ciclo-oxigenase-2 (COX-2), é antitrombótico (*i. e.*, minimiza a formação de coágulos sanguíneos)
- Agonistas e antagonistas de receptor β-adrenérgico. Usados no tratamento de várias condições médicas. Os $β_1$-agonistas aumentam a contratilidade e a frequência cardíacas nos pacientes com hipotensão arterial. Os $β_2$-agonistas (salbutamol, levalbuterol, metaproterenol) e terbutalina dilatam os brônquios e são usados no tratamento da asma e da doença pulmonar obstrutiva crônica. Já os antagonistas β-adrenérgicos (bisoprolol, carvedilol e metoprolol) são empregados no tratamento de hipertensão, angina, arritmias cardíacas e insuficiência cardíaca congestiva (Capítulo 18)
- Fluoxetina. Medicação antidepressiva que inibe a recaptação do neurotransmissor serotonina para dentro da célula pré-sináptica, resultando em intensificação da ativação dos receptores de serotonina (Capítulo 6)
- Vários anticorpos monoclonais são usados para tratar o câncer causado pela ativação de receptores de fatores de crescimento presentes em células cancerosas. Alguns deles: trastuzumabe, um anticorpo monoclonal usado no tratamento do câncer de mama metastático em mulheres que superexpressam HER2/neu, um membro da família de receptores do fator de crescimento epidérmico (EGF) que estimula o crescimento e a diferenciação celular; cetuximabe e bevacizumabe, anticorpos monoclonais usados no tratamento do câncer colorretal metastático e de cânceres de cabeça e pescoço que se ligam e inibem o receptor de EGF e, assim, inibem o crescimento celular induzido pelo EGF nas células cancerosas
- Fármacos inibidores do monofosfato de guanosina cíclico (GMPc)-fosfodiesterase específica do tipo 5, como sildenafila, tadalafila e vardenafila, que prolongam os efeitos vasodilatadores do óxido nítrico e são usados no tratamento da disfunção erétil e da hipertensão arterial pulmonar (Capítulo 17)

Comunicação célula-célula

Uma visão geral sobre o modo como as células se comunicam umas com as outras é apresentada na Figura 3.1. As células se comunicam liberando moléculas sinalizadoras extracelulares (p. ex., **hormônios** e **neurotransmissores**) que se ligam a proteínas **receptoras** localizadas na membrana plasmática, no citoplasma ou no núcleo. Este sinal é transduzido na ativação ou inativação de um ou mais mensageiros intracelulares via interação com receptores. Os receptores interagem com uma variedade de proteínas sinalizadoras intracelulares, como **quinases, fosfatases** e proteínas ligadoras de trifosfato de guanosina (GTP) (**proteínas G**). Estas proteínas sinalizadoras interagem com e regulam a atividade de proteínas-alvo, modulando, assim, a função celular. As proteínas-alvo incluem (mas não se limitam a) canais iônicos e outras proteínas de transporte, enzimas metabólicas, proteínas do citoesqueleto, proteínas reguladoras de genes e proteínas do ciclo celular que regulam o crescimento e a divisão celulares. As vias de sinalização são caracterizadas por (1) várias etapas hierárquicas; (2) amplificação do evento de ligação do sinal ao receptor, que aumenta a resposta; (3) ativação de várias vias e regulação de várias funções celulares; e (4) antagonismo por mecanismos de retroalimentação constitutivos e regulatórios, que minimizam a resposta e promovem o estreito controle regulatório dessas vias de sinalização. Uma breve descrição do modo como as células se comunicam é dada a seguir. Os leitores interessados em uma explicação mais aprofundada sobre este assunto devem consultar um dos numerosos livros-texto sobre biologia celular e molecular atualmente disponíveis.

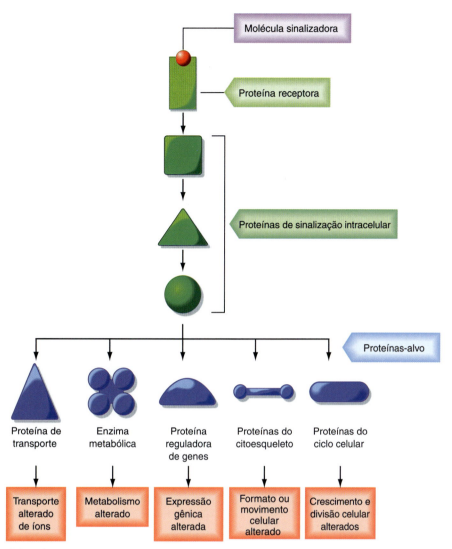

• **Figura 3.1** Visão geral do modo como as células se comunicam. Uma molécula sinalizadora (*i. e.*, hormônio ou neurotransmissor) se liga a um receptor, que pode estar na membrana plasmática, no citosol ou no núcleo. A ligação do ligante a um receptor ativa proteínas de sinalização intracelular, as quais interagem e regulam a atividade de uma ou mais proteínas-alvo para alterar a função celular. As moléculas sinalizadoras regulam o crescimento, a divisão e a diferenciação da célula, além de influenciarem o metabolismo celular e a composição iônica intracelular via regulação da atividade de canais iônicos e proteínas de transporte. As moléculas de sinalização também controlam os eventos associados ao citoesqueleto, incluindo o formato celular, a divisão celular, bem como a migração e a adesão célula-célula e célula-matriz. (Redesenhada de Alberts B, et al. *Molecular Biology of the Cell.* 6th ed. New York: Garland Science; 2015.)

Nos animais superiores, as células liberam no meio extracelular centenas de compostos bioquímicos, como (1) **peptídeos e proteínas** (p. ex., insulina); (2) **aminas** (p. ex., adrenalina e noradrenalina); (3) **hormônios esteroides** (p. ex., aldosterona, estrógeno); e (4) **moléculas pequenas**, incluindo aminoácidos, nucleotídeos, íons (p. ex., Ca^{++}) e gases como o óxido nítrico e o dióxido de carbono. A secreção de moléculas sinalizadoras é específica do tipo celular. Por exemplo, as células β do pâncreas liberam insulina, que, por sua vez, estimula a captação de glicose pelas células. A capacidade de uma célula de responder a uma molécula sinalizadora específica depende da expressão dos receptores que se ligam à molécula de sinalização com alta afinidade e especificidade. Os receptores estão localizados na membrana plasmática, no citosol e no núcleo (Figura 3.2).

As moléculas de sinalização podem agir a distâncias curtas ou longas, e podem requerer contato célula-célula ou uma proximidade celular bastante estreita (Figura 3.3). A **sinalização dependente de contato**, em que uma molécula sinalizadora ligada à membrana de uma célula se liga diretamente a um receptor na membrana plasmática de outra célula, é importante durante o crescimento, nas respostas imunes e no câncer (Figura 3.3A). As moléculas que são liberadas e atuam localmente são chamadas **mensageiros parácrinos** (Figura 3.3B) ou **autócrinos** (Figura 3.3C). Os sinais parácrinos são liberados por um tipo celular e atuam em outro tipo de célula, e geralmente são captadas por células-alvo ou rapidamente degradados (em questão de minutos) por enzimas. Exemplificando, as células semelhantes às enterocromafins presentes no estômago secretam histamina, que estimula a produção de ácido pelas células parietais adjacentes (Capítulo 27). A sinalização autócrina envolve a liberação de uma molécula que afeta a mesma célula ou outras células do mesmo tipo (p. ex., células cancerosas). Na **sinalização sináptica** (Figura 3.3D), os neurônios transmitem sinais elétricos ao longo de seus axônios e liberam neurotransmissores nas sinapses, os

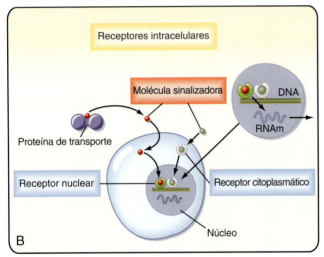

- **Figura 3.2** As moléculas sinalizadoras, em especial aquelas hidrofílicas e que não podem cruzar a membrana plasmática, ligam-se diretamente a seus receptores cognatos na membrana plasmática (**A**). Outras moléculas sinalizadoras–incluindo hormônios esteroides, tri-iodotironinas, ácido retinoico e vitamina D–ligam-se a proteínas transportadoras no sangue e prontamente se difundem ao longo da membrana plasmática, onde se ligam aos receptores nucleares cognatos no citosol ou no núcleo (**B**). Outras moléculas sinalizadoras, entre as quais o óxido nítrico, podem se difundir sem proteínas de transporte e atravessar a membrana para agir em alvos proteicos intracelulares (**B**). Ambas as classes de receptores, quando ligadas ao receptor, regulam a transcrição gênica. RNAm, RNA mensageiro. (Redesenhada de Alberts B, et al. *Molecular Biology of the Cell*. 6th ed. New York: Garland Science; 2015.)

quais afetam a função de outros neurônios ou células distantes do corpo celular neuronal. A estreita relação física existente entre o terminal nervoso e a célula-alvo garante que o neurotransmissor seja liberado a uma célula específica.[1] Os detalhes sobre a sinalização sináptica são discutidos no Capítulo 6. Os sinais **endócrinos** são hormônios secretados no sangue e amplamente distribuídos pelo corpo (Figura 3.3E). Os detalhes sobre a sinalização endócrina são discutidos no Capítulo 38.

Em adição à sinalização parácrina, autócrina, endócrina e sináptica, a comunicação célula-célula também se dá pela via das **junções comunicantes** formadas entre células adjacentes (Capítulo 2). As junções comunicantes são junções especializadas que permitem que moléculas sinalizadoras intracelulares, geralmente menos de 1.200 dáltons (Da) de tamanho, se difundam do citoplasma de uma célula para o citoplasma de outra célula adjacente. A permeabilidade das junções comunicantes é regulada pela [Ca^{++}] citosólica, [H^+] e monofosfato de adenosina cíclico (AMPc), e pelo potencial de membrana. As junções comunicantes também permitem que as células sejam eletricamente acopladas e isto é essencialmente importante para a atividade coordenada das células musculares lisas e cardíacas (Capítulos 13 e 14).

A velocidade de uma resposta a um sinal extracelular depende do mecanismo de liberação. Os sinais endócrinos são relativamente lentos (segundos a minutos) porque é necessário tempo para ocorrer a difusão e o sangue fluir para a célula-alvo. Por outro lado, a sinalização sináptica é extremamente rápida (milissegundos). Se a resposta envolver alterações na atividade de proteínas na célula, a resposta poderá ocorrer em milissegundos a segundos. Entretanto, se a resposta envolver alterações na expressão gênica e na síntese *de novo* de proteínas, a resposta poderá demorar horas para ocorrer, sendo que a resposta máxima poderá demorar dias. Exemplificando, o efeito estimulador da aldosterona sobre o transporte de sódio pelos rins demora dias para se desenvolver plenamente (Capítulo 35).

A resposta a determinada molécula sinalizadora também depende da capacidade dessa molécula de alcançar determinada célula na expressão do receptor cognato (*i. e.*, receptores que reconhecem um ligante ou molécula sinalizadora em particular com alto grau de especificidade), bem como de moléculas sinalizadoras citoplasmáticas que interagem com o receptor. Portanto, as moléculas de sinalização frequentemente produzem numerosos efeitos distintos que dependem do tipo celular. O neurotransmissor acetilcolina, por exemplo, estimula a contração da musculatura esquelética, mas diminui a força de contração no miocárdio. Isto ocorre porque as células musculares esqueléticas e as células cardíacas expressam diferentes receptores de acetilcolina.[a]

Receptores

Todas as moléculas sinalizadoras se ligam a receptores específicos que atuam como transdutores de sinal, convertendo, assim, um evento de interação receptor-ligante em sinais intracelulares que afetam a função celular. Os receptores podem ser divididos em quatro classes básicas com base na estrutura e no mecanismo de ação: (1) **canais iônicos dependentes de ligante**, (2) **receptores acoplados à proteína G (GPCRs)**, (3) **receptores ligados a enzimas** e (4) **receptores nucleares** (Tabela 3.1; Figuras 3.4 e 3.5).

Os **canais iônicos dependentes de ligante** medeiam a sinalização sináptica direta e rápida entre células eletricamente excitáveis (Figura 3.4A). Os neurotransmissores se ligam a receptores e abrem ou fecham canais iônicos, alterando, assim, a permeabilidade iônica da membrana plasmática e o potencial de membrana. Ver os exemplos e detalhes adicionais no Capítulo 6.

---

[1]N.R.T.: Alguns autores utilizam o termo "molécula neurócrina" para substâncias químicas liberadas por neurônios. Algumas são liberadas em uma sinapse, outras exercem efeitos autócrinos e parácrinos, e outras alcançam a corrente sanguínea e podem ser chamadas de neuro-hormônios.

[a]O receptor de acetilcolina presente no músculo esquelético é denominado *nicotínico* porque a nicotina pode mimetizar esta ação do neurotransmissor. Em contraste, o receptor de acetilcolina no miocárdio é denominado *muscarínico* porque este efeito é mimetizado pela muscarina, um alcaloide derivado do cogumelo *Amanita muscaria*.

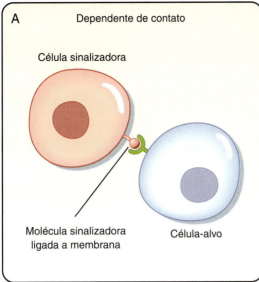
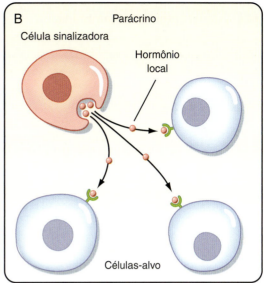
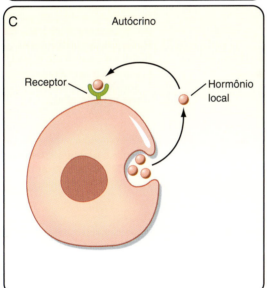
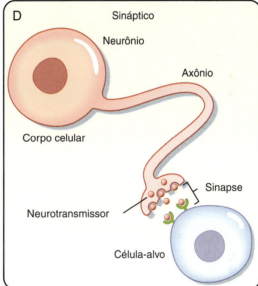
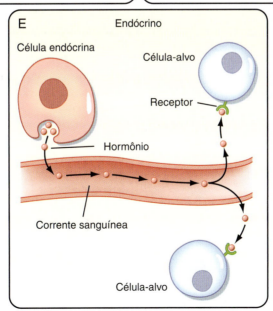

• **Figura 3.3** A comunicação célula-célula é mediada por cinco mecanismos básicos: dependente de contato (**A**), parácrino (**B**), autócrino (**C**), sináptico (**D**) e endócrino (**E**). Estes mecanismos são detalhados no texto. (Redesenhada de Alberts B, et al. *Molecular Biology of the Cell*. 6th ed. New York: Garland Science; 2015.)

TABELA 3.1 — Classes de receptores de membrana.

Classe de receptor	Ligante	Via de transdução de sinal/alvo
Canais iônicos dependentes de ligante	**Ligante extracelular:** GABA ACh (músculo) ATP Glutamato: NMDA **Ligante intracelular:** AMPc (olfato) GMPc (visão) IP3	**Correntes de membrana:** Cl^- Na^+, K^+, Ca^{++} Ca^{++}, Na^+, K^+ Na^+, K^+, Ca^{++} K^+ Na^+, K^+ Ca^{++}
Receptores acoplados à proteína G	**Neurotransmissores (ACh)** **Peptídeos (PTH, ocitocina)** **Odorantes** **Citocinas, lipídeos**	**Subunidades βγ ativam canais iônicos** **Subunidade α ativa enzimas:** Ciclases geradoras de AMPc, GMPc, fosfolipases geradoras de IP3 e diacilglicerol, e fosfolipases geradoras de ácido araquidônico e seus metabólitos **Proteínas G monoméricas**
Receptores ligados a enzima	**ANP** **TGF-β** **Insulina, EGF** **Interleucina-6, eritropoetina**	**Receptor guanilil ciclase** **Receptor serina/treonina quinase** **Receptor tirosina quinase** **Receptor associado à tirosina quinase**
Receptores nucleares	**Hormônios esteroides:** Mineralocorticoides Glicocorticoides Andrógenos Estrógenos Progestinas **Hormônios diversos:** Iodotironinas Vitamina D Ácido retinoico Prostaglandinas	**Ligam-se a sequências regulatórias no DNA e aumentam ou diminuem a transcrição gênica** **Ligam-se a sequências regulatórias no DNA e aumentam ou diminuem a transcrição gênica**

ACh, acetilcolina; AMPc, monofosfato de adenosina cíclico; ANP, peptídeo natriurético atrial; ATP, trifosfato de adenosina; EGF, fator de crescimento epidérmico; GABA, ácido γ-aminobutírico; GMPc, monofosfato de guanosina cíclico; IP3, inositol 1,4,5 trifosfato; NMDA, *N*-metil-D-aspartato; PTH, paratormônio; TGF, fator transformador do crescimento.

Os **GPCRs** regulam a atividade de outras proteínas, como enzimas e canais iônicos (Figura 3.4B). No exemplo mostrado na Figura 3.4B, a interação entre o receptor e a proteína-alvo é mediada por proteínas G heterotriméricas constituídas pelas subunidades α, β e γ. A estimulação de proteínas G por receptores ligados à molécula sinalizadora ativa ou inibe as proteínas-alvo a jusante que regulam as vias de sinalização, quando a proteína-alvo é uma enzima, ou altera a permeabilidade iônica da membrana, quando a proteína-alvo é um canal iônico.

Os **receptores ligados a enzimas** funcionam como enzimas ou estão associados e regulam enzimas (Figura 3.4C). A maioria dos receptores ligados a enzimas são proteínas quinases ou estão associados a proteínas quinases, e a ligação do ligante faz as quinases fosforilarem um subgrupo específico de proteínas em aminoácidos específicos, os quais então ativam ou inibem a atividade da proteína.

Pequenas moléculas hidrofóbicas, incluindo os hormônios esteroides, hormônios da tireoide, retinoides e vitamina D, cujas meias-vidas biológicas são longas (horas a dias) e que se difundem através da membrana plasmática, se ligam a **receptores nucleares ou citoplasmáticos** que, uma vez acoplados aos seus ligantes, translocam-se para o núcleo (Figura 3.5). Alguns receptores nucleares, como aqueles que ligam cortisol e aldosterona, estão localizados no citosol e entram no núcleo após se ligarem ao hormônio, enquanto outros receptores, entre os quais o receptor de hormônio da tireoide, estão localizados no núcleo. Em ambos os casos, receptores inativos estão ligados a proteínas inibidoras e a ligação do hormônio resulta na dissociação do complexo inibitório. A ligação do hormônio faz o receptor se ligar a proteínas coativadoras que ativam a transcrição gênica. A ativação de genes específicos geralmente ocorre em duas etapas: uma resposta primária inicial (≈ 30 minutos), que ativa genes que estimulam outros genes a produzirem uma resposta secundária tardia (horas a dias) (Figura 3.5). Cada hormônio deflagra uma resposta específica que é baseada na expressão celular do receptor cognato, bem como na expressão específica ao tipo celular de proteínas reguladoras de genes que interagem com o receptor ativado para regular a transcrição de um conjunto específico de genes (Capítulo 38). Além dos receptores de esteroides que regulam a expressão gênica, as evidências também sugerem a existência de receptores de membrana e justamembrana de esteroide que seriam mediadores dos efeitos rápidos e não genômicos dos hormônios esteroides. As ações não genômicas dos hormônios esteroides também são chamadas de "ações não clássicas".

CAPÍTULO 3 Transdução de Sinal, Receptores de Membrana, Segundos Mensageiros e Regulação da Expressão Gênica

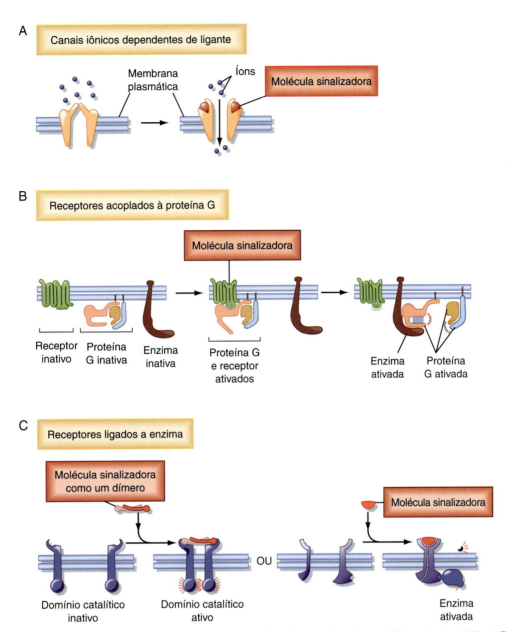

• **Figura 3.4** Três das quatro classes de receptores de membrana plasmática. Ver detalhes no texto. (Redesenhada de Alberts B, et al. *Molecular Biology of the Cell*. 6th ed. New York: Garland Science; 2015.)

Algumas proteínas de membrana não se ajustam à definição clássica de receptores, mas atendem a uma função análoga à de receptor, reconhecendo sinais extracelulares e transduzindo estes sinais em um mensageiro secundário intracelular dotado de efeito biológico. Na ativação por um ligante, por exemplo, algumas proteínas de membrana sofrem **proteólise intramembrana regulada (RIP)**, que produz um fragmento peptídico citosólico que entra no núcleo e regula a expressão gênica (Figura 3.6). Nesta via de sinalização, a ligação de um ligante a um receptor existente na membrana plasmática leva à clivagem de ectodomínios, esta facilitada pelos membros da família da metaloproteinase-disintegrina, e produz um fragmento carboxiterminal que é o substrato da γ-secretase. A γ-secretase induz a RIP e, assim, causa a liberação de um domínio intracelular da proteína que entra no núcleo e regula a transcrição (Figura 3.6). O exemplo mais característico de RIP é a proteína de ligação ao elemento regulador de esterol (SREBP), uma proteína transmembrana expressa na membrana do retículo endoplasmático. Quando os níveis celulares de colesterol estão baixos, a SREBP sofre RIP e o fragmento proteoliticamente clivado é translocado para dentro do núcleo, onde ativa transcricionalmente os genes promotores da biossíntese de colesterol.

Receptores e vias transdutoras de sinal

Quando os hormônios se ligam aos receptores na membrana plasmática, são transmitidos sinais para as proteínas efetoras através das vias intracelulares de sinalização. Quando os hormônios se ligam a receptores nucleares ou citosólicos, transmitem sinais principalmente por meio da regulação da expressão gênica. As vias de sinalização podem amplificar e integrar sinais, mas também podem inibir e dessensibilizar sinais, diminuindo ou terminando a resposta, mesmo que o hormônio continue presente.

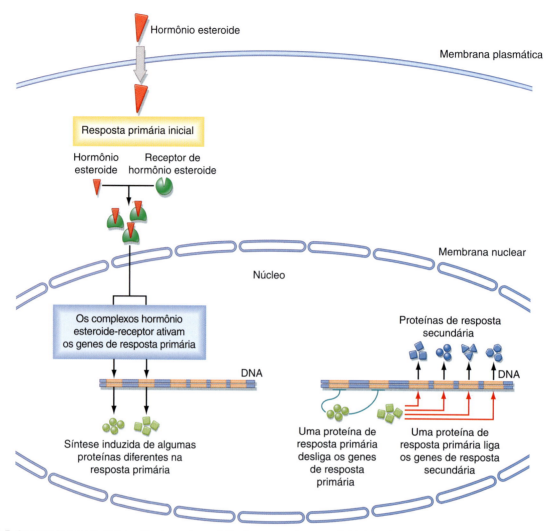

• **Figura 3.5** Os hormônios esteroides estimulam a transcrição dos genes de resposta inicial e dos genes de resposta tardia. Ver detalhes no texto. (Redesenhada de Alberts B, et al. *Molecular Biology of the Cell*. 6th ed. New York: Garland Science; 2015.)

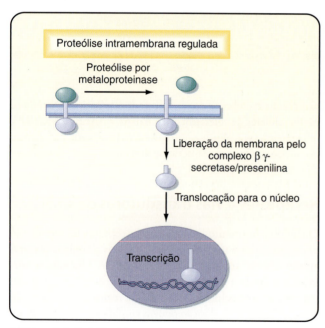

• **Figura 3.6** Proteólise intramembrana regulada. Ver detalhes no texto. (Redesenhada de Alberts B, et al. *Molecular Biology of the Cell*. 6th ed. New York: Garland Science; 2015.)

As moléculas de sinalização intracelular – também chamadas "segundos mensageiros" (o primeiro mensageiro do sinal é o ligante que se liga ao receptor) – incluem moléculas pequenas como AMPc, GMPc, Ca^{++} e diacilglicerol. As vias de sinalização frequentemente incluem dúzias de pequenas moléculas que formam redes complexas dentro da célula (Figura 3.7). Algumas proteínas que participam da via de sinalização intracelular transmitem o sinal passando a mensagem diretamente a outra proteína (p. ex., por fosforilação de um alvo ou ligando-se e causando alteração alostérica). Estas proteínas de sinalização intracelular atuam como **interruptores moleculares reversíveis**: quando um sinal é recebido, essas proteínas mudam da forma inativa para a forma ativa, ou vice-versa, até que outra molécula sinalizadora reverta o processo. Este princípio de reversibilidade é central a numerosas vias de sinalização. Em muitos casos, a ativação é conseguida por meio da reversão da inibição: o receptor de hormônio da tireoide, por exemplo, permanece ligado a uma proteína inibitória na ausência de sinal.

Os complexos sinalizadores, compostos por várias proteínas que interagem fisicamente, aumentam a velocidade, a eficiência e a especificidade da sinalização. Muitas proteínas, em geral enzimas ou canais iônicos, transduzem o sinal em uma forma

CAPÍTULO 3 Transdução de Sinal, Receptores de Membrana, Segundos Mensageiros e Regulação da Expressão Gênica

NA CLÍNICA

A **doença de Alzheimer**, uma doença cerebral neurodegenerativa progressiva caracterizada pela formação de placas de amiloide, afeta cerca de 44 milhões de pessoas em todo o mundo. Na doença de Alzheimer, a proteólise intramembrana regulada do precursor da proteína β-amiloide (APP) causa o acúmulo da proteína β-amiloide (Aβ) que forma placas amiloides que se acredita contribuam para a patogênese da doença de Alzheimer. A APP é uma proteína transmembrana de tipo I (*i. e.*, atravessa a membrana somente uma vez). Depois que o ectodomínio é clivado, sua proteólise sequencial por ação da β-secretase e da γ-secretase produz os peptídeos Aβ40 e Aβ42, normalmente produzidos ao longo da vida e que se acumulam nos indivíduos com doença de Alzheimer. Mutações *missense* nas presenilinas, proteínas reguladoras da atividade de protease da γ-secretase, intensificam a produção de Aβ42, que é mais hidrofóbica e propensa à agregação em fibrilas de amiloide do que a proteína Aβ40, mais abundante.

química diferente e, ao mesmo tempo, amplificam o sinal por meio da produção de grandes quantidades de moléculas sinalizadoras adicionais ou via ativação subsequente de numerosas proteínas sinalizadoras. Exemplificando, a adenilil ciclase, a enzima produtora de AMPc, transduz um sinal (ativação de proteínas G pelo receptor) e o amplifica por meio da geração de grandes quantidades de AMPc. Outros tipos de proteínas sinalizadoras são aquelas que integram vários sinais. Outras proteínas transportam o sinal de uma região da célula para outra: por exemplo, por translocação do citosol para o núcleo.

As células conseguem responder de forma rápida e graduada a concentrações crescentes de hormônio. O efeito de uma molécula sinalizadora pode ter duração curta ou prolongada. As células também ajustam a sensibilidade a um sinal por **dessensibilização**, em que a exposição prolongada a um hormônio diminui a resposta da célula com o passar do tempo. A dessensibilização é um processo reversível que pode envolver redução do número de receptores expressos na membrana plasmática, inativação de receptores ou alterações nas proteínas sinalizadoras que mediam o efeito subsequente dos receptores. A dessensibilização homóloga envolve diminuição da resposta somente à molécula sinalizadora que causou essa resposta (p. ex., dependência e tolerância a opiáceo), enquanto a dessensibilização heteróloga ocorre quando um ligante dessensibiliza a resposta a outros ligantes.

A Tabela 3.1 resume as quatro classes gerais de receptores e fornece alguns exemplos de vias de transdução de sinal associadas a cada classe de receptor.

Vias de transdução de sinal de canal iônico dependente de ligante

Esta classe de receptores transduz um sinal químico em sinal elétrico e este deflagra uma resposta. Tomemos como exemplo o receptor de rianodina localizado na membrana do retículo sarcoplasmático do músculo esquelético. Esse receptor é ativado por Ca⁺⁺, cafeína, trifosfato de adenosina (ATP) ou metabólitos do ácido araquidônico, e libera Ca⁺⁺ no citosol, facilitando, assim, a contração muscular (Capítulo 12). Nas sinapses glutamatérgicas

em que altos níveis de atividade sináptica prévia tenham levado à despolarização parcial da membrana, a ativação do receptor de *N*-metil-D-aspartato pelo glutamato estimula o influxo de Ca⁺⁺, importante para a plasticidade sináptica.

Vias de transdução de sinal acopladas à proteína G

Existem duas classes de **proteínas ligadoras de GTP** (*i. e.*, GTPases, assim nomeadas por sua capacidade de hidrolisar GTP em difosfato de guanosina [GDP] e um fosfato inorgânico): **proteínas G monoméricas**, de baixo peso molecular; e **proteínas G heterotriméricas**, compostas pelas subunidades α, β e γ. A ligação de GTP é ativadora, enquanto a hidrólise de GTP em GDP inativa as proteínas ligadoras de GTP (Figura 3.8A). Todas as GTPases são controladas por proteínas reguladoras, incluindo as **proteínas ativadoras de GTPase**, que induzem hidrólise de GTP em GDP inativando a GTPase, os **fatores trocadores do nucleotídeo guanina (GEFs)**, que induzem a GTPase a liberar GDP e este é rapidamente substituído por GTP, ativando, assim, a GTPase (Figura 3.8B).

As proteínas G monoméricas são compostas por uma proteína única de 20 a 40 kDa e podem estar ligadas à membrana devido à adição pós-translacional de lipídeos. As proteínas G monoméricas foram classificadas em cinco famílias (Ras, Rho, Rab, Ran e Arf), exercem papel central em muitas vias de receptores ligados a enzimas, e regulam expressão gênica, proliferação, diferenciação e sobrevida celulares. As GTPases Rho regulam a organização citoesquelética de actina, a progressão do ciclo celular e a expressão gênica. As GTPases Rab regulam o transporte intravesicular e o tráfego de proteínas entre as organelas nas vias secretora e endocítica. As GTPases Ran regulam o transporte nucleocitoplasmático de RNA e proteínas. As GTPases Ras estão envolvidas em muitas vias de sinalização que controlam a divisão, a proliferação e a morte celulares. As GTPases Arf, assim como as GTPases Rab, regulam o transporte vesicular.

As proteínas G heterotriméricas se acoplam a mais de 1.000 receptores distintos e, assim, medeiam a resposta celular a um conjunto incrivelmente diversificado de moléculas de sinalização, entre as quais hormônios, neurotransmissores, peptídeos e odorantes. Assim como as proteínas G monoméricas, elas podem estar ligadas à membrana devido à adição pós-translacional de lipídeos. Os complexos heterotriméricos são constituídos por três subunidades: α, β e γ. Existem 16 subunidades α, cinco subunidades β e 12 subunidades γ, as quais podem ser montadas em centenas de combinações distintas e, assim, interagir com um número diversificado de receptores e efetores. A montagem de subunidades e a associação com receptores e efetores dependem do tipo celular.

Uma visão geral da ativação da proteína G heterotrimérica é ilustrada na Figura 3.9. Na ausência de ligante, estas proteínas G são inativadas e formam um complexo heterotrimérico no qual o GDP se liga à subunidade α. A ligação de uma subunidade α a um GPCR induz uma alteração conformacional na proteína G, resultando em liberação de GDP e subsequente ligação do GTP à subunidade α. A ligação do GTP à subunidade α estimula a dissociação da subunidade α do

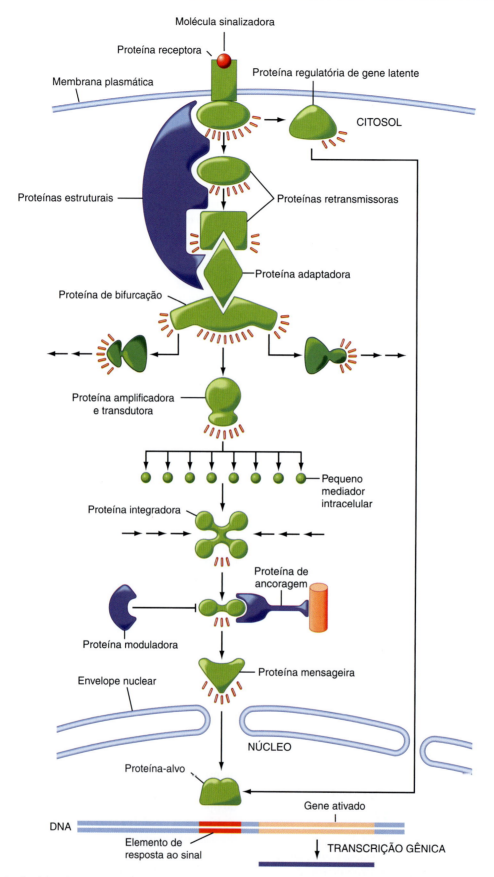

• **Figura 3.7** Ilustração do modo como os sinais intracelulares são amplificados e integrados. As vias de sinalização frequentemente incluem dúzias de proteínas e pequenas moléculas que formam redes complexas junto à célula. Algumas proteínas sinalizadoras transmitem o sinal passando a mensagem a outra proteína. Muitas proteínas amplificam o sinal produzindo grandes quantidades de moléculas sinalizadoras adicionais ou ativando um grande número de proteínas sinalizadoras subsequentes. Outras proteínas transportam o sinal de uma região da célula a outra. Ver detalhes no texto. (Redesenhada de Alberts B, et al. *Molecular Biology of the Cell*. 6th ed. New York: Garland Science; 2015.)

CAPÍTULO 3 Transdução de Sinal, Receptores de Membrana, Segundos Mensageiros e Regulação da Expressão Gênica

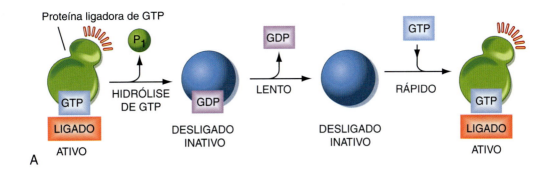

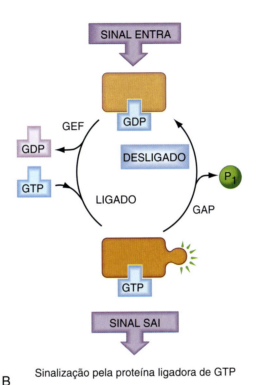

● **Figura 3.8** Proteínas ligadoras de GTP. A ligação de GTP ativa enquanto a hidrólise do GTP em GDP inativa as proteínas ligadoras de GTP (**A**). Todas as GTPases são controladas por proteínas regulatórias, incluindo as proteínas ativadoras de GTPase (GAP), que induzem a hidrólise de GTP em GDP, inativando assim a GTPase, e os fatores trocadores do nucleotídeo guanina (GEF), os quais fazem a GTPase liberar GDP que, por sua vez, é rapidamente substituído por GTP com consequente ativação da GTPase (**B**). (Redesenhada de Kantrowitx ER, Lipscomb WN. Escherichia coli aspartate transcarbamoylase: the molecular basis for a concerted allosteric transition. *Trends Biochem Sci.* 1990;15:53-59.)

complexo heterotrimérico e resulta na liberação da subunidade α do dímero βγ, cada um dos quais capaz de interagir e regular efetores subsequentes, como a adenilil ciclase e as fosfolipases (Figura 3.9). A ativação de efetores subsequentes pela subunidade α e pelo dímero βγ termina quando a subunidade α hidrolisa o GTP ligado ao GDP e ao fosfato inorgânico (P_i). A subunidade α ligada ao GDP se associa ao dímero βγ e encerra a ativação dos efetores.

Outra forma de atenuar ou terminar a sinalização via proteína G envolve a dessensibilização e a remoção endocítica de receptores da membrana plasmática. A ligação do hormônio a um GPCR aumenta a capacidade das **quinases GPCR** de fosforilarem o domínio intracelular dos GPCRs, o qual recruta as chamadas proteínas **β-arrestinas** para se ligarem ao receptor. As β-arrestinas inativam o receptor e promovem a sua remoção endocítica da membrana plasmática. A inativação dos GPCRs pelo mecanismo quinase/β-arrestina e endocitose de receptores é um importante mecanismo pelo qual as células modulam negativamente (dessensibilizam) uma resposta durante a exposição prolongada a níveis elevados de hormônio. Um dos principais benefícios dos β-bloqueadores, quando administrados para a insuficiência cardíaca congestiva, é a reversão da dessensibilização crônica e a recuperação da responsividade adrenérgica.

As subunidades α da proteína G ativada se acoplam a uma variedade de proteínas efetoras, entre as quais a adenilil ciclase, as **fosfodiesterases** e as **fosfolipases** (A_2, C e D). Um efetor subsequente das proteínas G heterotriméricas bastante comum é a adenilil ciclase, que facilita a conversão de ATP em AMPc (Figura 3.10). Quando uma molécula sinalizadora se liga um GPCR composto por uma subunidade α da classe $α_s$, a adenilil ciclase é ativada, o que leva ao aumento dos níveis de AMPc e,

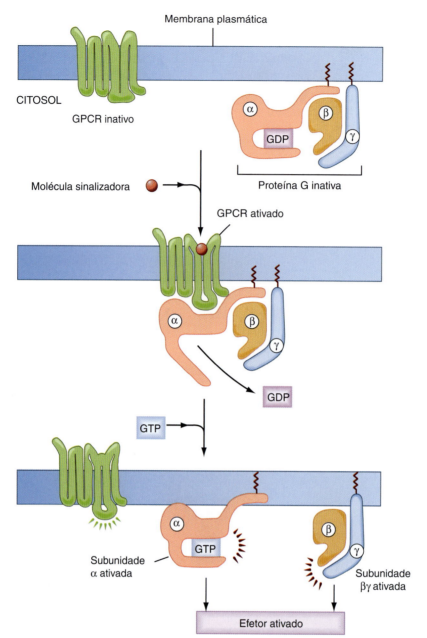

• **Figura 3.9** Ativação de receptor acoplado à proteína G (GPCR) e ativação de efetor. Na ausência de ligante, as proteínas G heterotriméricas estão no estado inativo porque o GDP permanece ligado à subunidade α. A ligação de uma molécula sinalizadora a um GPCR inativo induz uma alteração conformacional na proteína G que promove a liberação de GDP e a ligação subsequente do GTP à subunidade α. A ligação do GTP à subunidade α estimula a dissociação desta subunidade do complexo heterotrimérico e resulta em liberação da subunidade α do dímero βγ, cada um dos quais podendo interagir e regular os efetores subsequentes. (Redesenhada de Alberts B, et al. *Molecular Biology of the Cell*. 6th ed. New York: Garland Science; 2015.)

como resultado, à ativação da **proteína quinase A (PKA)**. Ao fosforilar resíduos específicos de serina e treonina em proteínas efetoras subsequentes, a PKA regula a atividade proteica. Em contraste, quando um ligante se liga a um receptor que interage com uma proteína G composta por uma subunidade α da classe $α_i$, a adenilil ciclase é inibida. Isto leva a quedas dos níveis de AMPc e, em consequência, à diminuição da atividade da PKA.

Algumas proteínas efetoras, como os canais iônicos regulados por comportas, também são regulados diretamente pelo AMPc. O AMPc é degradado a AMP pelas fosfodiesterases de AMPc, que são inibidas pela cafeína e outras metilxantinas. Assim, ao interferir com um sinal constitutivo de "desligar", a cafeína pode prolongar uma resposta celular mediada pelo AMPc e pela PKA.[2] Por serem dirigidos a proteínas existentes, estes efeitos podem ser extremamente rápidos (p. ex., resposta da adrenalina). Em adição à sinalização citoplasmática, a subunidade catalítica da PKA pode entrar no núcleo celular e fosforilar e ativar o fator

---

[2]N.R.T.: Os estudos que demonstraram os efeitos da cafeína na inibição da fosfodiesterase utilizaram concentrações de cafeína suprafisiológicas (letais para humanos) e em modelos animais. Nenhum estudo utilizando concentrações fisiológicas de cafeína em humanos conseguiu observar efeitos na fosfodiesterase. O provável efeito simpaticomimético da cafeína (e de seus metabólitos) na sinalização celular se deve à sua ligação em receptores de adenosina Gs e Gi na membrana celular.

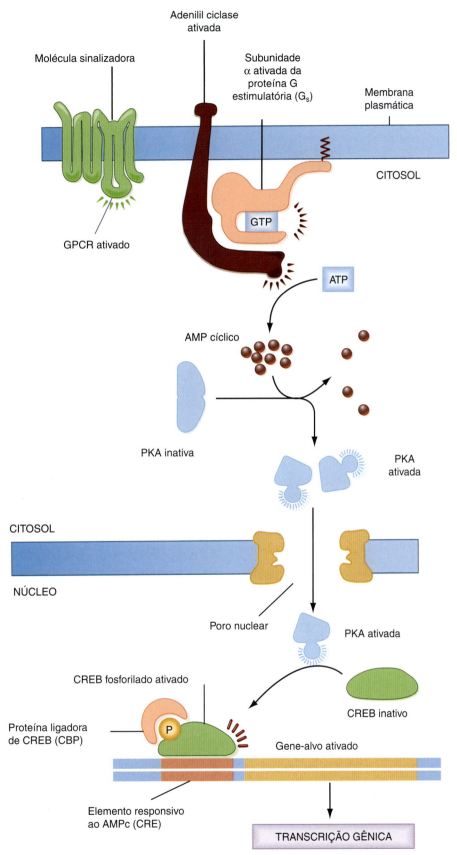

• **Figura 3.10** Estimulação pelo receptor acoplado à proteína G (GPCR) da adenilil ciclase, monofosfato de adenosina cíclico (AMPc) e proteína quinase A (PKA). A ligação de uma molécula sinalizadora a um GPCR medeia a estimulação por Gs da adenilil ciclase, que aumenta o AMPc citosólico e este, por sua vez, ativa a PKA. A PKA ativada fosforila algumas proteínas-alvo para deflagrar muitos efeitos. A PKA também entra no núcleo, onde fosforila o CREB (proteína ligadora do elemento de resposta ao monofosfato de adenosina cíclico [AMPc]). O CREB fosforilado recruta o coativador CBP, que estimula a transcrição gênica GTP, trifosfato de guanosina. (Redesenhada de Alberts B, et al. *Molecular Biology of the Cell*. 6th ed. New York: Garland Science; 2015.)

> **NA CLÍNICA**
>
> A **toxina do cólera**, secretada pelo *Vibrio cholerae*, catalisa a ribosilação de ADP da subunidade α_s da proteína G, a qual inibe a atividade de GTPase de α_s. Assim, a α_s permanece no estado ativado, ligada ao GTP, o que causa a ativação da adenilil ciclase e o aumento dos níveis de AMPc/PKA. No intestino, níveis altos de PKA aumentam a secreção de cloreto mediada pelo regulador de condutância transmembrana da fibrose cística (CFTR), com consequente diarreia secretória e perda extensiva de líquidos características da cólera. A **Bordetella pertussis**, a bactéria causadora de coqueluche, secreta a toxina pertússica, cujo ADP ribosila a subunidade α_i. Neste caso, a ribosilação inativa α_i, diminuindo a inibição da adenilil ciclase e, assim, levando também a níveis aumentados de AMPc/PKA.

de transcrição conhecido como **proteína ligadora do elemento de resposta ao AMPc (CREB)** (Figura 3.10). A proteína fosfo-CREB aumenta a transcrição de muitos genes que, por sua vez, podem produzir um conjunto distinto de respostas com uma cinética significativamente mais lenta. Deste modo, o AMPc produz muitos efeitos celulares, inclusive efeitos diretos e indiretos mediados pela PKA.

As proteínas G heterotriméricas também regulam a fototransdução. Nos bastonetes do olho, a absorção da luz pela rodopsina ativa a proteína G transducina que, via subunidade α_t, ativa a fosfodiesterase de GMPc. A ativação desta fosfodiesterase diminui a concentração de GMPc e, deste modo, fecha um canal catiônico ativado por GMPc. A alteração da atividade do canal de cátion modifica a voltagem da membrana. A extraordinária sensibilidade dos bastonetes à luz – os bastonetes conseguem detectar um único fóton luminoso – é devida à abundância de rodopsina nestas células e à amplificação do sinal (fóton) pela via de sinalização da proteína G/fosfodiesterase de GMPc/canal sensível ao GMPc (Capítulo 8).

As proteínas G heterotriméricas também regulam as **fosfolipases**, uma família de enzimas que modulam diversas vias sinalizadoras. Os ligantes que ativam os receptores acoplados à subunidade α_q estimulam a fosfolipase C, uma enzima que converte fosfatidilinositol 4,5-bisfosfato em inositol 1,4,5-trisfosfato (IP3) e diacilglicerol. O IP3 é um segundo mensageiro que se difunde para o retículo endoplasmático, onde ativa um canal de Ca^{++} ativado por ligante para liberar Ca^{++} no citosol enquanto o diacilglicerol ativa a proteína quinase C, que fosforila proteínas efetoras. Conforme já observado, o Ca^{++} e a proteína quinase C influenciam as proteínas efetoras, bem como outras vias sinalizadoras, a deflagrarem respostas.

A ligação do ligante aos GPCRs também pode ativar a **fosfolipase A$_2$**, uma enzima que libera ácido araquidônico a partir dos fosfolipídeos da membrana. O **ácido araquidônico**, que também pode ser liberado a partir do diacilglicerol através de uma via indireta, pode ser liberado das células e, assim, regular as células adjacentes ou estimular a inflamação. Ele pode ainda ficar retido junto às células, onde é incorporado à membrana plasmática ou metabolizado no citosol para formar mensageiros secundários intracelulares que afetam a atividade de enzimas e canais iônicos. Em uma via, as **ciclo-oxigenases** citosólicas facilitam o metabolismo do ácido araquidônico em prostaglandinas, tromboxanos e prostaciclinas. As prostaglandinas medeiam a agregação plaquetária, causam constrição das vias aéreas e induzem inflamação. Os tromboxanos também induzem agregação plaquetária e constrição de vasos sanguíneos, enquanto a prostaciclina inibe a agregação de plaquetas e causa dilatação dos vasos sanguíneos. Em uma segunda via de metabolismo do ácido araquidônico, a enzima 5-lipoxigenase inicia a conversão do ácido araquidônico em **leucotrienos**, que participam das respostas alérgicas e inflamatórias, incluindo aquelas que causam asma, artrite reumatoide e enteropatia inflamatória. A terceira via de metabolismo do ácido araquidônico é iniciada pela epoxigenase, uma enzima que facilita a geração de ácido hidroxieicosatetraenoico (HETE) e ácido *cis*-epoxieicosatrienoico (*cis*-EET). HETE e *cis*-EET, bem como seus metabólitos, aumentam a liberação de Ca^{++} a partir do retículo endoplasmático, estimulam a proliferação celular e regulam a resposta inflamatória.

O Ca^{++} também é um mensageiro intracelular que deflagra efeitos celulares via proteínas ligadoras de Ca^{++}, mais notavelmente a **calmodulina** (CaM). Quando o Ca^{++} se liga à CaM, sua conformação é alterada e a modificação estrutural que ocorre na CaM lhe permite se ligar e regular outras proteínas sinalizadoras, incluindo a fosfodiesterase de AMPc, uma enzima que degrada AMPc em AMP, uma molécula inativa e incapaz de ativar a PKA. Por meio da ligação a **quinases dependentes da CaM**, a CaM também fosforila resíduos específicos de serina e treonina em muitas proteínas, entre as quais a quinase da cadeia leve da miosina, que facilita a contração do músculo liso (Capítulo 14).

As proteínas fosfatases e fosfodiesterases contrapõem a ativação das quinases de nucleotídeo cíclico

Existem duas maneiras de terminar um sinal iniciado pelo AMPc e pelo GMPc: a intensificação da degradação destes nucleotídeos cíclicos pelas fosfodiesterases e a desfosforilação dos efetores pelas proteína **fosfatases**. As fosfodiesterases facilitam a quebra de AMPc e GMPc em AMP e GMP, respectivamente, e são ativadas pela ativação pelo ligante dos GPCRs. As fosfatases desfosforilam as proteínas efetoras que foram fosforiladas por quinases como a PKA. O equilíbrio entre a fosforilação mediada por quinase e a desfosforilação mediada por fosfatase permite a regulação rápida e extraordinária do estado fosforilado e, assim, da atividade das proteínas sinalizadoras.

Vias de transdução de sinal de receptores ligados a enzimas

Há várias classes de receptores com atividade enzimática ou intimamente associados a proteínas dotadas de atividade enzimática. Quatro destas classes são discutidas a seguir, incluindo os receptores que medeiam as respostas celulares ao peptídeo

NA CLÍNICA

Existem duas isoformas de ciclo-oxigenase: COX-1 e COX-2. Uma vez ativada na célula endotelial, a COX-1 facilita a produção de prostaciclinas, que podem inibir os coágulos sanguíneos. Em células musculares lisas vasculares e plaquetas, a COX-1 facilita a produção de tromboxano A_2, que é pró-trombótico (i.e., que promove a formação de coágulos sanguíneos). Assim, a saúde cardiovascular depende, em parte, do equilíbrio entre prostaciclinas e tromboxano A_2, que são gerados por diferentes tipos celulares. Doses baixas de ácido acetilsalicílico, um fármaco anti-inflamatório não esteroidal (AINE), diminuem a produção de tromboxano A_2 pelas plaquetas, provocando pouco efeito colateral sobre a produção de prostaciclina endotelial. Desta forma, a aspirina em dose baixa é antitrombótica (i. e., minimiza os coágulos sanguíneos). A COX-2 é ativada por estímulos inflamatórios. Portanto, a capacidade dos AINEs (p. ex., ácido acetilsalicílico, ibuprofeno, naproxeno, acetaminofeno, indometacina) de suprimir a resposta inflamatória é devida à inibição da COX-2. Ambas, COX-1 e COX-2, facilitam a produção de prostanoides que protegem o estômago. Várias evidências sugerem que ambas, COX-1 e COX-2, devem ser inibidas para deflagrar dano ao trato gastrointestinal. Em consequência, os efeitos negativos dos AINEs sobre a mucosa gástrica (p. ex., incidência aumentada de sangramento gastrointestinal) são mais provavelmente decorrentes da inibição de COX-1 e COX-2 por estes inibidores não seletivos de COX.

Os inibidores seletivos de COX-2 (p. ex., celecoxibe, rofecoxibe) são bastante efetivos em inibir seletivamente a COX-2, sendo usados extensivamente para minimizar a resposta inflamatória. Considerando-se que os inibidores de COX-2 não produzem os efeitos negativos deflagrados pelos AINEs no trato gastrointestinal, seu uso aumentou drasticamente. Entretanto, em 2005, a Food and Drug Administration (FDA) anunciou que os inibidores seletivos de COX-2, bem como os AINEs não seletivos, aumentam o risco de ataques cardíacos e acidentes vasculares cerebrais, e passou a exigir que os AINEs seletivos ou não para COX-2 exibissem um rótulo de aviso na embalagem do produto destacando o potencial de risco aumentado de eventos cardiovasculares adversos e de acidente vascular cerebral.* Por último, embora numerosas evidências tenham sugerido que os inibidores seletivos de COX-2 não causam sangramento gastrointestinal, em 2005, a FDA também exigiu que a indústria farmacêutica incluísse no rótulo de aviso dos fármacos seletivos para COX-2 um alerta sobre o potencial de risco aumentado de sangramento gastrointestinal. Em 2015, a FDA reforçou os alertas de que ambos os AINEs, seletivos e não seletivos para COX-2, aumentam o risco de ataques cardíacos e acidentes vasculares cerebrais.**

---

*N.R.T.: No Brasil, a Sociedade Brasileira de Doenças Cerebrovasculares (SBDCV), em função da ampla divulgação do termo "cerebral" pela população, recomenda o uso de "acidente vascular cerebral (AVC)" em vez de "acidente vascular encefálico (AVE)". Fonte: Gagliardi RJ. Acidente vascular cerebral ou acidente vascular encefálico? Qual a melhor nomenclatura? Rev Neurocienc. 2010;18(2):131-32.

**Ver U.S. Food and Drug Administration. FDA Drug Safety Communication: FDA Strengthens Warning That Non-aspirin Nonsteroidal Anti-inflamatory Drugs (NSAIDs) Can Cause Heart Attacks or Strokes 2015. Disponível em: http://www.fda.gov/Drugs/DrugSafety/ucm451800.htm. Acesso em: 9 jul. 2022.

NO NÍVEL CELULAR

As GTPases Ras, que são proteínas G monoméricas, estão envolvidas em muitas vias de sinalização que controlam a divisão, proliferação e morte celulares. Muitas mutações nas proteínas que integram a via de sinalização Ras são oncogênicas (causadoras de câncer) ou inativam supressores tumorais. As mutações nos genes *Ras* que inibem a atividade da GTPase, bem como a superexpressão de proteínas Ras como resultado da ativação transcricional, levam a uma proliferação celular contínua, uma das principais etapas no desenvolvimento de câncer em muitos órgãos, como pâncreas, cólon e pulmões. Além disso, as mutações e a superexpressão de GEFs, que facilitam a troca de GTP por GDP, e as proteínas ativadoras da GTPase, que aceleram a hidrólise de GTP, também podem ser oncogênicas (Figura 3.8B).

Receptores guanilil ciclase

O ANP se liga ao domínio extracelular do receptor guanilil ciclase da membrana plasmática e induz uma alteração conformacional que leva à dimerização do receptor e à ativação da guanilil ciclase. A guanilil ciclase ativada metaboliza GTP em GMPc, que, por sua vez, ativa a **proteína quinase dependente do GMPc** e esta fosforila proteínas especificamente nos resíduos de serina e treonina. Nos rins, o ANP inibe a reabsorção de sódio e água pelo ducto coletor.

O óxido nítrico ativa um receptor guanilil ciclase solúvel que converte GTP em GMPc. O GMPc relaxa o músculo liso. Por aumentar as concentrações sanguíneas de óxido nítrico, que eleva o GMPc e assim relaxa o músculo liso nas artérias coronárias, a nitroglicerina é usada há muito tempo no tratamento da **angina pectoris** (i. e., dor torácica causada pelo fluxo sanguíneo inadequado para o miocárdio; Capítulo 17).

Receptores treonina/serina quinase

O receptor de TGF-β é uma treonina/serina quinase que contém duas subunidades. A ligação do TGF-β à subunidade do tipo II induz sua fosforilação em subunidade do tipo I em resíduos específicos de serina e treonina, a qual então fosforila outras proteínas efetoras subsequentes em resíduos de serina e treonina, deflagrando, assim, respostas celulares que incluem crescimento, diferenciação e apoptose celulares.

Receptores tirosina quinase

Existem duas classes de receptores tirosina quinase. Os receptores do fator de crescimento de neural (NGF) são os exemplos típicos de uma dessas classes. A ligação do ligante a dois receptores do NGF facilita sua dimerização e, assim, permite que o domínio citoplasmático da tirosina quinase de cada monômero seja fosforilado e ative outro monômero. Depois que o monômero é ativado, os domínios citoplasmáticos podem recrutar GEFs, como a proteína ligada ao receptor de fator de crescimento-2, para a membrana plasmática, os quais então ativam as quinases Ras e quinases subsequentes reguladoras de programas de transcrição gênica importantes para a sobrevida e proliferação celulares.

A ativação do receptor de insulina (que é tetramérico e composto por duas subunidades α e duas β) pela insulina

---

natriurético atrial (ANP) e ao óxido nítrico (**receptores guanilil ciclase**); ao fator transformador do crescimento-β (TGF-β; **receptores treonina/serina quinase**); ao EGF, fator de crescimento derivado de plaqueta (PDGF) e insulina (**receptores tirosina quinase**); e às interleucinas (**receptores associados à tirosina quinase**).

é um exemplo de outro tipo de receptor tirosina quinase. A ligação da insulina às subunidades α produz uma alteração conformacional que facilita a interação dos dois pares α e β. A ligação da insulina ao seu receptor causa autofosforilação de resíduos de tirosina nos domínios catalíticos das subunidades β e o receptor ativado, então, fosforila as proteínas citoplasmáticas para iniciar seus efeitos celulares, incluindo a estimulação da captação de glicose a partir do sangue no músculo esquelético e no tecido adiposo.

Receptores associados à tirosina quinase

Os receptores associados à tirosina quinase não têm atividade intrínseca de quinase, mas estão associados a proteínas dotadas de atividade de tirosina quinase, entre as quais as tirosinas quinases da família Src e da família Janus. Os receptores desta classe se ligam a várias citocinas, incluindo a interleucina-6, uma citocina pró-inflamatória necessária à resistência contra infecções bacterianas, e a eritropoetina, que estimula a produção de eritrócitos.[3] As subunidades do receptor associado à tirosina quinase são montadas em homodímeros (αα), heterodímeros (αβ) ou heterotrímeros (αβγ) no momento da ligação com o ligante. A montagem das subunidades intensifica a ligação de tirosinas quinases e isto induz a atividade de quinase, fosforilando, assim, resíduos de tirosina nas quinases, bem como no receptor. A maioria dos fatores de crescimento polipeptídicos se liga a receptores associados à tirosina quinase.

Regulação da expressão gênica por vias de transdução de sinal

Os esteroides e hormônios da tireoide, o AMPc e o receptor tirosina quinase são fatores de transcrição que regulam a expressão gênica e assim participam das vias de transdução de sinal. Esta seção discute a regulação da expressão gênica por esteroides e hormônios tireoidianos, AMPc e receptor tirosina quinase.

Vias de transdução de sinal de receptor nuclear

A família de receptores nucleares inclui mais de 30 genes e foi dividida em duas subfamílias com base na sua estrutura e mecanismo de ação: (1) receptores de hormônio esteroide; e (2) receptores ligadores de ácido retinoico, hormônio da tireoide (iodotironinas) e vitamina D. Quando os ligantes se ligam a estes receptores, o complexo ligante-receptor ativa fatores de transcrição que se ligam ao DNA e regulam a expressão gênica (Figuras 3.2B, 3.5 e 3.7).

A localização dos receptores nucleares varia. Os receptores de glicocorticoide e mineralocorticoide estão localizados no citoplasma, onde interagem com as chaperonas (*i. e.*, proteínas de choque térmico; Figura 3.2B). A ligação do hormônio a estes receptores resulta em uma alteração conformacional que faz as chaperonas se dissociarem do receptor, revelando, assim, um *motif* de localização nuclear que facilita a translocação do complexo receptor-hormônio ao núcleo. Os receptores de estrógeno e progesterona estão localizados primariamente no núcleo, enquanto os receptores de hormônio da tireoide e ácido retinoico estão localizados no núcleo e ligados ao DNA.

Ao serem ativados pela ligação de um hormônio, os receptores nucleares se ligam a sequências de DNA específicas nas regiões regulatórias de genes responsivos chamadas **elementos de resposta a hormônio**. A ligação do complexo ligante-receptor ao DNA produz uma alteração conformacional no DNA que inicia a transcrição. Os receptores nucleares também regulam a expressão gênica atuando como repressores transcricionais. Exemplificando, os glicocorticoides inibem a **proteína ativadora da transcrição-1 (AP-1)** e o **fator nuclear κB**, que estimula a expressão dos genes causadores de inflamação. Através deste mecanismo, os glicocorticoides minimizam a inflamação.

As vias de transdução de sinal de superfície celular controlam a expressão gênica

Conforme observado, o AMPc é um segundo mensageiro importante. Além de sua importância na ativação da PKA, que fosforila resíduos específicos de serina e treonina nas proteínas, o AMPc estimula a transcrição de muitos genes, incluindo aqueles que codificam hormônios, entre os quais somatostatina, glucagon e polipeptídeo vasoativo intestinal (Figura 3.10). Muitos genes ativados pelo AMPc têm um **elemento de resposta ao AMPc (CRE)** em seu DNA. As elevações de AMPc estimulam a PKA, que, além de atuar no citoplasma, também pode se translocar para o núcleo, onde fosforila o **CREB** e assim aumenta sua afinidade pela **proteína ligadora de CREB (CBP)**. O complexo CREB-CBP ativa a transcrição. A resposta é terminada quando a PKA fosforila uma fosfatase que desfosforila o CREB (Figura 3.10).

Numerosos fatores de crescimento, entre os quais EGF, PDGF, NGF e insulina, se ligam e ativam receptores ligados a enzimas dotados de atividade de tirosina quinase. A ativação de tirosinas quinases inicia uma cascata de eventos que aumenta a atividade da pequena proteína Ras ligadora de GTP, que, em uma série de etapas e proteínas intermediárias, fosforila a **proteína quinase ativada por mitógeno**. Esta então se transloca para o núcleo e estimula a transcrição dos genes que estimulam o crescimento celular.

Os receptores associados à tirosina quinase, conforme já notado, são ativados por uma variedade de hormônios, como as citocinas, o hormônio do crescimento e a interferona. Embora estes receptores não tenham atividade de tirosina quinase, estão associados à **família de proteínas Janus**, que exibem atividade de tirosina quinase. Uma vez ativados, os receptores de hormônios associados à tirosina quinase ativam a proteína da família Janus que, então, fosforila fatores de transcrição latentes chamados **transdutores de sinal e ativadores de transcrição (STATs)**. Quando fosforilados nos resíduos de tirosina, os STATs dimerizam e entram no núcleo, onde regulam a transcrição.

---

[3]N.R.T.: A interleucina-6 é uma citocina pleiotrópica com ações imunológicas e metabólicas importantes. Dependendo do contexto, a interleucina-6 pode exercer efeitos pró-inflamatórios mas também anti-inflamatórios.

Pontos-chave

1. A função celular é estreitamente coordenada e integrada por sinais químicos externos, incluindo hormônios, neurotransmissores, fatores de crescimento, odorantes e produtos do metabolismo celular que servem de mensageiros químicos e promovem a comunicação célula-célula. Os sinais químicos e físicos interagem com receptores localizados na membrana plasmática, citoplasma e núcleo. A interação destes sinais com os receptores inicia uma cascata de eventos que medeia a resposta a cada estímulo. Estas vias garantem que a resposta celular aos sinais externos seja específica, amplificada, estreitamente regulada e coordenada.

2. Existem duas classes de proteínas ligadoras de GTP: proteínas G monoméricas e proteínas G heterotriméricas, compostas por subunidades α, β e γ. As proteínas G monoméricas regulam a organização do citoesqueleto de actina, a progressão do ciclo celular, o transporte vesicular intracelular e a expressão gênica. As proteínas G heterotriméricas regulam os canais iônicos, a adenilil ciclase e a via de sinalização do AMPc-PKA, fosfodiesterases (que também regulam vias de sinalização de AMPc e GMPc), e fosfolipases, as quais regulam a produção de prostaglandinas, prostaciclinas e tromboxanos.

3. Existem quatro subtipos de receptores ligados a enzima que medeiam a resposta celular a uma ampla variedade de sinais, incluindo ANP, óxido nítrico, TGF-β, PDGF, insulina e interleucinas.

4. Existem dois tipos de receptores nucleares: (1) um tipo que, na ausência de ligante, está localizado no citoplasma e, quando ligado ao ligante, transloca-se para o núcleo; e (2) outro tipo que reside de modo permanente no núcleo. Ambas as classes de receptores regulam a transcrição gênica.

SEÇÃO 2

Neurofisiologia

MARK YECKEL

Capítulo 4
*Sistema Nervoso: Introdução
às Células e aos Sistemas*

Capítulo 5
*Geração e Condução
de Potenciais de Ação*

Capítulo 6
Transmissão Sináptica

Capítulo 7
Sistema Somatossensorial

Capítulo 8
Sentidos Especiais

Capítulo 9
Organização da Função Motora

Capítulo 10
*Funções Integrativas do
Sistema Nervoso*

Capítulo 11
*Sistema Nervoso Autônomo
e seu Controle Central*

4

Sistema Nervoso: Introdução às Células e aos Sistemas

OBJETIVOS DO APRENDIZADO

Após a conclusão deste capítulo, o estudante será capaz de responder às seguintes questões:

1. Quais são os principais tipos de células do sistema nervoso central e do sistema nervoso periférico?
2. Quais são os principais componentes de um neurônio, e quais são suas funções?
3. Quais são as funções dos principais tipos de células gliais?
4. Quais são as principais divisões do sistema nervoso central?
5. Como e onde é formado o líquido cerebrospinal (ou cefalorraquidiano)? Como circula e sai do sistema ventricular?
6. De que forma o transporte axonal está relacionado com a resposta do axônio à transecção?

O sistema nervoso consiste em uma rede de comunicações e de controle que permite a um organismo interagir de forma rápida e adaptativa com seu ambiente, que, por sua vez, inclui tanto o ambiente externo (exteroceptivo; o mundo existente fora do corpo) como o ambiente interno (interoceptivo; os componentes e as cavidades do corpo). Para exercer a sua função, o sistema nervoso capta informação sensorial oriunda de várias fontes, usando para isto sensores especializados (receptores), integra esta informação às informações obtidas previamente e armazenadas na forma de memórias, bem como às metas e aos instintos intrínsecos ao organismo, os quais foram embutidos em seu sistema nervoso ao longo da evolução, e também decide sobre um curso de ação, para então emitir comandos para os órgãos efetores (músculos e glândulas) executarem a resposta comportamental escolhida.

Aliás, quase todas as respostas comportamentais requerem a coordenação de muitas partes do corpo. Exemplificando, até mesmo um simples movimento de alcançar executado com o braço pode requerer a coativação de músculos axiais e, possivelmente, de músculos localizados no membro inferior para manter a postura e o equilíbrio que, por si sós, podem ser monitorados por até três sistemas sensoriais diferentes (visual, vestibular e proprioceptivo), cujas informações devem ser integradas. Além disso, os movimentos podem alterar o meio interno e, assim, podem requerer alterações compensatórias nas frequências cardíaca e respiratória, nos diâmetros dos vasos sanguíneos e em outros processos internos. Todas estas variáveis são monitoradas e controladas por vários subsistemas especializados do sistema nervoso, todos os quais devendo trabalhar em conjunto para que o organismo execute movimentos e, de modo mais geral, sobreviva. Os próximos capítulos descreverão cada um destes importantes subsistemas. Contudo, é preciso lembrar que, na realidade, suas atividades são integradas de modo a gerar um comportamento normal.

A princípio, é útil dividir o sistema nervoso em partes central e periférica. O *sistema nervoso central* (SNC) consiste no encéfalo e na medula espinhal. O *sistema nervoso periférico* (SNP) consiste em nervos e gânglios (pequenos grupos de neurônios) que inervam todas as partes do corpo e fornecem uma interface entre o ambiente e o SNC. A transição entre o SNC e o SNP ocorre nas radículas dorsais e ventrais, perto do local onde emergem da medula espinhal, e nas fibras dos nervos cranianos, perto de onde surgem vindas do encéfalo.

Componentes celulares do sistema nervoso

O sistema nervoso é formado por células, tecido conjuntivo e vasos sanguíneos. Os principais tipos celulares são **neurônios** (células nervosas) e **glia** (neuroglia = "cola de nervo"). Em sua forma mais geral, a função de um neurônio pode ser definida como de geração de sinais (a serem enviados para outros neurônios ou células efetoras [p. ex., células musculares]) com base na integração de suas próprias propriedades elétricas aos sinais eletroquímicos oriundos de outros neurônios. Os pontos onde ocorre a comunicação específica neurônio-neurônio são conhecidos como *sinapses*, e o processo de transmissão sináptica é decisivo para a função neuronal (Capítulo 6). A neuroglia, ou apenas glia, é tradicionalmente caracterizada como células de suporte que sustentam os neurônios tanto no nível metabólico como no nível físico, isolam os neurônios individuais uns dos outros e ajudam a manter o meio interno do sistema nervoso. Entretanto, hoje é sabido que a neuroglia também tem papéis importantes na modelagem do fluxo de atividade ao longo do sistema nervoso.

Neurônios

O neurônio típico consiste em três compartimentos celulares principais: um *corpo celular* (também referido como *pericário* ou *soma*), um número variável de processos que se estendem do soma e são chamados *dendritos*, e um *axônio* (Figura 4.1).

CAPÍTULO 4   Sistema Nervoso: Introdução às Células e aos Sistemas   53

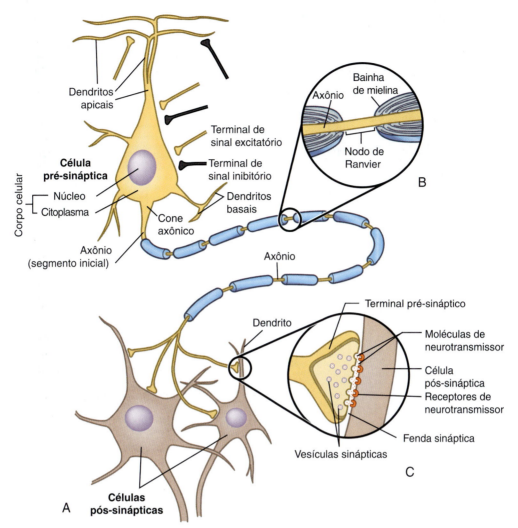

• **Figura 4.1** Diagrama esquemático de um neurônio idealizado e seus principais componentes e conexões. **A.** A estimulação aferente vinda dos axônios de outras células termina em sinapses nos dendritos e no corpo celular. O segmento inicial do axônio se conecta ao cone axônico. Este axônio é mielinizado, como indicam as estruturas azuis que encapsulam segmentos do axônio. O axônio termina em dois neurônios pós-sinápticos formando os terminais sinápticos. **B.** Os nodos de Ranvier são os espaços existentes entre os segmentos de mielina, onde a membrana axonal fica exposta ao espaço extracelular. **C.** Visão aumentada da sinapse. (Redesenhada de Blumenfeld H. *Neuroanatomy Through Clinical Cases*. 2nd ed. Sunderland, MA: Sinauer Associates; 2010.)

Este modelo básico exibe um enorme número de variantes morfológicas, inclusive com casos em que os dendritos ou um axônio podem estar ausentes (Figura 4.2). Estas variações não ocorrem ao acaso, mas estão relacionadas às diferentes propriedades funcionais de cada classe neuronal. De fato, neurônios com morfologias similares muitas vezes caracterizam regiões específicas do SNC e refletem o processamento neuronal distinto realizado em cada região do SNC.

O corpo celular é o principal centro genético e metabólico do neurônio. Como esperado, contém o núcleo e o nucléolo da célula, além de ter um aparelho biossintético bem desenvolvido para a produção dos constituintes da membrana, das enzimas de síntese e das outras substâncias químicas necessárias à execução das funções especializadas das células nervosas. O aparelho biossintético inclui os *corpúsculos de Nissl*, que são densas camadas de retículo endoplasmático rugoso, e um proeminente *aparelho de Golgi*. O soma também contém numerosas mitocôndrias e elementos do citoesqueleto, incluindo neurofilamentos e microtúbulos.

O corpo celular também é uma região em que o neurônio recebe estimulação sináptica (*i. e.*, sinais elétricos e químicos de outros neurônios). Embora a estimulação sináptica que chega ao soma em geral seja quantitativamente bem menor do que a que chega aos dendritos, muitas vezes ela difere em termos qualitativos daquela recebida dos estímulos dendríticos e, devido à proximidade entre o soma e o axônio, a estimulação do soma consegue sobrepor-se à dos dendritos (Capítulo 6).

Os dendritos são extensões afuniladas e ramificadas do soma, e constituem os principais alvos diretos dos sinais oriundos dos outros neurônios. Podem ser considerados uma forma de expandir e especializar a área de superfície de um neurônio e, de fato, podem contribuir para mais de 90% da área de superfície disponível para o contato sináptico (soma + dendritos). Os dendritos podem ser divididos em dendritos primários (aqueles que se estendem diretamente a partir do soma) e dendritos de segunda ordem (ramificações filhas que se estendem de um ramo mais proximal – com *proximal* se referindo à proximidade em relação ao soma). As principais organelas citoplasmáticas presentes nos

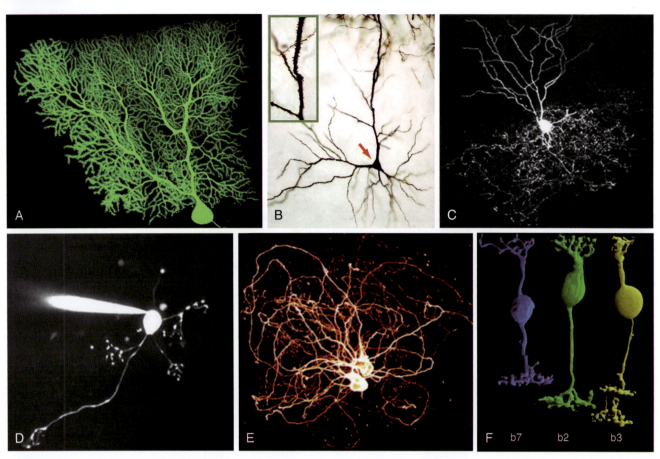

• **Figura 4.2 A.** Célula de Purkinje. **B.** Célula piramidal. **C.** Célula de Golgi. **D.** Célula granular. **E.** Células do núcleo olivar inferior. **F.** Células bipolares. (**A.** Cortesia de Boris Barbour. **B.** Cortesia de T.F. Fletcher, de http://vanat.cvm.umn.edu/neurHistAtls/pages/neuron3.html. **C.** Figura fornecida por Court Hull e Wade Regehr, Department of Neurobiology, Harvard Medical School. **D.** De Delvendahl I, Straub I, Hallermann S. *Front Cell Neurosci* 2015;9:93, Fig. 1A. **E.** De Mathy A, Clark BA. In: Manto M, Schmahmann JD, Rossi F, Gruol DL, Koibuchi N, eds. *Handbook of the Cerebellum and Cerebellar Disorders.* Dordrecht, Netherlands: Springer Science + Business Media Dordrecht; 2013. **F.** De Li W, DeVries SH. *Nat Neurosci* 2006;9:669-675, Fig. 2.)

dendritos são os microtúbulos, neurofilamentos e retículo endoplasmático liso; os dendritos primários também podem conter corpúsculos de Nissl e partes do aparelho de Golgi.

O conjunto de dendritos de um neurônio é denominado *árvore dendrítica*. As árvores dendríticas diferem enormemente entre os distintos tipos de neurônios quanto ao tamanho, número e organização espacial dos dendritos. Uma árvore dendrítica pode consistir em apenas alguns dendritos não ramificados ou em muitos dendritos altamente ramificados. Um dendrito pode medir mais de 1 mm ou apenas 10 a 20 μm de comprimento. Outra variação morfológica importante é a presença ou ausência de espinhas nos dendritos. As espinhas são pequenas projeções em forma de cogumelo que surgem a partir do dendrito principal. As espinhas são sítios especializados para o contato sináptico (em geral, mas nem sempre) de estímulos excitatórios. O formato e o tamanho da árvore dendrítica, bem como o número e a distribuição de canais na membrana dendrítica, são determinantes importantes do modo como a estimulação sináptica afetará o neurônio (Capítulo 6).

O axônio é uma extensão da célula que transmite a resposta celular a outros neurônios ou, no caso de um neurônio motor (motoneurônio), também às células musculares. Em geral, cada neurônio tem somente um axônio de diâmetro uniforme. O comprimento e o diâmetro dos axônios variam de acordo com o tipo de neurônio. Alguns axônios não se estendem muito além do comprimento dos dendritos, enquanto outros chegam a medir mais de 1 metro. Os axônios podem ter ramos ortogonais *en passant* (de passagem); contudo, frequentemente terminam em um ramalhete chamado *arborização terminal* (representada na Figura 4.1A pelos quatro ramos terminais e seus terminais sinápticos). O tamanho, o formato e a organização da arborização terminal determinam quais outras células serão contatadas. A primeira parte do axônio é conhecida como **segmento inicial** e surge a partir do soma (ou, às vezes, de um dendrito proximal) em uma região especializada chamada *cone axônico*. O axônio difere do soma e dos dendritos proximais pela ausência de retículo endoplasmático rugoso, de ribossomos livres e de um aparelho de Golgi. O segmento inicial geralmente é o sítio onde são iniciados os potenciais de ação (disparos) propagados adiante ao longo do axônio (Capítulo 5). Um axônio pode terminar em uma sinapse e/ou fazer sinapses ao longo de sua extensão. As sinapses serão descritas em detalhes no Capítulo 6.

Os neurônios são especiais por causa de sua capacidade de controlar e responder à eletricidade. Aliás, a resposta e os mecanismos de controle de cada parte de um neurônio são distintos daqueles associados a outras partes. Esta especialização intraneuronal é consequência da morfologia particular e da composição de canais iônicos de cada parte do neurônio. Os dendritos, por exemplo, têm canais iônicos dependentes de ligante que permitem aos neurônios responder às substâncias químicas liberadas por outros neurônios, enquanto seu característico padrão de ramificação permite a integração de vários sinais estimulatórios. Em contrapartida, o axônio é tipicamente comprido e tem alta concentração de canais dependentes de voltagem que lhe permitem transmitir sinais elétricos (potenciais de ação) rapidamente e a longas distâncias sem alteração.

Transporte axonal

Como o soma é o motor metabólico do neurônio, as substâncias necessárias para sustentar as funções axonal e sináptica são nele sintetizadas. Estas substâncias devem ser distribuídas de modo a repor os materiais secretados ou inativados ao longo do axônio e, em especial, para os terminais pré-sinápticos. A maioria dos axônios é longa demais para permitir o movimento eficiente de substâncias do soma para as terminações sinápticas por difusão simples. Por isso, foram desenvolvidos mecanismos especiais de transporte axonal para realizar esta tarefa (Figura 4.3). Uma consequência desta dependência metabólica é a degeneração dos axônios ao serem desconectados do corpo celular, um fato que tem sido usado pelos cientistas para traçar as vias neuronais – corta-se uma via axonal e, posteriormente, se determina para onde se projetam os axônios em degeneração distais ao corte.

Existem vários tipos de transporte axonal. As organelas membranosas e as mitocôndrias são transportadas de modo relativamente veloz via transporte axonal rápido. As substâncias dissolvidas no citoplasma (p. ex., proteínas) são movidas por transporte axonal lento. Nos mamíferos, o transporte axonal rápido chega a 400 mm/dia, enquanto o transporte axonal lento ocorre próximo de 1 mm/dia. As vesículas sinápticas, que viajam por transporte axonal rápido, podem seguir do soma de um neurônio motor localizado na medula espinhal até a junção neuromuscular localizada no pé de um indivíduo em cerca de 2,5 dias. Em comparação, o movimento de algumas proteínas solúveis ao longo da mesma distância pode demorar 3 anos.

O transporte axonal requer energia metabólica e envolve íons cálcio. Os microtúbulos fornecem um sistema de guias ao longo das quais as organelas membranosas se movem (Figura 4.3). As organelas se prendem aos microtúbulos por intermédio de uma ligação similar àquela existente entre os filamentos grossos e finos das fibras musculares esqueléticas. O Ca^{++} deflagra o movimento das organelas ao longo dos microtúbulos. São necessárias para o transporte axonal as proteínas motoras especiais associadas a microtúbulo chamadas *cinesina* e *dineína*.

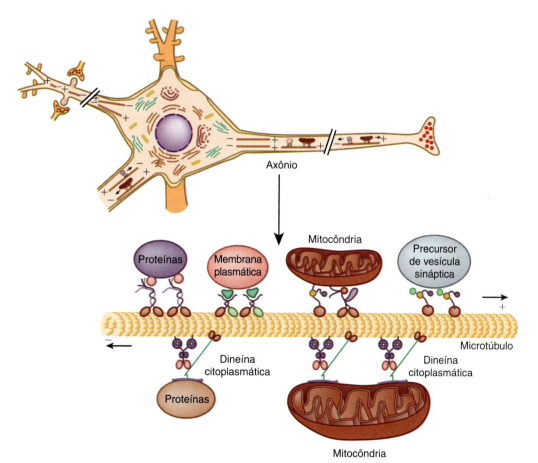

• **Figura 4.3** Transporte axonal. Esquema de neurônio e detalhe ampliado do mecanismo de transporte axonal. O transporte axonal depende do movimento de material ao longo de filamentos transportadores, como os microtúbulos. Os componentes transportados se fixam aos filamentos por pontes cruzadas. Diferentes objetos são transportados de modo anterógrado (do corpo celular para o terminal axonal) e outros, de modo retrógrado (na direção do corpo celular). A direção do transporte – retrógrado e anterógrado – é determinada por proteínas específicas, como a dineína e a cinesina, respectivamente.

O transporte axonal se dá em ambas as direções. O transporte do soma na direção dos terminais axonais é chamado *transporte axonal anterógrado*. Este processo envolve a cinesina e permite a reposição das vesículas sinápticas e enzimas responsáveis pela síntese de neurotransmissores nos terminais sinápticos. O transporte na direção oposta, que é dirigido pela dineína, é chamado *transporte axonal retrógrado*. Este processo devolve a membrana da vesícula sináptica reciclada ao soma para a degradação lisossomal.

NA CLÍNICA

Certos vírus e toxinas podem ser espalhados por transporte axonal ao longo dos nervos periféricos. O herpes-zóster, por exemplo, vírus causador da varicela, invade as células nervosas dos gânglios da raiz dorsal. O vírus pode ficar abrigado por estes neurônios durante muitos anos. Entretanto, eventualmente o vírus pode se tornar ativo em consequência de alguma alteração no estado imunológico. Neste caso, o vírus pode então ser transportado ao longo dos axônios sensoriais até a pele, causando o aparecimento do herpes-zóster, uma doença bastante dolorosa. Outro exemplo é o transporte axonal da toxina tetânica. A bactéria *Clostridium tetani* pode crescer em uma ferida suja e, se a pessoa não tiver sido vacinada contra a toxina tetânica, esta poderá ser transportada de modo retrógrado pelos axônios dos neurônios motores. Assim, a toxina poderá escapar para dentro do espaço extracelular do corno ventral da medula espinhal e bloquear os receptores sinápticos para aminoácidos inibitórios. Este processo pode resultar nas convulsões tetânicas.

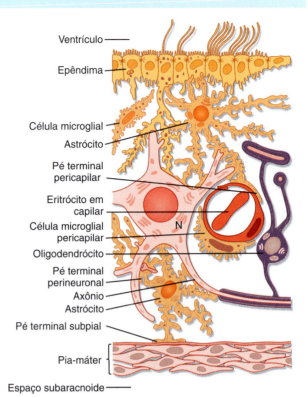

• **Figura 4.4** Representação esquemática dos elementos celulares no sistema nervoso central. São mostrados dois astrócitos terminando em um soma e os dendritos de um neurônio. Os astrócitos também contatam a superfície pial ou os capilares, ou ambos. Um oligodendrócito fornece as bainhas de mielina para os axônios. Também são mostradas a microglia e as células ependimárias. N, neurônio. (Redesenhada de Williams PL, Warwick R. *Functional Neuroanatomy of Man.* Edinburgh: Churchill Livingstone; 1975.)

Glia

Os principais elementos celulares não neuronais do sistema nervoso formam a glia (Figura 4.4). As células gliais presentes no SNC humano superam numericamente os neurônios em 4 a 10 vezes; há cerca de 10^{13} células gliais e 10^{12} neurônios. As células gliais no SNC incluem os astrócitos, oligodendrócitos, microglias e células ependimárias (Figura 4.4). No SNP, as células gliais são as células de Schwann e as células satélites. Tradicionalmente, as células gliais eram consideradas células de suporte e, conforme este conceito, suas funções incluem a regulação do microambiente e a mielinização dos axônios. Atualmente, as células gliais também são reconhecidas como determinantes importantes do fluxo de sinais através dos circuitos neuronais com base na sua capacidade de modular a transmissão sináptica e não sináptica e seu papel na sinaptogênese e de manutenção.

Os **astrócitos** (assim nomeados por seu formato de estrela) ajudam a regular o microambiente do SNC tanto sob condições normais como em resposta a um dano ao sistema nervoso. Os astrócitos têm um corpo celular a partir do qual surgem vários ramos principais. Por meio de repetidas ramificações, estes processos principais originam centenas a milhares de ramos pequenos. Os processos do astrócito contatam neurônios e circundam terminações sinápticas, isolando-as das sinapses adjacentes e do espaço extracelular geral. Os astrócitos também têm processos análogos a pés que contatam os capilares e o tecido conjuntivo na superfície do SNC, a pia-máter (Figura 4.4). Estes processos podais podem ajudar a mediar a entrada de substâncias no SNC. Os astrócitos podem captar ativamente íons K^+ e substâncias neurotransmissoras, as quais metabolizam, biodegradam ou reciclam lentamente de volta ao ambiente extracelular; os astrócitos atuam tamponando o ambiente extracelular dos neurônios com relação aos íons e neurotransmissores. O citoplasma dos astrócitos contém filamentos gliais que dão suporte mecânico ao tecido do SNC. Após uma lesão, os astrócitos sofrem uma variedade de alterações e se transformam em astrócitos reativos. Um exemplo é uma classe de astrócitos reativos que atuam formando uma cicatriz glial ao redor de áreas de dano focal que segrega o tecido danificado e, assim, permite que os processos inflamatórios atuem de modo seletivo no sítio de dano, minimizando o impacto sobre o tecido normal circundante. Os astrócitos também podem afetar as propriedades de transmissão sináptica, discutidas no Capítulo 6.

Os **oligodendrócitos** e as **células de Schwann** são decisivos para a função dos axônios. Numerosos axônios são circundados por uma bainha de mielina, que consiste em um envoltório de várias camadas em espiral da membrana da célula glial (Figura 4.5A e B). No SNC, a mielina é formada pelos oligodendrócitos; enquanto no SNP, as células de Schwann formam a mielina. A mielina aumenta a velocidade e a fidelidade da condução do potencial de ação, em parte ao restringir o fluxo da corrente iônica para pequenas porções não mielinizadas do axônio entre

CAPÍTULO 4   Sistema Nervoso: Introdução às Células e aos Sistemas

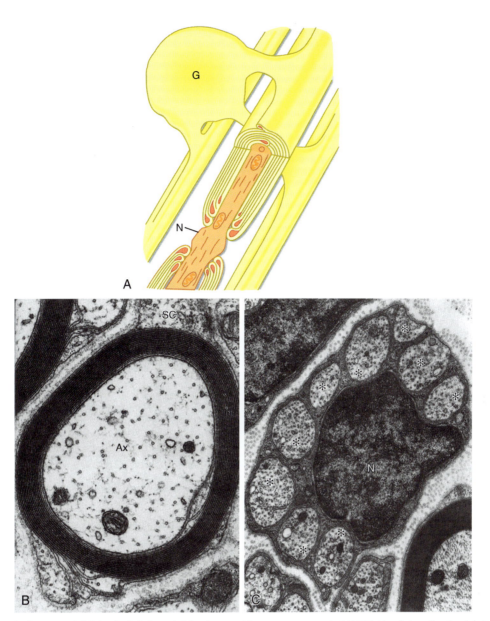

• **Figura 4.5** Associações axonais/gliais. **A.** Axônios mielinizados no sistema nervoso central (SNC). Um único oligodendrócito (G) emite vários processos, cada um dos quais se enrolando em espiral em torno de um axônio para formar um segmento de mielina. O axônio é mostrado em corte. A mielina de um único oligodendrócito termina antes do próximo envoltório de outro oligodendrócito. O axônio descoberto localizado entre os segmentos mielinizados é o nodo de Ranvier (N). **B.** Micrografia eletrônica de axônio mielinizado no sistema nervoso periférico (SNP) mostrado em corte transversal. O axônio (Ax) é visto no centro, dentro de uma bainha que consiste em vários envoltórios de membrana citoplasmática da célula de Schwann. O soma da célula de Schwann (SC) está no topo à direita. **C.** Micrografia eletrônica de axônios não mielinizados no SNP. Nove axônios (*asteriscos*) em corte transversal são vistos embutidos na célula de Schwann, cujo núcleo está no centro (N). Abaixo, à direita, é visível uma porção de um axônio mielinizado. (**B.** De Peters A, Palay S, Webster H. *The Fine Structure of the Nervous System*. New York: Oxford University Press; 1991, Fig. 6.5. **C.** De Pannese E. *Neurocytology*. 2nd ed. Basel, Switzerland: Springer International; 2015.)

NO NÍVEL CELULAR

Os astrócitos estão acoplados uns aos outros por junções comunicantes de modo a formarem um sincício por meio do qual pequenas moléculas e íons podem ser redistribuídos ao longo de seus gradientes de concentração ou por fluxo de corrente elétrica. Quando a atividade neural normal deflagra um aumento da [K^+] extracelular, esta rede acoplada pode permitir a redistribuição espacial do K^+ sobre uma área ampla via fluxo de corrente em muitos astrócitos.

Nos casos de hipoxia, como aqueles que podem estar associados à isquemia secundária ao bloqueio de uma artéria (*i. e.*, um acidente vascular cerebral), a [K^+] no espaço extracelular de uma região cerebral pode aumentar em um fator de até 20. Isto irá despolarizar os neurônios e os terminais sinápticos, e resultará em liberação de transmissores, como o glutamato, que acarretará mais liberação de K^+ dos neurônios. A liberação adicional somente exacerba o problema e pode levar à morte neuronal. Sob tais condições, as astroglias locais provavelmente captarão o excesso de K^+ por simporte de K^+/Cl^-, e não por tamponamento espacial, porque a elevação da [K^+] extracelular tende a ser amplamente disseminada, em vez de local.

célulales gliais adjacentes, denominadas nodos de Ranvier (Capítulo 5). Embora ambos aumentem a velocidade de condução, existem várias diferenças relevantes na relação entre axônios e oligodendrócitos ou axônios e células de Schwann. Uma das principais diferenças é o fato de um único oligodendrócito tipicamente mielinizar vários axônios no SNC, enquanto cada célula de Schwann mieliniza apenas um único axônio no SNP. Uma segunda diferença é que, no SNC, os axônios não mielinizados estão descobertos; enquanto, no SNP, os axônios não mielinizados não estão descobertos. Em vez disso, são circundados por processos da célula de Schwann que, embora não formem uma cobertura de várias camadas (*i. e.*, mielina), estendem processos que circundam partes de vários axônios (a célula de Schwann com seu conjunto de axônios não mielinizados é chamada *feixe de Remak*) (Figura 4.5C).

As **células satélites** encapsulam a raiz dorsal e as células ganglionares de nervos cranianos, além de regularem seu microambiente de modo similar aos astrócitos.

As **microglias** derivam das células-tronco eritromieloides que migram para dentro do SNC no início do desenvolvimento. As microglias exercem papel importante nas respostas imunes no SNC. Quando o SNC é danificado, elas ajudam a remover os produtos celulares do dano por fagocitose. São auxiliadas por outras células gliais e por outros fagócitos que invadem o SNC a partir da circulação. Além de seu papel nas respostas imunes, evidência recente sugere que as microglias também são ativas no tecido cerebral saudável e podem ter papéis importantes no desenvolvimento e na função do cérebro normal, incluindo a "poda" do excesso de sinapses formadas durante o desenvolvimento, bem como na plasticidade sináptica.

As **células ependimárias** formam o epitélio de revestimento dos espaços ventriculares cerebrais, que contêm líquido cerebrospinal (LCS). O LCS é secretado, por células ependimárias especializadas dos plexos coroides localizados no sistema ventricular. Muitas substâncias se difundem prontamente através do epêndima, que repousa entre o espaço extracelular do encéfalo e o LCS.

🩺 NA CLÍNICA

A maioria dos neurônios no sistema nervoso de um adulto são células pós-mitóticas (embora algumas células-tronco também possam permanecer em certos sítios no encéfalo). Muitas células precursoras gliais estão presentes no encéfalo adulto, e elas ainda podem se dividir e se diferenciar. Portanto, os elementos celulares que originam a maioria dos tumores cerebrais no encéfalo adulto são as células gliais. Exemplificando, os tumores cerebrais podem ser derivados de astrócitos (variando quanto à malignidade do astrocitoma de crescimento lento ao glioblastoma multiforme rapidamente fatal), das oligodendróglias (oligodendroglioma) ou de células ependimárias (ependimoma). As células meníngeas também podem dar origem a tumores de crescimento lento (meningiomas) que comprimem o tecido cerebral, assim como as células de Schwann (p. ex., schwannomas acústicos, que são tumores formados pelas células de Schwann do VIII nervo craniano). No encéfalo de bebês, os neurônios que ainda estão em divisão às vezes podem dar origem a neuroblastomas (p. ex., da raiz do IV ventrículo) ou a retinoblastomas (no olho).

Sistema nervoso periférico

O SNP fornece uma interface entre o ambiente e o SNC tanto para o fluxo de informações sensoriais ao SNC como para os comandos motores emitidos a partir do SNC. Inclui neurônios sensoriais (ou aferentes primários), neurônios motores somáticos e neurônios motores autônomos.

As vias sensoriais que entram no sistema nervoso começam com um receptor, que pode ser apenas uma parte especializada de um axônio no SNP ou pode incluir outras células. Cada receptor sensorial está organizado de modo a transduzir um tipo específico de energia em sinal elétrico e é possível classificá-los de acordo com o tipo de energia que transduzem (p. ex., os fotorreceptores transduzem a luz, os mecanorreceptores transduzem deslocamento e força). Também é possível classificar esses receptores de acordo com sua fonte de estimulação (p. ex., os exteroceptores sinalizam eventos externos; os proprioceptores sinalizam o movimento e a posição de uma parte do corpo, como o ângulo do cotovelo; e os interoceptores sinalizam eventos internos, como a distensão intestinal).

O processo de transdução leva a uma resposta elétrica no aferente primário chamada *potencial receptor*, que deflagra potenciais de ação nas fibras aferentes primárias que inervam o receptor. Estes potenciais de ação contêm informação sobre o estímulo sensorial transmitido ao SNC via aferente primário.

Os neurônios motores somáticos e autônomos transmitem sinais oriundos do SNC a seus respectivos efetores-alvo. Os neurônios motores somáticos inervam os músculos esqueléticos no corpo todo. Seus corpos celulares se encontram no corno ventral (ou núcleos equivalentes do tronco encefálico) e se projetam para fora do SNC através de uma raiz ventral ou nervo craniano. Os detalhes de sua relação com os músculos são apresentados no Capítulo 9. A via motora autônoma é responsável pelo controle do funcionamento de órgãos, músculo liso e glândulas. Na verdade, é uma via de dois neurônios e suas propriedades são abordadas no Capítulo 11.

Sistema nervoso central

O SNC é construído pelos elementos celulares que acabaram de ser descritos, e inclui a medula espinhal e o encéfalo (Figura 4.6A). Estes elementos celulares estão conectados de várias formas complexas para formar os subsistemas subjacentes à multitude de funções realizadas pelo SNC. A fisiologia destes sistemas é abordada nos Capítulos 7 a 11. Contudo, é necessário um conhecimento básico da anatomia do SNC para compreender a fisiologia dos sistemas e isso será brevemente discutido aqui.

As regiões do SNC que contêm altas concentrações de vias axonais (e pouquíssimos neurônios) são chamadas **substância branca** porque as bainhas de mielina axonais são altamente refratárias à luz. As regiões que contêm alta concentração de neurônios e dendritos são, em contraste, denominadas **substância cinzenta**. Observe que os axônios também estão presentes na substância cinzenta. Estes axônios podem estar relacionados com um processamento local (*i. e.*, oriundo de neurônios locais ou terminando nestes) ou podem ser fibras de passagem. Assim, os efeitos do dano a uma área podem refletir uma perda de função local ou a desconexão de regiões remotas que foram ligadas por fibras de passagem através da área danificada.

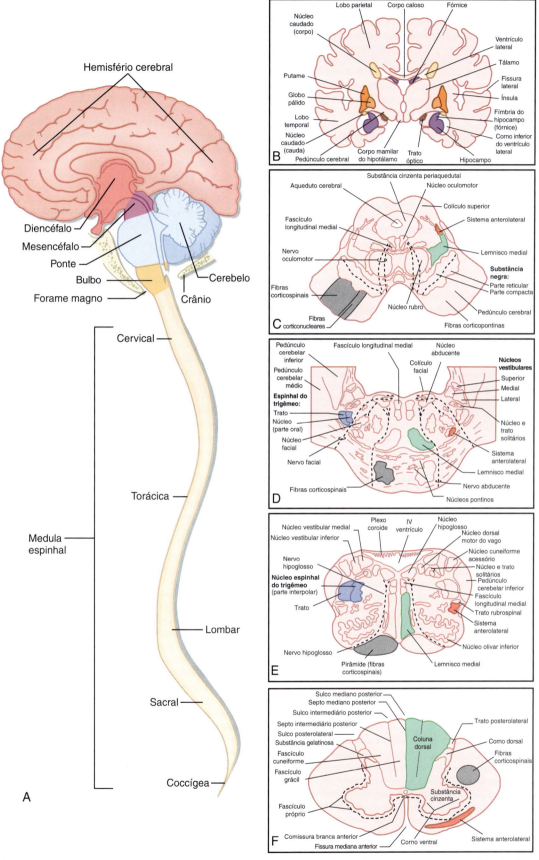

• **Figura 4.6 A.** Esquema dos principais componentes do sistema nervoso central (SNC) conforme são vistos na linha média do plano longitudinal. **B** a **F.** Cortes representativos ao longo do encéfalo e da medula espinhal com os principais referenciais rotulados. **B.** Cérebro e tálamo. **C.** Mesencéfalo. **D.** Ponte. **E.** Bulbo. **F.** Medula espinhal cervical. Saiba que numerosas vias (p. ex., fibras corticospinais) cruzam de lado (decussam) conforme seguem pelo SNC, embora estas decussações tenham sido omitidas na figura (ver nos Capítulos 7 e 9 para detalhes sobre os cruzamentos das vias motora e sensorial). (**A.** De Haines DE. *Fundamental Neuroscience for Basic and Clinical Applications*. 3rd ed. Philadelphia: Churchill Livingstone; 2006.)

No SNC, os axônios frequentemente formam feixes ou tratos. Os nomes dados aos tratos em geral descrevem suas origens e terminações. Por exemplo, os tratos espinocerebelares transmitem informações da medula espinhal para o cerebelo. O termo **via** é similar a "trato", porém geralmente é usado para sugerir uma função particular (p. ex., a via auditiva: uma série de ligações neurônio-neurônio ao longo de várias sinapses que transmitem e processam informações auditivas).

A substância cinzenta existe em duas configurações principais no SNC. Um **núcleo** consiste em um grupo de neurônios no SNC (no SNP, este agrupamento é chamado **gânglio**). Entre os exemplos, estão os núcleos talâmicos, cerebelares e de nervos cranianos. Um **córtex** é formado por neurônios organizados em camadas e geralmente é encontrado na superfície do SNC. Os mais proeminentes são os córtices cerebral e cerebelar, que cobrem a superfície dos hemisférios cerebrais e o cerebelo, respectivamente (Figura 4.7).

Na maioria dos núcleos e córtices, é possível classificar os neurônios em duas categorias gerais: células de projeção e interneurônios locais. As células de projeção são neurônios que enviam seus axônios a outra região e, assim, são as origens de vários tratos do sistema nervoso. Já os interneurônios locais têm axônios que terminam na mesma estrutura neural de suas células de origem e estão envolvidos em computações locais, e não na transmissão de sinais de uma região a outra. Estas categorias não são exclusivas. Muitos neurônios têm axônios que tanto originam ramos locais como se projetam para uma ou mais regiões distantes.

Anatomia regional do sistema nervoso central

A **medula espinhal** pode ser subdividida em uma série de regiões (Figura 4.6A), cada uma das quais composta por um número de segmentos nomeados de acordo com a vértebra onde as raízes nervosas entram ou saem: 8 cervicais, 12 torácicas, 5 lombares, 5 sacrais e 1 coccígea. Cada porção mantém uma aparência tubular. Dentro da substância cinzenta, o corno dorsal recebe e processa informações sensoriais oriundas das raízes dorsais, enquanto o corno ventral é primariamente uma estrutura motora e contém os neurônios motores cujos axônios se projetam para fora através das raízes ventrais (Figura 4.8).

A substância branca circundante consiste em muitos tratos interconectando os níveis medulares espinais e para comunicação com o encéfalo. Os três principais são o trato corticospinal lateral (motor), o trato espinotalâmico/sistema anterolateral (sensorial), e a via da coluna dorsal-lemnisco medial (sensorial) (Figura 4.6F).

O tronco encefálico consiste no **bulbo**, na **ponte** e no **mesencéfalo** (Figura 4.9; ver também Figura 4.6). Além das vias longitudinais que o interconectam com a medula espinhal, o tronco encefálico contém núcleos e muitas outras vias que variam de acordo com o nível. Estas estruturas têm muitas funções, algumas das quais são análogas às da medula espinhal (p. ex., transmissão de informação sensorial básica e comandos motores) e outras estão relacionadas a uma variedade de funções cerebrais distintas, como o controle cardíaco e o estado de consciência. O tronco encefálico também recebe estímulos e envia resposta motora através dos nervos cranianos (Tabela 4.1).

O **cerebelo** repousa dorsalmente à ponte e ao bulbo. Recebe estímulos de medula espinhal, tronco encefálico e córtex cerebral, e se projeta de volta a muitas destas mesmas estruturas. O cerebelo é fundamental para a coordenação motora e a aprendizagem motora e é cada vez mais reconhecido pelo importante papel que desempenha em outras funções cognitivas e no comportamento.

O **tálamo** está localizado adjacente à extremidade superior do tronco encefálico e é envolto pelo **cérebro**, com o qual está

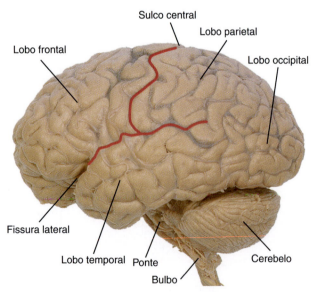

• **Figura 4.7** Vista lateral do encéfalo humano mostrando o hemisfério cerebral esquerdo, ponte e bulbo. Note a divisão dos lobos do cérebro (frontal, parietal, occipital e temporal) e as duas fissuras principais (lateral e central). (De Nolte J, Angevine J. *The Human Brain in Photographs and Diagrams*. 2nd ed. St Louis: Mosby; 2000.)

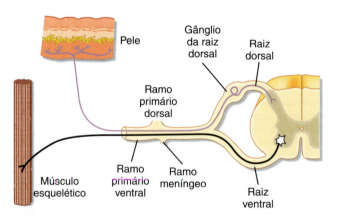

• **Figura 4.8** Diagrama de medula espinhal, raízes espinais e nervo espinhal. O nervo espinhal começa onde as raízes dorsal e ventral se fundem, e tem vários ramos, dentre os quais alguns dos primeiros estão aqui representados. Um neurônio aferente primário é mostrado com seu corpo celular no gânglio da raiz dorsal e seus processos centrais e periféricos distribuídos, respectivamente, para a substância cinzenta medular espinhal e para um receptor sensorial na pele. É mostrado um neurônio motor α que tem seu corpo celular na substância cinzenta medular espinhal e que projeta seu axônio para fora da raiz ventral a fim de inervar uma fibra muscular esquelética.

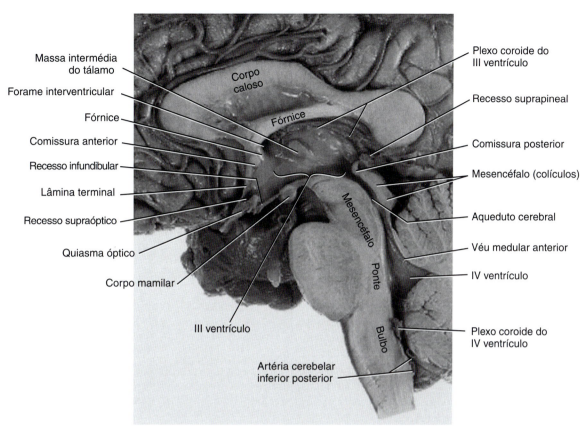

• **Figura 4.9** Vista mediossagital do encéfalo mostrando o III e o IV ventrículos, o aqueduto cerebral do mesencéfalo e o plexo coroide. O LCS formado pelo plexo coroide nos ventrículos laterais entra nesta circulação via forame interventricular. Observe também a localização do corpo caloso e de outras comissuras. (De Haines DE. *Fundamental Neuroscience for Basic and Clinical Applications*. 3rd ed. Philadelphia: Churchill Livingstone; 2006.)

TABELA 4.1 Partes e funções do sistema nervoso central.

Região	Nervos (estimulação/resposta)	Funções gerais da região
Medula espinhal	Raízes ventrais/dorsais	Estimulação sensorial, circuitos reflexos, respostas motoras somática e autônoma
Bulbo	VIII a XII nervos cranianos	Controles cardiovascular e respiratório, sensações vestibular e auditiva, reflexos do tronco encefálico
Ponte	V a VIII nervos cranianos	Controles respiratório e urinário, controle do movimento ocular, sensibilidade e controle motor faciais
Cerebelo	VIII nervo craniano	Coordenação motora, aprendizado motor, equilíbrio
Mesencéfalo	III e IV nervos cranianos	Transmissão acústica e mapeamento, controle do olho (incluindo movimento, acomodação da lente (cristalino) e reflexos pupilares), modulação da dor
Tálamo	II nervo craniano	Transmissões sensorial e motora para o córtex cerebral, regulação da ativação cortical, estimulação visual
Hipotálamo		Controles autônomo e endócrino, comportamento motivado
Núcleos da base		Organizar os padrões de inibição motora talamocortical
Córtex cerebral	I nervo craniano	Percepção sensorial, cognição, aprendizado e memória, planejamento motor e movimento voluntário, linguagem, olfação

altamente interconectado (Figura 4.6B). Com poucas exceções, as informações ascendentes atingem primeiro o tálamo, que, por sua vez, as transmite ao córtex cerebral. Estas estruturas exercem papel relevante em numerosas funções, incluindo a consciência, a volição, a memória e a linguagem. Além do córtex, o cérebro contém um grupo de núcleos profundos, os **núcleos da base**, que estão interconectados ao córtex e ao tálamo, e cuja função é descrita no Capítulo 9.

As principais funções das diferentes partes do SNC são listadas na Tabela 4.1.

Líquido cerebrospinal

O LCS preenche o sistema ventricular, uma série de espaços interconectados dentro do encéfalo, e o espaço subaracnoide que circunda diretamente o encéfalo e a medula espinhal. O LCS intraventricular reflete a composição do espaço extracelular do SNC via troca livre ao longo do epêndima, sendo que o encéfalo "flutua" no LCS subaracnoide para minimizar o efeito de forças mecânicas externas. O volume de LCS junto aos ventrículos encefálicos é de cerca de 30 mL, enquanto no espaço subaracnoide é de cerca de 125 mL. Como aproximadamente 0,35 mL de LCS é produzido por minuto, o LCS é renovado mais de três vezes ao dia.

O LCS consiste em um filtrado plasmático dos capilares formado principalmente pelos plexos coroides, os quais abrangem a pia-máter, os capilares invaginantes e as células ependimárias especializadas em transporte. Os plexos coroides estão localizados nos III e IV ventrículos laterais (Figura 4.9). O LCS flui através de aberturas ou forames entre os ventrículos. Os ventrículos laterais estão situados junto aos dois hemisférios cerebrais. Cada um se conecta ao III ventrículo através do forame interventricular (de Monro). O III ventrículo repousa na linha média no diencéfalo. O aqueduto cerebral (de Sylvius) atravessa o mesencéfalo e conecta o III ventrículo ao IV ventrículo. O IV ventrículo é um espaço definido pela ponte e pelo bulbo abaixo, e pelo cerebelo acima. O canal central da medula espinhal continua caudalmente a partir do IV ventrículo, embora nos seres humanos adultos não seja totalmente patente e continue se fechando com o avanço da idade.

O LCS sai do sistema ventricular através de três forames (um forame de Magendie medial e dois forames de Luschka laterais) localizados no teto do IV ventrículo. Após deixar o sistema ventricular, o LCS circula pelo espaço subaracnoide que circunda o encéfalo e a medula espinhal. As regiões onde estes espaços são mais expandidos são chamadas de *cisternas subaracnoides*. Um exemplo é a cisterna lombar, que circunda as raízes espinais lombar e sacral abaixo do nível da terminação da medula espinhal. A cisterna lombar é o alvo da punção lombar, um procedimento clínico para a amostragem de LCS. Uma grande quantidade de LCS é removida pelo fluxo em massa através das granulações aracnoides valvulares para dentro dos seios venosos durais no crânio.

Como o líquido extracelular dentro do SNC se comunica com o LCS, a composição deste último é útil como indicador da composição do líquido extracelular dos neurônios no encéfalo e na medula espinhal. Os principais constituintes do LCS na cisterna lombar são listados na Tabela 4.2. Para fins de comparação, também são fornecidas as concentrações dos mesmos constituintes no sangue. O LCS tem menor concentração de K^+, glicose e proteína, porém maior concentração de Na^+ e Cl^- do que o sangue. Além disso, o LCS praticamente é isento de células sanguíneas. As grandes concentrações de Na^+ e de Cl^- permitem que o LCS seja isotônico com o sangue.

A pressão na coluna de LCS é de cerca de 120 a 180 mmH_2O com o indivíduo reclinado. A taxa de formação de LCS é relativamente independente da pressão nos ventrículos e no espaço subaracnoide, bem como da pressão arterial sistêmica. Entretanto, a taxa de absorção de LCS é uma função direta da pressão do LCS.

TABELA 4.2 Composição do líquido cerebrospinal e do sangue.

Constituinte	LCS lombar	Sangue
Na^+ (mEq/L)	148	136 a 145
K^+ (mEq/L)	2,9	3,5 a 5
Cl^- (mEq/L)	120 a 130	100 a 106
Glicose (mg/dL)	50 a 75	70 a 100
Proteína (mg/dL)	15 a 45	$6,8 \times 10^3$
pH	7,3	7,4

De Willis WD, Grossman RG. *Medical Neurobiology*. 3rd ed. St Louis: Mosby; 1981

NA CLÍNICA

A obstrução da circulação de LCS leva ao desenvolvimento de uma pressão aumentada do LCS e de hidrocefalia, que consiste no acúmulo anormal de líquido no crânio. Na hidrocefalia, os ventrículos se tornam distendidos e, se o aumento da pressão persistir, haverá perda de substância encefálica. Quando a obstrução ocorre dentro do sistema ventricular ou nos forames do IV ventrículo, a condição é chamada *hidrocefalia não comunicante*. A obstrução que ocorre no espaço subaracnoide ou nos vilos aracnoides é conhecida como *hidrocefalia comunicante*.

Barreira hematencefálica

O ambiente local da maioria dos neurônios do SNC é controlado, de modo que os neurônios normalmente são protegidos das variações extremas na composição do líquido extracelular que os banha. Parte deste controle é fornecida pela presença de uma barreira hematencefálica (outros mecanismos são as funções de tamponamento da glia, a regulação da circulação do SNC e a troca de substâncias entre o LCS e o líquido extracelular do SNC). O movimento de grandes moléculas e íons altamente carregados do sangue para dentro do encéfalo e da medula espinhal é rigorosamente restrito. Esta restrição é ao menos parcialmente devida à ação de barreira das células endoteliais capilares do SNC e das junções estreitas existentes entre essas células. Os astrócitos também podem ajudar a limitar o movimento de certas substâncias. Por exemplo, os astrócitos podem captar íons potássio e, assim, regular a $[K^+]$ no espaço extracelular. Alguns fármacos, como a penicilina, são removidos do SNC por mecanismos de transporte.

Reações do tecido nervoso à lesão

A lesão ao tecido nervoso deflagra respostas dos neurônios e da glia. A lesão grave causa a morte celular. Exceto em casos específicos, o neurônio, uma vez perdido, não pode ser substituído porque, de modo geral, os neurônios são células pós-mitóticas. Nos animais, duas exceções são os neurônios do bulbo olfativo e do hipocampo. Todavia, nos seres humanos, somente no hipocampo foram encontradas evidências significativas de neurogênese no SNC adulto.

NA CLÍNICA

A barreira hematencefálica pode ser afetada pelas patologias encefálicas. Os tumores cerebrais, por exemplo, podem permitir a entrada no encéfalo de substâncias oriundas da circulação que, de outro modo, seriam excluídas. Os radiologistas podem explorar isto introduzindo uma substância na circulação que normalmente não conseguiria penetrar a barreira hematencefálica. Se for possível obter uma imagem dessa substância, seu vazamento para a região ocupada pelo tumor cerebral pode ser usado para demonstrar a distribuição do tumor.

Degeneração

Quando um axônio é transeccionado, o soma do neurônio pode mostrar cromatólise ou "reação axonal". Normalmente, os corpúsculos de Nissl se coram bem com corantes de anilina básica, os quais se fixam ao RNA dos ribossomos (Figura 4.10A). Após a lesão no axônio (Figura 4.10B), o neurônio tenta reparar o axônio produzindo novas proteínas estruturais, enquanto as cisternas do retículo endoplasmático rugoso ficam distendidas com os produtos da síntese proteica. Os ribossomos aparentam desorganização e os corpúsculos de Nissl são fracamente corados por corantes de anilina básica. Este processo, chamado *cromatólise*, altera os padrões de coloração (Figura 4.10C). Além disso, o soma pode inchar e se tornar redondo, enquanto o núcleo pode assumir uma posição excêntrica. Estas alterações morfológicas refletem os processos citológicos que acompanham a síntese proteica aumentada.

Por não poder sintetizar proteína nova, o axônio distal à transecção morre (Figura 4.10C). Em poucos dias, o axônio e todas as terminações sinápticas associadas desintegram-se. Se o axônio for um axônio mielinizado no SNC, a bainha de mielina também é fragmentada e eventualmente removida por fagocitose. Entretanto, no SNP, as células de Schwann que formaram a bainha de mielina permanecem viáveis e, de fato, apresentam divisão celular. Esta sequência de eventos foi originalmente descrita por Waller e é chamada *degeneração walleriana*.

Se os axônios que fornecem a única, ou a predominante, estimulação sináptica a um neurônio ou célula efetora forem interrompidos, a célula pós-sináptica poderá sofrer degeneração transneuronal e até morrer. O exemplo mais bem conhecido disto é a atrofia das fibras musculares esqueléticas subsequente à interrupção da inervação dos neurônios motores. No entanto, se apenas um ou alguns axônios inervadores forem removidos, outros terminais poderão brotar a partir dos axônios sobreviventes, tomando, assim, o espaço sináptico dos axônios danificados e aumentando sua influência sobre a célula pós-sináptica.

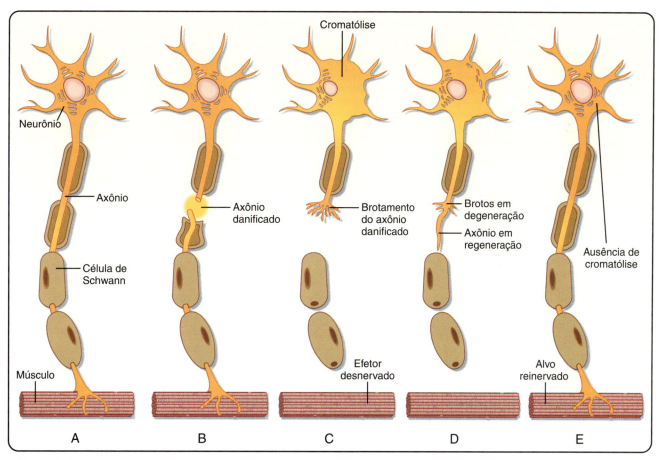

• **Figura 4.10 A.** Neurônio motor normal inervando uma fibra muscular esquelética. **B.** Um axônio foi danificado e o neurônio motor está em cromatólise. **C.** Isto está associado temporalmente ao brotamento e, em (**D**), à regeneração do axônio. Os brotos em excesso degeneram. **E.** Quando a célula-alvo é reinervada, já não há cromatólise.

Regeneração

No SNP, após a perda de um axônio por lesão, muitos neurônios podem regenerar um novo axônio. O coto proximal do axônio danificado desenvolve brotos (Figura 4.10C) e estes se alongam crescendo ao longo da via do nervo original se esta via estiver disponível (Figura 4.10D). As células de Schwann no coto distal do nervo não só sobrevivem à degeneração walleriana como também proliferam e formam fileiras ao longo do curso previamente seguido pelos axônios. Os cones de crescimento dos axônios em brotamento encontram um caminho ao longo dessas fileiras de células de Schwann e, eventualmente, podem reinervar as estruturas-alvo periféricas originais (Figura 4.10E). As células de Schwann então remielinizam os axônios. A taxa de regeneração é limitada pela taxa de transporte axonal lento, que é aproximadamente de 1 mm/dia.

No SNC, os axônios transeccionados também brotam. Entretanto, falta uma orientação adequada para os brotos, em parte porque as oligodendróglias não formam um caminho ao longo do qual os brotos podem crescer. Esta limitação pode ser consequência do fato de um único oligodendrócito mielinizar muitos axônios centrais, enquanto uma única célula de Schwann fornece mielina para apenas um axônio na periferia. Além disso, sinais químicos diferentes podem afetar diferentemente as tentativas de regeneração periférica e central. Outros obstáculos a uma regeneração bem-sucedida do SNC são a formação de uma cicatriz glial pelos astrócitos e a falta de influências tróficas que orientem as trajetórias axonais durante o desenvolvimento.

Pontos-chave

1. As funções do sistema nervoso são excitabilidade, detecção sensorial, processamento da informação e comportamento.
2. O SNC abrange a medula espinhal e o encéfalo. O encéfalo inclui bulbo, ponte, cerebelo, mesencéfalo, tálamo, hipotálamo, núcleos da base e córtex cerebral.
3. O neurônio é a unidade funcional do sistema nervoso. Os neurônios têm três compartimentos principais: dendritos, corpo celular e axônio. Os dois primeiros recebem e integram sinais, enquanto o axônio transmite as respostas do neurônio a outras células.
4. O SNP abrange os neurônios aferentes primários e os receptores sensoriais que inervam, os axônios dos neurônios motores somáticos e os neurônios autônomos.
5. A informação é transmitida através dos circuitos neurais por potenciais de ação no axônios dos neurônios e por transmissão sináptica entre os axônios e os dendritos e o soma de outros neurônios, ou entre axônios e células efetoras.
6. Diferentes tipos de neurônios são especializados como consequência de sua morfologia específica e da distribuição de canais iônicos na membrana celular de seu soma, dendritos e axônios.
7. Os receptores sensoriais incluem exteroceptores, interoceptores e proprioceptores. Os *estímulos* são eventos ambientais que excitam os receptores sensoriais; as *respostas* são os efeitos dos estímulos; e a *transdução sensorial* é o processo pelo qual os estímulos são detectados pela transformação de sua energia em sinais elétricos.
8. Os receptores sensoriais podem ser classificados em termos do tipo de energia que transduzem ou pela fonte de estimulação. As vias centrais geralmente são nomeadas de acordo com a origem e a terminação ou pelo tipo de informação transmitida.
9. As substâncias químicas são distribuídas ao longo dos axônios por transporte axonal rápido ou lento. A direção do transporte axonal pode ser anterógrada ou retrógada.
10. As células gliais incluem os astrócitos (regulam o microambiente do SNC), as oligodendróglias (formam a mielina do SNC), as células de Schwann (formam a mielina do SNP), as células ependimárias (revestem os ventrículos) e a microglia (macrófagos do SNC). As bainhas de mielina aumentam a velocidade de condução dos axônios.
11. As células ependimárias do plexo coroide produzem LCS. O LCS difere do sangue por ter menor concentração de K^+, glicose e proteínas, e maior concentração de Na^+ e Cl^-; o LCS normalmente não contém células sanguíneas.
12. A composição do líquido extracelular do SNC é regulada pelo LCS, pela barreira hematencefálica e pelos astrócitos.
13. O dano ao axônio de um neurônio causa reação axonal (cromatólise) no corpo celular e degeneração walleriana no axônio distal à lesão. A regeneração dos axônios do SNP é de ocorrência mais comum do que a regeneração dos axônios do SNC.

5

Geração e Condução de Potenciais de Ação

OBJETIVOS DO APRENDIZADO

Após a conclusão deste capítulo, o estudante será capaz de responder às seguintes questões:

1. Como é que a resposta da membrana de um nervo a estímulos de baixa amplitude se assemelha a um circuito elétrico passivo constituído por baterias, resistores e capacitores?
2. Quais fatores determinam as constantes de tempo e de comprimento da membrana de um nervo? Como estas constantes afetam as respostas elétricas da membrana nervosa?
3. Qual é a diferença entre um potencial de ação e as respostas sublimiares de uma membrana (*i. e.*, respostas passivas e locais)?
4. Qual é a sequência de condutâncias subjacente ao potencial de ação?
5. Quais são as similaridades entre as respostas dos canais de Na^+ e K^+ à despolarização da membrana? De que forma a presença de uma comporta de inativação no canal de Na^+ faz essas respostas diferirem?
6. Como as propriedades de comporta dos canais de Na^+ e K^+ estão relacionadas com os períodos refratários absoluto e relativo do potencial de ação?
7. Como o potencial de ação é propagado sem decremento? Quais fatores determinam sua velocidade de propagação?
8. Quais são as propriedades estruturais da mielina que explicam a sua habilidade de aumentar a velocidade de condução?
9. Considerando a natureza tudo ou nada dos potenciais de ação, como as características de diferentes estímulos são distinguidas pelo sistema nervoso central?

Um **potencial de ação** consiste em uma rápida alteração do potencial de membrana do tipo tudo ou nada seguida de um retorno ao potencial de membrana em repouso. Este capítulo descreve como os potenciais de ação são gerados por canais iônicos dependentes de voltagem na membrana plasmática, e propagados com os mesmos formato e tamanho ao longo do comprimento de um axônio. As influências da geometria do axônio, da distribuição dos canais iônicos e da mielina sobre os potenciais de ação são discutidas e explicadas. Também são descritos os meios pelos quais a informação é codificada pela frequência e padrão dos potenciais de ação nas células individuais e em grupos de células nervosas. Por fim, como o sistema nervoso fornece infor-

mações importantes sobre o mundo externo por intermédio de receptores sensoriais específicos, são apresentados os princípios gerais de transdução sensorial e de codificação. Informações mais detalhadas sobre estes sistemas e mecanismos sensoriais são fornecidas em outros capítulos.

Potenciais de membrana

Observações sobre os potenciais de membrana

Quando um microeletrodo afiado (diâmetro da ponta $< 0,5\,\mu m$) é inserido através da membrana plasmática de um neurônio, uma diferença de potencial é observada entre a ponta do microeletrodo no interior da célula e um eletrodo posicionado fora da célula. O eletrodo interno mostra um valor aproximado de 70 mV negativos em relação ao eletrodo externo, e esta diferença é referida como **potencial de membrana em repouso** ou, simplesmente, *potencial de repouso* (ver detalhes sobre as bases do potencial de repouso no Capítulo 1). (Por convenção, os potenciais de membrana são expressos como o potencial intracelular menos o potencial extracelular.) Os neurônios têm um potencial de repouso que tipicamente gira em torno de –70 mV.

Uma das principais características dos neurônios é sua habilidade, a partir do repouso, de modificar o potencial de membrana rapidamente em resposta a um estímulo apropriado. Duas classes de respostas deste tipo são os potenciais de ação e os potenciais sinápticos, que são descritos neste e no próximo capítulo, respectivamente. O atual conhecimento sobre os mecanismos iônicos dos potenciais de ação advém de experimentos realizados em muitas espécies. Uma das mais estudadas é a lula. O grande diâmetro (até 0,5 mm) do axônio gigante da lula a torna um excelente modelo para pesquisas eletrofisiológicas com eletrodos intracelulares.

Resposta passiva

Para entender como um potencial de ação é gerado e por que ele é necessário, é preciso conhecer as propriedades elétricas passivas da membrana da célula nervosa. O termo *propriedades passivas* se refere ao fato de os componentes da membrana celular se comportarem de modo bastante similar a certos elementos passivos de circuitos elétricos, tais como baterias, resistores e capacitores. Este conhecimento é bastante útil porque as propriedades destes elementos são bem conhecidas. Em particular, um pedaço de membrana contendo canais iônicos responde às alterações na voltagem que ocorrem ao longo da membrana de modo muito semelhante ao que ocorre em um circuito contendo um resistor e um capacitor em paralelo (circuito R-C paralelo). Os canais iônicos correspondem ao resistor, e a bicamada lipídica atua como um capacitor. Quando uma bateria é conectada pela *primeira vez* através de dois terminais de um circuito R-C paralelo, toda a corrente flui através do ramo do circuito contendo o capacitor, fazendo a voltagem ao longo dele começar a mudar (lembre-se: para um capacitor, $I \sim \alpha \, dV/dt$). Com o passar do tempo, porém, o fluxo da corrente pelo capacitor diminui, enquanto o fluxo através do resistor aumenta. Conforme isto ocorre, a taxa de mudança da voltagem através do capacitor (e do resistor) se torna mais lenta e a voltagem se aproxima de um valor de estado estacionário. Esta alteração na voltagem segue um curso temporal exponencial, cujas características dependem da resistência (R) e da capacitância (C) do resistor e do capacitor. Além disso, uma constante de tempo (τ) para este circuito pode ser definida pela equação $\tau = R \times C$, e é igual ao tempo que demora para a voltagem aumentar (ou diminuir) exponencialmente em cerca de 63% da diferença entre seus valores inicial e final.

Com relação ao modo como um axônio de fato responde à estimulação elétrica, no experimento realizado por Hodgkin e Rushton em 1946 (https://royalsocietypublishing.org/doi/pdf/10.1098/rspb.1946.0024), pode-se notar que o potencial de membrana de um axônio é alterado pela passagem de pulsos retangulares de corrente **despolarizante** (pulsos ascendentes) ou **hiperpolarizante** (pulsos descendentes) ao longo da sua membrana celular. A injeção de carga positiva é despolarizante porque torna a célula menos negativa (*i. e.*, diminui a diferença de potencial ao longo da membrana celular). Por outro lado, a injeção de carga negativa torna o potencial de membrana mais negativo e esta alteração no potencial é chamada *hiperpolarização*. Quanto maior a corrente injetada, maior será a alteração no potencial de membrana. As respostas a pulsos de corrente hiperpolarizante e de corrente despolarizante de pequena amplitude têm todas o mesmo formato fundamental devido às propriedades passivas da membrana. Em contrapartida, os formatos das respostas a pulsos de estímulo despolarizante maiores diferem daqueles das respostas aos pulsos de corrente hiperpolarizante e de corrente despolarizante de pequenas amplitudes, uma vez que estímulos maiores ativam elementos não passivos na membrana.

Nas respostas aos pulsos de corrente hiperpolarizante, tão logo tenha decorrido um intervalo de tempo longo o bastante desde o início do pulso de corrente para permitir que a voltagem da membrana atinja um platô (essencialmente, várias vezes τ), quase toda a corrente injetada flui por meio da resistência da membrana. Se a diferença entre as voltagens inicial e de estado estacionário *versus* a amplitude do pulso de corrente for representada graficamente, pode ser observada uma relação linear entre os pulsos hiperpolarizantes, a qual é exatamente aquela que se espera com base na Lei de Ohm ($V = I \times R$) para uma corrente fluindo através de um resistor. A inclinação desta reta ($\Delta V/\Delta I$) é referida como **resistência ao sinal de entrada** da célula (**R_{en}**) e é determinada experimentalmente do modo exato como foi descrito. A R_{en} está relacionada com a **resistência de membrana (r_m)** da célula, porém a relação exata depende da geometria celular e é complexa na maioria dos casos.

Note nas imagens do experimento que, embora a corrente seja injetada como pulsos retangulares com elevação vertical e bordas que caem, o formato das respostas de voltagem da membrana logo após os inícios e términos dos pulsos sofre elevações e quedas mais lentas. Além disso, com relação apenas às respostas aos pulsos de corrente hiperpolarizante e despolarizante de pequena amplitude, a queda e a elevação da voltagem de membrana têm formatos exponenciais. Isto mostra que a membrana está respondendo a estes pulsos de corrente como um circuito R-C paralelo, ou seja, o estímulo não causa alteração na resistência de membrana nem na **capacitância (c_m)** e, assim, o curso temporal de elevação e queda da voltagem é o mesmo em todos os casos por ser governado pela mesma constante de tempo (τ) de membrana.

As relações entre voltagem e corrente que acabaram de ser descritas mostram que, dentro de determinada faixa de estimulação, a membrana celular em uma região do axônio pode ser modelada por um circuito R-C passivo. Entretanto, este circuito-modelo com apenas um único resistor e um capacitor não considera o fato de os axônios serem estruturas espacialmente estendidas e, por causa disto, a resistência do espaço intracelular constitui um fator significativo no modo como os eventos elétricos ocorridos em uma região afetam outras regiões. Isto significa que, se os axônios não tivessem resistência intracelular, seu espaço intracelular seria isoelétrico, enquanto as alterações de voltagem, como aquelas que acabaram de ser descritas através de uma parte da membrana axonal, ocorreriam instantaneamente ao longo de todas as regiões. Neste caso, não haveria necessidade de um mecanismo especial (*i. e.*, potencial de ação) para propagar sinais ativamente para adiante pelo axônio. Na realidade, os axônios (e os neurônios em geral) são estruturas espacialmente estendidas dotadas de significativa resistência ao fluxo de corrente por entre diferentes regiões (este é um dos motivos pelos quais a relação entre R_{en} e r_m é complicada). Portanto, é importante saber como a corrente injetada em um ponto ao longo do axônio afeta o potencial de membrana em outros pontos porque isto tanto ajuda a explicar por que os potenciais de ação são necessários como também ajuda a explicar algumas de suas características.

Quando os pulsos de corrente que deflagram somente respostas passivas são passados através da membrana plasmática, o tamanho da alteração no potencial registrado depende da distância entre o eletrodo registrador e o ponto de passagem da corrente (Figura 5.1). Quanto mais próximo o eletrodo registrador estiver do sítio de passagem da corrente, maior e mais íngreme será a alteração no potencial. A magnitude da alteração no potencial diminui exponencialmente com a distância do sítio de passagem da corrente, e é dito que a alteração no potencial reflete a **condução passiva** ou **eletrotônica**. Estas alterações no potencial passivamente conduzidas não se disseminam a grandes distâncias ao longo da membrana antes de se tornarem insignificantes. Como mostrado na Figura 5.1, um sinal eletronicamente conduzido desaparece após uma distância de poucos milímetros. A distância ao longo da qual a alteração no potencial cai para 1/e (37%) de seu valor máximo é chamada

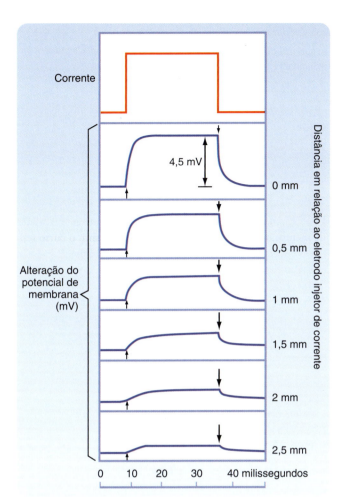

• **Figura 5.1** Respostas de um axônio de caranguejo a um pulso de corrente retangular sublimiar por um eletrodo de registro extracelular aplicado próximo à sua superfície e localizado a diferentes distâncias do eletrodo injetor de corrente. Conforme o eletrodo de registro é afastado do ponto de estimulação, a resposta do potencial de membrana é mais lenta e menor. (Redesenhada de Hodgkin AL, Rushton WAH. The electrical constants of a crustacean nerve fibre. *Proc R Soc Lond B Biol Sci*. 1946;133:444-479.)

constante de comprimento ou **constante de espaço** (em que "e" é o logaritmo de base natural, que vale 2,7182). Uma constante de comprimento igual a 1 a 3 mm é típica dos axônios de mamíferos, que podem medir mais de 1 m de comprimento, evidenciando a necessidade de um mecanismo para propagar a informação sobre os eventos elétricos gerados no soma para a extremidade do axônio.

Segundo a teoria dos cabos, a constante de comprimento pode estar relacionada com as propriedades elétricas do axônio porque as fibras nervosas têm muitas das propriedades de um cabo elétrico. Em um cabo perfeito, o isolamento ao redor do condutor central impede toda a perda de corrente para o meio circundante, por isso um sinal é transmitido ao longo do cabo sem que haja diminuição da força. Se uma fibra nervosa não mielinizada (discutida adiante) for comparada a um cabo elétrico, a membrana plasmática seria o isolamento e o citoplasma seria o meio condutor central, porém a membrana plasmática não é um isolante perfeito. Deste modo, o espalhamento da corrente depende da razão entre a resistência de membrana e a **resistência axial do citoplasma axonal (r_a)**. Quando a razão $r_m{:}r_a$ é alta, menos corrente é perdida ao longo da membrana plasmática por unidade de comprimento axonal, o axônio pode funcionar melhor como um cabo, e a distância em que um sinal pode ser eletrotonicamente transmitido sem decremento significativo é maior. Uma analogia útil é pensar no axônio como uma mangueira de jardim cheia de orifícios. Quanto mais orifícios existirem na mangueira, mais água vazará ao longo de sua extensão (de modo análogo à perda de corrente quando r_m é baixa) e menos água alcançará o bico.

De acordo com a teoria dos cabos, a constante de comprimento pode estar relacionada com a resistência axonal e é igual a $\sqrt{r_m/r_a}$. Esta relação pode ser usada para determinar como as alterações no diâmetro axonal afetam a constante de comprimento e, assim, qual é a variação no decaimento dos potenciais eletrônicos. Um aumento no diâmetro do axônio reduz tanto r_a como a r_m. Entretanto, a r_m é inversamente proporcional ao diâmetro (porque está relacionada com a circunferência do axônio), enquanto a r_a varia inversamente ao quadrado do diâmetro (por estar relacionada com a área de corte transversal do axônio). Portanto, a r_a diminui mais rápido do que a r_m conforme o diâmetro axonal aumenta e a constante de comprimento aumenta (Figura 5.2).

Em resumo, no domínio passivo, a resposta de membrana a estímulos elétricos é essencialmente idêntica àquela de um circuito composto por elementos elétricos passivos, podendo, assim, ser caracterizada pelas constantes de comprimento e de tempo da membrana, as quais determinarão a distância e a velocidade da distribuição dos sinais elétricos de determinado ponto da célula para outros.

Resposta local

Com relação ao experimento de Hodgkin e Rushton apresentado na seção "Resposta passiva", se maiores pulsos de corrente despolarizante forem injetados, a resposta de voltagem da membrana não mais se assemelhará a de um circuito de R-C passivo. Isto é mais facilmente observado com pulsos que deflagram despolarizações logo abaixo ou no **potencial limiar de membrana**[1] para um potencial de ação, mas falham em evocar um potencial de ação (traçados de 0,89 a 1; o potencial limiar de membrana pode ser definido como a voltagem em que a probabilidade de evocar um potencial de ação é de 50%). Nestes casos, o formato da resposta de voltagem é alterado em relação ao das respostas passivas porque o estímulo terá modificado suficientemente o potencial de membrana para causar a abertura de numerosos canais de Na^+ sensíveis à voltagem (descrito adiante).

Do mesmo modo, ao analisar as imagens do experimento, é possível notar o desvio ascendente em relação à linearidade para os pontos correspondentes na curva I-V. A abertura destes canais sensíveis à voltagem altera a resistência da membrana e permite que o Na^+ entre mais facilmente dirigido por seu próprio gradiente eletroquímico. Esta entrada de carga positiva (corrente de Na^+) intensifica a despolarização ao se somar ao pulso de corrente distribuído pelo eletrodo. A despolarização resultante é chamada **resposta local**. A resposta local resulta de alterações ativas nas propriedades da membrana (especificamente, sua condutância

---

[1] N.R.T.: O potencial limiar de membrana também é chamado "limiar de excitabilidade".

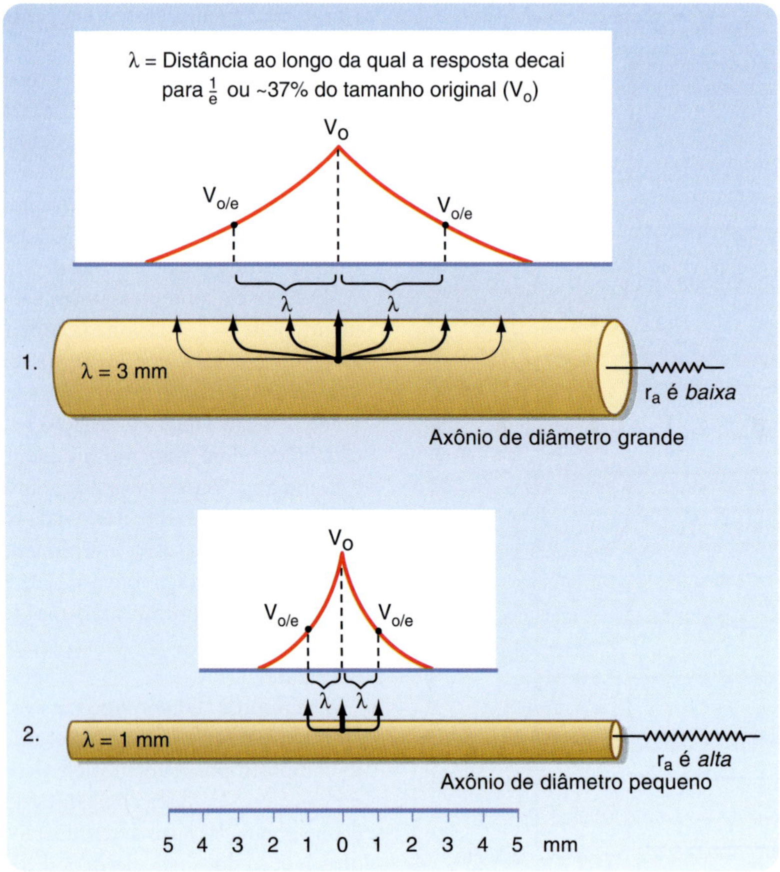

● **Figura 5.2** Comparação da constante de comprimento com o diâmetro do axônio. Observe que o aumento do diâmetro está associado à diminuição da resistência axial do citoplasma axonal (r_α) e ao aumento da constante de comprimento (λ). (Redesenhada de Blankenship J. *Neurophysiology*. Philadelphia: Mosby; 2002.)

de Na$^+$); enquanto, em uma resposta eletrotônica passiva, a condutância para vários íons permanece constante. Mesmo assim, a resposta local não é autorregenerativa e, novamente, diminui de amplitude com a distância. A alteração nas propriedades da membrana é insuficiente em relação ao que é necessário para gerar um potencial de ação.

Resposta supralimiar: potencial de ação

As respostas locais aumentarão de tamanho conforme a amplitude do pulso de corrente despolarizante aumenta até o potencial limiar de membrana ser alcançado, ponto em que é possível ocorrer um tipo diferente de resposta – o **potencial de ação** (ou **disparo**). O valor limiar é tipicamente próximo de –55 mV. Normalmente, quando o potencial de membrana excede este valor, um potencial de ação sempre é deflagrado.

A Figura 5.3 mostra o formato típico de um potencial de ação. Quando a membrana é despolarizada além do limiar, a despolarização se torna explosiva e tão grande que o potencial de membrana ultrapassa o zero, é invertido do negativo para o positivo, e se aproxima (contudo sem atingir) do potencial de equilíbrio de Nernst para o Na$^+$ (E_{Na}; Capítulo 2). O potencial de membrana então retorna em direção ao potencial de membrana de repouso (**repolariza**) quase tão rapidamente quanto foi despolarizado e, em geral, hiperpolariza além de seu potencial de repouso (**pós-hiperpolarização**). A principal fase do potencial de ação

(desde o início até o retorno ao potencial de repouso) tem tipicamente a duração de 1 a 2 milissegundos; entretanto, para a pós-hiperpolarização, pode persistir desde alguns até 100 milissegundos, dependendo do tipo de neurônio.

O potencial de ação difere das respostas sublimiar e passiva em três aspectos importantes: (1) é uma resposta de amplitude muito maior, em que a polaridade do potencial de membrana na verdade ultrapassa 0 mV (o interior da célula se torna positivo em relação ao exterior); (2) o potencial de ação geralmente é propagado no sentido descendente ao longo de todo o comprimento do axônio e sem que haja decremento (*i. e.*, mantém seu tamanho e formato por ser regenerado ao seguir pelo axônio); e (3) é uma **resposta tudo ou nada**, implicando que um estímulo normalmente produz ou falha em produzir um potencial de ação completo. Esta natureza tudo ou nada contrasta com a natureza graduada das respostas passiva e local, previamente descritas, e com as respostas sinápticas (Capítulo 6).

Bases iônicas dos potenciais de ação

Lembre-se que o potencial de membrana em repouso é determinado primariamente pela média ponderada dos potenciais de Nernst de Na$^+$ (E_{Na}) e K$^+$ (E_K), como definido pela equação da condutância de corda (Capítulo 2). O fator preponderante é a condutância (g = 1/resistência) a cada íon. Em repouso, a condutância para K$^+$ (g_K) é alta comparada à condutância para Na$^+$ (g_{Na}),

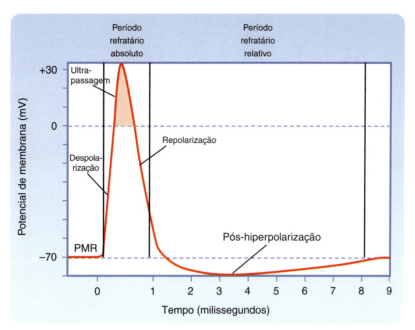

• **Figura 5.3** Componentes do potencial de ação com relação ao tempo e à voltagem. Os *marcadores* indicam os períodos refratários absoluto e relativo. Observe que a escala temporal para os primeiros milissegundos foi expandida para maior clareza. PMR, potencial de membrana em repouso. (Redesenhada de Blankenship J. *Neurophysiology*. Philadelphia: Mosby; 2002.)

de modo que o potencial de membrana de repouso (V_r) está mais próximo de E_K ($V_r \approx -70$ mV). Entretanto, se as condutâncias relativas destes íons mudassem, isto causaria uma correspondente alteração no potencial de membrana. Um aumento na g_K, por exemplo, resultaria na hiperpolarização da membrana, enquanto uma diminuição na g_K despolarizaria a membrana porque E_K é de aproximadamente −100 mV. Por outro lado, um aumento na g_{Na} despolarizaria a membrana e, se fosse de magnitude suficiente, levaria até mesmo à reversão na polaridade da membrana porque E_{Na} é de aproximadamente +65 mV.

Um potencial de ação axônico é, na verdade, o resultado de uma sequência rápida de alterações transientes na g_{Na} ou na g_K, ou em ambas. Em todos os axônios, há uma breve elevação na g_{Na} seguida de um declínio de volta aos níveis basais. Em alguns axônios, esta alteração na g_{Na} se dá contra uma g_K de repouso fixa (devido aos canais de vazamento, os quais não são controlados por voltagem; discutido adiante). Todavia, em muitos outros casos, há alteração da g_{Na} e da g_K. Assim, do mesmo modo como o potencial de membrana em repouso, o potencial de ação depende das tendências opositoras do (1) gradiente de Na^+, para trazer o potencial de membrana em repouso para o potencial de Nernst de Na^+ e (2) do gradiente de K^+ para trazer o potencial de membrana em repouso para o potencial de Nernst de K^+. Entretanto, contrastando com o que ocorre quando o neurônio está em repouso, a razão g_K/g_{Na} não é constante e muda continuamente. Uma diferença adicional é que, pelo fato de o potencial de membrana estar sendo alterado, há também uma corrente capacitiva, e isto deve ser considerado ao se descrever quantitativamente o potencial de membrana durante um potencial de ação (como corolário, note que a equação da condutância da corda é válida somente quando o potencial de membrana é constante, quando então não há corrente capacitiva).

A fase inicial do potencial de ação (a deflexão positiva do potencial de membrana em direção ao E_{Na}) resulta de um rápido aumento na g_{Na} e, assim, da corrente de Na^+ (I_{Na}). Estas alterações fazem o potencial de membrana se mover rumo ao potencial de equilíbrio para Na^+. O pico do potencial de ação não atinge o E_{Na} porque a elevação na g_{Na} não é infinita (*i.e.*, a razão g_K/g_{Na} não cai a zero).

Devido à natureza dos canais de Na^+ envolvidos (descritos adiante), a elevação na g_{Na} com a despolarização é transiente. Além disso, em muitos casos, a despolarização leva a uma elevação na g_K. Estes dois fatores fazem a razão g_K/g_{Na} parar de cair e começar a aumentar. Como resultado, o potencial de membrana é dirigido de volta ao E_K e, assim, repolariza no sentido de seu valor de repouso. Nos casos em que a repolarização envolve uma elevação na g_K, o potencial de membrana hiperpolariza temporariamente além do seu valor de repouso normal (se a g_K não for alterada, a queda na g_{Na} simplesmente faz a membrana voltar ao seu potencial de repouso). Esta pós-hiperpolarização ocorre porque a g_K permanece alta por determinado período de tempo após o potencial de ação. Conforme a g_K retorna ao seu nível basal, o potencial de membrana retorna ao seu valor de repouso.

Estas alterações na condutância podem ser explicadas pelas propriedades dos canais iônicos de Na^+ e K^+, descritas a seguir.

Canais e comportas iônicos

Os estudos iniciais sobre o mecanismo envolvido nos potenciais de ação indicam que as correntes iônicas passam por canais separados de Na^+ e K^+, cada um dos quais com características distintas, na membrana celular. Pesquisas subsequentes sustentam esta interpretação. As sequências de aminoácidos das proteínas dos canais e muitas características funcionais e estruturais dos canais atualmente são conhecidas em detalhes.

A estrutura de um canal de Na^+ dependente da voltagem (Figura 5.4) consiste em quatro subunidades α e duas subunidades β. A subunidade α tem quatro grupos (domínios) repetidos

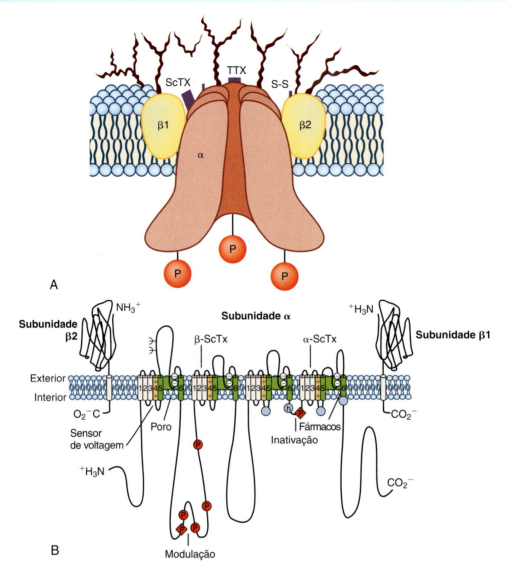

• **Figura 5.4** Modelo de um canal de Na⁺ controlado por voltagem. **A.** Os *elementos maiores em vermelho* representam as quatro subunidades α, enquanto os *dois elementos em amarelo* são as subunidades β com os sítios receptores para a toxina α do escorpião (ScTX) e para a tetrodotoxina (TTX) indicados. **B.** As subunidades β1 e β2 flanqueando uma subunidade α são mostradas com suas hélices transmembrana. (Redesenhada de Catterall WA. Structure and function of voltage-gated sodium channels at atomic resolution. *Exp Physiol*. 2014;99:35-51.)

a cada seis hélices transmembrana circundando um poro iônico central. As paredes do poro são parcialmente formadas pelas seis hélices em cada domínio. A maioria dos canais de K⁺ controlados por voltagem é composta por quatro subunidades separadas, cada uma das quais consistindo em um polipeptídeo com seis segmentos envolvendo a membrana, o que é similar aos domínios que constituem a subunidade α do canal de Na⁺.

Uma característica importante de alguns canais, como aqueles subjacentes ao potencial de ação, é a de que eles são controlados pela voltagem da membrana. Esses canais dependentes de voltagem detectam mudanças no potencial através da membrana e, em seguida, respondem por meio da abertura ou do fechamento do poro/comporta, dependendo da voltagem da membrana. As comportas são formadas por grupos de resíduos de aminoácidos carregados e a dependência das comportas dos canais de Na⁺ e K⁺ à voltagem pode contribuir para as alterações complexas na g_{Na} e na g_K que ocorrem durante um potencial de ação.

As características dos canais de Na⁺ e de K⁺ explicam as alterações de condutância durante o potencial de ação

O uso dos registros intracelulares-padrão aliado às técnicas de fixação de voltagem permitiu aos pesquisadores caracterizar as correntes iônicas subjacentes e as alterações de condutância associadas ao potencial de ação. As análises estatísticas detalhadas destes registros também permitiram fazer inferências notáveis acerca da natureza dos canais pelos quais estas correntes de Na⁺ e de K⁺ passavam. O desenvolvimento do ***patch clamp recording*** (**registro de correntes iônicas em pequenos fragmentos de membrana**), porém, possibilitou a observação direta do comportamento dos canais individuais. Nesta técnica, um microeletrodo (diâmetro da ponta, 1 a 3 μm) com um formato especial é apoiado na superfície de uma célula e, em seguida, é aplicada uma sucção ao microeletrodo. Como resultado, há a formação de uma vedação de alta resistência entre a membrana e a ponta do microeletrodo (Figura 5.5A), o que permite registrar a atividade de qualquer canal que esteja no *patch* de membrana.

CAPÍTULO 5 Geração e Condução de Potenciais de Ação 71

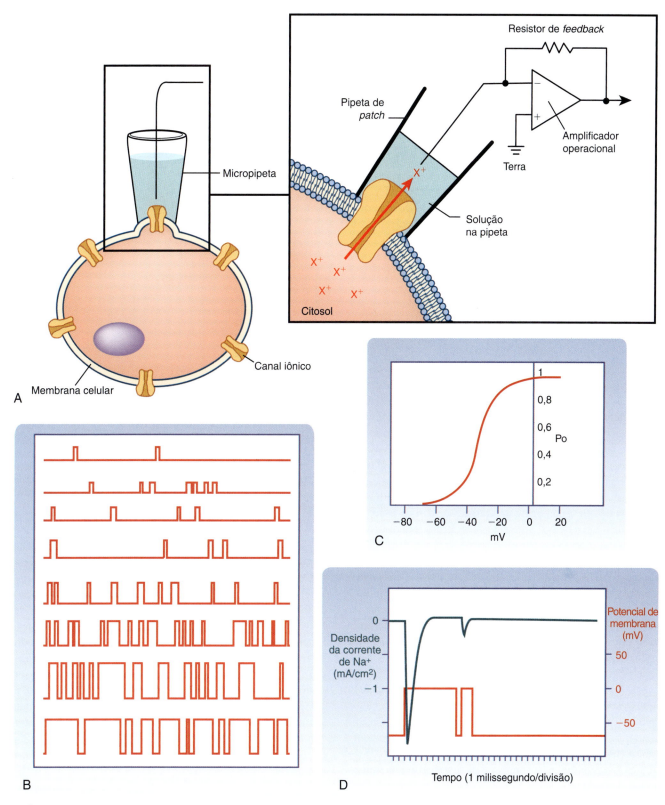

• **Figura 5.5 A.** Uma micropipeta é apoiada à membrana celular para aplicar sucção suficiente para isolar eletricamente um único canal na ponta da micropipeta. Um amplificador registra a corrente que passa pelo canal. **B.** Cada linha mostra a corrente que passou por um canal de K+ quando este se abriu espontaneamente. Observe que, conforme a voltagem transmembrana é progressivamente despolarizada (de cima para baixo), tanto a probabilidade de o canal se abrir como a amplitude da corrente aumentam. **C.** Gráfico de probabilidades de abertura do canal *versus* despolarização da membrana. **D.** Gráfico de voltagem transmembrana (traçado inferior, escala da direita) e da densidade de corrente a partir de uma população de canais de Na+ (traçado superior, escala da esquerda) isolada em um pedaço (*patch*) similar ao observado em **A** (exceto que este contém vários canais de Na+). Inicialmente, no potencial de repouso, não há fluxo de corrente. Com a despolarização a 0 mV, há uma corrente de Na+ para dentro que é cortada até mesmo enquanto a despolarização continua. Isto é devido ao fechamento das comportas de inativação do canal. Após um breve retorno ao potencial de repouso, outra despolarização a 0 mV evoca um fluxo de corrente para dentro; contudo, este é menor e mais breve porque ainda não houve tempo para a maioria das comportas de inativação lentas reabrir. (**B, C** e **D** são redesenhadas de http://www.physiologymodels.info/electrophysiology.)

Os registros em um pedaço do membrana mostram que muitos canais iônicos são acionados espontaneamente entre os estados de condutância aberto e fechado quando têm comportas que abrem e fecham a entrada para o poro. No caso dos canais controlados por voltagem, a comporta é sensível à voltagem através da membrana e, assim, o tempo que uma comporta permanece em cada estado é uma função probabilística do potencial de membrana. Um registro em um pedaço da membrana de um canal de K⁺ demonstra este comportamento probabilístico (Figura 5.5B). Conforme o potencial de membrana é fixado em níveis mais despolarizados, o canal passa mais tempo no estado aberto, refletindo a dependência da voltagem da probabilidade de abertura do canal (Figura 5.5C). Ainda, a amplitude da corrente no estado aberto aumenta com o nível de despolarização e isto ocorre porque a força condutora para K⁺ é maior em níveis mais despolarizados (*i. e.*, o potencial de membrana está mais distante do potencial de Nernst de K⁺).

O comportamento de um canal de Na⁺ é mais complexo do que o de um canal de K⁺. Assim como o canal de K⁺, o canal de Na⁺ tem uma comporta dependente da voltagem (comporta de ativação) cuja probabilidade de ser aberta aumenta com a despolarização. Entretanto, diferentemente dos canais de K⁺, com despolarização mantida, os canais de Na⁺ somente abrem no início da despolarização e, então, permanecem fechados. Isto sugere que os canais de Na⁺ têm uma segunda comporta (*comporta de inativação*), cuja probabilidade de ser aberta diminui conforme a membrana é despolarizada. Sendo assim, qualquer corrente de Na⁺ conduzida por estes canais será transiente (Figura 5.5D) porque o mesmo estímulo aumenta ambas as probabilidades: a de que a comporta de ativação venha a se abrir e a de que a comporta de inativação venha a se fechar. Note que o canal de Na⁺ apresenta dois estados fechados – um em que a comporta de ativação está fechada e o canal é dito "fechado", e outro em que a comporta de inativação está fechada e o canal é referido como "inativado". O motivo que leva o canal a ser chamado "inativado" quando a segunda comporta fecha é que, uma vez fechado, este permanecerá assim até a membrana ser repolarizada. Por outro lado, a comporta de ativação pode abrir e fechar em todos os potenciais de membrana, mas com probabilidades diferentes.

Uma vez conhecido o comportamento da comporta dos canais de Na⁺ e de K⁺, podemos entender como o potencial de ação é gerado pela interação destes canais (a seguir, consideramos que ambas, g_{Na} e g_K, são alteradas durante o potencial de ação). Como já mencionado, o potencial de ação começa com uma rápida elevação na condutância para Na⁺ (g_{Na}; Figura 5.6). Este aumento na condutância para Na⁺ reflete a abertura de muitos canais de Na⁺ em resposta à despolarização. Os canais abertos permitem o influxo de íons Na⁺ e o efeito desta corrente é despolarizar ainda mais a membrana. Note que isto constitui uma alça de retroalimentação positiva, a qual responde pela natureza explosiva do potencial de ação: a corrente de Na⁺ despolariza a membrana e isto causa a abertura de mais canais de Na⁺ que, por sua vez, aumentam a corrente de Na⁺. Em resumo, a abertura dependente da voltagem dos canais de Na⁺ e a ação despolarizante da corrente de Na⁺ são responsáveis pela fase de elevação do potencial de ação.

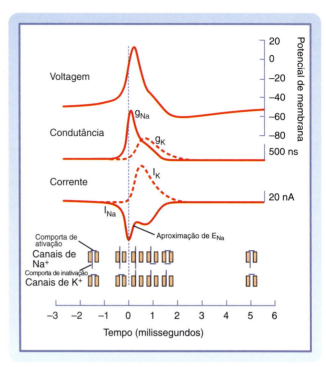

• **Figura 5.6** O potencial de ação, a condutância e as correntes subjacentes ao potencial de ação em relação ao tempo. Observe que a condutância aumentada para Na⁺ (g_{Na}), bem como seu fluxo para dentro, está associada à fase de elevação do potencial de ação, enquanto o aumento mais lento na condutância para K⁺ (g_K), bem como seu fluxo para fora, está associado à repolarização da membrana e à pós-hiperpolarização. A redução na corrente de Na⁺ (I_{Na}) antes do pico do potencial de ação (ainda que a g_{Na} ainda esteja alta) é devida à inativação dos canais de Na⁺. (Redesenhada de Squires LR, Berg D, Bloom F, et al. *Fundamental Neuroscience*. 2nd ed. San Diego, CA: Academic Press; 2002.)

O fim da fase de elevação e a subsequente fase de queda (repolarização) do potencial de ação resultam de dois processos: uma diminuição na g_{Na} e um aumento na g_K. A elevação na g_K é simplesmente uma consequência da despolarização da membrana, a qual aumenta a probabilidade de o canal de K⁺ vir a se abrir. A diminuição na g_{Na} resulta de dois fatores. Primeiramente, os canais de Na⁺ são inativados como resultado do fechamento da comporta de inativação com a despolarização. Diferentemente da comporta de ativação, que pode ser acionada até mesmo quando a membrana é despolarizada, a comporta de inativação, uma vez fechada, permanece fechada até que haja uma repolarização significativa. O segundo fator é que, conforme a razão g_K/g_{Na} aumenta (como resultado da inativação dos canais de Na⁺ e da abertura dos canais de K⁺), a membrana começa a repolarizar e esta repolarização atua desligando a comporta de ativação do canal de Na⁺. O fechamento de ambos os canais de Na⁺ e de K⁺ controlados por voltagem durante a fase de queda traz a membrana de volta ao seu estado de repouso. Se apenas os canais de Na⁺ se abrissem durante o potencial de ação (como ocorre em alguns axônios), a membrana simplesmente retornaria ao seu potencial de repouso. Se os canais de K⁺ controlados por voltagem também se abrissem durante o potencial de ação, haveria uma pós-hiperpolarização como resultado do fechamento lento dos canais de K⁺ em resposta à hiperpolarização.

NO NÍVEL CELULAR

O conhecimento da estrutura molecular dos canais tem ampliado a compreensão das suas propriedades. Por exemplo, a maioria dos canais é altamente seletiva para um íon em particular. Primeiro, se as paredes do canal forem revestidas com cargas positivas ou negativas, então cátions ou ânions poderão ser excluídos. Entretanto, a maioria dos canais também é seletivamente permeável a diferentes íons de mesma carga. Esta seletividade adicional parece ser resultado da necessidade de os íons se tornarem desidratados ao atravessarem a parte mais estreita de um canal, conhecida como filtro de seletividade. Íons em solução são hidratados (circundados por uma camada de moléculas de H_2O) e o raio desta camada de solvatação (hidratação) é diferente para cada tipo de íon. Nos canais de Na^+ e K^+, para tornar a desidratação energeticamente possível, o poro do canal é revestido por aminoácidos negativamente polarizados com uma geometria específica que substituem moléculas de água. Esta substituição, todavia, requer estreita correspondência entre o tamanho do filtro e a camada de solvatação do íon. Como cada íon tem uma camada de tamanho diferente, um canal em particular permitirá melhor a passagem de determinada espécie iônica em particular.

NO NÍVEL CELULAR

A **tetrodotoxina (TTX)**, um dos venenos mais potentes conhecidos, bloqueia especificamente o canal de Na^+. A TTX se liga ao lado extracelular do canal de sódio (Figura 5.4A). O **tetraetilamônio (TEA^+)**, outro veneno, bloqueia os canais de K^+. O TEA^+ entra no canal de K^+ a partir do lado citoplasmático e bloqueia o canal por não conseguir atravessá-lo. Os ovários de certas espécies de peixe-balão, também conhecido como baiacu, contêm TTX. A carne crua desse peixe é uma iguaria altamente apreciada no Japão. Os apreciadores de baiacu gostam do entorpecimento e do formigamento dos lábios causados pelas minúsculas concentrações de TTX presentes no peixe. Os *chefs* especializados em *sushi* são treinados para remover os ovários com segurança e têm licença concedida pelo governo para preparar o baiacu. Apesar destas precauções, várias pessoas morrem a cada ano em consequência da ingestão de baiacu preparado de modo inadequado para consumo.

A saxitoxina é outro bloqueador de canais de Na^+ produzido por dinoflagelados avermelhados que são responsáveis pelas conhecidas marés vermelhas. Os mariscos comem dinoflagelados e concentram saxitoxina em seus tecidos. Um indivíduo que ingere estes mariscos pode desenvolver paralisia com ameaça à vida 30 minutos após a refeição.

Acomodação

Quando um nervo é despolarizado muito lentamente, o limiar normal pode ser ultrapassado sem que haja disparo de um potencial de ação. Este fenômeno é chamado **acomodação**. Ambos os canais de Na^+ e de K^+ estão envolvidos na acomodação. Em resposta à despolarização da membrana, a g_{Na} primeiramente aumenta e, em seguida, após um curto intervalo de tempo, diminui. Isto se deve à abertura das comportas de ativação e ao fechamento das comportas de inativação dos canais de Na^+. Normalmente, a despolarização da membrana até o limiar, ou além, deflagra um potencial de ação. No entanto, a despolarização explosiva do potencial de ação somente pode ocorrer se um número crítico de canais de Na^+ forem recrutados. Assim, se uma célula for lentamente despolarizada, os canais de Na^+ podem então se tornar inativados sem a ocorrência de um potencial de ação e o conjunto de canais de Na^+ não inativados disponíveis (*i. e.*, canais no estado fechado) pode ser reduzido ao ponto em que um estímulo pode não ser capaz de recrutar um número suficiente de canais de Na^+ para gerar um potencial de ação. Um fator adicional que leva à acomodação é a lenta abertura dos canais de K^+ em resposta à despolarização. A g_K aumentada tende a se opor à despolarização da membrana e isto a torna ainda menos propensa a disparar um potencial de ação.

Períodos refratários

Quando está refratária, uma célula é totalmente incapaz de disparar um potencial de ação ou requer uma estimulação muito mais forte do que o usual para fazê-lo. Durante grande parte do potencial de ação, a célula permanece totalmente refratária porque não disparará outro potencial de ação, não importa o quão fortemente venha a ser estimulada. Este **período refratário absoluto** (Figura 5.3) ocorre quando uma fração ampla dos canais de Na^+ estão inativados e, portanto, não podem ser reabertos até a membrana ser repolarizada. Durante este período, o número crítico de canais de Na^+ requerido para produzir um potencial de ação não pode ser recrutado.

NA CLÍNICA

Em um distúrbio hereditário chamado **paralisia hipercalêmica periódica primária**, os pacientes têm episódios de contrações musculares espontâneas e dolorosas seguidos de períodos de paralisia dos músculos afetados. Estes sintomas são acompanhados de $[K^+]$ elevada no plasma e no líquido extracelular. Alguns pacientes com este distúrbio têm mutações envolvendo canais de Na^+ controlados por voltagem que resultam em diminuição da taxa de inativação por voltagem. Isto leva a potenciais de ação mais duradouros nas células musculares esqueléticas, bem como ao efluxo aumentado de K^+ durante cada potencial de ação, o qual pode elevar a $[K^+]$ extracelular.

A elevação da $[K^+]$ extracelular causa despolarização das células musculares esqueléticas. Inicialmente, a despolarização aproxima estas células do limiar e, deste modo, torna-se mais provável a ocorrência espontânea de potenciais de ação e contrações. Conforme a despolarização das células se acentua, as células ficam refratárias porque números crescentes de canais de Na^+ se tornam inativados. Em consequência, as células se tornam incapazes de disparar potenciais de ação e de contrair em resposta a potenciais de ação em seus axônios motores.

Durante a última parte do potencial de ação e durante o período de pós-hiperpolarização, a célula consegue disparar um segundo potencial de ação; contudo, é necessário um estímulo mais intenso do que o normal. Este período é chamado **período refratário relativo**. No início do período refratário relativo, antes de o potencial de membrana retornar ao nível do potencial de repouso, alguns canais de Na^+ continuam inativados, porém há o suficiente no estado aberto (e, portanto, têm o potencial de abrir quando a membrana é despolarizada) para sustentar a geração de um potencial de ação, caso venham a ser estimulados a se abrirem. Entretanto, é necessário um estímulo mais forte do que o normal para recrutar o número crítico de canais de Na⁺ requerido para deflagrar um potencial de ação (*i. e.*, a redução no número total de canais de Na⁺ disponíveis é contraposta pela probabilidade crescente de abertura). No decorrer de todo o período refratário relativo, a condutância para K⁺ está elevada e opondo-se à despolarização da membrana. Este aumento na condutância para K⁺ continua ao longo de toda a pós-hiperpolarização e é responsável pela maior parte da duração do período refratário relativo.

Condução dos potenciais de ação

A transmissão de informações ao longo das vias neuronais é fundamental para a função do sistema nervoso. Para tanto, os neurônios geram potenciais de ação que se propagam ao longo da extensão de seus axônios sem que haja decremento de tamanho para deflagrar a liberação do neurotransmissor a partir dos terminais pré-sinápticos. O modo como os potenciais são propagados ao longo do axônio e como as características do axônio afetam esta propagação são discutidos nesta seção. O modo como deflagram a liberação do transmissor é discutido no Capítulo 6.

Propagação do potencial de ação

A condução passiva não transportará um sinal de uma extremidade do axônio a outra, a menos que o axônio seja muito curto (*i. e.*, da ordem de sua constante de comprimento), porque os sinais passivamente conduzidos diminuem rapidamente de tamanho à medida que se distanciam de sua origem. Existem neurônios com axônios curtos assim (p. ex., na retina do olho, a distância de um neurônio ao próximo é tão pequena que a condução eletrotônica passiva é suficiente). No entanto, na maioria dos casos, os axônios são muitas vezes mais longos do que suas constantes de comprimento. De fato, podem chegar a medir mais de 1 m de comprimento (p. ex., axônios dos motoneurônios), centenas de vezes, portanto, a constante de comprimento. Mesmo assim, se os pesquisadores tiverem que fazer registros a partir de pontos situados ao longo de um axônio típico, constatarão que o potencial de ação chega em pontos sucessivos seguindo ao longo do axônio com formato e tamanho permanecendo constantes. Isto ocorre porque o potencial de ação se autorregenera ao ser conduzido ao longo da fibra e, assim, diz-se que é ativamente **propagado**.

A Figura 5.7 mostra como, em uma resposta local, a corrente que flui através de uma parte da membrana causa a despolarização da membrana adjacente. A mesma coisa acontece quando os canais de Na⁺ são abertos por um potencial de ação em um sítio ao longo do axônio, exceto que, neste caso, a corrente será intensa o bastante para despolarizar as áreas em ambos os lados quando o limiar for atingido e, assim, gerar potenciais de ação nestas áreas vizinhas. A corrente de influxo de Na⁺ nestas áreas pode então fornecer a corrente para despolarizar suas adjacências além do limiar de modo a estas poderem, por sua vez, gerar potenciais de ação, e assim por diante. Em resumo, a propagação do potencial de ação ao longo de um axônio envolve ciclos recorrentes de despolarização para fornecer um fluxo de corrente local suficiente para a geração de um potencial de ação em uma região adjacente

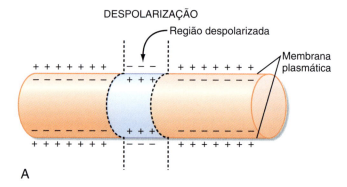

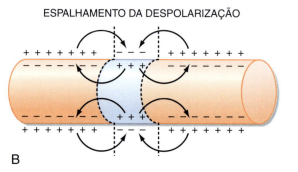

• **Figura 5.7** Mecanismo de espalhamento eletrotônico da despolarização. **A.** Reversão da polaridade da membrana que ocorre com a despolarização local. **B.** As correntes locais que fluem para despolarizar áreas adjacentes da membrana e permitem a condução da despolarização.

da membrana celular. Assim, diz-se que o potencial de ação é propagado adiante no axônio com "novos" potenciais de ação sendo gerados ao longo de seu comprimento. Neste sentido, o potencial de ação pode ser propagado ao longo de toda a extensão do axônio e, ao mesmo tempo, reter os mesmos tamanho e formato.

Normalmente, os potenciais de ação são gerados primeiro no segmento inicial do axônio (*i. e.*, onde o axônio está preso ao corpo celular neuronal ou dendrito proximal) e, então, conduzidos para a extremidade terminal. A razão para isto é que o segmento inicial tem altíssima densidade de canais de Na⁺ dependentes da voltagem e, assim, tem limiar de disparo mais baixo do que o soma ou os dendritos. No entanto, os axônios não são inerentemente condutores unidirecionais. Por exemplo, como implicado pelos circuitos locais mostrados na Figura 5.7, um potencial de ação gerado por uma despolarização no meio de um axônio é conduzido simultaneamente em ambas as direções a partir de seu sítio de iniciação.

Por que um potencial de ação que começa no segmento inicial não é propagado em ambas as direções? De fato, essa propagação ocorre. Além de ser propagada para adiante no axônio, a corrente que flui do segmento inicial de volta para o soma pode causar a geração de um disparo no soma, e em alguns tipos de neurônios (piramidal, espinhoso médio e outros, mas não de Purkinje), pode continuar a se retropropagar nos dendritos, visto que o soma e os dendritos também apresentam canais de Na⁺ dependentes de voltagem. Os potenciais de ação que se retropropagam nos dendritos fornecem um sinal retrógrado de impulso eferente neuronal para a árvore dendrítica. Foi também demonstrado que os potenciais de ação dendríticos abrem canais de Ca⁺⁺ dependentes de voltagem em dendritos, que podem contribuir para mudanças na força da transmissão sináptica (Capítulo 6).

Entretanto, não ocorrem potenciais em ponta de "retropropagação" adicionais do axônio, e tampouco os potenciais em ponta somáticos e dendríticos fazem com que o segmento inicial do axônio dispare uma segunda vez (e, desse modo, enviar outro potencial ao longo do axônio e iniciar um ciclo de repetição). Isto não acontece porque o período refratário da membrana torna qualquer área que já tenha exibido um potencial de ação incapaz de disparar um segundo potencial por um breve período. Do mesmo modo que um disparo que começou no segmento inicial segue ao longo do axônio, a corrente que flui no sítio do disparo despolariza a membrana em ambos os lados deste sítio. Entretanto, o sítio mais próximo do corpo celular, que recém-disparou um potencial, não consegue responder a esta despolarização porque os canais de Na+ ainda estão inativos. No momento em que os canais de Na+ são reativados (retornaram ao estado fechado e são capazes de se abrir), a despolarização da membrana no sítio terá terminado (porque o potencial de ação dura apenas cerca de 1 milissegundo). Deste modo, a comporta de inativação do canal de Na+ não só ajuda a determinar a duração do potencial de ação, como também é responsável por sua propagação singular e unidirecional a partir da sua origem no segmento inicial.

A velocidade de condução do potencial de ação está correlacionada com o diâmetro do axônio

A velocidade de condução em uma fibra nervosa é determinada pelas propriedades elétricas do citoplasma e da membrana plasmática que circunda a fibra, bem como por sua geometria. Nas fibras não mielinizadas, a velocidade de condução é proporcional à raiz quadrada do diâmetro da sua secção transversal (Figura 5.8). Este efeito está relacionado com as alterações ocorridas na r_a e na r_m com o diâmetro. À medida que o diâmetro de uma fibra aumenta, a r_a diminui com o quadrado do diâmetro enquanto a r_m aumenta apenas linearmente com o diâmetro. Como resultado, a resistência ao fluxo de corrente ao longo do axônio diminui mais do que ao longo da membrana. Isto aumenta a constante de comprimento (Figura 5.2), ou seja, uma quantidade maior da corrente que entra em um sítio é distribuída às regiões adjacentes do axônio, levando estas regiões ao limiar mais rapidamente e, assim, fazendo o potencial de ação ser conduzido mais rapidamente ao longo das fibras com diâmetros maiores.

Entretanto, aumentar o diâmetro também aumenta a área de superfície da membrana plasmática sobre a qual as cargas negativas internas e as cargas positivas externas são mantidas umas em relação com as outras. Descarregar esta capacitância aumentada tende a retardar a condução e mitigar o aumento da velocidade de condução ganho via aumento do diâmetro.

A mielinização aumenta bastante a velocidade de condução

Nos vertebrados, muitas fibras nervosas são revestidas com **mielina**, e tais fibras são ditas *mielinizadas*. A mielina consiste em membranas plasmáticas de **células de Schwann** (no sistema nervoso periférico) ou de **oligodendrócitos** (no sistema nervoso central [SNC]), que envolvem e isolam a fibra nervosa (Figura 5.9A e B). A bainha de mielina consiste em mais de 100 camadas de

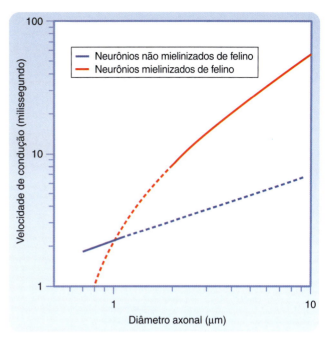

• **Figura 5.8** Velocidades de condução de axônios não mielinizados (*azul*) e mielinizados (*vermelho*) de um felino em função do diâmetro axonal. As *linhas sólidas* representam os dados medidos. As *linhas tracejadas* representam extrapolações que mostram a vantagem da mielinização em relação ao simples aumento do diâmetro axonal como um mecanismo de velocidade de condução aumentada. (De Schmidt-Nielsen K. *Animal Physiology: Adaptation and Environment.* 5th ed. Cambridge, Cambridge University Press; 1997.)

membrana plasmática de células gliais. Espaços com largura de 1 a 2 μm, conhecidos como **nodos de Ranvier**, separam a bainha de uma célula de Schwann (ou oligodendrócito) da de outra. Com exceção daqueles de menor diâmetro, o axônio mielinizado tem velocidade de condução muito maior do que a de uma fibra não mielinizada de mesmo calibre porque a bainha de mielina aumenta a efetiva resistência de membrana do axônio, diminui a capacitância da membrana do axônio e limita a geração de potenciais de ação aos nodos de Ranvier. Em resumo, a mielinização altera significativamente as propriedades elétricas do axônio.

Como os numerosos envoltórios de membrana em torno do axônio aumentam a resistência de membrana efetiva, r_m/r_a e a constante de comprimento são muito maiores. A aumentada resistência de membrana implica que menos corrente é perdida através da membrana ao longo do comprimento do axônio e, deste modo, a amplitude de um sinal conduzido diminui menos com a distância ao longo do axônio e precisa ser regenerada (por meio da abertura dos canais de Na+) com menor frequência.

Além disso, um revestimento de mielina mais espesso em torno da membrana resulta em uma separação significativamente maior de cargas em toda a sua extensão em comparação à que existe ao longo da membrana descoberta de um axônio, de modo que as cargas ao longo desta membrana estão muito menos firmemente ligadas entre si. Isto é análogo à situação em que as placas de um capacitor são separadas e sua capacitância diminui. Como o efeito da capacitância de membrana é retardar a velocidade em que o potencial de membrana pode ser alterado, a capacitância reduzida dos axônios mielinizados significa que a despolarização ocorre mais rapidamente. Por todos

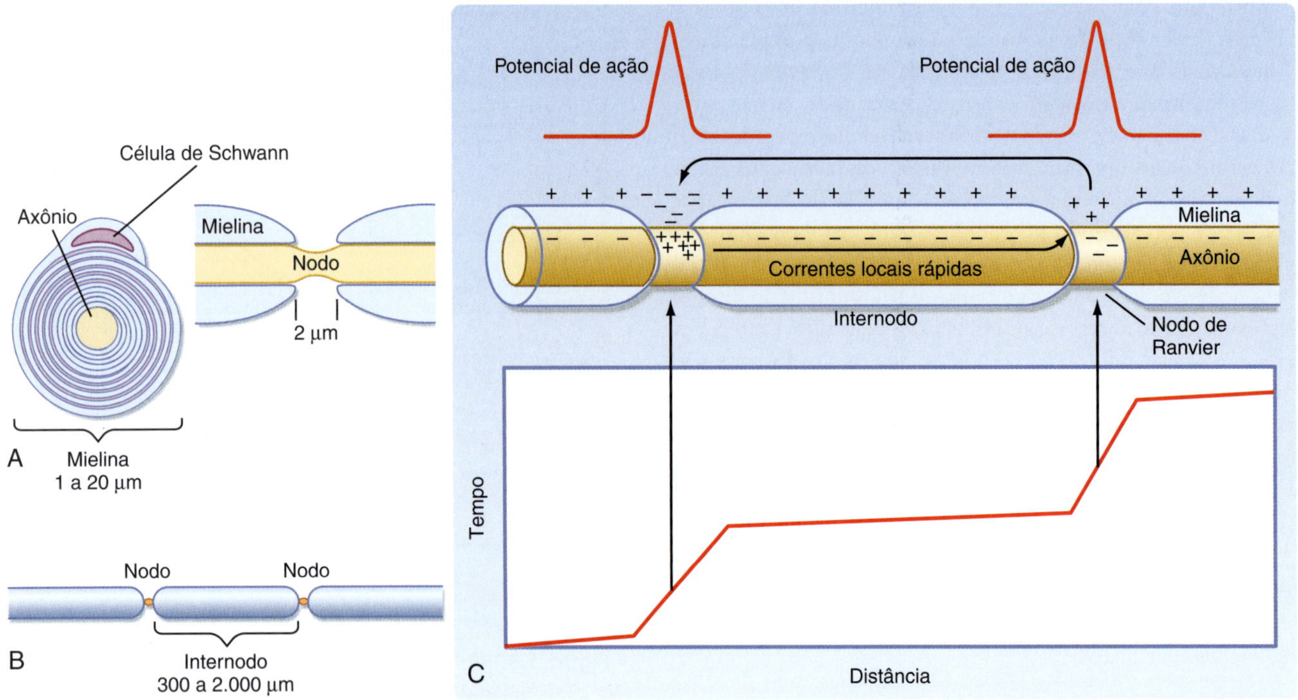

76 SEÇÃO 2 **Neurofisiologia**

• **Figura 5.9 A.** Ilustrações esquemáticas em corte longitudinal através de um nodo de Ranvier e em corte transversal através de uma célula de Schwann enrolada em torno de um axônio para formar mielina. Observe que o axônio é exposto ao espaço extracelular somente no nodo de Ranvier. **B.** Visão de dois nodos e do internodo de mielina interveniente. **C.** Condução saltatória em um axônio mielinizado com a representação em *plotagem* da localização do potencial de ação ao longo do axônio (eixo x) *versus* o tempo (eixo y). Observe o curto tempo que o potencial de ação levou para atravessar a grande distância entre os nodos (*linhas de menor inclinação* neste gráfico) devido à alta resistência e à baixa capacitância da região internodal. Em contrapartida, o potencial de ação se torna mais lento ao cruzar cada nodo (*segmentos de linhas inclinadas íngremes*). (**B.** Redesenhada de Squires LR, Berg D, Bloom F, et al. *Fundamental Neuroscience.* 2nd ed. San Diego, CA: Academic Press; 2002; **C.** Redesenhada de Blankenship J. *Neurophysiology.* Philadelphia: Mosby; 2002.)

estes motivos, a velocidade de condução é significativamente aumentada pela mielinização e a corrente gerada em um nodo de Ranvier é conduzida a uma grande velocidade até o próximo nodo (Figura 5.9).

Nos axônios mielinizados, os canais de Na^+ que provocam a geração de um potencial de ação estão altamente concentrados nos nodos de Ranvier e não são encontrados entre os nodos. Assim, o potencial de ação é regenerado apenas nos nodos de Ranvier (0,3 a 2 mm de distância) em vez de ser regenerado de modo contínuo ao longo da fibra, como ocorre em uma fibra não mielinizada. A resistência ao fluxo de íons ao longo das numerosas camadas que constituem a bainha de mielina é tão alta que as correntes transmembrana são principalmente restritas aos curtos segmentos de membrana plasmática desmielinizada presentes nos nodos de Ranvier (Figura 5.9C). Portanto, o potencial de ação é regenerado em cada nodo sucessivo. As correntes locais que entram no nodo são quase totalmente conduzidas de um nodo para o nodo seguinte, levando cada nodo ao limiar em cerca de 20 μs. Assim, o potencial de ação parece "saltar" de um nodo de Ranvier para o seguinte, sendo este processo chamado **condução saltatória** (da palavra em latim *saltare*, "pular") (Figura 5.10).

Consequências funcionais da mielinização

As consequências funcionais da mielinização podem ser detectadas comparando-se os axônios da lula com os dos mamíferos. Embora as fibras nervosas humanas tenham diâmetro significa-

tivamente menor do que os axônios gigantes da lula, os axônios humanos conduzem a velocidades comparáveis ou até maiores graças à mielinização. O axônio gigante não mielinizado da lula mede 500 μm de diâmetro e conduz a uma velocidade aproximada de 20 m/segundo. Nos mamíferos, os diâmetros dos axônios variam de cerca de 0,2 a 20 μm, e todas as fibras com diâmetros maiores que 1 a 2 μm são mielinizadas. Uma fibra nervosa não mielinizada de mamífero cujo diâmetro é inferior a 1 a 2 μm tem velocidade de condução menor que 2 m/segundo (ver Figura 5.8), conforme o esperado em função de seu diâmetro menor em comparação com o axônio gigante da lula. Em contrapartida, uma fibra mielinizada de mamífero de 10 μm exibe velocidade de condução na faixa de 50 m/segundo – mais que o dobro daquela observada no axônio gigante da lula de 500 μm, apesar de ter apenas 1/50 do diâmetro deste. Dessa forma, a alta velocidade de condução em axônios bem mais finos alcançada com a mielinização possibilita um notável aumento da conectividade neuronal sem expandir enormemente o volume do SNC. Isto é certamente um fator que permitiu a evolução dos sistemas nervosos dos mamíferos com os enormes números de neurônios capazes de gerar desde reflexos rápidos até um processamento mental complexo e eficiente.

Transdução sensorial

Para receber informações sobre o mundo, o SN contém uma ampla variedade de receptores sensoriais, cada um dos quais

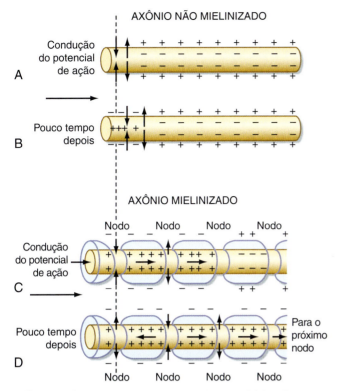

• **Figura 5.10** Comparação da condução do potencial de ação em um axônio não mielinizado e em um axônio mielinizado. No momento inicial (**A** e **C**), um potencial de ação está sendo gerado no lado esquerdo de cada axônio. Observe que a corrente de entrada no axônio não mielinizado (**A**) está despolarizando uma parte adjacente, enquanto a corrente de entrada no axônio mielinizado (**C**) está despolarizando toda a membrana até o próximo nodo. Em um segundo instante (**B** e **D**), o potencial de ação no axônio não mielinizado (**B**) foi gerado na porção adjacente, enquanto o potencial de ação no axônio mielinizado (**D**) foi gerado em nodos subsequentes e já está despolarizando o último nodo à direita. (Redesenhada de Castro A, Neafsey E, Wurster R, Merchut M. *Neuroscience: An Outline Approach*. Philadelphia: Mosby; 2002.)

NA CLÍNICA

Em algumas doenças conhecidas como **distúrbios desmielinizantes**, acontece a deterioração da bainha de mielina. Na **esclerose múltipla**, a desmielinização progressiva e difusa dos axônios no SNC resulta em perda do controle motor e déficits sensoriais. A neuropatia comum nos casos graves de diabetes mellitus é causada pela desmielinização dos axônios periféricos. Quando a mielina é perdida, a constante de comprimento se torna bem menor. Desta forma, o potencial de ação perde amplitude à medida que é eletrotonicamente conduzido de um nodo de Ranvier ao seguinte. Se a desmielinização for suficientemente grave, o potencial de ação pode chegar ao nodo de Ranvier seguinte com força insuficiente para disparar um potencial de ação naquele nodo, o que leva à falha de propagação.

especializado em detectar um tipo particular de energia (**estímulo**). Quando um estímulo ativa um receptor sensorial, este inicia um processo chamado **transdução sensorial**, pelo qual a informação sobre o estímulo (p. ex., sua intensidade e duração) é convertida em sinais elétricos locais. Estes sinais locais são chamados de **potenciais receptores** ou **geradores**.

NO NÍVEL CELULAR

Os potenciais de ação de axônios mielinizados podem não ter pós-potencial hiperpolarizante e nem um período refratário relativo estendido porque seus canais de K⁺ são deslocados dos nodos para dentro dos paranodos parcialmente expostos. Isto aumenta a velocidade em que estes axônios de condução rápida podem disparar. Os axônios mielinizados também são mais metabolicamente eficientes do que os axônios não mielinizados. A ATPase de Na⁺/K⁺ expulsa o Na⁺ que entra na célula e faz o K⁺ que sai da célula voltar para o citoplasma durante os potenciais de ação. Em axônios mielinizados, as correntes iônicas são restritas à pequena área da superfície da membrana nos nodos de Ranvier. Por este motivo, uma concentração bem menor de íons atravessa uma unidade de comprimento de membrana da fibra, e uma quantidade muito menor de bombeamento de íons – e de gasto energético – é necessária para manter os gradientes.

NA CLÍNICA

Os pesquisadores podem registrar um potencial de ação com o uso de um microeletrodo sem perfurar o axônio colocando dois eletrodos espaçados sobre sua superfície para então comparar a carga elétrica em cada ponto. Um eletrodo localizado onde há um potencial de ação renderia um sinal negativo, o que não aconteceria com o registro de um eletrodo colocado onde não há potencial de ação. Conforme o potencial de ação é conduzido para o segundo eletrodo, a polaridade do registro é revertida. Esta técnica é usada clinicamente para avaliar a função das fibras nervosas. Os nervos periféricos e muitas vias centrais consistem em uma população de axônios de vários diâmetros (Figura 5.11); alguns axônios são mielinizados e outros, não. Em consequência, os potenciais de ação se propagam em diferentes velocidades nos axônios individuais. Como resultado, um registro de um nervo deste tipo com eletrodos externos não mostra um pico sincronizado único, e sim uma série de picos que variam no tempo (refletindo a velocidade de condução de grupos de axônios) e na magnitude (que reflete o número de axônios em cada grupo de velocidade). Isto é chamado **potencial de ação composto**. O valor clínico deste registro está em sua habilidade de, em certos estados patológicos, revelar a disfunção de um grupo particular de axônios associados a funções específicas, bem como à natureza não invasiva da técnica, que pode ser realizada usando eletrodos na superfície da pele (Tabela 5.1).

Os potenciais receptores podem então ser transformados em padrões de potenciais de ação que são conduzidos ao longo de um ou mais axônios para dentro do SNC. Para que isto aconteça, o estímulo deve produzir potenciais receptores que sejam amplos o suficiente para mudar os níveis de disparo de uma ou mais fibras aferentes primárias conectadas ao receptor. Intensidades mais fracas de estimulação podem produzir potenciais receptores sublimiares; contudo, tais estímulos não modificam a atividade dos neurônios sensoriais centrais e, por isso, não são detectados. O **estímulo limiar** é definido como sendo o estímulo mais fraco que pode ser detectado de modo confiável.

Os eventos ambientais que evocam a transdução sensorial podem ser mecânicos, térmicos, químicos ou outras formas

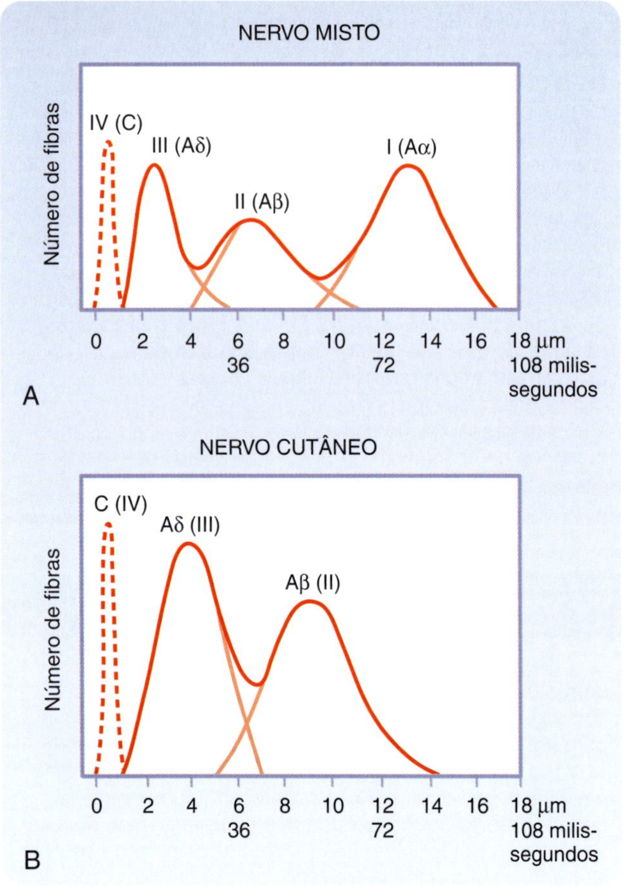

NERVO MISTO

NERVO CUTÂNEO

• **Figura 5.11** Distribuição dos axônios por tamanho e velocidade de condução em um nervo misto (músculo) (**A**) e em um nervo cutâneo (**B**). Observe o número aumentado de fibras de pequeno diâmetro e a ausência de fibras Aα no nervo cutâneo. (De Haines DE. *Fundamental Neuroscience for Basic and Clinical Applications*. 3rd ed. Philadelphia: Churchill Livingstone; 2006.)

de energia. Entretanto, os tipos de informação usados por um organismo em particular dependem de seu conjunto de receptores sensoriais. Por exemplo, os seres humanos não conseguem perceber campos elétricos ou magnéticos, porém outros animais são capazes de perceber estes estímulos. Em particular, muitos peixes têm eletrorreceptores, e vários peixes e aves usam o campo magnético terrestre para se orientar durante a migração.

O processo de transdução varia com o tipo de estímulo ambiental que é detectado. A Figura 5.12 mostra três exemplos de como os estímulos podem alterar as propriedades de membrana dos receptores sensoriais que transduzem estes estímulos (mais detalhes sobre cada um destes exemplos são fornecidos em outros capítulos). A Figura 5.12A ilustra como um **quimiorreceptor**, como aquele usado para a gustação e o olfato, poderia responder quando um estímulo químico reage com moléculas de receptor presentes na membrana plasmática do receptor sensorial. A ligação do estímulo químico à molécula de receptor abre um canal iônico que permite o influxo de uma corrente iônica que despolariza a célula receptora sensorial. (Isto é similar ao que é descrito sobre os canais sensíveis a ligante no Capítulo 6.) Na Figura 5.12B, o canal iônico de um **mecanorreceptor**, como aqueles presentes na pele, abre em resposta à aplicação de uma força mecânica ao longo da membrana e isto, por sua vez, permite que um influxo de corrente despolarize o receptor sensorial. Na Figura 5.12C, o canal iônico de uma célula **fotorreceptora** da retina (assim chamada por responder à luz) fica aberto no escuro e fechado quando um fóton é absorvido pelo pigmento existente na membrana interna de um disco. Neste caso, ocorre um influxo de corrente no escuro e a corrente cessa quando uma luz é aplicada. Quando a corrente para, o fotorreceptor hiperpolariza. (Devido ao fato de que a captura de fótons ocorre a distância do canal iônico por ele influenciado, este processo deve envolver um mecanismo de um segundo mensageiro intracelular.)

TABELA 5.1	Correlação entre grupos de axônios de acordo com os registros de potenciais de ação compostos com suas propriedades funcionais.				
Classificação eletrofisiológica dos nervos periféricos	Classificação das fibras somente aferentes (classe/grupo)	Diâmetro da fibra (μm)	Velocidade de condução (m/s)	Receptor inervado
Tipo de fibra sensorial				
Aα	Ia	13 a 20	80 a 120	Fusos musculares primários
Aβ	Ib e II	6 a 12	35 a 75	Órgão tendinoso de Golgi, fusos musculares secundários, mecanorreceptores cutâneos
Aδ	III	1 a 5	5 a 30	Mecanorreceptores cutâneos, receptores térmicos, nociceptores
C	IV	0,2 a 1,5	0,5 a 2	Mecanorreceptores cutâneos, receptores térmicos, nociceptores
Tipo de fibra motora				
Aα	N/A	8 a 13	44 a 78	Fibras musculares esqueléticas extrafusais
Aγ	N/A	2 a 8	12 a 48	Fibras musculares intrafusais
B	N/A	1 a 3	6 a 18	Fibras autônomas pré-ganglionares
C	N/A	0,2 a 2	0,5 a 2	Fibras autônomas pós-ganglionares

N/A, não aplicável. De Haines DE. *Fundamental Neuroscience for Basic and Clinical Applications*. 3rd ed. Philadelphia: Churchill Livingstone; 2006.

CAPÍTULO 5   Geração e Condução de Potenciais de Ação

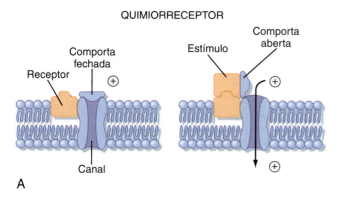

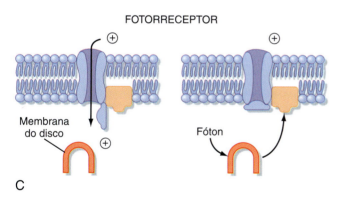

- **Figura 5.12** Modelos de mecanismos transdutores em três tipos de receptores. **A.** Quimiorreceptor. **B.** Mecanorreceptor. **C.** Fotorreceptor.

A natureza do receptor também pode variar. Na situação mais simples, um receptor é apenas uma porção especializada de um axônio e, nesse caso, a transdução de um estímulo em potencial de receptor e a tradução deste potencial em uma sucessão de potenciais de ação ocorrem, todas, na mesma célula. Exemplificando, um estímulo mecânico, como a aplicação de pressão na pele de um dedo da mão, pode distorcer a membrana de um axônio que forma parte de um mecanorreceptor, conforme mostrado na Figura 5.13A. Esta distorção causa um fluxo de entrada de corrente na extremidade terminal do axônio, e um fluxo de corrente longitudinal e de saída ao longo das partes adjacentes do axônio. A corrente de saída produz uma despolarização (potencial receptor) que pode exceder o limiar para um potencial de ação (Figura 5.13B). Se isto ocorrer, um ou mais potenciais de ação são evocados e então eles seguem ao longo desta fibra aferente primária para o SNC, transmitindo, assim, informação sobre o estímulo mecânico.

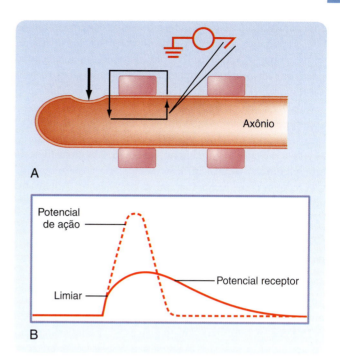

- **Figura 5.13 A.** Fluxo de corrente (*setas finas*) produzido pela estimulação (*seta grossa*) de um mecanorreceptor na extremidade de um axônio. Um eletrodo de registro intracelular é colocado no primeiro nodo de Ranvier. **B.** Potencial receptor produzido pela corrente e o potencial de ação que estaria sobreposto ao potencial receptor caso o limiar fosse excedido no primeiro nodo de Ravier.

Em muitos outros casos, o receptor é composto por mais de uma célula. Nesta situação, a transdução ocorre em uma célula, porém os potenciais de ação são gerados em outras células sinapticamente conectadas a ela (Capítulo 6). Na **cóclea**, por exemplo, as fibras aferentes primárias recebem estímulo sináptico das **células pilosas** mecanorreceptoras. Nestes órgãos, a transdução sensorial pode ser mais complexa com este arranjo. Além disso, nos fotorreceptores, o potencial de receptor é hiperpolarizante, conforme já mencionado, e a interrupção da corrente do escuro é o evento sinalizador. No Capítulo 8, são apresentadas informações sobre cada um destes mecanismos.

Embora os mecanismos de transdução sensorial variem entre os tipos de estímulo, o resultado final é que tipicamente um potencial receptor na célula receptora ou no neurônio aferente primário (*i. e.*, o primeiro neurônio em uma via sensorial) faz a sinapse com a célula receptora.

Campos receptivos

A relação existente entre a localização de um estímulo e a ativação de determinados neurônios sensoriais é um dos principais temas do campo da fisiologia sensorial. O **campo receptivo** de um neurônio sensorial é a região que, quando estimulada, afeta a atividade desse neurônio. Por exemplo, um receptor sensorial poderia ser ativado pela indentação de apenas uma pequena área da pele. Esta área é o **campo receptivo excitatório** do receptor sensorial. Além disso, um neurônio no SNC pode ter um campo receptivo cujo tamanho é várias vezes aquele de um receptor sensorial porque pode receber informações de muitos receptores sensoriais, cada um dos quais com um campo receptivo discretamente diferente. O campo receptivo deste neurônio do SNC é, portanto, a soma dos campos receptivos dos receptores sensoriais que o influenciam. A localização do campo receptivo é determinada pela localização do aparato de transdução sensorial responsável pela informação sinalizadora sobre o estímulo destinado ao neurônio sensorial.

Em geral, os campos receptivos sensoriais são excitatórios. Entretanto, um neurônio sensorial central pode ter um campo receptivo excitatório ou inibitório, ou até mesmo um campo receptivo complexo que inclui áreas excitatórias e áreas inibitórias. Os exemplos destes campos receptivos complexos são discutidos nos Capítulos 7 e 8.

Codificação de informações por potenciais de ação

A transmissão de informações entre os neurônios é a função primordial do SNC. Isto é conseguido principalmente por meio dos potenciais de ação que se propagam ao longo do axônio até os terminais pré-sinápticos e causam a liberação do neurotransmissor, um sinal para as células pós-sinápticas. Como já foi explicado, a natureza regenerativa dos potenciais de ação permite que eles transportem sinais independentemente do comprimento do axônio, enquanto os sinais locais, como os potenciais receptores ou sinápticos (Capítulo 6), sofrem decaimento com o aumento da distância e, portanto, não são apropriados para este propósito. Entretanto, a desvantagem está no fato de a natureza tudo ou nada dos potenciais de ação implicar que o formato e o tamanho destes não transmitem informações da mesma forma como as gradações de potenciais locais. Em vez disso, as variações na velocidade ou no curso temporal dos potenciais de ação parecem ser usadas primariamente como "códigos" para a transmissão de informações entre os neurônios.

O termo **codificação de frequência** se refere às informações codificadas pela frequência de disparo de um neurônio, sendo *frequência de disparo* definida como o número de potenciais de ação disparados por unidade de tempo, esta em geral expressa como picos por segundo, também chamada hertz (Hz). Considere como exemplo a força de um estímulo mecânico sobre a pele, a qual pode ser codificada na frequência de disparo do neurônio aferente primário que inerva a pele. Quanto maior a força aplicada na pele, maior será o resultante potencial receptor no neurônio aferente primário e, como consequência, maior será a frequência dos potenciais de ação deflagrados pelo potencial receptor. As pesquisas demonstraram que muitos neurônios empregam uma codificação de frequência no sentido de que a frequência de disparo de um neurônio mostra uma consistente relação com parâmetros específicos de estímulos sensoriais, movimentos seguintes ou outros aspectos do comportamento.

A quantidade de informações nestes códigos de frequência é limitada por vários fatores. Um fator é a faixa de frequências de disparo de um neurônio. O limite máximo desta faixa é estabelecido pela frequência máxima com que um neurônio consegue disparar potenciais de ação, a qual é determinada pela duração dos períodos refratários absoluto e relativo (ver Figura 5.3) e raramente excede 1.000 Hz. O limite inferior da faixa de disparos logicamente é 0 Hz, uma vez que os neurônios não conseguem disparar a velocidades negativas. Para evitar este problema, muitos neurônios têm níveis de atividade espontânea. Estes níveis podem ser bastante elevados (p. ex., algumas células de Purkinje disparam espontaneamente a 100 Hz) e levam uma célula a aumentar ou diminuir sua atividade ao longo de uma faixa similar em resposta aos estímulos. Um segundo fator restritivo é a variabilidade da frequência de disparo do neurônio, a qual determina a resolução da codificação de informações do neurônio.

O **curso temporal** ou **codificação temporal** se refere aos códigos no sentido de que o curso temporal específico dos disparos, em vez da frequência de disparo geral, codifica as informações. Uma versão frequentemente estudada da codificação temporal é a sincronização de disparos entre vários neurônios. Foi demonstrado que a sincronização dos disparos neuronais ocorre em certo número de regiões encefálicas e, em alguns casos, de forma correlacionada com a função. Uma vantagem da codificação temporal é poder transmitir informações mais rapidamente do que a codificação de frequência na medida em que dispensa o cálculo do valor médio, algo que consome tempo. Além disso, a codificação de frequência e a codificação temporal não são mutuamente exclusivas na medida em que as frequências de disparo gerais podem variar enquanto os eventos sincronizados são sobrepostos. Esta multiplicidade de códigos pode aumentar a capacidade de transmissão de informações das vias neuronais.

Codificação sensorial

Os neurônios sensoriais codificam informações sobre os estímulos. No processo de transdução sensorial, um ou mais aspectos do estímulo devem ser codificados de um modo que possa ser interpretado pelo SNC. A informação codificada consiste em uma abstração baseada (1) em quais receptores sensoriais são ativados, (2) nas respostas dos receptores sensoriais ao estímulo, e (3) no processamento das informações junto à via sensorial. Alguns parâmetros de estímulo que podem ser codificados são a **modalidade sensorial, localização espacial, intensidade, frequência** e **duração**. Em capítulos subsequentes, são descritos outros aspectos dos estímulos codificados em relação a sistemas sensoriais específicos.

Uma **modalidade sensorial** é uma classe de sensações. Por exemplo, estímulos mecânicos sustentados aplicados na pele resultam em sensações de toque ou pressão, enquanto os estímulos mecânicos transientes podem evocar sensações de *flutter* ou vibração. Outras modalidades sensoriais cutâneas são frio, calor e dor. Visão, audição, gustação e olfato são exemplos de modalidades sensoriais não cutâneas. Os receptores sensoriais específicos definem a energia normalmente associada à modalidade de uma via sensorial. Por exemplo, a via visual inclui os fotorreceptores, os neurônios retinais, o núcleo geniculado lateral do tálamo e as áreas visuais do córtex cerebral (Capítulo 8). O meio normal de ativação da via visual é a luz incidindo na retina. Entretanto, a estimulação mecânica (p. ex., pressão no globo ocular) ou a estimulação elétrica dos neurônios na via visual também produzem uma sensação visual. Assim, os neurônios do sistema visual podem ser considerados uma **linha**

rotulada, que, uma vez ativada por qualquer modo, resulta em uma sensação visual.

A **localização** de um estímulo é sinalizada pela ativação de um grupo específico de neurônios sensoriais cujos campos receptivos são afetados pelo estímulo. A informação pode ser codificada no SNC na forma de um mapa neural. Um **mapa somatotópico**, por exemplo, é formado por arranjos de neurônios no córtex somatossensorial, os quais recebem informações vindas dos locais correspondentes na superfície corporal (Capítulo 7). No sistema visual, os pontos na retina são representados por arranjos neuronais que formam **mapas retinotópicos** (Capítulo 8).

A **intensidade** pode ser codificada de várias formas. Como os potenciais de ação têm magnitude uniforme, alguns neurônios sensoriais codificam a intensidade por sua frequência de descarga (codificação de frequência). A relação existente entre a intensidade do estímulo e a resposta pode ser graficamente representada como uma função estímulo-resposta. Para muitos neurônios sensoriais, a função estímulo-resposta se aproxima de uma curva exponencial, com um expoente que pode ser menor, igual ou maior que 1. As funções estímulo-resposta com expoentes fracionários caracterizam muitos **mecanorreceptores.** Os **termorreceptores**, que detectam alterações na temperatura, têm curvas de estímulo-resposta lineares (expoente 1). Os **nociceptores**, que detectam estímulos dolorosos, podem ter funções estímulo-resposta lineares ou positivamente aceleradas (*i. e.*, o expoente para estas curvas é maior ou igual a 1). As funções estímulo-resposta positivamente aceleradas dos nociceptores ajudam a explicar a urgência experimentada com o aumento da sensação dolorosa.

Outra forma pela qual a intensidade do estímulo é codificada é conforme o número de receptores sensoriais ativados. Um estímulo no limiar de percepção pode ativar somente um ou apenas alguns neurônios aferentes primários de uma classe apropriada, enquanto um estímulo forte do mesmo tipo pode recrutar muitos receptores similares. Os neurônios sensoriais centrais que recebem estímulo de receptores sensoriais desta classe particular seriam mais poderosamente afetados conforme mais neurônios aferentes primários descarregam. A atividade aumentada em neurônios sensoriais centrais pode ser percebida como um estímulo mais forte.

Estímulos de diferentes intensidades também podem ativar diferentes conjuntos de receptores sensoriais. O limite da frequência de disparo de potenciais de ação de um neurônio também pode limitar sua faixa de resposta a um estímulo. Entretanto, mecanorreceptores com limiares distintos podem superar este problema: aqueles com limiares baixos podem sinalizar ao longo de uma faixa de intensidades de estímulo baixas, enquanto outros com limiares mais altos podem sinalizar intensidades de estímulo mais altas. Juntos, permitem uma

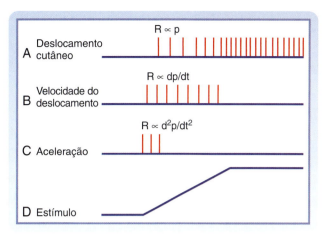

• **Figura 5.14** Mecanorreceptores de adaptações lenta e rápida ao deslocamento da pele. **A** a **C** são as descargas de fibras aferentes primárias durante um estímulo rampa/patamar mostrado em **D**. **A**. Resposta de um receptor de adaptação lenta que sinaliza a magnitude e a duração do deslocamento. **B**. Resposta de um receptor de adaptação rápida sinalizando a velocidade do deslocamento. **C**. Resposta de um distinto receptor de adaptação rápida à aceleração. p, deslocamento; R, resposta; t, tempo.

resolução fina ao longo de uma faixa estendida de intensidades. Além disso, intensidades ainda maiores poderiam recrutar nociceptores, e isto também irá alterar a qualidade percebida do estímulo.

A **frequência** do estímulo por vezes pode ser codificada por potenciais de ação cujos intervalos interpicos correspondem exatamente aos intervalos entre os estímulos (p. ex., a intervalos correspondentes àqueles de uma vibração de frequência baixa). Entretanto, este mecanismo é limitado pelos limites de velocidade de disparo dos neurônios, conforme já discutido. Quando frequências maiores precisam ser codificadas (p. ex., o sistema auditivo que, em seres humanos, é capaz de detectar frequências de até 20.000 Hz; Capítulo 8), outras estratégias se fazem necessárias. Outros códigos candidatos dependem dos padrões espaço-temporais de disparo ao longo de populações de neurônios.

A **duração**, o início e o término de eventos são codificados por diferentes populações de neurônios sensoriais. Por exemplo, os receptores de adaptação lenta presentes na pele produzem uma descarga repetitiva no decorrer de um estímulo prolongado. No entanto, os receptores de adaptação rápida produzem disparos no momento do início (ou término) do mesmo estímulo. A Figura 5.14 mostra as respostas de três tipos de receptores à deflexão lenta da pele, a qual é representada no gráfico na parte inferior da figura. A implicação funcional é que diferentes aspectos temporais do estímulo podem ser sinalizados por receptores com diferentes velocidades de adaptação.

Pontos-chave

1. Canais iônicos são proteínas de membrana integrais dotadas de poros seletivos de íon. Um canal iônico tipicamente exibe dois estados: alta condutância (aberto) e condutância zero (fechado). Diferentes regiões de uma proteína de canal iônico atuam como comportas para abrir e fechar o canal. O canal é arremetido espontaneamente por entre os estados aberto e fechado.

2. Para um canal dependente da voltagem, a fração de tempo em que um canal permanece no estado aberto é uma função da diferença de potencial transmembrana.

3. O potencial de ação é gerado por rápida abertura e subsequente inativação por voltagem de canais de Na^+ dependentes da voltagem, e por abertura e fechamento tardios de canais de K^+ dependentes da voltagem.

4. Os períodos refratários absoluto e relativo resultam da inativação por voltagem de canais de Na^+ e do fechamento tardio dos canais de K^+ em resposta à repolarização da membrana. Estes períodos refratários limitam a velocidade de disparos de potenciais de ação.

5. Sinais sublimiares e potenciais de ação são conduzidos ao longo do comprimento de uma célula por correntes locais. Os sinais sublimiares somente são conduzidos eletronicamente e, assim, diminuem com a distância.

6. O potencial de ação é propagado em vez de meramente conduzido. É regenerado conforme se move ao longo do axônio. Neste sentido, um potencial de ação mantém os mesmos tamanho e formato ao seguir ao longo do axônio.

7. Um axônio de grande diâmetro exibe maior velocidade de propagação porque o diâmetro aumentado do axônio diminui a resistência axial e permite que quantidades maiores de corrente fluam adiante.

8. A mielinização aumenta drasticamente a velocidade de condução de um axônio porque a mielina aumenta a resistência e diminui a capacitância da membrana. A mielinização permite que o potencial de ação seja conduzido muito rapidamente de um nodo de Ranvier ao nodo seguinte. Isto faz o potencial de ação parecer saltar de nodo a nodo em uma forma de condução chamada *condução saltatória*.

9. Um receptor responde preferencialmente a uma forma particular de energia de estímulo. Seu campo receptivo é aquela parte de um domínio sensorial em que a energia pode afetar o receptor.

10. Os potenciais receptores são o resultado da transdução de estímulos sensoriais. Estes potenciais refletem os parâmetros específicos do estímulo e, se excederem o limiar, alteram os padrões de disparo de potencial de ação dos neurônios aferentes.

6

Transmissão Sináptica

OBJETIVOS DO APRENDIZADO

Após a conclusão deste capítulo, o estudante será capaz de responder às seguintes questões:

1. Quais são as características das sinapses elétricas?
2. Quais são as especializações encontradas nos elementos pré e pós-sinápticos em uma sinapse química?
3. Qual sequência de eventos conecta a chegada do potencial de ação no terminal pré-sináptico à entrada de cálcio?
4. Qual sequência de eventos conecta a entrada de cálcio no terminal pré-sináptico à liberação de um neurotransmissor?
5. O que é a hipótese quantal da transmissão sináptica, e como a presença de potenciais de placa motora em miniatura sustenta esta hipótese?
6. Por que o potencial de reversão de um PEPS é próximo de 0 mV?
7. O que distingue PEPSs e PIPSs em termos de condutâncias iônicas subjacentes, efeito sobre o potencial de membrana e probabilidade de disparo neuronal?
8. Como se explica que um PIPS continue inibindo um neurônio quando seu potencial de reversão é igual ou mais positivo do que o potencial de repouso do neurônio?
9. Quais são os mecanismos pelos quais os efeitos sinápticos podem sofrer alterações ao longo do tempo?
10. Quais são os critérios usados para determinar que uma substância é um neurotransmissor, e quais são os principais neurotransmissores excitatórios e inibitórios?
11. Quais são as principais classes de receptores de neurotransmissor?

A transmissão sináptica é o principal processo pelo qual os sinais elétricos são transferidos entre as células do sistema nervoso (ou entre neurônios e células musculares ou receptores sensoriais). Dentro do sistema nervoso, a transmissão sináptica geralmente é concebida como uma interação de dois neurônios que se dá ponto a ponto em junções especializadas chamadas *sinapses*. Há duas classes principais de sinapses: elétrica e química. Entretanto, uma vez que a lista de neurotransmissores químicos aumentou e conforme o conhecimento acerca de seus mecanismos de ação foi sendo ampliado, a definição e o conceito daquilo que constitui a transmissão sináptica teve que ser refinado e expandido. Não vemos mais a transmissão sináptica como um processo que envolve apenas neurônios, mas percebemos agora que a glia é um elemento importante da transmissão sináptica e que a sinalização também ocorre entre os neurônios e a glia. Além disso, em certos casos, o neurotransmissor liberado em uma sinapse atuará sobre um território amplamente disseminado (*transmissão extrassináptica*), em vez de apenas na sinapse da qual é liberado. Neste capítulo, descrevemos primeiro o conceito clássico de transmissão sináptica (elétrica e química), então apresentamos alguns neurotransmissores não tradicionais e discutimos como eles afetam a comunicação química entre as células do sistema nervoso.

Sinapses elétricas

Embora sua existência no sistema nervoso central (SNC) dos mamíferos seja conhecida há muito tempo, as sinapses elétricas, ou junções comunicantes, existentes entre os neurônios eram consideradas relativamente pouco importantes para o funcionamento do SNC de mamíferos adultos. Foi apenas recentemente que se tornou evidente que estas sinapses são bastante comuns e podem estar por trás de funções neuronais importantes.

Uma sinapse elétrica é efetivamente uma via de baixa resistência entre células que permite que a corrente flua diretamente de uma célula para outra e, de modo mais geral, que haja trocas de pequenas moléculas entre as células. As sinapses elétricas estão presentes no SNC dos animais, desde os invertebrados até os mamíferos. São encontradas entre as células gliais, bem como entre os neurônios. O acoplamento elétrico de neurônios foi demonstrado na maioria das regiões encefálicas, tais como oliva inferior, cerebelo, medula espinhal, neocórtex, tálamo, hipocampo, bulbo olfatório, retina e estriado.

Uma junção comunicante é o correspondente morfológico de uma sinapse elétrica. Estas junções são estruturas similares a placas, nas quais as membranas plasmáticas das células acopladas se tornam estreitamente apostas (o espaço intercelular diminui para aproximadamente 3 nm) e cheias de material eletrodenso (Figura 6.1). As micrografias eletrônicas de criofraturas de junções comunicantes exibem arranjos regulares de partículas intermembranares que correspondem às proteínas formadoras dos canais intercelulares que conectam as células. O diâmetro típico de um canal é grande (1 a 2 nm), tornando-o, assim, permeável não só a íons como também a outras moléculas pequenas com tamanho de até 1 kDa.

As sinapses elétricas são rápidas (essencialmente, não há retardo sináptico) e bidirecionais (*i.e.*, a corrente gerada em qualquer célula pode fluir ao longo da junção comunicante e influenciar a outra célula). Além disso, elas atuam como **filtros passa-baixa (filtros de baixa frequência)**. Ou seja, os eventos elétricos lentos são preferencialmente transmitidos em comparação com os sinais rápidos, como os potenciais de ação. As junções comunicantes são particularmente abundantes durante a neogênese e parecem desempenhar um importante papel na formação de

84 SEÇÃO 2 Neurofisiologia

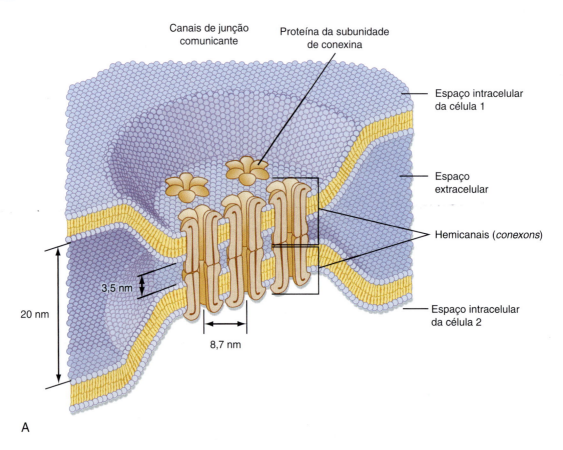

A

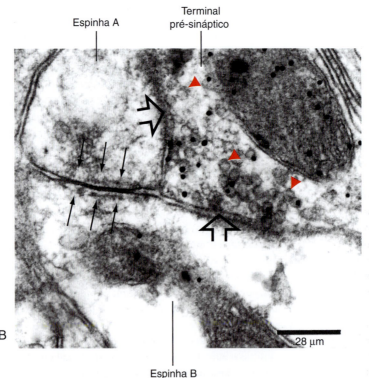

B

• **Figura 6.1** Estrutura de uma junção comunicante. **A.** Vista esquemática da junção comunicante mostrando o estreitamento do espaço intercelular a 3,5 nm no local da junção. A junção comunicante tem vários canais, sendo cada canal formado por dois hemicanais de conexons. Cada conexon, por sua vez, é constituído por seis subunidades de conexinas. **B.** Micrografia eletrônica de parte de um arranjo sináptico complexo chamado *glomérulo* encontrado na oliva inferior e em algumas outras regiões do SNC. Duas espinhas dendríticas são acopladas por uma junção comunicante (*pequenas setas pretas*). Um terminal axonal preenchido com vesículas sinápticas é visto na *parte direita superior* do painel. As *setas grandes* apontam o material eletrodenso que marca as zonas ativas. Os *pontos negros* são imunomarcações com ouro para GABA, identificando, assim, este terminal como sendo GABAérgico. As *pontas de seta vermelhas* apontam para as vesículas sinápticas. (De De Zeeuw CI, Lang EJ, Sugihara I, et al. *J Neurosci* 1996;16:3420. Copyright 1996 by the Society for Neuroscience.)

NO NÍVEL CELULAR

Cada canal de junção comunicante é formado por dois hemicanais (chamados *conexons*), um de cada célula. Cada conexon, por sua vez, é um hexâmero de subunidades de proteína conexina codificadas por uma família de genes que, nos mamíferos, é composta por pelo menos 21 membros distintos. (Uma segunda família de proteínas formadoras de junções comunicantes, as panexinas, também foi identificada.) Junções comunicantes formadas por diferentes conexinas têm propriedades biofísicas distintas (controle por comporta e condutância), além de distribuições celulares variadas. Embora ao menos 10 tipos de conexinas sejam expressos no SNC, a conexina 36 (as conexinas são nomeadas de acordo com o peso molecular; portanto, o número se refere ao peso molecular aproximado da conexina em quilodáltons) é a principal conexina neuronal no SNC do adulto. Outros tipos de conexina encontrados no SNC formam junções comunicantes entre células gliais ou são primariamente expressos de modo transiente durante o crescimento.

redes neuronais funcionais no neocórtex e no tálamo. Outro papel importante das junções comunicantes neuronais parece ser a sincronização da atividade de uma rede. Por exemplo, a atividade dos neurônios olivares inferiores normalmente é sincronizada, mas se torna não correlacionada quando bloqueadores farmacológicos de junções comunicantes são injetados na oliva inferior. Também parece que os padrões de acoplamento elétrico pelas junções comunicantes podem ser altamente específicos. Os interneurônios neocorticais, por exemplo, quase exclusivamente se acoplam aos interneurônios do mesmo tipo. Este padrão específico de acoplamento de junções comunicantes sugere que várias redes independentes e eletricamente acopladas de interneurônios podem coexistir ao longo do neocórtex.

Por fim, embora as sinapses elétricas em geral sejam consideradas relativamente simples e estáticas em comparação com as sinapses químicas, na verdade elas podem ser entidades bastante dinâmicas. Por exemplo, as propriedades das sinapses elétricas podem ser moduladas por vários fatores, entre os quais a voltagem, os ligantes, o pH intracelular e a [Ca^{++}]. Além disso, estão sujeitas à regulação por meio de ativação do receptor acoplado à proteína G mediado por neurotransmissores e por conexinas (subunidades proteicas que formam uma junção comunicante – ver boxe No nível celular) que contêm sítios para fosforilação. Estes fatores podem alterar o acoplamento entre as células ao promoverem modificações na condutância de um único canal, formação de novas junções comunicantes ou remoção de outras já existentes.

Sinapses químicas

A transmissão sináptica química foi demonstrada pela primeira vez entre o nervo vago e o coração por um experimento simples conduzido por Otto Loewi. O nervo vago de uma rã foi estimulado para retardar a frequência cardíaca e a solução que perfundia o coração foi coletada. Esta solução foi então usada para perfundir outro coração, cujos batimentos também diminuíram, demonstrando, assim, que a estimulação do nervo vago tinha causado a liberação de uma substância química na solução.

Foi constatado que essa substância química liberada na solução era a acetilcolina, que hoje se sabe que é o neurotransmissor presente na junção neuromuscular e em outras sinapses no sistema nervoso periférico e no sistema nervoso central.

Diferentemente do que acontece nas sinapses elétricas, nas sinapses químicas não há comunicação direta entre o citoplasma de duas células. Em vez disso, as membranas celulares ficam separadas por uma fenda sináptica que mede cerca de 20 nm, e a interação das células se dá via intermediários químicos conhecidos como **neurotransmissores**. As sinapses químicas geralmente são unidirecionais e, assim, é possível fazer referência a elementos pré e pós-sinápticos, os quais estão ilustrados na Figura 6.2. O elemento **pré-sináptico** muitas vezes é a parte terminal de um axônio e acumula pequenas vesículas cujos formatos e tamanhos exatos variam de acordo com o neurotransmissor nelas contido. Além disso, a membrana pré-sináptica aposta ao elemento **pós-sináptico** tem regiões conhecidas como **zonas ativas**, que são locais com material eletrodenso correspondente às proteínas envolvidas na liberação dos neurotransmissores (Figura 6.1B). Além disso, as mitocôndrias e o retículo endoplasmático rugoso tipicamente são encontrados no terminal pré-sináptico. A membrana pós-sináptica também é caracterizada por material eletrodenso, que, neste caso, corresponde aos receptores para o neurotransmissor e moléculas de segundo mensageiro envolvidas na ativação do receptor de neurotransmissores.

As sinapses químicas ocorrem entre diferentes partes dos neurônios. Tradicionalmente, o foco de estudo tem sido as sinapses formadas por um axônio nos dendritos ou no soma de uma segunda célula (**sinapses axodendríticas** ou **axossomáticas),** e a nossa descrição será baseada principalmente neste tipo de sinapse. Entretanto, existem muitos outros tipos de sinapses químicas, como a **axoaxônica** (axônio com axônio), **dendrodendrítica** (dendrito com dendrito) e **dendrossomática** (dendrito com soma). Outra possibilidade são os arranjos sinápticos complexos, como as sinapses mistas, nas quais as células formam sinapses elétricas e químicas entre si; as sinapses em série, em que uma sinapse axoaxônica é estabelecida no terminal axonal e influencia a eficácia da sinapse desse terminal com um terceiro elemento adicional; e as sinapses recíprocas, em que ambas as células podem liberar transmissor para influenciar uma à outra. A Figura 6.1B mostra um arranjo sináptico complexo chamado *glomérulo*, que envolve sinapses químicas e elétricas entre os elementos participantes.

Muito daquilo que sabemos sobre as sinapses químicas é proveniente de estudos envolvendo duas preparações clássicas: a junção neuromuscular da rã (sinapse de um neurônio motor [motoneurônio] sobre uma fibra muscular) e a sinapse gigante da lula (sinapse de um neurônio de segunda ordem sobre neurônios de terceira ordem que inervam o músculo do manto da lula, ou seja, os mesmos motoneurônios cujos axônios foram usados para caracterizar as condutâncias subjacentes ao potencial de ação [Capítulo 5]). Os princípios que regem a transmissão nessas sinapses aplicam-se, em sua maior parte, à transmissão sináptica "clássica" dentro do SNC dos mamíferos (ver seção "Neurotransmissores"). A transmissão sináptica em uma sinapse química pode ser resumida a seguir: (1) A transmissão sináptica é iniciada pela chegada do potencial de ação no terminal pré-sináptico. (2) O potencial

86 SEÇÃO 2 **Neurofisiologia**

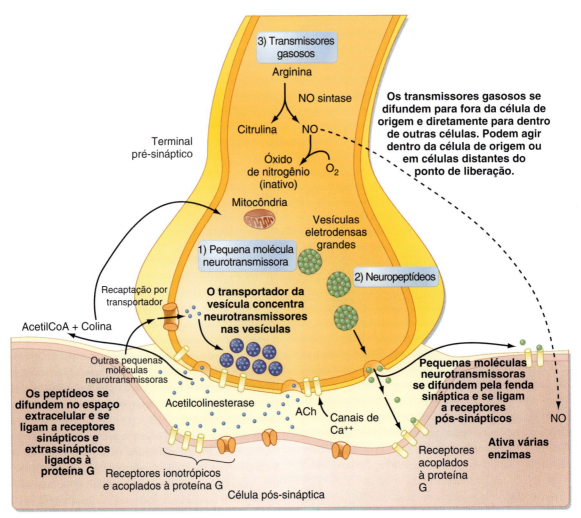

• **Figura 6.2** Esquema de um terminal sináptico químico liberando todas as três classes principais de neurotransmissor. Para cada um, são mostrados os mecanismos de liberação, os sítios de ação e os mecanismos de término da atividade. As sinapses reais liberam transmissores de uma ou mais classes.

de ação despolariza o terminal e isto causa a abertura dos canais de Ca^{++}. (3) A subsequente elevação da $[Ca^{++}]$ dentro do terminal deflagra a fusão de vesículas contendo neurotransmissor com a membrana plasmática. (4) O transmissor então é expelido dentro da fenda sináptica, difunde-se através desta e se liga a receptores específicos existentes na membrana pós-sináptica. (5) A ligação de transmissores aos receptores então leva à abertura (ou, menos frequentemente, ao fechamento) de canais iônicos na membrana pós-sináptica. Isto, por sua vez, resulta em alterações no potencial e na resistência da membrana pós-sináptica que alteram a excitabilidade da célula.

As alterações no potencial de membrana da célula pós-sináptica são denominadas **potenciais excitatórios** e **inibitórios pós-sinápticos** (**PEPS** e **PIPS,** respectivamente) (Figura 6.3), dependendo de sua ação causar aumento ou diminuição, respectivamente, da excitabilidade celular, a qual pode ser definida como a probabilidade de a célula disparar potenciais de ação. Tipicamente, o transmissor atua apenas por um período muito curto (milissegundos) porque os mecanismos de recaptação e degradação eliminam rapidamente o transmissor da fenda sináptica.

As seções que se seguem ampliarão os pontos específicos deste resumo. Todavia, vale a pena mencionar aqui que alguns tipos não clássicos de neurotransmissores (p. ex., neuropeptídeos, neurotransmissores gasosos e **receptores metabotrópicos**) exigiram a revisão de vários aspectos deste conceito básico. (Enquanto um **receptor ionotrópico** geralmente contém o canal iônico como parte integral de si mesmo, um receptor metabotrópico não contém um canal iônico, porém, em vez disso, está acoplado a uma proteína G que inicia uma cascata de segundos mensageiros que, em última análise, pode afetar os canais iônicos.) Algumas das diferenças entre os transmissores clássicos e peptídicos são listadas na Tabela 6.1. Mais detalhes sobre as propriedades dos transmissores peptídicos e gasosos são fornecidos nas partes relevantes da seção "Neurotransmissores" deste capítulo, enquanto os receptores metabotrópicos são abordados na seção "Receptores".

A entrada de cálcio é o sinal para a liberação de transmissores

A despolarização da membrana pré-sináptica pelo potencial de ação causa a abertura de canais de Ca^{++} dependentes da voltagem e isto possibilita o fluxo de Ca^{++} para dentro do terminal, deflagrando, assim, a liberação de transmissores. Entretanto, o

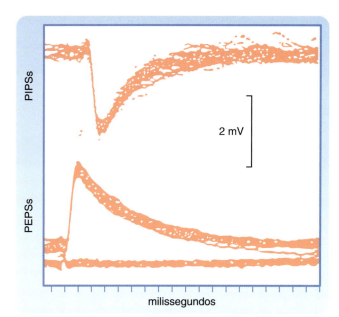

• **Figura 6.3** PIPSs e PEPSs registrados com microeletrodo em motoneurônio espinhal de um gato em resposta à estimulação das fibras aferentes periféricas. Há sobreposição de 40 traçados. Observe que estes PIPSs são hiperpolarizações, mas em alguns casos os PIPSs podem ser despolarizações – ver explicação no texto. (Redesenhada de Curtis DR, Eccles JC. *J Physiol* 1959;145:529.)

na ausência de resposta pós-sináptica. Esta voltagem é conhecida como **potencial de supressão**. Se o potencial de membrana se tornar rapidamente negativo outra vez (devido ao fim do potencial de ação ou por ajuste da fixação de voltagem), o Ca^{++} entra rapidamente no terminal em consequência da grande força motriz (que surge de modo instantâneo na repolarização) e da alta permeabilidade da membrana ao Ca^{++} (que permanece alta porque demora vários milissegundos para os canais de Ca^{++} fecharem em resposta ao novo potencial de membrana), resultando, assim, na liberação de transmissores e em uma resposta pós-sináptica (Figura 6.4).

As vesículas sinápticas e a natureza quantal da liberação de transmissores

Como o neurotransmissor é armazenado e como é liberado são questões fundamentais à transmissão sináptica. A resposta a estas duas perguntas teve início a partir de duas observações. A primeira foi a descoberta, por microscopia eletrônica, de pequenas organelas redondas ou de formato irregular, conhecidas como *vesículas sinápticas*, dentro dos terminais pré-sinápticos (Figuras 6.1B e 6.2). A segunda observação veio dos registros de respostas pós-sinápticas na junção neuromuscular. Normalmente, um potencial de ação em um motoneurônio causa uma grande despolarização no músculo pós-sináptico, denominada **potencial de placa motora (PPM)**, que equivale aos PEPSs gerados em neurônios. Entretanto, sob condições de baixa $[Ca^{++}]$ extracelular, a amplitude do PPM é reduzida (porque a corrente pré-sináptica de Ca^{++} é reduzida, levando a uma menor elevação na $[Ca^{++}]$ intracelular, e a liberação de transmissor é proporcional à $[Ca^{++}]$). Nesta condição, observa-se o PPM flutuar entre valores discretos (Figura 6.5). Também são observáveis pequenas despolarizações espontâneas da membrana pós-sináptica, denominadas **potenciais de placa motora em miniatura (PPMm)**. A amplitude do PPMm (≤ 1 mV) corresponde à do menor PPM evocado sob baixa $[Ca^{++}]$, e foi demonstrado que as amplitudes de outros PPMs são múltiplos inteiros da amplitude do PPMm. Por isso, foi proposto que cada PPMm corresponde à liberação do transmissor de uma única vesícula ou *quanta* (algumas vezes referido como liberação quantal), e que os PPMs representavam a liberação simultânea e combinada do transmissor de muitas vesículas.

Ca^{++} somente entrará no terminal se houver um gradiente eletroquímico favorável para isto. Lembre-se que são os gradientes de concentração e de voltagem combinados que determinam a direção do fluxo iônico através dos canais abertos. A $[Ca^{++}]$ extracelular é alta em relação à $[Ca^{++}]$ intracelular, o que favorece a sua entrada no terminal. Contudo, no pico do potencial de ação, o potencial de membrana é positivo e o gradiente de voltagem opõe-se à entrada de Ca^{++} devido à sua carga positiva. Assim, no pico do potencial de ação, relativamente pouco Ca^{++} entra no terminal porque a força motriz total é pequena, embora a membrana seja altamente permeável ao Ca^{++}. De fato, usando-se a técnica de fixação de voltagem, é possível tornar experimentalmente o potencial de membrana positivo e igual ao potencial de equilíbrio de Nernst para o Ca^{++}. Se isto for feito, nenhum Ca^{++} entrará no terminal, mesmo com os canais de Ca^{++} abertos, resultando na não liberação de transmissores e

TABELA 6.1	Diferenças entre neurotransmissores não peptídicos clássicos e neurotransmissores peptídicos.
Transmissores não peptídicos	**Transmissores peptídicos**
Sintetizados e empacotados no terminal nervoso	Sintetizados e empacotados no corpo celular; transportados para o terminal nervoso via transporte axonal rápido
Sintetizados na forma ativa	Peptídeo ativo formado ao ser clivado a partir de um polipeptídeo muito maior que contém vários neuropeptídeos
Em geral, presentes em pequenas vesículas claras	Geralmente presente em grandes vesículas eletrodensas
Liberados para dentro de uma fenda sináptica	Podem ser liberados a certa distância da célula pós-sináptica. É possível que não haja estrutura sináptica bem definida
A ação de muitos é terminada devido à captação pelos terminais pré-sinápticos via transporte ativo secundário acoplado ao Na^+	A ação é terminada por proteólise ou pela difusão do peptídeo
Tipicamente, a ação tem latência e duração curtas (milissegundos)	A ação pode ter latência longa e persistir por muitos segundos

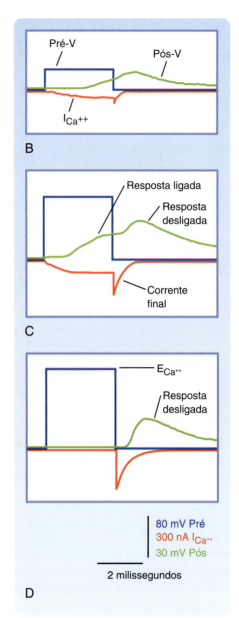

● **Figura 6.4** Corrente pré-sináptica de Ca++ e sua relação com a resposta pós-sináptica. **A.** Esquema de uma preparação de sinapse gigante de uma lula. Os eletrodos 1 e 2 são usados para aplicar fixação de voltagem no terminal pré-sináptico e registrar sua voltagem e corrente. (Observe que a tetrodotoxina e o tetraetilamônio estavam presentes para bloquear a condutância ao Na+ e ao K+ e, assim, isolar a condutância ao Ca++). O eletrodo 3 registra o potencial de membrana do axônio pós-sináptico. O terminal pré-sináptico recebeu fixação de voltagem a níveis cada vez mais despolarizantes *(traçados azuis)*. Com uma despolarização pequena (**B**), uma pequena corrente de Ca++ tem início logo após a fixação da voltagem, continua crescendo no decorrer da fixação (corrente ligada) e então decai exponencialmente após seu término (corrente desligada). Uma voltagem maior (**C**) aumenta ambos os componentes, ligado e desligado, da corrente de Ca++, e agora as respostas ligada e desligada são observadas na resposta pós-sináptica. **D.** A fixação da voltagem é agora no valor do potencial de Nernst para o Ca++, de modo que não há corrente de Ca++ durante a voltagem, embora sejam observadas uma ampla corrente final e uma resposta desligada. (Baseada em dados de Llinas R et al. *Biophys J* 1981;33:323.)

Esta correlação entre PPMms e vesículas implica que cada PPMm é causado pela ação de muitas moléculas do neurotransmissor que se ligam aos receptores pós-sinápticos. A hipótese de que cada PPMm poderia ser causado pela ligação de uma única molécula do transmissor e pela abertura de um único receptor pós-sináptico foi rejeitada, em parte porque respostas de amplitudes menores do que a dos PPMms podem ser geradas experimentalmente via aplicação direta de soluções diluídas de acetilcolina no músculo. De fato, calculou-se que os PPMms eram causados pela ação de cerca de 10 mil moléculas, o que corresponde bem às estimativas do número de moléculas neurotransmissoras contidas em cada vesícula isolada.

Muitos outros estudos confirmaram a hipótese vesicular de liberação do neurotransmissor. Por exemplo, estudos bioquímicos demonstraram que o neurotransmissor está concentrado nas vesículas, e a fusão das vesículas à membrana plasmática e sua depleção no citoplasma do terminal após os potenciais de ação foram demonstradas por meio de técnicas de microscopia eletrônica.

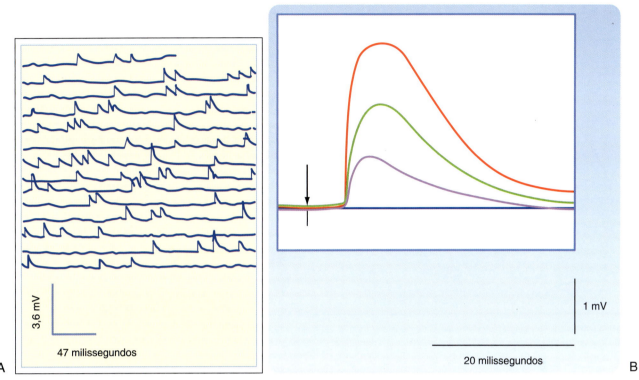

• **Figura 6.5 A.** Potenciais de placa motora em miniatura (PPMms) espontâneos registrados em uma junção neuromuscular em uma fibra do extensor longo dos dedos de uma rã. **B.** PPMs evocados por estimulação nervosa sob condições de baixa [Ca^{++}], diminuindo a probabilidade de liberação do transmissor. Resposta à [Ca^{++}] baixa em *roxo*, à [Ca^{++}] intermediária em *verde* e à [Ca^{++}] alta em *vermelho*. Os PPMs de pequena amplitude evocados sob estas condições variam de amplitude em etapas, com a duração de cada etapa igual ao menor PPM que, por sua vez, é igual ao tamanho dos PPMms. (Observe que nestas condições o estímulo muitas vezes falha em evocar qualquer resposta, como indicado por uma resposta horizontal.) (**A.** Dados de Fatt P, Katz B. *Nature* 1950;166:597; **B.** Dados de Fatt P, Katz B. *J Physiol* 1952;117:109.)

Aparato molecular subjacente à liberação vesicular

As pequenas vesículas que contêm neurotransmissores clássicos (não peptídicos) podem se fundir com a membrana pré-sináptica apenas em sítios específicos chamados *zonas ativas*. Para se tornar competente para se fundir com a membrana pré-sináptica em uma zona ativa, uma pequena vesícula deve primeiro se ancorar na zona ativa e, então, passar por um processo de ativação. Uma vez ativada, a vesícula pode se fundir e liberar seu transmissor dentro da fenda sináptica em reposta ao aumento da [Ca^{++}] citoplasmática local. Em torno de 25 proteínas podem atuar na ancoragem, ativação e fusão. Algumas destas proteínas são citosólicas, enquanto outras são proteínas associadas à membrana vesicular ou à membrana plasmática pré-sináptica.

Assim como em outros processos exocíticos, a liberação do neurotransmissor envolve as proteínas **SM** (sec1/semelhante a Munc18) e **SNARE** (*soluble N-ethyl maleimide-sensitive factor attachment protein receptor*): v-SNAREs na membrana da vesícula e t-SNAREs na membrana plasmática pré-sináptica-alvo. As interações do tipo "zíper" entre a **sinaptobrevina** (uma v-SNARE), a **sintaxina** e a **SNAP-25** (ambas t-SNAREs), auxiliadas pelas proteínas SM, aproximam a membrana vesicular e a membrana plasmática pré-sináptica antes da fusão. As proteínas SNARE são alvos de várias **toxinas botulínicas**, as quais desorganizam a transmissão sináptica, demonstrando, assim, seu papel decisivo neste processo. Mesmo assim, estas proteínas não se ligam ao Ca^{++}, por isso outra proteína deve ser o sensor de Ca^{++} que deflagra efetivamente o evento de fusão. As evidências indicam que quase certamente uma proteína **sinaptotagmina** é o sensor de Ca^{++} e, de modo ainda mais específico, que o segundo de seus dois domínios citoplasmáticos contém o sítio de ligação ao Ca^{++}. É interessante notar que as sinaptotagminas diferem quanto à cinética, e as regiões encefálicas têm variações quanto aos membros da família de sinaptotagminas que atuam como sensores de Ca^{++} para a fusão vesicular. Portanto, a expressão diferencial dos genes de sinaptotagmina nos neurônios pode ser um mecanismo para adaptar a cinética da liberação vesicular e, assim, ajustar as características específicas da transmissão sináptica às necessidades funcionais de cada região do SNC.

Os canais de cálcio estão localizados na membrana da zona ativa em sítios adjacentes às vesículas ancoradas. Ao se abrirem, uma pequena área de alta [Ca^{++}] (um microdomínio) é criada na zona ativa. Esta alta concentração local (que dura menos de 1 ms) permite a rápida ligação do Ca^{++} à sinaptotagmina, o que deflagra a fusão da vesícula ancorada e permite a liberação de seu neurotransmissor. Apesar de acontecer em várias etapas, o processo de liberação vesicular em uma sinapse é extremamente rápido devido à estreita proximidade do aparato molecular envolvido. De fato, o tempo decorrido desde o influxo de Ca^{++} até a fusão da vesícula é de apenas 0,2 milissegundo.

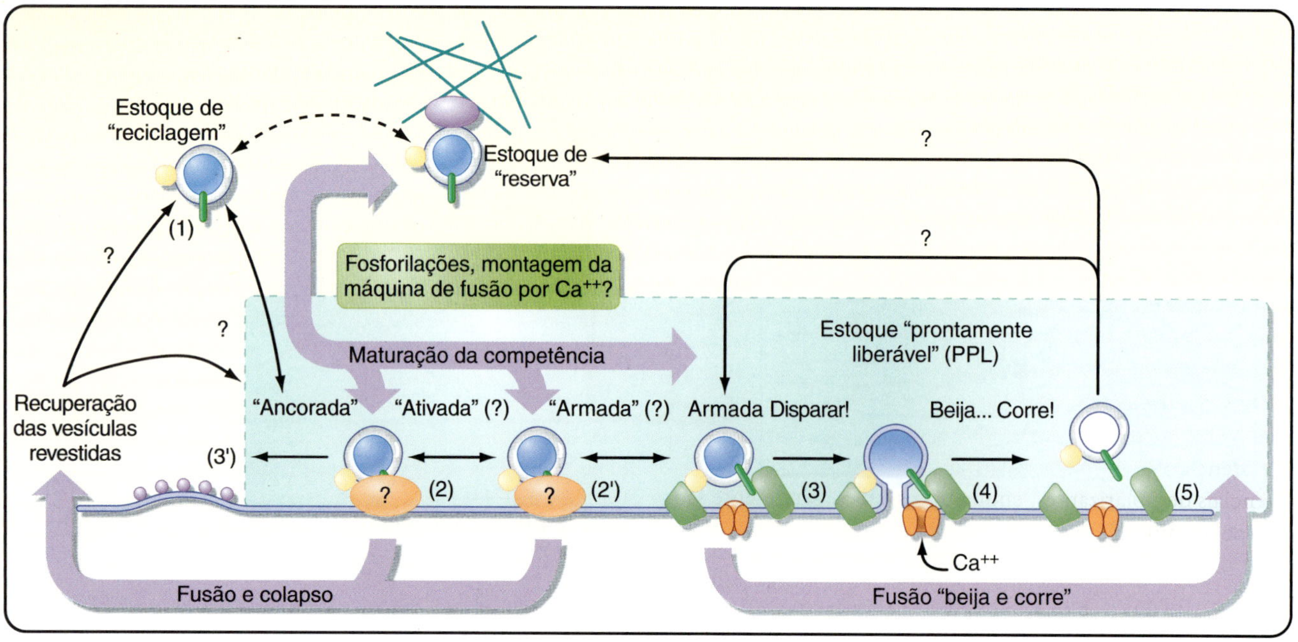

• **Figura 6.6** Vias de reciclagem de vesículas. Considerava-se que as vesículas sinápticas se fundissem à membrana ao esvaziarem seus conteúdos e então fossem recicladas por meio da formação das fossas revestidas de clatrina. Estas seriam endocitadas para formar vesículas revestidas (1 → [2 ou 2'] → 3' → 1). Foi proposta uma via alternativa que pode permitir a reciclagem mais rápida das vesículas. Esta via, chamada *"beija e corre"*, envolve apenas a fusão transiente da vesícula à membrana pré-sináptica para formar um poro através do qual os conteúdos vesiculares podem ser esvaziados, com o subsequente destacamento da vesícula da membrana (1 → 2 → 3 → 4 → 5 → 1). (Redesenhada de Valtorta F, Meldolesi J, Fesce R. *Trends Cell Biol* 2001;11:324.)

As vesículas sinápticas são recicladas

Durante a transmissão sináptica, as vesículas devem se fundir à membrana plasmática para liberar seus conteúdos na fenda sináptica. Entretanto, deve haver um processo reverso, caso contrário seria difícil sustentar a população de vesículas, a área de superfície da membrana pré-sináptica se expandiria a cada surto de transmissão sináptica e o conteúdo molecular e a funcionalidade do membro pré-sináptico provavelmente mudariam (porque, como discutido, o tipo de proteína da membrana da vesícula é diferente daquele da membrana terminal).

Parece haver dois mecanismos distintos pelos quais as vesículas são recuperadas após a liberação do conteúdo do neurotransmissor (Figura 6.6). Um mecanismo é a via endocitótica comumente encontrada na maioria dos tipos celulares. As depressões revestidas de clatrina são formadas na membrana plasmática e, então, destacam-se para formar vesículas revestidas junto ao citoplasma do terminal pré-sináptico. Em seguida, estas vesículas perdem o revestimento e passam por outras modificações (*i. e.*, adquirem o complemento correto de proteínas de membrana e são reabastecidas com neurotransmissor) para se tornarem vesículas sinápticas prontas para serem liberadas.

Surgiram evidências da existência de um segundo e mais rápido mecanismo de reciclagem (Figura 6.6) envolvendo a fusão transiente da vesícula à membrana sináptica. Esse mecanismo foi chamado *"kiss and run"* (beija e corre). Neste caso, a fusão da vesícula à membrana sináptica leva à formação de um poro através do qual o transmissor é expelido; contudo, não há o colapso completo da vesícula na membrana. Em vez disso, a duração da fusão é brevíssima. Depois dessa fusão, a vesícula se desprende da membrana plasmática e se autoveda. Assim, a membrana da vesícula retém sua identidade molecular. Seus conteúdos podem então ser simplesmente repostos, tornando-a pronta para ser usada de novo.

A importância relativa desses dois mecanismos ainda está sendo discutida. Entretanto, nas sinapses centrais, que tendem a ser pequenas e a conter relativamente poucas vesículas em comparação à junção neuromuscular, o rápido curso temporal do mecanismo "beija e corre" pode ajudar a evitar o problema de depleção das vesículas e a consequente falha de transmissão sináptica durante os períodos de alta atividade (muitos neurônios no SNC podem mostrar frequências de disparo de várias centenas de hertz, enquanto alguns tipos de neurônios conseguem disparar a frequências de aproximadamente 1.000 Hz).

Potenciais pós-sinápticos

Em seguida à fusão da vesícula, as moléculas do neurotransmissor são liberadas e se difundem através da fenda sináptica (um processo muito rápido), ligando-se aos receptores presentes na membrana pós-sináptica. Esta ligação leva à abertura (ou, menos frequentemente, ao fechamento) de canais iônicos. Estes canais são ditos **dependentes do ligante**[1] porque sua abertura e seu fechamento são primariamente controlados pela ligação do neurotransmissor. Este mecanismo pode ser contrastado com aquele dos canais **dependentes da voltagem** subjacentes ao potencial de ação, cujos abertura e fechamento são determinados pelo potencial de membrana. Alguns canais, mais notavelmente o canal NMDA (*N*-metil-D-aspartato), são tanto dependentes do ligante quanto da voltagem.

---

[1]N.R.T.: Os canais "dependentes do ligante" e "dependentes da voltagem, também são conhecidos por canais ligante-dependentes ou controlados por ligantes; e voltagem-dependentes ou controlados por voltagem, respectivamente.

Esta seção se concentrará nos receptores ionotrópicos, que estão na base da transmissão sináptica, devido ao fato de o canal ser parte da proteína receptora. Os receptores metabotrópicos que iniciam a transmissão sináptica "lenta", são receptores que atuam indiretamente nos canais iônicos por meio de cascatas de segundos mensageiros (ver os detalhes na seção "Receptores"). Apesar da diferença de curso temporal, muitos dos mesmos princípios básicos se aplicam a ambos os tipos de potencial pós-sináptico (PPSs).

Potenciais excitatórios pós-sinápticos (PEPSs). Conforme mencionado, a ligação do neurotransmissor geralmente altera o potencial de membrana da célula pós-sináptica, e estas alterações são referidas como *PEPSs*, quando aumentam a excitabilidade do neurônio, ou *PIPSs*, quando inibem os disparos de potenciais de ação pelo neurônio. Os PEPSs são sempre potenciais despolarizantes, enquanto os PIPSs geralmente são hiperpolarizantes.

Depois que o canal dependente do ligante se abre, a direção do fluxo de corrente é determinada pela força motriz eletroquímica para os íons permeantes. Ocorre que os poros da maioria dos canais que participam dos PEPSs são relativamente amplos e, deste modo, permitem a passagem da maioria dos cátions com praticamente a mesma facilidade. Considere como exemplo o canal controlado pela acetilcolina que é aberto na junção neuromuscular. O Na^+ e o K^+ são os principais cátions presentes (Na^+ no meio extracelular, e K^+ no meio intracelular). Portanto, a corrente resultante que atravessa o canal é aproximadamente a soma das correntes de Na^+ e K^+ ($I_R = I_{Na} + I_K$). Tenha em mente que a corrente iônica que atravessa determinado canal depende de dois fatores: a condutância do canal ao íon e a força motriz sobre o íon. Esta relação é expressa pela seguinte equação:

Equação 6.1

$$I_x = g_x \times (V_m - E_x)$$

em que: g_x é a condutância do canal para o íon x, V_m é o potencial de membrana e E_x é o potencial do equilíbrio de Nernst para o íon x. Neste caso, g_x é similar para Na^+ e K^+, por isso o principal determinante da corrente resultante são as forças motrizes relativas ($V_m - E_x$). Se a membrana está no potencial de repouso (tipicamente em torno de -70 mV), existe uma forte força motriz ($V_m - E_{Na}$) para o Na^+ entrar na célula porque este potencial está longe do potencial de Nernst para o Na^+ (cerca de +55 mV), enquanto há apenas uma pequena força motriz para o K^+ sair da célula, uma vez que V_m está próximo do potencial de Nernst para o K^+ (cerca de -90 mV). Assim, se os canais dependentes da acetilcolina abrirem quando a membrana estiver em seu potencial de repouso, uma intensa corrente de influxo de Na^+ e uma pequena corrente de efluxo de K^+ fluirão através do canal de acetilcolina, resultando então em uma corrente de influxo que atuará despolarizando a membrana.

A corrente resultante do influxo causado pela abertura destes canais é chamada **corrente pós-sináptica excitatória (CPSE)**. A Figura 6.7A contrasta o curso temporal da CPSE e o resultante PEPS na transmissão sináptica rápida. A CPSE é bem mais curta (duração aproximada de 1 a 2 milissegundos) e corresponde ao tempo que os canais estão de fato abertos.

A breve duração da CPSE é devida ao fato de o neurotransmissor liberado permanecer na fenda sináptica por pouco tempo antes de ser enzimaticamente degradado ou captado pela glia ou pelos neurônios. A ligação e o desligamento de um neurotransmissor do seu receptor ocorrem rapidamente. Por isso, assim que sua concentração diminui na fenda, os canais do receptor pós-sináptico fecham rapidamente e a CPSE termina. Note como o término da CPSE corresponde ao pico do PEPS, que é seguido por um cauda prolongada. A duração da cauda e a taxa de decaimento na amplitude do PEPS refletem as propriedades passivas da membrana da célula (*i. e.*, suas propriedades de resistência-capacitância [RC]) (Capítulo 5). Na transmissão sináptica lenta, a duração do PEPS reflete a ativação e a desativação de processos bioquímicos, mais do que as propriedades da membrana. A longa duração dos PEPSs rápidos regulares (em relação às CPSEs e aos potenciais de ação) é funcionalmente importante porque permite que os PEPSs se sobreponham e, assim, sejam somados. Esta somação é fundamental para as propriedades integrativas dos neurônios (ver a próxima seção, "Integração sináptica").

Normalmente, o PEPS despolariza a membrana e, se esta despolarização atingir o limiar, um potencial de ação é gerado. Entretanto, considere o que acontece quando os canais subjacentes ao potencial de ação são bloqueados e a membrana da célula pós-sináptica é experimentalmente despolarizada por meio da injeção de corrente com um eletrodo intracelular. Como o potencial de membrana agora está mais positivo, a força motriz diminui para o Na^+ e aumenta para o K^+. Se a sinapse estiver ativada neste momento, a corrente resultante passando pelo canal do receptor (a CPSE) será menor por causa das alterações relativas na força motriz. Isto implica que, se o potencial de membrana for suficientemente despolarizado, haverá um ponto em que as correntes de Na^+ e de K^+ através do canal serão iguais e opostas, e assim não haverá corrente resultante nem PEPS. Se a membrana for despolarizada além deste ponto, haverá uma corrente resultante de efluxo passando pelos canais do receptor e a membrana será hipepolarizada (*i. e.*, o PEPS será negativo). O potencial no qual não há PEPS (ou CPSE) é conhecido como **potencial de reversão**. Para as sinapses excitatórias, o potencial de reversão geralmente é em torno de 0 mV (±10 mV), dependendo da sinapse (Figura 6.7B e C).

Vale a pena salientar que um potencial de reversão é um critério-chave para demonstrar a natureza dependente do ligante (quimiossensível) em oposição à natureza dependente da voltagem de uma resposta sináptica porque as correntes que atravessam os canais dependentes da voltagem não revertem, exceto no potencial de Nernst do íon para o qual são seletivos (e, então, somente quando o canal estiver aberto neste potencial). Em consequência, além de determinado potencial de membrana, não haverá fluxo de corrente através dos canais dependentes da voltagem porque estes estarão fechados. Em contrapartida, os canais dependentes do ligante podem ser abertos a qualquer potencial de membrana e, assim, sempre poderão ter um resultante fluxo de corrente através deles, exceto em uma voltagem específica – o potencial de reversão.

Potenciais inibitórios pós-sinápticos (PIPSs). Assim como os PEPSs, os PIPSs são deflagrados pela ligação do neurotransmissor a receptores localizados na membrana pós-sináptica e,

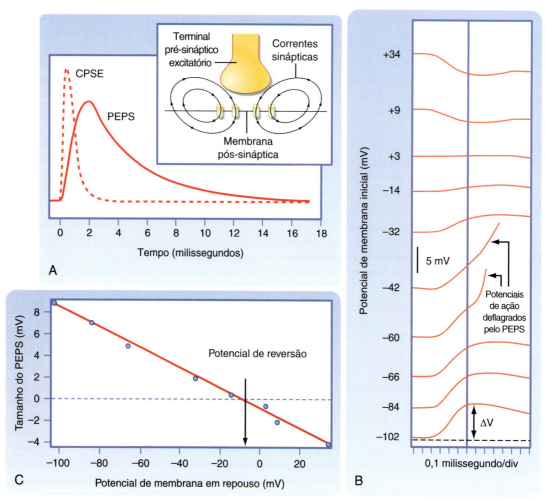

• **Figura 6.7** Propriedades dos PEPSs. **A.** Curso temporal de um PEPS rápido em comparação ao da respectiva CPSE. Em muitos casos, como neste, a CPSE é bem mais curta do que o PEPS. Entretanto, às vezes a CPSE pode ter uma cauda bastante extensa. **B.** Registro intracelular de PEPSs em diferentes níveis de despolarização. Os PEPSs foram evocados em motoneurônios pela estimulação de aferentes Ia. O *número à esquerda* de cada traçado indica o potencial de membrana induzido pela injeção de corrente através do eletrodo. Em potenciais de membrana iniciais da ordem de –42 e –60 mV, o PEPS deflagrou um potencial de ação. Em níveis mais despolarizados, os canais de Na+ são inativados, por isso não há disparo. **C.** Para determinar o potencial de reversão do PEPS, é graficamente representado o potencial de membrana inicial *versus* o tamanho do PEPS (ΔV). Este PEPS reverte em –7 mV. CPSE, corrente pós-sináptica excitatória; PEPS, potenciais excitatórios pós-sinápticos. (**A.** Dados de Curtis DR, Eccles JC. *J Physiol* 1959;145:529; **B.** Dados de Coombs JS, Eccles JC, Fatt P. *J Physiol* 1955;130:374.)

tipicamente, causam aumento na permeabilidade da membrana resultante da abertura dos canais dependentes do ligante (sensíveis ao ligante). Sua diferença está no fato de os canais de PIPS serem permeáveis apenas a uma única espécie iônica, seja Cl– ou K+. Assim, os PIPSs terão potencial de reversão igual ao potencial de Nernst do íon que carrega a corrente subjacente. Geralmente, o potencial de Nernst para estes íons é ligeiramente negativo em relação ao potencial de repouso. Por isso, quando os canais de PIPS se abrem, há um fluxo de corrente para fora através deles e uma consequente hiperpolarização da membrana (Figura 6.3).

No entanto, em algumas células, a ativação de uma sinapse inibitória pode não alterar o potencial (se o potencial de membrana for igual ao potencial de Nernst para Cl– ou K+) ou, na verdade, pode resultar em uma pequena despolarização. Mesmo assim, nestes dois casos, o potencial de reversão para o PIPS ainda é negativo em relação ao limiar para deflagração de um potencial de ação (caso contrário, aumentaria a probabilidade de produzir potencial de ação e, por definição, seria um PEPS).

Pode parecer contraintuitivo que algo que despolariza a membrana ainda possa ser considerado inibitório. Contudo, se isso diminui a probabilidade de disparo, então é de fato inibitório (uma outra explicação é fornecida na seção "Integração sináptica").

Em resumo, começando a partir do potencial de membrana de repouso, os PEPSs sempre são despolarizantes, os PIPSs podem ser despolarizantes ou hiperpolarizantes, e um potencial hiperpolarizante é sempre um PIPS. Assim, a principal distinção entre as sinapses inibitória e excitatória (e entre PIPSs e PEPSs) é o modo como afetam a probabilidade de a célula disparar um potencial de ação: os PEPSs aumentam a probabilidade, enquanto o PIPSs a diminuem.

Fator de segurança. As sinapses entre as células variam quanto à força e, portanto, quanto ao tamanho do potencial pós-sináptico gerado na célula pós-sináptica. Muitos fatores determinam a força sináptica, tais como o tamanho e o número de contatos sinápticos entre duas células, seu histórico e nível de atividade, e a probabilidade de fusão de vesículas para a sinapse.

Para as sinapses excitatórias na junção neuromuscular, a força da sinapse pode ser quantificada por aquilo que é conhecido como seu **fator de segurança** (a razão entre a amplitude de despolarização pós-sináptica e a amplitude necessária para alcançar o limiar que deflagra um potencial de ação). A junção neuromuscular apresenta um alto fator de segurança. Quando o potencial de ação de um motoneurônio deflagra a liberação do neurotransmissor na junção neuromuscular, um potencial de placa motora (PPM; o equivalente a um PEPS em um neurônio) é gerado na fibra muscular. O PPM é tão amplo que, sob circunstâncias normais, despolariza o sarcolema bem acima do limiar de potencial de ação e, assim, sempre deflagra um potencial de ação, o que leva à contração da célula muscular. O alto fator de segurança da junção neuromuscular faz sentido porque cada célula muscular é contatada por um único motoneurônio e, se este motoneurônio estiver disparando, significa que o sistema nervoso basicamente já decidiu contrair o respectivo músculo. Em certas doenças da junção neuromuscular, como a miastenia *gravis* e a síndrome de Lambert-Eaton, os PPMs são reduzidos de tal modo que o fator de segurança cai bem abaixo de 1 e, por isso, os PPMs às vezes falham em deflagrar potenciais de ação nas fibras musculares, levando à fraqueza muscular.

Diferentemente da junção neuromuscular, a maioria das sinapses do SNC exige a soma de PEPSs, devido à ativação repetitiva de uma única sinapse ou de múltiplas sinapses ativas, para desencadear um potencial de ação no neurônio pós-sináptico. Esse processo de somação está no cerne da integração sináptica, que é considerada na próxima seção.

Integração sináptica

O efeito geral de determinada sinapse depende de sua localização. Para entender este conceito totalmente, devemos primeiro lembrar que os potenciais de ação tipicamente são gerados no segmento inicial do axônio da célula, onde a densidade dos canais de Na^+ dependentes da voltagem é a maior e, portanto, o limiar para iniciação de um potencial de ação é o menor. São então as amplitudes de potenciais sinápticos somadas neste ponto, o segmento inicial, o aspecto fundamental para a decisão de produzir um potencial de ação. Os PEPSs gerados pelas sinapses próximas ao segmento inicial (*i. e.*, sinapses no soma ou nos dendritos proximais) resultarão em uma despolarização maior do segmento inicial do que os PEPSs gerados pelas sinapses nos dendritos distais (Figura 6.8A, potencial de ação único no axônio 2 *versus* 1). Isto ocorre porque a membrana celular vaza corrente e correntes sinápticas são geradas localmente na sinapse. Assim, mesmo que duas sinapses gerem uma CPSE local do mesmo tamanho, menos corrente local chegará no segmento inicial a partir da sinapse mais distal do que da mais proximal, resultando na geração de um PEPS menor no segmento inicial pela sinapse distal (ver discussão sobre a constante de comprimento no Capítulo 5). A localização espacial da sinapse na árvore dendrítica, portanto, é um determinante importante de sua eficácia. Entretanto, como já mencionado, os PEPSs gerados pela maioria das sinapses no SNC, mesmo aqueles em posições favoráveis (*i. e.*, perto do segmento inicial), são pequenos demais para alcançar o limiar para gerar um potencial de ação na célula pós-sináptica, conforme ilustrado na Figura 6.8A, em que um potencial de ação

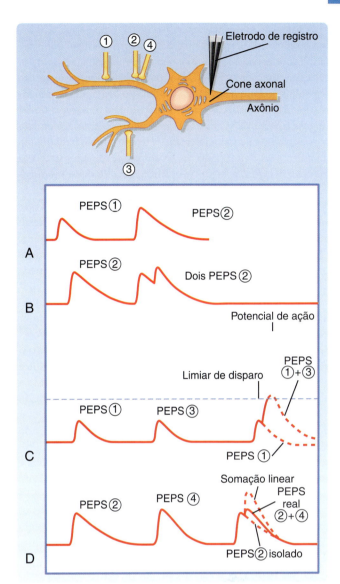

• **Figura 6.8** Integração sináptica de PEPSs registrados no cone axonal adjacente ao segmento inicial. **A.** Comparação dos PEPSs evocados pelas sinapses proximais *versus* distais (2 *versus* 1). **B.** Somação temporal. PEPSs em resposta a dois disparos no mesmo axônio ocorrendo em rápida sucessão (axônio 2). **C.** Somação espacial. Respostas evocadas por sinapses eletricamente distantes entre si (1 e 3). **D.** Somação sublinear de duas sinapses próximas entre si em consequência de desvio (2 e 4). PEPS, potenciais excitatórios pós-sinápticos.

no axônio 1 (distal) ou no 2 (proximal) produz PEPSs pequenos demais para deflagrar um disparo. Por este motivo, de modo geral, são requeridos PEPSs somados a partir de várias sinapses para alcançar o limiar e deflagrar um potencial de ação.

A necessidade de que vários PEPSs se somem e assim deflagrem um disparo é o que torna a duração relativamente longa dos PEPSs tão importante. A **somação temporal** se refere ao fato de os PEPSs separados por uma latência menor do que suas durações poderem se somar. Isto está ilustrado na Figura 6.8B, que mostra que a mesma sinapse é ativada várias vezes em rápida sucessão (os axônios podem disparar potenciais de ação a frequências muito acima de 100 Hz). Nesta situação, PEPSs sucessivos estarão separados por menos de 10 milissegundos e, portanto, irão se sobrepor e somar. Note a maior amplitude do segundo disparo.

A **somação espacial** se refere ao fato de os potenciais sinápticos gerados por diferentes sinapses poderem interagir. Na Figura 6.8, por exemplo, suponha que os axônios 1 e 3 disparem, cada um, um potencial de ação, porém em momentos muito separados no tempo. Cada um produz um PEPS que despolariza a célula, embora seja pequeno demais para alcançar o limiar (Figura 6.8C; PEPS1, PEPS3). Em vez disto, se ambos os axônios disparassem em um intervalo de tempo curto o bastante um do outro, seus efeitos poderiam ser somados, como mostrado na Figura 6.8C (*PEPS 1 + 3*). Se os PEPSs gerados pelos axônios 1 e 3 fossem simultâneos, então teríamos um exemplo de somação espacial pura. No exemplo mostrado, porém, os tempos dos dois PEPSs estavam discretamente separados, por isso constatamos a presença de ambos os tipos de somação, espacial e temporal. O fato de os PEPSs terem um curso temporal longo (em comparação com os potenciais de ação ou às CPSEs subjacentes) facilita ambos os tipos de integração sináptica.

No exemplo anterior, o PEPS combinado era aproximadamente a soma linear de dois PEPSs individuais evocados por potenciais de ação nos axônios 1 e 3. É isto que ocorre quando duas sinapses estão bem distantes uma da outra. Se duas sinapses estiverem bem próximas, como os axônios 2 e 4 (Figura 6.8D), a somação se torna menos linear devido a algo que conhecemos como **efeito de desvio**. Ou seja, quando a sinapse 2 está ativa, são abertos canais na membrana celular e isto significa que essa membrana está vazando mais. Sendo assim, quando a sinapse 4 também está ativa, mais de sua CPSE será perdida (desviada) ao longo da membrana dendrítica, e menos corrente estará disponível para percorrer a distância do dendrito até o segmento inicial. O resultado é que a sinapse 4 causa um PEPS menor no segmento inicial em comparação ao que teria gerado sozinha. Mesmo assim, o PEPS combinado continua sendo maior do que um PEPS causado pelas sinapses 2 ou 4 isoladamente.

Onde os PIPSs se encaixam na integração sináptica? Enquanto os PEPSs se somam para ajudar a trazer o potencial de membrana para cima e além do limiar de disparo, os PIPSs se subtraem do potencial de membrana para torná-lo mais negativo e, portanto, mais longe do limiar. Na decisão de produzir ou não o potencial de ação, uma célula adiciona os PEPSs e subtrai os PIPSs para determinar se a soma atinge o limiar. Assim como um PEPS, a eficácia de um PIPS varia de acordo com o local.

Além de se subtraírem algebricamente do potencial de membrana, os PIPSs exercem uma ação inibitória via efeito de desvio, como descrito anteriormente no caso dos PEPSs. Em outras palavras, enquanto estão abertos, os canais dos PIPS aumentam o vazamento pela membrana (*i. e.*, diminuem sua resistência) e, assim, reduzem o tamanho dos PEPSs tornando-os menos efetivos. Este efeito de desvio explica como os PIPSs que não alteram o potencial de membrana – ou mesmo aqueles que a despolarizam discretamente – ainda conseguem diminuir a excitabilidade da célula. Uma forma alternativa de olhar para este efeito é ver cada sinapse como um dispositivo que tenta trazer o potencial de membrana para o seu próprio potencial de equilíbrio. Como no caso dos PIPSs este potencial está abaixo do limiar do potencial de ação, os PIPSs tornam mais difícil para a célula produzir um disparo.

Até agora, a interação dos potenciais sinápticos tem sido apresentada assumindo-se que a membrana celular pós-sináptica seja passiva (*i. e.*, atua como se fosse apenas um circuito de resistores e capacitores em paralelo entre si). No entanto, está claro que os dendritos e os somas da maioria ou de todos os neurônios contêm elementos ativos (*i. e.*, canais com comporta) que amplificam e alteram os PEPSs e PIPSs. Por exemplo, um PEPS distal pode ter um efeito maior do que o esperado se ele ativar canais de Ca^{++} ou de Na^+ dependentes da voltagem dendriticamente localizados que reforçam sua amplitude ou até geram potenciais de ação dendríticos propagados. Outro exemplo são os canais de K^+ ativados por Ca^{++} presentes nos dendritos de alguns neurônios. Estes canais são ativados pelo influxo de Ca^{++} via canais sinápticos ou via canais de Ca^{++} dendríticos dependentes da voltagem abertos por PEPSs ou pela liberação de Ca^{++} do retículo endoplasmático liso, e podem causar hiperpolarizações de longa duração que efetivamente tornam a célula não excitável por dezenas a centenas de milissegundos. Como exemplo final, alguns canais de Ca^{++} são responsáveis por produzir um pico de Ca^{++} de baixo limiar. Estes canais normalmente estão inativos em potenciais de membrana de repouso; contudo, a hiperpolarização que resulta de um PIPS amplo pode desativá-los e permitir que se abram (produzindo então um disparo) após o término do PIPS. Neste caso, a "inibição" de fato aumenta a excitabilidade celular. Em resumo, a integração sináptica é um processo não linear altamente complexo. Mesmo assim, os princípios básicos que acabamos de descrever continuam válidos.

Modulação da atividade sináptica

A integração da estimulação sináptica por um neurônio pós-sináptico, como descrito na seção anterior, é um aspecto da natureza dinâmica da transmissão sináptica. Um segundo aspecto é a possibilidade de a força das sinapses individuais variar em função de seu uso ou atividade. Ou seja, o estado funcional atual de uma sinapse reflete, até certo ponto, seu histórico.

A ativação de uma sinapse tipicamente produz uma resposta na célula pós-sináptica (*i. e.*, um PPS) que será aproximadamente o mesmo a cada momento, assumindo que a célula pós-sináptica esteja no mesmo estado. Certos padrões de ativação sináptica, porém, resultam em alterações na resposta à ativação subsequente da sinapse. Estas alterações relacionadas ao uso podem persistir por períodos curtos (milissegundos a segundos) ou longos (minutos a dias), e podem ser uma potenciação ou uma diminuição da força da sinapse. Essas mudanças que ocorrem na eficácia sináptica constituem uma característica essencial das transmissões sinápticas, em parte, porque estão na base das capacidades cognitivas como a aprendizagem e a memória.

Facilitação por pulsos pareados

Quando um axônio pré-sináptico é estimulado duas vezes em rápida sucessão, frequentemente se constata que o PPS evocado pelo segundo estímulo é maior em amplitude do que aquele evocado pelo primeiro (Figura 6.9). Este aumento é conhecido como **facilitação por pulsos pareados (FPP)**. Note que a FPP é diferente da somação temporal, em que dois PEPSs se sobrepõem

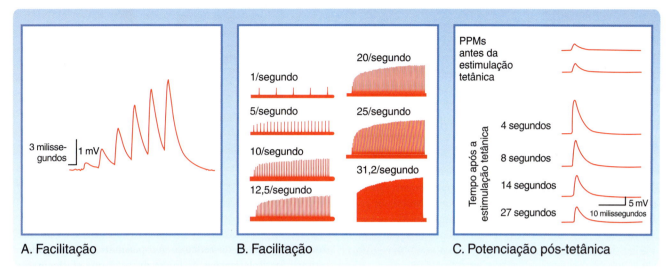

• **Figura 6.9 A.** Facilitação em uma junção neuromuscular. PPMs em uma junção neuromuscular no músculo sartório de uma rã foram deflagrados por potenciais de ação sucessivos no axônio motor. A transmissão neuromuscular foi inibida por 5 mM de Mg^{++} e 2,1 mM de curare, de modo a não haver potenciais de ação. **B.** PPMs em uma junção neuromuscular de uma rã deflagrados pela estimulação repetitiva do axônio motor a frequências distintas. Observe que a facilitação não ocorreu na menor frequência de estimulação (1/segundo) e que o grau de facilitação aumentou com a crescente frequência de estimulação na faixa de frequências usada. A transmissão neuromuscular foi inibida banhando a preparação em 12 a 20 mM de Mg^{++}. **C.** Potenciação pós-tetânica na junção neuromuscular de um sapo. Os dois traçados superiores indicam PPMs controle em resposta a potenciais de ação individuais no axônio motor. Os traçados inferiores indicam PPMs em resposta a potenciais de ação individuais após a estimulação tetânica (50 impulsos/segundo durante 20 segundos) do motoneurônio. O intervalo temporal entre o fim da estimulação tetânica e o potencial de ação é mostrado em cada traçado. O músculo foi tratado com tetrodotoxina para impedir a geração de potenciais de ação. PPMs, potenciais de placa motora. (**A.** Redesenhada de Belnave RJ, Gage PW. *J Physiol* 1977;266:435; **B.** Redesenhada de Magelby KL. *J Physiol* 1973;234:327; **C.** Redesenhada de Weinrich D. *J Physiol* 1971;212:431.)

e se somam para uma resposta maior; na FPP, o segundo PEPS em si já é maior em tamanho. Se for feita a representação gráfica do tamanho relativo de dois PPSs em função do tempo entre os dois estímulos, a quantidade de aumento no segundo PPS se mostrará dependente do intervalo temporal. A facilitação máxima ocorre por volta de 20 milissegundos, seguida de uma gradativa redução na facilitação conforme o intervalo de interestimulação continue a aumentar. Com intervalos de várias centenas de milissegundos, os dois PPSs exibem a mesma amplitude e nenhuma facilitação é observada. Assim, a FPP é uma alteração relativamente rápida e de curta duração na eficácia sináptica.

Potenciação pós-tetânica

A **potenciação pós-tetânica (PPT)** é similar à FPP. No entanto, neste caso, as respostas são comparadas antes e após a estimulação tetânica do neurônio pré-sináptico (dezenas a centenas de estímulos em alta frequência). Este período de estimulação tetânica aumenta a eficácia sináptica (Figura 6.9C). Assim como a FPP, a PPT consiste em uma intensificação da resposta pós-sináptica; todavia, com duração maior: dezenas de segundos a vários minutos após a cessação da estimulação tetânica.

Numerosos experimentos demonstraram que a FPP e a PPT resultam de alterações no terminal pré-sináptico e, de modo geral, não envolvem uma alteração na sensibilidade de transmissão da célula pós-sináptica. Em vez disso, a estimulação repetida leva a um número aumentado de *quanta* do transmissor que é liberado. Considera-se que este aumento seja devido às quantidades residuais de Ca^{++} que permanecem no terminal pré-sináptico após cada estímulo, e que ele ajude a potencializar a subsequente liberação do transmissor. Entretanto, o mecanismo exato pelo qual este Ca^{++} residual intensifica a liberação ainda está obscuro. Parece que o Ca^{++} residual não atua simplesmente ligando-se aos mesmos sítios que o Ca^{++} que entra na zona ativa e deflagra diretamente a fusão vesicular em resposta ao potencial de ação.

Depressão sináptica

O uso de uma sinapse também pode, a curto prazo, levar à depressão de sua eficácia. Normalmente, a célula pós-sináptica em uma sinapse fadigada ou deprimida responde normalmente ao transmissor quando este é aplicado a partir de uma micropipeta. Em consequência, assim como no caso da FPP e da PPT, a alteração é pré-sináptica. Em geral, considera-se que a depressão reflita a depleção do número de vesículas pré-sinápticas liberáveis. Deste modo, a depressão a curto prazo da transmissão sináptica é mais frequente e facilmente vista em sinapses com alta probabilidade de liberação após um único estímulo e sob condições que favoreçam a liberação (*i.e.*, $[Ca^{++}]$ alta). Uma causa pós-sináptica da depressão sináptica pode ser a dessensibilização dos receptores na membrana pós-sináptica.

Ambos os processos, potenciação e depressão, podem ocorrer na mesma sinapse; de modo geral, o tipo de modulação observada dependerá de qual processo domina. Isto, por sua vez, pode refletir os parâmetros de estimulação, as condições iônicas locais e as propriedades da sinapse. Em especial, as sinapses têm diferentes probabilidades basais de liberação de vesículas. As sinapses com alta probabilidade de liberação tenderão mais a exibirem depressão pós-estímulo, enquanto aquelas com baixa probabilidade de liberação são menos propensas a depletarem seus estoques de vesículas e, assim, podem ser mais facilmente facilitadas. Às vezes, podem ocorrer respostas mistas. Durante um período de estimulação tetânica, por exemplo, uma sinapse pode mostrar resposta deprimida e, após o tétano, poderá mostrar facilitação pós-tetânica tão logo as vesículas tenham sido recicladas.

Os receptores pré-sinápticos podem modular a liberação de transmissores

Assim como a membrana pós-sináptica, a membrana pré-sináptica também contém receptores para neurotransmissores. Quando estes receptores pré-sinápticos se ligam ao neurotransmissor, produzem eventos que podem modular a subsequente liberação do transmissor pelo terminal. Existem várias fontes de transmissores que se ligam aos receptores pré-sinápticos: pode ser o transmissor liberado pelo próprio terminal (*i. e.*, automodulação, em que os receptores são referidos como *autorreceptores*), pode ser liberado por outro terminal pré-sináptico que faça sinapse no terminal (sinapses em série), ou pode ser um neurotransmissor atuando de modo não sináptico (ver a seção "Neurotransmissores").

Os receptores pré-sinápticos podem ser ionotrópicos ou metabotrópicos. Neste último caso, é preciso lembrar que a ação destes receptores será relativamente lenta no início e terá duração prolongada, e que o efeito dependerá das cascatas de segundos mensageiros específicos que forem ativadas. Estas cascatas, enfim, poderão regular os canais pré-sinápticos de K⁺ e de Ca⁺⁺ dependentes da voltagem, além de outras proteínas pré-sinápticas, e, assim, alterar a probabilidade de liberação de vesículas.

Por outro lado, a ativação de receptores pré-sinápticos ionotrópicos irá afetar diretamente as propriedades elétricas do terminal pré-sináptico e causar alterações rápidas e transitórias (milissegundos) na probabilidade de liberação de vesículas (embora também possa ter efeitos bem mais duradouros). A ligação de um receptor ionotrópico abrirá canais no terminal pré-sináptico e, deste modo, irá alterar a quantidade de transmissores liberados por um potencial de ação.

A **inibição pré-sináptica** se refere às ocasiões em que a ligação de receptores pré-sinápticos leva à diminuição da liberação de transmissores, podendo resultar de um ou mais mecanismos (Figura 6.10). Primeiramente, a abertura de canais diminui a resistência da membrana e cria um desvio de corrente. Esse desvio atua afastando a corrente associada ao potencial de ação da membrana da zona ativa e, assim, diminui a despolarização da zona ativa. Isto resulta em menor ativação dos canais de Ca⁺⁺, menor entrada de Ca⁺⁺ e menor liberação de transmissores. Um segundo mecanismo é a alteração do potencial de membrana causada pela abertura dos canais pré-sinápticos ionotrópicos. Se o resultado for uma pequena despolarização, haverá inativação dos canais de Na⁺ dependentes da voltagem e, com isso, diminuição da corrente associada ao potencial de ação e menor liberação de transmissores. Os receptores de ácido γ-aminobutírico do subtipo A (GABA$_A$) ocorrem na medula espinhal e medeiam a inibição pré-sináptica por estes mecanismos. Estes receptores controlam os canais de Cl⁻. Em geral, a abertura dos canais de Cl⁻ gera hiperpolarização. Entretanto, no terminal pré-sináptico, o gradiente de [Cl⁻] é tal que o Cl⁻ flui para fora da célula e gera uma pequena despolarização. Esta despolarização é tão pequena

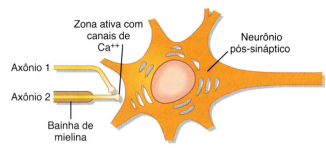

• **Figura 6.10** Inibição pré-sináptica. A regeneração ativa de potenciais de ação no axônio 2 termina no último nodo. O potencial de ação então é passivamente conduzido para dentro do terminal. O axônio 1 faz uma sinapse axoaxônica com o axônio 2. A ativação desta sinapse diminui a condução do potencial de ação no axônio 2 para a zona ativa de seu terminal sináptico pelos mecanismos descritos no texto. Isto diminui a abertura dos canais de Ca⁺⁺ dependentes da voltagem e, portanto, a liberação de neurotransmissores.

que não causa uma significativa abertura dos canais de Ca⁺⁺ dependentes da voltagem; de outro modo, haveria aumento na liberação de transmissores (facilitação pré-sináptica). De fato, existem outros receptores que controlam os canais de cátion e criam despolarizações amplas, aumentando, assim, a liberação de transmissores. Além disso, os receptores nicotínicos pré-sinápticos de acetilcolina controlam um canal de cátion que é permeável ao Ca⁺⁺. Ao permitirem uma entrada adicional de Ca⁺⁺, estes receptores aumentam a liberação de transmissores a partir do terminal.

Alterações a longo prazo na força sináptica

A estimulação repetitiva de certas sinapses no encéfalo também pode produzir alterações mais persistentes na eficácia de transmissão nestas sinapses – um processo chamado **potenciação a longo prazo** ou **depressão a longo prazo**. Tais alterações podem persistir por dias a semanas, e se acredita que estejam envolvidas no armazenamento de memórias.

O aumento da eficácia sináptica que ocorre na potenciação em longo prazo envolve predominantemente mudanças no local pós-sináptico, diferentemente das alterações em curto prazo, que envolvem mudanças na função pré-sináptica. A entrada de Ca⁺⁺ na região pós-sináptica é um passo inicial requerido para que ocorram as alterações que resultam na potenciação a longo prazo da resposta da célula pós-sináptica aos neurotransmissores. A entrada de cálcio ocorre via canais ativados pelo receptor NMDA (ver classes dos receptores de glutamato; ver seção "Receptores"). Acredita-se que a entrada de Ca⁺⁺ ative a Ca⁺⁺-calmodulina quinase II, uma proteína quinase multifuncional presente em altíssimas concentrações nas regiões pós-sinápticas. Na presença de uma alta [Ca⁺⁺], esta quinase pode se autofosforilar e, assim, se tornar ativa. Acredita-se que a cálcio-calmodulina quinase II fosforile proteínas, o que, por sua vez, leva à inserção de receptores AMPA (ácido α-amino-3-hidroxi-5-metil-4-isoxazolepropiônico) adicionais na membrana pós-sináptica. O aumento dos receptores AMPA resulta em aumento da eficácia sináptica em longo prazo. A potenciação a longo prazo também pode ter um componente anatômico. Após a estimulação adequada de uma via pré-sináptica, o número de espinhas dendríticas e o número de sinapses nos dendritos de neurônios pós-sinápticos podem aumentar rapidamente. As alterações no terminal nervoso pré-sináptico também podem contribuir para a potenciação a longo prazo em algumas sinapses.

Neurotransmissores

Os neurotransmissores são as substâncias que mediam a sinalização química entre os neurônios. Para uma substância ser considerada um neurotransmissor, deve atender a vários critérios. Primeiro, deve ser demonstrado que a substância está presente no terminal pré-sináptico e a célula deve ser capaz de sintetizar essa substância. A sua liberação deve ocorrer com a despolarização do terminal. Por fim, deve haver receptores específicos para a substância na membrana pós-sináptica. Este último critério certamente é válido para as substâncias que atuam como transmissores sinápticos, porém nos interessa sermos inclusivos e, assim, incluir as substâncias que atuam em territórios amplamente disseminados, em vez de em apenas uma única sinapse. O último critério precisa ser flexibilizado para incluir as situações em que os receptores estão localizados em sítios fora da sinapse. A expressão *neurotransmissão* foi sugerida como termo geral para descrever as sinalizações sináptica e não sináptica entre as células.

Mais de 100 substâncias foram identificadas como potenciais neurotransmissores porque atenderam alguns (daí o qualificador "potencial") ou todos estes critérios. Estas substâncias podem ser divididas em três categorias principais: pequenas moléculas transmissoras, peptídeos e transmissores gasosos. As pequenas moléculas neurotransmissoras podem ser adicionalmente subdivididas em acetilcolina, aminoácidos, aminas biogênicas e purinas. Entre os transmissores constituídos por pequenas moléculas, todos, com exceção das purinas, são considerados neurotransmissores clássicos.

Pequenas moléculas neurotransmissoras

Acetilcolina

No sistema nervoso periférico, a acetilcolina é o transmissor presente nas junções neuromusculares, gânglios simpáticos e parassimpáticos, e nas fibras pós-ganglionares dos gânglios parassimpáticos e de alguns gânglios simpáticos. É também um transmissor que atua no SNC, mais proeminentemente nos neurônios localizados em alguns núcleos do tronco encefálico, em várias partes do prosencéfalo basal (núcleos septais e núcleo basal de Meynert) e núcleos da base, e na medula espinhal (p. ex., colaterais axonais de motoneurônio). Os neurônios colinérgicos das áreas basais do prosencéfalo projetam-se difusamente por todo o neocórtex, o hipocampo e a amígdala e têm sido implicados na função da memória. Ocorre degeneração dessas células na doença de Alzheimer, em que há perda gradual e progressiva da função da memória, sugerindo um possível papel dos neurônios colinérgicos na demência.

A acetilcolina é sintetizada a partir da acetil coenzima A e da colina pela enzima colina acetiltransferase, localizada no citoplasma dos terminais pré-sinápticos colinérgicos. Após a síntese, a acetilcolina é concentrada nas vesículas. Depois da liberação, a ação da acetilcolina é terminada pela ação da enzima acetilcolinesterase, que está altamente concentrada na fenda

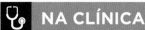

NA CLÍNICA

Alguns fármacos conhecidos como **anticolinesterásicos** interferem na ação da acetilcolinesterase e, assim, intensificam a ação da acetilcolina prolongando sua presença nas sinapses. Estes fármacos incluem alguns inseticidas e agentes de guerra química, bem como alguns fármacos terapêuticos, como aqueles usados no tratamento da **miastenia *gravis***. A miastenia *gravis* é uma doença autoimune em que anticorpos se ligam aos receptores de acetilcolina presentes na junção neuromuscular, desorganizando sua funcionalidade e acelerando a sua degradação. Esta redução dos receptores leva a um grave enfraquecimento e, por fim, à paralisia. O enfraquecimento é caracterizado pelo rápido cansaço no músculo com o uso repetido. O rápido cansaço ocorre porque o número de vesículas pré-sinápticas disponíveis para serem liberadas sofre uma queda durante um período de alta frequência dos potenciais de ação dos motoneurônios que geram essas contrações. Normalmente, devido ao alto fator de segurança da junção neuromuscular, PPMs menores porém ainda supralimiares continuariam sendo gerados e manteriam a contração muscular durante o uso repetitivo. Nos indivíduos com miastenia *gravis*, o fator de segurança também é reduzido pela perda de receptores de acetilcolina, de modo que a diminuição na liberação de acetilcolina com a atividade repetida leva a PPMs que não conseguem deflagrar disparos e, como consequência, a contração muscular falha. Os tratamentos-padrão incluem os anticolinesterásicos, que proporcionam maior concentração de acetilcolina para superar parcialmente o déficit causado pelo número reduzido de receptores funcionais pós-sinápticos, bem como terapias imunossupressoras e troca de plasma, que diminuem os níveis de autoanticorpos contra o receptor de acetilcolina. Estes tratamentos são todos relativamente inespecíficos e, portanto, podem produzir muitos efeitos colaterais. Futuros potenciais tratamentos estão sendo desenvolvidos e incluem a tolerância induzida ao receptor de acetilcolina e a destruição seletiva das células B produtoras de anticorpos que atacam esse receptor.

sináptica. A acetilcolinesterase hidroliza a acetilcolina em acetato e colina. A colina então é captada por um simportador de Na^+ na membrana pré-sináptica para a ressíntese de acetilcolina. A degradação enzimática extracelular da acetilcolina é incomum para um neurotransmissor na medida em que a ação sináptica de outros neurotransmissores clássicos é terminada via recaptação por uma série de proteínas de transporte especializadas.

Aminoácidos

Uma variedade de aminoácidos atuam como neurotransmissores. Os três mais importantes são o glutamato, a glicina e o GABA.

O **glutamato** é o neurotransmissor presente na maioria esmagadora das sinapses excitatórias em todo o SNC. Apesar de seu caráter ubíquo, inicialmente foi difícil identificar neurônios específicos como sendo glutamatérgicos porque o glutamato está presente em todas as células; tem papel central em várias vias metabólicas; e é precursor do GABA, principal neurotransmissor inibitório. Mesmo assim, os resultados experimentais obtidos estabeleceram claramente o glutamato como sendo o principal neurotransmissor excitatório do SNC.

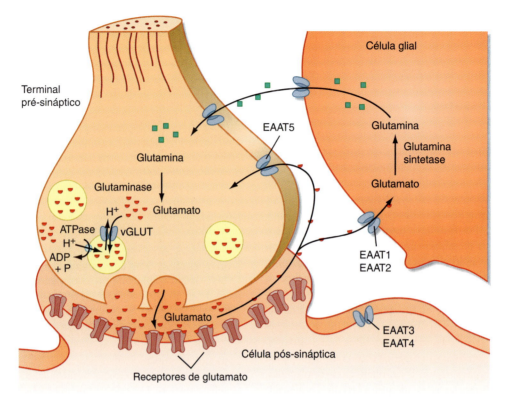

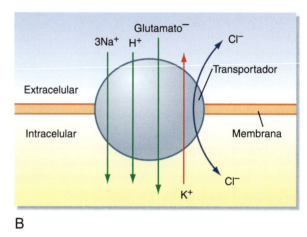

• **Figura 6.11** Ciclo de transporte do glutamato. **A.** O esquema mostra o destino do glutamato liberado por um terminal pré-sináptico. Existem diferentes transportadores para recaptação de glutamato nas membranas das células pré e pós-sinápticas. Além disso, as células gliais captam glutamato e o convertem em glutamina. A glutamina então é liberada e captada pelo terminal pré-sináptico, onde é convertida de volta em glutamato antes de ser reconcentrada nas vesículas sinápticas. **B.** Esquema de transportador mostrando a direção do fluxo iônico associado ao movimento do glutamato através da membrana.

Além de ser o principal neurotransmissor excitatório, o glutamato em altas concentrações é uma potente excitotoxina. Assim, o glutamato é altamente regulado após a sua liberação do terminal pré-sináptico, não só para permitir a transmissão sináptica normal como também para prevenir a morte celular. Esta tarefa é realizada por proteínas transportadoras de membrana especializadas (Figura 6.11 e boxe "No nível celular") e absorção pelos astrócitos.

O **GABA** e a **glicina** atuam como neurotransmissores inibitórios. O GABA é o principal transmissor inibitório em todo o sistema nervoso. Ele é produzido a partir do glutamato por uma enzima específica (ácido glutâmico descarboxilase) presente apenas nos neurônios que usam o GABA como transmissor. Sendo assim, do ponto de vista experimental, é possível identificar células como sendo neurônios GABAérgicos inibitórios por meio do uso de anticorpos dirigidos contra essa enzima para marcá-los (imunomarcação; Figura 6.1B). Muitos interneurônios locais são GABAérgicos. Além disso, várias regiões encefálicas contêm grandes quantidades de neurônios GABAérgicos de projeção. Os mais notáveis são os neurônios espinhosos médios do estriado e as células de Purkinje do córtex cerebelar. A descoberta da natureza inibitória das células de Purkinje foi especialmente surpreendente porque estas células constituem toda a saída do córtex cerebelar e, portanto, toda a atividade cortical cerebelar funciona basicamente para suprimir a atividade de seus alvos subsequentes (núcleos cerebelares e vestibulares).

A glicina atua como um neurotransmissor inibitório em um território bem mais restrito. As sinapses glicinérgicas são predominantemente encontradas na medula espinhal, onde constituem cerca de metade das sinapses inibitórias. Do mesmo modo, elas estão presentes na região inferior do tronco encefálico, no cerebelo e na retina. É interessante notar que a glicina também exerce outra função sináptica. Em receptores excitatórios de glutamato do tipo NMDA, a glicina também deve se ligar para que o canal iônico se abra. A glicina atua então como um cotransmissor nestas sinapses. De modo geral, considerava-se que a concentração extracelular de glicina fosse alta o bastante sob condições fisiológicas para que os sítios de ligação de glicina do canal NMDA estivessem sempre saturados. Resultados obtidos recentemente, porém, sugerem a possibilidade de que isto nem sempre seja verdadeiro, o que implica que flutuações nos níveis de glicina também atuem como um modulador importante da transmissão sináptica mediada pelo NMDA.

Depois de serem liberados do terminal pré-sináptico, o GABA e a glicina são captados de volta para dentro do terminal nervoso e da glia adjacente por intermédio de transportadores de Na$^+$/Cl$^-$ de alta afinidade acoplados à membrana. Estes transportadores de Na$^+$/Cl$^-$ fazem parte da família de transportadores conhecida como família do *transportador de soluto 6* (SLC6). Este grupo inclui também os transportadores de aminas biogênicas neurotransmissoras, mas difere dos transportadores de glutamato. O transporte do neurotransmissor para dentro da célula é realizado por simporte com dois íons Na$^+$ e um íon Cl$^-$. Foram identificados quatro genes codificadores (*GAT1*, *GAT2*, *GAT3* e *BGT1*) de transportador GABA, dentre os quais *GAT1* e *GAT3* são altamente expressos no SNC. Dependendo da região e da espécie, estes genes podem ser expressos em neurônios e/ou na glia. Existem dois principais transportadores de glicina, GlyT1 e GlyT2. O GlyT1 é encontrado predominantemente em astrócitos e está presente em todo o SNC. Em contrapartida, o GlyT2 está localizado nos terminais nervosos glicinérgicos e está amplamente restrito à medula espinhal, ao tronco encefálico e ao cerebelo.

Aminas biogênicas

Muitos neurotransmissores incluídos nesta categoria podem ser familiares porque exercem papéis fora do sistema nervoso, frequentemente como hormônios. Entre as aminas que comprovadamente atuam como neurotransmissores, estão a **noradrenalina** (norepinerina), a **adrenalina** (noradrenalina), a **serotonina** (5-hidroxitriptamina [5-HT]) e a **histamina**. A dopamina, a noradrenalina e a adrenalina são catecolaminas, e compartilham uma via biossintética comum que começa com o aminoácido tirosina. A tirosina é convertida em L-dopa pela enzima tirosina hidroxilase. A L-dopa então é convertida em dopamina pela dopa-descaboxilase. Nos neurônios dopaminérgicos, a via acaba aqui. Nos neurônios noradrenérgicos, outra enzima – a dopamina β-hidroxilase – converte a dopamina em noradrenalina. A adrenalina é obtida pela adição de um grupo metil à noradrenalina via feniletanolamina-*N*-metil transferase. Nos neurônios serotoninérgicos, a serotonina é sintetizada a partir do aminoácido essencial triptofano. O triptofano é primeiramente convertido pela triptofano 5-hidroxilase em 5-hidroxitriptofano que, então, é convertido a serotonina pela L-aminoácido aromático descarboxilase. Por fim, em neurônios histaminérgicos, a conversão de histidina em histamina é catalisada pela histidina descarboxilase.

A remoção de aminas biogênicas liberadas sinapticamente em geral é feita via recaptação para dentro dos astrócitos e dos

NO NÍVEL CELULAR

Pelo menos cinco transportadores (EAAT1 a EAAT5, em que EAAT significa *excitatory amino acid transporter* [transportador de aminoácido excitatório]) que transportam glutamato ao longo da membrana plasmática foram identificados. Todos são membros da família de transportadores dependentes de Na$^+$/K$^+$. O movimento de entrada de cada molécula de glutamato é dirigido pelo cotransporte (simporte) de três íons Na$^+$ e um íon H$^+$, e pelo contratransporte (antiporte) de um íon K$^+$ para fora da célula (Figura 6.11B). Além disso, o transportador exibe condutância ao Cl$^-$, embora a passagem de íons Cl$^-$ não seja estequiometricamente associada ao transporte de glutamato. Os transportadores de glutamato são encontrados em neurônios e na glia. Entretanto, esses transportadores diferem quanto às distribuições regional e celular, e quanto às suas propriedades farmacológicas e biofísicas. Por exemplo, o EAAT2 é encontrado na glia e geralmente é responsável por mais de 90% da captação de glutamato a partir do espaço extracelular. O glutamato captado para dentro das células gliais pelo EAAT2 eventualmente é devolvido ao terminal pré-sináptico pelo ciclo glutamato-glutamina (Figura 6.11). Dentro das células gliais, o glutamato é convertido em glutamina. Esta então é transportada para fora da célula glial e devolvida para o interior do terminal pré-sináptico, onde subsequentemente é convertida de novo em glutamato. O glutamato dentro do terminal pré-sináptico fica concentrado dentro das vesículas sinápticas pela ação de um segundo conjunto de transportadores de glutamato conhecidos como **vGLUTs (transportadores de glutamato vesiculares)**, presentes na membrana das vesículas glutamatérgicas. O transporte de glutamato para dentro das vesículas sinápticas pelo vGLUT é dirigido pelo contratransporte (antiporte) de íons H$^+$, o gradiente eletroquímico para o qual foi estabelecido pela ação de uma H$^+$-ATPase na membrana da vesícula.

neurônios pela ação de transportadores pertencentes à família de transportadores dependentes de Na$^+$/Cl$^-$. As catecolaminas são então degradadas por duas enzimas, a monoamina oxidase e a catecol *O*-metiltransferase.

Dentro do SNC, os neurônios que geram aminas biogênicas como neurotransmissores são encontrados principalmente no interior de alguns poucos núcleos do tronco encefálico, a maioria dos quais se projeta difusamente ao longo de amplas áreas encefálicas. Os neurônios noradrenérgicos são encontrados primariamente no *locus coeruleus* e no núcleo *subcoeruleus*, localizados próximo um do outro na parte dorsal da ponte rostral. Os neurônios do *locus coeruleus* se projetam por todo o encéfalo. Os alvos do núcleo *subcoeruleus* são mais limitados, mas ainda são amplamente disseminados e incluem a ponte, o bulbo e a medula espinhal. (A noradrenalina também é importante no sistema nervoso periférico por ser usada pelas células simpáticas pós-ganglionares.) As fibras serotoninérgicas surgem a partir de uma série de núcleos localizados na linha média do tronco encefálico, conhecidos como *núcleos da rafe*. Similarmente às fibras noradrenérgicas, as fibras serotoninérgicas estão distribuídas pela maior parte do encéfalo e medula espinhal. As fibras dopaminérgicas surgem a partir de duas regiões do tronco encefálico: a *pars compacta* da substância negra, que se projeta para o estriado; e a área tegmental ventral, que se projeta mais amplamente para o neocórtex e áreas subcorticais, incluindo o núcleo *accumbens* e a amígdala. Os neurônios histaminérgicos estão localizados junto ao núcleo tuberomamilar do hipotálamo e se projetam difusamente por todo o SNC. Por fim, os neurônios adrenérgicos são relativamente escassos em comparação com outras aminas biogênicas transmissoras. Eles têm corpos celulares localizados em pequenos grupos celulares no bulbo rostral. O maior grupo, denominado C1, tem projeções que seguem para o *locus coeruleus* e vão até os níveis torácico e lombar da medula espinhal, onde terminam nos núcleos autônomos das colunas celulares intermediolaterais e intermediomediais. Assim, estes neurônios são importantes para as funções autônomas, em particular as vasomotoras, como as que controlam a pressão arterial.

O padrão de projeção difusa da maioria dos sistemas de aminas leva a consequências generalizadas, como o estabelecimento de estados cerebrais globais. Por exemplo, estes sistemas estão envolvidos no estabelecimento do nível de excitação (sono, vigília), atenção e humor. Seu envolvimento nas vias conectadas ao hipotálamo e a outros centros autônomos também indica que exercem importantes funções homeostáticas. O papel da dopamina no balanceamento do fluxo de atividade ao longo das vias dos núcleos da base e como sua perda leva à manifestação dos sintomas motores observados na doença de Parkinson são descritos no Capítulo 9.

Purinas

O ATP tem o potencial de atuar como transmissor ou cotransmissor nas sinapses nos sistemas nervosos central e periférico. O ATP é encontrado em todas as vesículas sinápticas e, assim, é coliberado durante a transmissão sináptica. Ele tem seus próprios receptores que, assim como os neurotransmissores-padrão, estão acoplados a canais iônicos. Contudo, o ATP também pode modificar a ação de outros neurotransmissores com os quais seja coliberado, tais como a noradrenalina, a serotonina, o glutamato, a dopamina e o GABA. As células gliais também podem liberar ATP após certos tipos de estimulação. Uma vez liberado, o ATP é quebrado pelas ATPases e pela 5-nucleotidase em **adenosina**, a qual é captada novamente pelo terminal pré-sináptico.

Peptídeos

Os neurotransmissores peptídicos consistem em cadeias contendo entre três e 40 aminoácidos aproximadamente. Durante muitos anos, os estudos sobre neuropeptídeos se concentraram no hipotálamo. Entretanto, hoje está claro que os neuropeptídeos são liberados por neurônios e atuam sobre os receptores em todo o SNC. Até o presente momento, mais de 100 neuropeptídeos foram identificados. Estes podem ser classificados em vários grupos funcionais, como mostrado no Boxe 6.1, que lista alguns neuropeptídeos conhecidos. Hoje, está claro que muitos neurônios liberadores de neurotransmissores clássicos também liberam neuropeptídeos. Como detalhado adiante, o conhecimento sobre a interação dos coexistentes transmissores clássicos e peptídicos se transformou em uma importante área de pesquisa. Além de serem coliberados com outro transmissor, os neuropeptídeos também podem funcionar como neurotransmissor único ou principal em uma sinapse.

De algumas formas, os neuropeptídeos são como os neurotransmissores clássicos: estão concentrados nas vesículas sinápticas, sua liberação depende de Ca^{++} e se ligam a receptores específicos presentes em neurônios-alvo. Por outro lado, há também diferenças significativas, algumas das quais levaram a denominações alternativas para a comunicação intercelular mediada por neuropeptídeos, tais como transmissão não sináptica, parassináptica e de volume. A Tabela 6.1 resume algumas destas diferenças existentes entre os neurotransmissores clássicos e peptídicos.

Diferentemente dos neurotransmissores clássicos, que são sintetizados no terminal pré-sináptico, os neuropeptídeos são sintetizados no corpo celular e, então, transportados para o terminal (Figura 6.2). Os neuropeptídeos são acondicionados em grandes vesículas eletrodensas, denominadas vesículas de núcleo denso, espalhadas por todo o terminal pré-sináptico, diferentemente dos neurotransmissores clássicos em pequenas vesículas eletrolucentes ancoradas na zona ativa. (Nos neurônios que produzem vários neuropeptídeos, os diversos peptídeos são coestocados nas mesmas vesículas.) Os receptores de neuropeptídeos não estão confinados à região sináptica e, geralmente, a ação peptídica não é limitada por mecanismos de recaptação.

Cada uma destas diferenças tem implicações funcionais. Por exemplo, o armazenamento separado de transmissores peptídicos e não peptídicos imediatamente levanta a questão sobre os dois transmissores serem ou não coliberados ou liberados diferencialmente em resposta a certos padrões de estimulação.

De fato, a liberação diferenciada de transmissores peptídicos e clássicos a partir da mesma célula foi demonstrada em vários tipos de neurônios e é, provavelmente, resultante das diferenças de estocagem das vesículas descritas. Devido à sua proximidade com as zonas ativas, as pequenas vesículas não peptídicas podem ser liberadas rapidamente (<1 milissegundo) após o influxo localizado de Ca^{++} iniciado por potenciais de ação no terminal pré-sináptico. Em consequência, a estimulação de baixa frequência da célula e os aumentos relativamente pequenos da [Ca^{++}] são suficientes para desencadear a liberação de transmissor não peptídico. Em contrapartida, a estimulação de maior frequência de um neurônio pré-sináptico e o maior influxo de [Ca^{++}] levam à mobilização e à liberação de neuropeptídeo, bem como neurotransmissor.

Quando os neuropeptídeos são coliberados com outros transmissores, podem atuar de modo sinérgico ou antagônico. Por exemplo, na medula espinhal, as **taquicininas** e o **peptídeo relacionado ao gene da calcitonina (CGRP)** atuam de modo sinérgico com o glutamato e com a **substância P** para intensificar a ação da serotonina. Por outro lado, as taquicininas e o CGRP antagonizam a ação da noradrenalina em outras

• BOXE 6.1 Alguns peptídeos neuroativos.

Hormônios hipotalâmicos

Hormônio antidiurético (arginina vasopressina)
Hormônio liberador de corticotrofina (CRH)
Hormônio liberador de hormônio do crescimento (GHRH)
Hormônio liberador de tireotrofina (TRH)
Hormônio liberador do hormônio luteinizante (LHRH)
Ocitocina
Somatostatina

Peptídeos relacionados ao NPY

Neuropeptídeo Y

Peptídeos opioides

Dinorfina
Leucina encefalina
Metionina encefalina

Taquicininas

Neurocinina α
Neurocinina β
Neuropeptídeo K
Substância P

Família VIP-glucagon

Peptídeo hipofisário ativador da adenilil ciclase (PACAP)
Peptídeo histidina-leucina
Peptídeo semelhante ao glucagon 1
Polipeptídeo intestinal vasoativo (VIP)

Outros

Colecistocinina (cck)
Galanina
Hipocretinas/orexinas
Hormônio adrenocorticotrófico (acth)
Hormônio estimulador de α-melanócitos (α-msh)
Insulina
Motilina
Neurotensina
Neurotensina
Peptídeo liberador de prolactina
Peptídeo natriurético encefálico
Secretoneurina
Urocortina

sinapses. Devido aos diferentes perfis de ações temporal e espacial dos peptídeos *versus* transmissores clássicos, as interações não são simplesmente um sinergismo ou antagonismo um a um em uma sinapse em particular. Particularmente, a liberação mais lenta e a ausência de recaptação rápida significam que os neuropeptídeos podem agir por longos períodos, difundem-se ao longo de uma região de tecido nervoso e afetam todas as células nessa região (que tenham os receptores apropriados), em vez de agirem apenas na sinapse específica em que foram liberados. De fato, os estudos demonstraram que muitas vezes há discrepância espacial entre os terminais pré-sinápticos que contêm determinado neuropeptídeo e os sítios dos receptores para este peptídeo. Resumindo, os peptídeos liberados de uma sinapse em particular provavelmente afetam a população neuronal local como um todo, enquanto os transmissores clássicos coliberados atuam de modo mais pontual.

Peptídeos opioides

Os opioides e opiáceos, termos frequentemente usados de forma intercambiável, são compostos que atuam nos receptores opioides. Mais precisamente, os opioides incluem todas as substâncias químicas naturais, sintéticas ou semissintéticas, enquanto os opiáceos referem-se aos opioides naturais derivados da papoula, como a heroína, a morfina e a codeína. Exemplos de opioides sintéticos incluem a metadona, a fentanila e a oxicodona.

As três principais classes de opioides endógenos – peptídeos produzidos em neurônios – são as **encefalinas**, as **endorfinas** e as **dinorfinas**. As encefalinas são os opioides mais simples e são pentapeptídeos. As dinorfinas e endorfinas são peptídeos um pouco mais longos e que contêm uma sequência de dinorfina ou sequência endorfina em suas extremidades N-terminais.

Os peptídeos opioides estão amplamente distribuídos pelos neurônios do SNC e pelos neurônios intrínsecos do trato gastrointestinal. As endorfinas estão discretamente localizadas em estruturas específicas do SNC, enquanto as encefalinas e as dinorfinas têm distribuição mais ampla. Mais notavelmente, os opioides inibem os neurônios encefálicos envolvidos na percepção da dor – os peptídeos opioides estão entre os compostos analgésicos mais potentes conhecidos, e são usados terapeuticamente como potentes analgésicos. Os opioides também podem levar a sensações de prazer, contentamento e relaxamento. Em virtude dessas qualidades e suas propriedades farmacocinéticas, os opioides podem ser altamente aditivos.

Substância P

A substância P é um peptídeo constituído por 11 aminoácidos. Está presente em neurônios específicos no encéfalo, em neurônios sensoriais primários e em neurônios dos plexos da parede do trato gastrointestinal. A parede do trato gastrointestinal é ricamente inervada por neurônios que formam redes ou plexos (Capítulo 27). Os plexos intrínsecos do trato gastrointestinal exercem um controle primário sobre suas atividades motoras e secretórias. Estes neurônios entéricos contêm muitos dos neuropeptídeos, incluindo a substância P, que são encontrados no encéfalo e na medula espinhal. A substância P está envolvida na transmissão da dor e tem potente efeito sobre a musculatura lisa.

Provavelmente, a substância P é o transmissor usado nas sinapses constituídas por neurônios sensoriais primários (seus corpos celulares estão nos gânglios da raiz dorsal) com interneurônios espinais no corno dorsal da medula espinhal, sendo assim um exemplo de um peptídeo que atua como transmissor primário em uma sinapse. As encefalinas atuam diminuindo a liberação de substância P nestas sinapses e, deste modo, inibem a via da sensação dolorosa na primeira sinapse da via.

Endocanabinoides

Os endocanabinoides, assim denominados em virtude de sua produção endógena e ligação a receptores canabinoides, são expressos em todo o SNC. As propriedades e as características básicas do sistema endocanabinoide ainda estão sendo descobertas. Os endocanabinoides parecem estar envolvidos em processos fisiológicos e cognitivos generalizados, incluindo apetite, sensação de dor, humor, emoção e motivação e muito mais.

Os canabinoides são encontrados na planta *Cannabis* ou são compostos sintéticos, que interagem com o sistema endocanabinoide. O tetra-hidrocanabinol (Delta-9-THC; THC) e o canabidiol (CBD) são os principais constituintes da planta *Cannabis*. O THC é o principal componente psicoativo da *Cannabis*; o canabidiol tem poucos efeitos psicotrópicos ou nenhum.

Os principais endocanabinoides conhecidos são a anandamida (*N*-araquidonoiletanolamida; AEA) e o 2-AG (2-araquidonoilglicerol). Trata-se de lipídeos à base de araquidonato produzidos no local de liberação. Diferentemente dos neurotransmissores tradicionais, eles não são armazenados em vesículas, e sabe-se relativamente pouco sobre seus processos de síntese. Os endocanabinoides atuam como neuromoduladores que fornecem uma sinalização retrógrada entre neurônios. Por serem lipídeos e hidrofóbicos, os endocanabinoides podem percorrer distâncias relativamente longas no meio extracelular aquoso. Diferentemente dos neurotransmissores convencionais liberados por um terminal pré-sináptico e que se ligam a neurônios pós-sinápticos, os endocanabinoides fornecem um sinal retrógrado: são liberados das células pós-sinápticas e atuam sobre receptores nos terminais axonais pré-sinápticos. A ativação dos receptores canabinoides leva a uma redução da liberação de neurotransmissores, proporcionando, assim, um mecanismo para que o neurônio pós-sináptico controle o grau de ativação que ele recebe de determinado terminal pré-sináptico.

Neurotransmissores gasosos

Os neurotransmissores gasosos não estão concentrados em vesículas sinápticas nem são liberados por exocitose. Em vez disto, os neurotransmissores gasosos são altamente permeantes e simplesmente se difundem dos terminais sinápticos para as células vizinhas após a sua síntese, que, por sua vez, é deflagrada pela despolarização do terminal nervoso (o influxo de Ca^{++} ativa enzimas da síntese.) Além disso, não há mecanismos de recaptação específicos nem ocorre destruição enzimática, por isso sua ação parece ser terminada por difusão ou ligação a ânions superóxidos ou a várias proteínas *scavenger* (varredouras). O **óxido nítrico (NO)** e o **monóxido de carbono (CO)** são exemplos de neurotransmissores gasosos. O NO é um transmissor nas sinapses entre motoneurônios inibitórios do sistema nervoso entérico e células musculares lisas gastrintestinais (Capítulo 27). O NO também funciona como neurotransmissor no SNC. A enzima NO sintase catalisa a produção de NO como produto da oxidação da arginina em citrulina. Esta enzima é estimulada pelo aumento da $[Ca^{++}]$ citosólica.

Além de servir como neurotransmissor, o NO atua como molécula transdutora de sinal tanto nos neurônios como em células não neuronais (p. ex., músculo liso vascular; Capítulo 14). Uma forma de atuação do NO como molécula de transdução de sinal se dá pela regulação da **guanilil ciclase**, uma enzima que produz **GMPc** a partir de **GTP**. O NO se liga ao grupo heme presente na guanilil ciclase solúvel e a estimula potentemente. A estimulação dessa enzima leva à elevação do GMPc na célula-alvo. O GMPc pode então influenciar vários processos celulares.

Receptores de neurotransmissores

A vastidão de neurotransmissores usados no sistema nervoso confere a este um sistema de comunicações interneuronais específico e flexível. Estas características são intensificadas ainda mais pela variedade de receptores existentes para cada neurotransmissor. Os receptores para determinado neurotransmissor eram tradicionalmente distinguidos principalmente pelas diferenças farmacológicas quanto à sensibilidade a agonistas e antagonistas específicos. Por exemplo, os receptores de acetilcolina foram divididos nas classes **muscarínica** e **nicotínica**, dependendo de se ligarem à muscarina ou à nicotina. De modo similar, os receptores de glutamato foram divididos em três grupos principais conforme suas sensibilidades aos agonistas NMDA, ácido caínico ou AMPA. Apesar de útil, este esquema de classificação tem várias limitações: alguns receptores falham em ser ativados por agonistas, enquanto o próprio esquema em si falha em revelar todos os diversos subtipos de receptores existentes para um transmissor em particular. Ao longo dos últimos 20 anos mais ou menos, foram realizadas pesquisas de biologia molecular para identificar e sequenciar os genes codificadores de receptores de muitos neurotransmissores conhecidos. Considera-se que atualmente dispomos de um catálogo relativamente completo de genes para estes receptores. O que este trabalho revelou é que há uma enorme diversidade de subtipos de receptores verdadeiros e potenciais que poderiam ou não ser usados pelo sistema nervoso. Além disso, o conhecimento das sequências genéticas proporcionou um entendimento acerca da relação de diferentes proteínas receptoras entre si e com outras proteínas importantes. Este conhecimento, aliado aos resultados de estudos bioquímicos, cristalográficos e outros, levou a uma compreensão significativamente mais aprofundada sobre os funcionamentos estrutural e funcional das proteínas receptoras. Particularmente, vários receptores podem ser agrupados em famílias com base nas suas sequências genéticas, e os membros de cada família compartilham diversas características estruturais e funcionais.

Os receptores de neurotransmissores são membros de um dos dois grandes grupos ou famílias de proteínas: canais iônicos dependentes do ligante, também conhecidos como *receptores ionotrópicos*; e receptores acoplados à proteína G, referidos como *receptores metabotrópicos* (Figura 6.12A e B). Quase todos os neurotransmissores clássicos e neuropeptídeos têm pelo menos um receptor do tipo metabotrópico. Muitos neurotransmissores clássicos também têm pelo menos um receptor ionotrópico. Os receptores ionotrópicos são complexos proteicos que têm um sítio de ligação extracelular para o transmissor e formam um canal iônico (poro) através da membrana celular. Ele é constituído por várias subunidades proteicas, geralmente três a cinco, cada uma das quais contendo tipicamente uma série de domínios transmembrana. Alguns destes domínios contribuem para a parede do canal iônico. A ligação do neurotransmissor altera (em geral, aumenta) a probabilidade de o canal iônico estar no estado aberto e, assim, tipicamente resulta em eventos pós-sinápticos que surgem e decaem rapidamente com duração de vários milissegundos. Os receptores ionotrópicos são subjacentes aos PEPSs e PIPSs rápidos.

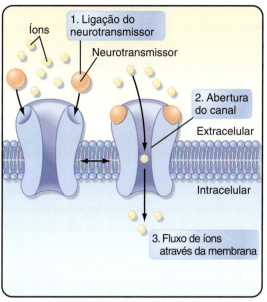
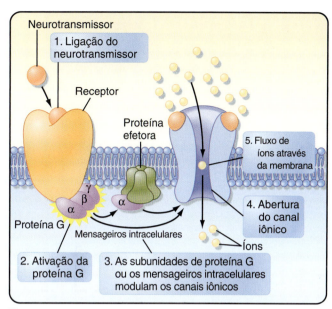

A Canais iônicos dependentes do ligante (ionotrópicos)

B Receptores acoplados à proteína G (metabotrópicos)

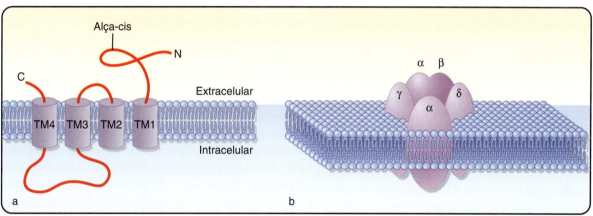

C Canais da família de alça-cis

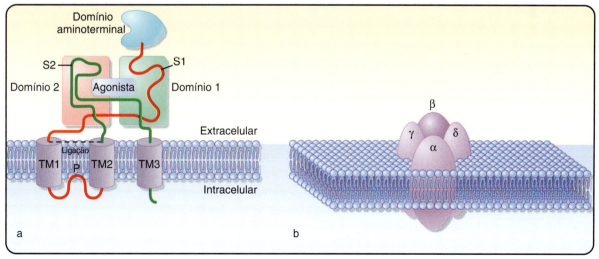

D Canais de glutamato

- **Figura 6.12** Receptores de neurotransmissores. São mostrados a estrutura básica e o mecanismo de ação para os canais iônicos dependentes do ligante (receptores ionotrópicos) (**A**) e para os receptores acoplados à proteína G (metabotrópicos) (**B**). As estruturas detalhadas dos receptores ionotrópicos de alça-cis e de glutamato são mostradas em **C** e **D**, respectivamente. Os receptores de alça-cis incluem os receptores ionotrópicos para GABA, a glicina, a serotonina e a acetilcolina. Observe as diferentes topologias de membrana das subunidades individuais destas duas classes de receptores: quatro domínios transmembrana para receptores de alça-cis e três mais uma alça de poro para receptores de glutamato. As alças de poro formam a parede interna do canal de glutamato, enquanto o domínio transmembrana 2 forma a parede interna dos receptores de alça-cis. (**A** e **B**. De Purves D, Augustine GJ, Fitzpatrick D. *Neuroscience*. 2nd ed. Sunderland, MA: Sinauer Associates; 2001.)

NO NÍVEL CELULAR

Os receptores ionotrópicos podem ser divididos em várias superfamílias. Os membros da superfamília de alçacis têm subunidades peptídicas contendo um domínio extracelular N-terminal que exibe uma alça delimitada por resíduos de cisteína. Esta família abrange os receptores ionotrópicos para acetilcolina, a serotonina, o GABA e a glicina. Em adição à alça de cisteína que define a família, estes receptores compartilham as seguintes características comuns: são pentâmeros, com cada subunidade peptídica tendo quatro domínios transmembrana, o neurotransmissor se liga ao domínio N-terminal, e se pensa que os domínios transmembrana secundários formem a parede do poro iônico.

Os receptores ionotrópicos de glutamato e de ATP formam duas outras superfamílias de receptores ionotrópicos – os detalhes de cada uma são fornecidos nas seções correspondentes adiante. Os canais de potencial receptor transiente (TRP), importantes para a transdução das sensações de dor e temperatura, formam ainda outra família (Capítulo 7).

Os receptores metabotrópicos não são canais iônicos. Em vez disto, são monômeros proteicos contendo um sítio de ligação extracelular para um transmissor específico e um sítio de ligação intracelular para uma proteína G. A ligação do receptor leva à ativação de uma proteína G, sendo esta a primeira etapa em uma cascata de transdução de sinal que altera a função de um canal iônico na membrana pós-sináptica. Contrastando com os receptores ionotrópicos, os receptores metabotrópicos medeiam os fenômenos pós-sinápticos de aparecimento lento e que podem ter duração de centenas de milissegundos a minutos. Devido às diversas cascatas bioquímicas que iniciam, exibem grande potencial de causar nos neurônios alterações que estão além de apenas gerar um PPS.

Receptores de acetilcolina

Os receptores de acetilcolina foram originalmente classificados segundo uma base farmacológica (sensíveis à nicotina ou à muscarina) em dois grupos principais. Esta classificação corresponde também àquela baseada em estudos biológicos estruturais e moleculares. Os receptores nicotínicos são membros da família de alça-cis ionotrópica, enquanto os receptores muscarínicos fazem parte da família metabotrópica de proteínas receptoras.

Os receptores nicotínicos medeiam a transmissão na junção neuromuscular, conforme descrito anteriormente. Entretanto, os receptores nicotínicos também estão presentes no SNC. O receptor nicotínico contém um canal catiônico relativamente não seletivo, por isso a ligação da acetilcolina produz PEPS. Sendo membros da família de alça-cis, os receptores de acetilcolina são pentâmeros construídos a partir de uma série de tipos de subunidades chamadas α, β, γ, δ, ε, algumas das quais contendo vários membros. Na junção neuromuscular, o canal é construído a partir de 2α, β, δ, ε; enquanto no SNC, a composição é tipicamente 3α, 2β. Além disso, todos os receptores da junção neuromuscular usam a subunidade α_1, enquanto os receptores centralmente localizados usam uma das subunidades α de α_2 a α_{10}. Conforme observado, as subunidades diferenciadoras resultam em receptores com diferentes sensibilidades farmacológicas e seletividade cinética e de canal.

Existem cinco subtipos de receptor muscarínico de acetilcolina conhecidos (M_1 a M_5). Todos são receptores metabotrópicos, porém estão acoplados a diferentes proteínas G e, assim, podem ter efeitos distintos sobre a célula. M_1, M_3 e M_5 estão acoplados a proteínas G_q e são insensíveis à toxina pertússis (que provoca coqueluche), enquanto M_2 e M_4 estão acoplados às proteínas $G_{i/o}$ e são sensíveis à toxina pertússis. Cada tipo de proteína G está acoplado a diferentes enzimas e vias de segundo mensageiro (Capítulo 3).

Receptores de aminoácidos inibitórios: GABA e glicina

Como notado, as sinapses inibitórias mais comuns no SNC usam glicina ou GABA como transmissores. As sinapses inibitórias mediadas por glicina são comuns na medula espinhal, enquanto as sinapses GABAérgicas constituem a maioria das sinapses inibitórias no encéfalo.

Ambos, glicina e GABA, têm receptores ionotrópicos que são membros da família de alça-cis, compartilhando, assim, algumas características já descritas. Além disso, cada um destes receptores tem um canal de Cl⁻ que se abre quando a porção do receptor está ligada. Portanto, a probabilidade de estes canais abrirem e o tempo médio que um canal permanece aberto são controlados pela concentração do neurotransmissor para o qual o receptor é específico.

Os receptores de glicina são pentâmeros e podem ser heterômeros de subunidades α e β (razão 3:2) ou homômeros. É interessante notar que a composição molecular parece estar relacionada à sua localização celular, com os heterômeros localizados pós-sinapticamente e os homômeros localizados extrassinapticamente. A subunidade β parece se ligar a uma proteína estrutural intracelular chamada *gefirina*, que parece ajudar a localizar os receptores no sítio pós-sináptico. A subunidade α contém o sítio de ligação de glicina e existem quatro genes codificadores de subunidades α distintas (e as variantes *splice* de cada uma). Cada variante resulta em um receptor que exibe diferentes condutância, cinética, afinidades com agonista e com antagonista, e sítios moduladores. É intrigante o fato de as variantes das subunidades serem diferencialmente expressas durante o crescimento e em regiões encefálicas distintas.

O GABA tem dois receptores ionotrópicos diferentes ($GABA_A$ e $GABA_C$) codificados por arranjos distintos de genes. Assim como os receptores de glicina, ambos controlam um canal de Cl⁻. Os receptores $GABA_A$ são heterômeros gerados a partir de sete classes de subunidades, três das quais têm vários membros. A configuração mais comum é α_1, β_2, γ_2 em uma estequiometria 2:2:1 que pode constituir 80% dos receptores. Entretanto, muitos outros heterômeros são encontrados no encéfalo. Como ocorre com a glicina, subunidades diferentes conferem propriedades distintas ao receptor. Os receptores $GABA_A$, por exemplo, são os alvos de duas classes de fármacos: benzodiazepínicos e barbitúricos. Os benzodiazepínicos (p. ex., diazepam) são amplamente usados como fármacos ansiolíticos e relaxantes. Os barbitúricos são usados como sedativos e anticonvulsivos. Ambas as classes de fármacos se ligam a sítios distintos nas subunidades α dos receptores GABA$_A$ e aumentam a abertura dos canais de Cl$^-$ dos receptores em resposta ao GABA. As ações sedativa e anticonvulsiva dos benzodiazepínicos parecem ser mediadas por receptores contendo a subunidade α$_1$, enquanto os efeitos ansiolíticos advêm da ligação a receptores contendo a subunidade α$_2$. Os receptores GABA$_C$ são estruturalmente semelhantes aos receptores GABA$_A$, exceto por apresentarem um perfil farmacológico diferente (p. ex., não são afetados pelos benzodiazepínicos) e serem codificados por um conjunto diferente de genes (ρ$_1$, ρ$_2$ e ρ$_3$).

O GABA$_B$ é um receptor metabotrópico. A ligação do GABA a este receptor ativa uma proteína ligadora de GTP heterotrimérica (proteína G; Capítulo 3), levando à ativação de canais de K$^+$ e, assim, à hiperpolarização da célula pós-sináptica, bem como à inibição dos canais de Ca^{++} (quando localizados pré-sinapticamente) e, portanto, acarretando diminuição na liberação do transmissor.

Receptores de aminoácidos excitatórios: glutamato

O glutamato tem receptores ionotrópicos e metabotrópicos. Com base nas propriedades farmacológicas e na composição de subunidades, vários subtipos de receptores ionotrópicos distintos são reconhecidos: AMPA, cainato e NMDA. De modo geral, existem 18 genes conhecidos que codificam subunidades para os receptores ionotrópicos do glutamato. Os genes são divididos em várias famílias (AMPA, cainato, NMDA e δ) que correspondem essencialmente aos subtipos farmacológicos dos receptores. Cada receptor de glutamato é um tetrâmero. Assim, existe certa correspondência entre os genes e os tipos de receptor que são formados. Os receptores AMPA, por exemplo, são formados a partir das subunidades GluR1 a GluR4; os receptores cainato requerem as subunidades KA1 ou KA2 e GluR5 a GluR7; e todos os receptores NMDA têm subunidades NR1 mais alguma combinação de subunidades NR2 e NR3. Como mencionado sobre os outros receptores, as propriedades do receptor variam com a composição de subunidades. Os receptores ionotrópicos de glutamato são excitatórios e contêm um canal catiônico-seletivo. Assim, todos os canais são permeáveis ao Na$^+$ e ao K$^+$, mas somente um subgrupo permite a passagem de Ca^{++}.

Os receptores AMPA e cainato se comportam como canais dependentes do ligante clássicos, conforme já discutido. Com a ligação do glutamato ao receptor, o canal se abre e permite o fluxo de corrente, gerando, assim, um PEPS. Os canais NMDA são diferentes. Primeiro, requerem a ligação de glutamato e glicina para abrirem. Em segundo lugar, exibem sensibilidade à voltagem resultante do bloqueio do canal pelo Mg^{++}. Em outras palavras, durante o potencial de membrana em repouso (ou mais negativo), um íon Mg^{++} bloqueia a entrada do canal de modo que, mesmo quando o glutamato e a glicina estão ligados, não há fluxo de corrente através do canal. Entretanto, se a célula estiver despolarizada (seja experimentalmente ou por injeção de corrente através de um eletrodo ou outros PEPSs), o bloqueio de Mg^{++} é desfeito e a corrente pode então fluir pelo canal. Um aspecto adicionalmente interessante dos canais NMDA é o fato de eles

geralmente serem permeáveis ao Ca^{++} que, por sua vez, pode agir como segundo mensageiro. A combinação de sensibilidade à voltagem e permeabilidade ao Ca^{++} dos canais NMDA levou a hipóteses referentes ao seu papel nas funções de aprendizado e memória (Capítulo 10).

Oito genes codificadores de receptores metabotrópicos de glutamato foram identificados e classificados em três grupos. Os receptores do grupo I são encontrados pós-sinapticamente, enquanto os receptores dos grupos II e III são encontrados pré-sinapticamente. Estes receptores geram PEPSs lentos e, provavelmente no mínimo tão importante quanto, deflagram cascatas de segundos mensageiros (Capítulo 3).

Receptores de purina (ATP)

As purinas têm duas famílias de receptores: uma família ionotrópica (P2X) e uma família metabotrópica (P2Y). Existem sete tipos de subunidades P2X identificados que formam canais e representam sua própria superfamília de canais dependentes do ligante. Cada subunidade tem apenas dois domínios transmembrana, com a alça entre estes dois domínios localizada extracelularmente e contendo o sítio de ligação de ATP. Os receptores são heterotrímeros ou homotrímeros, ou ainda hexâmeros. Em geral, estes receptores formam um canal catiônico que é permeável a Na$^+$, K$^+$ e Ca^{++}. A distribuição de subunidades no encéfalo varia de modo significativo, com algumas subunidades exibindo distribuição bem ampla (P2X$_2$) e outras sendo bastante limitadas (P2X$_3$, está presente principalmente nas células envolvidas em vias relacionadas com a dor).

Os receptores metabotrópicos de purina são codificados por 10 genes, mas apenas seis são expressos no SNC humano. Estes receptores exibem as características típicas de receptores acoplados à proteína G e comprovadamente ativam correntes de K$^+$, além de modularem o receptor NMDA e correntes de Ca^{++} dependentes da voltagem. Uma distinção de localização interessante entre os receptores P2X e P2Y é que, embora ambos estejam presentes nos neurônios, estes últimos predominam nos astrócitos.

Por fim, além dos receptores P2X e P2Y, que respondem ao ATP, há receptores de adenosina responsivos à adenosina que é liberada após a quebra enzimática do ATP. Estes receptores estão localizados pré-sinapticamente e atuam inibindo a transmissão sináptica via inibição do influxo de Ca^{++}.

Receptores de aminas biogênicas: serotonina, dopamina, noradrenalina, adrenalina, histamina

Com exceção de uma classe de receptores de serotonina (5-HT$_3$) que integram a família ionotrópica de alça-cis, os receptores para várias aminas biogênicas são, todos, receptores do tipo metabotrópico. Assim, estes neurotransmissores tendem a agir em escalas de tempo relativamente longas gerando potenciais sinápticos lentos e iniciando cascatas de segundo mensageiro. Os agonistas e os bloqueadores de muitos destes receptores são ferramentas clínicas importantes para tratar vários distúrbios neurológicos e psiquiátricos. O papel dos diferentes receptores de dopamina nos distúrbios dos núcleos da base será abordado na parte deste livro dedicada aos sistemas motores (Capítulo 9).

Receptores de neuropeptídeos

Como no caso das aminas biogênicas, os receptores para vários peptídeos são essencialmente do mesmo tipo metabotrópico e estão acoplados a proteínas G que medeiam os efeitos via cascatas de segundo mensageiro. Vale a pena repetir que os estudos demonstram de maneira consistente a incompatibilidade entre as localizações dos terminais contendo um peptídeo em particular e os receptores para esse peptídeo. Desta forma, estes receptores frequentemente são ativados por neurotransmissores que se difundem pelo espaço extracelular e não apenas nas sinapses. Isto implica que estes receptores experimentarão concentrações bem menores de agonista e, de fato, são muito sensíveis aos seus agonistas.

Receptores de canabinoides

Os dois principais receptores canabinoides que foram identificados são o receptor canabinoide do tipo 1 (CB1) e o receptor canabinoide do tipo 2 (CB2). Trata-se de receptores acoplados à proteína G que estão localizados nos terminais pré-sinápticos das sinapses glutamatérgicas e GABAérgicas. O CB1 é amplamente expresso no SNC, incluindo neocórtex, córtex piriforme, hipocampo, amígdala, núcleos da base, tálamo, hipotálamo, cerebelo e tronco encefálico e, em extensão mais limitada, no sistema nervoso periférico (SNP). O CB1 é encontrado nos terminais pré-sinápticos tanto de sinapses glutamatérgicas quanto de sinapses GABAérgicas. O CB2 está estreitamente relacionado com o CB1, porém é expresso principalmente no SNP. Até recentemente, acreditava-se que o CB2 não fosse expresso no SNC; todavia, evidências atuais sugerem que ele pode estar presente em algumas áreas do SNC e, possivelmente, na microglia.

Receptores de neurotransmissores gasosos

Diferentemente dos outros neurotransmissores já abordados, o NO e o CO não se ligam a receptores. Uma forma pela qual ambos afetam a atividade celular é a ativação das enzimas envolvidas em cascatas de segundo mensageiro, como a guanilil ciclase. Além disso, foi demonstrado que o NO modifica a atividade de outras proteínas, como os receptores NMDA e a bomba de Na^+/K^+-ATPase, ao promover sua nitrosilação.

Pontos-chave

1. Ambas as sinapses, elétrica e química, são meios de comunicação importantes no sistema nervoso dos mamíferos.

2. As sinapses elétricas conectam diretamente o citosol de dois neurônios e permitem um fluxo de corrente bidirecional rápido entre neurônios. Atuam como filtros passa-baixa.

3. As junções comunicantes são os correlatos morfológicos das sinapses elétricas. As junções comunicantes contêm canais formados por hemicanais chamados *conexons*. Os conexons são formados por proteínas chamadas *conexinas*.

4. A transmissão sináptica química clássica envolve a liberação de um transmissor na fenda sináptica e a ligação deste transmissor aos receptores presentes na membrana pós-sináptica adjacente.

5. A entrada de cálcio no terminal pré-sináptico deflagra a liberação do neurotransmissor. A liberação do neurotransmissor é quantal, como demonstrado primeiro pelo registro de PPMms na junção neuromuscular da rã.

6. O transmissor é armazenado em vesículas sinápticas no terminal pré-sináptico. As vesículas são os elementos quantais. Ou seja, a liberação de transmissor de uma vesícula causa um PPMm na junção neuromuscular ou, de modo equivalente, um PPSm em uma sinapse central.

7. Muitas proteínas estão envolvidas na ancoragem, ativação e fusão de vesículas sinápticas. A sinaptotagmina é o sensor de Ca^{++} para deflagração da fusão vesicular.

8. As sinapses excitatórias e inibitórias aumentam ou diminuem, respectivamente, a probabilidade de o neurônio pós-sináptico produzir um disparo.

9. O potencial de reversão é o potencial de membrana em que há inversão do fluxo líquido de corrente por um canal controlado por ligante. As sinapses excitatórias geram potenciais despolarizantes (PEPSs) que têm potenciais de reversão positivos em relação ao limiar de disparo, mais frequentemente como resultado da abertura de canais de cátion não seletivos.

10. As sinapses inibitórias geram PIPSs que têm potenciais de reversão mais negativos do que o limiar de disparo, mas não necessariamente negativos em relação ao potencial de repouso. As sinapses inibitórias podem diminuir a probabilidade de disparo via dois mecanismos: hiperpolarização da membrana e diminuição na resistência ao estímulo do neurônio, o que leva a um desvio de correntes sinápticas.

11. O processo pelo qual um neurônio decide disparar um potencial de ação como resultado de seus estímulos é referido como *integração sináptica*. A soma de PEPSs e PIPSs pode ser altamente não linear e depende de muitos fatores, tais como a geometria da árvore dendrítica, a localização dos estímulos sinápticos em relação ao segmento inicial, e as propriedades passivas (RC) e ativas da membrana da célula.

12. A eficácia da transmissão sináptica depende do curso temporal e da frequência dos potenciais de ação no neurônio pré-sináptico. A facilitação, a potenciação pós-tetânica e a potenciação a longo prazo são exemplos da eficácia aumentada da transmissão sináptica em resposta às várias estimulações prévias de uma sinapse. A depressão a longo prazo é um exemplo de eficácia reduzida resultante da ativação prévia da sinapse.

13. O sistema nervoso usa centenas de neurotransmissores. Os neurotransmissores podem ser divididos em algumas classes funcionais: pequenas moléculas transmissoras

(acetilcolina, aminoácidos, aminas biogênicas e purinas), peptídeos, endocanabinoides e gases (CO e NO). A ação de um neurotransmissor depende de seus receptores póssinápticos e, em alguns casos, dos receptores pré-sinápticos (p. ex., transmissão retrógrada de endocanabinoides). A maioria dos transmissores não gasosos tem receptores ionotrópicos e metabotrópicos.

14. As pequenas moléculas transmissoras atuam localmente, principalmente em uma única sinapse, e a duração de sua ação é limitada pela recaptação e degradação enzimática. Os peptídeos podem se difundir a partir de seus sítios de liberação pré-sináptica e, assim, têm o potencial de afetar todas as células de uma região próxima. Os transmissores gasosos são livres para se difundir a partir de seus sítios de liberação.

15. Os receptores ionotrópicos contêm um canal iônico cujo estado (aberto *versus* fechado) é controlado pela ligação do neurotransmissor ao receptor. Os receptores metabotrópicos ativam segundos mensageiros quando da ligação do neurotransmissor.

16. Muitas sinapses podem liberar vários tipos de transmissores, e quais são liberados depende do padrão de atividade do terminal. Os transmissores coliberados podem atuar de modo independente ou agir sinérgica ou antagonicamente.

7

Sistema Somatossensorial

OBJETIVOS DO APRENDIZADO

Após a conclusão deste capítulo, o estudante será capaz de responder às seguintes questões:

1. Quais são as principais modalidades de informações somatossensoriais e quais as vias correspondentes que carregam cada uma delas da periferia ao córtex somatossensorial primário?
2. A quais regiões do corpo e categorias de informação as divisões exteroceptiva, proprioceptiva e interoceptiva do sistema somatossensorial se associam?
3. Quais são os principais receptores para a sensibilidade tátil fina/discriminativa?
4. Quais tipos de informações somatossensoriais o cerebelo recebe?
5. Quais são os principais receptores para as sensibilidades dolorosa e térmica?
6. O que é o fenômeno da dor referida?
7. Quais proteínas estão envolvidas em transduzir diferentes categorias de informações somatossensoriais?
8. Como as vias descendentes atuam para regular o fluxo de atividade nas vias somatossensoriais ascendentes?

O sistema somatossensorial fornece informações ao sistema nervoso central (SNC) sobre o estado do corpo e seu contato com o mundo. Assim o faz usando vários receptores sensoriais que transduzem energia mecânica (pressão, estiramento e vibração) e térmica em sinais elétricos. Esses sinais elétricos são chamados *potenciais geradores* ou *potenciais receptores* e ocorrem nas extremidades distais dos axônios dos neurônios somatossensoriais de primeira ordem, onde desencadeiam conjuntos de potenciais de ação que refletem informações sobre as características do estímulo (Capítulo 5). Os corpos celulares desses neurônios se localizam nos gânglios da raiz dorsal (ou posterior) (Figura 7.1A; Figura 4.8) e em gânglios dos nervos cranianos.

Cada célula ganglionar, denominada célula pseudounipolar, emite uma curta extensão a partir do corpo celular, que, em seguida, divide-se em dois ramos, um que se dirige para o SNP e outro que segue para o SNC. Os processos periféricos no SNP coalescem para formar nervos periféricos. Um nervo puramente sensitivo possui apenas axônios dessas células ganglionares; entretanto, os nervos mistos, que inervam os músculos, contêm fibras aferentes (sensoriais) e eferentes (motoras). No órgão-alvo, o processo periférico de um axônio se divide repetidamente, com cada ramo terminal terminando como um receptor sensitivo. Na maioria dos casos, a terminação nervosa livre forma, por si só, um receptor funcional; mas, em outros casos, ela é encapsulada

por células acessórias, e a estrutura inteira (terminal do axônio mais células acessórias) forma o receptor.

O processo axonal central da célula ganglionar entra no SNC na medula espinhal por meio de uma raiz dorsal ou entra no tronco encefálico por meio de um nervo craniano. Um processo central tipicamente dá origem a numerosos ramos que podem fazer sinapse com vários tipos de células, inclusive os neurônios de segunda ordem das vias somatossensoriais. A localização terminal desses ramos centrais varia dependendo do tipo de informação transmitida. Alguns terminam no nível segmentar de entrada ou perto dele, enquanto outros se projetam para núcleos no tronco encefálico.

Os neurônios de segunda ordem (a primeira sinapse), que fazem parte da via para a percepção da informação somatossensorial, projetam-se e fazem sinapse com núcleos talâmicos específicos onde residem os neurônios de terceira ordem. Esses neurônios, por sua vez, projetam-se para o córtex somatossensorial primário (S-I). No córtex, a informação somatossensorial é processada no S-I e em um grande número de áreas corticais de ordem superior. As informações somatossensoriais também são transmitidas por outros neurônios de segunda ordem ao cerebelo para uso em sua função de coordenação motora.

A organização do sistema somatossensorial é bem distinta daquela das outras sensibilidades, o que tem implicações experimentais e clínicas. Em particular, outros sistemas sensoriais têm seus receptores localizados em um único órgão, onde estão presentes em alta densidade (p. ex., no olho, para o sistema visual). Diferentemente, os receptores somatossensoriais se distribuem em todo o corpo, cabeça e pescoço.

Subdivisões do sistema somatossensorial

O sistema somatossensorial recebe três amplas categorias de informação com base na distribuição dos seus receptores. Sua divisão **exteroceptiva** é responsável por fornecer informações sobre o contato da pele com objetos no mundo externo e, para essa finalidade, são usados vários receptores cutâneos mecanoceptivos, nociceptivos (dor) e térmicos. O foco principal deste capítulo será compreender essa divisão. O componente **proprioceptivo** fornece informações sobre a posição e a movimentação do corpo e das extremidades, e depende primariamente de receptores encontrados em articulações, músculos e tendões. As vias centrais ascendentes que se originam neles e que são subjacentes às funções proprioceptivas conscientes e inconscientes serão abordadas neste capítulo. Esses sistemas proprioceptivos, que fazem uma contribuição importante para o controle motor, serão discutidos com mais detalhes no Capítulo 9. Finalmente,

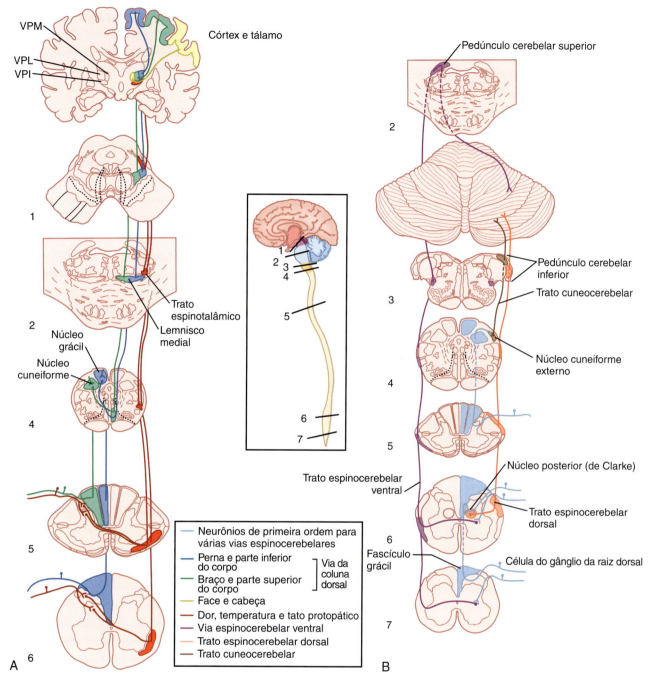

• **Figura 7.1** Vias somatossensoriais ascendentes do corpo. **A.** São mostrados os neurônios de primeira, segunda e terceira ordens para as duas vias principais que transitam informações cutâneas do corpo para o córtex cerebral: a coluna dorsal/lemnisco medial e a espinotalâmica. Observe que o axônio do neurônio de segunda ordem atravessa a linha média em ambos os casos, de modo que as informações sensoriais de um lado do corpo são transmitidas ao lado oposto do encéfalo, mas os níveis no neuroeixo em que isso ocorre são diferentes para cada via. As vias centrais homólogas para a cabeça se originam no núcleo trigeminais e são descritas no texto; mas, por simplicidade, não são ilustradas. **B.** Principais vias espinocerebelares que levam informações táteis e proprioceptivas ao cerebelo oriundas das partes superior e inferior do corpo. Novamente, as vias da cabeça se originam nos núcleos do trigeminais, mas não são mostradas por simplicidade. Uma visualização sagital média do sistema nervoso mostra os níveis dos cortes transversais espinhal e do tronco nos painéis **A** e **B**.

a divisão **interoceptiva** tem receptores para monitorar o estado interno do corpo e inclui os mecanorreceptores que detectam a distensão do intestino ou o grau de enchimento da bexiga. Os detalhes da divisão interoceptiva também são abordados no Capítulo 11, pois se relacionam com as funções autônomas.

As vias somatossensoriais também podem ser classificadas pelo tipo de informações que conduzem. São reconhecidas duas amplas categorias funcionais, cada uma das quais incluindo várias submodalidades somatossensoriais. A sensibilidade do **tato discriminativo fino ou epicrítico** inclui tato leve, pressão, vibração, *flutter* (vibração em baixa frequência) e distensão ou tensão. O segundo grande grupo funcional de sensibilidade é o da **dor e temperatura**. As submodalidades incluem os frios nocivo e inócuo, o calor e as dores mecânica e química. O prurido também se relaciona estreitamente com a dor e parece ser conduzido por fibras específicas associadas ao sistema de dor.

NA CLÍNICA

As funções sensoriais de vários receptores sensitivos cutâneos têm sido estudadas em seres humanos com uma técnica conhecida como **microneurografia**, na qual se introduz um microeletrodo metálico fino em um tronco nervoso no membro superior ou inferior para registrar os potenciais de ação de axônios sensoriais individuais. Quando se pode fazer um registro de um único axônio sensitivo, mapeia-se o campo receptivo da fibra. A maioria dos vários tipos de receptores sensitivos estudados em animais de experimentação também é encontrada em humanos com essa técnica.

Depois de se caracterizar o campo receptivo de um axônio sensitivo, o eletrodo pode ser usado para estimular o mesmo axônio sensitivo. Nesses experimentos, pede-se ao sujeito para localizar o campo receptivo percebido para o axônio sensitivo, o qual se mostra idêntico ao campo receptivo mapeado.

Fato de grande importância experimental é que os axônios aferentes que conduzem essas submodalidades somatossensoriais ao SNC têm diferentes tamanhos e algumas são isoladas com mielina. Lembre-se de que o potencial de ação composto registrado de um nervo periférico (Capítulo 5, Tabela 5.1) consiste em uma série de disparos, o que implica que os diâmetros dos axônios em um nervo se agrupam, e não se distribuem uniformemente. As informações sobre sensibilidade tátil são conduzidas primariamente por fibras mielínicas de grande diâmetro da classe Aβ, enquanto as informações sobre dor e temperatura trafegam por meio de fibras levemente mielínicas (Aδ) e amielínicas (C) com pequeno diâmetro. É possível bloquear ou estimular seletivamente uma classe de axônios de determinado tamanho, o que permite estudar diferentes submodalidades somatossensoriais isoladamente.

Tato discriminativo e propriocepção

Inervação da pele

Mecanorreceptores de baixo limiar

A pele é um importante órgão sensorial e não causa surpresa o fato de ser ricamente inervada por uma variedade de receptores somatossensoriais e aferentes associados. Primeiramente, consideramos os tipos de aferentes relacionadas com a sensibilidade tátil fina ou discriminativa. Essas aferentes estão relacionadas com o que chamamos de **mecanorreceptores de baixo limiar**. A inervação dos nociceptores e dos termorreceptores será considerada em separado em uma seção adiante neste capítulo.

Para estudar a responsividade dos receptores táteis, usa-se um bastão ou fio com pequeno diâmetro para pressionar uma região localizada na pele. Com essa técnica, podem-se ver dois tipos básicos de respostas ao registrar fibras aferentes sensitivas: respostas de adaptação rápida (AR) e de adaptação lenta (AL) (Figura 7.2). As duas estão presentes em quantidades semelhantes. As fibras AR mostram curta descarga de potenciais de ação quando o bastão empurra pela primeira vez a pele para baixo, mas depois cessarão as descargas apesar de continuar a aplicação do bastão. Também podem reagir com outra descarga de potenciais de ação quando o estímulo cessa (quando o bastão

é levantado). Diferentemente, as unidades AL começarão a disparar potenciais de ação (ou aumentarão a taxa de descargas) no início do estímulo e continuarão a disparar até que o estímulo termine.

As classes aferentes AR e AL podem ser subdivididas com base em outros aspectos de seus campos receptivos, sendo o termo **campo receptivo** a região da pele na qual os estímulos podem provocar uma resposta (alteração das descargas do axônio aferente). As unidades do tipo 1 têm pequenos campos receptivos com bordas bem definidas. Particularmente na pele glabra (sem pelos, como as palmas das mãos e as solas dos pés), o campo receptivo tem forma circular ou ovoide no qual há sensibilidade relativamente uniforme e alta a estímulos que diminui nitidamente no limite do campo (Figura 7.3). As unidades do tipo 1, particularmente as unidades AL1, respondem melhor às bordas. Isso significa que se desencadeia uma resposta maior delas quando a borda de um estímulo corta o campo receptivo do que quando o campo receptivo inteiro é pressionado pelo estímulo.

As unidades do tipo 2 têm campos receptivos mais largos com limites mal definidos e apenas um único ponto de sensibilidade máxima a partir do qual existe uma redução gradual da sensibilidade com a distância (Figura 7.3). Para comparar, o campo receptivo de uma unidade do tipo 1 tipicamente cobre cerca de quatro cristas papilares na ponta do dedo, enquanto uma unidade do tipo 2 terá um campo receptivo que cobre a maior parte do dedo ou todo ele.

Propriedades dos campos receptivos

Foram identificadas quatro classes fisiológicas principais de aferentes mecanossensitivas de baixo limiar (AR1, AR2, AL1 e AL2). Perifericamente, esses axônios podem terminar como terminações nervosas livres associadas a um folículo piloso ou dentro de uma estrutura de receptor especializado composta por células de sustentação.

Na pele glabra, as quatro classes se associam a quatro tipos específicos de estruturas de receptores histologicamente identificados, cujas localizações e características físicas ajudam a explicar as propriedades de descarga dessas aferentes sensoriais. As aferentes AR1 terminam nos **corpúsculos de Meissner**, enquanto as aferentes AL1 terminam nos **discos de Merkel**. Em ambos os casos, o receptor se localiza de modo relativamente superficial na epiderme basal (Merkel) ou imediatamente abaixo da epiderme (Meissner) (Figura 7.2). Esses receptores são pequenos e orientados para detectar estímulos de pressão na superfície da pele imediatamente acima deles, permitindo que as aferentes AL1 e AR1 tenham campos receptivos pequenos. Na pele glabra, as aferentes AL2 localizam-se nas **terminações de Ruffini**, e as aferentes AR2 terminam nos **corpúsculos de Pacini**. Ambos os receptores se situam mais profundamente na derme e no tecido conjuntivo e, portanto, são sensíveis a estímulos aplicados em uma área muito maior. As cápsulas dos receptores de Pacini e de Meissner filtram estímulos constantes ou muito pouco variáveis, tornando essas aferentes seletivamente sensíveis a estímulos variáveis.

Na pele com pelos, a relação entre os receptores e as classes de aferentes é semelhante à que se encontra na pele glabra. As fibras AL1 e AL2 conectam-se aos discos de Merkel e às terminações

CAPÍTULO 7 Sistema Somatossensorial

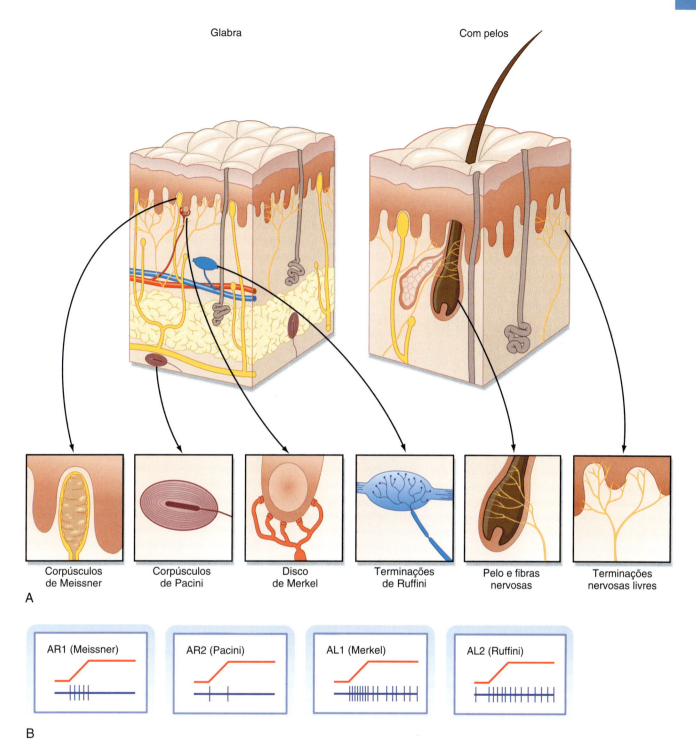

• **Figura 7.2** Mecanorreceptores cutâneos e padrões de respostas das fibras aferentes associadas. **A.** Vistas esquemáticas das peles glabra (sem pelos) e com pelos mostrando a disposição dos vários mecanorreceptores importantes. **B.** Padrões de descargas das diferentes fibras aferentes mecanossensíveis cutâneas de baixo limiar que inervam os vários receptores encapsulados da pele. (Os traçados em **B** se baseiam em dados de Johansson RS, Vallbo ÅB, *Trends Neurosci* 1983;6:27.)

de Ruffini, respectivamente. Os corpúsculos de Pacini também constituem a base das propriedades das aferentes AR2; entretanto, não são encontrados na pele com pelos, mas se localizam em tecidos profundos em torno de músculos e vasos sanguíneos. Não existe um análogo exato das aferentes AR1; o que existe são **unidades pilosas**, que são aferentes cujas terminações livres se enrolam em torno dos folículos pilosos (Figura 7.2). Cada uma dessas unidades pilosas se conecta com aproximadamente 20 pelos para produzir um campo receptivo grande e ovoide ou de formato irregular. Essas unidades são extremamente sensíveis ao movimento até de um único pelo. Também há **unidades de campo** que respondem ao toque da pele; mas, diferentemente das unidades AR1, têm grandes campos receptivos.

As várias perguntas a respeito das codificações psicofísica e neural podem estar relacionadas com as propriedades do campo receptivo e com a sensibilidade das várias categorias de aferentes.

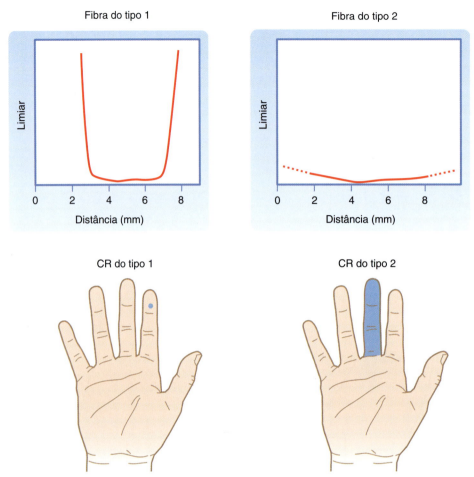

• **Figura 7.3** Características do campo receptivo para as fibras aferentes sensitivas do tipo 1 e do tipo 2. Os gráficos na *fileira superior* mostram o nível limiar da força necessária para provocar uma resposta em função da distância através do campo receptivo (CR). O tamanho do CR é mostrado na mão abaixo de cada gráfico. (Dados de Johansson RS, Vallbo ÅB. *Trends Neurosci* 1983;6:27.)

Por exemplo, o limiar de percepção dos estímulos táteis é causado pela sensibilidade dos receptores periféricos ou pelos processos centrais? De fato, ao se usar a microneurografia, é possível mostrar que se pode perceber um único potencial de ação em uma aferente AR1 do dedo, indicando que os receptores determinam a sensibilidade; entretanto, em outras regiões da pele, a percepção depende mais dos fatores do SNC, como o nível de atenção.

Uma medição comportamental e clínica importante da função somatossensorial é a acuidade espacial ou a discriminação de dois pontos. Clinicamente, o médico aplicará simultaneamente pressão em dois pontos na pele de um paciente. Geralmente, o paciente perceberá os dois pontos como dois estímulos distintos contanto que estejam distantes entre si por uma distância limiar, que varia dependendo do local do corpo. A melhor discriminação (mais curta distância limiar) é encontrada nas pontas dos dedos. As unidades do tipo 1 são responsáveis pela acuidade espacial, o que não causa surpresa, dados os campos receptivos menores das unidades do tipo 1 do que os das unidades do tipo 2. Além disso, a distância limiar em uma região da pele se relaciona mais com sua densidade de unidades do tipo 1 porque essas unidades têm campos receptivos de tamanhos semelhantes em toda a pele glabra. Entretanto, sua densidade diminui da ponta do dedo para a palma da mão e para o antebraço, e essa diminuição correlaciona-se com o aumento da distância limiar.

Note que essa variação na densidade de inervação também corresponde à sensibilidade global de diferentes regiões da pele aos estímulos cutâneos.

A relação das taxas de descarga nas várias classes de aferentes com a qualidade do estímulo percebido é mais um fator importante observado com as técnicas microneurográficas. Quando uma fibra AL isolada é estimulada com breves pulsos de corrente, de tal modo que cada pulso desencadeie apenas um potencial de ação, sente-se uma sensação de pressão constante na área do campo receptivo daquela fibra. À medida que a frequência de pulsos aumenta, percebe-se um aumento concomitante na pressão – a taxa de descargas nas fibras AL codifica a força do estímulo tátil. Um outro exemplo é o fato de que, quando uma fibra AR é estimulada repetitivamente, primeiro acontece uma sensação de batidas e, à medida que a frequência de estímulos aumenta, a sensação se transforma em vibração. O interessante é que, em nenhum dos casos, o estímulo muda seu caráter qualitativo (p. ex., a percepção de dor), desde que o estímulo ative apenas uma única classe de fibras. Essa é a evidência de que a dor é uma submodalidade distinta que usa um conjunto de fibras diferentes daquelas usadas pelos mecanorreceptores de baixo limiar.

Esses achados ilustram um princípio importante dos sistemas sensoriais chamado **linha rotulada**. A ideia é que a qualidade (modalidade) de uma sensação em particular resulta do fato de que esta seja transmitida ao SNC por um grupo específico de aferentes que têm um conjunto distinto de alvos no sistema nervoso. Alterações na atividade nessas aferentes, portanto, alterarão apenas os aspectos quantitativos da sensação. Como ainda será visto em detalhes mais adiante, as várias submodalidades somatossensoriais (informações originadas dos mecanorreceptores, proprioceptores e nociceptores das AR e AL) parecem usar populações de células dedicadas separadas até em níveis relativamente altos do SNC, como o tálamo e o córtex somatossensorial primário.

Inervação do corpo

Os axônios do SNP entram ou saem do SNC através de **raízes espinais** (ou pelos **nervos cranianos** para inervação da cabeça e do pescoço). A raiz dorsal de um dado segmento espinhal é composta inteiramente dos processos centrais de suas células ganglionares. A raiz ventral (ou anterior) consiste principalmente em axônios motores, tais como os axônios de neurônios motores α e γ (Capítulo 9), e, em certos níveis segmentares, axônios pré-ganglionares autônomos (Capítulo 11).

O padrão de inervação é determinado durante o desenvolvimento embriológico. Nos adultos, um dado gânglio da raiz dorsal inerva uma região cutânea específica chamada **dermátomo**. Muitos dermátomos se distorcem durante o crescimento, principalmente devido à rotação das extremidades superiores e inferiores ao serem formadas, mas também porque os seres humanos mantêm uma postura ereta. No entanto, a sequência dos dermátomos pode ser prontamente compreendida se retratada no corpo de uma pessoa em posição quadrúpede (Figura 7.4).

Embora um dermátomo receba sua inervação mais densa do segmento medular correspondente, ele também é inervado por

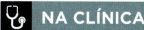

NA CLÍNICA

Uma doença comum que ilustra a organização em dermátomos das raízes dorsais é o **herpes–zóster**. A doença resulta da reativação do vírus que tipicamente causa varicela durante a infecção inicial. Durante a infecção inicial, o vírus infecta as células ganglionares da raiz dorsal (e dos nervos cranianos), onde permanece latente por anos a décadas. Quando o vírus reativa, as células desse gânglio da raiz dorsal em particular são infectadas, e o vírus caminha ao longo dos ramos dos axônios periféricos e dá origem a uma erupção cutânea dolorosa ou pruriginosa confinada a um lado do corpo (termina na linha média) em uma distribuição em forma de um cinto para dermátomos ou espalhando-se por um nervo craniano.

colaterais das fibras aferentes de segmentos espinais adjacentes. A transecção de uma única raiz dorsal causa pouca perda sensorial no dermátomo correspondente. A anestesia de qualquer dermátomo exige a interrupção de várias raízes dorsais adjacentes.

Nas raízes dorsais, as fibras não se distribuem aleatoriamente; em lugar disso, as grandes fibras aferentes primárias mielínicas assumem uma posição medial na raiz dorsal; as pequenas fibras mielínicas e amielínicas ficam mais laterais. As grandes fibras aferentes dispostas medialmente entram na coluna dorsal, onde bifurcam-se em ramos com direção rostral e caudal. Esses ramos apresentam colaterais que terminam em vários segmentos vizinhos. O ramo rostral também sobe até o bulbo como parte da **via coluna dorsal-lemnisco medial.** Os ramos axonais que terminam localmente na substância cinzenta da medula espinhal transmitem informações sensoriais aos neurônios do corno posterior e também proporcionam o ramo aferente das vias reflexas (Capítulo 9).

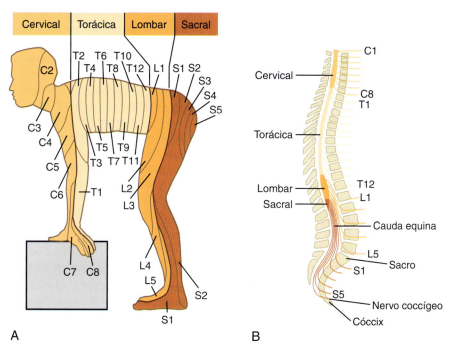

● **Figura 7.4 A.** Dermátomos representados em um desenho de uma pessoa assumindo posição quadrúpede. Observe que o nervo C1, em geral, tem pouco ou nenhum componente sensitivo, e a parte não marcada da cabeça e da face é inervada por fibras sensitivas dos nervos cranianos, primariamente o nervo trigêmeo. **B.** Vista sagital da medula espinhal mostrando a origem dos nervos correspondentes a cada um dos dermátomos mostrados em **A.**

NO NÍVEL CELULAR

O complexo de núcleos trigeminais consiste em quatro divisões principais, três das quais são sensoriais. As três divisões sensoriais (de rostral a caudal) são a **mesencefálica**, a **sensitiva principal** e os **núcleos trigeminais descendentes** (ou **espinhais**). As duas últimas são núcleos sensitivos típicos, pois os corpos celulares contidos nelas são neurônios de segunda ordem. O núcleo mesencefálico contém neurônios de primeira ordem e, assim sendo, é análogo a um gânglio da raiz dorsal. A quarta divisão do complexo trigeminal é o núcleo motor do nervo trigêmeo, cujos neurônios motores se projetam por meio do nervo trigêmeo para os grandes músculos da mastigação (músculos temporal, masseter, pterigóideo medial e pterigóideo lateral) e para quatro músculos menores do arco branquial mandibular (músculos tensor do tímpano, tensor do véu palatino, ventre anterior do músculo digástrico e músculo milo-hióideo) (Capítulo 4, Figura 4.6D-E).

Inervação da face

A disposição das fibras aferentes primárias que inervam a face, principalmente o **nervo trigêmeo**, é comparável àquela das fibras que inervam o corpo. Os processos periféricos dos neurônios no gânglio trigeminal (antes chamado *gânglio de Gasser* ou *semilunar*) atravessam as divisões oftálmica, maxilar e mandibular do nervo trigêmeo para inervar regiões da face semelhantes a dermátomos. Essas fibras conduzem tanto informações táteis como informações dolorosas e térmicas. O nervo trigêmeo também inerva os dentes, as cavidades oral e nasal, e a dura-máter craniana.

Os processos centrais das células ganglionares trigeminais entram no tronco encefálico no nível pontino médio, que também corresponde ao nível do núcleo trigeminal sensitivo principal (núcleo do V nervo craniano). Alguns axônios terminam nesse núcleo (principalmente os axônios de grande calibre que conduzem as informações necessárias para o tato discriminativo fino), enquanto outros (axônios de calibres pequeno e intermediário que conduzem informações sobre tato, bem como dor e temperatura) formam o trato trigeminal descendente, que passa pelo bulbo imediatamente lateral ao núcleo trigeminal descendente. À medida que o trato desce, os axônios se desviam e fazem sinapse nesse núcleo.

As informações proprioceptivas também são transmitidas por meio do nervo trigêmeo; entretanto, nesse caso em especial, os corpos celulares das fibras de primeira ordem estão localizados no SNC na parte mesencefálica do núcleo trigeminal. Os processos centrais desses neurônios terminam no núcleo motor do trigêmeo (para servir aos reflexos segmentares equivalentes aos reflexos segmentares da medula espinhal [Capítulo 9]), na formação reticular e no núcleo sensitivo principal do trigêmeo.

Vias somatossensoriais centrais para o tato discriminativo e a propriocepção

Como já deve estar claro, as informações relacionadas com as diferentes submodalidades somatossensoriais são levadas, em grande parte, ao SNC via grupos distintos de axônios e têm como alvo diferentes estruturas na medula espinhal e no tronco encefálico. No SNC, essa segregação continua, pois as informações sobem por vias separadas na medula espinhal e no tronco encefálico. Por exemplo, partindo do corpo, as informações sobre o tato discriminativo fino são transmitidas pela via coluna dorsal-lemnisco medial, enquanto as informações sobre dor, temperatura e tato protopático (grosseiro) são transmitidas pelo **sistema anterolateral**.

As informações proprioceptivas são transmitidas ainda por outra via, que tem intersecção parcial com a via coluna dorsal-lemnisco medial. Note, contudo, que essa segregação funcional não é absoluta e, portanto, pode haver certa recuperação da capacidade de tato discriminativo depois de uma lesão das colunas dorsais. O sistema anterolateral será discutido na seção sobre dor porque é a via fundamental para tais informações. Aqui, as vias centrais para o tato discriminativo e a propriocepção são consideradas em detalhes.

Via coluna dorsal-lemnisco medial

Esta via é mostrada inteiramente na Figura 7.1A. As colunas dorsais são formadas por ramos ascendentes dos grandes axônios mielinizados das células ganglionares da raiz dorsal (neurônios de primeira ordem). Esses axônios entram em cada nível segmentar espinhal e caminham em direção rostral até a parte caudal do bulbo para fazer sinapse em um dos núcleos da coluna dorsal: o núcleo grácil, que recebe informações da parte inferior do corpo e das pernas por meio de um feixe de axônios, denominado fascículo grácil; e o núcleo cuneiforme, que recebe informações da parte superior do corpo e dos braços por meio do fascículo cuneiforme. Observe que através das colunas dorsais e através dos núcleos das colunas dorsais, existe uma somatotópica representação do corpo com as pernas sendo representadas mais medialmente, seguidas pelo tronco e membros superiores. Essa somatotopia é consequência de aferentes recém-adentradas que são acrescentadas à borda lateral da coluna posterior progressivamente à medida que a medula espinhal ascende (p. ex., pernas mais lateralmente, braços mais medialmente). Tais mapas somatotópicos estão presentes em todos os níveis do sistema somatossensorial, pelo menos até os córtices sensitivos primários.

Os núcleos da coluna dorsal estão localizados no bulbo e contêm os neurônios de segunda ordem da via para o tato fino e a sensação de vibração. Essas células respondem de modo semelhante às fibras aferentes primárias que fazem sinapse nelas. As principais diferenças entre as respostas dos neurônios da coluna dorsal e as dos neurônios aferentes primários são as seguintes: (1) os neurônios da coluna dorsal têm campos receptivos maiores porque várias fibras aferentes primárias fazem sinapse em um dado neurônio da coluna dorsal; (2) os neurônios da coluna dorsal algumas vezes respondem a mais de uma classe de receptores sensitivos por causa da convergência de diferentes tipos de fibras aferentes primárias nos neurônios de segunda ordem; e (3) os neurônios da coluna dorsal costumam ter campos receptivos inibitórios mediados por interneurônios locais.

Os axônios dos neurônios de projeção nuclear da coluna dorsal na parte inferior do bulbo saem dos núcleos e são designados como *fibras arqueadas internas* à medida que seguem o seu percurso anteriormente e, em seguida, medialmente para cruzar a linha média no mesmo nível bulbar dos núcleos. Imediatamente após cruzar a linha média, essa projeção torna-se o lemnisco medial (Capítulo 4, Figura 4.6C a E), que se projeta rostralmente até o tálamo. O conhecimento sobre o nível dessa decussação é clinicamente importante porque uma lesão da via coluna dorsal-lemnisco medial abaixo desse nível, o que inclui toda a medula espinhal, produzirá perda da capacidade discriminativa somatossensorial fina no mesmo lado da lesão, enquanto as lesões acima desse nível produzirão déficits contralaterais. Além disso, como existe um claro arranjo somatotópico das fibras no lemnisco medial, as lesões parciais causam perda seletiva da sensibilidade tátil epicrítica limitada a regiões específicas do corpo.

Os neurônios de terceira ordem da via estão localizados no **núcleo ventral posterolateral (VPL) do tálamo** e se projetam para as áreas somatossensoriais do córtex cerebral.

A via coluna dorsal-lemnisco medial transmite informações sobre as sensibilidades tátil epicrítica e vibratória. Essas informações são cruciais para as muitas habilidades táteis discriminativas. Por exemplo, a acuidade espacial é diminuída pela lesão dessa via, e a capacidade de identificar objetos por sua forma e textura pode ser perdida pela lesão da via. Clinicamente, pode-se testar um comprometimento da grafestesia ou da capacidade de reconhecer letras ou números traçados na pele, ou a perda da capacidade de dizer a direção de uma linha traçada na pele. É importante observar que resta alguma função tátil mesmo depois da perda completa das colunas dorsais e ainda podem ocorrer a identificação e a localização de estímulos táteis não nocivos. Desse modo, pelo menos algumas das informações conduzidas pela coluna dorsal também são transmitidas por vias ascendentes adicionais. Em comparação com os déficits graves da sensibilidade tátil discriminativa, as sensibilidades dolorosa cutânea e térmica não são afetadas por lesões das colunas dorsais, visto que são transportadas na área anterolateral da medula espinhal. Entretanto, observe que a dor nas vísceras é substancialmente diminuída pela lesão das colunas dorsais.

Via trigeminal para a sensibilidade tátil epicrítica da face

As fibras aferentes primárias que levam informações sobre face, dentes, cavidades oral e nasal e meninges cranianas fazem sinapse em vários núcleos do tronco encefálico, inclusive no núcleo sensitivo principal e no núcleo descendente do nervo trigêmeo.

A via através do núcleo sensitivo principal se assemelha à via coluna dorsal-lemnisco medial. Esse núcleo sensitivo retransmite informações táteis para o **núcleo ventral posteromedial (VPM) do tálamo** por meio do **trato trigeminotalâmico**. Os neurônios de terceira ordem no núcleo VPM se projetam para a área facial do córtex somatossensorial.

Vias espinocerebelares e proprioceptivas

Os proprioceptores oferecem informações sobre as posições e os movimentos de partes do corpo. Além de serem usadas para os reflexos locais (Capítulo 9), essas informações têm dois alvos principais: o cerebelo e o córtex cerebral. O cerebelo usa essas informações de modo a contribuir para a coordenação motora suave. As informações enviadas ao córtex cerebral são a base para

a conscientização de nossas partes corporais (p. ex., posição da nossa mão), o que é denominado *cinestesia*.

As vias principais pelas quais as informações somatossensoriais são levadas ao cerebelo são mostradas na Figura 7.1B. Essas vias conduzem tanto informações cutâneas como proprioceptivas ao cerebelo. Para o tronco e os membros inferiores, a via se inicia com células ganglionares da raiz dorsal, cujos axônios fazem sinapse na **coluna de Clarke** (núcleo posterior). As células da coluna de Clarke enviam seus axônios ao funículo lateral ipsilateral para formar o **trato espinocerebelar dorsal**, que entra no cerebelo por meio do pedúnculo cerebelar inferior. O **trato espinocerebelar ventral** também oferece aferência somatossensorial dos membros inferiores para o cerebelo. Note a decussação dupla da via espinocerebelar ventral (uma decussação nos níveis espinais e uma segunda na substância branca cerebelar).

As vias somatossensoriais ascendentes até o cerebelo para os membros superiores são mais simples do que as dos membros inferiores (Figura 7.1B). O trajeto até o cerebelo se inicia com as fibras ganglionares da raiz dorsal dos níveis espinais cervicais que sobem do fascículo cuneiforme para o **núcleo cuneiforme externo**. Os axônios do núcleo cuneiforme externo então formam o trato cuneocerebelar, que entra no cerebelo por meio de seu pedúnculo cerebelar inferior.

O trajeto até o córtex cerebral para as informações proprioceptivas dos membros superiores é idêntico ao do tato epicrítico: via coluna dorsal-lemnisco medial, com uma sinapse no núcleo cuneiforme e depois no núcleo VPL do tálamo.

Para a cabeça, a aferência proprioceptiva é conduzida por células do núcleo mesencefálico do nervo trigêmeo. Lembre-se de que os neurônios nesse núcleo são realmente os corpos celulares das aferentes primárias que inervam os receptores de estiramento nos músculos da mastigação (músculos que movimentam a mandíbula) e em outros músculos da cabeça. Os processos centrais desses neurônios se projetam para o núcleo motor do trigêmeo para os reflexos locais ou para a formação reticular próxima. Os axônios desses neurônios da formação reticular se unem ao trato trigeminotalâmico, que termina no VPM do tálamo. Também há vias trigeminocerebelares para transmitir informações somatossensoriais (tátil e proprioceptiva) da cabeça ao cerebelo.

Áreas somatossensoriais talâmicas e corticais

Tálamo

O complexo nuclear ventroposterior do tálamo constitui o principal local de término para as informações somatossensoriais ascendentes no diencéfalo. Consiste em dois núcleos principais, o VPL e o VPM, e um núcleo menor chamado *ventral posterior inferior* (VPI). O lemnisco medial forma a principal aferência para o núcleo VPL, e seu equivalente, o trato trigeminotalâmico do núcleo sensitivo principal do nervo trigêmeo, forma a aferência principal para o núcleo VPM. Esses núcleos recebem a maior parte das informações aferentes de transmissão de dor e temperatura dos tratos espinotalâmico ou trigeminotalâmico equivalente, respectivamente. O núcleo VPI recebe um impulso aferente esparso do trato espinotalâmico, assim como alguns outros núcleos talâmicos.

Registros individuais de neurônios do complexo de núcleos ventroposteriores têm mostrado que as respostas de muitos dos neurônios nesses núcleos a estímulos se assemelham às de neurônios de primeira e de segunda ordens nos tratos ascendentes. Os campos receptivos das células talâmicas são pequenos, mas um tanto maiores do que os das fibras aferentes primárias. Além disso, as respostas podem ser dominadas por um tipo particular de receptor sensitivo. Por exemplo, os núcleos VPL e VPM têm células cujos campos receptivos tipicamente refletem aferência de um tipo de receptor cutâneo (AR ou AL) ou de receptores proprioceptivos, como seria esperado de sua aferência lemniscal medial.

Os interneurônios GABAérgicos e circuitos inibitórios contribuem para a regulação da atividade talâmica (Capítulo 6). Por exemplo, o **núcleo reticular do tálamo**, que forma uma concha fina que envolve o tálamo, é composto principalmente de interneurônios GABAérgicos, que se projetam para os núcleos VPL e VPM, e para os outros núcleos talâmicos. Tanto os neurônios talamocorticais quanto os corticotalâmicos enviam colaterais de axônios ao núcleo reticular do tálamo, cujos neurônios inibitórios fornecem, então, circuitos inibitórios de retroalimentação e/ou anteroalimentação, respectivamente, com neurônios nos núcleos talâmicos.

Uma diferença entre os neurônios nos núcleos VPL e VPM e os neurônios sensitivos dos níveis inferiores do sistema somatossensorial é que a excitabilidade do neurônio talâmico depende do estágio do ciclo de sono/vigília. Durante o estado de sonolência, os neurônios talâmicos tendem a entrar em uma sequência alternada de potenciais pós-sinápticos excitatórios e inibitórios. Os períodos alternados de excitabilidade, por sua vez, excitam intermitentemente neurônios do córtex cerebral. Tais padrões de excitação e inibição resultam em um ritmo α ou em fusos no eletroencefalograma. São observados padrões semelhantes de atividade talâmica à anestesia. Essa alternância de potenciais pós-sinápticos excitatórios e inibitórios durante esses dois estados pode refletir o nível de excitação dos neurônios talâmicos pelos aminoácidos excitatórios que agem nos receptores NMDA e receptores de glutamato não NMDA (Capítulo 6). Também pode refletir a inibição dos neurônios talâmicos por meio de conectividade recorrente com neurônios GABAérgicos no núcleo reticular.

Os campos receptivos do neurônio talâmico situam-se ao lado do corpo contralateral do neurônio, e as localizações dos campos receptivos variam sistematicamente no complexo nuclear ventroposterior. Isso significa que os núcleos VPL e VPM estão organizados somatotopicamente de tal modo que o membro inferior é representado mais lateralmente, e o membro superior, mais medialmente no núcleo VPL, e a cabeça é representada ainda mais medialmente no núcleo VPM. Além disso, o fato de que os neurônios talâmicos costumam receber aferência apenas de uma classe de receptores sugere que existam vários mapas somatotópicos dispostos no complexo nuclear ventroposterior. Isso significa que parece haver mapas somatotópicos separados para AL, AR e para as sensibilidades proprioceptiva e dolorosa dispostas pelo complexo nuclear ventroposterior.

Esses mapas não estão entremeados aleatoriamente. Por exemplo, os receptores cutâneos parecem ativar as células localizadas em uma região central do complexo VPL-VPM, enquanto as informações proprioceptivas são dirigidas a células que formam uma "concha" em torno daquele centro.

O trato espinotalâmico também se projeta para outras regiões talâmicas, inclusive para o núcleo posterior e para o núcleo lateral central do complexo intralaminar do tálamo. Os núcleos intralaminares do tálamo não se organizam de maneira somatotópica e se projetam difusamente para o córtex cerebral, bem como para os núcleos da base (Capítulo 9). A projeção do núcleo lateral central para o córtex S-I pode estar envolvida na excitação dessa parte do córtex e na atenção seletiva.

Córtex somatossensorial

Os neurônios sensitivos de terceira ordem no tálamo se projetam para o córtex somatossensorial. As principais áreas corticais receptoras somatossensoriais são chamadas *áreas S-I e S-II*. O córtex S-I (ou córtex somatossensorial primário) localiza-se no giro pós-central, e o córtex S-II (córtex somatossensorial secundário) está na borda superior da fissura lateral.

Como foi previamente discutido, o córtex S-I, como o tálamo somatossensorial, tem organização somatotópica. O córtex S-II também contém um mapa somatotópico, assim como várias outras áreas do córtex menos compreendidas. No córtex S-I, a face é representada na parte lateral do giro pós-central, acima da fissura lateral. As mãos e o restante da extremidade superior são representados na parte posterolateral do giro pós-central, e a extremidade inferior, na superfície medial do hemisfério. O mapa da superfície do corpo e da face de um humano no giro pós-central é chamado **homúnculo sensorial**. O mapa é distorcido porque o volume de tecido neural dedicado a uma região do corpo é proporcional à densidade de sua inervação. Desse modo, nos humanos, a área da boca, o polegar e os outros dígitos ocupam uma extensão desproporcionalmente grande do córtex relativamente ao seu tamanho.

O homúnculo sensorial é a expressão da codificação da localização de informações somatossensoriais. Um *locus* no córtex S-I codifica a localização de um estímulo somatossensorial na superfície do corpo ou na face. Por exemplo, o encéfalo sabe que certa parte do corpo foi estimulada porque certos neurônios no giro pós-central são ativados.

O córtex S-I tem várias subdivisões morfológicas e funcionais, e cada subdivisão tem um mapa somatotópico. Essas subdivisões foram originalmente descritas por Brodmann e foram baseadas nas disposições de neurônios nas várias camadas do córtex vistas em preparações com a coloração de Nissl. As subdivisões são conhecidas como *áreas de Brodmann 3a, 3b, 1 e 2* (Capítulo 10). A aferência cutânea domina nas áreas 3b e 1, enquanto as aferências muscular e articular (proprioceptiva) predominam nas áreas 3a e 2. Desse modo, zonas corticais separadas são especializadas para processar informações táteis e proprioceptivas.

Em qualquer área em particular do córtex S-I, todos os neurônios ao longo de uma linha perpendicular à superfície cortical têm propriedades de resposta e campos receptivos semelhantes. Diz-se que o córtex S-I, portanto, tem *organização colunar*. Também foi demonstrada uma organização colunar comparável em outras áreas sensitivas primárias, como os córtices visual e auditivo primários (Capítulo 8). As colunas corticais vizinhas no córtex S-I podem processar informações para diferentes modalidades sensoriais. Por exemplo, as informações cutâneas que chegam a uma coluna cortical na área 3b podem vir de mecanorreceptores AR, enquanto as informações que chegam a uma coluna vizinha podem originar-se de mecanorreceptores AL.

Além de ser responsável pelo processamento inicial das informações somatossensoriais, o córtex S-I também inicia o processamento de ordem superior, como a extração de características. Por exemplo, certos neurônios na área 1 respondem preferencialmente a um estímulo que se mova em uma direção no campo receptivo, mas não na direção oposta (Figura 7.5). Tais neurônios presumivelmente contribuem para a capacidade perceptiva de reconhecer a direção de um estímulo aplicado e ajudam a detectar o deslizamento de um objeto agarrado pela mão.

Efeitos das lesões no córtex somatossensorial

Nos humanos, uma lesão no córtex S-I produz alterações sensoriais semelhantes às produzidas por uma lesão do tálamo somatossensorial. No entanto, normalmente apenas uma parte do córtex está envolvida, de modo que a perda sensorial fica confinada à parte do homúnculo sensorial onde ocorre o dano. Por exemplo, o dano à parte lateral do córtex sensitivo leva a um déficit na face, enquanto o dano à parte anteromedial do córtex sensitivo leva a um déficit na perna. As modalidades sensoriais mais afetadas são o tato discriminativo (epicrítico) e o senso de posição. A grafestesia e a estereognosia (capacidade de reconhecer objetos como moedas e chaves ao serem manipulados) são particularmente afetadas. As sensibilidades dolorosa e térmica podem ser relativamente pouco afetadas, embora possa acontecer uma perda da sensibilidade dolorosa após lesões corticais. Por outro lado, as lesões corticais grandes podem resultar em um estado de dor central que se assemelha à dor talâmica (ver mais adiante a seção "Efeitos da interrupção do trato espinotalâmico e das lesões do tálamo sobre a sensibilidade somatossensorial").

Sensibilidades dolorosa e térmica

As sensibilidades dolorosa e térmica estão relacionadas e costumam ser agrupadas por serem mediadas por conjuntos sobrepostos de receptores sendo transmitidas pelos mesmos tipos de fibras no SNP e no SNC. Uma consequência dessas linhas rotuladas é que a sensibilidade dolorosa não se deve a uma ativação mais forte das vias do tato. Essa diferença é corroborada experimentalmente, por exemplo, visto que a estimulação repetitiva dos aferentes AL faz com que a sensação de pressão tátil se torne mais forte, porém não dolorosa.

Nociceptores e aferentes primários

Os axônios que conduzem as sensibilidades dolorosa e térmica são membros das classes $A\delta$ e C de condução lenta. Entretanto, nem todos os axônios $A\delta$ e C conduzem informações sobre dor e temperatura; algumas fibras atípicas respondem ao tato leve de maneira semelhante aos mecanorreceptores de baixo limiar.

Diferentemente do caso dos mecanorreceptores de baixo limiar típicos, nos quais receptores morfologicamente distintos correspondem a determinadas propriedades de resposta, os axônios $A\delta$ e C que transmitem informações dolorosas e térmicas parecem originar-se principalmente como "terminações nervosas livres". (Essa descrição não é inteiramente precisa; as terminações

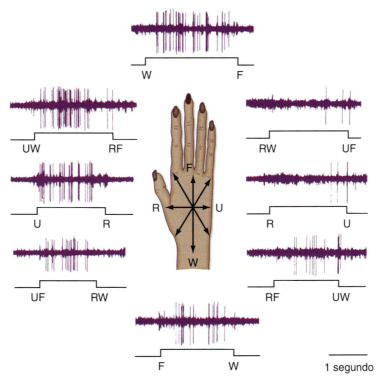

• **Figura 7.5** Extração de características pelos neurônios corticais. As respostas foram registradas de um neurônio no córtex somatossensorial de um macaco. A direção de um estímulo foi variada, como mostram as *setas* no desenho. Observe que a resposta foi maior quando o estímulo se moveu na direção de UW para RF e a menor, de RW para UF. F, dígitos; R, lado radial; U, lado ulnar; W, punho. (De Costanzo RM, Gardner EP. *J Neurophysiol* 1980;43:1319.)

são em sua maior parte, mas não inteiramente, cobertas por células de Schwann.) Apesar da falta de especialização morfológica diferencial associada às suas terminações, os axônios Aδ e C constituem uma população heterogênea diferentemente sensível à variedade de estímulos dolorosos ou estímulos térmicos que danificam os tecidos (ou ambos). Essa capacidade de detectar estímulos de lesão tecidual (mecânicos, térmicos ou químicos) é mediada pelos chamados **nociceptores**. Esses receptores compartilham algumas características com os mecanorreceptores de baixo limiar, mas são distintos em muitos aspectos, como na capacidade de se sensibilizarem, o que será visto adiante. Na verdade, parece haver um número significativo de fibras C silenciosas ou não responsivas a qualquer estímulo até que sejam sensibilizadas.

A primeira distinção funcional que pode ser feita no sistema sensitivo doloroso é entre os axônios Aδ e C. Os axônios Aδ conduzem sinais mais rápido do que as fibras C e se acredita que sejam a base do que é chamado **primeira dor**, enquanto as fibras C são responsáveis pela **segunda dor**.[1] Desse modo, depois de um estímulo lesivo, primeiramente se tem uma sensação inicial aguda como uma picada e altamente localizada (primeira dor) seguida de uma sensação menos precisa, mais difusa, e como uma queimação (segunda dor). Experimentos nos quais fibras Aδ ou C foram seletivamente ativadas demonstraram que a atividade nas fibras Aδ produz sensações semelhantes às da primeira dor e que a atividade nas fibras C produz sensações semelhantes às da segunda dor.

Por sua vez, cada classe de fibras forma um grupo heterogêneo no que diz respeito à sensibilidade a estímulos, que podem ser classificadas de acordo com o tamanho e sua sensibilidade a estímulos mecânicos, térmicos e químicos. As fibras podem ter limiar baixo ou alto para a estimulação mecânica ou ser completamente insensíveis a ela. A sensibilidade térmica tem sido classificada como a responsividade ao calor, calor nocivo, frio e frio nocivo. Note que 43 °C e 15 °C são os limites aproximados acima e abaixo dos quais, respectivamente, os estímulos térmicos são sentidos como dolorosos. A sensibilidade química a vários compostos irritantes tem sido testada, entre estes a capsaicina (encontrada na pimenta-malagueta), o óleo de mostarda e ácidos.

As fibras aferentes podem ser sensíveis a um ou mais tipos de estímulos e recebem seus nomes de acordo com isso. Por exemplo, as fibras C sensíveis apenas a estímulos mecânicos de alta intensidade (nocivos) são chamadas *fibras C mecanossensíveis*, enquanto aquelas sensíveis ao calor e a estímulos mecânicos são rotuladas *fibras C mecanotermossensíveis* (também chamadas *fibras polimodais*). Outros tipos de fibras identificados são as Aδ e C sensíveis ao frio, as Aδ mecanossensíveis e as fibras mecanotermossensíveis. Embora existam vários tipos de aferentes, o tipo mais comum de aferente é a fibra polimodal C, responsável por quase metade das fibras C cutâneas. Surpreendentemente, o segundo tipo mais comum é a aferente insensível a estímulos mecânicos e ao calor (uma aferente que não é sensível a estímulos nocivos até que sensibilizada).

---

[1]N.R.T.: A dor aqui classificada como "primeira dor" é também denominada dor rápida ou dor aguda. A dor classificada como "segunda dor" pode ser chamada "dor lenta", "dor lenta em queimação" ou "dor crônica".

Substância cinzenta medular e núcleo trigeminal

A parte central dos axônios Aδ e C que conduzem informações dolorosas e térmicas do corpo termina no corno posterior da medula espinhal. As fibras Aδ têm como alvo as lâminas I (parte mais posterior do corno posterior), V (base do corno posterior) e X (área em torno do canal central) da substância cinzenta, enquanto as fibras C terminam nas lâminas I e II. Os padrões distintos de terminação das fibras Aδ e C na medula espinhal sugerem que as mensagens que levam ao SNC são mantidas separadas, e isso é compatível com nossa capacidade de sentir dois tipos distintos de dor.

Os padrões de terminação aferente primária na medula espinhal também são importantes porque podem ajudar a determinar possíveis interações que as fibras dolorosas podem ter com outras aferentes e com os sistemas de controle descendentes, o que vai ser visto adiante. Na verdade, a **teoria do portão para controle da dor** se refere ao fenômeno de que estímulos inócuos, como esfregar uma área machucada, possam bloquear ou reduzir as sensações dolorosas. Tal estimulação ativa as fibras de grande diâmetro (Aα e Aβ), e sua ação leva à liberação de GABA e outros neurotransmissores pelos interneurônios no corno posterior. O GABA, então, age por mecanismos pré-sinápticos e pós-sinápticos para diminuir a atividade das células do trato espinotalâmico. O GABA ativa pré-sinapticamente receptores $GABA_A$ e $GABA_B$, o que leva à despolarização parcial do terminal pré-sináptico e ao bloqueio dos canais de Ca^{++}, respectivamente. Ambas as ações diminuirão a liberação do transmissor pelo terminal aferente e, assim, diminuirão a excitação da célula do trato e o sinal da dor (Capítulo 6, seção sobre inibição pré-sináptica).

As informações nociceptivas e termorreceptivas que se originam de regiões da cabeça são processadas de maneira semelhante às do tronco e dos membros. As fibras aferentes primárias dos nociceptores e dos termorreceptores na cabeça entram no tronco encefálico através do nervo trigêmeo (algumas também entram através dos nervos facial, glossofaríngeo e vago). Deve-se destacar que a distribuição do trigêmeo inclui a dor de origem nos dentes e na cabeça. Essas fibras, então, descem pelo tronco encefálico até a parte inferior do bulbo via trato descendente do nervo trigêmeo. Algumas fibras aferentes mecanorreceptoras também se juntam ao trato descendente do nervo trigêmeo. Os axônios no trato descendente fazem sinapse em neurônios de segunda ordem no núcleo descendente do nervo trigêmeo.

NA CLÍNICA

Algumas vezes, os idosos são suscetíveis a um quadro de dor crônica conhecido como **neuralgia do trigêmeo**. As pessoas com tal quadro apresentam episódios de dor intensa, muitas vezes aguda, na distribuição de um ou mais ramos do nervo trigêmeo. Frequentemente, a dor é desencadeada por uma fraca estimulação mecânica na mesma região. Um fator contribuinte importante para esse estado doloroso parece ser a irritação mecânica do gânglio trigeminal por uma artéria que pressiona o gânglio. O deslocamento cirúrgico da artéria muitas vezes resolve o quadro.

Vias centrais de dor

As vias centrais de dor incluem os tratos espinotalâmico, espinorreticular e espinomesencefálico. O **trato espinotalâmico** é a via sensorial mais importante para a dor somática e a sensibilidade térmica do corpo (Figura 7.1A). Também contribui para a sensibilidade tátil. O trato espinotalâmico se origina dos neurônios de segunda ordem localizados na medula espinhal (primariamente, lâminas I e IV a VI no corno posterior). Os axônios dessas células atravessam para o lado oposto da medula no nível de sua origem ou perto dele. Eles, então, sobem ao encéfalo na parte anterior do funículo lateral e, subsequentemente, atravessam o tronco encefálico e chegam ao tálamo, onde terminam em neurônios de terceira ordem predominantemente no VPL do tálamo (descrito anteriormente). Os sinais nociceptivos são, então, enviados a várias áreas corticais, incluindo o córtex somatossensorial, mas também as áreas corticais envolvidas nas respostas afetivas, como o giro cingulado e a ínsula, que têm funções límbicas.

A maioria das células do trato espinotalâmico recebe aferência excitatória de nociceptores cutâneos, porém muitas podem também ser excitadas por estimulação nociva de músculos, articulações ou vísceras. Poucas recebem aferências apenas das vísceras. Os estímulos cutâneos mais eficientes são os de naturezas nocivas mecânica, térmica (quente ou frio) e química. Desse modo, diferentes células do trato espinotalâmico respondem de forma apropriada para sinalizar eventos nocivos mecânicos ou térmicos.

Algumas células nociceptivas do trato espinotalâmico recebem aferência excitatória convergente de várias classes de receptores sensitivos cutâneos. Por exemplo, um dado neurônio espinotalâmico pode ser ativado fracamente por estímulos táteis, porém mais poderosamente por estímulos nocivos (Figura 7.6A). Tais neurônios são chamados de *células de faixa dinâmica ampla* ou *células multirreceptivas* porque são ativados por estímulos com ampla faixa de intensidades. Os neurônios de faixa dinâmica ampla sinalizam principalmente eventos nocivos; as respostas fracas aos estímulos táteis parecem ser ignoradas pelos centros superiores. No entanto, em certos quadros patológicos, esses neurônios podem ser suficientemente ativados por estímulos táteis e provocar uma sensação de dor, possivelmente em decorrência da atividade em aferentes sensibilizadas que previamente estavam silenciosas. Isso explicaria alguns estados dolorosos em que a ativação de mecanorreceptores causa dor (alodinia mecânica). Outras células do trato espinotalâmico são ativadas somente por estímulos nocivos. Tais neurônios costumam ser chamados *células de alto limiar* ou *nociceptivas específicas* (Figura 7.6B).

Como as células que sinalizam aferência visceral tipicamente também transmitem informações de receptores cutâneos, o encéfalo pode identificar erroneamente a fonte da dor. Esse fenômeno é chamado **dor referida**. Um exemplo típico é quando o músculo cardíaco está isquêmico, e a dor é sentida na parede torácica e no membro superior esquerdo.

Os neurotransmissores liberados por **aferentes nociceptivos** que ativam as células do trato espinotalâmico incluem o glutamato e qualquer um de vários peptídeos, como a **substância P** (SP), a **proteína relacionada ao gene da calcitonina** (CGRP) e o polipeptídeo intestinal vasoativo (VIP). O glutamato parece atuar como um transmissor rápido por meio de sua ação sobre os receptores AMPA excitatórios (Capítulo 6). Entretanto, com a estimulação repetitiva, o glutamato também pode ativar

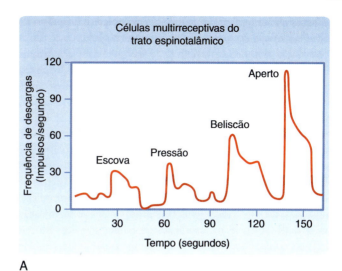

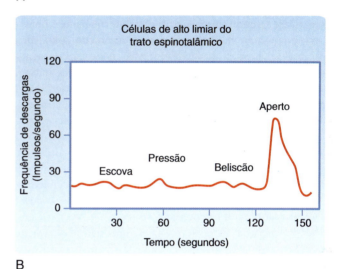

• **Figura 7.6 A.** Respostas de uma célula de faixa dinâmica ampla ou multirreceptiva do trato espinotalâmico. **B.** Respostas de uma célula de alto limiar do trato espinotalâmico. Os gráficos mostram respostas a intensidades graduadas de estimulação mecânica. O estímulo é feito com uma escova de pelo de camelo deslizada através do campo receptivo. A pressão é aplicada por fixação de uma pinça arterial à pele. Esse é um estímulo minimamente doloroso para um humano. O beliscão é obtido por fixação de uma pinça arterial rígida à pele e é declaradamente doloroso. O aperto é aplicado comprimindo-se uma dobra da pele com um fórceps, o que é nocivo para a pele.

receptores NMDA. Os peptídeos parecem atuar como neuromoduladores. Por exemplo, por uma ação combinada com um aminoácido excitatório, como o glutamato, a SP pode produzir um aumento duradouro das respostas das células do trato espinotalâmico; essa potencialização da responsividade é chamada **sensibilização central**. O CGRP parece aumentar a liberação de SP e prolongar a ação da SP, inibindo sua degradação enzimática.

As **células do trato espinotalâmico** costumam ter campos receptivos inibitórios. A inibição pode decorrer de estímulos mecânicos fracos, mas geralmente os estímulos inibitórios mais efetivos são os nocivos. Os campos receptivos inibitórios nociceptivos podem ser muito grandes e incluir a maior parte do corpo e da face. Tais campos receptivos podem ser responsáveis pela capacidade de várias manipulações físicas, entre as quais a estimulação nervosa elétrica transcutânea (TENS) e a acupuntura, de suprimir a dor. Os neurotransmissores que podem inibir as células do trato espinotalâmico são os aminoácidos inibitórios GABA e a glicina, bem como as monoaminas e os peptídeos opioides endógenos.

Os neurônios do **trato espinorreticular** frequentemente têm grandes campos receptivos que são algumas vezes bilaterais, e os estímulos efetivos incluem os nocivos. Esses neurônios do corno posterior têm como alvo várias regiões nas formações reticular bulbar e pontina (não confundir com o núcleo reticular do tálamo). Os neurônios da formação reticular, particularmente os que produzem noradrenalina, projetam-se para os núcleos intratralaminares do tálamo e, em seguida, para amplas áreas de córtex cerebral. Esse circuito está envolvido nos mecanismos de atenção e excitação (Capítulo 10). Curiosamente, a estimulação elétrica dos núcleos intralaminares de primatas anestesiados os desperta quase instantaneamente de um estado anestesiado. A formação reticular também dá origem a projeções reticulospinais descendentes, que contribuem para os sistemas descendentes que controlam a transmissão da dor.

Muitas células do **trato espinomesencefálico** respondem a estímulos nocivos, e os campos receptivos podem ser pequenos ou grandes. As terminações desse trato estão em vários núcleos mesencefálicos, inclusive na substância cinzenta periaquedutal, que é componente importante do sistema endógeno de analgesia. As respostas motivacionais também podem resultar da ativação da substância cinzenta periaquedutal. Por exemplo, a estimulação da substância cinzenta periaquedutal pode causar vocalização e comportamento aversivo. As informações do mesencéfalo são retransmitidas não apenas ao tálamo, mas também à amígdala. Essa é uma de várias vias pelas quais os estímulos nocivos podem desencadear respostas emocionais.

As informações sobre dor e temperatura originadas da face e da cabeça são transmitidas ao longo de vias centrais ascendentes análogas, assim como as informações do corpo. Os neurônios do núcleo trigeminal transmitem informações de dor e de temperatura aos núcleos VPM contralaterais do tálamo por meio do trato trigeminotalâmico descendente, que segue o seu percurso em estreita associação com o lemnisco medial. O núcleo trigeminotalâmico também se projeta para os núcleos intralaminares do tálamo e outros núcleos talâmicos de modo semelhante ao do trato espinotalâmico. Os núcleos talâmicos, por sua vez, projetam-se para o córtex cerebral somatossensorial para a discriminação sensorial da dor e da temperatura, como também para outras regiões corticais responsáveis pelas respostas motivacionais e afetivas.

Efeitos da interrupção do trato espinotalâmico e das lesões do tálamo sobre a sensibilidade somatossensorial

Quando o trato espinotalâmico e as vias medulares ventrais associadas são interrompidos, os componentes sensorial-discriminativo e motivacional-afetivo da dor são perdidos no lado contralateral do corpo. Isso motivou o desenvolvimento do procedimento cirúrgico chamado *cordotomia anterolateral*, que era usado para tratar dor em muitos indivíduos, especialmente naqueles que sofriam de câncer. Atualmente, essa cirurgia não é usada frequentemente por causa dos avanços na terapia medicamentosa e porque a dor frequentemente retorna meses a anos depois de uma cordotomia inicialmente bem-sucedida. O retorno da dor pode ser reflexo da extensão da doença ou do

desenvolvimento de um estado de dor central. Além da perda da sensibilidade dolorosa, a cordotomia anterolateral produz perda da sensibilidade ao frio e ao calor na parte contralateral do corpo. Testes cuidadosos podem revelar também um déficit tátil mínimo, mas as vias sensoriais intactas da parte posterior da medula espinhal fornecem informações táteis suficientes, de tal modo que qualquer perda causada por interrupção do trato espinotalâmico seja insignificante.

A destruição dos núcleos VPL ou VPM diminui a sensibilidade na parte contralateral do corpo ou na face. As qualidades sensoriais perdidas refletem aquelas transmitidas principalmente pela via coluna dorsal-lemnisco medial e seu equivalente trigeminal. O componente sensorial-discriminativo da sensação de dor também é perdido. No entanto, o componente motivacional-afetivo da dor ainda fica presente se o tálamo medial estiver intacto. Presumivelmente, a dor persiste por causa das projeções espinotalâmicas e espinorreticulotalâmicas para essa parte do tálamo. Em alguns indivíduos, uma lesão do tálamo somatossensorial, normalmente decorrente de um acidente vascular cerebral, resulta em um estado de dor central conhecido como *dor talâmica*. Os pacientes com dor talâmica relatam que até o toque mais leve se mostra doloroso, embora a intensidade do toque seja mais baixa do que o limiar de qualquer receptor de dor. Acredita-se que sua sensibilidade à dor seja devida a um brotamento pós-lesional de fibras do sistema da coluna dorsal de baixo limiar que fazem sinapse em neurônios talâmicos sobreviventes que normalmente medeiam apenas dor. Uma dor indistinguível da dor talâmica também pode ser produzida por lesões no tronco encefálico ou no córtex.

Dor neuropática

Algumas vezes a dor ocorre na ausência de estimulação de nociceptores. Mais provavelmente, esse tipo de dor ocorre depois de lesão dos nervos periféricos ou das partes do SNC envolvidas na transmissão de informações nociceptivas. A dor causada por lesão de estruturas neurais é chamada *dor neuropática*. Os estados de dor neuropática incluem a dor neuropática periférica, que pode vir após uma lesão de nervo periférico, e a dor neuropática central, que algumas vezes ocorre depois de lesão de estruturas do SNC.

Exemplos de dor secundária à lesão de um nervo periférico são a causalgia e a dor do membro fantasma. A causalgia pode se desenvolver depois de um dano traumático a um nervo periférico. Embora a dor evocada seja reduzida, pode se desenvolver dor intensa na área inervada pelo nervo lesado. Essa dor pode ser muito difícil de tratar, mesmo com analgésicos fortes. A dor é causada, em parte, pela atividade espontânea que se desenvolve nas células ganglionares da raiz dorsal; tal atividade pode ser atribuída à regulação para cima dos canais de Na^+. Em alguns casos, a dor parece ser mantida pela atividade neural simpática porque um bloqueio nervoso simpático pode amenizá-la. O envolvimento simpático pode relacionar-se com o brotamento de axônios pósganglionares simpáticos lesados para o interior dos gânglios da raiz dorsal, e pode ser acompanhado por regulação para cima dos receptores adrenérgicos nos neurônios aferentes primários. A dor do membro fantasma vem após uma amputação traumática em alguns indivíduos. Tal dor fantasma claramente não é causada pela ativação de nociceptores na área em que a dor é sentida porque esses receptores já não estão presentes (Capítulo 10).

Lesões do tálamo ou em outros níveis da via espinotalamocortical podem causar dor central, que é uma intensa dor espontânea. No entanto, a interrupção da via nociceptiva pela mesma lesão pode simultaneamente impedir ou reduzir a dor provocada pela estimulação periférica. Ainda não se conhece bem qual é o mecanismo de tal dor induzida por traumatismo causada por lesão neural. A dor parece depender de alterações na atividade e nas propriedades de resposta de neurônios mais distantes no sistema nociceptivo.

Transdução no sistema somatossensorial

Tem sido difícil desvendar os processos de transdução para o sistema somatossensorial por causa de vários fatores. O cerne do processo de transdução ocorre nas terminações especializadas do ramo periférico do axônio do neurônio sensitivo (gânglios da raiz dorsal e células ganglionares trigeminais). Essas terminações têm canais ativados por estímulos mecânicos, térmicos e/ou químicos e que permitem o fluxo de correntes subjacente ao potencial gerador local (Capítulo 5, Figura 5.13). O potencial gerador então desencadeia potenciais de ação na fibra aferente (Capítulo 5, Figura 5.13). No entanto, o fato é que são encontrados axônios somatossensoriais em todo o corpo em baixas densidades, tornando difícil a purificação das proteínas (comparando-se com a retina, na qual os fotorreceptores são empacotados em alta densidade em uma pequena superfície).

Um complicador adicional é o fato de que o potencial gerador pode ser modificado por um grande conjunto de canais controlados pela voltagem, sejam eles excitatórios (canais de Na^+ e de Ca^{++}) ou inibitórios (canais de K^+). Além disso, como já foi descrito, em muitos casos, o terminal do axônio é encapsulado (p. ex., corpúsculos de Pacini), e as propriedades dessa estrutura acessória modificam o processo de transdução. Elas podem fazê-lo passivamente, em decorrência das características mecânicas da cápsula, ou ativamente, fazendo as células acessórias liberarem transmissor em resposta a um estímulo. Um exemplo da última ação é visto nas células de Merkel, onde evidências recentes sugerem que elas e o axônio que as inerva têm canais mecanossensíveis, e as células de Merkel liberam neurotransmissor.

Apesar dessas complicações, o advento de novas técnicas experimentais e abordagens está acelerando nosso conhecimento dos processos de transdução somatossensorial. Esse conhecimento ajudará a identificar novas estratégias terapêuticas para aliviar a dor crônica e, algumas vezes, debilitante.

Mecanotransdução

Até recentemente, acreditava-se que as proteínas ASIC (canal iônico sensível a ácidos), que pertencem à família DEG/ENaC, fossem as proteínas de canal subjacentes às correntes cutâneas mecanoativadas porque homólogos dessas proteínas são subjacentes à sensibilidade tátil em invertebrados, como o *Caenorhabditis elegans*, e porque algumas proteínas ASIC são altamente expressas em células do gânglio da raiz dorsal. No entanto, as correntes mecanoativadas nas células do gânglio da raiz dorsal não são afetadas pelo *knockdown* das proteínas ASIC, o que indica que elas não são o canal subjacente à mecanotransdução cutânea. Todavia, as sensibilidades tátil e dolorosa são alteradas em tais mutantes *knockdown*, de modo que elas ainda podem desempenhar um papel modulador no processo de transdução.

Atualmente, acredita-se que a Piezo2 seja a proteína de canal subjacente à transdução para respostas mecânicas cutâneas de adaptação rápida porque forma um poro não seletivo a cátion que se abre em resposta a estímulos mecânicos. Além disso, as cinéticas de ativação e de inativação desse canal são compatíveis com o fato de ele causar a corrente mecanoativada de adaptação rápida, e ele é bloqueado por agentes (gadolínio, vermelho de rutênio) que bloqueiam essas correntes de adaptação rápida. Além disso, a transfecção de células ganglionares com RNA interferente pequeno (siRNA, do inglês, *small interfering RNA*) para Piezo2 bloqueia a corrente mecanoativada rápida nessas células. Por fim, tem-se mostrado a expressão de RNAm de Piezo2 nas células do gânglio da raiz dorsal.

Foi verificado que tanto as células ganglionares de baixo limiar (tato leve) como as do tipo nociceptivo expressam Piezo2, indicando que elas desempenham um papel nas sensibilidades tátil inócua e dolorosa. As proteínas Piezo (Piezo1 e Piezo2) são ambas encontradas em vários órgãos e, desse modo, podem ser subjacentes à sensibilidade visceral também. Piezo2 tem sido encontrada nos principais proprioceptores (fusos musculares e órgãos tendinoso de Golgi [Capítulo 9]) e parece ser a principal proteína mecanotransdutora nestes receptores.

Transdução térmica

O receptor que se liga à capsaicina (molécula da pimenta-malagueta responsável por sua característica picante) foi identificado e se verificou que ele ou uma família de proteínas a ele relacionadas é expresso em populações de células do gânglio da raiz dorsal. Essas proteínas pertencem à família **TRP (receptores de potencial transitório)** e têm demonstrado ser transdutoras de sensibilidade térmica.

É importante observar que muitos canais iônicos (e outras proteínas, como as enzimas) são sensíveis à temperatura; entretanto, no caso dos canais TRP, a temperatura atua diretamente como mecanismo de controle da comporta do canal.

NO NÍVEL CELULAR

Os membros da família de proteínas TRP foram identificados pela primeira vez na *Drosophila* e se verificou que fazem parte do processo de fototransdução nos fotorreceptores da *Drosophila*. Desse modo, seu nome (*receptor de potencial transitório*) se refere ao fato de que uma mutação no gene leva a uma resposta despolarizante transitória a um estímulo luminoso em lugar da resposta sustentada normal. Com base na homologia sequencial, encontraram-se alguns genes que codificam proteínas TRP em mamíferos (27 só em humanos), as quais atualmente se dividem em sete subfamílias. Os canais de TRP são permeáveis a cátions e têm uma estrutura semelhante à dos canais de K^+ controlados pela voltagem. São homotetrâmeros ou heterotetrâmeros. Cada subunidade tem seis domínios transmembrana. As proteínas TRP parecem ter várias funções (fototransdução, quimiotransdução e mecanotransdução) e são expressas em vários tipos de células. As listadas na Tabela 7.1 parecem atuar como sensores de temperatura com sensibilidades térmicas distintas que cobrem a faixa de temperaturas fisiologicamente relevantes.

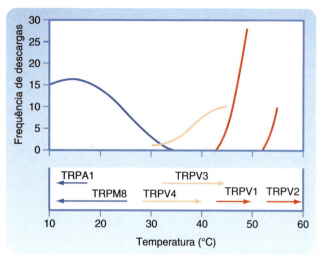

• **Figura 7.7** Dependência da temperatura da frequência de descarga em diferentes aferentes termossensíveis. Abaixo das curvas de frequências de descargas, são mostradas as faixas ao longo das quais são ativados os diferentes canais TRP. A direção de ativação crescente é indicada por uma *seta* em cada caso. Observe como, em alguns casos, a faixa ao longo da qual uma aferente é ativa (*gráficos superiores*) corresponde precisamente à faixa de ativação de um único canal TRP, sugerindo, assim, que a aferente precisaria expressar apenas um tipo de canal. Em outros casos, a faixa ativa da aferente sugere que vários canais TRP seriam necessários para explicar completamente a responsividade da aferente.

TABELA 7.1	Proteínas da família TRP envolvidas na transdução térmica.		
Proteína receptora	Limiar ou faixa de temperaturas para ativação (°C)	Outras características
TRPV1	> 42	Ativada pela capsaicina
TRPV2	> 52	
TRPV3	34 a 38	Ativada pela cânfora
TRPV4	27 a 40	
TRPM8	< 25	Ativada pelo mentol
TRPA1	< 18	Ativada pelo óleo de mostarda

A quarta letra no nome identifica a subfamília e foi escolhida por causa do primeiro membro da subfamília identificado: V, vaniloide; M, melastatina; A, semelhante à anquirina. Cada uma das proteínas listadas é expressa em pelo menos algumas células do gânglio da raiz dorsal, mas também são expressas em outros tipos de células.

As temperaturas em que canais TRP específicos ficam ativos são indicadas por setas na Figura 7.7 (parte inferior), na qual a direção de cada seta indica quais temperaturas causam maior ativação. Para comparação, a Figura 7.7 também coloca em um gráfico as taxas de descargas de várias fibras termossensíveis em função da temperatura. Observe como as faixas de resposta das aferentes correspondem fortemente às dos canais individuais sensíveis ao calor. As fibras para frio, contudo, mostram descargas ao longo de uma faixa mais ampla do que qualquer outro canal TRP. Uma explicação possível para essa discrepância é que as células do gânglio da raiz dorsal podem expressar várias classes de TRP, que poderiam lhes possibilitar responder ao longo de uma faixa mais ampla de temperaturas fisiológicas.

Modulação do processo de transdução

Como acontece com os mecanorreceptores de baixo limiar para sensações táteis inócuas, a ativação das várias proteínas de transdução dos nociceptores leva a um potencial gerador que causa potenciais de ação da aferente, que transmite informações ao SNC. Além disso, a ativação de nociceptores também leva à liberação local de vários compostos químicos, tais como as **taquicininas (SP e CGRP)**. Essas substâncias e outras liberadas das células lesadas causam inflamação neurogênica (edema e eritema da pele em torno).

Além de causar uma reação local, essas substâncias podem servir para ativar os nociceptores insensíveis ou silenciosos já mencionados, de tal modo que eles possam, daí em diante, responder a qualquer estímulo prejudicial subsequente. Sugere-se que a sensibilização dos nociceptores silenciosos seja subjacente à *alodinia* (desencadeamento de sensações dolorosas por estímulos que eram inócuos antes da lesão) e à *hiperalgesia* (aumento do nível da dor sentida sob estímulos já dolorosos). A hiperalgesia térmica é causada pela sensibilização dos canais TRPV1. A corrente Piezo2 é aumentada pelas substâncias que sabidamente causam hiperalgesia mecânica e alodinia, o que sugere que as alterações nessa corrente sejam subjacentes a esses fenômenos.

Controle centrífugo da sensibilidade somática

A experiência sensorial não é apenas a detecção passiva de eventos ambientais. Mais frequentemente, depende da exploração do ambiente. Por meio do movimento da mão sobre uma superfície, são buscadas dicas táteis. As sugestões visuais são obtidas pela varredura de alvos com os olhos. Desse modo, as informações sensoriais são frequentemente recebidas como resultado da atividade do sistema motor. Além disso, a transmissão por meio de vias para os centros sensoriais do encéfalo é regulada por sistemas de controle descendentes. Esses sistemas permitem que o encéfalo controle sua aferência filtrando as mensagens sensoriais que chegam. Informações importantes podem ser atendidas e informações sem importância podem ser ignoradas.

As vias somatossensoriais tátil e proprioceptiva são reguladas por vias descendentes que se originam no S-I e em regiões motoras do córtex cerebral. Por exemplo, as projeções corticais para os núcleos da coluna dorsal ajudam a controlar a aferência sensorial que é transmitida pela via coluna dorsal-lemnisco medial.

É de particular interesse o sistema de controle descendente que regula a transmissão da informação nociceptiva. Esse sistema presumivelmente suprime a dor excessiva sob certas circunstâncias. Por exemplo, sabe-se bem que os soldados no campo de batalha, as vítimas de acidentes e os atletas em competição costumam sentir pouca ou nenhuma dor no momento em que ocorre um ferimento ou em que um osso é fraturado. Mais tarde, a dor pode se desenvolver e se tornar intensa. Embora o sistema regulatório descendente que controla a dor faça parte de um sistema de controle centrífugo geral que modula todos os tipos de sensações, o sistema de controle de dor é tão importante sob o ponto de vista médico que se distingue como um sistema especial chamado **sistema de analgesia endógeno**.

Vários centros no tronco encefálico e nas vias descendentes desses centros contribuem para o sistema de analgesia endógeno. Por exemplo, a estimulação na substância cinzenta periaquedutal do mesencéfalo, no *locus coeruleus* ou nos núcleos da rafe bulbar inibe os neurônios nociceptivos na medula espinal e no tronco encefálico, incluindo as células do trato espinotalâmico e trigeminotalâmico (Figura 7.8A a C). Outras vias inibitórias se originam no córtex sensitivomotor, no hipotálamo e na formação reticular.

O sistema de analgesia endógeno pode ser subdividido em dois componentes: um componente usa peptídeos **opioides** endógenos como neurotransmissores; e o outro, não. Os opioides endógenos são neuropeptídeos que ativam um dos vários tipos de receptores de opiáceos. Alguns dos opioides endógenos são a encefalina, as dinorfinas e a β-endorfina. Geralmente, a analgesia com opiáceos pode ser impedida ou revertida pelo antagonista de narcóticos naloxona. Portanto, a naloxona é frequentemente usada para determinar se a analgesia é mediada por um mecanismo opioide.

O sistema de analgesia endógeno mediado por opioides pode ser ativado pela administração exógena de morfina ou outros opiáceos – um dos mais antigos tratamentos médicos para dor depende da ativação de um sistema de controle sensorial. Normalmente, os opioides inibem a atividade neural nas vias nociceptivas por meio de sua ação tanto pré-sináptica quanto pós-sináptica (Figura 7.8D). Acredita-se que a ação pré-sináptica dos opioides sobre os terminais aferentes nociceptivos impeça a liberação de transmissores excitatórios como

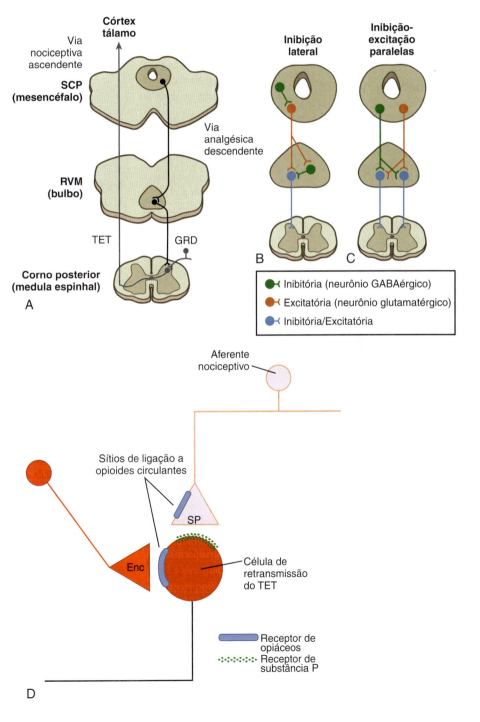

• **Figura 7.8** Modelos de controle descendente das vias dolorosas ascendentes. **A.** Esquema mostrando a via nociceptiva ascendente que transmite informações dolorosas ao encéfalo, representada pelo trato espinotalâmico (TET), e a via descendente que modula (controla) o fluxo de informações para ele. A via descendente se inicia na substância cinzenta periaquedutal (SCP), que se projeta pelo bulbo rostro-ventromedial (RVM) até o corno posterior. A ativação da SCP ou do RVM bloqueia a transmissão das informações sobre dor no nível da medula espinal. **B.** Modelo-padrão de controle descendente da percepção de dor. Interneurônios GABAérgicos tonicamente ativos na SCP e no RVM inibem as células de projeção (observe que a SCP tem interneurônios GABAérgicos locais, mas também recebe terminações GABAérgicas de outras regiões do encéfalo, e ambos podem estar envolvidos em inibir tonicamente as células de projeção para a SCP). Os opioides parecem inibir os interneurônios GABAérgicos desinibindo os neurônios de projeção, cujo aumento de atividade leva ao bloqueio da ativação das células do TET pelas células nociceptivas do gânglio da raiz dorsal (GRD). **C.** Modelo de inibição-excitação paralelas. Alguns estudos sugerem que células excitatórias e inibitórias se projetam da SCP e do RVM. Neste modelo, o controle da transmissão das informações sobre dor seria devido a um equilíbrio entre as atividades excitatória e inibitória nas vias descendentes. Observe que as vias excitatórias e inibitórias são mostradas em lados opostos apenas para tornar a exposição mais clara. **D.** Possíveis locais pré-sinápticos e pós-sinápticos de ação da encefalina (Enc). Muitas das terminações das vias descendentes para modulação da dor liberam GABA e encefalina (Enk), que parece ter sítios de ação pré e pós-sinápticos. A ação pré-sináptica pode impedir a liberação de substância P (SP) dos nociceptores. (**A-C.** Redesenhadas de Lau BK, Vaughan CW *Curr Opin Neurobiol* 2014;29:159. **D.** Redesenhada de Henry JL. In: Porter R, O'Connor M [eds]: *Ciba Foundation Symposium 91*. London: Pitman; 1982.)

a SP. A ação pós-sináptica dos opiáceos produz um potencial pós-sináptico inibitório. Como um neurotransmissor inibitório pode ativar vias descendentes? Uma hipótese é que o sistema de analgesia descendente fique sob controle inibitório tônico por interneurônios inibitórios no mesencéfalo e no bulbo. A ação dos opiáceos inibiria os interneurônios inibitórios, desinibindo as vias de analgesia descendentes.

Algumas vias de analgesia endógenas operam por meio de neurotransmissores que não os opioides e, desse modo, não são afetadas pela naloxona. Por exemplo, os neurônios serotoninérgicos dos núcleos da rafe projetam-se para neurônios de processamento nociceptivo, em que a liberação de serotonina pode inibir os neurônios nociceptivos. Outros neurônios do tronco encefálico liberam catecolaminas, como a noradrenalina e a adrenalina, na medula espinhal, que também podem inibir os neurônios nociceptivos e também podem contribuir para o sistema de analgesia endógena. Além disso, esses neurotransmissores monoaminérgicos também interagem com opioides endógenos. Indubitavelmente, muitas outras substâncias estão envolvidas no sistema de analgesia.

Pontos-chave

1. Os neurônios sensitivos têm corpos celulares nos gânglios dos nervos sensitivos: (1) gânglios da raiz dorsal para os neurônios que inervam o corpo; e (2) gânglios de nervos cranianos para os neurônios que inervam a face, as cavidades oral e nasal e a dura-máter, exceto para os neurônios proprioceptivos, que estão no núcleo mesencefálico do trigêmeo. Eles se conectam perifericamente com um receptor sensitivo e centralmente com neurônios de segunda ordem na medula dorsal ou no tronco encefálico.

2. A pele contém mecanorreceptores de baixo limiar, termorreceptores e nociceptores. Músculos, articulações e vísceras têm mecanorreceptores e nociceptores. Os mecanorreceptores de baixo limiar podem ser de adaptação rápida ou lenta. Os termorreceptores incluem receptores para frio e calor. Os nociceptores Aδ e C detectam estímulos mecânicos, térmicos e químicos nocivos, e podem ser sensibilizados por liberação de substâncias químicas de células danificadas. A liberação periférica de substâncias, como os peptídeos, dos próprios nociceptores pode contribuir para a reação inflamatória.

3. As grandes fibras aferentes primárias entram no funículo posterior através da parte medial da raiz dorsal; as colaterais fazem sinapse no corno posterior profundo, na zona intermediária e no corno anterior. As pequenas fibras aferentes primárias entram na medula espinhal através da parte lateral da raiz dorsal; as colaterais fazem sinapse no corno posterior.

4. Os ramos ascendentes das grandes fibras ascendentes primárias fazem sinapse nos neurônios de segunda ordem nos núcleos da coluna dorsal. Esses neurônios de segunda ordem se projetam por meio do lemnisco medial ao tálamo contralateral e fazem sinapse em neurônios de terceira ordem do núcleo VPL. A via trigeminal equivalente é retransmitida pelo núcleo sensitivo principal para o núcleo VPM contralateral.

5. As vias da coluna dorsal da medula espinhal sinalizam as sensações de *flutter*-vibração, tato-pressão e propriocepção. Também contribuem para a sensibilidade visceral, inclusive a dor visceral.

6. O trato espinotalâmico inclui neurônios nociceptivos, termorreceptivos e táteis; suas células de origem estão principalmente no corno posterior, e os axônios cruzam, sobem no funículo anterolateral e fazem sinapse predominantemente nos núcleos VPL e VPM, bem como VPI, e núcleos intralaminares do tálamo. A via trigeminal equivalente é retransmitida pelo núcleo trigeminal descendente, e se projeta para o VPM e núcleos intralaminares contralaterais.

7. A retransmissão espinotalâmica aos núcleos VPL e VPM ajuda na identificação dos aspectos sensoriais-discriminativos da dor. As vias nociceptivas paralelas no funículo anterolateral são os tratos espinorreticular e espinomesencefálico; esses tratos e a projeção espinotalâmica ao tálamo medial contribuem para os aspectos motivacionais-afetivos da dor.

8. A dor referida é explicada pela aferência convergente para as células do trato espinotalâmico da parede corporal e das vísceras.

9. Os núcleos VPL e VPM são organizados somatotopicamente e contêm circuitos inibitórios. Esses núcleos contêm vários mapas somatotópicos, um para cada submodalidade somatossensorial. O córtex somatossensorial inclui as regiões S-I e S-II; essas regiões também estão organizadas de modo somatotópico.

10. O córtex S-I contém colunas de neurônios com campos receptivos e semelhantes propriedades de resposta. Alguns neurônios S-I estão envolvidos na extração de características.

11. A transmissão nas vias somatossensoriais é regulada pelos sistemas de controle descendentes. O sistema de analgesia endógeno regula a transmissão nociceptiva e usa transmissores como os peptídeos opioides endógenos, noradrenalina e a serotonina.

8

Sentidos Especiais

OBJETIVOS DO APRENDIZADO

Após a conclusão deste capítulo, o estudante será capaz de responder às seguintes questões:

1. O que é a corrente do escuro e como a absorção de um fóton a altera?
2. Quais são as vias sinápticas para o centro e a periferia do campo receptivo de uma célula bipolar centro-ON? E de uma célula bipolar centro-OFF?
3. Quais são as propriedades do campo receptivo das células simples e complexas no córtex visual?
4. O que é a teoria da frequência da codificação do som? Por que também é necessária a teoria do lugar?
5. Quais são os estímulos normalmente transduzidos pelas células pilosas nos canais semicirculares e nos órgãos de otólitos?
6. Quais são as consequências funcionais dos variados números de diferentes moléculas receptoras entre as células receptoras olfatórias e gustatórias?

A evolução dos vertebrados mostra uma tendência chamada **cefalização**, na qual órgãos sensoriais especiais se desenvolvem na cabeça dos animais juntamente com o correspondente desenvolvimento do encéfalo. Esses sistemas sensoriais especiais, que incluem o visual, o auditivo, o vestibular, o olfatório e o gustatório, detectam e analisam luz, som e sinais químicos no ambiente, bem como sinalizam a posição e o movimento da cabeça. Os estímulos transduzidos por esses sistemas são mais familiares aos humanos quando fornecem informações conscientes do ambiente, mas são igualmente importantes como a base sensorial para os comportamentos reflexo e subconsciente.

Sistema visual

A visão é um dos mais importantes sentidos especiais nos humanos e, juntamente com a audição, é a base para a maior parte da comunicação humana. O sistema visual detecta ondas eletromagnéticas entre 400 e 750 nm de comprimento de onda como **luz visível**, a qual entra no olho e afeta os **fotorreceptores** em um epitélio sensorial especializado, a **retina**.

Os fotorreceptores, bastonetes e cones, podem distinguir dois aspectos da luz: seu **brilho** (ou luminosidade) e seu **comprimento de onda** (ou cor). Os **bastonetes** têm alta sensibilidade para detectar baixas intensidades luminosas, mas não oferecem imagens visuais bem definidas nem contribuem para a visão das cores. Os bastonetes operam melhor sob condições de reduzida luminosidade (**visão escotópica**). Os **cones**, ao contrário,

não são tão sensíveis à luz quanto os bastonetes e, desse modo, operam melhor sob condições de luz diurna (**visão fotópica**). Os cones são responsáveis pela alta acuidade visual e pela visão colorida.

A retina é uma projeção do tálamo. O processamento de informações na retina é realizado pelos **neurônios da retina**, e os sinais gerados são conduzidos ao encéfalo pelos axônios das **células ganglionares da retina** nos **nervos ópticos**. Existe um cruzamento parcial desses axônios no **quiasma óptico**, o que faz que toda a aferência de um lado do espaço visual passe para o lado oposto do encéfalo. Posteriormente ao quiasma óptico, os axônios das células ganglionares da retina formam os **tratos ópticos** e fazem sinapse em núcleos do encéfalo. A principal via visual nos humanos tem como alvo o **núcleo geniculado lateral** (**NGL**) do tálamo, e esse núcleo, por sua vez, leva as informações visuais ao córtex visual. Outras vias visuais se projetam para o **colículo superior, pré-tecto** e **hipotálamo**, estruturas que participam do posicionamento dos olhos, controlam o tamanho da pupila e os ritmos circadianos, respectivamente.

Estrutura do olho

A parede do olho é composta por três camadas concêntricas (Figura 8.1). A camada externa, ou capa fibrosa, inclui a **córnea** transparente, com seu epitélio, e a **esclera** opaca. A camada média, ou capa vascular, inclui a íris e a coroide. A **íris** contém fibras musculares lisas orientadas radial e circularmente, as quais compõem os músculos dilatador e constritor da pupila, respectivamente. A **coroide** é rica em vasos sanguíneos que sustentam as camadas externas da retina e também contém pigmento. A camada mais interna do olho, a retina, é embriologicamente derivada do diencéfalo e, portanto, faz parte do sistema nervoso central (SNC). A parte funcional da retina cobre a face posterior inteira do olho, exceto pela papila do nervo óptico, ou **disco óptico**, que é por onde axônios do nervo óptico saem da retina. Como não há receptores nesse local, costuma ser denominado "ponto cego" anatômico (Figura 8.1).

Algumas funções dos olhos estão sob controle muscular. Músculos extraoculares fixados externamente apontam os olhos para um alvo visual apropriado (Capítulo 9). Esses músculos são inervados pelo **nervo oculomotor** (**nervo craniano [NC] III**), pelo **nervo troclear** (**NC IV**) e pelo **nervo abducente** (**NC VI**). Vários músculos também são encontrados dentro do olho (músculos intraoculares). Os **músculos no corpo ciliar** controlam a forma da lente (cristalino) e, desse modo, o foco das imagens na retina. Os músculos **dilatador da pupila** e **esfíncter da pupila** na íris controlam a quantidade de luz que entra no

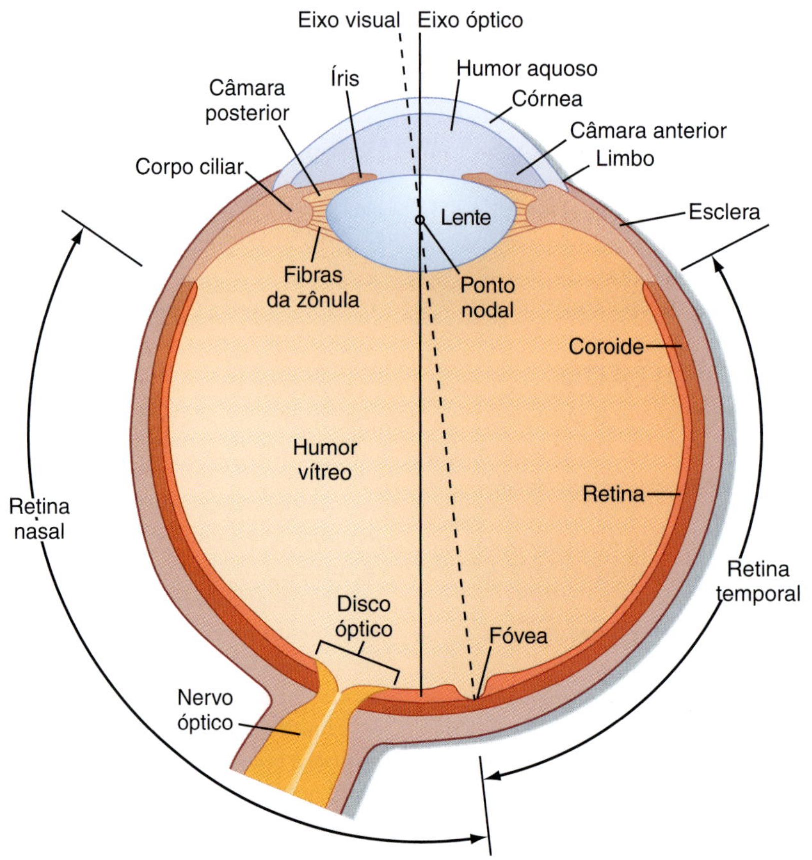

126 SEÇÃO 2 Neurofisiologia

● **Figura 8.1** Ilustração de um corte horizontal do olho direito. (Redesenhada de Wall GL. *The Vertebrate Eye and Its Adaptive Radiation*. Bloomfield Hills, MI: Cranbrook Institute of Science, 1942.)

olho de um modo semelhante ao do diafragma de uma câmera. O dilatador é ativado pela parte simpática do sistema nervoso, enquanto os músculos esfíncter e ciliar são controlados pela parte parassimpática do sistema nervoso (por intermédio do nervo oculomotor; Capítulo 11).

A luz entra no olho pela córnea e atravessa uma série de fluidos e estruturas transparentes coletivamente chamados **meios dióptricos**. Esses fluidos e estruturas consistem na córnea, no humor aquoso, na lente e no humor vítreo (Figura 8.1). O humor aquoso (localizado nas **câmaras anterior** e **posterior**) e o humor vítreo (localizado no espaço atrás da lente) ajudam a manter a forma do olho.

Embora o eixo óptico geométrico do olho humano atravesse o ponto nodal da lente e chegue à retina em um ponto entre a fóvea e o disco óptico (Figura 8.1), os olhos são orientados pelo sistema oculomotor a um ponto, chamado **ponto de fixação**, no alvo visual. A luz do ponto de fixação atravessa o ponto nodal da lente e é focalizada na **fóvea**. A luz do restante do alvo visual cai na retina em torno da fóvea.

Normalmente, a luz de um alvo visual é focalizada nitidamente na retina pela córnea e a lente, que curvam ou refratam a luz. A córnea é o principal elemento refrativo do olho, tendo um poder refrativo de 43 dioptrias[a] (D). No entanto, diferentemente da córnea, a lente pode mudar a forma e variar seu poder refrativo entre 13 e 26 D, dando à lente a capacidade de ajustar o foco óptico do olho. Os **ligamentos suspensores** (ou **fibras da zônula**) fixam-se à parede do olho no corpo ciliar (Figura 8.1) e mantêm a lente no lugar. Quando os músculos do corpo ciliar estão relaxados, a tensão exercida pelos ligamentos suspensores achata a lente. Quando os músculos ciliares se contraem, a tensão sobre os ligamentos suspensores se reduz; esse processo permite que a lente relativamente elástica assuma uma forma mais esférica. Os músculos ciliares são ativados pela parte parassimpática do sistema nervoso por meio do nervo oculomotor.

Desse modo, a lente permite que o olho focalize ou se acomode em objetos próximos ou distantes. Por exemplo, quando a luz de um alvo visual distante entra em um olho normal (com o músculo ciliar relaxado), a imagem do alvo está no foco na retina. No entanto, se o olho se dirigir para um alvo visual próximo, a luz é inicialmente focalizada atrás da retina (*i. e.*, a imagem na retina fica borrada) até que ocorra a acomodação; ou seja, até que o músculo ciliar se contraia, fazendo que a lente se torne mais esférica, o aumento da convexidade faz que a lente refrate as ondas de luz mais fortemente, trazendo a imagem ao foco na retina.

A visão apropriada da luz na retina depende não apenas da lente e da córnea, mas também da íris, que ajusta a quantidade de luz que entra no olho através da pupila. A pupila é análoga à abertura em uma câmera, que também controla a profundidade de campo da imagem e a quantidade de aberração esférica produzida pela

---

[a]A dioptria é uma nunidade de medida de poder óptico igual à recíproca do comprimento focal medido em metros. Desse modo, é uma unidade de comprimento recíproco, e uma lente 2 D traria raios paralelos de luz ao foco em uma distância de 0,5 m.

lente. Quando a pupila fica contraída, a profundidade de campo aumenta, e a luz é direcionada através da parte central da lente, onde a aberração esférica é mínima. A constrição pupilar ocorre de maneira reflexa quando o olho se acomoda para a visão para perto ou se adapta à luz forte, ou ambos. Desse modo, quando uma pessoa lê ou faz outro trabalho visual fino, a qualidade da imagem melhora com a adequada quantidade de luz.

Retina

Camadas da retina

As 10 camadas da retina são mostradas na Figura 8.2. A parte mais externa é o **epitélio pigmentar** (camada 1), que fica imediatamente dentro da coroide. As células pigmentares têm processos semelhantes a tentáculos que se estendem à **camada fotorreceptora** (camada 2) e circundam os segmentos externos dos bastonetes e cones. Esses processos impedem a dispersão transversa da luz entre os fotorreceptores. Além disso, servem à função mecânica de manter o contato entre as camadas 1 e 2 para que o epitélio pigmentar: (1) ofereça nutrientes e remova os resíduos dos fotorreceptores; (2) fagocite as extremidades dos segmentos externos dos bastonetes, que são continuamente

NA CLÍNICA

À medida que o indivíduo envelhece, a elasticidade da lente (cristalino) declina gradualmente. Como resultado, a acomodação da lente na visão para perto se torna cada vez menos efetiva, um quadro chamado **presbiopia**. Uma pessoa jovem pode mudar o poder da lente em até 14 D. No entanto, quando a pessoa chega aos 40 anos, a quantidade de acomodação cai à metade e, depois dos 50 anos, pode diminuir para 2 D ou menos. A presbiopia pode ser corrigida por lentes convexas.

Os defeitos no foco também podem ser causados por uma discrepância entre o tamanho do olho e o poder refrativo dos meios dióptricos. Por exemplo, na **miopia** (dificuldade para ver de longe), as imagens dos objetos distantes são focalizadas à frente da retina. As lentes côncavas corrigem esse problema. Inversamente, na **hipermetropia** (dificuldade para ver de perto), as imagens de objetos distantes são focalizadas atrás da retina; esse problema pode ser corrigido com lentes convexas. No **astigmatismo**, existe uma assimetria nos raios de curvatura de diferentes meridianos da córnea ou da lente (ou, algumas vezes, da retina). O astigmatismo costuma ser corrigido com lentes que tenham raios de curvatura complementares.

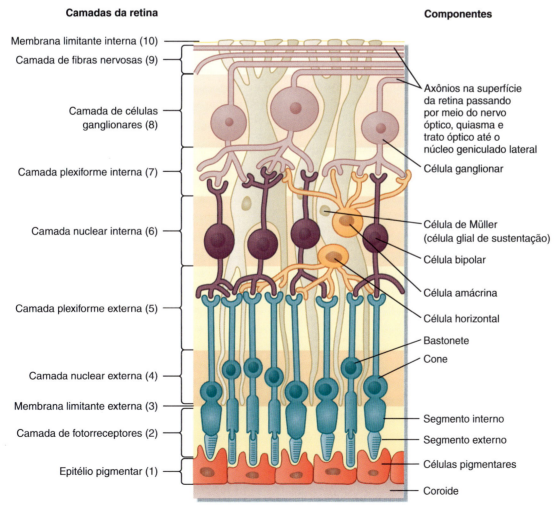

• **Figura 8.2** Camadas da retina. A luz atingindo a retina está vindo do topo da figura e atravessa todas as camadas superficiais, chegando aos fotorreceptores bastonetes e cones.

descamados; e (3) reconverta o pigmento visual metabolizado em um tipo que possa ser reutilizado depois de transportado de volta aos fotorreceptores.

As células gliais da retina, conhecidas como **células de Müller**, desempenham papel importante na manutenção da geometria interna da retina. As células de Müller são orientadas radialmente, paralelas ao trajeto da luz através da retina. As extremidades externas das células de Müller formam junções oclusivas com os segmentos internos dos fotorreceptores, e essas numerosas conexões têm o aspecto de uma camada contínua, a **membrana limitante externa** (camada 3 da retina).

> ### NA CLÍNICA
>
> A junção entre as camadas 1 e 2 da retina nos adultos constitui a superfície de contato entre as paredes anterior e posterior do cálice óptico durante o desenvolvimento e é estruturalmente fraca. O descolamento da retina é a separação nessa superfície e pode causar perda visual por causa do deslocamento da retina do plano focal do olho. Também pode levar à morte de células fotorreceptoras, que são mantidas pela irrigação da coroide (a camada fotorreceptora propriamente dita é avascular). A deterioração do epitélio pigmentar também pode resultar em degeneração macular, uma grande perda de acuidade visual central e da visão colorida que não afeta a visão periférica.

Dentro da membrana limitante externa está a **camada nuclear externa** (camada 4), que contém os corpos celulares e os núcleos dos bastonetes e cones. A **camada plexiforme externa** (camada 5) contém sinapses entre os fotorreceptores e os interneurônios da retina, incluindo as células bipolares e as células horizontais, cujos corpos celulares são encontrados na **camada nuclear interna** (camada 6). Essa camada também contém os corpos celulares de outros interneurônios da retina (as células amácrinas e as interplexiformes) e as células de Müller.

A **camada plexiforme interna** (camada 7) contém sinapses entre os neurônios da retina da camada nuclear interna, incluindo as células bipolares e amácrinas, e as células ganglionares, cujos corpos celulares se situam na **camada de células ganglionares** (camada 8). Como já mencionado, os axônios das células ganglionares transmitem informações visuais ao encéfalo. Esses axônios formam a **camada de fibras ópticas** (camada 9), passam ao longo da superfície interna da retina evitando a fóvea, e entram no disco óptico, onde deixam o olho como nervo óptico. As partes dos axônios das células ganglionares que estão na camada de fibras ópticas continuam amielínicas, mas se tornam mielinizadas depois de chegarem ao disco óptico. A falta de mielina onde os axônios cruzam a retina ajuda a permitir que a luz atravesse a retina interna com distorção mínima.

A camada mais interna da retina é a **membrana limitante interna** (camada 10), formada pelos pés terminais das células de Müller.

Estrutura dos fotorreceptores: bastonetes e cones

Cada célula fotorreceptora, bastonete ou cone, é composta por um corpo celular (na camada 4), um segmento interno e um externo, que se estendem à camada 2, e um conjunto de termi-
nações sinápticas que fazem sinapse na camada 5 com outras células da retina (Figura 8.3). Os segmentos externos dos cones não são tão longos quanto os dos bastonetes e contêm pilhas de discos de membranas formadas por invaginações da membrana plasmática. Os segmentos externos dos bastonetes são mais longos e contêm pilhas de discos de membranas que flutuam livremente no segmento externo completamente desconectados da membrana plasmática à medida que são formados na base. Ambos os grupos de discos são ricos em moléculas de pigmento visual, mas os bastonetes têm maior densidade de pigmento visual, o que explica, em parte, a sua maior sensibilidade à luz. Um único fóton pode desencadear uma resposta dos bastonetes, enquanto podem ser necessárias várias centenas de fótons para uma resposta dos cones.

Os segmentos externos dos fotorreceptores estão conectados por um cílio modificado aos segmentos internos, que contêm algumas organelas, inclusive numerosas mitocôndrias. Os segmentos internos são os locais onde o pigmento visual é sintetizado antes de ser incorporado às membranas do segmento externo. Nos bastonetes, o pigmento é inserido em novos discos membranosos, que são então deslocados distalmente até que finalmente se descamam no ápice do segmento externo, onde sofrerão fagocitose pelas células do epitélio pigmentar. Esse processo determina a forma de bastonete dos segmentos externos dos bastonetes. Nos cones, o pigmento visual é inserido aleatoriamente nas dobras da membrana do segmento externo, e não ocorre uma descamação comparável à que se vê nos bastonetes.

Variações regionais na retina

A **mácula lútea** é a área de visão central e se caracteriza por discreto espessamento e cor pálida. A espessura é devida à alta concentração de fotorreceptores e interneurônios, que são necessários para a visão de alta resolução. É pálida porque fibras nervosas ópticas e vasos percorrem uma rota em torno dela.

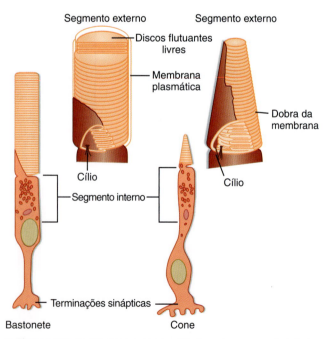

• **Figura 8.3** Bastonetes e cones. Os desenhos na *parte inferior* mostram as características gerais de um bastonete e de um cone. As *inserções* mostram os segmentos externos.

A fóvea, que é uma depressão na mácula lútea, é a região da retina com resolução visual mais alta e, como já foi observado, a luz do ponto de fixação é focalizada na fóvea. (Uma função importante dos movimentos oculares é trazer objetos de interesse à visualização na fóvea.) As camadas da retina na região da fóvea são incomuns porque várias delas parecem ser empurradas de lado para a mácula em torno. Consequentemente, a luz pode chegar aos fotorreceptores da fóvea sem ter de atravessar as camadas internas da retina e, dessa forma, se minimizam a distorção da imagem e a perda luminosa. A fóvea tem cones com segmentos externos incomumente longos e finos, o que permite alta densidade de empacotamento. De fato, a densidade dos cones é máxima na fóvea, o que proporciona alta resolução visual e alta qualidade da imagem (Figura 8.4).

O disco óptico, onde os axônios das células ganglionares saem da retina, não tem fotorreceptores e, portanto, não apresenta fotossensibilidade. Esta área é o chamado ponto cego na superfície visual da retina (Figuras 8.4 e 8.9). Uma pessoa normalmente não tem consciência do ponto cego porque a parte correspondente do campo visual pode ser vista pelo olho contralateral e por causa do processo psicológico em que imagens visuais incompletas tendem a ser completadas pela percepção.

NA CLÍNICA

Como foi mencionado, os axônios das células ganglionares da retina atravessam a retina na camada de fibras ópticas (camada 9) para entrar no nervo óptico no disco óptico. Esses axônios na camada de fibras ópticas rodeiam a mácula e a fóvea, assim como os vasos que irrigam as camadas internas da retina. O disco óptico pode ser visualizado ao exame físico com um **oftalmoscópio**. O disco óptico normal tem discreta depressão em seu centro. As alterações no aspecto do disco óptico são clinicamente importantes. Por exemplo, a depressão pode ser exagerada pela perda de axônios de células ganglionares (**atrofia óptica**) ou o disco óptico pode fazer protrusão para o espaço vítreo por causa de edema (**papiledema**) que resulte de hipertensão intracraniana.

Transdução visual

Para ser detectada pela retina, a energia luminosa precisa ser absorvida. Esta é principalmente a responsabilidade dos bastonetes e dos cones (uma pequena classe de células ganglionares que também são fotossensíveis), e essa função é realizada, em grande parte, pelas moléculas de pigmento visual localizadas nos segmentos externos. Para ambos os bastonetes e cones, a molécula de pigmento consiste em um cromóforo, 11-*cis* retinal, ligado a uma proteína opsina. O pigmento visual encontrado nos segmentos externos dos bastonetes é a **rodopsina** ou púrpura visual (assim denominada porque tem um aspecto violáceo quando a luz é absorvida). Absorve melhor a luz com comprimento de onda de 500 nm. Três variantes de pigmento visual, resultantes da ligação de diferentes opsinas ao retinal, são encontradas nos cones (na maioria das espécies, cada cone expressa um dos três pigmentos). Os pigmentos dos cones absorvem melhor em 419 nm (azul), em 533 nm (verde) e 564 nm (vermelho). No entanto, o espectro de absorção desses pigmentos visuais é amplo, de modo que estes se sobrepõem consideravelmente (Figura 8.5).

Apesar das diferenças de sensibilidade espectral, o processo de transdução é semelhante em bastonetes e cones. A absorção de um fóton por uma molécula de pigmento visual leva à isomerização de 11-*cis* retinal para todo-*trans* retinal, à liberação da ligação com a opsina e à conversão do retinal em retinol. Essas alterações desencadeiam uma cascata de segundo mensageiro que leva a uma alteração na atividade elétrica do bastonete ou do cone (discutida adiante nesta seção).

A separação do todo-*trans* retinal da opsina produz perda de sua capacidade de absorver luz e clareamento (*i. e.*, o pigmento visual perde sua cor). Em bastonetes e cones, a regeneração da molécula de pigmento visual é um processo em várias etapas: o todo-*trans* retinal é transportado à camada de células pigmentares da retina, onde é reduzido a retinol, isomerizado e esterificado de volta a 11-*cis* retinal. É então transportado de volta à camada de fotorreceptores, captado pelos segmentos externos e recombinado com opsina para regenerar a molécula

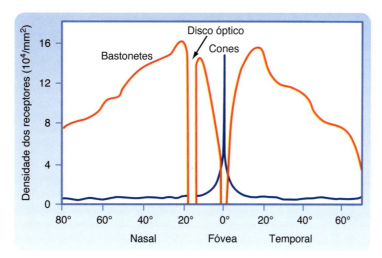

• **Figura 8.4** Representação gráfica da densidade de cones e bastonetes em função da excentricidade da retina a partir da fóvea. Observe o pico de densidade dos cones na fóvea, os picos de densidade dos bastonetes aproximadamente aos 20 graus de excentricidade e a ausência de fotorreceptores no disco óptico, onde os axônios das células ganglionares saem para formar o nervo óptico. (Dados de Cornsweet TN. *Visual Perception*. New York; Academic Press; 1970.)

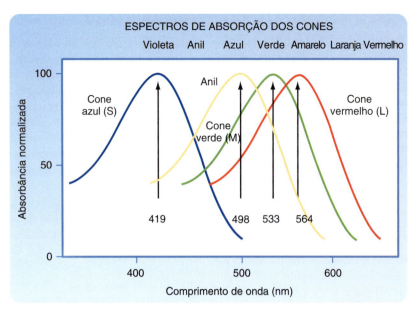

• **Figura 8.5** Sensibilidade espectral dos três tipos de pigmentos dos cones e do pigmento dos bastonetes (rodopsina) na retina humana. Observe que as curvas se sobrepõem e que os chamados cones azuis e vermelhos, na realidade, absorvem de maneira máxima nas faixas violeta e amarela, respectivamente. (Dados de Squire LR, Berg D, Bloom F, du Lac S, Ghosh A, Spitzer N. *Fundamental Neuroscience*. San Diego, CA: Academic Press; 2002.)

de pigmento visual, que pode então novamente absorver luz. Existem evidências de que os cones também usem uma segunda via para regenerar o pigmento visual. Essa via é muito mais rápida e envolve o transporte da molécula de retinal para dentro e para fora das células de Müller (Figura 8.2), e não nas células epiteliais pigmentares. A importância potencial dessa via mais rápida é discutida a seguir neste capítulo, na seção "Adaptação visual".

Finalmente, o processo de transdução desencadeado pela absorção de fótons faz que o fotorreceptor hiperpolarize. Para compreender inteiramente essa ação e suas consequências, é necessário conhecer o estado basal do fotorreceptor no escuro (antes que absorva o fóton). Na escuridão, os fotorreceptores ficam discretamente despolarizados (cerca de −40 mV) em relação à maioria dos neurônios porque os canais de cátions controlados pelo monofosfato cíclico de guanosina (GMPc) em seus segmentos externos estão abertos (Figura 8.6A). Esses canais permitem um influxo contínuo de Na^+ e Ca^{++}. A corrente resultante é conhecida como **corrente do escuro**, e a despolarização que ela causa leva à liberação tônica do neurotransmissor glutamato nas sinapses do fotorreceptor.

Quando a luz é absorvida por um bastonete (acontece uma sequência equivalente nos cones), a fotoisomerização da rodopsina ativa uma proteína G chamada **transducina** (Figura 8.6B). Essa proteína G, por sua vez, ativa a **monofosfato cíclico de guanosina (GMPc) fosfodiesterase**, que está associada aos discos contendo rodopsina, hidrolisa o GMPc a 5′-GMP, e reduz a concentração de GMPc no citoplasma dos bastonetes. A redução do GMPc leva ao fechamento dos canais de cátions controlados pelo GMPc, à hiperpolarização da membrana celular dos bastonetes e à redução da liberação de neurotransmissores. Desse modo, o GMPc atua como um "segundo mensageiro" para traduzir a absorção de um fóton pela rodopsina em uma alteração do potencial de membrana.

Em resumo, em todos os fotorreceptores (os cones sofrem um processo análogo ao descrito para a transdução dos bastonetes), a captura da energia luminosa leva a: (1) hiperpolarização do fotorreceptor e (2) redução da liberação de neurotransmissores. Por causa da distância muito curta entre o local da transdução e a sinapse, a modulação da liberação de neurotransmissores é efetuada sem a geração de um potencial de ação.

Adaptação visual

Adaptação se refere à capacidade da retina de ajustar sua sensibilidade de acordo com a luz ambiente. Essa capacidade permite que a retina opere eficientemente ao longo de uma ampla faixa de condições de iluminação, e ela reflete o rodízio entre o uso dos sistemas de cones e bastonetes para as condições com alta e baixa luminosidade, respectivamente.

NO NÍVEL CELULAR

A rodopsina contém um cromóforo chamado *retinal*, que é o aldeído do **retinol**, este conhecido como vitamina A. O retinol é derivado dos carotenoides, como o β-caroteno, o pigmento laranja encontrado nas cenouras. Como outras vitaminas, o retinol não pode ser sintetizado nos humanos; em lugar disso, é derivado de fontes alimentares. Os indivíduos com deficiência grave de vitamina A sofrem de "cegueira noturna", um quadro em que a visão é defeituosa em situações de baixa luminosidade.

A extraordinária sensibilidade dos bastonetes, que podem sinalizar a captura de um único fóton, é potencializada por um mecanismo de amplificação em que a fotoativação de apenas uma molécula de rodopsina ativa centenas de moléculas de transducina. Além disso, cada molécula de fosfodiesterase hidrolisa milhares de moléculas de GMPc por segundo. Ocorrem eventos semelhantes nos cones, mas a hiperpolarização da membrana ocorre muito mais rapidamente do que nos bastonetes e exige milhares de fótons.

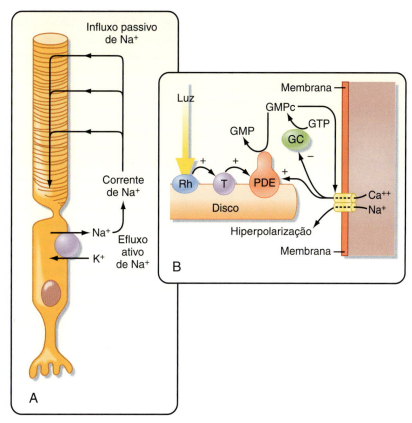

● **Figura 8.6 A.** Desenho de um bastonete com o fluxo de corrente no escuro. Com a assistência da bomba de Na⁺/K⁺, o bastonete é mantido despolarizado. **B.** Sequência dos eventos de segundo mensageiro que surgem após a absorção da luz por meio da redução do GMPc. Como o GMPc mantém abertos os canais de Na⁺ no escuro, os resultados da absorção da luz são o fechamento dos canais de Na⁺ e a hiperpolarização do bastonete. GC, guanilato ciclase; GMPc, monofosfato cíclico de guanosina; GTP, trifosfato de guanosina; PDE, fosfodiesterase; Rh, rodopsina; T, transdução.

Adaptação à luz

Como descrito anteriormente, a absorção de um fóton converte o 11-*cis* retinal em todo-*trans* retinal, que então se separa da opsina (clareamento). Os pigmentos visuais nos bastonetes e nos cones são clareados em taxas similares; entretanto, a regeneração do pigmento visual ocorre muito mais rapidamente nos cones do que nos bastonetes. Essa diferença se deve, pelo menos em parte, à capacidade dos cones de utilizar uma segunda via para a regeneração do fotopigmento (descrito na seção anterior). Essa regeneração mais rápida do pigmento visual impede os cones de ficarem não responsivos em condições de luz forte. Diferentemente, a lentidão da regeneração das moléculas de rodopsina significa que, em níveis luminosos não muito acima dos encontrados ao anoitecer, essencialmente todas as moléculas de rodopsina estão clareadas. Desse modo, em condições de luz forte, somente o sistema de cones está funcionando e se diz que a retina está **adaptada à luz**.

Ao entrar em uma sala de cinema escura, uma pessoa pode observar evidências da adaptação à luz (diminuição da sensibilidade à luz associada à redução da quantidade de rodopsina) na incapacidade de enxergar os assentos vazios (ou outras coisas mais). O retorno gradual da capacidade de ver os assentos enquanto a pessoa continua na sala de cinema reflete a lenta regeneração da rodopsina e a recuperação da função do sistema de bastonetes, um processo conhecido como **adaptação ao escuro**.

Adaptação ao escuro

Este processo se refere ao aumento gradual da sensibilidade da retina à luz quando as condições são de baixa luminosidade. Os bastonetes se adaptam ao escuro lentamente à medida que seus níveis de rodopsina são restaurados e, na verdade, pode levar mais de 30 minutos para a retina se tornar inteiramente adaptada à escuridão. Por outro lado, os cones se adaptam rapidamente à escuridão, mas seu limiar adaptado é relativamente alto; portanto, não funcionam quando o nível de luz ambiente é baixo. Em 10 minutos dentro de uma sala escura, a visão dos bastonetes é mais sensível do que a dos cones e se torna o principal sistema visual.

Em resumo, no estado adaptado ao escuro, primeiramente a visão dos bastonetes é operante e, desse modo, a acuidade visual é baixa e as cores não são distinguidas (isso é chamado *visão escotópica*). No entanto, quando os níveis luminosos são mais altos (quando o filme é projetado) e a função dos cones é retomada (isso é chamado *visão fotópica*), a acuidade visual e a visão colorida são restauradas. Existe uma faixa intermediária de níveis luminosos em que bastonetes e cones estão ambos funcionais (*visão mesópica*).

Visão colorida

Os pigmentos visuais nos segmentos externos do cone contêm diferentes opsinas. Como resultado dessas diferenças, os três tipos de cones absorvem luz melhor em diferentes comprimentos de onda. Como os pigmentos dos cones têm eficiência máxima aos comprimentos de onda mais próximos ao violeta, verde e amarelo, são denominados pigmentos curto (S, do inglês *short*), médio (M) e longo (L), respectivamente (Figura 8.5). As diferenças dos espectros de absorção nos cones são subjacentes à capacidade humana de enxergar cores, em vez de apenas tons de cinza.

De acordo com a **teoria tricromática**, as diferenças de eficiência de absorção dos pigmentos visuais dos cones supostamente são responsáveis pela visão colorida porque uma mistura adequada das três cores pode produzir qualquer outra cor. No entanto, também precisa existir um mecanismo neural para a análise do brilho da cor, porque a quantidade de luz absorvida por um pigmento visual, bem como a resposta subsequente da célula, depende do comprimento de onda e da intensidade da luz (Figura 8.5). Dois ou três dos pigmentos dos cones podem absorver determinado comprimento de onda de luz, mas a quantidade absorvida em cada um difere de acordo com sua eficiência naquele comprimento de onda. Se a intensidade da luz aumentar (ou diminuir), todos absorverão mais (ou menos), mas a proporção de absorção entre eles permanecerá constante. Consequentemente, precisa haver um mecanismo neural para comparar a absorção de luz de diferentes comprimentos de onda pelos diferentes tipos de cones para o sistema visual poder distinguir diferentes cores. São necessários pelo menos dois tipos diferentes de cones para a visão colorida. A existência de três tipos diminui a ambiguidade para distinguir cores quando todos os três absorvem luz e assegura que pelo menos dois tipos de cones absorverão a maioria dos comprimentos de onda de luz visível.

A **teoria do processo oponente** se baseia nas observações de que certos pares de cores parecem ativar processos neurais opostos. Verde e vermelho são opostos, assim como amarelo e azul, bem como preto e branco. Por exemplo, se uma área cinza é cercada por um anel verde, a área cinza parece adquirir uma cor avermelhada. Além disso, não existe uma cor vermelho-esverdeada ou amarelo-azulada. Essas observações são apoiadas pelos achados de que os neurônios ativados por comprimentos de onda verdes são inibidos por comprimentos de onda vermelhos. De modo semelhante, os neurônios excitados por comprimentos de onda azuis podem ser inibidos por comprimentos de onda amarelos. Neurônios com essas características estão presentes na retina e nos níveis mais altos da via visual, e parecem servir para aumentar a capacidade de ver o contraste entre cores opostas.

Circuitos da retina

A Figura 8.7 mostra um diagrama do circuito básico da retina. Várias características do circuito são dignas de nota: (1) A aferência para a retina é providenciada pela luz que incide nos fotorreceptores. (2) A saída do potencial resultante é conduzida pelos axônios das células ganglionares da retina para o encéfalo. (3) As informações são processadas na retina pelos interneurônios. (4) A via mais direta através da retina é a de um fotorreceptor para uma célula bipolar e depois para uma célula ganglionar (Figura 8.7). (5) As vias mais indiretas que conferem processamento de sinal intrarretiniano envolvem fotorreceptores, células bipolares, células amácrinas e células ganglionares, bem como células horizontais para oferecer interações laterais entre vias adjacentes.

NA CLÍNICA

As observações sobre a cegueira para cores são compatíveis com a teoria tricromática. Na cegueira para cores, um defeito genético (recessivo ligado ao sexo), um ou mais mecanismos dos cones se perdem. As pessoas com visão normal para cores são tricromatas porque têm três mecanismos de cones. Os indivíduos que não apresentam um dos mecanismos de cones são chamados dicromatas. Quando o mecanismo de cone L, de comprimento de onda longo, está ausente, o quadro resultante é chamado protanopia; a ausência do sistema M, de comprimento de onda médio, causa deuteranopia; e a ausência do sistema S, de comprimento de onda curto, causa tritanopia. Os monocromatas não têm dois ou mais mecanismos de cones.

Contrastes nas funções das vias dos bastonetes e dos cones

As vias dos bastonetes e dos cones têm várias diferenças funcionais importantes em seus mecanismos de fototransdução e em seus circuitos na retina. Como já foi descrito, os bastonetes têm mais pigmento visual e melhor sistema de amplificação de sinal do que os cones, e existem muito mais bastonetes do que cones. Como consequência, os bastonetes funcionam melhor sob luz fraca (visão escotópica), e a perda da função dos bastonetes resulta em cegueira noturna. Além disso, todos os bastonetes contêm o mesmo pigmento visual, de modo que não sinalizam diferenças de cor. Acrescente-se que muitos bastonetes convergem para células bipolares individuais, e os resultados são campos receptivos muito grandes e baixa resolução espacial. Finalmente, sob luz forte, a maior parte da rodopsina é clareada, de modo que os bastonetes já não funcionam sob condições fotópicas.

Os cones têm um limiar mais alto à luz e, assim sendo, não são ativados na luz fraca depois da adaptação ao escuro. No entanto, operam muito bem à luz do dia. Proporcionam visão com alta resolução porque somente alguns cones convergem em células bipolares individuais nas vias dos cones. Além disso, não ocorre convergência na fóvea, onde os cones fazem conexões um para um com as células bipolares. Em decorrência da redução da convergência, as vias dos cones têm campos receptivos muito pequenos e podem diferenciar estímulos que se originam de fontes muito próximas entre si. Os cones também respondem a estímulos sequenciais com boa resolução temporal. Finalmente, os cones têm três pigmentos visuais diferentes e, portanto, proporcionam visão colorida. A perda da função dos cones resulta em cegueira funcional; a visão dos bastonetes não é suficiente para as exigências visuais normais.

Interações sinápticas e organização do campo receptivo

O campo receptivo de um fotorreceptor individual é circular. A luz no campo receptivo hiperpolariza a célula do fotorreceptor e a faz liberar menos neurotransmissores. Os campos receptivos dos fotorreceptores e dos interneurônios da retina determinam os campos receptivos das células ganglionares da retina em que sua atividade converge. As características dos campos receptivos das células ganglionares da retina constituem uma etapa importante no processamento das informações visuais porque todas as

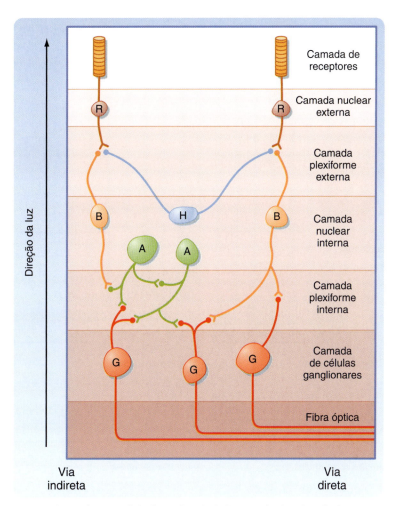

• **Figura 8.7** Circuito básico da retina. A *seta à esquerda* indica a direção da luz através da retina. Os fotorreceptores (*R*) fazem sinapse com os dendritos de células bipolares (*B*) e células horizontais (*H*) na camada plexiforme externa. As células horizontais fazem conexões sinápticas recíprocas com as células fotorreceptoras e são eletricamente acopladas a outras células horizontais. As células bipolares fazem sinapse nos dendritos das células ganglionares (*G*) e nos processos das células amácrinas (*A*) na camada plexiforme interna. As células amácrinas se conectam com células ganglionares e outras células amácrinas.

informações sobre eventos visuais transmitidos ao encéfalo estão contidas na atividade das células ganglionares.

A célula bipolar, que recebe aferência de um fotorreceptor, pode ter qualquer um dos dois tipos de campos receptivos, como mostra a Figura 8.8. Ambos são descritos como tendo uma organização centro-periferia na qual a luz que incide na região central do campo receptivo excita ou inibe a célula, enquanto a luz que incide na região periférica tem o efeito inverso. O campo receptivo com uma região excitatória localizada centralmente cercada por um anel inibitório é chamado **campo receptivo *centro-ON (ligado) ou periferia-OFF (desligado)*** (Figura 8.8A). As células bipolares com tal campo receptivo são descritas como células bipolares ON (ligadas). O outro tipo de campo receptivo tem uma disposição ***centro-OFF ou periferia-ON***, o que caracteriza as células bipolares OFF (desligadas) (Figura 8.8F).

A resposta no centro de um campo receptivo de uma célula bipolar se deve apenas aos fotorreceptores que fazem sinapse diretamente com a célula bipolar. As células fotorreceptoras respondem à luz com hiperpolarização e diminuição na liberação de glutamato, e respondem à remoção da luz com despolarização e aumento da liberação de glutamato. Isso implica que a diferença das respostas no centro das células bipolares ON e OFF reside em sua resposta ao glutamato. De fato, as células bipolares centro-OFF têm receptores ionotrópicos de glutamato, que são canais que se abrem em resposta ao glutamato, e, desse modo, são excitadas pela remoção dos estímulos luminosos do centro de seu campo receptivo. Diferentemente, as células bipolares centro-ON têm receptores metabotrópicos de glutamato, que fecham seus canais em resposta ao glutamato. São despolarizadas pela luz no centro do seu campo receptivo porque a redução da liberação de glutamato pelos fotorreceptores resulta em mais canais metabotrópicos abertos. Desse modo, as células bipolares centro-ON são excitadas pela estimulação luminosa do centro de seus campos receptivos.

A resposta antagônica das células bipolares a um estímulo luminoso aplicado na periferia se deve aos fotorreceptores da periferia que fazem sinapse com interneurônios (células horizontais) diretamente conectados com essas células bipolares. Esses fotorreceptores (que também se conectam diretamente com suas próprias células bipolares) fazem sinapse com células horizontais que participam de complexas sinapses triádicas com muitos fotorreceptores e células bipolares. A via através das células horizontais resulta em uma resposta de sinal oposta à produzida diretamente pelos fotorreceptores que medeiam a resposta no centro. A razão

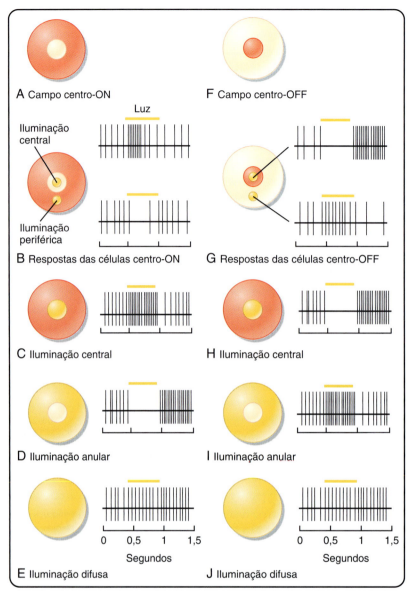

• **Figura 8.8** Campos receptivos das células bipolares centro-ON (**A**) e centro-OFF (**F**) e, abaixo deles, os campos receptivos das células ganglionares **B** a **E** e **G** a **J**, aos quais estão conectadas. As respostas das células ganglionares à luz central (*registros superiores*) e à luz periférica (*registros inferiores*) são mostradas em **B** e **G**. Também são mostradas as respostas à iluminação central (**C** e **H**), periférica (**D** e **G**) e difusa no campo todo (**E** e **J**) em seus campos receptivos. As células ganglionares e as células bipolares centro-ON e centro-OFF que fornecem aferentes para essas células ganglionares têm campos receptivos semelhantes; enquanto as células ganglionares aumentam ou diminuem sua frequência de disparos, as células bipolares despolarizam ou hiperpolarizam sem gerar potenciais de ação. (Redesenhada de Squire LR, Berg D, Bloom F, du Lac S, Ghosh A, Spitzer N. *Fundamental Neuroscience*. San Diego, CA: Academic Press; 2002.)

para isso é que as células horizontais são despolarizadas pelo glutamato liberado dos fotorreceptores e, assim sendo, como as células bipolares-OFF, são hiperpolarizadas na luz. Além disso, como são eletricamente acopladas entre si por junções comunicantes, têm campos receptivos muito grandes. A escuridão na periferia do campo receptivo de uma célula bipolar (como um anel que não afeta os fotorreceptores aos quais está diretamente conectada) despolariza os fotorreceptores e as células horizontais periféricas. As células horizontais despolarizadas liberam GABA nas terminações centrais (e periféricas) dos fotorreceptores. Quando a escuridão periférica cerca a iluminação central, há aumento da excitação das células bipolares **centro-ON**. Existe um efeito complementar nas células bipolares **centro-OFF** quando um anel de luz forte circunda uma área escura central (Figura 8.8).

As células bipolares podem não responder às áreas grandes ou difusas de iluminação, que atingem tanto os receptores responsáveis pela resposta central como também os responsáveis pela resposta da periferia por causa de suas ações antagônicas. Desse modo, as células bipolares podem não sinalizar alterações na intensidade da luz que incide em uma grande área da retina. Por outro lado, um pequeno ponto de luz que se mova através do campo receptivo pode alterar sequencialmente a atividade da célula bipolar à medida que a luz atravessa o campo receptivo periférico em direção ao centro e depois de volta à periferia. Isso demonstra que as células bipolares respondem melhor ao contraste local de estímulos e funcionam como detectores de contraste.

As células amácrinas recebem aferência de diferentes combinações de células bipolares centro-ON e centro-OFF. Desse modo, seus campos receptivos são misturas de regiões centro-ON e centro-OFF. Existem muitos tipos diferentes de células amácrinas e elas podem usar pelo menos oito neurotransmissores diferentes. Consequentemente, as contribuições das células amácrinas para o processamento visual são complexas.

As células ganglionares podem receber aferência dominante de células bipolares, aferência dominante de células amácrinas ou aferência mista de células amácrinas e bipolares. Quando a aferência de células amácrinas domina, os campos receptivos das células ganglionares tendem a ser mais difusos e são excitatórios ou inibitórios. A maioria das células ganglionares, entretanto, é dominada por aferência de células bipolares e tem uma organização centro-periferia semelhante à das células bipolares que se conectam com elas (Figura 8.8).

As distâncias entre os componentes da retina são curtas. Por isso, a modulação da liberação de transmissores por alterações no potencial transmembrana e os resultantes potenciais pós-sinápticos são suficientes para a maior parte da atividade nos circuitos da retina e não são necessários potenciais de ação, exceto para as células ganglionares e algumas células amácrinas, que geram potenciais de ação. Não está claro por que as células amácrinas têm potenciais de ação, mas as células ganglionares precisam gerá-los para transmitir informações pela distância relativamente longa da retina ao encéfalo.

Células P, M e W

Os experimentos têm mostrado que, nos primatas, as células ganglionares da retina podem ser subdivididas em três tipos gerais, as chamadas **células P, células M** e **células W**. As células P e M são grupos razoavelmente homogêneos, enquanto as células W são heterogêneas. As células P são assim denominadas porque se projetam para as camadas parvocelulares do NGL do tálamo, enquanto as células M se projetam para as camadas magnocelulares do NGL. As células P e M têm campos receptivos centro-periferia, o que é consistente com o seu controle pelas células bipolares. As células W têm grandes campos receptivos difusos e axônios de condução lenta. Provavelmente, são influenciadas principalmente através de vias de células amácrinas, porém sabe-se menos sobre elas do que sobre as células M e P.

Várias das diferenças fisiológicas entre esses tipos celulares correspondem a diferenças morfológicas (Tabela 8.1). Por exemplo, as células P têm pequenos campos receptivos (o que corresponde a árvores dendríticas menores) e axônios com condução mais lenta

do que as células M. Além disso, as células P mostram uma resposta linear em seu campo receptivo, isto é, respondem com uma forte e contínua descarga de potenciais de ação em resposta à luz mantida, mas não sinalizam mudanças no padrão de iluminação contanto que o nível global de iluminação seja constante. Desse modo, um objeto pequeno que entre no campo receptivo central da célula P alterará as descargas da célula, mas o movimento contínuo do objeto no campo não será sinalizado. As células P respondem diferentemente aos vários comprimentos de onda de luz. Como existem cones S, M e L, são possíveis muitas combinações de cores; mas, de fato, as células P mostram respostas opostas somente ao vermelho e ao verde ou apenas ao azul e ao amarelo (uma combinação de vermelho e verde). Esses mecanismos podem reduzir muito a ambiguidade da detecção de cores causada pela sobreposição na sensibilidade dos cones às cores e pode oferecer um substrato para as observações da teoria do processo oponente.

As células M, por outro lado, respondem com descargas fásicas de potenciais de ação à redistribuição da luz, como seria causado pelo movimento de um objeto em seus grandes campos receptivos. As células M não são sensíveis às diferenças de comprimentos de onda, mas são mais sensíveis à luminosidade do que as células P.

Em suma, a eferência da retina consiste primariamente em axônios de células ganglionares de atividade: (1) tônica e linear, proveniente de células P com pequenos campos receptivos que transmitem informações sobre cor, forma e detalhes finos; e (2) fásico e não linear, proveniente de células M com campos receptivos maiores que transmitem informações sobre luminosidade e movimento. Ambas existem nas variedades centro-ON e centro-OFF (Figura 8.8).

Via visual

As células ganglionares transmitem informações ao encéfalo por meio do nervo óptico, do quiasma óptico e do trato óptico. A Figura 8.9 mostra as relações entre um alvo visual, as imagens da retina nos dois olhos e as projeções das células ganglionares da retina aos dois hemisférios do encéfalo. Os olhos e os nervos ópticos, o quiasma e o trato são mostrados como seriam vistos de cima.

O alvo visual, indicado por uma seta, está nos campos visuais de ambos os olhos (Figura 8.9) e, neste caso, é tão longo que se estende aos segmentos monoculares de cada retina (*i. e.*, uma extremidade do alvo pode ser vista somente por um olho; e a outra

TABELA 8.1	Propriedades das células ganglionares da retina.		
Propriedades	**Células P**	**Células M**	**Células W**
Corpo celular e axônio	Tamanho médio	Grandes	Pequenos
Árvore dendrítica	Restrita	Extensa	Extensa
Campo receptivo			
Tamanho	Pequeno	Médio	Grande
Organização	Centro-periferia	Centro-periferia	Difusa
			Pouco responsivas
Adaptação	Tônica	Fásica	
Linearidade	Linear	Não linear	
Comprimento de onda	Sensível	Insensível	Insensível
Luminosidade	Insensível	Sensível	Sensível

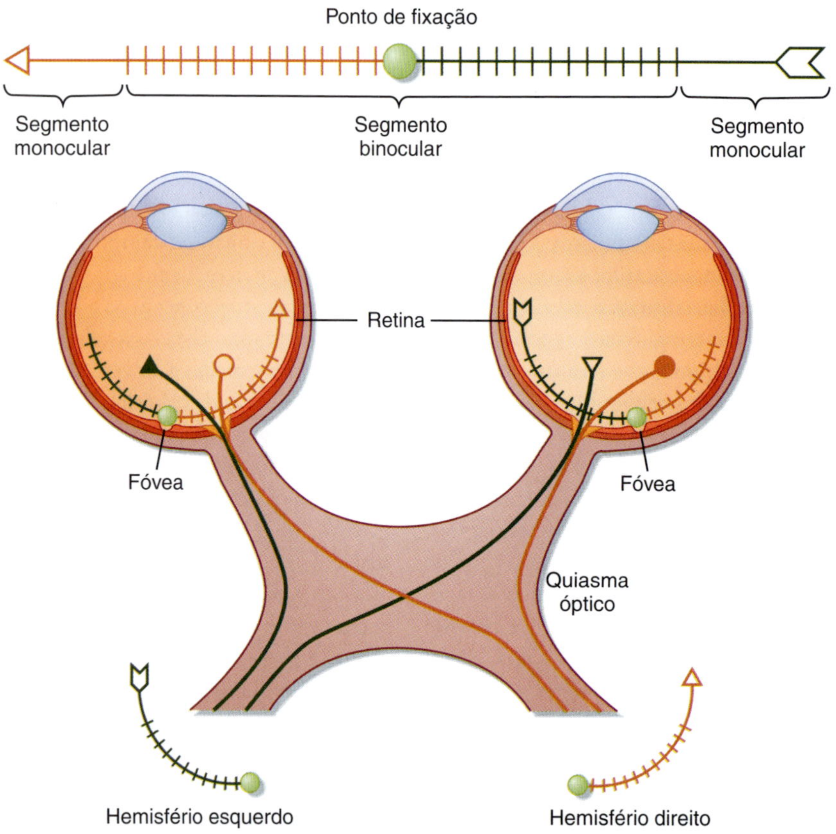

Figura 8.9

Ponto de fixação

Segmento monocular — Segmento binocular — Segmento monocular

Retina

Fóvea — Fóvea

Quiasma óptico

Hemisfério esquerdo — Hemisfério direito

• **Figura 8.9** Relações entre um alvo visual (*seta longa*, **em cima**), imagens nas retinas dos dois olhos (**meio**) e a projeção das células ganglionares que transmitem informações visuais sobre essas imagens (**embaixo**). A imagem-alvo é tão grande que se estende aos segmentos monoculares dos olhos, onde um lado dela é visto somente pelo olho ipsilateral. Observe como os axônios são separados no quiasma para que todas as informações sobre o campo visual esquerdo de ambos os olhos sejam transmitidas ao lado direito do encéfalo e todas as informações sobre o campo visual direito sejam transmitidas ao lado esquerdo.

extremidade, somente pelo outro olho). O círculo sombreado no centro do alvo representa o ponto de fixação. A imagem do alvo nas retinas é invertida pelo sistema da lente. A metade esquerda do alvo visual tem sua imagem na retina nasal do olho esquerdo e na retina temporal do olho direito; o campo visual esquerdo é visto pela retina nasal esquerda e pela retina temporal direita. De modo semelhante, a metade direita do alvo visual tem sua imagem vista pela retina temporal esquerda e a retina nasal direita. O sistema da lente também causa uma inversão no eixo vertical, formando-se a imagem do campo visual superior na retina inferior e vice-versa.

Os axônios das células ganglionares da retina podem ou não se cruzar no quiasma óptico, dependendo da localização da célula ganglionar na retina (Figura 8.9). Os axônios da parte temporal de cada retina atravessam o nervo óptico, a parte lateral do quiasma óptico e o trato óptico ipsilateral, terminando ipsilateralmente no encéfalo. Os axônios da parte nasal de cada retina atravessam o nervo óptico, cruzam para o lado oposto no quiasma óptico e então atravessam o trato óptico contralateral, terminando na parte contralateral do encéfalo. Em decorrência dessa disposição, os objetos no campo visual esquerdo são representados no lado direito do encéfalo, e aqueles no campo visual direito são representados no lado esquerdo do encéfalo.

Núcleo geniculado lateral

Os axônios das células ganglionares da retina podem fazer sinapse em várias partes do encéfalo, mas o alvo principal para a visão é o **núcleo geniculado lateral (NGL)** do tálamo. Existe uma projeção ponto a ponto da retina para o NGL, formando, assim, um mapa retinotópico. As células que representam uma localização particular na retina são alinhadas ao longo de linhas de projeção que podem ser traçadas através das camadas do NGL.

A projeção de cada olho é distribuída a três das camadas do NGL – uma das camadas magnocelulares (camadas 1 e 2 recebem aferência de células M) e duas das camadas parvocelulares (camadas 3 a 6 recebem aferência de células P). As células ganglionares W projetam-se para grupos de células entre as principais camadas, as zonas intralaminares. As propriedades dos neurônios do NGL são muito semelhantes às das células ganglionares da retina; por exemplo, os neurônios do NGL podem ser classificados como células P ou M e eles têm campos receptivos centro-ON ou centro-OFF.

O NGL também recebe aferência das áreas visuais do córtex cerebral, do núcleo reticular do tálamo e de vários núcleos da formação reticular do tronco encefálico. A atividade dos neurônios de projeção do NGL é inibida por interneurônios tanto no NGL e como no núcleo reticular do tálamo. Essas células usam GABA como um neurotransmissor inibitório. Além disso, a atividade dos neurônios do NGL é influenciada por vias corticofugais e por neurônios do tronco encefálico que transmitem sinais por meio de neurotransmissores monoaminérgicos. Esses sistemas de controle filtram as informações visuais e podem ser importantes para a atenção seletiva.

Córtex estriado

O NGL se projeta para o **córtex visual primário** ou **córtex estriado** por meio das **radiações visuais**. As fibras das radiações visuais que conduzem informações derivadas da metade inferior das hemirretinas apropriadas (e, portanto, do campo visual superior contralateral) projetam-se para o **giro lingual**, que se situa na superfície medial do lobo occipital imediatamente abaixo do sulco calcarino. Os axônios da radiação visual que representam o campo visual inferior contralateral se projetam para o **giro cúneo**, que se situa imediatamente acima do sulco calcarino. Em conjunto, as porções desses dois giros que revestem e limitam o sulco calcarino constituem o córtex visual primário (ou área de Brodmann 17; Figura 8.10).

Assim como o NGL, o córtex estriado contém um mapa retinotópico. A representação da mácula ocupa a parte maior e mais posterior de ambos os giros, e áreas progressivamente mais periféricas da retina são projetadas às partes mais anteriores desses giros. De um modo geral, existe um mapeamento organizado dos pontos da retina em toda a superfície do córtex estriado (Figura 8.10).

A via geniculoestriada termina principalmente na camada 4 do córtex estriado (Figura 8.11), enquanto a projeção do NGL intralaminar termina nas chamadas bolhas nas camadas 2 e 3.[1] De modo semelhante, os axônios que representam um olho ou o outro terminam na camada 4C em placas adjacentes alternadas que definem as **colunas de dominância ocular**. Os neurônios corticais em uma coluna respondem preferencialmente à

---
[1]N.R.T.: Os neurônios oponentes espectrais do córtex visual são encontrados em forma de agrupamentos cilíndricos ("blobs", em inglês) que podem ser chamados "bolhas".

NA CLÍNICA

A interrupção da via visual em qualquer nível causa um defeito na parte apropriada do campo visual (Figura 8.9). Por exemplo, uma lesão minúscula na retina resultaria em uma mancha cega **(escotoma)** naquele olho, enquanto uma lesão semelhante no córtex estriado produziria correspondentes escotomas em ambos os olhos. A interrupção do nervo óptico em um lado produz cegueira naquele olho. A lesão das fibras do nervo óptico no ponto em que se cruzam no quiasma óptico resulta na perda visual em ambos os campos visuais temporais; esse quadro é conhecido como **hemianopsia bitemporal** e ocorre porque as fibras que se cruzam se originam das células ganglionares das metades nasais de cada retina. Uma lesão do trato óptico inteiro, do NGL, da radiação visual ou do córtex visual em um lado causa **hemianopsia homônima**, que é a perda de visão no campo visual contralateral inteiro. Lesões parciais resultam em defeitos parciais no campo visual. Por exemplo, uma lesão no giro lingual causa uma **quadrantanopsia homônima** superior, que, nesse caso, é uma perda de visão no campo visual superior contralateral.

aferência de um olho. Perto da borda entre duas colunas de dominância ocular, os neurônios respondem mais ou menos de modo igual à aferência dos dois olhos.

Os campos receptivos dos neurônios no córtex estriado, exceto os das células monoculares na camada 4C, são mais complexos do que os dos neurônios do NGL. Os neurônios em outras camadas podem ser binoculares e responder à estimulação de ambos os olhos, embora a aferência de um olho geralmente domine (Capítulo 10). Além disso, os neurônios corticais fora da camada

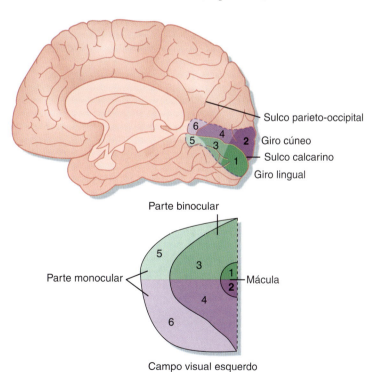

• **Figura 8.10** O campo visual esquerdo é retransmitido (pelo núcleo geniculado lateral [NGL] e a radiação óptica) ao córtex visual primário do hemisfério direito como mapa retinotópico ponto a ponto. A representação de cada parte do espaço visual é proporcional ao número de axônios aferentes com campos receptivos naquela parte do espaço. Como resultado, a área de representação macular (perto do polo occipital) é maior do que a área para o restante dos campos binocular e monocular. Observe que a metade inferior do campo é representada no giro cúneo acima do sulco calcarino, e a metade superior do campo, no giro lingual abaixo do sulco. (Redesenhada de Purves D, Augustine G, Fitzpatrick D, et al. *Neuroscience*. 3rd ed. Sunderland, MA: Sinauer; 2004.)

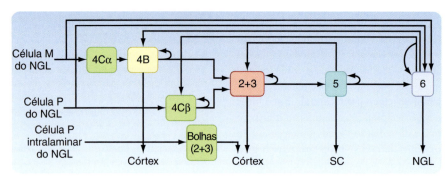

• **Figura 8.11** Diagrama do fluxo de informações visuais para o córtex visual a partir do núcleo geniculado lateral (NGL) e sua projeção ao córtex extraestriadas, ao colículo superior (SC) e de volta ao NGL. M, via magnocelular; P, via parvocelular. (Redesenhada de Squire LR, Berg D, Bloom F, du Lac S, Ghosh A, Spitzer N. *Fundamental Neuroscience*. San Diego, CA: Academic Press; 2002.)

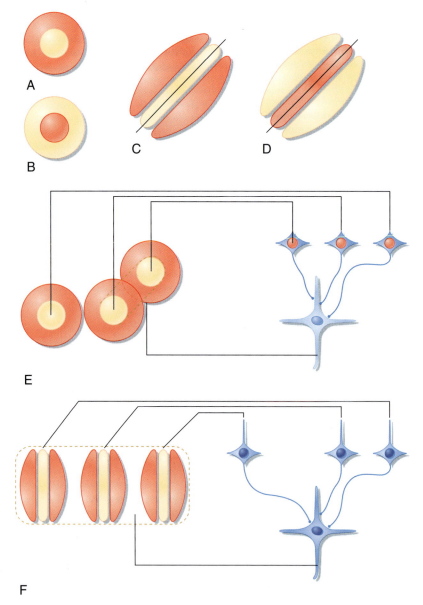

• **Figura 8.12** Os campos receptivos simples e complexo no córtex visual podem ser gerados de várias aferências com campos concêntricos. **A** e **B** representam as aferências centro-ON e centro-OFF, respectivamente, da retina. Se três células centro-ON (**A**) com campos receptivos adjacentes convergem para um neurônio cortical (**E**), este neurônio, uma célula simples, responde melhor a um estímulo em barra alongada em localização e orientação específicas (**C**). Para três aferências centro-OFF (**B**), o campo receptivo resultante é mostrado em **D**. A convergência de várias células simples a outro neurônio cortical (**F**) resulta em uma célula complexa que responde melhor a um estímulo em barra com uma orientação vertical que pode ser colocada em qualquer parte em seu campo receptivo. (Redesenhada de Squire LR, Berg D, Bloom F, du Lac S, Ghosh A, Spitzer N. *Fundamental Neuroscience*. San Diego, CA: Academic Press; 2002.)

4C costumam mostrar **seletividade de orientação** (respondem melhor quando o estímulo, como uma barra ou uma borda, está orientado e posicionado de um determinado modo; Figura 8.12). Essas "células simples" parecem ser responsivas como se recebessem aferência de células cujos campos receptivos centro-periferia concêntricos estivessem dispostos de tal modo que seus centros ON ficassem alinhados em uma fileira flanqueada por regiões antagonistas. Os neurônios corticais "complexos" são semelhantes às células simples, pois são específicos para a orientação; mas, em vez de terem zonas paralelas excitatórias e inibitórias, respondem melhor à orientação particular do estímulo em qualquer ponto de seus campos receptivos. Também podem exibir **seletividade de direção**, isto é, podem responder quando o estímulo é movimentado em uma direção, mas não quando é movimentado na direção oposta (Figura 8.12). Pode-se pensar no campo receptivo de uma célula "complexa" como um conjunto de células "simples" adjacentes com semelhante seletividade de orientação. Como tais neurônios em uma zona particular do córtex tendem todos à mesma seletividade de orientação, considera-se que formem uma **coluna de orientação** (Figura 8.13).

Como já foi discutido, a visão colorida pode depender da presença na retina de três tipos diferentes de cones, bem como de neurônios na via visual que mostrem oposição espectral. As células ganglionares da retina, os neurônios do NGL e algumas células P exibem propriedades espectrais oponentes. Os neurônios oponentes espectrais no córtex estriado são encontrados nas bolhas corticais, e estas mostram dupla oponência, na qual as partes do centro e da periferia respondem de maneira antagônica a duas cores. A Figura 8.13A mostra uma dessas células, cujo centro responde ao vermelho, mas não ao verde (R^+G^-), e cuja parte periférica responde ao verde, mas não ao vermelho (R^-G^+). As relações entre a dominância ocular e as colunas de dominância ocular e as bolhas corticais de cores são mostradas na Figura 8.13B.

Córtex visual extraestriado

Em estudos de animais, identificaram-se pelo menos 25 áreas visuais diferentes no córtex cerebral além do córtex estriado (área de Brodmann 17 ou V1). As áreas extraestriadas incluem várias vias paralelas de processamento visual. A via P se origina em células P e serve ao reconhecimento da forma e da cor. As estruturas na via P incluem as camadas 3 a 6 do NGL, a camada 4Cβ do córtex estriado, a V4 (área de Brodmann 19) e várias áreas na região inferotemporal (Figura 8.14). O processamento da forma inclui o reconhecimento de padrões visuais complexos, como as faces. A informação sobre cores é processada em separado daquela sobre forma. A via M se origina em células M e serve à detecção de movimento e controle do movimento ocular. As estruturas corticais na via M incluem as camadas 4B e 4Cα do córtex estriado e as áreas TM (temporal medial) e TMS (temporal medial superior) na face lateral do lobo temporal, bem como a área de Brodmann 7a do lobo parietal (Figura 8.14).

As vias P e M contribuem para a percepção de profundidade ou estereopsia, que depende de pequenas diferenças nas imagens da retina formadas nos dois olhos. A estereopsia é útil somente para objetos relativamente próximos. No entanto, em tais casos, essas disparidades fornecem indícios visuais sobre profundidade. Vale observar que a anatomia das vias visuais indica que a percepção de profundidade precisa ser uma função cortical porque depende de comparação da aferência convergente dos dois olhos,

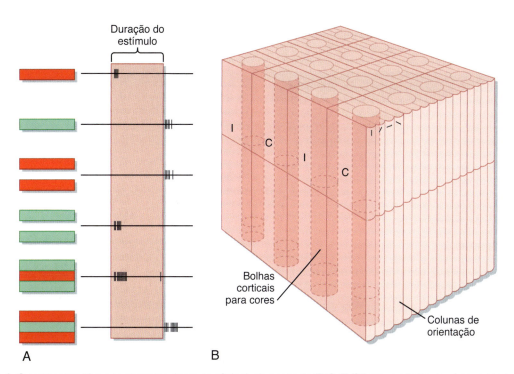

• **Figura 8.13 A.** O campo receptivo e as respostas de um neurônio duplo oponente (R^+G^-/R^-G^+) em uma bolha do córtex estriado ao responder a várias combinações de barras vermelhas e verdes. A melhor resposta ON é a uma barra vermelha flanqueada por duas barras verdes. **B.** Diagrama da disposição colunar do córtex visual. As colunas de dominância ocular são indicadas por I (para ipsilateral) e C (para contralateral). As colunas de orientação são indicadas pelas colunas menores marcadas com barras curtas em ângulos variáveis. As bolhas corticais contêm neurônios como os de **A** e têm campos receptivos oponentes espectrais.

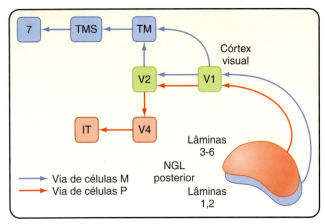

• **Figura 8.14** Distribuição das influências das células P e M em diferentes áreas do córtex visual. IT, área inferotemporal; NGL, núcleo geniculado lateral; TM, área temporal medial; TMS, área temporal medial superior; V1, córtex estriado; V2 e V4, áreas visuais de ordem superior.

e as aferências dos olhos esquerdo/direito são paralelas, mas segregadas, no NGL e na camada 4 do córtex estriado.

A separação das vias M e P da retina através do tálamo e de todas as regiões corticais levanta a questão de como todas as partes se combinam e são responsáveis pelas imagens claras e coerentes de eventos, objetos e pessoas que os humanos percebem. Parece improvável que todos os componentes que constituem um percepto, como as partes de uma face e se esta face pertence a uma pessoa familiar, sejam convergentes de algum modo para um único neurônio que a reconheça. Em vez disso, os perceptos complexos provavelmente se originam da atividade coordenada de grandes grupos de neurônios espalhados por várias regiões do SNC. Não se tem certeza sobre o processo pelo qual se faz uma "ligação" de tais elementos neuronais discrepantes em um percepto, mas uma hipótese de trabalho é que ele possa ser efetuado pela sincronização temporal de muitos eventos neurais anatomicamente distribuídos.

NA CLÍNICA

As lesões do córtex visual extraestriado podem produzir vários déficits. As lesões bilaterais do córtex inferotemporal podem resultar em cegueira cortical para cores (**acromatopsia**) ou em uma incapacidade de reconhecer faces, até mesmo de familiares próximos (**prosopagnosia**). Uma lesão na área TM ou TMS pode interferir com a detecção de movimentos e com os movimentos oculares.

Outras vias visuais

O **colículo superior** do mesencéfalo é uma estrutura em camadas importante para certos tipos de movimentos oculares (Capítulo 9). As três camadas mais superficiais estão envolvidas exclusivamente no processamento visual, enquanto as camadas mais profundas recebem aferência multimodal dos sistemas somatossensorial e auditivo, bem como do sistema visual, particularmente das áreas corticais envolvidas nos movimentos oculares.

Outra projeção da retina é para o **pré-tecto**, que ativa bilateralmente neurônios pré-ganglionares parassimpáticos no **núcleo visceral do NC III (núcleo de Edinger-Westphal)**, que causa constrição pupilar no reflexo fotomotor. As áreas pré-tetais também se interconectam por meio da comissura posterior e, desse modo, o reflexo causa constrição pupilar ipsilateral (direta) e contralateral (consensual) quando a luz incide em um olho.

As vias visuais também incluem conexões com os núcleos que servem a funções diferentes da visual. Por exemplo, uma projeção retiniana para o **núcleo supraquiasmático** do hipotálamo contribui para o ritmo circadiano (Capítulo 38).

Sistemas auditivo e vestibular

As partes periféricas dos sistemas auditivo e vestibular compartilham componentes dos labirintos ósseo e membranoso, usa células pilosas como transdutores mecânicos e transmitem informações ao SNC através do nervo vestibulococlear (NC VIII). No entanto, o processamento no SNC e as funções sensoriais dos sistemas auditivo e vestibular são distintos. A função do sistema auditivo é transduzir o som. Isso nos permite reconhecer dicas ambientais e nos comunicarmos com outros organismos. As funções auditivas mais complexas são as envolvidas na linguagem. A função do sistema vestibular é fornecer ao SNC informações relacionadas com a posição e os movimentos da cabeça no espaço. O controle dos movimentos oculares pelo sistema vestibular é discutido no Capítulo 9.

Audição

Som

O som é produzido por ondas de compressão e descompressão no ar ou em outros meios elásticos, como a água. A frequência do som é medida em ciclos por segundo ou **hertz (Hz)**. Por exemplo, a frequência do tom musical Lá médio é de 440 Hz. Cada tom puro resulta de uma onda sinusoidal em uma frequência particular e se caracteriza não somente por sua frequência, mas também, instantaneamente, por sua amplitude e fase (Figura 8.15). O som de ocorrência mais natural, contudo, é uma mistura de tons puros. **Ruído** é um som não desejado e pode ter qualquer composição de tons puros. O som se propaga aproximadamente a 335 m/segundo no ar. As ondas se associam a certas alterações da pressão, a chamada *pressão sonora*. A unidade de pressão sonora é o Newton por metro quadrado (N/m^2), mas a pressão sonora é mais comumente expressa como **nível de pressão sonora (SPL)**. A unidade do SPL é o **decibel (dB)**:

Equação 8.1
$$SPL = 20 \log P/P_R$$

em que P é a pressão sonora e P_R é uma pressão de referência (0,0002 $dina/cm^2$, o limiar absoluto da audição humana em 1.000 Hz). Um som com intensidade 10 vezes maior seria de 20 dB; um 100 vezes maior seria de 40 dB.

A audição humana jovem normal é sensível a tons puros com frequências que variam entre 20 a 20.000 Hz. O limiar para detecção de um tom puro varia com sua frequência (Figura 8.16). Para os tons puros, os limiares mais baixos para a audição humana são de aproximadamente 3.000 Hz. O limiar dessas frequências é de –3 a –5 dB, em comparação com a referência de 0 dB a 1.000 Hz. Com referência a essa escala, a fala normal tem uma intensidade de aproximadamente 65 dB, e suas principais frequências situam-se na faixa de 300 a 3.500 Hz.

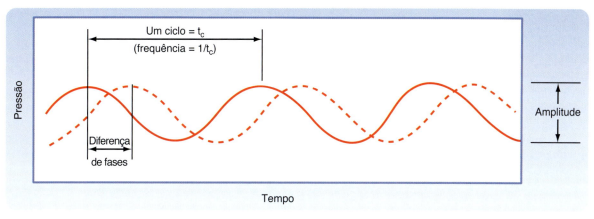

• **Figura 8.15** Dois tons puros são mostrados pelas *linhas sólida e tracejada*. A frequência é determinada a partir do comprimento de onda indicado. A amplitude é a mudança de um pico a outro da pressão sonora. Os dois tons têm as mesmas frequência e amplitude, mas diferem em fase.

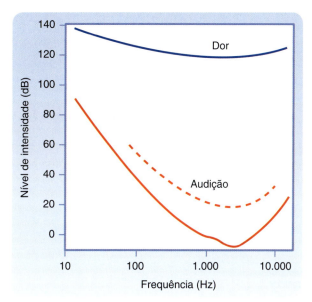

• **Figura 8.16** Intensidades de limiar sonoro a diferentes frequências. A *curva inferior* indica a intensidade absoluta necessária para detectar um som. A *curva tracejada* representa o limiar para a audição funcional. A *curva superior* indica os níveis em que o som é doloroso e prejudicial.

Sons que excedem 100 dB podem danificar o aparelho auditivo periférico, e aqueles acima de 120 dB podem causar dor e dano permanente. À medida que as pessoas envelhecem, seus limiares em altas frequências se elevam, reduzindo a capacidade de ouvir tais tons, uma condição chamada **presbiacusia**.

Orelha

O aparelho auditivo externo é a orelha, que pode ser dividida em orelha externa, orelha média e orelha interna (Figura 8.17).

Orelha externa

A orelha externa inclui a pina (aurícula) e o meato acústico externo (canal auditivo). O meato acústico contém glândulas que secretam **cerúmen**, uma substância cerosa de proteção. A pina ajuda a direcionar os sons para o meato acústico externo e desempenha um papel na localização do som. O meato acústico externo transmite as ondas de pressão sonora para a membrana timpânica. Nos humanos, o meato acústico externo tem uma frequência de ressonância de aproximadamente 3.500 Hz, e essa ressonância contribui para o baixo limiar de percepção para sons nessa faixa.

Orelha média

A orelha externa é separada da orelha média pela **membrana timpânica** (Figura 8.17A). A orelha média contém ar. Três ossículos estão presentes e servem para ligar a membrana timpânica à janela oval da orelha interna. Adjacente à janela oval, está a janela redonda, outra abertura coberta por membrana entre a orelha média e a orelha interna (Figura 8.17A e B).

Os ossículos são o **martelo**, a **bigorna** e o **estribo**. O estribo tem uma base que se insere na janela oval. Atrás da janela oval, há um componente da orelha interna cheio de líquido, o **vestíbulo**. É contínuo com uma estrutura tubular conhecida como **rampa vestibular**. O movimento para dentro da membrana timpânica por uma onda de pressão sonora faz que a cadeia de ossículos empurre a base do estribo para a janela oval (Figura 8.17B). Esse movimento da base do estribo, por sua vez, desloca o líquido no interior da rampa vestibular. A onda pressórica que se forma no líquido é transmitida pela **membrana basilar** da **cóclea** à **rampa timpânica** (descrita adiante) e faz que a janela redonda se projete para a orelha média.

A membrana timpânica e a cadeia de ossículos servem como dispositivo de correspondência de impedância. A orelha precisa detectar ondas sonoras que trafegam pelo ar, mas o mecanismo de transdução neural depende do movimento de líquido na cóclea, onde a impedância acústica é muito maior do que a do ar. Portanto, sem um dispositivo especial para correspondência de impedância, a maior parte dos sons que chegam à orelha seria simplesmente refletida, assim como as vozes da praia quando uma pessoa está nadando sob a água. A correspondência de impedância na orelha depende da: (1) razão entre a área da grande membrana timpânica e a da janela oval, que é menor; e (2) da vantagem mecânica do sistema de alavanca formado pelos ossículos. Essa correspondência de impedância é suficiente para aumentar a eficiência da transferência de energia em mais ou menos 30 dB na faixa de audição de 300 a 3.500 Hz.

Orelha interna

A orelha interna inclui os labirintos ósseo e membranoso. O labirinto ósseo é uma série de espaços complexos e contínuos no osso temporal do crânio, enquanto o labirinto membranoso

142 SEÇÃO 2 | Neurofisiologia

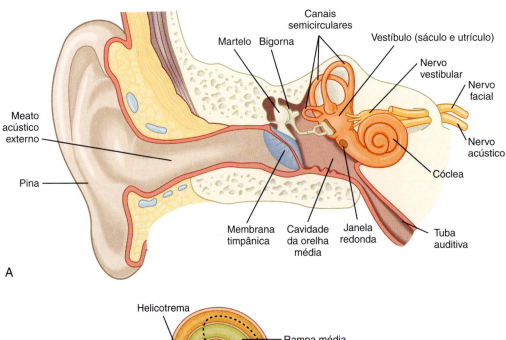

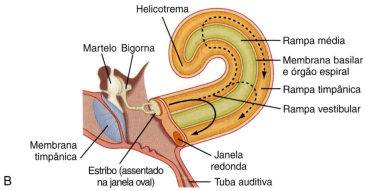

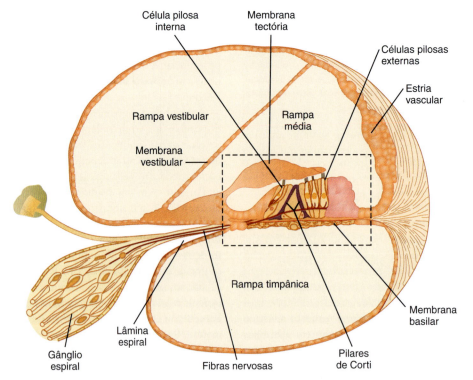

• **Figura 8.17** Orelha e estrutura coclear. **A.** Localização da cóclea humana direita em relação ao aparelho vestibular, à orelha média e à orelha externa. **B.** Relações entre os espaços externo, médio e interno da orelha; para maior clareza, a cóclea é mostrada desenrolada. **C.** Desenho de um corte transversal na cóclea. O órgão espiral (Figura 8.18A e B) está delineado.

NA CLÍNICA

A orelha média também serve a outras funções. Encontram-se dois músculos na orelha média: o tensor do tímpano, fixado ao martelo, e o estapédio, fixado ao estribo. Quando esses músculos se contraem, abafam os movimentos dos ossículos e diminuem a sensibilidade do aparelho auditivo. Essa ação pode proteger o aparelho auditivo contra sons prejudiciais desde que possam ser previstos. No entanto, uma explosão súbita ainda pode danificar o aparelho auditivo porque a contração reflexa dos músculos da orelha média não ocorre com a rapidez suficiente. A câmara da orelha média conecta-se à faringe através da tuba auditiva. Diferenças de pressão entre a orelha externa e a orelha média podem ser equalizadas através dessa passagem. Se houver um acúmulo de líquido na orelha média, como durante uma infecção, a tuba auditiva pode ficar bloqueada. A diferença de pressão resultante entre a orelha externa e a orelha média pode produzir deslocamento doloroso da membrana timpânica e, em casos extremos, causar rompimento da membrana timpânica. Alterações de pressão não equalizadas em decorrência de voo ou mergulho também podem causar desconforto.

consiste em uma série de espaços de tecidos moles e de canais situados dentro do labirinto ósseo. A cóclea e o aparelho vestibular são formados a partir dessas estruturas.

A cóclea é um órgão em forma de espiral (Figura 8.17A e B). Nos humanos, a espiral consiste em duas voltas e três quartos a partir de uma base larga até um ápice estreito, embora seu lúmen interno seja pequeno na base e largo no topo. O ápice da cóclea está voltado lateralmente (Figura 8.17A). O componente correspondente à cóclea no labirinto ósseo é subdividido em várias câmaras. O vestíbulo é o espaço voltado para a janela oval (Figura 8.17A). Contínua com o vestíbulo está a rampa vestibular, a câmara em forma de espiral que se estende ao ápice da cóclea, onde encontra e se funde com a **rampa timpânica** no **helicotrema**. A rampa timpânica é outro espaço em forma de espiral que se enrola de volta pela cóclea e termina na janela redonda (Figura 8.17B). Separando as duas, exceto no helicotrema, encontra-se a rampa média, encerrada no labirinto membranoso.

A **rampa média** ou **ducto coclear** (Figura 8.17B e C) é um tubo espiral limitado por uma membrana que se estende ao longo da cóclea entre a rampa vestibular e a rampa timpânica. Uma parede da rampa média é formada pela **membrana basilar**, outra pela **membrana vestibular (de Reissner)** e a terceira pela **estria vascular** (Figura 8.17C).

Os espaços na cóclea são preenchidos com líquido. Este líquido, no labirinto ósseo, incluindo a rampa vestibular e a rampa timpânica, é a **perilinfa**, que se assemelha muito ao líquido cerebrospinal (ou cefalorraquidiano). O líquido no labirinto membranoso, incluindo a rampa média, é a endolinfa, muito diferente da perilinfa. A **endolinfa**, gerada pela **estria vascular**, contém [K$^+$] alta (aproximadamente 145 mM) e [Na$^+$] baixa (aproximadamente 2 mM) e tem alto potencial positivo (aproximadamente +80 mV) com referência à perilinfa. Assim sendo, existe um grande gradiente elétrico (mais ou menos 140 mV) através das membranas dos cílios das células pilosas banhadas pela endolinfa. (Essas células pilosas, que são os receptores sensitivos para o som, são discutidas em mais detalhes adiante.)

O aparelho neural responsável pela transdução do som é o **órgão espiral (de Corti)** (Figura 8.17C), localizado no ducto coclear. Situa-se na membrana basilar e consiste em vários componentes, incluindo três fileiras de **células pilosas externas**, uma única fileira de **células pilosas internas**, uma **membrana tectória** gelatinosa e alguns tipos de células de sustentação. O órgão espiral, em humanos, contém 15.000 células pilosas externas e 3.500 internas. Os **pilares de Corti** (células pilares) ajudam a proporcionar uma armação rígida. Localizados na superfície apical das células pilosas, encontram-se os estereocílios, que podem ser descritos como cílios imóveis que entram em contato com a membrana tectória.

O órgão espiral é inervado por fibras nervosas da divisão coclear do nervo vestibulococlear (NC VIII). As 32.000 fibras aferentes auditivas nos humanos se originam nas células ganglionares sensitivas no **gânglio espiral**. Essas fibras nervosas penetram no órgão espiral e terminam nas bases das células pilosas (Figura 8.18; Figura 8.17C). Aproximadamente 90% das fibras terminam nas células pilosas internas, e o restante termina nas células pilosas externas. Desse modo, aproximadamente 10 fibras aferentes inervam cada célula pilosa interna, enquanto outras fibras aferentes divergem para inervar cerca de cinco células pilosas externas cada. As células pilosas internas claramente fornecem a maior parte da informação neural sobre sinais acústicos que o SNC processa para a audição. A função sensorial das células pilosas externas é menos clara.

Além das fibras aferentes, o órgão espiral é inervado por fibras eferentes, a maioria das quais termina nas células pilosas externas. Essas fibras eferentes cocleares se originam no núcleo olivar superior do tronco encefálico e costumam ser chamadas **fibras olivococleares**. O comprimento das células pilosas externas varia; essa característica sugere que alterações no comprimento das células pilosas afetam a sensibilidade ou a "sintonia" das células pilosas internas. As fibras eferentes cocleares podem controlar o comprimento das células pilosas externas. Tal mecanismo poderia influenciar concebivelmente a sensibilidade da cóclea e o modo pelo qual o encéfalo reconhece o som. Outras fibras eferentes que terminam nas fibras aferentes cocleares podem ser inibitórias e ajudar a melhorar a discriminação de frequências.

O som é transduzido pelo órgão espiral. As ondas sonoras que chegam à orelha fazem que a membrana timpânica oscile, e essas oscilações são transmitidas à rampa vestibular pelos ossículos. Isso cria uma diferença de pressão entre a rampa vestibular e a rampa timpânica (Figura 8.17B) que serve para deslocar a membrana basilar e, com ela, o órgão espiral (Figura 8.18A e B). Por causa das forças laterais estabelecidas pelo deslocamento relativo das membranas basilar e tectória, os estereocílios das células pilosas se dobram. O deslocamento para cima dobra os estereocílios em direção ao cílio mais alto, o que leva ao influxo de K$^+$ através dos canais de K$^+$ e à despolarização das células pilosas; deflexão para baixo dobra os estereocílios na direção oposta, o que fecha os canais de K$^+$ e leva à hiperpolarização das células pilosas (ver seção seguinte).

Transdução sonora

Em vista da ampla gama de frequências e amplitudes dos estímulos sonoros, não é surpreendente que a transdução pelas células pilosas seja feita de modo rápido. A resposta rápida à deflexão dos

NA CLÍNICA

Uma causa comum de surdez é a destruição das células pilosas por sons intensos. As células pilosas são destruídas, por exemplo, pela exposição a ruído industrial ou por ouvir música em volume alto. Tipicamente, as células pilosas em certas partes da cóclea são seletivamente danificadas pela exposição a altos níveis de som em frequências particulares (conforme predito pela teoria do lugar [ver explicação mais adiante no capítulo]) e, desse modo, a audição pode ser perdida ao longo de uma faixa de frequências específica. A presbiacusia, ou perda da audição para frequências altas com a idade, provavelmente aumenta pela perda de células pilosas em decorrência de exposição de longo prazo a ruídos nos ambientes urbanos. A diminuição da audição também pode ser causada por níveis elevados de antibióticos, que provocam dano aos canais de K^+ nas células pilosas.

cílios se baseia na abertura direta de canais iônicos pelas chamadas ligações de ponta que conectam a ponta de cada estereocílio com a ponta do estereocílio vizinho (Figura 8.18C). Com a deflexão dos cílios menores sobre os maiores, as ligações de ponta (ou ligamento apical) ficam sujeitas a uma alavancagem que abre transitoriamente os canais, permite a entrada de K^+ (por causa da [K^+] e alto potencial na endolinfa) e despolariza a célula pilosa. Têm sido propostos vários mecanismos como responsáveis pela adaptação rápida, necessária e igualmente importante para uma resposta à alta frequência. Uma resposta "de mola" permitiria ao ponto de fixação da ligação de ponta ser movido ao longo da haste do estereocílio para reajustar a sua alavancagem mecânica. Além disso, foi observado que o Ca^{++} pode entrar e ligar-se ao canal aberto, alterá-lo para exigir uma força de abertura maior e, assim, reduzir a probabilidade estatística de abertura.

O gradiente elétrico que induz o movimento dos íons para as células pilosas inclui o potencial de repouso das células pilosas e o potencial positivo da endolinfa. Como observado anteriormente, o gradiente total através da membrana apical das células pilosas é de aproximadamente 140 mV. Portanto, uma alteração da condutância de K^+ nas membranas apicais das células pilosas resulta em um rápido fluxo de corrente que produz um **potencial de receptor** nessas células. Esse fluxo de corrente pode ser registrado pelo lado extracelular como um **potencial microfônico coclear**, um evento oscilatório que tem a mesma frequência que o estímulo acústico. O potencial microfônico coclear representa a soma dos potenciais receptores de várias células pilosas.

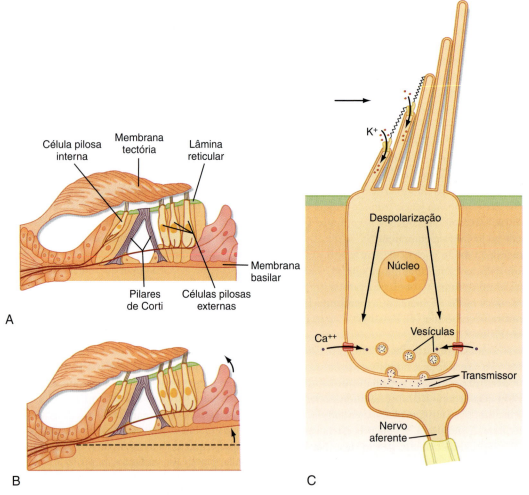

• **Figura 8.18** Detalhe do órgão espiral em repouso (**A**) e em movimento para cima da membrana basilar (**B**). O movimento para cima faz que os estereocílios se curvem por causa das forças laterais produzidas pelo deslocamento relativo das células pilosas e da membrana tectória. **C**. Diagrama de uma célula pilosa com conexões de ligação de ponta entre os cílios da célula pilosa mostrando como as forças laterais abrem canais K^+ dos mecanorreceptores e despolarizam a célula pilosa.

As células pilosas, como os fotorreceptores da retina, liberam glutamato quando despolarizadas. O neurotransmissor produz um potencial excitatório pós-sináptico (PEPS) nas fibras nervosas aferentes cocleares com as quais a célula pilosa faz sinapse. Resumindo, o som é transduzido quando os movimentos oscilatórios da membrana basilar causam alterações transitórias na voltagem transmembrana das células pilosas e, finalmente, a geração de potenciais de ação nas fibras nervosas aferentes cocleares. A atividade de um grande número de fibras aferentes cocleares no nervo acústico pode ser registrada pelo lado extracelular como um potencial de ação composto.

Com base nas diferenças de largura e de tensão, os pesquisadores originalmente concluíram que diferentes partes da membrana basilar têm diferentes frequências ressonantes. Por exemplo, a membrana basilar tem aproximadamente 100 μm de largura na base e 500 μm de largura no ápice. Ela também é mais rígida na base. Desse modo, os pesquisadores predisseram que a base vibraria em frequências mais altas do que o ápice, assim como as cordas mais curtas dos instrumentos musicais. Os experimentos têm mostrado que a membrana basilar se move como um todo com o tráfego das ondas (Figura 8.19), mas o deslocamento da membrana basilar é máximo mais próximo da base da cóclea em resposta aos tons de alta frequência e máximo mais perto do ápice para os tons de baixa frequência.

De fato, a membrana basilar serve como um analisador de frequências; distribui o estímulo ao longo do órgão espiral, e diferentes células pilosas respondem preferencialmente a certas frequências sonoras. Essa é a base da **teoria do lugar da audição**. Além disso, as células pilosas localizadas em diferentes locais ao longo do órgão espiral podem ser afinadas para diferentes frequências por causa das variações em seus estereocílios e propriedades biofísicas. Em decorrência desses fatores, a membrana basilar e o órgão espiral têm o que se chama mapa tonotópico (Figura 8.20).

Fibras do nervo coclear

A liberação de neurotransmissores pelas células pilosas no órgão espiral pode evocar potenciais de ação nas fibras aferentes primárias do nervo coclear. As fibras aferentes no nervo vestibulococlear (NC VIII) são células bipolares com uma bainha de mielina em torno dos corpos celulares, bem como em torno dos axônios. Os corpos celulares estão no gânglio espiral, seus processos periféricos fazem sinapse na base das células pilosas, e seus processos centrais fazem sinapse nos núcleos cocleares do tronco encefálico.

Frequências características

Uma fibra aferente coclear efetua descargas máximas quando estimulada por uma frequência de som chamada **frequência característica**. A frequência característica pode ser determinada por uma curva de sintonia para a fibra (Figura 8.21). Uma **curva de sintonia** é um gráfico do limiar para ativação da fibra nervosa por diferentes frequências sonoras. O principal fator a influenciar a atividade das fibras aferentes individuais é a sua localização ao longo da membrana basilar das células pilosas que inervam. A localização dessas células pilosas é importante porque, para uma dada frequência sonora, existe um ponto de deslocamento máximo da membrana basilar à medida que a onda de pressão trafega

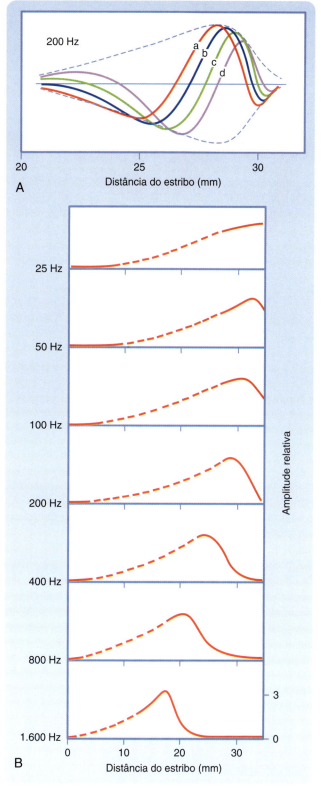

• **Figura 8.19** Diferentes frequências de som resultam em diferentes amplitudes de deslocamento em distintos pontos ao longo do órgão espiral. **A.** Deslocamento de onda produzido na membrana basilar por um som de 200 Hz. As curvas *a*, *b*, *c* e *d* representam os deslocamentos da membrana basilar em diferentes momentos, e a *linha tracejada* representa o envelope da onda formado pelos picos das ondas em diferentes momentos. **B.** Envelopes de ondas produzidos por várias frequências de som. Observe que o deslocamento máximo varia com a frequência e é mais próximo do estribo quando a frequência é a mais alta. (Redesenhada de von Bekesy G. *Experiments in Hearing*. New York: McGraw-Hill; 1960.)

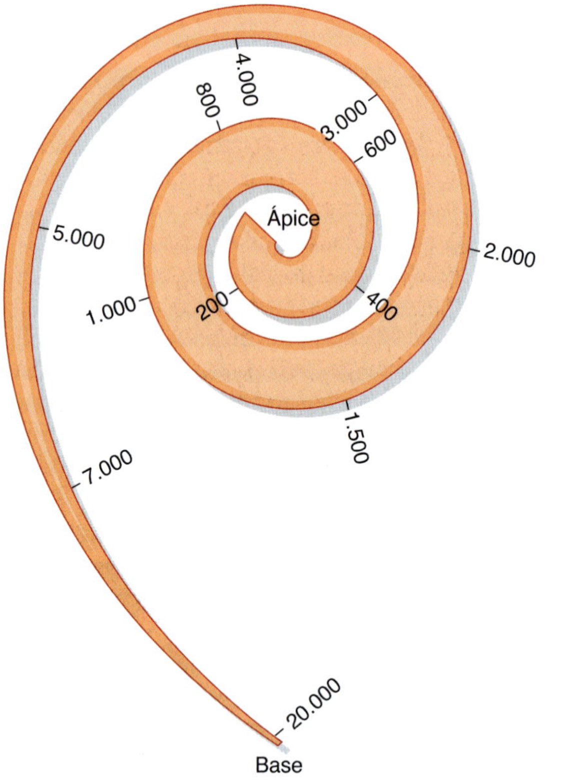

146 SEÇÃO 2 Neurofisiologia

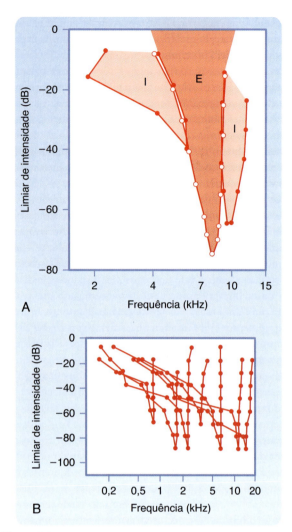

• **Figura 8.20** Mapa tonotópico da cóclea. (Redesenhada de Stuhlman O. *An Introduction to Biophysics*. New York: John Wiley & Sons; 1943.)

ao longo de seu comprimento (Figura 8.19). Tipicamente, as curvas de sintonia são finas perto da frequência característica, mas se alargam em níveis de alta pressão sonora. As curvas de sintonia podem ter áreas excitatórias e inibitórias (Figura 8.21A). A largura mais fina das regiões excitatórias pode ser um reflexo dos processos inibitórios.

Codificação

As diferentes características de um estímulo acústico são codificadas nas descargas das fibras nervosas cocleares. A duração é sinalizada pela duração da atividade; a intensidade é sinalizada pela quantidade de atividade neural e pelo número de fibras que disparam. Para sons com baixa frequência, a frequência é sinalizada pela tendência de uma fibra aferente de disparar em fase com o estímulo (**sincronia de fase**; Figura 8.22A). Se o tom for muito acima de 1 kHz, uma única fibra não pode disparar em todos os ciclos, mas a resposta em fase também pode ocorrer para sons com períodos mais curtos do que o período refratário absoluto da fibra aferente. Isso permite que o SNC detecte informações de frequência mais alta a partir da atividade de uma população de fibras aferentes, cada uma das quais disparando em fase com o estímulo e, coletivamente, sinalizando a frequência do estímulo (Figura 8.22B). Essa observação é a base da **teoria da frequência da audição**.

Para frequências ainda mais altas (> 5.000 Hz), a teoria do lugar domina: o SNC interpreta os sons que ativam fibras aferentes que inervam as células pilosas perto da base da cóclea como sendo de alta frequência. As teorias do lugar e da frequência são ambas necessárias para explicar a codificação de frequências de som (**teoria duplex**) dentro da faixa de 20 a 20.000 Hz.

• **Figura 8.21** Curvas de sintonia dos neurônios no sistema auditivo. As curvas de sintonia podem ser consideradas como gráficos de campos receptivos. **A.** Curva de sintonia com frequências excitatórias centrais (E) e frequências inibitórias laterais (I). **B.** Curvas de sintonia para fibras do nervo coclear. (**A.** Redesenhada de Arthur RM, Pfeiffer RR, Suga N. *J Physiol [Lond]* 1971;212-593. **B.** Redesenhada de Katsui Y. In: Rosenblith WA, ed. *Sensory Communication*. Cambridge, MA: MIT Press; 1961.)

NA CLÍNICA

Uma condição importante, embora relativamente incomum, que pode interromper a função das fibras do nervo coclear é um schwannoma vestibular (também conhecido como **neuroma do acústico**). Trata-se de um tumor de células de Schwann que isolam o nervo vestibulococlear (NC VIII). À medida que o tumor cresce, a irritação das fibras nervosas cocleares pode causar sons espontâneos de alta frequência na orelha afetada (**tinido**) e diminuição da audição. Finalmente, a condução nas fibras nervosas cocleares é bloqueada, e a orelha se torna surda. O tumor pode ser retirado enquanto ainda pequeno; portanto, é importante o diagnóstico precoce. Se o tumor aumentar de modo substancial, ele pode interromper o nervo vestibulococlear inteiro, comprometendo, assim, a função tanto auditiva quanto vestibular. Esses schwannomas também podem invadir ou distorcer nervos cranianos vizinhos (p. ex., os nervos cranianos V, VII, IX e X), levando à compressão dos pedúnculos cerebelares e à consequente interrupção da função cerebelar.

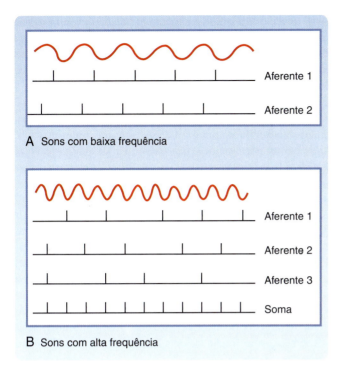

• **Figura 8.22 A.** Em baixas frequências, fibras aferentes auditivas individuais podem responder em cada ciclo à frequência do sinal. **B.** Em frequências mais altas, cada fibra aferente gera um potencial de ação somente em certos ciclos, o que é limitado por sua frequência máxima de descargas. No entanto, a população total de fibras aferentes ainda pode sinalizar a frequência do estímulo por sua frequência agregada de descargas.

Via auditiva central

As fibras aferentes cocleares fazem sinapse nos neurônios dos núcleos cocleares dorsal e ventral. Os neurônios nesses núcleos têm axônios que contribuem para as vias auditivas centrais. Alguns dos axônios dos núcleos cocleares cruzam para o lado contralateral e sobem no **lemnisco lateral**, o principal trato auditivo ascendente. Outros se conectam com vários núcleos ipsilaterais e contralaterais, como os **núcleos olivares superiores**, que se projetam através dos lemniscos laterais ipsilateral e contralateral. Cada lemnisco lateral termina em um **colículo inferior do mesencéfalo**. Os neurônios do colículo inferior se projetam para o **corpo geniculado medial (CGM)** do tálamo, que dá origem à radiação auditiva. Esta termina no **córtex auditivo primário** (áreas 41 e 42 de Brodmann), localizado na superfície superior do lobo temporal.

A aferência de cada orelha é representada bilateralmente na via do sistema auditivo ascendente no nível do lemnisco lateral e acima. Consequentemente, pode ocorrer surdez unilateral com lesões isoladas dos núcleos cocleares ou estruturas mais periféricas. As lesões centrais não causam surdez unilateral, embora possam interferir com a sensibilidade global à fala ou com a localização do som.

Organização funcional do sistema auditivo central

Campos receptivos e mapas tonotópicos

As respostas dos neurônios em várias estruturas que pertencem ao sistema auditivo podem ser descritas por **curvas de sintonia** (Figura 8.21B). Representando em um gráfico a distribuição das frequências características dos neurônios em um núcleo ou no córtex auditivo, pode-se revelar um **mapa tonotópico** em que os neurônios são organizados de acordo com suas "melhores" frequências. Mapas tonotópicos são encontrados nos núcleos cocleares, no complexo olivar superior, no colículo inferior, no núcleo geniculado medial e no córtex auditivo. Determinada estrutura auditiva pode, de fato, conter vários mapas tonotópicos.

Interações binaurais

A maioria dos neurônios auditivos em níveis acima dos núcleos cocleares responde à estimulação de qualquer das duas orelhas (têm **campos receptivos binaurais**). Os campos receptivos binaurais contribuem para a localização do som. Um ser humano pode distinguir sons originados de fontes separadas por não mais do que 1 grau. O sistema auditivo usa várias dicas para julgar a origem dos sons, tais como as diferenças de tempo (ou fase) da chegada do som às duas orelhas e as diferenças da intensidade do som nos dois lados da cabeça.

Por exemplo, os neurônios do núcleo olivar superior medial têm dendritos mediais e laterais. As sinapses nos dendritos mediais são principalmente excitatórias e se originam do núcleo coclear ventral contralateral. Aquelas nos dendritos laterais são, em sua maioria, inibitórias e vêm do núcleo coclear ventral ipsilateral. As diferenças de fase do som que chega às duas orelhas afetam a força e o ritmo da excitação e da inibição que chegam a um neurônio olivar superior medial. O núcleo olivar superior lateral processa a diferença de intensidade do som que chega às duas orelhas para fornecer informações sobre a fonte do som. A atividade dos neurônios olivares superiores pode fornecer informações sobre a localização do som.

Organização cortical

Várias características do córtex auditivo primário se assemelham às de outras áreas sensoriais primárias. Os mapas sensoriais – neste caso, mapas tonotópicos – não apenas estão presentes no córtex auditivo, mas também esta região cortical realiza a extração de características. Os neurônios no córtex auditivo primário formam **colunas de isofrequência** (nas quais os neurônios na coluna têm a mesma frequência característica) e também formam colunas alternadas, conhecidas como colunas de somação e supressão. Os neurônios nas **colunas de somação** são mais responsivos à aferência binaural do que à monaural. Os neurônios nas **colunas de supressão** são menos responsivos à estimulação binaural do que à monaural e, consequentemente, a resposta a uma orelha é dominante. Alguns neurônios são seletivos para a direção da alteração de frequência.

As lesões bilaterais do córtex auditivo têm certo efeito sobre a capacidade de distinguir a frequência ou a intensidade de diferentes sons e tais lesões reduzem as capacidades de localizar o som e compreender a fala. As lesões unilaterais, contudo, têm pouco efeito, especialmente se o hemisfério não dominante (para a linguagem) estiver envolvido (Capítulo 10). Evidentemente, a discriminação de frequências depende da atividade em níveis inferiores da via auditiva, possivelmente no colículo inferior.

NA CLÍNICA

Dois testes simples costumam ser usados clinicamente para distinguir os tipos mais importantes de surdez: **surdez de condução** e **surdez neurossensorial**. A surdez de condução ocorre por causa de transtornos na orelha externa (bloqueio do meato acústico externo por cerúmen) ou na orelha média (ruptura do tímpano). A surdez neurossensorial reflete os transtornos da orelha interna, do nervo coclear ou das conexões centrais.

O **teste de Weber** é usado para avaliar a magnitude da surdez de condução. Nesse teste, a base de um diapasão vibrando é colocada contra a parte média da fronte de uma pessoa e se pede a ela para localizar o som. Normalmente, o som não é localizado em uma orelha em particular. No entanto, se a pessoa tiver surdez de condução (devido a uma membrana timpânica perfurada, líquido na orelha média, otosclerose ou perda de continuidade da cadeia ossicular), o som é localizado na orelha surda porque é conduzido à cóclea através do osso. O som também é conduzido à cóclea da orelha não lesada, mas o som conduzido no osso não ativa o órgão espiral tão bem como o som conduzido normalmente através da membrana timpânica e da cadeia ossicular. Uma razão para o som no teste de Weber não ser localizado na orelha normal pode ser que a audição na orelha normal seja inibida pelo nível de som ambiente (**mascaramento auditivo**). Inversamente, nas pessoas com surdez neurossensorial (devido à lesão do órgão espiral, do nervo coclear ou dos núcleos cocleares), o som é localizado no lado normal.

No **teste de Rinne**, coloca-se um diapasão vibrando contra o osso atrás da orelha da pessoa e se pede a ela para indicar quando o som desaparece. O diapasão é então colocado perto do meato acústico externo daquela orelha. Nas pessoas com audição normal, o som é novamente ouvido porque o som é mais efetivamente transmitido à cóclea pelo ar (condução pelo ar é melhor que condução óssea). Se o mecanismo de condução estiver lesado, o som não é ouvido quando o diapasão é colocado perto do meato acústico externo. Nesse caso, a condução óssea é melhor do que a condução pelo ar. Se a surdez for neurossensorial, o som é novamente ouvido quando o diapasão é colocado perto do meato acústico externo porque na surdez neurossensorial a orelha interna e o nervo coclear são menos capazes de transmitir impulsos independentemente de as vibrações sonoras chegarem à cóclea pelo ar ou pelo osso. Como a condução pelo ar é mais efetiva do que a condução óssea, o padrão de condução óssea visto na surdez neurossensorial é o mesmo que na orelha normal.

Sistema vestibular

O sistema vestibular detecta as acelerações angulares e lineares da cabeça. Os sinais do sistema vestibular permitem ao corpo fazer os ajustes de postura para manter o equilíbrio e desencadear os movimentos da cabeça e dos olhos que estabilizam a imagem visual na retina. A descrição do sistema vestibular a seguir enfatiza os aspectos sensoriais da função vestibular e apresenta as vias vestibulares centrais. O papel do aparelho vestibular no controle motor é discutido no Capítulo 9.

Aparelho vestibular

Estrutura do labirinto vestibular

O aparelho vestibular, como a cóclea, consiste em um componente do labirinto membranoso localizado no interior do labirinto ósseo. O aparelho vestibular a cada lado é composto por três **canais semicirculares** e dois **órgãos otolíticos** (Figura 8.23; Figura 8.17A). Essas estruturas contêm endolinfa e são cercadas por perilinfa. Os canais semicirculares são chamados de canais **horizontal, anterior** e **posterior**. Os órgãos otolíticos são o **utrículo** e o **sáculo** (indicados em conjunto como "Vestíbulo" na Figura 8.17A). Cada canal semicircular tem uma expansão chamada **ampola** no ponto onde se encontra com o utrículo. O sáculo conecta-se com a cóclea, por meio da qual a endolinfa (produzida pela estria vascular da cóclea) pode chegar ao aparelho vestibular.

Os três canais semicirculares em um lado correspondem com os canais semicirculares coplanares no outro lado. Os canais horizontais a cada lado da cabeça se correspondem, assim como o canal anterior em um lado e o canal posterior no outro lado (Figura 8.23B). Esse arranjo permite que os epitélios sensoriais, em pares de canais correspondentes nos dois lados, cooperem na sensação da aceleração da cabeça em torno de três eixos espaciais aproximadamente ortogonais. Os canais horizontais não são verdadeiramente horizontais; situam-se no plano horizontal se a cabeça estiver inclinada para baixo 30 graus em relação ao horizonte.

A ampola de cada um dos canais semicirculares contém um epitélio sensorial chamado **crista ampular** (Figura 8.24). A crista ampular consiste em uma crista transversa ao maior eixo do canal que é coberta por epitélio contendo células pilosas vestibulares. Essas células pilosas são inervadas por fibras aferentes primárias do nervo vestibular, que é uma subdivisão do nervo vestibulococlear (NC VIII).

Como as células pilosas cocleares, cada célula pilosa vestibular contém um conjunto de estereocílios em sua superfície apical. No entanto, diferentemente das células pilosas cocleares, as células pilosas vestibulares também contêm um grande e único cinocílio. Os cílios das células pilosas ampulares estão imersos em uma estrutura gelatinosa chamada *cúpula*. A cúpula e a crista ocluem completamente o lúmen da ampola. O movimento da endolinfa, produzido pela aceleração angular da cabeça em torno de um eixo perpendicular ao plano do canal, deflete a cúpula e, consequentemente, dobra os cílios nas células pilosas, abrindo ou fechando, assim, os canais de K^+. A cúpula tem a mesma gravidade específica da endolinfa e, assim sendo, não é afetada por forças de aceleração linear, como a gravidade.

Os epitélios sensoriais dos órgãos otolíticos são chamados **mácula do utrículo** e **mácula do sáculo** (Figura 8.25). O utrículo é orientado quase horizontalmente; o sáculo é orientado verticalmente. Suas células pilosas estão imersas no epitélio que fica sobre cada mácula. Como nas cristas ampulares, os estereocílios e os cinocílios da mácula se projetam para uma massa gelatinosa. No entanto, a massa gelatinosa na mácula contém numerosos **otólitos** ("pedras da orelha") compostos por cristais de carbonato de cálcio. Em conjunto, a massa gelatinosa e seus otólitos são conhecidos como **membrana otolítica**. Os otólitos aumentam a gravidade específica da membrana otolítica até aproximadamente duas vezes a da endolinfa. Por isso, a membrana otolítica tende a se movimentar quando sujeita à aceleração, seja ela linear (como a produzida pela gravidade) ou angular, particularmente quando o centro de rotação estiver fora da cabeça.

CAPÍTULO 8 Sentidos Especiais   149

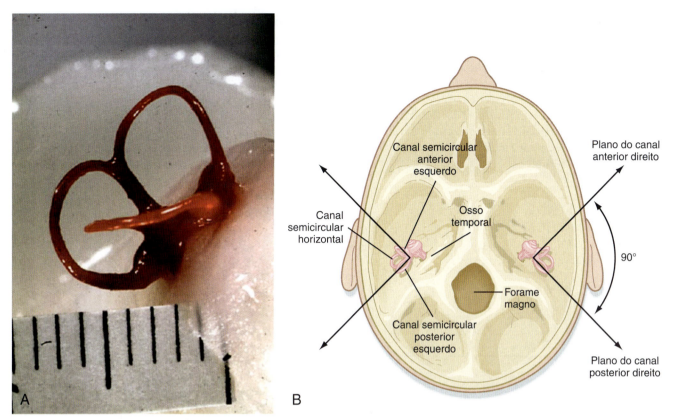

• **Figura 8.23** **A.** Vista lateral dos canais semicirculares direitos de um macaco rhesus que foram dissecados depois de serem preenchidos com plástico. Observe as ampolas associadas a cada canal. A escala é em milímetros. **B.** Vista superior da base do crânio mostrando a orientação das estruturas da orelha interna. Os pares coplanares de canais semicirculares incluem os canais horizontais, bem como o anterior e o posterior contralateral. (**A.** Cortesia do Dr. John Simpson, New York University School of Medicine. **B.** Redesenhada de Haines DE. *Fundamental Neuroscience for Basic and Clinical Applications*. 3rd ed. Philadelphia: Churchill Livingstone; 2006.)

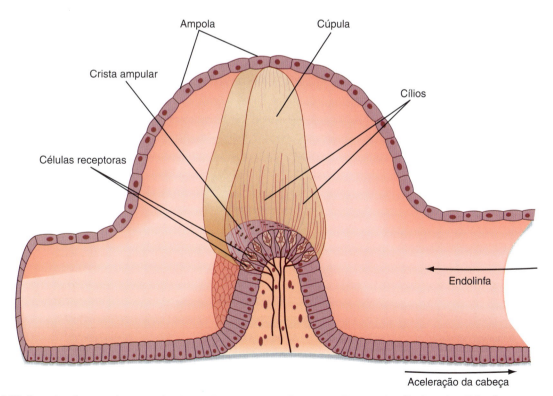

• **Figura 8.24** Desenho de uma crista ampular dentro de uma ampola. Os estereocílios e o cinocílio de cada célula pilosa se estendem para dentro da cúpula, que se estende através do corte transversal inteiro da ampola. O movimento da cabeça (aceleração) para a direita resultaria em pressão na endolinfa para a esquerda e deflexão da cúpula para a esquerda.

Inervação dos epitélios sensoriais do aparelho vestibular

Os corpos celulares das fibras aferentes primárias do nervo vestibular estão localizados no gânglio vestibular (de Scarpa). Os neurônios são bipolares, e seus corpos celulares, bem como seus axônios, são mielinizados. Perifericamente, o nervo vestibular fornece ramos separados para cada um dos epitélios vestibulares; centralmente, acompanha os nervos coclear e facial quando eles entram no meato acústico interno do crânio.

Transdução vestibular

Como as células pilosas cocleares, as células pilosas vestibulares são funcionalmente polarizadas e se acredita que o mecanismo de transdução seja semelhante. Quando os estereocílios se curvam em direção ao cílio mais longo (neste caso, o **cinocílio**), a condutância da membrana apical para cátions aumenta e, por causa da alta concentração de K^+ da endolinfa, o K^+ entra e a célula pilosa vestibular é despolarizada (Figura 8.26). Inversamente, quando os cílios se curvam para longe do cinocílio, a célula pilosa é hiperpolarizada. A célula pilosa libera glutamato tonicamente para que a fibra aferente na qual faz sinapse tenha uma descarga mínima contínua em repouso. Quando as células pilosas são despolarizadas, mais neurotransmissores são liberados, e a taxa de descargas das fibras aferentes aumenta. Inversamente, quando as células pilosas são hiperpolarizadas, liberam-se menos neurotransmissores, e a taxa de descargas das fibras aferentes fica menor.

Canais semicirculares

As acelerações angulares da cabeça produzem um pequeno movimento da endolinfa com relação à cabeça (Figura 8.27). Isso ocorre porque a inércia da endolinfa faz que ela resista à aceleração inicial do labirinto membranoso. Esse movimento empurra a cúpula, faz os cílios se curvarem e, consequentemente, muda as taxas de descargas das fibras aferentes vestibulares. Todos os cílios em uma dada crista ampular são orientados na mesma direção. No canal horizontal, os cílios são orientados em direção ao utrículo e, nas outras ampolas, são orientados afastando-se do utrículo.

O modo pelo qual a aceleração angular da cabeça afeta as descargas de fibras aferentes vestibulares é exemplificado pela atividade que se origina dos canais horizontais. A Figura 8.27 mostra os canais horizontais e o utrículo vistos de cima com a cabeça girando (acelerando) para a esquerda. Quando começa a aceleração para a esquerda, a inércia da endolinfa nos canais horizontais aumenta a pressão da endolinfa para a

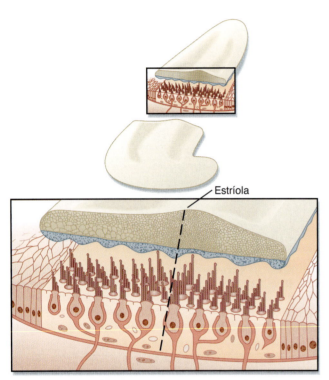

• **Figura 8.25** Estrutura de um dos órgãos otolíticos, o sáculo. Observe a ordenada variação na orientação do cinocílio, bem como sua simetria em espelho com referência à estríola. (Redesenhada de Lindeman HH. *Adv Otorhynolaringol* 1973;20:405.)

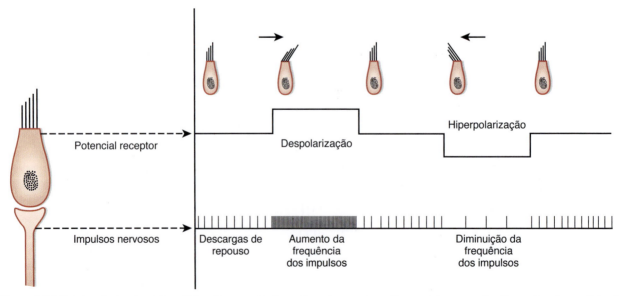

• **Figura 8.26** Polarização funcional das células pilosas vestibulares. Quando os estereocílios se dobram em direção ao cinocílio, a célula pilosa é despolarizada e a fibra aferente é excitada. Quando os estereocílios se dobram para longe do cinocílio, a célula pilosa é hiperpolarizada e a descarga aferente se torna mais lenta ou cessa. (Redesenhada de Kandel ER, Schwartz JH. *Principles of Neural Science*. New York: Elsevier; 1981.)

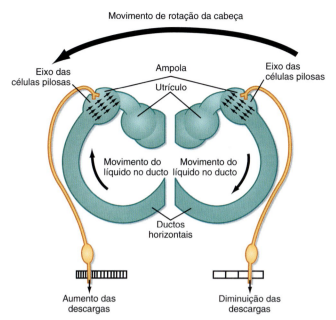

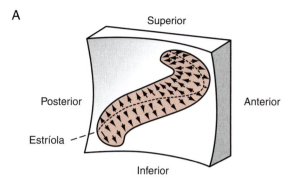

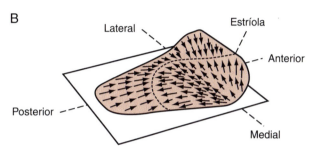

- **Figura 8.27** Efeito do movimento da cabeça para a esquerda sobre a atividade das fibras aferentes vestibulares que inervam as células pilosas nos canais semicirculares horizontais. A perspectiva na figura é a de cima da cabeça olhando para baixo. Neste caso, a rotação da cabeça (aceleração) para a esquerda causa pressão na endolinfa para a direita, e o resultado disso é o aumento da eferência do canal esquerdo e a diminuição da eferência do canal direito. As *setas pequenas* na ampola indicam a polaridade funcional das células pilosas. A *seta curva grande* no topo indica movimento da cabeça; as *setas curvas menores* indicam o movimento relativo da endolinfa.

- **Figura 8.28** Polarização funcional das células pilosas nos órgãos otolíticos. **A.** Sáculo. **B.** Utrículo. Em cada caso, a estríola é indicada pela *linha tracejada*. (Redesenhada de Spoendlin HH. In: Wolfson RJ, ed. *The Vestibular System and Its Diseases*. Philadelphia: University of Pennsylvania Press; 1966.)

direita. Isso faz que os cílios se dobrem nas células pilosas da ampola do canal horizontal esquerdo em direção ao utrículo e dobra os cílios do canal direito para longe do utrículo. Essas ações aumentam a taxa de disparos das fibras aferentes do lado esquerdo e diminuem as taxas de disparos das fibras aferentes do lado direito. Uma vez que a cabeça esteja se movendo em velocidade constante de rotação (sem aceleração), não haveria força sobre nenhuma das cúpulas e, portanto, as células pilosas de ambos os canais estariam disparando como o fazem em repouso. No entanto, quando cessa a rotação indicada, a inércia da endolinfa cria uma força sobre ambas as cúpulas, mas na direção oposta à causada pela aceleração original. Isso resulta em aumento na taxa de descarga das fibras aferentes no lado direito e diminuição da taxa de descarga no lado esquerdo. Esse efeito pós-rotatório tem importância funcional e clínica.

Órgãos otolíticos

Diferentemente das células pilosas nas cristas ampulares, nem todas as células pilosas nos órgãos otolíticos estão orientadas na mesma direção. Em vez disso, são orientadas com relação a um sulco, a chamada **estríola**, ao longo do órgão otolítico (Figura 8.25). No utrículo, as células pilosas em cada lado da estríola são polarizadas em direção à estríola, enquanto, no sáculo, são polarizadas para longe da estríola. Como a estríola em cada órgão otolítico é curvada, existem células pilosas com todas as orientações no plano da mácula (Figura 8.28). Em qualquer orientação particular da cabeça, os cílios das células pilosas são dobrados em graus variáveis de acordo com sua orientação em relação ao vetor gravitacional. Isso resulta em um padrão particular de aferência dos órgãos otolíticos para o SNC. Quando a cabeça é inclinada em direção a uma nova posição, muda a orientação das membranas otolíticas em relação ao vetor gravitacional, e os cílios das células pilosas se dobram de uma nova maneira. Essa alteração na curvatura dos cílios das células pilosas muda o padrão de aferência dos órgãos otolíticos para o SNC e cria uma sensação de movimento, bem como possivelmente desencadeia vários reflexos. De modo semelhante, uma aceleração linear causada por outras forças, como poderia ocorrer em uma queda ou na aceleração angular quando um carro faz uma curva (as acelerações angulares têm componentes centrípeto linear e tangencial instantâneo), também afeta a atividade dos órgãos otolíticos.

NA CLÍNICA

O comprometimento do labirinto vestibular, como na **doença de Ménière**, pode resultar em desvios conjugados rítmicos transitórios dos olhos, seguidos por movimentos sacádicos de retorno rápidos. Essa condição é conhecida como **nistagmo** (Capítulo 9). Esses movimentos oculares são acompanhados por uma sensação de **vertigem** e, muitas vezes, **náuseas**. O encéfalo interpreta a diferença de aferência dos dois lados do sistema vestibular como um movimento da cabeça. Acredita-se que o comprometimento se deva a alterações na concentração de endolinfa e consequente ativação das células pilosas. O comprometimento de um labirinto produz uma assimetria de aferência que resulta em movimento ocular anormal e efeitos psicológicos associados.

Vias vestibulares centrais

As fibras aferentes vestibulares projetam-se para o tronco encefálico através do nervo vestibular. Como foi previamente mencionado, os corpos celulares dessas fibras aferentes estão localizados no gânglio vestibular. Essas fibras aferentes primárias terminam nos **núcleos vestibulares** (Figura 4.6D e E), que estão localizados na parte rostral do bulbo e caudal da ponte, e em regiões específicas do **cerebelo**, mais proeminentemente no **nódulo**.

Os núcleos vestibulares dão origem a várias projeções, inclusive as projeções através do **fascículo longitudinal medial** (**FLM**; Figura 4.6C a E) para os núcleos oculomotores. Portanto, não causa surpresa o fato de que os núcleos vestibulares exerçam poderoso controle sobre os movimentos oculares (o **reflexo vestíbulo-ocular; VOR**). Outras projeções dão origem aos **tratos vestibulospinal lateral** e **medial**, que, respectivamente, possibilitam a ativação dos músculos do tronco e do pescoço e, assim sendo, contribuem para o equilíbrio e os movimentos da cabeça (**reflexo vestibulocólico**). Existem vias vestibulares para o cerebelo, para a formação reticular e para o complexo vestibular contralateral, bem como para o tálamo. Por meio de uma projeção para o córtex cerebral, a via para o tálamo medeia a sensação consciente de atividade vestibular. Os reflexos vestibulares e os testes clínicos de função vestibular são descritos no Capítulo 9.

Sentidos químicos

Os sentidos da **gustação** (paladar) e da **olfação** (cheiro) ajudam a detectar estímulos químicos presentes nos alimentos e bebidas ou no ar. Embora esses sentidos possam não ser considerados tão importantes quanto alguns dos outros sentidos, contribuem consideravelmente para a qualidade de vida e a seleção de alimentos, e são estimulantes importantes da digestão. Nos animais, os sentidos químicos têm maior valor biológico, e sua ativação provoca alguns comportamentos sociais, inclusive de acasalamento, territorialidade e alimentação.

Gustação

Os estímulos que comumente conhecemos como sabores realmente são misturas de cinco qualidades gustativas elementares: salgado, doce, azedo, amargo e umami.[b] Os estímulos gustativos particularmente efetivos em despertar essas sensações são, respectivamente, o cloreto de sódio, a sacarose, o ácido clorídrico, o quinino e o glutamato monossódico. O umami tem sido descrito como tendo um caráter proteináceo de carne.

Receptores gustativos

A sensação gustativa depende da ativação de quimiorreceptores localizados nos botões gustativos. Um botão gustativo consiste em um grupo de 50 a 150 células de receptores, bem como de células de sustentação e células basais (Figura 8.29A). As células quimiorreceptoras fazem sinapse em suas bases com fibras nervosas aferentes primárias, e seus picos têm microvilos

que se estendem em direção a um poro gustativo. As células quimiorreceptoras vivem cerca de 10 dias apenas. São continuamente substituídas por novas células quimiorreceptoras que se diferenciam das células basais localizadas perto da base do botão gustativo.

As moléculas quimiorreceptoras, cada uma especializada em um tipo de estímulo gustativo, assentam-se em microvilos das células dos quimiorreceptores e detectam moléculas que se difundem ao poro gustativo a partir do muco sobre a língua, parte do qual se origina de glândulas adjacentes aos botões gustativos. Alguns estímulos podem passar diretamente para dentro das células para despolarizá-la (Na^+ para salgado e H^+ para azedo) ou abrir canais de cátions para gerar um potencial receptor (também salgado e azedo), enquanto outros (sacarose, quinino e glutamato, para doce, amargo e umami) ativam um segundo mensageiro que pode abrir canais de cátions ou ativar diretamente depósitos intracelulares de Ca^{++} (Figura 8.29B). Em cada caso, a despolarização do receptor resulta na liberação de glutamato e, consequentemente, de potenciais de ação na fibra nervosa aferente primária que são transmitidos ao SNC.

A codificação da gustação, contudo, não se baseia inteiramente na seletividade dos quimiorreceptores para as diferentes qualidades primárias porque cada célula responde a uma variedade de estímulos, embora mais intensamente a um. Como a maioria dos gostos naturais tem substâncias químicas que efetuam respostas a partir de alguns quimiorreceptores, o reconhecimento da qualidade do gosto parece depender da atividade padronizada de uma população de quimiorreceptores, cada um respondendo diferencialmente aos componentes do estímulo. A intensidade do estímulo se reflete na quantidade total de atividade evocada.

Distribuição e inervação dos botões gustativos

Os botões gustativos se localizam em diferentes tipos de papilas gustativas encontradas na língua, no palato, na faringe e na laringe. Os tipos de papilas gustativas são as **papilas fungiformes** e **foliáceas** nas faces anterior e lateral, respectivamente, da língua e as **papilas circunvaladas** na base da língua (Figura 8.29C). As papilas circunvaladas podem conter várias centenas de botões gustativos. A língua dos humanos pode ter vários milhares de botões gustativos. A sensibilidade de diferentes regiões da língua para diferentes qualidades de gostos varia discretamente porque os botões gustativos que respondem a cada tipo de gosto se distribuem amplamente. Três nervos cranianos inervam os botões gustativos. O ramo corda do tímpano do **nervo facial** (NC VII) inerva os botões gustativos nos dois terços anteriores da língua, e o **nervo glossofaríngeo** (NC IX) inerva os botões gustativos no terço posterior da língua (Figura 8.29C). O **nervo vago** (NC X) inerva alguns botões gustativos na laringe e na parte superior do esôfago.

Vias centrais da gustação

Os corpos celulares das fibras gustativas nos nervos cranianos VII, IX e X localizam-se nos **gânglios geniculado, petroso** e **nodoso,** respectivamente. Os processos centrais das fibras aferentes entram no bulbo, juntam-se ao trato solitário e fazem sinapse

---

[b]Atualmente, está sendo debatida a existência de um sexto gosto, o de gordura (ácidos graxos livres).

no **núcleo do trato solitário** (Figura 4.6D e E). Em alguns animais, inclusive em várias espécies de roedores, os neurônios gustativos de segunda ordem do núcleo solitário se projetam rostralmente para o núcleo parabraquial ipsilateral. O núcleo parabraquial então se projeta para a parte com células pequenas (parvocelular) do núcleo **ventroposterior medial** (VPMpc) do tálamo. Nos macacos, o núcleo solitário se projeta diretamente para o núcleo VPMpc. O núcleo VPMpc se conecta a duas áreas gustatórias diferentes do córtex cerebral: uma na área da face do córtex S1 e a outra na ínsula. Uma característica incomum da via gustatória central é ser predominantemente não cruzada (diferentemente das vias somatossensoriais centrais, que são predominantemente cruzadas).

Olfação

A sensação do olfato é muito mais desenvolvida em alguns animais (**animais macrosmáticos; p. ex., porcos, ursos e cães**) do que nos humanos. A capacidade dos cães de rastrear outros animais com base no odor é legendária, assim como o uso de **feromônios** por insetos para atrair companheiros. No entanto, a olfação contribui para a vida emocional dos humanos, e os odores podem efetivamente evocar lembranças. Também ajudam as pessoas a evitarem consumir alimento estragado e a detectar situações perigosas. Por exemplo, um odorante desagradável é acrescentado ao gás natural incolor e inodoro para que as pessoas possam facilmente detectar um vazamento.

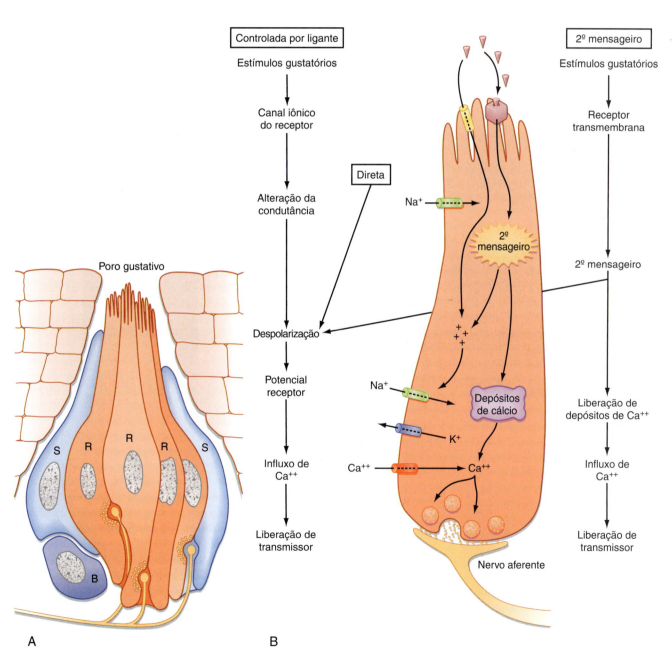

• **Figura 8.29 A.** Um botão gustativo é mostrado com o poro gustativo no topo e sua inervação abaixo. B, célula basal; R, células ciliadas dos receptores gustativos; S, células de sustentação. **B.** Célula do receptor gustativo mostrando despolarização por segundo mensageiro, controlada por ligante e direta, resultando em despolarização da célula (*continua*).

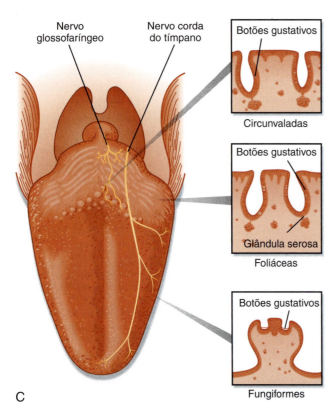

• **Figura 8.29 (Continuação) C.** Distribuição dos botões gustativos na língua e sua inervação. (Redesenhada de Squire LR, et al. [eds]. *Fundamental Neuroscience*. San Diego, CA: Academic Press; 2002.)

O odor tem mais qualidades primárias do que o gosto.[c] Até 1.000 receptores de odores diferentes são codificados no genoma humano e, embora apenas aproximadamente 350 tipos sejam funcionais, representam a maior população de receptores acoplados a proteínas G no genoma. A mucosa olfatória também contém receptores somatossensoriais do nervo trigêmeo. Ao realizar testes clínicos de olfação, os médicos precisam evitar ativar esses receptores somatossensoriais com estímulos térmicos ou nocivos, como a amônia usada nos "sais de cheiro".

Receptores olfatórios

As células quimiorreceptoras olfatórias se localizam na **mucosa olfatória**, uma parte especializada da nasofaringe. Os quimiorreceptores olfatórios são células nervosas bipolares (Figura 8.30). Os cílios imóveis na superfície apical dessas células contêm quimiorreceptores que detectam substâncias químicas odorantes dissolvidas na camada de muco que os cobre. Do lado oposto, a célula projeta um axônio não mielinizado que se une a outros **filamentos do nervo olfatório** e penetra na base do crânio através de aberturas na **placa cribriforme** do osso etmoide. Esses nervos olfatórios fazem sinapse no **bulbo olfatório**, uma parte do hemisfério cerebral localizada na base da cavidade craniana imediatamente abaixo do lobo frontal (Figura 8.31).

---

[c] A percepção consciente de **sabor**, particularmente o de alimentos, é resultado de aferências olfatória e gustatória com base no odor diretamente inalado, no gosto do alimento ao ser macerado na boca, e no odor retronasal de moléculas voláteis liberadas por maceração e que sobem à cavidade nasal a partir da faringe.

Os humanos têm aproximadamente 10 milhões de quimiorreceptores olfatórios. Como as células da gustação, os quimiorreceptores olfatórios têm curta duração da vida (aproximadamente 60 dias) e também são continuamente substituídos. No entanto, as células receptoras olfatórias são neurônios verdadeiros e, como tal, são um dos dois tipos de neurônios que continuamente são regenerados ao longo da vida (as células granulares do giro denteado do hipocampo representam o outro tipo de neurônio).

A mucosa olfatória é exposta a moléculas odorantes por correntes de ar ventilatórias ou a partir da cavidade oral durante a alimentação. Cheirar aumenta o influxo de odorantes. Estes se ligam temporariamente no muco a uma proteína de ligação olfatória secretada por uma glândula na cavidade nasal.

A codificação olfatória se assemelha à codificação gustativa, pois a maioria dos odores naturais é complexa e consiste em muitas moléculas que excitam ampla variedade de quimiorreceptores olfatórios. A codificação para determinado odor percebido depende das respostas de muitos quimiorreceptores olfatórios, e a potência do odorante é representada pela quantidade total de atividade neural aferente.

Vias centrais

A sinapse inicial da via olfatória se localiza no bulbo olfatório, que é uma parte especializada do córtex cerebral localizada no lado inferior do lobo frontal. Contém **células mitrais**, interneurônios (**células granulares; células periglomerulares**) e agrupamentos sinápticos específicos (**glomérulos;** Figura 8.31), onde as fibras aferentes olfatórias interagem com os últimos. Quando as fibras aferentes olfatórias chegam ao bulbo olfatório a partir da mucosa olfatória, ramificam-se quando se aproximam de um glomérulo olfatório para fazer sinapse nos dendritos de células mitrais. Cada glomérulo é o alvo de milhares de fibras aferentes olfatórias, mas todas as fibras aferentes para um único glomérulo transmitem informações de um só tipo de receptor olfatório. Isso é muito notável porque as células dos receptores olfatórios vão sendo regeneradas continuamente, e novos axônios precisam, portanto, navegar em seu caminho em direção ao glomérulo correto.

As células granulares e periglomerulares são interneurônios inibitórios. Formam **sinapses recíprocas dendrodendríticas** com os dendritos das células mitrais. A atividade em uma célula mitral despolariza essas células inibitórias, e estas, por sua vez, inibem os glomérulos originais e adjacentes. Como cada glomérulo é especializado em ser o alvo de fibras aferentes para uma combinação diferenciada de qualidades de odor, esse parece ser um modo de potencializar o contraste de estímulos, o que é bem semelhante ao modo como as células horizontais fazem na retina. Além disso, oferece um mecanismo para a adaptação à estimulação contínua.

Os axônios das células mitrais saem do bulbo olfatório e entram nos tratos olfatórios. A partir daí, as conexões olfatórias se tornam altamente complexas. Nos tratos olfatórios, há o **núcleo olfatório anterior,** que recebe aferência do bulbo olfatório e se projeta para o bulbo olfatório contralateral através da **comissura anterior**. À medida que cada trato olfatório se aproxima da base do encéfalo, separa-se em **estrias olfatórias lateral** e **medial**. Os axônios da estria olfatória lateral fazem sinapse no córtex olfatório primário, que inclui o **córtex pré-piriforme**

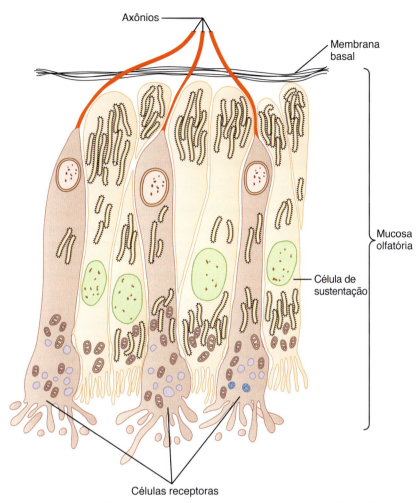

• **Figura 8.30** Quimiorreceptores olfatórios e células de sustentação. (Redesenhada de Lorenzo AJD. In: Zotterman Y, ed. *Olfaction and Taste*. Elmsford, NY: Pergamon; 1963.)

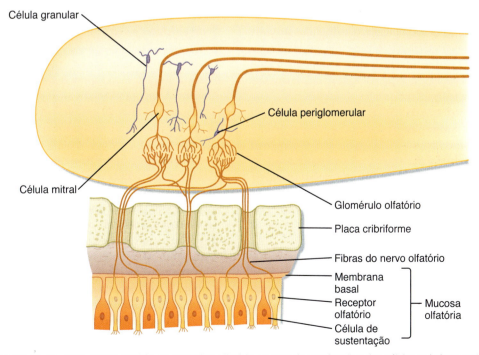

• **Figura 8.31** Desenho de um corte sagital através de um bulbo olfatório mostrando terminações das células quimiorreceptoras olfatórias nos glomérulos olfatórios e os neurônios intrínsecos do bulbo olfatório. Os axônios das células mitrais são mostrados saindo pelo trato do bulbo olfatório à direita. (Modificada de House EL, Pansky B. *A Functional Approach to Neuroanatomy*. 2nd ed. New York; McGraw-Hill; 1967.)

(e, em muitos animais, o lobo piriforme). A estria olfatória medial inclui projeções para a **amígdala**, bem como para o prosencéfalo basal. Essas estruturas são partes do sistema límbico ou estão diretamente conectadas a ele (Capítulo 10).

Deve-se mencionar que a via olfatória é o único sistema sensorial que não tem uma retransmissão sináptica obrigatória no tálamo antes de os sinais chegarem ao córtex. No entanto, as informações olfatórias, de fato, chegam ao núcleo mediodorsal do tálamo e são então transmitidas ao córtex pré-frontal e orbitofrontal. Os papéis funcionais da olfação, além da percepção consciente de odores, incluem fornecer grande parte das sutilezas da gustação, potencializando a estreita faixa de receptores gustativos com o amplo repertório dos receptores olfatórios. Além disso, por meio de suas íntimas conexões com estruturas límbicas e, por extensão, hipotalâmicas, oferece aferência para mecanismos subconscientes relacionados com emoções, memória e comportamento sexual.

NA CLÍNICA

A olfação, em geral, não é avaliada em um exame neurológico de rotina. No entanto, ela pode ser testada pedindo-se ao paciente para inalar e identificar um odorante. Uma narina deve ser examinada a cada vez enquanto a outra narina é ocluída. Odorantes fortes, como a amônia, devem ser evitados porque também ativam as fibras do nervo trigêmeo. A sensação da olfação pode ser perdida (**anosmia**) depois de uma fratura da base do crânio ou depois da lesão de um ou de ambos os bulbos ou tratos olfatórios por um tumor (como um **meningioma do sulco olfatório**). Uma concussão pode causar anosmia porque o movimento súbito do encéfalo dentro do crânio pode cortar as pequenas fibras amielínicas do nervo olfatório. Uma aura de um odor desagradável, muitas vezes o odor de borracha queimando, ocorre durante as **crises uncinadas**, que são crises epilépticas que se originam no lobo temporal medial.

Pontos-chave

1. A luz entra no olho através da córnea e da lente (cristalino), e é focalizada na retina, que reveste a parte posterior do olho. A córnea é a superfície refrativa mais potente, mas a lente tem um poder de refração variável que permite que imagens de objetos próximos sejam focalizadas na retina. A íris regula a profundidade do campo e a quantidade de luz que entra no olho.

2. Os segmentos externos das células fotorreceptoras transduzem luz. Os fotorreceptores fazem sinapse em células bipolares da retina, as quais, por sua vez, fazem sinapse em outros interneurônios e em células ganglionares. As células ganglionares se projetam para o encéfalo através do nervo óptico. O disco óptico, onde o nervo óptico sai da retina, não contém fotorreceptores e, portanto, é um ponto cego. As partes da retina com o mais alto grau de resolução espacial são a fóvea e a mácula em torno.

3. Os bastonetes têm alta sensibilidade, não discriminam entre as cores e funcionam melhor sob baixos níveis de luminosidade. Os cones têm sensibilidade mais baixa, porém resolução espacial mais alta. A visão colorida depende dos três tipos de cones que têm diferentes sensibilidades espectrais.

4. Células bipolares e muitas células ganglionares têm campos receptivos concêntricos com organização centro-ON/periferia-OFF ou centro-OFF/periferia-ON. As células horizontais são responsáveis pelo antagonismo centro-periferia. As células fotorreceptoras, bipolares e horizontais respondem à estimulação por meio da modulação de seu potencial de membrana e de sua liberação de neurotransmissores, mas as células ganglionares respondem por meio da geração de potenciais de ação.

5. Os axônios das células ganglionares na retina temporal se projetam para o encéfalo ipsilateral; os da retina nasal cruzam-se no quiasma óptico. Como a lente inverte a imagem que cai na retina, cada lado do campo visual é projetado no lado contralateral do encéfalo para ambos os olhos. No núcleo geniculado lateral (NGL) do tálamo, a aferência de cada olho termina em camadas separadas, e as células ganglionares M (sensíveis ao movimento) e P (sensíveis a detalhes e cores) se projetam também para camadas separadas.

6. O NGL se projeta para o córtex visual primário (estriado) por meio da radiação óptica e termina principalmente na camada 4, onde há um mapa retinotópico organizado. As informações de cada olho são mapeadas em pontos adjacentes alternados para criar colunas de dominância ocular que se estendem verticalmente no córtex. Os neurônios do córtex estriado fora da camada 4 respondem melhor a estímulos de barras ou bordas orientadas de modo particular. As células que "preferem" uma orientação em particular do estímulo são agrupadas em colunas de orientação.

7. As áreas visuais extraestriadas têm diferentes funções. Algumas no córtex inferotemporal são influenciadas principalmente pelas células P e servem para a detecção de formas, visão colorida e discriminação de faces. As células M influenciam as regiões do córtex temporal médio e parietal, que servem para a detecção de movimento e o controle de movimentos oculares.

8. Um tom puro se caracteriza em termos de sua amplitude, frequência e fase. Sons naturais são combinações de tons puros. A pressão sonora é medida em decibéis (dB) com relação a um nível de referência.

9. A pina e o meato acústico externo transmitem ondas sonoras originadas no ar à membrana timpânica. Os três pequenos ossos (ossículos) da orelha média transmitem as vibrações da membrana timpânica à janela oval da orelha interna cheia de líquido. A audição é mais sensível para sons de aproximadamente 3.000 Hz por causa das dimensões do meato acústico externo e da mecânica dos ossículos.

10. A cóclea da orelha interna tem três compartimentos principais: a rampa vestibular, a rampa timpânica e a rampa média interposta (ducto coclear). O ducto coclear é limitado, em um lado, pela membrana basilar, na qual se situa o órgão espiral, o mecanismo de transdução do som.

11. Quando a membrana basilar oscila em resposta a ondas de pressão introduzidas na rampa vestibular na janela oval, os estereocílios das células pilosas do órgão espiral ficam sujeitos a forças laterais, que abrem ou fecham canais de K^+ dos mecanorreceptores. Isso resulta em uma alteração

da condutância da membrana que modula a liberação de neurotransmissores para as fibras do nervo coclear.

12. Os sons de alta frequência ativam melhor as células pilosas perto da base da cóclea, e os sons com baixa frequência ativam melhor as células perto do ápice. Tal organização tonotópica também está presente nas estruturas auditivas centrais, inclusive nos núcleos cocleares, complexo olivar superior, colículo inferior, núcleo geniculado medial e córtex auditivo primário.

13. O processamento auditivo em muitos locais na via auditiva central contribui para a localização do som, a análise da frequência e da intensidade, e o reconhecimento da fala.

14. O aparelho vestibular faz parte da orelha interna. Apresenta três canais semicirculares (horizontal, anterior e posterior) e dois órgãos otolíticos (utrículo e sáculo) a cada lado. Eles transduzem, respectivamente, acelerações angulares e lineares da cabeça. Os três canais semicirculares são mutuamente ortogonais, de modo que podem diferenciar a aceleração angular da cabeça em torno de qualquer eixo de rotação.

15. Em cada canal semicircular, há células pilosas sensoriais cujos cílios se estendem a uma cúpula, que bloqueia o corte transversal do canal cheio de endolinfa. A aceleração angular da cabeça desloca a endolinfa e a cúpula, dobrando os cílios. Se os estereocílios se dobrarem em direção ao cinocílio, a célula pilosa é despolarizada, o que causa um aumento na taxa de descargas na fibra aferente.

16. Nos órgãos otolíticos, os cílios se projetam para uma membrana otolítica. A aceleração da cabeça, como durante o movimento linear, ou a alteração na posição com relação à gravidade desloca a membrana otolítica (por causa da massa dos otólitos) e muda os padrões de descarga das células pilosas, dependendo de sua orientação.

17. As vias vestibulares centrais incluem conexões aferentes aos núcleos vestibulares e ao cerebelo. A ativação das fibras aferentes vestibulares é detectada pelo encéfalo como uma aceleração da cabeça ou uma mudança de posição e é retransmitida por meio dos núcleos vestibulares a vias que medeiam movimentos oculares compensatórios, movimentos cervicais e ajustes de postura.

18. Os botões gustativos contêm células quimiorreceptoras dispostas em torno de um poro gustativo. Os botões gustativos estão localizados em vários tipos de papilas na língua, na faringe e na laringe. Cinco tipos de células receptoras da gustação detectam as cinco qualidades elementares de gosto: salgado, doce, azedo, amargo e umami. Sabores complexos são sinalizados pela atividade padronizada de várias classes de receptores da gustação e por uma correlação central com a aferência olfatória acompanhante.

19. As fibras gustativas aferentes fazem sinapse no núcleo do trato solitário. A retransmissão talâmica se faz por uma parte do núcleo ventroposterior medial às áreas receptoras da gustação localizadas no córtex S1 e na ínsula.

20. Os odores são detectados por células quimiorreceptoras olfatórias, que são continuamente regeneradas na mucosa olfatória. Essas células são neurônios verdadeiros dotados com um amplo conjunto de receptores acoplados a proteínas G que possibilitam a detecção de centenas de moléculas de odores.

21. Axônios olfatórios individuais se projetam para os glomérulos olfatórios, que são específicos para cada tipo de estímulo, no bulbo olfatório. Eles fazem sinapse nos dendritos das células mitrais, que têm sinapse recíproca com interneurônios inibitórios. Essa organização sináptica no glomérulo é subjacente à adaptação ao estímulo e à potencialização do contraste.

9

Organização da Função Motora

OBJETIVOS DO APRENDIZADO

Após a conclusão deste capítulo, o estudante será capaz de responder às seguintes questões:

1. O que é um neurônio motor (motoneurônio) e qual é a diferença entre os motoneurônios α e γ?
2. O que é uma unidade motora? Como o "princípio do tamanho" se aplica ao recrutamento organizado das unidades motoras?
3. O que é um reflexo e por que os reflexos são úteis para os conhecimentos clínico e científico?
4. Quais informações sobre o estado do músculo são detectadas pelos fusos musculares e quais fibras aferentes transmitem tais informações ao sistema nervoso central (SNC)?
5. Como os motoneurônios γ modulam as respostas do fuso muscular?
6. Quais são as vias e funções dos reflexos espinais básicos?
7. O que é um gerador de padrão central e para quais tipos de movimento ele pode ser usado?
8. O que distingue as vias descendentes mediais e laterais no controle motor?
9. O que é rigidez de descerebração e quais são suas implicações para o controle do tônus muscular?
10. O que distingue as áreas motoras corticais entre si?
11. Quais parâmetros motores são codificados na atividade dos neurônios no córtex motor?
12. Como a organização dos sistemas aferentes de fibras musgosas e olivocerebelares (trepadeiras) para o cerebelo difere em suas origens, topografia e conexões sinápticas?
13. Qual é a relação geométrica entre os principais elementos celulares do córtex cerebelar?
14. O que são os potenciais simples e complexos nas células de Purkinje?
15. O que são as vias direta e indireta nos núcleos da base e como sua atividade influencia o movimento?
16. Como o equilíbrio de atividade entre as vias direta e indireta é alterado na doença de Parkinson e na doença de Huntington?
17. Como os reflexos vestíbulo-ocular e optocinético agem para estabilizar o olhar? Como eles se complementam?
18. Quais são os papéis dos movimentos sacádicos e dos movimentos de perseguição no rastreio visual?
19. O que é nistagmo e quais os tipos de estimulação sensorial que podem produzir o nistagmo em um indivíduo normal?
20. Qual é a organização somatotópica das diferentes regiões do SNC envolvidas no controle motor?

Os movimentos são o principal modo pelo qual os humanos interagem com o mundo. A maioria das atividades – inclusive os movimentos de correr, pegar, comer, conversar, escrever e ler –, em última análise, envolve atos motores. O controle motor constitui uma importante tarefa do sistema nervoso central (SNC). Pode ser definido como a geração de sinais para coordenar a contração da musculatura do corpo e da cabeça, seja para manter uma postura ou para realizar um movimento (transição entre duas posturas). Não é surpreendente verificar que grande parte do SNC é dedicada ao controle motor.

Como grandes partes do sistema nervoso estão envolvidas no controle motor, a ocorrência de dano ou de doença do sistema nervoso frequentemente compromete aspectos da função motora. Por outro lado, determinados sintomas motores ajudam a definir a localização da região danificada ou com mau funcionamento – assim, a avaliação da função motora demonstrou ser uma importante ferramenta clínica não invasiva.

Neste capítulo, descreve-se cada área principal do SNC envolvida no controle motor, iniciando com a medula espinhal e continuando com o tronco encefálico, o córtex cerebral, o cerebelo e os núcleos da base. Os movimentos oculares são discutidos no final do capítulo por causa de sua importância e dos circuitos especializados envolvidos em sua geração. Cada área do SNC é

descrita em separado; entretanto, as regiões do SNC não funcionam isoladamente, e a maioria dos movimentos resulta da ação coordenada de várias regiões encefálicas. Por exemplo, mesmo os reflexos espinais, que são mediados por circuitos locais na medula espinhal, podem ser modificados por comandos motores descendentes, e virtualmente todos os movimentos voluntários, que se originam da atividade cerebral, são, em última análise, gerados pela ativação dos circuitos medulares ou núcleos análogos no tronco encefálico para músculos na cabeça e na face.

Princípios de organização da medula espinhal

A medula espinhal tem forma cilíndrica, na qual a substância branca está localizada superficialmente e a substância cinzenta é encontrada mais profundamente em relação à substância branca. A substância cinzenta forma uma coluna contínua que percorre o comprimento da medula. No entanto, as raízes nervosas que entram e saem da medula espinhal formam feixes nervosos separados que estabelecem a base para a denominação de níveis específicos (segmentos) da medula espinhal (8 cervicais, 12 torácicos, 5 lombares, 5 sacrais e 1 coccígeo). Vista em corte transversal, a coluna da substância cinzenta tipicamente tem uma forma de "H"

CAPÍTULO 9 Organização da Função Motora   159

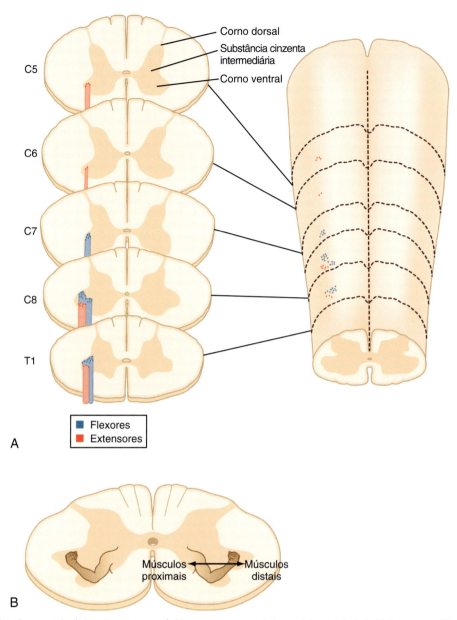

● **Figura 9.1** Organização musculotópica dos motoneurônios no corno ventral da medula espinhal. **A.** Visão esquemática da medula espinhal cervicotorácica e cortes transversais associados mostrando as localizações dos motoneurônios que inervam um flexor (*pontos azuis*) e um extensor (*pontos vermelhos*). **B.** Corte transversal da medula espinhal com as localizações de diferentes músculos representadas por um desenho do membro superior. (Redesenhada de Purves D, Augustine G, Fitzpatrick D, et al, eds. *Neuroscience.* 3rd ed. Sunderland, MA: Sinauer; 2004.)

ou borboleta. As "asas de borboleta" se dividem em cornos dorsais e anterior separados por uma zona intermediária (Figura 9.1) (em alguns níveis medulares, também está presente um pequeno corno lateral; Capítulo 11). Conforme discutido anteriormente (Capítulo 7), o corno dorsal constitui o principal receptor das informações sensoriais recebidas e a principal fonte das vias sensoriais ascendentes (p. ex., o trato espinotalâmico; ver trato espinotalâmico, Capítulo 7). O corno ventral é o local onde residem os motoneurônios e, portanto, desempenha principalmente uma função motora. Ao mesmo tempo, é o alvo principal das vias motoras descendentes do encéfalo. Os motoneurônios que compreendem o corno ventral da medula espinhal e os motoneurônios dos núcleos dos nervos cranianos apresentam características e princípios de organização semelhantes para o controle dos músculos do corpo e dos músculos da cabeça e do pescoço, respectivamente.

Motoneurônios somáticos

Um motoneurônio é um neurônio que se projeta para as células musculares. Como os motoneurônios constituem a única via para que o SNC possa controlar a atividade muscular, eles foram denominados **via final comum**. Existem motoneurônios somáticos, que ativam o músculo esquelético, e motoneurônios autônomos, que inervam o músculo liso e as glândulas e atuam, em grande parte, de forma inconsciente. Neste capítulo, o termo *motoneurônio* refere-se apenas aos motoneurônios somáticos; os motoneurônios autônomos são discutidos no Capítulo 11. As duas principais classes de motoneurônios somáticos que inervam os músculos esqueléticos (estriados) do corpo se distinguem com base em seus diâmetros axonais: **motoneurônios α e γ**.

Motoneurônios α

Os motoneurônios α são grandes neurônios multipolares cujo tamanho pode chegar até 70 μm de diâmetro (Figura 4.10A). Seus axônios saem da medula espinhal através das raízes ventrais e do tronco encefálico por meio de vários nervos cranianos, nos quais se distribuem aos músculos esqueléticos apropriados por meio de nervos periféricos. O axônio dos motoneurônios α também se projeta para outros neurônios, fornecendo axônios colaterais antes de deixar o SNC. O axônio principal termina fazendo sinapse nas fibras musculares extrafusais. Essas sinapses são chamadas *junções neuromusculares* (JNMs) ou *placas motoras*.[1] As fibras extrafusais são grandes fibras musculares clássicas que compõem o volume de um músculo esquelético e geram sua força contrátil (um músculo também contém fibras intrafusais cujas funções são detalhadas adiante neste capítulo e no Capítulo 12).

Um aspecto funcional fundamental do padrão de projeção dos motoneurônios do SNC é que o axônio de cada neurônio inerva apenas um músculo, mas seus ramos inervam várias fibras deste mesmo músculo. Além disso, em mamíferos, cada fibra muscular extrafusal é inervada por apenas um motoneurônio α. Desse modo, pode-se definir uma **unidade motora** como um motoneurônio α e todas as fibras musculares esqueléticas que seu axônio inerva. A unidade motora pode ser vista como a unidade básica de movimento porque o disparo de um motoneurônio α em circunstâncias normais leva à ativação e à contração de todas as fibras musculares daquela unidade motora específica. Conforme descrito anteriormente (Capítulo 6), o fator de segurança da JNM é maior que 1, assim, cada potencial de ação no axônio do motoneurônio desencadeia um potencial de ação em cada fibra muscular da unidade motora.

Um princípio importante é que o tamanho médio da unidade motora (o número de fibras musculares inervadas por um axônio) varia entre os músculos, dependendo de quão preciso deve ser o controle de um músculo. Para músculos que exercem um controle muito preciso, como os músculos oculares, um motoneurônio α pode inervar apenas poucas fibras musculares, enquanto em um músculo proximal de extremidade, como o quadríceps femoral, um único motoneurônio α pode inervar milhares de fibras musculares.

As fibras musculares que pertencem a uma dada unidade motora são chamadas *unidade muscular*. Todas as fibras musculares em uma unidade muscular são do mesmo tipo histoquímico (*i. e.*, são todas de contração lenta [tipo I] ou de contração rápida [tipo IIa ou IIX]).[2] O Capítulo 12 traz uma descrição mais aprofundada dos tipos de fibras musculares. O importante neste capítulo é que algumas propriedades fisiológicas se correlacionam com esse esquema de classificação histoquímica. Particularmente, as fibras de contração lenta, que se contraem e relaxam lentamente, como sugere o seu nome, também geram

níveis baixos de força, mas essencialmente jamais se fadigam. Diferentemente, as fibras de contração rápida se contraem e relaxam rapidamente, geram níveis de força mais altos e se fadigam em taxas variáveis.

Em muitos casos, as primeiras unidades motoras a serem ativadas, seja por esforço voluntário ou durante ação reflexa, ou apenas para manter a postura, são aquelas com os menores axônios motores. Essas unidades motoras contêm fibras de contração lenta e, desse modo, geram a menor força contrátil, permitindo que a contração inicial seja graduada de modo bem preciso. Essas unidades tendem a estar ativas em grande parte do tempo, se não continuamente, e, por isso, sua falta de fadigabilidade faz muito sentido funcional.

À medida que mais unidades motoras são recrutadas para um ato motor, os motoneurônios com axônios progressivamente maiores se envolvem, e esses axônios fazem sinapse com as fibras de contração rápida. Desse modo, geram quantidades de tensão cada vez maiores. Essas unidades mais potentes são recrutadas tipicamente apenas para tarefas que exijam grandes quantidades de força (arrancadas em corridas, saltos e levantamento de grandes pesos), tarefas que as pessoas podem realizar apenas por curtos períodos de tempo.

O recrutamento organizado das unidades motoras ajuda o SNC a gerar grande variedade de forças e também mantém um controle relativamente preciso em diferentes níveis de força. Esse padrão de recrutamento é chamado **princípio do tamanho** porque as unidades motoras são recrutadas em ordem de tamanho do axônio do motoneurônio. O princípio do tamanho depende da propriedade de pequenos motoneurônios serem ativados mais facilmente do que os grandes motoneurônios. Lembre-se de que, se uma sinapse excitatória estiver ativa, abre canais na membrana pós-sináptica e causa uma corrente excitatória pós-sináptica. (CPSE). A CPSE de mesmo tamanho gera uma alteração de potencial maior no segmento inicial de um axônio de um motoneurônio pequeno do que em um motoneurônio maior simplesmente como consequência da lei de Ohm ($V = IR$) e do fato de que os motoneurônios menores têm resistência de membrana mais alta do que os motoneurônios maiores. Como os potenciais pós-sinápticos excitatórios (PEPS) no SNC são pequenos e precisam somar-se para alcançar o limiar de excitabilidade, à medida que a ativação sináptica eleva-se a partir de zero, a despolarização resultante alcançará o limiar de excitabilidade mais cedo nos motoneurônios menores. Como o princípio do tamanho geralmente é obedecido, esse pressuposto, em geral, parece manter-se; entretanto, pode haver exceções e, nesses casos, as vias motoras descendentes presumivelmente precisam fornecer níveis diferentes de atividade sináptica para motoneurônios com diferentes tamanhos.

Motoneurônios γ

Os motoneurônios γ são menores do que os motoneurônios α; têm um diâmetro de aproximadamente 35 μm de soma. Os motoneurônios γ que se projetam para determinado músculo se localizam nas mesmas regiões do corno anterior dos motoneurônios α que inervam esse músculo. Os motoneurônios γ não inervam fibras musculares extrafusais; em vez disso, fazem sinapse em fibras musculares estriadas especializadas chamadas **fibras musculares intrafusais**, localizadas nos receptores chama-

---

[1]N.R.T.: A rigor, o termo "placa motora" se aplica apenas à membrana pós-sináptica da junção neuromuscular, ou seja, a placa motora é a membrana da célula muscular esquelética onde o terminal axonal do motoneurônio α faz sinapse.

[2]N.R.T.: As fibras musculares encontradas nos humanos são as do tipo I (oxidativa, de contração lenta, vermelha), do tipo IIa (intermediária, glicolítica-oxidativa) e tipo IIx (glicolítica, de contração rápida, branca). Em roedores, é possível encontrar um quarto tipo de fibra, de contração ainda mais rápida que a IIx, classificada como IIb.

dos *fusos musculares*, dentro dos músculos esqueléticos. A função dos motoneurônios γ é regular a sensibilidade desses receptores (o que será discutido adiante).

Organização topográfica dos motoneurônios no corno anterior

A distribuição especial dos motoneurônios na medula espinhal é organizada topograficamente. Determinado músculo esquelético do corpo é inervado por um grupo de motoneurônios α, o chamado **núcleo motor**, localizado no corno anterior. Cada um desses núcleos motores assume a forma de uma coluna com percurso craniocaudal que pode abranger vários níveis medulares (Figura 9.1A). Os motoneurônios que inervam a musculatura axial coletivamente formam uma coluna de neurônios que se estende por todo o comprimento da medula espinhal. Nas intumescências cervical e lombossacral, esses neurônios se localizam na parte mais medial do corno anterior; em outros níveis, formam o corno anterior inteiro. Os motoneurônios que inervam os músculos dos membros estão nas intumescências cervical e lombossacral, onde formam colunas laterais àquelas para os músculos axiais. Os motoneurônios para os músculos da parte distal da extremidade estão localizados mais lateralmente, enquanto aqueles que inervam os músculos mais proximais se localizam mais medialmente (Figura 9.1B). Ainda, os motoneurônios para os flexores são posteriores aos que inervam os extensores. Observe que os motoneurônios α e γ para um dado músculo são encontrados entremeados na mesma coluna de motoneurônios.

Os interneurônios que se conectam com os motoneurônios nas intumescências também são topograficamente organizados. Em geral, os interneurônios que inervam os músculos das extremidades se localizam principalmente nas partes laterais do corno

---

🩺 NA CLÍNICA

Um modo clinicamente útil de monitorar a atividade das unidades motoras é a **eletromiografia**. Um eletrodo é colocado em um músculo esquelético para registrar os potenciais de ação somados das fibras do músculo esquelético de uma unidade muscular. Se não for observada uma atividade espontânea, pede-se ao paciente para contrair o músculo voluntariamente para aumentar a atividade das unidades motoras no músculo. À medida que aumenta a força da contração voluntária, são recrutadas mais unidades motoras. Além do recrutamento de mais motoneurônios, a força contrátil aumenta com os aumentos na frequência de descargas dos motoneurônios α ativos. A eletromiografia é usada com várias finalidades. Por exemplo, pode-se estimar a velocidade de condução dos axônios motores como a diferença de latências dos potenciais de unidade motora quando um nervo periférico é estimulado em dois locais separados por uma distância conhecida. Outro uso é para observar potenciais de fibrilação que ocorrem quando as fibras musculares estão desnervadas. Os potenciais de fibrilação ocorrem de modo espontâneo em fibras musculares isoladas. Esses potenciais espontâneos contrastam com os potenciais de unidade motora, que são maiores e têm uma duração mais longa porque representam os potenciais de ação em um grupo de fibras musculares que pertencem a uma unidade motora.

---

posterior profundo e na região intermediária entre os cornos posterior e anterior. Os que inervam os músculos axiais, contudo, localizam-se na parte medial do corno anterior. Todos esses interneurônios recebem conexões sinápticas das fibras aferentes primárias e dos axônios de vias que descem do encéfalo; desse modo, fazem parte tanto dos arcos reflexos espinais como das vias descendentes de controle motor.

Um aspecto importante dos sistemas interneuronais é que os interneurônios colocados lateralmente projetam-se ipsilateralmente para os motoneurônios que inervam os músculos distais ou proximais das extremidades, enquanto os interneurônios mediais projetam-se bilateralmente. Essa disposição dos interneurônios laterais permite que as extremidades sejam controladas independentemente. Diferentemente, a disposição bilateral dos interneurônios mediais possibilita a coordenação bilateral dos motoneurônios que controlam os músculos axiais de modo a proporcionar um suporte postural para o tronco e o pescoço.

Reflexos espinais

Embora os motoneurônios sejam a via final comum do SNC para os músculos e, assim, determinam como a atividade neuronal é transformada em contração muscular, cada motoneurônio atua diretamente apenas sobre um único músculo. Os movimentos (ou posturas) normais, contudo, raramente ou nunca são causados pela contração isolada de um único músculo. Em vez disso, refletem a atividade coordenada de grandes grupos musculares. Por exemplo, a flexão do cotovelo envolve um período inicial de atividade nos músculos flexores, como o bíceps, e o relaxamento dos músculos extensores, como o tríceps. Essa atividade é então sucedida por um período de atividade do tríceps e, depois, por um segundo período de atividade no bíceps para encerrar o movimento de flexão na posição desejada. Além disso, outros músculos também são ativados durante a flexão do cotovelo para manter o equilíbrio e a postura gerais.

Como é mostrado no exemplo da flexão do cotovelo, diferentes papéis são desempenhados pelos músculos individualmente durante um movimento: (1) O músculo que inicia e é a causa primária do movimento é chamado *agonista*. (2) Os músculos que atuam de modo semelhante ao do agonista são chamados *sinergistas*. (3) Os músculos cuja atividade se opõe à ação do agonista são os *antagonistas*. (4) Por fim, alguns músculos podem atuar como *estabilizadores* para imobilizar uma articulação ou cumprir um papel postural. A relação que essas diversas ações musculares podem ter entre si também depende do movimento específico a ser realizado. Por exemplo, durante a flexão do cotovelo, o tríceps atua como antagonista ao bíceps. Diferentemente, durante a supinação do antebraço sem rotação do cotovelo, o bíceps (que também atua como supinador do antebraço) é novamente agonista, mas o papel do tríceps é o de um estabilizador do cotovelo.

O controle motor exige uma ligação (e desligamento) flexível da atividade dos grupos de motoneurônios que se conectam a diferentes músculos. Os circuitos da medula espinhal são um mecanismo importante usado pelo SNC para esse aspecto de controle motor. Na verdade, as vias descendentes do encéfalo têm como alvo primariamente os interneurônios da medula espinhal, embora haja alguns axônios descendentes que fazem sinapse diretamente com os motoneurônios.

162 SEÇÃO 2 **Neurofisiologia**

Os circuitos da medula espinhal têm vários níveis de organização. O nível mais básico é o segmentar, isto é, um circuito principalmente confinado a um único segmento ou a segmentos vizinhos e que é repetido novamente em muitos níveis. Os reflexos espinais básicos cobertos a seguir (*i. e.*, miotático, miotático inverso e reflexo flexor) são mediados por tais circuitos. Superposto a essa organização segmentar, encontra-se o sistema propriospinal, que é uma série de neurônios cujos axônios correm cranial e caudalmente pela medula espinhal interconectando os diferentes níveis da medula. Esse sistema permite a coordenação da atividade em diferentes níveis medulares, o que é importante para o comportamento nos animais quadrúpedes que envolve os membros anteriores e posteriores, como na locomoção. Finalmente, há vias motoras descendentes que interagem com esses circuitos espinais. Tais vias motoras conduzem os sinais relacionados com o movimento voluntário, mas também são importantes para os aspectos controlados mais automaticamente (ou inconscientemente) da função motora, como o estabelecimento do tônus muscular (a resistência de repouso dos músculos a alterações de comprimento).

Os circuitos medulares, desse modo, estão envolvidos em todos os movimentos feitos pelo corpo, mas são mais extensamente estudados com o uso de reflexos. Um **reflexo** é uma resposta rápida, previsível, involuntária e estereotipada a um estímulo desencadeante. Por causa dessas propriedades, os reflexos espinais têm sido usados para identificar e classificar os neurônios medulares, determinar sua conectividade e estudar suas propriedades de resposta – o conhecimento dos reflexos espinais é essencial para compreender o funcionamento da medula espinhal.

O circuito básico subjacente a um reflexo é chamado **arco reflexo**. Um arco reflexo pode ser dividido em três partes: (1) uma alça aferente (receptores e axônios sensitivos), que leva informações ao SNC, (2) um componente central (sinapses e interneurônios no SNC) e (3) uma alça eferente (motoneurônios) que causa a resposta motora. Por exemplo, a percussão do tendão patelar com um martelo de reflexo provoca um breve estiramento do músculo quadríceps femoral (estímulo), o que, por sua vez, ativa receptores sensitivos (fibras do grupo Ia nos fusos musculares). Em seguida, a ativação dos receptores sensitivos envia um sinal excitatório para a medula espinhal (processamento central) para ativar motoneurônios que se projetam de volta ao músculo quadríceps femoral, de modo a provocar uma contração e consequente chute (resposta estereotipada). A pessoa sente o movimento de chutar, mas é involuntário, e ela não tem a sensação de tê-lo gerado. Em suma, esse reflexo relativamente simples mostra a alça aferente (ativação dos fusos musculares por um estímulo), o processamento central desse arco reflexo (a sinapse das fibras aferentes do grupo Ia para os motoneurônios) e a resposta (chute da perna). Muitos reflexos são mais complexos e podem envolver vários tipos de interneurônios.

É a ligação previsível entre estímulo e resposta que torna os reflexos instrumentos úteis para os clínicos e os neurocientistas que tentam compreender a função da medula espinhal. No entanto, não se deve pensar que a função de determinado neurônio seja unicamente a participação em um dado reflexo porque os mesmos neurônios são alvos de vias motoras descendentes e estão envolvidos em gerar movimento voluntário. Na verdade, muitos desses neurônios estão ativos até quando a alça aferente

de seu arco reflexo está silenciosa. Um de tais exemplos é o dos interneurônios do arco reflexo de flexão que também fazem parte do gerador de padrão central para a locomoção.

Nas várias seções a seguir, discutem-se três reflexos espinais bem conhecidos em detalhes porque ilustram aspectos importantes dos circuitos e da função da medula e também por causa de suas importâncias comportamental e clínica. No entanto, existem muitos outros reflexos que são mediados por circuitos espinais (como o reflexo da micção; Figura 11.3).

Reflexo miotático ou de estiramento

O reflexo miotático, como implica seu nome, é um conjunto de respostas motoras desencadeadas pelo estiramento de um músculo. O reflexo patelar descrito anteriormente é um exemplo bem conhecido. O reflexo miotático é crucial para a manutenção da postura e ajuda a superar impedimentos inesperados durante um movimento voluntário. As alterações no reflexo miotático estão envolvidas em ações comandadas pelo encéfalo, e as alterações patológicas desse reflexo são sinais importantes de doença neurológica. O reflexo miotático fásico ocorre em resposta a estiramentos rápidos e transitórios do músculo, como os desencadeados pelo uso de um martelo de reflexos pelo médico ou por um impedimento inesperado a um movimento em execução. O reflexo miotático tônico ocorre em resposta a um estiramento mais lento ou constante aplicado ao músculo. O receptor responsável por iniciar um reflexo miotático é o fuso muscular. Os fusos musculares são encontrados em quase todos os músculos esqueléticos e se concentram particularmente naqueles músculos que exercem um controle motor preciso (como os pequenos músculos da mão e do olho). Esse circuito reflexo é um mecanismo universal para ajudar a regular a atividade muscular.

Estrutura do fuso muscular

Como se percebe pelo seu nome, o fuso muscular é um fuso ou órgão fusiforme composto por um feixe de fibras musculares especializadas ricamente inervadas por axônios sensitivos e axônios motores (Figura 9.2). Um fuso muscular tem aproximadamente 10 μm de diâmetro e até 10 mm de comprimento. A parte inervada do fuso muscular está encerrada em uma cápsula de tecido conjuntivo. Os fusos musculares se situam entre as fibras musculares regulares e tipicamente se localizam perto da inserção tendínea do músculo. As extremidades do fuso estão ligadas ao tecido conjuntivo no músculo (endomísio). O ponto-chave é que os fusos musculares se conectam em paralelo com as fibras musculares regulares e, desse modo, conseguem detectar alterações no comprimento do músculo.

As fibras musculares no interior do fuso são chamadas **fibras intrafusais** para distingui-las das fibras regulares ou extrafusais que compõem a massa do músculo. As fibras intrafusais individuais são muito mais finas do que as fibras extrafusais e não percorrem todo o comprimento do músculo. São também fracas demais para contribuírem significativamente para a tensão muscular ou para causarem alterações no comprimento global do músculo diretamente por sua contração.

Morfologicamente, encontram-se dois tipos de fibras musculares intrafusais nos fusos musculares: **fibras em bolsa (ou saco) nuclear** e **em cadeia nuclear** (Figura 9.2B). Esses nomes são derivados da disposição dos núcleos nas fibras. (As fibras

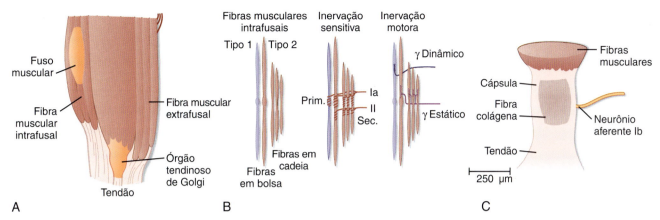

• **Figura 9.2** Proprioceptores musculares. Os músculos esqueléticos contêm receptores sensitivos mergulhados no músculo (fusos) e em seus tendões (órgãos tendinosos de Golgi). **A.** Visão esquemática de um músculo mostrando o arranjo de um fuso em paralelo com as fibras musculares extrafusais e um órgão tendinoso em série com as fibras musculares. **B.** Estrutura e inervações (motora e sensitiva) de um fuso muscular. **C.** Estrutura e inervação de um órgão tendinoso.

musculares são formadas pela fusão de muitos mioblastos individuais durante o desenvolvimento; portanto, as células musculares maduras são multinucleadas.) As fibras em bolsa nuclear são maiores do que as fibras em cadeia nuclear, e seus núcleos se agrupam como laranjas em uma bolsa na região central ou equatorial da fibra. Nas fibras em cadeia nuclear, os núcleos se dispõem em uma fileira. Funcionalmente, as fibras em bolsa nuclear se dividem em dois tipos: fibras em bolsas do tipo 1 e do tipo 2. Como ainda será detalhado, as fibras em bolsa do tipo 2 são funcionalmente semelhantes às fibras em cadeia.

A inervação neural de uma fibra intrafusal difere significativamente daquela de uma fibra extrafusal, que é inervada por um único motoneurônio. As fibras intrafusais recebem inervações sensitiva e motora. A inervação sensitiva tipicamente inclui uma única fibra aferente do grupo Ia e um número variável de fibras aferentes do grupo II (Figura 9.2B). As fibras do grupo Ia pertencem à classe de fibras nervosas sensitivas com maior diâmetro e conduzem à velocidade de 80 a 120 m/segundo; as fibras do grupo II têm tamanho médio e conduzem à velocidade de 35 a 75 m/segundo. Uma fibra aferente do grupo Ia forma uma terminação em forma de espiral, denominada *terminação primária*, em cada uma das fibras musculares intrafusais no fuso. As terminações primárias são encontradas em ambos os tipos de fibras em bolsa nuclear e nas fibras em cadeia nuclear. A fibra aferente do grupo II forma um tipo secundário de terminação nas fibras em cadeia nuclear e em bolsa do tipo 2, mas não nas fibras em bolsa do tipo 1. As terminações primária e secundária têm canais mecanossensíveis para detectar o nível de tensão na fibra muscular intrafusal.

A inervação motora para um fuso muscular consiste em dois tipos de motoneurônios γ (Figura 9.2B). Os axônios motores γ dinâmicos terminam nas fibras em bolsa nuclear do tipo 1, e os axônios motores γ estáticos terminam nas fibras em cadeia nuclear e em bolsa nuclear do tipo 2.

Os fusos musculares detectam alterações no comprimento do músculo

Os fusos musculares respondem às alterações no comprimento do músculo porque se situam em paralelo com as fibras extrafusais e, portanto, são estirados ou encurtados juntamente com as fibras extrafusais. As fibras intrafusais, como todas as fibras musculares, demonstram propriedades semelhantes às de uma mola: uma mudança em seu comprimento muda a tensão sob a qual se encontram, e essa mudança é detectada pelos mecanorreceptores das fibras aferentes do grupo Ia e do grupo II do fuso muscular. O canal de cátions não seletivo Piezo2 é identificado como o principal canal de transdução que permite que as fibras aferentes sensitivas sejam sensíveis às mudanças na tensão mecânica que ocorrem quando o comprimento de um músculo muda.

A Figura 9.3 mostra as alterações de atividade das fibras aferentes de um fuso muscular quando o músculo é estirado. Está claro que as fibras do grupo Ia e do grupo II respondem diferentemente ao estiramento. As fibras do grupo Ia são sensíveis ao grau de estiramento e à sua velocidade, enquanto as fibras do grupo II respondem principalmente ao grau de estiramento. Desse modo, quando um músculo é estirado e fica com um comprimento mais longo, as descargas do grupo II aumentam proporcionalmente ao grau de estiramento (Figura 9.3, *esquerda*), e quando o músculo encurta, sua taxa de descargas diminui proporcionalmente (Figura 9.3, *direita*). As fibras do grupo Ia mostram essa mesma **resposta do tipo estático** e, assim, sob condições constantes (comprimento muscular constante), sua taxa de descargas reflete o grau do estiramento muscular, evento semelhante ao que ocorre com as fibras do grupo II.

Enquanto o comprimento do músculo está mudando, as descargas do grupo Ia refletem a taxa de estiramento ou de encurtamento que o músculo está sofrendo. Sua atividade aumenta durante o estiramento muscular e diminui (até mesmo cessando) durante o encurtamento do músculo. Essas são as chamadas **respostas dinâmicas**. Essa sensibilidade dinâmica revela que a atividade das fibras do grupo Ia é muito mais sensível a estiramentos transitórios e oscilatórios, como se vê nos diagramas da parte central da Figura 9.3. Particularmente, o perfil do estímulo com a percussão do tendão é o que ocorre quando um martelo de reflexos é usado para bater no tendão muscular, levando a um breve estiramento do músculo ligado a ele. A mudança de comprimento do músculo é breve demais para que ocorram alterações significativas nas descargas do grupo II; mas, como a magnitude da taxa de alteração (inclinações do perfil de percussão) é alta demais com o estímulo, desencadeiam-se grandes respostas dinâmicas nas fibras do grupo Ia. Desse modo, a funcionalidade dos arcos reflexos envolvendo as fibras aferentes do grupo Ia é o que está sendo avaliado quando um martelo de reflexos é usado para percutir os tendões. Mais importante ainda, o comportamento dessa resposta fornece informações sobre a fonte da disfunção motora potencial (p. ex., SNC ou SNP; ver seção mais adiante neste capítulo, "Déficits motores causados por lesões das vias motoras descendentes").

Os motoneurônios γ ajustam a sensibilidade do fuso

Até este ponto, descrevemos somente como os fusos musculares se comportam quando não há alterações na atividade dos motoneurônios γ. Contudo, a inervação eferente dos fusos musculares é extremamente importante porque determina a sensibilidade dos fusos musculares ao estiramento. Por exemplo, na Figura 9.4A, a atividade de uma fibra aferente de um fuso muscular é mostrada durante um estiramento contínuo. Se fosse para

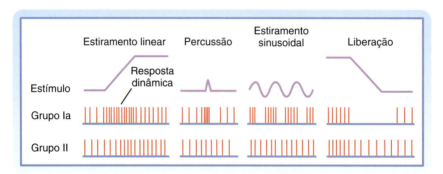

• **Figura 9.3** Respostas de uma terminação primária (grupo Ia) e de uma terminação secundária (grupo II) a alterações do comprimento do músculo. Observe a diferença entre as responsividades dinâmica e estática dessas terminações. As ondas no *topo* representam as alterações de comprimento do músculo. As *fileiras média e inferior* mostram as descargas de uma fibra do grupo Ia e de uma fibra do grupo II, respectivamente, durante as várias alterações do comprimento do músculo.

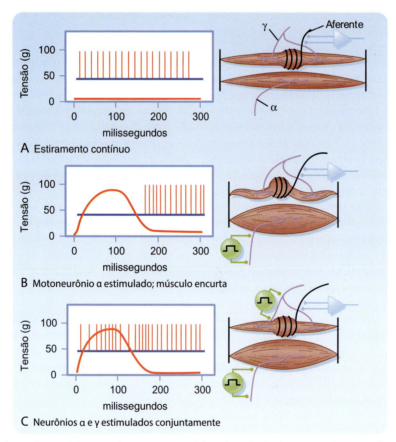

• **Figura 9.4** A atividade dos motoneurônios γ pode opor-se aos efeitos da retirada da carga sobre uma fibra aferente de fuso muscular. **A.** Atividade de uma fibra aferente de fuso muscular durante um estiramento contínuo. **B.** A estimulação de um motoneurônio α em 0 milissegundo causa a contração das fibras extrafusais, o que leva ao encurtamento do músculo e ao aumento da tensão muscular, mas também à retirada da carga sobre o fuso muscular, o que, por sua vez, induz a fibra aferente a diminuir sua atividade. Com o relaxamento, o músculo retorna ao seu comprimento original, e a tensão é restaurada nas fibras intrafusais, causando o retorno da atividade na fibra aferente do grupo Ia. **C.** A coativação de motoneurônios α e γ causa encurtamento das fibras extrafusais e intrafusais. Desse modo, não há retirada de carga do fuso, e a fibra aferente mantém sua atividade espontânea. (Redesenhada de Kuffler SW, Nicholls JG. *From Neuron to Brain*. Sunderland, MA: Sinauer; 1976.)

haver contração apenas nas fibras musculares extrafusais (isso pode ser feito experimentalmente por estimulação seletiva dos motoneurônios α; Figura 9.4B), a tensão sobre o fuso muscular seria retirada pelo encurtamento resultante do músculo. Se isso acontecer, a fibra aferente do fuso muscular pode parar de efetuar descargas e ficar insensível a posteriores diminuições do comprimento muscular. No entanto, pode-se impedir que o fuso fique inativo se os motoneurônios α e γ forem estimulados simultaneamente. Tal estimulação combinada faz que as fibras musculares intrafusais encurtem juntamente com as fibras musculares extrafusais, o que mantém a tensão basal na parte equatorial das fibras intrafusais (Figura 9.4C).

Observe que somente as duas regiões polares do músculo intrafusal se contraem; a região equatorial, onde se localizam os núcleos, não se contrai porque tem pouca proteína contrátil. Todavia, quando as regiões polares se contraem, a região equatorial se alonga e readquire sua sensibilidade. Inversamente, quando um músculo relaxa (devido à queda da atividade do motoneurônio α) e, portanto, se alonga (se suas extremidades estiverem sendo puxadas), uma diminuição concomitante na atividade dos motoneurônios γ permite que as fibras intrafusais relaxem (e assim se alonguem) também e impede a tensão na parte central da fibra intrafusal de chegar a um nível em que estejam saturados os disparos das fibras aferentes. Desse modo, o sistema de motoneurônios γ permite que o fuso muscular opere em uma ampla faixa de comprimentos musculares, ao mesmo tempo retendo alta sensibilidade a pequenas alterações de comprimento.

Para movimentos voluntários, os comandos motores descendentes do encéfalo tipicamente ativam ao mesmo tempo motoneurônios α e γ, presumivelmente para manter a sensibilidade dos fusos como descrito. Isso tem duas funções importantes: em primeiro lugar, ao manter a sensibilidade do fuso muscular à medida que muda o comprimento do músculo, o fuso continua capaz de detectar e de sinalizar ao SNC quaisquer perturbações do movimento em curso que causem um estiramento inesperado do músculo, e isso, por sua vez, permite que o SNC inicie as correções reflexas (o que será visto na próxima seção) e as voluntárias. Em segundo lugar, se o fuso ficasse inativo durante o movimento, isso se oporia ao movimento pretendido diminuindo o impulso excitatório, por meio do arco reflexo do grupo Ia (o que será visto na próxima seção), para os motoneurônios α que excitam os músculos agonistas.

Como já foi mencionado, existem dois tipos de motoneurônios γ: os dinâmicos e os estáticos (Figura 9.2). Isso permite que o SNC exerça um controle muito preciso sobre a sensibilidade do fuso muscular. Os axônios motores γ dinâmicos inervam as fibras em bolsa nuclear do tipo 1 e os axônios motores γ estáticos fazem sinapse nas fibras em cadeia nuclear e nas fibras em bolsa nuclear do tipo 2. Quando um motoneurônio γ dinâmico é ativado, a resposta da fibra aferente do grupo Ia é potencializada, mas a atividade das fibras aferentes do grupo II fica inalterada; quando um motoneurônio γ estático efetua sua descarga, a responsividade das fibras aferentes do grupo II e a responsividade estática das fibras aferentes do grupo Ia aumentam. Os efeitos da estimulação das fibras estáticas e dinâmicas em resposta ao estiramento das fibras aferentes do grupo Ia estão ilustrados na Figura 9.5. As vias descendentes podem influenciar preferencialmente os motoneurônios γ dinâmicos ou estáticos e, assim, alterar a natureza da atividade reflexa na medula espinhal e também o funcionamento do fuso muscular durante movimentos voluntários.

Reflexo miotático fásico (ou Ia)

O arco reflexo responsável pelo reflexo miotático fásico é mostrado na Figura 9.6; o músculo reto femoral serve como exemplo. Um estiramento rápido do músculo reto femoral ativa fortemente as fibras do grupo Ia dos fusos musculares, que então transmitem o sinal à medula espinhal. Na medula espinhal, cada fibra aferente do grupo Ia ramifica-se muitas vezes para formar sinapses excitatórias diretas (de maneira monossináptica) virtualmente em todos os motoneurônios α que inervam o mesmo músculo (também chamado *homônimo*) e com muitos motoneurônios α que inervam sinergistas, como o músculo vasto intermédio neste caso, que também atua na extensão da perna no joelho. Se a excitação tiver potência suficiente, os motoneurônios efetuam suas descargas e causam contração do músculo. Note que as fibras do grupo Ia não inervam os motoneurônios γ, possivelmente para evitar uma situação de alça de retroalimentação positiva. Alvejar exclusivamente os motoneurônios α é algo excepcional, pois a maioria dos outros reflexos e vias descendentes tem como alvo tanto os motoneurônios α com os γ.

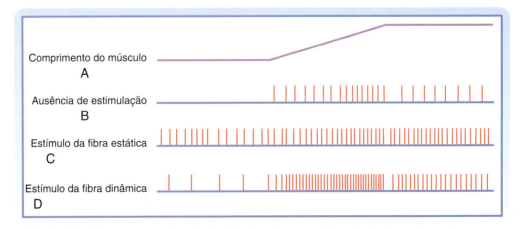

• **Figura 9.5** Efeitos dos motoneurônios γ estáticos e dinâmicos sobre as respostas de uma terminação primária ao estiramento muscular. **A.** Curso de tempo do estiramento. **B.** Atividade das fibras do grupo Ia na ausência de atividade do motoneurônio γ. **C.** Estimulação de um axônio motor γ estático. **D.** Estimulação de um axônio motor γ dinâmico. (Redesenhada de Crowe A, Matthews PBC. *J Physiol* 1964;174:109.)

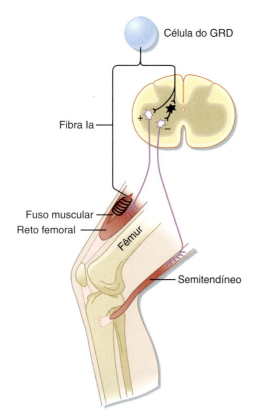

• **Figura 9.6** Arco reflexo do reflexo miotático. A via de volta ao reto femoral neste arco contém uma única sinapse no sistema nervoso central; por isso, é um reflexo monossináptico. O interneurônio, mostrado em *preto*, é um interneurônio inibitório do grupo Ia. GRD, gânglio da raiz dorsal.

Outros ramos de fibras do grupo Ia terminam em vários interneurônios; entretanto, um tipo, o interneurônio inibitório Ia recíproco (neurônio preto na Figura 9.6), é particularmente importante com referência ao reflexo miotático. Esses interneurônios são identificáveis por serem os únicos interneurônios inibitórios a receberem aferência tanto das fibras aferentes do grupo Ia como das células de Renshaw (Figura 9.12). Eles terminam em motoneurônios α que inervam os músculos antagonistas – neste caso, os músculos flexores do joelho, inclusive o músculo semitendíneo. Outros ramos das fibras aferentes do grupo Ia fazem sinapse também com outros neurônios que originam as vias ascendentes que abastecem várias partes do encéfalo (particularmente o cerebelo e o córtex cerebral) com informações sobre o estado do músculo.

A organização do arco reflexo miotático garante que um conjunto de motoneurônios α seja ativado, e o conjunto oponente, inibido. Denomina-se a esse arranjo **inervação recíproca**. Embora muitos reflexos envolvam tal inervação recíproca, esse tipo de inervação não é a única organização possível de um sistema de controle motor; as vias motoras descendentes podem sobrepujar tais padrões.

O reflexo miotático é muito potente, em grande parte por causa de sua natureza monossináptica. O poder desse reflexo também deriva da convergência e da divergência ótimas que existem nessa via, o que não é aparente nos diagramas de circuitos, como na Figura 9.6, cuja finalidade é tipicamente ilustrar as vias reflexas. Na verdade, cada fibra do grupo Ia entra em contato virtualmente com todos os motoneurônios α homônimos, e cada um desses motoneurônios α recebe aferência de todos os fusos naquele músculo. Embora sua natureza monossináptica torne o reflexo do grupo Ia rápido e poderoso, também significa que existe relativamente pouca oportunidade para um controle direto do fluxo de atividade através de seu arco reflexo. O SNC supera esse problema controlando a sensibilidade dos fusos musculares por meio do sistema de motoneurônios γ, como descrito anteriormente.

Reflexo miotático tônico

O reflexo miotático tônico pode ser desencadeado quando se dobra uma articulação passivamente. Este circuito reflexo inclui as fibras aferentes dos grupos Ia e II dos fusos musculares. As fibras do grupo II fazem conexões excitatórias monossinápticas com motoneurônios α, mas também as excitam através de vias dissinápticas e polissinápticas. Normalmente, existe uma atividade constante nas fibras aferentes dos grupos Ia e II, a qual ajuda a manter uma taxa basal de descargas dos motoneurônios α; portanto, o reflexo miotático tônico contribui para o tônus muscular. Sua atividade também contribui para a capacidade de manter uma posição. Por exemplo, se o joelho de um soldado em pé em posição de sentido começar a flexionar por causa da fadiga, o músculo quadríceps é estirado, desencadeia-se um reflexo miotático tônico, e o quadríceps se contrai mais opondo-se à flexão e restaurando a postura (observe também que a contração dos músculos da perna diminui o acúmulo de sangue nas pernas e a possível ocorrência de hipotensão ortostática – desmaio).

A discussão até agora sugere que os reflexos miotáticos podem atuar como um sistema de retroalimentação negativa para controlar o comprimento dos músculos. Seguindo o arco reflexo miotático, é possível ver que alterações em sua atividade se opõem às alterações do comprimento do músculo a partir de determinado ponto. Por exemplo, se o comprimento do músculo aumentar, haverá aumento nas descargas das fibras dos grupos Ia e II, o que excita os motoneurônios α homônimos e leva à contração do músculo e à reversão do estiramento. De modo semelhante, o encurtamento passivo do músculo tira a carga dos fusos e leva a uma diminuição do impulso excitatório aos motoneurônios e ao relaxamento do músculo. Portanto, como os humanos conseguem mover suas articulações? Em parte, porque os motoneurônios γ são coativados durante um movimento e, assim sendo, deslocam o ponto de equilíbrio do fuso e, em parte, porque o ganho ou a força do reflexo é baixo o suficiente para que outra aferência ao motoneurônio sobrepuje o reflexo miotático.

Reflexo miotático inverso ou do grupo Ib

O reflexo miotático inverso atua opondo-se às alterações do nível de força no músculo. Assim como o reflexo miotático pode ser considerado um sistema de retroalimentação que regula o comprimento do músculo, o reflexo miotático inverso, ou do grupo Ib, pode ser considerado um sistema de retroalimentação que ajuda a manter os níveis de força em um músculo. Tendo a parte superior da perna como exemplo, o arco reflexo do grupo Ib é retratado na Figura 9.7.

O arco inicia-se com o receptor no órgão tendinoso de Golgi, que detecta a tensão no músculo. Os órgãos tendinosos de Golgi localizam-se na junção do tendão com as fibras musculares e, portanto, situa-se em série com as fibras musculares, diferentemente da disposição em paralelo dos fusos musculares (Figura 9.2). Os órgãos tendinosos de Golgi têm um diâmetro de aproximadamente 100 μm e um comprimento de aproximadamente 1 mm. Um órgão tendinoso de Golgi é inervado pelas terminações das fibras aferentes do grupo Ib. Essas terminações enrolam-se em torno dos feixes de fibras colágenas no tendão de um músculo (ou em inscrições tendíneas no interior do músculo).

Por causa de sua relação em série com o músculo, os órgãos tendinosos de Golgi podem ser ativados por estiramento muscular ou por contração muscular. Em ambos os casos, o estímulo real sentido pelo órgão tendinoso de Golgi é a força que se desenvolve no tendão ao qual está ligado. No caso do estiramento, a resposta é devida à natureza elástica semelhante a uma mola do músculo, em que a força sobre o músculo ("a mola") é proporcional a o quanto ele é alongado (com base na lei de Hook).

NA CLÍNICA

Reflexos miotáticos hiperativos podem levar a tremores e ao clônus, que são tipos de movimentos rítmicos involuntários. Embora a ação de retroalimentação negativa do reflexo miotático ajude a estabilizar a extremidade em determinada posição, se ocorrer uma perturbação externa da extremidade, o atraso de condução entre o estímulo iniciador (estiramento muscular) e a resposta (contração muscular) pode fazer que o circuito do reflexo miotático seja fonte de uma instabilidade que leva a movimentos rítmicos. Especificamente, o clônus é desencadeado por um estiramento sustentado de um músculo em uma pessoa que tenha lesão medular. Normalmente, um estiramento contínuo imposto sobre um músculo desencadeia o aumento da atividade das fibras do grupo Ia e do grupo II, o que, depois de um atraso, causa uma contração no músculo que se opõe ao estiramento, mas não devolve completamente o músculo ao seu comprimento inicial porque o ganho do reflexo miotático é muito menor do que 1.[a]

Essa compensação parcial, por sua vez, leva a uma diminuição da atividade das fibras dos grupos Ia e II, o que faz a extremidade alongar-se novamente, mas não inteiramente. Tal alongamento mais uma vez aumenta a atividade das fibras dos grupos Ia e II, e assim por diante. O atraso é essencial para estabelecer a oscilação porque faz que o sinal de retroalimentação continue mesmo depois que o músculo foi compensado, o que resulta em uma compensação excessiva que leva a uma subsequente correção exagerada. No entanto, como o ganho do reflexo normalmente é inferior a 1, essa oscilação normalmente se extingue rapidamente (as compensações excessivas diminuem em amplitude rapidamente), e o músculo entra em repouso em um comprimento intermediário. Porém, quando as vias motoras descendentes são lesadas, as alterações resultantes na conectividade medular e os aumentos de excitabilidade neuronal resultam em um reflexo hiperativo (o que é equivalente a elevar o ganho do reflexo miotático para próximo de 1). Nesse caso, as compensações exageradas sucessivas são muito maiores e se pode observar uma oscilação manifesta, porém transitória (clônus). Se o ganho for igual a 1, o clônus não se extingue, mas persiste enquanto for mantido o estímulo de estiramento inicial.

---

[a]Em geral, define-se *ganho* de um sistema como sua eferência (resposta) para uma dada aferência (estímulo). Neste caso, a aferência do sistema é o estiramento imposto, e a eferência é o movimento causado pela contração provocada pelo reflexo miotático.

Para distinguir entre a responsividade dos fusos musculares e dos órgãos tendinosos de Golgi, os padrões de descargas das fibras dos grupos Ia e Ib podem ser comparados quando um músculo é estirado e depois mantido em um comprimento mais longo (Figura 9.8). A taxa de descargas das fibras do grupo Ia mantém seu aumento até que o estiramento seja revertido.

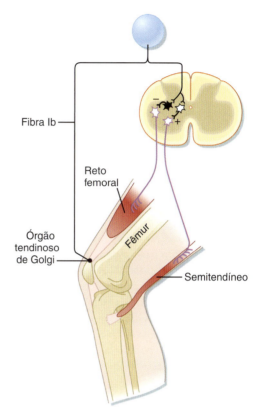

• **Figura 9.7** Arco reflexo do reflexo miotático inverso. Os interneurônios incluem interneurônios excitatórios (*branco*) e inibitórios (*preto*). Este é um exemplo de reflexo dissináptico.

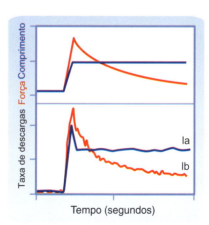

• **Figura 9.8** Alterações nas taxas de descargas no grupo Ia e no grupo Ib quando o músculo é estirado até um novo comprimento. Depois de uma série transitória de descargas, a taxa de descargas da fibra do grupo Ia permanece constante em um novo nível mais alto, que é proporcional ao aumento de comprimento (compare as *linhas azuis nos gráficos superior e inferior*). Diferentemente, a fibra do grupo Ib mostra um rápido aumento inicial das descargas, seguido por uma lenta diminuição de volta ao nível original (*gráfico inferior, linha vermelha*) e tem um perfil de descargas que corresponde ao nível de tensão no músculo causado pelo estiramento (*gráfico superior, linha vermelha*).

Diferentemente, a fibra do grupo Ib mostra um grande aumento inicial das descargas, refletindo o aumento de tensão no músculo causado pelo estiramento, mas depois mostra um retorno gradual à sua taxa inicial de descargas à medida que a tensão sobre o músculo é reduzida por causa da reciclagem de pontes cruzadas e o resultante alongamento dos sarcômeros. Portanto, os órgãos tendinosos de Golgi sinalizam força, enquanto os fusos sinalizam comprimento muscular. Outra evidência dessa distinção é que as descargas do grupo Ib se correlacionam com o nível de força durante a contração isométrica, embora o comprimento do músculo e, portanto, a atividade do grupo Ia fiquem inalterados.

As fibras aferentes do grupo Ib ramificam-se ao entrarem na medula espinhal e terminam em interneurônios. Não há conexões monossinápticas com motoneurônios α. Em vez disso, as fibras aferentes do grupo Ib fazem sinapse em duas classes de interneurônios: os interneurônios que inibem os motoneurônios α que inervam o músculo homônimo (neste caso, o músculo reto femoral) e os interneurônios excitatórios que ativam os motoneurônios α para o antagonista (o músculo semitendíneo). Como há duas sinapses em série no SNC, esse é um arco reflexo dissináptico. Em razão dessas conexões, a atividade das fibras do grupo Ib deve ter a ação oposta à do reflexo miotático do grupo Ia durante o estiramento passivo do músculo, o que explica o outro nome do reflexo do grupo Ib, reflexo miotático inverso.

Funcionalmente, contudo, os dois arcos reflexos podem atuar sinergicamente, como se mostra no exemplo a seguir. Lembre-se de que os órgãos tendinosos de Golgi monitoram os níveis de força sobre o tendão que inervam. Se durante uma postura mantida (como ficar em pé em posição de sentido) os extensores do joelho (como o músculo reto femoral) começarem a entrar em fadiga, a força que faz tração sobre o tendão patelar declina. O declínio de força reduz a atividade dos órgãos tendinoso de Golgi nesse tendão. Como o reflexo do grupo Ib normalmente inibe os motoneurônios α para o músculo reto femoral, a redução de atividade dos órgãos tendinosos de Golgi potencializa a excitabilidade (desinibe) dos motoneurônios α, ajudando a reverter a diminuição de força causada pela fadiga. Dobrar o joelho simultaneamente estira os extensores do joelho e ativa as fibras aferentes dos fusos musculares, o que então excita os mesmos motoneurônios α. A ação coordenada das fibras aferentes do fuso muscular e do órgão tendinoso de Golgi ajuda a oporem-se à diminuição da contração do músculo reto femoral devido à fadiga funcionando em conjunto para manter a postura em pé.

Reflexos de flexão e locomoção

O reflexo de flexão inicia-se com a ativação de um ou mais de vários receptores sensoriais, incluindo os nociceptores, cujos sinais podem ser levados à medula espinhal por meio de várias fibras aferentes, incluindo as fibras dos grupos II e III, coletivamente chamadas fibras **aferentes do reflexo de flexão** (**ARF**). Nos reflexos de flexão, séries de descargas aferentes: (1) fazem os interneurônios excitatórios ativarem os motoneurônios α que inervam os músculos flexores na extremidade ipsilateral e (2) fazem os interneurônios inibitórios inibirem os motoneurônios α que inervam os músculos extensores antagonistas (Figura 9.9). Esse padrão de atividade faz que uma ou mais articulações na extremidade estimulada flexionem. Além disso, os interneurônios comissurais provocam o padrão oposto de atividade na medula espinhal contralateral (Figura 9.9), o que resulta em extensão da extremidade oposta, o **reflexo da extensão cruzada**.

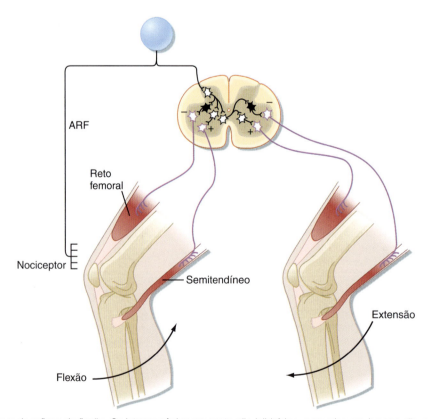

• **Figura 9.9** Arco reflexo do reflexo de flexão. Os interneurônios em *preto* são inibitórios, e aqueles em *branco* são excitatórios. ARF, aferente do reflexo de flexão.

NA CLÍNICA

Depois da lesão das vias motoras descendentes, os reflexos miotáticos hiperativos podem resultar em espasticidade, na qual existe grande resistência à rotação passiva das extremidades. Nesse quadro, pode ser possível demonstrar o que é chamado **reflexo em canivete**. Quando existe uma espasticidade, as tentativas de rodar uma extremidade em torno de uma articulação inicialmente encontram alta resistência. No entanto, se a força aplicada for aumentada, chega-se a um ponto em que a resistência subitamente se dissipa, e a extremidade roda facilmente. Essa alteração de resistência é causada por inibição do reflexo. O arco reflexo do grupo Ib sugere que elevar a atividade nessa via poderia ser subjacente à súbita liberação da resistência e, na verdade, o reflexo em canivete já foi atribuído à ativação dos órgãos tendinosos de Golgi quando se pensava que tais receptores tivessem alto limiar para o estiramento muscular. No entanto, já se mostrou que os órgãos tendinosos são ativados em níveis muito baixos de força e já não se pensa que causem o reflexo em canivete. Agora se pensa que esse reflexo seja causado pela ativação de outros receptores musculares com alto limiar que inervam a fáscia em torno do músculo. Os sinais desses receptores causam a ativação dos interneurônios que levam à inibição dos motoneurônios homônimos.

Para as extremidades inferiores nos humanos (ou para as patas traseiras e dianteiras nos quadrúpedes), a parte da extensão cruzada do reflexo ajuda a manter o equilíbrio, possibilitando que a extremidade contralateral seja capaz de sustentar a carga adicional transferida para ela quando a extremidade flexionada for elevada.

Como a flexão tipicamente aproxima a extremidade afetada do corpo e a afasta de um estímulo doloroso, os reflexos de flexão são um tipo de reflexo de retirada. Na Figura 9.9, o circuito neural do reflexo de flexão é mostrado para os neurônios que afetam apenas a articulação do joelho. Na verdade, ocorre considerável divergência das vias aferentes primárias e interneuronais no reflexo de flexão. De fato, todas as principais articulações de uma extremidade (quadril, joelho e tornozelo) podem estar envolvidas em um forte reflexo flexor de retirada. Os detalhes do reflexo flexor de retirada variam dependendo da natureza e da localização do estímulo.

Os interneurônios que facilitam os reflexos de flexão parecem fazer parte do **gerador de padrão central (GPC)** para gerar locomoção, demonstrando como são usados os circuitos reflexos para várias finalidades. Um GPC é um grupo de neurônios e circuitos capazes de gerar a atividade rítmica subjacente aos atos motores, mesmo na ausência de aferência sensorial. Por exemplo, a ativação dos interneurônios ARF leva a um padrão de excitação flexora e inibição extensora em um lado e ao padrão inverso no lado oposto; a ativação alternada dos interneurônios ARF em cada lado da medula espinhal leva a um padrão de passos na marcha. Isso significa que o movimento de caminhar poderia resultar da ativação alternada dos interneurônios ARF a cada lado. Observe que tal padrão de atividade rítmica nos circuitos ARF não precisa ser dependente da atividade das próprias fibras ARF (elas poderiam ser ativadas por vias descendentes do encéfalo).

Para mostrar que esses circuitos realmente estão envolvidos em gerar o ritmo da locomoção, foram feitas preparações de medula espinhal que mostraram uma locomoção espontânea (se o tronco encefálico for transeccionado e houver sustentação do peso do corpo, os circuitos medulares podem gerar uma atividade que faça as extremidades realizarem uma sequência normal de locomoção). Em tal preparação, registraram-se os sinais eletromiográficos dos flexores e extensores de uma extremidade, e as fibras ARF eram então estimuladas para demonstrar o efeito sobre o ritmo da locomoção (Figura 9.10). Antes de qualquer estímulo, existe um padrão alternante espontâneo de atividade eletromiográfica (EMG) flexora e extensora. Se as fibras ARF não estivessem envolvidas no circuito da locomoção, ou pelo menos não fossem uma parte fundamental dos circuitos responsáveis por gerar o ritmo (Figura 9.10B), seria de esperar que o estímulo produzisse somente uma resposta transitória (*i. e.*, um único período de atividade no registro EMG dos flexores e breve inibição de atividade no registro EMG dos extensores), mas não se teria um efeito de longo prazo sobre o padrão já estabelecido do EMG. Tal resposta transitória é observada (Figura 9.10A; registros de EMG imediatamente depois do estímulo). No entanto, o estímulo também causa uma inversão permanente de aproximadamente 180 graus no ritmo locomotor, como se pode ver de uma comparação dos tempos de contrações antes e depois do estímulo. As linhas tracejadas verticais indicam os tempos em que seria esperada uma resposta flexora no EMG se o estímulo não tivesse produzido inversão de fase do padrão de atividade da EMG. Antes do estímulo, cada linha vertical está alinhada com o início de uma salva de atividade flexora no EMG, enquanto depois do estímulo cada linha vertical ocorre ao final da explosão flexora. Portanto, o estímulo afetou o próprio GPC locomotor (também chamado "gerador de padrão de locomotor"), e os interneurônios ARF são parte fundamental desse GPC (Figura 9.10C).

Um segundo ponto importante ilustrado por esse experimento é que o GPC da locomoção (e GPCs em geral) pode ser influenciado por forte atividade das fibras aferentes. A influência da fibra aferente garante que o gerador de padrão se adapte às alterações no terreno à medida que prossegue a locomoção. Tais alterações podem ocorrer rapidamente durante uma corrida, e a locomoção precisa então ser ajustada para assegurar a coordenação apropriada.

Determinação da organização medular por meio do uso de reflexos

Convergência e divergência são aspectos importantes das vias reflexas e dos circuitos neuronais em geral. Foram descritos vários exemplos desses fenômenos na discussão prévia sobre os reflexos. Estes podem ser usados para identificar e caracterizar esses fenômenos na medula espinhal. Por exemplo, a aferência convergente pode ser demonstrada por meio do fenômeno da **facilitação espacial**, que está ilustrada na Figura 9.11.

Neste exemplo, desencadeia-se um reflexo monossináptico por estimulação elétrica de fibras do grupo Ia em cada um dos nervos (Figura 9.11A). A resposta reflexa caracteriza-se pelo registro das descargas de axônios motores α da raiz ventral apropriada (como potencial de ação composto). Quando o nervo A é estimulado, registra-se pequeno potencial de ação composto como o reflexo A. De modo semelhante, quando o nervo B é estimulado, registra-se o reflexo B. A Figura 9.11B mostra os motoneurônios contidos no núcleo motor. Os motoneurônios α

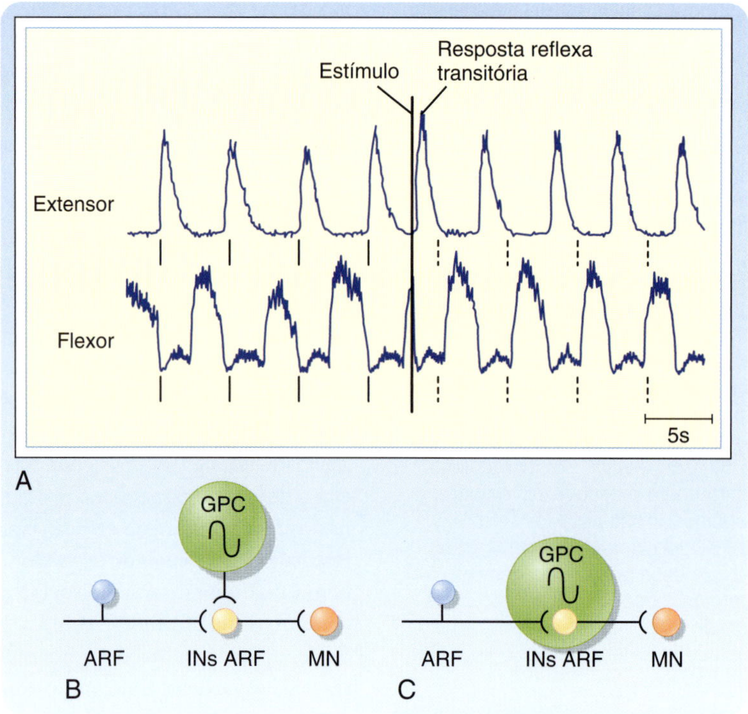

Figura 9.10 O reajuste de fase do ritmo de locomoção pela estimulação da fibra aferente do reflexo de flexão (ARF) ajuda a identificar os componentes neuronais do gerador de padrão central (GPC) subjacente. **A.** Registros de EMG dos músculos flexores e extensores do joelho. Observe o padrão alternante rítmico antes da aplicação do estímulo. As *linhas verticais sólidas* abaixo de cada traçado indicam os momentos em que a contração flexora é iniciada. As *linhas verticais interrompidas* indicam os momentos em que a contração flexora teria sido iniciada se o estímulo não causasse um efeito duradouro sobre o padrão rítmico. **B e C.** Dois modelos possíveis para o GPC subjacente ao ritmo locomotor retratado em **A. B.** Os interneurônios (INs) ARF no GPC não são mostrados. **C.** Os interneurônios ARF são mostrados. Os dados mostrados em **A** sustentam o modelo mostrado em **C.** MN, motoneurônio. (Dados de Hultborn H, Conway B, Gossard J, et al. *Ann N Y Acad Sci* 1998;860:70.)

nas zonas de descarga são ativados acima do limiar quando cada ramo nervoso é estimulado em separado. Desse modo, um par distinto de motoneurônios α produz potenciais de ação quando cada nervo é estimulado isoladamente. Além disso, cada um desses pares de motoneurônios é cercado por uma orla sublimiar de oito motoneurônios adicionais excitados, mas não o suficiente para desencadear potenciais de ação. Quando os dois nervos são estimulados ao mesmo tempo, registra-se uma descarga reflexa muito maior (compare R_A e R_B com os registros de $R_A + R_B$ na parte direita da Figura 9.11B). Como demonstra a figura, esse reflexo representa a descarga de sete motoneurônios α: os quatro que dispararam depois da estimulação individual de cada nervo (dois por nervo) e outros três motoneurônios α (localizados na zona de facilitação) ativados somente quando os dois nervos são estimulados simultaneamente porque se situam na orla sublimiar para ambos os nervos.

Um efeito semelhante pode ser desencadeado por estimulação repetitiva de um dos nervos, desde que os estímulos ocorram próximos o suficiente para que uma parte do efeito excitatório da primeira série de descargas ainda persista depois de chegar a segunda série de descargas. Esse efeito é chamado **somação temporal**. A somação espacial e a somação temporal dependem das propriedades dos PEPS provocados nos motoneurônios α pelas fibras aferentes do grupo Ia (Figura 6.8).

A convergência também pode levar a interações inibitórias entre estímulos, um fenômeno chamado **oclusão**. Se uma série de descargas em um dos dois nervos da Figura 9.11 chegar ao núcleo motor em um momento em que os motoneurônios

estejam altamente excitáveis, a descarga reflexa será relativamente grande (Figura 9.11C). Uma série de descargas semelhante no outro nervo também poderia produzir uma grande resposta reflexa. No entanto, quando os dois nervos são excitados simultaneamente, o reflexo pode ser menor do que a soma dos dois reflexos provocados independentemente se os neurônios que chegarem ao limiar de ativação dos dois nervos separadamente se sobrepuserem significativamente. Nesse caso, cada nervo aferente ativa sete motoneurônios α, mas as séries de descargas nos dois nervos juntos fazem que apenas 12 motoneurônios α efetuem descargas porque dois motoneurônios se situam nas mesmas zonas de descargas individuais de ambos os nervos aferentes.

Os fenômenos de somação espacial e temporal e oclusão também podem ser usados para demonstrar interações dos neurônios medulares com os vários circuitos reflexos. Para iniciar, uma descarga de reflexo monossináptico pode ser provocada pela estimulação das fibras aferentes do grupo Ia em um nervo de músculo. Esse é um teste da excitabilidade reflexa de uma população de motoneurônios α. As descargas de motoneurônios α extensores ou flexores podem ser registradas se for escolhido o nervo do músculo apropriado a ser estimulado. Outros tipos de fibras aferentes são então estimulados juntamente com as fibras aferentes homônimas do grupo Ia do músculo para demonstrar se muda a resposta à estimulação do grupo Ia. Por exemplo, a estimulação de fibras aferentes do grupo Ia no nervo para músculos antagonistas produz a inibição da resposta à estimulação do grupo Ia homônimo (que é mediada pelo interneurônio inibitório recíproco do grupo Ia descrito anteriormente).

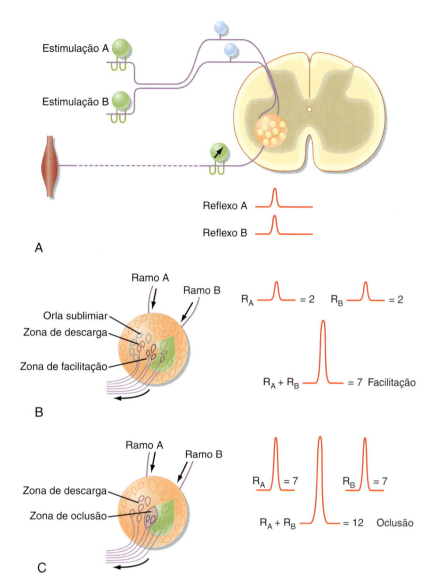

• **Figura 9.11** Facilitação espacial. **A.** Arranjo para usar séries de descargas aferentes provocadas eletricamente e registros de axônios motores em uma raiz ventral para estudar reflexos. **B.** Experimento no qual a estimulação combinada de fibras aferentes em dois nervos para músculos resultou em somação espacial (R_A e R_B). As zonas de descarga (*áreas rosa*) encerram motoneurônios α ativados acima do limiar quando cada ramo nervoso é estimulado separadamente. **C.** As séries de descargas combinadas causaram oclusão. (Redesenhada de Eyzaguirre C, Fidone SJ. *Physiology of the Nervous System*. 2nd ed. Chicago: Mosby-Year Book; 1975.)

Como outro exemplo, se as pequenas fibras aferentes de um nervo cutâneo forem estimuladas para provocar um reflexo de flexão, as respostas à estimulação do grupo Ia dos motoneurônios α que inervam os músculos extensores são inibidas (e as dos motoneurônios α que inervam os músculos flexores são potencializadas).

Como exemplo final, a estimulação de uma raiz ventral causa a inibição de respostas do grupo Ia e inibe a inibição recíproca do mesmo. Como a raiz ventral contém apenas axônios de motoneurônios, esse resultado implica a presença de colaterais de axônios que excitam os interneurônios inibitórios que retroalimentam a mesma população de motoneurônios (Figura 9.12). Esses interneurônios são chamados **células de Renshaw**. Como a estimulação da raiz ventral também inibe a inibição do grupo Ia de motoneurônios antagonistas, mas nenhuma outra classe de interneurônios, os interneurônios recíprocos do grupo Ia são especialmente inibidos por esta mesma estimulação da raiz ventral (e ativados por estimulação do grupo Ia).

Vias motoras descendentes

Classificação das vias motoras descendentes

As vias motoras descendentes eram tradicionalmente divididas em **vias piramidais** e **extrapiramidais**. Essa terminologia reflete uma dicotomia clínica entre a doença do trato piramidal e a doença extrapiramidal. Na doença do trato piramidal, o trato **corticospinal** (piramidal) é interrompido. Os sinais dessa doença foram originalmente atribuídos à perda de função do trato piramidal (assim denominado porque o trato corticospinal passa pela pirâmide do bulbo). No entanto, em muitos casos de doença do trato piramidal, as funções de outras vias também são alteradas, e a maioria dos sinais da doença do trato piramidal (ver seção: "Déficits motores causados por lesões das vias motoras descendentes") aparentemente não é causada unicamente pela perda do trato corticospinal, mas também reflete o dano de outras vias motoras (algumas vezes chamado *sistema extrapiramidal*).

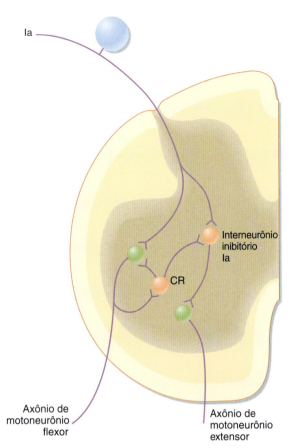

• **Figura 9.12** Conexões da célula de Renshaw (CR) com motoneurônios e interneurônios inibitórios do grupo Ia. Os circuitos mostrados medeiam a inibição recíproca dos músculos antagonistas (neste caso, um extensor) e a inibição desta inibição recíproca pelas células de Renshaw. Observe que um número equivalente de células de Renshaw e de interneurônios inibitórios do grupo Ia associa-se a motoneurônios extensores e à aferência do grupo Ia dos fusos nos músculos extensores, mas isto não é mostrado para tornar o esquema mais claro. As *células laranja* são inibitórias, e as *células azuis* e *verdes* são excitatórias.

Outro modo de classificar as vias motoras baseia-se em seus locais de término na medula espinhal e em seus papéis no controle do movimento e da postura. As **vias laterais** terminam nas partes laterais da substância cinzenta da medula espinhal (Figura 9.13). As vias laterais podem excitar motoneurônios diretamente, embora os interneurônios sejam seu alvo principal. Elas influenciam os arcos reflexos que controlam o movimento preciso das partes distais das extremidades, bem como aqueles que ativam a musculatura de sustentação nas regiões proximais das extremidades. As **vias mediais** terminam na parte medial do corno anterior no grupo medial de interneurônios (Figura 9.13). Esses interneurônios conectam-se bilateralmente aos motoneurônios que controlam a musculatura axial para o equilíbrio e a postura. Eles também contribuem para o controle de alguns dos músculos proximais das extremidades. Neste livro, os termos *lateral* e *medial* são usados para classificar as vias motoras descendentes. No entanto, essa terminologia não é acurada, em parte porque os corpos celulares dos motoneurônios em colunas localizadas têm grandes árvores dendríticas dos motoneurônios, que normalmente se espalham pela maior parte do corno anterior. Em consequência, qualquer motoneurônio tem o potencial de receber aferência das chamadas vias do sistema medial ou lateral.

Sistema lateral

Tratos corticospinal lateral e corticonuclear

Os tratos corticospinal e corticonuclear originam-se de uma ampla região do córtex cerebral. Essa região inclui as áreas motoras primária, pré-motora, suplementar e do cíngulo do lobo frontal, e o córtex somatossensorial do lobo parietal. As células de origem desses tratos são os neurônios piramidais grandes e pequenos da camada V do córtex, incluindo as **células piramidais gigantes de Betz**. Embora as células de Betz sejam uma característica definidora do córtex motor primário, elas representam uma pequena minoria (< 5%) dos neurônios que contribuem para esses tratos, em parte porque são encontradas apenas no córtex motor primário, e mesmo aí representam uma minoria dos neurônios que contribuem para os tratos. Esses tratos saem do córtex e entram na cápsula interna, depois atravessam o mesencéfalo no pedúnculo cerebral, atravessam a parte basilar da ponte e emergem para formar as pirâmides na superfície anterior do bulbo (Figura 9.13A). Os axônios corticonucleares saem do trato quando este desce pelo tronco encefálico e terminam nos núcleos motores dos vários nervos cranianos. As fibras corticospinais continuam caudalmente e, na região mais caudal do bulbo, cerca de 85% delas cruzam para o lado oposto. Elas, então, descem no funículo lateral contralateral como trato corticospinal lateral. Os axônios corticospinais laterais terminam em todos os níveis medulares, principalmente nos interneurônios, mas também nos motoneurônios. Os axônios restantes que não cruzam continuam caudalmente no funículo anterior no mesmo lado que o trato corticospinal anterior, que pertence ao sistema medial. Muitas dessas fibras finalmente decussam (cruzam) no nível medular em que terminam.

O trato corticospinal lateral é um trato relativamente menos importante nos mamíferos inferiores, mas é quantitativa e funcionalmente muito importante nos primatas, particularmente nos humanos, nos quais contém mais de 1 milhão de axônios. Esse número ainda representa uma proporção relativamente pequena do fluxo de saída do córtex porque existem aproximadamente 20 milhões de axônios nos pedúnculos cerebrais. Todavia, a via corticospinal é fundamental para o controle independente e preciso do movimento dos dedos na medida em que lesões isoladas do trato corticospinal tipicamente levam a uma perda permanente dessa capacidade, embora outras habilidades de movimento frequentemente sejam recuperadas em tais lesões. Na verdade, nos primatas, as sinapses corticospinais diretamente nos motoneurônios são particularmente prevalentes para os motoneurônios controlarem os músculos dos dedos e provavelmente são a base da capacidade de fazer movimentos dos dedos independentes e precisamente controlados.

O trato corticonuclear, o nome dado ao trato que se projeta do córtex para os núcleos motores dos nervos cranianos do tronco encefálico, tem divisões comparáveis aos dos tratos corticospinais lateral e anterior. Por exemplo, parte do trato corticonuclear termina em localização contralateral na parte do núcleo do facial que inerva os músculos da parte inferior da face e no núcleo do hipoglosso. Este componente do trato corticonuclear é organizado de modo semelhante ao trato corticospinal lateral. O restante do trato corticonuclear termina bilateralmente, incluindo a inervação bilateral de ambos os lados da parte superior

CAPÍTULO 9   Organização da Função Motora   173

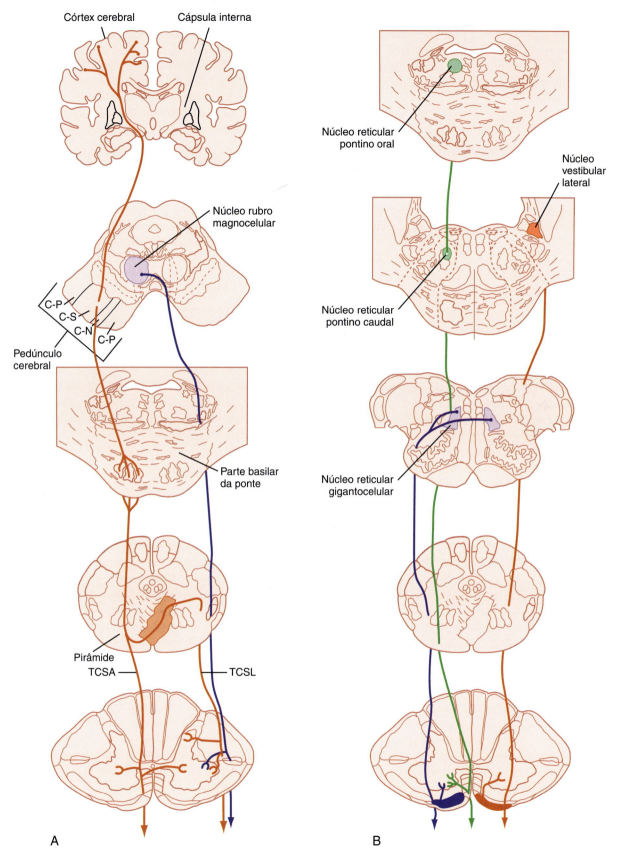

• **Figura 9.13** Vias motoras descendentes. São mostradas as principais vias que conectam as áreas motoras corticais e do tronco encefálico à medula espinhal. **A.** Vias do sistema lateral, vias corticospinais (*vermelho*) e rubrospinal (*azul*). Observe que a via corticospinal anterior faz parte do sistema medial, mas é mostrada em **A** para o esquema ficar mais simples. **B.** Vias do sistema medial, vias reticulospinais pontina (*verde*) e bulbar (*azul*) e vestibulospinal lateral (*vermelho*). C-N, corticonuclear; C-P, corticopontina; C-S, corticospinal; TCSA, trato corticospinal anterior; TCSL, trato corticospinal lateral.

da face (fronte). Essa disposição específica de entrada para as partes inferior e superior da face pode ter implicações clínicas importantes se, por exemplo, apenas os músculos inferiores da face, em um lado, forem afetados *versus* comprometimento dos músculos tanto da parte superior quanto da parte inferior da face em um dos lados.

Trato rubrospinal

O trato rubrospinal, que desempenha um papel mais proeminente em não primatas do que em primatas, origina-se na parte magnocelular do núcleo rubro, que se localiza no tegmento do mesencéfalo. Essas fibras decussam no mesencéfalo, descem pela ponte e pelo bulbo, e depois assumem uma posição imediatamente anterior ao trato corticospinal lateral na medula espinhal. Elas afetam preferencialmente os motoneurônios que controlam a musculatura distal, como fazem as fibras corticospinais. Os neurônios do núcleo rubro recebem aferência do cerebelo e do córtex motor, o que permite a integração das atividades desses dois sistemas motores.

Sistema medial

O trato corticospinal anterior (também denominado "trato corticospinal ventral") e grande parte do trato corticonuclear podem ser vistos como vias do sistema medial. Esses tratos terminam no grupo medial de interneurônios na medula espinhal e em neurônios equivalentes no tronco encefálico. Os músculos axiais são controlados por essas vias. Esses músculos costumam contrair-se bilateralmente, oferecendo sustentação postural ou alguma outra função bilateral como a deglutição ou o franzir da testa.

Outras vias do sistema medial originam-se no tronco encefálico. Elas incluem os tratos reticulospinais pontino e bulbar, os tratos vestibulospinais lateral e medial, e o trato tetospinal.

Tratos reticulospinais pontino e bulbar

Os neurônios na área medial da formação reticular da ponte dão origem ao trato reticulospinal pontino. O trato desce no funículo anterior e termina ipsilateralmente no grupo medial de interneurônios. Sua função consiste em excitar os motoneurônios que controlam os músculos extensores proximais que sustentam a postura.

Os tratos reticulospinais bulbares originam-se de neurônios do bulbo medial, particularmente daqueles do núcleo reticular gigantocelular. Os tratos descem bilateralmente no funículo lateral anterior e terminam principalmente nos interneurônios associados a grupos celulares de motoneurônios mediais. A função da via é principalmente inibitória.

Tratos vestibulospinais lateral e medial

O trato vestibulospinal lateral origina-se no núcleo vestibular lateral (também conhecido como *núcleo de Deiter*) e está localizado ao redor do bulbo e na junção da ponte. Esse trato desce ipsilateralmente através do funículo anterior da medula espinhal e termina nos interneurônios associados aos grupos de motoneurônios mediais. O trato vestibulospinal lateral excita os motoneurônios que inervam os músculos extensores da parte proximal da extremidade que são importantes para o controle postural. Além disso, essa via inibe os motoneurônios flexores ao

excitar os interneurônios recíprocos do grupo Ia que recebem aferência do grupo Ia dos músculos extensores, os quais, por sua vez, inibem os motoneurônios flexores. A aferência excitatória para o núcleo vestibular lateral vem dos canais semicirculares e dos órgãos otolíticos, enquanto a aferência inibitória vem das células de Purkinje da região anterior do verme do córtex cerebelar. Uma função importante do trato vestibulospinal lateral é auxiliar os ajustes posturais durante as acelerações angulares e lineares da cabeça.

O trato vestibulospinal medial origina-se do núcleo vestibular medial. Esse trato desce no funículo anterior da medula espinhal até os níveis cervicais e torácicos médios, e termina no grupo medial de interneurônios. A aferência sensitiva a partir do labirinto para o núcleo vestibular medial vem principalmente dos canais semicirculares. Essa via, portanto, medeia os ajustes da posição da cabeça em resposta à aceleração angular da cabeça.

Trato tetospinal

O trato tetospinal origina-se nas camadas profundas do colículo superior no mesencéfalo (a área onde os colículos superiores e os colículos inferiores estão localizados é conhecida como *teto*). Os axônios cruzam para o lado contralateral imediatamente abaixo da substância cinzenta periaquedutal. Eles, então, descem no funículo anterior da medula espinhal e terminam no grupo medial de interneurônios na medula cervical alta. O trato tetospinal regula o movimento da cabeça em resposta a estímulos visuais, auditivos e somáticos.

Vias monoaminérgicas

Além dos sistemas lateral e medial, sistemas organizados de modo menos específico descem do tronco encefálico para a medula espinhal. Eles abrangem várias vias em que as monoaminas servem como neurotransmissores.

O *locus coeruleus* e o núcleo *subcoeruleus* estão localizados na parte rostral da ponte e são compostos por neurônios contendo noradrenalina. Esses núcleos projetam-se amplamente pelo SNC e sua projeção para a medula espinhal se faz no funículo lateral. Suas terminações se fazem em interneurônios e motoneurônios. O efeito dominante da via é inibitório.

Os núcleos da rafe do bulbo também se projetam amplamente pelo SNC e dão origem a várias vias rafe-espinais. Com referência à função motora, a projeção para o corno ventral pode potencializar a atividade motora.

Em geral, as vias monoaminérgicas atuam alterando a responsividade dos circuitos medulares, inclusive a dos arcos reflexos. Desse modo, induzem alterações disseminadas de excitabilidade, e não movimentos distintos ou alterações específicas de comportamento.

Déficits motores causados por lesões das vias motoras descendentes

Nos seres humanos, o comprometimento motor pode resultar de dano às fibras corticais cerebrais eferentes que passam dentro da cápsula interna. Isso pode ocorrer após acidente vascular cerebral no suprimento sanguíneo da cápsula interna. O transtorno resultante costuma ser chamado **síndrome do trato piramidal** ou

doença do motoneurônio superior, embora esses nomes sejam incorretos. As alterações motoras características deste transtorno são: (1) aumento dos reflexos de estiramento fásicos e tônicos (espasticidade); (2) fraqueza, geralmente dos músculos distais, especialmente dos músculos dos dedos; (3) reflexos patológicos, tais como o **sinal de Babinski** (dorsiflexão do hálux e abertura em leque dos outros dedos do pé quando se esfrega a planta do pé); e (4) redução dos reflexos superficiais, como o abdominal e o cremastérico. É importante saber que, se somente o trato corticospinal for interrompido, como pode ocorrer em uma lesão da pirâmide bulbar, a maioria desses sinais é muito fraca ou ausente. Nessa situação, os déficits mais proeminentes são fraqueza dos músculos distais contralaterais, especialmente dos dedos, e sinal de Babinski positivo. Não ocorre espasticidade; em vez disso, o tônus muscular pode até diminuir. Evidentemente, a presença de espasticidade exige a existência de transtornos na função de outras vias, como os tratos reticulospinais, o que ocorreria depois da perda da influência cortical descendente sobre os núcleos do tronco encefálico originados nesses tratos.

Os efeitos da interrupção das vias do sistema medial são bem diferentes daqueles produzidos pelas lesões do trato corticospinal. Os principais déficits associados à interrupção do sistema medial são uma redução inicial do tônus dos músculos posturais e a perda dos reflexos de endireitamento. Os efeitos de longo prazo incluem comprometimento locomotor e quedas frequentes. No entanto, a manipulação de objetos permanece perfeitamente normal.

Preparação descerebrada

A preparação descerebrada tem sido útil para investigar experimentalmente como as várias vias descendentes interagem com o conjunto de circuitos da medula espinhal. A descerebração cirúrgica é obtida por meio de uma transecção do mesencéfalo, muitas vezes no nível intercolicular, ou pela oclusão dos vasos que irrigam essa área. Neste último caso, também ocorre lesão na parte anterior do verme do cerebelo, uma distinção importante. Com a transecção intercolicular, algumas vias descendentes, como as originadas no córtex cerebral, são interrompidas, enquanto outras, como as originadas no tronco encefálico, permanecem intactas.

No entanto, lembre-se de que o trato corticospinal é apenas um dos componentes das fibras corticais descendentes. Muitas outras fibras corticais projetam-se para locais em todo o tronco encefálico, tais como os núcleos de origem para as vias descendentes mediais. A perda desses sistemas de controle corticais resulta em alteração da atividade nas vias descendentes intactas. Como consequência, os animais afetados mostram hipertonia e supressão de alguns reflexos espinais, como o reflexo de flexão, e exagero de outros, como o reflexo de estiramento; esse quadro é chamado **rigidez de descerebração**. Os animais descerebrados mantêm uma postura chamada **postura em pé exagerada.** Os pacientes humanos com lesão do tronco encefálico também podem desenvolver um estado descerebrado que tenha muitas das mesmas características reflexas das preparações com animais.

A perda do controle descendente sobre a formação reticular resulta em aumento de atividade na via reticulospinal pontina e diminuição da atividade na via reticulospinal bulbar.

Tais aumento e diminuição de atividade, respectivamente, produzem aumento da excitação e diminuição da inibição (desinibição) dos motoneurônios, o que explica a rigidez observada. É interessante observar que essa hipertonia pode ser aliviada cortando-se as raízes dorsais, o que indica que os tratos reticulospinais têm efeito importante sobre o motoneurônios γ. Isso ocorre porque a atividade dos motoneurônios γ altera a rigidez muscular, ao aumentar a sensibilidade dos fusos musculares e ao causar aumento de atividade nas fibras aferentes dos grupos Ia e II, cujo curso se faz pelas raízes dorsais na medula espinhal a fim de inervar os motoneurônios α.

Quando se usa oclusão de vaso sanguíneo para gerar o estado descerebrado, o trato vestibulospinal lateral torna-se hiperativo por causa da lesão das células de Purkinje na parte anterior do verme do cerebelo, que fornece a principal projeção inibitória para o núcleo vestibular lateral. Essa hipertonia realmente não é perdida depois da transecção das raízes dorsais, o que implica que o trato vestibulospinal lateral está atuando diretamente em grau significativo sobre os motoneurônios α (de maneira monossináptica ou por meio de interneurônios).

Controle da postura e do movimento pelo tronco encefálico

A importância das vias de controle motor que se originam no tronco encefálico é evidente pelas observações da hipertonia extensora e do aumento dos reflexos de estiramento fásicos que ocorrem nos animais descerebrados. Foram identificados sistemas específicos no tronco encefálico que influenciam a postura e a locomoção. Os circuitos do tronco encefálico também estão bastante envolvidos no controle do movimento ocular; esses circuitos são discutidos em seção separada ao final deste capítulo.

Reflexos posturais

Vários mecanismos reflexos são provocados quando a cabeça é movimentada ou quando o pescoço é flexionado. Há três tipos de reflexos posturais: reflexos vestibulares, reflexos cervicais tônicos e reflexos de endireitamento. Os receptores sensitivos para esses reflexos são o aparelho vestibular (Capítulo 8), que é estimulado pelo movimento da cabeça, e os receptores de estiramento no pescoço.

Os **reflexos vestibulares** constituem uma classe de reflexo postural. A rotação da cabeça ativa células pilosas dos canais semicirculares (Capítulo 8). Além de gerar movimento ocular, a aferência sensorial aos núcleos vestibulares resulta em ajustes posturais. Tais ajustes são mediados por comandos transmitidos à medula espinhal por meio dos tratos vestibulospinal lateral e medial e dos tratos reticulospinais. O trato vestibulospinal lateral ativa os músculos extensores que sustentam a postura. Por exemplo, se a cabeça é rodada para a esquerda, aumenta a sustentação postural no lado esquerdo. Esse aumento de sustentação impede a pessoa de cair para a esquerda quando continua a rotação da cabeça. Uma pessoa que tenha qualquer doença que elimine a função labiríntica na orelha esquerda tende a cair para a esquerda. Inversamente, uma pessoa com doença que irrite (estimule) o labirinto esquerdo tende a cair para a direita.

O trato vestibulospinal medial causa as contrações dos músculos do pescoço que se opõem ao movimento induzido (**reflexo vestibulocólico**).

A inclinação da cabeça também altera a aceleração linear em células pilosas individuais dos órgãos otolíticos do aparelho vestibular. As resultantes alterações de atividade nas células pilosas podem produzir movimento ocular e ajuste postural. Por exemplo, quando um quadrúpede, como um gato, inclina a cabeça e o corpo para frente (sem flexionar o pescoço e, consequentemente, sem provocar os reflexos cervicais tônicos), os resultados são a extensão das patas dianteiras e a flexão das traseiras. Essa ação vestibular tende a reposicionar o corpo em direção à sua orientação original. Inversamente, se o quadrúpede inclinar a cabeça e o corpo para trás (sem flexionar o pescoço), as patas dianteiras são flexionadas, e as traseiras estendem-se. Os órgãos otolíticos também contribuem para a **reação de colocação vestibular**. Se um animal, como um gato, cair, a estimulação dos utrículos leva à extensão das patas dianteiras em preparação para a aterrissagem.

Os **reflexos cervicais tônicos** são outro tipo de reflexo posicional. Eles são ativados pelos fusos musculares encontrados nos músculos do pescoço. Esses músculos contêm a maior concentração de fusos musculares entre os músculos do corpo. Se o pescoço for flexionado (sem inclinação da cabeça), os fusos musculares do pescoço provocam reflexos cervicais tônicos sem interferência do sistema vestibular. Quando o pescoço é estendido, as patas dianteiras se estendem, e as traseiras são flexionadas. Ocorrem efeitos opostos quando o pescoço é flexionado. Observe que esses efeitos são opostos aos provocados pelo sistema vestibular. Além disso, se o pescoço for flexionado para a esquerda, os músculos extensores das extremidades no lado esquerdo se contraem mais, e os músculos flexores das extremidades no lado direito relaxam.

A terceira classe de reflexo postural é a de **reflexos de endireitamento**. Esses reflexos tendem a restaurar ao normal uma posição alterada da cabeça e do corpo. Os receptores responsáveis pelos reflexos de endireitamento são o aparelho vestibular, os receptores de estiramento do pescoço e os mecanorreceptores da parede corporal.

Controle da locomoção pelo tronco encefálico

A medula espinhal contém circuitos neurais que servem como **geradores de padrão central** para a locomoção, como já foi discutido. Esses circuitos GPC produzem a eferência rítmica muito regular que caracteriza o comportamento estereotipado, como durante o caminhar. As irregularidades dos ambientes no mundo real, contudo, muitas vezes exigem modificação dessa eferência estereotipada (se você estiver caminhando e vir um buraco no chão onde está para pisar, pode alongar o passo e ultrapassar o buraco, chegando ao chão sólido além dele).

Tais modificações podem decorrer de aferência sensorial para a medula espinhal, como se vê na Figura 9.10, na qual a estimulação de fibras ARF em um nervo periférico causou uma mudança de fase no padrão locomotor. Também podem decorrer de comandos descendentes ao longo das vias motoras, o que já foi discutido. Nesse caso, dados sensoriais (p. ex., visuais) podem ser usados pelo encéfalo para fazer modificações antecipatórias na atividade do GPC para que os obstáculos em potencial sejam evitados. Além disso, as pessoas podem controlar voluntariamente a ativação ou o encerramento do GPC (decidir conscientemente quando começar e quando parar de caminhar). Tal regulação voluntária dos GPCs espinais se origina no córtex cerebral; entretanto, grande parte da influência cortical sobre a locomoção parece ser mediada por projeções para as regiões do tronco encefálico conhecidas como *regiões locomotoras*. Uma região locomotora pode ser definida como uma área encefálica que, quando estimulada, leva à locomoção contínua.

Existem várias regiões locomotoras no encéfalo. Elas se localizam em diferentes níveis, desde o subtálamo até o bulbo, e têm conexões entre si. A mais conhecida é a **região locomotora mesencefálica**. Considera-se que ela organize os comandos para iniciar a locomoção. Está localizada no mesencéfalo no nível do colículo inferior. A atividade voluntária que se origina no córtex motor pode desencadear a locomoção pela ação de fibras corticonucleares que se projetam para a região locomotora do mesencéfalo. Os comandos são retransmitidos através da formação reticular e depois à medula espinhal por meio dos tratos reticulospinais.

Controle motor pelo córtex cerebral

Até aqui neste capítulo, a ênfase foi dada aos reflexos e aos tipos relativamente automáticos de movimento. Agora nós discutiremos a base neural para o movimento voluntário, mais complexo, e direcionado a um alvo. Tal movimento costuma variar quando repetido e frequentemente é iniciado em decorrência de processos cognitivos, e não em resposta direta a um estímulo externo. Desse modo, exige a participação de áreas motoras do córtex cerebral.

Em primeiro lugar, considere o que é necessário para gerar um movimento voluntário. Por exemplo, para fazer um movimento para alcançar algo com o braço, você precisa primeiramente identificar o alvo (ou meta) e localizá-lo no espaço externo. A seguir, é preciso determinar uma trajetória da extremidade com base em uma representação interna de seu braço e, em particular, de sua mão em relação ao alvo. Finalmente, precisa ser computado um conjunto de forças necessárias para gerar a trajetória desejada. Em geral, pensa-se nesse processo como uma série de transformações entre sistemas de coordenadas. Por exemplo, a localização de um alvo identificado visualmente é medida em um espaço retinotópico, mas sua localização é percebida em um espaço externo ou no mundo (a posição de um alvo imóvel é percebida como estável mesmo quando o olho e, desse modo, a imagem do alvo na retina muda). A seguir, o cálculo de uma trajetória envolveria um sistema centrado no corpo ou na mão, e, finalmente, precisam ser computadas forças em uma estrutura de referência baseada nos músculos.

Essas etapas formam uma sequência linear, e tradicionalmente se pensava que uma hierarquia de áreas motoras executasse os passos sucessivos. Por exemplo, identificaria-se o alvo do movimento agregando informações sensoriais no **córtex cerebral parietal posterior** (Figura 9.14A). Essas informações seriam, então, transmitidas às áreas motoras suplementar e prémotora, onde seria desenvolvido um plano motor que depois seria enviado ao córtex motor primário, cuja atividade estaria

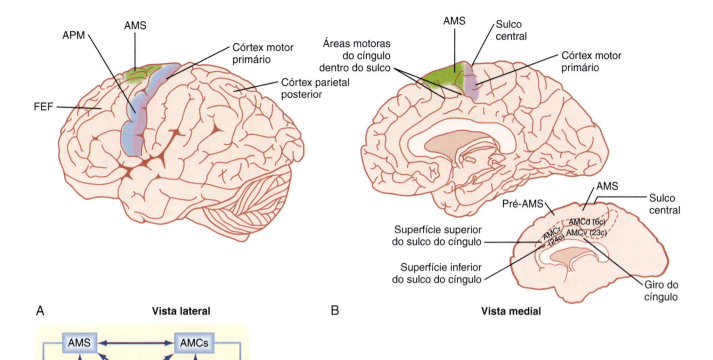

• **Figura 9.14** Áreas motoras do córtex frontal. **A** e **B**. Vistas lateral e medial de um hemisfério mostrando as principais áreas motoras corticais. AMS, área motora suplementar; APM, área pré-motora; FEF, campo ocular frontal. A *inserção* em **B** mostra as paredes do sulco do cíngulo, que contêm as áreas motoras do cíngulo. Os números entre parênteses são os números das áreas de Brodmann para as áreas motoras do cíngulo (AMCs). **C**. Diagrama mostrando as interconexões das áreas motoras.

relacionada com o estágio de execução final (geração de níveis de força apropriados). Por meio das vias descendentes discutidas anteriormente, o córtex motor, então, transmitiria comandos à medula espinhal e aos núcleos motores do tronco encefálico.

Embora haja evidências significativas dando respaldo a essa visão hierárquica da geração de movimento voluntário pelo sistema motor cortical, os dados mais recentes sugerem que as várias áreas motoras se comunicam por meio de uma rede distribuída em paralelo, e não uma hierarquia rígida (Figura 9.14C). Por exemplo, cada área motora cortical faz sua própria contribuição significativa às vias motoras descendentes; o córtex motor primário contribui com apenas aproximadamente metade das fibras do trato corticospinal que se originam do lobo frontal. Além disso, as várias áreas motoras estão todas conectadas bidirecionalmente entre si, e os resultados dos estudos de registros em unidade isolada descritos mais adiante sugerem que cada uma das áreas desempenhe um papel nos vários estágios de planejamento e execução de um movimento. Esse debate é um dos temas da discussão a seguir porque, em seus vários aspectos, a polêmica rede distribuída *versus* organização hierárquica tem persistido há décadas e provavelmente continuará por mais algum tempo.

Áreas motoras corticais

As áreas motoras no córtex cerebral foram originalmente definidas com base em experimentos nos quais estímulos elétricos aplicados ao córtex provocaram determinado movimento contralateral. O movimento, contudo, também pode ser provocado quando outras áreas corticais são estimuladas mais intensamente. Com base nessas observações, as áreas motoras são definidas como aquelas a partir das quais o movimento pode ser provocado pela menor intensidade de estímulo. Além desses estudos de estimulação, os resultados de registros eletrofisiológicos e experimentos anatômicos, os resultados de exames modernos de imagem em humanos e as observações após a ocorrência de lesões indicam que muitas áreas "motoras" do córtex cerebral estão envolvidas, incluindo: o **córtex motor primário** no giro pré-central, a **área pré-motora** imediatamente rostral ao córtex motor primário, o **córtex motor suplementar** na face medial do hemisfério e três **áreas motoras do cíngulo** localizadas nas paredes do sulco do cíngulo no lobo frontal (Figura 9.14). Também há regiões corticais em outros lobos cujas atividades estão relacionadas especificamente com os movimentos oculares (seção "Movimentos oculares").

Organização somatotópica das áreas motoras corticais

Córtex motor primário

O córtex motor primário (ou apenas córtex motor) pode ser definido como a região do córtex da qual são desencadeados os movimentos com a menor intensidade de estimulação elétrica. É essencialmente correspondente à área citoarquitetônica 4 de Brodmann (Figura 10.3). Nos humanos, localiza-se nas partes do giro pré-central que formam a parede anterior do sulco central e na metade caudal do ápice do giro. Com base em estudos iniciais de mapeamento feitos com estimulação da superfície, o córtex motor foi descrito como tendo uma organização topográfica semelhante à do córtex somatossensorial. A face, o corpo e a extremidade superior foram representados na superfície lateral, localizando-se a face inferiormente, perto da fissura lateral, o tronco mais superiormente, e a extremidade inferior principalmente na face medial do hemisfério. Essa organização somatotópica costuma ser representada como uma figura ou na forma gráfica do que é chamado **homúnculo motor** (Figura 9.15B). A distorção das várias partes do corpo no homúnculo indica aproximadamente quanto do córtex é dedicado ao seu controle motor. Esse homúnculo simples se encaixa bem nas concepções tradicionais de o córtex motor ser o estágio cortical final atuando como retransmissor para enviar comandos motores à medula espinhal.

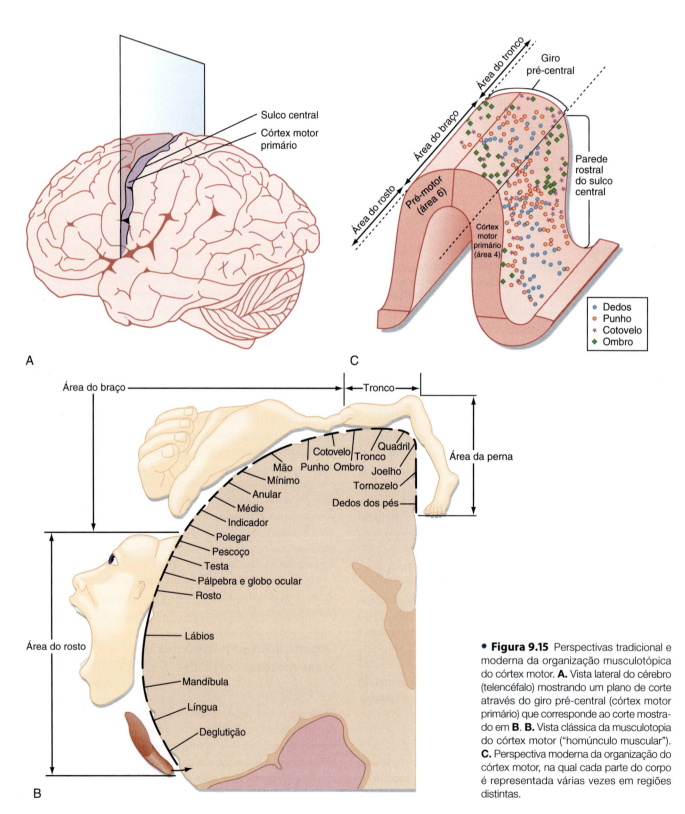

Figura 9.15 Perspectivas tradicional e moderna da organização musculotópica do córtex motor. **A.** Vista lateral do cérebro (telencéfalo) mostrando um plano de corte através do giro pré-central (córtex motor primário) que corresponde ao corte mostrado em B. **B.** Vista clássica da musculotopia do córtex motor ("homúnculo muscular"). **C.** Perspectiva moderna da organização do córtex motor, na qual cada parte do corpo é representada várias vezes em regiões distintas.

Começando nas décadas de 1960 e 1970, mapeamentos começaram a usar microeletrodos introduzidos em camadas profundas, eferentes, córtex para aplicar estímulos. Com essa técnica, chamada **microestimulação intracortical**, puderam ser usadas intensidades de estimulação muito mais baixas para provocar movimentos e, assim, se obteve um mapeamento do córtex motor com resolução mais alta, o que revelou uma topografia muito mais complexa do que antes se imaginava (Figura 9.15C). Verificou-se que o movimento em torno de cada articulação é provocado por muitas colunas não contíguas espalhadas por amplas regiões do córtex motor, demonstrando que as colunas celulares relacionadas com o movimento em torno de determinada articulação ficam entremeadas a colunas que controlam o movimento em torno de muitas outras articulações. Em suma, o córtex motor pode ter grandes divisões correspondentes a uma extremidade ou à cabeça, porém, em cada uma de tais áreas, há uma mistura complexa de colunas celulares que controlam os músculos naquela parte do corpo.

Tal mistura de colunas celulares faz sentido funcional porque a maioria dos movimentos exige a ação coordenada de músculos em toda uma extremidade, e a maior parte da conectividade cortical é localizada (*i. e.*, as colaterais de axônios que conectam diferentes colunas celulares são primariamente confinados a uma região de 1 a 3 mm em torno da coluna da qual se originam). Quando várias colunas celulares que controlam o movimento em torno de uma articulação estão presentes e entremeadas a colunas que controlam o movimento em torno de outras articulações, o movimento pode ocorrer de maneira coordenada.

Embora o mapa topográfico do córtex motor seja em parte anatomicamente determinado pela topografia da via corticospinal, também é um mapa dinâmico. Colaterais de axônios ligam as diferentes colunas celulares, de modo que a atividade em uma coluna potencialmente levaria ao movimento em torno de várias articulações. De fato, isso pode acontecer, mas essas conexões intercolunares são moduladas por interneurônios inibitórios que liberam GABA como neurotransmissor. Isso foi demonstrado com o bloqueio local do GABA com um antagonista farmacológico em uma região do córtex motor e depois com estimulação da região vizinha. Antes do bloqueio, os estímulos provocaram contrações de um grupo de músculos; mas, uma vez bloqueada a inibição, também foram provocadas contrações em músculos controlados pela região que já não estava inibida (Figura 9.16). As conexões funcionais entre as colunas celulares podem ser controladas em uma escala de tempo de milissegundos e, dependendo de seu estado, o mapa do córtex motor pode ser radicalmente alterado. Também se sabe que ocorrem alterações plásticas em um período mais longo; por exemplo, o uso (ou não uso) de uma parte do corpo pode afetar o tamanho de sua representação somatotópica.

Área motora suplementar

A área motora suplementar (AMS) localiza-se principalmente na superfície medial do hemisfério, imediatamente anterior ao córtex motor primário, e corresponde à parte medial da área 6 de Brodmann (Figura 9.14). Divide-se em duas regiões: a parte mais posterior é denominada *AMS própria* (ou apenas *AMS*), e a parte anterior é chamada *pré-AMS*. A AMS própria é semelhante às outras áreas motoras já comentadas: contém um mapa somatotópico completo, contribui para o trato corticospinal e está interconectada com as outras áreas motoras. Diferentemente, a pré-AMS não se conecta fortemente com outras áreas motoras nem com a medula espinhal, mas sim com o córtex pré-frontal.

Os resultados dos estudos de estimulação mostram que, como no córtex motor, existe um mapa somatotópico completo na AMS. A estimulação da AMS pode provocar um movimento isolado em torno de articulações individuais, semelhantemente ao que ocorre depois da estimulação do córtex motor, mas a estimulação precisa ter intensidade mais alta e duração mais

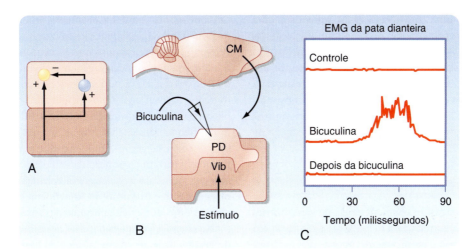

• **Figura 9.16** Natureza dinâmica de um mapa musculotópico do córtex motor. Os interneurônios GABAérgicos inibitórios têm um papel importante nas respostas motoras à estimulação de cada região do córtex motor. **A.** Vista esquemática das conexões excitatórias entre duas regiões do córtex motor primário e os neurônios inibitórios locais dentro de uma mesma região. **B.** Vista esquemática de um encéfalo de rato indicando as regiões do córtex motor (CM) onde foram aplicados estímulos elétricos para provocar movimentos (região Vib) e bicuculina para bloquear as sinapses GABAérgicas (na região PD). PD, pata dianteira; Vib, vibrissa. **C.** Registros de EMG da pata dianteira mostrando resposta à estimulação da região Vib antes da aplicação de bicuculina, durante a aplicação, e depois que ela foi eliminada do organismo. Observe que a estimulação de Vib provocou movimento em todas as condições, mas provocou movimento na pata dianteira somente quando os interneurônios inibitórios PD foram bloqueados. (Dados de Jacobs K, Donoghue J. *Science* 1991;251:944.)

longa; além disso, os movimentos provocados costumam ser mais complexos do que os provocados por estimulação do córtex motor. No entanto, a estimulação de longa duração do córtex motor primário também pode provocar movimentos complexos aparentemente intencionais; portanto, a distinção não é absoluta. Além disso, a estimulação da AMS pode produzir vocalização ou movimentos posturais complexos, mas também pode ter o resultado oposto, a saber, uma parada temporária do movimento ou da fala. A remoção do córtex motor suplementar retarda o movimento das extremidades opostas e pode resultar em movimentos de preensão forçada com a mão contralateral.

Área pré-motora

Esta área situa-se rostralmente ao córtex motor primário e está contida na área 6 de Brodmann na superfície lateral do encéfalo (Figura 9.14). Ela pode ser diferenciada do córtex motor primário pelas intensidades mais altas de estímulos necessários para provocar movimento. A área pré-motora tem duas divisões funcionalmente distintas: dorsal e ventral. Como o córtex motor, ambas as divisões são somatotopicamente organizadas e ambas contribuem para o trato corticospinal. A divisão dorsal (PMd) contém um mapa relativamente completo, e representa o membro inferior, o tronco, o membro superior e a face. Diferentemente, o mapa somatotópico da divisão ventral (PMv) limita-se principalmente ao membro superior e à face, tendo apenas pequena representação do membro inferior. Desse modo, a PMv parece ser especializada no controle dos movimentos do membro superior e da cabeça. Uma segunda diferença entre as subdivisões é que a PMd contém uma grande representação dos músculos proximais, enquanto a PMv tem grande representação dos músculos distais.

Áreas motoras do giro do cíngulo

Estas áreas motoras localizam-se no sulco do cíngulo aproximadamente no mesmo nível anteroposterior que a AMS. Existem três áreas motoras do giro do cíngulo (dorsal, ventral e rostral; Figura 9.14B). Cada uma contém um mapa somatotópico e contribui para o trato corticospinal. A microestimulação nessas áreas provoca um movimento semelhante àquele provocado pela estimulação do córtex motor, exceto que, novamente, são necessárias intensidades de estímulo mais altas. Os registros de neurônios individuais durante os movimentos têm mostrado que a atividade espontânea dos neurônios nas áreas motoras do cíngulo relaciona-se com a preparação e a execução de movimentos.

Conexões das áreas motoras corticais

As áreas motoras do córtex recebem aferência de várias fontes corticais e subcorticais; entretanto, a maior fonte de sinapses em uma área é a própria área: especificamente, as conexões intrínsecas locais. Além disso, todas as áreas motoras descritas antes estão conectadas bidirecionalmente entre si com alta especificidade topográfica (Figura 9.14C). Por exemplo, as regiões do membro superior do córtex motor primário e as áreas motoras do cíngulo fazem projeções entre si. Vias ascendentes retransmitem informações sensoriais ao tálamo. Essas informações podem chegar ao córtex motor diretamente do tálamo ou indiretamente por

meio do córtex somatossensorial. As informações somatossensoriais e visuais são transmitidas às áreas motoras a partir do córtex parietal posterior. As áreas motoras do córtex também recebem informações através de circuitos que as interconectam com as outras regiões importantes do encéfalo envolvidas no controle motor, a saber, o cerebelo e os núcleos da base. Essas duas estruturas projetam-se para partes distintas do tálamo (os núcleos ventrais lateral e anterior), que então se projetam para as áreas motoras corticais.

A eferência das áreas motoras corticais à medula espinhal e ao tronco encefálico é conduzida por meio de várias vias descendentes. Essas vias incluem não apenas as projeções diretas através dos tratos corticospinal e corticonuclear (para os núcleos de nervos cranianos), mas também as projeções indiretas para o núcleo rubro e vários núcleos na formação reticular (ver a seção "Vias motoras descendentes"). O controle dos músculos da cabeça e do pescoço é mediado por projeções para vários núcleos de nervos cranianos. As regiões motoras também se projetam para o cerebelo e núcleos da base, assim completando as alças neuroanatômicas com essas estruturas. A principal conexão com o cerebelo é por meio das projeções corticopontinas para os núcleos pontinos, os quais, por sua vez, projetam-se para o cerebelo. Além disso, as áreas motoras corticais projetam-se principalmente por meio de vias dissinápticas que fazem sinapse no mesencéfalo, ao núcleo olivar inferior, outra área neural importante que se projeta para o cerebelo. As regiões motoras corticais projetam-se diretamente para o estriado dos núcleos da base. Finalmente, existem projeções importantes para o tálamo, pelas quais o córtex regula a função talâmica.

Atividade dos neurônios do córtex motor

O papel de cada um dos neurônios do córtex motor no controle do movimento tem sido extensamente investigado em macacos treinados. Nesses experimentos, as descargas de um neurônio no córtex motor primário são registradas durante a execução de um movimento simples previamente aprendido, como a flexão do punho, feito imediatamente em resposta a um sinal sensorial (Figura 9.17). Verificou-se que os neurônios do córtex motor mudam suas taxas de descargas antes do início do movimento, e o início dessa alteração se correlacionou com o tempo de reação (o tempo desde o sinal até o início do movimento). Além disso, nessa tarefa, as alterações das descargas dos neurônios do córtex motor frequentemente se correlacionaram com a força contrátil do músculo que gerou o movimento e com a taxa de alteração na força, e não com a posição da articulação. Esses achados sugerem que tais neurônios estejam envolvidos nos estágios finais de planejamento e execução dos movimentos, o que é condizente com o ponto de vista hierárquico das áreas motoras corticais.

No entanto, até mesmo nesses experimentos iniciais, as taxas de descargas de alguns neurônios do córtex motor pareceram relacionar-se com os estágios iniciais de planejamento. Além disso, mesmo quando um macaco foi treinado para demorar a execução do movimento por certo período depois do sinal, as taxas de descargas dos neurônios do córtex motor ainda mudaram apesar da ausência de movimento. Tal atividade "relacionada com a preparação" tem sido amplamente confirmada em várias outras tarefas e sugere que a atividade do córtex motor pode estar

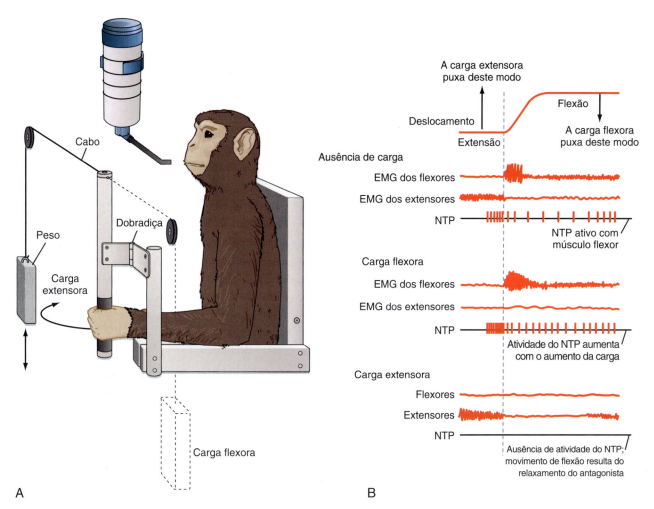

• **Figura 9.17 A.** Arranjo experimental para registro da atividade de um neurônio corticospinal enquanto um macaco realiza movimentos treinados do punho. Usa-se um eletrodo de estimulação para desencadear potenciais de ação antidrômicos usados para identificar o neurônio do córtex motor especificamente como um neurônio do trato piramidal. Os estímulos não são aplicados enquanto o macaco está realizando movimentos. **B.** O neurônio do trato piramidal (NTP) efetua descargas antes do início do movimento ou da atividade de EMG quando os flexores precisam gerar força (condições sem carga e com carga flexora). Além disso, a taxa de descargas correlaciona-se com o nível de força flexora necessária. Na condição de carga extensora, os flexores não precisam se contrair para gerar movimento e, assim, não há atividade nesse NTP. O traçado superior mostra o movimento do punho, que é idêntico para todas as três condições experimentais. Desse modo, a atividade desta célula envolve codificar a magnitude e a direção da força, mas não o deslocamento. (Figura baseada no trabalho de Evarts et al. Comentário aos editores: Esta figura baseia-se no trabalho seminal de EV Evarts; especificamente, EV Evarts, *Relation of Pyramidal Tract Activity to Force Exerted During Voluntary Movement*, J Neurophysiol, 1968, 31 (1):14-27. Uma figura semelhante a esta aparece no livro *Principles of Neural Science*, 5th edition, Kandel et al, Figure 37-12.)

envolvida nos estágios iniciais de planejamento juntamente com a atividade em outras áreas motoras do córtex. Também sugere a possibilidade de que outros sistemas, talvez subcorticais, sejam necessários para gerar um sinal desencadeante para o início do movimento.

Em estudos subsequentes, os pesquisadores têm usado tarefas em que animais são treinados para movimentar um manipulador (dispositivo com uma alça para segurar e um pequeno círculo na extremidade) para capturar um alvo iluminado em uma superfície à frente deles (Figura 9.18A). Esses experimentos demonstraram que os neurônios na região do membro superior do córtex motor mostram alterações nas taxas de descargas em resposta a movimentos em muitas direções diferentes e podem ser descritas como grosseiramente sintonizadas (Figura 9.18B). Isso significa que um neurônio que mostrou aumento máximo para um movimento em determinada direção, chamada sua direção preferida, também mostraria aumentos um pouco menores ou até diminuições para movimentos em outras direções (Figura 9.18C). Além disso, as direções preferidas dos diferentes neurônios se distribuíram uniformemente ao longo de todos os 360 graus possíveis de direções de movimentos.

Esses resultados indicaram que um neurônio em particular provavelmente está envolvido na maioria dos movimentos do membro superior, mas também levantaram a questão de qual seria a precisão dos movimentos feitos com neurônios assim tão grosseiramente sintonizados. Sugeriu-se que, embora as alterações na atividade de neurônios individuais não pudessem precisar exatamente ou especificar a direção do movimento vindouro, a atividade resultante da população celular inteira de neurônios pode determinar o movimento. Para testar essa ideia, foram feitos modelos em que a atividade de cada neurônio é representada como um vetor (Figura 9.18D). A direção de cada

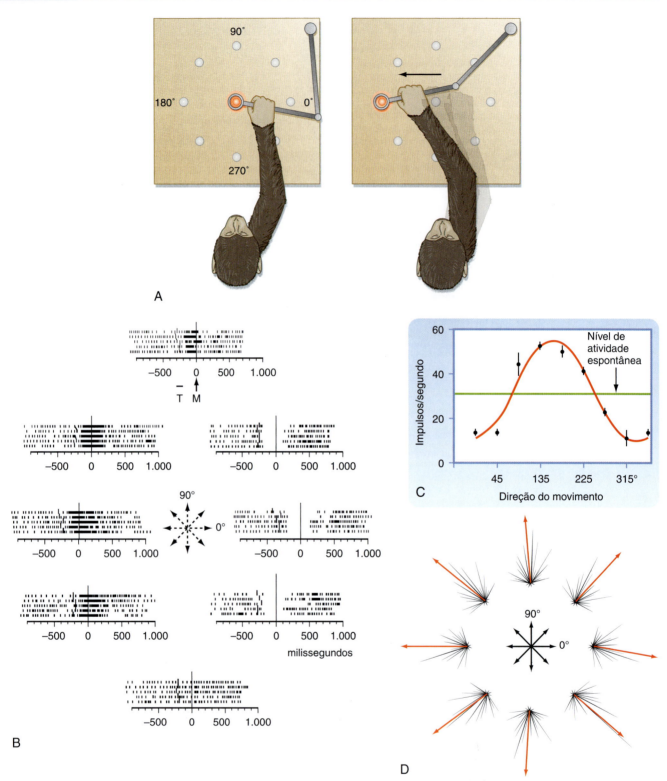

Figura 9.18 A. Configuração experimental em que um macaco segura o braço do aparato e captura pequenos pontos de luz com a extremidade distal do braço. O macaco primeiramente captura o ponto de luz central e depois captura qualquer um dos alvos em torno que se torne iluminado. **B.** Gráficos rasterizados mostrando a atividade de uma célula do córtex motor durante o movimento em oito direções diferentes. T indica o momento em que o alvo de luz acende, enquanto M indica o momento de início do movimento, que está no centro de cada raster. Cada marca em um raster representa um potencial de ação de uma célula do córtex motor, e cada fileira de marcas mostra a atividade da célula durante um teste. **C.** A função cosseno foi ajustada ao nível de descargas em função da direção do movimento. A *barra horizontal* indica a taxa média de descargas espontâneas na ausência de um movimento vindouro. Observe que, na maioria das direções, a atividade nos períodos imediatamente anteriores e durante o movimento mudou significativamente em relação à condição basal. **D.** Modelo vetorial de atividade populacional no córtex motor. As *linhas negras* representam vetores de células individuais. Quando todos eles são somados para uma direção de movimento, os pontos vetoriais resultantes da população (*vermelho*) estão, essencialmente, na direção do movimento vindouro. (**B** e **C.** Modificadas de Georgopoulos AP, JF Kalaska, R Caminiti, JT Massey. *J Neurosci*. 1982;2:1527. **D.** Modificada de Georgopoulos AP, JF Kalaska, R Caminiti, JT Massey. In: Massion J, Paillard J, Schultz W, Wiesendanger M, eds. *Experimental Brain Research Series*, vol. 7: *Neuronal Coding of Motor Performance*. Berlim: Springer-Verlag; 1983.)

vetor do neurônio é determinada pela direção preferida do neurônio, e a magnitude do vetor para determinado movimento é proporcional à taxa de descarga do neurônio durante o tempo que precede o movimento. Os vetores de neurônios individuais (Figura 9.18D, linhas negras) de centenas de neurônios podem, então, ser vetorialmente somados para se chegar a uma resultante ou vetor populacional (Figura 9.18D, linhas vermelhas) que faça a previsão acurada do movimento vindouro.

Uma das dificuldades para avaliar a relação entre as descargas dos neurônios corticais e os vários parâmetros de movimentos, como força, velocidade, deslocamento e localização do alvo, é que esses parâmetros normalmente se correlacionam entre si. Portanto, têm sido usadas variações das tarefas descritas anteriormente para descorrelacionar esses vários parâmetros (*i. e.*, usar pesos para variar a força necessária para fazer um movimento sem mudar o deslocamento, conforme ilustrado na Figura 9.17A; ou girar a posição inicial do punho para que diferentes músculos sejam necessários para gerar a mesma trajetória no espaço externo). Os resultados desses experimentos mostraram que a atividade dos neurônios motores do córtex possa estar relacionada com cada um dos vários estágios do planejamento motor. Além disso, a atividade de um neurônio isolado pode estar inicialmente correlacionada com um parâmetro e depois mudar à medida que se aproxima o momento do início do movimento.

Atividade em outras áreas motoras corticais

A atividade nas áreas pré-motora e motora suplementar de muitas maneiras é semelhante à do córtex motor primário. Os neurônios nessas áreas mostram uma atividade relacionada com o movimento vindouro, e tal atividade correlaciona-se com parâmetros de movimento, como deslocamento, força e localização do alvo, assim como é a atividade no córtex motor primário, o que é compatível com a ideia de rede distribuída das áreas motoras corticais. Na verdade, parece haver diferenças reais entre as áreas também, embora essas diferenças possam ser mais quantitativas do que qualitativas. Por exemplo, a porcentagem de neurônios nas áreas pré-motora e motora suplementar que mostram atividade relacionada com os estágios iniciais do planejamento motor é mais alta do que a de neurônios no córtex motor primário. Além disso, as áreas pré-motora e motora suplementar podem ser distinguidas entre si pelo envolvimento aparentemente maior da área pré-motora nos movimentos feitos após sinais externos (como na tarefa mostrada na Figura 9.18) e pelo maior envolvimento da área motora suplementar nos movimentos feitos em resposta a sinais internos (autoiniciados). As pesquisas também têm revelado que cada uma dessas áreas é funcionalmente heterogênea e, portanto, pode ainda ser subdividida; entretanto, tais detalhes estão além do objetivo desta discussão.

Controle motor pelo cerebelo

Resumo do papel do cerebelo no controle motor

No início da década de 1900, os cientistas mostraram que a lesão do cerebelo leva a déficits de coordenação motora. Isso quer dizer que a lesão ou perda do cerebelo não leva à paralisia, à perda de sensibilidade ou a uma incapacidade de entender a natureza de uma tarefa; em vez disso, leva a uma incapacidade de realizar movimentos suaves e coordenados. Apesar desses achados iniciais, tem sido um desafio definir o(s) papel(éis) preciso(s) do cerebelo no movimento, embora, paradoxalmente, tenhamos um conhecimento relativamente detalhado de sua anatomia e fisiologia enganosamente simples. O cerebelo desempenha um papel fundamental na aprendizagem e na execução dos movimentos voluntários e de certos movimentos reflexos. Nesta seção, são considerados os efeitos comportamentais da lesão cerebelar, é feita uma descrição de sua conectividade tanto intrínseca como com o restante do SNC e, finalmente, uma discussão sobre sua atividade.

Consequências comportamentais da lesão cerebelar

A lesão de um lado do cerebelo compromete ipsilateralmente a função motora do corpo. Isso reflete um duplo cruzamento da maior parte da eferência relacionada com o cerebelo antes que os comandos motores alcancem os motoneurônios na medula espinhal. O primeiro cruzamento ocorre na via eferente cerebelar que se projeta para o tálamo contralateral e do tálamo para o córtex motor ipsilateral. O segundo cruzamento ocorre na via motora descendente do córtex motor, visto que cerca de 85% de seus axônios cruzam na parte inferior do bulbo como parte da decussação piramidal. Em resumo, o cerebelo projeta-se para o córtex motor contralateral através do tálamo, e a via corticospinal cruza novamente na linha média na parte inferior do bulbo.

Os déficits motores específicos que resultam de lesões cerebelares dependem de qual componente funcional do cerebelo seja mais afetado. Se o lobo floculonodular for lesado, os transtornos motores serão semelhantes aos produzidos por uma lesão do aparelho vestibular; tais transtornos incluem dificuldade de equilíbrio e de marcha e, muitas vezes, nistagmo. Se o verme for afetado, o distúrbio motor afetará o tronco; e, se a região intermédia ou o hemisfério estiver envolvido, ocorrem transtornos motores nas extremidades. A parte das extremidades afetadas depende do local da lesão; as lesões hemisféricas afetam os músculos distais mais do que as lesões paravermais.

Os tipos de disfunção motora na doença cerebelar abrangem os transtornos da coordenação, do equilíbrio e do tônus muscular. Essa falta de coordenação é denominada **ataxia** e, com frequência, manifesta-se como marcha desajeitada ou com **dismetria**, um quadro no qual os erros na direção e na força do movimento impedem um membro de se movimentar fluidamente até uma posição desejada. A ataxia também pode se manifestar como uma **disdiadococinesia**, na qual é difícil executar movimentos alternantes rápidos de supinação e pronação da mão. Quando se tenta um movimento mais complicado, ocorre **decomposição do movimento**, na qual o movimento é efetuado em uma série de etapas distintas, e não como uma sequência suave. Aparece um **tremor de intenção** quando se pede ao sujeito para tocar um alvo; a mão (ou pé) afetada desenvolve um tremor cuja magnitude aumenta à medida que se aproxima do alvo. Quando há transtorno do controle postural, pode-se ver o comprometimento do equilíbrio, e o indivíduo tende a cair na direção do lado afetado e pode caminhar com base larga (ataxia da marcha). A fala pode ser lenta e indistinta; esse defeito é chamado **fala escandida**. O tônus muscular pode estar diminuído (**hipotonia**), exceto no caso de lesões da parte anterior do verme cerebelar (ver seção sobre rigidez de descerebração); a diminuição do tônus pode estar associada a um **reflexo patelar pendular**. Isso pode ser demonstrado desencadeando-se um reflexo miotático fásico do músculo quadríceps percutindo o tendão patelar. A perna continua a oscilar para frente e para trás por causa da hipotonia, diferentemente da oscilação altamente amortecida em uma pessoa normal.

Esses transtornos refletem, em parte, um ritmo anormal das contrações musculares. Quando avaliados com EMG, os movimentos normais dos membros envolvem surtos de atividade precisamente cronometrados nos músculos agonistas e antagonistas. Existe um surto de atividade agonista inicial, seguido por outro antagonista e, finalmente, um segundo surto agonista. Na lesão cerebelar, o ritmo relativo desses surtos é anormal (Figura 9.19).

Organização cerebelar

O cerebelo ("pequeno cérebro") localiza-se na fossa posterior do crânio, imediatamente abaixo do lobo occipital, e se conecta ao tronco encefálico por meio de três pedúnculos cerebelares (superior, médio e inferior). A partir da superfície externa, somente o córtex é visível. Profundamente no córtex, fica a substância branca do cerebelo, e enterrados na substância branca estão quatro núcleos cerebelares profundos: prosseguindo de medial para lateralmente, os núcleos do fastígio, globoso, emboliforme e denteado. Os dois núcleos do meio costumam estar agrupados e são denominados *núcleo interposto*. Em sua maioria, as fibras aferentes cerebelares ao córtex e aos núcleos entram no cerebelo através dos pedúnculos inferior e médio, e as fibras eferentes dos núcleos cerebelares saem através do pedúnculo superior.

O córtex cerebelar divide-se em três lobos assim dispostos da posição rostral para caudal: **lobo anterior**, **lobo posterior** e **lobo floculonodular** (Figura 9.20A). Os lobos cerebelares são separados por duas grandes fissuras, a **fissura primária** e a **fissura posterolateral**, e cada lobo é composto por um ou mais **lóbulos**. Cada lóbulo do córtex cerebelar é composto por uma série de dobras chamadas **folhas**.

O córtex cerebelar também se divide em compartimentos longitudinais (Figura 9.20B e C). Inicialmente, o córtex cerebelar era dividido em três de tais compartimentos: o verme, que se situa na linha média; o paraverme, adjacente a ambos os lados do verme; e os hemisférios laterais. Essas regiões agora se subdividem em muitos outros compartimentos com base na **mieloarquitetura** (padrões dos feixes axonais na substância branca) e nos padrões de expressão de moléculas específicas, como a aldolase C. Embora não se conheça inteiramente o significado funcional desses compartimentos, a topografia das fibras aferentes cerebelares, particularmente o sistema olivocerebelar, alinha-se precisamente com eles, e as propriedades dos campos receptivos das células de Purkinje cerebelares também tendem a seguir esse esquema de organização.

Córtex cerebelar

Sistemas aferentes

Existem duas classes principais de sistemas aferentes cerebelares: fibras musgosas e **fibras olivocerebelares**. As **fibras musgosas** recebem esse nome por causa de seu aspecto distintivo no córtex cerebelar: à medida que uma fibra musgosa atravessa a camada granular, ocasionalmente se expande e envia um grupo de pequenos ramúsculos retorcidos. Essas entidades são chamadas *rosetas* e são pontos de contato sináptico entre essas fibras e os neurônios na camada granular. As fibras musgosas originam-se de muitas fontes, ou seja, da medula espinhal (as vias espinocerebelares), dos núcleos da coluna dorsal (grácil e cuneiforme), do núcleo do trigêmeo, dos núcleos na formação reticular, das fibras aferentes primárias vestibulares, dos núcleos vestibulares, dos núcleos cerebelares e dos núcleos pontinos. Os detalhes dos padrões de projeção específicos das fibras musgosas estão além da finalidade deste capítulo; entretanto, vale a pena observar alguns pontos gerais:

1. As fibras musgosas são excitatórias.
2. Elas transmitem informações exteroceptivas e proprioceptivas do corpo e da cabeça e formam pelo menos dois mapas somatotópicos do corpo no córtex cerebelar. No entanto, como os do córtex motor, esses mapas são fraturados no sentido de que regiões corporais contíguas não são necessariamente representadas em áreas contíguas do córtex cerebelar; em vez disso, os mapas são mosaicos complicados.
3. As fibras musgosas que transmitem informações vestibulares restringem-se ao lobo floculonodular e regiões do verme. Como consequência, o lobo floculonodular e as regiões do verme algumas vezes são denominadas *vestibulocerebelo*. No entanto, essas mesmas regiões também recebem várias outras informações (p. ex., visuais, cervicais, oculomotoras) e, portanto, sua função não é exclusivamente vestibular.

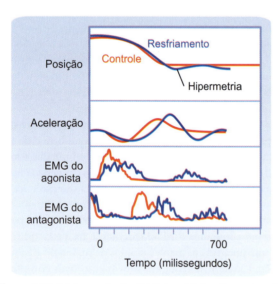

• **Figura 9.19** A interrupção da atividade cerebelar altera a sequência de respostas EMG durante o movimento. Os núcleos cerebelares foram resfriados para bloquear temporariamente sua função enquanto os macacos realizavam movimentos em torno do seu cotovelo. A perda de atividade cerebelar interrompe o controle temporal das séries alternadas de descargas EMG de agonistas e antagonistas. Isso leva à aceleração anormal da extremidade e a uma trajetória de movimento que ultrapassa a posição do alvo (hipermetria). (Dados de Flament D, Hore J. *J Neurophysiol* 1986:55:1221.)

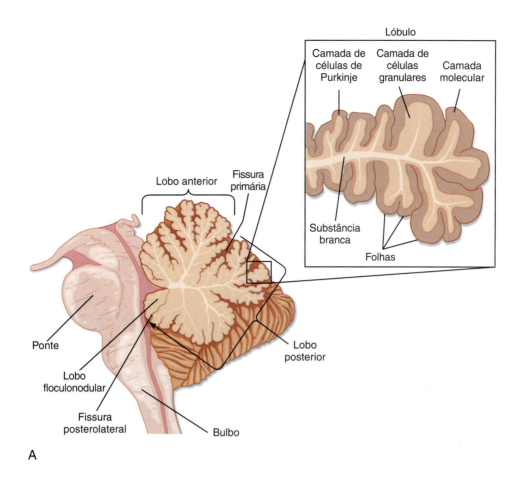
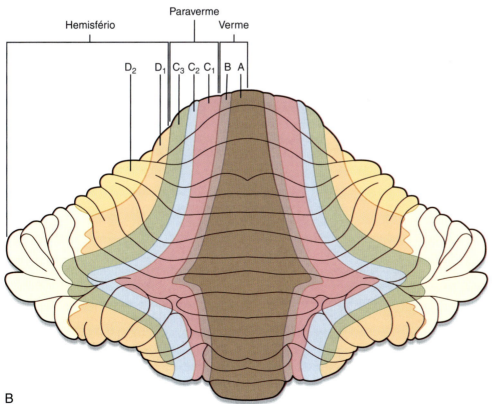

• **Figura 9.20** Divisões anatômicas do cerebelo. **A.** Vista sagital média esquemática do dobramento do córtex em lobos, lóbulos e folhas. **B.** Vista esquemática sem dobras do córtex cerebelar de um furão para ilustrar os esquemas mais antigos de compartimentalização que dividem o córtex cerebelar em três (verme, paraverme e hemisfério) e depois em sete zonas que correm longitudinalmente (A, B, C$_1$, C$_2$, C$_3$, D$_1$, D$_2$). A parte em *amarelo-claro* de cada hemisfério indica uma área para a qual não existem dados (*continua*).

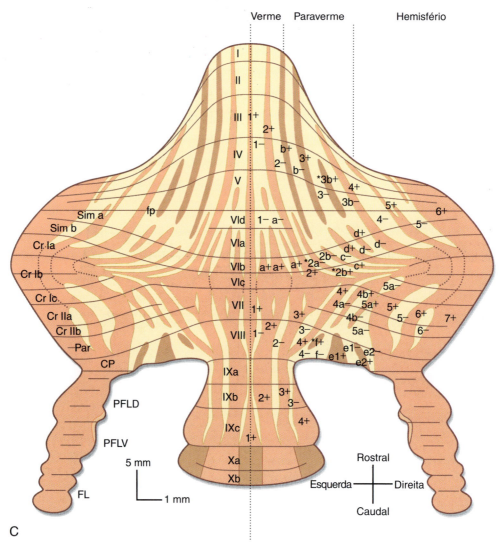

• **Figura 9.20 (Continuação) C.** Visão esquemática sem dobras do cerebelo de um rato mostrando sua divisão em mais de 20 compartimentos de acordo com a coloração para marcadores moleculares: neste caso, zebrina II (aldolase C). *As letras e os números na metade direita* do cerebelo indicam o número do compartimento de zebrina. *Os algarismos romanos do centro para baixo* indicam os lóbulos cerebelares. *Os nomes no hemisfério esquerdo* indicam os nomes dos lóbulos cerebelares. CP, cúpula da pirâmide; Cr, pilar, FL, flóculo; fp, fissura primária; Par, paramediano; PFLD, paraflóculo dorsal; PFLV, paraflóculo ventral; Sim, simples. (**B.** Modificada de Voogd J. *In:* Llinás RR, ed. *Neurobiology of Cerebellar Evolution and Development.* Chicago: American Medical Association; 1969. **C.** Cortesia do Dr. Izumi Sugihara.)

4. As maiores fontes de fibras musgosas são os núcleos pontinos, que servem para retransmitir informações de grande parte do córtex cerebral.
5. As fibras musgosas entram no cerebelo através de todos os três pedúnculos cerebelares e fornecem fibras colaterais para os núcleos cerebelares antes de se dirigirem ao córtex. Em resumo, por meio do sistema de fibras musgosas, o cerebelo recebe ampla variedade de informações sensoriais, bem como informações descendentes relacionadas com a motricidade e com a função cognitiva.

Diferentemente das origens diversas das fibras musgosas, as fibras olivocerebelares originam-se de um único núcleo: o núcleo olivar inferior, que se localiza na parte rostral do bulbo, imediatamente dorsal e lateral às pirâmides. Quase todos os neurônios olivares são neurônios de projeção cujos axônios saem do núcleo sem dar colaterais e depois atravessam o tronco encefálico e entram no cerebelo primariamente através do pedúnculo cerebelar inferior. Como as fibras musgosas, os axônios olivocerebelares são excitatórios e enviam colaterais aos núcleos cerebelares ao subirem pela substância branca cerebelar até o córtex. No córtex cerebelar, os axônios olivocerebelares podem fazer sinapse com células em cesto, estreladas e de Golgi, mas formam um arranjo sináptico especial com as células de Purkinje. Cada célula de Purkinje recebe aferência apenas de uma única fibra trepadeira, que "escala" até seus dendritos proximais e faz centenas de sinapses excitatórias. (A parte terminal do axônio olivocerebelar é denominada "fibra trepadeira".) Inversamente, cada axônio olivar ramifica-se e forma aproximadamente 10 a 15 fibras trepadeiras.

O núcleo olivar inferior é uma região diferenciada do encéfalo por várias razões. Como já foi observado, virtualmente todos os seus neurônios são células de projeção e, portanto, há poucas interações sinápticas químicas locais entre as células. Em vez disso, os neurônios estão eletricamente acoplados entre si por junções comunicantes. De fato, o núcleo olivar inferior tem a mais alta densidade de junções comunicantes neuronais no SNC. Isso permite aos neurônios olivares ter uma atividade sincronizada que é posteriormente transmitida ao cerebelo. As fibras aferentes para o núcleo olivar inferior podem se dividir em duas classes principais: as que transmitem aferência excitatória, as quais se originam de muitas regiões em todo o SNC; e aquelas que transmitem aferência GABAérgica inibitória dos núcleos cerebelares e alguns núcleos do tronco encefálico. Embora essas fibras aferentes possam modular as taxas de descargas dos neurônios olivares (como é típico na maioria das regiões encefálicas), as propriedades de membrana dos neurônios olivares limitam essa modulação à faixa de alguns hertz e dotam esses neurônios de potencial para serem osciladores intrínsecos. Em vez de apenas modular as taxas de descargas, a atividade aferente olivar também atua modificando a efetividade do acoplamento elétrico entre os neurônios olivares e, assim, altera os padrões da atividade sincronizada que é oferecida ao cerebelo. A atividade aferente também pode modular a expressão do potencial oscilatório dos neurônios olivares. Desse modo, o núcleo olivar inferior parece ser organizado para gerar padrões de atividade sincronizada para o córtex cerebelar. O significado funcional desses padrões permanece controverso. Uma hipótese é que eles forneçam um sinal de controle para sincronizar comandos motores a várias combinações de músculos.

Elementos celulares e fibras eferentes do córtex cerebelar

Apesar de sua enorme expansão durante a evolução dos vertebrados, a organização anatômica básica do córtex cerebelar tem permanecido quase invariável. Os seus circuitos também estão entre as regiões mais regulares e estáveis do encéfalo. O córtex cerebelar contém oito tipos diferentes de neurônios: células de Purkinje, células de Golgi, células granulares, células de Lugaro, células em cesto, células estreladas, células unipolares em escova e células em candelabro. Esses neurônios são encontrados em todas as regiões do córtex cerebelar, com exceção das células unipolares em escova, que se limitam principalmente às áreas cerebelares que recebem aferência vestibular. Esses oito tipos de neurônios se distribuem entre as três camadas que compõem o córtex cerebelar dos vertebrados superiores (Figura 9.21). A camada externa ou superficial é a **camada molecular**; aí encontram-se **células estreladas** e **em cesto**. A camada mais profunda é a **camada de células granulares**; essa camada tem a mais alta densidade celular no SNC e contém células granulares, **células de Golgi** e **unipolares em escova**. Separando as camadas molecular e granular, está a **camada de células de Purkinje**, formada pelos corpos de células de Purkinje, dispostas como uma camada única com espessura de uma célula. As **células em candelabro** também se localizam nessa camada. As **células de Lugaro** situam-se um pouco mais profundamente na borda superior da camada de células granulares.

A única projeção eferente do córtex cerebelar origina-se com as células de Purkinje, que são inibitórios, visto que seus terminais pré-sinápticos liberam GABA. As células de Purkinje também apresentam projeções locais. Os sete tipos celulares restantes são exclusivamente interneurônios locais. Deles, as células estreladas, em cesto, de Golgi, de Lugaro e em candelabro também são interneurônios GABAérgicos e inibitórios, enquanto as células granulares e unipolares em escova são interneurônios glutamatérgicos excitatórios.

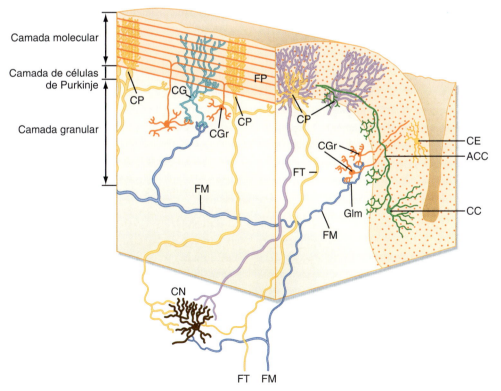

• **Figura 9.21** Vista tridimensional do córtex cerebelar mostrando alguns dos neurônios cerebelares. A face cortada à *esquerda* encontra-se ao longo do eixo maior da folha; a face cortada à *direita* está em ângulo reto com o eixo maior. ACC, axônio da célula em cesto; CC, célula em cesto; FT, fibras trepadeiras (olivocerebelares); CN, célula de núcleo cerebelar; CG, célula de Golgi; Glm, glomérulo; CGr, célula granular; FM, fibra musgosa; CP, célula de Purkinje; FP, fibra paralela; CE, célula estrelada.

Microcircuitos do córtex

Os dendritos, axônios e padrões de conexões sinápticas da maioria dos neurônios no córtex cerebelar são organizados com referência aos eixos transversal (curto) e longitudinal (longo) da folha (Figura 9.21). No verme, onde as folhas correm perpendiculares ao plano sagital, esses eixos situam-se nos planos sagital e coronal, respectivamente. Nos hemisférios, onde as folhas são orientadas em vários ângulos com referência ao plano sagital, perde-se essa correspondência, e os eixos locais das folhas precisam então servir de eixos de referência.

A árvore dendrítica das células de Purkinje é a maior no SNC. Estende-se da camada de células de Purkinje, passa pela camada molecular e vai até a superfície do córtex cerebelar por várias centenas de micrômetros (μm) ao longo do eixo transversal da folha, e por apenas 30 a 40 μm na direção longitudinal, conferindo-lhe uma aparência achatada. Assemelha-se a uma árvore plana que se situa em um plano paralelo ao eixo transversal da folha. Consequentemente, pode-se pensar em um grupo de árvores células de Purkinje como uma pilha de panquecas que corre ao longo do eixo longitudinal da folha.

As árvores dendríticas dos interneurônios da camada molecular (células estreladas e em cesto) são orientadas de maneira semelhante à árvore dendrítica das células de Purkinje, embora sejam muito menos extensas. Os axônios das células estreladas e em cesto correm transversamente pela folha e fazem sinapses com as células de Purkinje. As células estreladas e em cesto fazem sinapse nos dendritos de Purkinje. Além disso, as células em cesto fazem sinapses no corpo de Purkinje e formam uma estrutura semelhante a um cesto em torno da base do corpo, o que dá à célula em cesto seu nome.

As células granulares são neurônios pequenos com quatro a cinco dendritos curtos não ramificados, cada um terminando em uma expansão em forma de garra que faz sinapse com uma roseta de fibras musgosas e com terminações dos axônios de células de Golgi em um arranjo complexo conhecido como *glomérulo*. Os axônios das células granulares sobem pela camada de células de Purkinje até a camada molecular, onde bifurcam e formam fibras paralelas. As fibras paralelas correm paralelamente à superfície cerebelar ao longo do eixo longitudinal da folha (perpendicular aos planos das árvores dendríticas das células de Purkinje, estreladas e em cesto) e formam sinapses excitatórias com os dendritos das células de Purkinje, de Golgi, estreladas e em cesto.

A relação ortogonal entre as fibras paralelas e as árvores dendríticas das células de Purkinje e dos interneurônios da camada molecular (células em cesto e estreladas) tem significativas consequências funcionais. Esse arranjo permite a ocorrência de máximas convergência e divergência. Uma única fibra paralela, que pode ter até 6 mm de comprimento, atravessa mais de 100 árvores dendríticas de células de Purkinje (e também dendritos de interneurônios); entretanto, faz apenas uma ou duas sinapses com qualquer célula específica, visto que atravessa a curta dimensão da árvore dendrítica plana. Inversamente, um dado dendrito de Purkinje recebe sinapses da ordem de 100.000 fibras paralelas. Desse modo, um feixe de fibras paralelas pode ser excitado experimentalmente, o qual excita uma fileira de células de Purkinje e interneurônios alinhados com esse feixe (Figura 9.22). Além disso, como os axônios dos interneurônios

correm perpendicularmente às fibras paralelas, esse feixe de excitação é flanqueado por inibição. Embora esse experimento eletrofisiológico clássico claramente demonstre a conectividade funcional do córtex cerebelar, a fisiologia ainda não estabeleceu se esses feixes de excitação ocorrem.

As células de Golgi são interneurônios inibitórios na camada de células granulares. A organização geométrica de suas arborizações axonais e dendríticas é uma exceção à organização ortogonal e planar do córtex, pois seus dendritos e axônios esculpem territórios aproximadamente cônicos como dois cones, ponta com ponta, em que o corpo está no ponto em que as duas pontas dos cones se encontram. A árvore dendrítica forma o cone superior, que frequentemente se estende à camada molecular, e o axônio forma o cone inferior. As células de Golgi são excitadas pelas fibras musgosas e olivocerebelares e pelos axônios de células granulares (fibras paralelas), e inibidas pelos colaterais axonais das células em cesto, estreladas e de Purkinje. Por sua vez, inibem as células granulares, de modo que as células de Golgi participam tanto na retroalimentação (quando excitadas pelas fibras paralelas) como das de alimentação para a frente (quando excitadas por fibras musgosas) que controlam a atividade na via de fibras musgosas-fibras paralelas para a célula de Purkinje.

As células de Lugaro têm corpos fusiformes, dos quais emergem dois dendritos relativamente sem ramificações, um a cada lado, correndo ao longo do eixo transversal da folha por várias centenas de micra, geralmente imediatamente sob a camada de células de Purkinje. Os colaterais dos axônios das células de Purkinje oferecem a aferência principal para esses neurônios, e os axônios das células granulares acrescentam uma aferência menor. O axônio termina principalmente na camada molecular de neurônios em cesto, estrelados e, possivelmente, de Purkinje. Esses neurônios parecem registrar a atividade das células de Purkinje e fornecem tanto sinais de retroalimentação positiva (inibem os interneurônios que inibem as células de Purkinje) quanto de retroalimentação negativa (inibem diretamente a célula de Purkinje).

As células unipolares em escova têm apenas um dendrito, que termina como um feixe apertado de ramúsculos semelhante a uma escova. Essas células recebem aferência excitatória das fibras musgosas e inibitória das células de Golgi. Acredita-se que façam sinapse com células granulares e de Golgi, o que tornaria tais células uma ligação de alimentação para a frente excitatória na via de fibras musgosas-fibras paralelas.

As células em candelabro são GABAérgicas e se localizam na camada de Purkinje. Seus dendritos e axônios terminam na camada molecular, onde o padrão de arborização axonal assemelha-se a um candelabro.

Núcleos cerebelares

Os núcleos cerebelares profundos são os alvos principais do córtex cerebelar. Essa projeção é topograficamente organizada de tal modo que cada tira longitudinal de córtex tem como alvo uma região específica dos núcleos cerebelares. O padrão geral é que o verme projeta-se para os núcleos do fastígio e vestibulares, a região paravermal projeta-se para o interposto e o hemisfério lateral projeta-se para o núcleo denteado.

CAPÍTULO 9   Organização da Função Motora   189

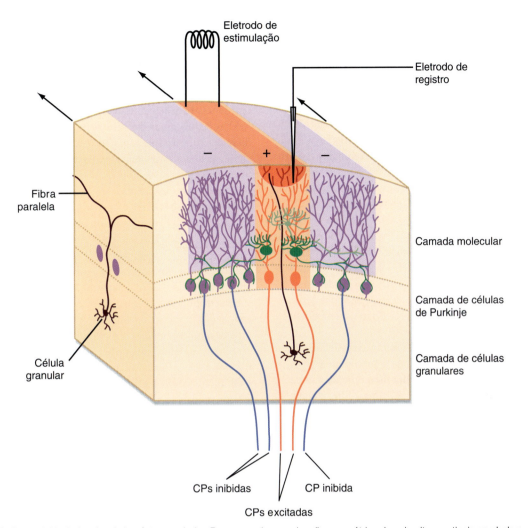

• **Figura 9.22** Conectividade funcional do córtex cerebelar. Por causa da organização geométrica dos circuitos corticais cerebelares, a conectividade funcional dos elementos celulares pode ser determinada eletrofisiologicamente. A figura retrata um paradigma clássico em que a estimulação do córtex cerebelar ativa um feixe de fibras paralelas (*laranja*). Registros das células estreladas e em cesto (*células verdes*) e das células de Purkinje (CPs; *células laranja*) alinhadas com esse feixe mostram que elas são excitadas pelas fibras paralelas. Diferentemente, as células de Purkinje que flanqueiam o feixe recebem apenas inibição (*áreas roxas*) em decorrência da relação espacial perpendicular das fibras paralelas e axônios de células estreladas e em cesto.

Os neurônios nucleares do cerebelo profundo, por sua vez, oferecem eferência do cerebelo para o restante do encéfalo (com a exceção das células de Purkinje, que se projetam diretamente para os núcleos vestibulares). Ao discutir a eferência dos núcleos cerebelares profundos, é útil agrupar as células nucleares como sendo GABAérgicas ou não porque as células GABAérgicas projetam-se de volta para o núcleo olivar inferior e formam uma alça de retroalimentação negativa para uma das principais fontes aferentes do cerebelo. É importante observar que as células GABAérgicas projetam-se para a parte do núcleo olivar inferior da qual recebem aferência e da qual a tira longitudinal sobrejacente de córtex recebe fibras trepadeiras. Desse modo, o córtex cerebelar, os núcleos cerebelares e o núcleo olivar inferior são funcionalmente organizados como uma série de alças fechadas. As células nucleares não GABAérgicas excitatórias projetam-se para vários alvos da medula espinhal ao tálamo. Em geral, cada núcleo dá origem a projeções ascendentes e descendentes cruzadas que saem do cerebelo através do pedúnculo cerebelar superior. O núcleo do fastígio também dá origem a importantes fibras não cruzadas, bem como a uma segunda projeção cruzada chamada *giro uncinado*, que sai através do pedúnculo cerebelar inferior.

Embora os alvos específicos de cada núcleo sejam diferentes, em geral, as projeções cerebelares ascendentes têm como objetivo estruturas do mesencéfalo, como o núcleo rubro e o colículo superior, e o núcleo ventral lateral do tálamo, que se conecta ao córtex motor primário e assim liga o cerebelo às áreas motoras do cérebro. (As áreas motoras cerebrais estão também conectadas ao cerebelo por várias vias, incluindo as que retransmitem na porção basilar da ponte e no núcleo olivar inferior). Também se deve mencionar que as projeções cerebelares ascendentes, particularmente do núcleo denteado do cerebelo, também têm como alvo regiões não motoras do cérebro, particularmente as no lobo frontal. As fibras descendentes têm como destino principalmente os núcleos pontinos, o núcleo olivar inferior e vários núcleos reticulares. Por fim, uma pequena via cerebelospinal origina-se principalmente do núcleo do fastígio. O núcleo do fastígio tem projeções significativas para os núcleos vestibulares.

Atividade das células de Purkinje no córtex cerebelar na coordenação motora

A aferência de fibras musgosas para o córtex cerebelar, por meio da excitação das células granulares, faz que a célula de Purkinje descarregue potenciais de ação individuais, os denominados *potenciais simples* (Figura 9.23). A taxa de descargas espontâneas de potenciais simples de uma célula de Purkinje tipicamente fica entre 20 e 100 Hz, mas pode ser modulada dentro de uma faixa muito mais ampla (de 0 a > 200 Hz), dependendo do equilíbrio relativo entre a excitação a partir da aferência de fibras paralelas e a inibição a partir de interneurônios do córtex cerebelar. Essa atividade reflete o estado do córtex cerebelar. É interessante observar que as evidências surgidas de estudos realizados no início da década de 2000 indicam que os níveis de atividade espontânea de potenciais simples variam sistematicamente no córtex cerebelar: as taxas de descargas nas regiões negativas para zebrina são, em média, duas vezes as das regiões positivas para zebrina. Não se sabe qual é a razão desta característica, mas se sugere que, apesar da uniformidade anatômica dos circuitos corticais cerebelares, estes podem ser de fato funcionalmente bem distintos.

Diferentemente, uma descarga de fibra trepadeira causa um surto de alta frequência de potenciais de ação, o chamado *potencial complexo* (Figura 9.23), de maneira tudo ou nada por causa da intensa excitação proporcionada pela única fibra trepadeira que faz sinapse em uma célula de Purkinje. Essa excitação é tão poderosa, que há essencialmente uma relação de um para um entre a descarga da fibra trepadeira e um potencial complexo, permitindo a sobreposição de potenciais em ponta complexos ao que está acontecendo no nível do córtex, refletindo o estado do núcleo olivar inferior. A taxa média de descargas de um potencial complexo espontâneo é de aproximadamente 1 Hz.

Como as fibras trepadeiras geram potenciais complexos em frequência bem baixa, não alteram substancialmente as taxas médias de descargas das células de Purkinje e, em decorrência disso, é proposto que elas não têm papel direto em modelar a eferência do córtex cerebelar e não estão envolvidas no controle motor em andamento. Em vez disso, acredita-se que sua função seja alterar a responsividade das células de Purkinje à aferência de fibras paralelas. Particularmente, sob certas circunstâncias, a atividade dos potenciais complexos contribui para uma depressão prolongada na eficácia sináptica das fibras paralelas, a denominada *depressão de longo prazo* (**DLP**). Acredita-se que a DLP nas sinapses de fibras paralelas constitua a base biológica para a aprendizagem motora. De acordo com a hipótese prevalente, o sistema de fibras paralelas e, portanto, os potenciais simples estão envolvidos em gerar o movimento contínuo, e, quando existir uma desproporção entre o movimento pretendido e o real, esse erro ativa os complexos potenciais em ponta no núcleo olivar inferior, cujas projeções convergem para as mesmas células de Purkinje, levando à DLP das sinapses das fibras paralelas ativas. As mudanças na força sináptica resultam em alterações em longo prazo na modulação do débito motor. Se essa alteração resultar em um movimento corretamente executado, a ativação do núcleo olivar inferior não ocorrerá e o programa motor ficará inalterado; mas, se ainda persistir um erro, o sistema olivocerebelar desencadeará outros potenciais complexos que causam ainda mais alteração na eficácia sináptica, e assim por diante. Em essência, essa interação nos circuitos cerebelares fornece a liberação biológica para "a prática leva à perfeição."

Um ponto de vista alternativo é que o sistema olivocerebelar está diretamente envolvido no controle motor (observe que isso não impossibilita um papel também na aprendizagem motora) e, particularmente, ajuda no controle temporal dos comandos motores. Esse ponto de vista baseia-se nos tipos de déficits motores observados nas lesões cerebelares e leva em conta as já mencionadas propriedades especiais do núcleo olivar inferior, a saber, que ele pode gerar descargas de ondas complexas rítmicas e síncronas entre populações de células de Purkinje. Esses potenciais complexos produziriam então potenciais inibitórios pós-sinápticos (PIPSs) sincronizados nos neurônios nucleares cerebelares em decorrência da convergência presente no axônio de Purkinje que se projeta para os núcleos profundos do cerebelo. Em razão das propriedades de membrana dos neurônios nucleares cerebelares, esses PIPSs sincronizados poderiam ter um efeito qualitativamente diferente sobre as descargas de células nucleares profundas do que os PIPSs causados por potenciais simples, que são mais numerosos, porém amplamente assíncronos. Especificamente, eles desencadeariam grandes alterações precisamente programadas na atividade das células nucleares, as quais então seriam transmitidas a outros sistemas motores como sinal de controle. De fato, os movimentos voluntários parecem ser compostos por uma série de acelerações periódicas que refletem um processo oscilatório central. Ainda não foi determinado se isso ocorre – o controle do momento de ocorrência dos comandos motores pelo sistema olivocerebelar.

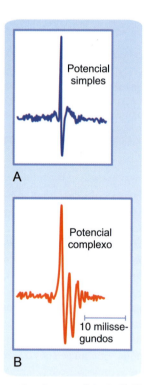

• **Figura 9.23** Respostas de uma célula de Purkinje a uma aferência excitatória em um registro extracelular. **A.** As células granulares, por meio de seus axônios ascendentes e fibras paralelas, excitam as células de Purkinje e desencadeiam potenciais simples. **B.** A atividade das fibras trepadeiras leva a séries de descargas de alta frequência (aproximadamente 500 Hz) conhecidas como *potenciais complexos* nas células de Purkinje. Observe que os potenciais após o primeiro são pequenos e denominados "minipotenciais".

Controle motor pelos núcleos da base

Os núcleos da base são um conjunto de estruturas de localização profunda no cérebro. À semelhança do cerebelo, uma importante função dos núcleos da base consiste em regular a atividade motora, na qual nos concentraremos nesta seção. Em primeiro lugar, convém ressaltar que eles, como o cerebelo, também contribuem em funções afetivas e cognitivas. Para compreender a função dos núcleos da base no controle motor, a discussão a seguir é organizada em torno de dois temas principais: (1) as conexões recíprocas entre os núcleos da base e o córtex cerebral e (2) existem duas vias funcionalmente distintas através dos núcleos da base a *via direta* e a *via indireta*.

Organização dos núcleos da base e núcleos relacionados

O componente motor dos núcleos da base é formado por um grupo de núcleos subcorticais que inclui o **estriado dorsal** (o **núcleo caudado** e o **putâmen**), o **globo pálido**, a **substância negra e o núcleo subtalâmico** (Figura 9.24). O termo estriado, derivado do aspecto estriado desses núcleos, refere-se apenas às estriações produzidas pelos feixes de fibras formados pelo ramo ventral da cápsula interna no ponto em que separa o núcleo caudado do putâmen. O globo pálido tipicamente tem duas partes: um **segmento externo** e um **segmento interno.** A combinação de putâmen e globo pálido costuma ser denominada **núcleo lentiforme**. O **núcleo subtalâmico** faz parte do diencéfalo, e a **substância negra** está localizada no mesencéfalo (Figura 9.24). A substância negra deriva seu nome do pigmento melanina que ela contém. Muitos dos neurônios na **parte compacta** deste núcleo contêm melanina, um subproduto da síntese de dopamina. A outra divisão da substância negra é a **parte reticulada**.

Os núcleos da base comunicam-se principalmente com dois núcleos talâmicos, os **núcleos ventral anterior (VA)** e **ventral lateral (VL)**, e, em menor grau, com os **núcleos intralaminares** (ou complexo intralaminar) (Figura 9.24).

Conexões e operação dos núcleos da base

Com exceção dos córtices visual e auditivo primários, a maioria das regiões do córtex cerebral projeta-se topograficamente para o estriado. A projeção corticostriatal origina-se predominantemente de neurônios glutamatérgicos excitatórios da camada V

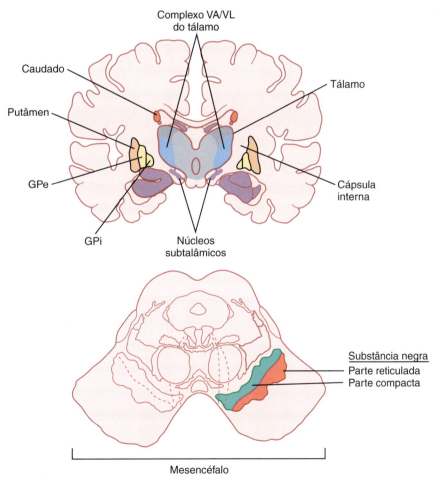

● **Figura 9.24** Componentes dos núcleos da base e outras regiões encefálicas associadas. Os principais componentes dos núcleos da base são o núcleo caudado, o putâmen, o globo pálido e a parte reticulada da substância negra. As principais partes dos núcleos da base conectam-se com áreas motoras no córtex frontal, por meio dos núcleos talâmicos ventral anterior e ventral lateral, e com o colículo superior. A aferência da parte compacta da substância negra é fundamental para a função normal dos núcleos da base. GPe, segmento externo do globo pálido; GPi, segmento interno do globo pálido. VA, núcleo ventral anterior; VL, núcleo ventral lateral.

do córtex. Em seguida, o estriado influencia a excitabilidade dos núcleos talâmicos VA e VL por meio das vias direta e indireta (Figura 9.25A). Os neurônios talâmicos, por sua vez, excitam os neurônios do córtex cerebral formando alças fechadas com a maior parte do córtex (i. e., córtex → núcleos da base → tálamo → córtex). Identificam-se várias alças distintas com base nas regiões corticais e na função (motora e cognitiva); aqui, nos concentraremos nas alças relacionadas com a motricidade como modelo de operação dos núcleos da base (Figura 9.25A).

Via direta

A ação global da via direta através dos núcleos da base para o tálamo e, em última análise, para as áreas motoras do córtex, consiste em intensificar a atividade motora. Na via direta, o estriado projeta-se para o segmento interno do globo pálido (GPi). Essa projeção é inibitória, e o principal transmissor é o GABA. O GPi, por sua vez, projeta-se para os núcleos VA e VL do tálamo. Essas conexões também usam o GABA e são inibitórias. Os núcleos VA e VL enviam conexões excitatórias aos córtex motores pré-frontal, pré-motor e suplementar. Essa projeção para os córtex influencia o planejamento motor e também afeta a descarga de neurônios corticospinais e corticonucleares.

A via direta parece funcionar do seguinte modo: os neurônios no estriado têm pouca atividade espontânea; mas, durante o movimento, são ativados pela projeção do córtex. Diferentemente, os neurônios no GPi têm alto nível de atividade espontânea. Quando o estriado é ativado, suas projeções inibitórias para o GP diminui a atividade dos neurônios no GPi. Os neurônios no GPi são inibitórios e normalmente produzem uma inibição tônica dos neurônios nos núcleos VA e VL do tálamo. Portanto, a ativação do estriado inibe o GPi, levando à **desinibição** dos neurônios dos núcleos VA e VL. Quando desinibidos, os neurônios do VA/VL aumentam suas taxas de descargas, excitando seus neurônios-alvo nas áreas motoras do córtex cerebral. Como as áreas motoras provocam movimento ativando motoneurônios α e γ na medula espinhal e no tronco encefálico, os núcleos da base podem regular o movimento potencializando a atividade dos neurônios no córtex motor.

Via indireta

O efeito global da via indireta é a redução da atividade dos neurônios nas áreas motoras do córtex cerebral. A via indireta envolve conexões inibitórias do estriado para o segmento externo do globo pálido (GPe), o qual, por sua vez, envia uma projeção inibitória para o núcleo subtalâmico, o que envia uma projeção excitatória ao GPi (Figura 9.25A).

Nesta via, os neurônios do GPe são inibidos pela projeção GABAérgica inibitória do estriado. O GPe também é GABAérgico, de modo que a sua projeção para o núcleo subtalâmico é inibitória. Portanto, a inibição estriatal do GPe resulta na desinibição dos neurônios do núcleo subtalâmico, que então excitam os neurônios nos GPi por meio da liberação de glutamato. Em consequência do aumento da excitação do GPi, há maior inibição dos núcleos talâmicos VA e VL por meio da projeção GABAérgica do GPi. Consequentemente, a atividade dos neurônios talâmicos diminui, assim como a atividade dos neurônios corticais que eles influenciam.

Desse modo, as vias direta e indireta têm ações opostas; o aumento de atividade de qualquer das duas vias pode levar ao desequilíbrio do controle motor. Tais desequilíbrios, típicos das doenças dos núcleos da base, podem alterar a eferência motora do córtex.

Ações dos neurônios da parte compacta da substância negra sobre o estriado

A dopamina é o neurotransmissor produzido pelos neurônios da parte compacta da substância negra. Na via nigrostrital, a liberação de dopamina tem uma ação global excitatória sobre a via direta e uma ação inibitória sobre a via indireta. Esse é, contudo, um efeito modulador; a dopamina causa sua ação alterando a resposta das células do estriado a outros transmissores, e não desencadeando potenciais de ação diretamente. As diferentes ações sobre as vias direta e indireta decorrem da expressão de diferentes tipos de receptores de dopamina (D_1 e D_2) pelas células espinhosas médias de projeção do estriado que contribuem para as vias direta e indireta. Os receptores D_1 são encontrados nas células do estriado na via direta, enquanto os receptores D_2 são encontrados nas células do estriado que participam da via indireta. Em ambos os casos, a consequência global da liberação de dopamina é a facilitação da atividade nos VA e VL e, finalmente, atividade aumentada das áreas motoras do córtex cerebral.

Divisão do estriado em estriossomos e matriz

Com base nos neurotransmissores associados, o estriado se divide em zonas chamadas **estriossomos** (também denominados *patches*) e **matriz**. As projeções corticais relacionadas com o controle motor terminam na área da matriz. O sistema límbico projeta-se para os estriossomos. Acredita-se que os estriossomos façam sinapse na parte compacta da substância negra e influenciem a via nigrostrital dopaminérgica.

Papel dos núcleos da base no controle motor

Os núcleos da base influenciam as áreas motoras corticais. Portanto, os núcleos da base têm importante influência no sistema lateral corticospinal das vias motoras. Tal influência é condizente com alguns dos transtornos de movimentos observados nas doenças dos núcleos da base. Os núcleos da base regulam também as vias motoras mediais porque as doenças dos núcleos da base também podem afetar a postura e o tônus dos músculos proximais.

Os déficits vistos em várias doenças dos núcleos da base são movimento anormal (**discinesia**), aumento do tônus muscular (**rigidez em roda denteada**) e lentidão para iniciar os movimentos (**bradicinesia**). Os movimentos anormais incluem tremor, **atetose, coreia, balismo** e **distonia**. O **tremor** causado pela doença dos núcleos da base é do tipo em "contagem de moedas" de 3 Hz que ocorre quando o membro está em repouso. A atetose consiste em movimento lento e de contorção nas partes distais das extremidades, enquanto a coreia caracteriza-se por movimentos rápidos e breves, como de dança, dos músculos das extremidades e da face. O balismo está associado a um movimento em

CAPÍTULO 9 Organização da Função Motora   193

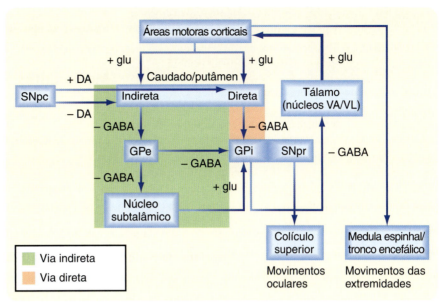

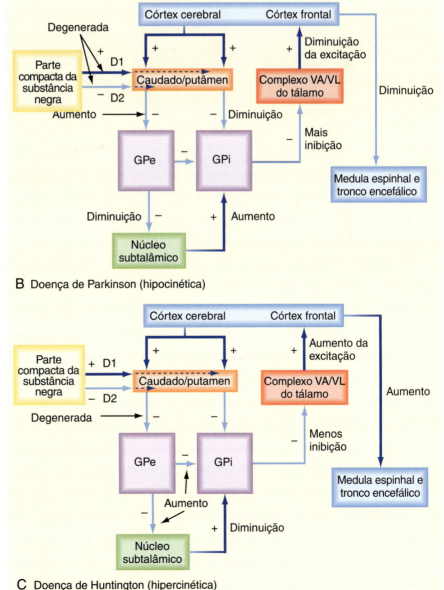

• **Figura 9.25** Conectividade funcional dos núcleos da base para o controle motor. **A.** Conexões entre os vários componentes dos núcleos da base e outras áreas motoras associadas. A aferência cortical excitatória ao caudado e ao putâmen influencia a eferência do GPi e da parte reticulada da substância negra (SNpr) por meio de uma via direta e uma indireta. As duas etapas inibitórias na via indireta significam que a atividade através dessa via tem um efeito na eferência dos núcleos da base ao tálamo e ao colículo superior que se opõe ao da via direta. A dopamina (DA) é um neuromodulador que atua nos receptores D_1 e D_2 nos neurônios estriatais que participam das vias direta e indireta, respectivamente. **B.** Alterações no fluxo de atividade que ocorrem na doença de Parkinson, na qual a parte compacta da substância negra (SNpc) degenera. **C.** Alterações no fluxo de atividade na doença de Huntington, na qual se perde o controle inibitório do GPe. *Os símbolos de positivo* (+) *e os símbolos de negativo* (−), respectivamente, indicam a natureza excitatória ou inibitória de uma conexão sináptica. glu, glutamato; GPe, globo pálido externo; GPi, globo pálido interno; VA/VL, núcleos ventral anterior/ventral lateral do tálamo.

arremesso nas extremidades (movimento balístico). Finalmente, os movimentos distônicos são movimentos involuntários e lentos que podem causar posturas corporais distorcidas.

A doença de Parkinson é transtorno caracterizado por tremor, rigidez e bradicinesia. É causada pela degeneração dos neurônios na parte compacta da substância negra, e, consequentemente, perda de dopamina no estriado. Os neurônios do *locus coeruleus* e dos núcleos da rafe, bem como de outros núcleos monoaminérgicos, também são perdidos. A perda de dopamina diminui a atividade da via direta e aumenta a atividade da via indireta (Figura 9.25B). O efeito resultante é um aumento na atividade dos neurônios do GPi e maior inibição dos neurônios nos núcleos VA e VL. A diminuição da excitação nos VA e VL resulta em menos ativação de áreas do córtex motor e em dificuldade em iniciar movimentos e lentidão dos movimentos (bradicinesia).

Antes de os neurônios dopaminérgicos serem completamente perdidos, a administração de levodopa pode aliviar parte dos déficits motores na doença de Parkinson. A levodopa é um precursor da dopamina e ela pode atravessar a barreira hematencefálica. Foram desenvolvidas terapias adicionais para atenuar alguns dos sintomas devastadores da doença de Parkinson, diminuindo a inibição de VA e VL pelos núcleos da base. Por exemplo, pode-se utilizar um eletrodo implantado no GPi ou no núcleo subtalâmico para inibir esses locais e, dessa maneira, reduzir a inibição de VA e VL. Embora seja conhecida como estimulação cerebral profunda (DBS, do inglês *deep brain stimulation*), o que poderia indicar uma ativação, a DBS normalmente suprime a atividade na área local de colocação do eletrodo.

Outro distúrbio dos núcleos da base é a doença de Huntington, que resulta de um defeito genético que envolve um gene autossômico dominante. Esse defeito leva, em primeiro lugar, à perda preferencial de neurônios GABAérgicos espinhosos medianos do estriado da via indireta, que se projetam para o GPe e os neurônios colinérgicos e, subsequentemente, neurônios espinhosos medianos da via direta (em longo prazo, há também degeneração do córtex cerebral com consequente demência). A perda de inibição do GPe leva à diminuição da atividade dos neurônios no núcleo subtalâmico e consequente (Figura 9.25C) redução de atividade do GPi. Isso leva a desinibição dos núcleos VA e VL e maior ativação do córtex motor. O aumento resultante de atividade nos neurônios nas áreas motoras do córtex cerebral leva aos movimentos coreiformes associados à doença de Huntington. A rigidez da doença de Parkinson pode, em certo sentido, ser o oposto da coreia porque o tratamento de pacientes com doença de Parkinson com altas doses de levodopa pode resultar em coreia.

O hemibalismo é tipicamente causado por uma lesão no núcleo subtalâmico em um lado do encéfalo. Nesse transtorno, podem ocorrer movimentos involuntários violentos de lançamento nas extremidades no lado do corpo contralateral ao da lesão. Como o núcleo subtalâmico excita os neurônios do GPi, uma lesão do núcleo subtalâmico reduz a atividades desses neurônios do GPi e, em consequência, há menor inibição dos núcleos VA e VL do tálamo e maior atividade dos neurônios do córtex motor e movimento descontrolado.

Em todos esses transtornos dos núcleos da base, a disfunção motora é contralateral ao componente lesionado. Isso é compreensível porque a principal eferência final dos núcleos da base para o corpo é mediada pelo trato corticospinal, cuja maior parte cruza o bulbo.

Movimentos oculares

Os movimentos oculares têm algumas características que os distinguem de outros comportamentos motores. Em comparação com o movimento que os membros, com suas várias articulações e músculos, podem realizar, os movimentos oculares são relativamente simples, mas muito rápidos. Por exemplo, cada olho é controlado por apenas três pares de músculos agonistas-antagonistas: os retos medial e lateral, os retos superior e inferior, e os oblíquos superior e inferior. Esses músculos permitem que o olho rode em torno de três eixos. Presumindo-se que a cabeça esteja em posição ereta, os eixos são o vertical, o horizontal, que corre da esquerda para a direita, e o eixo de torção (que é direcionado ao longo do eixo de visão). Os retos medial e lateral controlam o movimento em torno do eixo vertical; os outros quatro músculos produzem o movimento em torno dos eixos horizontal e de torção. Outra característica simplificadora é que não há cargas externas que precisem ser compensadas. Além disso, os movimentos oculares podem ser agrupados em alguns tipos distintos, cada um deles controlado por seu próprio conjunto de circuitos especializado. Ademais, os déficits em movimentos oculares fornecem importantes indícios clínicos para o diagnóstico não invasivo de problemas neurológicos. Em primeiro lugar, nós faremos a revisão dos diferentes tipos de movimentos oculares e depois discutiremos o conjunto de circuitos neurais envolvidos na sua geração.

Tipos de movimento ocular

Reflexo vestíbulo-ocular

Provavelmente, o movimento ocular evoluiu primeiramente para manter parada a imagem do mundo exterior. Diferentemente, os movimentos dos membros evoluíram para gerar alterações na posição da extremidade com referência ao mundo exterior. A razão disso é que a acuidade visual degrada-se rapidamente quando há movimento ocular em relação ao mundo exterior (a cena visual move-se pela retina). Uma causa importante de tal desvio é o movimento da cabeça. O reflexo vestíbulo-ocular (RVO) é o principal mecanismo pelo qual o movimento da cabeça é compensado a fim de manter a estabilidade da cena visual na retina.

Para manter uma cena visual estável na retina, o RVO produz um movimento dos olhos igual e oposto ao movimento da cabeça. Este reflexo é iniciado por estimulação das células pilosas no sistema vestibular (Capítulo 8). Lembre-se de que os órgãos vestibulares são sensíveis à aceleração da cabeça, não a estímulos visuais, e, portanto, o RVO ocorre tanto em locais iluminados como no escuro. Funcionalmente, é o que se chama de *sistema de alça aberta*, pois gera uma eferência (movimento ocular) em resposta a um estímulo (aceleração da cabeça), mas seu comportamento imediato não é regulado por retroalimentação sobre o sucesso ou falha de sua eferência. Vale observar, contudo, que, pelo menos na luz, qualquer falha do RVO de corresponder a rotação dos olhos com a da cabeça resulta no que chamamos de *deslizamento da retina* (*i. e.*, deslizamento da imagem visual através da retina), e esse sinal de erro pode retroalimentar os circuitos de RVO por outras vias neuronais e, com o passar do tempo, pode levar a ajustes na força do RVO para eliminar o erro.

A cabeça pode se movimentar de seis modos diferentes, que são muitas vezes denominados *seis graus de liberdade*: três translacionais e três rotacionais. Para compensar esses tipos diferentes de movimento, há RVOs translacionais e angulares, bem como subsistemas separados para organizar o movimento em torno de diferentes direções (p. ex., rotação em torno de um eixo vertical ou horizontal).

Reflexo optocinético

O reflexo optocinético (ROC) é um segundo mecanismo pelo qual o SNC estabiliza a cena visual na retina e costuma funcionar em conjunto com o RVO. Enquanto o RVO é ativado somente pelo movimento da cabeça, o ROC é ativado pelo movimento da cena visual, quer causado pelo movimento da própria cena ou por movimento da cabeça. Especificamente, o estímulo sensorial para esse reflexo é o deslizamento da cena visual na retina, que é detectado pelas células ganglionares da retina sensíveis a movimentos. Um exemplo do primeiro caso ocorre quando você está sentado em um trem e outro trem, nos trilhos adjacentes, começa a se movimentar. Seus olhos rodam para manter a imagem do vagão vizinho estável. Isso muitas vezes dá uma sensação de que você está se movendo (o que não é inteiramente surpreendente porque os circuitos do ROC alimentam os mesmos circuitos usados pelo sistema vestibular).

O ROC pode funcionar em conjunto com o RVO para estabilizar a imagem visual e é particularmente importante para manter uma imagem estável quando os movimentos da cabeça forem lentos porque o RVO não é tão eficiente nessas condições.

Movimentos sacádicos

Nos animais cujos olhos têm uma fóvea, torna-se particularmente vantajoso conseguir movimentar o olho em relação ao mundo (a cena visual principal) para que objetos de importância sejam focalizados na área com a maior resolução, a fóvea. Duas classes de movimentos são responsáveis por essa capacidade: movimento sacádico e movimento de perseguição visual. Os movimentos muito rápidos e curtos que trazem uma região em particular do mundo visual à fóvea são chamados *movimentos sacádicos*. Por exemplo, para ler esta sentença, você está fazendo uma série de movimentos sacádicos para trazer palavras sucessivas à sua fóvea para serem lidas. No entanto, até mesmo nos animais que não têm fóvea, os olhos fazem movimentos sacádicos e, assim, tais movimentos também podem ser usados para varrer rapidamente o ambiente visual.

Os movimentos sacádicos são extremamente rápidos. Nos humanos, a velocidade do olho durante um movimento sacádico pode chegar a 800 graus/segundo, em comparação com a velocidade do movimento de menos de 10 graus/segundo gerada em resposta aos estímulos típicos do RVO e do ROC (velocidades de até aproximadamente 120 graus/segundo podem ser produzidas por estímulos do ROC em humanos; entretanto, ainda são muito mais lentos do que as velocidades sacádicas máximas). Os movimentos sacádicos são reflexos ou voluntários. Além disso, embora geralmente sejam feitos em resposta a alvos visuais, também podem ser feitos em direção a elementos sugestivos auditivos ou outros sensoriais, no escuro, ou para alvos memorizados.

É interessante notar que o processamento visual parece ser suprimido imediatamente antes dos movimentos sacádicos e durante eles, particularmente na via visual magnocelular relacionada com o movimento visual. Esse fenômeno é conhecido como *supressão sacádica* e pode evitar as sensações de movimento súbito e rápido do mundo visual que resultariam durante um movimento sacádico na ausência de tal supressão. Os mecanismos subjacentes à supressão sacádica ainda não são inteiramente conhecidos; mas, em áreas do córtex relacionadas com o processamento visual, a responsividade das células a estímulos visuais reduz-se e tem alteração durante os movimentos sacádicos.

Perseguição visual

Uma vez que um movimento sacádico tenha trazido um objeto móvel de interesse para a fóvea, o sistema de perseguição visual permite que a pessoa o mantenha estável na fóvea apesar de seu movimento continuar. Essa capacidade parece ser exclusiva dos primatas e permite a observação contínua e prolongada de um objeto em movimento. Note que, em alguns aspectos, a perseguição visual pode parecer semelhante ao ROC; de fato, talvez não haja uma diferença absoluta porque, à medida que cresce o tamanho do alvo, a distinção entre alvo e fundo se perde. Entretanto, para pequenos alvos em movimento, a perseguição visual exige supressão do ROC. Você pode ver o efeito dessa supressão movendo seu dedo para frente e para trás à frente deste texto enquanto o acompanha com os olhos. Seu dedo estará no foco, mas as palavras na página farão parte da cena de fundo e se tornarão ilegíveis à medida que deslizam ao longo de sua retina.

Nistagmo

Quando houver um estímulo prolongado para o ROC ou o RVO (se você continuar girando em uma direção), esses reflexos inicialmente farão a rotação ao contrário dos olhos na tentativa de manter uma imagem estável na retina, como já foi descrito. No entanto, com um estímulo prolongado, os olhos chegarão ao seu limite mecânico, não será mais possível compensação, e a imagem começará a deslizar na retina. Para evitar essa situação, ocorre um movimento sacádico rápido dos olhos na direção oposta com o objetivo de redefinir a posição dos olhos para estes começarem a ver a cena visual novamente. Então, começará uma nova contrarrotação induzida pelo ROC ou pelo RVO. Essa alternância de movimento lento e rápido em direções opostas é o nistagmo, e pode ser registrada em um nistagmograma (Figura 9.26). Assim, pode-se definir nistagmo como os movimentos oscilatórios ou rítmicos dos olhos nos quais há uma fase rápida e uma fase lenta. O nistagmo é denominado de acordo com a direção da fase rápida porque ela é a mais facilmente observada.

Além de ser induzido fisiologicamente por estímulos ao ROC ou ao RVO, o nistagmo pode resultar de uma lesão dos circuitos vestibulares na periferia (p. ex., nervo craniano VIII) ou centralmente (p. ex., núcleos vestibulares), e pode ser um sintoma diagnóstico informativo.

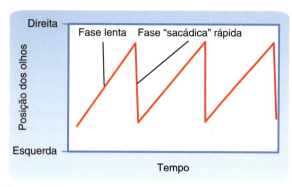

• **Figura 9.26** Nistagmograma mostrando os movimentos oculares que ocorrem durante o nistagmo. O gráfico mostra um nistagmo à esquerda porque a fase rápida está direcionada para a esquerda (deflexão para baixo na figura).

Vergência

O movimento conjugado dos olhos é aquele em que ambos os olhos voltam-se para a mesma direção em uma quantidade (ângulo) igual. Tal coordenação permite que um alvo seja mantido em ambas as fóveas durante o movimento ocular e é necessário manter visão binocular sem diplopia (visão dupla). No entanto, quando os objetos estão próximos (< 30 m), para manter um alvo em ambas as fóveas, é necessário fazer movimentos não idênticos dos dois olhos. Tais movimentos disjuntivos, ou vergência, também são necessários para a fixação de ambos os olhos em objetos que estejam se aproximando ou recuando. Os estímulos que desencadeiam os movimentos de vergência são a diplopia e as imagens borradas. Deve-se observar que, ao rastrear um objeto que se aproxima, além dos movimentos de convergência, a lente (cristalino) acomoda-se para a visão de perto e ocorre uma constrição pupilar.

Circuitos e atividades neurais subjacentes aos movimentos oculares

Motoneurônios dos músculos extraoculares

Três núcleos de nervos cranianos inervam os músculos extraoculares: núcleos do oculomotor, do troclear e do abducente. Esses três núcleos algumas vezes são denominados coletivamente *núcleos oculomotores*; entretanto, o contexto (o núcleo específico ou todos os três) deve ficar claro. Os motoneurônios para os retos medial e inferior ipsilaterais, oblíquo inferior ipsilateral e reto superior contralateral situam-se no núcleo do oculomotor; aqueles para o músculo oblíquo superior contralateral situam-se no núcleo do troclear; e aqueles para o músculo reto lateral ipsilateral localizam-se no núcleo do abducente. Esses motoneurônios formam algumas das menores unidades motoras (proporção de neurônio para músculo de 1:10), o que é compatível com o controle muito fino necessário para o movimento ocular preciso.

Um ponto importante com referência aos motoneurônios que inervam os músculos extraoculares é que a maioria tem atividade espontânea quando o olho está na posição primária (olhando diretamente à frente), e sua taxa de descargas se correlaciona com a posição e a velocidade do olho. Essa atividade espontânea permite que pares de músculos antagonistas atuem de maneira a empurrar-puxar, o que aumenta a responsividade do sistema. Isso quer dizer que, à medida que os motoneurônios que inervam um músculo são ativados e causam aumento da contração, os que inervam seu antagonista são inibidos, o que leva ao relaxamento.

Além dos motoneurônios, os núcleos abducentes têm neurônios internucleares. Esses neurônios projetam-se através do fascículo longitudinal medial (FLM) para os motoneurônios do reto medial no núcleo oculomotor contralateral. Como ainda será descrito, essa projeção facilita a ação coordenada dos músculos retos medial e lateral, o que é necessário para os movimentos conjugados, como os que ocorrem no RVO.

Circuitos subjacentes ao reflexo vestíbulo-ocular

O RVO atua opondo-se ao movimento da cabeça, o que causa rotação dos olhos na direção oposta. Há circuitos separados para o movimento rotacional e para o movimento translacional da cabeça. Os sensores para o primeiro são células pilosas nos canais semicirculares e, para os últimos, células pilosas nos otólitos (utrículo e sáculo). Os circuitos para o RVO angular são mais diretos (porém ainda complexos), e esta seção descreve essas vias para ilustrar como esse reflexo funciona. Fibras aferentes vestibulares projetam-se para os núcleos vestibulares; os núcleos vestibulares, por sua vez, projetam-se para vários núcleos oculomotores; e os motoneurônios nos núcleos oculomotores dão origem a axônios que inervam os músculos extraoculares.

Com referência às vias do RVO angular, a via para gerar o movimento ocular horizontal origina-se nos canais horizontais, e a análoga para o movimento vertical origina-se nos canais anteriores e posteriores. A Figura 9.27A mostra o circuito básico para o RVO horizontal. Note que somente os circuitos centrais mais importantes originados no canal horizontal e nos núcleos vestibulares esquerdos são mostrados; entretanto, vias iguais, em espelho, originam-se do canal e dos núcleos vestibulares direitos. As fibras aferentes vestibulares envolvidas na via do RVO horizontal fazem sinapse primariamente no núcleo vestibular medial, que se projeta para o núcleo do abducente bilateralmente; os neurônios inibitórios projetam-se ipsilateralmente, e os excitatórios, contralateralmente. O controle do músculo reto medial é obtido pelos neurônios internucleares do abducente que se projetam do abducente para a parte do núcleo oculomotor que controla este mesmo músculo reto medial. Note que a dupla decussação dessa via resulta em alinhamento das respostas de sinergistas funcionais (o reto medial esquerdo com o reto lateral direito).

A via do RVO vertical envolve primariamente o núcleo vestibular superior, que tem projeções bilaterais diretas para o núcleo do oculomotor.

Considere o que acontece na via para o canal horizontal quando há uma rotação da cabeça para a esquerda, como se vê na Figura 9.27B. A rotação da cabeça para a esquerda faria que a imagem visual deslizasse para a direita. No entanto, a compensação pelo RVO seria desencadeada pela despolarização das células pilosas do canal esquerdo em resposta à aceleração angular (Figura 8.27). As células pilosas despolarizadas causam aumento da atividade das fibras aferentes vestibulares esquerdas e, assim, excitam os neurônios do núcleo vestibular medial esquerdo. Estes incluem os neurônios excitatórios vestibulares que se projetam para o núcleo contralateral do abducente e fazem sinapse com motoneurônios e neurônios internucleares. A excitação dos

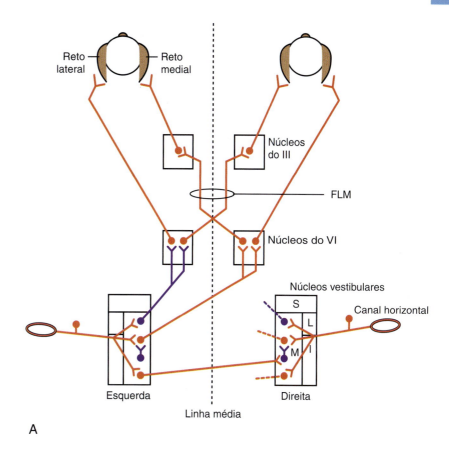

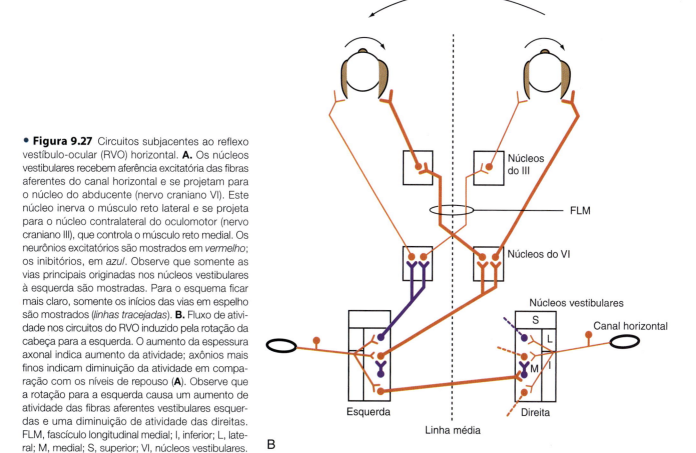

• **Figura 9.27** Circuitos subjacentes ao reflexo vestíbulo-ocular (RVO) horizontal. **A.** Os núcleos vestibulares recebem aferência excitatória das fibras aferentes do canal horizontal e se projetam para o núcleo do abducente (nervo craniano VI). Este núcleo inerva o músculo reto lateral e se projeta para o núcleo contralateral do oculomotor (nervo craniano III), que controla o músculo reto medial. Os neurônios excitatórios são mostrados em *vermelho*; os inibitórios, em *azul*. Observe que somente as vias principais originadas nos núcleos vestibulares à esquerda são mostradas. Para o esquema ficar mais claro, somente os inícios das vias em espelho são mostrados (*linhas tracejadas*). **B.** Fluxo de atividade nos circuitos do RVO induzido pela rotação da cabeça para a esquerda. O aumento da espessura axonal indica aumento da atividade; axônios mais finos indicam diminuição da atividade em comparação com os níveis de repouso (**A**). Observe que a rotação para a esquerda causa um aumento de atividade das fibras aferentes vestibulares esquerdas e uma diminuição de atividade das direitas. FLM, fascículo longitudinal medial; I, inferior; L, lateral; M, medial; S, superior; VI, núcleos vestibulares.

motoneurônios leva à contração do músculo reto lateral direito e à rotação do olho direito para a direita, enquanto a excitação dos neurônios internucleares do núcleo direito do abducente leva à excitação dos motoneurônios do reto medial no núcleo esquerdo do oculomotor, assim fazendo que o olho esquerdo rode também para a direita.

Ao longo da via que se inicia com os neurônios vestibulares inibitórios que se projetam do núcleo vestibular medial esquerdo para o núcleo ipsilateral do abducente, a atividade dessas células leva à inibição dos motoneurônios para o músculo reto lateral esquerdo e dos motoneurônios para o músculo reto medial direito (esta última através dos neurônios internucleares para o núcleo direito do oculomotor). Consequentemente, esses músculos relaxam, assim facilitando a rotação dos olhos para a direita. Desse modo, o olho está sendo puxado pelo aumento de tensão de um grupo de músculos e "empurrado" pela liberação da tensão no grupo de músculos antagonistas.

Note novamente que as vias da imagem em espelho originadas no canal direito foram deixadas fora da Figura 9.27 para maior clareza, mas a alteração de sua atividade com a rotação da cabeça para a esquerda seria exatamente a oposta e, desse modo, funcionariam de modo sinérgico com aquelas mostradas. Em suma, a rotação da cabeça para a esquerda hiperpolariza as células pilosas do canal direito, levando a uma diminuição da atividade aferente vestibular direita e à "desfacilitação" dos neurônios dos núcleos vestibulares direitos.

Considere agora que as fibras comissurais que ligam os dois núcleos vestibulares mediais são excitatórias, mas terminam em interneurônios inibitórios locais do núcleo vestibular contralateral para inibir os neurônios de projeção daquele núcleo. Essa via reforça as ações das fibras aferentes vestibulares contralaterais em seus neurônios-alvo no núcleo vestibular. No exemplo mencionado, as células comissurais no núcleo vestibular esquerdo são ativadas e causam uma inibição ativa dos neurônios de projeção dos núcleos vestibulares mediais direitos, o que reforça a desfacilitação causada pela diminuição da atividade aferente à direita. De fato, essa via comissural é poderosa o suficiente para modular a atividade dos núcleos vestibulares contralaterais mesmo depois de uma labirintectomia unilateral, que destrói a aferência vestibular direta a esses núcleos.

É importante destacar que o cerebelo sobrepõe-se aos circuitos do tronco encefálico. Partes do verme e do lobo floculonodular recebem fibras vestibulares aferentes primárias (do NC VIII) ou secundárias (axônios dos neurônios do núcleo vestibular), ou ambas, e, por sua vez, projetam-se de volta para os núcleos vestibulares diretamente e através da via dissináptica envolvendo o núcleo do fastígio. Há muita discussão sobre o papel exato desses circuitos cerebelares para gerar o RVO, mas eles são considerados fundamentais na medida em que a sua lesão leva a um movimento ocular anormal, como o nistagmo espontâneo e outros sintomas de disfunção vestibular.

Circuitos subjacentes ao reflexo optocinético

O estímulo que desencadeia o ROC é visual (deslizamento da imagem na retina); portanto, os fotorreceptores são o início do arco reflexo. Os centros essenciais no tronco encefálico para esse reflexo situam-se no tegmento e na região pré-tetal da parte rostral do mesencéfalo. Eles são o núcleo do trato óptico (NTO)

🩺 NA CLÍNICA

Quando um labirinto é irritado em uma orelha, como ocorre na **doença de Ménière** ou quando um labirinto não é funcional, como pode acontecer como resultado de traumatismo craniano ou doença do labirinto, os sinais transmitidos pelas vias do RVO dos dois lados ficam desiguais. Isso, por sua vez, pode levar ao nistagmo patológico. Por exemplo, a irritação do labirinto da orelha esquerda pode aumentar a atividade das fibras aferentes que inervam o canal semicircular horizontal esquerdo. O sinal produzido assemelha-se àquele normalmente gerado quando a cabeça é rodada para a esquerda. Como o estímulo é contínuo, resulta um nistagmo à esquerda, havendo uma fase lenta para a direita (causada pela via do RVO) e uma fase rápida para a esquerda. A destruição do labirinto na orelha direita produz efeitos semelhantes aos induzidos pela irritação do labirinto esquerdo. É interessante observar que o nistagmo é temporário, o que mostra a capacidade desses circuitos de se adaptarem com o passar do tempo.

---

e um grupo de núcleos coletivamente conhecidos como núcleos ópticos acessórios (NOA). As células ganglionares da retina seletivas para direção e sensíveis a movimentos são uma fonte aferente importante, levando informações visuais para esses núcleos. Além disso, são recebidas aferências também das áreas corticais visuais primárias e de ordem mais alta nos lobos occipital e temporal. Essas últimas fontes aferentes são particularmente importantes nos primatas e nos humanos. As células do NTO e dos NOA têm grandes campos receptivos, e suas respostas são seletivas para a direção e a velocidade do movimento da cena visual. É interessante o fato de que as direções de movimento preferidas das células do NTO e dos NOA correspondem estreitamente ao movimento causado pela rotação em torno de eixos perpendiculares aos canais semicirculares, facilitando, assim, a coordenação de RVO e ROC para produzir imagens estáveis na retina.

As conexões eferentes desses núcleos são numerosas e complexas, e ainda não foram completamente entendidas. Há vias polissinápticas para os núcleos do oculomotor e do abducente, e aferência monossináptica para os núcleos vestibulares, as quais permitem interação com o RVO. Existem projeções para vários núcleos pré-cerebelares, incluindo o núcleo olivar inferior e os núcleos pontinos. Essas vias, então, fazem conexão através do flóculo e voltam aos núcleos vestibulares. Em resumo, por meio de muitas vias que operam em paralelo, a atividade finalmente chega a vários núcleos oculomotores cujos motoneurônios são ativados, resultando em uma apropriada contrarrotação dos olhos.

Circuitos subjacentes aos movimentos sacádicos

Os movimentos sacádicos são gerados em resposta à atividade no colículo superior ou no córtex cerebral (áreas dos campos oculares frontais [FEF] e do córtex parietal posterior). A atividade no colículo superior está relacionada com a computação da direção e com a amplitude do movimento sacádico. Na verdade, as camadas profundas do colículo superior contêm um mapa motor topográfico das localizações dos movimentos sacádicos. Do colículo superior, a informação é remetida a pontos

NA CLÍNICA

Os exames clínicos da função labiríntica são feitos rodando o paciente em uma cadeira de Bárány para ativar os labirintos em ambas as orelhas ou introduzindo água fria ou morna no canal auditivo externo de uma orelha **(teste calórico)**. Quando uma pessoa é rodada em uma cadeira de Bárány, desenvolve-se nistagmo durante a rotação. A direção da fase rápida do nistagmo vai na mesma direção que a rotação. Quando a rotação da cadeira é suspensa, desenvolve-se nistagmo na direção oposta (nistagmo pós-rotatório) porque parar uma rotação tem o mesmo efeito que acelerar na direção oposta.

O teste calórico é mais útil porque pode distinguir o mau funcionamento do labirinto entre os dois lados. O pescoço é inclinado para trás em cerca de 60 graus para que os dois canais horizontais fiquem essencialmente verticais. Se for introduzida água morna na orelha esquerda, a endolinfa na parte externa da alça do canal semicircular esquerdo tende a elevar-se à medida que a gravidade específica da endolinfa diminui por causa do aquecimento. Isso estabelece um fluxo de convecção da endolinfa e, como resultado, os cinocílios das células pilosas da crista ampular esquerda são defletidos em direção ao utrículo, como se a cabeça tivesse rodado para a esquerda; a descarga das fibras aferentes que inervam esse canal aumenta; e ocorre nistagmo com a fase rápida para a esquerda. O nistagmo produz uma sensação de que o ambiente está girando para a direita e a pessoa tende a cair para o mesmo lado. Efeitos opostos são produzidos se for colocada água fria na orelha. Uma expressão mnemônica em inglês que pode ajudar na lembrança da direção do nistagmo no teste calórico é COWS (*"cold opposite, warm same"* – "fria oposto, morna mesmo"). Em outras palavras, a água fria em uma orelha resulta em fase rápida do nistagmo em direção ao lado oposto, e a água quente causa uma fase rápida em direção ao mesmo lado.

distintos para o controle dos movimentos sacádicos horizontais e verticais, denominados *centros do olhar horizontal* e *vertical*, respectivamente. O centro do olhar horizontal consiste em neurônios na formação reticular paramediana da ponte (PPFR) nas vizinhanças do núcleo do abducente (Figura 9.28A). O centro do olhar vertical encontra-se na formação reticular do mesencéfalo, especificamente no núcleo intersticial rostral do fascículo longitudinal medial e no núcleo dorsal do nervo craniano III. Como os circuitos e a operação do centro do olhar horizontal já estão mais entendidos do que os do centro do olhar vertical, eles são discutidos aqui com mais detalhes. No entanto, foram descritas células que mostram padrões análogos de atividade no centro do olhar vertical.

A Figura 9.28A apresenta uma visão geral dos circuitos neurais pelos quais são gerados os movimentos sacádicos, e a Figura 9.28B mostra a atividade de certos tipos de neurônios encontrados no centro do olhar que são responsáveis pelos movimentos sacádicos horizontais. Cada centro do olhar horizontal tem neurônios de salvas excitatórias (EBN) que se projetam para os motoneurônios no núcleo ipsilateral do abducente e para os neurônios internucleares (o que excita os motoneurônios do reto medial no núcleo contralateral do oculomotor). Também existem neurônios de salvas inibitórias

(IBN) que inibem o abducente contralateral. Esses neurônios de salvas são capazes de gerar frequências de potenciais de ação extremamente altas (até 1.000 Hz). Além disso, o centro do olhar tem neurônios que mostram atividade tônica e atividade tônica em salvas.

Normalmente, tanto os neurônios de salvas inibitórias como os de salvas excitatórias são inibidos por neurônios de pausa (omnipausa) localizados no núcleo dorsal da rafe. Quando um movimento sacádico está para ser executado, a atividade dos FEF ou do colículo superior, ou de ambos, leva à inibição das células de pausa e à excitação das células de atividade em salvas no lado contralateral. A resultante atividade em salvas de alta frequência nos neurônios de salvas excitatórias oferece um poderoso impulso para os motoneurônios do reto lateral ipsilateral e do reto medial contralateral (Figura 9.28A); ao mesmo tempo, os neurônios de salvas inibitórias possibilitam o relaxamento dos antagonistas. A atividade inicial em salvas desses neurônios permite uma forte contração dos músculos extraoculares apropriados, o que supera a viscosidade do músculo extraocular e possibilita a ocorrência de um movimento rápido.

Circuitos subjacentes à perseguição visual

A perseguição visual consiste em rastrear com os olhos um alvo em movimento (Figura 9.29). As informações visuais sobre a velocidade do alvo são processadas em uma série de áreas corticais, tais como o córtex visual no lobo occipital, várias áreas do lobo temporal e os FEF. No passado, acreditava-se que os FEF estivessem relacionados apenas com o controle dos movimentos sacádicos, porém evidências mais recentes têm mostrado que existem regiões distintas nos FEF dedicadas à produção de movimentos sacádicos ou de perseguição visual. Na verdade, pode haver duas redes corticais distintas, cada uma especializada em um desses tipos de movimentos oculares. A atividade cortical proveniente das várias áreas corticais é levada ao cerebelo através de partes dos núcleos pontinos e do núcleo reticular do tegmento da ponte. Áreas específicas no cerebelo – a saber, partes do verme do lobo posterior, o flóculo e o paraflóculo – recebem essa aferência e, por sua vez, projetam-se para os núcleos vestibulares. Dos núcleos vestibulares, a atividade pode ser remetida aos núcleos do oculomotor, do abducente e do troclear, como foi descrito anteriormente sobre o RVO.

Circuitos subjacentes à vergência

Os circuitos neurais subjacentes aos movimentos de vergência não são ainda bem conhecidos. Existem neurônios pré-motores (neurônios que se projetam para motoneurônios) localizados em áreas do tronco encefálico em torno dos vários núcleos oculomotores. Em algumas áreas visuais corticais e nos FEF, existem neurônios cuja atividade está relacionada com a disparidade da imagem nas duas retinas ou com a variação da imagem durante os movimentos de vergência. Não está ainda claro como os sinais de vergência nessas áreas corticais conectam-se com os neurônios pré-motores no tronco encefálico. O cerebelo também parece ter uma função nos movimentos de vergência porque as lesões cerebelares comprometem esse tipo de movimento ocular. Note que as lesões do fascículo longitudinal medial que resultam em perda do RVO não comprometem a vergência.

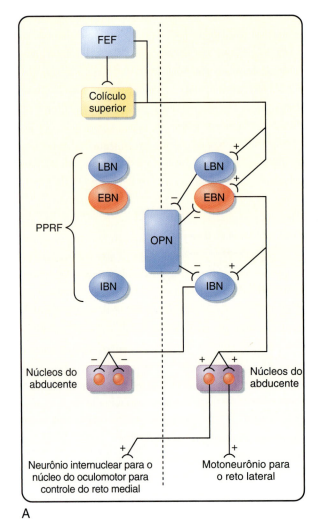

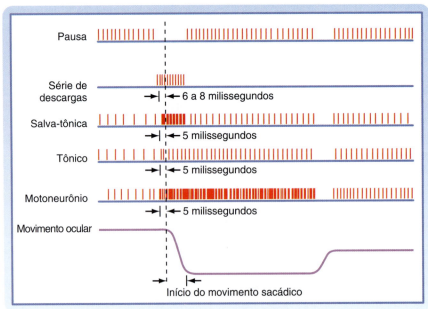

• **Figura 9.28** Vias de movimentos sacádicos horizontais. **A.** Diagrama dos circuitos das vias principais. EBN, neurônio de salva excitatória; FEF; campo ocular frontal; IBN, neurônio de salva inibitória; LBN, neurônio de salva tônica; OPN, neurônio omnipausa; PPRF, formação reticular paramediana da ponte. **B.** Padrões de descargas de alguns neurônios envolvidos em movimentos sacádicos. A excitação de neurônios de salva no centro do olhar horizontal direito faz que os motoneurônios do abducente à direita e os motoneurônios do reto medial à esquerda sejam ativados. A via ascendente para o núcleo do oculomotor se faz pelo fascículo longitudinal medial. O centro do olhar horizontal esquerdo é simultaneamente inibido.

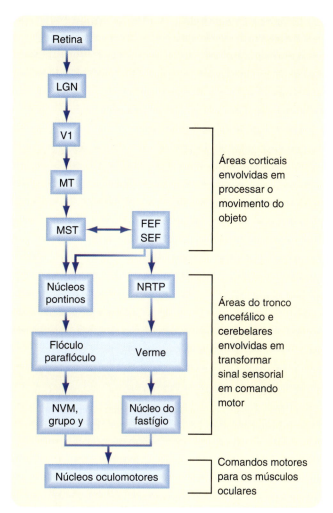

• **Figura 9.29** Vias de perseguição visual. O estímulo para o movimento ocular de perseguição visual é um alvo visual em movimento. Isso faz que a atividade flua através dos circuitos ilustrados na figura e leve à manutenção da fóvea no alvo. FEF, campo ocular frontal; LGN, núcleo geniculado lateral; MST e MT, áreas de associação visual de ordem superior; NRTP, núcleo reticular do tegmento da ponte; NVM, núcleo vestibular medial; SEF, campo ocular suplementar; V1, córtex visual primário.

Pontos-chave

1. As fibras musculares extrafusais são inervadas por motoneurônios α. Uma unidade motora consiste em um único motoneurônio α e todas as fibras musculares com as quais ele faz sinapse. O tamanho da unidade motora varia muito entre os músculos; pequenas unidades motoras permitem um controle mais preciso da força muscular.
2. O princípio do tamanho refere-se ao recrutamento organizado de motoneurônios α de acordo com seu tamanho, do menor para o maior. Como os motoneurônios menores conectam-se com unidades motoras mais fracas, a sutileza relativa do controle motor é semelhante nas contrações fracas e fortes.
3. Um reflexo é uma resposta motora simples estereotipada a um estímulo. Um arco reflexo inclui as fibras aferentes, os interneurônios e os motoneurônios responsáveis pelo reflexo.
4. Os fusos musculares são receptores sensoriais complexos encontrados nos músculos esqueléticos. Eles se situam paralelamente às fibras musculares extrafusais e contêm fibras musculares intrafusais em bolsa nuclear e em cadeia nuclear. Por estar em paralelo com o músculo principal, o fuso pode detectar as alterações do comprimento do músculo.
5. As fibras aferentes do grupo Ia formam terminações primárias nas fibras em bolsa nuclear do tipo 1, do tipo 2 e em cadeia nuclear; e as fibras do grupo II formam terminações secundárias nas fibras em cadeia nuclear e nas fibras em bolsa nuclear do tipo 2.
6. As terminações primárias demonstram respostas estáticas e dinâmicas que sinalizam o comprimento muscular e a taxa de alteração do comprimento muscular. As terminações secundárias demonstram apenas respostas estáticas e sinalizam somente o comprimento muscular.
7. As fibras musculares intrafusais associadas aos fusos musculares são inervadas por motoneurônios γ. A contração das fibras intrafusais não causa diretamente alterações significativas na tensão ou no comprimento do músculo; entretanto, quando o nível de tensão nessas fibras é ajustado, os motoneurônios γ influenciam a sensibilidade do fuso muscular ao estiramento.

8. Os órgãos tendinosos de Golgi localizam-se nos tendões dos músculos e, assim, ficam dispostos em série com o músculo. Eles são inervados pelas fibras aferentes do grupo Ib. Sua relação em série significa que os órgãos tendinosos conseguem detectar o nível de força gerado pelo músculo, seja ela causada por estiramento passivo ou por contração ativa deste mesmo músculo.

9. O reflexo fásico de estiramento (miotático) inclui: (1) uma via excitatória monossináptica das fibras aferentes do grupo Ia nos fusos musculares para os motoneurônios α que inervam os músculos estimulados (estirados) e seus sinergistas, e (2) uma via inibitória dissináptica aos motoneurônios α dos músculos antagonistas.

10. O reflexo miotático inverso é provocado pelos órgãos tendinosos de Golgi. As séries de descargas nas fibras do grupo Ib (do órgão tendinoso de Golgi) de um dado músculo causam inibição dissináptica dos motoneurônios α para o mesmo músculo e excitam os motoneurônios α para os músculos antagonistas.

11. O reflexo de flexão é uma importante resposta de proteção porque age retirando uma extremidade dos estímulos prejudiciais. O reflexo é provocado por séries de descargas nas fibras aferentes que inervam vários receptores, particularmente os nociceptores. Por meio de vias polissinápticas, essas séries de descargas causam excitação dos motoneurônios flexores e inibição dos motoneurônios extensores ipsilateralmente. Concomitantemente, ocorre o padrão de ação oposto (inibição dos motoneurônios flexores e excitação dos extensores) contralateralmente, o que é denominado *reflexo da extensão cruzada*.

12. As vias descendentes podem ser divididas em: (1) um sistema lateral, que termina nos motoneurônios para os músculos das extremidades e no grupo lateral de interneurônios; e (2) um sistema medial, que termina no grupo medial de interneurônios.

13. O sistema lateral inclui o trato corticospinal lateral e parte do trato corticonuclear. Essas vias influenciam os motoneurônios contralaterais que inervam a musculatura das extremidades, especialmente a dos dedos, e os músculos da parte inferior da face e da língua.

14. O sistema medial abrange os tratos corticospinal anterior, vestibulospinais lateral e medial, reticulospinal e tetospinal. Essas vias afetam principalmente a postura e oferecem um apoio motor para o movimento das extremidades e dos dedos.

15. A locomoção é desencadeada por comandos retransmitidos pelo centro locomotor do mesencéfalo. No entanto, os geradores de padrão central formados pelos circuitos medulares e influenciados pela aferência sensitiva providenciam a organização detalhada da atividade locomotora.

16. Os movimentos voluntários dependem de interações entre as áreas motoras do córtex cerebral, do cerebelo e dos núcleos da base.

17. As áreas motoras do córtex cerebral estão dispostas como uma rede distribuída em paralelo, na qual cada uma contribui para várias vias motoras descendentes. As áreas primariamente envolvidas nos movimentos do corpo e da cabeça são o córtex motor primário, a área pré-motora, o córtex motor suplementar e as áreas motoras do cíngulo. Os campos oculares frontais são importantes para os movimentos oculares e ajudam a iniciar os movimentos sacádicos voluntários.

18. Os neurônios corticospinais individuais descarregam antes de ocorrerem as contrações voluntárias dos músculos relacionados. As descargas são tipicamente relacionadas com a força contrátil, e não com a posição articular. No entanto, a atividade de um único neurônio pode codificar diferentes parâmetros de um movimento em diferentes momentos com relação à execução deste mesmo movimento.

19. A atividade de uma população de neurônios do córtex motor pode ser usada para predizer a direção dos movimentos a serem executados.

20. O cerebelo influencia a taxa, a amplitude, a força e a direção dos movimentos. Também influencia o tônus muscular e a postura, bem como os movimentos oculares e o equilíbrio.

21. Os circuitos intrínsecos do cerebelo são notavelmente uniformes. As diferenças de função das distintas partes do cerebelo surgem, em grande parte, em decorrência das diferentes fontes aferentes e alvos eferentes.

22. As técnicas anatômicas e fisiológicas têm mostrado que o córtex cerebelar pode ser dividido em planos longitudinais em muitos compartimentos funcionalmente distintos.

23. A maioria das projeções para o cerebelo se faz pelas vias que terminam como fibras musgosas. As fibras musgosas excitam as células granulares, que, por sua vez, podem provocar potenciais de ação isolados, os chamados *potenciais simples*, nas células de Purkinje cujos axônios formam a única via eferente do córtex cerebelar.

24. As projeções do núcleo olivar inferior para o cerebelo terminam como fibras trepadeiras e são a única fonte delas. Cada célula de Purkinje recebe uma aferência maciça de apenas uma fibra trepadeira. Como resultado, cada descarga de fibra trepadeira produz uma explosão de alta frequência de vários potenciais de ação, conhecida como *potencial complexo*, na célula de Purkinje.

25. Embora a atividade de potenciais complexos seja relativamente rara em comparação com a atividade de potenciais simples, os potenciais complexos são sincronizados precisamente entre as populações de células de Purkinje e, em razão da convergência dessas células nos neurônios de núcleos cerebelares, essa sincronização pode permitir que a atividade de potenciais complexos afete significativamente a eferência cerebelar. A sincronização de potenciais complexos é o resultado do acoplamento elétrico dos neurônios olivares inferiores por junções comunicantes.

26. Os núcleos da base incluem vários núcleos telencefálicos profundos (incluindo o núcleo caudado, o putâmen e o globo pálido). Os núcleos da base interagem com o córtex cerebral, o núcleo subtalâmico, a substância negra e o tálamo.

27. Dependendo do equilíbrio entre as vias direta e indireta dos núcleos da base, a atividade transmitida do córtex cerebral através dos núcleos da base pode facilitar ou inibir

os neurônios talâmicos que se projetam para áreas motoras do córtex. Quando existe um desequilíbrio naquelas duas vias, ocorrem transtornos hipercinéticos ou hipocinéticos.

28. Alguns tipos de movimentos oculares ajudam a estabilizar a visão do mundo visual. Isso é fundamental porque a acuidade visual cai dramaticamente quando o mundo visual se move ou desliza através da retina. Os movimentos vestíbulo-ocular e optocinético ajudam a estabilizar o mundo visual na retina, o que compensa o movimento da cabeça ou do mundo exterior (ou de ambos). Os movimentos de perseguição visual permitem rastrear um alvo visual para que este permaneça centrado na fóvea.

29. Para uma inspeção detalhada, os movimentos sacádicos atuam movimentando uma parte específica da cena visual para a fóvea, a área da retina com mais alta acuidade.

30. Existem circuitos e áreas especializados no tronco encefálico para controlar os movimentos oculares horizontais e verticais. Essas áreas são usadas pelo córtex (quando são feitos movimentos oculares voluntários) e pela aferência sensorial que inicia o movimento ocular reflexo.

10
Funções Integrativas do Sistema Nervoso

OBJETIVOS DO APRENDIZADO

Após a conclusão deste capítulo, o estudante será capaz de responder às seguintes questões:

1. Qual é o padrão básico da estrutura em camadas do neocórtex e como as aferências e eferências corticais alinham-se com esse padrão de camadas? Qual é o significado funcional da variação no padrão de camadas entre áreas corticais?
2. Quais são as principais funções de cada um dos lobos do cérebro?
3. Como o eletroencefalograma (EEG) reflete a atividade cortical? O que são potenciais evocados?
4. Como a dominância cerebral correlaciona-se com a linguagem e a preferência manual?
5. O que é afasia e o que fica comprometido nos diferentes tipos de afasia?
6. Como os processos sinápticos e celulares sustentam a aprendizagem e a memória? Como a memória é distribuída no cérebro?
7. Qual papel tem a plasticidade no desenvolvimento neural e na resposta à lesão do sistema nervoso?

Nos capítulos anteriores, discutiu-se a interação do sistema nervoso com o corpo e o mundo exterior em termos da transdução e análise de eventos sensoriais, a organização da função motora e os processos centrais relativamente simples que ligam as duas, como os reflexos (o reflexo miotático e o reflexo vestíbulo-ocular). O sistema nervoso tem outras capacidades, as denominadas funções integrativas ou cognitivas superiores, que se ligam menos diretamente a modalidades sensoriais específicas ou ao comportamento motor. Essas funções exigem interações de diferentes partes do córtex cerebral e do córtex cerebral com outras partes do encéfalo. Neste capítulo, discute-se a base neural de algumas dessas funções superiores. Como essas funções (bem como a percepção sensorial e a função motora voluntária) são altamente dependentes do córtex cerebral, sua organização básica é descrita primeiro.

Córtex cerebral

O córtex cerebral humano ocupa um volume de aproximadamente 600 cm^3 e tem uma área de 2.500 cm^2. A superfície do córtex é altamente convoluta e dobrada em saliências conhecidas como **giros**. Os giros são separados por **sulcos** (se rasos) ou **fissuras** (se profundos; Figura 4.7). Essas dobras aumentam grandemente a área do córtex que pode caber no volume limitado e fixo no crânio. Na verdade, não se consegue ver a maior parte do córtex a partir da superfície cerebral por causa das dobras.

O córtex cerebral pode ser dividido em hemisférios esquerdo e direito, e subdividido em alguns lobos (Figura 10.1; ver também Figura 4.7), tais como os **lobos frontal, parietal, temporal** e **occipital**. Os lobos frontal e parietal são separados pelo sulco central; ambos são separados do lobo temporal pela **fissura lateral**. Os lobos occipital e parietal são separados (na superfície medial do hemisfério) pela fissura parietoccipital (Figura 10.1). Enterrado na fissura lateral, há mais um lobo, a **ínsula** (Figura 4.6A e B). Um grupo de estruturas que compõem o **lobo límbico** é encontrado na face medial do hemisfério, e a parte maior, a **formação hipocampal**, dobra-se dentro do **giro para-hipocampal** do lobo temporal e não se pode vê-la da superfície do cérebro.

A atividade nos dois hemisférios do córtex cerebral é coordenada por interconexões através das comissuras cerebrais. A maior parte do córtex conecta-se através do maciço **corpo caloso** (Figuras 4.9 e 10.1), e partes dos lobos temporais conectam-se através da comissura anterior.

Existem três tipos de córtex cerebral: **neocórtex, arquicórtex** e **paleocórtex**. O neocórtex tem seis camadas corticais (Figura 10.2), o arquicórtex tem três camada e o paleocórtex tem quatro a cinco camadas. Nos humanos, aproximadamente 90% do córtex cerebral são neocórtex.

Neocórtex

Tipos de células neuronais no neocórtex

Foram descritos alguns tipos diferentes de células neuronais no neocórtex (Figura 10.2). Os **neurônios piramidais** são o tipo celular mais abundante, responsável por aproximadamente 75% dos neurônios neocorticais. Vários outros tipos de neurônios não piramidais compõem o restante, incluindo células estreladas e interneurônios GABAérgicos. Os neurônios piramidais têm um grande corpo celular triangular, um longo dendrito apical direcionado à superfície cortical e vários dendritos basais. O axônio desta célula emerge do corpo opostamente ao dendrito apical, e aqueles dos neurônios piramidais maiores projetam-se para a substância branca subcortical. O axônio pode dar ramos colaterais ao descer pelo córtex. Os neurônios piramidais liberam o aminoácido excitatório denominado "glutamato". Os interneurônios inibitórios liberam GABA, possuem vários tamanhos e formatos com projeções axonais curtas dentro de uma área cortical.

CAPÍTULO 10 Funções Integrativas do Sistema Nervoso 205

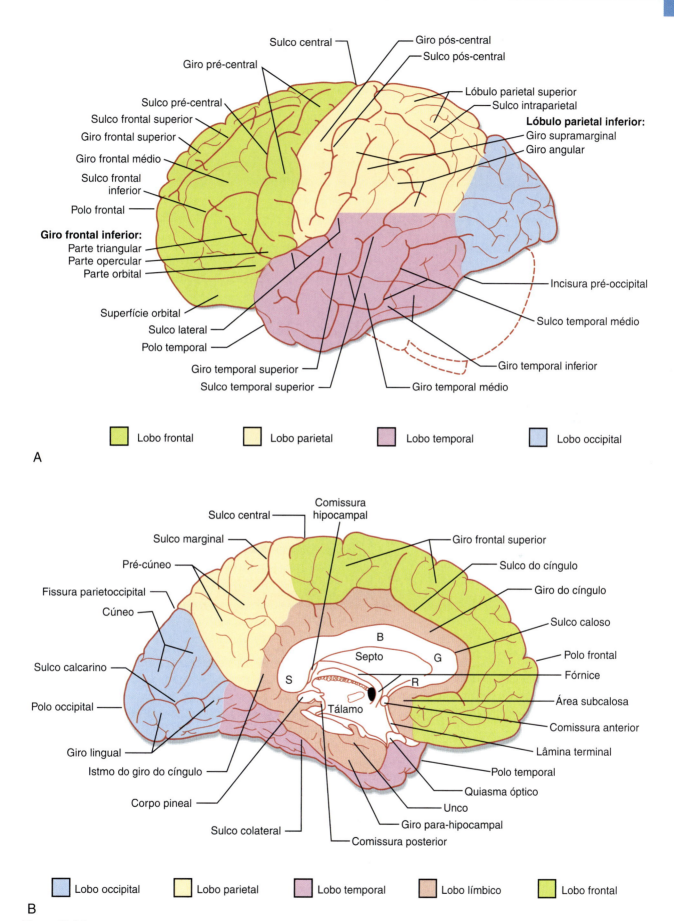

• **Figura 10.1** Ilustrações em vistas lateral (**A**) e medial (**B**) do hemisfério esquerdo do cérebro humano com as principais marcas características e os lobos indicados por cor. R, G, B e S indicam, respectivamente, o rostro, o joelho, o corpo e o esplênio do corpo caloso. (Extraída de Haines DE. *Fundamental Neuroscience for Basic and Clinical Applications*. 3rd ed. Philadelphia: Churchill Livingstone; 2006.)

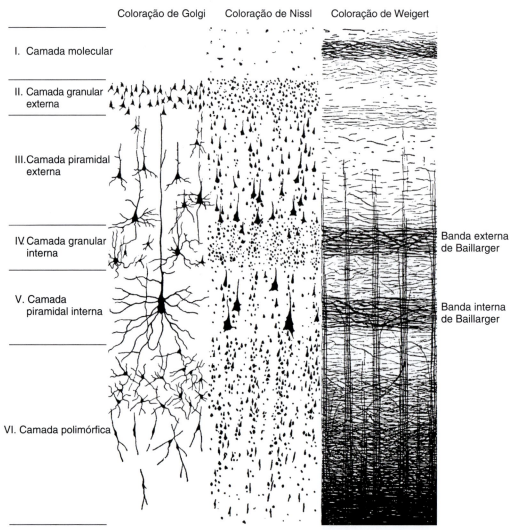

- **Figura 10.2** Área do neocórtex corado por três métodos diferentes. A coloração de Nissl (*centro*) mostra os corpos celulares de todos os neurônios e revela como os diferentes tipos estão distribuídos entre as seis camadas. A coloração de Golgi (*esquerda*) exibe apenas uma amostra da população neuronal, mas revela detalhes de seus dendritos. A coloração de Weigert para mielina (*direita*) demonstra feixes de axônios orientados verticalmente entrando e saindo do córtex e fibras com um trajeto horizontal que interconectam os neurônios dentro de uma camada. (Extraída de Brodmann K. *Vergleichende Lokalisationslehre der Grosshirnrinde in ihren prinzipien Dargestellt auf Grund des Zellenbaues*. Leipzig: JA Barth; 1909.)

As células estreladas no córtex apresentam um pequeno soma, numerosos dendritos ramificados, são abundantes na camada IV e projetam-se localmente, porém podem ser glutamatérgicas ou GABAérgicas (descritas na próxima seção).

Citoarquitetura das camadas corticais

Cada uma das seis camadas do neocórtex tem uma composição celular característica (Figura 10.2). A camada I (camada molecular) tem poucos corpos celulares neuronais e contém principalmente terminações axonais que fazem sinapse em dendritos apicais. A camada II (camada granular externa) contém principalmente células estreladas. A camada III (camada piramidal externa) consiste principalmente em pequenos neurônios piramidais. A camada IV (camada granular interna) contém principalmente células estreladas e uma densa matriz de axônios. A camada V (camada piramidal interna) é dominada por grandes neurônios piramidais, a principal fonte de eferentes corticais para a maioria das regiões subcorticais. A camada VI (camada multiforme) contém neurônios piramidais, fusiformes e de outros tipos.

Fibras aferentes e eferentes corticais

A maior parte da aferência de outras regiões do sistema nervoso central (SNC) ao córtex é retransmitida por neurônios no tálamo, como já foi descrito em capítulos anteriores para as vias sensoriais e motoras. As projeções do tálamo para o córtex são um componente significativo da organização cortical observada claramente no padrão de camadas. As fibras talamocorticais dos núcleos talâmicos que têm projeções corticais específicas (mapeadas topograficamente) terminam principalmente na camada IV, mas também nas camadas III e VI. Os neurônios em outros núcleos talâmicos (particularmente os que retransmitem aferência da formação reticular do tronco encefálico) projetam-se difusamente e terminam nas camadas I e VI para modular globalmente a atividade cortical, talvez juntamente com alterações de estado (sono ou vigília).

Além das aferências subcorticais, cada região do córtex recebe aferência de outras regiões corticais. Existem alguns grandes feixes de fibras que conectam regiões corticais distantes como também fibras comissurais que conectam entre si regiões correspondentes em cada hemisfério (essas projeções terminam nas camadas I e VI); mas, em termos relativos, a maior fonte de sinapses em uma região cortical é local, sendo proveniente da própria região ou das vizinhanças.

Os axônios eferentes corticais originam-se dos neurônios piramidais. Os neurônios piramidais menores das camadas II e III em sua maioria projetam-se diretamente para as áreas corticais adjacentes e para as regiões contralaterais por meio do corpo caloso. Os neurônios piramidais maiores da camada V projetam-se através de muitas vias para a medula espinhal, no tronco encefálico, no estriado e no tálamo. Os neurônios piramidais da camada VI formam projeções corticotalâmicas que têm como alvo os mesmos núcleos talâmicos que fornecem a sua aferência, criando, assim, circuitos de conexões talamocorticais e corticotalâmicas. Os padrões específicos de aferência a partir do tálamo têm outra influência sobre a organização cortical. Como foi discutido em relação aos sistemas sensorial e motor, o mapeamento topográfico da aferência cortical define uma **organização colunar**. Uma coluna é uma região estreita, orientada verticalmente (da substância branca para a superfície cortical), na qual os neurônios têm atividade correlacionada por causa da aferência compartilhada do tálamo. Dentro de uma coluna, existe uma grande riqueza de interconexões verticais e menos interconexões laterais (com células em colunas vizinhas), o que permite que as colunas atuem como uma unidade funcional do córtex. Apesar de sua relativa escassez, entretanto, as interconexões laterais podem exercer ações poderosas, como é mostrado na interconexão inibitória entre regiões no córtex motor (Figura 9.16). É interessante observar que a organização colunar pode ser grandemente influenciada por interações funcionais, bem como pela herança genética. (Ver seção "Plasticidade neural".)

Variações regionais na estrutura neocortical

A arquitetura do neocórtex varia regionalmente, o que presumivelmente reflete a especialização funcional das áreas corticais. Os diferentes aspectos dessa variação embasam os vários métodos para subdividir o córtex em áreas distintas. A estratégia mais amplamente utilizada é a **citoarquitetônica**, na qual são consideradas variações na densidade e na estrutura das células. A mieloarquitetônica (variações na densidade e no tamanho dos axônios) e a quimioarquitetônica (expressão de marcadores moleculares) também são usadas para a classificação das áreas corticais. Embora tenham sido desenvolvidos vários mapas citoarquitetônicos do córtex, o de Korbinian Brodmann é o mais comumente usado. Nesse mapa, o córtex é dividido em 52 áreas distintas (Figura 10.3), numeradas na ordem em que Brodmann as estudou. As áreas comumente citadas as **áreas de Brodmann 3, 1 e 2** (córtex somatossensorial primário, localizado no giro pós-central); **área 4** (córtex motor primário, localizado no giro pré-central); **área 6** (córtex pré-motor e motor suplementar); **áreas 41 e 42** (córtex auditivo primário no giro temporal superior); e **área 17** (córtex visual primário, em sua maior parte na superfície medial do lobo occipital). Os estudos subsequentes confirmaram que as áreas de Brodmann são distintas com referência a sua citoarquitetura, interconexões e funções, porém trabalhos mais recentes têm mostrado que existe certa plasticidade no tamanho das áreas e em sua organização interna (ver seção "Plasticidade neural").

Embora os mapas citoarquitetônicos, como o de Brodmann, deem a impressão de limites bem definidos entre áreas contíguas, a variação entre muitas das áreas corticais de fato é um tanto sutil e, em vez de compartilharem uma fronteira bem definida, a maioria das regiões vizinhas pode fazer uma transição gradual de uma para outra. Todavia, algumas áreas têm características corticais bem distintas, particularmente os córtices sensitivo e motor. Por exemplo, as áreas motora primária e pré-motora são denominadas **córtex agranular** porque nenhuma camada IV clara está presente ali. Além disso, entre as áreas motoras, o córtex motor primário distingue-se pela presença de grandes neurônios piramidais na camada V, os maiores dos quais são chamados **células de Betz**. Essas células enormes têm axônios que contribuem para os tratos corticospinais e cujo corpo tem o tamanho (diâmetro > 150 μm) necessário para a manutenção metabólica de tanto axoplasma. Note que, apesar de ser o critério histológico para identificar o córtex motor primário, os axônios das células de Betz respondem por menos de 5% de todas as fibras corticospinais.

Diferentemente das áreas motoras, os córtices sensitivos primários (p. ex., somatossensorial, auditivo e visual) tipicamente têm uma camada IV (camada granular interna) muito proeminente, dominada por células estreladas (Figura 10.2), e, portanto, são classificados como **córtices granulares**. Na verdade, o córtex visual primário também é conhecido como **córtex estriado** por causa de uma camada horizontal particularmente proeminente de axônios mielinizados na camada IV, que é conhecida como **estria occipital (de Gennari)**. Em certo sentido, os termos *granular* e *agranular* são imprecisos porque todas as áreas corticais têm porcentagens semelhantes de neurônios piramidais (aproximadamente 75%) e não piramidais (25%). Todavia, a ideia-chave é a de que o agrupamento dos tipos celulares em camadas varia dramaticamente entre as áreas motoras frontais, onde os neurônios não piramidais não formam uma camada granular interna distinta, e os córtices sensitivos primários, onde tais neurônios formam tal camada.

Arquicórtex e paleocórtex

Cerca de 10% do córtex humano são arquicórtex e paleocórtex. O arquicórtex tem uma estrutura em três camadas; o paleocórtex tem quatro a cinco camadas. O paleocórtex localiza-se no limite entre o arquicórtex e o neocórtex.

Nos humanos, a formação hipocampal faz parte do arquicórtex. Está dobrada no interior do lobo temporal e pode ser vista somente quando o cérebro é dissecado. O córtex hipocampal tem três camadas: molecular, de neurônios piramidais e polimórfica. Estas assemelham-se às camadas I, V e VI do neocórtex. A substância branca que cobre o hipocampo é chamada **álveo** do hipocampo, o qual contém fibras hipocampais aferentes e eferentes. Os axônios eferentes coalescem e formam o fórnice.

Funções dos lobos do córtex cerebral

Não existe uma correspondência exata entre as dobras (lobos e giros) do córtex cerebral e sua função; todavia, existe alguma correspondência entre os lobos individuais dos hemisférios cerebrais e sua função geral, o que ajuda a esclarecer a organização cortical.

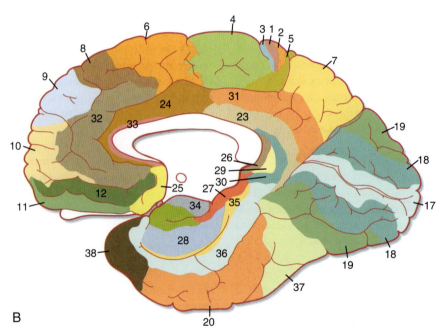

• **Figura 10.3** Áreas de Brodmann no córtex cerebral humano. (Redesenhada de Crosby EC, Humphrey T, Lauer EW. *Correlative Anatomy of the Nervous System*. New York; Macmillan; 1962.)

Lobo frontal

Uma das principais funções do **lobo frontal** é o comportamento motor. Como foi discutido no Capítulo 9, as áreas motora, pré-motora, motora do cíngulo e motora suplementar localizam-se no lobo frontal, assim como o campo ocular frontal. Essas áreas são cruciais para o planejamento e a execução do comportamento motor. A **área de Broca**, essencial para a geração da fala, localiza-se no giro frontal inferior do hemisfério dominante para a linguagem humana (quase sempre o hemisfério esquerdo, como será ainda explicado). Além disso, o mais anterior córtex pré-frontal tem papel importante na personalidade e no comportamento emocional.

As lesões bilaterais do córtex pré-frontal podem ser produzidas por doença ou por uma lobotomia frontal cirúrgica. Tais lesões produzem déficits de atenção, dificuldade de planejamento e de resolução de problemas, impulsividade e comportamento social inadequado. O comportamento agressivo também é diminuído, e o componente motivacional-afetivo da dor é reduzido, embora permaneça a sensação de dor. Hoje em dia, as lobotomias frontais raramente são realizadas por razões éticas e pelo fato de que as modernas terapias farmacológicas proporcionam um tratamento mais humano e efetivo dos transtornos mentais e da dor crônica.

Lobo parietal

O **lobo parietal** contém o **córtex somatossensorial** (Capítulo 7) e o **córtex parietal de associação**. O córtex parietal de associação obtém informações dos córtices somatossensorial, visual e auditivo, e está envolvido em processamento, percepção e integração de informações sensoriais. As conexões com o lobo frontal permitem que as informações somatossensoriais auxiliem na atividade motora voluntária. As informações somatossensoriais, visuais e auditivas também podem ser transferidas para os centros de linguagem, como a **área de Wernicke**, descrita à frente. As lesões no lobo parietal esquerdo podem resultar na síndrome de Gerstmann, que causa a incapacidade de dar nome aos dedos (próprios ou dos outros) e a perda da capacidade de realizar cálculos numéricos. O lobo parietal direito está envolvido em determinar o contexto espacial. As lesões localizadas no lobo parietal direito, que habitualmente são causadas por acidente vascular cerebral ou lesão cerebral traumática, podem resultar na **síndrome de negligência hemiespacial**, em que o paciente "negligencia" o seu campo visual esquerdo. Efetivamente, esses pacientes perdem a consciência do lado esquerdo de seu espaço sensorial: podem não reconhecer o lado esquerdo de seu corpo, assim como pessoas, objetos e eventos que estão à sua esquerda. (Ver o boxe "Na clínica" posteriormente neste capítulo.) Em casos raros, o dano ao córtex parietal esquerdo pode levar à negligência do lado direito.

Lobo occipital

As principais funções do **lobo occipital** são o processamento e a percepção visuais (Capítulo 8). O córtex visual primário (área 17 de Brodmann) rodeia o sulco calcarino e é flanqueado pelos córtices visuais secundário (área 18 de Brodmann) e terciário (área 19 de Brodmann). As lesões dessas áreas no giro cúneo resultam em cegueira no campo visual inferior contralateral; aquelas no giro lingual resultam em cegueira no campo visual superior contralateral. As conexões com os campos oculares frontais afetam a direção do olhar, e as projeções para o mesencéfalo auxiliam no controle dos movimentos oculares convergentes, da constrição pupilar da acomodação, todos os quais ocorrem quando os olhos se ajustam para a visão de perto.

NA CLÍNICA

Duas áreas importantes para o planejamento e a execução de tarefas motoras são o **córtex parietal** e o **córtex frontal**, o primeiro porque integra as informações sensoriais necessárias para definir o contexto de uma tarefa (Capítulo 7) e o segundo porque tem neurônios que dirigem todos os componentes para a execução motora (Capítulo 9). Os chamados "neurônios em espelho" foram encontrados nos **córtices parietal inferior** e **frontal inferior de macacos**. Essas células respondem durante a realização de uma tarefa motora específica e também durante a observação da mesma tarefa realizada por outro animal. Como essas células em espelho parecem codificar tarefas particulares e responder a elas, especula-se que possam ser subjacentes a funções como compreender as intenções de outros e empatia, bem como à capacidade de aprender tarefas pela observação. Nos humanos, a atividade no EEG compatível com o comportamento de tais neurônios em espelho localiza-se nos **lobos frontal inferior** e **parietal superior**.

Lobo temporal

O **lobo temporal** tem muitas funções diferentes, tais como o processamento e a percepção de sons e informações vestibulares, e o processamento visual de ordem superior (Capítulo 8). Por exemplo, o córtex infratemporal, em sua superfície inferior, está envolvido no reconhecimento de faces. Além disso, a alça de Meyer, que forma parte da via óptica, atravessa o lobo temporal. Como consequência, as lesões unilaterais do lobo temporal podem levar à perda da visão no quadrante superior do campo visual de ambos os olhos, contralateral ao dano, uma condição denominada quadrantanopsia homônima superior (algumas vezes designada como defeito visual em "torta no céu"). Observe que o dano a uma via visual superior que atravessa o lobo parietal pode levar a quadrantanopsia homônima inferior, contralateral à lesão. Outro local importante do lobo temporal é a área de Wernicke, que é essencial para a compreensão da linguagem.

O sistema límbico domina o lobo temporal medial e participa do comportamento emocional, da aprendizagem e da memória (ver seção "Aprendizagem e memória"). O sistema límbico ajuda a processar e regular o comportamento emocional, em parte pela influência que exerce sobre o hipotálamo via circuito de Papez. Esse circuito projeta-se do giro do cíngulo para o córtex entorrinal e o hipocampo, e dali, via fórnice, para os corpos mamilares no hipotálamo. O trato mamilotalâmico, então, conecta o hipotálamo aos núcleos talâmicos anteriores, que se projetam de volta ao giro do cíngulo. Além disso, o hipocampo e a amígdala conectam-se ao córtex pré-frontal, ao prosencéfalo basal e ao córtex do cíngulo anterior.

As lesões bilaterais do lobo temporal podem produzir a síndrome de Klüver-Bucy, que se caracteriza pela perda da capacidade de reconhecer o significado de objetos por elementos sugestivos visuais (agnosia visual); pela tendência em examinar todos os objetos, mesmo os perigosos, colocando-os na boca; pela atenção a estímulos irrelevantes; pela hipersexualidade;

NA CLÍNICA

As funções dos diferentes lobos do córtex cerebral foram identificadas com base nos efeitos de lesões produzidas por doença, intervenções cirúrgicas para tratamento de doença em seres humanos, lesão cerebral traumática e estudos realizados em animais. Outros achados foram o resultado de observações de crises epilépticas e alterações no comportamento, em que uma localização cerebral que provoca convulsões (focos de crises epilépticas) está correlacionada com mudanças comportamentais. Por exemplo, os focos de crises epilépticas no córtex motor causam movimentos contralaterais; os movimentos exatos relacionam-se com a localização somatotópica do foco da crise. As crises que se originam no córtex somatossensorial causam uma **aura epiléptica**, na qual se percebe uma sensação tátil. De modo semelhante, crises que se iniciam no córtex visual causam uma aura visual (cintilações, cores), as do córtex auditivo causam uma aura auditiva (zumbido, sons de campainha) e as do córtex vestibular causam uma sensação de girar. c0omportamento complexo resulta de crises que se originam em áreas de associação do lobo temporal; além disso, uma aura com odor desagradável pode ser percebida se o córtex olfatório estiver envolvido (**crise uncinada**).

pela alteração dos hábitos alimentares; e pela diminuição da emocionalidade. Embora essa síndrome fosse originalmente detectada depois de grandes lesões da maior parte ou de todo o lobo temporal, os estudos mais recentes destacaram o papel da amígdala. A amígdala condiciona a associação de medo a estímulos dolorosos e pode desencadear, por meio de conexões com o córtex frontal medial e o giro do cíngulo anterior, respostas emocionais ou evasivas quando esses estímulos recorrem. Além disso, a amígdala projeta-se para o **núcleo** *accumbens*, uma região dos núcleos da base chamada "centro de recompensa". O núcleo *accumbens* sinaliza eventos prazerosos em resposta à aferência dopaminérgica da área tegmental ventral (ATV) do tronco encefálico.

Atividade elétrica do córtex

Um **eletroencefalograma (EEG)** é um registro da atividade elétrica neuronal do córtex cerebral feito por eletrodos colocados no crânio. As ondas do EEG normalmente refletem correntes extracelulares somadas que resultam da geração de potenciais sinápticos nos neurônios piramidais e, desse modo, são um tipo de **potencial de campo**. Como as correntes geradas por uma única célula são pequenas demais para detecção como eventos distintos por um eletrodo no crânio (para registrar a atividade de um único neurônio, é preciso colocar um microeletrodo a poucos micra de um neurônio), as ondas do EEG refletem a atividade combinada de muitos neurônios. Além disso, para a atividade de um grupo de neurônios gerar um evento detectável no EEG, precisam ser orientados de modo que suas correntes individuais possam se somar e produzir um campo detectável. O arranjo dos neurônios piramidais com seus dendritos apicais alinhados em paralelo para formar uma lâmina dipolo é particularmente favorável para gerar grandes potenciais de campo. Um polo dessa lâmina é orientado para a superfície cortical; e o outro, para a substância branca subcortical, de modo que as correntes geradas por uma população de neurônios piramidais corticais, com a sua orientação semelhante, somam-se para produzir um potencial de campo mensurável. A necessidade de somação também explica por que sinais de EEG refletem potenciais primariamente sinápticos, e não potenciais de ação; os eventos elétricos precisam se sobrepor no tempo a fim de se somar, e os potenciais sinápticos têm durações muito mais longas do que os potenciais de ação.

O sinal de uma onda do EEG pode ser positivo ou negativo, mas sua direção em si não indica se os neurônios piramidais estão sendo excitados ou inibidos. Por exemplo, um potencial de EEG negativo pode ser gerado na superfície do crânio (ou córtex) por excitação de dendritos apicais ou por inibição perto dos corpos celulares. Inversamente, uma onda de EEG positiva pode ser produzida por inibição de dendritos apicais ou por excitação perto dos corpos celulares.

Um traçado normal de EEG consiste em ondas de várias frequências. As frequências dominantes dependem de vários fatores, inclusive do estado de vigília, da idade do sujeito, da localização dos eletrodos de registro, e da ausência ou presença de medicamentos ou doença. Quando um adulto normal acordado fica relaxado com os olhos fechados, as frequências do EEG registradas nos lobos parietal e occipital são de aproximadamente 8 a 12 Hz, o **ritmo alfa**. Pedindo-se ao sujeito para que abra

os olhos, a onda torna-se menos sincronizada, e a frequência dominante aumenta para 13 a 30 Hz, o que é chamado **ritmo beta**. Os **ritmos delta** (0,5 a 2 Hz) e **teta** (3 a 7 Hz) são observados durante o sono (discussão adiante; Figura 10.4). De igual modo, existem ondas breves do EEG e, por causa de sua forma, algumas vezes são denominadas **pontas**, mas isso não implica que se associem a potenciais de ação.

Potenciais evocados

Uma alteração do EEG que pode ser desencadeada por um estímulo é denominada **potencial evocado cortical**. Um potencial evocado cortical é mais bem registrado sobre a parte do crânio localizada em cima da área cortical ativada. Por exemplo, um estímulo visual resulta em um potencial evocado que pode ser mais bem registrado sobre o osso occipital, enquanto um potencial evocado somatossensorial é registrado mais efetivamente perto da junção dos ossos frontal e parietal. Os potenciais evocados refletem a atividade em grande número de neurônios corticais. Também podem refletir a atividade em estruturas subcorticais.

Os potenciais evocados são pequenos, em comparação com o tamanho das ondas do EEG. No entanto, seu aspecto pode ser melhorado por um processo chamado **média de sinais**. Nesse processo, a estimulação é repetida e se calcula eletronicamente a média dos EEGs registrados durante cada tentativa. Com cada repetição do estímulo, o potencial evocado ocorre em um tempo fixo depois do estímulo. Quando se faz a média dos registros, os componentes do EEG que têm uma associação temporal aleatória com o estímulo se cancelam, enquanto os potenciais evocados se somam.

> ### 🩺 NA CLÍNICA
>
> Os potenciais evocados são usados clinicamente para avaliar a integridade de uma via sensorial, pelo menos até o nível da área receptora sensorial primária. Esses potenciais podem ser registrados em indivíduos comatosos, bem como em bebês de tão pouca idade que não podem ser submetidos a um exame sensorial. As partes iniciais do potencial evocado auditivo realmente refletem a atividade no tronco encefálico; portanto, esse potencial evocado pode ser usado para avaliar a função de estruturas do tronco encefálico.

Ciclo sono-vigília

O sono e a vigília estão entre as muitas funções do corpo que mostram periodicidade **circadiana** (cerca de 1 dia). As alterações típicas no EEG podem ser correlacionadas com as alterações no estado de comportamento durante o ciclo sono-vigília. A atividade de **ondas beta** domina em um indivíduo acordado e alerta. Diz-se que o EEG é **dessincronizado**; exibe atividade com baixa voltagem e alta frequência. Nos indivíduos relaxados com os olhos fechados, o EEG é dominado por **ondas alfa** (Figura 10.4). Uma pessoa que adormece passa sequencialmente por quatro estágios de **sono de ondas lentas** (chamados estágios 1 a 4) ao longo de um período de 30 a 45 minutos (Figura 10.4). No estágio 1, as ondas alfa são entremeadas com ondas com frequência mais baixa chamadas **ondas teta**. No estágio 2, as

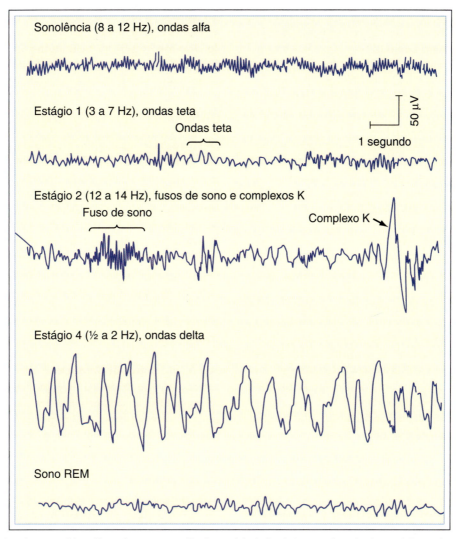

• **Figura 10.4** Traçados eletroencefalográficos durante a sonolência; estágio 1, 2 e 4 do sono de ondas lentas (não movimento ocular rápido [não REM]) e sono *REM*. (Modificada de Shepherd GM. *Neurobiology*. London: Oxford University Press; 1983.)

NA CLÍNICA

O ciclo sono-vigília tem uma periodicidade endógena de aproximadamente 25 horas, porém normalmente se torna atrelado ao ciclo dia-noite. A fonte de periodicidade circadiana parece ser o núcleo supraquiasmático do hipotálamo. Esse núcleo recebe projeções da retina, e seus neurônios parecem funcionar como um relógio biológico que se adapta ao ciclo claro-escuro. No entanto, este atrelamento pode ser interrompido quando o sujeito isola-se do ambiente ou sai de seu fuso horário geográfico (*jet lag*). A destruição do núcleo supraquiasmático interrompe vários ritmos biológicos, inclusive o ciclo sono-vigília.

ondas ficam ainda mais lentas, mas a atividade de ondas lentas é interrompida por **fusos de sono**, que são salvas de atividade a 12 a 14 Hz, e por **complexos K** (grandes potenciais lentos). O sono em estágio 3 associa-se a **ondas delta** e a fusos de sono ocasionais. O estágio 4 caracteriza-se por ondas delta sem fusos.

Durante o sono de ondas lentas, os músculos do corpo relaxam, mas a postura é ajustada intermitentemente. A frequência cardíaca e a pressão arterial diminuem, e a motilidade gastrointestinal aumenta. A facilidade com que os indivíduos podem ser acordados diminui progressivamente à medida que atravessam esses estágios do sono. À medida que os indivíduos vão acordando, atravessam os estágios do sono na ordem inversa.

Mais ou menos a cada 90 minutos, o sono de ondas lentas muda para um tipo de sono diferente, chamado "sono de **movimentos oculares rápidos**" (**REM**, do inglês, *rapid eye movements*; também chamado movimento rápido dos olhos). No sono REM, o EEG novamente se torna dessincronizado. A baixa voltagem e a atividade rápida do sono REM assemelham-se ao que se vê no EEG de um sujeito acordado (Figura 10.4, traçado inferior). Por causa da semelhança do EEG com o de um indivíduo acordado e da dificuldade de acordar a pessoa, esse tipo de sono é caracterizado com o termo **sono paradoxal**. O tônus muscular é completamente perdido, mas ocorrem contrações fásicas em alguns músculos, mais notavelmente nos músculos dos olhos. Os movimentos oculares rápidos resultantes são a base do nome para esse tipo de sono. Também ocorrem muitas alterações autônomas. A regulação da temperatura é perdida e ocorre miose (constrição da pupila). Pode ocorrer ereção peniana durante esse tipo de sono. A frequência cardíaca, a pressão arterial e a respiração mudam intermitentemente. Ocorrem vários episódios de sono REM a cada noite. Embora seja difícil despertar uma pessoa do sono REM, é comum um despertar interno. A maioria dos sonhos ocorre durante o sono REM.

A proporção entre sono de ondas lentas (não REM) e sono REM varia com a idade. Os recém-nascidos passam aproximadamente metade de seu tempo de sono em REM, enquanto os idosos têm pouco sono REM. Aproximadamente 20 a 25% do sono dos adultos jovens é sono REM.

O mecanismo de sono não é ainda completamente compreendido. A estimulação no tronco encefálico em uma região extensa conhecida como **sistema reticular ativador** causa o despertar e a atividade rápida e com baixa voltagem no EEG. Antigamente, pensava-se que o sono fosse causado por uma redução do nível de atividade no sistema reticular ativador. No entanto, dados consistentes, tais como as observações de que a anestesia do tronco encefálico inferior resulta em despertar e que a estimulação no bulbo perto do núcleo do trato solitário pode induzir sono, sugerem que o sono seja um processo ativo. Os pesquisadores têm tentado encontrar uma relação entre os mecanismos do sono e as redes do tronco encefálico nas quais são usados certos noradrenalina específicos, tais como a serotonina, a noradrenalina e a acetilcolina; as manipulações dos níveis desses transmissores no encéfalo podem afetar o ciclo sono-vigília. No entanto, ainda não se tem uma explicação neuroquímica detalhada dos mecanismos neurais do sono.

De modo semelhante, ainda não ficou clara a finalidade do sono. No entanto, ele deve ter um alto valor, visto que aproximadamente um terço da vida se passa dormindo e visto que a falta extrema de sono pode levar à morte. Uma hipótese recentemente formulada é a de que, durante alguns períodos do sono, memórias de curto prazo, adquiridas durante a vigília e codificadas por padrões de atividade no hipocampo e em outras áreas temporais, são propagadas para áreas corticais para consolidação e armazenamento em longo prazo. Transtornos clinicamente importantes do ciclo sono-vigília incluem insônia, interrupção da função de aprendizagem e memória, falta de atenção e concentração, enurese noturna, sonambulismo, apneia do sono e narcolepsia.

Dominância cerebral e linguagem

Embora a dextralidade represente uma dominância sensitivomotora do hemisfério esquerdo e a sinistralidade represente uma dominância sensitivomotora do hemisfério direito, a **dominância cerebral** é atribuída ao hemisfério onde residem os centros da linguagem; nos humanos, o hemisfério esquerdo é o **hemisfério dominante** em mais de 90% das pessoas destras e canhotas. Essa dominância foi demonstrada: (1) pelos efeitos das lesões do hemisfério esquerdo que produzem déficits na função da linguagem (**afasia**) e (2) pela afasia transitória (incapacidade para falar ou escrever) que resulta quando um anestésico de curta ação é introduzido na artéria carótida esquerda. As lesões ou a anestesia do hemisfério não dominante geralmente não afetam substancialmente a linguagem.

Várias áreas no hemisfério esquerdo estão envolvidas na linguagem. A **área de Wernicke** é uma grande área na parte posterior do giro temporal superior, estendendo-se de trás do córtex auditivo ao lobo parietal. Outra área importante da linguagem, a **área de Broca,** está na parte posterior do giro frontal inferior, próxima da representação da face no córtex motor. A lesão da área de Wernicke resulta em **afasia de recepção**, na qual a pessoa tem dificuldade em compreender as linguagens falada *e* escrita; entretanto, a produção da fala continua fluente, embora sem sentido. Por outro lado, uma lesão na área de Broca causa **afasia de expressão**, na qual os indivíduos têm

---

NA CLÍNICA

O EEG torna-se anormal em várias circunstâncias patológicas. Por exemplo, durante o coma, o EEG é dominado pela atividade delta. A **morte encefálica** é definida por uma onda de EEG isoelétrica, ou seja, plana mantida.

A **epilepsia** comumente causa anormalidades específicas do EEG e pode ser diagnosticada por elas. Existem muitos tipos de epilepsia, e exemplos dos padrões de EEG de alguns desses tipos de epilepsia são mostrados na Figura 10.5. As crises epilépticas podem ser parciais ou generalizadas.

Um tipo de crise parcial origina-se no córtex motor e resulta em contrações localizadas dos músculos contralaterais. As contrações podem, então, propagar-se a outros músculos; tal propagação segue a sequência somatotópica do córtex motor (Capítulo 9). Essa progressão estereotipada é chamada **marcha jacksoniana**. As crises parciais complexas (que podem ocorrer na **epilepsia psicomotora**) originam-se nas estruturas límbicas do lobo temporal e resultam em alucinações e atividade motora semivoluntária. Durante e entre as crises focais, os registros no couro cabeludo podem revelar pontas no EEG (Figura 10.5C e D).

As crises generalizadas envolvem áreas amplas do cérebro e perda de consciência. Os dois principais tipos são as *crises de ausência* (pequeno mal) e as **crises tônico-clônicas generalizadas** (grande mal). Na epilepsia com crises de ausência, a consciência é perdida transitoriamente (tipicamente por menos de 15 segundos), e o EEG exibe **atividade de pontas e ondas** (Figura 10.5B). Nas crises do tipo tônico-clônicas generalizadas, a consciência é perdida por um período mais longo, e o indivíduo afetado pode cair se estiver em pé quando a crise se iniciar. A crise começa com um aumento generalizado do tônus muscular (**fase tônica**) seguido por uma série de movimentos espasmódicos (**fase clônica**). Pode ocorrer evacuação do intestino e esvaziamento da bexiga. O EEG mostra atividade convulsiva amplamente distribuída (Figura 10.5A).

As pontas do EEG que ocorrem entre crises totalmente desenvolvidas são chamadas **pontas interictais**. Eventos semelhantes podem ser estudados experimentalmente. Essas pontas originam-se de despolarizações abruptas de longa duração chamadas **desvios de despolarização**, que desencadeiam potenciais de ação repetitivos em neurônios corticais. Esses desvios de despolarização podem refletir várias alterações nos focos epilépticos. Tais alterações incluem potenciais de ação dendríticos regenerativos mediados pelo Ca^{++} nos neurônios corticais e redução das interações inibitórias nos circuitos corticais. Os potenciais de campo elétrico e a liberação de K^+ e de aminoácidos excitatórios dos neurônios hiperativos também podem contribuir para o aumento da excitabilidade cortical.

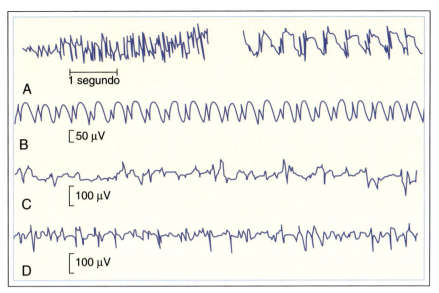

• **Figura 10.5** Anormalidades eletroencefalográficas (EEG) em vários tipos de epilepsia. **A.** Traçados do EEG durante as fases tônica (*esquerda*) e clônica (*direita*) de uma crise tônico-clônica (grande mal). **B.** Componentes de pontas e ondas de uma crise de ausência (pequeno mal). **C.** Traçado do EEG em uma pessoa com epilepsia do lobo temporal. **D.** Traçado do EEG de uma crise focal. (Redesenhada de Eyzaguirre C, Fidone SJ. *Physiology of the Nervous System*. 2nd ed. St. Louis: Mosby; 1975.)

dificuldade em gerar fala e escrita, embora compreendam a linguagem relativamente bem.

Os termos *afasia sensorial* e *afasia motora* costumam ser usados em lugar dos termos *afasia de recepção* e *afasia de expressão*, respectivamente. Os primeiros termos, contudo, são errôneos: uma pessoa com afasia de recepção pode não ter comprometimento auditivo ou visual, e uma com afasia de expressão pode ter um controle motor normal dos músculos responsáveis pela fala ou escrita. A afasia não depende de um déficit de sensibilidade ou de habilidade motora; é, na verdade, a incapacidade de decodificar informações sensoriais codificadas na linguagem em conceitos ou de codificar conceitos em linguagem. No entanto, as lesões no hemisfério dominante podem ser grandes o suficiente para resultar em formas mistas de afasia, bem como em alterações sensoriais ou paralisia de alguns dos músculos usados para expressar linguagem. Por exemplo, a segunda situação poderia ocorrer com uma lesão da porção de representação da face no córtex motor que resulte em uma incapacidade para manipular o aparato motor necessário para falar (pregas vocais, mandíbula, língua, lábios) e se manifestaria como uma fala indistinta por causa de disartria, um déficit mecânico. Um indivíduo afetado, contudo, conseguiria escrever se o córtex motor que serve ao membro superior não estivesse afetado.

Comunicação inter-hemisférica e corpo caloso

Os dois hemisférios cerebrais podem funcionar um tanto independentemente, como no controle de uma das mãos. No entanto, as informações precisam ser transferidas entre os hemisférios para coordenar a atividade nos dois lados do corpo. A maioria destas informações é transmitida através do corpo caloso, embora algumas sejam transmitidas através de outras comissuras (a comissura anterior ou a comissura hipocampal).

A importância do corpo caloso para a transferência inter-hemisférica de informações é ilustrada na Figura 10.6A.

Um animal com quiasma óptico e corpo caloso intactos e com o olho esquerdo fechado aprende uma tarefa de discriminação visual (Figura 10.6A). As informações são transmitidas a ambos os hemisférios por conexões bilaterais feitas pelo quiasma óptico ou pelo corpo caloso, ou por ambos. Quando o animal é testado novamente com o olho esquerdo aberto e o direito fechado (Figura 10.6A, *centro*), a tarefa ainda é realizada porque ambos os hemisférios a aprenderam. Se o quiasma óptico for transeccionado antes que o animal seja treinado, o resultado é o mesmo (Figura 10.6B). Presumivelmente, as informações são transferidas entre os dois hemisférios pelo corpo caloso. Esse achado pode ser confirmado cortando-se o quiasma óptico e o corpo caloso antes do treinamento (Figura 10.6C). A informação, então, não é transferida, e cada hemisfério precisa aprender a tarefa independentemente.

Um experimento semelhante foi conduzido em pacientes humanos submetidos à transecção cirúrgica do corpo caloso para prevenir a propagação inter-hemisférica de epilepsia (Figura 10.7). O quiasma óptico permaneceu intacto, mas as informações visuais foram direcionadas para outro hemisfério com o paciente fixando a visão no ponto central da tela. Uma figura ou nome de um objeto era então rapidamente exibido a um lado do ponto de fixação para que a informação sobre a figura chegasse somente ao hemisfério contralateral. Uma abertura abaixo da tela permitia ao paciente manipular objetos que não podiam ser vistos. Os objetos incluíam aqueles mostrados nas figuras projetadas. Indivíduos normais conseguiam localizar o objeto correto com qualquer uma das mãos. No entanto, pacientes com o corpo caloso transeccionado podiam localizar o objeto somente com a mão ipsilateral à imagem projetada (contralateral ao hemisfério que recebeu a informação visual). Para a mão explorar e reconhecer o objeto correto, a informação visual precisa ter acesso às áreas somatossensorial e motora do córtex. Com o corpo caloso cortado, as áreas visual e motora são interconectadas apenas no mesmo lado do cérebro.

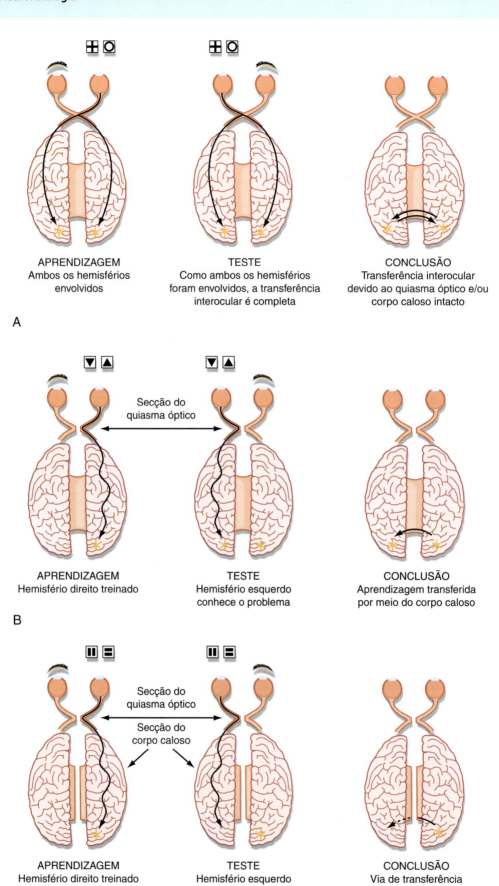

• **Figura 10.6** Papel do corpo caloso na transferência inter-hemisférica de informações visuais quando a aprendizagem envolve um olho. **A.** A discriminação depende de distinguir entre uma *cruz* e um *círculo*. **B.** Discriminação entre *triângulos* orientados com o ápice para cima ou para baixo. **C.** Discriminação entre *barras verticais e horizontais*.

Outro teste foi pedir ao paciente para identificar verbalmente qual objeto foi visto na figura. O paciente dava uma resposta verbal correta a uma figura projetada à direita do ponto de fixação porque a informação visual chegava somente ao hemisfério esquerdo (dominante para a linguagem). No entanto, o paciente não conseguia identificar verbalmente uma figura apresentada ao hemicampo esquerdo porque a informação visual chegava somente ao hemisfério direito.

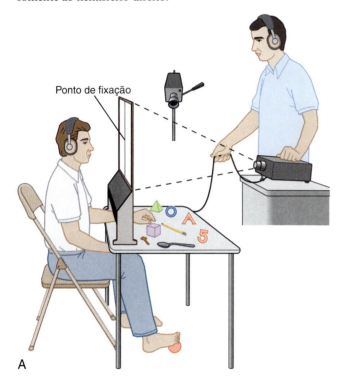

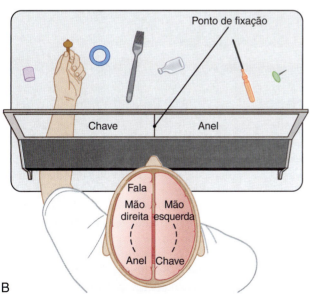

Figura 10.7 Ilustração dos testes em um paciente com corpo caloso transeccionado. **A.** O paciente fixa a visão em um ponto em uma tela de retroprojeção, e as figuras são projetadas a cada lado do ponto de fixação. A mão consegue palpar os objetos que correspondem às figuras projetadas, mas os objetos não podem ser vistos. **B.** Resposta por meio da mão esquerda a uma figura de uma chave no campo visual esquerdo. No entanto, a resposta verbal é que o paciente vê a figura de um anel. (Redesenhada de Sperry RW. In: Schmitt FO, Worden FG, eds. *The Neurosciences: Third Study Program*. Cambridge, MA: MIT Press; 1974.)

Podem-se fazer observações semelhantes em pacientes com o corpo caloso transeccionado quando se usam diferentes tipos de estímulos. Por exemplo, quando tais pacientes recebem um comando verbal para levantarem o braço direito, fazem-no sem dificuldade. Os centros de linguagem no hemisfério esquerdo enviam sinais para as áreas motoras ipsilaterais, e esses sinais produzem o movimento do membro superior direito. No entanto, esses pacientes não conseguem responder a um comando para levantarem o braço esquerdo. As áreas da linguagem no lado esquerdo não conseguem influenciar as áreas motoras à direita, a menos que o corpo caloso esteja intacto. Os estímulos somatossensoriais aplicados ao lado direito do corpo podem ser descritos pelos pacientes com um corpo caloso transeccionado, mas esses pacientes não conseguem descrever os mesmos estímulos aplicados ao lado esquerdo do corpo. A informação que chega às áreas somatossensoriais do córtex direito não consegue chegar aos centros de linguagem se o corpo caloso tiver sido cortado.

Além da linguagem, outras diferenças de capacidades funcionais dos dois hemisférios podem ser comparadas por meio da exploração do desempenho de indivíduos com o corpo caloso transeccionado. Tais pacientes resolvem quebra-cabeças tridimensionais melhor com o hemisfério direito do que com o esquerdo, o que sugere que o hemisfério direito tem funções especializadas para tarefas espaciais. Outras funções que parecem estar mais associadas ao hemisfério direito do que ao esquerdo são a expressão facial, a linguagem corporal e a entonação da fala (Figura 10.8). Os pacientes com o corpo caloso transeccionado não apresentam coordenação inter-hemisférica normal. Quando estão se vestindo, por exemplo, uma das mãos pode abotoar uma camisa, enquanto a outra tenta desabotoá-la. A observação desses pacientes indica que os dois hemisférios podem operar um tanto independentemente quando já não estão interconectados. No entanto, um hemisfério pode se expressar com linguagem, enquanto o outro comunica-se apenas não verbalmente.

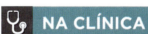

NA CLÍNICA

Um dos exemplos mais impressionantes das diferenças inter-hemisféricas é o fenômeno da **"negligência hemiespacial"**, que é consequência de uma lesão no córtex parietal do hemisfério não dominante (quase sempre) direito. Em tais casos, o paciente ignora objetos e indivíduos no campo visual esquerdo, desenha objetos incompletos à esquerda, nega a existência de seu braço e perna esquerdos, e deixa de vestir o lado esquerdo do corpo. O paciente também nega ter alguma dificuldade (**anosognosia**). Embora possa reagir ao toque e à estimulação dolorosa no lado esquerdo do corpo, não consegue identificar objetos colocados na mão esquerda. A lesão é adjacente ao córtex somatossensorial primário (SI), bem como ao córtex de associação visual, o que sugere que essa região tenha um papel especial na percepção da imagem corporal e do espaço extrapessoal próximo. Lesões semelhantes no lado dominante resultam apenas na perda de algumas somestesias de ordem superior, como a **agrafestesia** (incapacidade de identificar caracteres desenhados na palma da mão) e a **estereognosia** (incapacidade de identificar um objeto somente pelo tato).

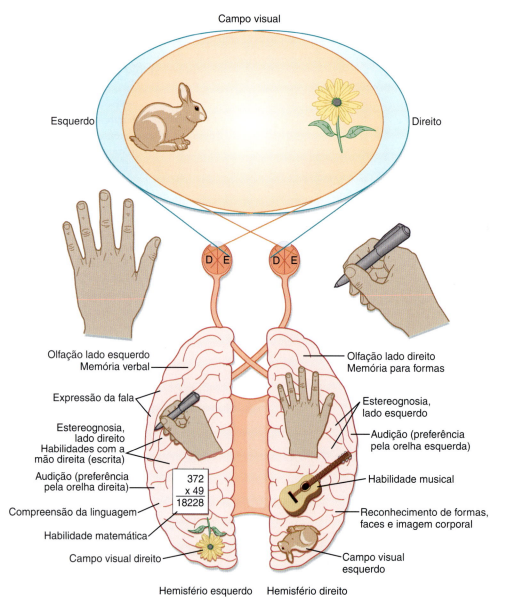

● **Figura 10.8** Ilustração esquemática das especializações funcionais dos hemisférios esquerdo e direito conforme determinado em pacientes depois de secção do corpo caloso. (Modificada de Siegel A, Sapru HN. *Essential Neuroscience*. 5th ed. Philadelphia: Lippincott Williams & Wilkins; 2005.)

Aprendizagem e memória

A aprendizagem e a memória são funções importantes dos níveis mais altos do sistema nervoso. A *aprendizagem* é o mecanismo neural pelo qual o comportamento do organismo muda em decorrência da experiência. *Memória* é o mecanismo de armazenamento daquilo que é aprendido.

Os circuitos neurais envolvidos na memória e na aprendizagem em mamíferos são complexos e difíceis de estudar. As abordagens alternativas são os estudos em animais (especialmente nos sistemas nervosos mais simples de invertebrados), a análise das consequências funcionais de lesões e os estudos anatômicos/fisiológicos no nível celular e de vias. Por exemplo, no molusco marinho *Aplysia*, tem sido possível isolar uma conexão entre um único neurônio sensitivo e um neurônio motor (motoneurônio), o que mostra aspectos de **acomodação** (aprender a não reagir a repetições de um estímulo insignificante), **sensibilização** (aumento da responsividade a estímulos inócuos que vêm após a apresentação de um estímulo forte ou nocivo) e até **condicionamento associativo** (aprender a reagir a um evento previamente insignificante depois de ele ter sido pareado a um significativo). No caso da acomodação, a quantidade de transmissores liberados após sucessivas respostas diminui gradualmente. A mudança envolve uma alteração na corrente de Ca^{++} que desencadeia a liberação do neurotransmissor. A causa dessa mudança é a inativação dos canais de Ca^{++} pré-sinápticos por potenciais de ação repetidos. Também se pode produzir acomodação a longo prazo. Nesse caso, diminui o número de terminações sinápticas e de zonas ativas nas terminações restantes.

Potenciação a longo prazo

Estudos realizados em vertebrados concentraram-se nas investigações das mudanças dinâmicas na força sináptica. Mais especificamente, grande parte das pesquisas analisou a **potenciação em longo prazo (PLP)** das sinapses e a **depressão em longo prazo (DLP)** das sinapses.

A PLP foi estudada mais intensivamente no hipocampo *in vivo* e *in vitro* usando preparações de fatias do hipocampo. A PLP e a DLP também têm sido estudadas em muitas outras áreas do SNC, incluindo o neocórtex e o cerebelo (a DLP tem sido um foco no cerebelo; Capítulo 9). A ativação de alta frequência e relativamente breve de uma via aferente para um campo celular do hipocampo induz um aumento em longo prazo na resposta sináptica dos neurônios excitatórios do hipocampo. A resposta sináptica aumentada (*i. e.*, PLP) tem uma duração de várias horas *in vitro* e potencialmente de dias a semanas e mais ainda *in vivo*. O mecanismo da eficácia sináptica aumentada parece envolver principalmente uma mudança no sítio pós-sináptico. O glutamato liberado durante a excitação repetitiva atua nos receptores tanto AMPA quanto NMDA. A ativação dos receptores NMDA leva a um influxo de Ca^{++} para dentro do neurônio pós-sináptico, desencadeando, dessa maneira, vias de segundos mensageiros, incluindo a quinase II dependente de Ca^{++}/calmodulina, a proteína quinase G e a proteína quinase C. As quinases produzem fosforilação de proteínas e mudanças na capacidade de resposta dos receptores de neurotransmissores. Genes imediatos-precoces também são ativados durante a PLP. Convém observar que a ativação dos receptores de glutamato metabotrópicos pós-sinápticos (mGluRs) também pode levar à PLP e à DLP por meio da liberação de Ca^{++} das reservas intracelulares, desencadeada pela ativação mediada por mGluR dos receptores de trifosfato de inositol (IP3) no retículo endoplasmático liso.

Memória

Com referência aos estágios de armazenamento da memória, é útil uma distinção entre **memória de curto prazo** e **memória de longo prazo**. Eventos recentes parecem ser armazenados em memória de curto prazo por meio de atividade neural contínua porque a memória de curto prazo persiste por minutos. A memória de curto prazo é usada, por exemplo, para o indivíduo lembrar-se dos números de páginas em um livro depois de consultá-los no índice. Entretanto, a memória de curto prazo não deve ser confundida com a **memória de trabalho**, que se refere à capacidade de usar, manipular e aplicar uma memória por um curto período de tempo (segundos). A memória de trabalho é codificada por neurônios persistentemente ativos (ativos enquanto a informação for necessária) no córtex pré-frontal. A memória de longo prazo pode ser dividida em tipo intermediário, que pode ser perdida, e tipo duradouro, que é difícil de perder. A perda de memória, ou **amnésia**, pode ser causada por uma perda de informação da memória em si ou pode resultar de uma interferência no mecanismo de acesso à informação. Provavelmente, a memória de longo prazo envolve alterações estruturais porque pode permanecer intacta mesmo depois de eventos que afetam a memória de curto prazo.

Os lobos temporais parecem ser particularmente importantes para a memória porque a remoção bilateral da formação hipocampal pode afetar de forma grave e permanentemente a memória recente. As memórias de longo prazo existentes não são afetadas, mas já não se podem estabelecer novas memórias de longo prazo. Desse modo, os pacientes com tal amnésia lembram-se de eventos antes de sua cirurgia, mas não conseguem recordar-se de novos eventos, mesmo com várias exposições, e precisam ser reapresentados repetidamente a pessoas que conheceram depois da cirurgia. Essa perda de **memória declarativa** envolve a evocação consciente de eventos pessoais, lugares e histórico geral. Tais pacientes, contudo, ainda podem aprender algumas tarefas porque retêm a **memória de procedimentos**, um tipo de memória implícita, que envolve habilidades associativas e motoras. Se tais pacientes receberem uma tarefa complexa para realizarem (p. ex., escrever em espelho), eles não apenas melhoram durante a primeira sessão de treinamento, mas também se saem melhor em dias subsequentes, apesar de negarem terem tido alguma experiência anterior com aquela tarefa. Embora as estruturas cerebrais envolvidas na memória de procedimentos não sejam bem compreendidas, sabe-se que o cerebelo e os núcleos da base desempenham funções importantes nessa forma de memória.

Plasticidade neural

O termo *plasticidade* mais comumente refere-se à capacidade do SNC de mudar sua conectividade. Tais alterações podem ocorrer em vários contextos, incluindo aprendizagem e memória, lesões e desenvolvimento. A lesão do SNC pode induzir uma remodelação das vias neurais e, desse modo, alterar o comportamento. A plasticidade é maior no encéfalo em desenvolvimento, mas resta certo grau de plasticidade no encéfalo adulto, o que é evidenciado pelas respostas a certas manipulações, como nas lesões do encéfalo, na privação sensorial ou até na experiência.

A capacidade para a plasticidade durante o desenvolvimento pode ser máxima para alguns sistemas neurais em um tempo denominado **período crítico**. Por exemplo, é possível alterar algumas conexões formadas nas vias visuais durante seu desenvolvimento, impedindo um olho de fornecer aferência visual, mas somente durante um período crítico específico precoce no desenvolvimento. Em tais animais visualmente privados, as conexões visuais tornam-se anormais (Figura 10.9), e a restauração

---

 NO NÍVEL CELULAR

Os estudos celulares do hipocampo e do córtex entorrinal (adjacente e paralelo ao hipocampo) têm demonstrado a existência de "células de lugar" que disparam quando o sujeito entra em um lugar específico em um ambiente de teste. Embora existam muitas células de lugar, elas não se distribuem de maneira organizada o suficiente para se assemelhar a um mapa topográfico. As células de lugar aparecem em animais muito jovens assim que eles são capazes de explorar. Estudos mais recentes revelam a existência "células de grade", que também reagem a locais específicos, mas se distribuem em disposições hexagonais que se assemelham a um mapa organizado do espaço ambiental no córtex entorrinal posterior. Embora esse mapa cognitivo esteja fixado para qualquer contexto, alterações do ambiente ou a remoção da pessoa para um novo ambiente de teste causa a geração de um novo mapa apropriado de células de grade.

Como o córtex entorrinal é uma fonte importante de aferência para o hipocampo, é interessante o fato de que estudos com motoristas de táxi de Londres – que precisam demonstrar um conhecimento extremamente detalhado das ruas da cidade e das rotas mais eficientes antes de receber sua licença – indicaram que o hipocampo posterior em motoristas treinados e experientes é maior do que nos iniciantes ou na população geral. "Estar perdido", uma queixa comum associada à amnésia, pode ocorrer pela perda de habilidades da memória espacial.

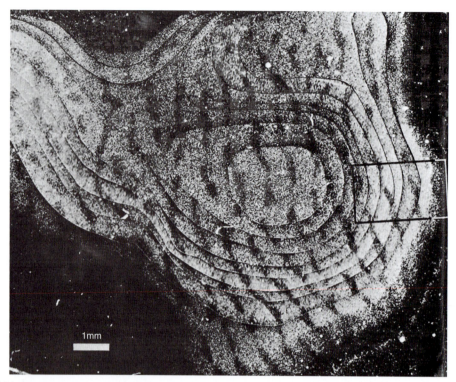

• **Figura 10.9** Plasticidade na via visual como resultado de privação sensorial durante o desenvolvimento. As colunas de dominância ocular são demonstradas por autorradiografia depois da injeção de um marcador radioativo em um olho. O marcador é transportado ao núcleo geniculado lateral e depois transportado pela via transneural ao córtex estriado. O córtex é marcado em bandas que se alternam com bandas não marcadas cuja aferência vem do olho não injetado. Padrão alterado em um animal criado com privação visual monocular. A injeção foi feita no olho não privado, e as colunas de dominância ocular para esse olho estavam claramente expandidas. Outros experimentos mostraram que as colunas de dominância ocular para o olho privado diminuíram. (Extraída de LeVay S, Wiesel TN, Hubel DH. *J Comp Neurol*. 1980;191:1.)

da aferência visual normal depois do período crítico não desfaz a anormalidade nem restaura a visão funcional do olho privado. Diferentemente, a ocorrência de privação visual semelhante mais tarde na vida não resulta em conexões anormais. As alterações plásticas vistas em tais experimentos podem refletir uma competição por conexões sinápticas, por meio das quais menos conexões funcionais são podadas.

Nos adultos, também podem ocorrer alterações plásticas depois de uma lesão do encéfalo. O brotamento de novos axônios realmente ocorre no SNC lesado; entretanto, os brotos não restauram necessariamente a função normal, e muitas vias neurais não parecem produzir brotamento. A obtenção de mais conhecimentos sobre o fenômeno de plasticidade neural no SNC do adulto é de vital importância para melhorar o tratamento clínico para muitas doenças do SNC depois de um traumatismo neural. Atualmente, estão sendo conduzidas pesquisas para explorar o potencial das células-tronco embrionárias humanas para restaurar a função do SNC.

A sensação do membro fantasma é um exemplo de plasticidade neural em adultos. Um paciente cuja membro foi amputado frequentemente percebe sensações no membro que falta quando estimulado em outra parte do corpo. Os estudos funcionais por imagens sugerem que isso seja decorrente da propagação de conexões dos territórios corticais circundantes para a região cortical que servia ao membro amputado.

Também pode ocorrer certo remapeamento depois da amputação cirúrgica do indicador e dedo médio da mão. Antes da cirurgia, cada um dos dedos era representado em áreas distintas

 NA CLÍNICA

Costumava-se adiar a cirurgia corretiva para uma criança que nascesse com catarata congênita até que ela tivesse idade e capacidade para enfrentar o estresse da cirurgia. No entanto, se a correção fosse adiada até depois do "período crítico", seria improvável a recuperação completa da função. De modo semelhante, crianças que nascem com **ambliopia**, um quadro caracterizado por estrabismo por causa da relativa fraqueza de um dos músculos extraoculares, tendem a usar preferencialmente o olho não afetado. Em ambos os casos, a cirurgia precoce agora é prática comum para que os circuitos corticais possam ser corretamente esculpidos por aferência equilibrada dos dois olhos.

organizadas de maneira somatotópica no giro pós-central (córtex SI). Depois da cirurgia, a área que representava os dedos amputados agora é mapeada com uma representação ampliada dos dedos adjacentes (Figura 10.10). Inversamente, indivíduos que nasceram com sindactilia (fusão de dois ou mais dedos da mão) têm representação única ou principalmente sobreposta desses dedos no córtex SI. Depois da cirurgia corretiva, os dedos independentes passam a ter representações distintas. É ainda mais notável o fato de que macacos treinados em uma tarefa de discriminação sensorial que exija o uso diário e repetido das pontas dos dedos mostrem diferenças corticais depois do treinamento. Os territórios corticais SI das pontas dos dedos não apenas ficam maiores do que antes do treinamento, mas também o número de campos receptivos registrados corticalmente das pontas dos dedos aumenta de maneira semelhante.

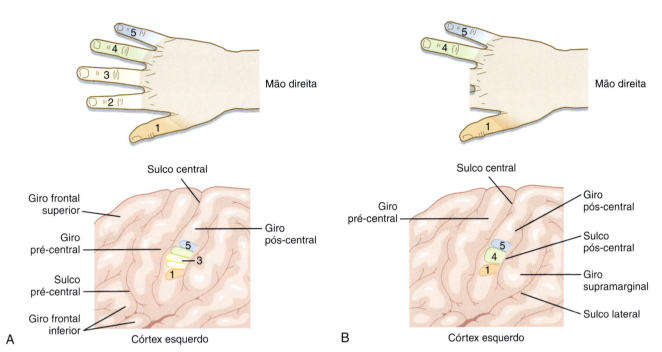

• **Figura 10.10** Representação da região dos dedos do córtex somatossensorial primário (SI) à esquerda (**A**) e reorganização dessa representação (**B**) depois da amputação do indicador e do dedo médio. (Extraída de Haines DE. *Fundamental Neuroscience for Basic and Clinical Applications*. 3rd ed. Philadelphia: Churchill Livingstone; 2006.)

Pontos-chave

1. O córtex cerebral pode ser dividido em lobos com base no padrão dos giros e sulcos. Cada lobo tem funções distintas, como se vê pelos efeitos das lesões. Na maioria dos indivíduos, o hemisfério cerebral esquerdo é dominante para a linguagem. A área de Wernicke (no lobo temporal posterior) é responsável pela compreensão da linguagem, e a área de Broca (no lobo frontal inferior) é responsável por sua expressão.

2. O neocórtex contém neurônios piramidais e vários tipos de interneurônios. As fibras aferentes talamocorticais específicas terminam principalmente na camada IV do neocórtex; as fibras aferentes talamocorticais difusas fazem sinapse nas camadas I e VI. Os axônios dos neurônios piramidais na camada V são a principal fonte de eferência a alvos subcorticais, tais como a medula espinhal, o tronco encefálico, o estriado e o tálamo.

3. A estrutura cortical varia em diferentes regiões. As designações de Brodmann refletem essas variações de estrutura cortical e correspondem a áreas funcionalmente distintas.

4. O EEG reflete os campos elétricos gerados pela atividade dos neurônios piramidais e varia com o estado do ciclo sono-vigília, doença e outros fatores. Os potenciais evocados corticais são alterações do EEG desencadeadas por estímulos e são dados clínicos úteis sobre a transmissão sensorial.

5. Os padrões do EEG durante o sono dividem-se em ondas lentas e REM. O sono de ondas lentas progride através dos estágios 1 a 4, cada um com um padrão EEG característico. A maioria dos sonhos ocorre no sono REM. O sono é produzido ativamente por um mecanismo do tronco encefálico e sua ritmicidade circadiana é controlada pelo núcleo supraquiasmático.

6. As informações são transferidas entre os dois hemisférios principalmente através do corpo caloso. O hemisfério direito é mais capaz do que o esquerdo nas tarefas espaciais, na expressão facial, na linguagem corporal e na entonação da fala. O hemisfério esquerdo é especializado na compreensão e na geração da linguagem, na lógica e na computação matemática.

7. A memória inclui a memória de trabalho (com duração de segundos), a memória de curto prazo (com duração de minutos) e a memória de longo prazo (com duração de horas, dias, vida inteira). Existem também diferentes formas de memória, incluindo a memória declarativa, a memória espacial e a memória de procedimentos.

8. O hipocampo e o neocórtex estão envolvidos no armazenamento e na recuperação de algumas formas de memória, como a memória declarativa. A memória de procedimentos envolve, predominantemente, o cerebelo e os núcleos da base.

9. A base biológica da aprendizagem e da memória pode ser estudada em níveis molecular e celular com o uso de diferentes animais e uma variedade de preparações, como fatias de cérebro. Os estudos realizados concentraram-se em mudanças da força sináptica, como as que ocorrem com a PLP e a DLP.

10. Os estudos sobre lesões e sobre comportamento indicam que ocorre plasticidade no encéfalo durante a vida toda. No entanto, parece haver mais plasticidade cedo na vida, e a competição sináptica nos "períodos críticos" é importante para o estabelecimento de circuitos neurais.

11

Sistema Nervoso Autônomo e seu Controle Central

OBJETIVOS DO APRENDIZADO

Após a conclusão deste capítulo, o estudante será capaz de responder às seguintes questões:

1. Quais são as semelhanças e as diferenças nas organizações gerais dos sistemas parassimpático e simpático?
2. Quais são as respectivas ações das inervações parassimpática e simpática do olho e quais sintomas surgem quando se perde a inervação parassimpática ou simpática?
3. Quais são as alterações no equilíbrio entre as atividades parassimpática e simpática da bexiga que ocorrem durante a micção?
4. O que significa "servomecanismo"?
5. Quais são as alças de retroalimentação específicas que regulam a temperatura corporal, a alimentação, o peso corporal e o consumo de água?
6. Qual é o papel do hipotálamo em cada uma dessas alças de retroalimentação?

A função principal do **sistema nervoso autônomo** é auxiliar o corpo a manter um ambiente interno estável (**homeostase**). Quando estímulos internos sinalizam que é necessária a regulação do ambiente corporal, o sistema nervoso central (SNC) e sua eferência autônoma lançam comandos que levam a ações compensatórias. Por exemplo, um aumento súbito da pressão arterial sistêmica ativa os barorreceptores, que, por sua vez, modificam a atividade do sistema nervoso autônomo para que a pressão arterial seja reduzida em direção ao seu nível anterior (Capítulo 17).

O sistema nervoso autônomo tem divisões sensorial e motora. A divisão motora ainda se subdivide em **divisões simpática** e **parassimpática**. Como a maioria das ações do sistema nervoso autônomo relaciona-se com o controle das vísceras, algumas vezes ele é chamado **sistema nervoso visceral**.

Ao servir à sua função homeostática, o sistema nervoso autônomo medeia os reflexos viscerais (p. ex., o reflexo gastrocólico, no qual a distensão do estômago desencadeia o peristaltismo no intestino) e fornece informações sensoriais ao SNC para a percepção do estado de nossas vísceras, uma sensação conhecida de qualquer um que tenha comido demais em uma refeição. De um modo mais geral, a ativação dos receptores autônomos pode provocar várias experiências sensoriais, como dor, fome, sede, náuseas e a sensação de distensão visceral; essas sensações podem,

então, levar a comportamentos voluntários compensatórios que auxiliem na manutenção de homeostase.

Além de seu papel central na homeostase, o sistema nervoso autônomo também participa das respostas apropriadas e coordenadas a estímulos externos necessárias para o funcionamento ótimo do sistema nervoso somático em realizar comportamentos voluntários. Por exemplo, o sistema nervoso autônomo ajuda a regular o tamanho da pupila em resposta a diferentes intensidades de luz ambiente, ajudando, assim, o sistema visual a operar ao longo de uma grande faixa de intensidades luminosas.

Neste capítulo, o **sistema nervoso entérico** também é considerado parte do sistema nervoso autônomo, embora algumas vezes seja visto como uma entidade separada (Capítulo 27). Além disso, como o sistema nervoso autônomo está sob controle do SNC, são também discutidos neste capítulo os componentes centrais do primeiro. Os componentes centrais incluem o hipotálamo e os níveis mais altos do sistema límbico, os quais se associam às emoções (Capítulo 10) e a muitos tipos viscerais de comportamento (comer, beber, termorregulação, reprodução, defesa e agressividade) que têm valor para a sobrevivência.

Organização do sistema nervoso autônomo

Os neurônios autônomos sensitivos estão localizados nos gânglios da raiz dorsal e nos gânglios de nervos cranianos. Como os outros neurônios dos gânglios da raiz dorsal, eles são células pseudounipolares com um ramo axonal periférico que se estende a uma das vísceras e um ramo central que entra no SNC. Quanto à eferência motora autônoma, os sistemas nervosos simpático e parassimpático usam ambos uma via motora de dois neurônios, que consiste em um neurônio pré-ganglionar, cujo corpo celular localiza-se no SNC, e um neurônio pós-ganglionar, cujo corpo celular localiza-se em um dos gânglios autônomos (Figuras 11.1 e 11.2). Os alvos dessa via motora são os músculos lisos, o músculo cardíaco e as glândulas. O sistema nervoso entérico inclui os neurônios e as fibras nervosas nos plexos mioentérico e submucoso, que se localizam na parede do trato gastrointestinal.

Os sistemas nervosos simpático e parassimpático regulam frequentemente a função dos órgãos por meio de ações antagônicas. Para destacar esse contraste, os sistemas simpático e parassimpático algumas vezes são denominados sistemas de "luta ou fuga" e "repouso e digestão", respectivamente. Na verdade, a

CAPÍTULO 11 Sistema Nervoso Autônomo e seu Controle Central 221

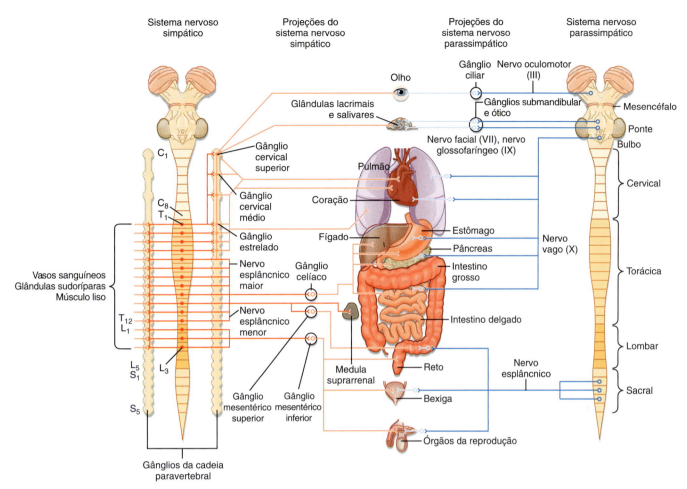

• **Figura 11.1** Ilustração esquemática das vias simpática e parassimpática. As vias simpáticas são mostradas em *vermelho*; e as vias parassimpáticas, em *azul*. Os neurônios pré-ganglionares são mostrados em *tons mais escuros*; e os neurônios pós-ganglionares, em *tons mais claros*.

resposta de luta ou fuga a uma ameaça ao organismo reflete uma intensa ativação da parte simpática do sistema nervoso que leva a várias respostas, tais como aumento da frequência cardíaca e da pressão arterial, redistribuição do sangue aos músculos, diminuição do peristaltismo e das secreções gastrintestinais, dilatação da pupila e sudorese.

No entanto, sob a maioria das condições, as duas partes do sistema de controle autônomo funcionam de maneira coordenada – algumas vezes atuando reciprocamente e outras vezes, sinergicamente – para regular a função visceral. Além disso, nem todas as estruturas viscerais são inervadas por ambos os sistemas. Por exemplo, os músculos lisos, as glândulas da pele e a maioria dos vasos sanguíneos no corpo recebem inervação exclusivamente simpática; somente pequena fração dos vasos sanguíneos tem inervação parassimpática. Na verdade, a parte parassimpática do sistema nervoso não inerva a parede do corpo, mas apenas estruturas na cabeça e nas cavidades torácica, abdominal e pélvica.

Sistema nervoso simpático

Os neurônios pré-ganglionares simpáticos localizam-se nos segmentos torácico e lombar alto da medula espinhal. Por essa razão, o sistema nervoso simpático algumas vezes é denominado **divisão toracolombar** do sistema nervoso autônomo. Especificamente, os neurônios pré-ganglionares simpáticos concentram-se na **coluna de células intermediolateral** (núcleo intermediolateral no corno lateral) nos segmentos torácicos e lombares altos da medula espinhal (Figura 11.2). Alguns neurônios também podem ser encontrados no segmento C8. Além da coluna de células intermediolateral, alguns neurônios pré-ganglionares simpáticos são encontrados em outras localizações, tais como o funículo lateral, a substância cinzenta intermédia e a substância cinzenta posterior ao canal central. Os neurônios pós-ganglionares simpáticos, em geral, são encontrados nos gânglios paravertebrais ou pré-vertebrais. Os gânglios paravertebrais formam dois conjuntos de gânglios, cada um lateral a cada lado da coluna vertebral. A cada lado, os gânglios individuais estão ligados por axônios que correm longitudinalmente, formando um tronco simpático (Figuras 11.1 e 11.2). Os gânglios pré-vertebrais localizam-se na cavidade abdominal e incluem os gânglios celíaco e mesentéricos superior e inferior (Figura 11.1). Desse modo, os gânglios paravertebrais e pré-vertebrais localizam-se a certa distância de seus órgãos-alvo.

Os axônios dos neurônios pré-ganglionares costumam ser pequenas fibras nervosas mielinizadas conhecidas como *fibras B* (Tabela 5.1), embora alguns sejam *fibras C* amielínicas. Saem da medula espinhal na raiz ventral e entram no gânglio paravertebral no mesmo nível segmentar através de um ramo comunicante branco. Os ramos brancos são encontrados somente dos níveis T1 a L2. O axônio pré-ganglionar pode fazer sinapse nos

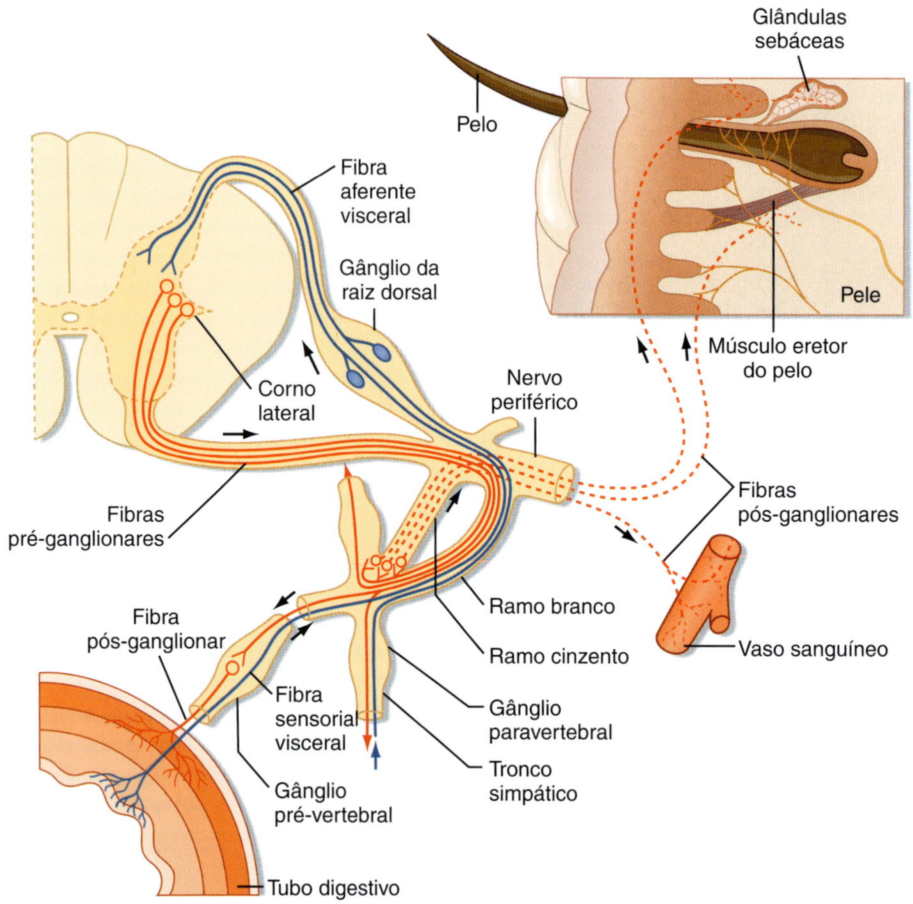

Figura 11.2 Detalhes da via simpática em um segmento espinhal torácico. As fibras sensoriais autônomas são representadas por *linhas azuis*; as fibras simpáticas, por *linhas vermelhas*; os axônios pré-ganglionares, por *linhas sólidas*; e os axônios pós-ganglionares, por *linhas tracejadas*. (Redesenhada de Parente A, Carpenter MB. *Carpenter's Human Neuroanatomy*. 9th ed. Philadelphia: Williams & Wilkins; 1996:295.)

neurônios pós-ganglionares no gânglio em seu nível de entrada; pode ter um trajeto rostral ou caudal no tronco simpático e dar colaterais para os gânglios por onde passa; ou pode atravessar o gânglio, sair do tronco simpático e entrar em um nervo esplâncnico, indo até um gânglio pré-vertebral (Figuras 11.1 e 11.2). Os nervos esplâncnicos inervam as vísceras; eles contêm fibras aferentes viscerais e autônomas motoras (simpáticas ou parassimpáticas).

Os neurônios pós-ganglionares cujos corpos situam-se nos gânglios paravertebrais, em geral, enviam seus axônios através de um ramo comunicante cinzento para entrar em um nervo espinhal (Figura 11.2). Cada um dos 31 pares de nervos espinais tem um ramo cinzento. Os axônios pós-ganglionares distribuem-se pelos nervos periféricos aos efetores, como os músculos piloeretores, os vasos sanguíneos e as glândulas sudoríparas, localizando-se na pele, no músculo e nas articulações. Os axônios pós-ganglionares, em geral, são amielínicos (fibras C), embora existam algumas exceções. Os nomes ramos branco e cinzento refletem o conteúdo relativo dos axônios mielinizados e amielínicos nesses ramos.

Os axônios pré-ganglionares em um nervo esplâncnico muitas vezes vão até um gânglio pré-vertebral e ali fazem sinapse ou podem atravessar o gânglio e um plexo autônomo e terminar em um gânglio mais distante. Alguns axônios pré-ganglionares atravessam um nervo esplâncnico e terminam diretamente nas

células da medula suprarrenal, que são equivalentes às células pós-ganglionares.

A organização do gânglio simpático, que se estende bilateralmente do nível cervical até o nível coccígeo, forma uma cadeia ganglionar, frequentemente designada como cadeia simpática. Essa disposição serve como um sistema de distribuição que possibilita aos neurônios pré-ganglionares, que se limitam aos segmentos torácicos e lombares altos, ativarem neurônios pós-ganglionares que inervam todos os segmentos corporais. No entanto, existem menos gânglios paravertebrais do que segmentos espinais porque alguns dos gânglios segmentares se fundem durante o crescimento. Por exemplo, o gânglio simpático cervical superior representa a fusão dos gânglios de C1 a C4; o gânglio simpático cervical médio é a fusão dos gânglios C5 e C6; e o gânglio simpático cervical inferior é uma combinação dos gânglios C7 e C8. O termo **gânglio estrelado** refere-se à fusão do gânglio simpático cervical inferior com o gânglio de T1. O gânglio simpático cervical superior proporciona inervação pós-ganglionar à cabeça e ao pescoço, e os gânglios cervicais médio e estrelado inervam o coração, os pulmões e os brônquios.

Em geral, os neurônios pré-ganglionares simpáticos distribuem-se aos gânglios ipsilaterais e, desse modo, controlam a função autônoma no mesmo lado do corpo. Exceções importantes são a inervação simpática dos intestinos e das vísceras pélvicas, ambas bilaterais. Como acontece com os neurônios motores (motoneurônios) para o músculo esquelético, os neurônios pré-ganglionares simpáticos que controlam um órgão em particular espalham-se por vários segmentos. Por exemplo, os neurônios pré-ganglionares simpáticos que controlam funções simpáticas na região da cabeça e do pescoço distribuem-se pelos níveis C8 a T5. De modo semelhante, aqueles que controlam a glândula adrenal distribuem-se pelos níveis T4 a T12.

Sistema nervoso parassimpático

Os neurônios pré-ganglionares parassimpáticos são encontrados em vários núcleos de nervos cranianos do tronco encefálico e na substância cinzenta da medula espinhal sacral (S3-S4) (Figura 11.1). Por isso, essa parte do sistema nervoso autônomo algumas vezes é chamada **divisão craniossacral**. Os núcleos de nervos cranianos que contêm neurônios pré-ganglionares parassimpáticos são o **núcleo visceral do NC III**, os **núcleos salivatórios superior** (NC VII) e **inferior** (NC IX), o **núcleo motor posterior do nervo vago** e o **núcleo ambíguo** (nervo craniano X). As células parassimpáticas pós-ganglionares localizam-se nos gânglios cranianos, tais como o **gânglio ciliar** (a aferência pré-ganglionar vem do núcleo visceral do NC III), os **gânglios pterigopalatino** e **submandibular** (a aferência pré-ganglionar vem do núcleo salivatório superior) e o **gânglio ótico** (a aferência pré-ganglionar vem do núcleo salivatório inferior). O gânglio ciliar inerva o esfíncter da pupila e os músculos ciliares no olho. O gânglio pterigopalatino inerva a glândula lacrimal, bem como as glândulas nas faringes nasal e oral. O gânglio submandibular projeta-se para as glândulas salivares submandibulares e sublinguais e para as glândulas na cavidade oral. O gânglio ótico inerva a glândula salivar parótida e as glândulas na boca.

Outros neurônios pós-ganglionares parassimpáticos localizam-se perto ou no interior das paredes de órgãos viscerais nas cavidades torácica, abdominal e pélvica. Os neurônios do plexo entérico incluem as células que também podem ser consideradas neurônios pós-ganglionares parassimpáticos. Todas essas células recebem aferência dos nervos vagos ou pélvicos. Os nervos vagos inervam o coração, os pulmões, os brônquios, o fígado, o pâncreas e o trato gastrointestinal, do esôfago até a flexura esplênica do cólon. O restante do cólon e do reto, bem como a bexiga e os órgãos da reprodução, é inervado pelos neurônios pré-ganglionares parassimpáticos sacrais, que seguem pelos nervos pélvicos até os neurônios pós-ganglionares nos gânglios pélvicos.

Os neurônios pré-ganglionares parassimpáticos que se projetam para as vísceras do tórax e para a parede do abdome localizam-se no núcleo motor posterior do vago (Figura 4.6E) e no núcleo ambíguo. O núcleo motor posterior, em grande parte, é **secretomotor** (ativa glândulas), enquanto o núcleo ambíguo é **visceromotor** (modifica a atividade do músculo cardíaco). O núcleo motor posterior inerva órgãos viscerais no pescoço (faringe, laringe), na cavidade torácica (traqueia, brônquios, pulmões, coração e esôfago) e na cavidade abdominal (inclusive grande parte do trato gastrointestinal, fígado e pâncreas). A estimulação elétrica do núcleo motor posterior resulta em secreção de ácido gástrico, bem como secreção de insulina e glucagon pelo pâncreas. Embora tenham sido descritas projeções para o coração, não se tem certeza sobre sua função. O núcleo ambíguo contém dois conjuntos de neurônios: (1) um grupo posterior (**branquiomotor**), que ativa o músculo estriado do palato mole, faringe, laringe e esôfago; e (2) um grupo anterolateral, que inerva o coração e torna a frequência cardíaca mais lenta (Capítulo 18).

Fibras aferentes viscerais

As fibras motoras viscerais nos nervos autônomos são acompanhadas por fibras aferentes viscerais. A maioria dessas fibras aferentes fornece as informações que se originam dos receptores sensitivos nas vísceras. A atividade desses receptores sensitivos raramente chega ao nível da consciência; entretanto, esses receptores iniciam a alça aferente dos arcos reflexos. Os reflexos visceroviscerais e viscerossomáticos são desencadeados por essas fibras aferentes. Embora esses reflexos viscerais, em geral, operem em um nível subconsciente, são muito importantes para a regulação homeostática e o ajuste a estímulos externos.

Os neurotransmissores de ação rápida liberados pelas fibras aferentes viscerais não foram ainda bem documentados, embora muitos desses neurônios liberem o transmissor aminoácido excitatório, glutamato. As fibras aferentes viscerais também contêm muitos neuropeptídeos ou combinações de neuropeptídeos, entre os quais a angiotensina II, o hormônio antidiurético (HAD, ou arginina vasopressina), a bombesina, o peptídeo relacionado com o gene da calcitonina, a colecistocinina, a galanina, a substância P, a encefalina, a ocitocina, a somatostatina e o peptídeo intestinal vasoativo.

As fibras aferentes viscerais que podem mediar a sensibilidade consciente incluem os nociceptores que seguem pelos nervos simpáticos, como os nervos esplâncnicos. A dor visceral é causada pela distensão excessiva de vísceras ocas, pela contração contra uma obstrução ou pela isquemia. A origem da dor visceral costuma ser difícil de localizar por causa da sua natureza difusa e de sua tendência de ser referida a estruturas somáticas (Capítulo 7). Os nociceptores viscerais nos nervos simpáticos chegam à medula espinhal através da cadeia simpática, dos ramos brancos e das raízes dorsais. As terminações das fibras aferentes nociceptivas projetam-se para o corno posterior e para a região em torno do canal central. Elas ativam os interneurônios locais, que participam dos arcos reflexos, e também células de projeção, que incluem as células do trato espinotalâmico que sinalizam dor ao encéfalo.

Uma importante via nociceptiva visceral que parte da pelve envolve uma retransmissão na substância cinzenta da medula espinhal lombossacral. Esses neurônios enviam axônios ao fascículo grácil que termina no núcleo grácil; por conseguinte, as colunas dorsais não apenas contêm aferentes primários para o tato fino, a sensação de vibração e propriocepção (seu principal componente), mas também neurônios de segunda ordem da via para a dor visceral (lembre-se de que os axônios de segunda ordem para a dor somática seguem pelo funículo lateral como parte do trato espinotalâmico). Os sinais nociceptivos viscerais são, então, transmitidos ao núcleo ventral posterolateral (VPL) do tálamo e, presumivelmente, do VPL para o córtex cerebral. A interrupção dessa via é responsável pelos efeitos benéficos das lesões da coluna dorsal induzidas cirurgicamente em níveis torácicos inferiores para aliviar a dor produzida pelo câncer dos órgãos pélvicos.

Outras fibras aferentes viscerais seguem pelos nervos parassimpáticos. Essas fibras, em geral, estão envolvidas em reflexos, e não na sensibilidade (exceto as fibras aferentes gustatórias; Capítulo 8). Por exemplo, as fibras aferentes dos barorreceptores que inervam o seio carotídeo estão no nervo glossofaríngeo. Elas entram no tronco encefálico, atravessam o trato solitário e terminam no núcleo deste mesmo trato (Figura 4.6E). Esses neurônios conectam-se com os interneurônios na formação reticular do tronco encefálico. Os interneurônios, por sua vez, projetam-se para os neurônios pré-ganglionares autônomos que controlam a frequência cardíaca e a pressão arterial (Capítulo 18).

O núcleo do trato solitário recebe informações de todos os órgãos viscerais, exceto daqueles na pelve. Esse núcleo divide-se em várias áreas que recebem informações de órgãos viscerais específicos.

Sistema nervoso entérico

O sistema nervoso entérico, localizado na parede do trato gastrointestinal, contém aproximadamente 100 milhões de neurônios. O sistema nervoso entérico divide-se em plexo mioentérico, que se situa entre as camadas musculares longitudinal e circular do intestino, e o plexo submucoso, que se situa na submucosa do intestino. Os neurônios do plexo mioentérico controlam principalmente a motilidade gastrointestinal (Capítulo 27), enquanto aqueles no plexo submucoso regulam a homeostase dos fluidos corporais (Capítulo 35).

Os tipos de neurônios encontrados no plexo mioentérico incluem não apenas motoneurônios excitatórios e inibitórios (que podem ser considerados neurônios pós-ganglionares parassimpáticos), mas também interneurônios e neurônios aferentes primários. Os neurônios aferentes inervam os mecanorreceptores na parede do trato gastrointestinal. Esses mecanorreceptores são o começo da alça aferente dos arcos reflexos no plexo entérico. Os interneurônios excitatórios e inibitórios locais participam desses reflexos, e a eferência é enviada através dos motoneurônios para as células musculares lisas. Os motoneurônios excitatórios liberam acetilcolina e substância P; os motoneurônios inibitórios liberam dinorfina e peptídeo intestinal vasoativo. Os circuitos do plexo entérico são tão extensos, que podem coordenar os movimentos de um intestino completamente removido do corpo. No entanto, a função normal exige inervação pelos neurônios pré-ganglionares autônomos e regulação pelo SNC.

A atividade no sistema nervoso entérico é modulada pelo sistema nervoso simpático. Os neurônios pós-ganglionares simpáticos que contêm noradrenalina inibem a motilidade intestinal, aqueles que contêm noradrenalina e neuropeptídeo Y regulam o fluxo sanguíneo, e aqueles que contêm noradrenalina e somatostatina controlam a secreção intestinal. A retroalimentação é providenciada pelos neurônios intestinofugais que se projetam de volta do plexo mioentérico para os gânglios simpáticos.

O plexo submucoso regula os transportes de íons e de água através do epitélio intestinal e a secreção glandular. Também se comunica com o plexo mioentérico para assegurar a coordenação das funções dos dois componentes do sistema nervoso entérico. Os neurônios e circuitos neurais do plexo submucoso ainda não são tão conhecidos como os do plexo mioentérico, porém muitos dos neurônios contêm neuropeptídeos, e as redes neurais são bem organizadas.

Gânglios autônomos

O principal tipo de neurônio nos gânglios autônomos é o neurônio pós-ganglionar. Essas células recebem conexões sinápticas dos neurônios pré-ganglionares e se projetam para as células efetoras autônomas. No entanto, muitos gânglios autônomos também contêm interneurônios. Esses interneurônios processam informações nos gânglios autônomos; o plexo entérico pode ser visto como um exemplo elaborado desse tipo de processamento. Determinado tipo de interneurônio encontrado em alguns gânglios autônomos contém alta concentração de catecolaminas; por isso, esses interneurônios foram chamados **células pequenas intensamente fluorescentes (SIF)**. Acredita-se que as células SIF sejam inibitórias.

Neurotransmissores

Neurotransmissores nos gânglios autônomos

O neurotransmissor clássico dos gânglios autônomos, quer simpáticos ou parassimpáticos, é a acetilcolina. As duas classes de receptores de acetilcolina nos gânglios autônomos são os **receptores nicotínicos** e **muscarínicos**, assim denominados por causa de sua resposta aos alcaloides de plantas **nicotina** e **muscarina**. Os receptores nicotínicos de acetilcolina podem ser bloqueados por agentes como o **curare** ou o **hexametônio**, e os receptores muscarínicos podem ser bloqueados pela **atropina**. Os receptores nicotínicos nos gânglios autônomos diferem um pouco daqueles das células musculares esqueléticas.

Os receptores nicotínicos e muscarínicos medeiam os potenciais excitatórios pós-sinápticos (PEPSs), mas esses potenciais têm cursos de tempo diferentes. A estimulação dos neurônios pré-ganglionares desencadeia um PEPS rápido, que é seguido por um PEPS lento. O PEPS rápido resulta da ativação dos receptores nicotínicos, que faz os canais iônicos abrirem-se. O PEPS lento é mediado pelos receptores muscarínicos (primariamente o receptor M_2; Capítulo 6) que inibem a **corrente M**, produzida pela condutância de potássio.

Os neurônios nos gânglios autônomos também liberam neuropeptídeos que atuam como neuromoduladores. Além da acetilcolina, os neurônios pré-ganglionares simpáticos podem liberar encefalina, substância P, hormônio liberador do hormônio luteinizante, neurotensina ou somatostatina.

Catecolaminas como a noradrenalina e a dopamina servem como neurotransmissores das células SIF nos gânglios autônomos.

Neurotransmissores entre os neurônios pós-ganglionares e os efetores autônomos

Neurônios pós-ganglionares simpáticos

Os neurônios pós-ganglionares simpáticos tipicamente liberam noradrenalina, que excita algumas células efetoras mas inibe outras. Os receptores nas células-alvo podem ser receptores α ou β-adrenérgicos. Esses receptores subdividem-se ainda em receptores α_1, α_2, β_1, β_2 e β_3 com base em características farmacológicas e genéticas. A distribuição desses tipos de receptores e as ações que medeiam quando ativados pelos neurônios pós-ganglionares simpáticos estão listadas para vários órgãos-alvo na Tabela 11.1.

Os receptores α_1 localizam-se pós-sinapticamente, mas os receptores α_2 podem ser pré ou pós-sinápticos. Geralmente, os receptores localizados pré-sinapticamente são chamados **autor-receptores**; e eles costumam inibir a liberação de transmissores. Os efeitos dos agentes que excitam os receptores α_1 ou α_2 podem ser distinguidos por meio do uso de antagonistas que bloqueiem especificamente esses receptores. Por exemplo, a prazosina é um antagonista α_1-adrenérgico seletivo, e a ioimbina é um seletivo antagonista α_2-adrenérgico. Os efeitos dos receptores α_1 são mediados pela ativação do sistema de segundos mensageiros de trifosfato de inositol (Apenas IP3P3) e diacilglicerol (DAG) (Capítulo 3; Tabela 3.1). Diferentemente, os receptores α_2 diminuem a taxa de síntese de monofosfato de adenosina cíclico (AMPc) por meio da ação sobre uma proteína G.

Os receptores β foram originalmente classificados com base na capacidade de antagonistas de bloqueá-los, mas esse conceito foi suplementado pelos estudos genéticos. As proteínas β_1 e β_2 têm sido muito mais extensamente estudadas do que a β_3, mas se acredita que as proteínas que compõem todos os três tipos de receptores β sejam semelhantes entre si, tendo sete regiões transmembrana conectadas por domínios intra e extracelulares (Capítulo 3). Os agentes agonistas que funcionam em receptores β ativam uma proteína G que estimula a adenilil ciclase a aumentar a concentração de AMPc. Essa ação é encerrada pelo acúmulo de difosfato de guanosina.

A atividade do receptor β é controlada de várias maneiras. Ela pode ser antagonizada pela ação de receptores α_1. Os receptores β também podem ser dessensibilizados pela fosforilação causada pela exposição prolongada a agonistas. A regulação do número de receptores β constitui um terceiro mecanismo de controle. Por exemplo, o número de receptores β pode diminuir por internalização. Alternativamente, o número de receptores β pode aumentar (regulação para cima) em certas circunstâncias, por exemplo, depois de uma denervação. Note que o número de receptores α é regulado de modo semelhante.

Além da liberação de noradrenalina, os neurônios pós-ganglionares simpáticos liberam neuropeptídeos como a somatostatina e o neuropeptídeo Y. Por exemplo, as células que

TABELA 11.1 — Respostas dos órgãos efetores aos impulsos de nervos autônomos.

Órgãos efetores	Tipo de receptor	Impulsos adrenérgicos,[a] respostas[b]	Impulsos colinérgicos,[a] respostas[b]
Olho			
Músculo radial, íris	α	Contração (midríase) ++	–
Músculo esfíncter, íris	α	–	Contração (miose) +++
Músculo ciliar	β	Relaxamento para a visão a distância +	Contração para a visão de perto +++
Coração			
Nó sinoatrial	β_1	Aumento da frequência cardíaca ++	Diminuição da frequência cardíaca; parada vagal +++
Átrios	β_1	Aumento da contratilidade e da velocidade de condução ++	Diminuição da contratilidade e (geralmente) aumento da velocidade de condução ++
Nó atrioventricular (AV)	β_1	Aumento da automaticidade e da velocidade de condução ++	Diminuição da velocidade de condução; bloqueio AV +++
Fascículo atrioventricular	β_1	Aumento da automaticidade e da velocidade de condução +++	Pouco efeito
Ventrículos	β_1	Aumento da contratilidade, da velocidade de condução, da automaticidade e da frequência dos marca-passos idioventriculares +++	Discreta diminuição da contratilidade
Arteríolas			
Coronárias	α, β_2	Constrição +; dilatação[c] ++	Dilatação +
Pele e mucosas	α	Constrição +++	Dilatação[d]
Músculo esquelético	α, β_2	Constrição ++; dilatação[c,a] ++	Dilatação[f] +
Encefálicas	α	Constrição (discreta)	Dilatação[d]
Pulmonares	α, β_2	Constrição +; dilatação[c]	Dilatação[d]
Vísceras abdominais, renais	α, β_2	Constrição +++; dilatação[e] +	–
Glândulas salivares	α	Constrição +++	Dilatação ++
Veias (sistêmicas)	α, β_2	Constrição ++; dilatação ++	–
Pulmões			
Músculo brônquico	β_2	Relaxamento +	Contração ++
Glândulas brônquicas	?	Inibição (?)	Estimulação +++

(continua)

TABELA 11.1 Respostas dos órgãos efetores aos impulsos de nervos autônomos (*Continuação*).

Órgãos efetores	Tipo de receptor	Impulsos adrenérgicos,[a] respostas[b]	Impulsos colinérgicos,[a] respostas[b]
Estômago			
Motilidade e tônus	α_2, β_2	Diminuição (geralmente)[g] +	Aumento +++
Esfíncteres	α	Contração (geralmente) +	Relaxamento (geralmente) +
Secreção		Inibição (?)	Estimulação +++
Intestino			
Motilidade e tônus	α_2, β_2	Diminuição[g] +	Aumento +++
Esfíncteres	α	Contração (geralmente) +	Relaxamento (geralmente) +
Secreção		Inibição (?)	Estimulação +++
Vesícula biliar e ductos		Relaxamento +	Contração +
Rim	β_2	Secreção de renina ++	–
Bexiga			
Detrusor	β	Relaxamento (geralmente) +	Contração +++
Trígono e esfíncter	α	Contração +++	Relaxamento +++
Ureter			
Motilidade e tônus	α	Aumento (geralmente)	Aumento (?)
Útero	α, β_2	Grávido: contração (α); não grávido: relaxamento (β)	Variável[h]
Órgãos sexuais masculinos	α	Ejaculação +++	Ereção +++
Pele			
Músculos pilomotores	α	Contração ++	–
Glândulas sudoríparas	α	Secreção localizada[i] +	Secreção generalizada +++
Cápsula esplênica	α, β_2	Contração +++; relaxamento +	–
Medula suprarrenal		–	Secreção de adrenalina e noradrenalina
Fígado	α, β_2	Glicogenólise, gliconeogênese[j] +++	Síntese de glicogênio +
Pâncreas			
Ácinos	α	Diminuição da secreção +	Secreção ++
Ilhotas (células beta)	α	Diminuição da secreção +++	–
	β_2	Aumento da secreção +	–
Células de gordura	α, β_1	Lipólise[j] +++	–
Glândulas salivares	α	Secreção de K^+ e água +	Secreção de K^+ e água +++
	β	Secreção de amilase +	–
Glândulas lacrimais		–	Secreção +++
Glândulas nasofaríngeas		–	Secreção +++
Glândula pineal	β	Síntese de melatonina (diminuição)	–

[a] Um traço longo (–) significa inervação funcional desconhecida.
[b] As respostas são designadas + a +++ para fornecer uma indicação aproximada da importância da atividade nervosa adrenérgica e colinérgica no controle dos vários órgãos e funções listados.
[c] A dilatação predomina *in situ* por causa de fenômenos autorreguladores metabólicos.
[d] A vasodilatação colinérgica nesses locais é de significado fisiológico questionável.
[e] Ao longo da faixa de concentração habitual de adrenalina circulante fisiologicamente liberada, uma resposta do receptor β (vasodilatação) predomina nos vasos sanguíneos do músculo esquelético e do fígado, e uma resposta do receptor α (vasoconstrição) predomina nos vasos sanguíneos de outras vísceras abdominais. Os vasos renais e mesentéricos também contêm receptores dopaminérgicos específicos, cuja ativação causa dilatação, mas seu significado fisiológico não foi estabelecido.
[f] O sistema colinérgico simpático causa vasodilatação no músculo esquelético, mas isso não está presente na maioria das respostas fisiológicas.
[g] Foi proposto que as fibras adrenérgicas terminam em receptores β inibitórios nas fibras musculares lisas e em receptores α inibitórios nas células ganglionares colinérgicas (excitatórias) parassimpáticas do plexo mioentérico.
[h] Depende da fase do ciclo menstrual, da quantidade de estrogênio e de progesterona circulantes, e de outros fatores.
[i] Palmas das mãos e alguns outros locais ("sudorese adrenérgica").
[j] Existe variação significativa entre as espécies em relação ao tipo de receptor que medeia certas respostas metabólicas.
Extraída de Goodman LS, Gilman. *A The Pharmacological Basis of Therapeutics*. 6th ed. New York; Macmillan; 1980.

liberam noradrenalina e somatostatina inervam a mucosa do trato gastrointestinal, e as células que liberam noradrenalina e neuropeptídeo Y inervam os vasos sanguíneos no intestino e das extremidades. Outro mediador químico nos neurônios pós-ganglionares simpáticos é o trifosfato de adenosina (ATP).

As células endócrinas da medula suprarrenal são semelhantes de muitos modos aos neurônios pós-ganglionares simpáticos (Capítulo 43). Elas recebem aferência dos neurônios pré-ganglionares simpáticos, são excitadas pela acetilcolina e liberam catecolaminas. No entanto, as células da medula suprarrenal diferem dos neurônios pós-ganglionares simpáticos pelo fato de liberarem catecolaminas na circulação, e não em uma sinapse. Além disso, a principal catecolamina liberada é a adrenalina, não a noradrenalina. Nos humanos, 80% das catecolaminas liberadas pela medula suprarrenal são adrenalina, e 20% são noradrenalina.

Alguns neurônios pós-ganglionares simpáticos liberam acetilcolina, e não noradrenalina, como seus neurotransmissores. Por exemplo, os neurônios pós-ganglionares simpáticos que inervam as glândulas sudoríparas écrinas são colinérgicos. Os receptores de acetilcolina envolvidos são muscarínicos e, portanto, bloqueados pela atropina. De modo semelhante, alguns vasos sanguíneos são inervados por neurônios pós-ganglionares simpáticos colinérgicos. Além de liberarem acetilcolina, os neurônios pós-ganglionares que inervam as glândulas sudoríparas também liberam neuropeptídeos, tais como o peptídeo relacionado com o gene da calcitonina e o peptídeo intestinal vasoativo.

Neurônios pós-ganglionares parassimpáticos

O neurotransmissor liberado pelos neurônios pós-ganglionares parassimpáticos é a acetilcolina. Os efeitos desses neurônios sobre vários órgãos-alvo estão listados na Tabela 11.1. As ações pós-ganglionares parassimpáticas são mediadas pelos receptores muscarínicos. Com base nos estudos farmacológicos sobre ligação, sobre a ação de antagonistas seletivos e sobre clonagem molecular, identificaram-se cinco tipos de receptores muscarínicos (Capítulo 6). A ativação dos receptores M_1 potencializa a secreção de ácido gástrico no estômago. Os receptores M_2 são o tipo mais abundante de receptor em músculos lisos, incluindo o músculo liso dos intestinos, do útero, da traqueia e da bexiga. Além disso, estão presentes nos gânglios autônomos e no coração, onde exercem ações cronotrópica e inotrópica negativas (Capítulo 18). Os receptores M_3 também estão presentes no músculo liso de vários órgãos e, embora sejam menos abundantes do que os receptores M_2, os padrões contráteis normais parecem exigir uma interação dos dois tipos de receptores. Os receptores M_4, como os M_2, estão presentes nos gânglios autônomos e, portanto, têm um papel na transmissão sináptica nesses locais. Os receptores M_5 estão presentes no músculo esfíncter da pupila, no esôfago e na parótida, bem como nos vasos sanguíneos encefálicos.

Os receptores muscarínicos, como os receptores adrenérgicos, realizam diversas ações. Alguns de seus efeitos são mediados por sistemas específicos de segundos mensageiros. Por exemplo, os receptores muscarínicos cardíacos M_2 podem atuar por meio do sistema do IP3, e também podem inibir a adenilil ciclase e a síntese de AMPc. Os receptores muscarínicos também abrem ou fecham canais iônicos, particularmente os canais de K^+ ou Ca^{++}.

Essa ação nos canais iônicos provavelmente ocorre pela ativação de proteínas G. Uma terceira ação dos receptores muscarínicos é relaxar o músculo liso vascular por um efeito sobre as células endoteliais, que produzem o fator de relaxamento derivado do endotélio (EDRF). O EDRF é, na verdade, o óxido nítrico, um gás liberado quando a arginina é convertida em citrulina pela óxido nítrico sintase (Capítulo 18). O óxido nítrico relaxa o músculo liso vascular por meio da estimulação da guanilato ciclase e posteriormente aumentando os níveis de monofosfato de guanosina cíclico (GMPc), o qual, por sua vez, ativa uma proteína quinase dependente de GMPc (Capítulo 3). O número de receptores muscarínicos é regulado, e a exposição a agonistas muscarínicos diminui o número de receptores por meio da internalização dos mesmos.

NA CLÍNICA

A **doença de Chagas** decorre da infecção pelo parasita *Trypanosoma cruzi*. Cerca de 18 milhões de pessoas estão infectadas no mundo, e aproximadamente 50 mil morrem a cada ano em decorrência das complicações da doença. Os tipos mais sérios envolvem aumento de volume do esôfago, cólon e coração. A perda do controle parassimpático é um componente significativo das etapas iniciais da doença; logo depois da infecção inicial, os neurônios parassimpáticos que inervam o coração, o esôfago e o cólon são destruídos, o que leva a arritmias (e potencialmente à morte súbita) e ao aperistaltismo. Ocorre cardiomiopatia crônica (disfunção do músculo cardíaco), que pode levar a óbito em aproximadamente 30% dos infectados. Embora não se tenha conhecimento completo da patogênese da cardiomiopatia, uma ideia que predomina envolve a autoimunidade. De fato, foi verificado que os anticorpos contra os antígenos do parasita ligam-se aos receptores β-adrenérgicos e M_2 de acetilcolina no coração. Esses anticorpos não apenas desencadeiam respostas autoimunes que destroem o músculo cardíaco, mas também atuam como agonistas nesses receptores e causam respostas inapropriadas do sistema cardiovascular às variadas demandas externas.

Controle central da função autônoma

As descargas dos neurônios pré-ganglionares autônomos são controladas pelas vias que fazem sinapse em neurônios pré-ganglionares autônomos. As vias que influenciam a atividade autônoma incluem as vias reflexas da medula espinhal e do tronco encefálico, bem como os sistemas de controle descendentes originados em níveis superiores do sistema nervoso, como o hipotálamo.

Exemplos de controle autônomo de órgãos individuais

Pupila

Os músculos dilatador e constritor da íris, que estão sob o controle de fibras simpáticas e parassimpáticas, respectivamente, determinam o tamanho da pupila. A ativação da inervação simpática do olho via ramos brancos torácicos e gânglios do tronco simpático dilata a pupila, o que ocorre durante a excitação emocional e também em resposta à estimulação dolorosa. O neurotransmissor nas sinapses pós-ganglionares simpáticas é a noradrenalina, e ela atua em receptores α.

O sistema nervoso parassimpático exerce sobre o tamanho pupilar uma ação oposta à do sistema nervoso simpático. Enquanto o sistema simpático desencadeia a dilatação pupilar, o sistema parassimpático causa constrição da pupila. Os nervos parassimpáticos pré-ganglionares que inervam o constritor da pupila estão no núcleo visceral do NC III, que está no mesencéfalo, e seguem pelo nervo craniano III; portanto, a lesão desse nervo pode levar a uma pupila dilatada (midríase).

NA CLÍNICA

O controle simpático da pupila algumas vezes é afetado por doença. Por exemplo, a interrupção da inervação simpática da cabeça e do pescoço resulta na **síndrome de Horner.** Essa síndrome caracteriza-se pela tríade de miose (constrição anormal da pupila), ptose (queda leve da pálpebra causada pela perda da função do músculo tarsal superior; também denominado músculo de Müller) e anidrose (perda de suor) na face. A síndrome de Horner pode resultar de dano a diferentes áreas do circuito simpático: (1) comprometimento dos neurônios de primeira ordem no SNC, incluindo o hipotálamo, que enviam fibras descendentes por meio do tronco encefálico até a medula espinhal para influenciar a função simpática; (2) comprometimento de fibras pré-ganglionares simpáticas de segunda ordem que saem da medula espinhal em T1 e entram na cadeia simpática cervical; ou (3) dano às fibras pós-ganglionares de terceira ordem que inervam o músculo de Müller, as glândulas sudoríparas da face e o músculo dilatador da pupila. No primeiro caso, o dano às fibras no tronco encefálico resultaria em muitos outros sintomas, dependendo de quais núcleos do tronco encefálico também estão lesionados.

O tamanho da pupila reduz-se pelo **reflexo fotomotor** e durante a acomodação para a visão de perto. No reflexo fotomotor, a luz que chega à retina é processada pelos circuitos retinianos que excitam células ganglionares retinianas do tipo W (Capítulo 8). Os axônios de algumas das células do tipo W projetam-se através de nervo e trato ópticos para a área pré-tetal, onde fazem sinapse no núcleo pré-tetal olivar. Esse núcleo contém neurônios que também reagem à iluminação difusa. A atividade dos neurônios do núcleo pré-tetal olivar causa constrição pupilar por meio de conexões bilaterais com os neurônios pré-ganglionares parassimpáticos nos núcleos viscerais do NC III. O reflexo resulta em contração dos músculos esfíncteres da pupila em ambos os olhos, mesmo quando a luz brilha apenas em um dos olhos.

A **resposta de acomodação**, que é importante para focalizar objetos próximos, envolve a constrição pupilar, aumentando a curvatura da lente (cristalino), e a convergência dos olhos. Essa resposta é desencadeada pelas informações das células M da retina que são transmitidas ao córtex estriado através da via visual geniculostriada (Capítulo 8). Acredita-se que os estímulos específicos que desencadeiam a acomodação sejam uma imagem embaçada na retina e a disparidade da imagem entre os dois olhos. Depois que as informações são processadas no córtex visual, os sinais são transmitidos direta ou indiretamente ao córtex temporal medial, onde ativam os neurônios na área visual conhecida como temporal medial (TM). Os neurônios da área TM transmitem sinais ao mesencéfalo que ativam os neurônios pré-ganglionares parassimpáticos nos núcleos viscerais do NC III, o que resulta em constrição pupilar. Ao mesmo tempo, são transmitidos sinais ao músculo ciliar que o fazem contrair. A contração do músculo ciliar permite que a lente fique mais esférica, aumentando o seu poder refrativo. (A convergência é uma resposta somática mediada pelos neurônios no núcleo oculomotor [nervo craniano III] do mesencéfalo.)

NA CLÍNICA

O reflexo fotomotor algumas vezes está ausente em pacientes com sífilis terciária (avançada), que afeta o SNC (sob a forma de *tabes dorsalis*). Embora a pupila deixe de responder à luz, exibe uma resposta de acomodação normal. Essa condição é conhecida como **pupila de Argyll Robertson.** O mecanismo exato é controverso. Uma explicação baseia-se no fato de que algumas fibras do trato óptico projetam-se para a área pré-tetal no mesencéfalo. Essas fibras podem ser lesadas na meningite sifilítica, possivelmente por causa da presença de espiroquetas no espaço subaracnóideo. Note que a área pré-tetal projeta-se para o núcleo visceral do NC III, também no mesencéfalo, cujas células dão origem à inervação parassimpática do olho, que controla o músculo esfíncter da pupila. Embora a aferência ao núcleo pré-tetal olivar seja interrompida, as fibras do trato óptico que se projetam para o núcleo geniculado lateral não são destruídas e, desse modo, a visão é mantida, assim como a constrição pupilar durante a acomodação.

Bexiga

A bexiga é controlada pelas vias reflexas na medula espinhal e também por um centro supraspinal (Figura 11.3). A inervação simpática origina-se dos neurônios simpáticos pré-ganglionares nos segmentos lombares altos da medula espinhal. Os axônios simpáticos pós-ganglionares agem inibindo o músculo liso (**músculo detrusor**) em todo o corpo da bexiga e também agem excitando o músculo liso da região do trígono e o esfíncter uretral interno. O músculo detrusor é tonicamente inibido durante o enchimento da bexiga, e tal inibição impede a micção. A inibição do músculo detrusor é mediada pela ação da noradrenalina sobre os receptores β, enquanto a excitação do trígono e do esfíncter interno da uretra é desencadeada pela ação da noradrenalina sobre os receptores α.

O esfíncter externo da uretra também ajuda a controlar a micção. Esse esfíncter é um músculo estriado inervado pelos axônios motores nos nervos pudendos, que são nervos somáticos. Os motoneurônios estão localizados no **núcleo de Onuf**, no corno anterior da medula espinhal sacral.

Os neurônios pré-ganglionares parassimpáticos que controlam a bexiga estão localizados na medula espinhal sacral (segmentos S2 e S3 ou S3 e S4). Esses neurônios colinérgicos projetam-se através dos nervos pélvicos e se distribuem pelos gânglios no plexo pélvico e na parede vesical. Os neurônios parassimpáticos pós-ganglionares na parede vesical inervam o músculo detrusor, bem como o trígono e o esfíncter. A atividade parassimpática contrai o músculo detrusor e relaxa o trígono e o esfíncter interno. Essas ações resultam na **micção**. Alguns neurônios pós-ganglionares são colinérgicos, e os outros são purinérgicos (liberam ATP).

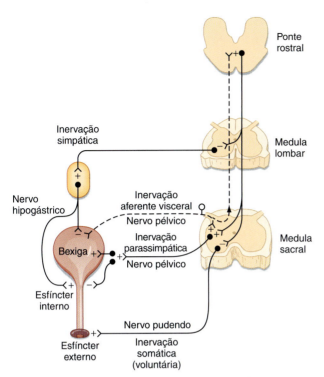

• **Figura 11.3** Ilustração das vias descendentes e eferentes para os reflexos que controlam a bexiga. Para maior clareza, são mostradas somente algumas das principais vias envolvidas. (Redesenhada de Groat WC, Booth AM. In: Dyck PJ, Thomas PK, Lambert EH, Bunge R, eds. *Peripheral Neuropathy*. 2nd ed. Philadelphia: WB Saunders; 1984.)

A micção é normalmente controlada pelo **reflexo da micção** (Figura 11.3). Os mecanorreceptores na parede vesical são excitados pelo estiramento e pela contração dos músculos locais. À medida que a urina se acumula e distende a bexiga, os aferentes dos mecanorreceptores começam a efetuar descargas. A pressão intravesical é baixa durante o enchimento (5 a 10 cm H_2O), mas aumenta abruptamente quando a micção começa. A micção pode ser desencadeada reflexamente ou voluntariamente. Na micção reflexa, as fibras aferentes da bexiga excitam os neurônios que se projetam para o tronco encefálico e ativam o centro da micção na parte rostral da ponte (**núcleo de Barrington**). As projeções descendentes também inibem os neurônios pré-ganglionares simpáticos que impedem a micção. Quando ocorre um nível suficiente de atividade nessa via ascendente, a micção é desencadeada pelo centro da micção. Os comandos chegam à medula espinhal sacral através de uma via reticuloespinal. A atividade na projeção simpática para a bexiga é inibida, e as projeções parassimpáticas para a bexiga são ativadas. A contração do músculo na parede da bexiga causa vigorosa atividade dos mecanorreceptores que inervam a parede vesical e, assim, ativa ainda mais a alça supraspinal. O resultado é o esvaziamento completo da bexiga.

Também existe uma via reflexa espinhal para a micção. Essa via é operacional nos recém-nascidos. No entanto, com o crescimento, as vias de controle supraspinais assumem o papel dominante no desencadeamento da micção. Depois da lesão medular, os seres humanos adultos perdem o controle da bexiga durante o período do choque espinhal (incontinência urinária). À medida que a medula espinhal se recupera do choque espinhal, recupera-se certo grau de função vesical por causa da potencialização do reflexo da micção medular. No entanto, a bexiga tem aumento do tônus muscular e deixa de se esvaziar completamente. Essas circunstâncias frequentemente levam a infecções urinárias.

Centros autônomos no encéfalo

A influência sobre a eferência autônoma é mantida pelos centros autônomos, que consistem em redes locais de neurônios em várias regiões do encéfalo. O centro da micção na ponte, que acabou de ser discutido, é um exemplo. Existem muitos outros centros autônomos com funções diversas. Os centros vasomotores e vasodilatadores estão no bulbo, e os centros respiratórios estão no bulbo e na ponte. Talvez a maior concentração dos centros autônomos seja encontrada no hipotálamo.

Hipotálamo e área pré-óptica

O hipotálamo faz parte do diencéfalo. Alguns dos núcleos do hipotálamo são mostrados na Figura 11.4. Localizadas anteriormente ao hipotálamo, estão as estruturas telencefálicas: a região pré-óptica e o septo, ambos os quais ajudam a regular a função autônoma. Os tratos de fibras importantes que atravessam o hipotálamo são o **fórnice**, o **feixe prosencefálico medial** e o **trato mamilotalâmico**. O fórnice é usado como ponto de referência para dividir o hipotálamo em zonas medial e lateral.

O hipotálamo tem muitas funções. Uma discussão sobre o controle hipotalâmico da função endócrina é abordada no Capítulo 41. Seu controle da função autônoma é enfatizado aqui. Em seu controle da função autônoma, o hipotálamo funciona de modo muito parecido com um sistema de controle, que é denominado na engenharia como *servomecanismo*, isto é, um sistema no qual um parâmetro fisiológico em particular é controlado através do uso de alças de retroalimentação negativas para manter o parâmetro em um ponto de ajuste ou valor determinado. Os exemplos a seguir ilustram esse princípio para a temperatura corporal, o peso corporal, a adiposidade e a ingestão de água.

Regulação da temperatura

Os **animais homeotérmicos** mantêm uma temperatura corporal central relativamente constante em situações de temperaturas ambientais flutuantes e de diferentes níveis de atividade corporal que causem produção endógena de calor. Essa capacidade baseia-se nas informações de três grupos principais de termorreceptores localizados na pele, no SNC e nas vísceras.

As informações sobre a temperatura externa são fornecidas pelos termorreceptores na pele. A temperatura corporal central é monitorada pelos neurônios termorreceptores centrais na área pré-óptica (e possivelmente na medula espinhal), os quais monitoram a temperatura do sangue local. Os termorreceptores nas vísceras monitoram a temperatura nesses órgãos. Todos esses receptores fornecem informações à área pré-óptica (pelas vias descritas à frente) e a determinadas partes do hipotálamo, no qual essa informação é usada para manter constante a temperatura corporal central. Desse modo, a área pré-óptica e o hipotálamo agem em conjunto como um servomecanismo com um ponto de ajuste na temperatura corporal normal.

Embora os sinais de cada uma dessas fontes sejam integrados, sua importância relativa pode mudar dependendo de várias condições. Mudanças na temperatura ambiental provocam

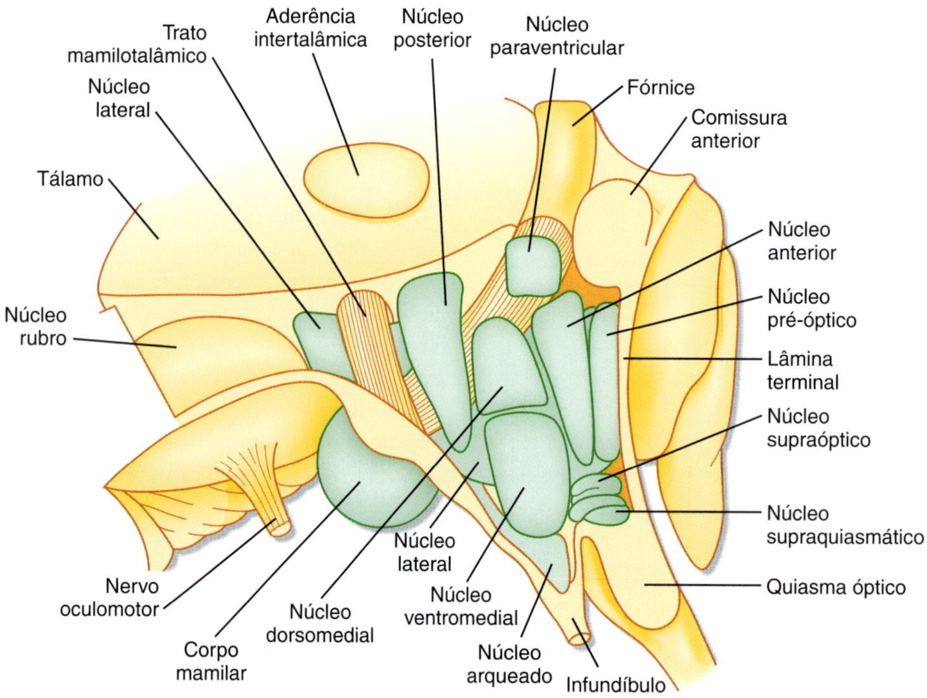

230 SEÇÃO 2 Neurofisiologia

● **Figura 11.4** Ilustração dos principais núcleos do hipotálamo, vista do terceiro ventrículo. A parte anterior está à direita. (Redesenhada de Nauta WJH, Haymaker W. *The Hypothalamus. Springfield*, IL: Charles C Thomas; 1969.)

alterações mais rápidas e muito maiores na temperatura da pele do que no centro do corpo e, portanto, os receptores cutâneos provavelmente são o mecanismo inicial e mais frequentemente usado para compensar as mudanças externas de temperatura. Os termorreceptores centrais são mais importantes nas situações com causas internas de mudança de temperatura, como durante o exercício físico ou em que mudanças externas da temperatura sejam tão intensas ou prolongadas que a temperatura corporal central começa a mudar apesar dos sinais dos termorreceptores periféricos. Por fim, a alteração da temperatura corporal por ingestão de alimento ou líquidos quentes ou frios é detectada pelos termorreceptores viscerais.

Os sinais de erro (*i. e.*, resfriamento ou aquecimento do corpo), que constituem um desvio do ponto de ajuste do servomecanismo, provocam respostas que tendem a restaurar a temperatura corporal ao ponto de ajuste. Essas respostas são mediadas pelos sistemas autônomo, somático e endócrino.

As situações envolvendo um resfriamento, por exemplo, desencadeiam várias respostas que aumentam a produção de calor (termogênese) e minimizam a perda de calor. A produção de calor aumenta por mecanismos que incluem a **termogênese por tremores** (contrações assíncronas dos músculos esqueléticos que aumentam a produção de calor) e a **termogênese do tecido adiposo marrom** (**TAM**) (na termogênese do TAM, a fosforilação oxidativa é desacoplada da síntese de ATP, o que permite que a energia liberada pela reação seja dissipada como calor), bem como o aumento dos níveis dos hormônios da tireoide, que leva ao aumento do metabolismo.[1] A perda de calor reduz-se por

vasoconstrição cutânea e piloereção. A piloereção é efetiva em animais com pelo, mas não nos humanos; nestes, o resultado é apenas uma "pele de galinha". Além disso, ocorre taquicardia, que pode ajudar a fornecer metabólitos para serem usados na termogênese para os tecidos termogênicos (gordura e músculo) e ajudar a distribuir o calor gerado para o corpo todo. Finalmente, a percepção de estar com frio influencia a decisão de iniciar comportamentos voluntários; neste caso possivelmente colocar um casaco.

Geralmente, o aquecimento do corpo causa alterações na direção oposta. A atividade da glândula tireoide diminui, o que leva à redução da atividade metabólica e à menor produção de calor. A perda de calor aumenta pela sudorese, pela salivação (em alguns animais, mas não nos humanos) e pela vasodilatação cutânea (por causa da diminuição da atividade simpática). No entanto, novamente ocorre taquicardia, desta vez presumivelmente para permitir uma perfusão ótima da circulação cutânea para a dissipação do calor.

Os primeiros estudos identificaram a região pré-óptica e o hipotálamo anterior como centros de perda de calor, e o hipotálamo posterior como um centro de conservação de calor. Por exemplo, as lesões na região pré-óptica impedem a sudorese e a vasodilatação cutânea; e, se um indivíduo com uma lesão nessa região for colocado em um ambiente quente, desenvolve **hipertermia**. Inversamente, a estimulação elétrica do centro de perda de calor causa vasodilatação cutânea e inibe os tremores de frio. Diferentemente, as lesões na área dorsolateral ao corpo mamilar interferem com a produção e a conservação de calor, e podem causar **hipotermia** quando uma pessoa estiver em ambiente frio. A estimulação elétrica nessa região do encéfalo provoca tremores de frio.

Atualmente, são conhecidos muitos detalhes dos circuitos e dos processos fisiológicos subjacentes às respostas de regulação da temperatura, e eles indicam que a área pré-óptica e o **núcleo**

---

[1]N.R.T.: A termogênese no TAM pode ser ativada pelo sistema nervoso autônomo simpático via receptores adrenérgicos β3. Os hormônios da tireoide também podem promover termogênese no TAM. O principal mecanismo envolvido na produção de calor via desacoplamento se dá pelo aumento na expressão das proteínas desacopladoras (UCPs), particularmente a UCP1.

hipotalâmico dorsomedial são componentes-chave na regulação da temperatura corporal. A área pré-óptica em particular parece ser o alvo das várias fontes de informações sensoriais. As informações sobre a temperatura cutânea são transmitidas pelos aferentes primários termossensíveis que fazem sinapse no corno posterior da medula espinhal em neurônios que se projetam até o **núcleo parabraquial** no mesencéfalo caudal e o excitam. As informações de aferentes viscerais também são retransmitidas pelo núcleo solitário ao núcleo parabraquial. Os neurônios parabraquiais, por sua vez, excitam neurônios em uma parte específica da área pré-óptica, o **núcleo mediano**. Muitos neurônios do núcleo mediano também são sensíveis a mudanças locais da temperatura do sangue e contêm o receptor 3 (EP3) da prostaglandina E2 (PGE2), que medeia as respostas à febre (ver boxe "Na clínica").

Desse modo, o núcleo pré-óptico mediano é o componente-chave do sistema do controle termorregulador, no qual são integradas informações de vários tipos de termorreceptores. A eferência desse núcleo é dirigida à área pré-óptica medial vizinha, que se projeta para regiões do bulbo rostral diretamente e por meio do núcleo hipotalâmico dorsomedial. O bulbo rostral tem neurônios que se projetam para o corno lateral da medula espinhal, onde estão localizados neurônios simpáticos pré-ganglionares, e a atividade desses neurônios regula a termogênese do TAM e modula o tônus vasomotor cutâneo. O bulbo rostral também se projeta para o corno anterior da medula espinhal, que contém os motoneurônios somáticos que contraem o músculo esquelético e, assim, produzem os tremores de frio.

NA CLÍNICA

Pode-se pensar na febre que acompanha algumas infecções como uma elevação do ponto de ajuste para a temperatura corporal. Essa elevação pode ser causada pela liberação de **pirogênios** por microrganismos ou por células que medeiam a resposta inflamatória. O efeito do pirogênio em elevar o ponto de ajuste é mediado primariamente pela ação da ligação da prostaglandina PGE2 aos receptores EP3 nos neurônios na área pré-óptica. A PGE2 é liberada pelos tecidos periféricos e pelos vasos sanguíneos que irrigam a área pré-óptica. A ligação da PGE2 aos receptores EP3 causa uma redução da atividade dos neurônios pré-ópticos. Essa redução de atividade neuronal leva ao aumento da produção de calor por meio dos tremores de frio e da termogênese do TAM e à conservação de calor por vasoconstrição cutânea, cujo efeito combinado é elevar a temperatura corporal. As evidências desse mecanismo de produção de febre incluem os estudos nos quais a injeção de PGE2 na área pré-óptica induziu febre e outros nos quais a deleção seletiva do receptor EP3 a partir dos neurônios pré-ópticos aboliu a capacidade das injeções de PGE2 de induzirem febre.

Regulação da ingestão de alimentos e do peso corporal

A homeostase energética é crucial para a sobrevivência do animal. O desafio é que a maioria das células precisa de um fornecimento contínuo de nutrientes para funcionarem, mas a maioria dos animais não come constantemente; em vez disso, tem refeições periódicas. Por causa disso, para obter a homeostase energética, o comportamento alimentar é controlado por muitos fatores, que operam a curto prazo para controlar a ingestão e a longo prazo para controlar o peso corporal a fim de garantir depósitos suficientes de energia. Fatores tanto hedônicos (nesse contexto, prazer obtido da ingestão de alimentos) quanto homeostáticos estão envolvidos; entretanto, neste capítulo, o foco está nos últimos por causa do papel central que o hipotálamo desempenha na homeostase energética.

A curto prazo, a alimentação é controlada por alguns mecanismos. Em primeiro lugar, a parede gástrica tem receptores de estiramento que sinalizam distensão à medida que o alimento enche o estômago. Esses sinais são transmitidos pelos aferentes do nervo vago ao núcleo solitário no bulbo. Daí a informação é retransmitida a várias áreas encefálicas, inclusive o hipotálamo, diretamente ou por meio de uma retransmissão no núcleo parabraquial, para organizar as respostas autônomas ao material ingerido, e ao tálamo e ao córtex para a conscientização da plenitude do estômago. No hipotálamo, os núcleos paraventricular, dorsomedial e arqueado e o hipotálamo lateral são os principais alvos desses sinais.

Os aferentes sensoriais também detectam as concentrações de glicose e lipídeos nos intestinos e na circulação porta hepática, e enviam essa informação ao núcleo solitário e, daí, ao hipotálamo de modo semelhante ao que se descreveu para os receptores de estiramento. Além disso, o estômago e o intestino liberam vários hormônios em resposta à alimentação, tais como a colecistocinina, o peptídeo YY, o peptídeo semelhante ao glucagon 1 (GLP-1) e a grelina. As células hipotalâmicas têm receptores para muitos desses hormônios e podem ser influenciadas diretamente por eles. Além disso, células em outras áreas encefálicas têm receptores para esses hormônios e, desse modo, podem fornecer uma via indireta ao hipotálamo. Uma de tais regiões é a **área postrema**, que fica imediatamente dorsal ao núcleo solitário e se projeta para ele. A área postrema, na base do quarto ventrículo, não é protegida pela barreira hematencefálica (é um dos órgãos periventriculares), e seus neurônios reagem à colecistocinina e ao GLP-1, o que leva à diminuição da ingestão de alimentos (a área postrema também responde a quimiotoxinas, provocando uma resposta de vômito).

O controle do peso corporal a longo prazo é influenciado por muitos fatores e envolve a interação dos sistemas nervoso e endócrino. Nesta seção, o foco é o papel do hipotálamo e seu controle do sistema nervoso autônomo, o que mostra mais um exemplo de como o hipotálamo faz parte de um servomecanismo. Neste caso, o parâmetro controlado é a adiposidade. Mais detalhes sobre o papel do sistema endócrino podem ser encontrados nos Capítulos 38 e 39.

Os estudos iniciais nos quais pesquisadores usaram lesões e estimulação elétrica forneceram evidências de que os hipotálamos ventromedial e ventrolateral estão envolvidos na homeostase energética. Uma lesão na região ventromedial causa aumento da ingestão de alimentos (hiperfagia), o que resulta em obesidade, enquanto a estimulação elétrica da mesma região diminui o impulso alimentar. Também se mostrou que essas lesões alteram a atividade autônoma, aumentando o tônus parassimpático e diminuindo o simpático, ambas as ações levando a altos níveis de insulina no sangue, o que, por sua vez, promove a conservação e o armazenamento de energia (Capítulo 39). Essas observações levaram à ideia de que o hipotálamo ventromedial contém um centro da saciedade. No entanto, uma interpretação alternativa é que a variável primária controlada possa não ser simplesmente o comportamento alimentar em si, mas o peso corporal e, mais especificamente, os níveis de gordura corporal (adiposidade). Desse modo, a modulação do comportamento alimentar pode ser apenas uma das várias ações usadas para manter o ponto de ajuste do peso corporal. Consistente com essa complexidade é a observação de que as lesões podem provocar um período inicial de ganho de peso dinâmico no qual ocorre hiperfagia, seguido por um período estático, no qual o peso mais alto é mantido sem hiperfagia. Além disso, os animais com uma lesão no hipotálamo ventromedial que são alimentados com uma quantidade fixa (normal) de alimento para impedir a hiperfagia não obstante tornam-se obesos, o que implica mudanças na regulação de outros processos metabólicos. Por fim, demonstrou-se que as lesões do hipotálamo ventromedial alteram os níveis de gasto de energia.

Diferentemente das lesões do hipotálamo ventromedial, as lesões do hipotálamo lateral suprimem a ingestão de alimentos (hipofagia) e levam a uma diminuição do peso corporal; na verdade, os animais podem morrer de inanição depois de tais lesões. Inversamente, a estimulação elétrica do feixe prosencefálico medial no hipotálamo lateral provoca um comportamento explorador e comilança se houver alimento presente. Essa estimulação também oferece uma recompensa dependente de dopamina que medeia os efeitos de incentivo das recompensas naturais (alimento, sexo), bem como os efeitos gratificantes da maioria dos medicamentos dos quais se faz uso abusivo. Essas observações levaram à suposição de que o hipotálamo lateral contenha um centro da alimentação. Essa interpretação, contudo, é complicada pelo fato de que os axônios dopaminérgicos dos neurônios da substância negra passam em localização imediatamente lateral ao hipotálamo lateral em seu trajeto para o estriado e, portanto, a perda ou a estimulação dessas fibras poderia ser responsável pelos efeitos produzidos nesses experimentos. No entanto, sabe-se hoje que os neurônios hipotalâmicos laterais sintetizam peptídeos, como a orexina, que afetam o comportamento alimentar e, portanto, o hipotálamo lateral provavelmente tem um papel na homeostase energética.

Em estudos mais recentes, os pesquisadores identificaram vários hormônios e neuropeptídeos envolvidos na alimentação e no controle do peso corporal, e muitas das interações dos sistemas endócrino e nervoso subjacentes à homeostase energética foram esclarecidas.

Nos indivíduos normais, os níveis sanguíneos de **insulina** correlacionam-se com a adiposidade (além de variarem agudamente com os níveis sanguíneos de glicose e outras substâncias). De modo semelhante, o nível de proteína **leptina**, um hormônio liberado pelos adipócitos (primariamente os que formam tecido adiposo branco), correlaciona-se com a adiposidade. Altos níveis de leptina inibem a ingestão de alimentos e estimulam os processos catabólicos, inclusive a perda de tecido adiposo, enquanto baixos níveis de leptina desencadeiam ações inversas. De modo semelhante, altos níveis de insulina promovem os processos de armazenamento de energia.

A capacidade da leptina e da insulina de regularem o peso corporal está ligada às suas ações sobre o hipotálamo, particularmente

sobre o núcleo arqueado, cujos neurônios expressam receptores para ambos os hormônios (Capítulo 39). Foram identificadas duas classes de neurônios do núcleo arqueado que respondem à leptina e à insulina. Os neurônios que expressam pró-opiomelanocortina (POMC) e o transcrito relacionado com a cocaína e a anfetamina (CART) são estimulados pela leptina e a insulina, e sua atividade leva ao aumento do catabolismo. Diferentemente, a atividade de um segundo grupo de neurônios, aqueles expressando o neuropeptídeo Y (NPY) e o peptídeo relacionado ao gene agouti (AgRP), desencadeia processos anabólicos, mas é inibida pela leptina e pela insulina. Desse modo, o aumento dos níveis de gordura corporal leva a níveis altos de leptina e insulina, o que, por sua vez, (1) aumenta a atividade dos neurônios que expressam POMC e CART, levando ao aumento do catabolismo, e (2) diminui a atividade dos neurônios que expressam NPY e AgRP, levando à diminuição do anabolismo; ambos atuam no retorno dos níveis de gordura corporal ao seu ponto de ajuste. Baixar os níveis corporais de gordura resultaria em uma sequência de eventos oposta à que acabou de ser descrita para aumentar os níveis de gordura corporal até seu nível original ou ponto de ajuste.

A alça eferente que medeia as ações desses grupos de neurônios do núcleo arqueado ainda não foi inteiramente decifrada. No entanto, a projeção do núcleo arqueado para o **núcleo paraventricular (NPV) do hipotálamo** parece ser um passo importante na via. Os neurônios paraventriculares contêm ocitocina. Muitos deles projetam-se para a neurohipófise e estão envolvidos na lactação e nas contrações uterinas durante o trabalho de parto (Capítulo 44). No entanto, os neurônios do NPV envolvidos na regulação do peso corporal são um subgrupo distinto de neurônios que se projetam para o tronco encefálico e para a medula espinhal, provavelmente fazendo sinapse com os núcleos autônomos e pré-autônomos que controlam as fibras vagais parassimpáticas para o pâncreas, que atuam estimulando a liberação de insulina, e as fibras simpáticas, que atuam inibindo sua liberação.

Regulação da ingestão de água

A ingestão de água também depende de um servomecanismo. A ingestão de líquidos é influenciada pela osmolalidade e pelo volume sanguíneos (Figura 11.5).

Com privação de água, o líquido extracelular torna-se hiperosmótico, o que, por sua vez, faz também com que o líquido intracelular se torne hiperosmótico. O encéfalo contém neurônios que servem de osmorreceptores para detecção de aumentos da pressão osmótica do líquido extracelular (Capítulo 35). Os osmorreceptores parecem estar localizados no órgão vascular da lâmina terminal, que é um órgão periventricular. Os órgãos periventriculares circundam os ventrículos cerebrais e não apresentam barreira hematencefálica. O órgão subfornicial e o órgão vascular estão envolvidos na sede.

A privação de água também causa diminuição do volume sanguíneo, que é detectada pelos receptores localizados no lado de baixa pressão do sistema cardiovascular, incluindo o átrio direito do coração (Capítulo 17). Além disso, a diminuição do volume sanguíneo desencadeia a liberação de renina pelos rins. A renina decompõe o angiotensinogênio em angiotensina I, que é então hidrolisada a angiotensina II (Capítulo 34). Esse peptídeo estimula a ingestão de líquidos por uma ação

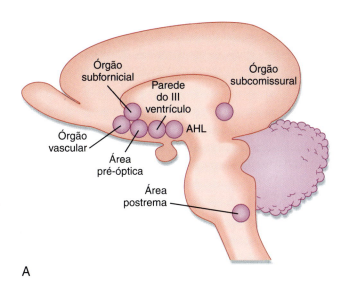

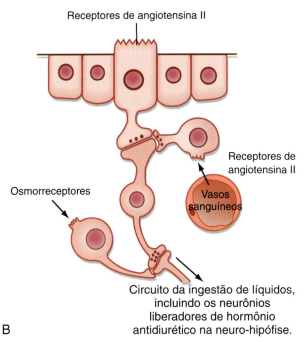

- **Figura 11.5 A.** Estruturas supostamente envolvidas na regulação da ingestão de água em ratos. AHL, área hipotalâmica lateral. **B.** Circuitos neurais que sinalizam mudanças na osmolalidade e no volume do sangue. (**A.** Redesenhada de Shepherd GM. *Neurobiology*. New York: Oxford University Press; 1983.)

sobre os receptores de angiotensina II em outro dos órgãos periventriculares, o órgão subfornicial. A angiotensina II também causa vasoconstrição e liberação de aldosterona e hormônio antidiurético (HAD).

A ingestão insuficiente de água geralmente é um problema maior do que a sua ingestão excessiva. No entanto, quando ingerida mais do que o necessário, ela é facilmente eliminada pela inibição da liberação do HAD dos neurônios do núcleo supraóptico em suas terminações na neuro-hipófise (Capítulo 41). Como já foi mencionado, os sinais que inibem a liberação de HAD incluem o aumento do volume sanguíneo e a diminuição da osmolalidade do líquido extracelular. Outras áreas do hipotálamo, particularmente a região pré-óptica e o hipotálamo lateral, ajudam a regular a ingestão de água, assim como várias estruturas fora do hipotálamo.

Outras estruturas de controle autônomo

Várias regiões do prosencéfalo que não o hipotálamo também têm um papel no controle autônomo. Essas regiões são o núcleo central da amígdala e o núcleo do leito da estria terminal, bem como algumas áreas do córtex cerebral. As informações chegam das vísceras a esses centros autônomos superiores através de um sistema ascendente que envolve o núcleo do trato solitário, o núcleo parabraquial, a substância cinzenta periaquedutal e o hipotálamo. As vias descendentes que ajudam a controlar a atividade autônoma originam-se em estruturas como o NPV do hipotálamo, o grupo A5 de células noradrenérgicas, o bulbo ventrolateral rostral, e os núcleos da rafe e estruturas adjacentes do bulbo ventromedial.

Influências neurais sobre o sistema imune

O estresse ambiental pode causar imunossupressão, na qual o número de linfócitos T auxiliares e a atividade dos linfócitos NK (*natural killer*) reduzem-se. A imunossupressão pode até ser decorrente de condicionamento clássico. Um mecanismo para tal efeito envolve a liberação de fator liberador de corticotropina do hipotálamo. O fator liberador de corticotropina causa a liberação de hormônio adrenocorticotrópico (ACTH) da hipófise; a liberação de ACTH estimula a secreção de corticosteroides da suprarrenal, o que causa imunossupressão (Capítulo 43). Outros mecanismos são as ações neurais diretas sobre o tecido linfoide. O sistema imune também pode influenciar a atividade neural.

Pontos-chave

1. O sistema nervoso autônomo controla o músculo liso, o músculo cardíaco e as glândulas. Ajuda a manter a homeostase e coordena as respostas aos estímulos externos. Tem componentes sensorial e motor, e o componente motor consiste nas divisões simpática e parassimpática. O sistema nervoso entérico frequentemente é considerado parte da divisão autônoma do sistema nervoso, mas se relaciona especificamente com o controle do trato gastrointestinal.
2. As vias motoras autônomas têm neurônios pré e pós-ganglionares. Os neurônios pré-ganglionares residem no SNC, enquanto os neurônios pós-ganglionares situam-se nos gânglios periféricos. Os neurônios pré-ganglionares simpáticos localizam-se na região toracolombar da medula espinhal, e os neurônios pós-ganglionares simpáticos localizam-se nos gânglios paravertebrais e pré-vertebrais. Os neurônios pré-ganglionares parassimpáticos são encontrados nos núcleos dos nervos cranianos ou na parte sacral da medula espinhal. Os neurônios pós-ganglionares parassimpáticos residem nos gânglios localizados nos órgãos-alvo ou perto deles.
3. As fibras aferentes autônomas inervam receptores sensoriais nas vísceras. A maioria funciona ativando reflexos; para algumas, a ativação também leva a sensações experimentadas conscientemente.

4. O sistema nervoso entérico inclui os plexos mioentérico e submucoso da parede do trato gastrointestinal. O plexo mioentérico regula a motilidade, e o plexo submucoso regula o transporte e a secreção de íons e água.

5. Os neurotransmissores nas sinapses dos neurônios pré-ganglionares nos gânglios autônomos incluem a acetilcolina (que atua nos receptores nicotínicos e muscarínicos) e alguns neuropeptídeos. Os interneurônios nos gânglios liberam catecolaminas. A noradrenalina (que atua sobre os receptores adrenérgicos) é o neurotransmissor em geral liberado pelos neurônios pós-ganglionares simpáticos; também são liberados neuropeptídeos. Os neurônios pós-ganglionares simpáticos que inervam as glândulas sudoríparas liberam acetilcolina. Os neurônios pós-ganglionares parassimpáticos também liberam acetilcolina (que atua sobre os receptores muscarínicos).

6. A pupila é controlada reciprocamente pelos sistemas nervosos simpático e parassimpático. A atividade simpática causa dilatação pupilar (midríase); a atividade parassimpática causa constrição pupilar (miose).

7. O esvaziamento da bexiga depende de eferência parassimpática durante o reflexo da micção. A constrição simpática do esfíncter interno da uretra impede a micção. O reflexo de micção é desencadeado pelos receptores de estiramento e controlado, nos adultos normais, por um centro da micção na ponte.

8. O hipotálamo contém muitos núcleos que têm várias funções relacionadas com a regulação das funções corporais básicas, como temperatura e peso corporais e ingestão de líquidos.

9. O objetivo da função hipotalâmica é manter a homeostase de parâmetros fisiológicos fundamentais atuando como um servomecanismo. O hipotálamo recebe informações sobre parâmetros fisiológicos específicos e usa tais informações para manter cada um desses parâmetros em um ponto de ajuste específico. Faz isso por meio de vários mecanismos. Este capítulo ilustra como ele mantém a homeostase por meio de seu controle do sistema autônomo.

SEÇÃO 3

Fisiologia do Músculo

JAMES M. WATRAS

Capítulo 12
Fisiologia do Músculo Esquelético

Capítulo 13
Músculo Cardíaco

Capítulo 14
Músculo Liso

12

Fisiologia do Músculo Esquelético

OBJETIVOS DO APRENDIZADO

Após a conclusão deste capítulo, o estudante será capaz de responder às seguintes questões:

1. Quais são as estruturas encontradas nas fibras musculares esqueléticas que participam da geração longitudinal de força para o tendão e quais são as estruturas que participam da transmissão lateral de força para a matriz extracelular?
2. De que maneira uma mutação/deficiência na distrofina afetam o músculo esquelético?
3. Qual é a sequência de eventos de interações moleculares por meio das quais um potencial de ação no sarcolema de uma fibra muscular esquelética resulta em contração muscular?
4. Por quais mecanismos a força de contração do músculo esquelético pode ser aumentada em um minuto?
5. Qual é a base para a classificação das fibras musculares esqueléticas do tipo 1 e do tipo 2 e seu padrão de recrutamento?
6. Em que circunstâncias as fibras musculares esqueléticas do tipo 1 podem ser convertidas em fibras musculares esqueléticas do tipo 2 ou vice e versa?
7. Que mudanças normalmente ocorrem no músculo esquelético como consequência do treinamento físico de resistência aeróbica e do treinamento de força e que mecanismos de sinalização participam de cada um desses efeitos de treinamento?
8. Que fatores contribuem para o desenvolvimento da fadiga?
9. Em que proteínas do músculo esquelético a ocorrência de mutações está frequentemente associada à desregulação do Ca^{++}?
10. Quais os mecanismos envolvidos no reparo das fibras musculares esqueléticas?

Fisiologia do músculo esquelético

As células musculares são altamente especializadas na conversão de energia química em energia mecânica. Especificamente, as células musculares usam a energia do trifosfato de adenosina (ATP) para gerar força e/ou realizar um trabalho. Devido ao fato de o trabalho desempenhado pelas células musculares poder ser variado (como locomoção, bombeamento de sangue ou peristaltismo), surgiram, no decorrer do processo evolutivo, vários tipos de músculos. Os principais tipos de músculo são: **músculo esquelético, músculo cardíaco** e **músculo liso**.

O músculo esquelético age sobre o esqueleto. Nos membros, por exemplo, o músculo esquelético atua em uma articulação, propiciando, assim, uma ação de alavanca e consequente movimento do esqueleto. Além disso, o músculo esquelético está sob controle voluntário (*i. e.*, sua contração é controlada pelo sistema nervoso central) e desempenha um papel fundamental em numerosas atividades, como manutenção da postura, locomoção, fala e respiração. Quando observado ao microscópio, o músculo esquelético exibe estrias transversais (em intervalos de 2 a 3 μm) que resultam de um arranjo altamente organizado de moléculas de actina e de miosina, estas localizadas dentro das células musculares esqueléticas. Portanto, o músculo esquelético é classificado como um **músculo estriado**. O coração é composto de músculo estriado cardíaco e, embora também seja um músculo estriado, é um músculo involuntário (*i. e.*, controlado por um marca-passo intrínseco e modulado pelo sistema nervoso autônomo). O músculo liso (o qual não apresenta as estriações evidentes no músculo esquelético e cardíaco) é um músculo involuntário encontrado tipicamente em órgãos ocos como o intestino e os vasos sanguíneos. Nos três tipos de músculos, a força de contração é gerada pela interação de moléculas de actina e miosina em um processo que requer uma transitória elevação da $[Ca^{++}]$ intracelular.

Neste capítulo, a atenção é direcionada aos mecanismos moleculares envolvidos na contração do músculo esquelético. Os mecanismos que regulam a força de contração também serão abordados. Para um melhor entendimento desses mecanismos, é importante primeiro examinar a organização básica do músculo esquelético.

Organização do músculo esquelético

A Figura 12.1 ilustra os músculos esqueléticos que agem na articulação do cotovelo. Os músculos são ligados ao osso de cada lado da articulação. O ponto de ligação mais próximo da coluna vertebral (proximal) é chamado **origem**, enquanto o ponto de ligação no lado mais distante da articulação (distal) é chamado **inserção**. Estes pontos de fixação são estabelecidos através de **tendões** (tecido conjuntivo) nas extremidades do músculo. Observe que o ponto de inserção está próximo à articulação do cotovelo, o que permite uma ampla faixa de movimento. Observe também que a articulação é atravessada por um músculo **flexor** de um lado e um músculo **extensor** no lado oposto da articulação. Assim, a contração do músculo flexor (músculo bíceps na Figura 12.1) resulta em uma diminuição do ângulo da articulação do cotovelo (aproximando o antebraço do ombro), enquanto a contração do músculo extensor (músculo tríceps na Figura 12.1) resulta no movimento inverso (estendendo o braço).

A estrutura básica do músculo esquelético é mostrada na Figura 12.2. Cada músculo é composto por inúmeras células chamadas **fibras musculares**. Uma camada de tecido conjuntivo chamada **endomísio** rodeia cada uma dessas fibras. As fibras musculares individuais são então agrupadas em **fascículos**, que são rodeados por outra camada de tecido conjuntivo, esta denominada **perimísio**. Dentro do perimísio encontram-se os vasos sanguíneos e os nervos que suprem as fibras musculares individuais. Finalmente, os fascículos são unidos para formar o músculo. A bainha de tecido conjuntivo que rodeia o músculo é chamada **epimísio**. Nas extremidades do músculo, as camadas de tecido conjuntivo se juntam para formar um tendão, que adere o músculo ao esqueleto. A **junção miotendínea** é uma região especializada do tendão onde as extremidades das fibras musculares se interdigitam com o tendão para transmitir a força de contração do músculo para o tendão, levando ao movimento do esqueleto (discutido mais adiante nesta seção). O tendão e as camadas de tecido conjuntivo são compostos principalmente por fibras colágenas e elastina, e contribuem para a tensão passiva do músculo evitando danos às fibras musculares no caso de estiramento excessivo ou contração.

As células musculares esqueléticas individuais são estreitas (cerca de 10 a 80 μm de diâmetro), mas podem ser extremamente longas (até 25 cm de comprimento). Cada fibra do músculo esquelético contém feixes de filamentos, chamados **miofibrilas**, que correm ao longo do eixo da célula. As estrias resultam de um padrão de repetição nas miofibrilas. Especificamente, é o disposição regular de filamentos grossos e finos dentro destas miofibrilas, em conjunto com o alinhamento bem organizado de miofibrilas adjacentes, que dá origem à aparência estriada do músculo esquelético. As estrias podem ser observadas nas fibras musculares intactas e nas miofibrilas.

A miofibrila pode ser dividida longitudinalmente em **sarcômeros** (Figura 12.3). O sarcômero é delimitado por duas linhas escuras chamadas **linhas Z** e representa a unidade contrátil que se repete no músculo esquelético. O comprimento médio de um sarcômero é de 2 μm. Em ambos os lados da linha Z, há uma banda clara (**banda I**), que contém filamentos finos, compostos principalmente pela proteína **actina**. A área entre as duas bandas I dentro de um sarcômero é a **banda A**, que contém filamentos grossos, compostos principalmente da **proteína miosina**. Os filamentos finos de actina se estendem desde a linha Z em direção ao centro do sarcômero e se sobrepõem a uma porção dos filamentos grossos. A área escura na extremidade da banda A representa esta região de sobreposição entre filamentos grossos e finos. Uma área clara no centro do sarcômero é chamada **banda H**. Esta área, por sua vez, representa a porção da banda A que contém filamentos grossos de miosina, mas nenhum filamento fino de actina. Logo, os filamentos finos de actina se estendem desde a linha Z até a borda da banda H e se sobrepõem a uma porção do filamento grosso na banda A. Uma linha escura chamada **linha M** é evidente no centro do sarcômero e inclui as proteínas que parecem ser fundamentais para a organização e o alinhamento dos filamentos grossos do sarcômero.

Conforme ilustrado na Figura 12.3, cada miofibrila em uma fibra muscular está rodeada pelo **retículo sarcoplasmático (RS)**. O RS é uma rede de membrana intracelular que desempenha um papel fundamental na regulação da [Ca^{++}]

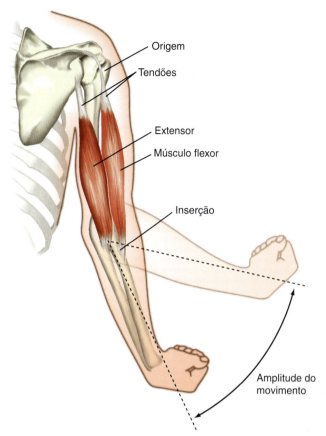

• **Figura 12.1** O músculo esquelético se prende ao esqueleto por meio de tendões e normalmente cruza uma articulação. Os pontos proximal e distal de fixação do tendão são denominados *origem* e *inserção*, respectivamente. Observe que a inserção está perto da articulação, o que permite uma ampla gama de movimento. Observe também que os músculos esqueléticos abrangem ambos os lados da articulação, o que permite tanto a flexão quanto a extensão do antebraço.

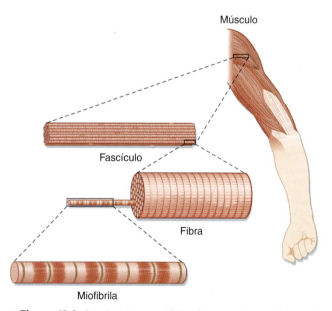

• **Figura 12.2** O músculo esquelético é composto por feixes de fibras musculares; cada um destes feixes é chamado *fascículo*. Uma fibra muscular constitui uma célula individual do músculo e contém feixes de miofibrilas. As estrias são decorrentes do arranjo dos filamentos grossos e finos. Ver o texto para detalhes. (Redesenhada de Bloom W, Fawcett DW. *A Textbook of Histology*. 10th ed Philadelphia: Saunders; 1975.)

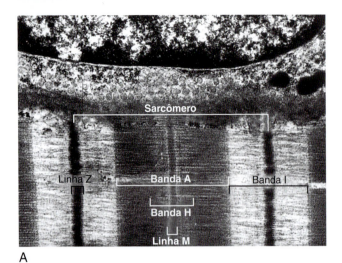

A

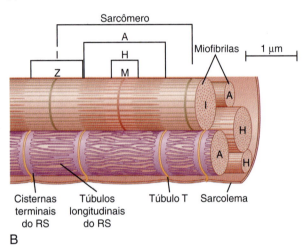

B

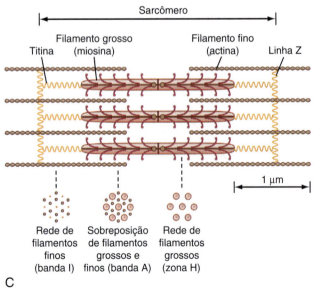

C

• **Figura 12.3 A.** As miofibrilas estão dispostas em paralelo dentro de uma fibra muscular. **B.** Cada fibrila é rodeada por retículo sarcoplasmático (RS). As cisternas terminais do RS estão intimamente associadas aos túbulos T e formam uma tríade na junção das bandas I e A. As linhas Z definem os limites do sarcômero. As estrias são formadas pela sobreposição de proteínas contráteis. Três bandas podem ser observadas: a banda A, a banda I e a zona H. Uma linha M é visível no meio da banda H. **C.** Organização das proteínas dentro de um único sarcômero. Também é ilustrada a disposição do corte transversal das proteínas.

intracelular. As invaginações do sarcolema (membrana celular das células musculares), chamadas **túbulos T**, se estendem para o interior da fibra muscular até as proximidades da banda A (*i. e.*, perto do RS). O RS e os túbulos T, no entanto, são sistemas de membrana distintos: o RS é uma rede intracelular, enquanto os túbulos T estão em contato com o espaço extracelular. Um espaço (cerca de 15 nm de largura) separa os túbulos T do RS. A porção do RS mais próxima dos túbulos T é chamada **cisternas terminais**, e é o local de liberação de Ca^{++}, que é fundamental para a contração do músculo esquelético (ver a seção "Acoplamento excitação-contração"). Nas miofibrilas, o tubo T é posicionado entre duas cisternas terminais (Figura 12.3B). O termo "tríade" refere-se a essa região do túbulo T onde é acoplado a duas cisternas terminais adjacentes e constitui, portanto, o local onde começa o acoplamento excitação-contração.

As partes longitudinais do RS são contínuas às cisternas terminais e se prolongam ao longo do comprimento do sarcômero. Nesta parte do RS, observa-se uma alta densidade de proteínas que têm a função de bomba de Ca^{++} (*i. e.*, ATPase de Ca^{++} do retículo endoplasmático sarcoplasmático[SERCA]), que é fundamental para o recaptação de Ca^{++} no RS e, consequentemente, para o relaxamento do músculo.

Tanto os filamentos grossos quanto os filamentos finos estão altamente organizados no sarcômero das miofibrilas. Os filamentos finos, de actina, se estendem da linha Z até o centro do sarcômero, enquanto os filamentos grossos, de miosina, estão localizados centralmente e se sobrepõem a uma porção oposta dos filamentos finos. Os filamentos grossos e finos são orientados de modo que, na região de sobreposição, no interior do sarcômero, cada filamento grosso de miosina é rodeado por seis filamentos finos de actina em uma organização hexagonal (Figura 12.3C). É a interação dependente de Ca^{++} dos filamentos grossos de miosina com os filamentos finos de actina que gera a força de contração após o músculo ser estimulado (ver a seção "Interação actina-miosina: formação de ponte cruzada").

O filamento fino é formado pela agregação de moléculas de actina (denominada **actina globular** ou **G-actina**) em uma estrutura helicoidal de cadeia dupla chamada **actina filamentosa** ou **F-actina**. A proteína alongada do citoesqueleto, **nebulina**, se estende ao longo do comprimento do filamento fino e participa na regulação deste filamento. Dímeros da proteína **tropomiosina** se estendem ao longo de todo o filamento de actina e cobrem os sítios de ligação actina-miosina nas moléculas de actina. Esse sítio também é chamado "sítio ativo". Cada dímero de tropomiosina se estende através de sete moléculas de actina em uma sequência de dímeros de tropomiosina dispostos em uma configuração cabeça-cauda. Um **complexo de troponina** que consiste em três subunidades (**troponina T, troponina I e troponina C**) está presente em cada dímero de tropomiosina e influencia a posição da molécula de tropomiosina no filamento de actina e, consequentemente, a capacidade da tropomiosina de inibir a ligação actina-miosina em baixas concentrações de Ca^{++} citosólico (ver a seção "Interação actina-miosina: formação de ponte cruzada"). Outras proteínas associadas aos filamentos finos são a **tropomodulina**, a **α-actinina** e a **proteína CapZ**. A tropomodulina está localizada na extremidade do filamento fino em direção ao centro do sarcômero, e participa na definição do comprimento do filamento fino. A proteína CapZ e a α-actinina servem para ancorar o filamento fino à linha Z.

Os filamentos grossos de miosina são ancorados às linhas Z por uma proteína do citoesqueleto chamada **titina**. A titina é uma proteína muito grande (peso molecular > 3.000 kDa) e se estende da linha Z até o centro do sarcômero (Figura 12.3C), parecendo ser importante para a organização e o alinhamento dos filamentos grossos no sarcômero. Algumas formas de distrofia muscular foram atribuídas a defeitos na titina (*i.e.*, titinopatias). Outras proteínas encontradas nos filamentos grosso (p. ex., **miomesina** e **proteína C**) também podem participar na organização bipolar e/ou no agrupamento do filamento grosso.

O citoesqueleto (incluindo a proteína desmina do filamento intermediário) participa na organização altamente alinhada dos sarcômeros. A desmina se estende das linhas Z dos sarcômeros adjacentes até os complexos de proteína integrina no sarcolema, participando, assim, tanto no alinhamento dos sarcômeros nos músculos quanto na transmissão lateral de força (descrita mais adiante nesta seção). A ocorrência de defeitos na desmina tem sido associada a miopatias miofibrilares.

A força de contração é transmitida tanto longitudinalmente ao tendão (através das junções miotendíneas) quanto lateralmente ao tecido conjuntivo adjacente às fibras musculares (através dos costâmeros). A junção miotendínea é uma região especializada onde a fibra muscular se conecta ao tendão (Figura 12.4A e B). O dobramento do sarcolema na junção miotendínea promove o aparecimento da interdigitação do tendão com a extremidade da fibra muscular, aumentando a área de contato entre a fibra muscular e o tecido conjuntivo e, consequentemente, reduzindo a força por unidade de área na extremidade da fibra muscular.

A transmissão lateral da força de contração envolve os costâmeros, os quais ligam as linhas Z dos sarcômeros subsarcolêmicos à matriz extracelular através de uma série de proteínas (Figura 12.4C). Acredita-se que a transmissão lateral de força

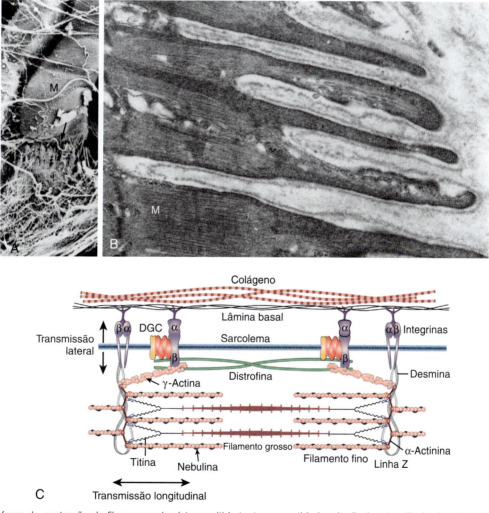

• **Figura 12.4** A força de contração da fibra muscular é transmitida tanto no sentido longitudinal ao tendão (na junção miotendínea) quanto lateralmente ao tecido conjuntivo extracelular adjacente (nos costâmeros). **A.** A força de contração é transmitida a partir da extremidade da fibra muscular (M) para o tendão por ligações com numerosas fibras de colágeno (*ponta de seta*). **B.** As dobras no sarcolema no final da fibra muscular resultam em uma interdigitação da fibra muscular com o tendão, e constituem a junção miotendínea. **C.** Os costâmeros estão localizados nos lados das fibras do músculo, e constituem as pontes entre as linhas Z nas miofibrilas subsarcolêmicas e o tecido conjuntivo extracelular. Os costâmeros facilitam a transmissão lateral da força de contração, o que ajuda a estabilizar o sarcolema. DGC, complexo de glicoproteína associado à distrofina. (**A** e **B.** De Tidball JG. Myotendinous junction: morphological changes and mechanical failure associated with muscle cell atrophy. *Exp Molec Pathol.* 1984;40:1-12. **C.** De Hughes D, Wallace M, Baar K. Effects of aging, exercise, and disease on force transfer in skeletal muscle. *Am J Physiol Endocrin Metab.* 2015;309:E1-E10.)

estabilize o sarcolema, protegendo-o de danos durante a contração. Defeitos na junção miotendínea e/ou costâmeros (que incluem o complexo distrofina-glicoproteína) têm associados a algumas formas de distrofia muscular. A junção miotendínea e os costâmeros também têm moléculas sinalizadoras.

🧬 NO NÍVEL CELULAR

As distrofias musculares constituem um grupo de distúrbios degenerativos geneticamente determinados. A **distrofia muscular de Duchenne** (descrita por G.B. Duchenne em 1861) é a mais comum das distrofias musculares e afeta 1 em cada 3.500 meninos (3 a 5 anos). Ocorre um grave enfraquecimento muscular, a maioria dos pacientes afetados se torna dependente de cadeira de rodas por volta dos 12 anos, e muitos morrem de insuficiência respiratória na idade adulta (30 a 40 anos). A distrofia muscular de Duchenne é uma doença recessiva ligada ao cromossomo X que tem sido associada a um defeito no gene da distrofina, o que leva a uma deficiência da proteína distrofina no músculo esquelético, no cérebro, na retina e no músculo liso. A **distrofina** é uma proteína grande (427 kDa) presente em níveis baixos (0,025%) no músculo esquelético. Está localizada na superfície intracelular do sarcolema em associação com várias glicoproteínas integrais de membrana (formando um complexo distrofina-glicoproteína, Figuras 12.4C e 12.5A). Este complexo distrofina-glicoproteína proporciona uma ligação estrutural entre o citoesqueleto subsarcolêmico da célula muscular e a matriz extracelular, e, portanto, parece estabilizar o sarcolema prevenindo lesões induzidas por contração (ruptura). O complexo distrofina-glicoproteína também participa de cascatas de sinalização celular. A enzima óxido nítrico sintase está presente no complexo distrofina-glicoproteína.

Embora os defeitos no complexo distrofina-glicoproteína estejam envolvidos em muitas formas de distrofia muscular, foram identificadas algumas formas de distrofia muscular que envolvem outros mecanismos. Especificamente, um defeito na reparação do sarcolema (atribuído à perda/mutação da proteína disferlina) parece ser a causa de, pelo menos, uma forma de distrofia muscular (**distrofia muscular de cinturas 2B**, associada à perda muscular na região pélvica). Os defeitos na proteína titina (chamados "titinopatias") têm sido implicados em outras formas de distrofia muscular (p. ex., **distrofia muscular de cinturas 2J** e **distrofia muscular da tíbia**). As mutações na protease **calpaína 3** (que resulta em perda de atividade da protease) também têm sido implicadas em alguns tipos de distrofia muscular (p. ex., distrofia muscular de cinturas 2A), aparentemente secundária à apoptose.

A organização do filamento grosso é mostrada na Figura 12.6. Cada molécula de miosina (cerca de 480 kDa) consiste em duas cadeias pesadas (cerca de 200 kDa) e quatro cadeias leves (cerca de 20 kDa). As cadeias pesadas são enroladas em configuração α-hélice, formando um segmento do tipo bastão (que forma a estrutura do filamento grosso) e uma cabeça globular N-terminal (que se estende a partir de cada cadeia pesada de miosina em direção ao filamento de actina).

A cabeça globular de cada molécula de miosina contém uma *cadeia leve essencial* (que é crucial para a atividade ATPase da miosina) e uma *cadeia leve reguladora*. A cadeia leve reguladora pode ser fosforilada por uma proteína, chamada "quinase de miosina dependente de Ca^{++}/calmodulina", que pode influenciar a interação da miosina com a actina (ver a seção de "Tipos músculo esquelético"). Assim, a atividade ATPase da miosina reside nas duas cabeças globulares de miosina e exige a presença da cadeia leve "essencial" em cada cabeça globular.

Os filamentos de miosina se formam por uma associação cauda-cauda de moléculas de miosina, o que resulta em um arranjo bipolar do filamento grosso (Figura 12.6A). O filamento grosso, então, se estende de cada lado da zona central por uma associação cabeça-cauda de moléculas de miosina, mantendo, assim, a organização bipolar do filamento, organização esta centralizada na linha M. Este arranjo bipolar é fundamental para juntar as linhas Z (*i. e.*, encurtar o comprimento do sarcômero) durante a contração.

Controle da atividade do músculo esquelético

Nervos motores e unidades motoras

O músculo esquelético é controlado pelo sistema nervoso central. Especificamente, cada músculo esquelético é inervado por um **neurônio motor (motoneurônio) α** (ver Figura 12.6A). Os corpos celulares dos neurônios motores α estão no corno ventral da medula espinhal (Figura 12.7; Capítulo 9). Os axônios motores saem através das raízes ventrais e chegam no músculo através de nervos periféricos mistos. Os nervos motores, quando alcançam os músculos, se ramificam e cada ramo inerva uma única fibra muscular. A sinapse colinérgica especializada que forma a **junção neuromuscular** e o processo de transmissão neuromuscular que gera um potencial de ação na fibra muscular são descritos no Capítulo 6.

A **unidade motora** consiste em um nervo motor e todas as fibras musculares inervadas por esse nervo. A unidade motora é a unidade contrátil funcional, pois todas as células musculares de uma unidade motora se contraem de forma sincronizada quando o nervo motor é estimulado. A depender da função do músculo, o tamanho das unidades motoras pode variar. A ativação de unidades motoras com um pequeno número de fibras facilita o controle motor mais fino. Já a ativação de números variáveis de unidades motoras dentro de um músculo é uma maneira pela qual a tensão desenvolvida por um músculo pode ser controlada (ver "Recrutamento" na seção "Modulação da força de contração").

A junção neuromuscular formada pelo neurônio motor α é chamada **placa terminal** (Capítulo 6). A acetilcolina liberada pelo neurônio motor α leva à depolarização e inicia um potencial de ação na fibra muscular que se espalha rapidamente ao longo de seu comprimento. A duração do potencial de ação no músculo esquelético é inferior a 5 ms. Por outro lado, a duração do potencial de ação no músculo cardíaco é de aproximadamente 200 ms. A curta duração do potencial de ação do músculo esquelético permite contrações muito rápidas e fornece ainda outro mecanismo pelo qual a força de contração pode ser aumentada. O aumento da tensão por estimulação repetitiva do músculo esquelético é chamado *tétano* (ver seção "Modulação da força de contração").

CAPÍTULO 12 Fisiologia do Músculo Esquelético

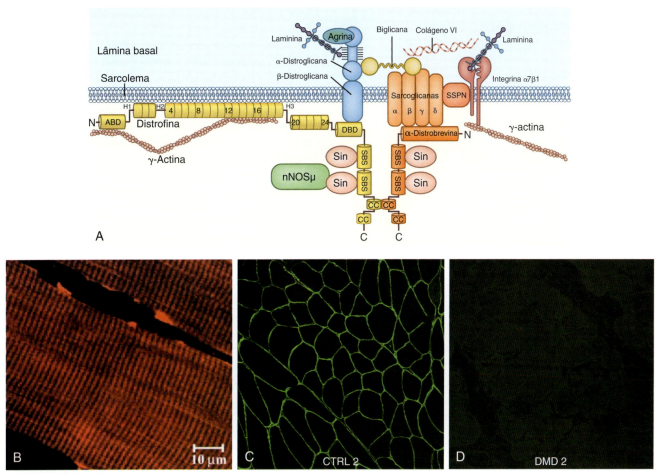

• **Figura 12.5 A.** Organização do complexo distrofina-glicoproteínas no músculo esquelético. O complexo distrofina-glicoproteínas proporciona uma ligação estrutural entre o citoesqueleto da célula muscular e a matriz extracelular que parece estabilizar o sarcolema e, portanto, impede a lesão induzida por contração (ruptura). A distrofia muscular de Duchenne está associada à perda de distrofina. Os números na distrofina indicam as regiões de articulação (p. ex., H1, H2) e os domínios de repetição semelhantes à espectrina (p. ex., 4, 8, 12). ABD, domínio de ligação à actina; C, terminal carboxílico; CC, domínio em espiral; DBD, domínio de ligação à distroglicana; N, terminal amino; nNOSμ, óxido nítrico sintase neuronal μ; SBS, local de ligação à sintrofina; SSPN, sarcospana; Sin, sintrofina. Micrografias eletrônicas de uma vista longitudinal (**B**) e de uma vista em corte (**C**) mostram a distribuição da distrofina no músculo esquelético de um paciente normal (CTRL). Uma outra vista em corte transversal (**D**) mostra a perda de distrofina a partir do músculo esquelético de um paciente com distrofia muscular de Duchenne (DMD). (**A.** De Allen D, Whitehead N, Froehner S. Absence of dystrophin disrupts skeletal muscle signaling: roles of Ca^{2+}, reactive oxygen species, and nitric oxide in the development of muscular dystrophy. *Physiol Rev.* 2016;96:253-305. **B.** De Anastasi G, Cutroneo G, Santoro G. Costameric proteins in human skeletal muscle during muscular inactivity. *J Anat.* 2008;213:284-295. **C** e **D**. De Beekman C, et al. A sensitive, reproducible and objective immunofluorescence analysis method of dystrophin in individual fibers in samples from patients with Duchenne muscular dystrophy. *PLoS One.* 2014;9[9]:e107494.)

Acoplamento excitação-contração

Quando um potencial de ação é transmitido ao longo do sarcolema da fibra muscular e entra nos túbulos T, o Ca^{++} é liberado das cisternas terminais do RS para o sarcoplasma (Figura 12.8A).

Essa liberação de Ca^{++} provoca elevação da [Ca^{++}] intracelular, o que, por sua vez, promove a interação actina-miosina e, portanto, a contração (Figura 12.8B). O potencial de ação é de duração extremamente curta (< 5 milissegundos). A elevação da [Ca^{++}] intracelular começa ligeiramente após o potencial de ação e alcança um pico em cerca de 20 milissegundos. Esse aumento na [Ca^{++}] intracelular inicia uma contração denominada *abalo contrátil*.[1]

O mecanismo pelo qual um potencial de ação em uma fibra muscular esquelética pode induzir a liberação de Ca^{++} a partir do RS envolve uma interação dos canais de Ca^{++} dependentes de voltagem ($Ca_v1.1$), nos túbulos T com os canais de liberação de Ca^{++} de localização próxima (RYR1) nas cisternas terminais do RS (Figura 12.8A). Não há necessidade de fluxo de cálcio através dos canais de Ca^{++} dependentes de voltagem no túbulo T para induzir a liberação de Ca^{++} do RS situado nas proximidades. Em vez disso, uma mudança de conformação induzida pela despolarização no canal de Ca^{++} dependente de voltagem no túbulo T parece promover uma interação proteína-proteína com o canal de liberação de Ca^{++} do RS de localização próxima, resultando em liberação de Ca^{++} pelo RS no sarcoplasma. Em seguida, a elevação do Ca^{++} citosólico promove a interação actina-miosina e, portanto, a contração.

---

[1] N.R.T.: O abalo contrátil se refere à resposta dos músculos face a um único potencial de ação. Uma onda de contração seguida por seu relaxamento.

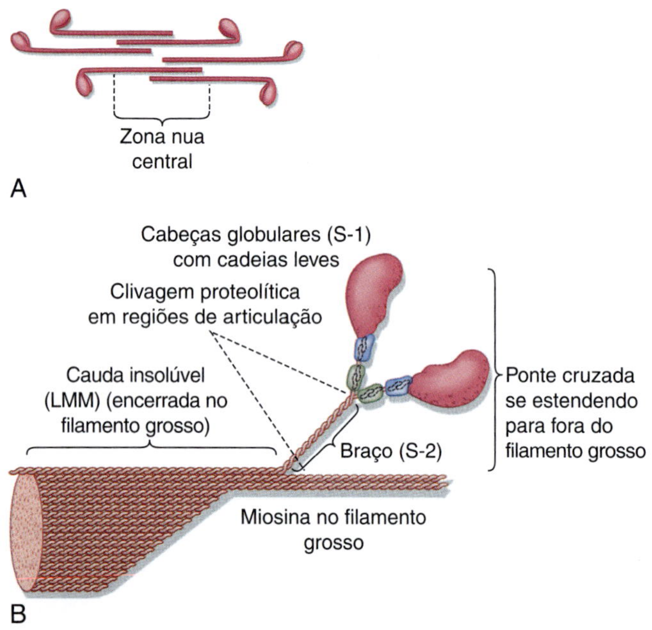

Figura 12.6 Organização de um filamento grosso. **A**. Um filamento grosso é formado pela polimerização de moléculas de miosina em uma configuração cauda-cauda que se estende a partir do centro do sarcômero **B**. A molécula de miosina tem uma região de cauda e uma região de ponte cruzada. A região de ponte cruzada é composta por um braço e cabeças globulares. As cabeças globulares contêm cadeias leves que são importantes para a função da atividade ATPase da miosina. LMM, meromiosina leve; S-1 e S-2, subfragmentos de miosina 1 e 2.

O canal de Ca^{++} dependente de voltagem contém cinco subunidades (α_{1s}, α_2, δ, β_{1a}, γ), em que a subunidade α_{1s} atua como sensor de voltagem e canal de Ca^{++}. A subunidade α_{1s} também é denominada "$Ca_v1.1$". Historicamente, esse canal de Ca^{++} dependente de voltagem foi isolado usando a classe di-hidropiridina dos bloqueadores de canais de Ca^{++} do tipo L dependentes de voltagem, de modo que a subunidade α_{1s} ($Ca_v1.1$) também é denominada "receptor de di-hidropiridina" (DHPR).

O canal de liberação de Ca^{++} do RS é denominado "receptor de rianodina" (RYR), visto que ele foi isolado com o uso do composto rianodina. A isoforma do receptor de rianodina no músculo esquelético é o RYR1. O receptor de rianodina (RYR1) é uma grande proteína (cerca de 480 kDa), que forma um canal de Ca^{++} homotetramérico nas cisternas terminais. Grande parte do RYR1 estende-se a partir das cisternas terminais, através de um espaço de cerca de 15 nm, para se aproximar do túbulo T. As análises estruturais realizadas confirmam uma estreita associação do canal de Ca^{++} dependente de voltagem no túbulo T e da porção citosólica do RYR1 que se estende a partir das cisternas terminais.

Estudos recentes mostraram que a liberação de Ca^{++} do RS induzida por despolarização, característica do acoplamento excitação-contração no músculo esquelético, pode ser reconstituída em um sistema de expressão utilizando as seguintes cinco proteínas: (1) $Ca_v1.1$, (2) a subunidade auxiliar β_{1a} do canal de Ca^{++} dependente de voltagem, (3) a proteína adaptadora Stac3, o (4) RYR1 e (5) a junctifilina. A junctifilina desempenha uma função fundamental na promoção da formação/manutenção de junções entre o RS e a membrana dos túbulos T. A junctifilina

também pode participar na localização desse complexo de liberação de cálcio.

O lúmen das cisternas terminais contém a proteína de ligação do Ca^{++} de baixa afinidade, a calsequestrina, que permite que o Ca^{++} seja "armazenado" em altas concentrações, estabelecendo, assim, um gradiente de concentração favorável ao efluxo de Ca^{++} do RS para o citoplasma após a abertura do RYR. As proteínas triadina e junctina localizam-se também na membrana das cisternas terminais e se ligam tanto ao RYR quanto à calsequestrina; elas podem ancorar a calsequestrina perto do RYR e aumentar a capacidade de tamponamento de Ca^{++} no local da liberação de Ca^{++}. A proteína de ligação ao cálcio rica em histidina (HRC) é outra proteína de baixa afinidade de ligação ao Ca^{++} no lúmen do RS, embora seja menos abundante do que a calsequestrina.

Também há evidências da presença de um controle de entrada de cálcio comandado pelo estoque intracelular (**SOCE**) no músculo esquelético (p. ex., através do complexo Orai/Stim1) durante o tétano. A inibição do influxo de Ca^{++} não afetou o acoplamento excitação-contração, mas reduziu a tensão tetânica máxima em altas taxas de estimulação elétrica, sugerindo que pode haver alguma extrusão de Ca^{++} intracelular durante o tétano, que é compensada pelo influxo de Ca^{++} para manter a tensão tetânica máxima.

O relaxamento do músculo esquelético ocorre quando o Ca^{++} intracelular é sequestrado de novo pelo RS. A recaptação de Ca^{++} pelo RS é devida à ação de uma bomba de Ca^{++} (*i. e.*, ATPase de Ca^{++}). Esta bomba não é exclusiva do músculo esquelético, sendo encontrada em todas as células em associação ao retículo endoplasmático. Apropriadamente, ela é chamada **SERCA**, que significa ATPase de Ca^{++} do retículo endoplasmático sarcoplasmático. A SERCA é a proteína mais abundante no RS do músculo esquelético, e distribui-se por todo o túbulo longitudinal e cisternas terminais. Ela transporta duas moléculas de Ca^{++} para seu lúmen para cada molécula de ATP hidrolisada.[a] Assim, o Ca^{++} transitório observado durante uma contração de abalo (Figura 12.8B) reflete a liberação de Ca^{++} das cisternas terminais através do RYR e da recaptação de Ca^{++} primariamente para a porção longitudinal do RS pela SERCA. A proteína **sarcalumenina**, de baixa afinidade de ligação ao Ca^{++}, está presente ao longo dos túbulos longitudinais do RS e das regiões não juncionais das cisternas terminais, e se acredita que esteja envolvida na transferência de Ca^{++} a partir dos locais de recaptação de Ca^{++} nos túbulos longitudinais para os sítios de liberação de Ca^{++} nas cisternas terminais. Os estudos sugerem que a sarcalumenina aumenta a captação de Ca^{++} pela SERCA, pelo menos em parte, tamponando o Ca^{++} luminal perto da bomba.

Verificou-se que os micropeptídeos endógenos fosfolambam, sarcolipina e miorregulina regulam a atividade da SERCA diminuindo sua sensibilidade ao Ca^{++} na recaptação de Ca^{++}. Tem sido relatado que a fosforilação de fosfolambam dependente da quinase A no músculo esquelético de contração lenta aumenta o transporte de Ca^{++} no RS, como ocorre no coração. O fosfolambam e a sarcolipina estão presentes no músculo de contração lenta, enquanto a miorregulina está presente tanto no músculo de contração rápida quanto no de contração lenta.

---

[a]Durante o transporte de Ca^{++}, a SERCA troca dois íons Ca^{++} por dois íons H^+ (*i. e.*, o H^+ é bombeado para fora do RS).

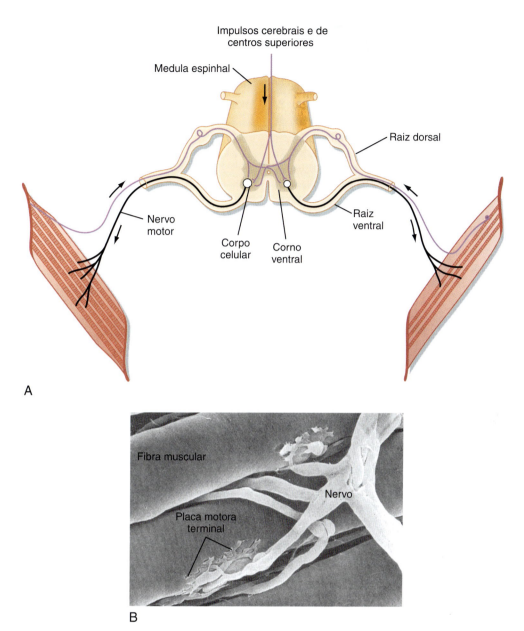

● **Figura 12.7** O músculo esquelético é um músculo voluntário controlado pelo sistema nervoso central, com sinais eferentes (*i. e.*, potenciais de ação) passando através de um neurônio motor α para as fibras musculares. **A.** Cada neurônio motor pode inervar diversas fibras musculares dentro de um músculo, embora cada fibra muscular seja inervada por um único neurônio motor. **B.** Uma micrografia eletrônica de varredura mostra a inervação de várias fibras musculares por um único neurônio motor. (**B.** De Bloom W, Fawcett DW: *A Textbook of Physiology*. 12th ed. New York: Chapman & Hall, 1994.)

NO NÍVEL CELULAR

Estudos recentes indicam que o acoplamento eletromecânico entre o $Ca_v1.1$ e o RYR1 pode ser realizado com as seguintes 5 proteínas: (1) $Ca_v1.1$, (2) subunidade auxiliar $β_{1a}$ do $Ca_v1.1$, (3) Stac3, (4) RYR1 e (5) junctifilina. Foi formulada a hipótese de que, à medida que a onda de despolarização de um potencial de ação se espalha ao longo do túbulo T, o $Ca_v1.1$ responde à voltagem por meio de uma mudança de conformação que abre o RYR1 subjacente, resultando na liberação de Ca^{++} das cisternas terminais do RS para dentro do citoplasma muscular, o que promove a interação actina-miosina e, portanto, a contração. Acredita-se que a região sensora de voltagem do $Ca_v1.1$ envolvida no movimento intramembranáceo de cargas resida nos segmentos transmembrana S_4 do $Ca_v1.1$, enquanto a alça sarcoplasmática entre os domínios transmembrana II e III no $Ca_v1.1$ parece ser importante para a interação de $Ca_v1.1$, Stac3 e RYR1. Mutações em $Ca_v1.1$, RYR1 e/ou Stac3 foram ligadas a patologias que se caracterizam por alteração na regulação da $[Ca^{++}]$ intracelular. Especificamente, mutações no $Ca_v1.1$ foram associadas à paralisia periódica hipocalêmica e à distrofia miotônica tipo 1. A suscetibilidade à hipertermia maligna tem sido associada a mutações em $Ca_v1.1$ ou RYR1. A doença do núcleo central envolve um defeito no RYR1, discutido posteriormente. Existe uma mutação em Stac3 no raro distúrbio congênito conhecido como miopatia do nativo americano.

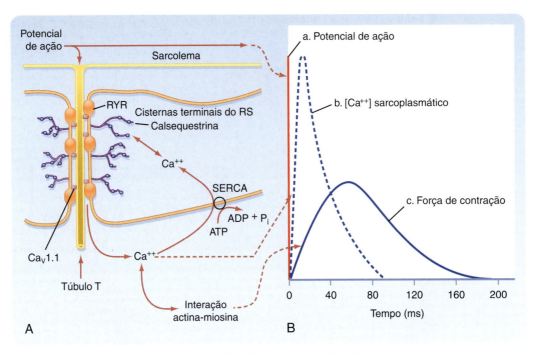

● **Figura 12.8 A.** A estimulação de uma fibra muscular esquelética inicia um potencial de ação no músculo que se desloca para baixo no túbulo T e induz a liberação de Ca++ a partir de cisternas terminais do retículo sarcoplasmático (RS). O aumento na [Ca++] intracelular provoca uma contração. Como o Ca++ é bombeado de volta para o RS pela ATPase de Ca++ do retículo endoplasmático sarcoplasmático (SERCA), ocorre o relaxamento. Ca$_V$1.1, subunidade α$_{1s}$ do canal de Ca regulado por voltagem; P$_i$, fosfato inorgânico; RYR, receptor de rianodina. **B.** Cursos de tempo do potencial de ação, do Ca++ sarcoplasmático transitório e da força da contração rápida.

Interação actina-miosina: formação de ponte cruzada

Como mencionado, a contração do músculo esquelético requer um aumento da [Ca++] intracelular. Além disso, o processo de contração é regulado pelo filamento fino. Conforme ilustrado na Figura 12.9, a força contrátil (*i. e.*, a tensão) aumenta de forma sigmoidal à medida que o Ca++ intracelular é aumentado acima de 0,1 μM, com a meia força máxima ocorrendo com menos de 1 μM de Ca++. O mecanismo pelo qual o Ca++ promove este aumento na tensão é o seguinte: o Ca++ liberado do RS se liga à troponina C. Ligada ao Ca++, a troponina C facilita o movimento da associada molécula de tropomiosina em direção ao sulco do filamento de actina. Este movimento da tropomiosina expõe os sítios de ligação da miosina no filamento de actina, permitindo que uma ponte cruzada se forme e, deste modo, gere tensão (ver seção "Ciclo de pontes cruzadas: encurtamento do sarcômero"). A troponina C tem quatro sítios de ligação ao Ca++. Dois destes locais têm afinidade elevada ao Ca++, mas também se ligam ao Mg++ em repouso. Estes locais parecem estar envolvidos no controle e no aumento da interação das subunidades troponina I e troponina T. Os outros dois locais de ligação têm afinidade mais baixa e se ligam ao Ca++ à medida que a sua concentração aumenta após a liberação pelo RS. A ligação da miosina aos filamentos de actina parece causar um movimento adicional na tropomiosina. Embora uma dada molécula de tropomiosina se estenda sobre sete moléculas de actina, especula-se que a forte ligação da miosina à actina resulte no movimento de uma molécula de tropomiosina adjacente, expondo os locais de ligação à miosina em até 14 moléculas de actina. Esta capacidade de uma

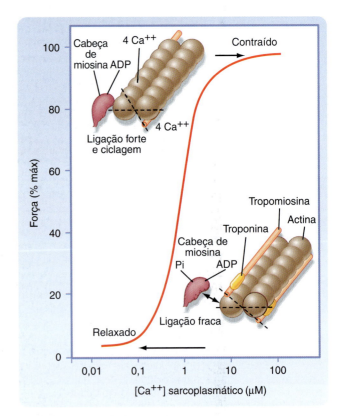

● **Figura 12.9** A força contrátil do músculo esquelético aumenta de forma dependente do Ca++ como resultado da ligação do Ca++ à troponina C e do subsequente movimento da tropomiosina para longe dos locais de ligação de miosina sobre as moléculas de actina subjacentes. Ver o texto para detalhes. (Redesenhada de Hartshorne DJ. In Lapedes DN. ed. *Yearbook of Science and Technology*. New York: McGraw-Hill; 1976.)

molécula de tropomiosina influenciar o movimento de outra pode ser uma consequência da proximidade das moléculas de tropomiosina adjacentes.

Ciclo de pontes cruzadas: encurtamento do sarcômero

Uma vez que a miosina e a actina estejam ligadas, as alterações conformacionais dependentes de ATP na molécula de miosina resultam no movimento dos filamentos de actina em direção ao centro do sarcômero. Tal movimento promove o encurtamento do comprimento do sarcômero e, assim, contrai a fibra muscular. O mecanismo pelo qual a miosina gera a força e, consequentemente, encurta o sarcômero envolve quatro passos básicos coletivamente chamados *ciclo de pontes cruzadas* (marcados de *a* a *d* na Figura 12.10). No estado de repouso, considera-se que a miosina tenha hidrolisado parcialmente o ATP (estado *a*). Quando o Ca^{++} é liberado das cisternas terminais do RS, ele se liga à troponina C, que, por sua vez, promove o movimento da tropomiosina no filamento de actina, expondo, assim, os locais de ligação da miosina à actina. Isto permite então que a cabeça da miosina "energizada" se ligue à actina subjacente (estado *b*). Após essa ligação, a miosina sofre uma alteração conformacional, denominada "ação de catraca", que puxa o filamento de actina na direção do centro do sarcômero (estado *c*). A miosina libera ADP e P_i durante a transição para o estado *c*. A ligação do ATP à miosina diminui sua afinidade à actina, resultando, assim, na liberação da miosina do filamento de actina (estado *d*). A miosina, então, hidrolisa parcialmente o ATP, e parte da energia no ATP é usada para reerguer a cabeça da miosina, que volta assim ao estado de repouso.

Se a $[Ca^{++}]$ intracelular ainda estiver elevada, a miosina é submetida a outro ciclo de pontes cruzadas, levando a uma contração adicional do músculo. Uma ação de catraca do componente de ponte cruzada é capaz de mover o filamento fino por aproximadamente 10 nm. O ciclo continua até que a SERCA bombeie o Ca^{++} de volta para o RS. Quando a $[Ca^{++}]$ diminui, o Ca^{++} se dissocia da troponina C e o complexo troponina-tropomiosina se movimenta, bloqueando os locais de ligação da miosina no filamento de actina. Se o fornecimento de ATP se esgotar, como

NA CLÍNICA

As doenças genéticas que causam distúrbios na homeostase do Ca^{++} no músculo esquelético são **hipertermia maligna, doença do núcleo central (DNC)**, e **doença de Brody**. A hipertermia maligna é uma doença autossômica dominante que tem consequências que ameaçam a vida em certos casos cirúrgicos. Anestésicos tais como halotano ou éter e o relaxante muscular succinilcolina podem produzir uma liberação descontrolada de Ca^{++} a partir do RS, resultando, assim, em rigidez do músculo esquelético, taquicardia, hiperventilação e hipertermia. Esta condição é letal se não for tratada imediatamente (normalmente pela administração de dantroleno para bloquear essa liberação descontrolada de Ca^{++} do RS). A incidência de suscetibilidade à hipertermia maligna é de aproximadamente 1 por 15.000 crianças e 1 por 50.000 adultos tratados com anestésicos. A hipertermia maligna resulta de um defeito no canal de liberação de Ca^{++} (RYR), o qual se torna ativado na presença dos anestésicos mencionados, provocando a liberação de Ca^{++} no citoplasma e, portanto, prolongando a contração muscular (rigidez). O defeito no RYR não é restrito a um único lócus. Em alguns casos, a hipertermia maligna tem sido associada a um defeito no $Ca_V 1.1$ do túbulo T.

A DNC é uma rara patologia autossômica dominante que leva a fraqueza muscular, perda de mitocôndrias no núcleo das fibras musculares esqueléticas e uma certa desintegração dos filamentos contráteis. Frequentemente, está associada à hipertermia maligna e, portanto, os pacientes com DNC são tratados como se fossem suscetíveis à hipertermia maligna em situações cirúrgicas. Pressupõe-se que os núcleos centrais desprovidos de mitocôndrias constituam áreas com elevado Ca^{++} intracelular decorrente de uma mutação no RYR. Também se especula que a perda de mitocôndrias ocorra quando essas organelas captam Ca^{++} em excesso, o que leva a uma sobrecarga mitocondrial de Ca^{++}.

A doença de Brody é caracterizada por cãibras musculares indolores e prejudicado relaxamento muscular durante o exercício. Por exemplo, em uma corrida escada acima, uma pessoa afetada tem seus músculos enrijecidos e, temporariamente, estes não podem ser usados. Esta anomalia de relaxamento é observada nos músculos das pernas, braços e pálpebras, e a resposta é agravada com o frio. A doença de Brody pode ser tanto autossômica recessiva quanto autossômica dominante, podendo envolver mutações em até três genes. No entanto, é rara (afeta 1 em cada 10 milhões de nascimentos). Essa patologia parece resultar da diminuição da atividade da bomba de Ca^{++} SERCA1, encontrada nos músculos esqueléticos de contração rápida (ver a seção "Tipos de músculo esquelético"). A diminuição da atividade da SERCA1 tem sido associada a mutações no gene que codifica a SERCA1, embora outros fatores possam contribuir para a diminuição da captação de Ca^{++} do RS pelo músculo esquelético de contração rápida de indivíduos com doença de Brody.

A miotonia congênita também está associada a contrações musculares prolongadas (cãibras indolores) após contrações voluntárias. Resulta de mutações no gene *CLCN1*, que codifica o canal de cloreto do tipo 1 dependente da voltagem presente no sarcolema e nos túbulos T do músculo esquelético. A condutância de cloreto no músculo esquelético é importante para a repolarização e a estabilização do potencial de membrana, e assim a mutação deste canal leva à redução da condutância de cloreto nos músculos esqueléticos de indivíduos com miotonia congênita, resultando em hiperexcitabilidade da fibra muscular. A contração voluntária pode, portanto, ser seguida por uma série de potenciais de ação (pós-despolarizações) no músculo, levando a contrações prolongadas (ou seja, cãibras). A adrenalina (p. ex., durante situações de estresse) piora a condição, como mostrado na cabra miotônica ("que desmaia"). A rigidez muscular pode ser aliviada por contrações repetidas (*i. e.*, fenômeno de aquecimento), embora não se saiba pelo mecanismo pelo qual acontece. As mutações no gene *CLCN1* na miotonia congênita podem ser transmitidas tanto na forma autossômica recessiva (como na doença de Becker, um tipo de miotonia congênita) quanto na forma autossômica dominante (como na doença de Thomsen, o outro tipo de miotonia congênita). A prevalência da miotonia congênita é de aproximadamente 1 por 100.000 em todo o mundo; a incidência é mais elevada (aproximadamente 1:10.000) no norte da Escandinávia.

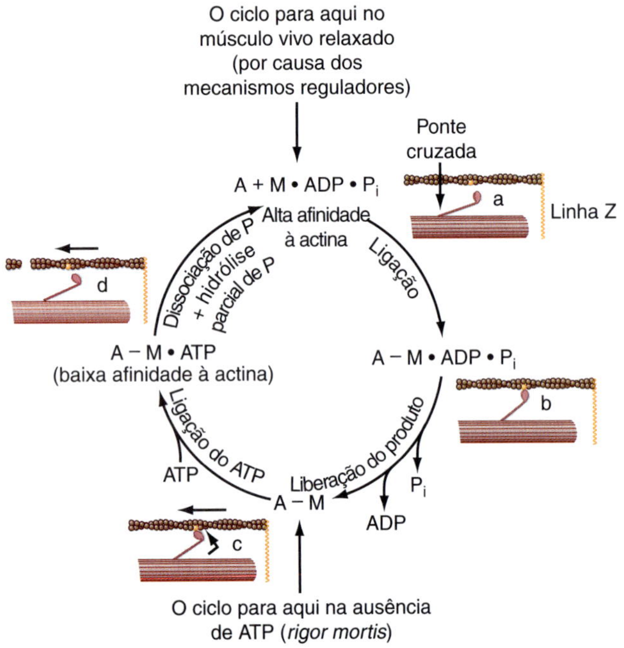

• **Figura 12.10** Ciclo de pontes cruzadas. No estado relaxado (estado *a*), o ATP é parcialmente hidrolisado (M • ADP • P$_i$). Na presença de Ca^{++} sarcoplasmático elevado (estado *b*), a miosina (M) se liga à actina (A). A hidrólise do ATP é completada (estado *c*), e faz que haja uma mudança conformacional na molécula de miosina que puxa o filamento de actina em direção ao centro do sarcômero. Uma nova molécula de ATP se liga à miosina e provoca a liberação da ponte cruzada (estado *d*). A hidrólise parcial do ATP recém-ligado dobra novamente a cabeça da miosina, que agora está pronta para se ligar mais vezes seguidamente. Se o [Ca^{++}] sarcoplasmático ainda estiver elevado, o ciclo se repete. Se o [Ca^{++}] sarcoplasmático for baixo, resulta em relaxamento.

ocorre com a morte, o ciclo para no estado *c* com a formação permanente de complexos de actina-miosina (*i. e.*, estado de rigidez). Neste estado, o músculo permanece rígido, e a condição é chamada ***rigor mortis***.

Como já mencionado, a formação dos filamentos grossos envolve a associação de moléculas de miosina em uma orientação cauda-cauda para produzir uma orientação bipolar (Figura 12.6). Tal orientação bipolar permite que a miosina puxe os filamentos de actina para o centro do sarcômero durante o ciclo de pontes cruzadas. As moléculas de miosina também estão orientadas em uma disposição helicoidal no filamento grosso de tal modo que as pontes cruzadas se estendam em direção a cada um dos seis filamentos finos em torno do filamento grosso (Figura 12.3C). Estas projeções de miosina/pontes cruzadas podem ser vistas em micrografias eletrônicas do músculo esquelético e parecem se estender perpendicularmente a partir dos filamentos grossos em repouso. No estado contraído, as pontes cruzadas de miosinas se inclinam em direção ao centro do sarcômero, o que é compatível com a ação de catraca da cabeça da miosina.

O mecanismo do ciclo de pontes cruzadas descrito anteriormente é chamado **teoria dos filamentos deslizantes** porque a ponte cruzada de miosina puxa o filamento fino de actina na direção do centro do sarcômero, o que resulta em um aparente "deslizamento" do filamento fino passando pelo filamento grosso. Há, no entanto, incerteza sobre quantas moléculas de miosina contribuem para a geração de força, e se ambas as cabeças de miosina em uma dada molécula de miosina estão envolvidas.

Calculou-se que pode haver 600 cabeças de miosina por filamento grosso, com uma estequiometria de uma cabeça de miosina por 1,8 molécula de actina. Como resultado de considerações estéricas, é pouco provável que todas as cabeças de miosina possam interagir com a actina, e esses cálculos sugerem que, mesmo durante a geração de força máxima, apenas 20 a 40% das cabeças de miosina se ligam à actina.

A conversão de energia química (*i. e.*, o ATP) em energia mecânica pelo músculo é altamente eficiente. Em preparações de músculo isolado, a eficiência mecânica máxima (cerca de 65% de eficiência) é obtida a uma força submáxima de 30% da tensão máxima. Nos seres humanos que executam constantemente exercício ergométrico, a eficiência mecânica varia de 40 a 57%.

Tipos de músculo esquelético

De acordo com a velocidade de contração, as fibras musculares esqueléticas podem ser classificadas em dois grupos: fibras musculares de contração rápida e fibras musculares de contração lenta. Conforme mostrado na Figura 12.11A, o reto lateral dos olhos se contrai muito rapidamente, atingindo seu pico de tensão após 8 ms de um potencial de ação e, em seguida, relaxa rapidamente, resultando em um curto período de contração. Em contraste, o músculo sóleo da perna requer 90 ms para atingir o pico de tensão em resposta a um potencial de ação e, em seguida, ele relaxa lentamente. O músculo gastrocnêmio requer um tempo intermediário para atingir o pico de tensão (40 ms) devido à presença tanto de fibras musculares de contração rápida quanto de contração lenta neste músculo.

A diferença na velocidade de contração entre os músculos de contração rápida e lenta está correlacionada com a atividade ATPase da miosina (Figura 12.11B), que, por sua vez, reflete o tipo de miosina presente na fibra muscular. Assim, as fibras musculares de contração rápida contêm isoformas de miosina que hidrolisam rapidamente o ATP, ao passo que as fibras musculares de contração lenta contêm isoformas de miosina que hidrolisam lentamente o ATP. Estes dois tipos de isoforma de miosina têm a mesma estrutura básica descrita anteriormente, com duas cadeias pesadas e dois pares de cadeias leves, embora eles difiram na composição dos aminoácidos.

É muito difícil converter uma fibra muscular de contração lenta em uma fibra de contração rápida, embora essa conversão possa ser realizada por inervação cruzada, o que envolve a interligação cirúrgica de dois neurônios motores. Conforme ilustrado na Figura 12.11B, quando o músculo sóleo e o músculo extensor digital longo foram submetidos à inervação cruzada de modo que a contração do músculo sóleo foi controlada pelo neurônio do músculo extensor digital longo (e vice-versa), a velocidade da contração e da atividade ATPase da miosina do músculo sóleo aumentou (marcado como *X-SOL* na Figura 11B), ao passo que o músculo extensor digital longo exibiu uma diminuição na velocidade de encurtamento e da atividade ATPase da miosina (marcado como *X-EDL*). Assim, a inervação motora da fibra muscular desempenha um papel importante na determinação de qual tipo de isoforma de miosina é expressa na fibra muscular. Estudos posteriores mostraram que a concentração de cálcio intracelular no músculo (consequência dos diferentes padrões de atividade dos neurônios motores) foi um determinante importante no

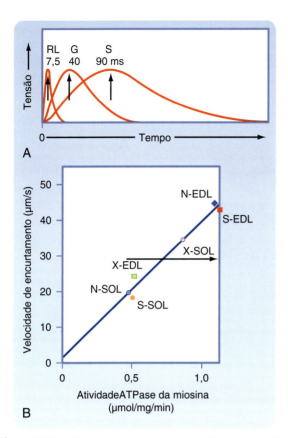

• **Figura 12.11 A.** Os músculos variam de acordo com a velocidade de contração. G, músculo gastrocnêmio da perna; RL, músculo reto lateral do olho; S, músculo sóleo da perna. **B.** A velocidade de encurtamento correlaciona-se com a atividade ATPase da miosina. N-SOL, músculo sóleo normal (contração lenta); N-EDL, músculo extensor digital longo normal (contração rápida); S-EDL, músculo extensor digital longo autoinervado (nervo motor EDL dissecado e reconstruído); S-SOL, músculo sóleo autoinervado (nervo motor sóleo dissecado e reconstruído); X-EDL, músculo extensor digital longo com inervação cruzada (EDL inervado pelo nervo motor sóleo); X-SOL, músculo SOL com inervação cruzada (sóleo inervado pelo nervo motor do EDL). (**A.** De Montcastle V [ed]. *Medical Physiology*. 12th ed. St. Louis: Mosby; 1974. **B.** De Bárány M, Close RI. *J Physiol*. 1971;213:455.)

fato de a fibra muscular expressar a isoforma de miosina lenta ou a isoforma de miosina rápida (ver a seção "Crescimento e desenvolvimento").

As isoformas de miosina expressas no músculo esquelético podem ser distinguidas com base na composição da cadeia pesada de miosina. As fibras musculares lentas expressam a cadeia pesada de miosina do tipo I, enquanto as fibras musculares esqueléticas rápidas podem conter cadeias pesadas de miosina dos tipos IIa, IIx ou IIb (Figura 12.12). A isoforma da miosina tipo IIb não está presente no músculo esquelético humano, de modo que os tipos de fibras musculares esqueléticas nos seres humanos são classificados como tipo 1, tipo IIa ou tipo IIx. Algumas fibras musculares contêm dois tipos de cadeia pesada de miosina. O treinamento de resistência aeróbica[2] ou

---

[2]N.R.T.: Treinamento de resistência aeróbica se refere ao treinamento que favorece adaptações cardiorrespiratórias e metabólicas, ou seja, treinamento aeróbico, já que as adaptações por ele induzidas incluem o favorecimento do desempenho em exercícios que demandam utilização de oxigênio para produção de energia. Esportes de longa duração e intensidades leves e moderadas de forma contínua.

a estimulação crônica promovem a expressão da isoforma de miosina do tipo 1, enquanto o treinamento de força promove a expressão da isoforma da miosina tipo II (conforme ilustrado na Figura 12.12). Normalmente, mudanças na expressão das isoformas de miosina seguem uma progressão, em que

Miosina do tipo IIx < – > miosina do tipo IIa
< – > miosina do tipo I.

As velocidades máximas de contração em seres humanos foram determinadas a partir das interceptações das relações força-velocidade, utilizando fibras musculares individuais permeabilizadas de biopsias do músculo vasto lateral humano. Tanto nos humanos quanto nos camundongos, as velocidades de contração foram consistentes com a isoforma de miosina expressa na fibra, em que:

Velocidade de contração do tipo I < velocidade de contração do tipo IIa < velocidade de contração do tipo IIx

A miosina do tipo IIb raramente é expressa em seres humanos, porém é expressa em roedores. A velocidade de contração das fibras musculares no camundongo que expressam miosinas do tipo IIb foi a mais rápida das quatro isoformas de miosina. A Tabela 12.1 fornece características adicionais das fibras musculares do tipo I, tipo IIa, tipo IIx e tipo IIb.

Todas as fibras musculares inervadas por determinado neurônio motor α normalmente expressam a mesma isoforma de miosina, de modo que há unidades motoras lentas e dois ou três tipos de unidades motoras rápidas (para humanos e roedores, respectivamente) (Figura 12.12). Os neurônios motores α que inervam as fibras musculares do tipo I apresentam corpos celulares pequenos e são facilmente excitados (Tabela 12.2). Os neurônios motores α que inervam as fibras musculares do tipo II são maiores, com limiar mais alto para ativação. Há um padrão de recrutamento, em que ao longo de um período de 24 horas o tempo de ativação cumulativo de unidades motoras de contração lenta de ratos excedeu acentuadamente o de unidades motoras de contração rápida do animal. As unidades motoras do tipo IIb no rato foram raramente recrutadas. Esse padrão de recrutamento é consistente com o princípio de tamanho para o recrutamento de unidades motoras (Capítulo 9), em que as unidades motoras com pequenos axônios motores são mais facilmente ativadas do que os grandes neurônios motores.

Os músculos esqueléticos de contração lenta também são caracterizados por uma elevada capacidade oxidativa (Tabela 12.1), que, em combinação com a baixa atividade ATPase da miosina, contribui para a resistência à fadiga dessas fibras. A capacidade oxidativa das fibras musculares de contração rápida varia de relativamente elevada (nas fibras musculares que expressam a cadeia pesada de miosina do tipo IIa) a baixa (nas fibras musculares que expressam cadeias pesadas de miosina do tipo IIb). As fibras musculares que expressam uma cadeia pesada de miosina do tipo IIx apresentam uma velocidade de contração e capacidade oxidativa que são intermediárias entre as fibras dos tipos IIa e IIb, de modo que, no músculo esquelético humano (que carece de fibras do tipo IIb), as fibras musculares do tipo IIx apresentam uma velocidade de contração ligeiramente maior, porém menor capacidade oxidativa do que as fibras musculares do Tipo I (Tabela 12.1).

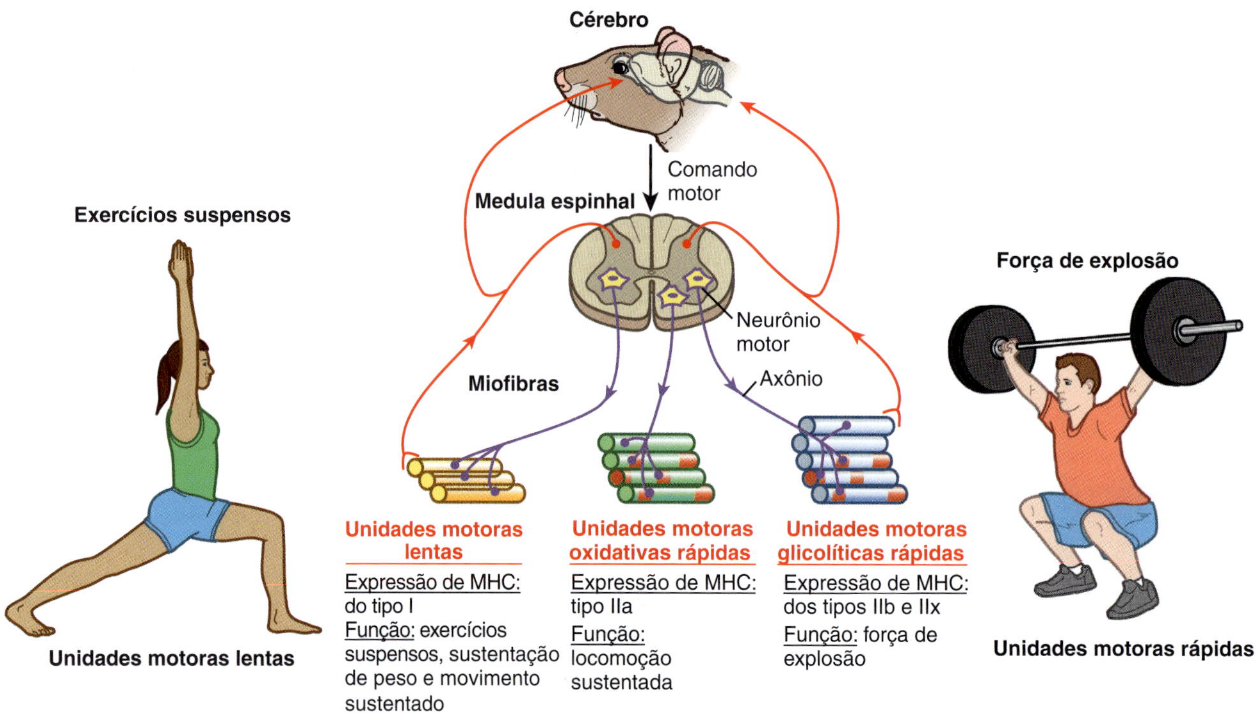

248 SEÇÃO 3 Fisiologia do Músculo

● **Figura 12.12** Comparação dos três fenótipos de unidades motoras básicas no músculo esquelético das extremidades e do tronco. MHC, cadeia pesada da miosina. (Redesenhada de Baldwin K, Haddad F, Pandorf C, et al. Alterations in muscle mass and contractile phenotype in response to unloading models: role of transcriptional/pretranslational mechanisms. *Front Physiol*. 2013;4:284.)

TABELA 12.1 Classificação básica dos tipos de fibras musculares esqueléticas.

Parâmetros de classificação	Tipo I: oxidativo lento	Tipo IIa: oxidativo rápido	Tipo IIx: intermediário rápido	Tipo IIb:[a] glicolítico rápido
Isoenzima da miosina	Tipo I	Tipo IIa	Tipo IIx	Tipo IIb
Gene da miosina	MYH7	MYH2	MYH1	MYH4
Atividade da miosina ATPase	Lenta	Rápida	Mais rápida	Muito rápida
Velocidade máxima de encurtamento	Lenta	Rápida	Mais rápida	Muito rápida
Taxa de bombeamento RS Ca++	Moderada	Alta	Alta	Alta
Densidade capilar	Moderada	Moderada	Baixa	Muito baixa
Capacidade oxidativa: conteúdo mitocondrial	Alta	Alta	Baixa	Muito baixa
Capacidade glicolítica	Moderada	Alta	Alta	Alta

[a]As fibras musculares esqueléticas humanas raramente expressam a isoenzima miosina tipo IIb. As fibras musculares do tipo IIx expressam propriedades metabólicas intermediárias entre as do tipo IIa e do tipo IIb. RS, retículo sarcoplasmático.

Embora geralmente, as unidades motoras sejam compostas por um único tipo de fibra muscular (Figura 12.12, há condições que podem desencadear uma alteração no tipo de miosina expressa em uma fibra muscular. Condições crônicas como microgravidade (em voos espaciais), denervação, lesões na medula espinhal e descarga crônica, por exemplo, estão associadas à atrofia grave e à promoção de uma transição gradual da expressão de miosina de músculo lento (tipo I) para a expressão de miosina de músculo rápido (tipos IIa e IIx).

Uma função importante das unidades motoras lentas é a manutenção da postura (Figura 12.12). A baixa atividade ATPase da miosina em unidades motoras lentas, juntamente com a sua elevada capacidade oxidativa, facilita a capacidade destas unidades motoras lentas de manter a postura com baixo custo de energia e, assim, resistir à fadiga. O menor diâmetro das fibras musculares lenta, e a densidade capilar mais elevada no músculo lento também ajudam o músculo lento a resistir à fadiga.

O músculo rápido, em contraste, é recrutado para atividades que necessitem de movimentos mais rápidos ou com mais força, ou ambos (Figura 12.12). O halterofilismo, por exemplo, pode exigir uma grande quantidade de energia em um curto período de tempo. Para atender às demandas de mais força, unidades motoras adicionais são recrutadas. Em comparação com as unidades motoras lentas, as unidades motoras rápidas tipicamente contêm mais fibras musculares

TABELA 12.2	Propriedades das unidades motoras.	
	Classificação da unidade motora	
Características	Tipo I	Tipo II
Propriedades do nervo		
Diâmetro celular	Pequeno	Grande
Velocidade de condução	Rápida	Muito rápida
Excitabilidade	Alta	Baixa
Propriedades das células musculares		
Número de fibras	Poucas	Muitas
Diâmetro da fibra	Moderado	Grande
Força da unidade	Baixa	Alta
Perfil metabólico	Oxidativo	Glicolítico
Velocidade de contração	Moderada	Rápida
Fadigabilidade	Baixa	Alta

(Tabela 12.2). As fibras musculares rápidas também têm um diâmetro maior do que as fibras musculares lentas. Logo, o recrutamento de unidades motoras rápidas pode ajudar a atender à crescente demanda de atividades sequenciais, como o levantamento de peso. A elevada atividade ATPase da miosina em fibras musculares rápidas e o aumento da distância de difusão (consequência do grande diâmetro das fibras musculares rápidas), no entanto, aumentam a suscetibilidade das fibras musculares rápidas à fadiga.

Outras diferenças entre os músculos rápidos e lentos são as seguintes:

1. A junção neuromuscular do músculo rápido difere daquela observada no músculo lento em termos de conteúdo de vesículas de acetilcolina, quantidade de acetilcolina liberada, densidade de receptores nicotínicos, atividade da acetilcolinesterase e densidade de canais de Na^+ na membrana celular da fibra muscular. Todas essas diferenças conferem ao músculo de contração rápida maior capacidade de gerar um potencial de ação. Durante a estimulação repetitiva, no entanto, essa capacidade é reduzida rapidamente (mais rapidamente do que o observado no músculo lento).

2. O RS é mais desenvolvido no músculo de contração rápida do que no músculo lento, havendo níveis mais elevados de RYR1, SERCA, Ca^{++} luminal e maior proporção de $Ca_v1.1/$RYR1, o que promove o aparecimento de Ca^{++} intracelular transitório maior e mais rápido no músculo rápido, fundamental para uma contração rápida e enérgica.

Além das diferenças entre as fibras de contração rápida e as de contração lenta observadas anteriormente, outras proteínas musculares também são expressas de uma forma específica ao tipo de fibra. Tais proteínas são as três subunidades de troponina, tropomiosina e proteína C. A expressão diferencial das isoformas de troponina e de tropomiosina influencia a dependência de Ca^{++} da contração. As fibras de contração lenta começam a desenvolver a tensão na $[Ca^{++}]$ inferior à das fibras rápidas.

Esta diferença na sensibilidade ao Ca^{++} está relacionada, em parte, com o fato de a isoforma de troponina C nas fibras lentas ter apenas um único local de ligação ao Ca^{++} com baixa afinidade, ao passo que a troponina C das fibras rápidas tem dois sítios de ligação de baixa afinidade. As diferenças na necessidade de Ca^{++} para a contração, no entanto, não são restritas às diferenças nas isoformas de troponina C. Também são encontradas diferenças nas isoformas de troponina T e de tropomiosina. Logo, a regulação da dependência de Ca^{++} para a contração é complexa e envolve o papel de várias proteínas no filamento fino. A fosforilação da cadeia leve reguladora da miosina pela proteína quinase da cadeia leve de miosina dependente de $Ca^{++}/$calmodulina, no entanto, pode aumentar a sensibilidade ao Ca^{++} durante a contração, particularmente nas fibras musculares rápidas (em parte devido à maior atividade relatada da quinase de cadeia leve de miosina).

Modulação da força de contração

Recrutamento

Um meio simples de aumentar a força de contração de um músculo é recrutar mais fibras musculares. Uma vez que todas as fibras musculares no interior de uma unidade motora são ativadas simultaneamente, um músculo recruta mais fibras musculares por meio do recrutamento de mais unidades motoras. Como mencionado, as fibras musculares podem ser classificadas como de contração rápida ou lenta. O tipo de fibra é determinado pela sua inervação. Uma vez que todas as fibras em uma unidade motora são inervadas por um único neurônio motor α, todas as fibras dentro de uma unidade motora são do mesmo tipo. As unidades motoras de contração lenta tendem a ser pequenas (100 a 500 fibras musculares) e são inervadas por um neurônio motor α que é facilmente excitado (Tabela 12.2). As unidades motoras de contração rápida, em contraste, tendem a ser grandes (contendo 1.000 a 2.000 fibras musculares) e são inervadas por neurônios motores que são mais difíceis de excitar. Assim, as unidades motoras lentas tendem a ser recrutadas em primeiro lugar. Quanto mais força é necessária, mais unidades motoras de contração rápida são recrutadas. A vantagem de tal estratégia de recrutamento é que as primeiras fibras musculares recrutadas são aquelas que têm elevada resistência à fadiga. Além disso, o pequeno tamanho das unidades motoras de contração lenta permite um controle motor mais apurado com baixos níveis de força. O processo de aumentar a força de contração por meio do recrutamento de unidades motoras adicionais é denominado **somação espacial**, pois as forças de cada fibra muscular são "somadas" dentro de uma área maior do músculo. Isto é diferente da **somação temporal (tétano)**, que será discutida a seguir.

Tétano

Os potenciais de ação nos músculos esqueléticos são bastante uniformes e levam à liberação reprodutível de pulsos de Ca^{++} a partir do RS (Figura 12.13). Um único potencial de ação libera Ca^{++} suficiente para causar uma contração rápida (abalo). No entanto, a duração desta contração é muito curta porque o Ca^{++} é rapidamente bombeado de volta para o RS. Se o músculo é esti-

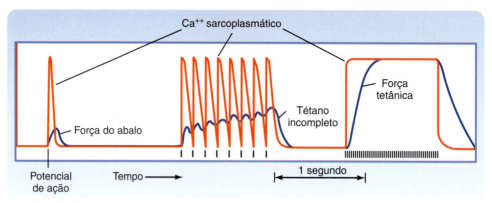

• **Figura 12.13** O aumento da frequência de estimulação elétrica resulta em um aumento na força de contração do músculo esquelético. Isto é atribuível ao prolongamento do Ca^{++} intracelular transitório e é denominado *tétano*. O tétano incompleto resulta do início de outro aumento de Ca^{++} intracelular transitório antes de o músculo ter relaxado completamente. Logo, há um somatório das forças de contração. Ver o texto para detalhes.

mulado uma segunda vez antes que esteja totalmente relaxado, a força de contração aumenta (*painel do meio* da Figura 12.13). Assim, as forças de contração são amplificadas com o aumento da frequência dos estímulos. Em um alto nível de estimulação, a [Ca^{++}] intracelular aumenta e é mantida durante todo o período de estimulação (*painel da direita* da Figura 12.13), e a força desenvolvida excede em muito a observada durante um abalo. Esta resposta é denominada *tétano*. Com estímulos de frequência intermediária, a [Ca^{++}] intracelular retorna à linha basal logo antes do próximo estímulo. No entanto, há um aumento gradual na força (*painel do meio* da Figura 12.13). Este fenômeno é denominado *tétano incompleto*. Em ambos os casos, o aumento da frequência de estimulação produz uma fusão de abalos.

Em comparação com o que ocorre durante o tétano, a pequena geração de força durante uma contração rápida pode ser devido à presença de um componente elástico em série no músculo. Especificamente, quando o músculo é pouco estirado logo após o início do potencial de ação, ele gera uma força de contração que se aproxima da força tetânica máxima. Este resultado, somado com a observação de que as alterações intracelulares de Ca^{++} durante um abalo são comparáveis com o que se observa durante o tétano, sugere que Ca^{++} suficiente é liberado para o citoplasma durante uma contração rápida para permitir que as interações actina-miosina produzam a tensão máxima. Entretanto, a duração do Ca^{++} intracelular transitório durante uma contração rápida é tão curta que os elementos contráteis podem não ter tempo suficiente de estirar completamente os componentes elásticos em série na fibra e no músculo. Como resultado, a tensão observada é submáxima.

Um aumento na duração do Ca^{++} intracelular transitório observado no tétano fornece ao músculo tempo suficiente para esticar completamente o componente elástico em série, resultando, assim, na expressão da força contrátil plena proveniente das interações actina-miosina (*i. e.*, tensão máxima). Assim, espera-se que o estiramento parcial do componente elástico em série (como é esperado durante uma única contração), seguido de uma nova estimulação do músculo antes de relaxamento completo, leve a um nível intermediário de tensão semelhante ao observado no tétano incompleto. A localização do componente elástico em série no músculo esquelético não é conhecida. Uma potencial fonte é a própria molécula de miosina. Além disso, é provável que existam outras fontes de componente elástico em série, tais como o tecido conjuntivo e a titina.

A frequência dos estímulos necessária para produzir o tétano depende de se a unidade motora é composta por fibras rápidas ou lentas (Figura 12.14). As fibras lentas podem ser tetanizadas a frequências mais baixas do que as fibras rápidas. A capacidade do músculo de contração lenta de tetanizar as frequências de estimulação inferiores reflete, pelo menos em parte, a maior duração da contração destas fibras. Como também ilustrado na Figura 12.14, as fibras rápidas de contração desenvolvem uma força máxima maior do que as fibras lentas porque as fibras rápidas são maiores em diâmetro do que as fibras lentas e há mais fibras em uma unidade motora rápida do que em uma unidade motora lenta. Entretanto, até mesmo quando normalizada para a área de corte transversal das fibras musculares do tipo I, a tensão isométrica máxima das fibras musculares do tipo I humanas foi menor que a das fibras musculares do tipo II humanas. Especificamente, a tensão isométrica máxima da fibra muscular do tipo I humana, normalizada para a área de seção transversal, foi cerca de 20%

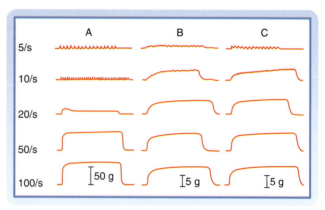

• **Figura 12.14** Os músculos de contração lenta exibem tétano com uma frequência de estimulação menor do que os músculos de contração rápida. **A.** Unidade motora de contração rápida no músculo gastrocnêmio. **B.** Unidade motora de contração lenta no músculo gastrocnêmio. **C.** Unidade muscular de contração lenta no músculo sóleo. As unidades motoras foram estimuladas com as frequências indicadas *à esquerda*. A tensão (em gramas) gerada durante a concentração é indicada pelos *suportes verticais* sob as curvas. Observe a grande força gerada pela unidade motora de contração rápida (**A**). (De Montcastle V [ed]. *Medical Physiology*. 12th ed. St. Louis: Mosby:1974.)

menor do que a observada nas fibras musculares do tipo II. Por conseguinte, as unidades motoras do tipo II estão bem adaptadas para explosão de altos níveis de força.

Modulação da força por arco reflexo

Reflexo de estiramento

Os músculos esqueléticos contêm fibras sensoriais (**fusos musculares**; também chamados **fibras intrafusais**) que correm paralelamente às fibras musculares esqueléticas. Os fusos musculares avaliam o grau de estiramento do músculo, bem como a velocidade de contração. No reflexo de estiramento, o estiramento rápido do músculo (p. ex., tocar o tendão) alonga os fusos musculares e resulta em um aumento na frequência dos potenciais de ação nos neurônios sensoriais aferentes do fuso. Estas fibras aferentes, por sua vez, excitam os neurônios motores α na medula espinhal que inervam o músculo estirado. O resultado deste arco reflexo é uma contração induzida por estiramento do músculo que não requer o estímulo de centros cerebrais. De maneira oposta, quando o músculo se encurta, também ocorre um estímulo eferente ao fuso, encurtando o fuso e aumentando sua capacidade de responder ao estiramento do músculo.[3] Por meio de sua ação, os fusos musculares fornecem um *feedback* para o músculo em termos de comprimento e, assim, ajudam a manter uma articulação em um ângulo determinado.

Órgão tendinoso de Golgi

Os **órgãos tendinosos de Golgi** estão nos tendões dos músculos e fornecem *feedback* sobre o *status* da contração do músculo. O principal componente do órgão tendinoso é um fascículo alongado de feixes de colágeno que está em série com as fibras musculares e responde às contrações das fibras musculares individuais. Um dado órgão tendinoso pode acompanhar várias fibras de contração rápida ou de contração lenta do músculo (ou a ambas) e enviar impulsos por fibras nervosas aferentes do tipo Ib em resposta à contração do músculo. Os impulsos aferentes do tipo Ib entram na medula espinhal e promovem (1) a inibição de neurônios motores α para os músculos em contração (agonistas) e (2) a excitação dos neurônios motores α para os músculos antagonistas. As ações inibitórias são mediadas através de interneurônios na medula que liberam um transmissor inibitório para o neurônio motor α e geram um potencial pós-sináptico inibitório (PPSI). Além disso, os impulsos aferentes do tipo Ib também são enviados aos centros superiores do cérebro (entre os quais o córtex motor e o cerebelo). Acredita-se que o *feedback* a partir dos órgãos tendinosos em resposta à contração muscular possa suavizar a progressão da contração muscular, limitando o recrutamento de unidades motoras adicionais. É interessante que a resposta do órgão tendinoso não está linearmente relacionada

com a força; em vez disso, essa resposta cai em níveis maiores de força, o que pode facilitar o recrutamento de unidades motoras em níveis mais elevados de esforço.

Tônus do músculo esquelético

O sistema esquelético suporta o corpo em uma postura ereta com um gasto relativamente baixo de energia. No entanto, mesmo em repouso, os músculos normalmente apresentam algum nível de atividade contrátil. Músculos isolados (*i. e.*, denervados) e não estimulados estão em um estado relaxado e são descritos como *flácidos*. No entanto, os músculos relaxados no corpo estão relativamente firmes. Esta firmeza, ou tônus, é causada por baixos níveis de atividade contrátil em algumas das unidades motoras e é comandada por arcos reflexos dos fusos musculares. A interrupção do arco reflexo por seccionamento das fibras aferentes sensoriais abole este tônus muscular em repouso. O tônus no músculo esquelético é distinto do "tônus" no músculo liso (Capítulo 14).

Fontes de energia durante a contração

Trifosfato de adenosina

As células musculares convertem energia química em energia mecânica. O trifosfato de adenosina (ATP) é a fonte de energia (química) utilizada para essa conversão. O estoque de ATP no músculo esquelético é pequeno, e capaz de suportar apenas algumas contrações se não for reabastecido. Esta reserva, no entanto, é continuamente reabastecida durante a contração, conforme será descrito adiante, de modo que, mesmo quando há fadiga muscular, os estoques de ATP são apenas modestamente diminuídos.

Fosfato de creatina

As células musculares contêm fosfato de creatina (ou creatinofosfato), que é utilizado para converter ADP em ATP e, assim, reabastecer o estoque de ATP durante a contração muscular. O estoque de fosfato de creatina representa a fonte imediata de alta energia para reposição do ATP no músculo esquelético, especialmente durante o exercício intenso. A enzima **creatina fosfoquinase (CPK)** catalisa essa reação:

$$ADP + \text{fosfato de creatina} \rightarrow ATP + \text{creatina}$$

Embora grande parte da creatina fosfoquinase esteja presente no sarcoplasma, uma pequena quantidade está no filamento grosso (perto da linha H). No filamento grosso, a creatina fosfoquinase pode participar na ressíntese rápida de ATP perto das cabeças de miosina durante a contração muscular. O armazenamento de fosfato de creatina, no entanto, é apenas cerca de cinco vezes o tamanho do armazenamento de ATP e, portanto, não pode suportar períodos prolongados de contração (menos do que 1 minuto de atividade muscular máxima). A fadiga muscular esquelética durante o exercício intenso está associada à depleção do estoque de fosfato de creatina, embora, como descrito posteriormente, isso não implique necessariamente que a fadiga seja causada por

---

[3]N.R.T.: As extremidades das fibras intrafusais são inervadas por neurônios motores γ e podem responder a estes se contraindo. Dessa forma, quando existe ativação dos neurônios motores α para a contração das fibras extrafusais, os neurônios motores γ também disparam e fazem as fibras intrafusais acompanharem o encurtamento muscular. Essa alteração permite ao fuso informar não somente o grau de encurtamento mas também a velocidade que esse encurtamento acontece.

esgotamento do estoque de fosfato de creatina. Uma vez que a reação catalisada pela creatina fosfoquinase é reversível, a célula muscular reabastece o estoque de fosfato de creatina durante a recuperação da fadiga utilizando ATP sintetizado por meio da fosforilação oxidativa.

Carboidratos

As células musculares contêm glicogênio, o qual pode ser metabolizado durante a contração muscular para fornecer glicose para a fosforilação oxidativa e para a glicólise, processos que geram ATP para reabastecer o estoque celular. As células musculares também captam glicose do sangue, um processo que é estimulado por insulina (Capítulo 39). Na metabolização do glicogênio, a enzima citosólica fosforilase libera resíduos de glicose 1-fosfato (a partir do glicogênio), os quais são, em seguida, metabolizados por uma combinação de glicólise (no citosol) e fosforilação oxidativa (na mitocôndria) para originar o equivalente a 37 moles de ATP por mole de glicose 1-fosfato. A glicose proveniente do sangue, quando metabolizada, produz 36 moles de ATP por mole de glicose porque 1 ATP é utilizado para fosforilar a glicose no início da glicólise. Estes rendimentos de ATP, no entanto, são dependentes de um fornecimento adequado de oxigênio. Ao contrário, sob condições anaeróbicas, o metabolismo do glicogênio e da glicose produz apenas 3 e 2 moles de ATP por mole de glicose 1-fosfato e glicose, respectivamente (juntamente com 2 moles de lactato). Como será discutido posteriormente, a fadiga muscular durante o exercício prolongado está associada à depleção dos estoques de glicogênio no músculo.

Ácidos graxos e triglicerídeos

Os ácidos graxos representam uma importante fonte de energia para as células musculares durante o exercício prolongado. As células musculares contêm ácidos graxos, mas também podem captá-los a partir do sangue. Além disso, as células musculares podem armazenar triglicerídeos, os quais podem ser hidrolisados, quando necessário, para produzir ácidos graxos. Os ácidos graxos são submetidos à oxidação dentro das mitocôndrias. Para os ácidos graxos serem introduzidos nas mitocôndrias, no entanto, eles são convertidos em acilcarnitina no citosol e, em seguida, transportados para a mitocôndria, onde são convertidos em acilcoenzima A (acil-CoA). Dentro da mitocôndria, a acil-CoA é submetida à β-oxidação e gera acetil-CoA, que entra depois no ciclo do ácido cítrico e finalmente produz ATP.

Débito de oxigênio

Se a demanda de energia do exercício não puder ser atendida pela fosforilação oxidativa, ocorre um **débito de oxigênio**. Após a conclusão do exercício, a respiração permanece acima do nível de repouso para "pagar" este débito de oxigênio. O consumo adicional de oxigênio durante esta fase de recuperação é usado para restaurar os níveis de metabólitos (tais como o fosfato de creatina e o ATP) e metabolizar o lactato gerado pela glicólise. O aumento dos trabalhos cardíaco e respiratório durante a recuperação também contribui para o aumento do consumo de oxigênio visto neste momento e explica por que "paga-se"

mais oxigênio do que foi "emprestado". Mesmo de baixa intensidade, o exercício físico gera algum débito de oxigênio, pois as unidades motoras oxidativas lentas consomem uma quantidade considerável do ATP derivado do fosfato de creatina ou da glicólise antes que o metabolismo oxidativo possa aumentar a produção de ATP para satisfazer a demanda aumentada. O débito de oxigênio é muito maior no exercício extenuante, quando as unidades motoras glicolíticas rápidas são usadas (Figura 12.15). O débito de oxigênio é aproximadamente igual à energia consumida durante o exercício menos aquela fornecida pelo metabolismo oxidativo (*i. e.*, as áreas escuras e claras na Figura 12.15 são aproximadamente iguais). Como indicado anteriormente, o oxigênio adicional utilizado durante a recuperação do exercício constitui os requisitos de energia para restaurar os níveis normais de metabólitos.

Fadiga

A capacidade do músculo de suprir as necessidades energéticas é um dos principais determinantes da duração do exercício. No entanto, a fadiga não é o resultado da depleção dos estoques de energia. Em vez disso, os subprodutos metabólicos parecem ser os fatores importantes para o aparecimento da fadiga. A fadiga pode potencialmente ocorrer em qualquer um dos pontos envolvidos na contração muscular, desde o cérebro até as células musculares, bem como nos sistemas cardiovascular e respiratório, que mantêm o abastecimento de energia (*i. e.*, ácidos graxos e glicose) e liberam oxigênio para o músculo em exercício.

Vários fatores têm sido implicados na **fadiga muscular**. Durante breves períodos de tétano, o fornecimento de oxigênio para o músculo é adequado, desde que a circulação esteja intacta. No entanto, a força/tensão gerada durante estes períodos breves de tétano decai rapidamente para um nível que pode ser mantido por períodos prolongados (Figura 12.16). Este decaimento representa a rápida e quase total falência das unidades motoras rápidas. O declínio na força/tensão é acompanhado pela depleção dos estoques de glicogênio e de fosfato de creatina, bem como pelo acúmulo de ácido lático.[4] É importante saber que o declínio na força/tensão ocorre quando o estoque de ATP não é reduzido ao ponto de as fibras musculares entrarem em rigor. Em contraste, as unidades motoras lentas podem atender às demandas de energia de fibras sob esta condição, e elas não apresentam fadiga significativa, mesmo depois de muitas horas. Evidentemente, algum fator relacionado com o metabolismo da energia pode inibir a contração (p. ex., nas fibras rápidas), mas esse fator não foi claramente identificado.

Durante o exercício intenso, o acúmulo de fosfato inorgânico (P_i) e lactato no sarcoplasma contribuem com a fadiga muscular. O acúmulo de lactato a níveis tão altos quanto 15 a 26 mmol/L diminui o pH sarcoplasmático (de aproximadamente 7 para cerca de 6,2) e inibe as interações actina-miosina. Esta diminuição do pH reduz a sensibilidade da interação actina-miosina ao Ca^{++} alterando o sítio de ligação ao Ca^{++} na troponina C e diminuindo o número máximo de interações actina-miosina.

---

[4]N.R.T.: No pH fisiológico, o acúmulo de ácido lático é improvável, uma vez que este rapidamente se dissocia em H^+ e Lactato-. O hidrogênio produzido está, de fato, relacionado com a acidose metabólica, e seus efeitos relacionados com a fadiga. O lactato formado pode ser utilizado como marcador da glicólise anaeróbia.

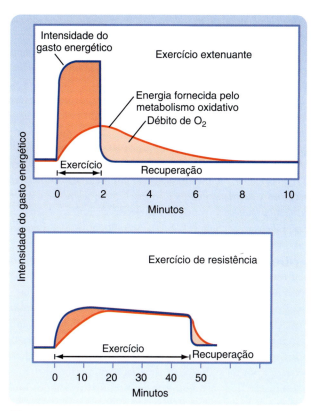

• **Figura 12.15** Um débito de oxigênio é causado pelo músculo em atividade quando o gasto energético excede a taxa de produção de energia pelo metabolismo oxidativo. *Painel superior*, gasto energético durante o exercício extenuante. *Painel inferior*, gasto energético durante o exercício de resistência. Ver o texto para detalhes.

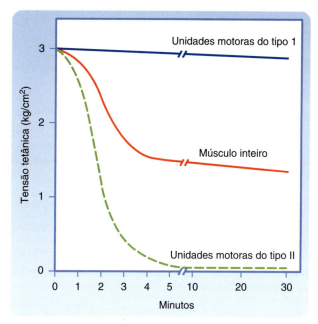

• **Figura 12.16** Série de breves estimulações tetânicas do músculo esquelético resulta em uma rápida diminuição da força (tensão tetânica, exemplificada pela linha "Músculo inteiro" no gráfico) que é atribuível à fadiga das unidades motoras de contração rápida (tipo II) no músculo. Sob estas condições, no entanto, as unidades motoras de contração lenta (tipo I) são resistentes à fadiga.

O P_i também tem sido implicado como um fator importante no desenvolvimento de fadiga durante o exercício intenso na medida em que as concentrações de fosfato podem aumentar de cerca de 2 mmol/L em repouso para cerca de 40 mmol/L no músculo em trabalho. Tal elevação na $[P_i]$ pode reduzir a tensão por pelo menos três mecanismos diferentes: (1) inibição da liberação de Ca^{++} do RS, (2) diminuição da sensibilidade da contração ao Ca^{++}, e (3) alteração na ligação actina-miosina. Inúmeros outros fatores, tais como a depleção de glicogênio de determinado compartimento, um aumento localizado na [ADP], a elevação extracelular de $[K^+]$ e a geração de radicais livres de oxigênio, também têm sido implicados em diversas formas de fadiga muscular induzidas por exercício. Por fim, o sistema nervoso central contribui para a fadiga, especialmente na forma como a fadiga é percebida pelo indivíduo.

Independentemente de o músculo estar fatigado durante o exercício de alta intensidade ou exercício prolongado, o nível de ATP sarcoplasmático não diminui substancialmente. Em vista da dependência vital que todas as células apresentam em relação à disponibilidade de ATP, a fadiga tem sido descrita como um mecanismo de proteção para minimizar o risco de lesão ou morte de células do músculo. Por conseguinte, é provável que as células do músculo esquelético tenham desenvolvido sistemas redundantes para assegurar que os níveis de ATP não caiam para níveis perigosamente baixos e, consequentemente, ponham em risco a viabilidade da célula.

A maioria das pessoas se cansa e cessa o exercício muito antes de a fadiga ocorrer nas unidades motoras. O cansaço físico geral pode ser definido como uma perturbação da homeostase produzida pelo trabalho. A base para o desconforto percebido (ou mesmo dor) envolve, provavelmente, muitos fatores. Estes fatores podem incluir a diminuição nos níveis de glicose no plasma e a acumulação de metabólitos. A função motora do sistema nervoso central não é prejudicada. Atletas altamente motivados e treinados podem suportar o desconforto da fadiga e podem se exercitar até o ponto em que ocorra fadiga da unidade motora. Parte da melhora no desempenho observada após o treinamento envolve fatores motivacionais.

Crescimento e desenvolvimento

As fibras musculares esqueléticas se diferenciam antes que sejam inervadas, e algumas junções neuromusculares são formadas bem depois do nascimento. Antes da inervação, as fibras musculares se assemelham fisiologicamente às fibras lentas (tipo I). Os **receptores de acetilcolina** são distribuídos ao longo do sarcolema destas células não inervadas e são supersensíveis a este neurotransmissor. Uma placa terminal é formada quando o primeiro terminal do nervo em crescimento estabelece contato com uma célula muscular. As células não formam associação adicional com os nervos, e os receptores de acetilcolina se concentram na membrana da placa terminal. As células inervadas por neurônios motores pequenos dão origem a unidades motoras oxidativas lentas (tipo I). Já as fibras inervadas por nervos motores grandes desenvolvem todas as características de unidades motoras de contração rápida (tipo II). A inervação induz grandes alterações celulares, como a síntese das isoformas de miosina rápida e lenta, que substituem variantes embrionárias ou neonatais. Logo, o tipo de fibra muscular é determinado pelos nervos que a inervam.

Durante o processo de crescimento, ocorre um aumento na força e no tamanho muscular. À medida que o esqueleto cresce, as células musculares se alongam. O alongamento é realizado pela formação de sarcômeros adicionais nas extremidades das células musculares (Figura 12.17), processo que é reversível. Por exemplo, o comprimento de uma célula diminui quando os sarcômeros terminais são eliminados, o que pode ocorrer quando um membro é imobilizado com o músculo em posição de encurtamento, ou quando a remissão de uma fratura causa o encurtamento do segmento do membro. As alterações no comprimento do músculo afetam a velocidade e a extensão de encurtamento, mas não influenciam a quantidade de força que pode ser gerada pelo músculo. O aumento gradual da força e do diâmetro de um músculo durante o crescimento acontece principalmente por hipertrofia. A duplicação do diâmetro miofibrilar, adicionando mais sarcômeros em paralelo (p. ex., **hipertrofia**), pode duplicar a quantidade de força gerada, mas não tem nenhum efeito sobre a velocidade máxima de encurtamento. O exercício resistido (de força) pode promover hipertrofia ativando a via de sinalização Akt-mTOR com concomitante inibição da via da proteína *forkhead box O* (FoxO)-atrogina, o que resulta em um aumento na síntese proteica.

As vias de sinalização que contribuem para a hipertrofia e a atrofia do músculo esquelético são complexas, e ocorre hipertrofia quando a taxa de síntese de proteínas contráteis excede a taxa de degradação dessas proteínas. Durante o desenvolvimento e em resposta ao exercício de força, o fator de crescimento semelhante à insulina 1 (IGF-1)[5] em níveis elevados normalmente promove o desenvolvimento de hipertrofia do músculo esquelético por meio da via Akt-mTOR. Entretanto, muitos outros estímulos também foram identificados ou propostos, incluindo a transdução da força mecânica de contração (particularmente no treinamento do exercício de força) por meio de complexos de adesão entre o citoesqueleto do músculo esquelético e a matriz extracelular/tendão (p.ex., por meio do complexo distrofina-glicoproteína associada [DGC]). Foram identificadas e/ou propostas vias de sinalização para a resposta do músculo esquelético ao exercício de resistência aeróbica, em que a contração muscular resulta em elevação da [Ca^{++}] intracelular, que estimula a expressão de genes das proteínas contráteis por meio de vias da calcineurina e proteína quinase dependente de Ca-calmodulina. O exercício de resistência aeróbica também promove aumentos na capacidade oxidativa (incluindo biogênese mitocondrial) e perfusão (por meio de angiogênese) nos músculos que realizam o exercício por meio de vias de sinalização que parecem envolver a estimulação do coativador-1 α do receptor ativado por proliferadores de peroxissoma γ (PGC-α).

Ocorre atrofia dos músculos esqueléticos quando a taxa de degradação das proteínas contráteis excede a taxa de sua síntese. Isso ocorre em muitas situações, como (1) imobilização de um membro em aparelho gessado, (2) repouso prolongado no leito, (3) lesão da medula espinal e (4) voo espacial (microgravidade). O envelhecimento e as doenças graves (como os estágios terminais do câncer) também podem promover a atrofia dos músculos esqueléticos (denominadas "sarcopenia" e "caquexia", respectivamente).[6] Além disso, o voo espacial expõe os astronautas a um ambiente de microgravidade que reduz a carga mecânica de seus músculos. Tal descarga conduz a uma rápida perda de massa muscular (*i. e.*, **atrofia**) e fraqueza. A atrofia por desuso parece envolver a inibição da síntese proteica com o aumento da degradação proteica (com ativação da via FoxO-atrogina).

Os músculos que frequentemente se contraem para suportar o corpo normalmente têm um número elevado de unidades motoras oxidativas lentas (tipo I). Durante períodos prolongados de desuso, as unidades motoras lentas atrofiam mais rapidamente do que as unidades motoras rápidas (tipo II). Esta atrofia das unidades motoras lentas está associada a uma diminuição da força tetânica máxima, mas também a um aumento na velocidade máxima de encurtamento. O aumento da velocidade está correlacionado com a expressão da isoforma de miosina rápida nestas fibras. Um aspecto importante da medicina espacial é a criação de programas de exercícios que minimizem tais mudanças fenotípicas durante o voo espacial prolongado.

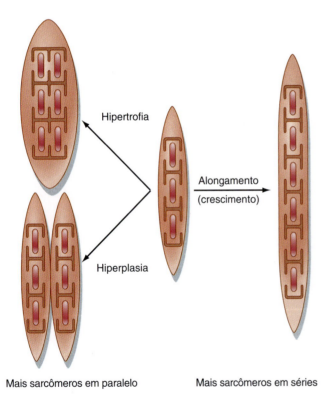

• **Figura 12.17** Efeitos do crescimento no estímulo mecânico de uma célula muscular. Tipicamente, o crescimento das células do músculo esquelético envolve tanto o alongamento (adicionando mais sarcômeros às extremidades das fibras musculares) quanto o aumento do diâmetro das fibras musculares (hipertrofia como um resultado da adição de mais miofilamentos/miofibrilas em paralelo no interior da fibra muscular). A formação de novas fibras musculares é chamada *hiperplasia do músculo*, e é pouco frequente no músculo esquelético.

---

[5] N.R.T.: Existem diferentes tipos de IGFs. Pesquisas recentes apontam que os IGFs produzidos localmente pelo músculo esquelético em contração são os mais importantes na indução da hipertrofia do que os sistêmicos, como os produzidos pelo fígado, por exemplo.

[6] N.R.T.: Sarcopenia se refere a redução concomitante de massa muscular e sua função (p. ex., produção de força). O termo caquexia é utilizado quando existe redução do tecido muscular e adiposo, de forma acentuada.

Devido às suas ações miotrófica e androgênica, a testosterona é o principal fator responsável pelo fato de os homens apresentarem maior massa muscular (masculinização) (Capítulo 44).

Os músculos esqueléticos apresentam capacidade limitada de formar novas fibras (**hiperplasia**). Essas novas fibras resultam da ativação/diferenciação de células satélites que estão presentes abaixo da lâmina basal das fibras musculares (discutidas posteriormente).

Denervação, reinervação e inervação cruzada

Como já mencionado, a inervação é crucial para o fenótipo do músculo esquelético. Se o nervo motor é cortado, ocorre fasciculação muscular. A **fasciculação** é caracterizada por pequenas contrações irregulares causadas pela liberação de acetilcolina a partir dos terminais da porção distal do axônio em degeneração. Vários dias após a denervação, observa-se a fibrilação muscular. A **fibrilação** é caracterizada por repetitivas contrações espontâneas. Neste momento, os receptores colinérgicos já se espalharam por toda a membrana da célula, retomando sua distribuição pré-inervação embrionária. As fibrilações musculares refletem a supersensibilidade à acetilcolina. Os músculos afetados também atrofiam, havendo uma diminuição no seu tamanho e no número de suas células. Nos seres humanos, a atrofia é progressiva, com a degeneração de algumas células após 3 ou 4 meses da denervação. A maioria das fibras musculares é substituída por tecido adiposo e conjuntivo após 1 a 2 anos. Essas alterações podem ser revertidas se ocorrer reinervação dentro de poucos meses. Normalmente, a reinervação ocorre, pelo crescimento do coto periférico dos axônios do nervo motor ao longo da bainha do nervo antigo.

A reinervação das fibras anteriormente rápidas (tipo II) por um pequeno axônio motor faz que a célula se rediferencie

NO NÍVEL CELULAR

O fator de transcrição **fator nuclear de células T ativadas (NFAT)** foi implicado na transição do músculo de contração rápida para músculo de contração lenta (Figura 12.18A). Especificamente, observa-se que a estimulação de células musculares de contração rápida do adulto com uma frequência compatível com as células musculares lentas pode ativar a fosfatase calcineurina dependente de Ca^{++}, que, por sua vez, desfosforila o NFAT translocando-o do sarcoplasma para o núcleo. No núcleo, o NFAT induz a transcrição de genes característicos de músculo de contração lenta (e inibe genes de contração rápida). De acordo com este mecanismo, a expressão de NFAT constitutivamente ativa no músculo de contração rápida promove a expressão de miosina de contração lenta ao mesmo tempo que inibe a expressão da miosina de contração rápida. O fator de transcrição **fator estimulador de miócitos 2 (MEF2)** também tem sido implicado nesta transição do músculo de contração rápida para músculo de contração lenta (Figura 12.18B). Especula-se que a ativação do MEF2 resulte da fosforilação dependente de Ca^{++}/calmodulina de um inibidor do MEF2 de nome histona desacetilase (HDAC).

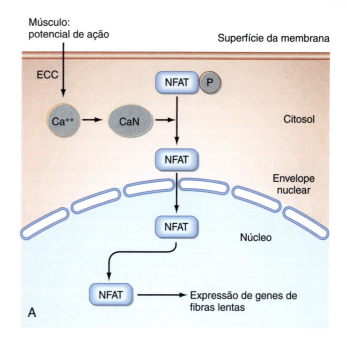

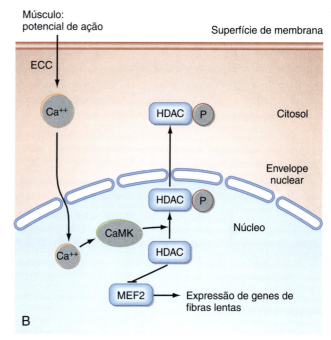

• **Figura 12.18** Vias de sinalização que contribuem para a transição dos músculos de contração rápida para músculos de contração lenta. A estimulação elétrica crônica de um músculo de contração rápida em um padrão compatível com um músculo de contração lenta resulta no desenvolvimento do fenótipo muscular lento por causa da desfosforilação do fator de transcrição fator nuclear de células T ativadas (NFAT) pela proteína fosfatase calcineurina (CaN) dependente de Ca^{++}/calmodulina; esta, por sua vez, promove a translocação do NFAT para o núcleo modulando a expressão de genes de fibras musculares lentas (**A**). A ativação do fator de transcrição fator estimulador de miócitos 2 (MEF2) também parece contribuir para este tipo de transição das fibras (**B**), no qual a ativação do MEF2 ocorre por meio da inibição de seu inibidor (histona desacetilase, HDAC) pela proteína quinase dependente de Ca^{++}/calmodulina (CaMK). ECC, acoplamento excitação-contração; P, fosforilação da HDAC. (De Liu Y, et al. Signaling pathways in activity-dependent fiber type plasticity in adult skeletal muscle. *J Muscle Res Cell Motil*. 2005;26:13-21.)

em fibra lenta (tipo I) e vice-versa. Isto sugere que nervos motores grandes e pequenos diferem qualitativamente e que os nervos têm um efeito "trófico" específico sobre as fibras musculares. Este efeito "trófico" reflete a taxa de estimulação da fibra. Por exemplo, a estimulação por meio de eletrodos implantados no músculo pode diminuir a atrofia da denervação. Mais notavelmente, a estimulação de baixa frequência crônica de unidades motoras rápidas faz que essas unidades sejam convertidas em unidades motoras lentas.

A frequência da contração determina o desenvolvimento da fibra e seu fenótipo por meio de alterações na expressão genética e na síntese de proteínas. As fibras que têm atividade contrátil frequente formam muitas mitocôndrias e sintetizam a isoforma de miosina lenta. As fibras inervadas por axônios grandes e menos excitáveis raramente se contraem. Tais fibras, relativamente inativas, tipicamente formam algumas mitocôndrias, têm grandes concentrações de enzimas glicolíticas e sintetizam a isoforma de miosina rápida.

A $[Ca^{++}]$ intracelular parece desempenhar um papel importante na expressão da isoforma de miosina lenta. As fibras musculares de contração lenta apresentam em repouso um nível mais elevado de Ca^{++} intracelular do que as fibras musculares de contração rápida. Além disso, a estimulação elétrica crônica do músculo de contração rápida é acompanhada por um aumento de duas vezes e meia no $[Ca^{++}]$ sarcoplasmático, fato que precede a expressão aumentada de miosina de contração lenta e a diminuição da expressão da miosina de contração rápida. De modo semelhante, a elevação crônica do Ca^{++} intracelular (aproximadamente em cinco vezes) nas células do músculo que expressam miosina de contração rápida induz uma mudança na expressão do gene da isoforma de miosina do músculo de contração rápida para a isoforma de miosina do músculo de contração lenta dentro de 8 dias. Um aumento da atividade da citrato sintase (um indicador da capacidade oxidativa) e uma diminuição da atividade de desidrogenase lática (um indicador da capacidade glicolítica) acompanham esta transição dependente de Ca^{++} da miosina de contração rápida para a miosina de contração lenta. Estas alterações dependentes de Ca^{++} são reversíveis com a diminuição da $[Ca^{++}]$ intracelular.

Resposta ao exercício

Os fisiologistas do exercício identificam três categorias de regimes e respostas ao treinamento: **treinamento de aprendizagem, de resistência** e **de força** (Tabela 12.3). Normalmente, a maioria dos esforços atléticos envolve elementos das três categorias.

O aspecto de aprendizagem de treinamento envolve fatores motivacionais, bem como a coordenação neuromuscular. Este aspecto do treinamento não envolve mudanças adaptativas nas fibras musculares por si sós. No entanto, as habilidades motoras podem persistir por anos sem treinamento regular, o que não acontece com as respostas das células musculares ao exercício.

A força muscular pode ser aumentada por meio de grandes esforços regulares que envolvam a maioria das unidades motoras. Tais esforços recrutam unidades motoras glicolíticas rápidas, bem como unidades motoras oxidativas lentas. Durante esses esforços, o fornecimento de sangue para os músculos em trabalho pode ser interrompido quando a pressão tecidual se eleva acima da pressão intravascular. O fluxo sanguíneo reduzido limita a duração da contração. Exercícios regulares de resistência máxima, tais como levantamento de pesos, induzem a síntese de mais miofibrilas e, portanto, levam à hipertrofia das células musculares ativas. O aumento do estresse também induz o crescimento de tendões e ossos.

Os mecanismos pelos quais o exercício de força estimula a hipertrofia são complexos, porém normalmente envolvem uma estimulação da via de sinalização Akt-mTOR. A produção de IGF-1 induzida pelo exercício pode se originar de múltiplas fontes, incluindo o músculo esquelético, constituindo, assim, um efeito autócrino ou parácrino. Foi também relatado que a força da contração transduzida por meio de complexos de adesão entre o citoesqueleto muscular e a matriz extracelular ou tendão contribui para a hipertrofia do músculo que realiza o exercício por meio de estimulação da via Akt-mTOR. O micro-RNA e o RNA longo não codificante produzidos durante o exercício físico também podem influenciar as vias de sinalização que contribuem para a hipertrofia do músculo esquelético induzida pelo exercício.

Foi demonstrado que o exercício de resistência aeróbica promove um aumento na capacidade oxidativa e na perfusão (angiogênese) das fibras musculares durante o exercício. O aumento da capacidade oxidativa foi associado a elevações nos níveis das enzimas oxidativas, bem como à biogênese mitocondrial nas fibras musculares tanto do tipo I quanto do tipo II. O aumento da densidade capilar induzido pelo exercício de resistência aeróbica pode ocorrer nas fibras musculares do tipo I e do tipo II. O(s) mecanismo(s) de sinalização subjacente(s) a essas mudanças na capacidade oxidativa e na angiogênese é(são) complexo(s), porém parecem envolver a ativação do coativador da transcrição PGC-1α. A angiogênese parece envolver o VEGF, a jusante da estimulação do PGC-1α. O micro-RNA e/ou o RNA longo não codificante produzido durante o exercício de resistência aeróbica

TABELA 12.3	Efeitos dos exercícios.	
Tipo de treinamento	**Exemplo**	**Principal resposta adaptativa**
Aprendizagem/habilidade de coordenação	Digitação	Maior taxa de acurácia das unidades motoras (sistema nervoso central)
Resistência (esforços submáximos sustentados)	Corrida de maratona	Capacidade oxidativa aumentada em todas as unidades motoras envolvidas, com limitada hipertrofia celular
Força (breves esforços máximos)	Levantamento de peso	Hipertrofia e capacidade glicolítica acentuada das unidades motoras utilizadas

também podem influenciar as vias de sinalização que levam às mudanças anteriormente assinaladas na capacidade oxidativa, na biogênese mitocondrial e na angiogênese.

A hipertrofia pode acompanhar essas mudanças induzidas pelo exercício de resistência aeróbica na capacidade oxidativa e perfusão por meio das vias da calcineurina e da proteína quinase dependente de cálcio-calmodulina. Um importante aspecto a considerar é que é improvável que as rotinas de atividade física possam converter uma fibra muscular do tipo II em uma fibra muscular do tipo I. Pode haver alterações na expressão do tipo IIx *versus* tipo IIa em uma fibra muscular (conforme evidenciado por uma fibra híbrida ocasional), porém as rotinas de exercício não demonstraram a ocorrência de conversão de uma fibra muscular do tipo II para o tipo I. Em vez disso, foram necessárias mudanças dramáticas na frequência de estimulação para efetuar uma mudança no padrão de expressão da miosina do tipo II para a miosina do tipo I (conforme evidenciado por estudos de estimulação elétrica crônica e estudos de inervação cruzada).

As fibras musculares podem ser lesionadas durante o exercício. Isso é particularmente verdadeiro para exercícios excêntricos com carga elevada. Se a lesão do sarcolema do músculo for pequena (resultando em um influxo pequeno de Ca^{++}), a disferlina em combinação com a anexina II pode ser capaz de proceder ao reparo do sarcolema. A lesão também pode iniciar uma cascata de mecanismos de reparo, que envolve a ativação de células satélites na parte externa do sarcolema (porém abaixo da lâmina basal). As células satélites ativadas sofrem (1) proliferação, (2) maturação/fase de diferenciação e (3) fusão para formar o miotubo (com núcleos de localização central), que podem em seguida amadurecer para se transformar em fibras musculares esqueléticas funcionais (com núcleos subsarcolêmicos). As fibras em regeneração podem ser identificadas pela expressão de uma isoforma embrionária da miosina e pela localização dos núcleos centrais. A presença de fibras musculares esqueléticas em processo de regeneração também pode ser observada em patologias como a distrofia muscular e a polimiosite. Um importante aspecto a considerar é que essa regeneração também envolve a participação do sistema imune, em que (1) os macrófagos M1 participam da remoção de resíduos e promovem a proliferação das células satélites, e (2) os macrófagos M2 promovem a maturação das células satélites e a fusão.

Dor muscular de início tardio

Atividades como longas caminhadas ou, em particular, corrida em declive, nas quais os músculos em contração são esticados e alongados vigorosamente, são acompanhadas de mais dor e rigidez em comparação aos exercícios que não envolvem alongamento e estiramento muscular vigoroso (p. ex., ciclismo). A dor intensa e permanente se desenvolve lentamente e atinge o seu pico dentro de 24 a 48 horas. A dor está associada à redução na capacidade de movimento, à rigidez e à fraqueza dos músculos afetados. Os principais fatores que causam a dor são o edema e a inflamação das células musculares lesionadas, comumente próxima da junção miotendínea. As unidades motoras do tipo II são mais afetadas do que as unidades motoras do tipo I porque a força máxima é maior em células grandes, sobre as quais as cargas impostas são aproximadamente 60% maiores do que a força máxima que as células podem desenvolver. A recuperação é lenta e depende da regeneração dos sarcômeros lesionados.

Propriedades biofísicas do músculo esquelético

Os mecanismos moleculares da contração muscular, descritos anteriormente, são responsáveis pelas propriedades biofísicas do músculo. Historicamente, estas propriedades biofísicas foram bem descritas antes da elucidação dos mecanismos moleculares de contração. Eles continuam sendo métodos importantes de descrever a função muscular.

Relação comprimento-tensão

Quando os músculos se contraem, eles geram força (frequentemente medida como tensão ou estresse) e diminuem em comprimento. No estudo das propriedades biofísicas do músculo, um destes parâmetros é geralmente mantido constante, e o outro é medido depois de uma manobra experimental. Assim, uma **contração isométrica** é aquela em que o comprimento do músculo é mantido constante, e a força gerada durante a contração é, então, medida. Uma **contração isotônica** é aquela em que a força (ou tônus) é mantida constante, e, então, mensura-se a mudança no comprimento do músculo.

Quando um músculo em repouso é esticado, ele resiste ao estiramento com uma força que aumenta lentamente no início e, em seguida, mais rapidamente à medida que a extensão do estiramento aumenta (Figura 12.19). Esta propriedade puramente passiva é devido à elasticidade do tecido muscular. Se o músculo é estimulado a contrair a esses vários comprimentos, uma relação diferente é obtida. Especificamente, a força contrátil aumenta à medida que o comprimento do músculo é aumentado até certo ponto (designado L_O para indicar o comprimento ótimo). Quando o músculo é esticado para além do L_O, a força contrátil diminui. Esta curva, chamada curva de "comprimento-tensão", é compatível com a teoria dos filamentos deslizantes, descrita anteriormente. Em um sarcômero de comprimento muito longo (3,7 μm), os filamentos de actina não se sobrepõem com os filamentos de miosina e, portanto, não há nenhuma contração. Quando o comprimento do músculo diminui para o L_O, a quantidade de sobreposição aumenta, incrementando a força contrátil progressivamente. Conforme o comprimento do sarcômero diminui abaixo de 2 μm, os filamentos finos colidem no meio do sarcômero, a interação actina-miosina é perturbada e, consequentemente, a força contrátil diminui. Para a construção das curvas de comprimento-tensão, os músculos foram mantidos em determinado comprimento e, em seguida, a força contrátil foi medida (*i. e.*, contração isométrica). Assim, a relação comprimento-tensão confirma a teoria dos filamentos deslizantes da contração muscular.

Relação força-velocidade

A velocidade em que um músculo se encurta depende muito da quantidade de força que o músculo deve desenvolver (Figura 12.20). Na ausência de qualquer carga, a velocidade de encurtamento do músculo é máxima (denotada como V_0).

A V_0 corresponde à taxa máxima do ciclo de pontes cruzadas (*i. e.*, é proporcional à velocidade máxima de renovação de energia [atividade de ATPase] por miosina). Assim, a V_0 do músculo de contração rápida é mais elevada do que a do músculo de contração lenta. O aumento da carga diminui a velocidade de encurtamento muscular até que, com a carga máxima, o músculo não é capaz de levantar a carga e, portanto, não pode ser mais encurtado (velocidade zero). Aumentos adicionais da carga resultam em estiramento do músculo (velocidade negativa). A tensão isométrica máxima (*i. e.*, a força com que a velocidade de encurtamento é zero) é proporcional ao número de pontes cruzadas ativas entre a actina e a miosina, e é geralmente maior nas unidades motoras de contração rápida (por causa do maior diâmetro de fibras musculares de contração rápida e maior número de fibras musculares em uma típica unidade motora de contração rápida). Na Figura 12.20, a curva de potência-tensão reflete a taxa de trabalho em cada uma das cargas e mostra que a taxa máxima de trabalho foi realizada com uma carga submáxima (ou seja, quando a força de contração foi de aproximadamente 30% da tensão tetânica máxima). Para calcular esta curva, as coordenadas x e y foram multiplicadas e, em seguida, o produto foi representado graficamente em função da coordenada x.

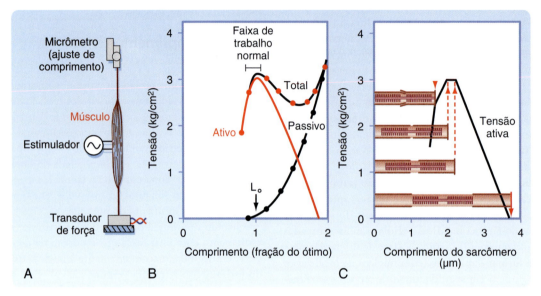

• **Figura 12.19** Relação comprimento-tensão no músculo esquelético. **A.** Configuração experimental em que a tensão tetânica isométrica máxima é medida em vários comprimentos musculares. **B.** Modo pelo qual a tensão ativa foi calculada em vários comprimentos musculares (*i. e.*, subtraindo a tensão passiva da tensão total a cada comprimento do músculo). **C.** Gráfico da tensão ativa como uma função do comprimento do músculo com a prevista sobreposição de filamentos grossos e finos em pontos selecionados.

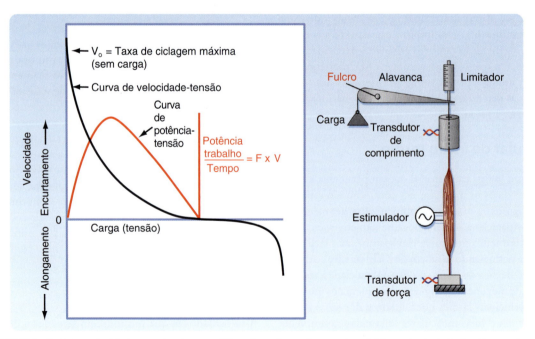

• **Figura 12.20** Relação força-velocidade no músculo esquelético. A configuração experimental é mostrada *à direita*. O comprimento inicial do músculo foi mantido constante, mas a quantidade de peso que o músculo tinha que levantar durante a estimulação tetânica variou. Foi medida a velocidade de encurtamento muscular levantando diferentes pesos. Ver o texto para detalhes. F, força; V, velocidade.

Pontos-chave

1. O músculo esquelético é composto de numerosas células musculares (fibras musculares) que tipicamente apresentam 10 a 80 μm de diâmetro e até 25 cm de comprimento. O aparecimento de estrias no músculo esquelético é devido ao arranjo altamente organizado de filamentos grossos e finos nas miofibrilas de fibras musculares esqueléticas. O sarcômero é uma unidade contrátil do músculo esquelético. Cada sarcômero tem cerca de 2 μm de comprimento em repouso e é delimitado por duas linhas Z. Os sarcômeros estão dispostos em série ao longo do comprimento miofibrilar. Os filamentos finos, que contêm actina, se estendem da linha Z ao centro do sarcômero. Os filamentos grossos, que contêm miosina, estão posicionados no centro do sarcômero e se sobrepõem aos filamentos finos de actina. A contração do músculo resulta da interação de miosina e da actina dependente de Ca^{++}, na qual a miosina puxa os filamentos finos em direção ao centro do sarcômero.

2. A contração do músculo esquelético está sob controle do sistema nervoso central (ou seja, é voluntária). Os centros motores no cérebro controlam a atividade dos neurônios motores α nos cornos ventrais da medula espinhal. Estes neurônios motores α, por sua vez, fazem sinapses com as fibras musculares esqueléticas. Considerando que cada fibra do músculo esquelético é inervada por um único neurônio motor, um neurônio motor inerva várias fibras musculares dentro do músculo. Uma *unidade motora* se refere a todas as fibras musculares inervadas por um único neurônio motor.

3. O neurônio motor inicia a contração do músculo esquelético por meio da produção de um potencial de ação na fibra muscular. À medida que o potencial de ação passa para os túbulos T da fibra muscular, canais de Ca^{++} dependentes de voltagem ($Ca_v1.1$) nos túbulos T sofrem alterações conformacionais que resultam na abertura dos canais de Ca^{++} vizinhos no RS chamados "receptores de rianodina" (RYR1), que, em seguida, liberam Ca^{++} para o sarcoplasma do RS. O influxo de Ca^{++} através do $Ca_v1.1$ não é necessário para que o potencial de ação no túbulo T induza a liberação de Ca^{++} do RYR1. Em vez disso, a mudança de conformação induzida por voltagem na proteína do $Ca_v1.1$ no túbulo T promove uma interação proteína-proteína com o RYR1, estimulando a liberação de Ca^{++} do RS. O aumento no Ca^{++} sarcoplasmático promove a contração do músculo expondo os locais de ligação da miosina sobre os filamentos finos de actina (um processo que envolve a ligação de Ca^{++} à troponina C seguida do movimento da tropomiosina para o sulco no filamento fino). Em seguida, as pontes cruzadas de miosina parecem sofrer uma ação de catraca, com os filamentos finos puxados em direção ao centro do sarcômero e então contraindo a fibra muscular esquelética. O relaxamento do músculo ocorre posteriormente conforme o Ca^{++} sarcoplasmático é recaptado pela ATPase de Ca^{++} (SERCA) no RS.

4. A força de contração pode ser aumentada pela ativação de mais neurônios motores (ou seja, recrutamento de mais fibras musculares) ou por um aumento na frequência dos potenciais de ação na fibra muscular, que produz tétano. O aumento da força durante as contrações tetânicas é devido à elevação prolongada da $[Ca^{++}]$ intracelular.

5. Os dois tipos básicos de fibras musculares esqueléticas são distinguidos com base na sua velocidade de contração (*i. e.*, contração rápida contra contração lenta). A diferença na velocidade de contração é atribuída à expressão de diferentes isoformas de miosina que diferem na atividade ATPase da miosina. Além da diferença na atividade ATPase da miosina, os músculos rápidos e lentos também diferem na sua atividade metabólica, no diâmetro das fibras, no tamanho da unidade motora, na sensibilidade à tetania e no padrão de recrutamento.

6. Tipicamente, os músculos lentos são recrutados antes das fibras musculares de contração rápida devido à maior excitabilidade de neurônios motores que inervam os músculos lentos. A capacidade oxidativa elevada das fibras musculares lentas suporta a atividade contrátil sustentada. As fibras musculares de contração rápida, em contraste, tendem a ser grandes e tipicamente têm baixa capacidade oxidativa e alta capacidade glicolítica. As unidades motoras compostas de fibras glicolíticas de contração rápida (tipo IIx) apresentam maior limiar para ativação, maior número de fibras e menor capacidade oxidativa e, portanto, são melhor adaptadas para curtos períodos de atividade, quando são necessários altos níveis de força.

7. As fibras musculares de contração rápida podem ser convertidas em fibras musculares de contração lenta (e vice-versa) em função do padrão de estimulação. A estimulação elétrica crônica de um músculo de contração rápida resulta na expressão de miosina de contração lenta e na diminuição da expressão de miosina de contração rápida, junto com um aumento da capacidade oxidativa. O mecanismo ou os mecanismos subjacentes a esta mudança na expressão do gene são desconhecidos, mas a alteração parece ser secundária a uma elevação na $[Ca^{++}]$ intracelular de repouso. A fosfatase calcineurina dependente de Ca^{++} e o fator de transcrição NFAT têm sido implicados nesta transição da contração rápida para o fenótipo de contração lenta. A quinase dependente de Ca^{++}/calmodulina e o fator de transcrição MEF2 também podem participar na transição do fenótipo.

8. As fibras musculares esqueléticas atrofiam após a denervação. As fibras musculares dependem da atividade motora dos nervos para a manutenção do fenótipo diferenciado. A reinervação por crescimento axonal ao longo da bainha original do nervo pode reverter essas alterações. O músculo esquelético tem uma capacidade limitada de substituir as células perdidas como resultado de traumatismo ou doença. A inibição das vias de sinalização PI3K/Akt e a ativação da via FoxO parecem contribuir para a diminuição da taxa de síntese de proteína e para o aumento da taxa de degradação da proteína (respectivamente) observadas durante a atrofia por desuso. O aumento da degradação proteica durante a atrofia é atribuído a um aumento tanto da atividade de protease (p. ex., a ativação de caspase 3) quanto à ubiquitinação (por meio de níveis elevados de ubiquitina ligases).

9. O músculo esquelético apresenta uma plasticidade fenotípica considerável. O crescimento normal está associado à hipertrofia celular causada pela adição de mais miofibrilas e mais sarcômeros nas extremidades da célula para coincidir com o crescimento do esqueleto. O treinamento de força induz hipertrofia celular (normalmente por meio de uma via de sinalização que envolve a ativação da via Akt-mTOR). O treinamento de resistência aeróbica aumenta a capacidade oxidativa e a densidade capilar de todas as unidades motoras envolvidas, normalmente por meio de uma via de sinalização que envolve a estimulação do coativador da transcrição PGC-1α. Os esquemas de treinamento não podem converter as fibras musculares do tipo II em fibras musculares do tipo I.

10. A fadiga muscular durante o exercício não é devida à depleção de ATP. O mecanismo ou mecanismos subjacentes à fadiga induzida por exercício não são conhecidos, embora a acumulação de produtos metabólicos (lactato, P_i, ADP) tenha sido implicada. Em vista da importância da prevenção da depleção do ATP sarcoplasmático, o que iria afetar a viabilidade da célula, é provável que vários mecanismos possam ter sido desenvolvidos para induzir a fadiga e, consequentemente, diminuir a taxa de hidrólise de ATP antes de o indivíduo correr o risco de lesão ou morte da célula muscular esquelética.

11. Quando as demandas de energia de um músculo em exercício não podem ser supridas pelo metabolismo oxidativo, ocorre um débito de oxigênio. O aumento da respiração durante o período de recuperação após o exercício reflete esse débito de oxigênio. Quanto maior a dependência do metabolismo anaeróbico para atender às necessidades de energia de contração muscular, maior o débito de oxigênio.

12. As lesões menores do sarcolema do músculo esquelético podem ter o seu reparo efetuado pela anexina/disferlina, enquanto o dano mais extenso pode levar à regeneração das fibras musculares. A regeneração das fibras musculares envolve a ativação das células satélites sob a lâmina basal do músculo. As células satélites ativadas proliferam e diferenciam-se em miócitos, que se fundem para produzir miotubos. Os miotubos amadurecem e transformam-se em fibras musculares regeneradas com núcleos de localização central e cadeia pesada da miosina embrionária. Dependendo da inervação do nervo motor α, as fibras musculares regeneradas expressarão a miosina do tipo I ou do tipo II.

13

Músculo Cardíaco

OBJETIVOS DO APRENDIZADO

Após a conclusão deste capítulo, o estudante será capaz de responder às seguintes questões:

1. Que estruturas no músculo cardíaco facilitam a contração coordenada dos cardiomiócitos, que é fundamental para a ação de bombeamento do coração?
2. Qual é a sequência de eventos e interações moleculares pela qual um potencial de ação no sarcolema do músculo cardíaco leva à contração muscular?
3. Quais são os mecanismos intrínsecos e extrínsecos que aumentam a força da contração do músculo cardíaco?
4. Como a estimulação simpática do músculo cardíaco aumenta a força de contração (inotropismo positivo) e a velocidade de relaxamento (lusitropismo positivo)?
5. Como o aumento na frequência de contração do músculo cardíaco leva a um aumento na força de contração (*i.e.,* "*treppe*")?
6. Qual é a lei do coração de Frank-Starling e de que maneira ela está relacionada com os efeitos do estiramento nas interações actina-miosina do músculo cardíaco?
7. Quais são as semelhanças e as diferenças entre cardiomiopatia hipertrófica, cardiomiopatia dilatada e hipertrofia ventricular esquerda induzida por sobrecarga de pressão?

Se o estudante já tiver concluído o Capítulo 12, que trata do músculo esquelético, será capaz de comparar o músculo cardíaco e o músculo esquelético em termos da organização das células musculares, acoplamento excitação-contração e regulação da força de contração.

A função do coração é bombear sangue através do sistema circulatório por meio de uma contração altamente organizada das células musculares cardíacas. Especificamente, as células musculares cardíacas estão conectadas entre si para formar um sincício elétrico com fortes ligações elétricas e mecânicas entre as células do músculo cardíaco adjacentes. Um potencial de ação iniciado em uma região específica do coração (p. ex., o nó sinoatrial) é capaz de passar rapidamente por todo o coração para facilitar a contração sincronizada das células musculares cardíacas, o que é importante para a ação de bombeamento do coração. Da mesma forma, o enchimento do coração requer o relaxamento sincronizado deste órgão. Frequentemente, o relaxamento anormal resulta em condições patológicas.

Este capítulo começa com uma descrição da organização das células musculares cardíacas dentro do coração, incluindo uma discussão sobre conexões elétricas e mecânicas. Também são abordados os mecanismos subjacentes à contração, relaxamento

e regulação da força de contração das células musculares cardíacas. Embora o músculo cardíaco e o músculo esquelético sejam estriados, são significativamente diferentes em termos de organização, acoplamento elétrico e mecânico, acoplamento excitação-contração e mecanismos para regular a força de contração. Essas diferenças também são destacadas.

Organização básica das células musculares cardíacas

As células do músculo cardíaco são muito menores do que as células do músculo esquelético. Tipicamente, as células do músculo cardíaco medem 10 μm de diâmetro e aproximadamente 100 μm de comprimento. Conforme ilustrado na Figura 13.1A, as células cardíacas são conectadas entre si através de **discos intercalares**, que incluem uma combinação de junções mecânicas e conexões elétricas. As conexões mecânicas, que impedem que as células se separem quando se contraem, incluem a **junção aderente** e os **desmossomas**. Por outro lado, as **junções do tipo *gap* (junções comunicantes)** entre as células musculares cardíacas proporcionam conexões elétricas entre as células, permitindo a propagação do potencial de ação por todo o coração. Portanto, diz-se que a disposição das células do músculo cardíaco dentro do coração forma um sincício elétrico e mecânico, o qual permite que um único potencial de ação (gerado no interior do nó sinoatrial) passe através do coração de modo que o coração possa se contrair de modo sincronizado e em forma de onda. Os vasos sanguíneos percorrem o miocárdio.

A organização básica dos filamentos grossos e finos nas células do músculo cardíaco é comparável com a do músculo esquelético (Capítulo 12). Por microscopia eletrônica, observam-se bandas claras e escuras repetidas que constituem as bandas I e A, respectivamente (Figura 13.1B e Figura 12.3 no Capítulo 12). Por isso, o músculo cardíaco é classificado como um músculo estriado. A linha Z corta transversalmente a banda I e constitui o ponto de ligação dos filamentos finos. A região entre duas linhas Z adjacentes constitui o sarcômero, que é a unidade contrátil da célula muscular. Os filamentos finos são compostos de actina, tropomiosina e troponina, e se estendem para a banda A. A banda A é composta de filamentos grossos com alguma sobreposição de filamentos finos. Os filamentos grossos são compostos de miosina e se estendem a partir do centro do sarcômero em direção às linhas Z.

Os filamentos de miosina são formados por uma associação cauda-cauda de moléculas de miosina no centro do sarcômero seguida por uma associação cabeça-cauda à medida que o filamento grosso se estende em direção às linhas Z.

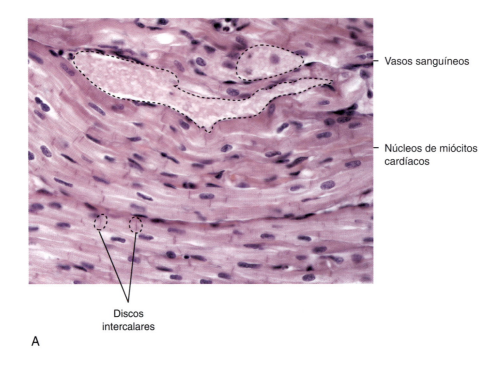

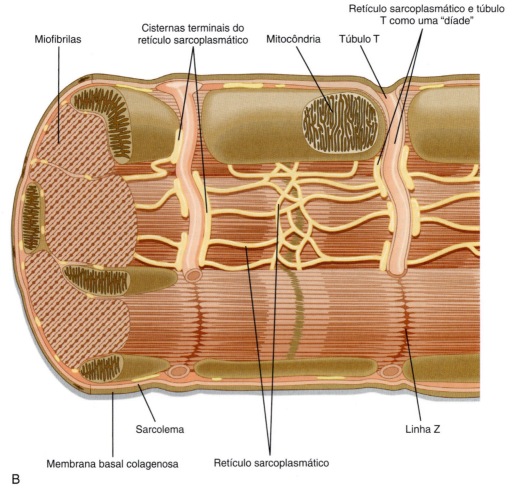

- **Figura 13.1 A.** Fotomicrografia das células musculares cardíacas (210×). Os discos intercalares em cada extremidade de uma célula muscular são identificados na parte inferior esquerda da micrografia. O disco intercalar conecta fisicamente os miócitos adjacentes e, por causa da presença de junções do tipo comunicante, também acopla eletricamente as células de modo que o músculo funciona como um sincício elétrico e mecânico. **B.** Representação esquemática da organização de um sarcômero dentro de uma célula de músculo cardíaco. (**A.** De Telser A. *Elsevier's Integrated Histology*. St. Louis: Mosby; 2007. **B.** Redesenhada de Fawcett D, McNutt NS. The ultrastructure of the cat myocardium. I. Ventricular papillary muscle. *J Cell Biol*. 1969;42:1-45.)

Assim, o filamento de miosina é polarizado e equilibrado para puxar os filamentos de actina para o centro do sarcômero. Uma vista em corte do sarcômero perto da extremidade da banda A mostra que cada filamento grosso está rodeado por seis filamentos finos e cada filamento fino recebe ligações em ponte cruzada a partir de três filamentos grossos. Este conjunto complexo de filamentos grossos e finos é característico dos músculos cardíaco e esquelético, e ajuda a estabilizar os filamentos durante a contração muscular (ver Figura 12.3B para matriz hexagonal de filamentos finos e grossos no sarcômero do músculo estriado).

Várias proteínas podem contribuir para a organização dos filamentos grossos e finos, tais como a meromiosina e a proteína C (no centro do sarcômero), que parecem servir de suporte para a organização dos filamentos grossos. De modo semelhante, a nebulina estende-se ao longo do filamento de actina e pode servir como um suporte para o filamento fino. O filamento de actina é ancorado à linha Z pela α-actinina, enquanto a proteína tropomodulina reside no final do filamento de actina e regula seu comprimento. Estas proteínas estão presentes tanto em células do músculo cardíaco quanto esquelético.

Os filamentos grossos são ancorados às linhas Z por uma grande proteína elástica chamada **titina**. Embora a titina tenha sido reconhecida por ligar a miosina às linhas Z e, assim, evitar o estiramento excessivo do sarcômero, existem evidências de que a titina possa participar na sinalização celular (talvez atuando como um sensor de estiramento e, assim, modulando a síntese proteica em resposta ao estresse). Tal sinalização por titina tem sido observada em células de músculo cardíaco e esquelético. Além disso, os defeitos genéticos na titina resultam em atrofia tanto de células do músculo cardíaco quanto do esquelético, e podem contribuir tanto para a disfunção cardíaca quanto para as distrofias do músculo esquelético (denominadas **titinopatias**). Acredita-se também que a titina contribua para a capacidade do músculo cardíaco de aumentar a força sobre o estiramento (discutido na seção posterior "Estiramento").

Embora o músculo cardíaco e o músculo esquelético contenham tecido conjuntivo em abundância, há mais tecido conjuntivo no coração. A abundância de tecido conjuntivo no coração ajuda a prevenir a ruptura muscular (como no músculo esquelético), bem como previne o estiramento excessivo do coração. A análise comprimento-tensão do músculo cardíaco, por exemplo, mostra um aumento dramático na tensão passiva à medida que o músculo cardíaco é estirado além do seu comprimento de repouso. Em contraste, o músculo esquelético tolera um grau muito maior de estiramento antes que a tensão passiva aumente para um nível comparável. A razão para esta diferença entre o músculo cardíaco e o músculo esquelético não é conhecida, embora uma possibilidade seja que o estiramento do músculo esquelético é tipicamente limitado pela amplitude de movimento da articulação, que, por sua vez, é limitada pelos ligamentos/tecido conjuntivo ao redor da articulação.

O coração, por outro lado, parece depender da abundância de tecido conjuntivo em torno das células do músculo cardíaco para evitar o estiramento excessivo durante períodos de maior retorno venoso. Durante o exercício intenso, por exemplo, o retorno venoso pode aumentar até cinco vezes. No entanto, o coração é capaz de bombear este volume extra de sangue para o sistema arterial com apenas pequenas alterações no volume ventricular (*i. e.*, o volume diastólico final aumenta menos de 20%). Embora a abundância de tecido conjuntivo no coração limite o estiramento do coração durante esses períodos de aumento do retorno venoso, outros mecanismos reguladores ajudam o coração a bombear o sangue extra que ele recebe (conforme discutido na seção "Estiramento"). Do contrário, se o coração fosse sobrecarregado, a capacidade contrátil das células do músculo cardíaco deveria diminuir (devido à diminuição da sobreposição dos filamentos grossos e finos), o que resultaria em bombeamento insuficiente, aumento da pressão venosa e, talvez, edema pulmonar.

Dentro das células do músculo cardíaco, as miofibrilas são cercadas pelo **retículo sarcoplasmático (RS)**, uma rede interna de membranas (Figura 13.1B). Esta é similar ao RS no músculo esquelético, exceto pelo fato de que o RS no coração é menos denso e não tão bem desenvolvido. As regiões terminais do RS se apoiam no **túbulo T** ou se encontram logo abaixo do **sarcolema** (ou ambos) e desempenham um papel-chave na elevação da [Ca^{++}] intracelular durante um potencial de ação. O mecanismo pelo qual um potencial de ação inicia a liberação de Ca^{++} no coração difere significativamente daquele no músculo esquelético (como discutido na seção "Acoplamento excitação-contração").

O coração contém uma abundância de mitocôndrias, pois até 30% do volume do coração é ocupado por estas organelas. A alta densidade das mitocôndrias proporciona ao coração grande capacidade oxidativa, superior àquela encontrada no músculo esquelético.

O sarcolema do músculo cardíaco contém invaginações (**túbulos T**) comparáveis às observadas no músculo esquelético. No músculo cardíaco, contudo, os túbulos T estão posicionados nas linhas Z, enquanto no músculo esquelético dos mamíferos os túbulos T estão posicionados nas extremidades das bandas I. No músculo cardíaco, as conexões entre os túbulos T e o RS são menores e não tão bem desenvolvidas quanto as observadas no músculo esquelético. Essas regiões juncionais entre as porções terminais do RS e os túbulos T no músculo cardíaco são denominadas "díades" (visto que a junção consiste na membrana do túbulo T e uma membrana do RS), o que contrasta com as tríades observadas no músculo esquelético, onde os túbulos T estão localizados entre duas cisternas terminais do RS.

NO NÍVEL CELULAR

A **cardiomiopatia hipertrófica familiar (CHF)** ocorre em aproximadamente 0,2% da população geral, mas é a principal causa de morte súbita em adultos saudáveis. Esta patologia tem estado associada a defeitos genéticos em várias proteínas dos sarcômeros cardíacos, tais como miosina, troponina, tropomiosina e proteína C de ligação à miosina, uma proteína estrutural localizada no meio da banda A do sarcômero. A CHF é uma doença autossômica dominante, e estudos transgênicos indicam que a expressão de apenas uma pequena quantidade da proteína mutada pode resultar no desenvolvimento do fenótipo cardiomiopático. Além disso, a mutação de um único aminoácido na molécula de miosina é suficiente para produzir a cardiomiopatia hipertrófica. A patogênese da CHF, no entanto, é variável tanto em termos de início como de gravidade, mesmo dentro de uma família com um único defeito genético, sugerindo a presença de *loci* modificadores.

Controle da atividade do músculo cardíaco

O músculo cardíaco é um músculo involuntário com um marca-passo intrínseco. O marca-passo constitui-se em uma célula especializada (localizada no **nó sinoatrial** do átrio direito) que é capaz de sofrer despolarização espontânea e gerar potenciais de ação. É importante ressaltar que, embora várias células no coração sejam capazes de se despolarizar espontaneamente, as despolarizações espontâneas mais rápidas ocorrem em células no nó sinoatrial. Além disso, uma vez que uma dada célula despolariza-se espontaneamente e dispara um potencial de ação, este potencial de ação é então propagado através do coração (por vias de condução especializadas e contatos célula-célula). Assim, é necessária a despolarização a partir de apenas uma única célula para iniciar uma onda de contração no coração (ou seja, um batimento cardíaco). Os mecanismos subjacentes a esta despolarização espontânea são discutidos em profundidade no Capítulo 16.

Uma vez que um potencial de ação é iniciado no nó sinoatrial, ele é propagado entre as células atriais através de junções comunicantes, bem como através de fibras de condução especializadas nos átrios. O potencial de ação passa através dos átrios dentro de aproximadamente 70 ms. Para atingir os ventrículos, o potencial de ação deve passar pelo **nó atrioventricular**, e em seguida passar para todo o ventrículo através de vias de condução especializadas (o **feixe de His** e o **sistema de Purkinje**) e de junções comunicantes nos discos intercalares dos miócitos cardíacos adjacentes. O potencial de ação pode passar por todo o coração dentro de 220 ms após seu início nó sinoatrial. Uma vez que a contração de uma célula muscular cardíaca tipicamente dura 300 ms, esta condução rápida promove a contração quase sincronizada das células do músculo cardíaco. Este é um cenário muito diferente daquele do músculo esquelético, em que as células são agrupadas em unidades motoras que são recrutadas independentemente quando a força de contração aumenta.

Acoplamento excitação-contração

O sangue e os fluidos extracelulares contêm, normalmente, de 1 a 2 mmol/L de Ca^{++} livre, e desde os dias do fisiologista Sidney Ringer (por volta de 1882) sabe-se que o coração necessita do Ca^{++} extracelular para contrair. Assim, um coração isolado continua a bater quando perfundido com uma solução salina fisiológica aquecida (37 °C) e oxigenada contendo aproximadamente 2 mmol/L de Ca^{++} (p. ex., a solução de Tyrode), mas cessa seu batimento na ausência de Ca^{++} extracelular. Esta parada nas contrações em meios sem Ca^{++} também é observada em corações eletricamente estimulados, o que demonstra ainda a importância do Ca^{++} extracelular para a contração do músculo cardíaco. Esta situação é bastante diferente da do músculo esquelético, que pode se contrair na ausência de Ca^{++} extracelular.

Os potenciais de ação no músculo cardíaco são prolongados, com duração de 150 a 300 ms (Figura 13.2, *detalhe*), o que é substancialmente maior do que os potenciais de ação no músculo esquelético (aproximadamente 5 ms). A longa duração do potencial de ação no músculo cardíaco é devida a uma lenta corrente de Ca^{++} para dentro da célula através de um **canal de cálcio do tipo L dependente da voltagem** no sarcolema. A quantidade de Ca^{++}

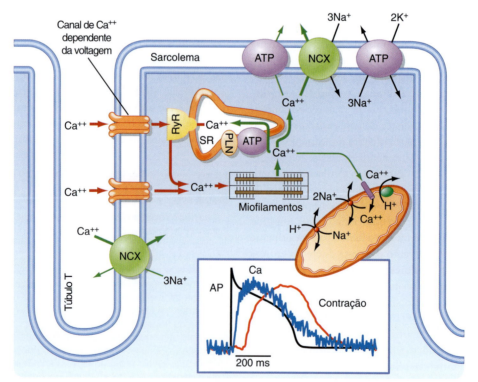

• **Figura 13.2** O acoplamento excitação-contração no coração requer o influxo de Ca^{++} através dos canais de cálcio do tipo L no sarcolema e túbulos T. Ver o texto para mais detalhes. *O detalhe* mostra o curso de tempo do potencial de ação (PA), o Ca^{++} intracelular transitório (Ca) e a contração. ATP, trifosfato de adenosina; NCX, antiportador de $3Na^+$-Ca^{++} do sarcolema; PLN, fosfolambam; RYR, receptor de rianodina. (Modificada de Bers DM. Cardiac excitation-contraction coupling. *Nature*. 2002;415:198-205. *Detalhe* modificado de Mountcastle VB. *Medical Physiology*. 13rh ed. St Louis: Mosby, 1974; Brooks CM, Hoffman BF, Suckling EE, Orias O. *Excitability of the Heart*. New York; Grune & Stratton, 1955.)

que entra na célula do músculo cardíaco é relativamente pequena e serve como um gatilho para a liberação de Ca^{++} a partir do RS. Na ausência de Ca^{++} extracelular, um potencial de ação ainda pode ser iniciado no músculo cardíaco, embora seja consideravelmente mais curto em duração e incapaz de iniciar uma contração. Assim, o influxo de Ca^{++} durante o potencial de ação é crucial para desencadear a liberação de Ca^{++} a partir do RS e, assim, iniciar a contração.

O canal de cálcio dependente de voltagem do tipo L é composto por cinco subunidades (α_1, α_2, β, γ e δ). A subunidade α_1 no músculo cardíaco também é denominada "$Ca_V 1.2$". Historicamente, o $Ca_V 1.2$ foi denominado **receptor de di-hidropiridina (DHPR)** porque se liga à classe di-hidropiridínica de fármacos bloqueadores de canais de cálcio (p. ex., nitrendipino e nimodipino). Observe que o músculo cardíaco contém $Ca_V 1.2$, enquanto o músculo esquelético contém $Ca_V 1.1$, o que é muito importante, visto que modifica o mecanismo pelo qual um potencial de ação no túbulo T induz a liberação de Ca^{++} do RS de localização próxima (conforme discutido posteriormente).

Em cada sarcômero de músculo cardíaco, as regiões terminais do RS localizam-se ao lado dos túbulos T e do sarcolema (Figuras 13.1B e 13.2). Essas regiões juncionais do RS são enriquecidas em canais de liberação de cálcio, denominados "receptores de rianodina" (RYR). A isoforma RYR2 é o canal de liberação de cálcio regulado por Ca^{++} no RS cardíaco. Um aspecto fundamental a ser destacado é que, durante um potencial de ação na célula miocárdica, a quantidade muito pequena de Ca^{++} que passa através do canal de Ca^{++} do tipo L no túbulo T estimula o RYR2 próximo para liberar Ca^{++} da cisterna terminal dentro do citoplasma. Em seguida, a liberação do cálcio do RS promove a interação actina-miosina e, portanto, a contração.

A quantidade de Ca^{++} liberada no citosol pelo RS é muito maior do que a que entra no citosol a partir do túbulo T ou sarcolema, embora a liberação do Ca^{++} no RS não ocorra sem essa entrada de Ca^{++} de "gatilho". Por conseguinte, o acoplamento excitação-contração no músculo cardíaco é denominado **acoplamento eletroquímico** (com influxo de Ca^{++} induzido por voltagem através do $Ca_V 1.2$, estimulando a liberação de Ca^{++} do RYR2), enquanto o acoplamento excitação-contração no músculo esquelético é denominado **acoplamento eletromecânico** (com uma mudança de conformação induzida por voltagem no $Ca_V 1.1$, promovendo a liberação de Ca^{++} do RYR1 por meio de interações proteína-proteína). A base para essa diferença nos mecanismos de liberação de Ca^{++} parece depender das diferenças existentes entre o $Ca_V 1.1$ no músculo esquelético e o $Ca_V 1.2$ no coração.

Mecanismo de contração

Como no músculo esquelético, a contração do músculo cardíaco é regulada por filamentos finos, e uma elevação na [Ca^{++}] intracelular é necessária para promover a interação actina-miosina. Na situação de baixa [Ca^{++}] intracelular (< 50 nmol/L), a ligação da miosina à actina é bloqueada pela tropomiosina. Contudo, à medida que a [Ca^{++}] citosólica aumenta durante um potencial de ação, a ligação do Ca^{++} à troponina C resulta em uma alteração conformacional no complexo troponina/tropomiosina, onde a tropomiosina desliza no sulco do filamento de actina expondo os sítios de ligação à miosina sobre o filamento de actina. Enquanto a [Ca^{++}] citosólica permanecer elevada e, portanto, os sítios de ligação à miosina, expostos, a miosina se ligará à actina, sofrerá uma ação de catraca e contrairá a célula do músculo cardíaco. Observe que, como os sítios de ligação à miosina na actina ficam bloqueados nas baixas concentrações de Ca^{++} e expostos durante um aumento na [Ca^{++}] intracelular, é dito que a contração do músculo cardíaco é *regulada pelos filamentos finos*. Isto é idêntico à situação no músculo esquelético; no músculo liso, em contrapartida, a contração é regulada pelos filamentos grossos (Capítulo 14).

Durante um aumento na [Ca^{++}] intracelular e a exposição dos locais de ligação da miosina à actina, as pontes cruzadas de miosina executam uma série de passos que resultam na contração da célula do músculo cardíaco. Em repouso, as moléculas de miosina encontram-se energizadas com o ATP que foi parcialmente hidrolisado para "erguer a cabeça" e, assim, ficam prontas para interagir com a actina. Uma elevação na [Ca^{++}] intracelular expõe, então, os sítios de ligação da miosina à actina, permitindo a ligação miosina-actina (passo 1). A miosina ligada gera, em seguida, uma força motora onde o filamento de actina é puxado para o centro do sarcômero (passo 2). O difosfato de adenosina (ADP) e o fosfato inorgânico (P_i) são liberados da cabeça de miosina durante este passo à medida que a energia do ATP é utilizada para contrair o músculo. A cabeça de miosina move-se aproximadamente 70 nm durante cada ação de catraca (ciclo de ponte cruzada). A ligação do ATP à miosina diminui a afinidade da miosina à actina e, assim, permite a liberação da miosina da actina (passo 3). A miosina, então, hidrolisa parcialmente o ATP ligado para reenergizar ("erguer") a cabeça (passo 4) e preparar a ponte cruzada para outro ciclo. Este ciclo de quatro passos é idêntico ao descrito para o músculo esquelético (Figura 12.10 no Capítulo 12).

O músculo cardíaco e o músculo esquelético diferem, no entanto, no nível de Ca^{++} intracelular atingido após um potencial de ação e, portanto, no número de interações actina-miosina. No músculo esquelético, a elevação da [Ca^{++}] intracelular e o número de interações actina-miosina são altos após um potencial de ação. No músculo cardíaco, o aumento da [Ca^{++}] intracelular pode ser regulado, o que proporciona ao coração um importante meio de modular a força da contração sem recrutar mais células musculares ou desenvolver tétano. Lembre-se de que, no coração, todas as células musculares são ativadas durante uma contração, e assim recrutar mais células musculares não é uma opção. Além disso, o tétano nas células musculares cardíacas iria impedir qualquer ação de bombeamento e, portanto, ser fatal. Consequentemente, o coração conta com diferentes meios de aumentar a força de contração, inclusive variando a amplitude do Ca^{++} intracelular transitório.

Relaxamento do músculo cardíaco

O relaxamento do músculo esquelético requer simplesmente a reabsorção do Ca^{++} pelo RS por meio da ação da **ATPase de cálcio do retículo endoplasmático sarcoplasmático (SERCA2)**, igualmente conhecida como a **bomba de Ca^{++} do RS.** Embora a SERCA2 desempenhe um papel fundamental na diminuição da [Ca^{++}] citosólica no músculo cardíaco, o processo é mais complexo do que aquele observado no músculo esquelético, pois uma certa quantidade de Ca^{++} disparador entra na célula do músculo cardíaco através dos canais de cálcio do sarcolema durante cada potencial de ação. Deve existir então um mecanismo para a extrusão do Ca^{++} disparador; caso contrário, a quantidade de Ca^{++} no RS aumentaria continuamente, e resultaria em sobrecarga de Ca^{++}. Em especial, parte do Ca^{++} é expulso da célula do músculo cardíaco através do **antiportador $3Na^+$-Ca^{++}** e de uma **bomba de Ca^{++} do sarcolema** (Figura 13.2). A $[Ca^{++}]$ extracelular está na faixa milimolar, enquanto a quantidade de $[Ca^{++}]$ intracelular é submicromolar, e, portanto, a extrusão de Ca^{++} é realizada contra um grande gradiente químico. De modo semelhante, a $[Na^+]$ é consideravelmente mais elevada no meio extracelular do que dentro da célula. O antiportador usa o gradiente de Na^+ através da célula para impulsionar o movimento ascendente de Ca^{++} para fora da célula. Como três íons Na^+ entram na célula em troca de um íon Ca^{++}, o antiportador $3Na^+$-Ca^{++} é eletrogênico e cria uma corrente despolarizante. Por outro lado, a bomba de Ca^{++} do sarcolema usa a energia do ATP para expulsar o Ca^{++} da célula. Ambos os mecanismos de extrusão e a SERCA contribuem, assim, para o relaxamento do músculo cardíaco ao diminuir a $[Ca^{++}]$ citosólica.

Apesar de a interação actina-miosina exigir um aumento relativamente pequeno na $[Ca^{++}]$ intracelular livre, a abundância de proteínas de ligação ao Ca^{++} no sarcoplasma necessita de um aumento muito maior na $[Ca^{++}]$ intracelular total. A $[Ca^{++}]$ intracelular em repouso é de aproximadamente 50 a 100 nmol/L; metade da força máxima de contração requer aproximadamente 600 nmol/L de Ca^{++} livre. No entanto, por causa das proteínas de ligação ao Ca^{++}, tais como a parvalbumina e a troponina C, a concentração sarcoplasmática total deve aumentar em 70 μmol/L. Como já mencionado, grande parte deste aumento na $[Ca^{++}]$ sarcoplasmática ocorre por meio da liberação de Ca^{++} a partir do RS. Em várias espécies, tais como coelhos, cães, gatos, cobaias e seres humanos, a captação e a liberação de Ca^{++} pelo RS constituem aproximadamente 70% do Ca^{++} intracelular transitório. Logo, até 30% do aumento do Ca^{++} intracelular pode ser atribuído ao influxo de Ca^{++} através dos canais de cálcio regulados por voltagem nos túbulos T e no sarcolema, com o antiportador $3Na^+$-Ca^{++} contribuindo significativamente para a extrusão de Ca^{++} durante o relaxamento.

A bomba de Ca^{++} do sarcolema encontra-se em menor quantidade que o antiportador $3Na^+$-Ca^{++}, mas tem maior afinidade ao Ca^{++} e, portanto, pode contribuir mais para a regulação da $[Ca^{++}]$ intracelular em repouso (Figura 13.2). A contribuição relativa dos mecanismos de extrusão de Ca^{++} varia entre as espécies. Por exemplo, os miócitos de rato e camundongo dependem principalmente da recaptação de Ca^{++} pelo RS (*i. e.*, o RS contitui 92% do transporte de Ca^{++}).

Regulação da força de contração

Cálcio intracelular

Pelo fato de o coração constituir um sincício elétrico, no qual todas as células do músculo cardíaco contraem durante uma única batida, não é possível aumentar a força da contração recrutando mais células musculares. Além disso, o tétano das fibras musculares cardíacas poderia ser letal porque iria impedir sua principal ação, a de bombear. O coração, então, desenvolve estratégias alternativas para aumentar a força de contração. A longa duração do potencial de ação encontrada no músculo cardíaco, que é causada pela ativação do canal de cálcio do tipo L dependente da voltagem, resulta em um longo período refratário, o que, por sua vez, impede o tétano. A modulação do influxo de Ca^{++} através dos canais de cálcio do tipo L durante um potencial de ação, no entanto, fornece ao coração um mecanismo para modular a $[Ca^{++}]$ citosólica e, portanto, modular a força de contração.

Um meio simples de modular *in vitro* a força de contração das células do músculo cardíaco é variar a $[Ca^{++}]$ extracelular. Conforme mencionado anteriormente, a contração do coração requer Ca^{++} extracelular. Diminuir a $[Ca^{++}]$ extracelular da faixa normal de 1 a 2 mmol/L para 0,5 mmol/L, por exemplo, reduz a força de contração. Esta redução na força de contração não está associada a uma alteração na duração da contração, pois a cinética de sequestro de Ca^{++} pelo RS e a extrusão de Ca^{++} não foram modificadas. Embora esta abordagem de variação da $[Ca^{++}]$ extracelular para alterar a força de contração seja demonstrável *in vitro*, não é um meio comum de modulação da força de contração cardíaca *in vivo*.

In vivo, o aumento na quantidade de Ca^{++} intracelular transitório e, consequentemente, da força de contração ocorre em resposta à estimulação simpática (seção "Agonistas β-adrenérgicos" e Capítulo 18). A estimulação simpática geralmente ocorre durante períodos de excitação ou medo e envolve a ativação dos receptores β-adrenérgicos no coração pela noradrenalina (liberada pelos terminais nervosos no coração) ou adrenalina (liberada pela medula suprarrenal para a corrente sanguínea). Conforme ilustrado na Figura 13.3, o agonista β-adrenérgico isoproterenol promove um aumento dramático na quantidade do Ca^{++} intracelular transitório e, consequentemente, uma contração mais forte. Um aumento na força de contração é denominado **inotropismo positivo.** Geralmente, ocorre também aumento na velocidade de relaxamento, o que resulta em uma contração mais curta. O aumento da taxa de relaxamento muscular é denominado **lusitropismo positivo.** A frequência das contrações do coração também aumenta com a estimulação β-adrenérgica e é denominado **cronotropismo positivo.** Logo, a estimulação β-adrenérgica do coração produz contrações mais fortes, mais breves e mais frequentes.

Agonistas β-adrenérgicos

O sistema nervoso simpático é estimulado quando um humano ou um animal é excitado. É comumente falado que a ativação simpática prepara o indivíduo para a "luta ou fuga". No caso do coração, o aumento dos níveis do hormônio da medula suprarrenal **adrenalina** ou do neurotransmissor simpático **noradrenalina** ativa os receptores β-adrenérgicos nas células do músculo cardíaco, que, por sua vez, ativam a **adenilato ciclase,** aumentando a concentração de **monofosfato de adenosina cíclico (AMPc)**, portanto, levando à fosforilação de muitas proteínas nas células do músculo cardíaco (Figura 13.4).

Ambos os canais de cálcio do tipo L dependente da voltagem (responsáveis pelo desencadeamento do Ca^{++}) e a proteína associada à SERCA chamada **fosfolambam** são fosforilados pela proteína quinase dependente de AMPc. A ação combinada destas fosforilações aumenta a quantidade de Ca++ no RS. Especificamente, a fosforilação do canal de cálcio do sarcolema faz que mais Ca++ disparador entre na célula e a fosforilação de fosfolambam aumente a atividade da SERCA, permitindo, assim, que o RS acumule mais Ca++ antes de este íon ser expulso pelo 3Na+-Ca++ e pela ATPase de Ca++. O resultado final é que o RS libera mais Ca++ no citosol durante o próximo potencial de ação, o que promove mais interações actina-miosina e, portanto, maior força de contração (Figura 13.3). O aumento da atividade da SERCA após a estimulação simpática também resulta em uma contração encurtada pela rápida reabsorção de Ca++ pelo RS. Isso, por sua vez, permite que o coração aumente sua taxa de relaxamento. Uma consequência adicional da estimulação simpática é um aumento da frequência cardíaca por meio de um efeito direto nas células do marca-passo (Capítulos 16 e 18).

Outras proteínas e alguns micropeptídeos também parecem estar associados à SERCA e influenciam o transporte de cálcio do RS. Isto inclui o peptídeo de 34 aminoácidos **DWORF** (do inglês *dwarf open reading frame*), o que aumenta a afinidade da SERCA ao cálcio, aparentemente por meio do deslocamento da fosfolambam. A DWORF foi identificada por meio de RNA não codificante.

NO NÍVEL CELULAR

Os mecanismos subjacentes à resposta do coração à estimulação β-adrenérgica são complexos e envolvem a fosforilação dependente de AMPc de várias proteínas. A **proteína quinase ancoradora A (AKAP)** tem sido mostrada em associação íntima com o canal de cálcio do tipo L regulado por voltagem no coração, posicionando, assim, **a proteína quinase dependente de AMPc** próximo ao canal, facilitando, a fosforilação desta durante a estimulação simpática. Como estas fosforilações dependentes de AMPc aumentam a amplitude do Ca++ intracelular transitório e, ao fazê-lo, resultam em uma contração cardíaca mais vigorosa e mais breve, esse assunto será discutido em outra parte deste livro (Capítulo 18).

NO NÍVEL CELULAR

As mutações no receptor cardíaco de rianodina (RYR2) foram associadas a arritmias cardíacas. Especificamente, a taquicardia ventricular polimórfica catecolaminérgica (CPVT) é uma doença hereditária autossômica dominante, tipicamente manifestada durante a infância como uma taquicardia induzida por exercício e que pode progredir para arritmias durante o exercício (ou estresse) e resultar em morte súbita. Aproximadamente 40% dos pacientes com CPVT apresentam um defeito no RYR2, o qual tem sido associado a maior liberação de Ca++ do RS. A mutação no RYR2 pode envolver a substituição de um aminoácido altamente conservado que difere da hipertermia maligna, na qual foram relatados erros de sequência ou deleções de *splicing* dentro do RYR. A hipótese é a de que, durante períodos de exercício ou estresse, os níveis aumentados de Ca++ intracelular (devido aos efeitos combinados da estimulação β-adrenérgica e do aumento da atividade do RYR2 mutado) promovem o desenvolvimento de pós-despolarizações tardias e, portanto, arritmias. Acredita-se que a elevação da [Ca++] intracelular durante a diástole promova o desenvolvimento de despolarizações posteriores por meio da ativação do antiportador 3Na+-Ca++, situação em que a expulsão de Ca++ durante a diástole resulta em uma corrente interna final suficiente para despolarizar a célula até o limiar para um potencial de ação. O tratamento da CPVT envolve terapia antiadrenérgica (com antagonistas β-adrenérgicos) ou um desfibrilador implantado (para pacientes que não respondem).

Estiramento

O estiramento do coração aumenta a força de contração tanto *in vivo* quanto *in vitro* e é um mecanismo intrínseco de regulação da força contrátil. Em contraste, o músculo esquelético tipicamente exibe tensão máxima no comprimento de repouso. *In vivo*, o estiramento do coração ocorre durante períodos de retorno venoso aumentado (p. ex., durante o exercício ou quando a

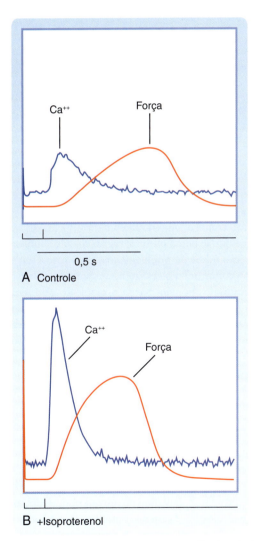

• **Figura 13.3** A estimulação dos receptores β-adrenérgicos no coração aumenta a força da contração **A.** A estimulação elétrica do miocárdio resulta em um aumento transitório na [Ca++] intracelular e na produção de força. **B.** O isoproterenol (um agonista do receptor β-adrenérgico) aumenta a amplitude do Ca++ intracelular transitório e, consequentemente, a quantidade de força gerada.

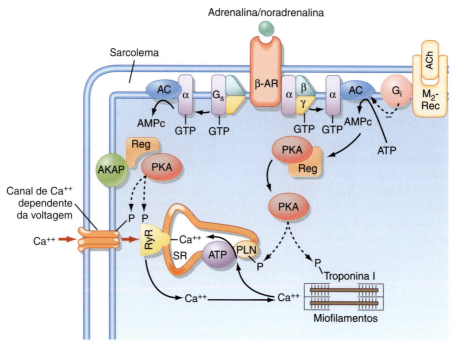

• **Figura 13.4** A estimulação simpática do coração resulta em um aumento no AMPc citosólico e, consequentemente, na fosforilação de várias proteínas pela proteína quinase A (PKA). Uma proteína quinase ancoradora A (AKAP) adjacente ao canal de cálcio do tipo L facilita a fosforilação deste canal e, possivelmente, de canais de cálcio do retículo sarcoplasmático próximos. Outras proteínas fosforiladas pela PKA são a fosfolambam (PLN) e a troponina I. Os agonistas muscarínicos (p. ex., acetilcolina [ACh]), por outro lado, inibem esta cascata simpática por meio da inibição da produção de AMPc pela adenilato ciclase (AC). β-AR, receptor β-adrenérgico; ATP, trifosfato de adenosina; G_i, proteína G inibitória; GTP, trifosfato de guanosina; M_2-Rec, receptor muscarínico M_2 de acetilcolina; Reg, subunidade reguladora da proteína-quinase A. (Redesenhada de Bers DM. Cardiac excitation-contraction coupling. *Nature*. 2002;415:198.)

frequência cardíaca é diminuída, ou ambos). A **lei de Frank-Starling** refere-se à capacidade do coração em aumentar a sua força de contração quando esticado, fato observado em situações de aumento do retorno venoso (Figura 13.5A; Capítulo 16).

Esse mecanismo é importante, pois auxilia o coração a bombear o volume total de sangue que recebe. Assim, quando o coração recebe muito sangue, os ventrículos são esticados, e a força de contração é aumentada, o que garante a ejeção deste volume extra de sangue. O estiramento do músculo cardíaco também aumenta a tensão passiva, o que ajuda a evitar o estiramento excessivo do coração. Esta resistência passiva no coração é maior do que a no músculo esquelético e é atribuída tanto à matriz extracelular (tecido conjuntivo) quanto às proteínas intracelulares elásticas (p. ex., **titina**), ou a ambas.

Este aumento na força de contração induzido pelo músculo cardíaco ocorre em uma estreita faixa de comprimentos de sarcômero (aproximadamente 1,6 a 2,3 μm), resultando em uma contração dependente da variação do comprimento. Esta relação comprimento-tensão no músculo cardíaco é muito mais evidente do que aquela vista no músculo esquelético. É importante notar que este aumento de força induzido por estiramento pode ocorrer dentro de um ciclo cardíaco.

O aumento induzido por estiramento na força de contração do músculo cardíaco está associado ao aumento na sensibilidade da contração ao Ca^{++} induzido pelo estiramento (Figura 13.5B). No músculo papilar ventricular de ratos, aproximadamente 60% do aumento induzido por estiramento na força de contração foram atribuídos a um aumento na sensibilidade ao Ca^{++}, ao passo que os 40% restantes do aumento induzido por estiramento na força de contração foram atribuídos a alterações na sobreposição dos filamentos grossos e finos. As alterações na sobreposição dos miofilamentos, no entanto, são menos prováveis de contribuir para o aumento continuado na força de contração cardíaca conforme o comprimento do sarcômero aumenta de 2 μm para 2,3 μm, já que se pensa que esta região constitui uma região de sobreposição ótima de miofilamentos (e constitui um patamar na relação comprimento-tensão no músculo esquelético).

O mecanismo que contribui para o aumento induzido por estiramento na sensibilidade ao Ca^{++} da contração cardíaca não está claro, mas foi relatado que ele envolve as seguintes proteínas do sarcômero (titina, troponina T e proteína de ligação da miosina C).

Metabolismo muscular cardíaco

Como no músculo esquelético, a miosina usa a energia do ATP para gerar força, então o estoque de ATP, que é pequeno, deve ser continuamente reabastecido. Tipicamente, esta reposição do estoque de ATP é realizada pelo metabolismo aeróbico, incluindo a oxidação de gorduras e carboidratos. Durante os períodos de isquemia, o estoque de **fosfato de creatina**, que converte ADP em ATP, pode diminuir. Como no músculo esquelético, o estoque de fosfato de creatina é pequeno nas fibras musculares cardíacas.

Quando o músculo cardíaco é completamente destituído de O_2 por causa da oclusão de um vaso coronário (*i. e.*, isquemia por interrupção do fluxo), as contrações cessam rapidamente (dentro de 30 segundos). Isto não é causado por depleção de ATP nem de fosfato de creatina, pois estes níveis diminuem mais lentamente. Mesmo depois de 10 minutos de isquemia este "coração de atleta" aumentado, o desempenho cardíaco é melhorado, o que é avaliado pelo aumento do volume sistólico, do consumo de oxigênio e do relaxamento preservado. Assim, o coração do atleta representa um exemplo de "hipertrofia fisiológica" com efeitos contráteis benéficos.

Em contraste, se for exposto à sobrecarga crônica de pressão, o coração pode ser submetido tanto à **hipertrofia ventricular esquerda concêntrica** quanto à **hipertrofia ventricular esquerda dilatada**, o que provoca deterioração da função.

A hipertrofia concêntrica é caracterizada por um espessamento da parede ventricular esquerda e constitui uma hipertrofia compensatória para a carga aumentada. A hipertrofia dilatada é caracterizada por um aumento do volume ventricular (volume diastólico final). Foi demonstrado que tanto a hipertrofia ventricular esquerda concêntrica quanto a hipertrofia do ventrículo esquerdo dilatado exibem diminuição da resposta contrátil à estimulação β-adrenérgica, o que limita a reserva contrátil. Na hipertrofia ventricular esquerda dilatada, a função contrátil normal, juntamente com a resposta de Frank-Starling, pode estar prejudicada.

Os mecanismos celulares e moleculares subjacentes ao desenvolvimento de hipertrofia cardíaca não estão claros, apesar de ter sido observada uma elevação da [Ca^{++}] intracelular.

A ligação, ou as ligações, entre hipertrofia cardíaca, desempenho cardíaco diminuído e resposta β-adrenérgica prejudicada durante a sobrecarga crônica de pressão não está clara. A diminuição do desempenho cardíaco tem sido atribuída à desregulação do controle da [Ca^{++}] intracelular. As alterações no nível, na atividade e na fosforilação de uma grande variedade de proteínas, incluindo os canais de cálcio do tipo L, a fosfolambam, a SERCA e o RYR, têm sido implicadas na desregulação do Ca^{++} e associadas a um coração deficiente (hipertrofia patológica).

Um microRNA (miR-222) mostrou ser importante para o crescimento cardíaco em resposta ao exercício. Ele também parece inibir a remodelação desajustada do coração após a isquemia/lesão de reperfusão.

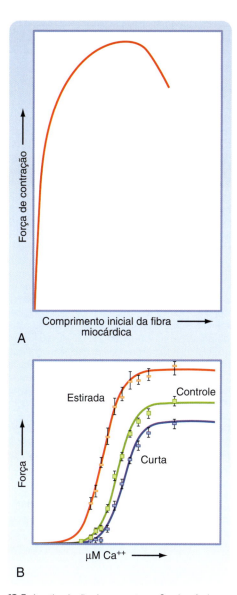

• **Figura 13.5** A estimulação dos receptores β-adrenérgicos no coração aumenta a força da contração. **A.** A estimulação elétrica do miocárdio resulta em um aumento transitório na [Ca^{++}] intracelular e na produção de força. **B.** O isoproterenol (um agonista do receptor β-adrenérgico) aumenta a amplitude do Ca^{++} intracelular transitório e, consequentemente, a quantidade de força gerada. (**B.** Redesenhada de Dobesh D, Konhilas J, de Tombe P. Cooperative activation in cardiac muscle: impact of sarcomere length. *Am J Physiol Heart Circ Physiol.* 2002;282:H1055-H1062.)

de fluxo interrompido, quando os níveis de fosfato de creatina estão próximos de zero e apenas 20% do ATP permanecem, a reperfusão pode restaurar esses depósitos de energia, bem como a capacidade contrátil. No entanto, o prolongamento da isquemia por interrupção de fluxo por 20 minutos resulta em uma queda maior no ATP, de modo que a reperfusão tem, consideravelmente, menos efeito, havendo apenas uma restauração limitada dos níveis de ATP e fosfato de creatina ou da atividade contrátil.

Hipertrofia do músculo cardíaco

Um exercício como uma corrida de resistência aeróbica (p. ex., maratona) pode aumentar o tamanho do coração devido à hipertrofia das células musculares cardíacas. Concomitantemente com

🧬 NO NÍVEL CELULAR

A elevação discreta da [Ca^{++}] intracelular (como resultado de um aumento da atividade contrátil, por exemplo) parece ter a capacidade de ativar a proteína fosfatase dependente de Ca^{++}/calmodulina (**calcineurina**) que, por sua vez, pode desfosforilar o fator de transcrição **fator nuclear de células T ativadas (NFAT)**, facilitando, assim, a translocação do NFAT para o núcleo e, finalmente, promovendo a síntese de proteínas e, assim, a hipertrofia. A ativação da proteína quinase dependente de Ca^{++}/calmodulina também tem sido implicada na ativação do fator de transcrição **fator estimulador de miócitos 2 (MEF2)** promovendo a dissociação (exportação nuclear) de um inibidor de MEF2 (ou seja, a **histona desacetilase [HDAC]**). (Essas vias de sinalização são análogas àquelas descritas para a hipertrofia do músculo esquelético, conforme ilustrado na Figura 12.17.)
A resposta β-adrenérgica prejudicada do músculo cardíaco após a sobrecarga crônica de pressão envolve, pelo menos em parte, uma diminuição nos receptores β-adrenérgicos por causa de sua internalização. Tanto a **fosfatidilinositol-3-quinase (PI3K)** quanto o **receptor β-adrenérgico quinase 1** têm sido implicados na internalização dos receptores β-adrenérgicos.

NO NÍVEL CELULAR

Pressão arterial elevada, defeitos nas valvas cardíacas, e paredes ventriculares enfraquecidas como consequência de infarto do miocárdio podem levar à insuficiência cardíaca, uma das principais causas de morte. A insuficiência cardíaca pode ser vista com o espessamento das paredes do ventrículo ou com dilatação (i. e., aumento de volume) dos ventrículos.

Para monitorar o desenvolvimento de hipertrofia ventricular esquerda em resposta à sobrecarga de pressão e para avaliar estratégias com o objetivo de reduzir/prevenir a hipertrofia miocárdica associada e fibrose, emprega-se comumente um modelo de roedor que utiliza a constrição parcial do arco da aorta. Os resultados desses estudos mostraram que o estado de metilação das histonas e/ou a acetilação de histonas influenciam o desenvolvimento da hipertrofia cardíaca. Especificamente, a inibição da histona lisina dimetil desmetilase (KDM3A) impediu o desenvolvimento de hipertrofia ventricular esquerda e fibrose cardíaca em camundongos em resposta à sobrecarga da pressão aórtica. A inibição da KDM3A também forneceu proteção contra a isquemia/lesão de reperfusão. Em contrapartida, superexpressão de KDM3A induziu hipertrofia do miocárdio *in vivo* e hipertrofia de miócitos cardíacos *in vitro*. A inibição de histona desacetilases de classe I e de classe II também preservou a função sistólica e inibiu a hipertrofia ventricular esquerda em resposta à sobrecarga de pressão aórtica, implicando, assim, a metilação e a acetilação da histona na resposta do coração à carga de pressão, o que leva à possibilidade de intervenção farmacológica direcionada para KDM3A e/ou HDAC para inibir a hipertrofia ventricular e/ou reduzir a fibrose cardíaca.

NA CLÍNICA

A cardiomiopatia dilatada (CMD) caracteriza-se pela dilatação do ventrículo esquerdo ou de ambos os ventrículos, com comprometimento da contração que pode levar à insuficiência cardíaca. Existe também um risco de morte súbita por arritmia. A incidência da CMD é de 0,4%. Em geral, a CMD é causada por uma mutação de uma proteína do sarcômero ou desmossoma, porém outras causas também incluem (1) inflamação, (2) exposição a fármacos, toxinas ou alérgenos, (3) doenças endócrinas ou autoimunes sistêmicas ou (4) a causa pode ser idiopática. Por conseguinte, a CMD não é secundária à sobrecarga de pressão. Foram observadas mutações na CMD nas proteínas do sarcômero titina, miosina 7, troponina, fosfolambam e tropomiosina, bem como no canal de Na regulado por voltagem. Dados nas Figuras 3A e 4A do artigo de Liu et al., 2015 (https://academic.oup.com/cardiovascres/article/107/1/164/513711?login=false) mostram os efeitos de um fosfolambam mutante que foi identificado em exossomos de quatro membros de uma família com CMD de início na idade adulta. As frações de ejeção do ventrículo esquerdo variaram de 17 a 40%, e todos apresentaram fibrilação atrial ou taquicardia não sustentada. O fosfolambam mutante continha uma substituição de arginina por cisteína na posição 25. Quando o fosfolambam mutante (R25C) foi superexpresso em miócitos ventriculares de ratos, os miócitos transfectados exibiram uma diminuição na extensão da contração e redução da amplitude e da cinética do transiente de cálcio intracelular em resposta à estimulação elétrica em 0,5 Hz, em comparação com miócitos ventriculares transfectados com fosfolambam de tipo selvagem (TS) ou com um vetor contendo a proteína fluorescente verde (GFP) em vez de fosfolambam. Foi também observada uma diminuição na sensibilidade do transporte de cálcio do RS ao Ca^{++} nos miócitos com o mutante fosfolambam, juntamente com aumento do extravasamento passivo de Ca^{++} do RS, ambos os quais podem ter contribuído para o aumento do Ca^{++} intracelular basal, evidente a partir do valor basal elevado de R25C-PLN. O aumento do Ca^{++} basal poderia contribuir para o desenvolvimento de arritmias nesses portadores de CMD.

Há evidências de que a hipertrofia cardíaca pode não estar associada a algumas deficiências funcionais. As constrições intermitentes da aorta, por exemplo, resultam em diminuição da sinalização β-adrenérgica, diminuição da densidade capilar e níveis diminuídos de SERCA2 sem evidências de hipertrofia. A ativação da PI3K parece estar envolvida nesta resposta.

Pontos-chave

1. O músculo cardíaco é um músculo estriado involuntário. As células do músculo cardíaco são relativamente pequenas (10 μm × 100 μm) e formam um sincício elétrico com ligações íntimas elétricas e mecânicas entre as células musculares cardíacas adjacentes. Os potenciais de ação são iniciados no nó sinoatrial e se espalham rapidamente por todo o coração para permitir a contração sincronizada, uma característica importante para a ação de bombeamento do coração.

2. A contração do músculo cardíaco envolve a interação dependente de Ca^{++} dos filamentos de actina e miosina, como no músculo esquelético. No entanto, ao contrário do músculo esquelético, o músculo cardíaco requer um influxo de Ca^{++} extracelular. Especificamente, o influxo de Ca^{++} durante um potencial de ação desencadeia a liberação de Ca^{++} a partir do RS, que, em seguida, promove a interação actina-miosina e a contração.

3. O relaxamento do músculo cardíaco envolve a reabsorção de Ca^{++} pelo RS e expulsão de Ca^{++} a partir da célula através do antiportador $3Na^{+}$-Ca^{++} e da bomba de Ca^{++} do sarcolema. A bomba de Ca^{++} do RS está associada a várias proteínas, incluindo alguns inibidores e ativadores micropeptídicos endógenos.

4. A força de contração do músculo cardíaco é aumentada pelo estiramento (lei de Frank-Starling do coração) e pela estimulação simpática. O músculo esquelético, por outro lado, aumenta a força por meio do recrutamento de mais fibras musculares ou por tétano.

5. A hipertrofia do coração pode ocorrer em resposta ao exercício, à sobrecarga crônica de pressão, ou por mutações genéticas. A hipertrofia cardíaca resultante do exercício é geralmente benéfica, havendo melhoria do desempenho cardíaco, aumento do consumo de oxigênio e relaxamento muscular cardíaco normal. A sobrecarga crônica de pressão, por outro lado, pode resultar em hipertrofia cardíaca, que inicialmente é associada a uma diminuição na resposta β-adrenérgica, mas pode progredir para a hipertrofia cardíaca dilatada, caracterizada por diminuição da capacidade contrátil. As mutações genéticas que resultam em hipertrofia cardíaca incluem a cardiomiopatia hipertrófica familiar, em que uma mutação em uma única proteína intracelular pode alterar a função contrátil e promover uma resposta hipertrófica. Os pesquisadores identificaram um microRNA que parece contribuir para a hipertrofia do coração induzida pelo exercício e para inibir a remodelação desajustada após a lesão de isquemia/reperfusão.

14

Músculo Liso

OBJETIVOS DO APRENDIZADO

Após a conclusão deste capítulo, o estudante será capaz de responder às seguintes questões:

1. Como a organização e a contração do músculo liso variam entre os tecidos para melhor atender às demandas funcionais de cada tecido/órgão?
2. O que é regulação da contração do músculo liso por meio de filamentos grossos?
3. O que é acoplamento farmacomecânico na contração do músculo liso?
4. O que é sensibilização da contração do músculo liso ao cálcio, e quais são as vias de sinalização que participam da sensibilização ao cálcio?
5. De que maneira a contração do músculo liso é influenciada pelo sistema nervoso autônomo, pela angiotensina II, pelo óxido nítrico, por metabólitos (como a adenosina) e por faíscas de cálcio?
6. Qual é a resposta miogênica do músculo liso vascular e por que ela é importante?
7. O que é a propriedade de "trava" (*latch*) do músculo liso?
8. O que são projeções mioendoteliais e como elas podem influenciar o tônus vascular?

Se o estudante já tiver completado os Capítulos 12 e 13 sobre músculo esquelético e músculo cardíaco, deverá ser capaz de comparar todos os três tecidos no que concerne à organização das células musculares e regulação da contração.

As células musculares lisas, ou não estriadas, são o principal componente dos órgãos ocos, tais como o canal alimentar, as vias aéreas, a vasculatura e o trato urogenital. A contração do músculo liso serve para alterar as dimensões do órgão, o que pode resultar em propulsão do conteúdo neste órgão (como no peristaltismo do intestino) ou no aumento da resistência ao fluxo (como na vasoconstrição). O mecanismo básico observado na contração do músculo liso envolve uma interação da miosina com a actina (como no músculo estriado), embora existam algumas diferenças importantes. Especificamente, a contração do músculo liso é regulada pelo filamento grosso e requer uma alteração na miosina antes de poder interagir com a actina, enquanto a contração do músculo estriado é regulada pelo filamento fino e requer o movimento do complexo troponina-tropomiosina no filamento de actina antes de a miosina se ligar à actina. O músculo liso pode se contrair em resposta a sinais elétricos ou hormonais, e exibe a capacidade de permanecer contraído por longos períodos de tempo com baixos níveis de consumo de energia, o que é importante para funções como a manutenção

do tônus vascular e, portanto, da pressão arterial. A regulação da contração do músculo liso é complexa, envolvendo, por vezes, várias cascatas de sinalização intracelular. No presente capítulo, é feito um esforço para identificar os mecanismos envolvidos a essa diversa regulação da contração do músculo liso e, quando apropriado, é feita uma comparação desses mecanismos reguladores com os observados no músculo estriado. Também são discutidas as alterações na função/regulação do músculo liso que estão implicadas em várias condições patológicas.

Visão geral do músculo liso

Tipos de músculo liso

O músculo liso foi dividido em dois grupos: **unitário** e **multiunitário**. No músculo liso unitário, as células estão acopladas eletricamente de tal modo que a estimulação elétrica de uma célula é seguida pela estimulação das células musculares lisas adjacentes. Isso resulta em uma onda de contração, como na peristalse. Além disso, esta onda de atividade elétrica, e por conseguinte, a contração, no músculo liso unitário pode ser iniciada por uma célula marca-passo (*i. e.*, uma célula de músculo liso que exibe uma despolarização espontânea). Em contraste, as células do músculo liso multiunitário não estão eletricamente acopladas, de modo que a estimulação de uma célula não resulta necessariamente na ativação das células de músculo liso adjacentes. Exemplos de músculo liso multiunitário são o canal deferente do trato genital masculino e a íris do olho. O músculo liso, no entanto, é ainda mais diversificado, pois as classificações unitário e multiunitário representam apenas as extremidades de um espectro. Portanto, os termos *unitário* e *multiunitário* são uma simplificação; muitos músculos lisos são modulados por uma combinação de elementos neurais com pelo menos algum grau de acoplamento célula a célula e ativadores ou inibidores produzidos localmente que também promovem uma resposta um tanto coordenada dos músculos lisos.

Uma segunda consideração ao se discutirem os tipos de músculo liso é sobre o padrão de atividade (Figura 14.1). Em alguns órgãos, as células musculares contraem ritmicamente ou de forma intermitente, ao passo que em outros órgãos as células de músculo liso estão continuamente ativas e mantêm um nível de "tônus". O músculo liso que exibe atividade rítmica ou intermitente é denominado **músculo liso fásico** e inclui a musculatura lisa das paredes dos tratos gastrointestinal (GI) e urogenital. O músculo liso fásico pertence à categoria unitária descrita anteriormente porque as células deste músculo liso contraem em resposta a potenciais de ação que se propagam de célula para célula. Por outro lado, o músculo liso que está continuamente ativo é chamado **músculo liso tônico**. O músculo liso vascular, o músculo liso respiratório e alguns esfíncteres são continuamente ativos. A ativação parcial contínua do músculo liso tônico não está associada aos potenciais de ação, embora seja proporcional ao potencial de membrana. O músculo liso tônico corresponderia, assim, ao músculo liso multiunitário descrito anteriormente. As contrações fásica e tônica da musculatura lisa resultam de interações dos filamentos de actina e miosina, embora, conforme discutido mais adiante neste capítulo, haja uma mudança na cinética de ciclagem das pontes cruzadas durante a contração tônica, de modo que o músculo liso pode manter a força a um baixo custo de energia.

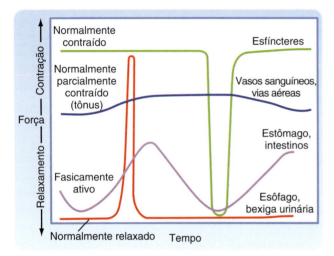

• **Figura 14.1** Alguns padrões de atividade contrátil exibidos pelos músculos lisos. Os músculos lisos tônicos normalmente estão contraídos e geram uma força variável no estado estacionário. Exemplos são os esfíncteres, os vasos sanguíneos e as vias aéreas. Os músculos lisos fásicos geralmente apresentam contrações rítmicas (p. ex., peristaltismo no trato GI), mas podem se contrair intermitentemente durante atividades fisiológicas sob um controle voluntário (p. ex., emissão da urina armazenada na bexiga urinária, deglutição).

Estrutura das células musculares lisas

As células musculares lisas formam, caracteristicamente, camadas em torno dos órgãos ocos (Figura 14.2). Os vasos sanguíneos e as vias aéreas exibem uma estrutura tubular simples na qual as células do músculo liso estão em disposição circunferencial de modo que a contração reduz o diâmetro do tubo. Esta contração aumenta a resistência ao fluxo de sangue ou de ar, mas tem pouco efeito sobre o comprimento do órgão. A organização da célula muscular lisa é mais complexa no trato GI. As camadas do músculo liso em ambas as orientações circunferenciais e longitudinais fornecem a ação mecânica para misturar o alimento e também propelir o conteúdo luminal da boca ao ânus. A coordenação entre essas camadas depende de um sistema complexo de nervos autônomos ligados por plexos. Estes plexos estão localizados entre as duas camadas musculares. O músculo liso nas paredes de estruturas saculares tais como a bexiga urinária ou o reto permite que o órgão aumente de tamanho com o acúmulo de urina ou de fezes. A disposição variada das células nas paredes destes órgãos contribui para a sua capacidade de reduzir o volume interno para quase zero durante a micção ou defecação. Dependendo da sua função e das cargas mecânicas, as células musculares lisas nos órgãos ocos ocorrem em um espectro de formas.

Em todos os órgãos ocos, o músculo liso é separado do conteúdo do órgão por outros elementos celulares, que podem ser tão simples como o endotélio vascular ou tão complexos quanto a mucosa do trato digestivo. As paredes dos órgãos ocos também contêm grandes quantidades de tecido conjuntivo que suportam uma parte crescente da tensão da parede à medida que aumenta o volume do órgão.

As seções a seguir descrevem os componentes estruturais que permitem ao músculo liso ajustar ou alterar o volume dos órgãos ocos. Esses componentes são as proteínas contráteis e reguladoras, os sistemas transmissores de força como o citoesqueleto, as ligações entre células e matriz extracelular, e os sistemas de membrana que transduzem sinais extracelulares para alterar o [Ca^{++}] sarcoplasmático.

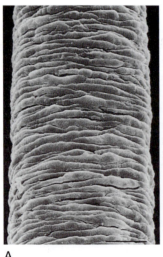 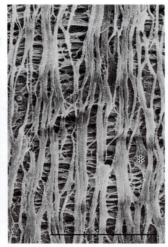 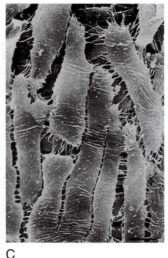

A   B   C

• **Figura 14.2** Micrografia eletrônica de varredura do músculo liso. **A.** Arteríola muscular com células musculares lisas fusiformes em uma orientação circular (*barra*, 20 µm). **B.** Imagens sobrepostas de camadas circulares (*abaixo*) e longitudinais (*acima*) de músculo liso intestinal entre componentes neurais do plexo mientérico (*asterisco*) (*barra*, 50 µm). **C.** Células de músculo liso retangular com projeções finas para células adjacentes em um pequeno ducto testicular (*barra*, 5 µm). (De Motta PM [ed]. *Ultrastructure of Smooth Muscle*. Norwell, MA: Kluwer Academic; 1990.)

Contato célula a célula

Existe uma variedade de contatos especializados entre as células musculares lisas. Tais contatos permitem a ligação mecânica e a comunicação entre as células. Em contraste com as células musculares esqueléticas, que normalmente estão ligadas a um tendão em uma de suas extremidades, as células musculares lisas (e cardíacas) estão ligadas uma à outra. Como as células do músculo liso estão dispostas anatomicamente em série, elas não só devem estar mecanicamente ligadas, mas também devem ser ativadas simultaneamente e no mesmo grau. A ligação mecânica e funcional é crucial para a função muscular lisa. Se esta ligação não existisse, a contração em uma região iria apenas esticar outra região sem uma diminuição substancial no raio ou aumento da pressão. As conexões mecânicas são propiciadas pelas fixações a bainhas de tecido conjuntivo e por junções específicas entre as células musculares.

Vários tipos de junções são encontrados no músculo liso. A integração funcional das células é dada pelas **junções comunicantes** (Figura 14.3A), as quais formam vias de baixa resistência entre as células (Capítulo 2). Estas junções permitem, ainda, a comunicação química pela difusão de compostos de baixo peso molecular. Em certos tecidos, tais como a camada longitudinal externa do músculo liso no intestino, existe um grande número de tais junções. Os potenciais de ação são prontamente propagados de célula para célula através desses tecidos.

As *junções aderentes* (também chamadas *placas densas* ou *placas de fixação*) proporcionam uma ligação mecânica entre as células do músculo liso. A junção aderente apresenta-se como regiões espessadas de membranas celulares opostas que são separadas por uma pequena folga (cerca de 60 nm) contendo material granular denso. Os filamentos finos estendem-se para dentro da junção aderente e permitem que a força contrátil gerada em uma célula de músculo liso seja transmitida para as células de músculo liso adjacentes.

Células e membranas

As células do músculo liso embrionário não se fundem, e cada célula diferenciada tem um único núcleo localizado centralmente. No entanto, as células musculares lisas são bastante grandes

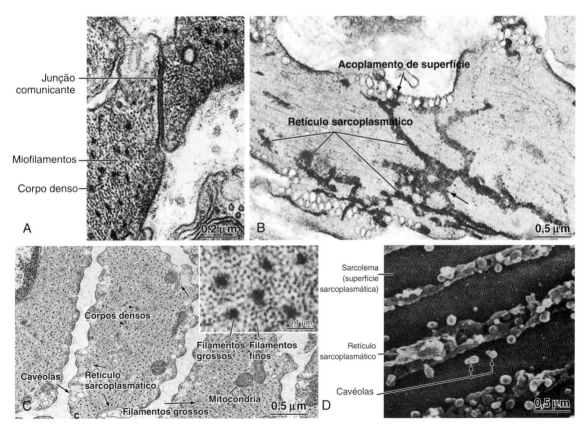

• **Figura 14.3** Junções, membranas e miofilamentos no músculo liso. **A.** Micrografia eletrônica de transmissão da junção comunicante entre as células do músculo liso intestinal. **B.** Vista longitudinal de uma célula do músculo liso da artéria pulmonar. O retículo sarcoplasmático está corado com ferricianeto de ósmio e parece formar uma rede contínua em toda a célula constituída por túbulos, folhas fenestradas (*setas longas*) e acoplamentos de superfície na membrana celular (*setas curtas*). **C.** Corte transversal de um feixe de células de músculo liso venoso ilustrando o espaçamento regular dos filamentos grossos (*linha longa*) e o número relativamente grande de filamentos finos (actina) circundantes. Os corpos densos (*pontas de seta*) são locais de fixação para os filamentos finos de actina e equivalentes às linhas Z dos músculos estriados. Elementos do retículo sarcoplasmático (*linha curta*) ocorrem na periferia dessas células. **D.** Micrografia eletrônica de varredura da superfície interna do sarcolema de uma célula de músculo liso intestinal. As linhas longitudinais da cavéola projetam-se para o sarcoplasma (*esferas pequenas de cor clara*), cercadas por elementos mais escuros do retículo sarcoplasmático tubular. As adesões de filamentos finos ao sarcolema entre as filas de elementos de membrana foram removidas durante a preparação do espécime. (**A** e **D.** De Motta PM [ed]. *Ultrastructure of Smooth Muscle*. Norwell, MA: Kluwer Academic; 1990. **B** e **C.** De Somlyo AP, Somlyo AV. Smooth muscle structure and function. In: Fozzard HA Haber E, Jennings RB, Katz AM, Morgan HE, eds. *The Heart and Cardiovascular System*. 2nd ed. New York: Raven Press; 1992.)

(tipicamente 40 a 600 µm de comprimento). Estas células têm de 2 a 10 µm de diâmetro na região do núcleo, e são mais afuniladas em direção às suas extremidades. As células em contração são bastante distorcidas, isto em razão da força exercida sobre elas pela aderência a outras células ou à matriz extracelular, e seus cortes transversais são frequentemente muito irregulares.

As células musculares lisas não têm túbulos T, as invaginações do sarcolema do músculo estriado que estabelecem conexões com o retículo sarcoplasmático (RS). No entanto, o sarcolema do músculo liso tem linhas longitudinais de pequenas invaginações em forma de saco chamadas *cavéolas* (Figura 14.3B a D). As cavéolas aumentam a relação superfície-volume das células e estão, muitas vezes, intimamente sobrepostas ao RS subjacente. Foi observada uma folga de aproximadamente 15 nm entre as cavéolas e o RS subjacente comparável ao intervalo entre os túbulos T e o terminal RS no músculo esquelético. Além disso, foram observados "traços de Ca^{++}" e uma variedade de proteínas de interação com o Ca^{++} próximo às cavéolas, levantando, assim, a possibilidade de que as cavéolas e o RS subjacente possam contribuir para a regulação do Ca^{++} intracelular no músculo liso. Os canais de Ca^{++} dependentes de voltagem e o antiportador $3Na^+$-$1Ca^{++}$, por exemplo, estão associados às cavéolas. As proteínas caveolina e colesterol são fundamentais para a formação das cavéolas, e foi lançada a hipótese de que as cavéolas refletem uma região especializada do sarcolema que também possa conter várias moléculas sinalizadoras além da sinalização de Ca^{++} mencionada anteriormente.

O músculo liso apresenta, ainda, uma rede de membrana intracelular do RS que serve como reservatório intracelular de Ca^{++} (Figura 14.3B a D). O cálcio pode ser liberado do RS para o sarcoplasma quando neurotransmissores, hormônios ou fármacos estimulantes se ligam a receptores no sarcolema. É importante ressaltar que os canais de Ca^{++} intracelular no RS de músculo liso incluem o **receptor de rianodina (RYR)**, que é similar ao encontrado no RS do músculo estriado, e o canal de Ca^{++} regulado por **inositol 1,4,5-trisfosfato (IP3)**. Geralmente, o RYR é ativado pelo aumento na concentração intracelular de Ca^{++} (*i. e.*, liberação de Ca^{++} induzida por Ca^{++} em resposta a um influxo de Ca^{++} através do sarcolema). O canal de Ca^{++} regulado por IP3 é ativado por IP3, que é produzido quando um hormônio ou hormônios se ligam a vários receptores sarcolêmicos que mobilizam Ca^{++}. A $[Ca^{++}]$ intracelular é reduzida por meio da ação da **ATPase de Ca^{++}** do retículo endoplasmático sarcoplasmático **(SERCA)** e da extrusão de Ca^{++} a partir da célula através de um antiportador $3Na^+$-$1Ca^{++}$ e de uma ATPase de Ca^{++} sarcolêmica. A quantidade de RS nas células do músculo liso varia de 2 a 6% do volume celular e se aproxima da do músculo estriado. Sinais químicos como IP3 ou um aumento localizado na $[Ca^{++}]$ intracelular (p. ex., dentro do espaço entre as cavéolas e o RS) conectam funcionalmente o sarcolema e o RS.

As células musculares lisas contêm um retículo endoplasmático rugoso proeminente e um aparelho de Golgi, ambos localizados centralmente em cada extremidade do núcleo. Estas estruturas têm funções significativas de síntese e de secreção de proteínas. As mitocôndrias dispersas são suficientes para a fosforilação oxidativa gerar o aumento do trifosfato de adenosina (ATP) consumido durante a contração.

Aparelho contrátil

Os filamentos grossos e finos das células do músculo liso são cerca de 10 mil vezes mais compridos do que o seu diâmetro e se encontram firmemente comprimidos. Portanto, a probabilidade de observar um filamento intacto na microscopia eletrônica é extremamente baixa. Em contraste com o músculo estriado, que apresenta estrias devido a um alinhamento transversal de filamentos grossos e finos, os filamentos contráteis no músculo liso não estão em alinhamento transversal uniforme, e, assim, o músculo liso não tem estrias. A falta de estrias no músculo liso não implica uma falta de ordem. Os filamentos grossos e finos estão organizados em unidades contráteis que são análogas aos sarcômeros.

Semelhantemente ao músculo estriado, os filamentos finos do músculo liso são compostos por actina e tropomiosina. No entanto, o conteúdo celular de actina e tropomiosina no músculo liso é aproximadamente o dobro do existente no músculo estriado. O músculo liso não tem troponina e nebulina, mas contém duas proteínas que não se encontram no músculo estriado: a **caldesmona** e a **calponina**. Os papéis precisos destas proteínas são desconhecidos, mas elas não parecem ser fundamentais para o ciclo de pontes cruzadas. Foi sugerido que tanto a calponina quanto a caldesmona podem regular a contratilidade do músculo liso (em parte por meio da inibição da atividade de actomiosina ATPase). A maior parte do sarcoplasma é preenchido com filamentos finos que estão grosseiramente alinhados ao longo do eixo longo da célula. O conteúdo de miosina do músculo liso é apenas um quarto do existente no músculo estriado. Pequenos grupos de três a cinco filamentos grossos estão alinhados e rodeados por muitos filamentos finos. Estes grupos de filamentos grossos interdigitados com filamentos finos conectam-se a **corpos densos** ou **áreas densas da membrana** (Figura 14.4; Figura 14.3A e B) e constituem o equivalente do sarcômero visto no músculo estriado. O aparelho contrátil das células adjacentes está mecanicamente ligado pelas ligações membrana-áreas densas.

Citoesqueleto

Nas células de músculo liso, o citoesqueleto serve como um ponto de fixação para os filamentos finos e para permitir a transmissão de força para as extremidades da célula. Em contraste com o músculo estriado, o aparelho contrátil no músculo liso não é organizado em miofibrilas, e as linhas Z não estão presentes. Os equivalentes funcionais das linhas Z nas células musculares lisas são os corpos densos elipsoides no sarcoplasma e as áreas densas que formam bandas ao longo do sarcolema (Figuras 14.3A e B e 14.4). Estas estruturas servem como pontos de ligação para os filamentos finos e contêm α-actinina, uma proteína também encontrada nas linhas Z do músculo estriado. Os filamentos intermediários, com diâmetros entre os dos filamentos finos (7 nm) e filamentos grossos (15 nm), são proeminentes no músculo liso. Esses filamentos ligam os corpos densos e as áreas densas em uma rede de citoesqueleto. Os filamentos intermediários consistem em polímeros proteicos de **desmina** ou **vimentina**.

Controle da atividade do músculo liso

A atividade contrátil do músculo liso pode ser controlada por vários fatores, tais como hormônios, nervos autônomos, atividade

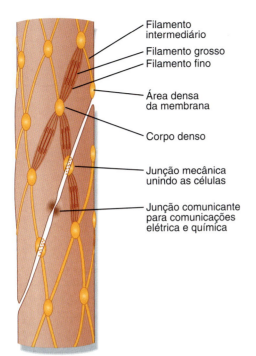

• **Figura 14.4** Organização aparente de contatos de célula para célula, citoesqueleto e miofilamentos em células de músculo liso. Pequenos elementos contráteis funcionalmente equivalentes a um sarcômero constituem a base das similaridades na mecânica entre músculos liso e esquelético. Ligações que consistem em junções especializadas ou em material fibrilar intersticial acoplam funcionalmente o aparelho contrátil de células adjacentes. Os corpos densos, o equivalente funcional de linhas Z no músculo estriado, são interligados por filamentos intermediários. Os filamentos miofílicos são orientados em grande parte em paralelo com o eixo longitudinal da célula, embora tenha sido observada uma orientação oblíqua em algumas artérias.

marca-passo e uma variedade de fármacos. Assim como o músculo estriado, a contração do músculo liso é dependente do Ca^{++}, e os agentes que acabamos de enumerar induzem a contração do músculo liso aumentando o Ca^{++} intracelular. No entanto, em contraste com o músculo estriado, os potenciais de ação no músculo liso são altamente variáveis e nem sempre são necessários para iniciar a contração muscular. Além disso, muitos agentes podem aumentar a [Ca^{++}] intracelular e, portanto, contrair o músculo liso sem alterar o potencial de membrana. A Figura 14.5 mostra vários tipos de potenciais de ação no músculo liso e as correspondentes mudanças de força. Um potencial de ação no músculo liso pode estar associado a uma resposta lenta de contração muscular, e as forças de contração podem se somar durante períodos de potenciais de ação repetitivos (*i. e.*, semelhantes à tetania no músculo esquelético). Tal padrão de atividade é característico de um músculo liso unitário em muitas vísceras.

As oscilações periódicas no potencial de membrana podem ocorrer como resultado de mudanças na atividade da ATPase de Na^+/K^+ no sarcolema. Tais oscilações podem desencadear vários potenciais de ação na célula. Alternativamente, a atividade contrátil do músculo liso pode não estar associada à geração de potenciais de ação ou mesmo a uma alteração no potencial de membrana. Em muitos músculos lisos, o potencial de membrana em repouso é suficientemente despolarizado (−60 a −40 mV) para que uma pequena diminuição do potencial de membrana possa inibir significativamente o influxo de Ca^{++}

através de canais de Ca^{++} regulados por voltagem no sarcolema. Ao diminuir o influxo de Ca^{++}, a força desenvolvida pelo músculo liso diminui. Essa resposta graduada a pequenas alterações no potencial de membrana em repouso é comum nos músculos lisos multiunitários que mantêm uma tensão constante (p. ex., músculo liso vascular).

A contração do músculo liso em resposta a um agente que não produz uma mudança no potencial da membrana é denominada **acoplamento farmacomecânico** e reflete a capacidade do agente de aumentar o nível do segundo mensageiro intracelular IP3. Outros agentes levam a uma diminuição da tensão, e também sem uma alteração no potencial de membrana. Muitos dos últimos agentes aumentam os níveis dos segundos mensageiros monofosfato de guanosina cíclico (GMPc) ou monofosfato de adenosina cíclico (AMPc). Os mecanismos moleculares pelos quais IP3, GMPc, AMPc e Ca^{++} alteram a força contrátil do músculo liso são apresentados posteriormente.

A fosforilação de uma cadeia leve de miosina é necessária para a interação da miosina com a actina; embora a fosforilação dependente de Ca^{++} desempenhe um papel-chave neste processo, o nível de fosforilação da miosina (e, portanto, o grau de contração) é dependente das atividades relativas tanto da **quinase de cadeia leve de miosina (CCLM**, que promove a fosforilação) quanto da **fosfatase de miosina (MP**, que promove a desfosforilação). Vários agonistas/hormônios aumentam o nível de fosforilação da miosina pela ativação simultânea da CCLM por meio do aumento intracelular de Ca^{++} e da inibição da MP através de uma cascata de sinalização que envolve a proteína G monomérica **RhoA** e sua efetora **Rho quinase (ROK)**. Além disso, a hiperatividade desta cascata de sinalização RhoA/ROK foi implicada em várias condições patológicas, tais como hipertensão e vasoespasmo (discutido mais adiante).

Inervação do músculo liso

A regulação neural da contração do músculo liso depende do tipo de inervação e dos neurotransmissores liberados, da proximidade dos nervos às células musculares e do tipo e distribuição dos receptores dos neurotransmissores nas membranas das células musculares (Figura 14.6). Em geral, o músculo liso é inervado pelo sistema nervoso autônomo. O músculo liso nas artérias é inervado principalmente por fibras simpáticas, enquanto o músculo liso em outros tecidos pode ter inervação simpática e parassimpática. No trato GI, o músculo liso é inervado pelos plexos nervosos que compõem o sistema nervoso entérico. As células musculares lisas de alguns tecidos (p. ex., útero) não apresentam inervação.

As junções neuromusculares e a transmissão neuromuscular no músculo liso são funcionalmente comparáveis às do músculo esquelético, mas estruturalmente menos complexas. Os nervos autônomos que inervam o músculo liso apresentam uma série de áreas dilatadas, ou varicosidades, que são espaçados por intervalos ao longo do axônio. Estas varicosidades contêm vesículas para o neurotransmissor (Figura 14.6). A membrana pós-sináptica do músculo liso apresenta pouca especialização quando comparada com a do músculo esquelético (Capítulo 6). A fenda sináptica tem tipicamente cerca de 80 a 120 nm de largura, mas pode ser tão estreita quanto 6 a 20 nm ou até mesmo superior a 120 nm.

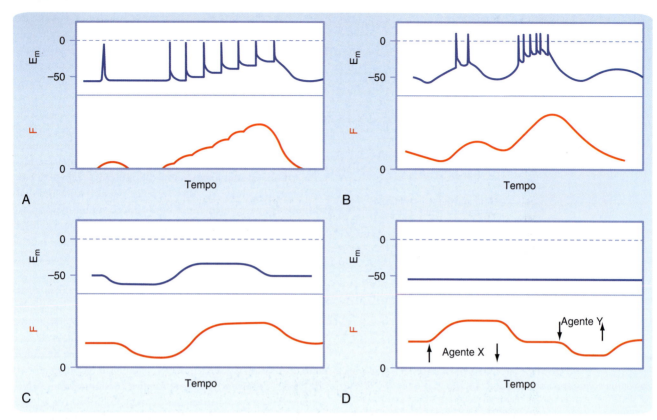

• **Figura 14.5** Relações entre potencial de membrana (E_m) e geração de força (F) em diferentes tipos de músculo liso. **A.** Os potenciais de ação podem ser gerados e levar a uma contração ou a uma soma maior de respostas mecânicas. Os potenciais de ação são característicos dos músculos lisos unitários (muitas vísceras). As junções comunicantes permitem a propagação de potenciais de ação por todo o tecido. **B.** Atividade rítmica produzida por ondas lentas que desencadeiam potenciais de ação. As contrações estão geralmente associadas a uma explosão de potenciais de ação. As oscilações lentas no potencial de membrana geralmente refletem a atividade das bombas eletrogênicas na membrana da célula. **C.** A atividade contrátil tônica pode estar relacionada ao valor do potencial de membrana na ausência de potenciais de ação. As alterações graduadas no E_m são comuns em músculos lisos multiunitários (p. ex., vascular), nos quais os potenciais de ação não são gerados e propagados de célula para célula. **D.** Acoplamento farmacomecânico; alterações na força produzida pela adição ou remoção (setas) de fármacos ou hormônios que não têm efeito significativo no potencial de membrana.

Nas sinapses onde se encontram grandes fendas sinápticas, a liberação de neurotransmissores pode afetar várias células do músculo liso. Há um grande número de neurotransmissores que afetam a atividade do músculo liso. Uma listagem parcial é fornecida na Tabela 14.1.

Regulação da contração

A contração do músculo liso requer a fosforilação de uma cadeia leve de miosina. Tipicamente, esta fosforilação ocorre em resposta a um aumento do Ca^{++} intracelular, seja após um potencial de ação ou na presença de um hormônio/agonista. Conforme ilustrado na Figura 14.7, um aumento da [Ca^{++}] intracelular no músculo liso resulta na ligação de quatro íons de Ca^{++} à proteína calmodulina e, em seguida, o complexo Ca^{++}-calmodulina ativa a CCLM, que fosforila a cadeia leve reguladora da miosina. Esta fase de fosforilação é fundamental para a interação da miosina do músculo liso com a actina. Além deste passo de fosforilação no músculo liso, uma molécula de ATP também é necessária para energizar a ponte cruzada de miosina para desenvolver força.

A contração do músculo liso é, portanto, *regulada pelos filamentos grossos,* o que contrasta com a *regulação por filamentos finos* da contração do músculo estriado, onde a ligação do Ca^{++}

> **NA CLÍNICA**
>
> O sistema nervoso entérico controla muitos aspectos da função GI, incluindo a motilidade. Algumas crianças nascem sem nervos entéricos na porção distal do cólon. A ausência destes nervos é causada por mutações genéticas que interrompem os sinais necessários para que os nervos embrionários migrem para o cólon. Nestas crianças, a motilidade normal do cólon não ocorre, o que resulta em constipação grave. Esta condição é chamada **doença de Hirschsprung,** e pode ser corrigida cirurgicamente removendo a porção do cólon que não contém nervos entéricos.

à troponina expõe sítios de ligação de miosina no filamento fino de actina. A regulação pelo filamento grosso é atribuível à expressão de uma isoforma de miosina distinta no músculo liso.

O ciclo de ponte cruzada de miosina no músculo liso é semelhante ao do músculo estriado, já que, depois da ligação ao filamento de actina, a ponte cruzada sofre uma ação de catraca na qual o filamento fino é puxado para o centro do filamento grosso, gerando, assim, a força. ADP e P_i são liberados da cabeça de miosina neste momento, permitindo, assim, que o ATP

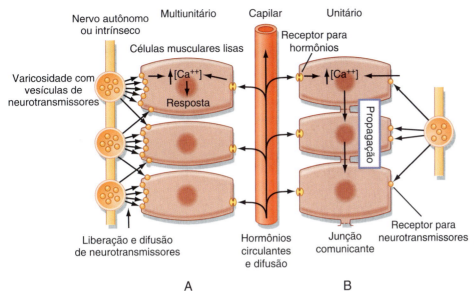

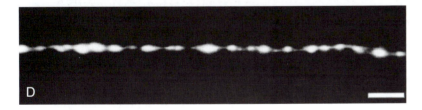

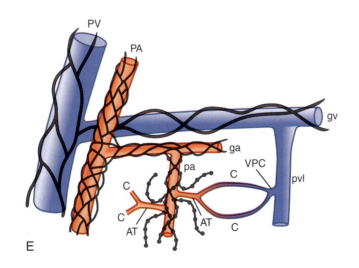

• **Figura 14.6** Sistemas de controle do músculo liso. Tanto no músculo liso multiunitário (**A**) como no músculo liso unitário (**B**), os transmissores neurais ou hormonais liberados ou gerados localmente ou as moléculas de sinalização podem induzir a contração ou o relaxamento do músculo liso. A combinação de um neurotransmissor, hormônio ou fármaco com receptores específicos ativam a contração aumentando o Ca++ celular. A resposta das células depende da concentração de transmissores ou de hormônios na membrana celular e da natureza dos receptores presentes. As concentrações hormonais dependem da distância de difusão, da liberação, da reabsorção e do catabolismo. Consequentemente, as células que não têm contatos neuromusculares próximos darão uma resposta limitada à atividade neural, a menos que estejam acopladas eletricamente de modo que a despolarização seja transmitida de célula para célula. **A.** Os músculos lisos multiunitários assemelham-se aos músculos estriados, já que não há acoplamento elétrico e a regulação neural é importante. **B.** Os músculos lisos unitários são como o músculo cardíaco, e a atividade elétrica é propagada ao longo do tecido. A maioria dos músculos lisos provavelmente se encontra entre as duas extremidades do espectro unitário-multiunitário. **C.** Micrografia de varredura do nervo varicoso repousando sobre o intestino delgado de ratos. Barra de escala = 3 µm. **D.** Imagem fluorescente de catecolaminas em um único axônio adrenérgico no mesentério de um porco. Barra de escala = 10 µm. **E.** Representação da distribuição de nervos simpáticos (*em preto*) na vasculatura. Os nervos simpáticos estão associados a pequenas artérias (PA), grandes arteríolas (ga), pequenas veias (PV), grandes vênulas (gv), pequenas arteríolas (pa) e arteríolas terminais (AT). Os capilares (C), as vênulas pós-capilares (VPC) e as pequenas vênulas (pvl) parecem não ter inervação simpática. (**C.** De Burnstock G: Autonomic neural control mechanisms. With special reference to the airways. In: Kaliner MA, Barnes PJ, eds., *The Airways. Neural Control in Health and Disease*. New York: Marcel Dekker; 1988:1-22. **D.** De Chamley JH, Mark GE, Campbell GR, Burnstock G. Sympathetic ganglia in culture. I. Neurons. *Z Zellforsch Mikrosk Anat* 1972;135:287-314.)

TABELA 14.1 Modulação da atividade do músculo liso por neurotransmissores, hormônios e fatores locais.

Agonista	Resposta	Receptor	Segundo mensageiro
Noradrenalina e adrenalina da estimulação simpática	Contração[a] (predominante) Relaxamento[b]	α_1-AR β_2-AR	IP3 AMPc
Acetilcolina da estimulação parassimpática	Contração[c] (direta) Relaxamento[c] (indireta)	Receptor muscarínico na CML Receptor muscarínico na CE	
Angiotensina II	Contração[d]	Receptor AT-II	IP3
Hormônio antidiurético (HAD)	Contração[d]	Receptor de HAD	IP3
Endotelina	Contração[d]	Receptor de endotelina	IP3
Adenosina	Relaxamento[e]	Receptor de adenosina	AMPc

AR, receptor adrenérgico; CE, célula endotelial; CML, célula do músculo liso; IP3, inositol 1,4,5-trisfosfato.
[a] O efeito predominante da estimulação simpática é a contração do músculo liso causada pela abundância de α_1-AR em relação ao β_2-AR no músculo liso.
[b] A ativação de β_2-AR no músculo liso modula o grau de contração do músculo liso durante a estimulação simpática. Os agonistas terapêuticos β_2-AR são importantes para o relaxamento da musculatura lisa brônquica durante ataques asmáticos.
[c] Os músculos lisos vasculares são mal inervados pelo sistema parassimpático. Durante a estimulação vagal, no entanto, a acetilcolina (ACh) pode se tornar elevada na circulação coronária e resultar em relaxamento coronariano (mediado pela ligação de ACh às células endoteliais). Note que este efeito da ACh é indireto porque a ligação de ACh às células endoteliais resulta na liberação do relaxante de músculo liso, o óxido nítrico, a partir das células endoteliais. Nas regiões de circulação coronária com endotélio danificado, a ligação da ACh ao músculo liso coronário pode promover a contração (vasoespasmo; efeito direto).
[d] Alguns hormônios podem elevar o IP3 no músculo liso e, assim, resultar em contração do músculo liso. Tais hormônios são a angiotensina II, o HAD e a endotelina, juntamente com os neurotransmissores noradrenalina e acetilcolina. No entanto, como referido anteriormente, cada hormônio/transmissor liga-se a um tipo de receptor específico.
[e] Durante os períodos de atividade muscular intensa, a adenosina pode ser liberada do músculo em funcionamento, ser difundida para a vasculatura vizinha e promover a vasodilatação. Logo, a adenosina está atuando como um fator local para aumentar o fluxo sanguíneo para uma região específica (*i. e.*, músculo ativo).

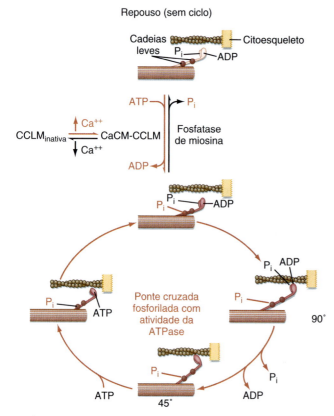

• **Figura 14.7** Regulação das interações da miosina do músculo liso com a actina por fosforilação estimulada por Ca^{++}. No estado relaxado, as pontes cruzadas estão presentes como um complexo de alta energia de miosina-ADP-P_i na presença do ATP. A ligação à actina depende da fosforilação da ponte cruzada por uma quinase de cadeia leve de miosina (CCLM) dependente de Ca^{++}-calmodulina. As pontes cruzadas fosforiladas continuam atuando até serem desfosforiladas pela fosfatase de miosina. Observe que a fosforilação das pontes cruzadas em um local específico de uma cadeia leve reguladora de miosina requer ATP além daquele utilizado em cada interação cíclica com a actina.

se ligue. O ATP diminui a afinidade da miosina para a actina, o que permite a liberação da miosina da actina. A energia do ATP recém-ligado é, então, utilizada para produzir uma alteração conformacional na cabeça da miosina (*i. e.*, reenergização da cabeça), de modo que a ponte cruzada esteja pronta para outro ciclo de contração. O ciclo de pontes cruzadas continua enquanto a ponte cruzada de miosina permanecer fosforilada. Observe que, embora os quatro passos básicos do ciclo de ponte cruzada pareçam ser os mesmos para os músculos estriado e liso, a cinética deste processo é muito mais lenta no músculo liso.

O ciclo de pontes cruzadas prossegue com a hidrólise de uma molécula de ATP por ciclo até que o $[Ca^{++}]$ sarcoplasmático diminua. Com a diminuição da $[Ca^{++}]$, a CCLM torna-se inativa, e as pontes cruzadas são desfosforiladas pela MP (Figura 14.7).

Como indicado na Figura 14.4, os filamentos finos no músculo liso estão ligados aos corpos densos, e os filamentos grossos de miosina parecem residir entre dois corpos densos e se sobrepõem a uma porção de filamentos finos de maneira semelhante à sobreposição de filamentos grossos e finos no sarcômero do músculo estriado. Acredita-se que um arranjo bipolar de moléculas de miosina dentro do filamento grosso permita que as pontes cruzadas de miosina puxem os filamentos de actina para o centro do filamento grosso, contraindo, assim, o músculo liso e, consequentemente, desenvolvendo a força.

Do ponto de vista estrutural, a miosina do músculo liso é semelhante à miosina do músculo estriado, uma vez que ambas contêm um par de cadeias pesadas e dois pares de cadeias leves. Apesar desta semelhança, elas são produtos de diferentes genes e, portanto, têm sequências de aminoácidos diferentes. Conforme observado, a miosina do músculo liso, ao contrário da miosina do músculo estriado, é incapaz de interagir com o filamento fino de actina, a menos que a cadeia leve reguladora da miosina seja fosforilada. Além disso, o filamento fino no músculo liso não tem troponina, que desempenha um papel fundamental na regulação da contração no músculo estriado (Capítulo 13).

Embora o Ca^{++} intracelular seja necessário para a contração do músculo liso, a sensibilidade da contração ao Ca^{++} é variável. Vários hormônios/agonistas, por exemplo, aumentam a força de contração a uma dada [Ca^{++}] intracelular submáxima, resultando, assim, em **sensibilização ao Ca^{++}** (Figura 14.8). A sensibilização ao Ca^{++} é descrita como um deslocamento para a esquerda na dependência de Ca^{++} da contração do músculo liso (Figura 14.8B) e pode ocorrer em resposta a uma diminuição na atividade da MP a determinada [Ca^{++}] intracelular. Do mesmo modo, um aumento na atividade da MP a determinado nível de [Ca^{++}] intracelular promove um deslocamento para a direita na dependência de Ca^{++} da contração do músculo liso, o que resulta em dessensibilização ao Ca^{++} (Figura 14.8B). Podem ocorrer mudanças recíprocas nas atividades da MP e da CCLM, como mostrado na Figura 14.8A, em que a estimulação da cascata de sinalização de ROK por um agonista pode simultaneamente inibir a MP e estimular a CCLM a uma certa concentração de [Ca^{++}] intracelular, aumentando, assim, a sensibilidade da contração ao Ca^{++} (*i. e.*, sensibilização ao Ca^{++}).

Contração fásica *versus* tônica

Durante uma contração fásica, o [Ca^{++}] sarcoplasmático, a fosforilação da ponte cruzada e a força atingem um pico e depois retornam ao nível basal (Figura 14.9). Em contraste, durante uma contração tônica, o [Ca^{++}] sarcoplasmático e a fosforilação da ponte cruzada declinam após um pico inicial, mas não retornam aos níveis basais. Durante esta fase posterior, a força aumenta lentamente e é mantida em um nível elevado (Figura 14.9). Esta força sustentada é mantida com apenas 20 a 30% das pontes cruzadas fosforiladas, e assim a utilização do ATP é reduzida. O termo **trava** (ou **mecanismo de trava**) refere-se a esta condição de contração tônica durante a qual a força é mantida a um baixo gasto de energia.

Acredita-se que o mecanismo de trava reflita uma desaceleração do ciclo de ponte cruzada, de modo que as cabeças de miosina permanecem em contato com o filamento de actina durante mais tempo, mantendo, assim, a tensão com um baixo custo de energia. Observe que o Ca^{++} intracelular cai para um nível baixo durante a fase tônica de contração, embora ainda esteja acima da [Ca^{++}] de repouso/basal. Acredita-se que o mecanismo que contribui para a capacidade do músculo liso de manter a força com um baixo nível de Ca^{++} intracelular durante a contração tônica envolva a desfosforilação da cadeia leve reguladora da miosina enquanto a ponte cruzada da miosina está ligada ao filamento de actina, resultando na diminuição da taxa de dissociação da miosina/actina e permitindo que a miosina gaste mais tempo em uma conformação ligada geradora de força. O relaxamento do músculo liso após a contração tônica ocorre quando a [Ca^{++}] intracelular diminui para um nível que impeça a fosforilação da cadeia leve reguladora pela CCLM. Outros mecanismos potenciais que contribuem para a manutenção de um estado de "trava" incluem: (1) a remodelagem do citoesqueleto sem alteração no nível de fosforilação da cadeia leve reguladora da miosina e (2) a participação da caldesmona na transição para o estado de trava.

Energia e metabolismo

Como já observado, o consumo de ATP é reduzido durante o mecanismo de trava. Sob esta condição, o músculo liso usa 300 vezes menos ATP do que seria exigido pelo músculo esquelético para gerar a mesma força. O músculo liso, como o músculo esquelético, requer ATP para o transporte de íons para manter o potencial de membrana de repouso, sequestrar Ca^{++} no RS e expulsar Ca^{++} da célula. Todas estas necessidades metabólicas são facilmente supridas pela fosforilação oxidativa. A fadiga do músculo liso não ocorre a menos que a célula seja privada de oxigênio. No entanto, a glicólise anaeróbica, com produção de lactato e H$^+$, normalmente suporta as bombas de íons da membrana, mesmo quando a oferta de oxigênio é limitada.

NO NÍVEL CELULAR

A inibição da fosfatase de miosina (MP) fundamenta o fenômeno de sensibilização ao Ca^{++} que ocorre em resposta à ativação da cascata de sinalização RhoA da proteína G monomérica (Figura 14.8A). A RhoA ativa a Rho quinase (ROK), que, por sua vez, inibe a MP tanto por mecanismos diretos quanto indiretos. A inibição direta da MP pela ROK ativada envolve a fosforilação da subunidade de ligação à miosina (MBS) da MP. A inibição indireta da MP pela ROK ativada envolve a fosforilação de **CPI 17,** uma proteína endógena de 17-kDa, a qual, em seguida, inibe a MP. Os hormônios/agonistas como as catecolaminas (agindo nos receptores α_1-adrenérgicos), o hormônio antidiurético (HAD), a endotelina, a angiotensina e os agonistas muscarínicos aumentam a sensibilidade da contração do músculo liso ao Ca^{++} por meio da ativação da sinalização RhoA/ROK. A ROK também pode ser ativada pelo ácido araquidônico e inibida pelo Y-27632, um inibidor altamente específico (Figura 14.8A). Embora não esteja mostrado na Figura 14.8, a RhoA inativa normalmente está localizada no citoplasma ligada ao GDP e a uma proteína inibidora (**inibidor da dissociação Rho-GDP [GDI]).** A ligação do agonista a diferentes receptores acoplados à proteína G pode ativar RhoA pela estimulação do **fator de troca de nucleotídeos de guanina (GEF)** para gerar RhoA-GTP, que se localiza no sarcolema e ativa a ROK. Por outro lado, a estimulação da atividade da MP reduz a sensibilidade ao Ca^{++} na contração do músculo liso, promovendo, deste modo, o relaxamento (e, portanto, a vasodilatação).

A hiperatividade da cascata de sinalização RhoA/ROK tem estado implicada em várias condições patológicas, tais como hipertensão e vasoespasmo. A hiperatividade de RhoA/ROK no músculo liso vascular de animais hipertensos, por exemplo, manifestou-se por níveis aumentados de RhoA ativada, regulação positiva de ROK, aumento da sensibilização ao Ca^{++} induzida pelo agonista de contração, e por maior redução na pressão sanguínea pela ROK em comparação com os controles normotensos. Uma tendência semelhante foi observada nos seres humanos, nos quais os inibidores da ROK diminuíram com mais intensidade a resistência vascular do antebraço em doentes hipertensos do que nos controles normotensos. Também se demonstrou que os inibidores da ROK revertem ou previnem o vasoespasmo cerebral induzido experimentalmente e o vasoespasmo coronário, assim como a atividade da associação RhoA/ROK e o aumento da fosforilação da cadeia leve de miosina. A hiperatividade de RhoA/ROK tem sido também implicada na asma brônquica, na disfunção erétil e no trabalho de parto prematuro, como evidenciado pelos efeitos dos inibidores da ROK. Além disso, os inibidores da ROK diminuíram a proliferação do músculo liso vascular e reduziram a restenose após angioplastia com balão na artéria carótida de ratos.

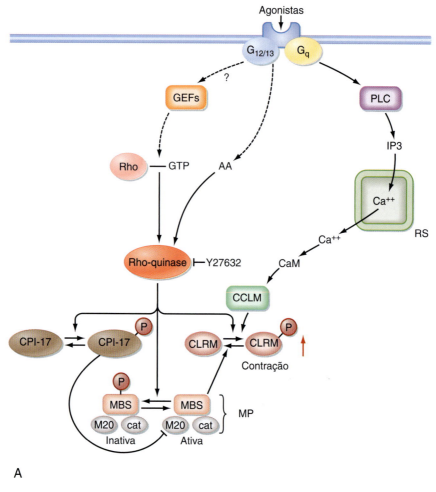

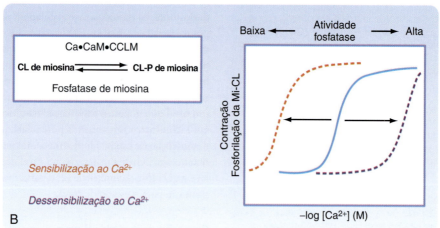

• **Figura 14.8** Sinalização Rho quinase (ROK) no músculo liso. **A.** Uma variedade de agonistas de receptores acoplados a G simultaneamente estimula a produção de IP3 e ativa a sinalização RhoA/ROK. O IP3 (Ins [1, 4, 5]P$_3$) é produzido pela hidrólise mediada por fosfolipase C (PLC) de PIP2. O IP3 aumenta o Ca^{++} intracelular abrindo os canais de Ca^{++} dependentes de IP3 no retículo sarcoplasmático (RS), resultando, assim, na ativação da CCLM e subsequente fosforilação da cadeia leve reguladora de miosina (CLRM), como também na promoção da interação actina-miosina (contração). A RhoA ativada (representada como Rho-GTP) estimula a ROK, que inibe fosfatase de miosina (MP) fosforilando a subunidade de ligação à miosina (MBS) da MP. A ROK também inibe indiretamente fosforilando/ativando CPI-17, um inibidor de 17 kDa da MP. O efeito final das fosforilações da ROK é diminuição da atividade da MP, o que resulta em um aumento no nível de fosforilação da cadeia leve de miosina e, portanto, maior força de contração a determinada concentração de [Ca^{++}] intracelular (i. e., sensibilidade aumentada da contração ao Ca^{++}). **B.** A *sensibilização ao Ca^{++}* refere-se a um aumento na força de contração a determinado nível de Ca^{++} intracelular e é descrita como um deslocamento para a esquerda na dependência de Ca^{++} da contração do músculo liso. A sensibilização ao Ca^{++} pode resultar de uma diminuição da atividade da MP e/ou de um aumento da atividade da CCLM a um dado nível de [Ca^{++}] intracelular (como mostrado na cascata de sinalização ROK no painel **A**). Por outro lado, a *dessensibilização ao Ca++* refere-se a uma diminuição da força de contração em determinada [Ca^{++}] intracelular e é representada como um deslocamento para a direita na dependência de Ca^{++} da contração. AA, ácido araquidônico; CaM, complexo Ca^{++}-calmodulina; cat, subunidade catalítica da fosfatase de miosina; G$_{12/13}$ e G$_q$, proteínas G heterotriméricas; GEF, fator de troca de nucleotídeos de guanina; M20, subunidade da fosfatase de miosina; MP, complexo da fosfatase de miosina; Y27632, inibidor comercial de ROK. (De Fukata Y, Amano M, Kaibuchi K. *Trends Pharmacol Sci* 2001; 22:32-39.)

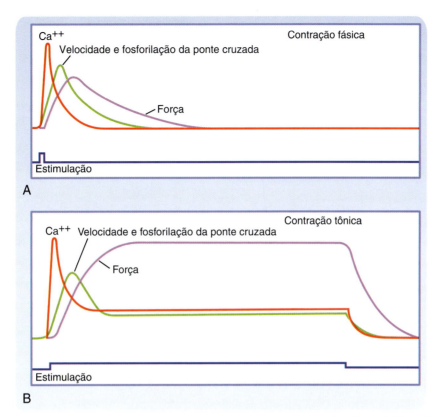

• **Figura 14.9** Evolução temporal dos eventos na ativação de pontes cruzadas e contração no músculo liso. **A.** Um período breve de estimulação está associado à mobilização de Ca^{++} seguida pela fosforilação de ponte cruzada para produzir uma breve contração fásica assemelhando-se a um puxão. **B.** Em uma contração tônica contínua produzida por um estímulo prolongado, os níveis de Ca^{++} e de fosforilação normalmente caem após um pico inicial. A força é mantida durante as contrações tônicas a uma [Ca^{++}] reduzida (e, portanto, um nível baixo de fosforilação da cadeia leve de miosina), com taxas de ciclagem de ponte cruzada mais baixas manifestadas por menores velocidades de encurtamento e consumo de ATP.

Regulação da concentração de cálcio sarcoplasmático

Os mecanismos que associam a ativação à contração do músculo liso envolvem duas fontes de Ca^{++}: uma envolvendo o sarcolema e a outra envolvendo o RS. O sarcolema regula o influxo e o efluxo do reservatório de Ca^{++} extracelular. As membranas do RS determinam o movimento do Ca^{++} entre o sarcoplasma e o estoque do RS. A contração do músculo esquelético não requer Ca^{++} extracelular (Capítulo 12). Em contrapartida, o Ca^{++} extracelular é importante para a contração do músculo cardíaco e do músculo liso. Conforme mostrado na Figura 14.10, a regulação do [Ca^{++}] sarcoplasmático no músculo liso envolve não apenas o RS, mas também o sarcolema. Além disso, diversos fatores podem alterar o [Ca^{++}] sarcoplasmático do músculo liso. Isso difere do músculo esquelético, no qual a liberação de Ca^{++} induzida pelo potencial de ação pelo RS ativa totalmente o aparelho contrátil.

Retículo sarcoplasmático

O papel do RS do músculo liso na regulação do [Ca^{++}] sarcoplasmático é comparável ao do músculo estriado, visto que a estimulação da célula abre os canais de Ca^{++} do RS, o que resulta em rápido aumento do [Ca^{++}] sarcoplasmático. Entretanto, a estimulação da liberação de Ca^{++} do RS no músculo liso não exige uma mudança no potencial de membrana da célula. Em vez disso, a liberação de Ca^{++} pelo RS pode ocorrer por meio de **acoplamento farmacomecânico**, que envolve a ligação de um hormônio ou de um neurotransmissor a um receptor no sarcolema, que inicia uma cascata de sinalização que estimula a liberação de Ca^{++} do RS, sem modificar o potencial de membrana. Por exemplo, a ligação do neurotransmissor noradrenalina a receptores α_1-adrenérgicos no músculo liso vascular estimula a hidrólise do fosfolipídeo de membrana, o fosfatidil-4,5-bisfosfato, para produzir os segundos mensageiros IP3 e diacilglicerol por meio de uma via acoplada à proteína Gq. Em seguida, o IP3 liga-se a um canal de Ca^{++} controlado por IP3 no RS, com liberação de Ca^{++} do RS (Figura 14.10). A elevação do Ca^{++} intracelular promove a fosforilação da cadeia leve reguladora da miosina pela quinase de cadeia leve dependente de Ca-calmodulina, que é seguida de interação actina-miosina e, portanto, contração.

O acoplamento farmacomecânico permite a liberação gradual de Ca^{++} a partir do RS e também permite que muitos neurotransmissores e hormônios diferentes efetuem a contração do músculo liso.

O cálcio é recaptado pelo RS por intermédio da atividade da SERCA, embora, como indicado posteriormente, a extrusão de Ca^{++} a partir da célula de músculo liso também contribua para a redução do [Ca^{++}] sarcoplasmático. A recarga do RS com Ca^{++} não só envolve o reacúmulo de Ca^{++} citosólico, mas também depende da [Ca^{++}] extracelular. Acredita-se que a dependência pela [Ca^{++}] extracelular reflita a operação dos canais de Ca **"operados por estoque"** presentes no sarcolema em pontos próximos ao RS chamado **RS juncional**.

282 SEÇÃO 3 Fisiologia do Músculo

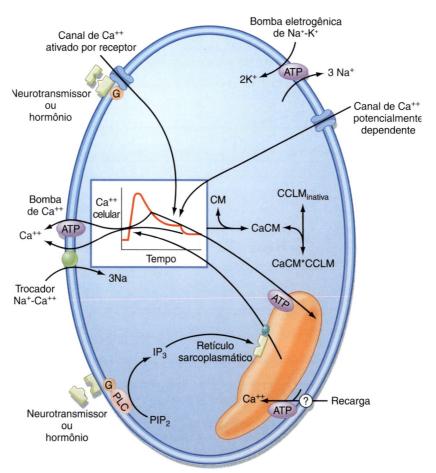

• **Figura 14.10** Principais mecanismos que determinam o [Ca^{++}] sarcoplasmático no músculo liso. A liberação de cálcio do retículo sarcoplasmático (RS) é um evento inicial rápido na ativação, enquanto tanto o RS quanto o sarcolema participam na subsequente regulação dependente do estímulo do [Ca^{++}] sarcoplasmático. O sarcolema integra muitos eventos excitatórios e inibitórios simultâneos para coordenar a resposta celular. Os mecanismos reguladores de ordem superior podem alterar a atividade de várias bombas, trocadores ou enzimas (o *asterisco* designa os exemplos bem estabelecidos). O marcador ATP indica que o processo requer hidrólise de ATP; o *ponto de interrogação* sobre o sarcolema refere-se à via de Ca^{++} importante para restaurar o RS (ou seja, entrada de Ca^{++} operada pelo estoque [SOCE]), que parece envolver a interação de uma molécula de interação estromal sensível ao Ca^{++} (STIM) no RS e no canal de Ca^{++} sarcolêmico Orai. CaCM, complexo Ca^{++}-calmodulina; G, proteínas de ligação a nucleotídeos de guanina; IP_3, inositol 1,4,5-trisfosfato; CCLM, quinase de cadeia leve de miosina; PIP_2, fosfatidilinositol-bisfosfato; PLC, fosfolipase C.

NA CLÍNICA

A contração inadequada do músculo liso está associada a muitas situações patológicas. Um exemplo é o vasoespasmo sustentado de uma artéria cerebral que se desenvolve várias horas após uma hemorragia subaracnóidea. Acredita-se que os radicais livres circundantes gerados pela hemorragia elevam o [Ca^{++}] sarcoplasmático nas células do músculo liso arterial. O aumento no [Ca^{++}] sarcoplasmático ativa a CCLM, o que leva à fosforilação de pontes cruzadas e à contração. A vasoconstrição priva de oxigênio outras áreas do cérebro e pode levar a danos permanentes ou morte dos neurônios circundantes. Durante alguns dias, a artéria cerebral continua sensível a agentes vasoativos, e por isso o tratamento com vasodilatadores pode restaurar o fluxo. Um aumento na atividade da ROK e na fosforilação da MP tem sido observado durante o vasoespasmo cerebral. A administração de inibidores da ROK promove o relaxamento do vasoespasmo e diminui o nível de fosforilação da cadeia leve de miosina. As células musculares lisas deixam de responder aos vasodilatadores depois de vários dias, e elas perdem proteínas contráteis e secretam colágeno extracelular. O lúmen da artéria permanece constrito devido às mudanças estruturais e mecânicas que não envolvem a contração ativa.

Angiotensina II e a HAD também promovem a vasoconstrição ativando a cascata de IP3. O desenvolvimento de medicamentos que bloqueiam a produção de angiotensina II (p. ex., os inibidores da enzima conversora de angiotensina [ECA]) fornece um meio para promover a vasodilatação, fato importante para os indivíduos com hipertensão ou insuficiência cardíaca congestiva.

Muitos dos hormônios/agonistas que ativam a PLC através de receptores acoplados à proteína G também promovem o influxo do Ca^{++} sarcolêmico e a ativação de RhoA/ROK. O efeito final é uma elevação na [Ca^{++}] intracelular, o qual ativa a CCLM, concomitantemente com um aumento da atividade da ROK, que inibe a MP, ambas as quais atuando de forma complementar para aumentar o nível de fosforilação da cadeia leve de miosina.

Em adição ao receptor IP3, o RS também possui o canal de Ca^{++} regulado por Ca^{++}, também chamado *RYR*, que pode ser ativado durante os períodos de influxo de Ca^{++} através do sarcolema. A abertura espontânea e de curta duração do RYR resultando em aumentos localizados no [Ca^{++}] sarcoplasmático ocorre em muitas células, incluindo as do músculo liso. Quando observadas com corantes fluorescentes sensíveis ao Ca^{++}, estas elevações espontâneas e localizadas no [Ca^{++}] sarcoplasmático produzem breves *flashes*

NO NÍVEL CELULAR

Faíscas de cálcio também têm sido observadas ocorrendo no músculo liso na presença do **fator de hiperpolarização dependente do endotélio (EDHF)** (Figura 14.11). Especificamente, o EDHF parece ser um metabólito de ácido araquidônico (p. ex., **ácido epoxieicosatrienoico [EET]**) que é produzido pelas células endoteliais em resposta a vários estímulos e depois liberado para o músculo liso vascular subjacente. Foi demonstrado que o EET ativa um **canal receptor transitório** (p. ex., **TRPV4**) no sarcolema de músculo liso que leva ao influxo de Ca^{++}, que, em seguida, abre canais RYR no RS e resulta em faíscas de Ca^{++}. As faíscas de Ca^{++}, por sua vez, ativam um canal de K^+ de larga condutância no sarcolema (BK_{Ca}), tornando a célula muscular lisa hiperpolarizada. A hiperpolarização, por sua vez, diminui o influxo basal de Ca^{++} através dos canais de Ca^{++} dependentes da voltagem no músculo liso, diminuindo, assim, a $[Ca^{++}]$ intracelular e, portanto, relaxando o músculo liso, conforme descrito anteriormente.

de luz e, portanto, são nomeadas de *faíscas de Ca^{++}*. No músculo liso, um aumento do AMPc tem sido associado a um aumento na frequência de faíscas de Ca^{++}, particularmente nas situações em que o RS está em estreita proximidade com o sarcolema (*i. e.*, RS juncional, talvez perto das cavéolas). Um aumento na frequência destas faíscas hiperpolariza o músculo liso vascular por meio da ativação de um canal de K^+ regulado por grande condutância de Ca^{++} no sarcolema. Em seguida, esta hiperpolarização diminui o $[Ca^{++}]$ sarcoplasmático geral, e o relaxamento ocorre.

Na vasculatura, as células endoteliais comunicam-se com as células musculares lisas vasculares adjacentes por intermédio de junções comunicantes nas **projeções mioendoteliais (MEP)**. Existem também junções comunicantes entre células endoteliais adjacentes e entre células musculares lisas vasculares adjacentes. Estas vias de comunicação desempenham um papel importante na regulação do tônus vascular, à medida que a despolarização ou a hiperpolarização de uma célula do músculo liso arteriolar pode espalhar-se para células musculares lisas adjacentes por meio de junções comunicantes e, assim, ampliar a extensão da vasoconstrição ou vasodilatação, respectivamente. Da mesma forma, a hiperpolarização das células endoteliais dos capilares cerebrais, devido ao aumento da atividade neuronal, pode estender-se entre as células endoteliais e as células do músculo liso vascular por intermédio de junções comunicantes para aumentar a extensão da vasodilatação.

Sarcolema

Nas células do músculo liso, o cálcio é expulso para o meio extracelular pela atividade da ATPase de Ca^{++} sarcolêmica e por um antiportador $3Na^+$-$1Ca^{++}$ (*i. e.*, três íons Na^+ entram na célula para cada íon Ca^{++} expulso). A extrusão de Ca^{++} a partir da célula compete com o sequestro de Ca^{++} no RS pela SERCA e, assim, reduz o acúmulo de Ca^{++} no RS. Quando a $[Ca^{++}]$ no RS diminui, acredita-se que o RS promova um influxo de Ca^{++} para dentro da célula por intermédio de um processo chamado *entrada de Ca^{++} operada por estoque* (SOCE) para facilitar a restauração do RS. Especificamente, há uma hipótese de que a *molécula de interação estromal 1* (STIM1) no RS monitore a $[Ca^{++}]$ do RS e, em seguida, inicie o influxo de Ca^{++} através da proteína de canal do sarcolema **Orai** por meio de uma interação proteína-proteína. Acredita-se que o influxo de Ca^{++} durante a SOCE ocorra no espaço confinado entre as cavéolas e o RS periférico do músculo liso. A SOCE mediada por STIM1-Orai também possa contribuir para o aumento do Ca^{++} intracelular transitório no músculo liso após uma estimulação do receptor α-adrenérgico. O complexo STIM1-Orai também tem sido implicado na remodelação do músculo liso em condições patológicas tais como a reestenose após a angioplastia de balão.

Além dos efeitos estimuladores de vários agentes nos canais de Ca^{++} sarcolêmicos e nas cascatas de IP3, existem vários fatores inibitórios que reduzem o $[Ca^{++}]$ sarcoplasmático e, assim, relaxam o músculo liso. Por exemplo, a classe de fármacos bloqueadores de canais de Ca^{++} di-hidropiridínicos diminui o influxo de Ca^{++} através dos canais de Ca^{++} do tipo L dependente da voltagem e reduz o tônus vasomotor. Do mesmo modo, os fármacos que abrem os canais de K^+ no sarcolema (p. ex., hidralazina) promovem o relaxamento (p. ex., vasodilatação) por hiperpolarização do potencial de membrana, o que reduz o influxo de Ca^{++} através dos canais de Ca^{++} sensíveis à voltagem. Por outro lado, os agentes que diminuem a permeabilidade ao K^+ do sarcolema podem promover a vasoconstrição induzindo a despolarização da membrana, a qual, em seguida, aumenta o influxo de Ca^{++} através desses mesmos canais de Ca^{++} dependentes da voltagem. O músculo liso também contém canais de Ca^{++} ativados por receptores. A condutância destes canais de Ca^{++} ativados por receptores está ligada à ocupação do receptor.

Uma variedade de medicamentos e hormônios relaxam o músculo liso aumentando as concentrações celulares de AMPc

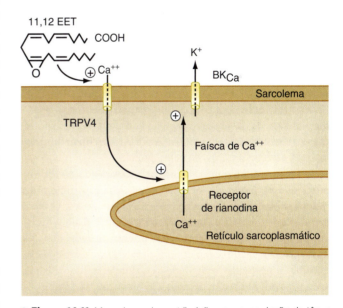

● **Figura 14.11** Mecanismo de contribuição para a regulação do tônus vascular. Um metabólito do ácido araquidônico (ácido 11,12-epoxieicosatrienoico [11,12 EET]) liberado das células endoteliais pode abrir o canal receptor transitório TRPV4 no músculo liso para permitir o influxo de Ca^{++}, que, por sua vez, inicia breves aberturas dos receptores de rianodina do RS (sinais de Ca^{++}) localizados perto do sarcolema. A abertura de canais de K^+ ativados com Ca^{++} no sarcolema por faíscas de cálcio resulta em hiperpolarização do músculo liso e, portanto, vasodilatação. BK_{Ca}, canal de potássio ativado por grande condutividade de Ca^{++}. (De Earle S, Heppner TJ, Nelson MT, Brayden JE. *Circ Res* 2005;97:1270-1279.)

ou GMPc. O óxido nítrico (NO) é produzido pelos nervos e pelas células endoteliais vasculares e relaxa o músculo liso por meio do aumento do GMPc. A acetilcolina liberada das fibras parassimpáticas provoca uma vasodilatação em alguns leitos vasculares, pois ela estimula a produção de NO pelas células endoteliais vasculares. A tensão de cisalhamento e a adenosina (p. ex., liberada a partir do músculo pelo exercício) também podem promover a liberação de NO a partir de células endoteliais vasculares. No músculo liso vascular, os mecanismos moleculares envolvidos no relaxamento dependente do GMPc são complexos e têm demonstrado envolver (1) a inibição da produção de IP3, (2) a inibição do receptor IP3, (3) a ativação da MP e (4) a ativação do canal de Ca^{++} ativado por K^+ (BK_{Ca}), que promove a hiperpolarização das células e, assim, inibe o influxo de Ca^{++} através dos canais de Ca^{++} dependentes da voltagem.

Similarmente, a elevação do AMPc no músculo liso vascular pela ativação dos receptores adrenérgicos beta ou receptores da adenosina promove a vasodilatação por meio de vários mecanismos, tais como (1) diminuição da afinidade da CCLM para o complexo Ca^{++}/calmodulina, (2) diminuição da $[Ca^{++}]$ citosólica, e/ou (3) aumento da atividade da MP. A afinidade da CCLM para Ca^{++}/calmodulina diminui após a elevação do AMPc e a fosforilação da CCLM pela proteína quinase A (PKA). A capacidade da PKA de reduzir a $[Ca^{++}]$ citosólica é complexa e pode envolver a ativação dos canais de potássio (p. ex., canais de potássio dependentes do ATP), o que resulta em hiperpolarização do músculo liso e, consequentemente, diminuiu o influxo de Ca^{++} através dos canais de Ca^{++} dependentes da voltagem. Também tem sido demonstrado que o AMPc aumenta a frequência de faíscas de Ca^{++} no músculo liso vascular, que, como descrito anteriormente, hiperpolariza o potencial de membrana por intermédio da ativação dos canais de K^+ regulados por Ca^{++}, reduzindo, assim, o influxo de Ca^{++} através dos canais de Ca^{++} sensíveis à voltagem. O AMPc também pode promover o relaxamento do músculo liso aumentando a atividade da MP (por meio tanto da fosforilação dependente da PKA de uma subunidade da MP quanto por meio da inibição da ROK). A inibição da ROK pode ocorrer por intermédio da fosforilação dependente da PKA ou por uma via de sinalização que envolve o fator de troca de nucleotídeos de guanina modulado por AMPc, **Epac** (proteína de troca diretamente ativada pelo AMPc).

O relaxamento do músculo liso pela elevação do AMPc proporcionou aos asmáticos meios de inversão da constrição bronquiolar com utilização de agonistas β_2-adrenérgicos. O efeito vasodilatador local da adenosina produzida no trabalho muscular durante os períodos de exercício intenso também tem sido atribuída, pelo menos em parte, aos elevados níveis de AMPc no músculo liso vascular secundários à estimulação induzida pela adenosina dos receptores purinérgicos no sarcolema do músculo liso vascular. A adenosina também pode ativar um canal de K^+ do sarcolema para induzir a hiperpolarização da membrana, o que, como já foi observado, diminui o influxo de Ca^{++} através de canais de Ca^{++} sensíveis à voltagem e causar vasodilatação. Esta regulação do tônus do músculo liso pode estar sob a influência não só do sistema nervoso autônomo e dos hormônios circulantes, mas também das células endoteliais vizinhas e das células do músculo esquelético por intermédio de difusão de substâncias como o NO e a adenosina.

Resposta miogênica

O fluxo sanguíneo para tecidos como o cérebro é mantido de forma relativamente constante em uma ampla faixa de pressões arteriais. Esse processo é denominado *autorregulação*, e também e observado em vasos de resistência/arteríolas no coração, no rim, no intestino e no músculo esquelético. O mecanismo subjacente a essa autorregulação é denominado **resposta miogênica**, que é uma propriedade intrínseca do músculo liso vascular nos vasos/arteríolas de resistência em resposta a uma elevação da pressão intravascular (conforme descrito posteriormente). A resposta miogênica dos vasos/arteríolas de resistência ajuda a proteger os capilares contra danos causados por flutuações no fluxo sanguíneo. A resposta miogênica também contribui para o desenvolvimento de um tônus vascular basal, embora fatores extrínsecos (como hormônios, neurotransmissores e fatores locais) possam modificar o tônus vascular (*i. e.*, por meio de vasoconstrição ou vasodilatação regionais ou localizadas), de modo a ajustar a perfusão de um leito capilar para atender às demandas do tecido.

Quando a pressão em uma arteríola isolada do parênquima cerebral varia de 3 mmHg para cerca de 10 mm Hg, ocorre um ligeiro aumento no diâmetro do vaso isolado; todavia, em seguida, à medida que a pressão no vaso aumenta ainda mais, de 10 mmHg para 100 mmHg, o diâmetro da arteríola cerebral permanece relativamente constante. Essa manutenção do diâmetro constante do segmento da arteríola ao longo dessa ampla faixa de pressões intravasculares é atribuível à constrição do vaso isolado conforme a pressão intravascular aumenta e é denominada resposta miogênica.

A voltagem dos músculos lisos vasculares nesse segmento da arteríola aumenta de maneira quase linear à medida que há aumento da pressão intravascular. De forma semelhante, a $[Ca^{++}]$ intracelular nas células musculares lisas vasculares aumenta de maneira quase linear, à medida que aumenta a pressão intravascular. Assim, a voltagem e a concentração intracelular de $[Ca^{++}]$ seguem a mesma tendência à medida que há aumento da pressão intravascular.

A cinética da resposta miogênica é mostrada na Figura 14.12A a C. Quando a pressão intravascular foi aumentada de 45 mmHg para 110 mmHg em uma única etapa (Figura 14.12B), houve um aumento imediato tanto na $[Ca^{++}]$ intracelular quanto no diâmetro do vaso. O diâmetro do vaso diminuiu para o seu tamanho inicial no decorrer dos próximos 2 minutos aproximadamente, enquanto a $[Ca^{++}]$ intracelular diminuiu apenas ligeiramente.

O mecanismo subjacente à resposta miogênica não foi totalmente identificado. A resposta miogênica é uma propriedade intrínseca do músculo liso, que envolve uma contração induzida por estiramento, e supõe-se que o estiramento despolarize a célula muscular lisa por meio de ativação de um canal ativado por estiramento que ainda não foi identificado; em seguida, a despolarização abre os canais de Ca^{++} do tipo L dependentes de voltagem. Uma estimulação da produção de IP3 induzida pelo estiramento também parece contribuir para a elevação da $[Ca^{++}]$ intracelular. O aumento da $[Ca^{++}]$ intracelular promove a contração do músculo liso vascular ao estimular a fosforilação da cadeia leve reguladora da miosina dependente de Ca-CaM-CCLM. A sensibilização da interação actina-miosina ao cálcio também pode contribuir para a contração do músculo liso por meio da fosforilação mediada por DAG/PKC de CPI-17 e, portanto, inibição da MP.

CAPÍTULO 14 Músculo Liso 285

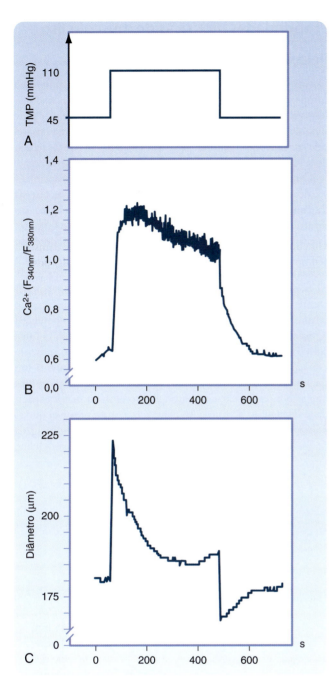

• **Figura 14.12** A resposta miogênica no músculo liso vascular é uma resposta autorregulatória para manter o fluxo constante em um tecido. Um aumento na pressão transmural (TMP, **A**) eleva a [Ca^{++}] intracelular (**B**), resultando em uma vasoconstrição (**C**). Observe que, inicialmente, o aumento da pressão transmural estica a artéria de resistência do músculo esquelético (**C**), mas isto é rapidamente seguido por uma vasoconstrição. (**A** a **C**. De Schubert R, Lidington D, Bolz SS. Cardiovasc Res. 2008;77:8-18.)

Desenvolvimento e hipertrofia

Durante o desenvolvimento e o crescimento, o número de células de músculo liso aumenta (Figura 14.13). A massa de tecido do músculo liso também aumenta se determinado órgão estiver sujeito a uma elevação contínua no trabalho mecânico. Este aumento da massa é chamado **hipertrofia compensatória**. Um exemplo notável ocorre com as células do músculo liso arterial (*i.e.*, na camada média da artéria) em doentes hipertensos.

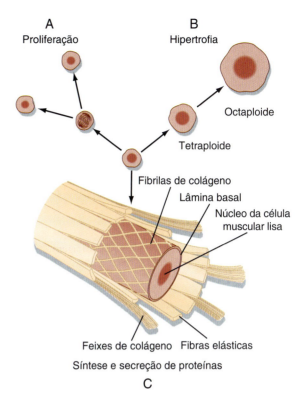

• **Figura 14.13** As células do músculo liso realizam muitas atividades. **A.** Elas mantêm a capacidade de se dividir durante o crescimento normal ou em certas respostas patológicas tais como a formação de placa aterosclerótica. **B.** As células também podem hipertrofiar em resposta a cargas aumentadas. A replicação cromossômica não seguida pela divisão celular produz células com maior conteúdo de proteínas contráteis. **C.** As células do músculo liso também sintetizam e secretam os constituintes da matriz extracelular.

O aumento da carga mecânica sobre as células musculares parece ser o fator comum que induz esta hipertrofia. A replicação cromossômica pode resultar em quantidades significativas de células musculares poliploides. As células poliploides contêm vários conjuntos de número normal de cromossomos. Elas sintetizam mais proteínas contráteis e, assim, aumentam o tamanho da célula (Figura 14.13).

O miométrio, que é o componente de músculo liso do útero, sofre hipertrofia conforme o parto (nascimento) se aproxima. Os hormônios desempenham um papel importante nesta resposta. O músculo liso está em repouso durante a gravidez quando o hormônio progesterona predomina, e, neste período, poucas junções do tipo comunicantes, que acoplam eletricamente as células musculares lisas, estão presentes. Próximo ao parto, sob a influência dominante do estrogênio, o miométrio sofre uma hipertrofia significativa. Um grande número de junções se forma antes do nascimento e estas convertem o miométrio em um tecido unitário para coordenar a contração durante o parto.

Funções sintéticas e secretoras

O crescimento e o desenvolvimento de tecidos que contêm músculo liso estão associados aos aumentos na matriz do tecido conjuntivo. As células musculares lisas podem sintetizar e secretar os materiais que compõem esta matriz, incluindo o colágeno, a elastina e os proteoglicanos (Figura 14.13). As capacidades de síntese e secreção são evidentes em células musculares lisas

NA CLÍNICA

Embora o músculo liso esteja envolvido em ajustes fisiológicos para o exercício, as mudanças sustentadas no carregamento mecânico que induzem adaptações celulares são geralmente o resultado de uma condição patológica (p. ex., hipertensão). Um exemplo bastante comum em homens é a **hipertrofia da bexiga urinária** causada por aumento benigno ou canceroso da próstata, o que obstrui a saída da bexiga. O resultado clínico é a dificuldade de urinar, a distensão da bexiga e o esvaziamento prejudicado. Nessa situação, a capacidade do músculo liso da bexiga de se contrair e desenvolver tensão diminui. Os motivos para isso permanecem inexplicados, mas a modulação fenotípica das células musculares lisas com alteração da expressão da isoforma da proteína contrátil e a distorção anatômica da parede da bexiga ocorrem. As alterações neuromusculares também afetam a mobilização do Ca^{++} sarcoplasmático e a fosforilação de ponte cruzada. Felizmente, a estrutura e a função normais são geralmente restauradas após a obstrução ser aliviada.

NA CLÍNICA

A **aterosclerose** é uma doença caracterizada por lesões localizadas na parede dos vasos sanguíneos. As lesões são induzidas por patologias que causam uma disfunção endotelial, tais como a hipertensão, o diabetes e o tabagismo. Três elementos formados (monócitos, linfócitos T e plaquetas) que circulam na corrente sanguínea atuam no endotélio vascular danificado. Ali, eles geram fatores quimiotáticos e mitogênicos que modificam a estrutura das células do músculo liso circundante. Este último perde a maior parte de seus filamentos grossos e finos e desenvolve um extenso retículo endoplasmático rugoso e complexo de Golgi. Estas células migram para o espaço subendotelial (*i. e.*, a camada média da artéria), proliferam e participam na formação das lesões gordurosas ou das placas fibrosas que caracterizam a aterosclerose. A inibição ou a regulação negativa da Rho quinase (ROK) demonstrou promover a regressão de lesões do tipo aterosclerótico em um modelo animal. O mecanismo ou os mecanismos subjacentes a este efeito benéfico da inibição ROK não estão claros, mas podem estar relacionados tanto com a regulação da permeabilidade endotelial quanto com a migração de monócitos pela ROK. Isto é, a hiperatividade da ROK tem sido implicada em várias condições patológicas, incluindo o aumento da permeabilidade transendotelial (talvez secundária a maior atividade da actomiosina), ao passo que foi demonstrado que a inibição da ROK diminui a migração transendotelial de monócitos e neutrófilos.

quando estas são isoladas e colocadas em cultura de tecidos. As células perdem rapidamente os filamentos grossos de miosina e grande parte da estrutura de filamentos finos, e não há expansão do retículo endoplasmático rugoso e do aparelho de Golgi. As células fenotipicamente alteradas multiplicam-se e depositam tecido conjuntivo. O processo é reversível, e ocorre certo grau de rediferenciação com a formação de filamentos grossos após a interrupção da replicação celular. Os determinantes do fenótipo de células de músculo liso são em grande parte desconhecidos, mas hormônios e fatores de crescimento no sangue, bem como cargas mecânicas sobre as células, têm sido implicados no controle da modulação fenotípica.

Propriedades biofísicas do músculo liso

Relação comprimento-tensão

O músculo liso contém grandes quantidades de tecido conjuntivo composto por **fibrilas distensíveis de elastina** e **fibrilas não distensíveis de colágeno**. Uma vez que esta matriz extracelular pode suportar elevadas forças de distensão ou de cargas, ela é responsável pela curva comprimento-tensão passiva medida em tecidos relaxado. Esta capacidade da matriz também limita o volume do órgão.

Quando os comprimentos são normalizados ao comprimento ideal para o desenvolvimento de força (*i. e.*, L_0), as **curvas de comprimento-tensão** dos músculos liso e esquelético são muito semelhantes (Figura 14.14; Capítulo 12). No entanto, as curvas de comprimento-tensão dos músculos estriado e liso diferem quantitativamente. Por exemplo, as células musculares lisas encurtam-se mais do que as células do músculo esquelético. Além disso, o músculo liso é caracteristicamente apenas parcialmente ativado, e a força isométrica de pico atingido varia com o estímulo. No músculo esquelético, o estímulo (*i. e.*, o potencial de ação) sempre produz uma contração muscular total. O músculo liso pode gerar uma força ativa comparável à do músculo esquelético, mesmo que o músculo liso contenha somente um quarto da miosina do músculo esquelético. Isto não implica que as pontes cruzadas no músculo liso tenham maior capacidade de geração de força. Ao contrário, é mais provável que as pontes cruzadas no músculo liso estejam na configuração ligada de geração de força por causa da sua cinética de ciclagem lenta.

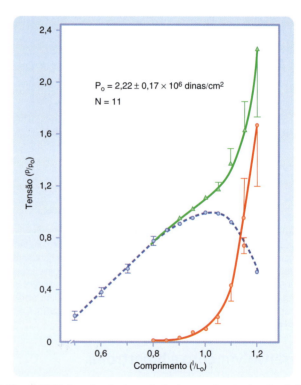

• **Figura 14.14** A contração dependente do comprimento do músculo liso mostra uma resposta em forma de sino semelhante à observada no músculo esquelético. As tiras de músculo liso foram obtidas da artéria carótida de um porco. A contração foi induzida pela despolarização do potássio. O comprimento ótimo do músculo (L_0) foi determinado graficamente como o comprimento no qual a tensão máxima (P_0) foi desenvolvida. *Círculos vermelhos*, tensão passiva; *círculos azuis*, tensão ativa; *triângulos*, tensão total. (De Herlihy JT, Murphy RA. *Circ. Res.*1973;33:275-283.)

Relação força-velocidade

Os músculos lisos e estriados exibem uma dependência hiperbólica de redução de velocidade sob carga. No entanto, as velocidades de contração são muito mais lentas no músculo liso do que no músculo estriado. Um fator que fundamenta estas baixas velocidades é que a isoforma da miosina nas células de músculo liso tem menor atividade da ATPase.

As células do músculo esquelético têm uma **curva de força-velocidade** em que as velocidades de encurtamento são determinadas apenas pela carga e pela isoforma da miosina (Capítulo 12). Em contraste, no músculo liso, tanto a força quanto a velocidade de encurtamento, que refletem o número de ciclos de pontes cruzadas e as suas taxas de ciclagem, variam. Quando a ativação do músculo liso é alterada, por exemplo, por diferentes frequências de estimulação de nervos ou concentrações de hormônios alteradas, uma "família" de curvas de estresse de velocidade pode ser derivada (Figura 14.15). Isto implica que ambas as taxas de ciclagem de ponte cruzada e o número de pontes cruzadas ativas no músculo liso são reguladas de alguma forma, o que contrasta com o músculo estriado. Esta diferença é devida a um sistema regulador que depende da fosforilação de

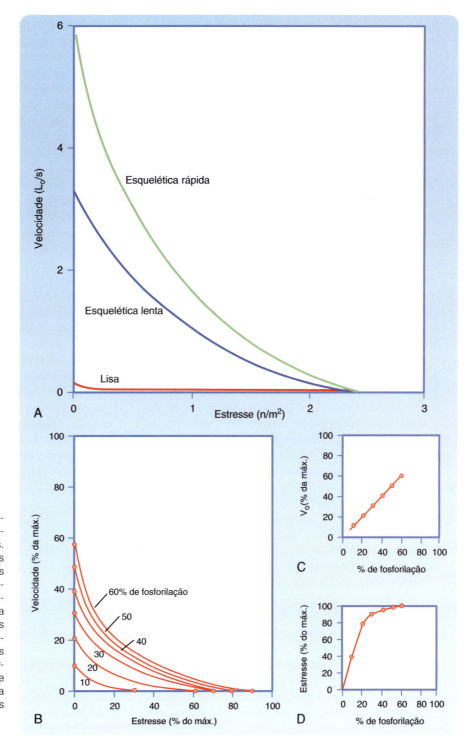

• **Figura 14.15 A.** Curvas de força-velocidade para células musculares humanas esqueléticas e lisas, rápidas e lentas. **B.** Os músculos lisos têm relações variáveis de força-velocidade que são determinadas pelo nível de fosforilação de pontes cruzadas estimulada por Ca^{++}. **C.** As velocidades máximas de encurtamento sem carga (V_o, que representa as intercepções nas ordenadas em **B**) são diretamente dependentes da fosforilação de pontes cruzadas pela CCLM. **D.** A força ativa/estresse (interseção da abscissa em **B**) sobe rapidamente com a fosforilação; a tensão quase máxima pode ser gerada com apenas 20 a 30% das pontes cruzadas no estado fosforilado.

pontes cruzadas, que, por sua vez, depende do [Ca++] sarcoplasmático. Uma vez que a fosforilação da cadeia leve de miosina é necessária para a interação actina-miosina no músculo liso, é esperada uma dependência da força máxima em relação ao grau de fosforilação da miosina (*i. e.*, a fosforilação de mais moléculas de miosina resulta em mais interações actina-miosina e, portanto, mais força gerada). A variação na velocidade máxima de encurtamento como uma função do grau de fosforilação da miosina pode refletir a desfosforilação da cadeia leve de miosina enquanto a miosina ainda está ligada à actina, retardando, assim, a taxa de destacamento (*i. e.*, o mecanismo de trava) a baixos níveis de fosforilação. Nos níveis mais elevados de fosforilação, a probabilidade de mecanismo de trava iria ser reduzida e as pontes cruzadas de miosina seriam liberadas mais rapidamente a partir da actina, obtendo-se, assim, maior velocidade de encurtamento em todas as cargas (Figura 14.15B).

Pontos-chave

1. As células musculares lisas unem-se através de diversos tipos de junções que desempenham papéis mecânicos e de comunicação. Estas ligações são essenciais nas células que devem contrair-se de maneira uniforme.

2. O sarcolema desempenha um papel importante no movimento do Ca++ entre o fluido extracelular e o sarcoplasma. O sarcolema do músculo liso contém numerosas cavéolas que contribuem para a regulação da [Ca++] intracelular e também parecem servir como um suporte para as moléculas sinalizadoras. O retículo sarcoplasmático (RS) contém um estoque intracelular de Ca++ que pode ser mobilizado para aumentar de maneira transitória o [Ca++] sarcoplasmático. O [Ca++] sarcoplasmático é dependente do Ca++ extracelular. Os transportadores no sarcolema que regulam o [Ca++] sarcoplasmático são os canais de Ca++ mediados por receptores, os canais de Ca++ regulados por voltagem, a ATPase de Ca++, e o antiportador 3Na+-1Ca++. O RS também regula o [Ca++] sarcoplasmático. Os canais de Ca++ no RS abrem-se em resposta às substâncias químicas. Os neurotransmissores ou hormônios que atuam através de receptores no sarcolema podem ativar a fosfolipase C (PLC), gerando o segundo mensageiro inositol 1,4,5-trisfosfato (IP3). O IP3, então, ativa os canais de Ca++ regulados por IP3 no RS. Muitos agonistas que ativam a PLC através de receptores acoplados à proteína G também ativam a cascata de sinalização da quinase RhoA/Rho (ROK), aumentando, assim, a sensibilidade da contração do músculo liso ao Ca++. O RS do músculo liso também contém canais de Ca++ regulados por Ca++ (receptor de rianodina [RYR]). O Ca++ é reabsorvido para o RS através da SERCA (ATPase de Ca++ do retículo endoplasmático sarcoplasmático).

3. Os músculos lisos contêm unidades contráteis que consistem em pequenos grupos de filamentos grossos de miosina que se interdigitam com grande número de filamentos finos ligados denominados *corpos densos* ou *áreas de membrana densa*, sendo essas estruturas equivalentes à linha Z do músculo esquelético. Não há estrias evidentes. A contração é causada por um mecanismo de deslizamento de filamento-ponte cruzada.

4. A contração de músculo liso é dependente tanto da liberação de Ca++ a partir do RS quanto da entrada de Ca++ através do sarcolema. O músculo liso não tem troponina. A fosforilação de pontes cruzadas por uma quinase de cadeia leve de miosina (CCLM) dependente de Ca++ é necessária para a ligação com o filamento fino. A desfosforilação de uma ponte cruzada ligada por uma fosfatase de miosina (MP) retarda as suas taxas de ciclagem. O [Ca++] sarcoplasmático elevada aumenta a razão entre a atividade da MP e da CCLM, resultando em mais pontes cruzadas fosforiladas ao longo de um ciclo. Isto aumenta as velocidades de encurtamento.

5. A atividade do músculo liso é controlada por nervos (principalmente autonômicos), hormônios circulantes, substâncias sinalizadoras geradas localmente, junções com outras células de músculo lisas, e mesmo junções com outras células musculares não lisas. Muitos hormônios/agonistas aumentam a sensibilidade da contração do músculo liso ao Ca++ reduzindo a atividade da MP e reciprocamente aumentando a atividade da CCLM a uma dada concentração intracelular de [Ca++]. A ativação da cascata de sinalização RhoA/ROK contribui para esta inibição da MP e estimulação da CCLM, e, portanto, contribui para o aumento da sensibilidade da contração do músculo liso ao Ca++. O músculo liso também tem uma capacidade intrínseca para responder ao estiramento, o que é importante para a autorregulação do fluxo sanguíneo para vários tecidos.

6. A resposta à estimulação sustentada ou tônica é uma contração rápida seguida pela manutenção prolongada de força com taxas de ciclagem de ponte cruzada e consumo de ATP reduzidos. Este comportamento, chamado "mecanismo de trava", é vantajoso para os músculos que podem ter de suportar uma força externa contínua, tais como os vasos sanguíneos, que devem ser capazes de suportar a pressão do sangue. Durante o mecanismo de trava, o ATP é consumido em menos do que 1/300 da taxa necessária para manter a mesma força no músculo esquelético.

7. As relações comprimento-tensão, relações hiperbólicas de velocidade-carga, as curvas de saída de energia e a capacidade para resistir a cargas aplicadas são comparáveis às do músculo esquelético. As velocidades de encurtamento e as taxas de consumo de ATP são muito baixas no músculo liso, em conformidade com a expressão de uma isoforma de miosina com baixa atividade. Os músculos lisos também têm a capacidade incomum de alterar as relações velocidade-estresse, o que reflete a regulação tanto no número de pontes cruzadas ativas (força determinante) quanto nas suas taxas de ciclagem médias para determinada carga (determinação da velocidade).

8. O músculo liso também sintetiza e secreta proteínas, tendo um papel importante na formação de uma vasta quantidade de matriz extracelular que rodeia e liga as células. A hipertrofia celular ocorre em resposta às necessidades fisiológicas, e as células musculares lisas retêm o potencial para se dividir.

SEÇÃO 4

Fisiologia Cardiovascular

WITHROW GIL WIER E ROBERT D. HARVEY

Capítulo 15
Visão Geral da Circulação

Capítulo 16
Elementos da Função Cardíaca

Capítulo 17
Propriedades da Vasculatura

Capítulo 18
Regulação do Coração e dos Vasos

Capítulo 19
*Controle Integrado do Sistema
Cardiovascular*

15

Visão Geral da Circulação

OBJETIVOS DO APRENDIZADO

Após a conclusão deste capítulo, o estudante será ser capaz de responder às seguintes questões:

1. Como o arranjo de coração e vasos permite o fluxo unidirecional de sangue bem oxigenado por todo o corpo?
2. Como composições diferentes (músculo liso, tecido fibroso e elástico) de vasos sanguíneos contribuem para suas respectivas funções?
3. Como a pressão arterial muda ao longo do sistema circulatório? Como surgem essas mudanças e qual é a sua importância geral na função cardiovascular?
4. Como a área de seção transversa total do sistema vascular sistêmico muda e qual é a importância disso?

O sistema circulatório transporta e distribui substâncias essenciais aos tecidos e remove subprodutos metabólicos. Esse sistema participa também em mecanismos homeostáticos como a regulação da temperatura do corpo, a manutenção do equilíbrio de fluido e o ajuste de O_2 e do suprimento de nutrientes em vários estados fisiológicos. O sistema cardiovascular, que realiza essas tarefas, é composto por uma bomba (o coração), uma série de tubos de distribuição e de coleta (vasos sanguíneos), e uma extensa rede de vasos finos (capilares) que permitem a troca rápida entre os tecidos e os canais vasculares. Em todo o corpo, os vasos sanguíneos são preenchidos por um fluido heterogêneo (sangue) que é essencial para os processos de transporte executados pelo coração e pelos vasos sanguíneos. Este capítulo apresenta uma visão geral e funcional do coração e dos vasos sanguíneos, cujas funções são analisadas com mais detalhes nos capítulos subsequentes.

Coração

O coração consiste em duas bombas em série: uma que propele o sangue pelos pulmões para a troca de O_2 e CO_2 (a **circulação pulmonar**) e a outra que propele o sangue para todos os outros tecidos do corpo (a **circulação sistêmica**). O sangue flui pelo coração em apenas uma direção (unidirecional). O fluxo unidirecional através do coração é realizado devido a um apropriado arranjo de valvas cardíacas. Embora o débito cardíaco seja intermitente, o fluxo contínuo para os tecidos do corpo (periferia) ocorre graças à distensão da aorta e de suas ramificações durante a contração ventricular (**sístole**) e pela retração elástica das paredes das grandes artérias com propulsão do sangue para a frente durante o relaxamento ventricular (**diástole**).

Circuito cardiovascular

Na circulação normal, o volume total de sangue é constante e um aumento do volume sanguíneo em uma área deve ser acompanhado por uma redução em outra. Entretanto, a distribuição do sangue circulante para as diferentes regiões do corpo é determinada pelo débito do ventrículo esquerdo e pelo estado contrátil dos vasos de resistência (arteríolas) dessas regiões. O sistema circulatório é composto de tubos dispostos em série e em paralelo (Figura 15.1). Esse arranjo, o qual é discutido em capítulos subsequentes, tem implicações importantes em termos de resistência, fluxo e pressão nos vasos sanguíneos.

O sangue entra no ventrículo direito via átrio direito e é bombeado por meio do sistema arterial pulmonar sob pressão média aproximada de um sétimo da medida nas artérias sistêmicas. Em seguida, o sangue passa pelos capilares pulmonares, onde o CO_2 é liberado do sangue e o O_2 é captado. O sangue rico em O_2 retorna ao átrio esquerdo via veias pulmonares, onde é bombeado pelo poderoso ventrículo esquerdo para dentro da aorta e para os vasos sanguíneos sistêmicos, completando, assim, o ciclo.

Vasos sanguíneos

O sangue flui rapidamente pela aorta e por suas ramificações arteriais. À medida que essas ramificações se aproximam da periferia, elas se estreitam e suas paredes tornam-se mais finas. As proporções relativas de tecido elástico, de músculo liso e de tecido fibroso (principalmente colágeno) mudam em cada tipo de vaso sanguíneo, conferindo-lhes propriedades físicas e fisiológicas significativamente diferentes. A aorta é uma estrutura predominantemente elástica, mas as artérias periféricas tornam-se mais musculares até que, nas arteríolas, a camada muscular predomina (Figura 15.2).

Nas grandes artérias a resistência ao atrito é relativamente pequena e as pressões são apenas levemente menores que as da aorta. As artérias pequenas, por outro lado, oferecem resistência moderada ao fluxo sanguíneo. Essa resistência atinge seu nível máximo nas arteríolas, as quais às vezes são conhecidas como as "torneiras" do sistema vascular. Por isso, a queda de pressão é maior no segmento terminal das pequenas artérias e das arteríolas (Figura 15.3). Os ajustes no grau de contração do músculo circular desses pequenos vasos permitem a regulação do fluxo sanguíneo para os tecidos e ajudam no controle da pressão arterial.

Além da redução na pressão ao longo das arteríolas, o fluxo sanguíneo passa de pulsátil para contínuo (Figura 15.3). O fluxo arterial pulsátil, causado pela ejeção intermitente de sangue pelo coração, é amortecido no nível capilar pela distensibilidade

CAPÍTULO 15 Visão Geral da Circulação   291

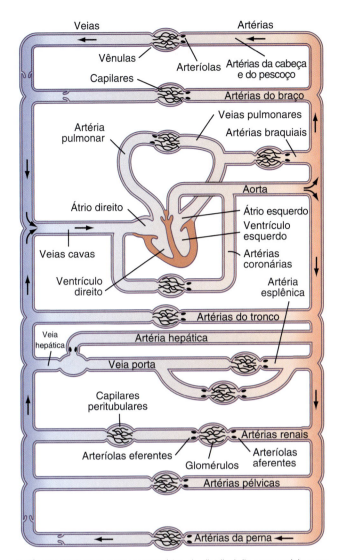

• **Figura 15.1** Diagrama esquemático da distribuição em paralelo e em série dos vasos que constituem o sistema circulatório. Os leitos capilares estão representados pelas *linhas finas* que conectam as artérias (*à direita*) com as veias (*à esquerda*). As estruturas mais grossas *em forma côncava* próximas aos leitos capilares representam as arteríolas (vasos de resistência). (Redesenhada de Green HD. In: Glasser O, ed. *Medical Physics*. Vol. 1, Chicago: Year Book; 1944.)

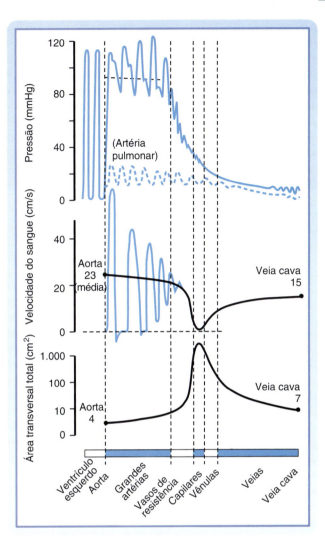

• **Figura 15.3** Pressão física, velocidade de fluxo e área transversal da circulação sistêmica. Os aspectos importantes são a maior queda da pressão nas pequenas artérias e arteríolas, a relação inversa entre velocidade de fluxo sanguíneo e área transversal, e entre a área transversal máxima e a taxa de fluxo mínima nos capilares. (De Levick JR. *An Introduction to Cardiovascular Physiology*. 5th ed. London: Hodder Arnold; 2010.)

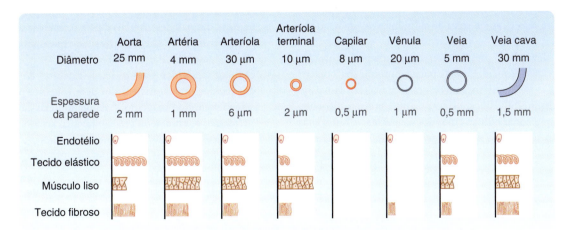

• **Figura 15.2** Diâmetro interno, espessura da parede e quantidades relativas dos principais componentes das paredes dos vários vasos sanguíneos que constituem o sistema circulatório. Os cortes transversais dos vasos não foram desenhados em escala em razão da enorme diferença de diâmetro da aorta e das veias cavas com relação aos capilares. (Redesenhada de Burton AC. Relation of structure to function of the tissues of the wall of blood vessels. *Physiol Rev*. 1954;34:619.)

e elasticidade das grandes artérias, combinadas com a maior resistência ao atrito do fluxo sanguíneo nas pequenas artérias e arteríolas.

O corpo humano contém cerca de 10 bilhões de capilares, e cada arteríola dá origem a muitos capilares. Por conseguinte, a área transversal total do leito capilar é muito grande, apesar de a área transversal de cada capilar ser menor que a de cada arteríola. Como resultado, a velocidade do fluxo sanguíneo torna-se muito lenta nos capilares (Figura 15.3), o que é análogo à redução da velocidade do fluxo nas regiões mais largas de um rio. Devido à baixa velocidade do fluxo sanguíneo, e tendo em vista que os capilares consistem em tubos curtos cujas paredes têm a espessura de uma única célula, as condições encontradas nos capilares são ideais para a troca de substâncias capazes de sofrer difusão entre o sangue e os tecidos.

Em seu retorno ao coração, o sangue vindo dos capilares passa pelas vênulas e, em seguida, por veias de calibre cada vez maior. Dentro desses vasos, a pressão diminui progressivamente até o sangue atingir o átrio direito (Figura 15.3). Próximo ao coração, o número de veias diminui, a espessura e a composição das paredes venosas alteram-se (Figura 15.2), a área transversal total dos tubos venosos diminui e a velocidade do fluxo sanguíneo aumenta (Figura 15.3). A velocidade do fluxo sanguíneo e a área transversal em cada nível da vasculatura são, essencialmente, imagens espelhadas (Figura 15.3).

Os dados sobre os seres humanos (Tabela 15.1) indicam que, entre a aorta e os capilares, a área transversal total aumenta cerca de 500 vezes. O volume de sangue no sistema vascular sistêmico é maior nas veias e nas vênulas (64%). Somente 6% do volume total de sangue é encontrado nos capilares, e 14% desse volume é encontrado na aorta, nas artérias e nas arteríolas. Por outro lado, o volume sanguíneo no leito vascular dos pulmões é dividido quase igualmente entre os vasos arteriais, capilares e venosos. A área transversal das veias cavas é maior que a da aorta. Portanto, a velocidade de fluxo é mais lenta nas veias cavas que na aorta (Figura 15.3).

TABELA 15.1 Distribuição do volume sanguíneo.*

Localização	Volume absoluto (mL)	Volume relativo (%)
Circulação sistêmica		
Aorta e grandes artérias	300	6
Pequenas artérias	400	8
Capilares	300	6
Pequenas veias	2.300	46
Grandes veias	900	18
Total	4.200	84
Circulação pulmonar		
Artérias	130	2,6
Capilares	110	2,2
Veias	200	4
Total	440	8,8
Coração (volume diastólico final)	360	7,2
total	5.000	100

*Valores referentes a uma mulher com 70 kg.
Dados de Boron WF, Boulpaep EL. *Medical Physiology*. 2nd ed. Philadelphia: Elsevier Saunders: 2009.

NA CLÍNICA

Em um paciente com hipertireoidismo (**doença de Graves**), o metabolismo basal é elevado e, frequentemente, está associado à vasodilatação arteriolar. Essa redução na resistência arteriolar diminui o efeito de amortecimento sobre a pressão arterial pulsátil e se manifesta como um fluxo pulsátil nos capilares, como observado nos leitos capilares das unhas de pacientes com essa doença.

Pontos-chave

1. O sistema circulatório consiste em uma bomba (o coração), uma série de tubos de distribuição e de coleta (vasos sanguíneos), e uma extensa rede de vasos finos (capilares) que permitem a rápida troca de substâncias entre tecidos e sangue.
2. Após a elevação da pressão arterial causada pela contração do ventrículo esquerdo, ocorre pouca diminuição ("queda") na pressão média no sistema de grandes artérias. Isso assegura a disponibilidade constante de uma pressão adequada para impulsionar o fluxo em todos os tecidos. A resistência ao fluxo sanguíneo e, portanto, a queda da pressão no sistema arterial são maiores nas pequenas artérias e nas arteríolas.
3. A pressão pulsátil é progressivamente amortecida pela elasticidade das paredes arteriais e pela resistência ao atrito das pequenas artérias e arteríolas, de modo que o fluxo de sangue capilar é, essencialmente, não pulsátil.
4. O fluxo sanguíneo para os leitos capilares de determinados tecidos, que constitui um determinante primário do fornecimento de oxigênio, é regulado pelas "torneiras" da circulação, os esfíncteres pré-capilares, as arteríolas terminais e as regiões terminais das pequenas artérias.

16

Elementos da Função Cardíaca

OBJETIVOS DO APRENDIZADO

Após a conclusão deste capítulo, o estudante será capaz de responder às seguintes questões:

1. Como o potencial de ação contribui para a excitabilidade e a contração do músculo cardíaco?
2. O que é automatismo e como ele difere da excitabilidade? Como os distúrbios dessas propriedades contribuem para as arritmias?
3. Qual é a base estrutural do eletrocardiograma?
4. O que são pré-carga e pós-carga e como elas regulam a contração do coração?
5. Qual é a teoria de controle local do acoplamento excitação-contração cardíacas?
6. Que alterações ocorrem nas pressões e nos volumes atriais e ventriculares durante um ciclo cardíaco e qual a sua relação temporal com o eletrocardiograma?
7. Como a relação entre volume diastólico final e pressão desenvolvida no ventrículo esquerdo define a Lei de Frank-Starling do coração e regula a força de contração cardíaca?
8. O que é a alça de pressão-volume do ventrículo esquerdo e como ela define as alterações na função ventricular esquerda?
9. Como o metabolismo cardíaco está ligado ao consumo de O_2 e como esses processos são afetados por alterações no trabalho cardíaco?

Visão geral da função cardíaca

O coração humano normalmente bate mais de 3 bilhões de vezes durante um tempo de vida médio, realizando um volume de trabalho físico verdadeiramente extraordinário. Para essa tarefa, é essencial que o coração tenha a capacidade de ajustar a frequência dos batimentos, a força da contração e a frequência de relaxamento. A ejeção eficiente de sangue nas artérias exige um tempo preciso de ativação elétrica e contração dos ventrículos, conforme estabelecido pelo tecido marca-passo especializado e por um sistema de condução. Os processos celulares que compreendem o acoplamento excitação-contração (E-C) produzem uma mudança na [Ca^{++}] citoplasmática dos miócitos cardíacos que ativa as proteínas contráteis (actina e miosina). Os processos de acoplamento E-C são regulados por hormônios e pelo sistema nervoso autônomo. O débito cardíaco também é afetado por condições na vasculatura sistêmica, como resistência vascular periférica total e capacitância venosa. Por fim, a necessidade de energia metabólica considerável e constante está associada à alta dependência da fosforilação oxidativa de substratos metabólicos disponíveis.

Propriedades elétricas do coração

À semelhança dos neurônios, os miócitos cardíacos são células excitáveis capazes de criar potenciais de ação; entretanto, a principal função do coração consiste em bombear o sangue por todo o sistema circulatório. Para que isso ocorra, é necessário que haja uma sequência ordenada de eventos em determinado intervalo, processo realizado por meio da iniciação de um potencial de ação e propagação desse impulso por todo o coração. O potencial de ação cardíaco é importante não apenas porque ele representa o gatilho que inicia a contração dos miócitos individuais mediante o processo de acoplamento E-C, mas também porque sincroniza a contração de todo o coração à medida que é conduzido de célula em célula. Além disso, embora o coração tenha a propriedade de automaticidade intrínseca, ele continuamente está sob a influência de mecanismos tanto intrínsecos quanto extrínsecos que modulam a sua atividade para atender às demandas do corpo. Por conseguinte, a alteração das propriedades elétricas do coração constitui uma forma importante pela qual é possível controlar a função cardíaca. Nesta seção, são descritas as propriedades elétricas das células e dos tecidos cardíacos. Além disso, também é discutido como essas propriedades elétricas influenciam o **eletrocardiograma (ECG)**. O acoplamento das atividades elétrica e mecânica das células cardíacas é considerado em uma seção posterior.

Potenciais de ação cardíacos

O coração humano contém bilhões de miócitos cardíacos e, embora todos sejam capazes de produzir um potencial de ação, nem todos os potenciais de ação são iguais. A verdadeira configuração do potencial de ação está relacionada com o papel funcional do miócito no qual ocorre. Em geral, todavia, os miócitos cardíacos podem ser categorizados como os que exibem potenciais de ação de **resposta rápida** ou de **resposta lenta**. Na Figura 16.1, são ilustrados exemplos de cada um deles.

Os potenciais de ação de resposta rápida são encontrados em **miócitos atriais** e **ventriculares**, que constituem a maior parte das células contráteis encontradas no coração. São também encontrados potenciais de ação de resposta rápida em miócitos como os que compõem as **fibras de Purkinje**, que fazem parte do sistema de condução especializado responsável pela transmissão de impulsos elétricos rapidamente para todas as áreas do miocárdio ventricular. Um potencial de ação de resposta rápida pode ser dividido em cinco fases: fase ascendente (fase 0), repolarização inicial (fase 1), platô (fase 2), repolarização final (fase 3) e potencial de membrana de repouso (fase 4). Esses potenciais

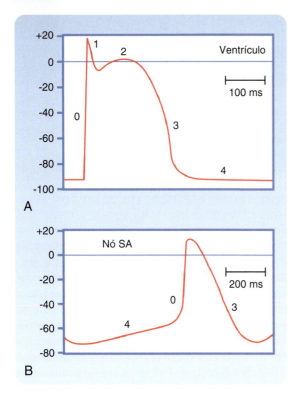

• **Figura 16.1** Exemplos de potenciais de ação típicos (**A**) de resposta rápida (ventricular) e (**B**) de resposta lenta (nó sinoatrial). As fases dos potenciais de ação estão indicadas (ver texto para detalhes). Nota: em comparação com as células de resposta rápida, nas células de resposta lenta, a fase ascendente do potencial de ação (fase 0) tem menor inclinação, a amplitude é menor, não há repolarização inicial (fase 1) nem platô (fase 2), e o potencial de membrana diastólico (fase 4) é menos negativo. (De Hoffman BF, Cranefield PF. *Electrophysiology of the Heart*. New York: McGraw-Hill; 1960.)

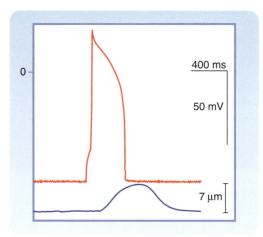

• **Figura 16.2** Relação temporal entre as alterações no potencial transmembrana (*traçado superior*) e encurtamento da célula (*traçado inferior*) em um único miócito ventricular. O valor do potencial de membrana 0 mV é indicado por "0". (De Pappano A., registro não publicado, 1995.)

de ação contam com várias outras características essenciais. Em primeiro lugar, como o próprio nome indica, exibem uma rápida mudança do potencial de membrana durante a fase ascendente (fase 0), o que facilita a rápida propagação de impulsos de uma célula para outra. Esses potenciais de ação também exibem um platô pronunciado (fase 2), o que lhes confere a sua longa duração característica (200 a 400 ms). Outra propriedade importante é que, durante a diástole (fase 4), que é o momento em que o coração está relaxado ou em repouso, o potencial de membrana é muito negativo (aproximadamente –90 mV). A relação entre o potencial de ação de resposta rápida e a contração de um miócito ventricular é mostrada na Figura 16.2. A despolarização rápida (fase 0) precede o encurtamento da célula, e a repolarização completa ocorre imediatamente antes do pico de encurtamento. O relaxamento do músculo ocorre sobretudo durante a fase 4 do potencial de ação. A duração da contração geralmente equivale à duração do potencial de ação.

Os potenciais de ação de resposta lenta são encontrados em miócitos que compõem o **nó sinoatrial (SA)**, que é a região de marca-passo normal do coração, e o **nó atrioventricular (AV)**, que é o tecido especializado que conduz impulsos elétricos dos átrios para os ventrículos. Esses potenciais de ação apresentam apenas três fases: ascensão (fase 0), repolarização final (fase 3) e diástole (fase 4). Uma característica fundamental desses potenciais de ação é a velocidade de ascensão lenta (fase 0), a qual contribui para a condução lenta dos impulsos, o que é particularmente importante no nó AV, que contribui para o atraso entre a contração dos átrios e dos ventrículos. Após alcançar o ápice, os potenciais de ação de resposta lenta começam a se repolarizar gradualmente (fase 3). Não há repolarização inicial nem fases de platô. Além disso, o potencial de membrana durante a diástole (fase 4) é mais despolarizado (menos negativo) do que aquele encontrado nas células de resposta rápida e nunca se estabiliza em um nível fixo. Quando a membrana alcança o seu valor mais negativo, denominado **potencial diastólico máximo**, ela começa a se despolarizar espontaneamente.

Base iônica do potencial de membrana

O potencial de membrana verdadeiro de um miócito cardíaco, como qualquer outra célula excitável, é uma função da distribuição desigual de íons pela membrana plasmática. Os íons mais importantes na determinação do potencial de membrana de um miócito cardíaco são K^+, Na^+ e Ca^{++}, e as concentrações intracelulares e extracelulares típicas desses íons estão relacionadas na Tabela 16.1. Embora o gradiente de concentração para cada um desses íons seja grande, isso, por si só, não determina se eles se difundirão pela membrana e contribuirão para um potencial de ação. Em virtude de sua natureza caracterizada por cargas elétricas, o movimento dos íons também é afetado pelo potencial de membrana (V_M) da célula. A diferença de potencial que compensa ou equilibra o gradiente de concentração de um íon é designada como **potencial de equilíbrio** ($E_{íon}$) para aquele íon e pode ser calculada pela equação de Nernst, conforme descrito no Capítulo 1. Os potenciais de equilíbrio para o K^+, o Na^+ e o Ca^{++} em um miócito cardíaco típico estão incluídos na Tabela 16.1. Assim, o potencial para que qualquer íon atravesse a membrana plasmática é determinado pela diferença entre o potencial de membrana e o potencial de equilíbrio para esse íon ($V_M - E_{íon}$), o que é conhecido como **gradiente eletroquímico** ou **força motriz**.

Mesmo na presença de uma força motriz significativa, um íon não é capaz de afetar o potencial de membrana de uma célula, a não ser que haja uma forma de atravessar a membrana. Os íons

TABELA 16.1	Concentrações extracelulares e intracelulares de íons e potenciais de equilíbrio em células do músculo cardíaco.		
Íon	Concentrações extracelulares (mmol/L)	Concentrações intracelulares (mmol/L)*	Potencial de equilíbrio (mV)
Na+	145	10	71
K+	4	135	−93
Ca++	2	10^{-4}	129

*As concentrações intracelulares são estimativas das concentrações livres no plasma.
Dados de Ten Eick RE, et al. *Prog Cardiovasc Dis*. 1981;24:157.

são incapazes de se difundir livremente por conta própria através da membrana lipídica de uma célula. Esse processo depende da presença de canais iônicos, que consistem em proteínas de membrana que formam poros aquosos, fornecendo uma via para o transporte passivo. Em última análise, a contribuição efetiva de qualquer íon para o potencial de membrana depende da permeabilidade ou condutância relativa da membrana para esse íon, conforme descrito pela **equação da condutância de corda** (discutida no Capítulo 2):

$$V_M = \frac{g_K}{g_M}E_K + \frac{g_{Na}}{g_M}E_{Na} + \frac{g_{Ca}}{g_M}E_{Ca}$$

Essa relação estabelece que a dimensão da contribuição de qualquer íon para o potencial de membrana é determinada pela magnitude relativa da condutância da membrana para esse íon (g_{ion}), expressada como fração da condutância da membrana total para todos os íons (g_M) multiplicada pelo potencial de equilíbrio para esse íon. Em outras palavras, o V_M é simplesmente uma média ponderada dos potenciais de equilíbrio dos íons aos quais a membrana é permeável, em que o fator de ponderação para cada íon é a fração da condutância da membrana total atribuível a esse íon. O resultado final é que V_M se moverá em direção ao potencial de equilíbrio do íon para o qual a membrana tem a maior condutância.

Em um exemplo simples que ilustra como essa relação funciona, se a membrana for permeável a apenas um tipo de íon ($g_{ion}/g_M = 1$), o potencial de membrana se aproximará do potencial de equilíbrio para esse íon. Isso está próximo da situação que existe em um miócito ventricular em repouso (fase 4), em que a condutância da membrana é principalmente decorrente de K+ ($g_K/g_M \approx 1$). A membrana apresenta apenas uma permeabilidade muito baixa a Na+ ou Ca++ naquele momento. Em consequência, o potencial de membrana de repouso de um miócito ventricular é muito negativo, visto que segue estreitamente o potencial de equilíbrio para o K+ (E_K). Durante a fase ascendente do potencial de ação ventricular (fase 0), entretanto, essa situação é invertida. A condutância da membrana para o Na+ aumenta, enquanto aquela para o K+ diminui. Como resultado, o potencial de membrana se despolariza à medida que se afasta de E_K e segue em direção ao potencial de equilíbrio para Na+ (E_{Na}). Usando esse princípio básico, a base iônica do potencial de ação pode ser então explicada caso se conheçam os tipos de canais iônicos que estão presentes, assim como os fatores que influenciam a abertura e o fechamento ou **mecanismo de comporta** desses canais.

A maioria dos canais iônicos cardíacos depende de voltagem, o que significa que o seu mecanismo de comporta para controle é afetado por mudanças no potencial de membrana (Figura 16.3).

A **ativação** é o processo de regulação de comporta pelo qual um canal passa durante a transição do estado de repouso (fechado) para o estado ativo (aberto). Quando aberto, a condutância da membrana para íons que são permeáveis através do canal pode, então, afetar o potencial de membrana. Os canais podem retornar a seu estado fechado em repouso por dois mecanismos gerais. O primeiro envolve uma reversão da ativação por meio de um processo denominado **desativação**, enquanto o segundo é um processo denominado **inativação**. Um canal que sofre inativação está fechado; portanto, não pode contribuir para o potencial de membrana; entretanto, um canal inativado não pode ser reativado ou reaberto, a não ser que o primeiro retorne a seu estado de repouso por meio de um processo denominado **recuperação da inativação**. Todas essas etapas dependem da voltagem. Uma forma de compreender a base iônica do potencial de ação cardíaco é lembrar quais canais se abrem e fecham por meio de um processo que envolve ativação e desativação (*i.e.*, canais de K+

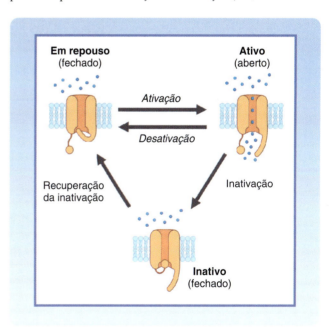

• **Figura 16.3** Esquemas de comporta de regulação de canais iônicos cardíacos. A **ativação** do canal é o processo pelo qual o canal passa de um estado de repouso (fechado) para um estado ativo (aberto). Após a abertura, alguns tipos de canais iônicos se fecham, retornando diretamente a seu estado de repouso por meio de um processo de **desativação**. Outros tipos de canais iônicos se fecham ao passar pelo processo de **inativação**. Os canais inativados normalmente não podem ser reativados ou reabertos, a não ser que inicialmente retornem ao estado de repouso pelo processo de **recuperação da inativação**. Todos esses processos dependem do tempo e da voltagem.

retificadores de influxo e retificadores tardios ou retardados) e quais se abrem e fecham por meio de um processo que envolve ativação, inativação e recuperação da inativação (*i. e.*, canais de Na⁺, Ca⁺⁺ e de K⁺ transitório de efluxo).

Potenciais de ação de resposta rápida (ventricular)

Fase ascendente (fase 0)

A fase ascendente de um potencial de ação ventricular é normalmente iniciada pela despolarização da membrana por um impulso elétrico que se propaga a partir de uma célula adjacente, o que provoca a ativação dos canais de Na⁺ dependentes de voltagem. Se um número suficiente desses canais estiver aberto, o aumento resultante de g_{Na} (Figura 16.4) fará com que o potencial de membrana se mova em direção à E_{Na}, resultando em maior despolarização. Isso, por sua vez, ativa ainda mais canais de Na⁺, facilitando um aumento até maior da g_{Na} e um movimento mais rápido do potencial de membrana em direção a E_{Na}. Esse tipo de resposta de retroalimentação positiva, juntamente com o fato de que esses canais de Na⁺ respondem extremamente rápido a mudanças no potencial de membrana, explica a rápida despolarização da membrana durante a fase ascendente de um potencial de ação ventricular. Após a sua abertura, entretanto, esses canais de Na⁺ fecham-se rapidamente por inativação e não podem reabrir até se recuperarem da inativação, o que só ocorre depois da repolarização da membrana. É importante entender que tanto a ativação quanto a inativação desses canais de Na⁺ são causadas pela despolarização da membrana, e ambos os processos são muito rápidos. A ativação ocorre ao longo de alguns microssegundos, enquanto a inativação, durante um período de alguns milissegundos.

NO NÍVEL CELULAR

A corrente iônica conduzida pelos canais individuais de membrana pode ser medida com a técnica de fixação de placas (*patch clamp*). Os canais se abrem e fecham repetidamente em um processo que frequentemente parece ser aleatório. Esse processo é ilustrado na Figura 16.5, que mostra o fluxo de corrente pelos canais de Na⁺ em uma célula miocárdica. Nesse experimento, o potencial de membrana foi inicialmente mantido constante ou "fixado" em –85 mV, em que esses canais existem em um estado de repouso. No momento indicado pela *seta*, o potencial foi repentinamente alterado para –45 mV para ativar esses canais, e o potencial de membrana foi mantido durante a parte restante do registro. Imediatamente após a despolarização da membrana, ocorreu a abertura de um canal (1,5 pA de amplitude) e, em seguida, de um segundo (corrente total de 3 pA de ambos os canais). Em seguida, esses canais começaram a se abrir e fechar várias vezes antes de entrar finalmente em um estado inativado, em que permaneceram fechados. Quando observados individualmente, a abertura e o fechamento dos canais iônicos parecem ser aleatórios; entretanto, quando a atividade de uma população inteira de canais em uma célula é somada, o comportamento é bastante previsível.

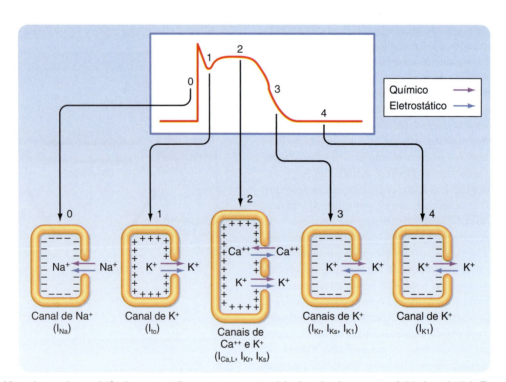

• **Figura 16.4** Mecanismos de condutância que contribuem para os potenciais de ação de resposta rápida (ventricular). **Fase 0**, o movimento ascendente é decorrente de um rápido aumento na condutância do Na⁺ causado pela ativação dos canais, que produzem a corrente de Na⁺ (I_{Na}) dependente de voltagem. **Fase 1**, durante a repolarização inicial, os canais de Na⁺ se fecham e ocorre um aumento transitório na condutância do K⁺ devido aos canais que geram uma corrente de K⁺ de efluxo (I_{to}) transitória. **Fase 2**, o platô é originado por um aumento na condutância do Ca⁺⁺ provocado pela ativação de canais que geram a corrente de Ca⁺⁺ do tipo L ($I_{Ca,L}$). Há também uma elevação gradual na condutância de K⁺ em virtude da ativação de canais que produzem as correntes retificadoras rápidas (I_{Kr}) e retificadoras tardias lentas (I_{Ks}). **Fase 3**, os canais de Ca⁺⁺ fecham, enquanto a condutância do K⁺ continua aumentando inicialmente devido aos canais I_{Kr} e I_{Ks} e, posteriormente, canais que geram a corrente de K⁺ (I_{K1}) retificadora de influxo. **Fase 4**, o potencial de membrana de repouso é devido à grande condutância do K⁺ em repouso decorrente dos canais I_{K1}. Ver texto para mais detalhes.

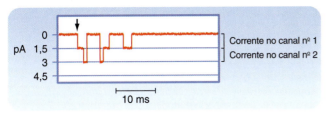

• **Figura 16.5** Corrente (em picoampères [pA]) através de dois canais individuais de Na⁺ registrada em um miócito cardíaco com a técnica de fixação de placas (*patch clamp*). A voltagem da membrana foi mantida em −85 mV e, em seguida, alterada abruptamente para −45 mV (no momento indicado pela *seta*), em que foi mantida pelo restante do registro. (Redesenhada de Cachelin AB et al. *J Physiol.* 1983;340:389.)

A despolarização do potencial de membrana durante a fase ascendente do potencial de ação também provoca diminuição na condutância de K⁺ de fundo, que é responsável pelo potencial de membrana de repouso dos miócitos ventriculares. Essa grande condutância de K⁺ em repouso deve-se à atividade de um tipo específico de canal de K⁺, que gera a **corrente de K⁺ retificadora de influxo (I_{K1})**. O termo *retificação de influxo* refere-se, simplesmente, ao fato de que se trata de canais iônicos dependentes de voltagem que são ativados quando o potencial de membrana se torna mais negativo. Em consequência, devido à força motriz interna, podem gerar uma corrente de entrada transportada pelo K⁺ quando o potencial de membrana é mais negativo que E_K. Em potenciais de membrana mais positivos do que E_K, quando se deveria esperar que a força motriz produzisse um movimento de íons K⁺ para fora, há, na verdade, muito pouca corrente, visto que esses canais se fecham devido a um processo semelhante ao da desativação. Isso facilita a despolarização durante a fase ascendente ao diminuir g_K, possibilitando que o potencial de membrana se afaste de E_K. Esses canais são incomuns, porquanto o mecanismo de controle é decorrente do bloqueio e desbloqueio do poro do canal pelo Mg⁺⁺ intracelular e por moléculas de carga positiva denominadas "poliaminas". Isso é diferente de outros canais, nos quais a dependência de voltagem deve-se a mecanismos de controle que são intrínsecos à própria proteína do canal.

Repolarização inicial (fase 1)

Após o potencial de ação alcançar o seu pico, existe um breve período de repolarização limitada que resulta em uma incisura entre a fase ascendente e o início do platô (Figura 16.1). Isso é facilitado, em parte, pela rápida diminuição de g_{Na} provocada pela inativação dependente de voltagem dos canais de Na⁺ responsáveis pela ascensão. A proeminência da fase de repolarização inicial pode ser bastante variável. Nas células em que é mais perceptível, a incisura é, em grande parte, o resultado de um aumento transitório de g_K produzido pela ativação dependente de voltagem e inativação subsequente dos canais de K⁺ que produzem uma **corrente transitória de efluxo (I_{to})**. Existem pelo menos dois componentes nessa corrente, os quais são conduzidos pelos canais de K⁺ que geram $I_{to,1}$ e $I_{to,2}$.

Platô (fase 2)

A membrana de uma célula de resposta rápida não retorna a seu potencial de repouso após repolarização inicial, visto que a despolarização que ocorre durante a fase ascendente também provoca um aumento na condutância do Ca⁺⁺ (g_{Ca}) (Figura 6.4). Nos miócitos ventriculares, isso se deve à ativação de canais que originam uma **corrente de Ca⁺⁺ de tipo L ($I_{Ca,L}$)**, a qual despolariza a célula ao tentar mover o potencial de membrana para E_{Ca}. O comportamento dependente de voltagem desses canais é semelhante ao dos canais de Na⁺ responsáveis pela fase ascendente. São ativados pela despolarização da membrana e sofrem inativação após a sua abertura; entretanto, existem duas diferenças importantes: em primeiro lugar, esses canais de Ca⁺⁺ necessitam que o potencial de membrana seja mais despolarizado para a ativação e, em segundo lugar, respondem mais lentamente a mudanças no potencial de membrana, pois são ativados ao longo de um período de 1 milissegundo e inativados no decorrer de dezenas a centenas de milissegundos. O influxo de Ca⁺⁺ que ocorre com a ativação dos canais $I_{Ca,L}$ também desencadeia a contração dos miócitos por meio de um processo discutido na seção "Acoplamento excitação-contração cardíacas" (ver também Capítulo 13). O aumento prolongado do g_{Ca}, em virtude da inativação lenta desses canais, constitui o principal mecanismo responsável por manter a membrana despolarizada durante o platô.

 NO NÍVEL CELULAR

O sistema nervoso autônomo regula a contratilidade cardíaca, em parte, por meio de mudanças na atividade dos canais de Ca⁺⁺ do tipo L. O neurotransmissor simpático noradrenalina atua ao estimular os receptores beta-adrenérgicos encontrados na membrana plasmática dos miócitos cardíacos. Essa interação ativa a enzima ligada à membrana, a adenilato ciclase, que, em seguida, estimula a produção de monofosfato de adenosina cíclico (AMPc; Capítulo 13). A elevação do AMPc ativa a proteína quinase A, que, por sua vez, provoca aumento dependente da fosforilação na atividade do canal, intensificando o influxo de Ca⁺⁺ para dentro da célula. Em contrapartida, o neurotransmissor parassimpático acetilcolina pode antagonizar esse efeito, atuando por meio dos receptores muscarínicos para inibir a produção de AMPc pela adenilato ciclase.

 NA CLÍNICA

Os antagonistas dos canais de cálcio, como verapamil, anlodipino e diltiazem, são medicamentos que bloqueiam os canais de Ca⁺⁺ do tipo L. Esses compostos podem inibir o influxo de Ca⁺⁺ para dentro dos miócitos cardíacos, resultando em diminuição da duração do potencial de ação ventricular, bem como da força da contração (Figura 16.6). O bloqueio desses canais também reduz a frequência de disparo do potencial de ação no nó SA, bem como a velocidade de propagação do impulso pelo nó AV. Os antagonistas dos canais de cálcio eventualmente deprimem a contração do músculo liso vascular, induzindo, assim, vasodilatação generalizada. Essa diminuição da resistência vascular reduz a contraforça (pós-carga) que se opõe à propulsão do sangue dos ventrículos para o sistema arterial, como foi explicado no Capítulo 17. Por conseguinte, os fármacos vasodilatadores, como os antagonistas dos canais de cálcio, são frequentemente designados como *fármacos redutores de pós-carga*.

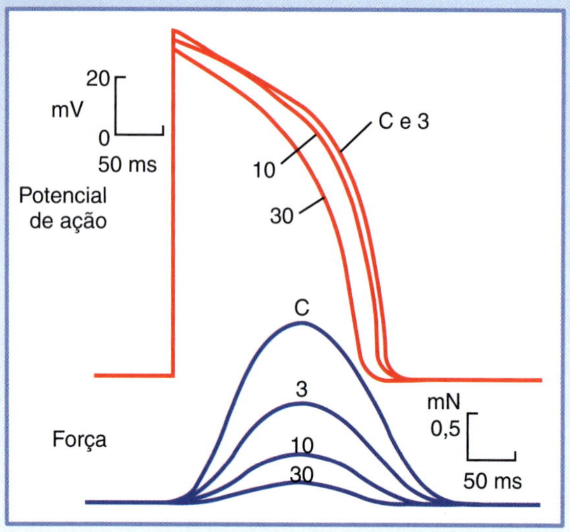

Figura 16.6 Efeitos do diltiazem, um antagonista dos canais de cálcio, sobre os potenciais de ação (em milivolts [mV]) e sobre as forças contráteis isométricas (em milinewtons [mN]) registrados em um músculo papilar *in vitro*. Os traçados foram registrados em condições de controle (C) e na presença de diltiazem em concentrações de 3, 10 e 30 µmol/L. (Redesenhada de Hirth C et al. *J Mol Cell Cardiol*. 1983;15:799.)

NO NÍVEL CELULAR

Os canais iônicos cardíacos estão associados a várias proteínas celulares para formar complexos macromoleculares. Essas interações estão envolvidas em muitos aspectos da função dos canais iônicos, incluindo tráfego, mecanismo de controle da comporta e modificação pós-tradução. Por exemplo, o canal de Ca^{++} do tipo L ($Ca_V1.2$) existe como um complexo, que consiste nas subunidades α_1, β, $\alpha_2\delta$ e γ. Enquanto a subunidade α_1 pode atuar como um canal iônico por si só, as subunidades β e γ afetam as propriedades dependentes de voltagem do canal, e as subunidades β e $\alpha_2\delta$ promovem o tráfego do canal para a membrana plasmática. A subunidade α_1 também interage com várias proteínas de sinalização, incluindo a calmodulina, que está envolvida na regulação da inativação do canal pelo Ca^{++} intracelular, bem como proteínas de ancoragem de quinase A, que atuam como estruturas para ligar vários componentes da via de sinalização da proteína quinase A. Esse complexo multimérico também interage com outras proteínas de membrana, incluindo a caveolina-3, que facilita as interações com a proteína G estimuladora (G_s), a adenilato ciclase e receptores beta-adrenérgicos, todos envolvidos na regulação simpática desse canal pelo sistema nervoso autônomo.

Embora a força motriz para o K^+ seja significativa em potenciais de membrana despolarizados, a g_K é bastante baixa durante grande parte do platô, o que se deve ao fato de que os canais I_{K1} abertos durante a fase 4 são desativados durante a fase 0, e a maioria dos canais I_{to} ativados durante a fase 1 foi inativada. Isso explica por que o potencial de membrana durante a fase 2 do potencial de ação ventricular é mantido entre E_{Ca} e E_K. A redução de g_K minimiza a quantidade de Ca^{++} que precisa fluir para dentro da célula, de modo a manter a despolarização. Reduz também a quantidade de K^+ que, de outra forma, sairia da célula durante o platô. Ambos os efeitos reduzem a energia necessária para manter os gradientes desses íons por meio de mecanismos de transporte ativo.

Repolarização final (fase 3)

O término do platô e o início da repolarização final do potencial de ação de resposta rápida ocorrem quando o equilíbrio entre a condutância do Ca^{++} e a do K^+ da membrana novamente é deslocado para g_K (Figura 16.4). Há uma redução de g_{Ca} oriunda da inativação dependente de tempo e de voltagem dos canais de Ca^{++} do tipo L, além de um aumento da g_K provocado pela ativação dependente de tempo e de voltagem dos canais que geram uma **corrente de K^+ (I_K) retificadora tardia**. Esses canais de K^+ são ativados quando a membrana se despolariza para potenciais como os que ativam os canais de Ca^{++}; entretanto, uma importante distinção é que, como o próprio nome indica, os canais de K^+ retificadores tardios são ativados muito lentamente, mais até do que os canais de Ca^{++}. Por conseguinte, o aumento de g_K devido à abertura desses canais só se torna significativo no final da fase 2. Existem também diversos tipos de canais de K^+ retificadores tardios. Os dois tipos mais proeminentes nos miócitos ventriculares originam uma **corrente de K^+ retificadora tardia de ativação rápida (I_{Kr})** e uma **corrente de K^+ retificadora tardia de ativação lenta (I_{Ks})**, ambas as quais contribuem para o aumento de g_K, que direciona o potencial de membrana de volta para E_K. À medida que o potencial de membrana se torna mais negativo, esses canais se fecham ao se desativarem tardiamente na fase 3; entretanto, não ocorre diminuição de g_K. De fato, continua aumentando, visto que, ao mesmo tempo, os canais I_{K1} começam a se reativar, trazendo a membrana de volta a seu potencial de repouso próximo de E_K.

Potencial de membrana de repouso (fase 4)

Conforme descrito anteriormente, a condutância da membrana em repouso de um miócito ventricular é dominada pela sua permeabilidade ao K^+ (Figura 16.4). Como resultado, o potencial de membrana durante a fase 4 segue estreitamente E_K. Como a g_K é bem grande, ela estabiliza de modo efetivo a membrana, evitando uma despolarização espúria, que, de outra forma, poderia levar à produção de arritmias. No potencial de membrana de repouso, há, na verdade, muito pouco movimento de K^+, visto que a força motriz é mínima. Há também escasso movimento de Na^+ e de Ca^{++}, uma vez que a condutância da membrana para esses íons é bastante reduzida, embora a força motriz de entrada seja muito grande.

Potenciais de ação de resposta lenta (nó SA)

Fase ascendente (fase 0)

A fase ascendente dos potenciais de ação de resposta lenta deve-se à atividade dos canais de Ca^{++} do tipo L (Figura 16.7). O aumento da g_{Ca} produzido pela ativação desses canais provoca a despolarização do potencial de membrana à medida que se move em direção a E_{Ca}. Diferentemente dos potenciais de ação de resposta rápida, em que os canais de Na^+ estão envolvidos, a taxa de mudança no potencial de membrana durante a fase ascendente do potencial de ação em uma célula do nó SA é muito mais lenta, o que se deve ao fato de que os canais de Ca^{++} do tipo L são ativados muito mais lentamente do que os canais de Na^+, e a densidade dos canais é menor.

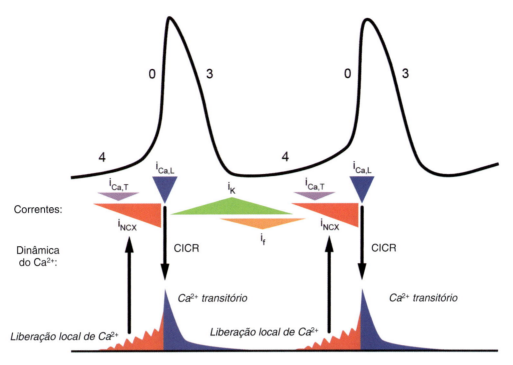

• **Figura 16.7** Mecanismos de condutância que contribuem para os potenciais de ação de resposta lenta (nó sinoatrial). **Fase 0**, o movimento ascendente é decorrente de um aumento na condutância do Ca++ causado por ativação dos canais que geram a corrente de Ca++ do tipo L ($I_{Ca,L}$). Observe que isso aciona um Ca++ transitório devido à liberação de Ca++ induzida por Ca++ (CICR). **Fase 3**, ocorre repolarização final quando a condutância do Ca++ diminui em função da inativação de $I_{Ca,L}$, enquanto a condutância do K+ aumenta em virtude dos canais de ativação que geram uma corrente de K+ retificadora tardia (I_K). **Fase 4**, a despolarização espontânea é devida (1) à diminuição gradual na condutância do K+ em decorrência da desativação de I_K, (2) ao aumento na condutância do Na+ devido aos canais que geram a corrente de marca-passo (I_f), (3) à elevação na condutância do Ca++ em decorrência dos canais que geram a corrente de Ca++ do tipo T ($I_{Ca,T}$) e (4) à corrente de entrada gerada pelo permutador de Na/Ca (I_{NCX}), que é ativado pela liberação espontânea de Ca++ local do retículo sarcoplasmático. (Redesenhada de Lakatta EG et al. *Circ Res.* 2010;106:659.) Ver texto para detalhes.

Repolarização final (fase 3)

Como assinalado anteriormente, não há uma fase de platô pronunciada em um potencial de ação de resposta lenta; entretanto, a duração do potencial de ação é determinada por um processo semelhante nas células tanto de resposta rápida quanto de resposta lenta: um deslocamento do equilíbrio entre g_{Ca} e g_K. Há diminuição gradual de g_{Ca} à medida que os canais de Ca++ do tipo L responsáveis pela fase ascendente são lentamente inativados, e ocorre um aumento gradativo de g_K devido à ativação dos canais de K+ retificadores tardios (Figura 16.7). O aumento de g_K faz que a célula se repolarize até finalmente alcançar o seu potencial diastólico máximo.

Diástole (fase 4)

O potencial diastólico máximo durante a fase 4 do potencial de ação de resposta lenta em uma célula do nó SA é menos negativo (−50 a −70 mV) do que o potencial de membrana de repouso de um miócito ventricular. Isso pode ser explicado pelo fato de que as células do nó SA apresentam uma g_K de fundo mais baixa devido aos canais de K+ que geram uma **corrente de K+ ativada por acetilcolina (ACh) ($I_{K,ACh}$)**. A condutância de K+ de base mais baixa torna mais fácil a despolarização dessas células pela atividade de outros canais iônicos e transportadores.

Um mecanismo que contribui para a despolarização espontânea durante a fase 4 tem início, na verdade, durante a fase 3. Os canais de K+ retificadores tardios que contribuem para a repolarização final começam a se fechar por meio de desativação conforme o potencial de membrana se torna mais negativo (Figura 16.7); todavia, esse processo de comporta de controle é lento. O resultado é a redução dependente do tempo de g_K durante a fase 4, o que possibilita que o potencial de membrana se afaste lentamente de E_K ou se despolarize.

A despolarização durante a fase 4 também é facilitada pela ativação de canais que geram uma **corrente de marca-passo funny (I_f)**. São denominados "canais *funny*" porque são ativados com a hiperpolarização da membrana, que era considerada incomum na época em que foram originalmente descobertos. Assim, esses canais são fechados quando a membrana é despolarizada durante o potencial de ação, porém se ativam ou se abrem com a repolarização durante a fase 4 (Figura 16.7). Os canais de marca-passo também são incomuns, visto que são permeáveis tanto ao Na+ quanto ao K+. Dessa maneira, quando estão abertos, fazem com que a membrana se mova em direção a seu potencial de equilíbrio, que está entre E_K e E_{Na} (−15 mV). Como isso é mais positivo do que o potencial diastólico máximo, o resultado é uma corrente de entrada efetiva transportada pelo movimento de Na+ ao longo de seu gradiente eletroquímico.

A combinação dos fatores descritos anteriormente despolariza, por fim, a membrana o suficiente para causar um breve aumento da g_{Ca} originado pela ativação dos canais que geram uma **corrente de Ca++ do tipo T ($I_{Ca,T}$)** (Figura 16.7). Esses canais são ativados com a despolarização da membrana e, em seguida, inativados, à semelhança dos canais de Ca++ do tipo L. Existem, entretanto, duas diferenças principais. Os canais de

Ca++ do tipo T são ativados em potenciais de membrana mais negativos e são muito mais rapidamente ativados e inativados.

Além dos efeitos dos canais iônicos dependentes de tempo e de voltagem descritos anteriormente, as células do nó SA liberam espontaneamente Ca++ do retículo sarcoplasmático (RS) para dentro do citoplasma. A elevação resultante na concentração intracelular de Ca++ próximo à membrana plasmática ativa o permutador Na/Ca (NCX), que acopla o movimento do Na+ extracelular ao longo do seu gradiente eletroquímico para o interior da célula ao movimento do Ca++ intracelular para o exterior dela. Como esse processo envolve três íons Na+ que se movem para dentro para cada íon Ca++ que se desloca para fora, o resultado consiste em uma corrente de entrada efetiva (I_{NCX}), o que contribui para a despolarização espontânea tardia durante a fase 4 (Figura 16.7).

Excitabilidade dos miócitos cardíacos

A capacidade de iniciar um potencial de ação em resposta a um estímulo constitui uma característica de qualquer célula excitável; contudo, para que isso ocorra, o estímulo precisa despolarizar a membrana até um potencial limiar, cujo valor absoluto varia dependendo do tipo de célula e do momento. O limiar para iniciar um potencial de ação capaz de ser propagado no interior de uma célula e de uma célula para outra no tecido cardíaco depende (1) da ocorrência de potenciais de ação de resposta rápida ou de resposta lenta e (2) do momento preciso em que ocorre o estímulo durante o ciclo cardíaco.

Células de resposta rápida

Nas células de resposta rápida, a excitabilidade depende da disponibilidade de canais de Na+ dependentes de voltagem para dar origem à fase ascendente do potencial de ação. Uma vez iniciado um potencial de ação de resposta rápida, a célula despolarizada não

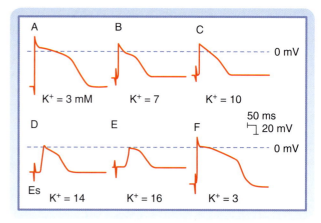

• **Figura 16.8** Efeito das alterações da [K+] extracelular sobre os potenciais de ação registrados a partir de uma fibra de Purkinje. O artefato de estímulo (St no traçado D) aparece como um pico bifásico à esquerda do movimento ascendente do potencial de ação. As *linhas tracejadas horizontais* próximas aos picos dos potenciais de ação denotam 0 mV. Quando a [K+] extracelular é de 3 mM (traçados A e F), o potencial de membrana de repouso (V_M) é de –82 mV, e a inclinação da fase 0 é acentuada. No final da fase 0, a ultrapassagem *overshoot* alcança um valor de +30 mV; portanto, a amplitude do potencial de ação é de 112 mV. A distância do artefato de estímulo até o início da fase 0 é inversamente proporcional à velocidade de condução. Quando a [K+] extracelular aumenta gradualmente para 16 mM (traçados B a E), o V_M em repouso torna-se progressivamente menos negativo. Ao mesmo tempo, a amplitude e a duração do potencial de ação e a inclinação da fase ascendente estão diminuídas. Em consequência, a velocidade de condução se reduz progressivamente. Com níveis extracelulares de [K+] de 14 e 16 mM (traçados D e E), o V_M em repouso atinge níveis suficientes para inativar todos os canais de sódio rápidos e leva aos potenciais de ação de resposta lenta característicos. (De Myerburg RJ, Lazzara R. In: Fisch E, ed. *Complex Electrocardiography*. Philadelphia: FA Davis; 1973.)

NO NÍVEL CELULAR

Alterações na [K+] sérica podem ter efeitos significativos sobre o potencial de ação cardíaco e as propriedades elétricas do coração. Por exemplo, um aumento da [K+] sérica (*hipercalemia*) despolariza o potencial de membrana de repouso, enquanto a diminuição da [K+] sérica (*hipocalemia*) hiperpolariza o potencial de membrana de repouso (Figura 16.8). Essas respostas são facilmente explicadas pelo efeito que a mudança na concentração extracelular de K+ tem sobre E_K. Alterações na [K+] sérica, entretanto, podem apresentar efeitos paradoxais sobre a duração do potencial de ação se considerar apenas o que ocorre com E_K. Lembre-se de que a equação da condutância de corda estabelece que o potencial de membrana é uma função da condutância da membrana para determinado íon, bem como o seu potencial de equilíbrio. Afinal, as mudanças na [K+] extracelular também afetam a condutância do K+ da membrana associada aos canais de K+ retificadores tardios e de entrada: a elevação da [K+] extracelular aumenta a g_K, enquanto a sua redução diminui a g_K. As modificações na g_K exercem maior efeito sobre a duração do potencial de ação do que aquelas em E_K. Em consequência, a hipercalemia diminui a duração do potencial de ação, enquanto a hipocalemia prolonga essa duração.

NA CLÍNICA

As mudanças induzidas experimentalmente no potencial transmembrana mostradas na Figura 16.8 simulam as que podem ocorrer no tecido cardíaco de pacientes com doença arterial coronariana. Quando ocorre diminuição do fluxo sanguíneo miocárdico regional, o suprimento de O_2 e de substratos metabólicos fornecidos aos tecidos isquêmicos é insuficiente. A Na+,K+-ATPase na membrana dos miócitos cardíacos exige quantidades consideráveis de energia metabólica para manter normais os gradientes transmembrana de Na+ e K+. Quando o fluxo sanguíneo é inadequado, ocorre comprometimento na atividade da Na+,K+-ATPase e os miócitos afetados ganham Na+ em excesso e perdem K+ em excesso para o espaço intersticial circundante. Isso pode afetar acentuadamente a condução de impulsos elétricos, fazendo com que as células de resposta rápida produzam potenciais de ação semelhantes aos de resposta lenta. O aumento da [K+] no espaço extracelular provoca um deslocamento de E_K, resultando em despolarização do potencial de membrana de repouso dessas células, induzindo à inativação dos canais de Na+ dependentes de voltagem, os quais normalmente contribuem para a fase ascendente. Em consequência, o movimento ascendente pode ser retardado (conforme ilustrado na Figura 16.8) ou até mesmo bloqueado. Com frequência, isso favorece o surgimento de arritmias.

é capaz de se reexcitar até que tenha sido pelo menos parcialmente repolarizada. Isso se deve ao fato de que os canais de Na⁺, que são inativados imediatamente após a fase ascendente, precisam se recuperar da inativação antes de conseguirem se reabrir. Trata-se de um processo dependente do tempo e de voltagem que ocorre em potenciais de membrana mais negativos. O intervalo que se estende do início do potencial de ação até que a célula possa gerar pelo menos algum tipo de potencial de ação é denominado **período refratário efetivo (ou absoluto)**, o qual se estende aproximadamente até a metade da repolarização, durante a fase 3. Nesse ponto, um número suficiente de canais de Na⁺ normalmente se recuperou da inativação para restaurar algum grau de excitabilidade; entretanto, as células de resposta rápida não são totalmente excitáveis até que estejam repolarizadas por completo. O tempo decorrido entre o final do período refratário efetivo e a repolarização completa é designado como **período refratário relativo**. Quando uma resposta é evocada durante esse período, suas propriedades variam em função do potencial de membrana no momento de chegada do estímulo (Figura 16.9). Isso reflete a diferença no número de canais de Na⁺ que se recuperaram da inativação e que estão disponíveis para contribuir para a fase ascendente. Quanto mais cedo, no período refratário relativo, a célula de resposta rápida for estimulada, mais lenta será a velocidade do movimento ascendente e menor a amplitude do potencial de ação resultante. Em consequência, a velocidade de condução também diminui. Esse efeito pode ser simulado pelo bloqueio farmacológico dos canais de Na⁺ com a substância tetrodotoxina (Figura 16.10). O resultado é um potencial de ação semelhante ao de resposta lenta devido à ativação dos canais de Ca⁺⁺ do tipo L.

Células de resposta lenta

Nas células de resposta lenta, a excitabilidade depende da disponibilidade dos canais de Ca⁺⁺ do tipo L que produzem a fase ascendente do potencial de ação. Nessas células, o período refratário relativo frequentemente se estende bem além da fase 3. Mesmo após a repolarização completa da célula, pode ser difícil evocar uma resposta propagada por algum tempo. Essa característica das células de resposta lenta é denominada **refratariedade pós-repolarização**. A refratariedade de uma célula de resposta lenta é decorrente da inativação dos canais de Ca⁺⁺ do tipo L, e a excitabilidade normal não retorna até a recuperação desses canais. Do mesmo modo como ocorre com os canais de Na⁺ nas células de resposta rápida, a recuperação da inativação dos canais de Ca⁺⁺ nas células de resposta lenta é um processo dependente do tempo e de voltagem, só que muito mais lento, o que explica a longa duração do período refratário. A amplitude e a velocidade do movimento ascendente dos potenciais de ação de resposta lenta melhoram progressivamente quanto mais tardiamente chega o estímulo no período refratário relativo (Figura 16.11). O fato de que a recuperação da excitabilidade total se estende muito além do ponto de repolarização completa constitui uma propriedade particularmente importante das células de resposta lenta encontradas no nó AV. O longo período refratário dificulta a chegada de um estímulo prematuro proveniente dos átrios para ser conduzido aos ventrículos e, eventualmente, provoca o bloqueio de condução do nó AV. Em algumas situações, o nó AV é capaz de conduzir apenas uma fração dos impulsos que chegam dos átrios.

Efeitos dependentes da frequência sobre a excitabilidade

A excitabilidade de um miócito cardíaco também pode ser afetada por mudanças na duração do ciclo ou no tempo entre sucessivos potenciais de ação, o que se deve ao efeito que a duração do ciclo exerce sobre a duração do potencial de ação.

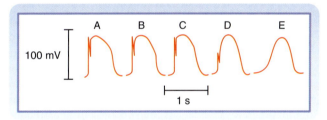

• **Figura 16.10** Efeito do bloqueio dos canais de Na⁺ com tetrodotoxina sobre os potenciais de ação registrados em uma fibra de Purkinje. As concentrações de tetrodotoxina foram de 0 mol/L no traçado A, de 3 × 10⁻⁸ mol/L no traçado B, de 3 × 10⁻⁷ mol/L no traçado C e de 3 × 10⁻⁶ mol/L nos traçados D e E; E foi registrado depois de D. (Redesenhada de Carmeliet E, Vereecke J. *Pflügers Arch*. 1969;313:300.)

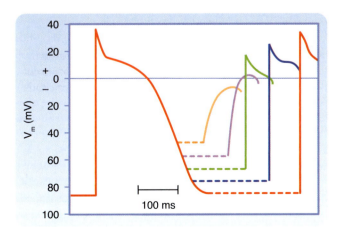

• **Figura 16.9** Mudanças na amplitude do potencial de ação e na inclinação da fase ascendente à medida que os potenciais de ação são iniciados em diferentes estágios do período refratário relativo da excitação anterior. (Redesenhada de Rosen MR et al. *Am Heart J*. 1974;88:380.)

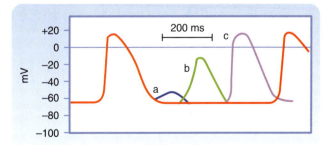

• **Figura 16.11** Efeitos da excitação em vários momentos após o início de um potencial de ação em uma fibra de resposta lenta. Nessa fibra, a excitação muito tardia na fase 3 (ou no início da fase 4) induz uma pequena resposta não propagada (local) (onda a). Posteriormente, na fase 4, uma resposta propagada (onda b) pode ser produzida, porém a sua amplitude é pequena e o movimento ascendente não é muito acentuado; essa resposta é conduzida muito lentamente. Ainda mais tarde na fase 4, a excitabilidade completa é recuperada e a resposta (onda c) exibe características normais. (Modificada de Singer DH et al. *Prog Cardiovasc Dis*. 1981;24:97.)

> ### NA CLÍNICA
>
> Em um paciente que apresenta despolarizações atriais prematuras ocasionais (Figura 16.26), o momento de ocorrência desses batimentos precoces pode determinar a sua consequência clínica. Se ocorrerem tardiamente no período refratário relativo da despolarização precedente ou após a repolarização completa, a despolarização prematura não terá consequências; entretanto, se as despolarizações prematuras tiverem a sua origem precocemente no período refratário relativo dos ventrículos, a condução do impulso prematuro do local de origem será retardada, sendo mais provável, portanto, que um impulso cardíaco reexcite alguma região miocárdica por onde passou anteriormente (um fenômeno conhecido como *reentrada*). Se essa reentrada for irregular (ou seja, se houver fibrilação ventricular), o coração será incapaz de bombear efetivamente, e isso pode resultar em morte.

Como resultado, alterações na frequência de estimulação ou na frequência cardíaca quase sempre constituem fatores importantes no início ou no término de determinadas arritmias (ritmos cardíacos irregulares). A Figura 16.12 mostra as mudanças na duração do potencial de ação produzidas por reduções graduais na duração do ciclo, de 2.000 para 200 ms, em uma fibra de Purkinje. Observe que, à medida que a duração do ciclo diminui, a do potencial de ação também se reduz. Essa correlação direta entre a duração do potencial de ação e a duração do ciclo pode ser explicada por alterações na g_K que envolvem os canais de K^+ (I_K) retificadores tardios. Esses canais, que normalmente são ativados muito lentamente durante o platô do potencial de ação, também são desativados ou se fecham muito lentamente após a repolarização. Conforme a duração do ciclo diminui progressivamente, o mesmo ocorre com a quantidade de tempo decorrido entre os potenciais de ação, resultando em tempo insuficiente para o fechamento desses canais. Em consequência, há um acúmulo de canais que permanecem ativados. O resultado é um aumento da g_K durante o platô, ocasionando repolarização mais precoce e menor duração dos potenciais de ação.

Propagação dos impulsos cardíacos

Cada batimento cardíaco começa com um impulso elétrico produzido no nó SA e, em seguida, conduzido pelos átrios. O impulso que chega dos átrios tem, então, a sua velocidade reduzida à medida que passa pelo nó AV até o sistema de His-Purkinje, onde acelera novamente, sincronizando a propagação da atividade elétrica em toda a superfície endocárdica dos ventrículos. A partir daí, a onda de excitação é conduzida de célula em célula por todo o miocárdio ventricular. A atividade elétrica iniciada pelo nó SA e conduzida por todo o coração dessa maneira (Figura 16.13) em intervalos regulares é designada **ritmo sinusal normal**, e, normalmente, ocorre em uma frequência entre 60 e 100 bpm. É essencial manter esse padrão de frequência, ritmo e condução para assegurar que o coração se contraia de maneira coordenada, bombeando efetivamente o sangue por todo o corpo.

Propriedades passivas

Existem vários fatores que afetam a velocidade e a direção da propagação do impulso por todo o coração. Um conjunto desses fatores está relacionado com as propriedades passivas ou de "cabo de comunicação" das células e tecidos. Um potencial de ação que se propaga de uma célula para outra ao longo de uma fibra muscular cardíaca é difundido por correntes de circuito local, de modo semelhante ao que ocorre nas fibras nervosas e fibras musculares esqueléticas (Capítulo 5). Essas correntes de circuito local, que são geradas à medida que a membrana é despolarizada durante a fase ascendente, fluem ao longo do interior de uma célula ou de célula para célula, despolarizando áreas adjacentes da membrana ou das células (Figura 16.14). Em consequência, a velocidade de propagação de um potencial de ação é afetada por resistências tanto intracelulares quanto intercelulares a esse fluxo de correntes de circuito local.

O grau de resistência (intracelular) dentro de uma célula determina a distância a partir do local da corrente de estimulação que irá fluir. Quanto menor a resistência intracelular, maior a distância alcançada pela corrente e mais rápida a propagação do potencial de ação. Assim, as células com diâmetro maior e morfologia menos complexa, como aquelas encontradas nas fibras de Purkinje, podem conduzir impulsos mais rapidamente, enquanto as células menores, como as observadas no nó AV, tenderão a conduzir impulsos mais lentamente.

A propagação de um impulso de célula em célula é facilitada pelo fato de que os miócitos cardíacos estão eletricamente acoplados uns aos outros por meio de junções comunicantes (Capítulo 6). As junções comunicantes são bastante não seletivas na sua permeabilidade a íons e criam uma baixa via de resistência (intercelular) elétrica que possibilita a passagem da corrente iônica de uma célula para outra. Dessa maneira, áreas do coração que apresentam maior número de junções

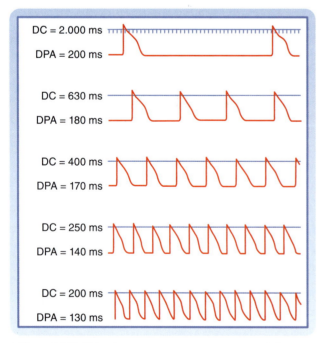

• **Figura 16.12** Efeito das mudanças na duração do ciclo (DC) sobre a duração do potencial de ação (DPA) das fibras de Purkinje. (Modificada de Singer D, Ten Eick RE. *Am J Cardiol*. 1971;28:381.)

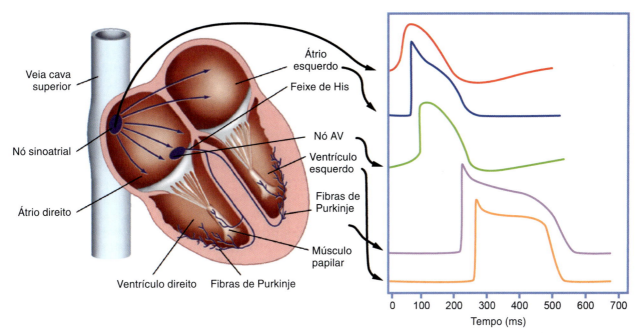

• **Figura 16.13** Condução de atividade elétrica por todo o coração. Observe a mudança no formato do potencial de ação à medida que o impulso se propaga do nó sinoatrial pelos átrios, nó atrioventricular, fibras de Purkinje e miocárdio ventricular. Ver texto para mais detalhes.

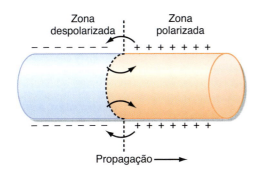

• **Figura 16.14** A função das correntes locais na propagação de uma onda de excitação ao longo de uma fibra cardíaca.

comunicantes que conectam células adjacentes podem propagar impulsos mais rapidamente. Por exemplo, a densidade de junções comunicantes é maior nas fibras de Purkinje e menor em determinadas regiões do nó AV.

O local onde as junções comunicantes se encontram em uma célula também é capaz de afetar a direção da propagação do impulso. Nos miócitos ventriculares, por exemplo, que são células cilíndricas longas, as junções comunicantes estão preferencialmente localizadas nos discos intercalares que conectam as células pelas suas extremidades, em vez de lado a lado. Isso facilita a propagação (isotrópica) de impulsos mais prontamente na direção do eixo longitudinal das células musculares, que estão dispostas para formar fibras que envolvem as câmaras dos ventrículos, garantindo a propagação dos impulsos de maneira organizada e ordenada, resultando em contração coordenada do coração.

Propriedades ativas

A velocidade de condução ao longo de uma fibra também varia diretamente com a amplitude do potencial de ação e a frequência de mudança do potencial de membrana (dV_M/dt) durante a fase 0.

A amplitude do potencial de ação é a diferença de potencial entre regiões da célula totalmente despolarizadas e totalmente polarizadas. A magnitude da corrente local gerada é proporcional a essa diferença de potencial (Capítulo 5). Essas correntes locais são responsáveis pela despolarização da porção adjacente em repouso da célula ou da fibra até seu potencial limiar. Quanto maior a diferença de potencial entre as regiões polarizada e despolarizada (ou seja, quanto maior a amplitude do potencial de ação), mais efetivamente os estímulos locais poderão despolarizar partes adjacentes da membrana e mais rapidamente a onda de despolarização será propagada ao longo da fibra. A frequência de mudança no potencial de membrana durante a fase 0 também constitui um determinante importante da velocidade de condução. Se a parte ativa de uma fibra se despolariza de forma gradual, as correntes locais geradas entre regiões de repouso e despolarizadas adjacentes são pequenas. A região de repouso adjacente à zona ativa é despolarizada gradualmente; portanto, é necessário mais tempo para que cada seção da fibra alcance o limiar. Por essas razões, os potenciais de ação de resposta rápida propagam-se mais rapidamente do que potenciais de ação de resposta lenta.

A velocidade de condução também é influenciada por mudanças no potencial de membrana de repouso, particularmente nos tecidos de resposta rápida. A despolarização do potencial de repouso inativa os canais de Na^+ dependentes de voltagem, diminuindo tanto a amplitude do potencial de ação quanto o dV_M/dt, o que resulta na desaceleração da velocidade de condução. Esse efeito pode ser observado quando o potencial de repouso é despolarizado por um aumento na $[K^+]$ extracelular (Figura 16.8), refletindo-se também na resposta à excitação prematura de uma célula durante o período refratário relativo. Ambas as situações podem levar à redução da velocidade de propagação do impulso, o que contribui para o desenvolvimento de arritmias.

Ritmo sinusal normal

Iniciação do batimento cardíaco

O início de cada batimento cardíaco constitui uma característica intrínseca ao próprio coração. Os tipos específicos de células dentro do coração têm a propriedade de automaticidade ou a capacidade de despolarização espontânea durante a diástole e de iniciar um impulso propagado. Esse comportamento está mais comumente associado a potenciais de ação de resposta lenta encontrados em células que compõem o nó SA, conforme descrito anteriormente; entretanto, é também observado em células cuja principal função está normalmente relacionada com a condução de impulsos de uma região do coração para outra, incluindo células do nó AV, que provocam potenciais de ação de resposta lenta, bem como células na rede de Purkinje, que desencadeiam potenciais de ação de resposta rápida.

Embora vários tipos de células tenham o potencial de atuar como marca-passos para o coração, os batimentos cardíacos normalmente se iniciam no nó AS, visto que as células nessa região exibem uma frequência intrínseca de disparo (60 a 100 bpm) mais rápida do que a observada no nó AV (40 a 55 bpm) ou nas fibras de Purkinje (25 a 50 bpm). Assim, um impulso que se origina no nó SA alcançará esses outros marca-passos latentes, fazendo que disparem um potencial de ação antes que possam fazer isso por conta própria.

Existem três fatores principais que afetam a frequência de disparo espontâneo (Figura 16.15): (1) a frequência de despolarização espontânea durante a fase 4; (2) o ápice do potencial diastólico máximo durante a fase 4; e (3) o potencial limiar. Supondo que duas células tenham o mesmo potencial diastólico máximo, a célula com a frequência mais rápida de despolarização espontânea atingirá o limiar para iniciar em primeiro lugar um potencial de ação e, assim, disparar em uma frequência mais rápida. Como alternativa, se essas duas células sofrem despolarização espontânea na mesma frequência durante a fase 4, a célula que começa a partir de um potencial diastólico máximo mais despolarizada provavelmente atinge um limiar mais cedo e dispara em uma frequência intrínseca mais rápida. Por fim, se essas duas células tiverem o mesmo potencial diastólico máximo e a mesma frequência de despolarização da fase 4, a célula que apresentar um potencial limiar mais baixo provavelmente iniciará um movimento ascendente em primeiro lugar e exibirá a frequência intrínseca mais rápida de disparo.

Nó sinoatrial

Conforme já assinalado, a região do coração dos mamíferos que normalmente produz impulsos na maior frequência é o nó sinoatrial (SA); trata-se do principal marca-passo cardíaco. O mapeamento detalhado dos potenciais elétricos na superfície

NA CLÍNICA

A frequência de disparo do marca-passo é controlada pela atividade de ambas as divisões do sistema nervoso autônomo. A estimulação simpática eleva a frequência cardíaca ao aumentar a velocidade de despolarização espontânea durante a fase 4 do potencial de ação de resposta lenta nas células do nó SA. Isso se deve à produção de AMPc pelos receptores beta-adrenérgicos, que, em seguida, pode atuar diretamente sobre os canais de marca-passo I_f para aumentar sua atividade e também ativar a proteína quinase A, aumentando a liberação espontânea de Ca^{++} do RS e a contribuição de I_{NCX} para a despolarização da fase 4. Esses efeitos contribuem para a elevação da frequência cardíaca associada ao estresse e ao exercício.

A estimulação parassimpática diminui a frequência cardíaca por meio de pelo menos dois mecanismos. No primeiro, reduz a inclinação da despolarização diastólica durante a fase 4 do potencial de ação de resposta lenta mediante a inibição da produção de AMPc pelos receptores muscarínicos, revertendo os efeitos que exerce sobre a atividade do canal de marca-passo I_f e a liberação espontânea de Ca^{++}. No segundo, a ativação dos receptores muscarínicos desloca o potencial diastólico máximo em uma direção hiperpolarizante por meio da ativação dos canais $I_{K,ACh}$ e aumentando g_K. Todos esses efeitos contribuem para reduzir a frequência cardíaca e, subsequentemente, o débito cardíaco associado à estimulação do nervo vago. Um exemplo extremo é fornecido pela síncope vasovagal, que consiste em um breve período de tontura ou perda de consciência causada por um intenso surto de atividade vagal. Esse tipo de síncope é uma resposta reflexa à dor ou a determinados estímulos psicológicos. Os efeitos neurais autonômicos sobre as células cardíacas são descritos com mais detalhes no Capítulo 18.

Os efeitos do sistema nervoso autônomo sobre a atividade marca-passo não estão necessariamente associados a mudanças no nível limiar das células marca-passo; todavia, medicamentos capazes de inibir diretamente os canais de Ca^{++} do tipo L têm a capacidade de diminuir a frequência cardíaca ao reduzir o número de canais de Ca^{++} disponíveis para contribuir para a fase ascendente. Em consequência, as células marca-passo necessitam de mais tempo para se despolarizar até o limiar ou o ponto em que um número suficiente de canais de Ca^{++} é ativado para iniciar um potencial de ação.

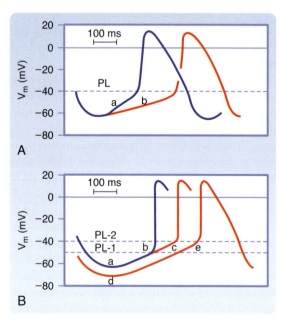

• **Figura 16.15** Mecanismos envolvidos nas mudanças da frequência de disparos do marca-passo. **A.** Uma redução na inclinação (da onda a para a onda b) da despolarização diastólica lenta diminui a frequência de disparo. PL, potencial limiar. **B.** Um aumento no potencial limiar (de PL-1 para PL-2) ou um aumento na magnitude do potencial diastólico máximo (de segmentos da onda a para d) também diminuem a frequência de disparos. (De Hoffman BF, Cranefield PF. *Electrophysiology of the Heart*. New York: McGraw-Hill; 1960.)

do átrio direito revelou que dois ou três locais de automaticidade, localizados a uma distância de 1 ou 2 cm do próprio nó SA, servem, juntamente com o nó SA, como complexos marca-passos atriais. Algumas vezes, esses locais iniciam impulsos simultaneamente. Outras vezes, o local de excitação mais precoce desloca-se de local para local, dependendo de certas condições, como o nível de atividade neural autônoma.

Nos seres humanos, o nó SA mede aproximadamente 8 mm de comprimento e 2 mm de espessura e situa-se posteriormente, no sulco da junção entre a veia cava superior e o átrio direito. A artéria do nó sinusal segue um percurso longitudinal pelo centro do nó. O nó SA contém dois tipos principais de células: (1) células pequenas e redondas que têm poucas organelas e miofibrilas; e (2) células delgadas e alongadas, cuja aparência é intermediária entre a das células miocárdicas atriais redondas e a das "comuns". As células redondas provavelmente são as células marca-passo; as células delgadas e alongadas provavelmente conduzem os impulsos dentro do nó e para as regiões nodais.

 NO NÍVEL CELULAR

A denominada "corrente *funny*" (I_f) nas células do nó SA cardíaco é ativada por *h*iperpolarização e controlada por *n*ucleotídios *c*íclicos, cujo canal é designado como HCN. Existem quatro membros da família do gene *HCN*, e esses canais também são encontrados em neurônios do sistema nervoso central que produzem potenciais de ação repetidamente. O segmento 4 (S_4) transmembrana do HCN tem muitos aminoácidos de carga positiva que atuam como sensores de voltagem, os quais também estão presentes em canais de Na^+, K^+ e Ca^{++} controlados por voltagem. O canal dominante expresso no coração é derivado do gene *HCN4*. Mutações em aminoácidos presentes no S_4 e no ligante S_4 a S_5 provocam alterações acentuadas na dependência de voltagem da ativação, de tal maneira que é necessária uma hiperpolarização para abrir o canal. Esse efeito é semelhante ao da acetilcolina, e tem sido previsto que a ocorrência dessas mutações no coração humano poderia estar na base da bradicardia sinusal e na síndrome do seio doente.

 NA CLÍNICA

Outras regiões do coração além do nó SA podem iniciar batimentos em circunstâncias especiais. Esses locais são denominados *focos ectópicos* ou *marca-passos ectópicos*. Os focos ectópicos podem se tornar marca-passos quando (1) a sua própria ritmicidade aumenta, (2) a ritmicidade dos marca-passos de ordem superior torna-se deprimida ou (3) todas as vias de condução entre o foco ectópico e as regiões com maior ritmicidade tornam-se bloqueadas. Os marca-passos ectópicos atuam como mecanismo de segurança quando os centros normais de marca-passo falham; contudo, se um centro ectópico disparar enquanto o centro de marca-passo normal ainda funciona, a atividade ectópica possivelmente induzirá distúrbios esporádicos de ritmo, como despolarizações prematuras, ou distúrbios contínuos de ritmo, como taquicardias paroxísticas (ver seção "Taquicardias ectópicas").

Condução atrial

A partir do nó SA, o impulso cardíaco propaga-se radialmente por todo o átrio direito (Figura 16.13) ao longo das fibras miocárdicas atriais comuns, em uma velocidade de condução de aproximadamente 1 m/s. Uma via especializada, a banda miocárdica interatrial anterior (ou feixe de Bachmann), conduz o impulso do nó SA diretamente para o átrio esquerdo. A onda de excitação prossegue inferiormente pelo átrio direito e, por fim, alcança o nó AV, que normalmente é a única via de entrada do impulso cardíaco para os ventrículos.

 NA CLÍNICA

Alguns indivíduos têm vias AV acessórias. Como essas vias frequentemente servem como parte de uma alça de reentrada (ver seção "Reentrada"), elas podem estar associadas a graves distúrbios do ritmo cardíaco. A síndrome de Wolff-Parkinson-White, que é congênita, é o distúrbio clínico mais comum em que um feixe de desvio de fibras do miocárdio torna-se uma via acessória entre os átrios e os ventrículos. Em geral, a síndrome não provoca qualquer anormalidade funcional. O distúrbio é facilmente detectado no ECG, visto que uma parte do ventrículo é excitada pelo feixe de derivação antes que o restante do ventrículo seja excitado pelo nó AV e pelo sistema de His-Purkinje. Essa pré-excitação aparece como uma configuração bizarra no complexo ventricular (QRS) do ECG; entretanto, em certas ocasiões, há desenvolvimento de uma alça de reentrada na qual o impulso atrial segue um percurso até os ventrículos por uma dessas duas vias AV (nó AV ou feixe de desvio) e, em seguida, retorna aos átrios por meio da outra via. A circulação contínua ao redor da alça leva a um ritmo muito rápido (taquicardia supraventricular), o qual pode ser incapacitante, já que não proporciona tempo suficiente para o enchimento ventricular. O bloqueio transitório do nó AV por uma injeção intravenosa de adenosina, que simula os efeitos da estimulação do nervo vago, ou por um aumento reflexo na atividade vagal (ao exercer pressão sobre a região do seio **carotídeo** no pescoço) geralmente elimina a taquicardia e restaura o ritmo sinusal normal.

O potencial de ação dos miócitos atriais tem um platô (fase 2) que é mais breve e menos desenvolvido, e a repolarização (fase 3) é mais lenta do que no miócito ventricular típico (Figura 16.13). A diminuição da duração e da amplitude do platô deve-se à presença de uma **corrente de K^+ retificadora tardia ultrarrápida (I_{Kur})**. O tipo específico de canal de K^+ retificador tardio responsável por essa corrente resulta em aumento mais rápido da g_K durante a fase 2. A repolarização mais lenta durante a fase 3 pode ser explicada pela menor densidade dos canais de K^+ I_{K1}.

Os miócitos atriais expressam canais $I_{K,ACh}$, como aqueles encontrados em células de resposta lenta nos nós SA e AV. Na presença de estimulação do nervo vagal, a ativação desses canais contribui para um encurtamento ainda maior da duração do potencial de ação atrial, provocando maior vulnerabilidade dos átrios à excitação prematura e a arritmias reentrantes.

Condução atrioventricular

A onda de excitação atrial alcança os ventrículos por meio do nó AV. Nos seres humanos adultos, esse nó mede aproximadamente 15 mm de comprimento, 10 mm de largura e 3 mm de espessura e está situado posteriormente, no lado direito do septo interatrial, próximo ao óstio do seio coronário. O nó AV contém os mesmos dois tipos de células que o nó SA, porém as células redondas do nó AV são menos abundantes e há predomínio das células alongadas.

O nó AV é composto de três regiões funcionais: (1) atrionodal (AN) ou zona de transição entre o átrio e o restante do nó; (2) nodal (N) ou porção média do nó AV; e (3) nodal de His (NH) ou zona na qual as fibras nodais se fundem gradualmente com o **feixe de His**, que é a porção superior do sistema de condução especializado para os ventrículos (Figura 16.13). Normalmente, o nó AV e o feixe de His constituem as únicas vias ao longo das quais o impulso cardíaco passa dos átrios para os ventrículos.

Várias características da condução AV são de importância fisiológica e clínica. O principal atraso na condução de impulsos dos átrios para os ventrículos ocorre nas regiões AN e N do nó AV. A velocidade de condução é mais lenta na região N do que na região AN; entretanto, o comprimento da via é substancialmente maior na região AN do que na região N. No ECG (ver seção "Eletrocardiografia escalar"), os tempos de condução pelas regiões AN e N são responsáveis pelo atraso entre o início da onda P (a manifestação elétrica da excitação atrial) e o complexo QRS (a manifestação elétrica da excitação ventricular). Em termos de função, o atraso entre a excitação atrial e a excitação ventricular possibilita um enchimento ventricular ótimo durante a contração atrial.

Na região N, os potenciais de ação de resposta lenta prevalecem (Figura 16.13). O potencial diastólico máximo é de aproximadamente –60 mV, a velocidade de ascensão é lenta e a velocidade de condução é de cerca de 0,05 m/s. A tetrodotoxina, que bloqueia os canais de Na^+ dependentes de voltagem, praticamente não exerce efeito sobre os potenciais de ação nessa região (ou sobre quaisquer outras fibras de resposta lenta). Em contrapartida, os antagonistas dos canais de cálcio diminuem a amplitude e a duração dos potenciais de ação (Figura 16.16) e deprimem a condução AV.

À semelhança de outros potenciais de ação de resposta lenta, o período refratário relativo das células na região N estende-se bem além do período de repolarização completa, ou seja, essas células exibem refratariedade pós-repolarização (Figura 16.11). À medida que a frequência cardíaca aumenta, o tempo entre sucessivas despolarizações atriais diminui e a condução pela junção AV torna-se mais lenta. O prolongamento anormal do tempo de condução AV é denominado *bloqueio AV de primeiro grau* (ver seção "Bloqueios da condução atrioventricular"). A maior parte do prolongamento da condução AV induzida por um aumento da frequência atrial ocorre na região N do nó AV.

Os impulsos tendem a ser bloqueados no nó AV em frequências de estimulação que são facilmente conduzidas em outras regiões do coração. Se os átrios forem despolarizados em uma alta frequência de repetição, apenas uma fração (p. ex., a metade) dos impulsos atriais poderá ser conduzida pela junção AV até os ventrículos. O padrão de condução em que apenas uma fração dos impulsos atriais é conduzida para os ventrículos é denominado *bloqueio AV de segundo grau* (ver seção "Bloqueios da condução atrioventricular"). Esse tipo de bloqueio protege os ventrículos da contração quando o tempo de enchimento entre as contrações é inadequado.

Ocasionalmente ocorre condução em direção retrógrada (inversa) pelo nó AV; entretanto, o tempo de condução é significativamente mais longo e, quando o impulso é conduzido na direção retrógrada em vez de anterógrada (normal), ele é bloqueado em frequências de repetição mais baixas. Além disso, o nó AV é um local comum de reentrada (ver seção "Reentrada").

À semelhança do nó SA, o sistema nervoso autônomo regula a condução AV. A atividade vagal fraca pode simplesmente prolongar o tempo de condução AV; por conseguinte, para determinada duração do ciclo atrial, o tempo de condução do átrio para o feixe de His ou do átrio para o ventrículo é prolongado por estimulação vagal. Uma atividade vagal mais forte pode fazer que alguns ou todos os impulsos que chegam dos átrios sejam bloqueados no nó. O padrão de condução em que nenhum dos impulsos atriais alcança os ventrículos é denominado *bloqueio AV de terceiro grau* ou *completo* (ver seção "Bloqueios da condução atrioventricular"). O atraso ou a ausência de condução pelo nó AV induzidos pelo vago ocorrem principalmente na região N. Esse efeito da estimulação vagal reflete a ação da acetilcolina na hiperpolarização da membrana das fibras de condução na região N devido à ativação de $I_{K,ACh}$. Quanto maior a hiperpolarização no momento da chegada do impulso atrial, maior o comprometimento da condução AV. A redução da velocidade de condução também está associada à inibição vagal de $I_{Ca,L}$, que retarda a fase ascendente do potencial de ação e a velocidade de condução.

Em contrapartida, os nervos simpáticos cardíacos facilitam a condução AV, diminuem o tempo de condução AV e aumentam a ritmicidade dos marca-passos latentes na junção AV. A **noradrenalina** liberada dos nervos simpáticos aumenta a amplitude e a inclinação da fase ascendente dos potenciais de ação das células do nó AV, principalmente nas regiões AN e N, devido à estimulação de $I_{Ca,L}$.

Condução ventricular

O feixe de His passa subendocardicamente pelo lado direito do septo interventricular por uma distância aproximada de 1 cm e, em seguida, divide-se nos ramos direito e esquerdo do feixe (Figura 16.13). O ramo direito do feixe, que é uma continuação direta do feixe de His, prossegue em sentido descendente pelo lado direito do septo interventricular. O ramo esquerdo, que é consideravelmente mais espesso do que o direito, surge quase perpendicular ao feixe de His e perfura o septo interventricular. Na superfície subendocárdica, do lado esquerdo do septo interventricular, o ramo esquerdo do feixe divide-se em uma parte anterior fina e uma parte posterior espessa.

O ramo direito do feixe e as duas divisões do ramo esquerdo subdividem-se finalmente em uma complexa rede de fibras de

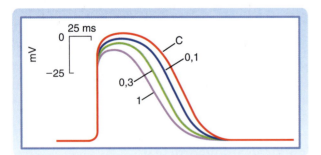

• **Figura 16.16** Potenciais de membrana registrados em uma célula do nó atrioventricular em condições de controle (C) e na presença do antagonista dos canais de cálcio diltiazem em concentrações de 0,1, 0,3 e 1 μmol/L. (Redesenhada de Hirth C et al. *J Mol Cell Cardiol*. 1983;15:799.)

> **NA CLÍNICA**
>
> A condução de impulsos no ramo direito ou esquerdo do feixe ou em qualquer divisão do ramo esquerdo pode ser prejudicada, havendo o desenvolvimento de bloqueio de condução em uma ou mais dessas vias de condução em decorrência de doença arterial coronariana ou de processos degenerativos associados ao envelhecimento, eventualmente originando padrões característicos de ECG. O bloqueio de qualquer um dos ramos principais do feixe é conhecido como *bloqueio de ramo direito* ou *esquerdo do feixe*. O bloqueio de qualquer divisão do ramo esquerdo é denominado *hemibloqueio esquerdo anterior* ou *posterior*.

Purkinje, as quais se espalham pelas superfícies subendocárdicas de ambos os ventrículos. As fibras de Purkinje têm sarcômeros abundantes e de disposição linear, assim como os miócitos; entretanto, o sistema tubular transverso (T), que é bem desenvolvido nos miócitos, está ausente nas fibras de Purkinje de muitas espécies. Os miócitos encontrados nas fibras de Purkinje também têm um diâmetro (70 a 80 μm) significativamente maior que o dos miócitos ventriculares (10 a 15 μm). Esses fatores diminuem a resistência intracelular, contribuindo para uma velocidade de condução (1 a 4 m/s) que é mais rápida do que a encontrada em qualquer outro local do coração, o que possibilita a rápida ativação de toda a superfície endocárdica dos ventrículos.

Embora os potenciais de ação registrados nas fibras de Purkinje se assemelhem aos das fibras miocárdicas ventriculares comuns, a duração tende a ser maior. O aumento resultante na duração do período refratário ajuda a garantir que quaisquer impulsos atriais prematuros que chegam por meio do nó AV sejam bloqueados. Essa função de proteção dos ventrículos contra os efeitos da despolarização atrial prematura é particularmente pronunciada em frequências cardíacas lentas, nas quais a duração do potencial de ação das fibras de Purkinje é prolongada (Figura 16.12). Diferentemente das fibras de Purkinje, o período refratário efetivo das células do nó AV não se altera de maneira apreciável ao longo da faixa normal de frequências cardíacas; na verdade, aumenta com frequências cardíacas muito rápidas; portanto, quando o átrio é estimulado em frequências altas, é o nó AV que normalmente protege os ventrículos dessas frequências excessivamente altas.

As fibras de Purkinje também podem atuar como marca-passos latentes, o que se deve à presença de canais I_f, que resultam em despolarização espontânea durante a fase 4 do potencial de ação de resposta rápida encontrado nessas células.

Os impulsos que chegam do nó AV excitam inicialmente os músculos papilares e o septo interventricular (com exceção da parte basal). A onda de ativação espalha-se na substância do septo de suas superfícies endocárdicas direita e esquerda. A contração precoce do septo o torna mais rígido e possibilita que atue como ponto de ancoragem para a contração do miocárdio ventricular restante. Além disso, a contração precoce dos músculos papilares evita a eversão das valvas AV nos átrios durante a sístole ventricular.

As superfícies endocárdicas de ambos os ventrículos são ativadas rapidamente, porém a onda de excitação espalha-se do endocárdio para o epicárdio em velocidade mais lenta (cerca de 0,3 a 0,4 m/s). A superfície epicárdica do ventrículo direito (VD) é ativada mais precocemente que a do ventrículo esquerdo (VE), visto que a parede ventricular direita é mais fina do que a esquerda. Além disso, as regiões epicárdicas apical e central de ambos os ventrículos são ativadas um pouco antes que suas respectivas regiões basais. As últimas porções dos ventrículos a serem excitadas são as regiões epicárdicas basais posteriores e uma pequena zona na porção basal do septo interventricular.

Mecanismos arritmogênicos

Uma arritmia refere-se a qualquer mudança na atividade elétrica que altere o ritmo sinusal normal do coração. Invariavelmente, isso envolve distúrbios na iniciação e/ou propagação da atividade elétrica normal, devendo-se, provavelmente, a alterações nos mecanismos normais de marca-passo e de condução já discutidos. Pode envolver também mecanismos aberrantes, como os descritos adiante.

Atividade deflagrada

As arritmias decorrentes de alterações na iniciação da atividade elétrica podem envolver mudanças na função normal do nó SA ou dos marca-passos latentes encontrados no nó AV ou no sistema de condução ventricular (fibras de Purkinje), conforme discutido anteriormente. Os impulsos também podem ser desencadeados por atividade elétrica anormal em outros tipos de células. Tal atividade é deflagrada por **pós-despolarizações**, das quais são reconhecidos dois tipos: as **pós-despolarizações precoces (PDPs)** e as **pós-despolarizações tardias (PDTs)**. As PDPs normalmente ocorrem durante a repolarização (fase 3), enquanto as PDTs, quando a repolarização está completa (fase 4).

Pós-despolarizações precoces

Em geral, as PDPs são desencadeadas por fatores que prolongam a duração do potencial de ação. Quando o prolongamento ocorre nos miócitos ventriculares, há frequentemente um aumento correspondente no intervalo QT do ECG que ser causado por mutações genéticas em vários canais iônicos associados à síndrome

> **NO NÍVEL CELULAR**
>
> Em alguns indivíduos, o intervalo entre o complexo QRS e a onda T é anormalmente prolongado, uma condição denominada *síndrome do QT longo* (Figura 16.29), que se deve ao prolongamento do potencial de ação ventricular. As várias formas *congênitas* da síndrome do QT longo identificadas em seres humanos podem ser atribuídas a defeitos dos canais iônicos que produzem uma diminuição na corrente de repolarização de saída (perda de função) ou um aumento na corrente despolarizante de entrada (ganho de função). Estudos genéticos identificaram bem mais de 1.000 mutações diferentes em pelo menos 15 produtos gênicos associados à síndrome do QT longo congênito. Os exemplos incluem mutações que afetam o gene *HERG* (canal I_{Kr}) localizado no cromossomo 7, o gene *KCNQ1* (canal I_{Ks}) localizado no cromossomo 11 e o gene *SCN5A* (canal I_{Na}) localizado no cromossomo 3. Vários medicamentos (agentes antiarrítmicos, bem como não antiarrítmicos) podem produzir síndrome do QT longo *adquirida* em indivíduos normais, o que quase sempre se deve ao bloqueio do canal de K⁺ retificador tardio rápido (I_{Kr} ou *HERG*).

do QT longo congênito. Muitos medicamentos também podem prolongar a duração do potencial de ação ventricular, produzindo uma síndrome do QT longo "adquirida".

A correlação direta entre a duração do potencial de ação e a suscetibilidade às PDPs pode estar relacionada com a recuperação dos canais de Ca^{++} da inativação. Quando os potenciais de ação são prolongados, os canais de Ca^{++} que foram inativados durante o platô do potencial de ação têm tempo para se recuperar da inativação e, assim, podem ser reativados antes que a célula seja totalmente repolarizada. Acredita-se que essa ativação secundária desencadeie as PDPs.

NA CLÍNICA

A importância das PDPs está associada à síndrome do QT longo congênito e induzido por fármacos. À medida que o potencial de ação ventricular aumenta, ocorrem PDPs que causam automaticidade deflagrada. No ECG, esse problema aparece como taquicardia ventricular polimórfica, também denominada *torsade de pointes*. Esses episódios podem ser autolimitados, todavia, em alguns casos, progridem para fibrilação ventricular e morte súbita. A hipocalemia e a bradicardia (Figura 16.17), ambas as quais elevam a duração do potencial de ação, são fatores que comumente e contribuem para a precipitação dessas arritmias. Por conseguinte, a restauração do K^+ extracelular para níveis normais e o aumento da frequência cardíaca são abordagens utilizadas para prevenir ou tratar esse tipo de arritmia.

Pós-despolarizações tardias

Em contraste com as PDPs, as PDTs têm mais probabilidade de ocorrer em condições nas quais há acúmulo excessivo de Ca^{++} no RS, o que ocorre quando a frequência cardíaca está elevada (Figura 16.18). Podem ser também provocadas por glicosídeos cardíacos, excesso de estimulação simpática e isquemia miocárdica. As PDTs resultam da liberação espontânea de Ca^{++} do RS no citoplasma da célula. O aumento do Ca^{++} citoplasmático resulta em ativação da I_{NCX} que despolariza a membrana.

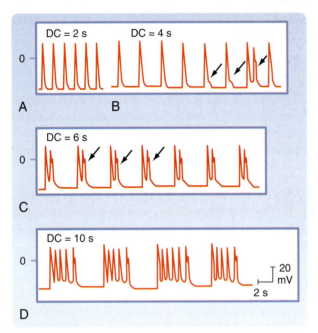

• **Figura 16.17** Efeito da estimulação em diferentes durações do ciclo (DC) sobre as pós-despolarizações precoces (PDPs) em uma fibra de Purkinje tratada com césio, que prolonga a duração do potencial de ação ao bloquear g_K. **A.** Quando a fibra é estimulada em uma frequência mais rápida, a duração do potencial de ação é reduzida e não se observa PDP. **B.** Quando a frequência de estimulação é reduzida, a duração do potencial de ação aumenta e as PDPs começam a aparecer (*setas*). Nota: a terceira PDP alcança o limiar e deflagra um potencial de ação. **C.** A redução adicional da frequência de estimulação produz PDPs que deflagram um potencial de ação após cada despolarização induzida. **D.** Os potenciais de ação deflagrados ocorrem finalmente em salvas. (Modificada de Damiano BP, Rosen M. *Circulation*. 1984;69:1013.)

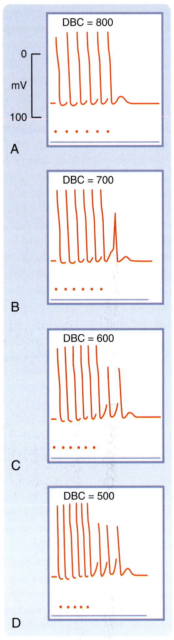

• **Figura 16.18** Pós-despolarizações tardias nas fibras de Purkinje após inibição da Na^+/K^+-ATPase com um glicosídeo cardíaco para facilitar o carregamento de Ca^{++} do retículo sarcoplasmático. Após exposição ao glicosídeo, sequências de seis batimentos induzidos (representados pelos *pontos*) foram produzidas em uma duração básica do ciclo (DBC) de 800 (**A**), 700 (**B**), 600 (**C**) e 500 (**D**) ms. Observe que as despolarizações tardias ocorreram depois dos batimentos induzidos e que esses pós-potenciais alcançaram o limiar após o último batimento induzido em **B** para **D**. (De Ferrier GR et al. *Circ Res*. 1973;32:600.)

Reentrada

Em determinadas condições, um impulso cardíaco é capaz de reexcitar uma região do miocárdio pela qual passou previamente. Esse fenômeno, conhecido como *reentrada*, é responsável pela maioria das arritmias clinicamente significativas. A reentrada pode ser ordenada ou aleatória. Na reentrada ordenada, o impulso atravessa uma via anatômica fixa, ao passo que, na reentrada aleatória, a via continua mudando.

As condições necessárias para a ocorrência de reentrada estão ilustradas na Figura 16.19. Em cada um dos quatro painéis, um único feixe de fibras cardíacas divide-se em um ramo esquerdo e um ramo direito, com um feixe de conexão que se estende entre os dois ramos. Normalmente, um impulso que se move ao longo do feixe único divide-se e é conduzido ao longo dos ramos esquerdo e direito (Figura 16.19A). Quando os dois impulsos alcançam o feixe de conexão, entram por ambos os lados; contudo, em seguida, extinguem-se no ponto de colisão, visto que cada um deles se deparou com um tecido refratário.

A Figura 16.19B mostra que o impulso não consegue completar o circuito se houver uma área de bloqueio de condução nos ramos tanto esquerdo quanto direito do feixe de fibras. Se, no entanto, existir uma área de bloqueio de condução em apenas um dos ramos (Figura 16.19C), o impulso poderá se propagar ao longo do ramo não afetado, entrar no feixe de conexão e continuar a se propagar ao redor do circuito até atingir a área afetada e parar. Essa é uma área de *bloqueio bidirecional*.

Uma condição necessária para a reentrada é que algum ponto na alça seja capaz de conduzir um impulso em uma direção, mas não na outra. Esse fenômeno é denominado *bloqueio unidirecional*. Conforme ilustrado na Figura 16.19D, o impulso que percorre um ramo da fibra é bloqueado quando tenta entrar em uma área afetada para a direção anterógrada; entretanto, o impulso que percorre o outro ramo, que não é afetado, pode continuar ao redor do circuito. Quando, todavia, alcança a área afetada, dessa vez a partir da direção oposta, o tecido torna-se excitável. Em consequência, o impulso pode prosseguir, reentrando no tecido previamente excitado e conduzindo um impulso na direção retrógrada.

Por que o impulso anterógrado, mas não o retrógrado, é bloqueado? A razão para isso é que a área afetada é refratária à excitação quando o impulso inicial chega; entretanto, com o tempo adicional que leva para retornar da direção oposta, o tecido não é mais refratário. Embora o bloqueio unidirecional seja uma condição necessária para a reentrada, ele, por si só, não é suficiente. Para que ocorra reentrada, o período refratário efetivo na área do bloqueio unidirecional precisa ser menor que o tempo de condução ao redor da alça.

As características funcionais dos vários componentes das alças de reentrada responsáveis por arritmias cardíacas específicas são diversas. Algumas alças são grandes e envolvem feixes de condução especializados inteiros, enquanto outras são microscópicas. A alça pode incluir fibras miocárdicas, fibras de condução especializadas, células nodais e tecidos juncionais em quase qualquer arranjo concebível. Além disso, as várias células cardíacas na alça podem ser normais ou anormais.

Eletrocardiografia

O **ECG** permite aos médicos inferir o curso dos impulsos elétricos cardíacos a partir do registro das variações do potencial elétrico em vários locais na superfície do corpo. Ao analisar os detalhes dessas flutuações no potencial elétrico, o médico obtém informações valiosas sobre: (1) a orientação anatômica do coração; (2) os tamanhos relativos de suas câmaras; (3) os vários distúrbios de ritmo e condução; (4) a extensão, a localização e o progresso de dano isquêmico ao miocárdio; (5) os efeitos das concentrações alteradas de eletrólitos; e (6) a influência de certos fármacos (notadamente os digitálicos, os agentes antiarrítmicos e os antagonistas dos canais de cálcio). Como a eletrocardiografia é uma disciplina extensa e complexa, somente seus princípios elementares serão considerados nesta seção.

Eletrocardiografia escalar

Na eletrocardiografia, derivação é a conexão elétrica da pele do paciente para um dispositivo de registro (**eletrocardiógrafo**) que mede a atividade elétrica do coração. O sistema de derivações usado para registrar ECGs de rotina é orientado em certos planos do corpo. Os diversos eventos elétricos que existem no coração a qualquer momento podem ser representados por um vetor tridimensional (uma quantidade com magnitude e direção). Um sistema de registro de derivações orientadas em determinado plano detecta apenas a projeção do vetor tridimensional nesse plano. A diferença de potencial entre dois eletrodos de registro representa a projeção do vetor na linha entre as duas derivações. Os componentes dos vetores projetados nessas linhas não são vetores, porém quantidades escalares (que têm uma magnitude,

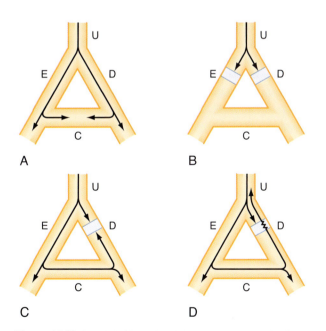

• **Figura 16.19** Papel do bloqueio *unidirecional* na reentrada. **A.** Uma onda de excitação que percorre um feixe único (U) de fibras continua ao longo dos ramos esquerdo (E) e direito (D). A onda de despolarização entra no ramo de conexão (C) de ambas as extremidades, e as duas frentes de ondas se extinguem quando colidem. **B.** A onda é bloqueada nos ramos E e D. **C.** Existe um bloqueio bidirecional no ramo D. **D.** Existe um bloqueio unidirecional no ramo D. O impulso anterógrado é bloqueado, porém o impulso retrógrado é conduzido e reentra no feixe U.

mas não uma direção). Dessa forma, o registro de mudanças na diferença de potencial entre dois pontos na superfície da pele ao longo do tempo é denominado *ECG escalar*.

Um ECG escalar detecta alterações temporais no potencial elétrico entre algum ponto na superfície da pele e um eletrodo indiferente ou entre pares de pontos na superfície cutânea. O impulso cardíaco progride pelo coração em um padrão tridimensional complexo. Assim, a configuração exata do ECG varia entre indivíduos e, em determinado indivíduo, o padrão muda com a localização anatômica das derivações. A representação gráfica do impulso elétrico registrado em um ECG é denominada *traçado*.

Em geral, um traçado consiste nas ondas P, QRS e T (Figura 16.20). A onda P reflete a propagação da despolarização pelos átrios, a onda (ou complexo) QRS se refere à despolarização dos ventrículos e a onda T representa a repolarização dos ventrículos (a repolarização dos átrios ocorre durante a despolarização ventricular; portanto, é mascarada). O intervalo PR (ou, mais precisamente, o intervalo PQ) é a medida do tempo desde o início da ativação atrial até o início da ativação ventricular; normalmente, varia de 0,12 a 0,20 segundo. Uma grande fração desse tempo envolve a passagem do impulso pelo sistema de condução AV. Os prolongamentos patológicos do intervalo PR estão associados a distúrbios da condução AV, os quais podem ser produzidos por processos inflamatórios, circulatórios, farmacológicos ou neuronais.

A configuração e a amplitude do complexo QRS variam consideravelmente entre os indivíduos. A duração é habitualmente entre 0,06 e 0,10 segundo. Um complexo QRS com prolongamento anormal habitualmente indica bloqueio nas vias de condução normais pelos ventrículos (como um bloqueio de ramo esquerdo ou direito). Durante o intervalo ST, todo o miocárdio ventricular está despolarizado; portanto, o segmento ST situa-se normalmente na linha isoelétrica. Qualquer desvio apreciável do segmento ST da linha isoelétrica pode indicar dano isquêmico ao miocárdio. O intervalo QT, algumas vezes designado como período de "sístole elétrica" dos ventrículos, está estreitamente correlacionado com a duração média do potencial de ação dos miócitos ventriculares. A duração do intervalo QT é de cerca de 0,4 segundo, porém varia inversamente à frequência cardíaca, principalmente porque a duração do potencial de ação da célula miocárdica varia inversamente à frequência cardíaca (Figura 16.12).

Na maioria das derivações, a onda T é defletida na mesma direção a partir da linha isoelétrica como principal componente do complexo QRS, embora as ondas T bifásicas (*i. e.*, em direção oposta) estejam perfeitamente normais em determinadas derivações. O desvio da onda T e do complexo QRS na mesma direção a partir da linha isoelétrica indica que o processo de repolarização ocorre na direção contrária à do processo de despolarização. As ondas T que estão anormais quanto à sua direção ou amplitude podem indicar dano miocárdico, distúrbios eletrolíticos ou hipertrofia cardíaca.

Derivações padrão dos membros

O sistema original de derivação do ECG foi desenvolvido por Willem Einthoven no início do século XX. Nesse sistema, a soma dos vetores de toda a atividade elétrica cardíaca em determinado momento é denominada **vetor cardíaco resultante**. Considera-se que essa força elétrica direcional esteja situada no centro de um triângulo equilátero, cujos ápices estão localizados nos ombros esquerdo e direito e na região púbica (Figura 16.21). Esse triângulo, denominado **triângulo de Einthoven**, está orientado

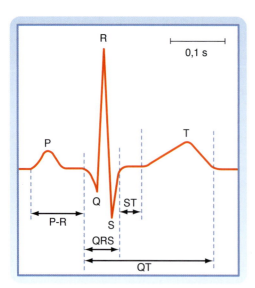

• **Figura 16.20** Deflexões e intervalos importantes de um eletrocardiograma escalar típico.

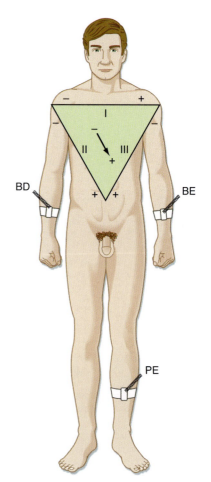

• **Figura 16.21** Triângulo de Einthoven ilustrando as conexões eletrocardiográficas para as derivações padrão dos membros I, II e III.

no plano frontal do corpo. Assim, apenas a projeção do vetor cardíaco resultante no plano frontal é detectada por esse sistema de derivações. Por conveniência, os eletrodos são conectados aos antebraços direito e esquerdo, em vez de aos ombros correspondentes, uma vez que os braços representam simples extensões elétricas das derivações dos ombros. De forma semelhante, a perna representa uma extensão do sistema de derivações do púbis; portanto, o terceiro eletrodo geralmente é conectado a um dos tornozelos (habitualmente o esquerdo).

Algumas convenções determinam a maneira pela qual essas derivações padrão dos membros são conectadas ao eletrocardiógrafo. A derivação I registra a diferença de potencial entre o braço esquerdo e o braço direito. As conexões são tais que, quando o potencial no braço esquerdo (V_{BE}) excede o potencial no braço direito (V_{BD}), o traçado é defletido para cima da linha isoelétrica. Nas Figuras 16.21 e 16.22, essa disposição das conexões para a derivação I é designada por um sinal de mais no braço esquerdo e um sinal de menos no braço direito. A derivação II registra a diferença de potencial entre o braço direito e a perna esquerda, e o traçado é defletido para cima quando o potencial na perna esquerda (V_{PE}) ultrapassa V_{BD}. Por fim, a derivação III registra a diferença de potencial entre o braço esquerdo e a perna esquerda, e o traçado é defletido para cima quando V_{PE} excede V_{BE}. Essas conexões foram escolhidas arbitrariamente, de modo que, na maioria dos indivíduos normais, os complexos QRS estejam na posição vertical nas três derivações padrão dos membros.

Se a projeção frontal de um vetor cardíaco resultante for em determinado momento representada por uma *seta* (cauda negativa, cabeça positiva), como na Figura 16.21, a diferença de potencial, $V_{BE} - V_{BD}$, registrada na derivação I será representada pelo componente do vetor projetado ao longo da linha horizontal entre o braço esquerdo e o braço direito, conforme ilustrado também na Figura 16.21. Se o vetor forma um ângulo (θ) de 60 graus com a linha horizontal (como na Figura 16.22A), a deflexão registrada na derivação I é para cima, visto que a ponta da seta positiva se encontra mais próxima do braço esquerdo do que do direito. A deflexão na derivação II também é para cima, pois a ponta da seta situa-se mais próxima da perna esquerda do que do braço direito. A magnitude da deflexão da derivação II é maior que a da derivação I, porque, nesse exemplo, a direção do vetor é paralela à da derivação II; por conseguinte, a magnitude da projeção na derivação II excede a da derivação I. De forma semelhante, na derivação III, a deflexão é para cima, e a sua magnitude é igual àquela da derivação I.

Se o vetor na Figura 16.21 for o resultado de eventos elétricos que ocorrem durante o pico do complexo QRS, diz-se que a orientação desse vetor representa o eixo elétrico médio do coração no plano frontal. A direção rotatória positiva desse eixo é considerada no sentido horário a partir do plano horizontal (diferentemente da convenção matemática habitual). Nos indivíduos normais, o eixo elétrico médio é de aproximadamente +60 graus (como na Figura 16.22A). Portanto, os complexos QRS habitualmente estão para cima nas três derivações, com a maior na derivação II.

Se o eixo elétrico médio se deslocar substancialmente para a direita (como na Figura 16.22B, em que θ = 120 graus), as projeções dos complexos QRS nas derivações padrão alteram-se de forma considerável. Nesse caso, a maior deflexão para cima encontra-se na derivação III, e a deflexão na derivação I é invertida, visto que a ponta da seta está mais próxima do braço direito do que do braço esquerdo. Esse deslocamento é denominado *desvio do eixo direito* e ocorre com a hipertrofia (*i. e.*, aumento da espessura) do ventrículo direito. Quando o eixo é deslocado para a esquerda, como ocorre na hipertrofia do VE (Figura 16.22C, em que θ = 0 grau), a maior deflexão vertical encontra-se na derivação I, e o complexo QRS na derivação III está invertido.

Além das derivações I, II e III dos membros, outras derivações dos membros que também estão orientadas no plano frontal são rotineiramente registradas nos pacientes. Essas derivações são: (1) **aVR**, para a qual o braço direito é definido como a derivação positiva e o meio do coração, como derivação negativa (*i. e.*, as derivações do braço esquerdo e do tornozelo estão conectadas entre si); (2) **aVL**, para a qual o braço esquerdo é a derivação positiva e o meio do coração é definido como derivação negativa (*i. e.*, as derivações do braço direito e do tornozelo estão conectadas entre si); e (3) **aVF**, para a qual a derivação do tornozelo (pé) é definida como positiva e o meio do coração, como derivação negativa (*i. e.*, as derivações dos dois braços estão conectadas

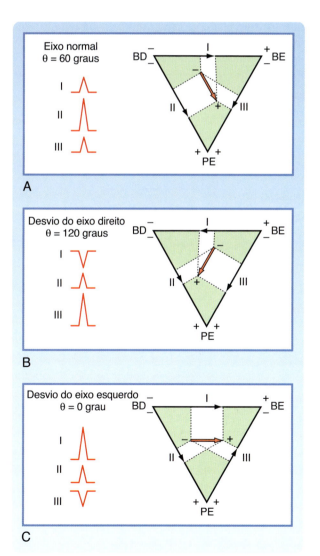

• **Figura 16.22** Magnitude e direção dos complexos QRS nas derivações dos membros I, II e III quando o eixo elétrico médio (θ) é de 60 graus (**A**), de 120 graus (**B**) e de 0 grau (**C**).

entre si). Os eixos dessas derivações formam ângulos de +90 graus para aVF, – 30 graus para aVL e –150 graus para aVR (todos em relação ao eixo horizontal).

As derivações também podem ser aplicadas à superfície do tórax, constituindo as denominadas **derivações precordiais**, para determinar as projeções do vetor cardíaco nos planos sagital e transverso do corpo. Essas derivações precordiais são registradas em seis pontos selecionados nas superfícies anterior e lateral do tórax circunjacentes ao coração. As derivações estendem-se da margem direita do esterno, no quarto espaço intercostal (derivação V_1), até embaixo do braço esquerdo (linha axilar média), no quinto espaço intercostal (derivação V_6). Cada derivação precordial (V_1 a V_6) é definida como derivação positiva, enquanto o meio do coração, como derivação negativa. A análise detalhada do ECG de acordo com os vários sistemas de derivações aqui descritos está além do escopo deste livro. Para obter mais informações, os estudantes interessados devem consultar livros didáticos sobre eletrocardiografia.

NA CLÍNICA

Alterações no eixo elétrico médio ocorrem se a posição anatômica do coração estiver alterada ou se a massa relativa dos ventrículos direito e esquerdo for anormal, conforme observado em determinados distúrbios cardiovasculares. Por exemplo, o eixo tende a se deslocar para a esquerda (mais horizontal) nos indivíduos de baixa estatura e/ou obesos e para a direita (mais vertical) nos indivíduos altos e magros. Além disso, na hipertrofia ventricular esquerda ou direita (aumento da massa miocárdica em qualquer ventrículo), o eixo é deslocado para o lado hipertrofiado.

Arritmias

As arritmias cardíacas são distúrbios que ocorrem tanto no início quanto na propagação de um impulso. Os distúrbios no começo de um impulso incluem os que surgem a partir do nó SA e aqueles que se originam de vários focos ectópicos. Os principais distúrbios na propagação de um impulso são os ritmos de reentrada e bloqueios de condução.

Alteração dos ritmos sinoatriais

Os mecanismos que modificam a frequência de disparo das células marca-passo cardíacas foram descritos anteriormente. As alterações na frequência de disparo do nó SA geralmente são produzidas por nervos autônomos cardíacos. Quando a taxa de disparo do nó SA é reduzida, a frequência cardíaca também diminui (**bradicardia**). Por outro lado, o aumento dos disparos do nó SA resulta na elevação da frequência cardíaca (**taquicardia**). A Figura 16.23 exibe exemplos de ECGs de taquicardia sinusal e de bradicardia sinusal. Todas as deflexões de P, QRS e T são normais, porém a duração do ciclo cardíaco (o intervalo PP) é alterada. As mudanças na frequência cardíaca são caracteristicamente graduais, e uma variação rítmica do intervalo PP com a frequência respiratória (*i. e.*, arritmia sinusal respiratória) é uma ocorrência normal e comum (Figura 18.7).

Bloqueios da condução atrioventricular

Vários processos fisiológicos, farmacológicos e patológicos têm a capacidade de impedir a transmissão de um impulso pelo nó AV. O local do bloqueio é identificado com mais precisão por

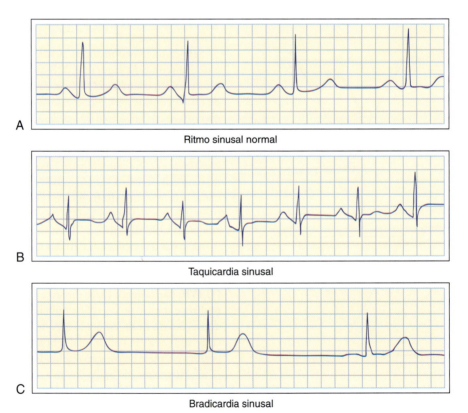

• **Figura 16.23** Traçados eletrocardiográficos de ritmos cardíacos. **A.** Ritmo sinusal normal. **B.** Taquicardia sinusal. **C.** Bradicardia sinusal.

NA CLÍNICA

Distinguem-se três graus de bloqueio AV, conforme mostrado na Figura 16.25. O bloqueio AV de primeiro grau caracteriza-se por um intervalo PR prolongado. Na maioria dos casos de bloqueio de primeiro grau, o intervalo átrio-His é prolongado, enquanto o intervalo His-ventrículo é normal. Por conseguinte, o atraso em um bloqueio AV de primeiro grau está localizado acima do feixe de His (ou seja, no nó AV). No bloqueio AV de segundo grau, todos os complexos QRS são precedidos por ondas P, porém nem todas as ondas P são seguidas por complexos QRS. A proporção entre ondas P e complexos QRS é habitualmente a proporção entre dois números inteiros baixos (como 2:1, 3:1 ou 3:2). O local do bloqueio pode estar situado acima ou abaixo do feixe de His. Um bloqueio abaixo do feixe é, em geral, mais grave do que o bloqueio acima, visto que o primeiro tem mais probabilidade de evoluir para um bloqueio de terceiro grau. Com frequência, um marca-passo artificial é implantado quando o bloqueio encontra-se abaixo do feixe. O bloqueio AV de terceiro grau é frequentemente designado como *bloqueio cardíaco completo*, em virtude de o impulso ser completamente incapaz de atravessar a via de condução AV dos átrios para os ventrículos. Os locais mais comuns de bloqueio completo são distais ao feixe de His. No bloqueio cardíaco completo, os ritmos atrial e ventricular são totalmente independentes. Em decorrência do ritmo ventricular lento resultante, o volume de sangue bombeado pelo coração é, com frequência, inadequado, particularmente durante o exercício físico. O bloqueio de terceiro grau habitualmente está associado à síncope (tontura pronunciada), que é causada principalmente por um fluxo sanguíneo cerebral insuficiente. O bloqueio de terceiro grau é uma das condições mais comuns que exigem a implantação de marca-passos artificiais.

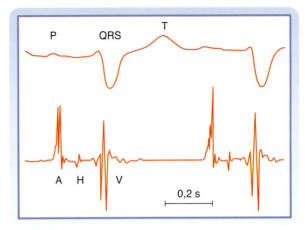

• **Figura 16.24** Eletrocardiograma do feixe de His (*traçado inferior*, retocado) e registro da derivação II do eletrocardiograma escalar (*traçado superior*). A deflexão H, que representa a condução do impulso pelo feixe de His, está claramente visível entre as deflexões atrial (A) e ventricular (V). O tempo de condução dos átrios até o feixe de His é indicado pelo intervalo A-H; aquele do feixe de His até os ventrículos, pelo intervalo H-V. (Cortesia de Dr. J. Edelstein.)

um ECG do feixe de His (Figura 16.24). Para se obterem esses traçados, um cateter com eletrodo é inserido em uma veia periférica e avançado centralmente no lado direito do coração até o eletrodo alcançar a junção AV. Quando o eletrodo é corretamente posicionado, uma deflexão distinta (H na Figura 16.24) é registrada à medida que o impulso cardíaco passa pelo feixe de His. Os intervalos de tempo necessários para a propagação do átrio até o feixe de His e deste até os ventrículos (intervalo His-ventrículo) podem ser medidos de forma acurada. O prolongamento anormal dos intervalos átrio-His ou His-ventrículo indica bloqueio acima ou abaixo do feixe de His, respectivamente.

Despolarizações prematuras

As despolarizações prematuras ocorrem ocasionalmente na maioria dos indivíduos normais, porém surgem com mais frequência em determinadas condições anormais. Essas despolarizações podem se originar nos átrios, na junção AV ou nos ventrículos. Um tipo de despolarização prematura acompanha uma despolarização conduzida normalmente a um intervalo de tempo constante (o **intervalo de acoplamento**). Se a despolarização normal for de algum modo suprimida (p. ex., por estimulação vagal), a despolarização prematura também é abolida. Essas despolarizações prematuras são denominadas **extrassístoles acopladas** ou, simplesmente, **extrassístoles** e, em geral, refletem um fenômeno de reentrada. Um segundo tipo de despolarização prematura ocorre como resultado do aumento da automaticidade em algum foco ectópico. Esse centro ectópico pode apresentar disparo regular, e uma zona de tecido com condução unidirecional protege esse centro contra a despolarização pelo impulso cardíaco normal. Se essa despolarização prematura ocorrer a intervalos regulares ou a um múltiplo integral desse intervalo, o distúrbio é denominado **parassístole**.

A Figura 16.26A mostra o traçado de uma despolarização atrial prematura. Com essa despolarização, o intervalo normal entre os batimentos é encurtado. Além disso, a configuração da onda P prematura difere daquela das outras ondas P normais, visto que o curso da excitação atrial, que se origina em algum foco ectópico no átrio, diferencia-se da propagação normal da excitação, que se origina no nó SA. O complexo QRS da despolarização prematura geralmente é normal, já que a excitação ventricular se propaga pelas vias habituais.

A Figura 16.26B mostra o traçado de uma despolarização ventricular prematura. A propagação do impulso é anormal e a configuração do complexo QRS e da onda T é totalmente diferente das deflexões ventriculares normais, uma vez que a excitação prematura tem a sua origem em algum foco ectópico nos ventrículos. O intervalo de tempo entre o complexo QRS prematuro e o complexo QRS normal precedente é encurtado, enquanto o intervalo após o complexo QRS prematuro e o próximo complexo QRS normal é prolongado por uma pausa compensatória. O intervalo que se estende desde o complexo QRS, logo antes da excitação prematura, até o complexo QRS logo depois é virtualmente igual à duração de dois ciclos cardíacos normais.

Conforme já assinalado, uma despolarização ventricular prematura é habitualmente acompanhada de uma pausa compensatória, a qual ocorre porque o impulso ventricular ectópico não perturba o ritmo natural do nó SA. Existem duas razões possíveis para isso: o impulso ventricular ectópico não é conduzido em direção retrógrada pelo sistema de condução AV, ou o nó SA já disparou em seu intervalo natural antes que o impulso ectópico pudesse alcançá-lo e o despolarizasse prematuramente. De forma

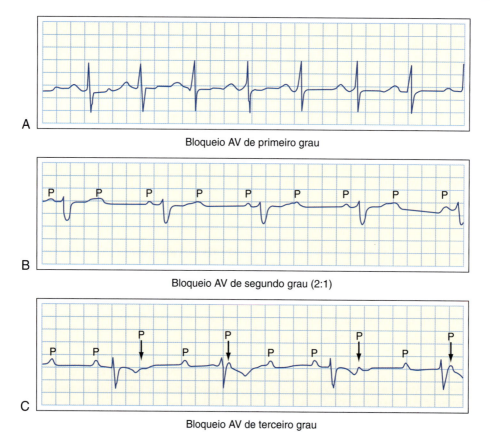

• **Figura 16.25** Bloqueios atrioventriculares (AV). **A.** Bloqueio de primeiro grau; o intervalo PR é de 0,28 segundo (normal, < 0,20 segundo). **B.** Bloqueio de segundo grau (relação entre ondas P e complexos QRS, 2:1). **C.** Bloqueio de terceiro grau; observe a dissociação entre as ondas P e os complexos QRS.

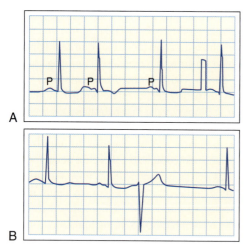

• **Figura 16.26** Despolarização atrial prematura e despolarização ventricular prematura. A despolarização atrial prematura (**A**, segundo batimento) caracteriza-se por uma onda P invertida (logo abaixo da segunda "P") e por complexos QRS e ondas T normais. O intervalo após a despolarização atrial prematura não é muito mais longo do que o habitual entre os batimentos. A breve deflexão retangular logo antes da última despolarização atrial é um sinal de padronização. A despolarização ventricular prematura (**B**) caracteriza-se por complexos QRS bizarros e invertidos e por ondas T elevadas e é seguida de uma pausa compensatória.

semelhante, o impulso do nó SA gerado imediatamente antes ou depois da extrassístole ventricular comumente não afeta o ventrículo, porque a junção AV e, talvez, também os ventrículos ainda estão refratários em virtude da excitação ventricular prematura.

NA CLÍNICA

As taquicardias paroxísticas que se originam nos átrios ou nos tecidos da junção AV (Figura 16.27A) são, em geral, indistinguíveis; portanto, o termo *taquicardia supraventricular paroxística* refere-se a ambos os tipos. Nessa taquicardia, o impulso frequentemente circula por uma alça de reentrada que inclui os tecidos atrial e juncional AV. Com frequência, os complexos QRS são normais, visto que a ativação ventricular prossegue pelas vias habituais. Como o próprio nome indica, a taquicardia ventricular paroxística origina-se de um foco ectópico nos ventrículos. O ECG caracteriza-se por complexos QRS bizarros e repetidos que refletem a condução anormal do impulso intraventricular (Figura 16.27B). A taquicardia ventricular paroxística é muito mais perigosa do que a taquicardia supraventricular, posto que a primeira é frequentemente precursora da fibrilação ventricular, uma arritmia letal descrita na seção a seguir.

Taquicardias ectópicas

Diferentemente das mudanças graduais de frequência que caracterizam a taquicardia sinusal, as taquicardias que se originam de um foco ectópico normalmente começam e terminam de forma abrupta. Em geral, essas taquicardias ectópicas são denominadas **taquicardias paroxísticas**. Os episódios de taquicardia paroxística podem persistir por apenas alguns batimentos ou durante muitas horas ou dias, e os episódios são frequentemente recorrentes. As taquicardias paroxísticas podem

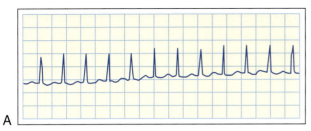
A
Taquicardia supraventricular

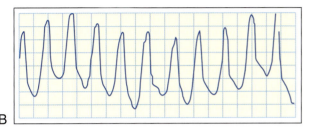
B
Taquicardia ventricular

• **Figura 16.27** Taquicardias paroxísticas. **A.** Taquicardia supraventricular; as ondas P precedem cada complexo QRS. **B.** Taquicardia ventricular; as ondas P não são facilmente observadas.

resultar de: (1) disparo rápido de um marca-passo ectópico, (2) atividade deflagrada secundária a pós-potenciais que alcançam o limiar ou (3) um impulso que circula repetidamente por uma alça de reentrada.

Fibrilação

Em certas condições, o músculo cardíaco sofre um tipo irregular de contração que é ineficaz para a propulsão do sangue. Essa arritmia é denominada **fibrilação**, e o distúrbio pode envolver tanto os átrios quanto os ventrículos. A fibrilação provavelmente representa um fenômeno de reentrada, em que a alça de reentrada se fragmenta em múltiplos circuitos irregulares.

A Figura 16.28A mostra as alterações eletrocardiográficas observadas na fibrilação atrial. Essa arritmia ocorre em vários tipos de doença cardíaca crônica. Os átrios não se contraem e relaxam de forma sequencial durante cada ciclo cardíaco; portanto, não contribuem para o enchimento ventricular; em vez disso, sofrem um movimento ondulante desordenado e contínuo. As ondas P não aparecem no ECG; ao contrário, o traçado exibe flutuações irregulares contínuas no potencial denominadas *ondas f*. O nó AV é ativado em intervalos que variam de maneira considerável de um ciclo para outro. Em consequência, não ocorre um intervalo constante entre complexos QRS sucessivos ou entre contrações ventriculares sucessivas. Como a força da contração ventricular depende do intervalo entre os batimentos (Capítulo 18), o volume e o ritmo do pulso são irregulares. Em muitos pacientes afetados, a alça de reentrada atrial e o padrão de condução AV são mais regulares do que na fibrilação atrial. O ritmo é, então, designado como *flutter* atrial.

NA CLÍNICA

Em geral, a fibrilação e o *flutter* atriais não são potencialmente fatais; portanto, alguns indivíduos com esses distúrbios podem viver normalmente. Como, entretanto, os átrios não se contraem e relaxam ritmicamente, há uma tendência à formação de coágulos sanguíneos nos átrios. Esses coágulos, caso sejam desalojados, deslocam-se até os leitos vasculares pulmonares ou sistêmicos. Os pacientes com fibrilação ou *flutter* atriais geralmente são tratados com fármacos anticoagulantes, como varfarina, para prevenir a formação dos coágulos. Em contrapartida, a fibrilação ventricular leva à perda de consciência em poucos segundos. A contração irregular, contínua e descoordenada das fibras do músculo ventricular não bombeia sangue, ocasionando a morte, a menos que se efetue uma reanimação imediata ou que o ritmo seja revertido espontaneamente para o normal, o que raramente acontece. A fibrilação ventricular pode surgir quando todo o ventrículo ou parte dele é privada de seu suprimento sanguíneo normal. Pode também ser o resultado de eletrocussão ou a resposta a determinados fármacos e anestésicos. No ECG (Figura 16.28B), as flutuações do potencial são significativamente irregulares.

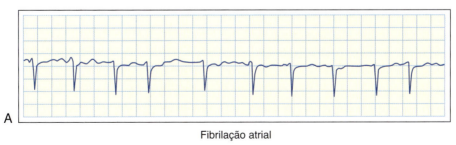
A
Fibrilação atrial

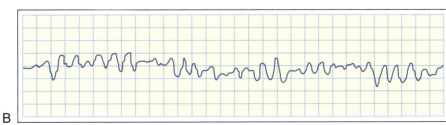
B
Fibrilação ventricular

• **Figura 16.28** Fibrilações atrial (**A**) e ventricular (**B**).

Com frequência, a fibrilação ventricular se inicia quando um impulso prematuro chega durante o período vulnerável do ciclo cardíaco. Durante esse período, que coincide com a fase descendente da onda T no ECG, a excitabilidade das células cardíacas varia espacialmente. Algumas fibras ainda estão em seus períodos refratários efetivos, outras já recuperaram quase totalmente a sua excitabilidade, e outras ainda são capazes de conduzir impulsos, entretanto, em velocidades de condução muito lentas. Em consequência, os potenciais de ação são propagados ao longo das câmaras em muitas ondas pequenas e irregulares que se deslocam ao longo de vias tortuosas e em várias velocidades de condução. À medida que uma região de células cardíacas se torna novamente excitável, ela por fim é ativada por uma das frentes de ondas que se deslocam ao redor da câmara, por conseguinte, o processo é autossustentável.

A fibrilação atrial pode ser alterada para um ritmo sinusal normal por fármacos que prolongam o período refratário. À proporção que o impulso cardíaco completa a alça de reentrada, ele pode, em seguida, encontrar fibras miocárdicas refratárias. Quando a fibrilação atrial não responde adequadamente aos medicamentos, pode-se recorrer à desfibrilação elétrica para corrigir essa condição.

É necessário um tratamento sistemático para a fibrilação ventricular. A conversão para um ritmo sinusal normal é realizada mediante uma forte corrente elétrica que coloca todo o miocárdio brevemente em um estado refratário. Foram desenvolvidas técnicas para administrar essa corrente com segurança por toda a parede torácica intacta. Nos casos bem-sucedidos, o nó SA reassume a função de marca-passo normal para todo o coração.

> ### NA CLÍNICA
>
> Foram desenvolvidos dispositivos **desfibriladores cardioversores** implantáveis (DCI) para prevenir a morte de pacientes nos quais há desenvolvimento súbito de fibrilação ventricular ou taquicardia ventricular paroxística. A primeira é letal, a não ser que seja tratada imediatamente, enquanto a segunda frequentemente leva a fibrilação ventricular e morte súbita. O DCI é implantado por via subcutânea na região subclavicular esquerda da parede torácica. As derivações atriais e ventriculares permitem o registro dos eletrocardiogramas de átrio e ventrículo direitos e têm a capacidade de estimulação do átrio ou do ventrículo direito ou de ambos. A bobina de desfibrilação no ventrículo direito possibilita a aplicação de uma forte corrente elétrica ao ventrículo; portanto, interrompe habitualmente a arritmia letal.

Bomba cardíaca

O coração precisa bombear com força e débito volumétrico (fluxo sanguíneo) adequados para manter uma pressão adequada sobre o sangue nas grandes artérias e fornecer um fluxo de sangue *total* suficiente para atender às necessidades metabólicas de todos os tecidos e órgãos. (Uma pressão apropriada sobre o sangue nas grandes artérias assegura que cada tecido ou órgão possa regular o seu próprio fluxo sanguíneo para suprir suas próprias necessidades metabólicas em todas as circunstâncias.) Tanto a frequência cardíaca (discutida anteriormente neste capítulo) quanto o desempenho contrátil muscular devem variar

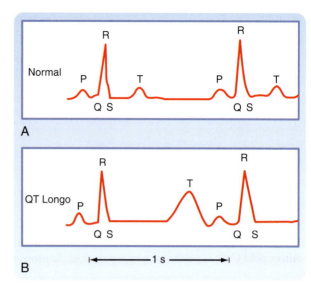

• **Figura 16.29** Eletrocardiogramas registrados em um indivíduo normal (**A**) e em um paciente com síndrome do QT longo (**B**).

para que essa tarefa seja realizada. A variação no desempenho da contração cardíaca se dá principalmente pela regulação dos processos de acoplamento E-C (Capítulo 13 e mais adiante) em todas as células miocárdicas individuais e pela reação das células musculares às forças físicas (ou seja, **pré-carga** e **pós-carga**) que atuam sobre o coração intacto durante a sístole (contração e ejeção de sangue) e a diástole (relaxamento e enchimento). O acoplamento E-C é regulado pelo sistema nervoso e por substâncias circulantes. A regulação pela pré-carga e pós-carga é o resultado das conexões do coração com as vasculaturas sistêmica e pulmonar, conforme explicado posteriormente neste capítulo e nos Capítulos 18 e 19. Nos ventrículos, praticamente todas as células miocárdicas são ativadas de forma semelhante em cada contração, diferentemente do músculo esquelético, no qual a força de contração é modulada pela variação do número de grupos de células musculares tetanicamente ativadas (*i. e.*, "recrutamento" [Capítulo 12]).

Acoplamento excitação-contração cardíacas

No interior de cada célula muscular ventricular, o potencial de ação provoca uma alteração acentuada e espacialmente uniforme na [Ca^{++}] citoplasmática. Como resultado, a ativação contrátil ocorre de maneira quase sincrônica em todos os sarcômeros de cada célula de determinada câmara cardíaca. A mudança na [Ca^{++}] citoplasmática que ativa a contração é o resultado da liberação de Ca^{++} do RS e é denominada "transiente de [Ca^{++}] citoplasmático" (Figuras 13.2 e 13.3). O tamanho do transiente de [Ca^{++}] citoplasmático e, portanto, da contração, é determinado dinamicamente, batimento a batimento, principalmente por dois processos celulares: (1) a corrente de Ca^{++} do tipo L durante o potencial de ação e (2) a liberação de Ca^{++} das regiões "diádicas" (Figura 13.1B) do RS.

Canais de Ca^{++} e acoplamento E-C

No músculo cardíaco, aglomerados de canais de Ca^{++} do tipo L e canais de liberação de Ca^{++} do RS (RyR) estão colocalizados na junção diádica RS-túbulo T (Figuras 13.1, 13.2 e 13.4).

Numerosas evidências experimentais mostram que o Ca^{++} que entra no espaço diádico por meio dos canais de Ca^{++} do tipo L ($Ca_V1.2$) ativa ou "induz" a liberação de uma quantidade muito maior de Ca^{++} do RS ao ativar o RyR (ou seja, ao provocar a sua abertura). Foi constatado que a mudança local na concentração de Ca^{++} ($[Ca^{++}]$) na díade constitui uma unidade elementar de sinalização do Ca^{++} no acoplamento E-C cardíaco que foi denominada "faísca de Ca^{++}" ("Ca^{++} *spark*") (visto que esses transientes de Ca^{++} diádicos locais foram pela primeira vez observados experimentalmente como minúsculos *flashes* de luz de indicadores de Ca^{++} fluorescentes intracelulares).

Esse processo por meio do qual a liberação de Ca^{++} do RS é induzida pela entrada de Ca^{++} pelos canais de Ca^{++} do tipo L é conhecido como "liberação de cálcio induzida pelo cálcio" (LCIC), a qual, entretanto, envolve uma retroalimentação positiva pelo Ca^{++} e, portanto, tem o potencial de provocar a liberação descontrolada de Ca^{++} do RS, o que impediria a regulação controlada da contração cardíaca. Dados experimentais, todavia, estabelecem que a liberação de Ca^{++} do RS é controlada: a explicação para esse aparente paradoxo encontra-se na teoria do "controle local" do acoplamento E-C cardíaco. Os fatores essenciais no controle local da liberação de Ca^{++} do RS incluem: (1) é necessária uma $[Ca^{++}]$ local muito mais alta do que a $[Ca^{++}]$ citoplasmática normal para ativar os canais de liberação de Ca^{++} do RS (ou seja, o RyR [Figura 13.2]); (2) essa ativação do RyR é obtida de forma efetiva pela entrada do Ca^{++} no espaço diádico por meio de um único canal de Ca^{++} do tipo L ($Ca_V1.2$); (3) por mecanismos na díade que ainda não estão totalmente elucidados, a liberação é interrompida; e (4) parte do Ca^{++} liberado que se difunde para uma díade distante é captada pelo RS. Em resumo, a separação física longitudinal dos locais de liberação (díades) uns dos outros, a brevidade do fluxo de liberação normal de Ca^{++} do RS e a necessidade de uma $[Ca^{++}]$ diádica elevada para a ativação do RyR provocam uma situação em que o Ca^{++} liberado de uma díade normalmente não alcança a próxima díade (um comprimento de sarcômero de distância) em concentração adequada ou rápida o suficiente para ativar uma liberação adicional. Uma quantidade de Ca^{++} suficiente alcança, entretanto, os miofilamentos dentro de cada sarcômero para se ligar à troponina C e ativar a contração. Assim, o Ca^{++} total liberado é a soma das faíscas de Ca^{++}, cujo número na célula está relacionado com o número de canais de Ca^{++} do tipo L ($Ca_V1.2$) que se encontram abertos e constituem a corrente de Ca^{++} do tipo L na célula. Dessa maneira, são obtidos o controle da liberação de Ca^{++} do RS e a contração muscular por meio dos canais de Ca^{++} do tipo L ($Ca_V1.2$).

Conteúdo de Ca^{++} do RS e equilíbrio do fluxo de Ca^{++}

A variação da carga de Ca^{++} do RS constitui um elemento fundamental na regulação da contração cardíaca. Aumentos na carga de Ca^{++} do RS aumentam a probabilidade e a amplitude das faíscas de Ca^{++}; todavia, em condições normais, as faíscas de Ca^{++} continuam sendo as unidades elementares do [transiente de Ca^{++}] citoplasmático, e a liberação de Ca^{++} do RS é ainda controlada "localmente" pelos canais de Ca^{++} do tipo L nas junções diádicas. Os processos que tendem a aumentar o conteúdo de Ca^{++} do RS incluem: aumento da corrente de Ca^{++} do tipo L,

atividade elevada da bomba de Ca^{++} do RS (SERCA) e diminuição da extrusão de Ca^{++} por meio de NCX e do intervalo entre os batimentos. Efeitos opostos sobre esses processos terão o resultado oposto sobre o conteúdo de Ca^{++} (carga) do RS. Essas mudanças convertem-se em alteração da carga de Ca^{++} do RS, o que modificará a força da contração; contudo, outras mudanças precisam então ocorrer para restaurar o equilíbrio do fluxo de Ca^{++}. O equilíbrio do fluxo de Ca^{++} é o conceito de que, para evitar perda ou ganho constantes de Ca^{++}, o influxo de Ca^{++} da membrana de superfície precisa ser igual ao efluxo de Ca^{++} da membrana de superfície em qualquer condição de equilíbrio dinâmico da função cardíaca. Isso precisa sempre ser válido em um estado de equilíbrio dinâmico, embora a carga de Ca^{++} do RS possa ser diferente daquela de outras condições de estado de equilíbrio dinâmico ou estar em processo de mudança (em direção a uma condição com novo estado de equilíbrio dinâmico). Conforme ilustrado na Figura 16.30, existem mecanismos de retroalimentação para restaurar o equilíbrio do fluxo de Ca^{++} após uma alteração no fluxo de Ca^{++} do sarcolema. As células cardíacas, então, podem alcançar um novo estado de batimento em equilíbrio dinâmico com um novo transiente de Ca^{++} citoplasmático modificado enquanto permanece no equilíbrio necessário de Ca^{++}. As mudanças na carga de Ca^{++} do RS são um importante componente da relação entre força e frequência cardíacas (Figuras 18.14 e 18.16), bem como de muitas outras alterações normais e patológicas no desempenho contrátil do coração.

Em determinadas condições, como quando as células cardíacas são danificadas e metabolicamente incapazes de expulsar o Ca^{++} citoplasmático e a $[Ca^{++}]$ do citoplasma é anormalmente elevada, a quantidade de Ca^{++} no RS torna-se correspondentemente alta. Nesse caso, a $[Ca^{++}]$ citoplasmática elevada (assim como outras condições anormais) pode resultar em aumento da frequência de faíscas de Ca^{++} "espontâneas" (*i. e.*, as que ocorrem sem serem desencadeadas pela entrada de Ca^{++} por um canal de Ca^{++} do tipo L). Nesse caso, a mudança na $[Ca^{++}]$ citoplasmática pode alcançar junções de túbulo T-RS adjacentes, produzindo uma "onda" de alteração de $[Ca^{++}]$ que se propaga pela célula. Essas ondas de Ca^{++} não são normais no miocárdio e estão provavelmente envolvidas em arritmias deflagradas, como PDTs (Figura 16.18), visto que a $[Ca^{++}]$ elevada resulta em aumento do efluxo de Ca^{++} e corrente de entrada (despolarizante) por meio do trocador de Na^+/Ca^{++} (NCX) (Figura 16.18).

Modulação dos mecanismos de acoplamento E-C cardíaco

Os mecanismos de acoplamento E-C cardíaco são alvos da regulação fisiológica do sistema cardiovascular. As catecolaminas aumentam a entrada de Ca^{++} na célula mediante a fosforilação dos canais de Ca^{++} por uma proteína quinase dependente de AMPc; além disso, estimulam a captação mais rápida de Ca^{++} pelo RS, o que aumenta o conteúdo de Ca^{++} do RS. Essas ações das catecolaminas sobre as células cardíacas são essenciais para regular a frequência cardíaca, a força de contração e a taxa de relaxamento. Para mais detalhes, ver Capítulos 13 e 18, em particular as Figuras 13.3, 13.4, 18.19 e 18.20.

O trocador de Na^+/Ca^{++} é capaz de induzir a entrada ou a saída de Ca^{++} na célula. Normalmente, ocorre efluxo de Ca^{++}

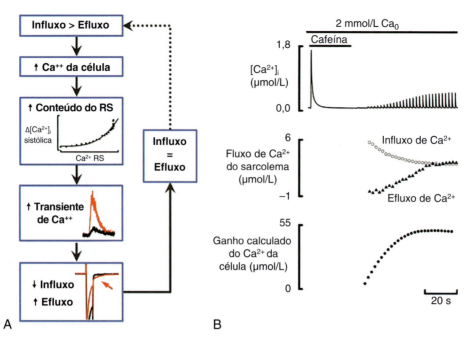

• **Figura 16.30** Mecanismos que produzem o equilíbrio do fluxo de cálcio e que controlam o conteúdo de Ca++ do retículo sarcoplasmático (RS). **A.** O diagrama do fluxo ilustra a recuperação de uma situação em que o influxo é maior do que o efluxo. Os retângulos mostram (de cima para baixo) o aumento do conteúdo de Ca++ da célula levando a uma elevação do Ca++ do RS e o aumento da amplitude do transiente de Ca++ (vermelho). O retângulo inferior mostra os registros de corrente da membrana em resposta a uma despolarização. Os traçados em vermelho demonstram que o tamanho aumentado do transiente de Ca++ induz à inativação mais rápida da corrente de Ca++ do tipo L durante o pulso e a uma corrente maior de troca de sódio-cálcio na repolarização (seta). **B.** Traçados ilustrativos. Mostram (de cima para baixo) [Ca^{2+}]i; fluxos do sarcolema; e ganho calculado de Ca++ da célula (e do RS). No início do registro, foram aplicados 10 mmol/L de cafeína para esvaziar o RS. Após a remoção da cafeína, a estimulação foi iniciada. Observe que a recuperação da amplitude do transiente de Ca++ é acompanhada por redução do influxo de Ca++ e aumento de seu efluxo. (Reproduzida de Trafford et al., com autorização da editora. Copyright © 2001, American Heart Association, Inc. From Fig. 2 of Eisner DA, Caldwell JL, Kistamas K, Trafford AW. *Circ Res*. 2017:121(2):181–195.)

quando o Vm é negativo. Quando o Vm é positivo e a [Ca++] citoplasmática é elevada, o trocador Na+/Ca++ (NCX) traz o Ca++ para o interior da célula. Um aumento do Ca++ sistólico também é obtido pelo aumento do Ca++ extracelular ou pela diminuição do gradiente de Na+ pelo sarcolema. O aumento do Na+ intracelular ou a diminuição do Na+ extracelular têm a capacidade de reduzir o gradiente de sódio. Os glicosídeos cardíacos aumentam o Na+ intracelular ao inibir a bomba de Na-K, resultando em acúmulo de Na+ no interior das células. O Na+ citosólico elevado resulta em menos extrusão de Ca++ e elevação da [Ca++] citoplasmática. Maior quantidade de Ca++ é, então, captada e armazenada no RS, e uma contração mais forte pode ser produzida. A tensão desenvolvida é enfraquecida pela redução do Ca++ extracelular, pelo aumento no gradiente de Na+ pelo sarcolema ou pela administração de bloqueadores de Ca++, como diltiazem ou verapamil.

Relaxamento

O adequado relaxamento do coração depois de cada contração é fundamental para o seu funcionamento apropriado: o enchimento dos ventrículos com sangue que retorna da circulação sistêmica e da circulação pulmonar (pelos átrios direito e esquerdo, respectivamente) não ocorre até que os ventrículos comecem a relaxar. No final da sístole, o influxo de Ca++ está interrompido e a liberação de Ca++ do RS não acontece. Nesse momento, o RS pode efetuar uma rápida captação efetiva de Ca++ citoplasmático. À medida que a [Ca++] citoplasmática cai, o Ca++ é liberado da troponina C, possibilitando o desprendimento da ponte cruzada e o relaxamento. É importante ressaltar que, quando as catecolaminas aumentam a força contrátil do miocárdio, elas também diminuem a sensibilidade da maquinaria contrátil ao Ca++ pela fosforilação da troponina I (Figura 13.4), que diminui a afinidade da troponina C pelo Ca++. Esse efeito ajuda o relaxamento rápido, já que permite a dissociação mais rápida do Ca++ da troponina C uma vez interrompida a liberação. Esse efeito é fundamental para permitir o enchimento diastólico durante as frequências cardíacas rápidas causadas pela ação das catecolaminas. A extrusão do Ca++ pelo NCX1 durante a repolarização auxilia no relaxamento e na manutenção do equilíbrio do fluxo de Ca++.

Relação força-frequência

Conforme descrito anteriormente, tanto a corrente Ca++ do tipo L quanto o conteúdo de Ca++ do RS são influenciados pela frequência e pelo padrão temporal dos batimentos cardíacos. Assim, ambos contribuem para que a contração cardíaca dependa significativamente da frequência e do padrão de batimentos, o que se denomina "relação força-frequência" (ver "Regulação induzida pela frequência" no Capítulo 18). O potencial de ação também é influenciado pela frequência ou pela duração do ciclo (Figura 16.12), e as mudanças apresentam vários mecanismos iônicos. Com uma frequência cardíaca constante, a força de contração do músculo ventricular tende a ser maior em frequências mais altas (Figura 18.14). Como a frequência cardíaca pode variar três vezes nos seres humanos durante um dia típico (particularmente se forem incluídos exercícios dinâmicos), a relação força-frequência normalmente é um dos determinantes da força contrátil do coração. A força-frequência é uma expressão da regulação de todos os mecanismos subjacentes à atividade elétrica e ao acoplamento E-C.

Contratilidade

A contratilidade define o desempenho do músculo cardíaco em determinada pré-carga e pós-carga (próxima seção). A pré-carga e a pós-carga são fatores físicos que afetam a capacidade de contração do coração, principalmente independent dos processos de acoplamento E-C discutidos anteriormente. Em todo o coração, a contratilidade das células cardíacas determina a capacidade do coração de produzir força ou de encurtar em determinada célula cardíaca inicial (comprimento do sarcômero, que é determinado pela pré-carga). A contratilidade pode ser aumentada pelas catecolaminas, como a **noradrenalina**, por agentes terapêuticos, como os digitálicos, ou pela elevação da frequência de contração por meio da relação força-frequência. O aumento na contratilidade (**efeito inotrópico positivo**) produzido por essas intervenções resulta em aumentos incrementais na força desenvolvida e na velocidade de contração.

Fatores físicos que influenciam a contração do miocárdio

Contração cardíaca dependente do comprimento

Uma propriedade celular fundamental que contribui para a função de bombeamento cardíaco efetiva é a *dependência do comprimento da contração cardíaca*, propriedade expressa na relação comprimento-tensão do músculo cardíaco. Em todo o coração, é expressada nas relações de volume-pressão. Quando o volume da câmara cardíaca torna-se maior em virtude do estiramento físico (enchimento), pode-se inferir que o comprimento tanto da célula miocárdica quanto do sarcômero também é maior. A dependência do comprimento para a contração cardíaca constitui a base mecanicista, em nível celular, da **Lei de Frank-Starling do Coração**.

No músculo cardíaco, assim como no músculo esquelético, a geração de força contrátil é o resultado das pontes cruzadas de miosina-actina geradoras de força ativadas pelo Ca^{++} (ou seja, o mecanismo dos filamentos deslizantes). Nos músculos tanto esquelético quanto cardíaco, o número de pontes cruzadas que podem ser formadas depende da sobreposição dos filamentos de miosina e de actina, que é determinada pelo comprimento do sarcômero. Assim, o músculo esquelético e o músculo cardíaco exibem relações de comprimento-tensão geralmente semelhantes, embora com algumas diferenças fundamentais na forma e nos mecanismos celulares (Capítulo 13). A força desenvolvida se eleva à medida que aumenta o comprimento do sarcômero (o segmento ascendente) até alcançar o máximo; em seguida, declina em comprimentos longos e extremos do sarcômero, de acordo com a mudança na quantidade de sobreposição dos filamentos finos (actina) e espessos (miosina). Uma diferença relevante é que, no músculo cardíaco, a afinidade da troponina C pelo Ca^{++} aumenta com o comprimento crescente do sarcômero, causando um incremento na inclinação do segmento ascendente da relação comprimento-tensão. As interações moleculares descritas no mecanismo dos filamentos deslizantes da contração muscular, juntamente com certos mecanismos dependentes de comprimento no músculo cardíaco, fornecem a base celular da **Lei de Frank-Starling do Coração**, que descreve o fato de que o coração ajusta o seu débito (volume sistólico) para corresponder à sua entrada (volume de enchimento diastólico). O papel fisiológico fundamental da lei de Frank-Starling é discutido de forma extensa nos Capítulos 18 e 19.

As relações de volume-pressão (que refletem as relações de comprimento-tensão do sarcômero) para as diferentes câmaras cardíacas diferem entre si, visto que essas câmaras são capazes de forças distintas ou pressões máximas desenvolvidas. Normalmente, o VE é considerado, porquanto essa é a câmara que realiza a maior parte do trabalho e que bombeia sangue para a circulação sistêmica. Para construir essa relação para o VE (Figura 16.31), o pico da pressão sistólica (ou força) ventricular esquerda desenvolvida contra uma valva aórtica fechada (*i. e.*, uma contração isovolumétrica) é representado graficamente em função do volume diastólico final do ventrículo esquerdo (VDFVE), que significa maior comprimento do sarcômero. A pressão diastólica final do VE também pode ser considerada pré-carga, posto que é a força que estira as células, modificando o seu comprimento e,

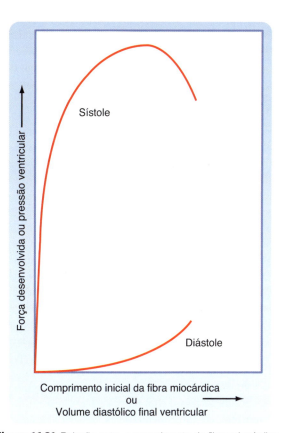

• **Figura 16.31** Relação entre o comprimento da fibra miocárdica em repouso (comprimento do sarcômero) ou volume diastólico final e a força desenvolvida ou pico de pressão ventricular sistólica durante a contração ventricular em um coração intacto. O volume diastólico final determina o comprimento da fibra e é determinado pela pressão diastólica final, de acordo com a complacência ventricular. Ver Capítulo 17. (Redesenhada de Patterson SW et al. *J Fisiol.* 1914;48:465.)

em consequência, o volume do VE. Observe que a pressão máxima que o VE é capaz de produzir em determinado VDFVE (representando o comprimento inicial do sarcômero) é obtida apenas quando o VE se contrai por completo isovolumetricamente (ou seja, no mesmo volume). Isso pode ser realizado de forma experimental, mas não ocorre normalmente; entretanto, o VE com frequência se contrai (e relaxa) isovolumetricamente por breves períodos durante cada batimento cardíaco, quando tanto a valva mitral (AV) quanto a valva aórtica (**semilunares**) estão fechadas (Figura 16.35 para a contração isovolumétrica normal e as fases de relaxamento de um ciclo cardíaco normal no ser humano). Em resumo, a curva inferior na Figura 16.31 representa o comprimento do sarcômero alcançado no final da diástole, quando o coração está preenchido até o máximo em que estará em um batimento particular; ocorre estiramento dos sarcômeros nesse momento até o comprimento que irá determinar (por meio da dependência de comprimento da contração cardíaca) a força da contração subsequente. A curva superior representa a força máxima *possível* de contração ativa que pode ser desenvolvida pelo ventrículo em função do comprimento inicial do sarcômero: trata-se de uma expressão da dependência de comprimento da contração cardíaca. Por fim, conforme assinalado anteriormente, o eixo x nesse tipo de gráfico pode, como alternativa, ser a pressão diastólica final ou o volume diastólico final, tendo-se em vista a relação dessas quantidades com o comprimento diastólico final do sarcômero. Dado determinado estado fisiológico, o coração na circulação intacta sempre opera durante cada batimento dentro da região de pressão e volume entre essas duas curvas. Como essa operação ocorre ao longo de um ciclo cardíaco completo, esses gráficos são conhecidos como alças de "pressão-volume" (Figuras 16.37 e 16.38).

A curva pressão-volume durante a diástole é, no início, bastante plana (complacente), o que indica que grandes aumentos no volume são produzidos por pequenas elevações na pressão. O desenvolvimento ativo da pressão sistólica é, no entanto, considerável nas pressões de enchimento menores, proporcionando ao coração a capacidade de se contrair fortemente, mesmo quando o enchimento diastólico é baixo e o comprimento inicial do sarcômero é pequeno. Com maior enchimento, o ventrículo torna-se muito menos distensível, conforme evidenciado pela acentuada elevação na curva de pressão diastólica com grandes volumes intraventriculares; entretanto, acima dessa faixa de volumes de enchimento, o coração tem a capacidade rapidamente crescente de gerar força contrátil, como mostra a curva superior. No VE intacto normal, o pico de força pode ser alcançado em uma pressão de enchimento de aproximadamente 12 mmHg. Nessa pressão diastólica intraventricular, que está próxima do limite superior observado em um coração normal, o comprimento do sarcômero está próximo de um valor ideal de 2,2 μm. Mesmo com pressões diastólicas muito altas (> 50 mmHg), o comprimento do sarcômero não ultrapassa 2,6 μm. Essa capacidade do miocárdio de resistir ao estiramento em altas pressões de enchimento provavelmente reside nos constituintes não contráteis do tecido cardíaco (tecido conjuntivo e pericárdio) e pode atuar como fator de segurança contra a sobrecarga do coração na diástole. Em geral, a pressão diastólica ventricular é de aproximadamente 0 a 7 mmHg, e

o comprimento médio do sarcômero diastólico é de cerca de 2,2 μm. Assim, um coração normal opera na porção ascendente inclinada da curva de Frank-Starling, conforme ilustrado na Figura 16.31.

Pré-carga e pós-carga

Além dos processos de acoplamento E-C celular, a contração de todo o coração é essencialmente influenciada pelos fatores "mecânicos" ou físicos denominados **pré-carga** e **pós-carga**. Nos seres humanos, a pré-carga pode ser medida como parâmetro clínico, como a pressão diastólica final do ventrículo esquerdo. Trata-se de um determinante fundamental do débito cardíaco. A dependência do débito cardíaco para a pré-carga é manifestação da dependência do comprimento da contração cardíaca e da Lei de Frank-Starling do Coração. Todos os conceitos de pré-carga, pós-carga, contração isométrica, contração isotônica e velocidade de encurtamento, desenvolvidos originalmente para o músculo esquelético, também são importantes para a função cardíaca, com modificações essenciais para que as câmaras cardíacas sejam estruturas musculares tridimensionais a partir das quais o sangue deve ser ejetado por contração muscular. Esses conceitos aplicam-se ao coração, mas precisam ser adaptados para um órgão com câmaras tridimensionais.

No coração, a pré-carga de determinada câmara cardíaca é a força que distende essa câmara até alcançar um volume maior durante o enchimento diastólico, aumentando, assim, o comprimento de repouso das células que compõem a parede dessa câmara. Por exemplo, a pressão de enchimento do sangue do VE e, portanto, o estiramento da parede do VE durante a diástole representa a pré-carga do VE. A curva inferior na Figura 16.31 representa a pré-carga do VE. A pós-carga, no caso do VE, é a força, ou pressão contra a qual o VE precisa se contrair à medida que se encurta e ejeta o sangue pela valva aórtica aberta. Normalmente, no VE, essa força será a pressão do sangue na aorta, e, por conseguinte, a pressão arterial constitui um importante componente da pós-carga do VE. A pós-carga do VE, contudo, não é constante durante a ejeção de sangue, visto que a pressão do VE muda durante toda a fase de encurtamento. A pressão arterial modifica-se durante a ejeção devido à complacência da aorta, à chegada de ondas de pressão arterial refletidas e a outros fatores. Um aumento na pós-carga tende a reduzir a velocidade de encurtamento do músculo ventricular e, portanto, do volume sistólico.

Na circulação intacta, a interação dos fatores cardíacos e vasculares afeta a pré-carga e a pós-carga e, por consequência, o débito cardíaco. Por exemplo, o acúmulo venoso nas pernas na posição ortostática tende a reduzir a pré-carga ventricular, pois tende a diminuir a pressão do sangue venoso que retorna ao coração. Um aumento na resistência periférica total (RPT) tende a aumentar a pós-carga cardíaca. A interação dos fatores vasculares e cardíacos na determinação da pré-carga e da pós-carga cardíacas e, portanto, do débito cardíaco é discutida extensivamente no Capítulo 19.

Estrutura do coração como bomba

O coração dos mamíferos é uma estrutura de quatro câmaras (Figuras 16.32 e 16.33) que, do ponto de vista funcional, consiste em dois corações em série. O "coração direito" consiste em átrio e ventrículo direitos, recebe sangue desoxigenado da circulação sistêmica e o bombeia em baixa pressão na circulação pulmonar para a sua oxigenação. O "coração esquerdo" é constituído por átrio e ventrículo esquerdos, recebe sangue oxigenado da circulação pulmonar e o bombeia, em alta pressão, na circulação sistêmica para a sua distribuição a todos os órgãos e tecidos.

Câmaras cardíacas

Os átrios são câmaras de paredes finas e baixa pressão que funcionam mais como canais de sangue com grande reservatório para seus respectivos ventrículos do que como bombas importantes para a propulsão anterógrada do sangue. Os ventrículos são constituídos por um *continuum* de fibras musculares que se originam do esqueleto fibroso na base do coração (principalmente ao redor do óstio da aorta). Essas fibras estendem-se em direção

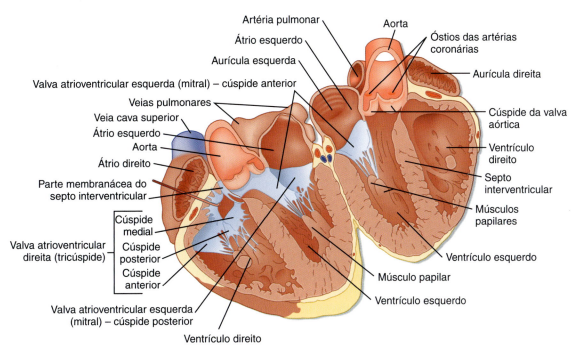

• **Figura 16.32** Ilustração de um coração dividido perpendicularmente ao septo interventricular para mostrar as relações anatômicas das cúspides das valvas atrioventricular e da aorta.

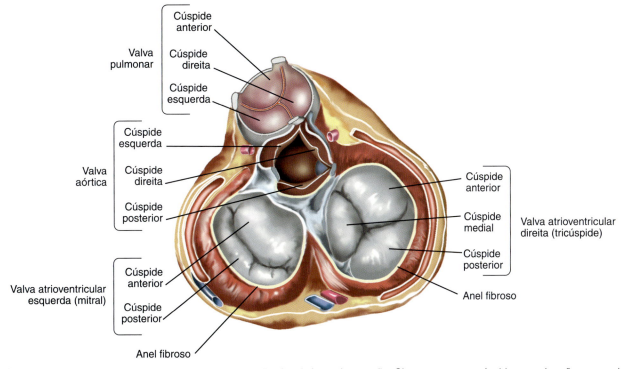

• **Figura 16.33** Ilustração de quatro valvas cardíacas visualizadas da base do coração. Observe como as cúspides se sobrepõem nas valvas fechadas.

ao ápice do coração na superfície epicárdica, passam em direção ao endocárdio e gradualmente sofrem uma mudança de direção de 180° para seguir paralelamente às fibras epicárdicas e formar os músculos papilares.

No ápice do coração, as fibras se torcem e voltam-se para dentro para formar os músculos papilares. Na base do coração e ao redor dos óstios das valvas, essas fibras miocárdicas formam massa muscular espessa e resistente, que não apenas diminui a circunferência ventricular para implementar a ejeção de sangue, mas também estreita os óstios das valvas AV, o que auxilia o fechamento da valva. A ejeção ventricular também é realizada pela diminuição do eixo longitudinal à medida que o coração começa a se estreitar em direção à base. A contração precoce da parte apical dos ventrículos, juntamente com a aproximação das paredes ventriculares, impulsiona o sangue em direção às vias de saída. O ventrículo direito, que desenvolve uma pressão média que é aproximadamente um sétimo daquela desenvolvida pelo esquerdo, é consideravelmente mais fino do que o VE.

Valvas cardíacas

Os folhetos das valvas cardíacas, que consistem em finas membranas de tecido fibroso flexível, resistente e coberto por endotélio, encontram-se firmemente fixadas aos anéis fibrosos por sua base. O movimento dos folhetos é essencialmente passivo, e a orientação das valvas cardíacas é responsável pelo fluxo unidirecional do sangue no coração. Existem dois tipos de valvas no coração: as **valvas atrioventriculares** e as **valvas semilunares** (Figuras 16.32 e 16.33).

Valvas atrioventriculares

A valva atrioventricular direita ou valva tricúspide, localizada entre o átrio direito e o VD, é composta de três folhetos (ou cúspides), enquanto a valva atrioventricular esquerda ou valva mitral, situada entre o átrio esquerdo e o VE, tem dois folhetos. A área total dos folhetos de cada valva AV é aproximadamente o dobro da área do óstio AV respectivo, de modo que ocorre uma considerável sobreposição dos folhetos quando as valvas estão na posição fechada. Nas margens livres dessas valvas estão fixados ligamentos finos e fortes (cordas tendíneas) que surgem dos poderosos músculos papilares dos respectivos ventrículos. Esses ligamentos impedem que as valvas sejam evertidas durante a sístole ventricular.

Em um coração normal, os folhetos das valvas permanecem relativamente juntas durante o enchimento ventricular. A aproximação parcial das superfícies valvares durante a diástole é causada pelas correntes em redemoinho que prevalecem atrás dos folhetos e pela tensão exercida pelas cordas tendíneas e músculos papilares.

Valvas semilunares

As valvas aórtica e pulmonar estão localizadas entre o VE e a aorta e entre o ventrículo direito e a artéria pulmonar, respectivamente. Essas valvas consistem em três folhetos (ou cúspides) em forma de cálice fixadas aos anéis valvares. No final da fase de ejeção reduzida da sístole ventricular, o fluxo sanguíneo sofre uma breve reversão em direção aos ventrículos. Essa reversão do fluxo sanguíneo fecha as valvas e impede a regurgitação do sangue para o interior dos ventrículos. Durante a sístole ventricular, as cúspides não repousam contra as paredes da artéria pulmonar e da aorta; em vez disso, flutuam na corrente sanguínea em um ponto aproximadamente intermediário entre as paredes do vaso e a sua posição fechada. Atrás das valvas semilunares existem pequenas evaginações (seios de Valsalva) da artéria pulmonar e da aorta. Nesses seios, desenvolvem-se correntes em redemoinho, que tendem a manter os folhetos das valvas afastados das paredes dos vasos. Além disso, os óstios das artérias coronárias direita e esquerda situam-se atrás das cúspides direita e esquerda, respectivamente, da valva aórtica. Não fosse a presença dos seios de Valsalva e das correntes em redemoinho desenvolvidas, os óstios coronários poderiam ser bloqueados pelas cúspides, interrompendo o fluxo sanguíneo coronariano.

Pericárdio

O pericárdio envolve todo o coração e a porção cardíaca dos grandes vasos e reflete-se na superfície cardíaca como epicárdio. Normalmente, essa bolsa contém uma pequena quantidade de líquido, que fornece lubrificação para o movimento contínuo do coração envolvido. O pericárdio não é muito distensível; ele resiste fortemente a um aumento acentuado e rápido do tamanho do coração e impede, portanto, a súbita distensão excessiva das câmaras cardíacas.

Sons cardíacos

Em geral, o coração produz quatro sons ou bulhas, porém apenas dois são normalmente audíveis com o estetoscópio. Com a amplificação eletrônica, os sons menos intensos podem ser detectados e registrados graficamente como fonocardiograma. Essa forma de registro dos sons cardíacos fracos ajuda a delinear o momento preciso das bulhas cardíacas com relação a outros eventos do ciclo cardíaco.

A primeira bulha cardíaca começa no início da sístole ventricular (Figura 16.34) e reflete o fechamento das valvas AV. Trata-se do som mais alto e longo dos sons cardíacos que exibe uma qualidade crescendo-decrescendo e é mais bem audível na região apical do coração. Os sons da valva tricúspide são mais bem auscultados no quinto espaço intercostal, imediatamente à esquerda do esterno; os sons da valva mitral são mais bem detectados no quinto espaço intercostal, no ápice do coração.

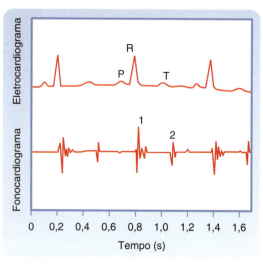

• **Figura 16.34** A primeira e a segunda bulhas cardíacas no fonocardiograma (*traçado inferior*) são mostradas com suas relações com as ondas P, R e T do eletrocardiograma (*traçado superior*).

A segunda bulha cardíaca, que ocorre com o fechamento abrupto das válvulas semilunares (Figura 16.33), é composta por vibrações de frequência mais alta (tom mais alto) e tem duração e intensidade menores do que a primeira bulha cardíaca. A porção da segunda bulha provocada pelo fechamento da valva pulmonar é mais bem audível no segundo interespaço torácico, imediatamente à esquerda do esterno, enquanto aquela causada pelo fechamento da valva aórtica é mais bem auscultada no mesmo espaço intercostal, porém à direita do esterno. Em geral, o som da valva aórtica é mais alto do que o da valva pulmonar; todavia, nos casos de hipertensão pulmonar, ocorre o inverso. A natureza da segunda bulha cardíaca modifica-se com a aorticas. Durante a expiração, uma única bulha cardíaca é auscultada, o que reflete o fechamento simultâneo das valvas pulmonares e aorticas. Durante a inspiração, entretanto, o fechamento da valva pulmonar é retardado, principalmente em decorrência do aumento do fluxo sanguíneo devido ao aumento do retorno venoso induzido pela inspiração.[a] Com esse fechamento atrasado do tronco pulmonar, a segunda bulha cardíaca pode ser auscultada como dois componentes, constituindo o denominado **desdobramento fisiológico** da segunda bulha cardíaca.

Uma terceira bulha cardíaca, algumas vezes auscultada em crianças com parede torácica fina ou em pacientes com insuficiência ventricular esquerda, consiste em algumas vibrações de baixas intensidade e frequência mais bem detectadas na região do ápice do coração. As vibrações ocorrem no início da diástole e são causadas pela interrupção abrupta da distensão ventricular e pela desaceleração do sangue que entra nos ventrículos. Uma quarta bulha, ou bulha atrial, consiste em algumas oscilações de baixa frequência. Em determinadas ocasiões, essa bulha, causada pela oscilação do sangue e das câmaras cardíacas em consequência da contração atrial, é detectada em indivíduos com coração normal.

Ciclo cardíaco

O ciclo cardíaco refere-se à sequência de eventos elétricos e mecânicos que ocorrem em cada batimento do coração. Os eventos elétricos foram extensamente discutidos na parte inicial deste capítulo. Os eventos mecânicos são determinados pela contração das câmaras após ativação elétrica. A abertura e o fechamento das valvas são determinados passivamente (*i. e.*, pela pressão e pela energia cinética do sangue que flui entre as câmaras ou para dentro da artéria pulmonar ou da aorta).

Sístole ventricular

Contração isovolumétrica
A fase entre o início da sístole ventricular e a abertura das valvas semilunares (que ocorre quando a pressão ventricular se eleva abruptamente) é denominada *período de contração isovolumétrica* (literalmente, o "mesmo volume"). Esse termo é apropriado, visto que o volume ventricular permanece constante durante esse breve período (Figura 16.35). O início da contração isovolumétrica também coincide com o pico da onda R no ECG, com o início da primeira bulha cardíaca e com a elevação inicial da pressão ventricular na curva de pressão ventricular após contração atrial.

---
[a] Com a inspiração, a pressão intratorácica é reduzida (Capítulo 21), o que aumenta, então, o fluxo sanguíneo venoso para o átrio direito.

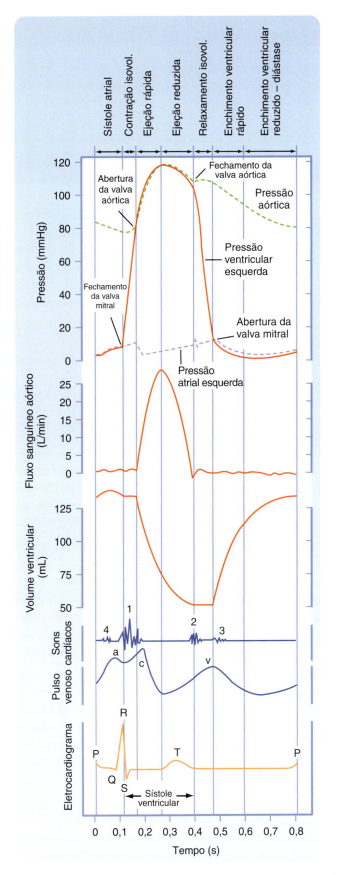

• **Figura 16.35** Ciclo cardíaco (diagrama de Wigger). Pulsos de pressão atrial esquerda, aórtica e ventricular esquerda correlacionados no tempo com o fluxo aórtico, o volume ventricular, os sons cardíacos, o pulso venoso e o eletrocardiograma para um ciclo cardíaco completo em um ser humano. Isovol., isovolumétrico.

NA CLÍNICA

Nos corações com sobrecarga, como na insuficiência cardíaca congestiva, quando o volume ventricular é muito grande e as paredes ventriculares estão estiradas ao máximo, ausculta-se frequentemente uma terceira bulha cardíaca. Em pacientes com doença cardíaca, a terceira bulha cardíaca habitualmente constitui um sinal grave. Quando a terceira e a quarta (atrial) bulhas são acentuadas, como em determinadas condições anormais, podem ocorrer tripletos de sons que se assemelham ao som do galope de um cavalo (denominados *ritmos de galope*). A insuficiência mitral e a estenose mitral produzem, respectivamente, sopros sistólicos e diastólicos, que são mais bem auscultados no ápice do coração. Em contrapartida, a insuficiência aórtica e a estenose aórtica produzem, respectivamente, sopros diastólicos e sistólicos, que são mais bem auscultados no segundo espaço intercostal, imediatamente à direita do esterno. As características dos sopros servem como importante guia no diagnóstico de doença valvar.

Ejeção

A abertura das válvulas semilunares marca o início da fase de ejeção ventricular, que pode ser subdividida em uma fase mais precoce e mais curta (ejeção rápida) e uma fase tardia e mais longa (ejeção reduzida), as quais se diferenciam por três características: (1) acentuada elevação da pressão ventricular-aórtica, que termina no pico da pressão ventricular-aórtica, (2) redução abrupta do volume ventricular e (3) aumento pronunciado do fluxo sanguíneo aórtico (Figura 16.35). A redução acentuada da pressão atrial esquerda no início da ejeção ventricular resulta da descida da base do coração e do consequente estiramento dos átrios. Durante o período de ejeção reduzida, o escoamento de sangue da aorta para os vasos sanguíneos periféricos ultrapassa a taxa de débito ventricular, ocorrendo, portanto, declínio da pressão aórtica. No curso de toda a sístole ventricular, o sangue proveniente das veias periféricas que retorna aos átrios produz um aumento progressivo da pressão atrial.

Durante o período de ejeção rápida, a pressão ventricular esquerda excede ligeiramente a pressão aórtica, e o fluxo sanguíneo da aorta acelera-se (continua aumentando), ao passo que, no decorrer da fase de ejeção ventricular reduzida, a pressão aórtica é mais elevada e o fluxo sanguíneo da aorta desacelera. Essa reversão do gradiente de pressão ventricular-aórtica na presença de fluxo contínuo de sangue do VE para a aorta resulta do armazenamento de energia potencial nas paredes arteriais distendidas. Essa energia potencial armazenada provoca desaceleração do fluxo sanguíneo do VE para a aorta. O pico da curva de fluxo coincide com o ponto no qual a curva de pressão ventricular esquerda intercepta a curva de pressão aórtica durante a ejeção. Em seguida, o fluxo desacelera (continua diminuindo), uma vez que o gradiente de pressão foi revertido.

A Figura 16.35 mostra o traçado de uma curva do pulso venoso registrado na veia jugular. Três ondas são evidentes. A **onda a** ocorre com a elevação da pressão ocasionada pela contração atrial. A **onda c** é produzida pelo impacto da artéria carótida comum com a veia jugular adjacente e, até certo grau, pelo fechamento abrupto da valva tricúspide no início da sístole ventricular. A **onda v** reflete a elevação da pressão associada ao enchimento atrial. Com exceção da onda c, a curva do pulso venoso assemelha-se estreitamente à curva de pressão atrial esquerda.

No final da ejeção ventricular, um volume de sangue aproximadamente igual ao ejetado durante a sístole permanece nas cavidades ventriculares. Esse volume residual é bastante constante nos corações normais; entretanto, o volume residual diminui ligeiramente quando a frequência cardíaca aumenta ou quando ocorre redução da resistência vascular periférica.

Diástole ventricular

Relaxamento isovolumétrico

O fechamento da valva aórtica produz a incisura característica no segmento descendente da curva de pressão aórtica e também provoca a segunda bulha cardíaca (com algumas vibrações evidentes na curva de pressão atrial). A incisura marca o fim da sístole ventricular. O período que decorre entre o fechamento das válvulas semilunares e a abertura das valvas AV é denominado *relaxamento isovolumétrico*, caracterizado pela queda abrupta da pressão ventricular sem qualquer alteração do volume ventricular.

Fase de enchimento rápido

A maior parte do enchimento ventricular ocorre imediatamente após a abertura das valvas AV. Nesse ponto, o sangue que retornou aos átrios durante a sístole ventricular anterior é liberado subitamente dentro dos ventrículos relaxados. Esse período de enchimento ventricular é denominado *fase de enchimento rápido*. Na Figura 16.35, o início da fase de enchimento rápido é indicado pela redução da pressão ventricular esquerda abaixo da pressão atrial esquerda. Essa reversão na pressão abre a valva mitral. O rápido fluxo de sangue dos átrios para os ventrículos relaxados produz reduções transitórias nas pressões atrial e ventricular e acentuado aumento do volume ventricular.

Diástase

A fase de enchimento ventricular rápido é seguida de uma fase de enchimento ventricular lento denominada *diástase*. Durante a diástase, o sangue que retorna das veias periféricas flui para o interior do ventrículo direito, enquanto o sangue proveniente dos pulmões flui para o VE. Essa pequena contribuição lenta para o enchimento ventricular é indicada por elevações graduais nas pressões atrial, ventricular e venosa e no volume ventricular (Figura 16.35).

 NA CLÍNICA

Um aumento na contratilidade miocárdica, como aquele produzido pelas catecolaminas ou por digitálicos em um paciente com insuficiência cardíaca, pode diminuir o volume ventricular residual e aumentar o volume sistólico e a fração de ejeção, que são efeitos benéficos. Em corações gravemente hipodinâmicos e dilatados, o volume residual pode tornar-se muito maior do que o volume sistólico.

Sístole atrial

O início da sístole atrial ocorre logo após o início da onda P (despolarização atrial) do ECG. A transferência de sangue do átrio para o ventrículo, produzida pela contração atrial, completa o período de enchimento ventricular. A sístole atrial é responsável pelas pequenas elevações observadas nas pressões atrial, ventricular e venosa, bem como no volume ventricular. Durante toda a diástole ventricular, a pressão atrial mal supera a pressão ventricular. Essa pequena diferença de pressão indica que a via que atravessa as valvas AV abertas durante o enchimento ventricular tem baixa resistência.

Como não há valvas na junção das veias cavas e átrio direito ou na junção das veias pulmonares e átrio esquerdo, a contração atrial pode forçar o sangue em ambas as direções. Um volume pequeno de sangue é, entretanto, realmente bombeado de volta para as tributárias venosas durante a breve contração atrial, principalmente em função da inércia do fluxo de entrada do sangue.

A contribuição da contração atrial para o enchimento ventricular é governada, em grande parte, pela frequência cardíaca e pela posição das valvas AV. Com frequências cardíacas lentas, o enchimento praticamente cessa próximo ao final da diástase, e a contração atrial contribui com um pequeno enchimento adicional. Quando, no entanto, ocorre taquicardia, a diástase é encurtada e a contribuição atrial pode se tornar substancial. Se a taquicardia se tornar grave a ponto de atenuar a fase de enchimento rápido, a contração atrial assume grande importância na propulsão rápida do sangue para dentro do ventrículo durante esse breve período do ciclo cardíaco. Se o período de relaxamento ventricular for breve a ponto de comprometer seriamente o enchimento, até mesmo a contração atrial não consegue fornecer um enchimento ventricular adequado. A consequente redução do débito cardíaco pode resultar em síncope (desmaio).

NA CLÍNICA

A contração atrial não é essencial para o enchimento ventricular, como pode ser observado em pacientes com fibrilação atrial ou com bloqueio cardíaco completo. Na fibrilação atrial, as miofibras atriais sofrem contração de maneira descoordenada e contínua; portanto, não conseguem bombear sangue para o interior dos ventrículos. No bloqueio cardíaco completo, os átrios e os ventrículos batem independentemente uns dos outros; contudo, o enchimento ventricular pode ser normal em pacientes com essas duas arritmias. Em determinadas doenças, as valvas AV podem estar acentuadamente estreitadas (estenóticas). Nessas condições, a contração atrial desempenha uma função muito mais importante no enchimento ventricular do que em um coração normal.

Índices de contratilidade no coração intacto

Em todo o coração, um índice razoável da contratilidade miocárdica pode ser derivado do contorno das curvas de pressão ventricular (Figura 16.36). Um coração hipodinâmico, de baixa contratilidade, caracteriza-se por pressão diastólica final elevada, pressão ventricular de elevação lenta e fase de ejeção ligeiramente reduzida (curva C na Figura 16.36). Um coração hiperdinâmico (curva B) caracteriza-se por pressão diastólica final reduzida, aumento rápido da pressão ventricular, relaxamento mais rápido (no caso da ação das catecolaminas) e fase de ejeção curta. A inclinação do segmento ascendente da curva de pressão ventricular indica a taxa máxima de força desenvolvida pelo ventrículo.

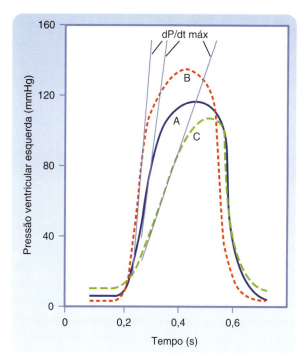

• **Figura 16.36** Curvas da pressão ventricular esquerda com tangentes desenhadas para as porções mais inclinadas dos segmentos ascendentes, indicando as taxas máximas de alteração da pressão com o tempo (valores dP/dt). **A.** Controle (*curva azul*). **B.** Coração hiperdinâmico, como ocorre quando da administração de noradrenalina (*curva vermelha tracejada*). **C.** Coração hipodinâmico, como na insuficiência cardíaca (*curva verde tracejada*).

A taxa máxima de alteração da pressão com o tempo – ou seja, **dP/dt máxima** – é ilustrada pelas linhas tangentes à porção mais inclinada dos segmentos ascendentes das curvas de pressão ventricular na Figura 16.36. A inclinação da parte ascendente é máxima durante a fase isovolumétrica da sístole. Em qualquer grau determinado de enchimento ventricular, a inclinação fornece um índice da velocidade inicial da contração e, consequentemente, um índice de contratilidade.

De forma semelhante, o estado contrátil do miocárdio pode ser calculado a partir da velocidade do fluxo sanguíneo que ocorre inicialmente na parte ascendente da aorta ascendente durante o ciclo cardíaco (Figura 16.35). Além disso, a **fração de ejeção**, que é a razão entre o volume de sangue ejetado pelo VE por batimento (volume sistólico) e o volume de sangue no VE no final da diástole (volume diastólico final), é amplamente usada na clínica como índice de contratilidade.

Relação de pressão-volume, ventrículo esquerdo

As alterações na pressão e no volume do ventrículo esquerdo que ocorrem ao longo de cada ciclo cardíaco são visualizadas em uma "alça" de pressão-volume (Figura 16.37). O enchimento diastólico se inicia quando a valva mitral se abre (ponto A na Figura 16.37) e termina quando essa valva se fecha (ponto C). A redução inicial que ocorre na pressão ventricular esquerda (ponto A ao B), apesar do rápido influxo de sangue proveniente do átrio esquerdo, é atribuída ao relaxamento e à distensibilidade ventriculares progressivos. Durante o restante da diástole (ponto B ao C), o aumento na pressão ventricular reflete o enchimento ventricular e as alterações nas características elásticas passivas

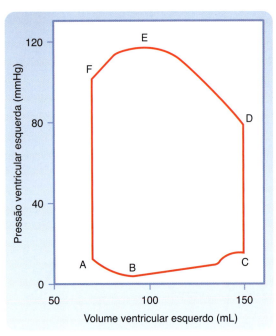

• **Figura 16.37** Alça de pressão-volume esquematizada do ventrículo esquerdo em um único ciclo cardíaco.

do ventrículo. Apenas uma pequena elevação da pressão acompanha o aumento substancial do volume ventricular durante a diástole (ponto B ao C), o que se deve ao fato de normalmente, o VE ter alta complacência. O pequeno aumento na pressão imediatamente antes do fechamento da valva mitral (à esquerda do ponto C) é causado pela contribuição da contração atrial esquerda para o enchimento ventricular esquerdo. Com a contração isovolumétrica (ponto C ao D), a pressão do VE aumenta acentuadamente, porém não há mudança no volume ventricular, visto que as valvas tanto mitral quanto aórticas estão fechadas. Quando a valva da aorta se abre (ponto D) e durante a primeira fase (rápida) de ejeção (ponto D ao E), a grande redução observada no volume está associada ao aumento uniforme na pressão ventricular. Essa redução de volume é seguida de ejeção reduzida (ponto E ao F) e de uma pequena diminuição da pressão ventricular. O fechamento da valva aórtica (ponto F) é seguido de relaxamento isovolumétrico (ponto F ao A), que se caracteriza por uma acentuada queda da pressão. O volume ventricular não se modifica durante o intervalo entre o fechamento da valva aórtica e a abertura da valva mitral (ponto F ao A), posto que ambas as valvas estão fechadas. A valva mitral se abre (ponto A) para completar um ciclo cardíaco.

Vários parâmetros fundamentais do sistema cardiovascular são evidentes em uma alça de pressão-volume ventricular esquerda (alça P-V) ou podem ser calculados a partir dela. O volume diastólico final é obtido no fechamento da valva mitral (ponto C na Figura 16.36) e o volume sistólico final, na abertura da valva mitral (ponto A). O volume sistólico é então aparente como a "largura" da alça P-V e é calculado da seguinte maneira:

Volume sistólico = volume diastólico final
− volume sistólico final

A pré-carga do VE, aqui considerada a pressão diastólica final ventricular esquerda, é a coordenada da pressão quando a valva mitral se fecha (ponto C na Figura 16.37). A pressão arterial "diastólica" aproximada pode ser identificada quando a valva aórtica se abre (ponto D), enquanto a pressão arterial "sistólica" aproximada é identificada durante a sístole (ponto E). As alças P-V do ventrículo esquerdo registradas em seres humanos (Figura 16.38A) assemelham-se à versão esquematizada (Figura 16.36). A inclinação da relação P-V sistólica final (linha que se estende a partir do ponto na Figura 16.38A) define a contratilidade; uma inclinação mais acentuada indica aumento da contratilidade. Nesse indivíduo, a oclusão parcial da veia cava inferior diminuiu a pré-carga do VE em batimentos sucessivos (visto que o influxo de sangue para o VE foi reduzido), e o efeito da pré-carga reduzida consistiu em volume sistólico sucessivamente menor do VE. Nos seres humanos, esse experimento ilustrou o funcionamento da Lei de Frank-Starling do Coração, segundo a qual alterações na pré-carga modificam o comprimento das fibras miocárdicas e, portanto, a força da contração subsequente. Isso modificou o volume sistólico produzido. Esse fenômeno importante caracteriza-se, graficamente, pela curva da função cardíaca (Figura 16.38B). À medida que a pré-carga aumenta, o volume sistólico também aumenta (*linha azul sólida*). Se a contratilidade do coração aumentar, como ocorre com a ação da noradrenalina, a inclinação da relação P-V sistólica final torna-se mais acentuada e toda a curva de função cardíaca é deslocada para cima (*linha sólida vermelha*), o que reflete o fato de que o ventrículo agora tem a capacidade de produzir um volume sistólico maior em dada pré-carga. O volume sistólico aumentado em qualquer pré-carga determinada é, em grande parte, produzido por um volume sistólico final diminuído: os corações com aumento da contratilidade são capazes de "espremer" em maior grau. Em contrapartida, se o ventrículo estiver danificado, conforme observado após isquemia cardíaca, ou se a sua contratilidade estiver de outro modo reduzida em relação ao normal (como ocorre após bloqueio dos canais de cálcio), a curva da função cardíaca é deslocada para baixo (*linha verde*), o que reflete um volume sistólico reduzido em qualquer pré-carga determinada. A curva de função cardíaca também é conhecida como *curva de função ventricular* ou *curva de Starling*. Para avaliar o funcionamento integrado do sistema cardiovascular (Capítulo 19), mede-se habitualmente o débito cardíaco, em vez do volume sistólico; a pré-carga do coração é considerada a pressão de enchimento do ventrículo direito, normalmente medida como pressão atrial direita média (P_{ra}) ou pressão venosa central.

Medição do débito cardíaco

Princípio de Fick

O músculo cardíaco precisa se contrair repetidamente durante toda a vida; portanto, necessita de um suprimento contínuo de O_2. Esse músculo é muito rico em mitocôndrias, visto que essas organelas (Figura 13.1B) têm as enzimas necessárias para a fosforilação oxidativa. A rápida oxidação mitocondrial de substratos e a síntese de ATP sustentam as necessidades energéticas do miocárdio, particularmente para a contração muscular e o ciclo do Ca^{++}. Para fornecer quantidades adequadas de O_2 e substratos para o seu arsenal metabólico, o miocárdio também é dotado de um suprimento capilar rico, com aproximadamente um capilar por fibra. Assim, as distâncias de difusão são curtas e o O_2, o

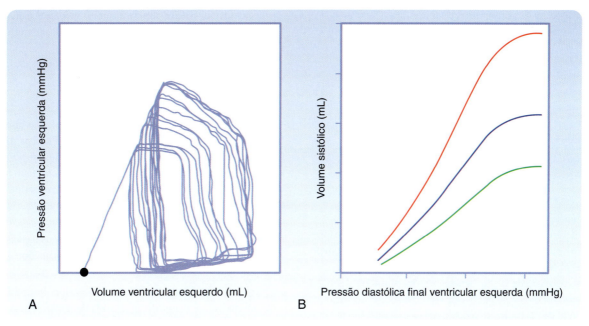

• **Figura 16.38 A.** Alças de pressão-volume do ventrículo esquerdo registradas em um ser humano. O ventrículo esquerdo foi submetido a diferentes pré-cargas por oclusão transitória do fluxo sanguíneo na veia cava inferior. À medida que a pré-carga (pressão diastólica final ventricular esquerda [PDFVE]) foi reduzida, tanto o volume diastólico final quanto o volume sistólico final diminuíram, porém a redução do volume diastólico final foi maior, o que resultou em diminuição do volume sistólico. **B.** Curvas de função cardíaca quando o volume sistólico é representado graficamente como função da PDFVE para um coração normal no estado basal (*linha azul*) para um coração com contratilidade aumentada (*linha vermelha*) e para um coração com contratilidade reduzida (*linha verde*). Em qualquer pré-carga determinada, o volume sistólico é maior nos corações com contratilidade aumentada e menor nos corações com contratilidade reduzida em comparação com o volume sistólico no estado basal normal. (**A.** De Senzaki H et al. Single-beat estimation of end-systolic pressure-volume relation in humans. A new method with the potential for noninvasive application. *Circulation*. 1996;94[10]:2497-2506.)

CO_2, os substratos e os resíduos podem se mover rapidamente entre a célula miocárdica e o capilar.

Em 1870, Adolf Fick, um fisiologista alemão, criou o primeiro método para medir o débito cardíaco em animais e indivíduos intactos, o **princípio de Fick**. A base para esse método consiste simplesmente na aplicação da lei da conservação de massa. O princípio deriva do fato de que a quantidade de O_2 fornecida aos capilares pulmonares por meio da artéria pulmonar mais a quantidade de O_2 que entra nesses capilares pulmonares a partir dos alvéolos deve ser igual à quantidade de O_2 transportada pelas veias pulmonares. O princípio de Fick é ilustrado esquematicamente na Figura 16.39. A taxa de fornecimento de O_2 aos pulmões (q_1) é igual à concentração de O_2 no sangue arterial pulmonar ($[O_2]_{pa}$) multiplicada pelo fluxo sanguíneo arterial pulmonar (Q), que é igual ao débito cardíaco. Ou seja:

Equação 16.1
$$q_1 = Q[O_2]_{pa}$$

Se q_2 é a taxa efetiva de captação de O_2 pelos capilares pulmonares a partir dos alvéolos, então, no estado de equilíbrio dinâmico, q_2 é igual ao consumo de O_2 do corpo. A taxa na qual o O_2 é transportado pelas veias pulmonares (q_3) é igual à concentração de O_2 no sangue venoso pulmonar ($[O_2]_{pv}$) multiplicada pelo fluxo venoso pulmonar total, que é virtualmente igual ao fluxo sanguíneo arterial pulmonar (Q). Ou seja:

Equação 16.2
$$q_3 = Q[O_2]_{pa}$$

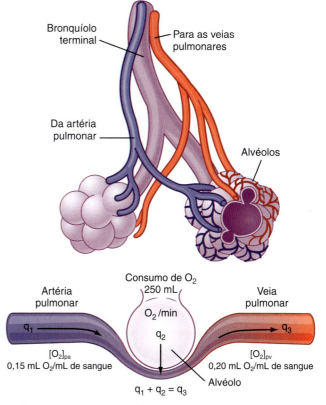

• **Figura 16.39** Esquema ilustrando o princípio de Fick para a medição do débito cardíaco. A mudança de cor da artéria pulmonar para a veia pulmonar representa a alteração da cor do sangue à medida que o sangue venoso torna-se totalmente oxigenado.

A partir da lei de conservação da massa,

Equação 16.3

$$q_1 + q_2 = q_3$$

Portanto:

Equação 16.4

$$Q\left[O_2\right]_{pa} + q_2 = Q\left[O_2\right]_{pv}$$

Quando isso é solucionado para o débito cardíaco,

Equação 16.5

$$Q = q_2 / \left(\left[O_2\right]_{pv} - \left[O_2\right]_{pa}\right)$$

A Equação 16.5 é a afirmação do princípio de Fick.

Para determinar o débito cardíaco por esse método, é necessário conhecer três valores: (1) o consumo de O_2 do corpo, (2) a concentração de O_2 no sangue venoso pulmonar ($[O_2]_{pv}$) e (3) a concentração de O_2 no sangue arterial pulmonar ($[O_2]_{pa}$). O consumo de O_2 é calculado a partir de medições do volume e do conteúdo de O_2 do ar expirado durante determinado intervalo. Como a concentração de O_2 do sangue arterial periférico é essencialmente idêntica à das veias pulmonares, $[O_2]_{pv}$ é determinada com uma amostra de sangue arterial periférico coletada por punção com agulha. As composições do sangue arterial pulmonar e do sangue venoso sistêmico misto são praticamente idênticas entre si. São obtidas amostras para a análise do O_2 a partir da artéria pulmonar ou do ventrículo direito por meio de um cateter.

Com os valores mostrados na Figura 16.39, é possível calcular o débito cardíaco da seguinte maneira: se o consumo de O_2 for de 250 mL/minuto, o conteúdo de O_2 arterial (venoso pulmonar) é de 0,20 mL de O_2 por mililitro de sangue, e o conteúdo de O_2 venoso misto (arterial pulmonar) é de 0,15 mL de O_2 por mililitro de sangue, o débito cardíaco é igual a 250/(0,20 – 0,15) = 5.000 mL/minuto. Na clínica, entretanto, é mais comum, atualmente, medir-se o débito cardíaco de modo não invasivo por meio de ecocardiografia com Doppler.

Consumo de oxigênio pelo coração e trabalho cardíaco

O consumo de O_2 pelo coração depende da quantidade e do tipo de atividade que o coração executa. Em condições basais, consumo de O_2 pelo miocárdico ($\dot{V}O_2$) é de aproximadamente 8 a 10 mL/minuto/100 g de coração. Esse consumo pode aumentar várias vezes durante o exercício e diminuir moderadamente em certas condições, como hipotensão e hipotermia. O conteúdo de O_2 do sangue venoso cardíaco normalmente é baixo (cerca de 5 mL/dL), e o miocárdio pode receber uma pequena quantidade adicional de O_2 por extração adicional de O_2 do sangue coronariano. O aumento nas demandas de O_2 do coração deve, portanto, ser suprido principalmente por um aumento no fluxo sanguíneo coronariano (Capítulo 17). Em experimentos nos quais o batimento cardíaco é interrompido, porém a perfusão coronariana é mantida, o consumo de O_2 cai para 2 mL/minuto/100 g ou menos, o que é ainda seis a sete vezes maior do que o consumo de O_2 do músculo esquelético em repouso.

O trabalho cardíaco tem componentes externos e internos. O trabalho do ventrículo esquerdo por batimento (trabalho sistólico) é aproximadamente igual ao produto do volume sistólico e pressão aórtica média contra a qual o sangue é ejetado pelo VE. O trabalho cardíaco externo (W_e) pode ser definido da seguinte maneira:

Equação 16.6

$$W_e = \int_{t_1}^{t_2} PdV + \rho v^2/2$$

Ou seja, cada pequeno incremento no volume bombeado (**dV**) é multiplicado pela pressão associada (**P**), e os produtos (**PdV**) são integrados ao longo do intervalo de tempo de interesse ($t_2 - t_1$) para calcular o trabalho total. Além disso, existe o trabalho cinético devido à velocidade (v) do fluxo sanguíneo e à densidade (ρ) do sangue. A pressão média durante a expulsão é usada para simplificar isso da seguinte maneira:

Equação 16.7

$$W_e = PV + \rho v^2/2$$

Em níveis de repouso do débito cardíaco, o componente da energia cinética é insignificante; todavia, com débito cardíaco alto, como ocorre no exercício extenuante, o componente de energia cinética pode responder por até 50% do trabalho cardíaco total.

O trabalho interno (W_i) do coração pode ser expresso da seguinte maneira:

Equação 16.8

$$W_i = \alpha \int T dt$$

em que α é uma constante de proporcionalidade que converte T dt em unidades de trabalho, T é a tensão da parede e dt é o tempo. Do ponto de vista clínico, é difícil medir o $\dot{V}O_2$ e a potência ventricular esquerda; entretanto, ambos estão estreitamente relacionados com o índice de pressão sistólica-tempo, a integral da pressão ventricular esquerda e o tempo durante a sístole. Essas medidas são importantes, visto que o trabalho interno constitui um grande determinante da necessidade de O_2 do miocárdio. Uma abordagem alternativa para avaliar o trabalho cardíaco e a sua relação com o consumo de O_2 foi desenvolvida e consiste em examinar as alças de P-V (Figura 16.38A) em condições com pré-carga e pós-carga variadas; a contratilidade é mantida constante.

A redução da pressão aórtica pela metade e a duplicação do débito cardíaco simultaneamente ou vice-versa resultam no mesmo valor de trabalho cardíaco; entretanto, as necessidades de O_2 são maiores para qualquer quantidade determinada de trabalho cardíaco, quando uma grande proporção do trabalho consiste em trabalho de pressão, em oposição ao trabalho de volume. Um aumento no débito cardíaco em uma pressão aórtica constante (trabalho de volume) é acompanhado por apenas um pequeno aumento no consumo de O_2 pelo ventrículo esquerdo, enquanto a elevação da pressão arterial em um débito cardíaco constante (trabalho de pressão) é acompanhada de grande aumento no consumo de O_2 pelo miocárdio. O consumo de O_2 do miocárdio pode, portanto, não estar bem correlacionado com o trabalho cardíaco global. A magnitude e a duração da pressão ventricular esquerda estão correlacionadas com o consumo de O_2 do ventrículo esquerdo. O trabalho do ventrículo direito é um sétimo daquele do VE, já que a resistência vascular pulmonar é muito menor do que a resistência vascular sistêmica.

Eficiência cardíaca

A eficiência do coração pode ser calculada como a razão entre o trabalho realizado e a energia total utilizada. Se o consumo médio de O_2 for considerado igual a 9 mL/minuto/100 g para os dois ventrículos, um coração de 300 g consumirá 27 mL de O_2 por minuto. Esse valor equivale a 130 calorias quando o quociente respiratório é de 0,82. Os dois ventrículos juntos executam aproximadamente 8 kg-m de trabalho por minuto, o que equivale a 18,7 calorias. Por conseguinte, a eficiência bruta do coração é de aproximadamente 14%:

Equação 16.9

$$18,7/130 \times 100 \cong 14\%$$

NA CLÍNICA

A maior demanda de energia do trabalho de pressão em comparação com o trabalho de volume é importante do ponto de vista clínico, particularmente na estenose aórtica. Nessa condição, ocorre aumento do consumo de O_2 do ventrículo esquerdo, principalmente devido à pressão intraventricular elevada desenvolvida durante a sístole. A pressão de perfusão coronariana (e, portanto, o suprimento de O_2) está, entretanto, normal ou reduzida em virtude da queda de pressão através do estreito óstio da valva aórtica afetada.

A eficiência mecânica bruta real do coração é ligeiramente maior (18%) do que o valor calculado e é determinada por meio da subtração do consumo de O_2 do coração sem batimento (cerca de 2 mL/minuto/100 g) do consumo cardíaco total de O_2 no cálculo da eficiência. Durante o exercício físico, a eficiência melhora porque a pressão arterial média não se modifica de modo substancial, enquanto o débito e o trabalho cardíacos aumentam consideravelmente, sem elevação proporcional do consumo de O_2 pelo miocárdio.

Trifosfato de adenosina do miocárdio e sua relação com a função mecânica

A energia química que impulsiona o trabalho contrátil e o relaxamento do coração origina-se da hidrólise do ATP (Figura 16.40). O coração saudável apresenta um nível relativamente constante de ATP (cerca de 5 µmol/g de peso úmido), apesar de uma taxa extremamente alta de hidrólise do ATP (cerca de 0,3 µmol/g/segundo). O conteúdo de ATP tecidual é baixo com relação à taxa de degradação e produção; a renovação completa do conteúdo de ATP do miocárdio ocorre aproximadamente a cada 12 segundos no coração em repouso. A hidrólise do ATP (Figura 16.40) fornece energia para o trabalho de contração (interação actina-miosina e encurtamento da célula), para o bombeamento de Ca^{++} de volta no RS no final da sístole e para a manutenção de gradientes iônicos normais (Na^+ baixo e K^+ elevado na célula). Aproximadamente dois terços do ATP hidrolisado pelo coração são utilizados para impulsionar o trabalho da contração, enquanto o terço restante é usado para as bombas de íons e as funções de "manutenção", como a síntese de proteínas e de ácidos nucleicos. A Ca^{++}-ATPase do RS é a principal bomba iônica que consome ATP.

A ressíntese de ATP ocorre principalmente por meio da fosforilação oxidativa nas mitocôndrias (> 98%) e, em menor grau, pela glicólise (< 2%). A fosforilação oxidativa exige a presença de O_2, de elétrons e prótons (H^+) liberados durante o catabolismo de diversos substratos energéticos. O O_2 é fornecido ao miocárdio e consumido nas mitocôndrias para a formação de H_2O, enquanto o os elétrons e prótons H^+ são provenientes

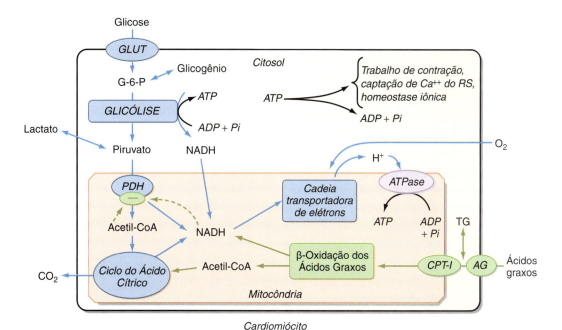

• **Figura 16.40** Esquema geral para a produção e a utilização de trifosfato de adenosina (ATP) em um miócito cardíaco. Estão indicadas as vias para a utilização de glicose, ácidos graxos (AG) e lactato, assim como as necessidades de O_2 e de H^+ pela cadeia de transporte de elétrons nas mitocôndrias. ADP, difosfato de adenosina; CoA, coenzima A; CPT-I, carnitina palmitoiltransferase; G-6-P, glicose-6-fosfato; GLUT, transportador de glicose; NADH, nicotinamida adenina dinucleotídeo reduzida; PDH, piruvato desidrogenase; Pi, fosfato inorgânico; RS, retículo sarcoplasmático; TG, triglicerídeo.

do metabolismo de fontes de carbono (principalmente ácidos graxos, glicose e lactato) e da produção de nicotinamida adenina dinucleotídio reduzida (NADH, que é um dos transportadores de elétrons para cadeia de transporte de elétrons na mitocôndria). A piruvato desidrogenase (PDH) regula a oxidação da glicose e do lactato. É importante ressaltar que as taxas de formação e de degradação do ATP dependem de um fornecimento adequado de O_2 ao miocárdio, o que constitui uma função do fluxo sanguíneo miocárdico e da oxigenação do sangue arterial. Um aumento na degradação de ATP no miocárdio, como o que ocorre quando a frequência cardíaca, a pressão arterial sistólica e a contratilidade se elevam (como durante o exercício), exige um incremento no suprimento de O_2 ao miocárdio, de modo que as mitocôndrias sejam capazes de produzir ATP pela fosforilação oxidativa em quantidade suficiente para atender às demandas de ATP. Por conseguinte, a taxa de consumo de O_2 do miocárdio está estreitamente ligada à taxa de trabalho (ou potência) do miocárdio.

Utilização de substratos

O coração é versátil no uso de substratos e, dentro de certos limites, a captação de determinado substrato é diretamente proporcional à sua concentração arterial. O uso de um substrato pelo coração também é influenciado pela presença ou ausência de outros substratos. Por exemplo, a adição de lactato ao sangue que perfunde um coração que está metabolizando a glicose leva à redução da captação de glicose e vice-versa. Na presença de concentrações sanguíneas normais, a glicose e o lactato são consumidos em taxas aproximadamente iguais.

Do consumo total de O_2 pelo coração, apenas 35 a 40% respondem pela oxidação de carboidratos. Assim, o coração obtém a maior parte de sua energia a partir da oxidação de fontes diferentes de carboidratos, ou seja, a partir de ácidos graxos esterificados e não esterificados, o que responde por aproximadamente 60% do consumo de O_2 do miocárdio em indivíduos no estado pós-absortivo. Os corpos cetônicos, em particular o acetoacetato, são prontamente oxidados pelo coração e constituem uma importante fonte de energia na acidose diabética.

Normalmente, o coração obtém a sua energia por meio de fosforilação oxidativa, em que cada mol de glicose produz 36 moles de ATP; todavia, durante a hipoxia, a glicólise assume o papel e são produzidos 2 moles de ATP para cada mol de glicose; a β-oxidação dos ácidos graxos também é reduzida. Se a hipoxia for prolongada, ocorre depleção do fosfato de creatina celular e, por fim, do ATP.

Na isquemia, o lactato acumula-se e H^+ liberado diminui o pH intracelular. Essa condição inibe a glicólise, o uso de ácidos graxos e a síntese de proteínas, resultando, portanto, em dano celular e, por fim, em necrose das células miocárdicas.

Pontos-chave

1. Os potenciais de ação transmembrana registrados em fibras de resposta rápida contêm as seguintes cinco fases:
   Fase 0: a fase ascendente do potencial de ação é iniciada quando um estímulo supralimiar despolariza rapidamente a membrana mediante a ativação dos canais de Na^+ dependentes de voltagem.
   Fase 1: a incisura é uma repolarização parcial precoce obtida pelo efluxo de K^+ pelos canais que conduzem a corrente transitória de efluxo (Ito).
   Fase 2: o platô representa um equilíbrio entre o influxo de Ca^{++} pelos canais de cálcio e o efluxo de K^+ por vários tipos de canais de potássio.
   Fase 3: a repolarização final é iniciada quando o efluxo de K^+ excede o influxo de Ca^{++}. A repolarização parcial resultante aumenta rapidamente a condutância do K^+ e restaura a repolarização completa.
   Fase 4: o potencial de repouso da célula totalmente reporizada é determinado pela condutância da membrana celular para o K^+, principalmente pelos canais I_{K1}.
2. Os potenciais de ação de resposta rápida são registrados a partir de fibras miocárdicas atriais e ventriculares e de fibras ventriculares de condução especializada (fibras de Purkinje). Esse potencial de ação caracteriza-se por grande amplitude, fase ascendente acentuada e platô relativamente longo. O período refratário absoluto das fibras de resposta rápida começa na fase ascendente do potencial de ação e persiste até metade da fase 3. A fibra é relativamente refratária durante o restante da fase 3 e recupera a excitabilidade total logo após estar totalmente repolarizada (fase 4).
3. Os potenciais de ação de resposta lenta são registrados a partir de células normais do nó SA e do nó AV e a partir de células miocárdicas anormais que foram parcialmente despolarizadas. O potencial de ação caracteriza-se por ser menos negativo durante a diástole (fase 4), por um movimento ascendente menos acentuado, por menor amplitude e duração mais curta do que ocorre normalmente no potencial de ação de resposta rápida. A fase ascendente nas fibras de resposta lenta é produzida pela ativação dos canais de cálcio. As fibras de resposta lenta tornam-se absolutamente refratárias no início do movimento ascendente, e a excitabilidade parcial pode não ser recuperada até muito tarde, na fase 3, ou até que a fibra esteja totalmente repolarizada.
4. Normalmente, o nó SA atua como marca-passo para iniciar o impulso cardíaco. Esse impulso propaga-se a partir o nó SA para os átrios e, finalmente, alcança o nó AV. Depois de um atraso no nó AV, o impulso cardíaco propaga-se pelos ventrículos. Focos ectópicos no nó AV ou no sistema de His-Purkinje podem iniciar impulsos cardíacos propagados se as células marca-passo normais no nó SA forem suprimidas ou se a ritmicidade das células automáticas ectópicas estiver anormalmente aumentada.
5. Em determinadas condições anormais, as pós-despolarizações podem ser desencadeadas por um potencial de ação normal nos demais aspectos. As PDPs surgem na fase 3 de um potencial de ação normal; contudo, têm mais probabilidade de ocorrer quando o comprimento do ciclo básico do batimento inicial é muito longo e quando os potenciais de ação cardíacos se encontram anormalmente prolongados. As PDTs aparecem na fase 4 e têm mais probabilidade de ocorrer quando as células estão sobrecarregadas com Ca^{++}.

6. Ocorrem arritmias de reentrada quando um impulso cardíaco atravessa uma alça de fibras cardíacas, reentrando no tecido anteriormente excitado. Isso pode ocorrer quando houver uma área de bloqueio unidirecional e a condução do impulso ao redor do restante da alça for lenta.

7. O ECG, que é registrado na superfície do corpo, traça a condução do impulso cardíaco em todo o coração. O ECG pode ser utilizado para detectar e analisar arritmias cardíacas e outros aspectos da função cardíaca.

8. Na excitação, os canais de cálcio regulados por voltagem abrem-se para a entrada de Ca^{++} extracelular no espaço diádico dos miócitos cardíacos. O influxo de Ca^{++} ativa a liberação de Ca^{++} do retículo sarcoplasmático (uma "faísca de Ca^{++}"). As faíscas de Ca^{++} somam-se para produzir uma alteração total da $[Ca^{++}]$ citoplasmática que provoca contração dos miofilamentos. Esse processo constitui a "teoria de controle local do acoplamento E-C cardíaco."

9. Na contração ventricular, a pré-carga refere-se ao estiramento das fibras pelo sangue durante o enchimento ventricular. A pós-carga é a pressão arterial contra a qual o ventrículo ejeta o sangue. Uma extensão no comprimento das fibras miocárdicas, como a que ocorre com a enchimento ventricular aumentado (pré-carga) durante a diástole, produz uma contração ventricular mais forte, o que é conhecido como Lei de Frank-Starling do Coração.

10. A contratilidade é uma expressão do desempenho cardíaco em determinadas pré-carga e pós-carga. A contratilidade pode ser modulada pelo sistema nervoso autônomo e pela taxa e padrão de batimento.

11. No coração normal, a taxa de hidrólise de ATP corresponde à taxa de sua síntese. O ATP é produzido por fosforilação oxidativa de ácidos graxos e glicose, um processo que necessita de O_2. A taxa de utilização do O_2 está acoplada à taxa de trabalho cardíaco. O miocárdio funciona apenas de forma aeróbica.

17
Propriedades da Vasculatura

OBJETIVOS DO APRENDIZADO

Após a conclusão deste capítulo, o estudante será capaz de responder às seguintes questões:

1. Que propriedades físicas dos vasos sanguíneos e do sangue determinam a hemodinâmica? O que é a lei de Poiseuille?
2. Qual a relação da complacência arterial com o volume sistólico e a pressão de pulso? Como a complacência arterial afeta a onda do pulso arterial e o trabalho cardíaco?
3. O que são as pressões média, sistólica, diastólica e de pulso, e como elas são medidas?
4. Que vasos constituem a microcirculação? De que maneira o fluxo sanguíneo pulsátil das grandes artérias é convertido em fluxo constante na microcirculação?
5. Quais os fatores hidrostáticos e osmóticos subjacentes à hipótese de Starling para a função capilar?
6. De que maneira os fatores intrínsecos e extrínsecos modulam a circulação periférica e como esses fatores afetam o fluxo sanguíneo em determinados órgãos?
7. De que maneira a hipótese miogênica explica a autorregulação do fluxo sanguíneo? Qual o efeito do metabolismo tecidual sobre a autorregulação?
8. Qual é o principal determinante do fluxo sanguíneo nos músculos esqueléticos?
9. Qual é a relação entre o fluxo sanguíneo e o consumo de oxigênio do miocárdio? Qual é o principal determinante do fluxo sanguíneo das artérias coronárias?
10. Quais são as alterações circulatórias que ocorrem ao nascimento?
11. Quais são as funções da barreira hematencefálica da circulação cerebral?

A vasculatura consiste em um sistema fechado de tubos ou vasos que distribuem o sangue do coração para os tecidos e retorna o sangue dos tecidos para o coração. O sistema pode ser dividido em três componentes: o **sistema arterial**, que pega o sangue do coração e o distribui para os tecidos; o **sistema venoso**, que retorna o sangue dos tecidos para o coração; e a **microcirculação**, que separa os sistemas arterial e venoso e é o local onde ocorre a troca de nutrientes e produtos do metabolismo celular entre o sangue e os tecidos. Esses componentes da vasculatura são descritos neste capítulo, que contém algumas considerações também sobre as propriedades do fluxo sanguíneo para os leitos vasculares e os tecidos. Como uma introdução a esse material, é revisada a física do fluxo de sangue/fluidos através da vasculatura (p. ex., **hemodinâmica**).

Hemodinâmica

A física do fluxo de fluidos por tubos rígidos serve de base para o entendimento de como se dá o fluxo sanguíneo através dos vasos, embora os vasos sanguíneos não sejam tubos rígidos e o sangue não seja um fluido homogêneo simples. O conhecimento desses princípios físicos constitui a base do entendimento das inter-relações de velocidade do fluxo sanguíneo, pressão arterial e dimensões dos diversos componentes da circulação sistêmica.

Velocidade da corrente sanguínea

Em se tratando do movimento de fluidos, a velocidade é a distância que uma partícula de fluido percorre em relação ao tempo, sendo expressa em unidades de distância por unidade de tempo (p. ex., centímetros por segundo). Por outro lado, o fluxo é a taxa de deslocamento de determinado volume de fluido, que é expressa em unidades de volume por unidade de tempo (p. ex., centímetros cúbicos por segundo). Em um tubo rígido, a velocidade (v) e o fluxo (Q) estão relacionados entre si pela área de secção transversal (A) do tubo:

Equação 17.1
$$v = Q/A$$

A Figura 17.1 mostra as inter-relações de velocidade, fluxo e área. Como a conservação de massa exige que o fluxo do fluido através de um tubo rígido seja constante, a velocidade do fluido varia inversamente em relação à área de secção transversal. Consequentemente, a velocidade do fluxo de fluido é mais alta no segmento do tubo em que a área de secção transversal é menor, e mais baixa no segmento em que a área de secção transversal é maior.

Como mostra a Figura 15.3, a velocidade diminui progressivamente à medida que o sangue atravessa o sistema arterial. Nos capilares, a velocidade cai a um valor mínimo. À medida que o sangue passa centralmente pelo sistema venoso em direção ao coração, a velocidade aumenta novamente de forma progressiva. As velocidades relativas nos diversos componentes do sistema circulatório estão relacionadas somente com as respectivas áreas de secção transversal.

Relação entre velocidade e pressão

A energia total em um sistema hidráulico consiste em três componentes: pressão, gravidade e velocidade. A velocidade do fluxo sanguíneo pode ter um efeito importante sobre a pressão no

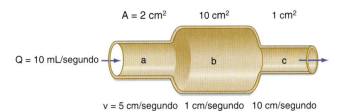

- **Figura 17.1** À medida que o fluido atravessa um tubo cuja área de secção transversal (A) é variável, a velocidade linear (v) varia inversamente em relação à área de secção transversal. Q, fluxo.

interior do tubo. Considere o efeito da velocidade sobre a pressão no interior de um tubo com áreas de secção transversal diferentes (Figura 17.2). Nesse sistema, a energia total permanece constante. A pressão total no interior do tubo é igual à pressão lateral (estática) mais a pressão dinâmica. O componente gravitacional pode ser desprezado porque o tubo é horizontal. As pressões totais nos segmentos A, B e C são iguais, desde que a perda de energia em razão da viscosidade seja desprezível (*i. e.*, esse fluido é um "fluido ideal"). O efeito da velocidade sobre o componente dinâmico (P_{din}) pode ser estimado da seguinte maneira:

Equação 17.2
$$P_{din} = \rho v^2 / 2$$

em que ρ é a densidade do fluido (gramas por centímetros cúbicos) e v é a velocidade (centímetros por segundo). Suponha que o fluido tenha densidade de 1 g/cm³. No segmento A da Figura 17.2, a pressão lateral é de 100 mmHg; note que 1 mmHg equivale a 1.330 dinas/cm². De acordo com a equação 17.2, P_{din} = 5.000 dinas/cm², ou 3,8 mmHg. No estreito segmento B do tubo, onde a velocidade é duas vezes maior, P_{din} = 20.000 dinas/cm², ou 15 mmHg. Portanto, a pressão lateral no segmento B é 15 mmHg menor do que a pressão total, enquanto as pressões laterais nos segmentos A e C são apenas 3,8 mmHg mais baixas. Na maior parte do sistema arterial, o componente dinâmico é uma fração desprezível da pressão total. Entretanto, em locais de constrição ou obstrução arterial, a alta velocidade de fluxo está associada a uma grande energia cinética, e o componente dinâmico da pressão pode, portanto, aumentar significativamente. Desse modo, a pressão seria reduzida, e a perfusão dos segmentos distais consequentemente diminuiria. Esse exemplo ajuda a explicar como ocorrem as alterações de pressão em um vaso estreitado por aterosclerose ou espasmo da parede do vaso sanguíneo; ou seja, nos segmentos estreitos de um tubo, o componente dinâmico aumenta significativamente porque a velocidade de fluxo está associada a uma grande energia cinética.

Relação entre pressão e fluxo

A lei básica que governa o fluxo de fluidos no interior de tubos cilíndricos foi formulada empiricamente pelo fisiologista francês Jean Léonard Marie Poiseuille na década de 1840. Ele primeiramente estava interessado nas determinantes físicas do fluxo sanguíneo, mas substituiu o sangue por líquidos mais simples em suas medições do fluxo por tubos capilares de vidro. O seu trabalho foi tão preciso e importante que as suas observações passaram a ser designadas como a **lei de Poiseuille**.

Lei de Poiseuille

A lei de Poiseuille aplica-se ao fluxo laminar constante (*i. e.*, não pulsátil) de fluidos newtonianos através de tubos cilíndricos rígidos. Um fluido newtoniano é aquele cuja viscosidade permanece constante, e o fluxo laminar é o tipo de movimento em que o fluido se movimenta como uma série de camadas individuais, com cada camada deslocando-se a uma velocidade diferente daquela de suas camadas vizinhas (Figura 17.3A). No caso do fluxo laminar através de um tubo, o fluido consiste em uma série de tubos concêntricos infinitesimalmente finos que deslizam uns

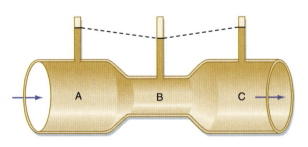

- **Figura 17.2** No segmento estreito (*B*) de um tubo, a velocidade linear (v) e, portanto, o componente dinâmico da pressão (ρv²/2) são maiores do que os segmentos largos (*A* e *C*) do mesmo tubo. Se a energia total for praticamente constante em todo o tubo (*i. e.*, se a perda de energia decorrente da viscosidade for desprezível), a pressão lateral no segmento estreito é menor do que a pressão lateral nos segmentos largos do tubo (ver as alturas das colunas de fluido acima dos compartimentos A, B e C, as quais refletem a pressão).

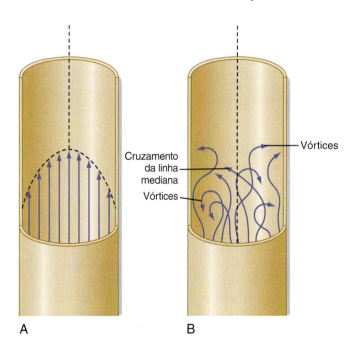

- **Figura 17.3** Fluxos laminar e turbulento. **A.** Quando o fluxo é laminar, todos os elementos do fluido movimentam-se em linhas de corrente paralelas ao eixo do tubo; o fluido não se movimenta em sentido radial ou circunferencial. A camada de fluido que está em contato com a parede permanece imóvel; o fluido que se movimenta ao longo do eixo central do tubo desloca-se em velocidade máxima. **B.** No fluxo turbulento, os elementos do fluido movimentam-se irregularmente nos sentidos axial, radial e circunferencial. Em geral, há formação de vórtices.

sobre os outros e dos quais o tubo central é o que desenvolve maior velocidade. As velocidades das lâminas concêntricas diminuem parabolicamente em direção à parede do vaso. Apesar das diferenças no interior do sistema vascular (*i. e.*, o fluxo é pulsátil, os vasos não são cilindros rígidos e o sangue não é um fluido newtoniano), a lei de Poiseuille fornece informações valiosas sobre os determinantes do fluxo sanguíneo através do sistema vascular. Em determinadas situações incomuns, no entanto, o fluxo pode tornar-se turbulento (Figura 17.3B), e não laminar. Em tais condições, há a presença de vórtices (turbilhões), e a distribuição das velocidades de fluxo é caótica. Este capítulo contém uma descrição mais detalhada dessa condição.

A lei de Poiseuille descreve o fluxo laminar dos fluidos através de tubos cilíndricos em termos de pressão, dimensões do tubo e viscosidade do fluido:

Equação 17.3
$$Q = \pi(P_i - P_o)r^4 / 8\eta l$$

em que

Q = fluxo
$P_i - P_o$ = gradiente de pressão da entrada (i) até a saída (o) do tubo
r = raio do tubo
η = viscosidade do fluido
l = comprimento do tubo

Como está claro pela equação, o fluxo através do tubo aumenta à medida que o gradiente de pressão aumenta, e diminui à medida que a viscosidade do fluido ou o comprimento do tubo aumenta. O raio do tubo é um fator fundamental para determinar o fluxo porque ele é elevado à quarta potência.

Resistência ao fluxo

Na teoria da eletricidade, a **lei de Ohm** determina que a resistência (R) equivale à relação entre a queda de voltagem (E) e o fluxo de corrente (I).

Equação 17.4
$$R = E/I$$

Da mesma forma, na mecânica dos fluidos, a resistência hidráulica (R) pode ser definida como a relação entre a queda de pressão $(P_i - P_o)$ e o fluxo (Q):

Equação 17.5
$$R = (P_i - P_o)/Q$$

Para o fluxo laminar estável de um fluido newtoniano através de um tubo cilíndrico, os componentes físicos da resistência hidráulica podem ser estimados pela reformulação da lei de Poiseuille para fornecer a equação da resistência hidráulica:

Equação 17.6
$$R = (P_i - P_o)/Q = 8\eta l/\pi r^4$$

Portanto, quando se aplica a lei de Poiseuille, a resistência ao fluxo depende somente das dimensões do tubo e das características do fluido.

O principal determinante da resistência ao fluxo sanguíneo através de qualquer vaso é o calibre do vaso porque a resistência varia inversamente em relação à quarta potência do raio do tubo.

Na Figura 17.4, a resistência ao fluxo através dos pequenos vasos sanguíneos é medida e a resistência por unidade de comprimento do vaso (R/l) é traçada em relação ao diâmetro do vaso. Como mostra a figura, a resistência é mais elevada nos capilares (diâmetro de 7 µm), e diminui à medida que o diâmetro dos vasos aumenta nos lados arterial e venoso dos capilares. Os valores de R/l são virtualmente inversamente proporcionais à quarta potência do diâmetro (ou raio) dos maiores vasos em ambos os lados dos capilares.

Ocorrem alterações na resistência vascular quando o calibre dos vasos se altera. O fator mais importante que altera o calibre do vaso é a contração das células do músculo liso circular da parede dos vasos. Alterações na pressão interna também alteram o calibre dos vasos sanguíneos e, por conseguinte, a resistência ao fluxo sanguíneo através desses vasos. Os vasos sanguíneos são tubos elásticos. Consequentemente, quanto maior a pressão transmural (*i. e.*, a diferença entre as pressões interna e externa) através da parede de um vaso, maior o calibre do vaso e menor a sua resistência hidráulica.

É evidente na Figura 15.3 que a maior queda de pressão ocorre nas pequenas artérias e arteríolas. Entretanto, os capilares, que têm um diâmetro médio de aproximadamente 7 µm, oferecem a maior resistência ao fluxo sanguíneo. Todavia, de todas as diferentes variedades de vasos sanguíneos dispostos em série uns com os outros (como na Figura 15.3), as arteríolas – não os capilares – oferecem a maior resistência. Esse aparente paradoxo está relacionado com os números relativos de capilares em paralelo e arteríolas em paralelo: Existem muito mais capilares do que arteríolas na circulação sistêmica, e a resistência total através dos muitos capilares dispostos em paralelo é muito menor do que a resistência total através das arteríolas, estas existentes em menor número e também dispostas em paralelo. Além disso,

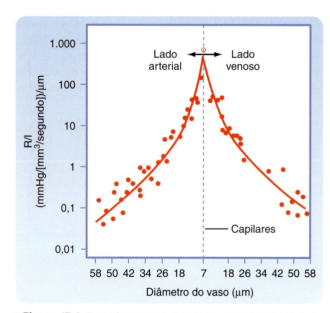

• **Figura 17.4** Resistência por unidade de comprimento (R/l) dos pequenos vasos sanguíneos individuais. A *linha tracejada vertical* denota os capilares, que têm diâmetro de 7 µm. As resistências das arteríolas encontram-se plotadas à *esquerda da linha tracejada vertical* e as resistências das vênulas, à *direita* dessa *linha*. Para ambos os tipos de vasos, a resistência por unidade de comprimento é inversamente proporcional à quarta potência do diâmetro do vaso. (Redesenhada de Lipowsky HH, et al. *Circ Res*. 1978;43:738.)

as arteríolas são recobertas por uma espessa camada de fibras musculares lisas dispostas circularmente que podem variar o raio do lúmen. Mesmo pequenas alterações no raio afetam muito a resistência, como se pode ver pela equação da resistência hidráulica (Equação 17.6), em que R varia inversamente em relação a r^4.

Resistências em série e em paralelo

No sistema cardiovascular, os diversos tipos de vasos relacionados ao longo do eixo horizontal na Figura 15.3 encontram-se dispostos em série uns com os outros. Os membros individuais de cada categoria de vaso geralmente são dispostos paralelamente uns aos outros (Figura 15.1). Portanto, os capilares são, na maioria dos casos, elementos paralelos em todo o corpo, exceto na vasculatura renal (na qual os capilares peritubulares são distribuídos em série com os capilares glomerulares) e a vasculatura esplâncnica (na qual os capilares intestinais e hepáticos estão alinhados em série uns com os outros). A resistência hidráulica total dos componentes dispostos em série ou em paralelo pode ser dividida da mesma maneira que aqueles para combinações análogas de resistência elétrica.

Resistência dos vasos em série

No sistema descrito na Figura 17.5, três resistências hidráulicas, R_1, R_2 e R_3, encontram-se dispostas em série. A queda de pressão em todo o sistema (i. e., a diferença entre a pressão de entrada [P_i] e a pressão de saída [P_o]) consiste na soma das quedas de pressão em cada uma das resistências individualmente (equação [a] da Figura 17.5). No estado estável, o fluxo (Q) através de determinada secção transversal deve ser igual ao fluxo através de qualquer outra secção transversal. Quando cada componente da equação (a) é dividido por Q (equação [b] da Figura 17.5), é evidente a partir da definição da resistência (Equação 17.5) que, no caso das resistências em série, a resistência total (R_t) de todo o sistema é igual à soma das resistências individuais; ou seja,

Equação 17.7

$$R_t = R_1 + R_2 + R_3$$

Resistência dos vasos em paralelo

No caso das resistências em paralelo, como ilustra a Figura 17.6, as pressões de entrada e de saída são as mesmas para todos os tubos. No estado estável, o fluxo total (Q_t) através do sistema é igual à soma dos fluxos através dos elementos paralelos individuais (equação [a] da Figura 17.5). Como o gradiente de pressão ($P_i - P_o$) é idêntico para todos os elementos paralelos, cada termo da equação (a) pode ser dividido por aquele do gradiente de pressão para fornecer a equação (b). A partir da definição de resistência, é possível derivar a equação (c) da Figura 17.5. De acordo com essa equação, para as resistências em paralelo, a recíproca da resistência total (R_t) é igual à soma das recíprocas das resistências individuais; ou seja,

Equação 17.8

$$1/R_t = (1/R_1) + (1/R_2) + (1/R_3)$$

Em poucas ilustrações simples, algumas das propriedades fundamentais dos sistemas hidráulicos paralelos tornam-se aparentes. Por exemplo, se as resistências dos três elementos paralelos da Figura 17.6 fossem todas iguais, então

Equação 17.9

$$R_1 = R_2 = R_3$$

Portanto, pela Equação 17.8,

Equação 17.10

$$1/R_t = 3/R_1$$

Quando as recíprocas desses termos são igualadas,

Equação 17.11

$$R_t = R_1/3$$

Portanto, a resistência total é menor do que as resistências individuais. Para qualquer disposição em paralelo, a resistência total deve ser menor do que a resistência de qualquer componente individual. Considere, por exemplo, um sistema em que um tubo de resistência muito elevada seja acrescentado em paralelo a um tubo de baixa resistência. A resistência total do sistema deve ser menor do que aquela do componente de baixa resistência isoladamente, uma vez que o componente de alta resistência permite uma via adicional, ou condutância, para o fluxo do fluido.

Considere a relação fisiológica entre a **resistência periférica total (RPT)** de todo o leito vascular sistêmico e a resistência de um de seus componentes, como a vasculatura renal, por exemplo. A RPT é a relação entre a diferença da pressão arteriovenosa (AV)

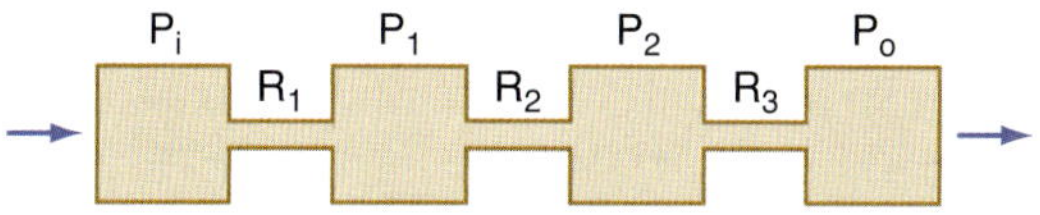

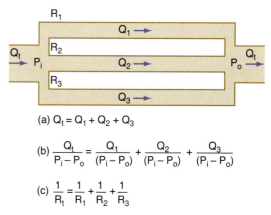

(a) $Q_t = Q_1 + Q_2 + Q_3$

(b) $\dfrac{Q_t}{P_i - P_o} = \dfrac{Q_1}{(P_i - P_o)} + \dfrac{Q_2}{(P_i - P_o)} + \dfrac{Q_3}{(P_i - P_o)}$

(c) $\dfrac{1}{R_t} = \dfrac{1}{R_1} + \dfrac{1}{R_2} + \dfrac{1}{R_3}$

• **Figura 17.5** Para resistências (R_1, R_2 e R_3) dispostas em série, a resistência total (R_t) é igual à soma das resistências individuais. P, pressão; Q, fluxo.

• **Figura 17.6** Para resistências (R_1, R_2 e R_3) dispostas em paralelo, a recíproca da resistência total (R_t) é igual à soma das recíprocas das resistências individuais. P, pressão; Q, fluxo.

(pressão arterial [P_a] – pressão venosa [P_v]) e o fluxo através de todo o leito vascular sistêmico (*i. e.*, o débito cardíaco [Q_T]). Por exemplo, a resistência vascular renal (R_r) seria a relação entre a mesma diferença da pressão AV ($P_a – P_v$) e o fluxo sanguíneo renal (Q_r).

Em uma pessoa com uma P_a de 100 mmHg, uma P_v periférica de 0 mmHg e um débito cardíaco de 5.000 mL/min, a RPT é de 0,02 mmHg/mL/min, ou de 0,02 **unidade de resistência periférica (URP)**. Normalmente, a taxa de fluxo sanguíneo através de um rim seria de aproximadamente 600 mL/min. A resistência renal, portanto, seria 100 mmHg ÷ 600 mL/min, ou 0,17 URP, que é 8,5 vezes maior do que a RPT. Em um órgão como o rim, cujo peso equivale a cerca de apenas 1% de todo o corpo, a resistência vascular é muito maior do que aquela de toda a circulação sistêmica. Portanto, não é surpreendente que a resistência ao fluxo seja maior para um órgão componente, como o rim, do que para toda a circulação sistêmica, que tem não apenas um rim, mas também muito mais vias alternativas para o sangue fluir.

Fluxos laminar e turbulento

No fluxo *laminar* (Figura 17.3A), uma fina camada de fluido adere-se à parede do tubo e, por essa razão, é destituída de movimento. A camada de fluido central à lâmina externa deve cisalhar essa camada imóvel para que ela se movimente lentamente, mas com uma velocidade finita. Da mesma forma, a camada mais central seguinte move-se mais rapidamente ainda; o perfil da velocidade longitudinal é o de um paraboloide (Figura 17.3A). Os elementos fluidos em determinada lâmina permanecem nessa lâmina à medida que o fluido movimenta-se longitudinalmente ao longo do tubo. A velocidade no centro da corrente é máxima e igual a duas vezes a velocidade média do fluxo em toda a secção transversal do tubo.

Podem ocorrer movimentos irregulares dos elementos fluidos no fluxo do fluido através de um tubo; esse fluxo é denominado *turbulento*. Nessa condição, os elementos fluidos não permanecem confinados a uma lâmina específica; ao contrário, ocorre uma mistura radial rápida (Figura 17.3B). Quando o fluxo é turbulento, a pressão necessária para forçar determinado fluxo de fluido através do mesmo tubo é maior do que quando o fluxo é laminar. No fluxo turbulento, a queda de pressão é aproximadamente proporcional ao quadrado da taxa de fluxo, enquanto no fluxo laminar, a queda de pressão é proporcional à primeira potência da taxa de fluxo. Portanto, para produzir determinado fluxo, uma bomba como o coração precisa trabalhar consideravelmente mais se existir turbulência.

A existência de um fluxo turbulento ou laminar no interior de um tubo em determinadas condições pode ser prevista com base em um número adimensional chamado **número de Reynold (N_R)**. Esse número representa a proporção entre a inércia e as forças viscosas. Para o fluxo de um fluido por um tubo cilíndrico,

Equação 17.12
$$N_R = \rho D v / \eta$$

em que ρ = densidade do fluido, D = diâmetro do tubo, v = velocidade média e η = viscosidade. Quando o N_R é 2.000 ou menor, o fluxo normalmente é laminar; quando o N_R é 3.000 ou maior, o fluxo é turbulento; e quando o N_R situa-se entre 2.000 e 3.000, o fluxo é transicional, ou seja, entre laminar e turbulento. A Equação 17.12 indica que a alta densidade dos fluidos, o diâmetro pequeno dos tubos, as elevadas velocidades de fluxo e a baixa viscosidade dos fluidos predispõem à turbulência. Além desses fatores, as variações abruptas nas dimensões do tubo ou as irregularidades nas suas paredes podem produzir turbulência.

Tensão de cisalhamento na parede do vaso

À medida que flui pelo vaso, o sangue exerce uma força paralela sobre a parede do vaso. Essa força é denominada *tensão de cisalhamento* (τ). A tensão de cisalhamento é diretamente proporcional à taxa de fluxo e à viscosidade do fluido:

Equação 17.13
$$\tau = 4\eta Q / \pi r^3$$

NA CLÍNICA

A turbulência normalmente é acompanhada por vibrações audíveis. É possível detectar o fluxo turbulento no interior do sistema cardiovascular por meio de um estetoscópio durante o exame físico. Quando a turbulência ocorre no coração, o som produzido é denominado *murmúrio*; quando ocorre em um vaso, o som é denominado *ruído*.* Na anemia grave, geralmente são detectados murmúrios cardíacos funcionais (murmúrios não causados por anomalias estruturais). As bases físicas desses murmúrios são (1) a viscosidade reduzida do sangue na anemia e (2) as altas velocidades de fluxo associadas ao alto débito cardíaco que normalmente acontece em pacientes anêmicos. A probabilidade de formação de coágulos de sangue ou trombos no fluxo turbulento é maior do que no fluxo laminar. Um problema do uso de válvulas artificiais no tratamento cirúrgico da doença cardíaca valvar é que a ocorrência de trombos pode estar associada à válvula protética. Os trombos podem deslocar-se e obstruir um vaso sanguíneo crucial. É importante que tais válvulas sejam projetadas para desviar a turbulência e que a administração de anticoagulantes faça parte do tratamento.

*N.R.T.: No Brasil, é comum utilizar o termo sopro, tanto para ruídos no coração (p. ex., sopro cardíaco) quanto em vasos (p. ex., sopro vascular).

NA CLÍNICA

Em determinados tipos de doença arterial, particularmente na hipertensão, as camadas subendoteliais dos vasos tendem a degenerar-se localmente, e pequenas regiões do endotélio podem perder a sua sustentação normal. A resistência viscosa sobre a parede arterial pode provocar uma ruptura entre uma região normalmente sustentada e uma região não sustentada do revestimento endotelial. O sangue pode escorrer do lúmen do vaso pela fissura existente no revestimento e ser dissecado entre as diversas camadas da artéria. Esse tipo de lesão se chama *aneurisma dissecante*, uma condição que ocorre com muita frequência nas porções proximais da aorta e é extremamente grave. Uma das razões para a sua predileção por esse local é a alta velocidade do fluxo sanguíneo associada a altas taxas de cisalhamento na parede endotelial. A tensão de cisalhamento na parede do vaso influencia também muitas outras funções vasculares, como a permeabilidade das paredes do vaso por grandes moléculas, a atividade bioquímica das células endoteliais, a integridade dos elementos formados no sangue e a coagulação sanguínea. O aumento da tensão de cisalhamento na parede endotelial é também um efetivo estímulo para a liberação de óxido nítrico (NO) das células do endotélio vascular; o NO é um potente vasodilatador (ver a seção "Microcirculação e sistema linfático").

Propriedades reológicas do sangue

A viscosidade de determinado fluido newtoniano a uma temperatura específica permanece constante em uma ampla faixa de fluxos e dimensões de tubos. Entretanto, para um fluido não newtoniano como o sangue, a viscosidade pode variar consideravelmente em função dos fluxos e das dimensões dos tubos. Portanto, o termo *viscosidade* não tem um significado exclusivo para o sangue. O termo *viscosidade aparente* é frequentemente utilizado para designar o valor derivado da viscosidade sanguínea obtido em condições particulares de medição.

Do ponto de vista reológico, o sangue é uma suspensão de elementos formados, principalmente eritrócitos, em um líquido relativamente homogêneo, o plasma sanguíneo. Como o sangue é uma suspensão, sua viscosidade aparente varia em função do hematócrito (relação entre o volume de eritrócitos e o volume total de sangue). A viscosidade do plasma é de 1,2 a 1,3 vez a da água. A curva superior da Figura 17.7 mostra que a viscosidade aparente do sangue com um valor de hematócrito normal de 45% é 2,4 vezes a do plasma.[a] Na anemia grave, a viscosidade do sangue é baixa. À medida que o hematócrito aumenta, a inclinação da curva aumenta progressivamente; ela é especialmente íngreme na faixa superior das concentrações de eritrócitos (Figura 17.7).

Para determinado valor de hematócrito, a viscosidade aparente do sangue depende das dimensões do tubo utilizado para estimar a viscosidade. A Figura 17.8 demonstra que a viscosidade aparente do sangue diminui progressivamente à medida que o diâmetro do tubo cai a menos de 0,3 mm. Os diâmetros dos vasos sanguíneos de maior resistência, as arteríolas, são consideravelmente menores do que esse valor crítico. Esse fenômeno, portanto, reduz a resistência ao fluxo nos vasos sanguíneos que oferecem maior resistência. A influência do diâmetro do tubo sobre a viscosidade aparente é explicada, em parte, pela mudança efetiva na composição sanguínea à medida que o sangue flui pelos pequenos tubos. A composição do sangue muda porque os eritrócitos tendem a se acumular na corrente axial mais rápida, enquanto o plasma tende a fluir nas camadas marginais mais lentas. Como as porções axiais da corrente sanguínea contêm maior proporção de eritrócitos e essa porção axial desloca-se em uma velocidade maior, os eritrócitos tendem a atravessar o tubo em menos tempo que o plasma. Além disso, o hematócrito do sangue contido nos pequenos vasos sanguíneos é mais baixo do que aquele do sangue contido nas grandes artérias ou veias.

As forças físicas responsáveis pelo deslocamento de eritrócitos em direção à corrente axial e seu distanciamento das paredes dos vasos quando o sangue está fluindo em taxas normais de fluxo não são totalmente conhecidas. Um dos fatores é a grande flexibilidade dos eritrócitos. Em baixas taxas de fluxo, como aquelas da microcirculação, as partículas rígidas não migram em direção ao eixo central do tubo, enquanto as partículas flexíveis, sim. A concentração de partículas flexíveis próximas ao eixo central do tubo é maior com o aumento da taxa de cisalhamento.

A viscosidade aparente do sangue diminui à medida que a taxa de cisalhamento aumenta (Figura 17.9), um fenômeno denominado *atenuação de cisalhamento*. Quanto maior o fluxo,

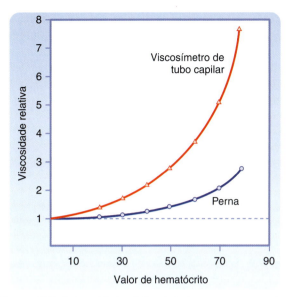

• **Figura 17.7** A viscosidade relativa de todo o sangue aumenta em uma taxa progressivamente maior à medida que a valor de hematócrito aumenta. Para determinado valor de hematócrito, a viscosidade aparente do sangue é menor quando medida em um viscosímetro biológico (como um vaso sanguíneo da perna) do que em um viscosímetro de tubo capilar convencional. (Redesenhada de Levy MN, Share L. *Circ Res*. 1953;1:247.)

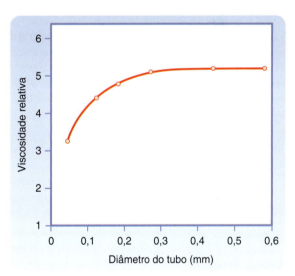

• **Figura 17.8** A viscosidade do sangue em relação à da água aumenta em função do diâmetro do tubo até um diâmetro de aproximadamente 0,3 mm. (Redesenhada de Fåhraeus R, Lindqvist T. *Am J Physiol*. 1931;96:562.)

maior a taxa de cisalhamento de uma lâmina de fluido contra uma lâmina adjacente. A maior tendência de os eritrócitos acumularem-se na lâmina axial em taxas de fluxo mais altas é, em parte, responsável por esse comportamento não newtoniano. Entretanto, um fator mais importante é que, em taxas de fluxo muito baixas, as células suspensas tendem a formar agregados; tal agregação aumenta a viscosidade do sangue. À medida que o fluxo aumenta, essa agregação diminui, assim como a viscosidade aparente do sangue (Figura 17.9).

A tendência de agregação de eritrócitos em taxas baixas de fluxo depende da concentração plasmática de moléculas proteicas maiores, especialmente de fibrinogênio. Por esta razão, as alterações na viscosidade do sangue com a taxa de fluxo são muito

---

[a] A Figura 17.7 mostra também que a viscosidade aparente do sangue, quando medida em tecidos vivos, é consideravelmente menor do que a viscosidade aparente do mesmo sangue medida em um viscosímetro de tubo capilar convencional.

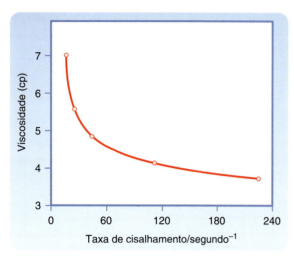

• **Fig. 17.9** Redução da viscosidade do sangue (cp, centipoise) em crescentes taxas de cisalhamento (s⁻¹). A taxa de cisalhamento é a velocidade de uma camada de fluido em relação àquela das camadas adjacentes e está diretamente relacionada com a taxa de fluxo. (Redesenhado de Amin TM, Sirs JA. *Q J Exp Physiol*. 1985;70:37.)

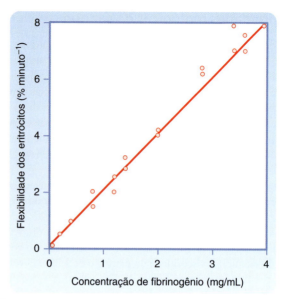

• **Fig. 17.10** Efeito da concentração plasmática de fibrinogênio sobre a flexibilidade dos eritrócitos humanos. (Redesenhado de Amin TM, Sirs JA. *Q J Exp Physiol*. 1985;70:37.)

mais pronunciadas quando a concentração de fibrinogênio é alta. Além disso, em taxas baixas de fluxo, os leucócitos tendem a aderir às células endoteliais dos microvasos e, desse modo, aumentar a viscosidade aparente do sangue.

A deformabilidade dos eritrócitos é também um fator na atenuação do cisalhamento, especialmente quando o hematócrito é alto. O diâmetro médio dos eritrócitos dos seres humanos é de aproximadamente 7 μm, mas essas células são capazes de passar por orifícios com um diâmetro de apenas 3 μm. À medida que o sangue com eritrócitos densamente aglomerados flui em taxas progressivamente mais altas, estes eritrócitos tornam-se cada vez mais deformados. Essa deformação diminui a viscosidade aparente do sangue. A flexibilidade dos eritrócitos humanos aumenta à medida que a concentração de fibrinogênio no plasma aumenta (Figura 17.10). Se os eritrócitos tornarem-se endurecidos, como na presença de determinados tipos de anemias esferocíticas, a atenuação do cisalhamento pode diminuir.

Sistema arterial

Elasticidade arterial

Os sistemas arteriais sistêmico e pulmonar distribuem o sangue para os leitos capilares existentes em todo o corpo. As arteríolas são vasos de alta resistência desse sistema que regulam a distribuição do fluxo para os diversos leitos capilares. A aorta, a artéria pulmonar e seus grandes ramos contêm grande quantidade de elastina em suas paredes, o que torna esses vasos altamente distensíveis (*i. e.*, complacentes). Essa distensibilidade serve para amortecer a consequente natureza pulsátil do fluxo sanguíneo que resulta do bombeamento intermitente de sangue pelo coração. Quando o sangue é ejetado dos ventrículos durante a sístole, esses vasos distendem-se e, durante a diástole, retraem-se e impulsionam o sangue para a frente (Figura 17.11). Assim, o débito cardíaco intermitente é convertido em fluxo contínuo pelos capilares.

A natureza elástica das grandes artérias também reduz o trabalho do coração. Se essas artérias fossem rígidas e não complacentes,

a pressão aumentaria drasticamente durante a sístole. Essa pressão mais elevada exigiria que os ventrículos bombeassem contra uma grande carga (*i. e.*, a pós-carga) e, assim, aumentariam o trabalho do coração. Em vez disso, quando o sangue é ejetado para o interior desses vasos, eles se distendem, e o consequente aumento da pressão sistólica, e portanto o trabalho do coração, é reduzido.

 NA CLÍNICA

À medida que as pessoas envelhecem, o conteúdo de elastina das grandes artérias é reduzido e substituído por colágeno, o que reduz a complacência arterial (Figura 17.12). Portanto, com o envelhecimento, a pressão sistólica aumenta, assim como a diferença entre a pressão arterial sistólica e a pressão arterial diastólica, que é denominada *pressão de pulso* (descrita na próxima seção).

Determinantes da pressão arterial

A pressão arterial é rotineiramente medida nos pacientes e fornece uma estimativa útil de sua condição cardiovascular. A pressão arterial pode ser definida como ($\overline{P}_a$), que é a média da pressão ao longo do tempo, e como pressão arterial **sistólica** (máxima) e **diastólica** (mínima) no ciclo cardíaco (Figura 17.13). A diferença entre as pressões sistólica e diastólica é denominada **pressão de pulso**.

Os determinantes da pressão arterial são divididos arbitrariamente em fatores "físicos" e "fisiológicos". Os dois fatores físicos, ou características mecânicas dos fluidos, são o volume do fluido (p. ex., volume sanguíneo) no sistema arterial e as características elásticas estáticas (complacência) do sistema. Os fatores fisiológicos são o débito cardíaco (igual à frequência cardíaca × volume sistólico) e a resistência periférica.

Pressão arterial média

Para estimar a pressão arterial média $\overline{P}_a$ a partir do traçado da pressão arterial, a área sob a curva da pressão é dividida pelo

CAPÍTULO 17 Propriedades da Vasculatura

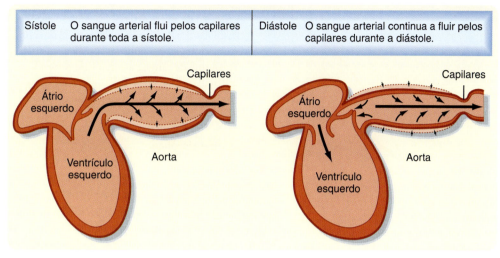

A Quando as artérias estão normalmente complacentes, uma fração substancial do volume sistólico é armazenada nas artérias durante a sístole ventricular. As paredes arteriais são distendidas.

B Durante a diástole ventricular, as artérias anteriormente distendidas retraem-se. O volume de sangue deslocado pela retração produz um fluxo capilar contínuo durante toda a diástole.

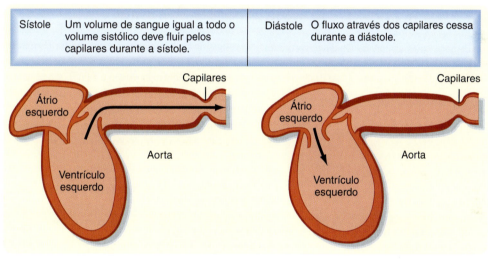

C Quando as artérias estão rígidas, praticamente nada do volume sistólico pode ser armazenado nas artérias.

D Artérias rígidas não conseguem retrair-se de forma significativa durante a diástole.

● **Figura 17.11** Quando as artérias estão normalmente complacentes (**A** e **B**), o sangue flui pelos capilares durante todo o ciclo cardíaco. Quando as artérias estão rígidas, o sangue flui pelos capilares durante a sístole (**C**), mas o fluxo cessa durante a diástole (**D**).

intervalo de tempo envolvido (Figura 17.13). Alternativamente, a $\bar{P}_a$ pode ser aproximada a partir dos valores medidos da pressão sistólica (P_s) e da pressão diastólica (P_d) por intermédio da seguinte fórmula:

Equação 17.14

$$\bar{P}_a = P_d + (P_s - P_d/3)$$

Considere que a $\bar{P}_a$ dependa de apenas dois fatores físicos: o volume médio de sangue no sistema arterial e a complacência arterial (Figura 17.14). O volume arterial (V_a), por sua vez, depende da taxa de influxo (Q_c) nas artérias a partir do coração (débito cardíaco) e da taxa de efluxo (Q_r) das artérias através dos vasos de resistência (escoamento periférico). Essas relações são expressas matematicamente como

Equação 17.15

$$dV_a/dt = Q_c - Q_r$$

em que dV_a/dt é a variação do volume de sangue arterial por unidade de tempo. Se Q_c exceder Q_r, o volume arterial aumenta, as paredes das artérias distendem-se ainda mais e a pressão sobe. 0O inverso acontece quando Q_r excede Q_c. Quando Q_c é igual a Q_r, a pressão arterial permanece constante. Portanto, o aumento do débito cardíaco ou da resistência periférica eleva a $\bar{P}_a$. Por outro lado, a redução do débito cardíaco ou da resistência periférica diminui a $\bar{P}_a$.

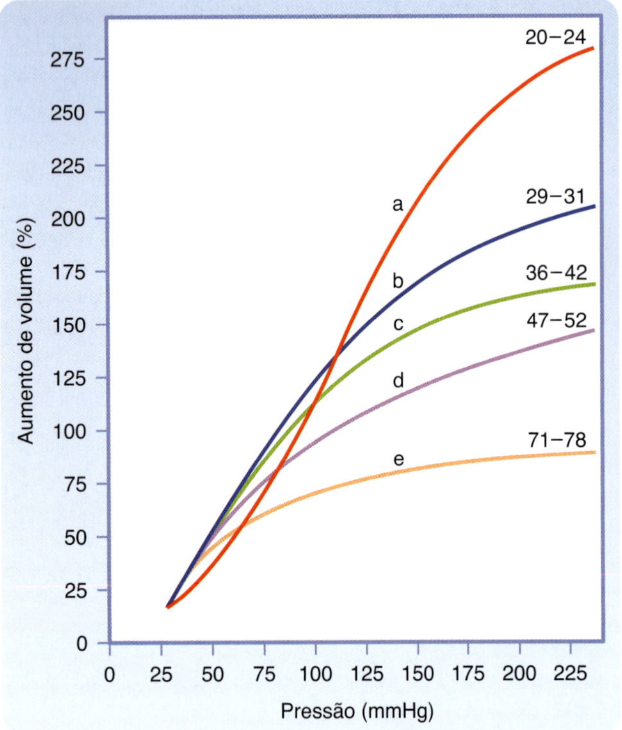

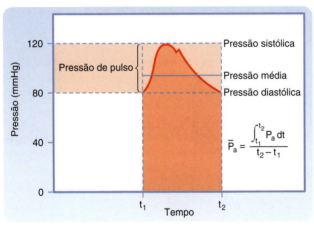

• **Figura 17.12** Relações pressão-volume de aortas obtidas na autópsia de humanos de diferentes grupos etários (indicadas pelos *números* na *extremidade direita* de cada uma das curvas). Observe que a complacência (ΔV/ΔP) diminui com a idade. (Redesenhada de Hallock P, Benson IC. *J Clin Invest*. 1937;16:595.)

• **Figura 17.13** Pressões arterial sistólica, diastólica, de pulso e média. A pressão arterial média (P̄) constitui a área localizada sob a curva de pressão arterial (*vermelho-escura*) dividida pela duração do ciclo cardíaco ($t_2 - t_1$).

Pressão de pulso arterial

A pressão de pulso arterial é a pressão sistólica menos a pressão diastólica. Trata-se principalmente de uma função de apenas um fator fisiológico, o volume sistólico, que determina a variação do volume de sangue arterial (um fator físico) durante a sístole ventricular. Esse fator físico, além de um segundo fator físico (complacência arterial), determina a pressão de pulso arterial (Figura 17.14).

Volume sistólico

Conforme descrito anteriormente, a $\bar{P}_a$ depende do débito cardíaco e da resistência periférica. Durante a fase de ejeção rápida da sístole, o volume de sangue introduzido no sistema arterial excede o volume que sai do sistema pelas arteríolas. A pressão e o volume arteriais, portanto, aumentam até o pico de pressão arterial, que é a pressão sistólica. Durante o restante do ciclo cardíaco (*i. e.*, a diástole ventricular), a ejeção cardíaca é zero, e o escoamento periférico agora excede em muito a ejeção cardíaca. O consequente decréscimo do volume de sangue arterial, portanto, provoca a queda da pressão a um nível mínimo, que é a pressão diastólica. A Figura 17.15 ilustra o efeito do volume sistólico sobre a pressão de pulso quando a complacência arterial é constante.

Complacência arterial

A complacência arterial (C_a), ou seja, a relação entre o volume sanguíneo e a pressão arterial média (Equação 19.1), também afeta a pressão de pulso. Essa relação é ilustrada na Figura 17.16. Quando o débito cardíaco e a RPT são constantes, a redução da complacência arterial resulta no aumento da pressão de pulso. A complacência arterial reduzida também impõe maior carga de trabalho ao ventrículo esquerdo (*i. e.*, aumento da pós-carga), mesmo que o volume sistólico, a RPT e a $\bar{P}_a$ sejam iguais nas duas pessoas.

Resistência periférica total e pressão arterial diastólica

Como discutido anteriormente, se a frequência cardíaca e o volume sistólico permanecerem constantes, o aumento da RPT provoca o aumento da $\bar{P}_a$. Quando a complacência arterial é constante, o aumento da RPT leva a aumentos proporcionais nas pressões sistólica e diastólica, de modo que a pressão de pulso não é alterada (Figura 17.17A). Entretanto, a complacência arterial não é linear. À medida que a $\bar{P}_a$ aumenta e a artéria é submetida a uma tensão, a complacência diminui (Figura 17.17B). Em razão da redução da complacência arterial com o aumento da pressão arterial, a pressão de pulso aumenta quando a pressão arterial é elevada.

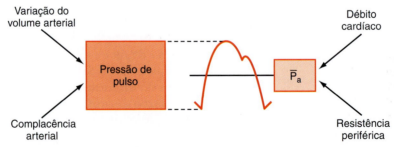

• **Figura 17.14** As duas determinantes físicas da pressão de pulso são a complacência arterial (C_a) e a variação do volume arterial. As duas determinantes fisiológicas da pressão arterial média (P̄) são o débito cardíaco e a resistência periférica total.

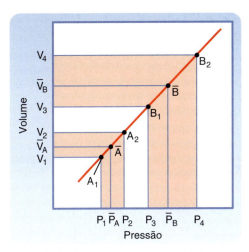

• **Figura 17.15** Efeito da variação no volume sistólico na pressão de pulso em um sistema em que a complacência arterial permanece constante em uma faixa prevalente de pressões e volumes. Maior incremento do volume sanguíneo, em que $(V_4 - V_3) > (V_2 - V_1)$, resulta em maior pressão arterial média $(\bar{P}_B > \bar{P}_A)$ e em maior pressão de pulso, de modo que $(P_4 - P_3) > (P_2 - P_1)$.

Efeito da complacência arterial sobre o consumo de energia do miocárdio

A Figura 17.18 ilustra o aumento da demanda energética cardíaca imposta por um sistema arterial rígido. Nos dados mostrados na Figura 17.18, o débito cardíaco do ventrículo esquerdo poderia fluir pela via natural (a aorta) ou poderia ser direcionado para as artérias através de um tubo plástico rígido. Nesse experimento, os valores da RPT foram praticamente idênticos independentemente da via selecionada. Os resultados demonstraram que, para determinado volume sistólico, o consumo de oxigênio do miocárdio foi substancialmente maior quando o sangue foi desviado através do tubo plástico do que quando fluiu através da aorta. O aumento do consumo de oxigênio indica que o ventrículo esquerdo tem que despender uma quantidade de energia significativamente maior para bombear o sangue através de um tubo menos complacente do que através de um tubo mais complacente.

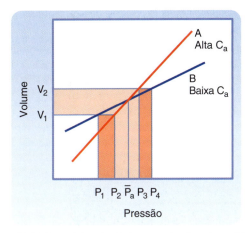

• **Figura 17.16** Para determinado incremento de volume $(V_2 - V_1)$, a complacência arterial reduzida (complacência B [Baixa C_a] < complacência A [Alta C_a]) resulta no aumento da pressão de pulso, em que $(P_4 - P_1) > (P_3 - P_2)$. $\bar{P}_a$, pressão arterial média.

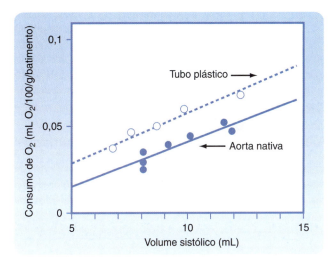

• **Figura 17.18** Relação entre o consumo miocárdico de oxigênio (1 mL/100 g/batimento) e o volume sistólico (em mililitros) em um cão anestesiado cujo débito cardíaco podia ser bombeado pelo ventrículo esquerdo para as artérias periféricas através da aorta ou de um tubo plástico rígido. (Modificada de Kelly RP, Tunin R, Kass DA. *Circ Res*. 1992;71:490.)

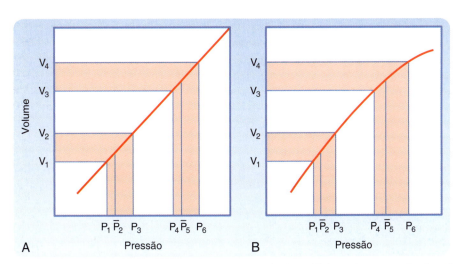

• **Figura 17.17** Comparação dos efeitos de determinada alteração da resistência periférica sobre a pressão de pulso (P) quando a curva pressão-volume do sistema arterial é retilínea (**A**) ou curvilínea (**B**). O incremento do volume arterial é o mesmo para ambas as condições; isto é, $(V_4 - V_3) = (V_2 - V_1)$.

NA CLÍNICA

A pressão de pulso fornece informações valiosas sobre o volume sistólico de uma pessoa, desde que a complacência arterial esteja essencialmente normal. Pacientes com insuficiência cardíaca congestiva grave ou que tenham sofrido uma hemorragia grave provavelmente apresentam uma pressão de pulso muito baixa em razão do volume sistólico anormalmente pequeno. Por outro lado, pessoas com um grande volume sistólico, como na regurgitação da valva aórtica, provavelmente apresentam uma pressão de pulso elevada. Da mesma forma, atletas bem treinados tendem, em repouso, a apresentar um grande volume sistólico porque suas frequências cardíacas geralmente são baixas. O tempo prolongado de enchimento ventricular nessas pessoas induz os ventrículos a bombearem um grande volume sistólico, resultando em uma grande pressão de pulso.

NA CLÍNICA

Na hipertensão crônica, uma condição caracterizada por uma elevação persistente da RPT, a curva de pressão-volume arterial lembra aquela mostrada na Figura 17.17B. Como as artérias tornam-se substancialmente menos complacentes quando a pressão arterial aumenta, um aumento na RPT faz que a pressão sistólica eleve-se mais do que a pressão diastólica. A pressão diastólica é elevada nessas pessoas, mas normalmente não mais de 10 a 40 mmHg acima do nível médio normal de 80 mmHg. Não é incomum, no entanto, a pressão sistólica elevar-se até 50 a 100 mmHg acima do nível médio normal de 120 mmHg.

A velocidade da onda de pressão varia inversamente em relação à complacência arterial. Em geral, a velocidade de transmissão aumenta com o envelhecimento, o que confirma a observação de que as artérias tornam-se menos complacentes com o avanço da idade. A velocidade também aumenta progressivamente à medida que a onda de pulso desloca-se da aorta ascendente em direção à periferia. Esse aumento da velocidade reflete a redução da complacência vascular de forma mais acentuada nas porções mais distais do que nas porções mais proximais do sistema arterial.

O perfil da pressão arterial torna-se distorcido à medida que a onda é transmitida pelo sistema arterial. Essa distorção do perfil da onda de pressão da árvore arterial humana é demonstrada em função da idade e do local de registro na Figura 17.19. O amortecimento dos componentes de alta frequência do pulso arterial é causado, em grande parte, pelas propriedades viscoelásticas das paredes arteriais. Em virtude da complacência reduzida, a onda da pressão de pulso desloca-se mais rapidamente nas pessoas mais velhas do que nas pessoas mais jovens. Vários fatores – tais como a reflexão e a ressonância da onda, o afunilamento vascular e as alterações da velocidade de transmissão induzidas pela pressão – contribuem para o pico da onda de pressão arterial.

Curvas de pressão arterial periférica

A distensão radial da aorta ascendente provocada pela ejeção do ventrículo esquerdo gera uma onda de pressão que se propaga pela aorta e por seus ramos. A onda de pressão desloca-se muito mais rápido (aproximadamente 4 a 12 m/s) do que o próprio sangue. Essa onda de pressão é o "pulso", que pode ser detectado pela palpação de uma artéria periférica.

Medição da pressão arterial nos seres humanos

Em geral, a pressão arterial é estimada indiretamente por meio de um esfigmomanômetro. Nas unidades de tratamento intensivo dos hospitais, agulhas ou cateteres podem ser introduzidos nas

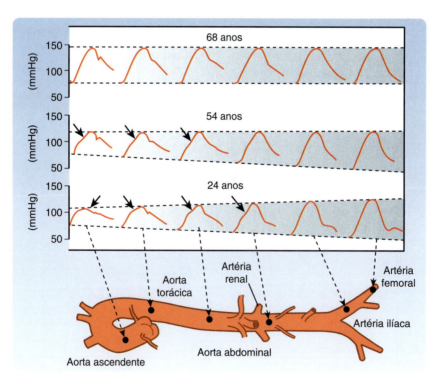

• **Figura 17.19** Curvas da pressão de pulso registradas a partir de diversos locais da árvore arterial de humanos de diferentes idades. Em um indivíduo de 24 anos, o pulso arterial exibe alterações notáveis na amplitude e no perfil da pressão de pulso no percurso pela árvore arterial. A onda da pressão de pulso em um indivíduo de 68 anos mostra pouca amplitude e permanece relativamente inalterada no percurso do pulso porque a reflexão da onda é menor. (Reproduzida com permissão de Hodder Education de Nichols WW, O'Rourke M, eds. *McDonald's Blood Flow in Arteries: Theoretical, Experimental and Clinical Principles*. 5th ed. Londres: Arnold; 2005.)

artérias periféricas dos pacientes para medir a pressão arterial diretamente por transdutores de pressão. Quando as leituras da pressão arterial são feitas a partir do braço, é possível estimar a pressão sistólica palpando a artéria radial no punho (método palpatório). Quando a pressão no manguito excede o nível sistólico, nenhum pulso é percebido. À medida que a pressão cai logo abaixo do nível sistólico (Figura 17.20A), um jato de sangue passa pela artéria braquial abaixo do manguito durante o pico da sístole e é possível sentir um leve pulso no punho.

O método auscultatório é uma técnica mais sensível e, portanto, mais precisa para medir a pressão sistólica, além de permitir também que se estime a pressão diastólica. O clínico ausculta com um estetoscópio aplicado à pele do espaço antecubital sobre a artéria braquial. Quando a pressão no manguito excede a pressão sistólica, a artéria braquial é ocluída e não se ouvem quaisquer sons (Figura 17.20B). Quando a pressão de insuflação cai logo abaixo do nível sistólico (120 mmHg na Figura 17.20A), um pequeno jato de sangue escapa à pressão oclusiva do manguito, produzindo leves sons de batidas (chamados *sons de Korotkoff*) a cada batimento cardíaco. A pressão em que o primeiro som é detectado

NA CLÍNICA

O índice tornozelo-braquial (ITB) é a relação entre a pressão arterial sistólica no tornozelo (artéria dorsal do pé) e a pressão da artéria braquial. O ITB, que é obtido por medições simples, é um indicador de possível doença arterial periférica. O ITB já foi considerado também um preditor de risco de doença cardiovascular e cerebrovascular. As pessoas com uma relação ITB normal de 1,1 a 1,4 apresentam menor incidência de eventos coronarianos ou cerebrovasculares do que aquelas com uma relação de 0,9 ou menos. Além disso, à medida que a taxa do ITB aumenta com o tempo, a incidência de morbidade e mortalidade decorrentes de eventos cardiovasculares também aumenta.

representa a pressão sistólica. Esse som normalmente corresponde de forma muito próxima à pressão sistólica medida diretamente. À medida que a pressão de insuflação do manguito continua a cair, mais sangue escapa por baixo do manguito a cada batimento e os sons tornam-se mais altos. Quando a pressão de insuflação

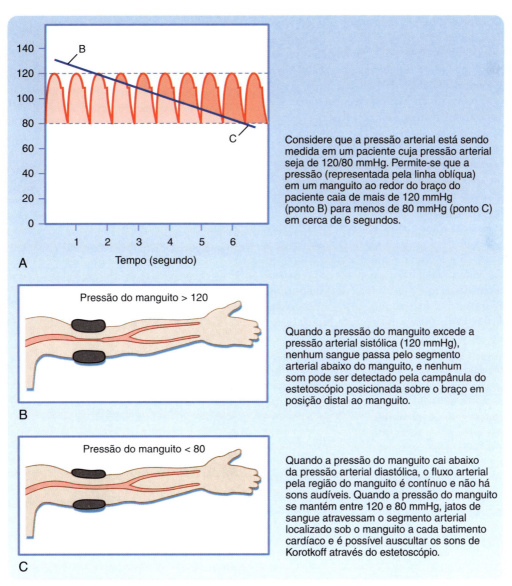

• **Figura 17.20 A a C.** Medição da pressão arterial com um esfigmomanômetro.

aproxima-se do nível diastólico, os sons de Korotkoff tornam-se abafados. Quando a pressão de insuflação cai logo abaixo do nível diastólico (80 mmHg na Figura 17.20A), os sons desaparecem; a leitura da pressão nesse ponto indica a pressão diastólica. A origem dos sons de Korotkoff está relacionada com os jatos descontínuos de sangue que passam por baixo do manguito e encontram uma coluna estática de sangue além do manguito; o impacto e a turbulência geram vibrações audíveis. Quando a pressão de insuflação é inferior à pressão diastólica, o fluxo é contínuo na artéria braquial e os sons não são mais ouvidos (Figura 17.20C).

Sistema venoso

Capacitância e resistência

As veias são elementos do sistema circulatório que retornam o sangue dos tecidos para o coração. Além disso, as veias constituem um reservatório muito grande que contém até 70% do sangue da circulação. A função de reservatório das veias lhes permite ajustar o volume de sangue que retorna ao coração, ou pré-carga, de modo que as necessidades do corpo possam ser atendidas quando o débito cardíaco é alterado (Capítulo 19). Essa alta capacitância é uma propriedade importante das veias.

A *pressão hidrostática* nas vênulas pós-capilares é de aproximadamente 20 mmHg, e cai a cerca de 0 mmHg na veia cava torácica e no átrio direito. A pressão hidrostática da veia cava torácica e do átrio direito é também denominada *pressão venosa central*. As veias são muito distensíveis e apresentam uma resistência muito baixa ao fluxo sanguíneo. Essa baixa resistência permite o deslocamento do sangue das veias periféricas para o coração com apenas pequenas reduções da pressão venosa central. Além disso, as veias controlam a filtração e a absorção mediante o ajuste da resistência pós-capilar (ver seção "Forças hidrostáticas"), e auxiliam nos ajustes cardiovasculares que acompanham as alterações na posição corporal.

A capacidade das veias em participar dessas diversas funções depende de sua distensibilidade, ou seja, de sua complacência. A complacência venosa varia de acordo com a posição do corpo, de modo que as veias do membro inferior são menos complacentes do que as veias localizadas no nível, ou acima do nível, do coração. As veias dos membros inferiores são também mais grossas do que as veias do encéfalo ou dos membros superiores. A complacência das veias, assim como a das artérias, diminui com a idade, e o espessamento vascular que ocorre é acompanhado por redução da elastina e aumento do conteúdo de colágeno.

As variações no retorno venoso ocorrem em função dos ajustes do tônus venomotor, da atividade respiratória (Capítulo 19) e do estresse ortostático ou da gravidade.

Gravidade

As forças gravitacionais influenciam a quantidade de sangue no sistema venoso, razão pela qual podem afetar profundamente o débito cardíaco. Por exemplo, soldados que permanecem em posição de sentido por muito tempo podem desmaiar porque a gravidade leva o sangue a se acumular nos vasos sanguíneos dependentes, reduzindo o débito cardíaco. As temperaturas ambientes elevadas interferem nas reações vasomotoras compensatórias, e a ausência de atividade muscular agrava esses efeitos. Os efeitos gravitacionais são intensificados nos pilotos de avião durante a saída de mergulhos. A força centrífuga na direção dos pés pode ser várias vezes maior do que a força da gravidade. Caracteristicamente, os pilotos sofrem uma inconsciência momentânea durante a manobra de saída do mergulho[1] à medida que o sangue é drenado das regiões cefálicas e se acumula nas partes inferiores do corpo.

Algumas explicações já foram apresentadas para a redução do débito cardíaco induzida pela gravidade, mas elas são imprecisas. Por exemplo, já se argumentou que, quando a pessoa está em pé, a força da gravidade impede o retorno venoso das regiões dependentes do corpo para o coração. Esse argumento é incompleto porque não explica a contraforça gravitacional do lado arterial do mesmo circuito vascular, e essa contraforça facilita o retorno venoso. Além disso, o argumento não explica o efeito da gravidade como causa do acúmulo venoso. Quando uma pessoa está em pé na posição ereta, a gravidade faz que o sangue se acumule nas extremidades inferiores e distenda tanto as artérias quanto as veias. Como a complacência venosa é muito maior do que a complacência arterial, essa distensão ocorre mais no lado venoso do que no lado arterial do circuito.

Os efeitos hemodinâmicos dessa distensão venosa (acúmulo venoso) assemelham-se àqueles causados pela hemorragia de um volume equivalente de sangue do corpo. Quando um adulto muda da posição supina para uma posição em pé, ocorre um acúmulo de 300 a 800 mL de sangue nas pernas. Esse acúmulo pode reduzir o débito cardíaco em aproximadamente 2 L/minuto. Os ajustes compensatórios feitos para a posição em pé são semelhantes aos ajustes à perda sanguínea (Capítulo 19): verificam-se aumentos reflexos na frequência e na contratilidade cardíacas. Além disso, tanto as arteríolas quanto as veias contraem-se; as arteríolas são mais afetadas do que as veias.

Atividade muscular e válvulas venosas

Quando uma pessoa deitada se põe em pé, mas permanece em repouso, a pressão nas veias aumenta nas regiões dependentes do corpo (Figura 17.21). A P_v nas pernas aumenta gradativamente e

---
[1] N.R.T.: O termo "saída de mergulho" se refere a manobras de voo que submetem os pilotos à aceleração centrífuga elevada (força G positiva).

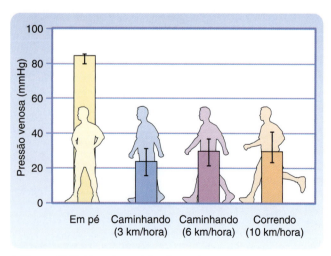

• **Figura 17.21** Pressões médias (intervalos de confiança de ± 95%) nas veias dos pés de indivíduos parados em pé, caminhando e correndo. (Extraído de Stick C, et al. *J Appl Physiol*. 1992;72:2063.)

só alcança o valor de equilíbrio quase 1 minuto depois que a pessoa começa a se levantar. A lentidão desse aumento na P_v é atribuída às válvulas venosas, que permitem o fluxo apenas em direção ao coração. Quando a pessoa se levanta, as válvulas impedem que o sangue contido nas veias caia em direção aos pés. Assim, a coluna de sangue venoso é sustentada em vários níveis por essas válvulas. Devido a essas válvulas, pode-se supor que a coluna venosa consista em muitos segmentos descontínuos. Entretanto, o sangue continua a entrar na coluna a partir de muitas vênulas e pequenas veias tributárias, e a pressão continua a subir. Tão logo a pressão em um segmento exceda a pressão do segmento logo acima dele, a válvula interveniente é forçada a abrir. Por fim, todas as válvulas se abrem, e a coluna torna-se contínua.

Medições precisas revelam que o nível final da P_v nos pés na posição estática em pé é apenas ligeiramente maior do que aquele em uma coluna estática de sangue que se estende do átrio direito aos pés. Esse achado indica que a queda de pressão causada pelo fluxo sanguíneo das veias dos pés para o átrio direito é muito pequena. Em razão dessa resistência muito baixa, é possível considerar que todas as veias apresentam uma complacência venosa comum no modelo de sistema circulatório ilustrado no Capítulo 19. Quando uma pessoa que está parada e em pé começa a andar, a P_v nas pernas diminui consideravelmente (Figura 17.21). Devido à compressão venosa intermitente exercida pela contração dos músculos da perna e à operação das válvulas venosas, o sangue é forçado das veias em direção ao coração. Portanto, a contração muscular reduz a P_v média nas pernas e serve como uma bomba auxiliar. Além disso, a contração muscular evita o acúmulo venoso e reduz a pressão hidrostática capilar. Desse modo, a contração muscular reduz a tendência ao acúmulo de fluido edematoso nos pés quando a pessoa está em pé.

Microcirculação e sistema linfático

O sistema circulatório fornece sangue aos tecidos em quantidade suficiente para atender às demandas de O_2 e nutrientes do corpo. Os capilares, cujas paredes consistem em uma única camada de células endoteliais, permitem a rápida troca de gases, água e solutos com o fluido intersticial. As arteríolas musculares, que são os principais vasos de resistência, regulam o fluxo sanguíneo regional para os leitos capilares. As vênulas e as veias servem basicamente como canais coletores e vasos de armazenamento. O sistema linfático é composto por vasos linfáticos, linfonodos e tecido linfoide. Esse sistema coleta o fluido e as proteínas que escapam do sangue e os transporta de volta às veias para recirculação no sangue. Nesta seção, a rede dos menores vasos sanguíneos do corpo, bem como a dos vasos linfáticos, é examinada em detalhes.

Microcirculação

A *microcirculação* é definida como a circulação do sangue pelos menores vasos do corpo: arteríolas, capilares e vênulas. As arteríolas (5 a 100 μm de diâmetro) possuem uma espessa camada de músculos lisos, uma fina camada adventícia e um revestimento endotelial (Figura 15.2). As arteríolas dão origem diretamente aos capilares (5 a 10 μm de diâmetro) ou, em alguns tecidos, às metarteríolas (10 a 20 μm de diâmetro), as quais, por sua vez, dão origem aos capilares (Figura 17.22). As metarteríolas podem desviar-se do leito capilar e conectar-se às vênulas ou se conectar diretamente ao leito capilar. As arteríolas que dão origem diretamente aos capilares regulam o fluxo por esses capilares por constrição ou dilatação. Os capilares formam uma rede interconectada de tubos com comprimento médio de 0,5 a 1 mm.

Propriedades funcionais dos capilares

Nos órgãos metabolicamente ativos, como o coração, o músculo esquelético e as glândulas, a densidade capilar é alta. Nos tecidos menos ativos, como o tecido subcutâneo ou a cartilagem, a densidade capilar é baixa. O diâmetro dos capilares também varia. Alguns capilares têm diâmetro menor que o dos eritrócitos. A passagem através desses vasos minúsculos exige que os eritrócitos sofram uma deformação temporária. Felizmente, os eritrócitos normais são bastante flexíveis.

O fluxo sanguíneo nos capilares depende principalmente do estado contrátil das arteríolas. A velocidade média do fluxo sanguíneo nos capilares é de aproximadamente 1 mm/s, podendo

NA CLÍNICA

Alguns dos medicamentos utilizados no tratamento da hipertensão crônica interferem na adaptação reflexa ao ato de se levantar. Da mesma forma, os astronautas expostos à ausência de gravidade perdem sua capacidade de adaptação à gravidade depois de alguns dias no espaço e vivenciam grandes dificuldades ao retornar à Terra. Quando esses astronautas e outras pessoas com comprometimento das adaptações reflexas põem-se em pé, a sua pressão arterial pode cair substancialmente. Essa resposta denomina-se *hipotensão ortostática*, que pode causar tontura ou desmaio.

NA CLÍNICA

Em condições normais, as veias superficiais do pescoço ficam parcialmente colapsadas quando um indivíduo normal está sentado ou em pé. O retorno venoso proveniente da cabeça é conduzido em grande parte por meio das veias cervicais mais profundas, que são protegidas do risco de colapso por estarem fixadas às estruturas circundantes. Quando a pressão venosa central está anormalmente elevada, as veias superficiais do pescoço distendem-se e não colapsam mesmo quando a pessoa se senta ou se levanta. Essa distensão das veias cervicais é um sinal clínico importante de insuficiência cardíaca congestiva.

NA CLÍNICA

O mecanismo auxiliar de bombeamento gerado pelas contrações do músculo esquelético é muito menos eficaz nas pessoas com veias varicosas nas pernas. As válvulas dessas veias defeituosas não funcionam corretamente e, consequentemente, quando os músculos da perna se contraem, o sangue das veias da perna é forçado tanto na direção retrógrada quanto na direção anterógrada. Portanto, quando uma pessoa com veias varicosas se põe em pé ou caminha, a P_v nos tornozelos e nos pés fica excessivamente alta. A consequente alta pressão capilar leva ao acúmulo de fluido edematoso nos tornozelos e nos pés.

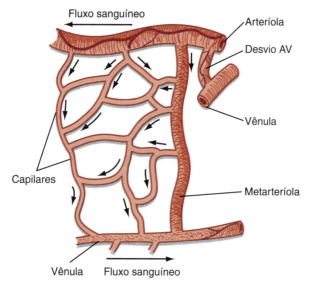

• **Figura 17.22** Ilustração esquemática da composição da microcirculação. As *estruturas circulares* na arteríola e na vênula representam as fibras de músculo liso, e as *linhas contínuas ramificadas* representam as fibras nervosas simpáticas. As *setas* indicam a direção do fluxo sanguíneo. AV, arteriovenoso.

variar de zero a vários milímetros por segundo no mesmo vaso durante um breve período. Essas variações do fluxo sanguíneo capilar podem ser aleatórias ou rítmicas. O comportamento oscilatório rítmico dos capilares é causado pela contração e pelo relaxamento (vasomotricidade) dos vasos pré-capilares (*i. e.*, as arteríolas e as pequenas artérias).

A vasomotricidade é um comportamento contrátil intrínseco do músculo liso vascular e independe de estímulo externo. As alterações na pressão transmural (pressão intravascular menos a pressão extravascular) também influenciam o estado contrátil dos vasos pré-capilares. O aumento da pressão transmural, seja pelo aumento da P_v ou pela dilatação das arteríolas, resulta na contração das arteríolas terminais. A redução da pressão transmural causa o relaxamento dos vasos pré-capilares. Os fatores humorais, e possivelmente os fatores neurais, também afetam a vasomotricidade. Por exemplo, quando o aumento da pressão transmural provoca a contração dos vasos pré-capilares, a resposta contrátil pode ser superada, e a vasomotricidade, abolida. Esse efeito é causado por fatores metabólicos (humorais) quando o suprimento de O_2 é demasiadamente baixo para as demandas do tecido parenquimatoso, como ocorre no músculo esquelético durante o exercício.

Embora a redução da pressão transmural relaxe as arteríolas terminais, o fluxo sanguíneo pelos capilares não pode aumentar se a redução na pressão intravascular for causada por uma grave constrição dos microvasos a montante. As grandes artérias e as metarteríolas também apresentam vasomotricidade; entretanto, a sua contração normalmente não oclui totalmente o lúmen do vaso e interrompe o fluxo sanguíneo, enquanto a contração das arteríolas terminais pode interromper o fluxo sanguíneo. Portanto, a taxa de fluxo nos capilares pode ser alterada pela contração e pelo relaxamento das pequenas artérias, das arteríolas e das metarteríolas.

O fluxo sanguíneo pelos capilares denomina-se *fluxo nutricional* porque permite a troca de gases e solutos entre o sangue e o tecido. Por outro lado, o fluxo sanguíneo que se desvia dos capilares ao passar do lado arterial para o lado venoso da circulação através das metarteríolas denomina-se *fluxo não nutricional*, ou *shunt* (desvio) (Figura 17.22). Em algumas áreas do corpo (p. ex., pontas dos dedos, orelhas), existem desvios AV verdadeiros (Figura 17.37). Entretanto, em muitos tecidos, como os músculos, não existem desvios anatômicos. Mesmo na ausência desses desvios, pode ocorrer o fluxo não nutricional. Nos tecidos com metarteríolas, o fluxo não nutricional pode ser contínuo da arteríola para a vênula durante uma baixa atividade metabólica, quando muitos vasos pré-capilares estão fechados. Quando a atividade metabólica aumenta nesses tecidos, mais vasos pré-capilares se abrem para permitir a perfusão capilar.

Os capilares verdadeiros não contêm músculos lisos e, por isso, são incapazes de produzir uma constrição ativa. Todavia, as células endoteliais que formam a parede capilar contêm actina e miosina, e podem mudar de forma em resposta a determinados estímulos químicos.

Devido aos seus lumens estreitos (*i. e.*, pequeno raio), um capilar com paredes finas pode suportar altas pressões internas sem se romper. Essa propriedade explica-se pela lei de Pierre-Simon Laplace:

Equação 17.16

$$T = \Delta P_r$$

em que

T = tensão na parede do vaso
ΔP = diferença da pressão transmural
r = raio do vaso

A equação de Laplace aplica-se a vasos com paredes muito finas, como os capilares. A tensão das paredes opõe-se à força de distensão (ΔP_r), o que tende a abrir uma fenda longitudinal teórica no vaso (Figura 17.23). A pressão transmural em um vaso sanguíneo *in vivo* é essencialmente igual à pressão intraluminal, uma vez que a pressão extravascular geralmente é negligenciável. Para calcular a tensão da parede, converte-se a pressão em mmHg para dinas por centímetro quadrado de acordo com a equação $P = h\rho g$, em que h é a altura de uma coluna de Hg em centímetros, ρ é a densidade de Hg em g/cm^3 e g é a aceleração em cm/s^2. Para um capilar com pressão de 25 mmHg e raio de 5×10^{-4} cm, a pressão ($2,5$ cmHg $\times 13,6$ $g/cm^3 \times 980$ cm/s^2) é de $3,33 \times 10^4$ $dinas/cm^2$. A tensão das paredes é, portanto, de 16,7 dinas/cm. Para uma aorta com pressão de 100 mmHg e raio de 1,5 cm, a tensão da parede é de 2×10^5 dinas/cm. Portanto, nas pressões normalmente encontradas na aorta e nos capilares, a tensão da parede da aorta é aproximadamente 12.000 vezes

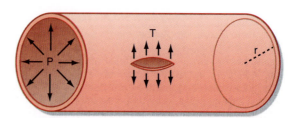

• **Figura 17.23** Diagrama de um pequeno vaso sanguíneo para ilustrar a lei de Laplace. T = Pr, em que P = pressão intraluminal, r = raio do vaso e T = tensão na parede como a força por unidade de comprimento tangencial à parede do vaso. A tensão na parede evita a ruptura ao longo de uma fenda longitudinal teórica no vaso.

maior do que a dos capilares. Em uma pessoa na posição estática em pé, a pressão capilar nos pés pode alcançar 100 mmHg. Mesmo em tais condições, a tensão das paredes dos capilares aumenta a um valor equivalente a apenas 3/1.000 da tensão da parede da aorta sob a mesma pressão interna.

O diâmetro dos vasos de resistência (arteríolas) é determinado a partir do balanço entre a força contrátil do músculo liso vascular e a força distensora produzida pela pressão intraluminal. Quanto maior a atividade contrátil do músculo liso vascular de uma arteríola, menor o seu diâmetro. Nas pequenas arteríolas, a contração pode continuar até o ponto em que o vaso esteja completamente ocluído. A oclusão é causada pelo envolvimento do endotélio e pelo aprisionamento das células sanguíneas no vaso.

Com uma redução progressiva da pressão intravascular, o diâmetro do vaso diminui (assim como a tensão das paredes do vaso, de acordo com a lei de Laplace) e o fluxo sanguíneo eventualmente cessa, embora a pressão no interior da arteríola ainda seja maior do que a pressão tecidual. A pressão que causa a cessação do fluxo tem sido chamada *pressão crítica de fechamento* e o seu mecanismo ainda não está esclarecido. A pressão crítica de fechamento é baixa quando a atividade vasomotora é reduzida pela inibição da atividade nervosa simpática no vaso e é aumentada quando o tônus vasomotor se eleva pela ativação das fibras nervosas simpáticas vasculares.

NA CLÍNICA

Se o coração ficar muito distendido com sangue durante a diástole, como pode ocorrer na presença de insuficiência cardíaca, o seu funcionamento é menos eficiente. Para ejetar determinado volume de sangue por batimento, mais energia é necessária (a tensão da parede deve ser maior) para o coração distendido do que para o coração normal não dilatado. O bombeamento menos eficiente do coração distendido é um exemplo da lei de Laplace, de acordo com a qual a tensão na parede de um vaso ou câmara (nesse caso, os ventrículos) equivale à pressão transmural (pressão através da parede ou pressão de distensão) multiplicada pelo raio do vaso ou da câmara. A relação de Laplace geralmente se aplica a vasos com paredes infinitamente finas, mas pode aplicar-se ao coração esférico dilatado se for feita a correção de acordo com a espessura das paredes. Em tais condições, a equação é $\sigma = \Delta Pr/2w$, em que σ = tensão na parede, ΔP = diferença da pressão transmural, r = raio e w = espessura da parede.

Função vasoativa do endotélio capilar

O endotélio é uma fonte importante de substâncias que causam a contração ou o relaxamento do músculo liso vascular. Uma dessas substâncias é a **prostaciclina**, também conhecida como prostaglandina I2 (**PGI2**). A PGI2 pode relaxar o músculo liso vascular por meio do aumento do monofosfato de adenosina cíclico (AMPc; Figura 17.24). A PGI2 é formada no endotélio a partir do ácido araquidônico e o processo é catalisado pela PGI2 sintase. O mecanismo que desencadeia a síntese da PGI2 é desconhecido. Entretanto, a PGI2 pode ser liberada por um aumento na tensão de cisalhamento causada pelo fluxo sanguíneo acelerado. A função primária da PGI2 é inibir a aderência plaquetária ao endotélio e a agregação plaquetária, evitando,

assim, a formação intravascular de coágulos. Além disso, a PGI2 provoca o relaxamento do músculo liso vascular.

De muito mais importância na dilatação vascular mediada pelo endotélio é a formação e a liberação de **óxido nítrico (NO)**, um componente do fator de relaxamento derivado do endotélio (Figura 17.24). Quando as células endoteliais são estimuladas pela acetilcolina ou por outros agentes vasodilatadores (p. ex., trifosfato de adenosina [ATP], bradicinina, serotonina, substância P, histamina), o NO é liberado. Esses agentes não causam vasodilatação dos vasos sanguíneos destituídos de endotélio. O NO (sintetizado a partir da L-arginina) ativa a guanilil ciclase

NO NÍVEL CELULAR

A lesão do endotélio dos vasos sanguíneos precede a aterosclerose. O efeito protetor (antiaterogênico) do endotélio reside em várias propriedades. Por exemplo, o endotélio regula a aderência dos leucócitos à parede do vaso, suprime a proliferação de células do músculo liso vascular, mantém o revestimento venoso que resiste à formação de trombos e regula o tônus do músculo liso vascular. Todas essas funções envolvem a ação do NO. Como indicado anteriormente, a produção de NO é regulada por muitas substâncias e pela tensão de cisalhamento que atua sobre a parede do vaso.

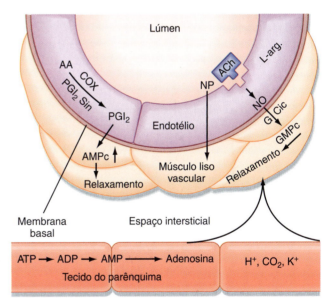

• **Figura 17.24** Vasodilatação mediada pelo endotélio e não mediada pelo endotélio. A prostaciclina (PGI₂) é formada a partir do ácido araquidônico (AA) pela ação da ciclo-oxigenase (COX) e da prostaciclina sintase (PGI₂ Sin) no endotélio e provoca o relaxamento do músculo liso vascular adjacente via aumento do AMPc. A estimulação das células endoteliais com acetilcolina (ACh) ou com outros agentes (ver texto) resulta na formação e na liberação de um fator de relaxamento derivado do endotélio identificado como óxido nítrico (NO). O NO estimula a guanilil ciclase (G Cic) para aumentar o GMPc no músculo liso vascular e produzir o relaxamento. O vasodilatador nitroprussiato (NP) atua diretamente sobre o músculo liso vascular. Substâncias tais como adenosina, H⁺, CO₂ e K⁺ também podem originar-se no tecido parenquimatoso e causar vasodilatação por ação direta sobre o músculo liso vascular. ADP, difosfato de adenosina; AMP, monofosfato de adenosina; AMPc, monofosfato de adenosina cíclico; ATP, trifosfato de adenosina; GMPc, monofosfato de guanosina cíclico; L-arg., L-arginina.

no músculo liso vascular para aumentar a concentração de monofosfato de guanosina cíclico (GMPc), que produz o relaxamento diminuindo a sensibilidade do miofilamento à $[Ca^{++}]$. A liberação de NO pode ser estimulada pela tensão de cisalhamento do fluxo sanguíneo sobre o endotélio. O nitroprussiato também aumenta o GMPc por ação direta sobre o músculo liso vascular; sua ação não é mediada pelo endotélio. Agentes vasodilatadores como a adenosina, o H^+, o CO_2 e o K^+ podem ser liberados do tecido parenquimatoso e agir localmente sobre os vasos de resistência (Figura 17.24).

A acetilcolina também estimula a liberação de um fator hiperpolarizante dependente do endotélio e que serve de base do relaxamento do músculo liso adjacente. Embora os metabólitos do ácido araquidônico já tenham sido sugeridos, o fator permanece desconhecido. Além disso, não está claro como o fator alcança o músculo liso vascular (difusão através do espaço extracelular ou passagem através das junções mioepiteliais). Todavia, existem diversas maneiras pelas quais as células endoteliais se comunicam com o músculo liso vascular.

O endotélio pode também sintetizar a **endotelina**, um potente peptídeo vasoconstritor. A endotelina afeta o tônus vascular e a pressão arterial, e pode estar envolvida em estados patológicos como a aterosclerose, a hipertensão pulmonar, a insuficiência cardíaca congestiva e a insuficiência renal.

Função passiva do endotélio capilar

Troca transcapilar

O solvente e o soluto circulam pela parede endotelial dos capilares por meio de três processos: difusão, filtração e pinocitose. A difusão é o processo mais importante para a troca transcapilar, e a pinocitose, o menos importante.

Difusão. Em condições normais, apenas cerca de 0,06 mL de água por minuto circulam através da parede capilar por 100 g de tecido em consequência da filtração. Por outro lado, 300 mL de água por minuto por 100 g de tecido circulam pela parede capilar por difusão. Consequentemente, a difusão é o principal fator na troca de gases, substratos e produtos do metabolismo entre os capilares e as células teciduais.

O processo de difusão é descrito pela lei de Fick (Capítulo 1):

Equação 17.17

$$J = -DA\,(\Delta C/\Delta x)$$

em que

J = quantidade de uma substância deslocada por tempo unitário

D = coeficiente de difusão livre para determinada molécula

A = área de secção transversal da via de difusão

ΔC = gradiente de concentração do soluto

Δx = distância na qual a difusão ocorre

Para a difusão através da parede capilar, a lei de Fick pode ser expressa também como

Equação 17.18

$$J = -PS(C_o - C_i)$$

em que

P = permeabilidade capilar à substância

S = área da superfície capilar

C_o = concentração da substância do lado de fora do capilar

C_i = concentração da substância no interior do capilar

O produto PS fornece uma expressão conveniente da superfície da área capilar disponível porque a permeabilidade intrínseca do capilar raramente é muito alterada em condições fisiológicas. Entretanto, em condições patológicas, como no caso de uma picada de abelha, a permeabilidade capilar pode ser alterada.

Nos capilares, a difusão das moléculas insolúveis em lipídeos é restrita aos canais ou poros preenchidos por água. A movimentação do soluto através do endotélio capilar é complexa e envolve correções para atrações entre as moléculas do soluto e do solvente, as interações das moléculas do soluto, a configuração dos poros e a carga sobre as moléculas em relação à carga das células endoteliais. Essa movimentação dos solutos não é simplesmente uma questão de movimento térmico aleatório das moléculas ao longo do gradiente de concentração. No caso das moléculas pequenas, como água, NaCl, ureia e glicose, os poros dos capilares oferecem pouca restrição à difusão (*i. e.*, eles têm um coeficiente de reflexão baixo; ver a seção "Forças osmóticas"). A difusão dessas substâncias é tão rápida que o gradiente médio de concentração no endotélio capilar é extremamente pequeno. Quanto maiores forem as moléculas insolúveis em lipídeos, mais restrita é a sua difusão pelos capilares. A difusão acaba sendo mínima quando o peso molecular das moléculas excede aproximadamente 60.000. No caso das moléculas pequenas, a única limitação ao movimento efetivo através da parede capilar é a taxa em que o fluxo sanguíneo transporta as moléculas para o capilar. O transporte dessas moléculas é chamado **limitado pelo fluxo**.

Com as pequenas moléculas limitadas pelo fluxo, a concentração de moléculas no sangue alcança o equilíbrio quando a sua concentração no fluido intersticial encontra-se em um local próximo à origem do capilar a partir de sua arteríola principal. A sua concentração cai a níveis desprezíveis próximo à extremidade arterial do capilar (Figura 17.25A). Se o fluxo for grande, as moléculas pequenas podem continuar presentes em um local distante a jusante no interior do capilar. Uma molécula um pouco maior desloca-se mais longe ao longo do capilar antes de atingir uma concentração insignificante no sangue. Além disso, o número de moléculas ainda maiores que adentram a extremidade arterial do capilar, mas que não conseguem atravessar os poros do capilar, é equivalente ao número que deixa a extremidade venosa do capilar (Figura 17.25A).

No caso das moléculas grandes, a difusão através dos capilares passa a ser um fator limitador (**limitada por difusão**); ou seja, a permeabilidade de um capilar a uma molécula grande de soluto limita o seu transporte através da parede capilar. A difusão das moléculas pequenas insolúveis em lipídeos é tão rápida que esta difusão limita a troca entre tecido e o sangue somente quando as distâncias entre os capilares e as células parenquimatosas são grandes (p. ex., como na presença de edema tecidual ou densidade capilar muito baixa; Figura 17.25B).

O movimento das moléculas lipossolúveis através da parede capilar não se limita aos poros do capilar (somente cerca de 0,02% da superfície capilar); ocorre também diretamente através das membranas lipídicas de todo o endotélio capilar. Consequentemente, as moléculas lipossolúveis deslocam-se rapidamente entre o sangue e o tecido. O grau de solubilidade

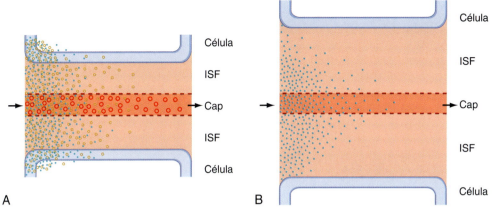

• **Figura 17.25** Transportes a partir dos capilares (Cap) para os tecidos limitado pelo fluxo e limitado pela difusão. **A.** Transporte limitado pelo fluxo. As menores partículas vestigiais inertes solúveis em água *(pontos azuis)* alcançam concentrações desprezíveis depois de percorrer apenas uma pequena distância no capilar. As partículas maiores *(pontos marrons)* com propriedades semelhantes percorrem uma distância maior pelo capilar antes de alcançar uma concentração intracapilar insignificante. Ambas as substâncias cruzam o fluido intersticial (ISF) e alcançam o tecido parenquimatoso (célula). Devido ao seu tamanho, maior quantidade de partículas menores é absorvida pelas células teciduais. As partículas maiores *(círculos vermelhos)* não conseguem penetrar nos poros dos capilares e, por essa razão, não escapam do lúmen capilar, a não ser por transporte vesicular pinocitótico. Um aumento no volume de fluxo sanguíneo ou um aumento na densidade capilar aumenta o suprimento tecidual dos solutos difusíveis. Observe que a permeabilidade dos capilares é maior na sua extremidade venosa (e também na vênula, que não aparece na figura) devido ao maior número de poros existentes nessa região. **B.** Transporte limitado pela difusão. Quando a distância entre os capilares e o tecido parenquimatoso é grande em decorrência de edema ou baixa densidade capilar, a difusão torna-se um fator limitante no transporte de solutos do capilar para o tecido, mesmo na presença de altas taxas de fluxo capilar.

lipídica (coeficiente de partição óleo-água) é um bom índice da facilidade de transferência de moléculas lipídicas através do endotélio capilar.

Tanto o O_2 quanto o CO_2 são lipossolúveis e atravessam facilmente as células endoteliais. Os cálculos baseados (1) no coeficiente de difusão para O_2, (2) na densidade capilar e nas distâncias de difusão, (3) no fluxo sanguíneo e (4) no consumo tecidual de O_2 indicam que o suprimento de O_2 para o tecido normal em repouso e em atividade não é limitado pela difusão ou pelo número de capilares abertos.

As medições da pressão parcial de O_2 (PO_2) e da saturação de O_2 do sangue nos microvasos indicam que, em muitos tecidos, a saturação de O_2 na entrada dos capilares diminui para aproximadamente 80% em decorrência da difusão de O_2 a partir das arteríolas e das pequenas artérias. Além disso, ocorrem, nos vasos pré-capilares, a carga de CO_2 e as consequentes mudanças intravasculares na curva de dissociação da oxi-hemoglobina. Portanto, além da troca gasosa nos capilares, o O_2 e o CO_2 passam diretamente entre as arteríolas e vênulas adjacentes e, possivelmente, entre as artérias e veias (troca contracorrente). A troca contracorrente constitui um desvio difusional dos gases dos capilares; esse desvio pode limitar o suprimento de O_2 para o tecido em baixas taxas de fluxo sanguíneo.

Filtração capilar. A permeabilidade da membrana endotélio capilar não é uniforme. Por exemplo, os capilares do fígado são bastante permeáveis e permitem o escape de albumina em uma taxa várias vezes maior do que a dos capilares musculares, que são menos permeáveis. Além disso, a permeabilidade não é uniforme ao longo da extensão do capilar. As extremidades venosas são mais permeáveis do que as extremidades arteriais, e a permeabilidade é maior nas vênulas, uma propriedade atribuída ao maior número de poros nessas regiões.

Onde ocorre a filtração? Alguma quantidade de água atravessa as membranas das células endoteliais dos capilares, mas a maior quantidade passa pelos orifícios (poros) das paredes endoteliais dos capilares (Figuras 17.26 e 17.27). Os poros dos capilares dos músculos cardíaco e esquelético possuem diâmetros de aproximadamente 4 nm. Existem fendas entre as células endoteliais adjacentes do músculo cardíaco, e o espaço no ponto mais estreito é de aproximadamente 4 nm. As fendas (poros) são esparsas e representam apenas 0,02% da área da superfície capilar. Não existem poros nos capilares cerebrais, onde a barreira hematencefálica bloqueia a entrada de muitas moléculas pequenas.

Além das fendas, alguns dos capilares mais porosos (p. ex., os capilares dos rins e intestinos) contêm fenestrações com 20 a 100 nm de largura, enquanto outros capilares (p. ex., os capilares do fígado) apresentam endotélio descontínuo (Figura 17.27). As fenestrações e o endotélio descontínuo permitem a passagem de moléculas demasiadamente grandes para passar pelas fendas intercelulares do endotélio.

A direção e a magnitude do movimento de água através da parede capilar podem ser estimadas como uma soma algébrica das pressões hidrostática e osmótica presentes através da parede. Um aumento da pressão hidrostática intracapilar favorece o movimento do fluido do interior dos vasos para o espaço intersticial, enquanto um aumento da concentração de partículas osmoticamente ativas no interior dos vasos favorece o movimento do fluido do espaço intersticial para o interior dos vasos (Figura 17.28).

Forças hidrostáticas. A pressão hidrostática (pressão arterial) no interior dos capilares não é constante. Ela depende das pressões arterial e venosa, bem como da resistência pré-capilar (nas arteríolas) e da resistência pós-capilar (nas vênulas e nas pequenas veias). Um aumento das pressões arterial e venosa eleva a pressão hidrostática capilar, enquanto uma redução das pressões arterial e venosa produz o efeito inverso. Um aumento da resistência arteriolar ou do fechamento das artérias reduz a pressão capilar, enquanto uma resistência maior ao fluxo nas vênulas e veias aumenta a pressão capilar.

A pressão hidrostática é a principal força na filtração capilar. Determinada alteração na P_v produz um efeito maior na pressão

350 SEÇÃO 4 Fisiologia Cardiovascular

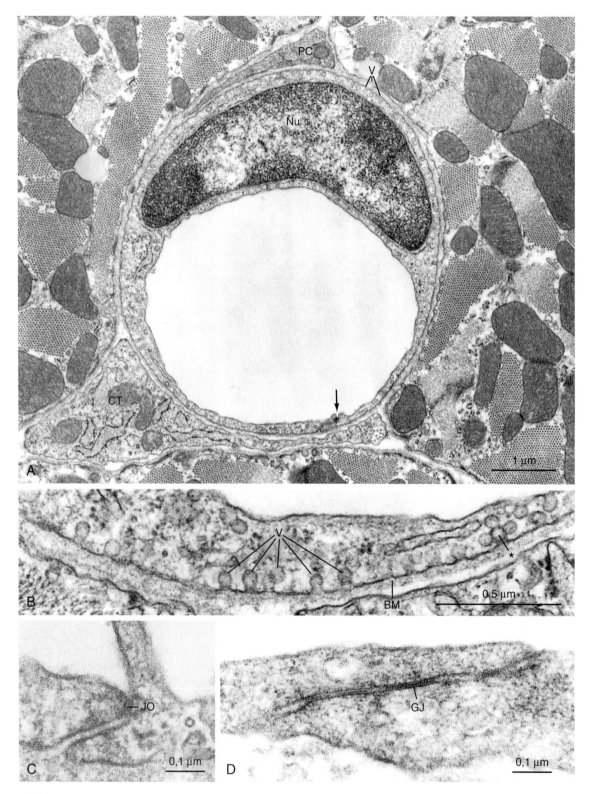

• **Figura 17.26 A.** Micrografia eletrônica de uma secção transversal de um capilar no ventrículo de um camundongo. O diâmetro luminal é de aproximadamente 4 μm. Nessa secção, a parede capilar é formada por uma única célula endotelial (Nu, núcleo endotelial). O fino espaço pericapilar é ocupado por um pericito (PC) e um tecido conjuntivo (CT) celular ("fibroblasto"), que forma um complexo funcional (*seta*) consigo mesmo. V, vesículas do plasmalema. **B.** Detalhe da célula endotelial ilustrada em **A** mostrando as vesículas do plasmalema (V) ligadas à superfície da célula endotelial. Essas vesículas, que são especialmente proeminentes no endotélio vascular, participam do transporte das substâncias na parede do vaso sanguíneo. Observe a vesícula alveolar complexa *(asterisco)*. BM, membrana basal. **C.** Complexo juncional em um capilar do coração de um camundongo. As junções de oclusão (JO) normalmente se formam nesses pequenos vasos sanguíneos e parecem consistir em fusões entre as membranas da superfície das células endoteliais. **D.** Junção interendotelial em uma artéria muscular de um músculo papilar. Embora esses grandes vasos sanguíneos contenham junções de oclusão semelhantes àquelas dos capilares, extensas junções que lembram junções comunicantes (GJ) nos discos intercalares existentes entre as células miocárdicas geralmente aparecem no endotélio arterial (exemplo mostrado em GJ).

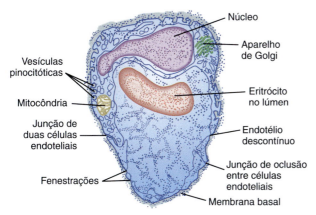

• **Figura 17.27** Ilustração da micrografia eletrônica da secção transversal de um capilar.

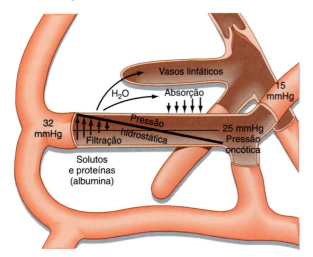

• **Figura 17.28** Representação esquemática dos fatores responsáveis pela filtração e pela absorção na parede capilar e pela formação da linfa.

hidrostática capilar do que a mesma alteração na P_a. Cerca de 80% do aumento da P_v é transmitido de volta para os capilares.

A pressão hidrostática capilar (P_c) varia de tecido para tecido. Os valores médios, obtidos a partir de medições diretas na pele humana, são de aproximadamente 32 mmHg na extremidade arterial dos capilares e de cerca de 15 mmHg na extremidade venosa dos capilares, no nível do coração (Figura 17.28). Como discutido anteriormente, quando a pessoa está em pé, a pressão hidrostática aumenta nas pernas e diminui na cabeça.

A pressão tecidual ou, mais especificamente, a pressão do fluido intersticial (P_i) do lado de fora dos capilares opõe-se à filtração capilar. A diferença entre P_c e P_i constitui a força motriz da filtração. Normalmente, a P_i é próxima de zero, e a P_c, portanto, é essencialmente a força motriz hidrostática.

Forças osmóticas. O principal fator que restringe a perda de fluido dos capilares é a pressão osmótica das proteínas plasmáticas (como a albumina). Essa pressão osmótica é denominada *pressão coloidosmótica* ou *pressão oncótica* (π_p). A pressão osmótica total do plasma é de aproximadamente 6.000 mmHg (refletindo a presença de eletrólitos e de outras pequenas moléculas, bem como das proteínas plasmáticas), enquanto a pressão oncótica é de aproximadamente 25 mmHg. Esse baixo nível da pressão oncótica é um fator importante na troca de fluido através do capilar, visto que as proteínas plasmáticas estão essencialmente confinadas no espaço intravascular, enquanto os eletrólitos têm concentrações praticamente iguais em ambos os lados do endotélio capilar.

A permeabilidade relativa do soluto pela água influencia a magnitude efetiva da pressão osmótica. O **coeficiente de reflexão (σ)** é o impedimento relativo à passagem de uma substância através da membrana capilar. O coeficiente de reflexão da água é 0, e o da albumina (à qual o endotélio é essencialmente impermeável) é 1. Os solutos filtráveis possuem coeficientes de reflexão entre 0 e 1. Além disso, tecidos diferentes apresentam coeficientes de reflexão distintos para a mesma molécula. Portanto, o movimento de determinado soluto através da parede endotelial varia de acordo com o tecido. A pressão oncótica efetiva do plasma (π_p) é definida pela seguinte equação (Capítulo 1):

Equação 17.19
$$\pi_p = \sigma RTC_p$$

em que

σ = coeficiente de reflexão
R = constante do gás
T = temperatura em Kelvin
C_p = concentração de soluto no plasma

A albumina é a proteína plasmática mais importante na determinação da pressão oncótica. O seu peso molecular é de 69.000 Da. A albumina exerce uma força osmótica maior do que se imagina exclusivamente em função de sua concentração no plasma e, por essa razão, não pode ser completamente substituída por substâncias inertes de mesmo tamanho molecular, como a dextrana. Essa força osmótica adicional torna-se desproporcionalmente grande em altas concentrações de albumina (como no plasma), e essa força é fraca a inexistente em soluções diluídas de albumina (como no líquido intersticial). A razão para essa atividade da albumina está na sua carga negativa com o pH sanguíneo normal, e na atração e retenção de cátions (principalmente Na^+) no compartimento vascular (efeito Gibbs-Donnan).

 NA CLÍNICA

Na posição em pé por tempo prolongado, especialmente quando associada à elevação da P_v nas pernas (como aquela causada pela gravidez e por insuficiência cardíaca congestiva), a filtração nos capilares aumenta muito, excedendo a capacidade do sistema linfático de remover o filtrado do espaço intersticial e, desse modo, levando à formação de edema.

A concentração de proteínas plasmáticas pode mudar em vários estados patológicos e, consequentemente, alterar a força osmótica e a movimentação de fluidos através da membrana capilar. A concentração de proteínas no plasma aumenta nas condições de desidratação (p. ex., privação hídrica, sudorese prolongada, vômitos intensos, diarreia). Nessas condições, menos água se move pela força osmótica dos tecidos para o compartimento vascular, reduzindo, assim, o volume do fluido intersticial. Por outro lado, a concentração de proteínas no plasma é reduzida na presença de algumas doenças renais, devido à sua perda na urina, podendo ocorrer a formação de edema. Outros fatores, como a retenção de sódio pelo néfron distal do rim, também podem estar envolvidos no edema que normalmente ocorre na síndrome nefrótica.

Quando a lesão capilar é extensa, como no caso de queimaduras graves, o fluido intravascular e a proteína plasmática vazam para o espaço intersticial dos tecidos lesionados. A proteína que escapa do lúmen do vaso aumenta a pressão oncótica do fluido intersticial. Essa maior força osmótica do lado de fora dos capilares resulta em uma perda adicional de fluido e, possivelmente, em desidratação grave.

Equilíbrio entre as forças hidrostática e osmótica. A relação entre a pressão hidrostática e a pressão oncótica e a função dessas forças na regulação da passagem de fluido através do endotélio capilar foram explicadas por Frank Starling em 1896. Essa relação constitui a hipótese de Starling, que pode ser expressa da seguinte maneira (ver também a discussão das forças de Starling no Capítulo 2):

Equação 17.20

$$Q_f = k\left[\left(P_c - P_i\right) - \left(\pi_p - \pi_i\right)\right]$$

em que

Q_f = movimento do fluido
k = constante de filtração para a membrana capilar
P_c = pressão hidrostática capilar
P_i = pressão hidrostática do fluido intersticial
π_p = pressão oncótica plasmática
π_i = pressão oncótica do fluido intersticial

A filtração ocorre quando a soma algébrica é positiva; a absorção ocorre quando ela é negativa.

Tradicionalmente, acreditava-se que a filtração ocorresse na extremidade arterial do capilar, e a absorção, em sua extremidade venosa em razão do gradiente de pressão hidrostática ao longo do capilar. Essa situação é válida para um capilar idealizado (Figura 17.28). Entretanto, em capilares com boa perfusão, a vasoconstrição arteriolar pode reduzir a P_c de tal modo que a absorção na extremidade arteriolar ocorra de forma transitória. Na ocorrência de uma vasoconstrição contínua, a absorção diminui com o tempo porque a P_i aumenta. Em alguns leitos vasculares (p. ex., o glomérulo renal), a pressão hidrostática no capilar é suficientemente elevada para provocar a filtração em toda a extensão do capilar. Em outros leitos vasculares (p. ex., a mucosa intestinal), as forças hidrostática e oncótica são tais que a absorção ocorre ao longo de todo o capilar.

No estado estável, a P_a, a P_v, a resistência pós-capilar, as pressões hidrostática e oncótica do fluido intersticial, e a pressão oncótica do plasma são relativamente constantes. Portanto, no estado normal, a filtração e a absorção na parede capilar são bem equilibradas. Entretanto, uma alteração na resistência pré-capilar influencia o movimento de fluido através da parede capilar. A vasoconstrição reduz a filtração efetiva, enquanto a vasodilatação aumenta a filtração.

NA CLÍNICA

Nos pulmões, a pressão hidrostática capilar média é de apenas aproximadamente 8 mmHg (Capítulo 20). Como a pressão oncótica plasmática é de 25 mmHg e a pressão do fluido intersticial nos pulmões é de aproximadamente 15 mmHg, a força efetiva favorece ligeiramente a absorção efetiva (*i. e.*, o fluido sai do espaço intersticial). Apesar da absorção efetiva, há formação de linfa pulmonar. Essa linfa consiste no fluido retirado osmoticamente dos capilares pela pequena quantidade de proteína plasmática que escapa pelo endotélio capilar. Em condições patológicas, como na insuficiência do ventrículo esquerdo ou na estenose da valva mitral, a pressão hidrostática capilar pulmonar pode exceder a pressão oncótica plasmática. Quando isso ocorre, pode ocorrer edema pulmonar, uma condição em que o fluido excessivo acumula-se no interstício pulmonar. Esse acúmulo de fluido interfere seriamente na troca gasosa nos pulmões.

Coeficiente de filtração capilar. A taxa de movimentação de fluidos (Q_f) através da membrana capilar não depende apenas da soma algébrica das forças hidrostáticas e osmóticas no endotélio (ΔP), mas também da área (A_m) da parede do capilar disponível para filtração, da distância (Δx) através da parede capilar, da viscosidade (η) do filtrado e da constante de filtração (k) da membrana. Esses fatores podem ser expressos da seguinte maneira:

Equação 17.21
$$Q_f = kA_m \Delta P / \eta \Delta x$$

Essa expressão, que descreve o fluxo de fluidos pelos poros da membrana, é essencialmente a lei de Poiseuille para fluxos através de determinado tubo.

Como a espessura da parede capilar e a viscosidade do filtrado são relativamente constantes, elas podem ser incluídas na constante de filtração k. Se a área da membrana capilar não for conhecida, pode ser expressa por unidade de peso de tecido. Consequentemente, a equação pode ser simplificada como:

Equação 17.22
$$Q_f = k_t \Delta P$$

em que k_t é o coeficiente de filtração capilar para determinado tecido e as unidades para Q_f são expressas em mililitros por minuto por 100 g de tecido.

Em qualquer tecido, o coeficiente de filtração por unidade de área de superfície capilar e, por conseguinte, a permeabilidade capilar, não é alterado pelas diversas condições fisiológicas, como dilatação arteriolar e distensão capilar, ou por condições adversas como hipoxia, hipercapnia ou pH reduzido. Quando os capilares são lesados (como por toxinas ou queimaduras graves), quantidades significativas de fluido e proteína vazam dos capilares para o espaço intersticial. Esse aumento da permeabilidade capilar reflete-se por um aumento no coeficiente de filtração.

Como a permeabilidade capilar é constante em condições normais, pode-se utilizar o coeficiente de filtração para determinar o número relativo de capilares abertos (*i. e.*, a área de superfície capilar disponível para filtração no tecido). Por exemplo, o aumento da atividade metabólica do músculo esquelético em contração relaxa os vasos pré-capilares de resistência e, consequentemente, abre mais capilares. Esse processo, chamado **recrutamento capilar**, aumenta a área de superfície de filtração.

Distúrbios no equilíbrio hidrostático-osmótico. As alterações relativamente pequenas na P_a podem ter pouco efeito sobre a filtração. As variações da pressão podem ser contrabalançadas com os ajustes nos vasos pré-capilares de resistência (autorregulação; Capítulo 18), de modo que a pressão hidrostática permaneça constante nos capilares abertos. Entretanto, uma grande redução na $\overline{P}_a$ normalmente evoca a constrição arteriolar mediada pelo sistema nervoso simpático. Essa resposta pode ocorrer na hemorragia e geralmente manifesta-se acompanhada por uma queda da P_v. Essas alterações reduzem a pressão hidrostática capilar. Entretanto, a redução da pressão arterial na hemorragia provoca uma redução do fluxo sanguíneo (e, consequentemente, do suprimento de O_2) para o tecido, resultando no acúmulo de metabólitos vasodilatadores e no relaxamento das arteríolas. O relaxamento dos vasos pré-capilares é atribuído também à pressão transmural reduzida (autorregulação; Capítulo 18). Consequentemente, a absorção predomina sobre a filtração, e o fluido desloca-se do interstício para o capilar. Essas respostas à hemorragia constituem um dos mecanismos compensatórios utilizados pelo corpo para restaurar o volume sanguíneo (Capítulo 19).

O aumento apenas da P_v, como ocorre nos pés quando a pessoa se põe de pé, elevaria a pressão capilar e melhoraria a filtração. Entretanto, o aumento da pressão transmural fecha os vasos pré-capilares (mecanismo miogênico; Capítulo 18) e, por conseguinte, o coeficiente de filtração capilar na realidade diminui. Essa redução da superfície capilar disponível para a filtração evita que grandes quantidades de fluido deixem os capilares e adentrem o espaço intersticial.

Em uma pessoa saudável, o coeficiente de filtração (k_f) para todo o corpo é de aproximadamente 0,006 mL/minuto/100 g de tecido/mmHg. Em um homem de 70 kg, uma elevação de 10 mmHg da P_v durante 10 minutos aumentaria a filtração dos capilares em 420 mL. Normalmente, não há formação de edema porque os vasos linfáticos devolvem o fluido ao compartimento vascular. Quando há formação de edema, ele normalmente aparece nas partes dependentes do corpo, onde a pressão hidrostática é maior, mas a sua localização e magnitude são determinadas também pelo tipo de tecido. Os tecidos frouxos, como o tecido subcutâneo em torno dos olhos ou do escroto, são mais propensos do que os tecidos firmes, como os de um músculo, ou as estruturas encapsuladas, como a de um rim, a coletar maiores quantidades de fluido intersticial.

Pinocitose. Algumas transferências de substâncias através da parede capilar podem ocorrer em pequenas vesículas pinocitóticas. Essas vesículas (Figuras 17.26 e 17.27), formadas pelo pinçamento da membrana celular endotelial, podem pegar as substâncias de um lado da parede capilar, deslocá-las pela célula por meio de energia cinética e depositar seu conteúdo do outro lado. Esse processo denomina-se *transcitose*. A quantidade de material transportado dessa maneira é muito pequena em relação àquela movimentada por difusão. Entretanto, a pinocitose pode ser responsável pelo movimento de grandes (30 nm) moléculas insolúveis em lipídeos entre o sangue e o fluido intersticial. O número de vesículas pinocitóticas presentes no endotélio varia entre os tecidos (quantidade nos músculos > quantidade no pulmão > quantidade no encéfalo), e o número aumenta da extremidade arterial para a extremidade venosa do capilar.

Sistema linfático

Os vasos terminais do sistema linfático consistem em uma rede fechada e amplamente distribuída de capilares linfáticos permeáveis. Esses capilares linfáticos assemelham-se aos capilares sanguíneos, mas há duas diferenças importantes: não existem junções de oclusão entre as células endoteliais, e os vasos linfáticos são ancorados ao tecido conjuntivo circundante por finos filamentos. Com a contração muscular, esses finos filamentos puxam os vasos linfáticos para os espaços abertos entre as células endoteliais, permitindo a entrada de proteínas e de grandes partículas nos vasos linfáticos. Os capilares linfáticos drenam para os vasos maiores que acabam por adentrar as veias subclávias direita e esquerda, onde se conectam com as respectivas veias jugulares internas.

Somente a cartilagem, os ossos, o epitélio e os tecidos do sistema nervoso central são destituídos de vasos linfáticos. Esses vasos retornam o filtrado plasmático dos capilares para a circulação. Essa tarefa é realizada por meio da pressão tecidual e facilitada pela atividade intermitente do músculo esquelético, pelas contrações dos vasos linfáticos e por um extenso sistema de válvulas unidirecionais. Nesse sentido, os vasos linfáticos assemelham-se a veias, embora os maiores vasos linfáticos tenham paredes mais finas do que as respectivas veias e contenham apenas uma pequena quantidade de tecido elástico e músculo liso.

O volume de fluido transportado através dos vasos linfáticos em um intervalo de 24 horas é aproximadamente igual ao volume total de plasma do corpo. Os vasos linfáticos devolvem todas as proteínas filtradas ao sangue; essas proteínas são responsáveis por aproximadamente um quarto ou pela metade das proteínas plasmáticas que circulam no sangue. Os vasos linfáticos são o único meio pelo qual a proteína que sai do compartimento vascular pode ser devolvida ao sangue. A difusão reversa efetiva da proteína para os capilares não pode ocorrer contra o grande gradiente de concentração proteica. Se não fossem removidas pelos vasos linfáticos, as proteínas se acumulariam no fluido intersticial e agiriam como uma força oncótica que removeria o fluido dos capilares sanguíneos, produzindo edema.

Além de devolver o fluido e a proteína ao leito vascular, o sistema linfático filtra a linfa nos linfonodos e remove partículas estranhas, como bactérias. O maior vaso linfático, o ducto torácico, não apenas drena as extremidades inferiores, mas também retorna a proteína perdida através dos capilares hepáticos permeáveis. Além disso, o ducto torácico transporta substâncias absorvidas a partir do trato gastrointestinal. A principal substância é a gordura em forma de quilomícrons.

O fluxo linfático varia consideravelmente. O fluxo do músculo esquelético em repouso é quase nulo e aumenta durante o exercício na proporção do grau de atividade muscular. Esse aumento ocorre por meio de qualquer mecanismo que aumente a taxa de filtração capilar sanguínea; esses mecanismos incluem o aumento da pressão capilar ou da permeabilidade e a redução da pressão oncótica plasmática. Quando o volume do fluido intersticial excede a capacidade de drenagem dos vasos linfáticos, ou quando os vasos linfáticos estão bloqueados, o fluido acumula-se e dá origem ao edema clínico.

Circulação coronariana

Anatomia funcional dos vasos coronarianos

As artérias coronárias direita e esquerda originam-se na raiz da aorta, por trás das cúspides direita e esquerda da valva aórtica, respectivamente. Essas artérias fornecem todo o suprimento sanguíneo para o miocárdio. A artéria coronária direita alimenta principalmente o ventrículo e o átrio direitos. A artéria coronária esquerda, que se divide próximo à sua origem nos ramos descendente anterior e circunflexo, alimenta principalmente o ventrículo e o átrio esquerdos. Há uma sobreposição entre as regiões alimentadas pelas artérias esquerda e direita. Nos seres humanos, a artéria coronária direita é dominante (supre a maior parte do miocárdio) em aproximadamente 50% das pessoas. A artéria coronária esquerda é dominante em outros 20%, e o fluxo produzido por cada artéria principal é quase igual nos 30% restantes. A Figura 17.29 ilustra a distribuição epicárdica das artérias e veias coronárias.

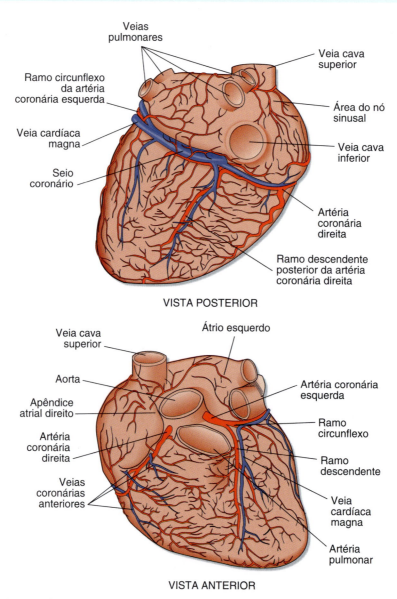

• **Figura 17.29** Ilustrações das superfícies anterior e posterior do coração com a descrição da localização e da distribuição dos principais vasos coronários.

O sangue arterial coronariano passa pelos leitos capilares e sua maior parte retorna para o átrio direito através do seio coronário. Das artérias coronárias, as artérias epicárdicas são as maiores (2 a 5 mm de diâmetro), as grandes arteríolas são de tamanho médio (0,5 a 1 mm de diâmetro) e as pequenas arteríolas são as menores (< 0,1 mm de diâmetro). Parte do sangue venoso coronário alcança o átrio direito por meio das veias coronárias anteriores. Além disso, comunicações vasculares ligam diretamente os vasos miocárdicos às câmaras cardíacas; essas comunicações são os vasos **arteriossinusoidais, arterioluminais** e **tebesianos**. Os canais arteriossinusoidais consistem em pequenas artérias ou arteríolas que perdem a sua estrutura arterial ao penetrar nas paredes das câmaras, onde se dividem em seios irregulares revestidos por endotélio. Esses seios formam anastomose com outros seios e com os capilares, e se comunicam com as câmaras cardíacas. Os vasos arterioluminais são pequenas artérias ou arteríolas que se abrem diretamente para os átrios e ventrículos. Os vasos tebesianos são pequenas veias que conectam os leitos capilares diretamente às câmaras cardíacas e também se comunicam com as veias cardíacas. Todos os minúsculos vasos do miocárdio comunicam-se na forma de um extenso plexo de vasos subendocárdicos. Entretanto, o miocárdio não recebe um fluxo sanguíneo nutricional significativo diretamente das câmaras cardíacas.

Fatores que influenciam o fluxo sanguíneo coronário

Fatores físicos

O fator primário responsável pela perfusão do miocárdio é a pressão aórtica. Alterações na pressão aórtica geralmente evocam mudanças direcionais paralelas no fluxo sanguíneo coronário. Essa condição é causada em parte por alterações na pressão de perfusão coronariana. Entretanto, o principal fator na regulação do fluxo sanguíneo coronário é a alteração na resistência arteriolar provocada por mudanças na atividade metabólica do coração. Quando a atividade metabólica do coração aumenta, a resistência coronária diminui; quando o metabolismo cardíaco diminui, a resistência coronária aumenta (Capítulo 18).

O fluxo sanguíneo do coração é autorregulado. Se uma artéria coronária canulada é perfundida por sangue vindo de um reservatório com pressão controlada, a pressão de perfusão pode ser alterada sem variação da pressão aórtica e do trabalho cardíaco. O experimento descrito na Figura 17.30 mostra a relação entre o fluxo sanguíneo inicial e o fluxo sanguíneo em estado estável. Trata-se de um exemplo de autorregulação do fluxo sanguíneo, a qual é mediada por um mecanismo miogênico nas grandes e pequenas arteríolas (Capítulo 18). A atividade metabólica do músculo cardíaco nas pequenas arteríolas e no endotélio modula a autorregulação. A circulação coronária ajusta as resistências seriais no interior dos microvasos, adaptando, assim, o fluxo sanguíneo às demandas de O_2. Os mecanismos de reflexo barorreceptor mantêm a pressão arterial dentro de limites restritos. Consequentemente, as alterações no fluxo sanguíneo são causadas principalmente por modificações no diâmetro dos vasos coronários de resistência em resposta às demandas metabólicas do coração.

Além de produzir a pressão que move o sangue pelos vasos coronários, o coração também afeta o seu suprimento sanguíneo pelo efeito compressivo (compressão extravascular) do miocárdio que se contrai sobre os seus próprios vasos sanguíneos. A Figura 17.31 mostra os padrões de fluxo nas artérias coronárias esquerda e direita. No ventrículo esquerdo, a pressão de perfusão coronária é a diferença entre a pressão diastólica aórtica e a pressão diastólica final do ventrículo esquerdo.

A pressão do miocárdio ventricular esquerdo (pressão no interior da parede do ventrículo esquerdo) é mais alta próximo ao endocárdio e mais baixa próximo ao epicárdio. Esse gradiente de pressão normalmente não impede o fluxo sanguíneo endocárdico porque o maior fluxo sanguíneo para o endocárdio durante a diástole compensa o maior fluxo sanguíneo para o epicárdio durante a sístole. As medições do fluxo sanguíneo coronário indicam que as metades epicárdica e endocárdica do ventrículo esquerdo recebem aproximadamente o mesmo nível de fluxo sanguíneo em condições normais. Como a compressão extravascular é maior na superfície endocárdica do ventrículo, a igualdade entre fluxo sanguíneo epicárdico e endocárdico indica que o tônus dos vasos endocárdicos de resistência é menor do que o dos vasos epicárdicos.

NA CLÍNICA

A resistência extravascular mínima e a ausência de trabalho do ventrículo esquerdo durante a diástole podem ser utilizadas para melhorar a perfusão miocárdica em pacientes com lesão no miocárdio e pressão arterial baixa. Em um método chamado *contrapulsação*, um balão inflável é inserido na aorta torácica através de uma artéria femoral. O balão é inflado a cada diástole ventricular e desinflado a cada sístole. Esse procedimento aumenta o fluxo sanguíneo coronário durante a diástole mediante a elevação da pressão diastólica no momento em que a resistência extravascular coronária está em seu ponto mais baixo, além de reduzir as demandas de energia cardíaca mediante a redução da pressão aórtica (pós-carga) durante a ejeção ventricular.

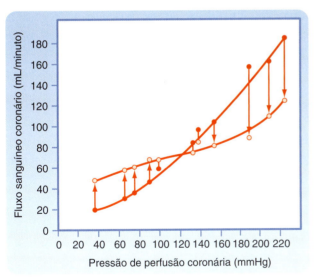

• **Figura 17.30** Relações pressão-fluxo no leito vascular coronário. Com a pressão aórtica mantida em nível constante, o débito cardíaco, a frequência cardíaca e a pressão de perfusão das artérias coronárias aumentaram ou diminuíram abruptamente em relação ao nível de controle, indicado pelo ponto em que as duas linhas se cruzam. Os *círculos escuros* representam os fluxos resultantes imediatamente após a variação da pressão de perfusão; os *círculos claros* representam os fluxos em estado estável nas novas pressões. O fluxo tende a retornar ao nível de controle (autorregulação do fluxo sanguíneo), uma condição muito proeminente na faixa intermediária de pressão (cerca de 60 a 180 mmHg). (Extraída de Berne RM, Rubio R. Coronary circulation. In: Page E, ed. *Handbook of Physiology: Section 2: The Cardiovascular System: The Heart*. Vol 1. Bethesda, MD: American Physiological Society; 1979.)

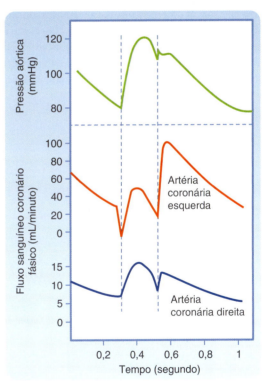

• **Figura 17.31** Comparação do fluxo sanguíneo coronário fásico nas artérias coronárias esquerda e direita. A compressão extravascular é tão grande durante o início da sístole ventricular que a direção do fluxo sanguíneo nas grandes artérias coronárias que suprem o ventrículo esquerdo é brevemente invertida. O influxo máximo na artéria coronária esquerda ocorre no início da diástole, quando os ventrículos relaxam e a compressão extravascular dos vasos coronários é praticamente inexistente. Após uma inversão inicial no começo da sístole, o fluxo sanguíneo na artéria coronária esquerda acompanha a pressão aórtica até o início da diástole, elevando-se, então, bruscamente e depois caindo lentamente à medida que a pressão aórtica cai durante o restante da diástole.

O padrão de fluxo na artéria coronária direita é semelhante ao da artéria coronária esquerda (Figura 17.31). Diferentemente do ventrículo esquerdo, a inversão do fluxo sanguíneo não ocorre no ventrículo direito no início da sístole porque a pressão no fino ventrículo direito é menor durante a sístole. Assim, o fluxo sanguíneo sistólico constitui uma proporção muito maior de influxo coronário total do que na artéria coronária esquerda.

É possível observar facilmente até que ponto a compressão extravascular restringe o influxo coronário durante uma parada cardíaca abrupta em diástole ou pela indução da fibrilação ventricular. A Figura 17.32A descreve o fluxo coronário esquerdo médio quando um vaso foi perfundido com sangue sob pressão constante oriunda de um reservatório. Quando a fibrilação ventricular foi induzida eletricamente, o fluxo sanguíneo aumentou de forma imediata e substancial. Um subsequente aumento na resistência coronária por um período de vários minutos reduziu o fluxo sanguíneo a um nível abaixo daquele que existia antes da indução da fibrilação ventricular (Figura 17.32B, pouco antes da estimulação dos gânglios estrelados).

Quando a pressão diastólica nas artérias coronárias é anormalmente baixa (como na hipotensão grave, na oclusão parcial das artérias coronárias ou na estenose aórtica grave), a relação entre os fluxos sanguíneos endocárdico e epicárdico cai a um valor inferior a 1. Essa relação indica que o fluxo sanguíneo para as regiões endocárdicas está mais prejudicado do que o fluxo para as regiões epicárdicas do ventrículo. Existe também um aumento do gradiente de lactato no miocárdio e das concentrações de adenosina miocárdica do epicárdio para o endocárdio. Por essa razão, os danos no miocárdio observados na doença cardíaca aterosclerótica (p. ex., após a oclusão coronária) são maiores na parede interna do ventrículo esquerdo.

A taquicardia e a bradicardia geram um duplo efeito no fluxo sanguíneo coronário. Uma alteração na frequência cardíaca altera principalmente a diástole. Na taquicardia, o tempo de duração da sístole e, consequentemente, o restrito período de influxo, aumenta. Entretanto, esse efeito mecânico é sobrepujado pela dilatação dos vasos coronários de resistência associada ao aumento da atividade metabólica do coração, que apresenta batimentos mais rápidos. Na bradicardia, ocorre o oposto: o influxo coronário é menos restrito (mais tempo em diástole), assim como as demandas metabólicas (O_2) do miocárdio.

Fatores neurais e neuro-humorais

A estimulação dos nervos simpáticos cardíacos aumenta acentuadamente o fluxo sanguíneo coronário. Entretanto, o aumento do fluxo está associado a um aumento da frequência cardíaca e a uma sístole mais forte. A contração mais forte e a taquicardia tendem a restringir o fluxo coronário. O aumento da atividade metabólica do miocárdio, no entanto, tende a dilatar os vasos coronários de resistência. O aumento do fluxo sanguíneo coronário provocado pela estimulação do nervo simpático cardíaco reflete a soma desses fatores. No coração perfundido em que o efeito mecânico da compressão extravascular é eliminado por parada cardíaca ou fibrilação ventricular, geralmente se observa uma vasoconstrição coronária inicial. Após essa vasoconstrição inicial, o efeito metabólico provoca uma vasodilatação (Figura 17.32B).

Além disso, quando o bloqueio do receptor β-adrenérgico elimina os efeitos cronotrópicos e inotrópicos positivos, a ativação dos nervos simpáticos cardíacos aumenta a resistência coronária. Essas observações indicam que a ação direta das fibras nervosas simpáticas sobre os vasos coronários de resistência é a vasoconstrição.

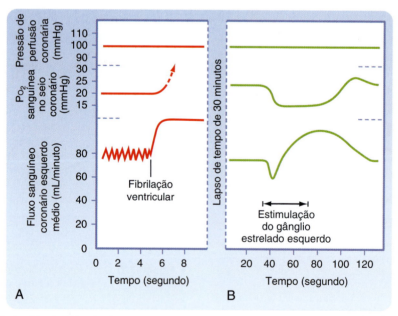

• **Figura 17.32 A.** Revelação do efeito restritivo da sístole ventricular sobre o fluxo sanguíneo coronário médio pela indução de fibrilação ventricular durante a perfusão da artéria coronária esquerda em pressão constante. Com o início da fibrilação ventricular, o fluxo sanguíneo coronário aumenta abruptamente porque a compressão extravascular cessa. O fluxo, então, retorna gradativamente a níveis quase sempre inferiores ao nível em que se encontrava antes da fibrilação. Esse aumento da resistência coronária que ocorre apesar da remoção da compressão extravascular demonstra a capacidade do coração de ajustar o seu fluxo para atender às demandas de energia. **B.** Efeito da estimulação do nervo cardíaco simpático sobre o fluxo sanguíneo coronário e a tensão de O_2 sanguíneo (PO_2) no seio coronário em um coração fibrilado durante a perfusão da artéria coronária esquerda em pressão constante. (Berne RM. Observações não publicadas.)

Tanto os receptores α-adrenérgicos (constritores) quanto os receptores β-adrenérgicos (dilatadores) estão presentes nos vasos coronários. Os vasos coronários de resistência também participam dos reflexos barorreceptores e quimiorreceptores, e o tônus constritor simpático das arteríolas coronárias pode ser modulado por tais reflexos. Todavia, a resistência coronária está predominantemente sob controle local não neural.

A estimulação do nervo vago causa uma ligeira dilatação dos vasos coronários de resistência, e a ativação dos quimiorreceptores carotídeos e aórticos pode provocar uma leve redução na resistência coronária por meio dos nervos vagos que inervam o coração. A insuficiência de uma estimulação vagal forte para aumentar o fluxo sanguíneo coronário não se deve à ausência de receptores muscarínicos nos vasos coronários de resistência, visto que a administração intracoronariana da acetilcolina provoca acentuada vasodilatação. No coração humano, a acetilcolina causa vasodilatação quando administrada diretamente no ramo descendente anterior esquerdo da artéria coronária em pessoas sem qualquer evidência de doença arterial coronariana. Entretanto, a acetilcolina demonstrou causar vasoconstrição das artérias coronárias em pessoas com o endotélio danificado e disfuncional devido à aterosclerose.

Fatores metabólicos

Uma característica marcante da circulação coronária é a estreita relação entre o nível de atividade metabólica do miocárdio e a magnitude do fluxo sanguíneo coronário (Figura 17.33). Essa relação é encontrada também no coração denervado e no coração completamente isolado, seja em estado de batimento ou de fibrilação. Os ventrículos podem permanecer fibrilados por muitas horas quando as artérias coronárias são perfundidas com sangue arterial oriundo de alguma fonte externa. Como já visto, o coração fibrilado utiliza menos O_2 do que o coração que permanece bombeando; consequentemente, o fluxo sanguíneo para o miocárdio é reduzido.

Os mecanismos que associam a taxa de metabolismo cardíaco e o fluxo sanguíneo coronário permanecem indefinidos. Entretanto, ao que tudo indica, uma redução da relação entre oferta e demanda de O_2 libera substâncias vasodilatadoras das células miocárdicas para o fluido intersticial, onde elas relaxam os vasos coronários de resistência. Reduções do conteúdo de O_2 no sangue arterial ou do fluxo sanguíneo coronário e o aumento da taxa metabólica reduzem a relação oferta/demanda de O_2 (Figura 17.34). Consequentemente, são liberadas substâncias que dilatam as arteríolas e, desse modo, ajustam a oferta de O_2 à demanda de O_2. A redução da demanda de O_2 diminui a liberação de vasodilatadores e permite maior expressão do tônus basal.

Vários metabólitos participam da vasodilatação que acompanha o aumento do trabalho cardíaco. O acúmulo de metabólitos vasoativos pode explicar também o aumento do fluxo sanguíneo resultante de um breve período de isquemia (i. e., **hiperemia reativa**; Capítulo 18). A duração do fluxo coronário aumentado após a liberação do vaso brevemente ocluído é, dentro de certos limites, proporcional à duração do período de oclusão. Entre os fatores implicados na hiperemia reativa, estão os canais de potássio sensíveis ao ATP (K_{ATP}), o NO, o CO_2, o H^+, o K^+, a hipoxia, o H_2O_2 e a adenosina.

Desses agentes, os principais fatores parecem ser a adenosina, o NO, a abertura dos canais K_{ATP} e o H_2O_2. As contribuições de cada um desses agentes, e sua interação em condições basais e durante o aumento da atividade miocárdica, são complexas.

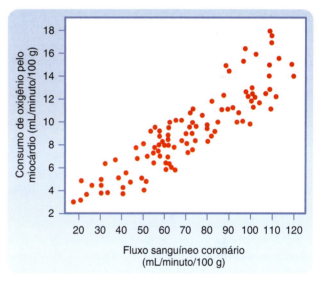

• **Figura 17.33** Relação entre o consumo de O_2 pelo miocárdio e o fluxo sanguíneo coronário durante as várias intervenções que aumentam ou diminuem a taxa de metabolismo do miocárdio. (Extraída de Berne RM, Rubio R. Coronary circulation. In: Page E, ed. *Handbook of Physiology: Section 2: The Cardiovascular System: The Heart.* Vol. 1. Bethesda, MD: American Physiological Society; 1979.)

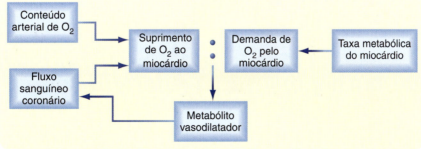

• **Figura 17.34** O desequilíbrio na relação de oferta e demanda de O_2 altera o fluxo sanguíneo coronário na proporção da taxa de liberação de um metabólito vasodilatador dos cardiomiócitos. A redução da relação provoca o aumento da liberação do vasodilatador, enquanto o aumento da relação tem o efeito oposto.

Uma redução do metabolismo oxidativo no músculo liso vascular reduz a síntese de ATP, que, por sua vez, abre os canais K_{ATP} e causa hiperpolarização. Essa mudança de potencial reduz a entrada de Ca^{++} e relaxa o músculo liso vascular coronário para aumentar o fluxo. Uma redução no ATP também abre os canais K_{ATP} do músculo cardíaco e gera uma corrente de efluxo que reduz a duração do potencial de ação e limita a entrada de Ca^{++} durante a fase 2 do potencial de ação. Essa ação pode ser protetora durante os períodos de desequilíbrio entre a oferta e a demanda de O_2. Além disso, à medida que o trabalho cardíaco aumenta, a produção de H_2O_2 também se eleva, ativando os canais $K_v1.5$ e, desse modo, causando a hiperpolarização da membrana muscular e o relaxamento do músculo liso vascular. Ademais, a liberação de NO e de adenosina dilata as arteríolas e ajusta a oferta de O_2 à demanda de O_2. Em baixas concentrações, a adenosina parece ativar os canais endoteliais K_{ATP} e aumentar a liberação de NO. Por outro lado, em concentrações mais elevadas, a adenosina age diretamente no músculo liso vascular, ativando os canais K_{ATP}. A demanda reduzida de O_2 sustentaria o nível de ATP e reduziria a quantidade de substâncias vasodilatadoras liberadas, além de permitir maior expressão do tônus basal. Se a produção de todos esses agentes for inibida, ocorre uma redução no fluxo sanguíneo coronário tanto em repouso quanto durante o exercício. Além disso, a disfunção contrátil e os sinais de isquemia miocárdica tornam-se evidentes.

De acordo com hipótese da adenosina, uma redução na tensão de O_2 do miocárdio produzida por um fluxo sanguíneo coronário inadequado, hipoxemia ou aumento da atividade metabólica do coração leva à liberação de adenosina do miocárdio. A adenosina entra no espaço do fluido intersticial para alcançar os vasos coronários de resistência e induz a vasodilatação por meio da ativação dos receptores de adenosina. Contudo, a adenosina não pode ser responsável pelo aumento do fluxo coronário observado durante a intensificação prolongada da atividade metabólica do coração porque a liberação de adenosina do músculo cardíaco é transitória. A Figura 17.35 ilustra os fatores que alteram a resistência vascular coronária.

Efeitos do fluxo sanguíneo coronário reduzido

A maior parte do O_2 no sangue arterial coronário é extraída durante uma passagem pelos capilares miocárdicos. Assim, o fornecimento de O_2 às células miocárdicas é **limitado pelo fluxo;** qualquer redução substancial no fluxo sanguíneo coronário restringe o fornecimento de O_2 para o miocárdio porque a extração de O_2 é quase máxima, mesmo com o fluxo sanguíneo normal.

Uma redução no fluxo coronário que não seja demasiadamente prolongada nem excessivamente grave para induzir necrose miocárdica pode causar uma substancial disfunção (mas temporária) do coração. Um período relativamente curto de isquemia grave seguido por reperfusão pode resultar em pronunciada disfunção mecânica (disfunção contrátil pós-isquêmica). Entretanto, o coração eventualmente se recupera totalmente da disfunção. A base fisiopatológica da disfunção contrátil pós-isquêmica parece ser a sobrecarga intracelular de Ca^{++}, iniciada durante o período de isquemia, combinada com a geração de OH^- e radicais livres superóxidos no início do período de reperfusão. Essas alterações prejudicam a resposta dos miofilamentos ao Ca^{++}.

Circulação coronária colateral e vasodilatadores

No coração humano normal, não existem praticamente canais intercoronarianos funcionais. A oclusão abrupta de uma artéria coronária ou de um de seus ramos resulta em necrose isquêmica e eventual fibrose das áreas do miocárdio alimentadas pelo vaso ocluído. Entretanto, se uma artéria coronária estreitar-se de forma lenta e progressiva em um período de dias ou semanas, são desenvolvidos vasos colaterais e estes podem fornecer ao miocárdio isquêmico sangue suficiente para evitar ou reduzir a extensão da necrose. Os vasos colaterais podem desenvolver-se entre os ramos de artérias ocluídas e não ocluídas. Esses vasos originam-se de pequenos vasos preexistentes que sofrem alterações proliferativas do endotélio e do músculo liso. Essas alterações podem ocorrer em

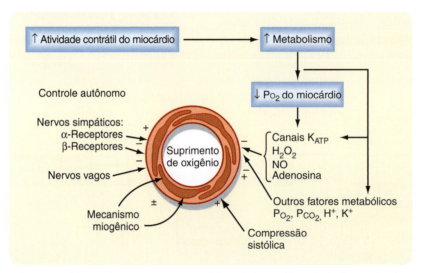

• **Figura 17.35** Representação esquemática dos fatores que aumentam (+) ou diminuem (−) a resistência vascular. A pressão intravascular (pressão arterial) distende a parede do vaso. Canais K_{ATP}, canais de potássio sensíveis ao trifosfato de adenosina; NO, óxido nítrico; PCO_2, pressão parcial de dióxido de carbono; PO_2, pressão parcial de oxigênio.

resposta à tensão da parede e à ação de agentes químicos tais como os fatores de crescimento do endotélio vascular (VEGFs) liberados pelo tecido isquêmico. Os VEGFs, dos quais existem pelo menos cinco nos mamíferos, são as glicoproteínas. Os VEGFs induzem a angiogênese, provocam a vasodilatação e aumentam a permeabilidade endotelial. Causando vasodilatação, os VEGFs permitem a perfusão de mais capilares e aumentam a permeabilidade capilar com a abertura das junções de oclusão entre as células endoteliais e o acréscimo de fenestrações.

NA CLÍNICA

A **disfunção contrátil pós-isquêmica**, uma disfunção ventricular prolongada sem necrose do miocárdio, pode ser evidenciada em pacientes que sofrem uma oclusão aguda das artérias coronárias. Se o paciente for tratado em tempo suficientemente hábil por meio de cirurgia de desvio arterial coronariano ou de angioplastia com balão, e se o fluxo sanguíneo adequado para a região isquêmica for restaurado, as células miocárdicas dessa região podem recuperar-se totalmente. Entretanto, durante muitos dias ou até mesmo semanas, a contratilidade do miocárdio na região afetada pode estar acentuadamente fora do normal.

As reduções prolongadas do fluxo sanguíneo coronário (isquemia miocárdica) podem comprometer crítica e permanentemente os comportamentos mecânico e elétrico do coração. O fluxo sanguíneo coronário reduzido em consequência de doença arterial coronariana (normalmente aterosclerose coronariana) é uma das causas mais comuns de doença cardíaca grave. A isquemia pode ser global (afeta um ventrículo inteiro) ou regional (afeta uma fração do ventrículo). O comprometimento da contração mecânica do miocárdio afetado é causado não apenas pelo fornecimento reduzido de O_2 e substratos metabólicos, mas também pelo acúmulo de substâncias potencialmente nocivas (p. ex., K^+, lactato, H^+) nos tecidos cardíacos. Se a redução do fluxo coronário para qualquer região do coração for suficientemente grave e prolongada, pode resultar em necrose das células cardíacas afetadas.

A expressão **hibernação do miocárdio** descreve o fenômeno no qual o metabolismo celular é regulado negativamente nas células cuja função está prejudicada pelo fornecimento inadequado de O_2 e nutrientes. A hibernação do miocárdio acomete principalmente pacientes com doença arterial coronariana. O fluxo sanguíneo coronário nesses pacientes sofre redução persistente e significativa, e a função mecânica do coração é prejudicada. Se o fluxo sanguíneo coronário voltar ao normal através de cirurgia de desvio da artéria coronária ou de angioplastia, a função mecânica retorna ao normal.

Circulação cutânea

A demanda da pele por O_2 e nutrientes é relativamente pequena. Diferentemente de outros tecidos do corpo, o fornecimento de O_2 e nutrientes não é o fator principal na regulação do fluxo sanguíneo cutâneo. A circulação cutânea tem por função básica manter uma temperatura constante do corpo. Assim, a pele sofre amplas oscilações de fluxo sanguíneo de acordo com as necessidades do corpo de perder ou conservar calor. As alterações da temperatura ambiente e da temperatura interna do corpo ativam os mecanismos responsáveis pelas alterações no fluxo sanguíneo da pele.

NA CLÍNICA

Várias tentativas cirúrgicas já foram feitas no sentido de melhorar o desenvolvimento dos vasos coronarianos colaterais. Entretanto, as técnicas utilizadas não aumentam a circulação colateral além daquela produzida apenas pelo estreitamento das artérias coronárias. Quando ocorrem oclusões discretas ou um grave estreitamento das artérias coronárias, como no caso da aterosclerose coronariana, as lesões podem ser desviadas com enxerto arterial ou venoso. Em geral, é possível dilatar o segmento estreito inserindo um cateter com balão no vaso lesionado através de uma artéria periférica e, em seguida, insuflar o balão. A distensão do vaso pela insuflação do balão (angioplastia) pode produzir uma dilatação duradoura de uma artéria coronária estreitada (Figura 17.36), especialmente quando um *stent* farmacológico (o fármaco ajuda a evitar a reestenose) é inserido durante a angioplastia.

Existem muitos fármacos que podem ser utilizados em pacientes com doença arterial coronariana para aliviar a angina de peito, a dor no peito associada à isquemia miocárdica. Esses compostos incluem nitratos/nitritos orgânicos, antagonistas dos canais de cálcio e antagonistas de receptores β-adrenérgicos. Os nitratos/nitritos orgânicos são metabolizados em NO, o qual dilata as grandes veias para diminuir o retorno venoso (pré-carga), reduzindo, assim, o trabalho cardíaco (Capítulo 19) e as demandas de O_2 pelo miocárdio. Além disso, o NO dilata as artérias coronárias para aumentar o fluxo colateral. Vale ressaltar que os nitratos/nitritos orgânicos não interferem na autorregulação coronária. Os antagonistas dos canais de cálcio também causam vasodilatação; nenhum, no entanto, dilata seletivamente os vasos coronários. Os antagonistas dos receptores β-adrenérgicos reduzem a frequência cardíaca para aumentar indiretamente o fluxo coronário e contrabalançar a taquicardia reflexa observada com os nitratos/nitritos.

Nos pacientes com acentuado estreitamento de uma artéria coronária, a administração de dipiridamol, um vasodilatador, pode dilatar totalmente os ramos dos vasos normais paralelos aos segmentos estreitados e, desse modo, reduzir a pressão no vaso parcialmente ocluído. A pressão reduzida no vaso estreitado compromete ainda mais o fluxo sanguíneo para o miocárdio isquêmico. Esse fenômeno, conhecido como *roubo coronário*, ocorre porque o dipiridamol age bloqueando a absorção celular e o metabolismo da adenosina endógena. Vale notar que o dipiridamol interfere na autorregulação coronária.

Regulação do fluxo sanguíneo cutâneo

Fatores neurais

A pele contém essencialmente dois tipos de vasos de resistência: as arteríolas e as **anastomoses arteriovenosas**. As anastomoses AV desviam o sangue das arteríolas para as vênulas e os plexos venosos, passando, assim, ao largo do leito capilar. Essas anastomoses encontram-se nas pontas dos dedos, palmas das mãos, dedos dos pés, solas dos pés, orelhas, nariz e lábios. As anastomoses AV diferem morfologicamente das arteríolas na medida em que constituem vasos curtos e retos ou longos e espiralados com aproximadamente 20 a 40 µm de diâmetro luminal e paredes musculares espessas ricamente inervadas por fibras nervosas (Figura 17.37). Esses vasos estão quase exclusivamente sob controle neural simpático e dilatam-se ao máximo

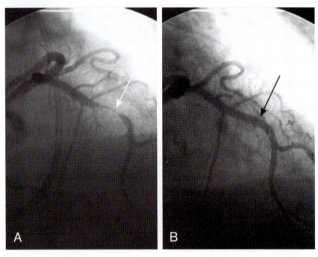

• **Figura 17.36 A.** Angiograma (com contraste radiopaco intracoronário) do acentuado estreitamento do ramo descendente anterior esquerdo da artéria coronária esquerda *(seta branca)*. **B.** O mesmo segmento da artéria coronária *(seta preta)* após a angioplastia e a inserção de um *stent* farmacológico. (Cortesia do Dr. Michael Azrin.)

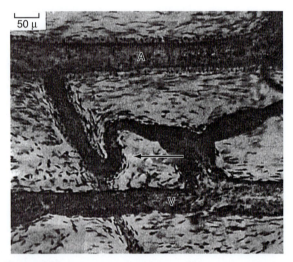

• **Figura 17.37** Anastomose arteriovenosa (AV) na orelha injetada com corante azul da Prússia. A, *artéria;* V, veia; a *seta* indica uma anastomose AV. As paredes da anastomose AV nas pontas dos dedos são mais espessas e mais celulares. (Extraída de Pritchard MML, Daniel PM. *J Anat*. 1956;90:309.)

quando o seu suprimento nervoso é interrompido. Por outro lado, a estimulação reflexa das fibras simpáticas que inervam esses vasos pode comprimi-las e obliterar o lúmen vascular. Embora não apresentem tônus basal, as anastomoses AV são altamente sensíveis a agentes vasoconstritores como a adrenalina e a noradrenalina. Além disso, as anastomoses AV não estão sob controle metabólico e não demonstram hiperemia reativa ou autorregulação do fluxo sanguíneo. Assim, a regulação do fluxo sanguíneo através desses canais anastomóticos é governada principalmente pelo sistema nervoso em resposta à ativação reflexa pelos receptores de temperatura ou a partir dos centros mais elevados do sistema nervoso central.

A maioria dos vasos cutâneos de resistência apresenta algum tônus basal e está sob o duplo controle do sistema nervoso simpático e dos fatores reguladores locais. Entretanto, o controle

NA CLÍNICA

Os dedos das mãos e dos pés de algumas pessoas são muito sensíveis ao frio. Expostas ao frio, as arteríolas que alimentam os dedos das mãos e dos pés contraem-se. A consequente isquemia resulta em palidez localizada da pele associada a formigamento, dormência e dor. A palidez é seguida por cianose (coloração azul-escura da pele) e, subsequentemente, por vermelhidão à medida que o espasmo cede. A causa dessa condição, denominada doença de Raynaud, consiste em aumento da ativação do sistema nervoso simpático (*i. e.*, resposta vasomotora exagerada) provocado pelo frio ou por estresse emocional. Os fatores contribuintes são (1) aumento da sensibilidade dos receptores adrenérgicos nas células musculares lisas das artérias dos dedos; (2) presença de vasoconstritores liberados localmente ou na circulação sistêmica, como tromboxano, endotelina e 5-hidroxitriptamina; e (3) aumento da degradação ou deficiência de NO devido a um aumento do estresse oxidativo.

neural predomina. A estimulação das fibras nervosas simpáticas induz a vasoconstrição, enquanto a secção dos nervos simpáticos induz a vasodilatação. Após a denervação crônica dos vasos sanguíneos cutâneos, o grau do tônus existente antes da denervação é gradativamente recuperado ao longo de várias semanas. Essa restauração da tonicidade é obtida com o aumento do tônus basal. A denervação dos vasos cutâneos resulta no aumento da sensibilidade às catecolaminas circulantes (**hipersensibilidade de denervação**).

As fibras nervosas vasodilatadoras parassimpáticas não inervam os vasos sanguíneos cutâneos. Entretanto, a estimulação das glândulas sudoríparas, que são inervadas pelas fibras simpáticas colinérgicas, dilata os vasos de resistência da pele. O suor contém uma enzima que quebra uma proteína (calidina) presente no fluido tecidual para produzir bradicinina, um polipeptídeo com potentes propriedades vasodilatadoras. A bradicinina, formada localmente, dilata as arteríolas e aumenta o fluxo sanguíneo para a pele.

Certos vasos da pele, especialmente os da cabeça, do pescoço, dos ombros e da parte superior do tórax, são regulados pelos centros mais elevados do encéfalo. O rubor, em resposta ao constrangimento ou à raiva, e a palidez, em resposta ao medo ou à ansiedade, são exemplos de inibição e estimulação encefálicas, respectivamente, das fibras nervosas simpáticas que inervam as regiões cutâneas afetadas.

Diferentemente das anastomoses AV da pele, os vasos de resistência apresentam autorregulação do fluxo sanguíneo e hiperemia reativa. Se o influxo arterial para determinado membro for brevemente interrompido pela insuflação do manguito do aparelho de pressão, a pele fica vermelho-vivo abaixo do ponto da oclusão vascular quando o manguito é subsequentemente desinsuflado. O fluxo sanguíneo cutâneo (hiperemia reativa) aumentado manifesta-se também pela distensão das veias superficiais do membro afetado.

Papel da temperatura na regulação do fluxo sanguíneo cutâneo

A função primária da pele é manter um ambiente interno constante e proteger o corpo de alterações adversas. A temperatura ambiente é uma das variáveis externas mais importantes com que o corpo deve lidar. A exposição ao frio provoca uma vasoconstrição cutânea generalizada e especialmente pronunciada nas mãos e nos pés. Essa resposta é mediada principalmente pelo sistema nervoso. A interrupção da circulação da mão pelo manguito do aparelho de pressão somada à imersão dessa mão em água fria induz a vasoconstrição da pele dos demais membros expostos à temperatura ambiente. Quando a circulação da mão resfriada não é ocluída, a vasoconstrição reflexa generalizada é causada, em parte, pelo sangue resfriado que retorna à circulação geral. Esse sangue retornado, então, estimula o centro regulador da temperatura no hipotálamo anterior, que, por sua vez, ativa os centros de conservação de calor no hipotálamo posterior para produzir a vasoconstrição cutânea.

Os vasos da pele da mão resfriada também respondem diretamente ao frio. Um resfriamento moderado ou uma breve exposição ao frio intenso ($0^{\circ}C$ a $15^{\circ}C$) comprime os vasos de resistência e de capacitância, incluindo as anastomoses AV. A exposição prolongada ao frio forte produz resposta vasodilatadora secundária. A imersão da mão na água gelada provoca uma imediata vasoconstrição e dor intensa. Entretanto, essa resposta logo é seguida pela dilatação dos vasos cutâneos com vermelhidão da parte imersa e alívio da dor. Com a imersão continuada da mão, ocorrem períodos alternados de constrição e dilatação, mas a temperatura da pele raramente cai tanto quanto em resposta à vasoconstrição inicial. É claro que o frio intenso danifica os tecidos. O rosto corado das pessoas expostas a um ambiente frio é um exemplo de vasodilatação induzida pelo frio. Entretanto, o fluxo sanguíneo da pele facial pode ser muito reduzido apesar da aparência ruborizada. A cor vermelha do sangue que flui lentamente é causada principalmente pela reduzida absorção de O_2, pela pele fria e pelo deslocamento da curva de dissociação da oxihemoglobina para a esquerda induzido pelo frio (Capítulo 23).

A aplicação direta de calor à pele não só dilata os vasos locais de resistência e capacitância e as anastomoses AV, mas também dilata reflexamente os vasos sanguíneos de outras partes do corpo. O efeito local independe da inervação vascular, enquanto a vasodilatação reflexa é uma resposta combinada com a estimulação do hipotálamo anterior pelo retorno do sangue aquecido e com a estimulação dos receptores cutâneos de calor nas regiões aquecidas da pele.

A estreita proximidade das maiores artérias e veias permite uma troca de calor contracorrente entre elas. O sangue frio que flui da mão resfriada para o coração através das veias absorve calor das artérias adjacentes, aquecendo o sangue venoso e resfriando o sangue arterial. A troca de calor ocorre na direção oposta quando o membro é exposto ao calor. Portanto, a conservação de calor é maior durante a exposição dos membros a ambientes frios, e menor quando os membros são expostos a ambientes quentes.

Cor da pele: relação com o volume sanguíneo cutâneo, a oxi-hemoglobina e o fluxo sanguíneo

A cor da pele é determinada principalmente pelo conteúdo de pigmentos. Entretanto, o grau de palidez ou vermelhidão é atribuído principalmente à quantidade de sangue presente na pele, exceto quando a pele se apresenta muito escura. Com pouco sangue no plexo venoso, a pele tem uma aparência pálida, enquanto com moderadas ou grandes quantidades de sangue

no plexo venoso, a pele tem uma cor que pode ser vermelha, azul ou alguma tonalidade intermediária dependendo do grau de oxigenação do sangue. A combinação de vasoconstrição e conteúdo reduzido de hemoglobina pode conferir uma coloração acinzentada à pele. A combinação de ingurgitamento venoso e conteúdo reduzido de hemoglobina pode resultar em uma tonalidade roxo-escura.

A cor da pele fornece pouca informação sobre a taxa de fluxo sanguíneo cutâneo. O fluxo sanguíneo rápido pode ser acompanhado por palidez da pele quando as anastomoses AV estão abertas, enquanto o fluxo lento pode estar associado à aparência corada da pele exposta ao frio.

Circulação do músculo esquelético

A taxa de fluxo sanguíneo nos músculos esqueléticos varia diretamente em relação à atividade contrátil do tecido e ao tipo de músculo. O fluxo sanguíneo e a densidade capilar são maiores nos músculos vermelhos (músculos de contração lenta com alta capacidade oxidativa) do que nos músculos brancos (músculos de contração rápida com baixa capacidade oxidativa). No músculo em repouso, as arteríolas capilares contraem e relaxam intermitentemente. Portanto, em determinado momento, a maior parte do leito capilar não é perfundida, e o fluxo total de sangue no músculo esquelético em repouso é baixo (1,4 a 4,5 mL/min/100 g). Durante o exercício, os vasos de resistência relaxam e o fluxo sanguíneo no músculo pode aumentar 15 a 20 vezes em relação ao nível de repouso, dependendo da intensidade do exercício.

Regulação do fluxo sanguíneo no músculo esquelético

Fatores neurais e locais regulam a circulação muscular. Fatores físicos, como a pressão arterial, a pressão tecidual e a viscosidade do sangue, influenciam o fluxo sanguíneo nos músculos. Entretanto, outro fator físico, o efeito compressivo dos músculos esqueléticos ativos, afeta o fluxo sanguíneo nos vasos. Com contrações intermitentes, o influxo é restrito e, como descrito anteriormente, o efluxo venoso aumenta. As válvulas venosas impedem o fluxo retrógrado do sangue entre as contrações, ajudando, desse modo, a propulsão do sangue para a frente. Com as contrações fortes e sustentadas, como ocorre durante o exercício, o leito vascular pode ser comprimido até o ponto em que o fluxo sanguíneo na realidade cessa temporariamente.

Fatores neurais

Os vasos de resistência dos músculos apresentam alto grau de tônus basal e tonicidade também em resposta à atividade contínua de baixa frequência das fibras nervosas vasoconstritoras simpáticas. A frequência basal de disparos das fibras vasoconstritoras simpáticas é de apenas um a dois por segundo, e a vasoconstrição máxima ocorre em frequências de aproximadamente 10 por segundo.

A vasoconstrição produzida pela atividade dos nervos simpáticos é causada pela liberação local de noradrenalina. A noradrenalina injetada intra-arterialmente provoca somente vasoconstrição (receptor α_1-adrenérgico). Por outro lado, baixas doses de adrenalina produzem vasodilatação (receptor β_2-adrenérgico), enquanto grandes doses causam vasoconstrição.

Os reflexos barorreceptores influenciam muito a atividade tônica dos nervos simpáticos. O aumento da pressão no seio carotídeo provoca a dilatação do leito vascular dos músculos, enquanto a redução da pressão do seio carotídeo provoca vasoconstrição (Figura 17.38). Quando o tônus constritor simpático é alto, a redução do fluxo sanguíneo provocada pela oclusão da artéria carótida é pequena, mas o aumento do fluxo após a liberação da oclusão é grande. A vasodilatação produzida pela estimulação dos barorreceptores é causada pela inibição da atividade vasoconstritora simpática.

Os vasos de resistência dos músculos esqueléticos contribuem significativamente para a manutenção da pressão arterial porque a musculatura esquelética constitui uma grande fração da massa corporal e a vasculatura muscular, por conseguinte, constitui o maior leito vascular. A participação dos vasos dos músculos esqueléticos nos reflexos vasculares é importante para manter a pressão arterial normal.

A Figura 17.39 apresenta resumidamente uma comparação dos efeitos neurais simpáticos sobre os vasos sanguíneos dos músculos e da pele. Observe que, quanto mais baixo o tônus basal dos vasos cutâneos, maior a sua resposta constritora; note também a ausência de uma vasodilatação cutânea ativa.

Fatores locais

No músculo esquelético ativo, o fluxo sanguíneo é regulado por fatores metabólicos. No músculo em repouso, predominam os fatores neurais, nos quais o tônus neurogênico sobrepõe-se ao tônus basal (Figura 17.39). A secção dos nervos simpáticos que inervam o músculo elimina o componente neural do tônus vascular e revela o tônus basal intrínseco dos vasos sanguíneos. Os mecanismos neurais e locais que regulam o fluxo sanguíneo opõem-se mutuamente, e durante a contração muscular o mecanismo local de vasodilatação prevalece. Entretanto, durante o exercício, a forte estimulação dos nervos simpáticos atenua ligeiramente a vasodilatação induzida pelos metabólitos liberados localmente.

Circulação encefálica

O sangue chega ao encéfalo através das artérias carótidas e vertebrais. As artérias vertebrais juntam-se para formar a artéria basilar, que, juntamente com os ramos das artérias carótidas internas, forma o círculo de Willis. As artérias da superfície do encéfalo

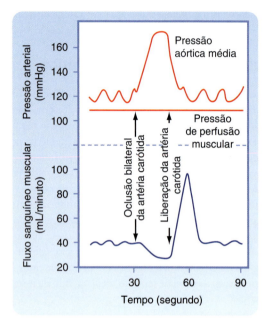

• **Figura 17.38** Evidência da participação do leito vascular muscular na vasoconstrição e na vasodilatação mediadas pelos barorreceptores do seio carotídeo após a oclusão e a liberação da artéria carótida comum. Nessa preparação, os nervos isquiático e femoral constituíam a única inervação direta da massa muscular da perna. O músculo foi perfundido com o sangue em pressão constante. (Redesenhada de Jones RD, Berne RM. *Am J Physiol*. 1963;204:461.)

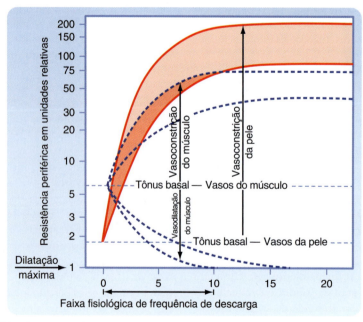

• **Figura 17.39** Tônus basal e faixa de resposta dos vasos de resistência no músculo *(linhas tracejadas)* e na pele *(áreas sombreadas)* à estimulação e à secção dos nervos simpáticos. A resistência periférica está plotada em escala logarítmica. (Redesenhada de Celander O, Folkow B. *Acta Physiol Scand*. 1953;29:241.)

diferem daquelas que penetram no parênquima encefálico. As artérias e arteríolas piais têm uma inervação extrínseca (p. ex., via gânglio cervical superior, nervos esfenopalatinos, nervo trigêmeo); as arteríolas do parênquima têm uma inervação intrínseca (através dos neurônios cerebrais). As artérias piais contêm mais células de músculo liso do que as arteríolas parenquimatosas. Além disso, as artérias e arteríolas piais possuem ramos colaterais, enquanto as arteríolas parenquimatosas, não. Portanto, as arteríolas parenquimatosas regulam o fluxo sanguíneo para regiões corticais distintas, e a sua oclusão pode reduzir significativamente o fluxo sanguíneo.

A circulação encefálica é singular, visto que está localizada em uma estrutura rígida, o crânio. Qualquer aumento do influxo arterial deve estar associado a um aumento comparável do efluxo venoso, uma vez que o conteúdo intracraniano não tem como ser comprimido. Os volumes de sangue e de fluido extravascular podem variar consideravelmente na maioria dos tecidos do corpo. No encéfalo, no entanto, os volumes de sangue e de fluido extravascular são relativamente constantes; uma alteração em um desses volumes fluidos deve ser acompanhada por uma alteração recíproca no outro. A taxa de fluxo sanguíneo encefálico é mantida dentro de uma faixa restrita; nos seres humanos, a média é de 55 mL/min/100 g de tecido encefálico.

Regulação do fluxo sanguíneo encefálico

Em repouso, o encéfalo consome 20% do oxigênio e 25% da glicose total do corpo. De todos os tecidos do corpo, o encéfalo é o menos tolerante à isquemia. A interrupção do fluxo sanguíneo encefálico por apenas 5 segundos resulta na perda de consciência. Uma isquemia com duração de apenas alguns minutos pode causar danos teciduais irreversíveis. Felizmente, a regulação da circulação encefálica ocorre primariamente sob a direção do próprio encéfalo. Os mecanismos reguladores locais e os reflexos que se originam no encéfalo tendem a manter uma circulação encefálica relativamente constante na presença de efeitos adversos tais como a atividade nervosa vasomotora simpática, agentes vasoativos humorais circulantes e alterações na pressão arterial. Em determinadas circunstâncias, o encéfalo regula também o seu fluxo sanguíneo produzindo alterações na pressão arterial sistêmica.

As alterações no fluxo sanguíneo encefálico estão associadas ao "recrutamento funcional" de capilares. Assim, a taxa de fluxo em cada capilar é ajustada para atender às necessidades do órgão. No "recrutamento capilar", por outro lado, mais capilares se abrem para atender a maior fluxo sanguíneo.

O encéfalo possui vários mecanismos de proteção que regulam o fluxo sanguíneo. Esses mecanismos são a barreira hematencefálica, a regulação extrínseca dos centros cardiovasculares centrais, o controle intrínseco (autorregulação) da circulação e a hiperemia funcional, na qual o fluxo sanguíneo aumenta para uma região ativa do encéfalo.

Barreira hematencefálica

A barreira hematencefálica regula o transporte de íons e nutrientes entre o sangue e o encéfalo, e também limita a entrada de substâncias nocivas do sangue no encéfalo. A barreira hematencefálica é formada pelas proteínas de junção estreita (molécula de adesão juncional 1, oclludinas, claudinas), que estão conectadas ao citoesqueleto das células endoteliais para formar uma barreira que faz oposição ao movimento paracelular de substâncias do sangue para o encéfalo. Além disso, a barreira hematencefálica inclui a **unidade neurovascular** (microcirculação, pericitos, a matriz extracelular, astrócitos e neurônios; Figura 17.40). Os pericitos regulam o fluxo sanguíneo ajustando o diâmetro vascular e secretam angiopoietina, um fator de crescimento que estimula a expressão de oclludinas nas células endoteliais. As oclludinas são proeminentemente expressas nas células endoteliais do encéfalo, em contraste com a sua esparsa distribuição no endotélio não neural. A unidade neurovascular regula o fluxo sanguíneo e a permeabilidade capilar. Assim, a unidade neurovascular está envolvida em alguns estados patológicos, entre os quais hipoxia, doenças neurodegenerativas e inflamação, todas caracterizadas por disfunção da barreira hematencefálica.

Fatores neurais

A inervação extrínseca dos vasos cerebrais (piais) consiste em componentes do sistema nervoso autônomo. As fibras nervosas simpáticas cervicais que acompanham a entrada da artéria carótida interna e das artérias vertebrais na cavidade craniana inervam os vasos cerebrais. Em comparação com outros leitos vasculares, o controle simpático dos vasos cerebrais é fraco, e o estado contrátil dos músculos lisos cerebrovasculares depende essencialmente de fatores metabólicos locais. A densidade dos receptores α_1-adrenérgicos é menor do que em outros leitores vasculares. Os vasos cerebrais recebem fibras parassimpáticas do nervo facial, que produzem uma ligeira vasodilatação ao serem estimulados. O sistema nervoso simpático exerce um efeito mais proeminente no fluxo sanguíneo encefálico durante condições fisiopatológicas.

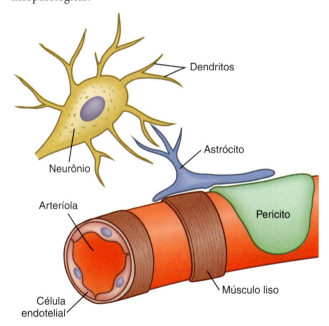

• **Figura 17.40** Diagrama de uma unidade neurovascular com um astrócito ligando um neurônio a uma arteríola da microcirculação encefálica. O tônus da arteríola é modulado pelo músculo liso vascular e pela ação dos pericitos. A célula endotelial restringe a difusão de substâncias em virtude das junções de oclusão. A unidade neurovascular é um componente da barreira hematencefálica e também serve como reguladora do fluxo sanguíneo durante a atividade neuronal.

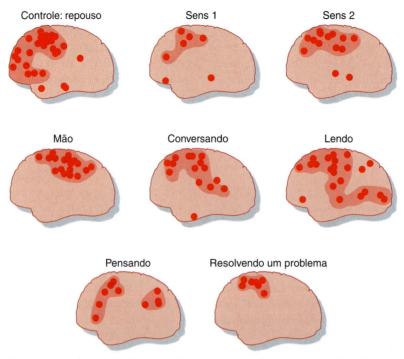

• **Figura 17.41** Efeitos de diferentes estímulos sobre o fluxo sanguíneo regional no córtex contralateral do cérebro humano. Sens 1, estimulação elétrica de baixa intensidade na mão; Sens 2, estimulação elétrica de alta intensidade (dolorosa) na mão. Demais estímulos conforme observado. (Redesenhada de Igvar DH. *Brain Res*. 1976;107:181.)

Fatores locais

Em geral, o fluxo sanguíneo encefálico total é relativamente constante e autorregulado. A autorregulação do fluxo sanguíneo encefálico envolve a interação de mecanismos miogênicos, metabólicos e neurais como a descrita para os vasos periféricos (Capítulo 18). Entretanto, o fluxo sanguíneo regional no encéfalo está associado à atividade neural regional. Por exemplo, o movimento de uma das mãos resulta no aumento do fluxo sanguíneo somente na área da mão dos córtex sensório-motor e pré-motor contralaterais. A conversa, a leitura e outros estímulos ao córtex cerebral também estão associados ao aumento do fluxo sanguíneo nas regiões adequadas do córtex contralateral (Figura 17.41). A captação de glicose também corresponde à atividade neuronal cortical regional. Assim, quando a retina é estimulada pela luz, a captação de glicose aumenta no córtex visual.

A unidade neurovascular desempenha um papel integral na regulação discreta do fluxo sanguíneo. A produção de compostos vasoativos associa o aumento da atividade neuronal a maior captação de oxigênio e glicose. No interior da unidade neurovascular, os astrócitos ligam os neurônios à microcirculação (Figura 17.40). Em um polo, os astrócitos circundam os neurônios pré-sinápticos e pós-sinápticos nas sinapses. No outro polo, os astrócitos convergem para o músculo liso vascular e para as células endoteliais dos vasos cerebrais. Quando ativados pelo neurotransmissor glutamato ou acetilcolina, os astrócitos produzem trifosfato de inositol (IP_3), que provoca a liberação de Ca^{++}, que, por sua vez, ativa os canais de potássio de alta condutância (BK_{Ca}). A liberação de K^+ eleva a [K^+] extracelular para 8 a 15 mEq/L no espaço entre o astrócito e o músculo liso arteriolar. A [K^+] elevada provoca a hiperpolarização do músculo liso mediante a ativação da Na^+/K^+-ATPase e o aumento da condutância dos canais de K^+ retificadores de influxo. A hiperpolarização reduz a entrada de Ca^{++} no músculo liso vascular porque o potencial de membrana é afastado do limiar. Portanto, a arteríola parenquimatosa dilata-se e o fluxo sanguíneo aumenta.

Com relação ao K^+, estímulos como hipoxia, estimulação elétrica do encéfalo e convulsões provocam rápidos aumentos do fluxo sanguíneo encefálico e estão associados à elevação das concentrações de K^+ nos espaços perivasculares. Os aumentos de K^+ são semelhantes àqueles que produzem a dilatação das arteríolas piais quando o K^+ é aplicado topicamente nesses vasos. Quando o K^+ extracelular excede 15 mEq/L, as células dos músculos lisos despolarizam-se e a entrada de Ca^{++} aumenta para produzir a contração e a vasoconstrição. Portanto, a [K^+] extracelular tem duplo efeito sobre a função dos músculos lisos, e a condutância de K^+ e o gradiente de concentração de K^+ são oriundos de suas ações sobre a Na^+/K^+-ATPase.

Os vasos encefálicos também são regulados pelo CO_2. O aumento da tensão de CO_2 no sangue arterial ($PaCO_2$) provoca acentuada vasodilatação encefálica; por exemplo, a inalação de 7% de CO_2 aumenta em duas vezes o fluxo sanguíneo encefálico. Por outro lado, a redução da $PaCO_2$ causada pela hiperventilação diminui o fluxo sanguíneo encefálico. O CO_2 produz alterações na resistência arteriolar mediante alteração do pH perivascular. Quando a $PaCO_2$ e a concentração de HCO_3^- são alteradas de forma independente, o diâmetro dos vasos piais e o fluxo sanguíneo apresentam uma relação inversa com o pH independentemente do nível da $PaCO_2$ ou da [HCO_3^-]. A acidose produz acentuada vasodilatação das arteríolas encefálicas. A vasodilatação é mediada por uma liberação muito localizada de Ca^{++} a partir do retículo endoplasmático ("faíscas" de Ca^{++}). Esse sinal local de Ca^{++} ativa os canais de alta condutância BK_{Ca}; a subsequente hiperpolarização estabiliza a célula do músculo liso vascular e se opõe à vasoconstrição.

NA CLÍNICA

A elevação da pressão intracraniana, causada por um tumor encefálico, resulta no aumento da pressão arterial sistêmica. Essa resposta, denominada *fenômeno de Cushing*, é provocada pela estimulação isquêmica das regiões vasomotoras do bulbo. O fenômeno de Cushing ajuda a manter o fluxo sanguíneo encefálico em condições como a expansão de tumores intracranianos.

O dióxido de carbono difunde-se para o músculo liso vascular a partir do tecido encefálico ou do lúmen dos vasos sanguíneos, enquanto o H^+ presente no sangue é impedido pela barreira hematencefálica de alcançar o músculo liso arteriolar. Portanto, os vasos encefálicos dilatam-se quando a $[H^+]$ do líquido cerebrospinal (ou cefalorraquidiano) aumenta, mas esses vasos dilatam-se apenas minimamente em resposta ao aumento na $[H^+]$ do sangue arterial. A regulação química do fluxo sanguíneo encefálico pela $PaCO_2$ fica comprometida em seres humanos com disfunção endotelial (p. ex., diabetes, hipertensão); os papéis relativos do H^+ e do NO em resposta às alterações da $PaCO_2$ não estão claros.

A concentração de potássio também afeta o fluxo sanguíneo encefálico. A hipoxia, a estimulação elétrica do encéfalo e as convulsões provocam rápidos aumentos do fluxo sanguíneo encefálico e da $[K^+]$ no espaço perivascular. Os aumentos da $[K^+]$ são de magnitude semelhante àqueles que produzem a dilatação das arteríolas piais quando da aplicação tópica de K^+ nesses vasos. Entretanto, o aumento da $[K^+]$ não se sustenta durante todo o período de estimulação encefálica. Portanto, somente o aumento inicial do fluxo sanguíneo encefálico pode ser atribuído à liberação de K^+.

A adenosina também tem um efeito importante no fluxo sanguíneo encefálico. Os níveis de adenosina no encéfalo aumentam em resposta a condições como isquemia, hipoxemia, hipotensão, hipocapnia, estimulação elétrica do encéfalo e convulsões induzidas. A adenosina aplicada topicamente é um potente dilatador das arteríolas piais. Qualquer intervenção que reduza o fornecimento de O_2 para o encéfalo ou aumente as demandas de O_2 do encéfalo resulta na rápida (5 segundos) formação de adenosina no tecido encefálico. Ao contrário das alterações no pH ou na $[K^+]$, a concentração de adenosina no encéfalo aumenta no início da alteração no fornecimento de O_2 e permanece elevada durante todo o período de desequilíbrio do O_2. A adenosina liberada no líquido cerebrospinal durante a isquemia encefálica é incorporada aos nucleotídeos de adenina presentes no tecido encefálico. Esses fatores locais, tais como pH, K^+ e adenosina, atuam conjuntamente para ajustar o fluxo sanguíneo encefálico à atividade metabólica do encéfalo. A circulação encefálica produz hiperemia reativa e excelente autorregulação quando a pressão arterial está entre 60 e 160 mmHg. Uma pressão arterial média abaixo de 60mmHg resulta em fluxo sanguíneo encefálico reduzido e síncope, enquanto uma pressão arterial média acima de 160 mmHg pode levar ao aumento da permeabilidade da barreira hematencefálica e, consequentemente, à formação de edema encefálico. A hipercapnia ou qualquer outro vasodilatador potente elimina a autorregulação do fluxo sanguíneo encefálico. Provavelmente, a autorregulação do fluxo sanguíneo encefálico é mediada por um mecanismo miogênico modulado por um componente metabólico.

Circulação intestinal

Anatomia

O trato gastrointestinal é suprido pelas artérias celíaca, mesentérica superior e mesentérica inferior. A artéria mesentérica superior transporta mais de 10% do débito cardíaco. As pequenas artérias mesentéricas formam uma extensa rede vascular na submucosa do trato gastrointestinal. Os ramos arteriais penetram nas camadas dos músculos longitudinais e circulares do trato e dão origem às arteríolas de terceira e quarta ordens. Algumas arteríolas de terceira ordem presentes na submucosa alimentam as pontas das vilosidades (Figura 17.42).

A direção do fluxo sanguíneo nos capilares e nas vênulas de uma vilosidade é oposta à da arteríola principal (Figura 17.42). Esse arranjo constitui um sistema de troca contracorrente. A efetiva troca contracorrente permite a difusão do O_2 das artérias para as vênulas. Em baixas taxas de fluxo sanguíneo, uma porção substancial do O_2 pode ser desviada das arteríolas para as vênulas, próximo à base das vilosidades, reduzindo o fornecimento de O_2 para as células da mucosa localizadas na ponta das vilosidades. Quando o fluxo sanguíneo intestinal é muito baixo, o desvio de O_2 é tão grande que ocorre extensa necrose das vilosidades intestinais.

Regulação neural

O controle neural da circulação mesentérica é quase exclusivamente simpático. O aumento da atividade simpática, através dos receptores α_1-adrenérgicos, promove constrição das arteríolas mesentéricas e dos vasos de capacitância. Esses receptores são importantes para a circulação mesentérica. Entretanto, os receptores β_2-adrenérgicos também estão presentes, de modo que o agonista isoproterenol causa vasodilatação.

Em resposta ao comportamento agressivo ou à estimulação artificial da área de "defesa" hipotalâmica, ocorre pronunciada vasoconstrição no leito vascular mesentérico. Essa vasoconstrição desloca o fluxo sanguíneo da circulação intestinal, menos importante, para os músculos esqueléticos, para o coração e para o encéfalo, mais cruciais.

Autorregulação

A autorregulação do fluxo sanguíneo não é tão bem desenvolvida na circulação intestinal quanto em outros leitos vasculares. O principal mecanismo responsável pela autorregulação é metabólico, embora um mecanismo miogênico provavelmente também participe do processo (Capítulo 18). A concentração de adenosina no sangue venoso mesentérico aumenta quatro vezes após uma breve oclusão arterial, bem como durante maior atividade metabólica da mucosa intestinal, como durante a absorção de alimentos. A adenosina, um potente vasodilatador existente no leito vascular mesentérico, pode ser o principal mediador metabólico da autorregulação. Entretanto, a $[K^+]$ e a osmolalidade plasmática alterada também podem contribuir para a autorregulação.

O consumo de oxigênio pelo intestino delgado é controlado com mais rigor do que o fluxo sanguíneo. Experimentos

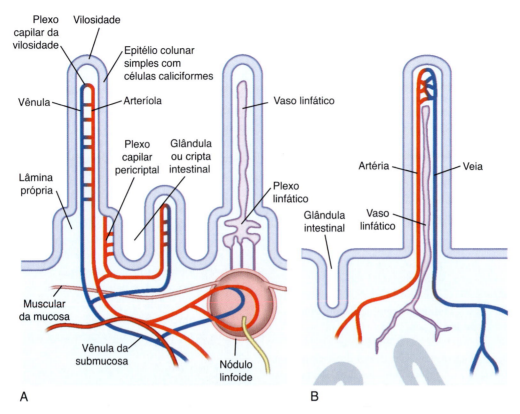

• **Figura 17.42** Padrão da microcirculação do intestino delgado. **A.** Os plexos capilares originam-se das arteríolas das vilosidades e também da cripta intestinal. O sangue sai da cripta através das vênulas e entra na circulação portal. **B.** Os vasos linfáticos têm origem na vilosidade e acabam por formar um plexo em sua base. (Redesenhada de Kierszenbaum A. *Histology and Cell Biology: An Introduction to Pathology*. Philadelphia: Mosby; 2002.)

realizados mostram que a captação de O_2 pelo intestino delgado permanece constante quando a pressão de perfusão arterial varia entre 30 e 125 mmHg.

Hiperemia funcional

A ingestão alimentar aumenta o fluxo sanguíneo intestinal. A secreção de determinados hormônios gastrintestinais contribui para essa hiperemia. A gastrina e a colecistocinina aumentam o fluxo sanguíneo intestinal e elas são secretadas durante a ingestão de alimentos. A absorção alimentar também afeta o fluxo sanguíneo intestinal. O alimento não digerido não tem nenhuma influência vasoativa, enquanto vários produtos da digestão são potentes vasodilatadores. Entre os diversos componentes do quimo, os principais mediadores da hiperemia mesentérica são a glicose e os ácidos graxos.

Circulação hepática

Anatomia

Normalmente, o fluxo sanguíneo para o fígado corresponde a aproximadamente 25% do débito cardíaco. O fluxo sanguíneo hepático é fornecido por duas fontes: a veia porta (cerca de 75%) e a artéria hepática. Como o sangue venoso portal já passou pelo leito capilar gastrointestinal, grande parte do O_2 do fluxo sanguíneo da veia porta já foi extraída. A artéria hepática fornece os 25% restantes do sangue, que está totalmente saturado com O_2.

Portanto, cerca de 3/4 do O_2 utilizado pelo fígado são oriundos do sangue arterial hepático.

Pequenas ramificações da veia porta e da artéria hepática originam as vênulas portais terminais e as arteríolas hepáticas (Figura 17.43). Esses vasos terminais adentram os ácinos hepáticos (a unidade funcional do fígado) em seu ponto central. O sangue flui desses vasos terminais para os capilares sinusoidais, que constituem a rede capilar do fígado. Os capilares sinusoidais irradiam-se em direção à periferia dos ácinos, onde se conectam com as vênulas hepáticas terminais. O sangue procedente dessas vênulas terminais drena para ramos progressivamente maiores das veias hepáticas, que são tributárias da veia cava inferior.

Hemodinâmica

A pressão arterial média na veia porta é de aproximadamente 10 mmHg, e na artéria hepática, de aproximadamente 90 mmHg. A resistência dos vasos a montante dos capilares sinusoidais hepáticos é consideravelmente maior do que a dos vasos a jusante. Consequentemente, a pressão nos capilares sinusoidais é apenas 2 ou 3 mmHg maior do que a pressão nas veias hepáticas e na veia cava inferior. A relação entre as resistências pré-sinusoidal e pós-sinusoidal é muito maior no fígado do que em qualquer outro leito vascular. Desse modo, fármacos e outras intervenções que alteram a resistência pré-sinusoidal normalmente afetam ligeiramente a pressão nos capilares sinusoidais e a troca de fluidos através da parede

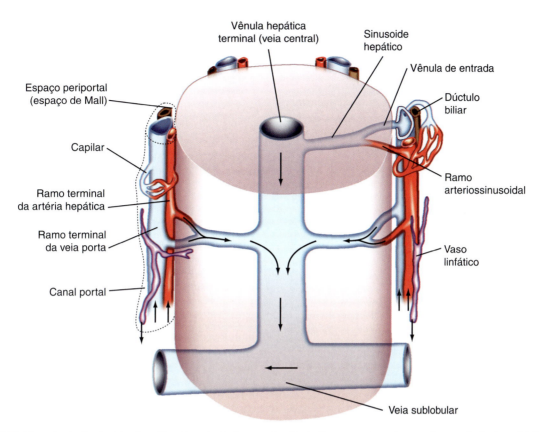

- **Figura 17.43** Microcirculação do ácino hepático. As *setas* indicam a direção do fluxo sanguíneo das porções terminais da artéria hepática e da veia porta para os capilares sinusoidais. A mistura de sangue arterial e venoso flui para a veia central e depois entra na veia sublobular. (Redesenhada de Ross MH, Pawling W. *Histology: A Text and Atlas: With Correlated Cell and Molecular Biology*. Philadelphia: Lippincott Williams & Wilkins; 2006.)

sinusoidal. Entretanto, as alterações nas pressões venosas hepática e central são transmitidas quase quantitativamente aos capilares sinusoidais hepáticos e afetam profundamente a troca trans sinusoidal de fluidos.

Regulação de fluxo

O fluxo sanguíneo nos sistemas venoso portal e arterial hepático varia reciprocamente. Quando interrompido em um sistema, o fluxo sanguíneo aumenta no outro, mas não compensa totalmente o fluxo reduzido no primeiro sistema.

O sistema venoso portal não é autorregulado. À medida que a P_v e o fluxo aumentam, a resistência permanece constante ou diminui. O sistema arterial hepático, no entanto, é autorregulado e a adenosina pode estar envolvida nesse ajuste do fluxo sanguíneo.

O fígado tende a manter constante o consumo de O_2, visto que a extração de O_2 do sangue hepático é muito eficiente. À medida que a taxa de fornecimento de O_2 ao fígado varia, este órgão faz a compensação por meio de uma adequada alteração da fração de O_2 extraída do sangue. Essa extração é facilitada pela distância entre os vasos pré-sinusoidais do centro acinar e os vasos pós-sinusoidais da periferia do ácino (Figura 17.43). A grande distância entre esses tipos de vasos impede a troca contracorrente de O_2, ao contrário da troca contracorrente que ocorre em uma vilosidade intestinal.

Os nervos simpáticos comprimem os vasos de resistência pré-sinusoidais nos sistemas venoso portal e arterial hepático. Entretanto, os efeitos neurais sobre os vasos de capacitância são mais importantes. O fígado contém aproximadamente 15% do volume sanguíneo total do corpo. Em certas condições, como em resposta a hemorragias, cerca da metade do volume sanguíneo hepático pode ser rapidamente expelida pela constrição dos vasos de capacitância (Capítulo 19). Assim, o fígado é um importante reservatório de sangue nos seres humanos.

 NA CLÍNICA

Quando a pressão venosa central é elevada, como na insuficiência cardíaca congestiva, grandes volumes de água plasmática difundem-se do fígado para a cavidade peritoneal; esse acúmulo de fluido no abdome é conhecido como **ascite**. A extensa fibrose do fígado, como na cirrose hepática, aumenta acentuadamente a resistência vascular hepática, elevando substancialmente a pressão no sistema venoso portal. O consequente aumento da pressão hidrostática capilar através da circulação esplâncnica também leva a uma extensa transudação de fluido para a cavidade abdominal. Da mesma forma, a pressão pode subir substancialmente também em outras veias que formam anastomose com a veia porta. Por exemplo, as veias do esôfago podem aumentar consideravelmente de tamanho e formar varizes esofágicas. Essas varizes podem romper-se e provocar um grave sangramento interno que geralmente é fatal. Para evitar esses problemas graves associados à P_v portal elevada na cirrose hepática, uma anastomose (*shunt* portocava) geralmente é inserida por meio cirúrgico entre a veia porta e a veia cava inferior para reduzir a P_v portal.

Circulação fetal

No útero

A circulação fetal difere da circulação em recém-nascidos. É importante notar que os pulmões do feto são funcionalmente inativos e o feto depende totalmente da placenta para receber O_2 e nutrientes. O sangue fetal oxigenado oriundo da placenta passa pela veia umbilical para chegar ao fígado do feto. Cerca da metade do fluxo proveniente da placenta passa pelo fígado, enquanto o restante contorna o fígado fetal e alcança a veia cava inferior por meio do **ducto venoso** (Figura 17.44). O sangue do ducto venoso junta-se ao sangue que retorna da parte inferior do tronco fetal e das extremidades da veia cava inferior. Esse sangue mistura-se ao sangue do fígado do feto através das veias hepáticas.

As correntes de sangue tendem a manter suas características na veia cava inferior e são divididas em duas correntes de tamanhos diferentes pela borda do septo interatrial (crista divisória). A corrente maior, que contém principalmente o sangue da veia umbilical, é desviada da veia cava inferior para o átrio esquerdo através do **forame oval** (Figura 17.44). A outra corrente adentra o átrio direito, onde se funde com o sangue que retorna das partes superiores do corpo do feto através da veia cava superior e com o sangue proveniente do miocárdio.

Diferentemente dos ventrículos dos adultos, os ventrículos do feto funcionam essencialmente em paralelo. Apenas um décimo do débito do ventrículo direito passa pelos pulmões, dada a elevada resistência vascular pulmonar do feto. O restante passa da artéria pulmonar fetal para a aorta através do **ducto arterioso** em posição distal aos pontos de origem das artérias que alimentam a cabeça e os membros superiores do feto. O sangue flui da artéria pulmonar para a aorta porque a resistência vascular pulmonar é alta e o diâmetro do ducto arterioso é tão grande quanto o do ramo descendente da aorta.

O grande volume de sangue que passa pelo forame oval e chega ao átrio esquerdo do feto junta-se ao sangue que retorna dos pulmões e é bombeado do ventrículo esquerdo para a aorta. A maior parte do sangue do ramo ascendente da aorta vai para a cabeça, a parte superior do tórax e os braços do feto; o restante junta-se ao sangue proveniente do ducto arterioso e supre o resto do corpo. A quantidade de sangue bombeada pelo ventrículo esquerdo equivale aproximadamente à metade daquela bombeada pelo ventrículo direito. A maior fração do sangue que passa pelo ramo descendente da aorta é proveniente do ducto arterioso e do ventrículo direito, e flui para a placenta através das duas artérias umbilicais.

A saturação do oxigênio do sangue fetal ocorre em diversos locais (Figura 17.44). Assim, os tecidos fetais que recebem a maior parte do sangue altamente saturado são o fígado, o coração e as partes superiores do corpo, inclusive a cabeça.

Na placenta, as vilosidades coriônicas mergulham nos seios da mãe, permitindo a troca de O_2, CO_2, nutrientes e produtos do metabolismo através das membranas. A barreira à troca impede o equilíbrio do O_2 entre as duas circulações em taxas normais de fluxo sanguíneo. Portanto, a PO_2 do sangue fetal que sai da placenta é muito baixa. Não fosse pelo fato de a hemoglobina fetal ter maior afinidade com o O_2 do que a hemoglobina adulta, o feto não receberia um suprimento adequado de O_2. A curva de dissociação da oxi-hemoglobina fetal é deslocada para a esquerda. Portanto, em pressões iguais de O_2, o sangue fetal carrega uma quantidade de O_2 significativamente maior do que o sangue materno.

No início da gestação, os altos níveis de glicogênio que prevalecem nos miócitos cardíacos podem proteger o coração de períodos agudos de hipoxia. Os níveis de glicogênio diminuem ao final da gestação e alcançam os níveis adultos próximo do termo.

Alterações circulatórias que ocorrem ao nascimento

Os vasos umbilicais apresentam paredes musculares espessas que reagem a trauma, tensão, aminas simpatomiméticas, bradicinina, angiotensina e alterações na PO_2. Nos animais em que o cordão umbilical não é amarrado, a hemorragia do recém-nascido é minimizada pela constrição desses grandes vasos umbilicais em resposta ao estiramento das artérias umbilicais e pelo associado aumento da PO_2 nas artérias sistêmicas.

O fechamento dos vasos umbilicais aumenta a RPT e a pressão arterial do recém-nascido. Quando o fluxo sanguíneo pela veia umbilical cessa, o ducto venoso – um vaso de parede espessa com um esfíncter muscular – fecha-se. O fator que provoca o fechamento do ducto venoso é desconhecido.

NA CLÍNICA

Se a gestante sofrer hipoxia, a PO_2 reduzida no sangue do feto provoca taquicardia e aumento do fluxo sanguíneo pelos vasos umbilicais. Se a hipoxia persistir ou se o fluxo através dos vasos umbilicais for prejudicado, ocorre sofrimento fetal, que se manifesta inicialmente em forma de bradicardia.

Imediatamente após o nascimento, a asfixia causada pela constrição ou pelo grampeamento dos vasos umbilicais, juntamente com o resfriamento do corpo, ativa o centro respiratório do neonato. Quando os pulmões se enchem de ar, a resistência vascular pulmonar cai para aproximadamente 10% do valor existente antes da expansão pulmonar. Essa alteração na resistência vascular não é causada pela presença de O_2 nos pulmões porque a alteração é igualmente grande se os pulmões se encherem de N_2. Entretanto, o enchimento dos pulmões com fluido não reduz a resistência vascular pulmonar.

Após o nascimento, a pressão atrial esquerda eleva-se acima da pressão da veia cava inferior e do átrio direito em função (1) da redução da resistência pulmonar, com o consequente grande fluxo sanguíneo para o átrio esquerdo através dos pulmões; (2) da redução do fluxo para o átrio direito causada pela oclusão da veia umbilical; e (3) da maior resistência ao débito do ventrículo esquerdo produzida pela oclusão das artérias umbilicais. A inversão do gradiente de pressão nos átrios fecha abruptamente a válvula sobre o forame oval, e depois de vários dias os folhetos septais se fundem.

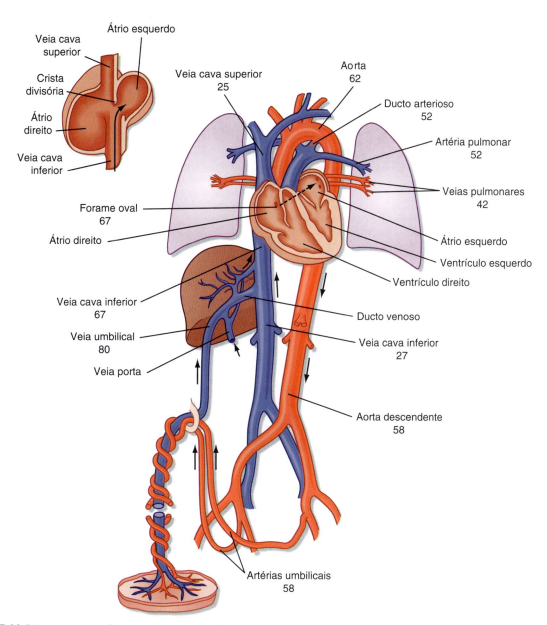

● **Figura 17.44** Diagrama esquemático da circulação fetal. Os *números* representam o percentual de saturação de O_2 do sangue que flui no vaso sanguíneo indicado. O sangue fetal que sai da placenta é 80% saturado, mas a saturação do sangue que passa pelo forame oval é reduzida a 67%. Essa redução da saturação de O_2 é causada pela mistura do sangue saturado com o sangue dessaturado que retorna da parte inferior do corpo do feto e do fígado. A adição do sangue dessaturado procedente dos pulmões do feto reduz a saturação de O_2 do sangue do ventrículo esquerdo para 62%, que é o nível de saturação do sangue que chega à cabeça e aos membros superiores do feto. O sangue do ventrículo direito – que é uma mistura de sangue dessaturado da veia cava superior, sangue das veias coronárias e sangue da veia cava inferior – é apenas 52% saturado com O_2. Quando a maior porção desse sangue atravessa o ducto arterioso e se junta àquele bombeado pelo ventrículo esquerdo, a consequente saturação com O_2 do sangue que flui para a parte inferior do corpo do feto e retorna à placenta é de 58%. A *inserção* no *canto superior esquerdo* ilustra a direção do fluxo de uma grande porção do sangue oriundo da veia cava inferior para o átrio esquerdo através do forame oval. As *setas* indicam as direções do fluxo. (Dados extraídos de Dawes GS, et al. *J Physiol.* 1954;126:563.)

A redução da resistência vascular pulmonar provoca a queda da pressão na artéria pulmonar para cerca da metade de seu nível anterior (para aproximadamente 35 mmHg). Essa variação da pressão, combinada com um leve aumento da pressão aórtica, inverte o fluxo do sangue no ducto arterioso. Entretanto, depois de alguns minutos, o grande ducto arterioso começa a se comprimir. Essa constrição produz um fluxo turbulento, que nos neonatos manifesta-se como um murmúrio. A constrição do ducto arterioso é progressiva e normalmente se completa em 1 a 2 dias após o nascimento. Aparentemente, o fechamento do ducto arterioso é provocado pela alta PO_2 do sangue arterial que o atravessa; a ventilação pulmonar com O_2 fecha o ducto, enquanto a ventilação com ar pobre em O_2 abre esse vaso de desvio. Desconhece-se se o O_2 age diretamente sobre o ducto ou por meio da liberação de alguma substância vasoconstritora.

No momento do nascimento, as paredes dos dois ventrículos apresentam aproximadamente a mesma espessura. Além disso, a camada muscular das arteríolas pulmonares é espessa; essa espessura é, em parte, responsável pela alta resistência vascular pulmonar do feto. Após o nascimento, a espessura das paredes do ventrículo

Fisiologia Cardiovascular

direito diminui, assim como a camada muscular das arteríolas pulmonares. Por outro lado, as paredes do ventrículo esquerdo tornam-se mais espessas. Essas alterações progridem durante algumas semanas após o nascimento e refletem os efeitos das diferentes forças hemodinâmicas (p. ex., resistência vascular) sobre os dois ventrículos. A hipertrofia cardíaca é um fator subjacente ao aumento do peso do coração durante o período de crescimento normal após o nascimento. As demandas físicas impostas pelo sistema cardiovascular em desenvolvimento, juntamente com os elevados níveis de fatores solúveis (p. ex., hormônio do crescimento, fator de crescimento semelhante à insulina 1), são responsáveis pela hipertrofia fisiológica que leva a massa do ventrículo esquerdo a aumentar mais de duas vezes durante o período que se estende do nascimento ao início da idade adulta.

> ## NA CLÍNICA
>
> Ocasionalmente, o ducto arterioso não se fecha após o nascimento. No neonato, essa anomalia cardiovascular congênita, denominada **persistência do ducto arterioso (PDA)**, pode eventualmente ser corrigida com a administração de agentes anti-inflamatórios não esteroidais, como a indometacina ou o ibuprofeno. Se esse procedimento não resultar no fechamento do ducto ou se a criança for mais velha, o fechamento deve ser feito. O PDA constitui uma das complicações mais comumente associadas ao nascimento prematuro. Até 70% dos lactentes nascidos antes de 28 semanas de gestação exigem tratamento para PDA. O paracetamol surgiu como terapia de primeira linha efetiva, com eficácia semelhante e melhor segurança em comparação com os AINEs.

Pontos-chave

1. O sistema vascular é composto por duas subdivisões principais: a circulação sistêmica e a circulação pulmonar. Essas subdivisões apresentam-se dispostas em série umas com as outras e consistem em vários tipos de vasos (p. ex., artérias, arteríolas, capilares) alinhados em série uns com os outros. Em geral, os vasos de determinado tipo são dispostos em paralelo uns com os outros.

2. A velocidade média (v) do fluxo sanguíneo em determinado tipo de vaso é diretamente proporcional ao fluxo total de sangue bombeado pelo coração e inversamente proporcional à área de secção transversal de todos os vasos em paralelo do mesmo tipo.

3. A lei de Poiseuille caracteriza o fluxo sanguíneo estável e laminar nos vasos maiores do que as arteríolas. Entretanto, nos vasos sanguíneos muito pequenos, o fluxo sanguíneo é não newtoniano (*i. e.*, a lei de Poiseuille não se aplica).

4. O fluxo tende a tornar-se turbulento quando (1) a velocidade de fluxo é alta, (2) a viscosidade do fluido é baixa, (3) a densidade do fluido é alta, (4) o diâmetro do vaso é grande, ou (5) a parede do vaso é irregular.

5. As artérias não só conduzem o sangue do coração para os capilares, mas também armazenam parte do sangue ejetado durante cada sístole cardíaca. Assim, o sangue continua a fluir nos capilares durante a diástole cardíaca. As veias retornam para o coração o sangue proveniente dos capilares e têm uma resistência relativamente baixa e uma capacitância elevada que lhes permite servir de reservatórios de sangue.

6. O processo de envelhecimento diminui a complacência das artérias e das veias. Quanto menos complacentes as artérias, maior o trabalho do coração para atingir determinado débito cardíaco. Quanto menos complacentes forem as veias, menor a sua capacidade de armazenar sangue.

7. A pressão arterial média varia diretamente em relação ao débito cardíaco e à RPT. A pressão de pulso varia diretamente em relação ao volume sistólico, mas inversamente em relação à complacência arterial.

8. O fluxo sanguíneo nos capilares é regulado principalmente pela contração das arteríolas (vasos de resistência). O endotélio capilar é a fonte de NO e de PGI2, que relaxam os músculos lisos vasculares.

9. A água e os pequenos solutos movimentam-se entre os compartimentos vascular e do fluido intersticial através dos poros capilares principalmente por difusão, mas também por filtração e absorção. Moléculas com mais de 60 kDa permanecem essencialmente confinadas ao compartimento vascular. As substâncias lipossolúveis, como o CO_2 e o O_2, passam diretamente através das membranas lipídicas do capilar; a taxa de transferência é diretamente proporcional à sua solubilidade lipídica. Moléculas grandes podem movimentar-se na parede capilar em vesículas por pinocitose. As vesículas se formam a partir da membrana lipídica dos capilares.

10. A filtração e a absorção capilares são descritas pela equação de Starling:

$$\text{Movimento do fluido} = k\left[\left(P_c - P_i\right) - \ \pi_p - \pi_i\right]$$

A filtração ocorre quando a soma algébrica desses termos é positiva; a absorção ocorre quando a soma é negativa.

11. O fluido e a proteína que escapam dos capilares sanguíneos entram nos capilares linfáticos e são transportados pelo sistema linfático de volta para o compartimento vascular sanguíneo.

12. Os fatores físicos que influenciam o fluxo sanguíneo nas artérias coronárias são a viscosidade do sangue, a resistência friccional das paredes dos vasos, a pressão aórtica e a compressão extravascular dos vasos nas paredes do ventrículo esquerdo. O fluxo sanguíneo na artéria coronária esquerda é restringido pela compressão extravascular durante a sístole ventricular, e o fluxo é maior durante a diástole, quando os vasos intramiocárdicos não estão comprimidos. A regulação neural do fluxo sanguíneo nas artérias coronárias é muito menos importante do que a regulação metabólica. A ativação dos nervos simpáticos cardíacos comprime os vasos coronários de resistência. Entretanto, o aumento do metabolismo miocárdico causado pela elevação combinada da frequência cardíaca e da força contrátil produz a vasodilatação, que se sobrepõe ao efeito constritor direto da estimulação do nervo simpático. A estimulação dos ramos cardíacos dos nervos vagos causa uma leve dilatação das arteríolas coronárias. Existe um notável paralelismo entre a atividade metabólica do coração e o fluxo sanguíneo nas artérias coronárias.

Aparentemente, o aumento da oferta de O_2 ou a diminuição da demanda de O_2 libera os vasodilatadores que reduzem a resistência das artérias coronárias. Dos fatores conhecidos (CO_2, O_2, H^+, K^+, H_2O_2, adenosina) capazes de mediar essa resposta, os canais K_{ATP}, o NO, o H_2O_2 e a adenosina são os candidatos mais prováveis, embora o CO_2, o O_2 e o H^+ não possam ser descartados.

13. A maioria dos vasos de resistência existentes na pele está sob o duplo controle do sistema nervoso simpático e dos metabólitos vasodilatadores locais. As anastomoses AV encontradas nas mãos, nos pés e no rosto, no entanto, estão exclusivamente sob controle neural. Os vasos sanguíneos cutâneos têm por principal função regular a temperatura do corpo contraindo-se para conservar calor e dilatando-se para perder calor. Esses vasos dilatam-se de modo direto e reflexo em resposta ao calor, e contraem-se de modo igualmente direito e reflexo em resposta ao frio.

14. O fluxo sanguíneo no músculo esquelético é regulado centralmente pelos nervos simpáticos, e localmente, pela liberação de metabólitos vasodilatadores. Em uma pessoa em repouso, a regulação neural do fluxo sanguíneo é predominante, mas ela permite a regulação metabólica durante as contrações musculares (como durante o exercício).

15. O fluxo sanguíneo encefálico é regulado predominantemente por fatores metabólicos, especialmente CO_2, K^+ e adenosina. O aumento da atividade cerebral regional produzida por estímulos como toque, dor, movimento da mão, conversa, leitura, argumentação e solução de problema está associado ao aumento do fluxo sanguíneo na área ativada do córtex contralateral do cérebro. Acredita-se que a unidade neurovascular (microcirculação, pericitos, matriz extracelular, astrócitos e neurônios), um componente da barreira hematencefálica, correlacione a atividade encefálica ao aumento do fluxo sanguíneo e da oxigenação.

16. A microcirculação nas vilosidades intestinais constitui um sistema de troca contracorrente para o O_2. Devido à existência desse sistema, as vilosidades correm risco em estados de baixo fluxo sanguíneo. Os vasos esplâncnicos de resistência e de capacitância são muito sensíveis a alterações na atividade neural simpática.

17. O fígado recebe aproximadamente 25% do débito cardíaco; cerca de 3/4 desse débito são provenientes da veia porta, e 1/4, da artéria hepática. Quando o fluxo diminui no sistema portal ou hepático, o fluxo no outro sistema normalmente aumenta, mas não proporcionalmente. O fígado tende a manter constante o consumo de O_2, em parte devido à grande eficiência de seu mecanismo de extração de O_2 do sangue. O fígado normalmente contém aproximadamente 15% do volume sanguíneo total e serve como um importante reservatório de sangue para o corpo.

18. No feto, um grande percentual do sangue do átrio direito passa para o átrio esquerdo através do forame oval, e um grande percentual do sangue arterial pulmonar passa para a aorta através do ducto arterioso. No momento do nascimento, os vasos umbilicais, o ducto venoso e o ducto arterioso se fecham por intermédio da contração de suas camadas musculares. A redução da resistência vascular pulmonar causada pela insuflação dos pulmões é o principal fator responsável pela inversão do gradiente de pressão entre os átrios e, consequentemente, pelo fechamento do forame oval.

18
Regulação do Coração e dos Vasos

OBJETIVOS DO APRENDIZADO

Após a conclusão deste capítulo, o estudante será capaz de responder às seguintes questões:

1. De que maneira os sistemas nervosos simpático e parassimpático regulam as funções do coração e dos vasos?
2. Que fatores afetam a regulação simpática diferencial dos vasos de resistência e de capacitância?
3. De que maneira o barorreflexo mimetiza o funcionamento do reflexo proprioceptor dos músculos esqueléticos?
4. Quais os dois principais mecanismos intrínsecos ao músculo cardíaco que regulam o desempenho miocárdico?
5. Quais os principais hormônios que regulam o desempenho miocárdico?
6. De que maneira o desempenho miocárdico é afetado pelas alterações nas concentrações de O_2, CO_2 e H^+ no sangue arterial?
7. Qual é o mecanismo miogênico do músculo liso vascular e de que maneira ele participa da regulação do fluxo sanguíneo tecidual?
8. Quais são os fatores humorais que participam da regulação do fluxo sanguíneo e quais as suas ações?

Regulação da frequência cardíaca e desempenho miocárdico

Débito cardíaco é definido como a quantidade de sangue bombeada pelo coração a cada minuto. O débito cardíaco pode ser alterado pela variação da **frequência cardíaca** ou do volume de sangue ejetado por qualquer um dos ventrículos a cada batimento cardíaco; esse volume denomina-se **volume sistólico**. Matematicamente, o débito cardíaco (DC) pode ser expresso como o produto da frequência cardíaca (FC) e do volume sistólico (VS):

Equação 18.1
$$DC = FC \times VS$$

Portanto, para compreender como a atividade cardíaca é controlada, deve-se considerar como a FC e o VS são regulados. A FC é regulada pela atividade do **sistema nervoso autônomo** na modulação do marca-passo cardíaco intrínseco. O VS é determinado pelo desempenho do miocárdio (determinado pela contratilidade das células cardíacas) e pelas cargas hemodinâmicas sobre o coração. Todos essas determinantes são interdependentes na medida em que a alteração em um determinante do débito cardíaco quase invariavelmente altera o outro.

Controle nervoso da frequência cardíaca

Embora determinados fatores locais, como variações de temperatura e estiramento do tecido, possam afetar a FC, o sistema nervoso autônomo é o principal meio pelo qual a FC é controlada.

A FC média de repouso é de aproximadamente 70 batimentos por minuto (bpm) em adultos normais, e é significativamente maior em crianças. Durante o sono, a FC diminui de 10 a 20 bpm. A FC pode aumentar durante uma situação de excitação emocional, e durante o exercício físico pode chegar a frequências bem acima de 150 bpm. Em atletas bem treinados, a frequência de repouso normal é de apenas cerca de 50 bpm.

Ambas as divisões do sistema nervoso autônomo influenciam tonicamente o marca-passo cardíaco, que normalmente é o nó sinoatrial (SA). O sistema nervoso simpático intensifica o automatismo, enquanto o sistema nervoso parassimpático o inibe. As variações da FC, em geral, envolvem a ação recíproca dessas duas divisões do sistema nervoso autônomo. Assim, a FC normalmente aumenta com a combinação de redução da atividade parassimpática com aumento da atividade simpática; a FC diminui com as variações opostas da atividade neural autônoma.

O tônus parassimpático normalmente predomina em indivíduos saudáveis em repouso. Quando é administrada atropina, um antagonista de receptor muscarínico que bloqueia os efeitos parassimpáticos, em um indivíduo em repouso, geralmente a FC aumenta substancialmente. Se em um indivíduo em repouso é administrado propranolol, um antagonista de receptor β-adrenérgico que bloqueia os efeitos simpáticos, a FC normalmente apresenta uma leve redução (Figura 18.1). Quando ambas as divisões do sistema nervoso autônomo são bloqueadas, a FC média de adultos jovens é de aproximadamente 100 bpm. A frequência que prevalece após o bloqueio autônomo completo é denominada **frequência cardíaca intrínseca**.

Vias parassimpáticas

As fibras parassimpáticas cardíacas têm origem no bulbo, nas células localizadas no núcleo motor dorsal do nervo vago ou no núcleo ambíguo (Capítulo 11). Nos seres humanos, as fibras vagais centrífugas passam inferiormente pelo pescoço próximo às artérias carótidas comuns e, depois, pelo mediastino para fazerem sinapses com as células pós-ganglionares vagais. Essas células estão localizadas na superfície epicárdica ou nas paredes do coração. A maioria das células ganglionares vagais está localizada em depósitos epicárdicos de gordura, próximo aos nós sinoatriais (SA) e atrioventriculares (AV).

CAPÍTULO 18 Regulação do Coração e dos Vasos

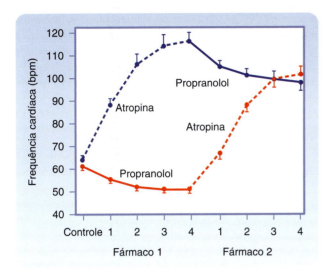

• **Figura 18.1** Efeitos de quatro doses iguais de atropina (antagonista de receptor muscarínico que bloqueia os efeitos parassimpáticos) e de propranolol (antagonista de receptor β-adrenérgico que bloqueia os efeitos simpáticos) sobre a frequência cardíaca de 10 jovens saudáveis do sexo masculino. Na metade dos ensaios, a atropina foi administrada primeiro *(curva de cima)*; na outra metade, o propranolol foi administrado primeiro *(curva de baixo)*. bpm, batimentos por minuto. (Redesenhada de Katona PG, et al. *J Appl Physiol*. 1982; 52:1652.)

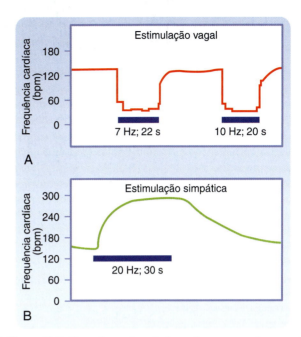

• **Figura 18.2** Alterações na frequência cardíaca provocadas por estimulação *(barras horizontais)* dos nervos vagos (**A**) e nervos simpáticos (**B**). bpm, batimentos por minuto. (Modificada de Warner HR, Cox A. *J Appl Physiol*. 1962;17:349.)

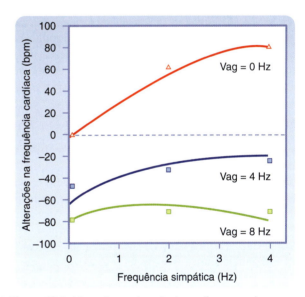

• **Figura 18.3** Alterações na frequência cardíaca quando os nervos vagos e os nervos cardíacos simpáticos são estimulados simultaneamente. Os nervos simpáticos foram estimulados a 0, 2 e 4 Hz na presença da estimulação dos nervos vagos (Vag) a 0, 4 e 8 Hz. bpm, batimentos por minuto. (Modificada de Levy MN, Zieske H. *J Appl Physiol*. 1969;27:465.)

Os nervos vagos direito e esquerdo encontram-se distribuídos por diferentes estruturas cardíacas. O nervo vago direito afeta predominantemente o nó SA; a estimulação desse nervo retarda o disparo do nó SA, podendo até interromper o disparo por vários segundos. O nervo vago esquerdo inibe principalmente o tecido de condução AV, produzindo vários graus de bloqueio AV (Capítulo 16). Entretanto, a distribuição das fibras vagais eferentes é sobreposta de tal modo que a estimulação do nervo vago esquerdo também deprime o nó SA, enquanto a estimulação do nervo vago direito impede a condução AV.

Os nós SA e AV são ricos em acetilcolinesterase, uma enzima que hidrolisa rapidamente o neurotransmissor acetilcolina (ACh). Os efeitos de determinado estímulo vagal decaem muito rapidamente (Figura 18.2A) quando a estimulação vagal cessa devido à rápida destruição da ACh. Além disso, os efeitos vagais sobre a função nodal SA e AV têm uma latência muito curta (aproximadamente 50 a 100 ms) porque a ACh liberada ativa rapidamente os canais especiais de potássio regulados por ACh (K_{ACh}) nas células cardíacas. Esses canais abrem-se rapidamente, pois o receptor muscarínico está associado diretamente ao canal K_{ACh} por uma proteína de ligação ao nucleotídeo de guanina. Essas duas características dos nervos vagos – breve latência e rápido declínio da resposta – permitem que esses nervos exerçam o controle da função nodal SA e AV batimento a batimento.

As influências parassimpáticas normalmente predominam sobre os efeitos simpáticos no nó SA, como mostra a Figura 18.3. Quando a frequência da estimulação simpática aumenta de 0 para 4 Hz, a FC aumenta aproximadamente 80 bpm na ausência de estimulação vagal (0 Hz). Entretanto, quando os nervos vagos são estimulados a 8 Hz, o aumento da frequência de estimulação simpática de 0 para 4 Hz tem influência desprezível sobre a FC.

Vias simpáticas

As fibras simpáticas cardíacas têm origem nas colunas intermediolaterais de cinco ou seis segmentos torácicos superiores e de um ou dois segmentos cervicais inferiores da medula espinhal (Capítulo 11). Essas fibras emergem da coluna espinhal através dos ramos comunicantes brancos e entram nas cadeias paravertebrais dos gânglios. Dependendo da espécie, os neurônios pré-ganglionares e pós-ganglionares fazem sinapse principalmente nos gânglios estrelado ou cervical médio. No mediastino, as fibras pós-ganglionares simpáticas e as fibras pré-ganglionares parassimpáticas juntam-se para formar um plexo entrelaçado de nervos eferentes mistos para o coração.

As fibras pós-ganglionares simpáticas desse plexo chegam na base do coração ao longo da superfície adventícia dos vasos maiores. A partir da base do coração, essas fibras distribuem-se para as diversas câmaras como um extenso plexo epicárdico e, em seguida, penetram no miocárdio, geralmente acompanhando os vasos coronários.

Em contraste com a abrupta interrupção da resposta após a atividade vagal, os efeitos da estimulação simpática diminuem gradativamente depois que a estimulação cessa (Figura 18.2B). Os terminais nervosos captam até 70% da noradrenalina liberada durante a estimulação simpática; grande parte do restante é removida pela corrente sanguínea. Esses processos são lentos. Além disso, os efeitos facilitadores da estimulação simpática sobre o coração atingem valores de estado estável de modo muito mais lento do que os efeitos inibitórios da estimulação vagal. O início da resposta cardíaca à estimulação simpática começa lentamente por duas razões. Primeiro, a noradrenalina parece ser liberada lentamente pelas terminações nervosas simpáticas. Segundo, os efeitos cardíacos da noradrenalina liberada pelos neurônios são mediados principalmente por um sistema de segundo mensageiro relativamente lento que envolve o monofosfato de adenosina cíclico (AMPc; Capítulo 13). Consequentemente, a atividade simpática altera a FC e a condução AV de forma muito mais lenta do que a atividade vagal. Assim, a atividade vagal pode exercer o controle da função cardíaca batimento a batimento; a atividade simpática, não.

Controle por centros superiores

A estimulação de várias regiões do encéfalo pode ter efeitos significativos sobre a FC, o ritmo e a contratilidade (Capítulo 11). No córtex cerebral, os centros reguladores da função cardíaca estão localizados na metade anterior do encéfalo, principalmente no lobo frontal, no córtex orbital, no córtex motor e no pré-motor, na porção anterior do lobo temporal, na ínsula e no giro cingulado. A estimulação dos núcleos ventrais e mediais da linha média do tálamo provoca taquicardia. A estimulação das regiões posterior e posterolateral do hipotálamo também pode alterar a FC. Os estímulos aplicados no campo H2 de Forel na região posterior do hipotálamo provocam diversas respostas cardiovasculares, como taquicardia e movimentos associados dos membros; essas alterações assemelham-se àquelas observadas durante o exercício físico. Sem dúvida, os centros corticais e hipotalâmicos iniciam as reações cardíacas que ocorrem durante a excitação, a ansiedade e outros estados emocionais. Os centros hipotalâmicos iniciam também a resposta cardíaca às alterações na temperatura ambiente. Alterações de temperatura induzidas experimentalmente no hipotálamo pré-óptico anterior alteram a FC e a resistência periférica.

A estimulação da região para-hipoglossal do bulbo ativa reciprocamente as vias simpáticas cardíacas e inibe as vias parassimpáticas. Em determinadas regiões dorsais do bulbo, áreas distintas aceleradoras (aumentam a FC) e potencializadoras (aumentam a contratilidade cardíaca) cardíacas foram detectadas em animais com os nervos vagos transeccionados. As regiões aceleradoras são mais abundantes no lado direito, enquanto as regiões potencializadoras são mais prevalentes no lado esquerdo. Existe uma distribuição semelhante também no hipotálamo. Por essa razão, as fibras simpáticas descem, em sua maioria, ipsilateralmente pelo tronco encefálico.

NA CLÍNICA

Os centros corticais têm efeitos importantes na função autônoma. A ínsula exerce uma distinta regulação no equilíbrio entre as ações simpáticas e parassimpáticas sobre o sistema cardiovascular. Nos pacientes submetidos à estimulação elétrica, os estímulos aplicados ao córtex insular esquerdo provocam predominantemente respostas parassimpáticas (bradicardia e vasodilatação), enquanto os estímulos aplicados ao córtex insular direito provocam ações simpáticas (taquicardia e vasoconstrição). Como previsto, pacientes com lesão aguda no córtex insular esquerdo induzida agudamente por um acidente vascular cerebral (AVC) apresentam maior tônus simpático e maior risco de arritmias e mortalidade por eventos cardiovasculares. Quando o córtex insular direito é agudamente afetado pelo AVC, a incidência de mortalidade/morbidade por eventos cardiovasculares permanece inalterada.

Reflexo barorreceptor

Alterações súbitas da pressão arterial iniciam um reflexo que tende a causar uma alteração inversa na FC. Quando ocorre elevação da pressão arterial acima do valor médio normal de repouso, a atividade dos barorreceptores aumenta, e isso tende a causar uma diminuição da FC e vice-versa (Figura 18.4). Os barorreceptores localizados no arco aórtico e nos seios carotídeos são responsáveis por esse reflexo (ver seção "Barorreceptores arteriais"). Os efeitos

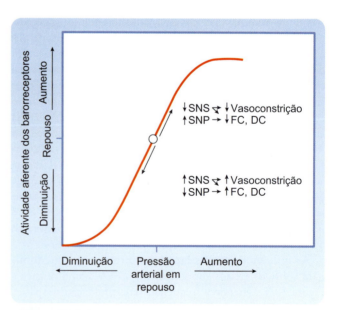

• **Figura 18.4** Os aumentos na pressão arterial tendem a causar redução da frequência cardíaca e diminuição da vasoconstrição. As reduções da pressão arterial tendem a provocar alterações opostas. (Redesenhada de Sved AF. *Blood Pressure: Baroreceptors in Encyclopedia of Neuroscience*; 2009:259-264.)

das variações de pressão nos seios carotídeos sobre a atividade dos nervos cardíacos autônomos estão descritos na Figura 18.5, que mostra que, dentro de uma faixa intermediária de pressão nos seios carotídeos (100 a 180 mmHg), ocorrem alterações recíprocas nas atividades eferentes vagal e simpática. Abaixo dessa faixa de pressão nos seios carotídeos, a atividade simpática é intensa, enquanto a atividade vagal é praticamente inexistente. Por outro lado, acima da faixa intermediária de pressão nos seios carotídeos, a atividade vagal é intensa e a atividade simpática é mínima.

Reflexo de Bainbridge, receptores atriais e peptídeo natriurético atrial

Em 1915, Francis A. Bainbridge relatou que a infusão de sangue ou de solução salina em cães acelerava a FC dos animais. Esse aumento não pareceu estar ligado à pressão arterial porque a FC aumentou independentemente de a pressão arterial variar ou não. Entretanto, Bainbridge observou também que a FC aumentava quando a pressão venosa central subia suficientemente para distender o lado direito do coração. Essa resposta denomina-se **reflexo de Bainbridge**. A transecção bilateral dos nervos vagos eliminava essa resposta.

Muitos pesquisadores confirmaram as observações de Bainbridge e notaram que a magnitude e a direção da resposta dependem da FC prevalente. Quando a FC é baixa, as infusões intravenosas de sangue ou de soluções eletrolíticas normalmente aceleram o coração. Em frequências mais altas, no entanto, essas infusões geralmente desaceleram o coração. O que explica essas diferentes respostas? Aumentos do volume sanguíneo não só provocam o reflexo de Bainbridge, como também ativam outros reflexos (notadamente, o reflexo barorreceptor). Esses outros reflexos tendem a causar alterações opostas na FC. Portanto, as alterações na FC provocadas por variações do volume sanguíneo são resultantes desses efeitos reflexos antagônicos (Figura 18.6). Evidentemente, o reflexo de Bainbridge predomina sobre o reflexo barorreceptor quando o volume sanguíneo aumenta, mas o reflexo barorreceptor prevalece sobre o reflexo de Bainbridge quando o volume sanguíneo diminui.

Ambos os átrios têm receptores afetados pelas variações no volume sanguíneo e que influenciam a FC. Esses receptores estão localizados principalmente nas junções venoatriais: no átrio direito em suas junções com as veias cavas e no átrio esquerdo em suas junções com as veias pulmonares. A distensão desses receptores atriais envia impulsos aferentes para o tronco encefálico pelos nervos vagos. Os impulsos eferentes são enviados do tronco encefálico para o nó SA pelas fibras de ambas as divisões autônomas.

A resposta cardíaca a essas alterações na atividade neural autônoma é altamente seletiva. Mesmo quando o aumento reflexo da FC é grande, as alterações na contratilidade ventricular geralmente são desprezíveis. Além disso, o aumento da FC induzido por estimulação neural normalmente não ocorre acompanhado do aumento da atividade simpática nas arteríolas periféricas.

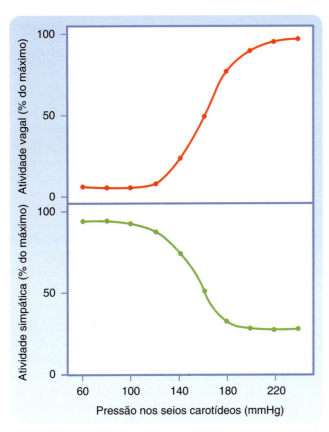

• **Figura 18.5** Dados experimentais mostrando que o aumento da pressão nos seios carotídeos resulta na redução da atividade dos nervos simpáticos eferentes (Simp) e no aumento da atividade dos nervos cardíacos vagais. (Adaptada de Kollai M, Koizumi K. *Arch Pflügers*. 1989;413:365.)

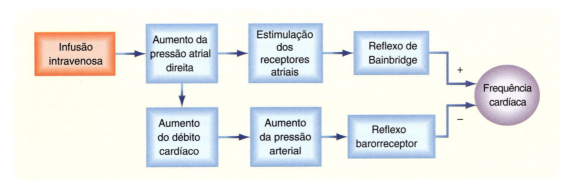

• **Figura 18.6** As Infusões intravenosas de sangue ou de soluções eletrolíticas tendem a aumentar a frequência cardíaca por meio do reflexo de Bainbridge e diminuir a frequência cardíaca por meio do reflexo barorreceptor. A variação efetiva da frequência cardíaca induzida por essas infusões resulta desses dois efeitos opostos.

A estimulação dos receptores atriais aumenta não apenas a FC, mas também o volume urinário. A atividade reduzida das fibras dos nervos simpáticos renais pode ser parcialmente responsável por essa diurese. Entretanto, o principal mecanismo parece ser uma redução neuralmente mediada da secreção do hormônio antidiurético (HAD, ou arginina vasopressina) pela neuro-hipófise (Capítulos 35 e 41). O estiramento das paredes atriais também libera o **peptídeo natriurético atrial (ANP)** a partir dos átrios.[a] O ANP, um peptídeo de 28 aminoácidos, exerce potente efeitos diuréticos e natriuréticos sobre os rins (Capítulo 35), assim como efeitos vasodilatadores sobre os vasos de resistência e de capacitância. Portanto, o ANP é um importante regulador do volume sanguíneo e da pressão arterial.

NA CLÍNICA

Na insuficiência cardíaca congestiva, o NaCl e a água são retidos, principalmente porque a estimulação pelo sistema renina-angiotensina aumenta a liberação de aldosterona do córtex adrenal. O nível plasmático do peptídeo natriurético atrial também aumenta na insuficiência cardíaca congestiva. Ao aumentar a excreção renal de NaCl e água, o peptídeo natriurético atrial reduz gradualmente a retenção de fluidos e as consequentes elevações da pressão venosa central e da pré-carga cardíaca.

Arritmia sinusal respiratória

As variações rítmicas da FC, que ocorrem na frequência respiratória, são detectáveis na maioria das pessoas e tendem a ser mais pronunciadas em crianças. A FC normalmente acelera durante a inspiração e desacelera durante a expiração (Figura 18.7).

Os registros a partir dos nervos cardíacos autônomos revelam que a atividade neural aumenta nas fibras simpáticas durante a inspiração e nas fibras vagais durante a expiração. A resposta da FC à interrupção da estimulação vagal é muito rápida porque, como já discutido, a ACh liberada pelos nervos vagos é rapidamente hidrolisada pela acetilcolinesterase. Essa curta latência permite que a FC varie ritmicamente com a frequência respiratória. Por outro lado, a noradrenalina liberada periodicamente nas terminações simpáticas é removida de forma muito lenta. Consequentemente, as variações rítmicas da atividade simpática que acompanham a inspiração não induzem quaisquer alterações oscilatórias consideráveis na FC. Assim, a arritmia sinusal respiratória é causada quase totalmente pelas alterações na atividade vagal. De fato, a arritmia sinusal respiratória é exagerada quando o tônus vagal aumenta.

Tanto os fatores reflexos quanto os fatores centrais ajudam a provocar arritmia sinusal respiratória (Figura 18.8). Os receptores de estiramento pulmonar são estimulados durante a inspiração, e essa ação leva a um aumento reflexo da FC. As vias aferentes e eferentes desse reflexo localizam-se nos nervos vagos. A pressão intratorácica também diminui durante a inspiração e, por conseguinte, aumenta o retorno venoso para o lado direito do coração

---

[a]Os miócitos dos ventrículos secretam um peptídeo correlato em resposta ao estiramento. Esse peptídeo, denominado **peptídeo natriurético cerebral (BNP)** devido à sua descoberta inicial no sistema nervoso central, tem ações semelhantes às do peptídeo natriurético atrial (Capítulo 35).

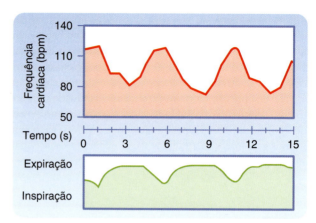

• **Figura 18.7** Arritmia sinusal respiratória. Observe que a frequência cardíaca aumenta durante a inspiração e diminui durante a expiração. bpm, batimentos por minuto. (Modificada de Warner MR, et al. *Am J Physiol*. 1986;251:H1134.)

(Capítulo 19). O consequente estiramento do átrio direito ativa o reflexo de Bainbridge. Após o retardo necessário para que o retorno venoso aumentado alcance o lado esquerdo do coração, o débito do ventrículo esquerdo aumenta e eleva a pressão arterial. Esse aumento da pressão arterial, por sua vez, reduz a FC por meio do reflexo barorreceptor.

Os fatores centrais também são responsáveis pela arritmia cardíaca respiratória. O centro respiratório no bulbo influencia diretamente os centros autônomos cardíacos (Figura 18.8). Nos estudos de derivação circulatória coração/pulmão, o tórax é aberto, o retorno venoso é desviado para uma bomba de oxigenação e a pressão arterial é mantida em um nível constante. Nesses estudos, o movimento rítmico da caixa torácica atesta a atividade dos centros respiratórios bulbares, e geralmente é acompanhado por alterações rítmicas da FC na frequência respiratória. Essa arritmia cardíaca respiratória é quase certamente induzida por uma interação direta entre os centros respiratório e cardíaco no bulbo.

Reflexo quimiorreceptor

A resposta cardíaca à estimulação dos quimiorreceptores periféricos ilustra as complexas interações que podem ocorrer quando um estímulo excita dois sistemas orgânicos simultaneamente. A estimulação dos quimiorreceptores carotídeos aumenta de forma consistente a frequência e a profundidade ventilatória (Capítulo 25), mas em geral altera apenas levemente a FC. A magnitude da resposta ventilatória determina se a FC aumenta ou diminui em decorrência da estimulação dos quimiorreceptores carotídeos. A estimulação leve da respiração induzida por quimiorreceptores reduz moderadamente a FC; a estimulação mais pronunciada aumenta ligeiramente a FC. Se a resposta pulmonar à estimulação dos quimiorreceptores for bloqueada, a resposta da FC pode ser altamente exagerada, como descrito adiante.

A resposta cardíaca à estimulação dos quimiorreceptores periféricos resulta de mecanismos reflexos primários e secundários (Figura 18.9). O efeito principal da estimulação reflexa primária é a excitação do centro vagal bulbar e a consequente redução da FC. O sistema respiratório medeia os efeitos reflexos

CAPÍTULO 18 Regulação do Coração e dos Vasos 377

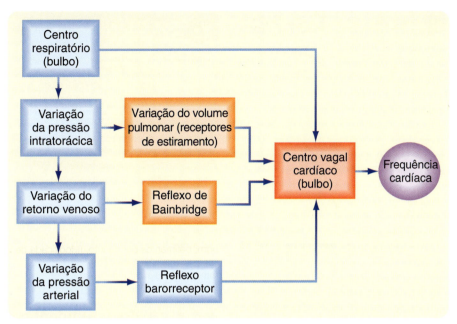

• **Figura 18.8** A arritmia sinusal respiratória é gerada por uma interação direta entre os centros respiratório e cardíaco no bulbo, bem como pelos reflexos originários dos receptores de estiramento nos pulmões, dos receptores de estiramento no átrio direito (reflexo de Bainbridge), e dos barorreceptores nos seios carotídeos e no arco aórtico.

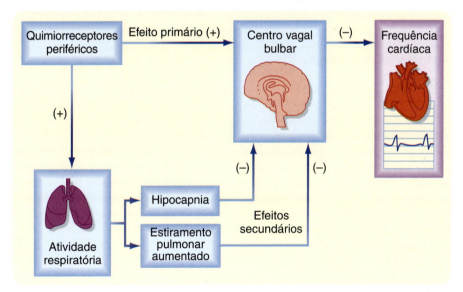

• **Figura 18.9** O efeito primário da estimulação dos quimiorreceptores periféricos sobre a frequência cardíaca é a excitação do centro vagal cardíaco no bulbo e a consequente redução da frequência cardíaca. A estimulação dos quimiorreceptores periféricos excita também o centro respiratório no bulbo. Esse efeito produz hipocapnia e aumenta a insuflação dos pulmões – ambos inibem secundariamente o centro vagal bulbar. Portanto, essas influências secundárias atenuam o efeito reflexo primário da estimulação dos quimiorreceptores periféricos sobre a frequência cardíaca.

secundários. A estimulação respiratória pelos quimiorreceptores arteriais tende a inibir o centro vagal bulbar. Essa inibição varia de acordo com o nível de estimulação concomitante da respiração; pequenos aumentos na respiração inibem ligeiramente o centro vagal, enquanto grandes aumentos na ventilação inibem mais profundamente o centro vagal.

A Figura 18.10 mostra um exemplo da influência inibitória primária. Nesse exemplo, os pulmões estão completamente colapsados e a oxigenação sanguínea é realizada com um oxigenador artificial. Quando os quimiorreceptores carotídeos são estimulados, segue-se uma intensa bradicardia e um certo bloqueio AV. Esses efeitos são mediados basicamente pelas fibras vagais eferentes.

A hiperventilação pulmonar geralmente produzida pela estimulação dos quimiorreceptores carotídeos influencia secundariamente a FC tanto provocando reflexos de insuflação pulmonar quanto produzindo hipocapnia (Figura 18.9). Ambas as influências tendem a diminuir a resposta cardíaca primária à estimulação dos quimiorreceptores e, desse modo, aceleram a FC. Portanto, quando a hiperventilação pulmonar não é evitada, os efeitos primários e secundários neutralizam-se mutuamente, e a estimulação dos quimiorreceptores carotídeos afeta moderadamente a FC.

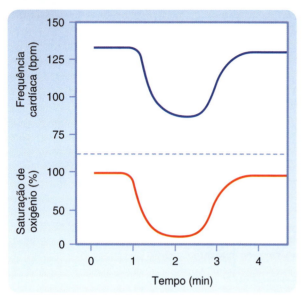

- **Figura 18.10** Alterações na frequência cardíaca com estimulação dos quimiorreceptores carotídeos durante desvio cardíaco total. Os pulmões permanecem colapsados, e a troca gasosa respiratória é realizada por um oxigenador artificial. O traçado inferior representa a saturação de oxigênio do sangue perfundindo os quimiorreceptores carotídeos. A perfusão sanguínea do restante do corpo, inclusive o miocárdio, é totalmente saturada com oxigênio. bpm, batimentos por minuto. (Modificada de Levy MN, et al. *Circ Res*. 1966;18:67.)

Reflexos dos receptores ventriculares

Os receptores sensoriais localizados próximo às superfícies endocárdicas dos ventrículos produzem efeitos reflexos semelhantes àqueles provocados pelos barorreceptores arteriais. A excitação desses receptores endocárdicos causa a diminuição da FC e da resistência periférica. Outros receptores sensoriais foram identificados nas regiões epicárdicas dos ventrículos. Embora todos esses receptores ventriculares sejam excitados por diversos estímulos mecânicos e químicos, suas funções fisiológicas exatas permanecem por ser esclarecidas.

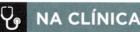
NA CLÍNICA

O eletrocardiograma ilustrado na Figura 18.11 foi registrado em um paciente tetraplégico que não conseguia respirar espontaneamente e necessitava de entubação traqueal e respiração artificial. Quando o cateter traqueal foi brevemente desconectado (indicado pela seta na parte superior da figura) para permitir os cuidados de enfermagem, desenvolveu-se profunda bradicardia depois de nove batimentos cardíacos. A FC do paciente era de 65 bpm pouco antes da desconexão do cateter traqueal. Em menos de 10 segundos após a interrupção da respiração artificial, a sua FC caiu para aproximadamente 20 bpm. Essa bradicardia poderia ser evitada pelo bloqueio dos efeitos da atividade vagal eferente com a administração de atropina, e seu início poderia ser retardado consideravelmente pela hiperventilação do paciente antes de desconectar o cateter traqueal.

Regulação do desempenho do miocárdio

Regulação intrínseca do desempenho do miocárdio

Como observado anteriormente, o coração pode iniciar o seu próprio batimento na ausência de qualquer controle nervoso ou hormonal. O miocárdio também pode adaptar-se às variações das condições hemodinâmicas por meio de mecanismos intrínsecos ao próprio músculo cardíaco. Por exemplo, cachorros de corrida com o coração denervado têm um desempenho quase igual àqueles com inervação intacta. A velocidade máxima desses animais é apenas 5% menor após a denervação cardíaca completa. Nesses cães, o débito cardíaco aumenta de três a quatro vezes durante uma corrida principalmente pelo aumento do VS. Normalmente, o aumento do débito cardíaco com o exercício é acompanhado por um aumento proporcional da FC; o VS não muda

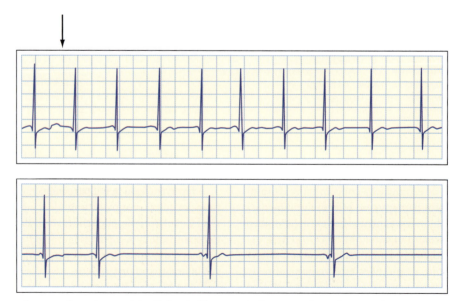

- **Figura 18.11** Eletrocardiograma de um homem tetraplégico de 30 anos que não conseguia respirar espontaneamente e necessitou de entubação traqueal e respiração artificial. Os dois traçados são contínuos. (Modificada de Berk JL, Levy MN. *Eur Surg Res*. 1977;9:75.)

muito (Capítulo 19). Essa adaptação no coração denervado não é totalmente alcançada pelos mecanismos intrínsecos; sem dúvida, as catecolaminas circulantes contribuem. Por exemplo, administrando-se antagonistas dos receptores β-adrenérgicos em um cão de corrida com o coração denervado, o seu desempenho em uma corrida fica seriamente comprometido.

 NA CLÍNICA

Os receptores ventriculares já foram implicados na gênese da **síncope vasovagal,** uma sensação de desmaio iminente ou breve perda de consciência que pode ser desencadeada por estresse psicológico ou ortostático. Acredita-se que os receptores ventriculares sejam estimulados pelo reduzido volume de enchimento ventricular combinado com vigorosa contração dos ventrículos. Em uma pessoa parada de pé, o enchimento ventricular diminui porque o sangue tende a se acumular nas veias do abdome e das pernas, conforme explicado no Capítulo 17. Consequentemente, a redução do débito cardíaco e da pressão arterial resulta no aumento generalizado da atividade neural simpática via reflexo barorreceptor (Figura 18.5). O aumento da atividade simpática para o coração provoca uma vigorosa contração ventricular que estimula os receptores ventriculares. A estimulação dos receptores ventriculares inicia as alterações neurais autônomas que provocam a síncope vasovagal, uma combinação de profunda bradicardia mediada pelos nervos vagos com vasodilatação arteriolar generalizada mediada por redução da atividade neural simpática.

NA CLÍNICA

O coração é parcial ou totalmente denervado em diversas situações clínicas: (1) um coração cirurgicamente transplantado é totalmente denervado, embora as fibras pós-ganglionares parassimpáticas intrínsecas persistam; (2) a atropina bloqueia os efeitos vagais sobre o coração e o propranolol bloqueia as influências β-adrenérgicas simpáticas; (3) determinados medicamentos, como a reserpina, depletam as reservas cardíacas de noradrenalina e, por conseguinte, restringem ou eliminam o controle simpático; e (4) na insuficiência cardíaca congestiva crônica, as reservas cardíacas de noradrenalina geralmente diminuem drasticamente e quaisquer influências simpáticas são atenuadas.

Dois mecanismos intrínsecos, o **mecanismo de Frank-Starling** e a **regulação induzida pela frequência,** permitem que o miocárdio se adapte às variações das condições hemodinâmicas. O mecanismo de Frank-Starling (**lei de Frank-Starling**) é invocado em resposta às alterações no comprimento das fibras miocárdicas em repouso. A regulação induzida pela frequência é invocada por alterações na frequência dos batimentos cardíacos.

Mecanismo de Frank-Starling

Na década de 1910, o fisiologista alemão Otto Frank e o fisiologista inglês Ernest Starling estudaram de forma independente a resposta de corações isolados às alterações na pré-carga e na pós-carga (Capítulo 16). Quando a pressão de enchimento ventricular (pré-carga) aumenta, o volume ventricular aumenta progressivamente, e, depois de vários batimentos, torna-se constante e maior. Em equilíbrio, o volume de sangue ejetado pelos ventrículos (VS) a cada batimento cardíaco aumenta de modo a igualar-se à maior quantidade de retorno venoso para o átrio direito.

O volume ventricular aumentado facilita a contração ventricular e permite que os ventrículos bombeiem maior VS. Esse aumento do VS está associado ao aumento do comprimento das fibras cardíacas ventriculares individuais. O aumento do comprimento das fibras altera o desempenho cardíaco principalmente mediante a modificação do número de pontes cruzadas de miofilamentos que interagem (Capítulo 16). Evidências mais recentes indicam que o mecanismo principal envolve uma alteração induzida por estiramento na sensibilidade dos miofilamentos cardíacos ao Ca^{++} (Capítulos 13 e 16). Todavia, existe um comprimento ótimo de fibra. As pressões de enchimento excessivamente elevadas que causam o estiramento excessivo das fibras miocárdicas podem diminuir, e não aumentar, a capacidade de bombeamento dos ventrículos (Figura 16.31).

Starling demonstrou também que as preparações de coração isolado poderiam adaptar-se às variações da força que se opõem à ejeção de sangue pelos ventrículos durante a sístole (*i. e.*, a pós-carga). Ao se contrair, o ventrículo esquerdo não ejeta sangue para a aorta enquanto não desenvolve uma pressão capaz de exceder a pressão aórtica prevalente (Figura 16.35). A pressão aórtica durante a ejeção ventricular constitui essencialmente a pós-carga do ventrículo esquerdo. Nos experimentos de Starling, a pressão arterial era controlada por um dispositivo hidráulico no tubo que ia do ramo ascendente da aorta ao reservatório de sangue do átrio direito. Para manter constante o retorno venoso para o átrio direito, o nível hidrostático do reservatório de sangue era mantido. Quando Starling elevava a pressão arterial a um novo nível constante, o ventrículo esquerdo respondia inicialmente ao aumento da pós-carga mediante o bombeamento de um VS reduzido. Como o retorno venoso era mantido constante, a diminuição do VS era acompanhada por um aumento no volume ventricular diastólico, bem como pelo aumento do comprimento das fibras miocárdicas. Essa variação no comprimento diastólico final das fibras permitia que o ventrículo bombeasse um volume sistólico normal contra a maior VS. Como mencionado, uma variação no número de pontes cruzadas entre os filamentos grossos e finos provavelmente contribui para essa adaptação, mas o principal fator parece ser uma alteração induzida por estiramento na sensibilidade das proteínas contráteis ao Ca^{++}.

A adaptação do coração às variações da FC envolve também alterações no volume ventricular. Durante a bradicardia, por exemplo, a maior duração da diástole permite maior enchimento ventricular. O consequente aumento do comprimento das fibras miocárdicas aumenta o VS. Desse modo, a redução da FC pode ser totalmente compensada pelo aumento do VS, e o débito cardíaco pode, portanto, permanecer constante.

Quando a compensação cardíaca envolve dilatação ventricular, deve-se considerar o efeito do aumento de tamanho do ventrículo sobre a produção de pressão intraventricular. De acordo com a relação de Laplace (Capítulo 17), se o ventrículo aumenta, a força exigida para cada fibra miocárdica gerar determinada pressão sistólica intraventricular deve ser consideravelmente maior do que aquela desenvolvida pelas fibras de um ventrículo de tamanho normal. Portanto, um coração dilatado requer mais energia para realizar certa quantidade de trabalho externo do que um coração de tamanho normal. Consequentemente, a computação da pós-carga sobre as paredes das fibras miocárdicas contráteis dos ventrículos deve considerar as dimensões ventriculares juntamente com a pressão intraventricular (e aórtica).

O pericárdio relativamente rígido que envolve o coração determina a relação pressão-volume em níveis elevados de pressão e volume. O pericárdio limita o volume do coração mesmo em condições normais, ou seja, quando a pessoa está em repouso e a FC é lenta. Nos pacientes com **insuficiência cardíaca congestiva crônica**, dilatação e hipertrofia cardíacas contínuas podem estirar consideravelmente o pericárdio. Nesses pacientes, a limitação do enchimento cardíaco pelo pericárdio é exercida em pressões e volumes completamente diferentes daqueles observados em pessoas normais.

Para avaliar as variações do desempenho ventricular, o mecanismo de Frank-Starling geralmente é representado por uma família de **curvas da função ventricular**. Para construir uma curva controle da função ventricular, por exemplo, o volume sanguíneo é alterado dentro de determinada faixa de valores, e o trabalho sistólico (*i. e.*, volume sistólico × pressão arterial média) e a pressão diastólica final dos ventrículos são medidos a cada etapa. Observações semelhantes, então, são feitas durante a intervenção experimental desejada. Por exemplo, a curva da função ventricular obtida durante a infusão de noradrenalina é desviada para cima e para a esquerda da curva controle da função ventricular (Figura 18.12). Obviamente, para determinado nível de pressão diastólica final do ventrículo esquerdo (um índice da pré-carga), o ventrículo esquerdo realiza mais trabalho durante a infusão de noradrenalina do que em condições normais. Consequentemente, o deslocamento da curva da função ventricular para cima e para a esquerda significa contratilidade ventricular aumentada. Por outro lado, o deslocamento para baixo e para a direita indica contratilidade prejudicada e tendência à **insuficiência cardíaca**.

Equilíbrio entre os débitos ventriculares direito e esquerdo

O mecanismo de Frank-Starling é bastante adequado para correlacionar o débito cardíaco com o retorno venoso. Qualquer aumento abrupto do débito em um ventrículo logo provoca o aumento do retorno venoso para o outro ventrículo. O consequente aumento do comprimento diastólico da fibra do segundo ventrículo potencializa o débito desse ventrículo para que haja uma correspondência com o débito do outro ventrículo. Desse modo, o mecanismo de Frank-Starling mantém um equilíbrio preciso entre o débito dos ventrículos direito e esquerdo. Se os dois ventrículos não fossem dispostos em série em um circuito fechado, qualquer desequilíbrio contínuo, ainda que pequeno, do débito dos dois ventrículos seria catastrófico.

As curvas que relacionam o débito cardíaco à pressão atrial média para os dois ventrículos não coincidem; a curva do ventrículo esquerdo normalmente localiza-se abaixo da curva do ventrículo direito (Figura 18.13). Em níveis equivalentes de pressão para os átrios direito e esquerdo (pontos A e B da Figura 18.13), o débito do ventrículo direito excede o do ventrículo esquerdo. Consequentemente, o retorno venoso para ventrículo esquerdo (uma função do débito do ventrículo direito) excede o débito do ventrículo esquerdo, e o volume e a pressão diastólicos do ventrículo esquerdo aumentam. De acordo com o mecanismo de Frank-Starling, o débito do ventrículo esquerdo, portanto, aumenta (do ponto B para o ponto C da Figura 18.13). Somente quando o débito de ambos os ventrículos é idêntico (pontos A e C) alcança-se o equilíbrio. Em tais condições, no entanto, a pressão do átrio esquerdo (ponto C) excede a pressão do átrio direito (ponto A). Essa é precisamente a relação que em geral prevalece.

NA CLÍNICA

O fato de a pressão do átrio esquerdo ser superior à do átrio direito explica a observação de que, em pessoas com defeitos congênitos do septo atrial em que a comunicação entre os dois átrios se faz através de um forame oval patente, a direção do fluxo desviado normalmente é do lado esquerdo para o lado direito do coração.

Regulação induzida pela frequência

O desempenho do miocárdio é regulado também pelas variações na frequência de contrações das fibras miocárdicas. A Figura 18.14 mostra os efeitos das variações da frequência de contrações sobre a força desenvolvida em um músculo papilar em contração isométrica. Inicialmente, o músculo cardíaco é estimulado a contrair uma vez a cada 20 segundos. Quando o

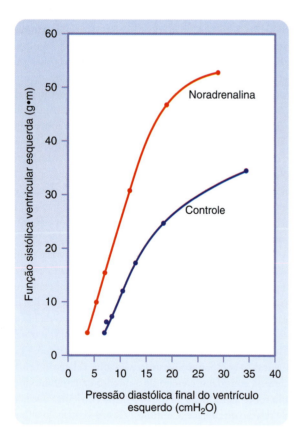

• **Figura 18.12** Uma infusão constante de noradrenalina desloca a curva da função ventricular para cima e para a esquerda. Esta mudança significa um aumento na contratilidade ventricular. (Redesenhada de Sarnoff SJ, et al. *Circ Res*. 1960;8:1108.)

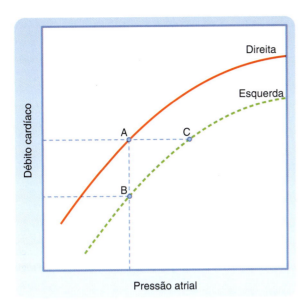

• **Figura 18.13** Relações entre o débito dos ventrículos direito e esquerdo e a pressão média dos átrios direito e esquerdo, respectivamente. Em qualquer nível de débito cardíaco, a pressão média atrial esquerda (p. ex., ponto C) excede a pressão média atrial direita (ponto A).

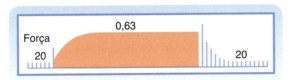

• **Figura 18.14** Alterações no desenvolvimento de força (eixo y) em um músculo papilar isolado com intervalo entre as contrações que variam de 20 segundos a 0,63 segundo, retornando em seguida a 20 segundos. (Redesenhada de Koch-Weser J, Blinks JR. *Pharmacol Rev.* 1963;15:601.)

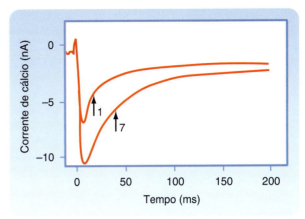

• **Figura 18.15** Correntes de cálcio induzidas em um miócito durante a primeira (classificada 1) e a sétima (classificada 7) despolarizações em uma sequência consecutiva de despolarizações. As *setas* indicam os meios-tempos de inativação da corrente de cálcio obtidos por análise cinética. Na sétima despolarização, a corrente máxima retificadora de entrada de cálcio havia aumentado mais de 50%, e o meio-tempo de inativação, 20 ms. (Modificada de Lee KS. *Proc Natl Acad Sci USA.* 1987;84:3941.)

músculo é repentinamente induzido a contrair uma vez a cada 0,63 segundo, a força desenvolvida aumenta progressivamente durante os batimentos seguintes. No novo estado estável, a força desenvolvida é mais de cinco vezes maior do que aquela no maior intervalo de contração. O retorno ao intervalo maior (20 segundos) tem uma influência oposta sobre o desenvolvimento da força.

O aumento da força desenvolvida quando o intervalo entre as contrações diminui é causado pela elevação gradual do nível intracelular de [Ca^{++}]. Dois mecanismos contribuem para o aumento da [Ca^{++}] intracelular: o aumento do número de despolarizações por minuto e o aumento da corrente de influxo de Ca^{++} por despolarização.

No primeiro mecanismo, o Ca^{++} entra na célula miocárdica durante cada platô do potencial de ação (Capítulos 13 e 16). À medida que o intervalo entre os batimentos diminui, o número de platôs por minuto aumenta. Embora a duração de cada potencial de ação (e de cada platô) diminua à medida que o intervalo entre os batimentos diminui, o efeito dominante do maior número de platôs por minuto sobre o influxo de Ca^{++} prevalece e o nível da [Ca^{++}] intracelular aumenta.

No segundo mecanismo, quando o intervalo entre os batimentos diminui abruptamente, a corrente de influxo de cálcio (i_{Ca}) aumenta progressivamente a cada batimento sucessivo até que um novo estado estável seja alcançado na nova duração básica do ciclo. Em um miócito ventricular isolado, o influxo de Ca^{++} no miócito aumenta durante as sucessivas despolarizações (Figura 18.15). Tanto a maior magnitude quanto a menor inativação da i_{Ca} resultam em maior influxo de Ca^{++} no miócito durante as últimas despolarizações do que durante a primeira despolarização. Esse maior influxo de Ca^{++} fortalece a contração.

Alterações transitórias nos intervalos entre os batimentos também afetam profundamente a força da contração. Quando o ventrículo esquerdo se contrai prematuramente (Figura 18.16, batimento A), a própria contração prematura (extrassístole) é fraca, enquanto a contração B (contração pós-extrassístole) após a pausa compensatória é muito forte. No sistema circulatório intacto, essa resposta depende, em parte, do mecanismo de Frank-Starling. O tempo inadequado de enchimento ventricular pouco antes do batimento prematuro resulta na fraca contração prematura. Subsequentemente, o exagerado grau de enchimento associado à longa pausa compensatória (Figura 18.16, batimento B) contribui para a vigorosa contração pós-extrassístole.

A debilidade do batimento prematuro está diretamente relacionada com seu grau de prematuridade: quanto mais prematuro o batimento, mais fraca a sua força de contração. A curva representativa da relação entre a força de contração de um batimento prematuro e o intervalo acoplado é denominada **curva de restituição mecânica**. A Figura 18.17 mostra a curva de restituição obtida em uma preparação de músculo ventricular isolado.

O restabelecimento da força de contração depende do período de tempo da circulação intracelular de Ca^{++} nos miócitos cardíacos durante a contração e o relaxamento. Durante o relaxamento, o Ca^{++} que se dissocia das proteínas contráteis é absorvido pelo retículo sarcoplasmático para subsequente liberação. Entretanto, existe uma defasagem de aproximadamente 500 a 800 ms antes que esse Ca^{++} esteja disponível para liberação a partir do retículo sarcoplasmático em resposta à despolarização seguinte. Portanto, a força do batimento prematuro é reduzida porque o tempo decorrido durante o relaxamento anterior é insuficiente para permitir que

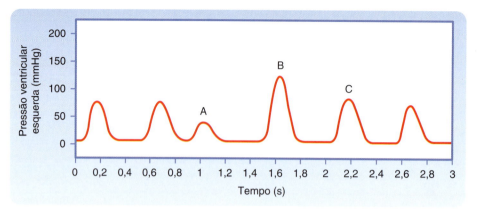

• **Figura 18.16** Na preparação isovolúmica do ventrículo esquerdo, a contração ventricular sistólica prematura (batimento A) normalmente é fraca, enquanto a contração pós-extrassístole (batimento B) é caracteristicamente forte, e a contratilidade aumentada pode diminuir após algumas contrações (p. ex., batimento C). (Extraída de Levy MN. Traçado não publicado.)

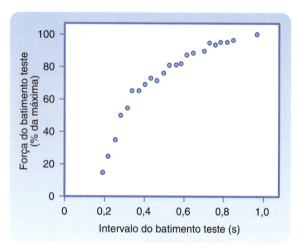

• **Figura 18.17** Força gerada durante contrações prematuras em uma preparação de músculo ventricular isolado. O músculo foi estimulado para efetuar uma contração por segundo. Periodicamente, o músculo foi estimulado prematuramente. A escala do eixo x indica o tempo entre o batimento conduzido e o batimento prematuro. A escala do eixo y indica a relação entre a força contrátil do batimento prematuro e a do batimento conduzido. (Modificada de Seed WA, Walker JM. *Cardiovasc Res*. 1988;22:303.)

grande parte do Ca^{++} seja absorvida pelo retículo sarcoplasmático e disponibilizada para liberação durante o batimento prematuro. Por outro lado, o batimento pós-extrassístole é consideravelmente mais forte do que o normal devido à maior quantidade de Ca^{++} liberada do retículo sarcoplasmático em consequência da quantidade relativamente grande de Ca^{++} por ele captada durante o tempo decorrido do final do último batimento regular até o início do batimento pós-extrassístole.

Regulação extrínseca do desempenho do miocárdio

Embora um coração completamente isolado possa adaptar-se bem às variações da pré-carga e da pós-carga, diversos fatores extrínsecos também influenciam o coração de uma pessoa. Em geral, esses mecanismos reguladores extrínsecos podem prevalecer sobre os mecanismos intrínsecos. Os fatores reguladores extrínsecos podem ser divididos em componentes nervoso e químico.

Controle nervoso

Influências simpáticas

A atividade nervosa simpática aumenta a contratilidade dos átrios e dos ventrículos. A Figura 18.18 mostra as alterações na contração ventricular provocadas pela estimulação elétrica do gânglio estrelado esquerdo em uma preparação isovolúmica do ventrículo esquerdo. Note que a duração da sístole é reduzida e a taxa de relaxamento ventricular aumenta durante as fases iniciais da diástole; esses dois efeitos auxiliam o enchimento ventricular. Qualquer que seja a duração do ciclo cardíaco, a sístole abreviada permite mais tempo para a diástole e, por conseguinte, para o enchimento ventricular.

A atividade nervosa simpática aumenta também o desempenho miocárdico alterando a dinâmica intracelular do Ca^{++} (Capítulo 16). A noradrenalina liberada por via neural ou as catecolaminas circulantes interagem com os receptores β-adrenérgicos nas membranas das células cardíacas (Figura 18.19). Essa interação ativa a adenilato ciclase, que eleva os níveis intracelulares de AMPc (Figura 13.4). Consequentemente, as proteínas quinases que promovem a fosforilação de diversas proteínas são ativadas nas células miocárdicas. A fosforilação da fosfolambam facilita a reabsorção de Ca^{++} pelo retículo sarcoplasmático, enquanto a fosforilação da troponina I reduz a sensibilidade das proteínas contráteis ao Ca^{++}. Esses efeitos facilitam o relaxamento e reduzem a pressão diastólica final (Capítulo 19). A fosforilação de proteínas específicas do sarcolema também ativa os canais de cálcio nas membranas das células miocárdicas.

A ativação dos canais de cálcio aumenta o influxo de Ca^{++} durante o platô do potencial de ação, e mais Ca^{++} é liberado do retículo sarcoplasmático em resposta a cada estímulo cardíaco. Desse modo, a força contrátil do coração aumenta. A Figura 18.20 mostra a correlação entre a força contrátil em uma estreita faixa de músculo ventricular e a [Ca^{++}] livre (indicada pelo sinal de luz da aequorina) no sarcoplasma à medida que a concentração de isoproterenol (um agonista β-adrenérgico) aumenta (Figura 13.3).

O efeito geral do aumento da atividade simpática cardíaca em animais intactos pode ser mais bem observado em termos de famílias de curvas da função ventricular. Quando a frequência da estimulação elétrica aplicada ao gânglio estrelado esquerdo aumenta, a curva da função ventricular desloca-se progressivamente para a esquerda. As alterações ocorrem paralelamente àquelas produzidas pelas infusões de noradrenalina (Figura 18.12). Portanto, para determinada pressão ventricular diastólica final, o ventrículo pode realizar mais trabalho à medida que a atividade nervosa simpática aumenta.

Influências parassimpáticas

Os nervos vagos inibem o marca-passo cardíaco, o miocárdio atrial e o tecido de condução AV. Além disso, os nervos vagos deprimem o miocárdio, mas os efeitos são menos pronunciados do que nos átrios. Nas preparações com bombeamento cardíaco, a curva da função ventricular desloca-se para a direita durante a estimulação vagal, um indicativo de contratilidade reduzida. A estimulação do nervo vago suprime a força contrátil no ventrículo esquerdo. Isso é evidenciado nas curvas de pressão-volume obtidas sob uma frequência ventricular constante (Figura 18.21). O efeito inotrópico negativo da estimulação do nervo vago, descrita como a inclinação reduzida da relação pressão-volume sistólica final, é contrastado por um antagonista de receptor muscarínico e é reduzida por um antagonista de receptor β-adrenérgico. Os resultados indicam que a estimulação do nervo vago reduz a contratilidade do coração através de, pelo menos, duas vias.

A Figura 18.19 mostra os mecanismos dos efeitos vagais sobre o miocárdio ventricular. A ACh liberada pelos nervos vagos interage com os receptores muscarínicos na membrana da célula ventricular cardíaca para inibir a adenilato ciclase e a cascata AMPc/proteína quinase A. Essa inibição direta diminui a condutância

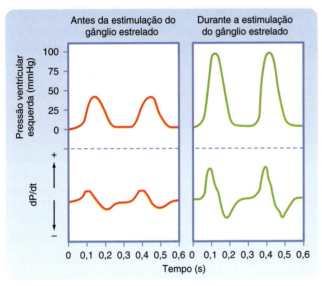

• **Figura 18.18** Em uma preparação isovolúmica do ventrículo esquerdo, a estimulação dos nervos cardíacos simpáticos provoca uma elevação substancial do pico da pressão do ventrículo esquerdo e das taxas máximas de elevação e queda da pressão intraventricular (dP/dt). (Extraída de Levy MN. Traçado não publicado.)

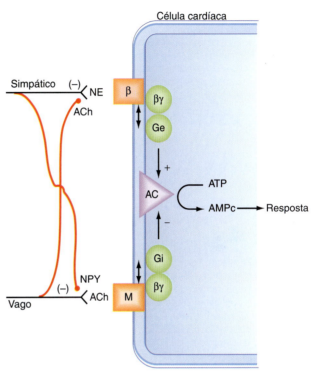

• **Figura 18.19** Mecanismos interneuronais e intracelulares responsáveis pelas interações dos sistemas simpático e parassimpático no controle neural da função cardíaca. AC, adenilato ciclase; ACh, acetilcolina; AMPc, monofosfato de adenosina cíclico; ATP, trifosfato de adenosina; β, receptor β-adrenérgico; βγ, beta/gama; G_e e G_i, proteínas G estimulatória e inibitória; M, receptor muscarínico; NE, noradrenalina; NPY, neuropeptídeo Y. (Modificada de Levy MN. In: Kulbertus HE, Franck G, eds. *Neurocardiology*. Mt. Kisco, NY: Futura; 1988.)

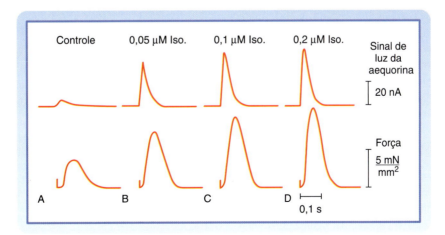

• **Figura 18.20** Efeitos de várias concentrações de isoproterenol (iso) sobre o sinal de luz da aequorina (em nanoamperes) e a força contrátil (em milinewtons por milímetro quadrado) no músculo ventricular de um rato injetado com aequorina. O sinal de luz da aequorina reflete as alterações instantâneas na [Ca^{++}] intracelular. (Modificada de Kurihara S, Konishi M. *Pflügers Arch*. 1987;409:427.)

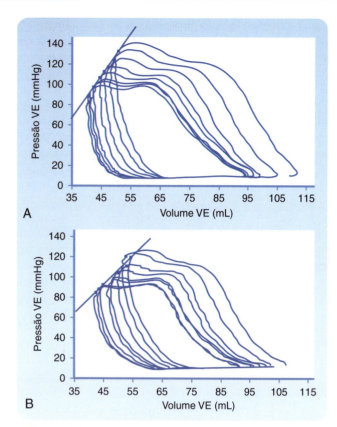

• **Figura 18.21** A estimulação do nervo vago reduz a contratilidade ventricular. Curvas de pressão-volume obtidas em taxa ventricular constante antes da cirurgia cardíaca aberta em um ser humano. **A.** As curvas de controle de pressão-volume foram calculadas durante a oclusão da veia cava inferior. A relação pressão-volume sistólica final, definida pela inclinação da *linha reta*, foi de aproximadamente 4 mmHg/mL. **B.** Durante a estimulação do nervo vago esquerdo, a inclinação da relação pressão-volume sistólica final caiu para aproximadamente 3 mmHg/mL, um indício de que a contratilidade diminuiu. VE, ventrículo esquerdo. (Redesenhada de Lewis ME, Al-Khalidi AH, Bonser RS, et al. Vagus nerve stimulation decreases left ventricular contractility in vivo in the human and pig heart. *J Physiol*. 2001;534:547.)

de Ca^{++} da membrana celular, reduz a fosforilação do canal de cálcio e, desse modo, diminui a contratilidade miocárdica. A ACh liberada dos nervos vagos pode inibir também a liberação de noradrenalina mediante a ativação dos receptores muscarínicos dos nervos simpáticos vizinhos, um mecanismo de inibição indireta. Portanto, a atividade vagal pode reduzir parcialmente a contratilidade ventricular antagonizando quaisquer efeitos estimulatórios que a concomitante atividade simpática possa estar exercendo sobre a contratilidade ventricular. Da mesma forma, os nervos simpáticos liberam noradrenalina e determinados noradrenalina, inclusive o neuropeptídeo Y, que inibe a liberação de ACh das fibras vagais vizinhas (Figura 18.19).

Controle químico

Hormônios adrenomedulares

A medula adrenal é essencialmente um componente do sistema nervoso autônomo (Capítulos 11 e 43). O principal hormônio secretado pela medula adrenal é a adrenalina; alguma noradrenalina também é liberada. A taxa de secreção dessas catecolaminas pela medula suprarrenal é regulada por mecanismos que controlam a atividade do sistema nervoso simpático. As concentrações de catecolaminas no sangue, portanto, aumentam nas mesmas condições que ativam o sistema nervoso simpático. Entretanto, os efeitos cardiovasculares das catecolaminas circulantes provavelmente são mínimos em condições normais. Além disso, as grandes alterações produzidas pelo exercício na contratilidade miocárdica, por exemplo, são mediadas principalmente pela noradrenalina liberada pelas fibras nervosas simpáticas cardíacas, e não pelas catecolaminas liberadas pela medula adrenal.

Hormônios adrenocorticais

A maneira como os esteroides adrenocorticais influenciam a contratilidade miocárdica é controversa. O músculo cardíaco retirado de animais adrenalectomizados e colocado em uma solução de banho tecidual tem mais probabilidade de apresentar fadiga em resposta à estimulação do que o músculo cardíaco retirado de animais normais. Em algumas espécies, no entanto, os hormônios adrenocorticais aumentam a contratilidade. Além disso, o glicocorticoide hidrocortisona potencializa os efeitos cardiotônicos das catecolaminas. Essa potencialização é mediada, em parte, pela capacidade dos esteroides adrenocorticais de inibir os mecanismos de captação extraneuronal de catecolaminas.

Hormônios tireóideos

Os hormônios tireóideos aumentam a contratilidade do miocárdio. As taxas de hidrólise de ATP e de captação de Ca^{++} pelo retículo sarcoplasmático são aumentadas no hipertireoidismo; os efeitos são opostos no hipotireoidismo. Os hormônios tireóideos aumentam a síntese de proteínas cardíacas e essa resposta resulta em hipertrofia cardíaca. Esses hormônios afetam também a composição das isoenzimas de miosina do músculo cardíaco. Aumentando as isoenzimas com a maior atividade ATPase, os hormônios tireóideos aumentam a contratilidade miocárdica.

NA CLÍNICA

Problemas cardiovasculares são comuns em pacientes com insuficiência adrenocortical (doença de Addison). O volume sanguíneo tende a cair, podendo resultar em grave hipotensão e colapso cardiovascular, a chamada "crise addisoniana" (Capítulo 43).

NO NÍVEL CELULAR

O hormônio tireóideo exerce suas ações cardíacas por duas vias: genômica e não genômica. A via genômica envolve a interação da tiroxina (T_3) com os receptores nucleares que regulam a transcrição dos genes responsivos a T_3. No hipertireoidismo, o RNAm (RNA mensageiro) das proteínas de miócitos cardíacos envolvido na regulação dos níveis intracelulares da [Ca^{++}] (p. ex., ATPase de cálcio do retículo endoplasmático sarcoplasmático [SERCA], canal de rianodina) é aumentado, assim como a quantidade de proteínas contráteis (p. ex., cadeia pesada de miosina, actina, troponina I). Consequentemente, a velocidade de contração e de relaxamento eleva-se à medida que a hidrólise de ATP e o consumo de O_2 aumentam. No estado hipertireóideo, o uso do ATP é menos eficiente e a perda fracional de calor é maior. Se não tratado, o hipertireoidismo grave pode resultar em insuficiência cardíaca.

NA CLÍNICA

A atividade cardíaca é deprimida nos pacientes com uma inadequada função tireóidea (hipotireoidismo). O contrário ocorre nos pacientes com glândula tireoide hiperativa (hipertireoidismo). Caracteristicamente, os pacientes com hipertireoidismo apresentam taquicardia, alto débito cardíaco e arritmias, como a fibrilação atrial. Nesses pacientes, pode haver aumento da atividade neural simpática, ou a sensibilidade do coração a essa atividade pode estar aumentada. Estudos realizados demonstraram que o hormônio da tireoide aumenta a densidade dos receptores β-adrenérgicos no tecido cardíaco (Capítulo 42). Em animais experimentais, as manifestações cardiovasculares do hipertireoidismo podem ser simuladas com a administração excessiva de tiroxina.

As alterações cardiovasculares na disfunção tireoidiana também dependem de mecanismos indiretos. A hiperatividade da tireoide aumenta a taxa metabólica do corpo, o que, por sua vez, resulta em vasodilatação arteriolar. A consequente redução da resistência periférica total aumenta o débito cardíaco, conforme explicado no Capítulo 19.

Insulina

A insulina tem um feito inotrópico positivo sobre o coração. O efeito da insulina é evidente mesmo quando a hipoglicemia é evitada com infusões de glicose e quando os receptores β-adrenérgicos são bloqueados. De fato, o efeito inotrópico positivo da insulina é potencializado pelos antagonistas dos receptores β-adrenérgicos. O aumento da contratilidade não encontra explicação satisfatória na concomitante potencialização do transporte de glicose para as células miocárdicas.

Glucagon

O glucagon tem potentes efeitos inotrópicos e cronotrópicos positivos sobre o coração. Esse hormônio endógeno provavelmente não é importante na regulação normal do sistema cardiovascular, mas tem sido utilizado clinicamente para aumentar o desempenho cardíaco. Os efeitos do glucagon sobre o coração e determinados efeitos metabólicos são semelhantes aos das catecolaminas. Tanto o glucagon quanto as catecolaminas ativam a adenilato ciclase para elevar os níveis de AMPc no miocárdio. As catecolaminas ativam a adenilato ciclase mediante a interação com os receptores β-adrenérgicos, mas o glucagon ativa essa enzima por meio de um mecanismo diferente. Todavia, a elevação do AMPc aumenta o influxo de Ca^{++} pelos canais de cálcio presentes no sarcolema e facilita a liberação e a reabsorção de Ca^{++} pelo retículo sarcoplasmático, exatamente como fazem as catecolaminas.

Hormônios da adeno-hipófise

Os distúrbios cardiovasculares no hipopituitarismo estão relacionados principalmente com as associadas deficiências das funções adrenocortical e tireóidea. O hormônio do crescimento afeta o miocárdio, pelo menos quando combinado com a tiroxina. Em animais hipofisectomizados, o hormônio do crescimento isoladamente tem pouco efeito sobre o coração deprimido, enquanto a tiroxina por si só restaura o desempenho cardíaco adequado em condições basais. Entretanto, quando o volume sanguíneo ou a resistência periférica aumenta, a tiroxina por si só não restaura a função cardíaca adequada, mas a combinação de hormônio do crescimento com tiroxina restabelece o desempenho cardíaco normal. Em determinados modelos animais de insuficiência cardíaca, a administração de hormônio do crescimento isoladamente aumenta o débito cardíaco e a contratilidade miocárdica.

Gases sanguíneos

As alterações no desempenho cardíaco decorrentes da estimulação dos quimiorreceptores centrais e periféricos já foram descritas anteriormente neste capítulo. Esses efeitos normalmente são predominantes. Entretanto, o O_2 e o CO_2 produzem efeitos diretos sobre o miocárdio.

Oxigênio

A hipoxia tem um efeito bifásico sobre o desempenho miocárdico. A hipoxia leve estimula o desempenho, mas a hipoxia grave deprime o desempenho porque o metabolismo oxidativo é limitado.

Dióxido de carbono e acidose

A elevação da pressão parcial de dióxido de carbono (PCO_2), que resulta na redução do pH, tem um direto efeito depressivo sobre o coração. Esse efeito é mediado por alterações no pH intracelular. Uma redução do pH intracelular induzida pelo aumento da PCO_2 diminui a quantidade de Ca^{++} liberada pelo retículo sarcoplasmático em resposta à excitação. O pH reduzido diminui também a sensibilidade dos miofilamentos ao Ca^{++}. A elevação do pH intracelular tem o efeito inverso; ou seja, aumenta a sensibilidade ao Ca^{++}.

Regulação da circulação periférica

A circulação periférica está essencialmente sob duplo controle: centralmente por intermédio do sistema nervoso e localmente pelas condições dos tecidos que circundam os vasos sanguíneos. A regulação nervosa e humoral do músculo liso vascular encontra-se descrita no Capítulo 14 (Figura 14.8 e Tabela 14.1), que trata dos transmissores, hormônios e seus receptores. Os aspectos do controle local são abordados no Capítulo 17, onde é mostrado que a importância relativa desses dois mecanismos de controle varia nos diferentes tecidos.

As arteríolas participam da regulação da taxa de fluxo sanguíneo em todo o corpo. Esses vasos são os que oferecem a maior resistência ao fluxo do sangue bombeado para os tecidos pelo coração, razão pela qual são importantes para manutenção da pressão arterial. As paredes das arteríolas são compostas, em grande parte, por fibras de músculo liso que permitem que o diâmetro do lúmen dos vasos varie (Figura 15.2). Quando esse músculo liso se contrai vigorosamente, o revestimento endotelial dobra-se para dentro, obliterando completamente o lúmen do vaso. Quando o músculo liso está totalmente relaxado, o lúmen do vaso é dilatado ao máximo. Em determinado momento, alguns vasos de resistência se fecham. Além disso, o músculo liso desses vasos permanece parcialmente contraído (o que explica o tônus desses vasos). Se todos os vasos de resistência do corpo se dilatassem simultaneamente, a pressão arterial cairia vertiginosamente.

O músculo liso vascular controla a resistência periférica total, os tônus arterial e venoso, e a distribuição do fluxo sanguíneo pelo corpo. As propriedades do músculo liso vascular são discutidas no Capítulo 14. Nas seções seguintes, são abordados os controles intrínseco e extrínseco do tônus do músculo liso vascular e, consequentemente, a perfusão dos tecidos periféricos.

Controle local ou intrínseco do fluxo sanguíneo periférico

Autorregulação e regulação miogênica

Em determinados tecidos, o fluxo sanguíneo é ajustado à atividade metabólica existente no tecido. Além disso, quando o metabolismo tecidual é estável, variações na pressão de perfusão (pressão arterial) provocam alterações na resistência vascular que tendem a manter um fluxo sanguíneo constante. Esse mecanismo miogênico, ilustrado graficamente na Figura 18.22, é comumente denominado **autorregulação do fluxo sanguíneo**. Quando a pressão aumenta ou diminui abruptamente em relação à pressão controle de 100 mmHg, o fluxo aumenta ou diminui, respectivamente. Entretanto, mesmo com a pressão mantida em seu novo nível, o fluxo sanguíneo retorna ao nível de controle em 30 a 60 segundos.

Dentro da faixa de pressão de 20 a 120 mmHg, o fluxo em estado estável é relativamente constante. O cálculo da resistência hidráulica (pressão/fluxo) no leito vascular em condições de estado estável mostra que os vasos de resistência contraem-se com a elevação da pressão de perfusão, mas se dilatam quando a pressão é reduzida. Essa resposta à pressão de perfusão é independente do endotélio, visto ser idêntica nos vasos intactos e nos vasos desprovidos de endotélio. De acordo com o mecanismo miogênico, o músculo liso vascular contrai-se em resposta ao aumento da diferença de pressão na parede de um vaso sanguíneo (pressão transmural) e relaxa em resposta à redução da pressão transmural. Os mecanismos sinalizadores que permitem que a distensão de um vaso provoque contração são desconhecidos. Entretanto, como tem sido demonstrado que o estiramento do músculo liso vascular eleva a [Ca^{++}], acredita-se que a elevação da pressão transmural ative os canais de cálcio da membrana.

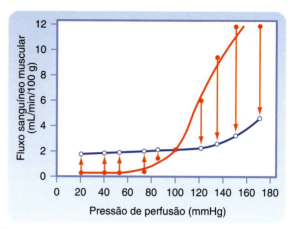

• **Figura 18.22** Relação pressão-fluxo no leito vascular do músculo esquelético. Os *círculos cheios (vermelhos)* representam as taxas de fluxo obtidas imediatamente após alterações abruptas na pressão de perfusão em relação ao nível de controle (o ponto em que as linhas se cruzam). Os *círculos abertos (azuis)* representam as taxas de fluxo em estado estável obtidas com a nova pressão de perfusão. (Redesenhada de Jones RD, Berne RM. *Circ Res*. 1964;14:126.)

Nas pessoas normais, a pressão arterial mantém-se em um nível relativamente constante através do reflexo barorreceptor. Assim, o mecanismo miogênico pode ter uma participação pequena na regulação do fluxo sanguíneo para os tecidos em condições normais. Entretanto, quando a pessoa está deitada e se põe de pé, a pressão transmural aumenta nas extremidades inferiores e os vasos pré-capilares contraem-se em resposta a esse estiramento imposto.

Regulação mediada pelo endotélio

Conforme descrito no Capítulo 17, o endotélio que reveste os vasos produzem uma série de substâncias capazes de relaxar (p. ex., óxido nítrico) ou contrair (p. ex., angiotensina II e endotelina) o músculo liso vascular. Consequentemente, o endotélio desempenha um papel importante na regulação do fluxo sanguíneo para leitos vasculares específicos.

Regulação metabólica

A atividade metabólica de um tecido governa o fluxo sanguíneo nesse tecido. Qualquer intervenção que resulte em um fornecimento inadequado de O_2 leva à formação de metabólitos vasodilatadores que são liberados do tecido e agem localmente para dilatar os vasos de resistência. Quando a taxa metabólica do tecido aumenta, ou quando o fornecimento de O_2 para o tecido diminui, mais substâncias vasodilatadoras são liberadas (Capítulo 17).

Substâncias candidatas a vasodilatadoras

O potássio, os íons fosfato inorgânico e a osmolaridade do líquido intersticial induzem a vasodilatação. Durante a contração do músculo esquelético, tanto (1) o K^+ quanto o fosfato são liberados e (2) a osmolaridade aumenta. Portanto, esses fatores podem contribuir para a hiperemia ativa (aumento do fluxo sanguíneo causado pelo aumento da atividade tecidual). Entretanto, nem sempre são observados aumentos significativos da concentração de fosfato e da osmolaridade durante a contração muscular, e esses fatores podem aumentar o fluxo sanguíneo apenas transitoriamente e, por essa razão, provavelmente não mediam a vasodilatação observada durante a atividade muscular.

NO NÍVEL CELULAR

Os canais receptores de potencial transitório (TRP) têm sido implicados no mecanismo miogênico. Esses canais são os homólogos em mamíferos de um gene da *Drosophila melanogaster* que, quando sofre mutação, permite apenas uma resposta transitória a um contínuo estímulo leve. A resposta vasoconstritora de uma artéria induzida por pressão (resposta miogênica) parece ter a seguinte via de sinalização: pressão → aumento da atividade da fosfolipase C → síntese de diacilglicerol → ativação do canal de TRP → despolarização do músculo liso e abertura dos canais de cálcio do tipo L que aumentam a [Ca^{++}] intracelular e o tônus muscular. Esse é um meio de regulação da resistência vascular. Tem sido proposto que outros tipos de canais TRP participam da hipertensão pulmonar hipóxica crônica e da vasoconstrição causada pelo agonista α-adrenérgico noradrenalina.

O potássio é liberado no início da contração do músculo esquelético ou com o aumento da atividade do músculo cardíaco. Consequentemente, a liberação de K+ poderia ser uma causa subjacente da redução inicial da resistência vascular observada em resposta ao exercício físico ou ao aumento do trabalho cardíaco. Entretanto, a liberação de K+ não é contínua, mas a dilatação arteriolar persiste durante todo o período de maior atividade muscular. Além disso, o sangue venoso reoxigenado obtido a partir dos músculos cardíacos e esqueléticos não promove vasodilatação quando esse sangue é infundido em um leito vascular testado. É pouco provável que a oxigenação do sangue venoso altere o seu conteúdo de K+ ou fosfato ou a sua osmolaridade, neutralizando, desse modo, o seu efeito vasodilatador. Portanto, algum agente, que não o K+, deve mediar a vasodilatação associada à atividade metabólica dos tecidos.

A adenosina, que contribui para a regulação do fluxo sanguíneo coronário, também pode participar do controle dos vasos de resistência do músculo esquelético. Além disso, algumas prostaglandinas podem ser importantes mediadoras vasodilatadoras em determinados leitos vasculares. Por essa razão, muitas prostaglandinas já foram propostas como mediadoras da vasodilatação metabólica, e a contribuição relativa de cada uma permanece por ser determinada.

Tônus vascular basal

O controle metabólico da resistência vascular pela liberação de uma substância vasodilatadora requer a existência de um tônus vascular basal. A atividade tônica do músculo liso vascular é facilmente demonstrável; mas, ao contrário do tônus do músculo esquelético, o tônus do músculo liso vascular é independente do sistema nervoso. Assim, algum fator metabólico deve ser o responsável por manter esse tônus. Os seguintes fatores podem estar envolvidos: (1) a resposta miogênica ao estiramento imposto pela pressão arterial, (2) a elevada pressão parcial do oxigênio no sangue arterial (PaO_2), ou (3) a presença de Ca^{++}.

Hiperemia reativa

Se o influxo arterial para um leito vascular for temporariamente interrompido, o fluxo sanguíneo após a liberação da oclusão excede imediatamente o fluxo que prevalecia antes da oclusão, e o fluxo retorna gradativamente ao nível de controle. Esse aumento do fluxo sanguíneo denomina-se *hiperemia reativa*. Esse evento fornece a evidência da existência de um fator metabólico local que regula o fluxo sanguíneo tecidual.

No experimento ilustrado na Figura 18.23, o fluxo sanguíneo para a perna foi interrompido com o clampeamento da artéria femoral por 15, 30 e 60 segundos. A liberação da oclusão de 60 segundos resultou em um pico de fluxo sanguíneo 70% maior do que o fluxo controle, e o fluxo retornou ao nível de controle em 110 segundos.

Dentro dos limites, o pico de fluxo e, em particular, a duração da hiperemia reativa são proporcionais à duração da oclusão (Figura 18.23). Se o membro for exercitado durante o período de oclusão, a hiperemia reativa aumenta. Essas observações e a estreita relação entre a atividade metabólica e o fluxo sanguíneo em um membro não ocluído são compatíveis com a noção da existência de um mecanismo metabólico na regulação local do fluxo sanguíneo tecidual.

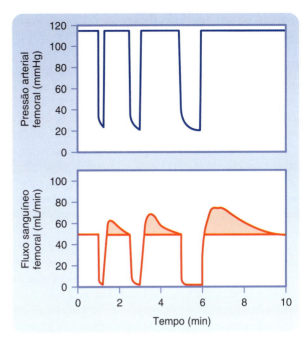

• **Figura 18.23** Gráficos da hiperemia reativa na parte traseira da perna após uma oclusão de 15, 30 e 60 segundos da artéria femoral. (Extraída de Berne RM. Observações não publicadas.)

Coordenação da dilatação das artérias e arteríolas

Quando o músculo liso vascular das arteríolas relaxa em resposta a metabólitos vasodilatadores cuja liberação é causada por uma redução da relação entre a oferta e a demanda de O_2 do tecido, a resistência pode diminuir concomitantemente nas pequenas artérias localizadas acima e que alimentam essas arteríolas. O resultado é um fluxo sanguíneo maior do que aquele produzido apenas pela dilatação arteriolar. Existem dois possíveis mecanismos para essa coordenação da dilatação das artérias e arteríolas. Primeiro, a vasodilatação dos microvasos pode propagar-se e, quando a dilatação se inicia nas arteríolas, ela pode propagar-se pelos vasos das arteríolas para as pequenas artérias. Segundo, a dilatação arteriolar mediada por metabólitos acelera o fluxo sanguíneo nas artérias alimentadoras. Essa maior velocidade do fluxo sanguíneo aumenta a tensão de cisalhamento no endotélio arterial, o que, por sua vez, pode induzir a vasodilatação mediada por fluxo por meio da liberação de um ou mais vasodilatadores (p. ex., óxido nítrico, prostaciclina, H_2O_2, ácido epoxieicosatrienoico).

 NA CLÍNICA

Nas pernas, a doença nas paredes arteriais pode provocar obstrução das artérias e sintomas, uma condição denominada *claudicação intermitente*. Os sintomas consistem em dor nas pernas quando a pessoa anda ou sobe escadas, e esta dor é aliviada com repouso. A doença denomina-se *tromboangeíte obliterante* e acomete com muita frequência homens fumantes. Basta uma caminhada mínima, e os vasos de resistência dilatam-se ao máximo em decorrência da liberação de metabólitos. Quando a demanda de O_2 dos músculos aumenta com uma caminhada mais acelerada, o fluxo sanguíneo não consegue aumentar suficientemente para atender às necessidades de O_2 dos músculos, resultando em dor causada por isquemia muscular.

Controle extrínseco do fluxo sanguíneo periférico

Vasoconstrição neural simpática

Várias regiões do bulbo raquidiano influenciam a atividade cardiovascular. A estimulação da região dorsolateral do bulbo (região pressora) provoca vasoconstrição, aceleração cardíaca e aumento da contratilidade miocárdica. A estimulação dos centros caudais e ventromediais à região pressora reduz a pressão arterial. Essa área depressora exerce o seu efeito pela inibição direta das regiões espinais e pela inibição da região pressora bulbar. Essas áreas não são autênticos centros anatômicos nos quais um grupo distinto de células é discernível, mas constituem centros "fisiológicos".

As regiões cerebrespinais vasoconstritoras são tonicamente ativas. Os estímulos reflexos ou humorais que intensificam essa atividade aumentam a frequência dos impulsos que alcançam os ramos neurais terminais dos vasos. Um neuro-hormônio constritor (noradrenalina) é liberado nos terminais para provocar um efeito α-adrenérgico constritor sobre os vasos de resistência. A inibição das áreas vasoconstritoras diminui a frequência de impulsos nas fibras nervosas eferentes e resulta em vasodilatação. Desse modo, a regulação neural da circulação periférica é obtida principalmente pela variação da frequência dos impulsos dos nervos simpáticos para os vasos sanguíneos. A secção cirúrgica dos nervos simpáticos para um membro elimina o tônus vascular simpático e, desse modo, aumenta o fluxo sanguíneo para esse membro. Com o tempo, o tônus vascular é recuperado mediante o aumento do tônus basal (intrínseco).

Tanto a região pressora quanto a região depressora podem sofrer alterações rítmicas na atividade tônica que se manifestam como oscilações da pressão arterial. Algumas alterações rítmicas (**ondas de Traube-Hering**) ocorrem com a frequência da respiração e são causadas por uma oscilação cíclica dos impulsos simpáticos para os vasos de resistência. Outras oscilações da atividade simpática (**ondas de Mayer**) ocorrem com uma frequência menor do que a da respiração.

Influência constritora simpática sobre os vasos de resistência e de capacitância

As fibras vasoconstritoras do sistema nervoso simpático suprem as artérias, as arteríolas e as veias; a influência neural é muito menor nos vasos maiores do que nas arteríolas e pequenas artérias. Os vasos de capacitância (veias) respondem mais à estimulação dos nervos simpáticos do que os vasos de resistência; os vasos de capacitância atingem constrição máxima a menor frequência de estimulações do que os vasos de resistência. Entretanto, os vasos de capacitância não têm receptores β-adrenérgicos e respondem menos aos metabólitos vasodilatadores. A noradrenalina é o neurotransmissor liberado nos terminais nervosos simpáticos presentes nos vasos sanguíneos. Fatores como hormônios circulantes e, em particular, substâncias liberadas localmente mediam a liberação da noradrenalina a partir dos terminais nervosos.

A Figura 18.24 ilustra a resposta dos vasos de resistência e de capacitância à estimulação das fibras simpáticas. Quando a pressão arterial é mantida constante, a estimulação das fibras simpáticas reduz o fluxo sanguíneo (constrição dos vasos de resistência) e reduz também o volume sanguíneo tecidual (constrição dos vasos de capacitância). A constrição dos vasos de resistência estabelece um novo equilíbrio entre as forças responsáveis pela filtração e absorção através da parede capilar (Equação 17.20).

Além das alterações ativas (contração e relaxamento do músculo liso vascular) no calibre dos vasos, podem ocorrer também alterações passivas causadas por mudanças na pressão intraluminal. Um aumento da pressão intraluminal distende os vasos e uma diminuição reduz o calibre dos vasos em consequência da retração elástica das paredes vasculares.

No tônus vascular basal, cerca de um terço do volume sanguíneo de um tecido pode ser mobilizado quando os nervos simpáticos são estimulados em frequências fisiológicas. O tônus basal é muito baixo nos vasos de capacitância. Se experimentalmente esses vasos são denervados, o aumento de volume provocado por doses máximas de ACh é pequeno. Portanto, quando o tônus vascular é basal, o volume sanguíneo fica próximo do volume sanguíneo máximo do tecido. Mais sangue pode ser mobilizado a partir dos vasos de capacitância da pele do que aquele proveniente dos vasos de capacitância dos músculos. Essa disparidade é proveniente, em parte, da maior sensibilidade dos vasos da pele à estimulação simpática, mas ocorre também porque o tônus basal nos vasos cutâneos é mais baixo do que nos vasos musculares. Portanto, na ausência de uma influência neural, os vasos

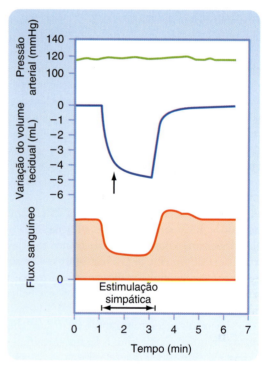

• **Figura 18.24** Efeito da estimulação do nervo simpático (2 Hz) sobre o fluxo sanguíneo e o volume tecidual do membro inferior. A *seta ascendente* indica a alteração na inclinação da curva de volume tecidual no ponto em que a diminuição de volume causada pelo esvaziamento dos vasos de capacitância cessa e a perda de líquido extravascular torna-se evidente. A redução abrupta do volume tecidual é causada pela saída do sangue dos vasos de capacitância e do membro inferior. O declínio tardio, lento e progressivo do volume (à direita da seta) é causado pela entrada do líquido extravascular nos capilares e seu afastamento do tecido. A perda de líquido tecidual é resultante da redução da pressão hidrostática capilar secundária à constrição dos vasos de resistência. (Extraída de Mellander S. *Acta Physiol Scand Suppl.* 1960;50[176]:1.)

de capacitância da pele contêm mais sangue do que os vasos de capacitância dos músculos.

Os estímulos fisiológicos mobilizam o sangue dos vasos de capacitância. Por exemplo, durante o exercício físico, a ativação das fibras nervosas simpáticas provoca a constrição das veias periféricas e, portanto, aumenta a pressão cardíaca de enchimento. Na hipotensão arterial (como ocorre na hemorragia), os vasos de capacitância contraem-se e, desse modo, corrigem a pressão venosa central reduzida associada à perda de sangue.

Influência neural parassimpática

As fibras eferentes da divisão craniana do sistema nervoso parassimpático inervam os vasos sanguíneos da cabeça e alguns das vísceras, enquanto as fibras da divisão sacral inervam os vasos sanguíneos da genitália, da bexiga e do intestino grosso. O músculo esquelético e a pele não recebem inervação parassimpática. O efeito das fibras colinérgicas sobre a resistência vascular total é pequeno, visto que apenas uma pequena proporção dos vasos de resistência do corpo recebe fibras parassimpáticas.

> **NA CLÍNICA**
>
> No choque hemorrágico, os vasos de resistência contraem-se e auxiliam na manutenção da pressão arterial normal. Na presença de hipotensão arterial, a maior constrição arteriolar resulta também em uma pequena mobilização de sangue tecidual em virtude da retração dos vasos pós-arteriolares quando a pressão intraluminal é reduzida. Além disso, o fluido extravascular é mobilizado devido à maior absorção de fluido pelos capilares em resposta à redução da pressão hidrostática capilar.

A estimulação das fibras parassimpáticas para as glândulas salivares induz acentuada vasodilatação. O polipeptídeo vasodilatador bradicinina, formado localmente nos vasos linfáticos glandulares pela ação de uma enzima presente em um substrato da proteína plasmática, medeia essa vasodilatação. A bradicinina forma-se em outras glândulas exócrinas, como as glândulas lacrimais e sudoríparas; a sua presença no suor pode, em parte, ser responsável pela dilatação dos vasos sanguíneos cutâneos. Além da bradicinina, as fibras parassimpáticas também liberam outro vasodilatador, o peptídeo intestinal vasoativo. A ACh liberada neuronalmente estimula a secreção de óxido nítrico (NO) pelas células endoteliais, o que também provoca vasodilatação (Capítulo 17).

Fatores humorais

A adrenalina e a noradrenalina exercem um poderoso efeito sobre os vasos sanguíneos periféricos. No músculo esquelético, as baixas concentrações de adrenalina dilatam os vasos de resistência (efeito β_2-adrenérgico), mas as altas concentrações produzem constrição (efeito α_1-adrenérgico), como mostra a Tabela 14.1. Em todos os leitos vasculares, o efeito primário da noradrenalina é a vasoconstrição. Quando estimulada, a glândula adrenal pode liberar adrenalina e noradrenalina na circulação sistêmica. Entretanto, em condições fisiológicas, o efeito da liberação das catecolaminas a partir da medula adrenal é menos importante do que a liberação de noradrenalina das terminações nervosas simpáticas.

As substâncias humorais locais desempenham um papel importante na regulação do tônus vascular (Tabela 14.1). Algumas são liberadas a partir do endotélio (p. ex., óxido nítrico, endotelina, tromboxano A_2), enquanto outras são oriundas dos tecidos perivasculares (p. ex., histamina, adenosina, angiotensina II).

Reflexos vasculares

As áreas do bulbo raquidiano que mediam os efeitos simpáticos e vagais estão sob a influência dos impulsos neurais originários dos barorreceptores, dos quimiorreceptores, do hipotálamo, do córtex cerebral e da pele. Essas áreas do bulbo são afetadas também pelas variações nas concentrações sanguíneas de CO_2 e O_2.

Barorreceptores arteriais

Os barorreceptores (ou pressorreceptores) são receptores de estiramento localizados nos seios carotídeos e no arco aórtico (Figuras 18.25 e 18.26). Os seios carotídeos são as áreas ligeiramente alargadas nas origens das artérias carótidas internas. Os impulsos provenientes do seio carotídeo percorrem o nervo do seio carotídeo (nervo de Hering) até o nervo glossofaríngeo (nervo craniano IX) e, através deste, até o núcleo do trato solitário (NTS) no bulbo. O NTS é o local das projeções centrais dos quimiorreceptores e barorreceptores. A estimulação do NTS inibe os impulsos do nervo simpático para os vasos sanguíneos periféricos (efeito depressor), enquanto as lesões do NTS produzem vasoconstrição (efeito pressor). Os impulsos originários dos barorreceptores do arco aórtico chegam ao NTS através das fibras aferentes dos nervos vagos.

Os terminais nervosos barorreceptores existentes nas paredes do seio carotídeo e do arco aórtico respondem ao estiramento vascular e à deformação induzida pelas variações na pressão arterial. A frequência de disparos desses terminais nervosos é aumentada pela elevação da pressão arterial e diminuída pela redução desta pressão. O aumento da frequência de impulsos, como no caso da elevação da pressão arterial, inibe as regiões vasoconstritoras encefálicas e resulta em vasodilatação periférica e redução da pressão arterial. A bradicardia ocasionada pela ativação dos ramos cardíacos dos nervos vagos contribui para essa redução da pressão arterial.

Os barorreceptores do seio carotídeo são mais sensíveis do que os do arco aórtico. Variações na pressão do seio carotídeo provocam alterações maiores na pressão arterial sistêmica e na resistência periférica do que variações equivalentes na pressão do arco aórtico.

Os receptores localizados nas paredes do seio carotídeo respondem mais à pressão pulsátil do que à pressão constante. Esse fenômeno é ilustrado na Figura 18.27, que mostra que, em níveis normais de pressão arterial média (aproximadamente 100 mmHg), um "bombardeio" de impulsos provenientes de uma única fibra do nervo do seio carotídeo é iniciado no começo da sístole pelo aumento da pressão arterial; apenas alguns impulsos ocorrem durante o final da sístole e início da diástole. Em uma pressão arterial mais baixa, essas alterações fásicas são ainda mais evidentes, mas a frequência global de disparos é reduzida. O limiar da pressão arterial para o disparo dos impulsos do seio carotídeo é de aproximadamente 50 mmHg; o disparo máximo continuado ocorre em torno de 200 mmHg. Como os barorreceptores são adaptáveis, a sua resposta em qualquer nível de pressão arterial média é maior para um grande pulso de pressão do que para um pulso pequeno.

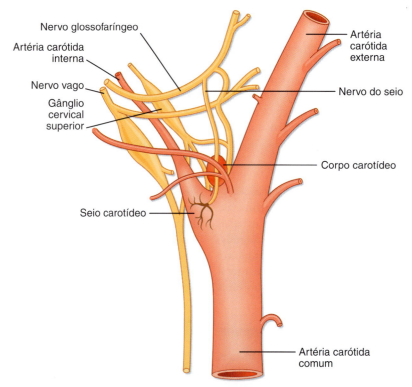

• **Figura 18.25** Representação diagramática do seio carotídeo e do corpo carotídeo e suas inervações. (Redesenhada de Adams WE. *The Comparative Morphology of the Carotid Body and Carotid Sinus*. Springfield, IL: Charles C Thomas; 1958.)

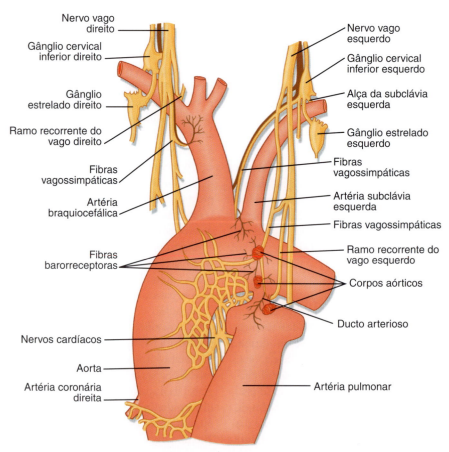

• **Figura 18.26** Vista anterior do arco aórtico mostrando a inervação dos corpos aórticos (barorreceptores). (Modificada a partir de Nonidez JF. *Anat Rec*. 1937;69:299.)

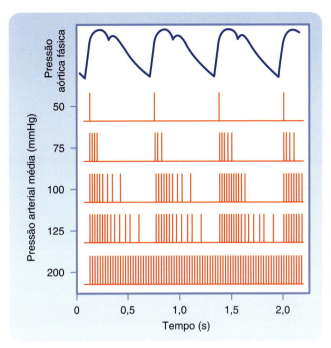

• **Figura 18.27** Relação da pressão arterial aórtica fásica no disparo de uma única fibra nervosa aferente do seio carotídeo em diferentes níveis de pressão arterial média.

Os aumentos de resistência que ocorrem em resposta à pressão reduzida no seio carotídeo variam de um leito vascular periférico para outro. Essas variações permitem a redistribuição do fluxo sanguíneo. As alterações na resistência desencadeadas pela variação da pressão do seio carotídeo são maiores nos vasos femorais, menores nos vasos renais, e ainda menores nos vasos mesentéricos e celíacos.

Além disso, a sensibilidade do reflexo do seio carotídeo pode ser alterada. A aplicação local de noradrenalina ou a estimulação das fibras nervosas simpáticas para os seios carotídeos aumenta a sensibilidade desses receptores de tal modo que determinado aumento na pressão intrasseio produz maior resposta depressora. A sensibilidade barorreceptora diminui na hipertensão, visto que os seios carotídeos enrijecem-se em decorrência da alta pressão intra-arterial. Consequentemente, determinado aumento na pressão do seio carotídeo provoca menor redução na pressão arterial sistêmica em relação àquela que ocorre em um nível normal de pressão arterial. Portanto, o ponto de ajuste dos barorreceptores eleva-se na hipertensão de tal modo que o limiar aumenta e os receptores pressóricos são menos sensíveis às variações da pressão transmural. Como seria esperado, a denervação do seio carotídeo pode produzir uma hipertensão temporária e, em alguns casos, prolongada.

Os barorreceptores arteriais exercem um papel-chave nos ajustes de curto prazo da pressão arterial em resposta às variações relativamente abruptas no volume sanguíneo, no débito cardíaco ou na resistência periférica (como no exercício). Entretanto, o controle da pressão arterial em longo prazo – ao longo de dias ou semanas – é determinado pelo saldo de fluidos do indivíduo, ou seja, o equilíbrio entre a ingestão e a eliminação de fluidos. O rim é, de longe, o órgão mais importante no controle do volume de fluido corporal e, portanto, da pressão arterial (Capítulo 35).

Barorreceptores cardiopulmonares

Os receptores cardiopulmonares estão localizados nos átrios, ventrículos e vasos pulmonares. Esses barorreceptores são inervados por nervos aferentes vagais e simpáticos. Os reflexos cardiopulmonares são tonicamente ativos e podem alterar a resistência periférica em resposta a variações na pressão intracardíaca, venosa ou vascular pulmonar.

Os átrios contêm dois tipos de barorreceptores cardiopulmonares: aqueles ativados pela tensão desenvolvida durante a sístole atrial (receptores do tipo A) e aqueles ativados pelo estiramento dos átrios durante a diástole (receptores do tipo B). A estimulação desses receptores atriais envia impulsos pelas fibras vagais até o centro vagal no bulbo. Consequentemente, a atividade simpática é diminuída para o rim e aumentada para o nó sinusal. Essas alterações na atividade simpática aumentam o fluxo sanguíneo renal, o fluxo urinário e a FC.

A ativação dos receptores cardiopulmonares pode também iniciar um reflexo que reduz a pressão arterial inibindo o centro vasoconstritor do bulbo. A estimulação dos receptores cardiopulmonares inibe a liberação de angiotensina, aldosterona e HAD; a interrupção da via reflexa tem efeitos opostos.

O papel exercido pela ativação desses barorreceptores na regulação do volume sanguíneo é aparente nas respostas do corpo às hemorragias. A redução do volume sanguíneo (hipovolemia) aumenta a vasoconstrição simpática no rim e aumenta a secreção de renina, angiotensina, aldosterona e HAD (Capítulo 35). A vasoconstrição renal (principalmente das arteríolas aferentes) reduz a filtração glomerular e aumenta a liberação de renina pelo rim. A renina age sobre um substrato plasmático para produzir angiotensina II, que estimula a secreção de aldosterona pelo córtex adrenal. A maior liberação de HAD reduz a excreção de água pelo rim, enquanto a liberação de aldosterona reduz a excreção renal de NaCl. Os rins retêm sódio e água, e, consequentemente, o volume sanguíneo aumenta. A angiotensina II (formada a partir da angiotensina I pela enzima conversora de angiotensina) também eleva o tônus arteriolar sistêmico (Tabela 14.1).

 NA CLÍNICA

Em algumas pessoas, o seio carotídeo é anormalmente sensível à pressão externa. Assim, colarinhos apertados ou outras formas de pressão externa sobre a região do seio carotídeo podem provocar acentuada hipotensão e desmaio. Essa hipersensibilidade é conhecida como *síndrome do seio carotídeo*.

Quimiorreceptores periféricos

Os quimiorreceptores periféricos consistem em corpos pequenos e altamente vascularizados na região do arco aórtico (corpos aórticos; Figura 18.26) e exatamente mediais aos seios carotídeos (corpos carotídeos; Figura 18.25). Esses corpos vasculares são sensíveis a alterações na PO_2, na PCO_2 e no pH do sangue arterial. Embora primariamente envolvidos na regulação da respiração, eles também influenciam as regiões vasomotoras. A redução da pressão de O_2 no sangue arterial (PaO_2) estimula os quimiorreceptores. A atividade aumentada nas fibras nervosas aferentes dos corpos carotídeos e aórticos estimula as regiões vasoconstritoras e aumenta o tônus dos vasos de resistência e de capacitância.

Os quimiorreceptores são estimulados também pelo aumento da pressão de CO_2 no sangue arterial ($PaCO_2$) e pela redução do pH. Entretanto, o efeito reflexo é pequeno em comparação com os efeitos diretos da hipercapnia ($PaCO_2$ alta) e da acidose sobre as regiões vasomotoras do bulbo. Quando a hipoxia e a hipercapnia ocorrem simultaneamente, os efeitos dos quimiorreceptores são maiores do que a soma dos efeitos de cada um dos dois estímulos atuando separadamente.

Os quimiorreceptores estão localizados também no coração. Esses quimiorreceptores cardíacos são ativados por isquemia do músculo cardíaco e transmitem a dor precordial (angina de peito) associada a um suprimento sanguíneo inadequado para o miocárdio.

Hipotálamo

A função ótima dos reflexos cardiovasculares requer a integridade das estruturas da ponte e do hipotálamo. Além disso, essas estruturas são responsáveis pelo controle comportamental e emocional do sistema cardiovascular (Capítulo 11). A estimulação do hipotálamo anterior produz queda da pressão arterial e bradicardia, enquanto a estimulação da região posterolateral do hipotálamo aumenta a pressão arterial e a FC. O hipotálamo contém também um centro regulador de temperatura que afeta os vasos sanguíneos da pele. A estimulação da pele pelo frio ou pelo resfriamento do sangue que perfunde o hipotálamo resulta em constrição dos vasos cutâneos e conservação de calor, enquanto a estimulação da pele pelo calor resulta em vasodilatação cutânea e maior perda de calor.

Cérebro

O córtex cerebral também afeta a distribuição do fluxo sanguíneo no corpo. A estimulação das áreas motora e pré-motora pode afetar a pressão arterial; em geral, ocorre uma resposta pressora. Entretanto, a vasodilatação e as respostas depressoras podem ser produzidas – como no rubor ou no desmaio – em resposta a um estímulo emocional.

Pele e vísceras

Dependendo de sua magnitude e localização, os estímulos dolorosos podem desencadear respostas pressoras ou depressoras. A distensão das vísceras quase sempre provoca uma resposta depressora, enquanto os estímulos dolorosos na superfície corporal geralmente provocam uma resposta pressora.

Reflexos pulmonares

A insuflação dos pulmões inicia um reflexo que induz a vasodilatação sistêmica e a redução da pressão arterial. Por outro lado, o colapso dos pulmões provoca uma vasoconstrição sistêmica. As fibras aferentes mediadoras desse reflexo estão localizadas nos nervos vagos e possivelmente também nos nervos simpáticos. A estimulação dessas fibras pelo estiramento dos pulmões inibe as áreas vasomotoras. A magnitude da resposta depressora à insuflação pulmonar está diretamente relacionada ao grau de insuflação e ao nível existente de tônus vasoconstritor (Capítulo 25).

Quimiorreceptores centrais

A elevação da PCO_2 estimula as regiões quimiossensíveis do bulbo (os quimiorreceptores centrais) e produz vasoconstrição e aumento da resistência periférica. A redução da PCO_2 a níveis abaixo dos normais (em resposta à hiperventilação) reduz a atividade tônica nessas áreas e, por conseguinte, diminui a resistência periférica. As regiões quimiossensíveis são afetadas também pelas alterações no pH. A redução do pH sanguíneo estimula essas áreas do encéfalo, enquanto a elevação do pH as inibe. Esses efeitos das alterações na PCO_2 e no pH do sangue podem atuar por meio de variações no pH do líquido cerebrospinal (ou cefalorraquidiano), como também do centro respiratório.

A PaO_2 tem pouco efeito direto sobre a região vasomotora bulbar. O efeito primário da hipoxia é mediado pelos reflexos dos quimiorreceptores carotídeos e aórticos. Uma redução moderada da PaO_2 estimula a região vasomotora, mas uma grande redução deprime a atividade vasomotora da mesma maneira pela qual outras áreas do encéfalo são deprimidas por pressões muito baixas de O_2.

Equilíbrio entre os fatores extrínsecos e intrínsecos na regulação do fluxo sanguíneo periférico

O duplo controle dos vasos periféricos por mecanismos intrínsecos e extrínsecos provoca uma série de ajustes vasculares importantes. Esses mecanismos reguladores permitem que o corpo direcione o fluxo sanguíneo para as áreas do corpo em que ele é mais necessário, e o afasta das áreas em que há menos necessidade. Em alguns tecidos, os efeitos dos mecanismos intrínsecos e extrínsecos são fixos; em outros, a relação é variável e depende do estado de atividade desse tecido.

NA CLÍNICA

A isquemia cerebral, que pode ocorrer em razão de uma pressão excessiva exercida por um tumor intracraniano em expansão, resulta em acentuado aumento da vasoconstrição periférica. Provavelmente, a estimulação é causada pelo acúmulo local de CO_2 e pela redução de O_2 e, possivelmente, pela excitação dos barorreceptores intracranianos. Uma depressão central pode ocorrer logo após uma isquemia grave e prolongada, o que reduz a pressão arterial.

No encéfalo e no coração, que são estruturas vitais com tolerância limitada a um suprimento sanguíneo reduzido, os mecanismos intrínsecos reguladores do fluxo sanguíneo são dominantes. Por exemplo, uma descarga maciça da região vasoconstritora através dos nervos simpáticos, que pode ocorrer no caso de uma hemorragia grave aguda, tem efeitos desprezíveis sobre os vasos de resistência do encéfalo e do coração, enquanto os vasos sanguíneos cutâneos, renais e esplâncnicos sofrem grande constrição.

Na pele, o controle vascular extrínseco é dominante. Os vasos cutâneos não só participam intensamente de uma descarga vasoconstritora geral, mas também respondem seletivamente através das vias hipotalâmicas com o objetivo de manter as funções de perda e conservação de calor necessárias à regulação da temperatura do corpo. Entretanto, o controle intrínseco pode ser desencadeado por variações locais de temperatura que podem modificar ou superar a influência central sobre os vasos de resistência e de capacitância (Capítulo 17).

No músculo esquelético, os mecanismos extrínsecos e intrínsecos interagem. No músculo esquelético em repouso, o controle neural (tônus vasoconstritor) é dominante, como pode ser demonstrado pelo grande aumento do fluxo sanguíneo que ocorre imediatamente após a secção dos nervos simpáticos para os tecidos. Após o início de um exercício, o mecanismo intrínseco regulador do fluxo sanguíneo assume o controle, e a vasodilatação dos músculos ativos ocorre devido a um aumento local nos metabólitos. A vasoconstrição ocorre nos tecidos inativos em resposta à descarga simpática geral. Entretanto, os impulsos constritores que alcançam os vasos de resistência dos músculos ativos são superados pelo efeito metabólico local. A ação desse mecanismo de controle duplo, portanto, aumenta o fluxo sanguíneo onde ele é mais necessário e o desvia das áreas relativamente inativas (Capítulo 17). Efeitos semelhantes podem ser obtidos em resposta a um aumento na PCO_2. Normalmente, a hiperventilação associada ao exercício mantém a PCO_2 em níveis normais. Entretanto, se a PCO_2 aumentasse, ocorreria uma vasoconstrição generalizada devido à estimulação da região vasconstritora do bulbo pelo CO_2. Nos músculos ativos, onde a $[CO_2]$ seria maior, o músculo liso das arteríolas relaxaria em resposta à PCO_2 local. Os fatores que afetam e são afetados pela região vasomotora estão resumidos na Figura 18.28.

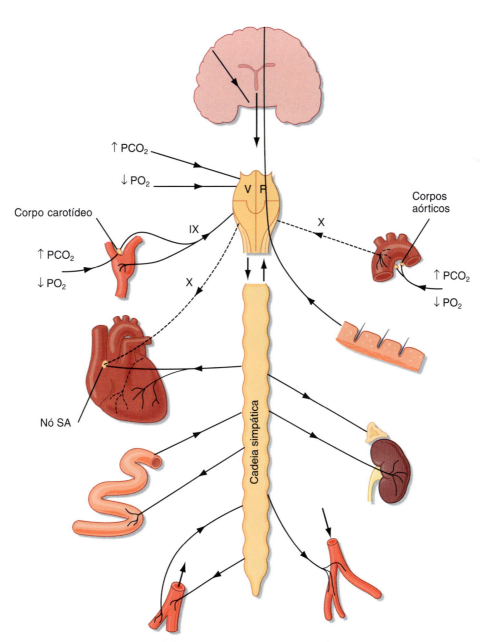

• **Figura 18.28** Diagrama esquemático ilustrativo da entrada e da saída de sinais neurais da região vasomotora (VR). As *setas* indicam as direções da entrada e da saída dos sinais neurais. IX, nervo glossofaríngeo; ↑ PCO_2, elevação da pressão parcial de dióxido de carbono; ↓ PCO_2, redução da pressão parcial de dióxido de carbono; ↑ PO_2, elevação da pressão parcial de oxigênio; ↓ PO_2, redução da pressão parcial de oxigênio; SA; sinoatrial; X, nervo vago.

Pontos-chave

1. A função cardíaca é regulada por uma série de mecanismos intrínsecos e extrínsecos. Os principais mecanismos intrínsecos que regulam a contração do miocárdio são o mecanismo de Frank-Starling e a regulação induzida pela frequência.

2. A FC é regulada principalmente pelo sistema nervoso autônomo. A atividade nervosa simpática aumenta a FC, enquanto a atividade parassimpática (vagal) diminui a FC. Quando ambos os sistemas estão ativos, os efeitos vagais normalmente são dominantes. O sistema nervoso autônomo regula o desempenho miocárdico principalmente variando a condutância ao Ca^{++} na membrana celular via sistema adenilato ciclase.

3. Os reflexos que regulam a FC são: barorreceptores, quimiorreceptores, insuflação pulmonar, receptor atrial (Bainbridge) e receptor ventricular.

4. Determinados hormônios – como adrenalina, esteroides adrenocorticais, hormônios tireóideos, insulina, glucagon e hormônios da adeno-hipófise – regulam o desempenho miocárdico. Alterações nas concentrações de O_2, CO_2 e H^+ no sangue arterial afetam a função cardíaca diretamente e, através dos quimiorreceptores, indiretamente.

5. As arteríolas (vasos de resistência) regulam o fluxo sanguíneo principalmente através de seus capilares a jusante. O músculo liso, que forma a maior parte das paredes arteriolares, contrai e relaxa em resposta aos estímulos neurais e humorais. A regulação neural do fluxo sanguíneo é quase totalmente realizada pelo sistema nervoso simpático. Os nervos simpáticos dos vasos sanguíneos são tonicamente ativos; a inibição do centro vasoconstritor do bulbo reduz a resistência vascular periférica. A estimulação dos nervos simpáticos provoca a constrição dos vasos de resistência e de capacitância (veias). As fibras parassimpáticas inervam a cabeça, as vísceras e a genitália, mas não a pele e os músculos.

6. A autorregulação do fluxo sanguíneo ocorre na maioria dos tecidos. Esse processo caracteriza-se por um fluxo sanguíneo constante na presença de uma variação da pressão de perfusão. A autorregulação é mediada por um mecanismo miogênico pelo qual a elevação da pressão transmural desencadeia uma contração do músculo liso vascular, enquanto a redução da pressão transmural desencadeia o relaxamento do músculo.

7. O notável paralelismo entre o fluxo sanguíneo tecidual e o consumo de O_2 pelos tecidos indica que o fluxo sanguíneo é regulado, em grande parte, por um mecanismo metabólico. A redução da relação entre oferta e demanda de O_2 de um tecido libera metabólicos vasodilatadores que dilatam as arteríolas e, desse modo, aumentam a oferta de O_2.

8. Os barorreceptores presentes nas artérias carótidas internas e na aorta são tonicamente ativos e regulam a pressão arterial momento a momento. Um aumento da pressão arterial estira esses receptores, iniciando um reflexo que inibe o centro vasoconstritor bulbar e induzindo a vasodilatação. Por outro lado, a redução da pressão arterial desinibe o centro vasoconstritor e induz a vasoconstrição. Os barorreceptores das artérias carótidas internas predominam sobre os da aorta e respondem de forma mais vigorosa às alterações pressóricas (estiramento) do que à pressão não pulsátil elevada ou reduzida.

9. Os quimiorreceptores periféricos (corpos carotídeos e aórticos) e os quimiorreceptores centrais[1] do bulbo são estimulados pela redução da PaO_2 e pela elevação da PCO_2 sanguíneas. A estimulação desses quimiorreceptores aumenta a frequência e a profundidade da respiração, mas também produz vasoconstrição periférica. Os barorreceptores cardiopulmonares também estão presentes nas câmaras cardíacas e nos grandes vasos pulmonares. Eles têm menos influência sobre a pressão arterial, mas participam da regulação do volume sanguíneo.

10. A resistência periférica e, consequentemente, a pressão arterial são afetadas por estímulos oriundos da pele, das vísceras, dos pulmões e do encéfalo. O efeito combinado de fatores neurais e metabólicos locais distribui o sangue para os tecidos ativos e o desvia dos tecidos inativos. Nas estruturas vitais, como no coração, no encéfalo e no músculo esquelético em contração, os fatores metabólicos são predominantes.

---

[1]N.R.T.: Os quimiorreceptores centrais não são sensíveis a PCO_2.

19

Controle Integrado do Sistema Cardiovascular

OBJETIVOS DO APRENDIZADO

Após a conclusão deste capítulo, o estudante será capaz de responder às seguintes questões:

1. Quais os quatro principais fatores que determinam o débito cardíaco? Desses, quais os dois considerados "fatores de acoplamento" e qual a razão para essa descrição?
2. O que é uma curva da função cardíaca e qual a sua relação com o mecanismo de Frank-Starling?
3. O que é uma curva da função vascular e de que maneira as alterações na resistência periférica total, no volume sanguíneo e no tônus venoso a afetam?
4. Por que o ponto de operação do sistema cardiovascular ocorre na interseção das curvas da função cardíaca e da função vascular?
5. De que maneira a avaliação da curva da função cardíaca e da curva da função vascular permite que os médicos determinem o efeito das variações do volume sanguíneo, do tônus vascular e da contratilidade sobre o débito cardíaco?
6. Que mecanismos do sistema nervoso central, do coração e dos vasos sistêmicos permitem o aumento do débito cardíaco aos níveis necessários durante o exercício vigoroso?
7. Quais as consequências cardiovasculares da hemorragia e quais os mecanismos compensatórios que tendem a restaurar a pressão arterial e o débito cardíaco?

Regulação do débito cardíaco e da pressão arterial

Quatro fatores controlam o débito cardíaco: frequência cardíaca (FC), contratilidade do miocárdio, pré-carga e pós-carga (Figura 19.1). A frequência cardíaca e a contratilidade do miocárdio são fatores estritamente cardíacos, embora sejam controlados por diversos mecanismos neurais e humorais (Capítulos 17 e 18). A pré-carga e a pós-carga (Capítulo 16) são fatores que dependem mutuamente da função do coração e dos vasos, e são determinantes importantes do débito cardíaco. As próprias pré-carga e pós-carga são determinadas pelo débito cardíaco e por certas características vasculares. A pré-carga e a pós-carga são denominadas *fatores de acoplamento* porque constituem um acoplamento funcional entre o coração e os vasos

sanguíneos. Para entender a regulação do débito cardíaco, é preciso considerar a natureza do acoplamento entre o coração e o sistema vascular.

Neste capítulo, dois tipos de curvas gráficas são utilizados para analisar as interações dos componentes cardíaco e vascular do sistema circulatório. A primeira curva, a **curva da função cardíaca**, é uma expressão da bem conhecida **relação de Frank-Starling** e ilustra a dependência do débito cardíaco da pré-carga (*i. e.*, pressão venosa central ou pressão atrial direita) (Capítulo 16). A curva da função cardíaca é uma característica do próprio coração e normalmente é estudada em corações completamente isolados do restante da circulação. Essa curva é tratada mais adiante neste capítulo em conjunto com a outra curva característica, a **curva da função vascular**, para analisar as interações do coração com os vasos. A curva da função vascular define a dependência da pressão venosa central do débito cardíaco. Essa relação depende somente de várias características do sistema vascular, como a resistência vascular periférica, as complacências arterial e venosa, e o volume sanguíneo. A curva da função vascular é completamente independente das características do coração. Devido a essa independência, ela pode ser induzida experimentalmente, mesmo que o coração seja substituído por uma bomba mecânica.

Curva da função vascular

A curva da função vascular define as alterações na pressão venosa central (P_v) que são causadas por variações no débito cardíaco. Nessa curva, a P_v é a variável dependente (ou resposta) e o débito cardíaco é a variável independente (ou estímulo). Essas variáveis são opostas àquelas da curva da função cardíaca, na qual a P_v (ou pré-carga) é a variável independente e o débito cardíaco é a variável dependente.

O modelo simplificado da circulação mostrado na Figura 19.2 ajuda a explicar como o débito cardíaco determina o nível da P_v. Nesse modelo, todos os componentes essenciais do sistema cardiovascular foram agrupados em quatro elementos básicos. Os lados direito e esquerdo do coração, bem como o leito vascular pulmonar, constituem uma **bomba oxigenadora** muito parecida com a máquina cardiopulmonar utilizada para perfundir o corpo durante uma cirurgia cardíaca aberta. A microcirculação de alta resistência é designada como **resistência periférica**. Por fim, a complacência do sistema é dividida em **complacência arterial (C_a)** e **complacência venosa (C_v)**. Conforme definido

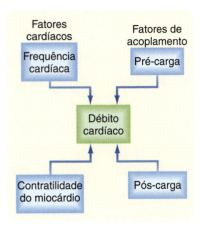

• **Figura 19.1** Os quatro fatores (nos *boxes azuis*) que determinam o débito cardíaco.

no Capítulo 17, a complacência (C) de um vaso sanguíneo é a variação de volume (ΔV) que é acomodada nesse vaso por variação da pressão transmural (ΔP), isto é,

Equação 19.1

$$C = \Delta V/\Delta P$$

A complacência venosa é aproximadamente 20 vezes maior do que a complacência arterial. No exemplo da Figura 19.2, a relação entre C_v e C_a é definida como 19:1 para simplificar os cálculos.[a]

Para mostrar como uma alteração no débito cardíaco causa uma alteração inversa na P_v, o modelo hipotético apresenta determinadas características que simulam aquelas da média dos adultos (Figura 19.2A). O fluxo gerado pelo coração (*i. e.*, o débito cardíaco [Q_c]) é de 5 L/min; a pressão arterial média (P_a) é de 102 mmHg; e a P_v é de 2 mmHg. A resistência periférica (R) é a relação entre a diferença da pressão arteriovenosa ($P_a - P_v$) e o fluxo (Q_r) nos vasos de resistência; essa relação é igual a 20 mmHg/L/min.

Uma diferença de pressão arteriovenosa de 100 mmHg é suficiente para forçar uma taxa de fluxo (Q_r) de 5 L/min através de uma resistência periférica de 20 mmHg/L/min (Figura 19.2A). Em condições de equilíbrio, essa taxa de fluxo (Q_r) é precisamente igual à taxa de fluxo (Q_c) bombeada pelo coração. Entre um batimento cardíaco e outro, o volume de sangue nas artérias (V_a) e o volume de sangue nas veias (V_v) permanecem constantes porque o volume de sangue transferido das veias para as artérias pelo coração é igual ao volume de sangue que flui das artérias para as veias através dos vasos de resistência.

Efeitos da parada cardíaca sobre as pressões arterial e venosa

A Figura 19.2B descreve a circulação bem no início de um episódio de parada cardíaca, ou seja, $Q_c = 0$. No instante imediatamente após a parada do coração, o volume de sangue nas artérias (V_a) e nas veias (V_v) não tem tempo de sofrer variações significativas. Como a pressão arterial e a pressão venosa dependem de V_a

---

[a]Portanto, se fosse necessário adicionar *x* mL de sangue ao sistema arterial para produzir um aumento de 1 mmHg na pressão arterial, 19*x* mL de sangue precisariam ser adicionados ao sistema venoso para elevar a pressão venosa na mesma proporção.

e V_v, respectivamente, essas pressões são idênticas às respectivas pressões ilustradas na Figura 19.2A (*i. e.*, $P_a = 102$ e $P_v = 2$). Esse gradiente de pressão arteriovenosa de 100 mmHg força uma taxa de fluxo (Q_r) de 5 L/min contra a resistência periférica de 20 mmHg/L/min. Portanto, embora o débito cardíaco (Q_c) nesse ponto seja igual a 0 L/min, a taxa de fluxo através da microcirculação (Q_r) é de 5 L/min porque a energia potencial armazenada nas artérias pela ação de bombeamento anterior do coração permite que o sangue seja transferido das artérias para as veias. Essa transferência ocorre inicialmente dentro da taxa de controle (estado estável), embora o coração não consiga mais transferir sangue das veias para as artérias.

À medida que a parada cardíaca persiste, o fluxo sanguíneo pelos vasos de resistência leva a uma redução progressiva do volume de sangue nas artérias e o volume de sangue nas veias aumenta progressivamente à mesma razão absoluta. Como as artérias e as veias são estruturas elásticas, a pressão arterial cai gradativamente e a pressão venosa sobe gradualmente. Esse processo continua até que as pressões arterial e venosa se igualem (Figura 19.2C). Depois que essa condição é alcançada, a taxa de fluxo (Q_r) das artérias para as veias através dos vasos de resistência é igual a 0 L/min, assim como a Q_c.

Quando os efeitos da parada cardíaca alcançam esse estado de equilíbrio (Figura 19.2C), a pressão alcançada nas artérias e nas veias depende da complacência relativa desses vasos. Se a complacência arterial (C_a) e a complacência venosa (C_v) forem iguais, o declínio da P_a é igual à elevação da P_v porque a redução do volume arterial seria igual ao aumento do volume venoso (de acordo com o princípio da conservação de massa). Tanto a P_a quanto a P_v alcançariam a média de seus valores combinados apresentados na Figura 19.2A, ou seja, $P_a = P_v = (102 + 2)/2 = 52$ mmHg. Entretanto, a C_a e a C_v em uma pessoa viva não são iguais. As veias são muito mais complacentes do que as artérias; a taxa de complacência (C_v/C_a) é de aproximadamente 19, a proporção assumida para o modelo da Figura 19.2. Quando os efeitos da parada cardíaca alcançam o equilíbrio em uma pessoa intacta, a pressão nas artérias e nas veias é muito mais baixa do que o valor médio de 52 mmHg que ocorre quando C_a e C_v são iguais. Consequentemente, a transferência de sangue das artérias para as veias em equilíbrio induz uma queda da pressão arterial 19 vezes maior do que a elevação concomitante da pressão venosa. Como mostra a Figura 19.2C, a P_v aumentaria em 5 mmHg (para 7 mmHg), enquanto a P_a cairia 95 (*i. e.*, 19 × 5) mmHg (para 7 mmHg). Essa pressão de equilíbrio, que prevalece na ausência de fluxo, é conhecida como **pressão circulatória média** ou **pressão estática**. A pressão do sistema estático reflete o volume total de sangue no sistema e a complacência geral do sistema.

O exemplo da parada cardíaca auxilia no entendimento da curva da função vascular. Agora é possível começar a montar uma curva da função vascular (Figura 19.3). A variável independente (plotada no eixo x) é o débito cardíaco e a variável dependente (plotada no eixo y) é a P_v. Dois pontos importantes dessa curva podem ser extraídos do exemplo da Figura 19.2. Um ponto (A na Figura 19.3) representa o estado controle; ou seja, quando o débito cardíaco é de 5 L/min, a P_v é de 2 mmHg. Quando o coração para (débito cardíaco = 0), a P_v passa a ser de 7 mmHg no equilíbrio (Figura 19.2C); essa pressão é a pressão circulatória média.

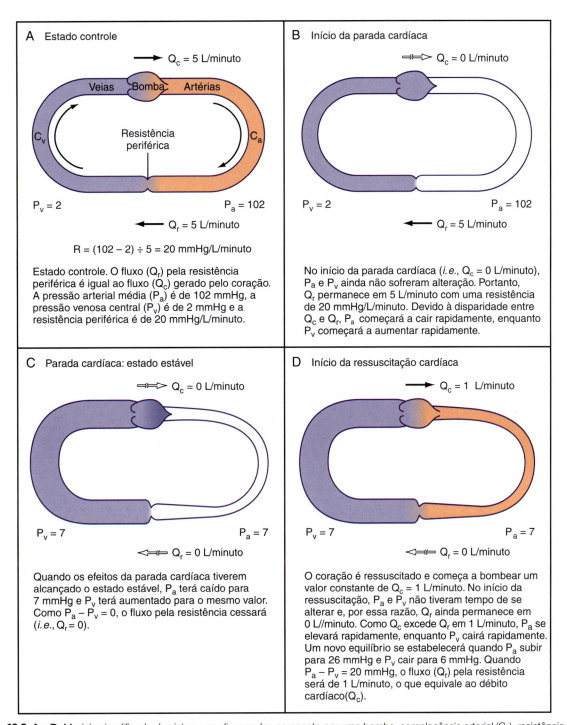

• **Figura 19.2 A a D.** Modelo simplificado do sistema cardiovascular, composto por uma bomba, complacência arterial (C_a), resistência periférica e complacência venosa (C_v).

A relação inversa entre a P_v e o débito cardíaco simplesmente significa que, quando o débito cardíaco cai abruptamente, a taxa com que o sangue flui das artérias para as veias através dos capilares é temporariamente maior do que a taxa com que o coração bombeia sangue das veias de volta para as artérias. Durante esse período transitório, um volume efetivo de sangue é transferido das artérias para as veias; assim, a P_a cai e a P_v aumenta.

Agora, suponha que o débito cardíaco aumente subitamente. Esse exemplo ilustra como se pode derivar um terceiro ponto (B na Figura 19.3) da curva da função vascular. Considere que o coração parado subitamente seja reiniciado e imediatamente comece a bombear sangue das veias para as artérias a uma taxa de 1 L/min (Figura 19.2D). Logo que o coração começa a bater, o gradiente de pressão arteriovenosa é 0 e não há transferência de sangue das artérias para as veias através dos capilares. Assim, quando os batimentos regularizam-se, o sangue é depletado das veias com intensidade de 1 L/min, e o volume sanguíneo arterial é reposto a partir do volume sanguíneo venoso na mesma intensidade absoluta. Desse modo, a P_v começa a cair e a P_a começa a aumentar. Devido à diferença entre as complacências arterial e venosa, a P_a eleva-se com intensidade 19 vezes maior do que a intensidade com que a P_v cai. O consequente gradiente

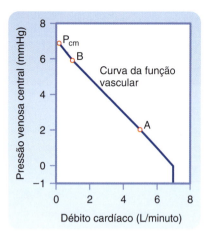

- **Figura 19.3** Alterações na pressão venosa central produzidas por variações no débito cardíaco. A pressão circulatória média (ou estática) (P_{cm}) é a pressão de equilíbrio do sistema cardiovascular quando o débito cardíaco é 0. Os pontos B e A representam os valores da pressão venosa com débitos cardíacos de 1 e 5 L/min, respectivamente.

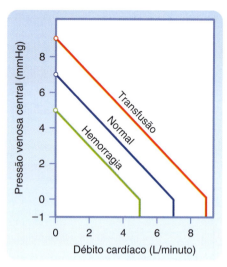

- **Figura 19.4** Efeitos do volume sanguíneo aumentado *(curva de transfusão)* e do volume sanguíneo reduzido *(curva de hemorragia)* sobre a curva da função vascular. Alterações semelhantes na curva da função vascular podem ser produzidas por aumentos e reduções, respectivamente, do tônus venomotor.

de pressão arteriovenosa permite que o sangue flua através dos vasos de resistência. Se o coração mantiver um débito constante de 1 L/min, a P_a continua a aumentar, enquanto a P_v continua a diminuir até que o gradiente de pressão passe a ser de 20 mmHg. Esse gradiente força um fluxo de 1 L/min pela resistência periférica de 20 mmHg/L/min. Esse gradiente é alcançado com o aumento de 19 mmHg (para 26 mmHg) da P_a e uma queda de 1 mmHg (para 6 mmHg) da P_v. Esse valor de equilíbrio da P_v (6 mmHg) para um débito cardíaco de 1 L/min também aparece na curva da função vascular da Figura 19.3 (ponto B). A redução de 1 mmHg da P_v reflete uma transferência sanguínea efetiva do lado venoso para o lado arterial do circuito.

A redução da P_v que pode ser provocada por um aumento súbito do débito cardíaco é limitada. Em alguns valores máximos críticos do débito cardíaco, uma quantidade suficiente de fluido é transferida do lado venoso para o lado arterial do circuito para que a P_v caia abaixo da pressão ambiente. Em um sistema de vasos muito distensíveis, como o sistema venoso, a maior pressão externa provoca o colapso dos vasos (Capítulo 17). Esse colapso venoso impede o retorno venoso para o coração. Desse modo, ele limita o valor máximo do débito cardíaco a 7 L/min nesse exemplo (Figura 19.3) independentemente da capacidade de bombeamento.

Fatores que influenciam a curva da função vascular

Dependência da pressão venosa do débito cardíaco

Observações experimentais e clínicas mostram que variações do débito cardíaco provocam na P_a e na P_v as alterações previstas pelo modelo simplificado apresentado na Figura 19.2.

Volume sanguíneo

A curva da função vascular é afetada pelas variações no volume sanguíneo total. Durante a parada circulatória (débito cardíaco zero), a pressão circulatória média depende apenas da complacência vascular total e do volume sanguíneo. Para determinada complacência vascular, a pressão circulatória média aumenta quando o volume sanguíneo é expandido (**hipervolemia**) e diminui quando o volume sanguíneo é reduzido (**hipovolemia**). Essa relação é ilustrada pela interseção com o eixo y, mostrada na Figura 19.4, na qual a pressão circulatória média é de 5 mmHg após uma hemorragia e de 9 mmHg após uma transfusão em comparação com o valor de 7 mmHg do volume sanguíneo normal (**normovolemia ou euvolemia**).

Tônus venomotor

Os efeitos das variações no tônus venomotor sobre a curva da função vascular assemelham-se muito às variações do volume sanguíneo. Na Figura 19.4, por exemplo, a curva de transfusão poderia representar também o tônus venomotor aumentado, enquanto a curva da hemorragia poderia representar o tônus reduzido. Durante a parada circulatória, para determinado volume sanguíneo, a pressão do sistema vascular sobe à medida que a tensão dos músculos lisos no interior das paredes vasculares aumenta (essas

NA CLÍNICA

O débito cardíaco pode diminuir de forma abrupta quando a principal artéria coronária é subitamente ocluída. A **insuficiência cardíaca aguda** resultante de **infarto do miocárdio** (morte do tecido miocárdico) normalmente ocorre acompanhada de uma queda da pressão arterial e aumento da P_v. Na Figura 19.4, é aparente também que o débito cardíaco quando $P_v = 0$ varia em função direta do volume sanguíneo. Portanto, o valor máximo do débito cardíaco torna-se progressivamente mais limitado à medida que o volume sanguíneo total diminui. Entretanto, a P_v em que as veias colapsam (ilustrada pela abrupta variação da inclinação da curva da função vascular) não sofre alterações significativas decorrentes das variações do volume sanguíneo. Essa pressão depende apenas da pressão ambiente em torno das veias. A pressão ambiente é a pressão pleural do tórax (Capítulo 21).

variações contráteis nos músculos lisos arteriolares e venosos estão sob controles nervoso e humoral). A fração do volume sanguíneo localizada nas arteríolas é muito pequena, enquanto o volume contido nas veias equivale a uma grande percentagem do volume sanguíneo total (ver a Tabela 15.1. Portanto, alterações na resistência periférica (tônus arteriolar) não tem nenhum efeito significativo sobre a pressão circulatória média, mas as variações do tônus venoso podem alterá-la de forma considerável. Desse modo, a pressão circulatória média aumenta com o tônus venomotor elevado e cai com o tônus venomotor reduzido.

Em experimentos, a pressão circulatória média atingida aproximadamente 1 minuto após uma parada circulatória abrupta costuma ser substancialmente superior a 7 mmHg, mesmo quando o volume sanguíneo é normal. A elevação a esse nível de pressão é atribuída à venoconstrição generalizada causada por isquemia cerebral, ativação dos quimiorreceptores e excitação reduzida dos barorreceptores. Se a ressuscitação falhar, a resposta desse reflexo diminui quando a atividade nervosa central cessa, e a pressão circulatória média normalmente cai a um valor próximo de 7 mmHg.

Reservatórios de sangue

A venoconstrição é consideravelmente maior em determinadas regiões do corpo do que em outras. De fato, os leitos vasculares que sofrem venoconstrição significativa constituem os reservatórios de sangue. Nos seres humanos, o leito vascular da pele é um dos maiores reservatórios de sangue. A perda de sangue provoca profunda venoconstrição subcutânea, resultando na aparência caracteristicamente pálida da pele em resposta à hemorragia. O desvio do sangue que o afasta da pele libera várias centenas de mililitros de sangue que podem perfundir regiões mais vitais do corpo. Os leitos vasculares do fígado, dos pulmões e do baço também são importantes reservatórios de sangue. Em humanos, no entanto, as variações de volume do baço são consideravelmente menos extensas (ver também seções "Exercício" e "Hemorragia").

Resistência periférica

As variações da curva da função vascular induzidas por alterações do tônus arteriolar são descritas na Figura 19.5. A quantidade de sangue presente nas arteríolas é pequena; esses vasos contêm apenas cerca de 3% do volume sanguíneo total (Capítulo 15). As variações no estado contrátil das arteríolas não causam alterações significativas na pressão circulatória média. Consequentemente, as curvas da função vascular que representam as diferentes resistências periféricas convergem para um ponto comum no eixo y (Figura 19.5).

A P_v varia inversamente à **resistência periférica total (RPT)** quando todos os outros fatores permanecem constantes. Do ponto de vista fisiológico, a relação entre a P_v e a RPT pode ser explicada da seguinte maneira: se o débito cardíaco é mantido constante, um aumento súbito da RPT provoca retenção de maior volume de sangue no sistema arterial. O volume sanguíneo no sistema arterial continua a aumentar até que a P_a aumente o suficiente para forçar um fluxo de sangue igual ao débito cardíaco pelos vasos de resistência. Se o volume sanguíneo permanecer inalterado, esse aumento do volume sanguíneo

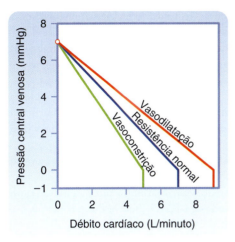

• **Figura 19.5** Efeitos da dilatação e da constrição arteriolares sobre a curva da função vascular.

arterial é acompanhado por uma redução equivalente no volume sanguíneo venoso. Portanto, o aumento da RPT reduz proporcionalmente a P_v. Essa relação entre a RPT e a P_v, juntamente com a incapacidade da resistência periférica de afetar a pressão circulatória média, explica a rotação em sentido horário das curvas da função vascular em resposta ao aumento da constrição arteriolar (Figura 19.5). De modo semelhante, a dilatação arteriolar produz uma rotação em sentido anti-horário a partir da mesma intersecção com o eixo vertical. É possível atingir maior nível máximo de débito cardíaco quando as arteríolas estão dilatadas do que quando elas estão contraídas (Figura 19.5).

Inter-relações do débito cardíaco com o retorno venoso

O débito cardíaco e o retorno venoso estão intimamente ligados. Exceto por pequenas disparidades transitórias, o coração não consegue bombear mais sangue do que lhe é fornecido através do sistema venoso. Da mesma forma, como o sistema circulatório é um circuito fechado, o retorno venoso para o coração deve ser igual ao débito cardíaco em qualquer intervalo de tempo considerável. O fluxo em torno de todo o circuito fechado depende da capacidade de bombeamento, das características do circuito e do volume total de fluido do sistema.

Portanto, *débito cardíaco* e *retorno venoso* são simplesmente dois termos para designar o fluxo por esse circuito fechado. O débito cardíaco é o volume de sangue bombeado pelo coração por unidade de tempo. Em equilíbrio, esses dois volumes são iguais. Na seção seguinte, são discutidas algumas técnicas de análise de circuito para explicar o controle de fluxo ao redor do circuito.

Relação entre a curva da função cardíaca e a curva da função vascular

Acoplamento entre o coração e os vasos

De acordo com a lei de Frank-Starling do coração, o débito cardíaco depende intensamente da pressão no átrio direito (ou pressão venosa central). Além disso, a pressão atrial direita é aproximadamente igual à pressão diastólica final do ventrículo direito porque a valva tricúspide normal age como uma junção de baixa resistência entre o átrio e o ventrículo direitos. Os gráficos do débito cardíaco como função da P_v são denominados **curvas da função cardíaca**; as influências regulatórias extrínsecas podem ser expressas como deslocamentos dessas curvas.

Uma curva da função cardíaca típica é plotada nas mesmas coordenadas que aquelas utilizadas para uma curva da função vascular normal, mostrada na Figura 19.6. A curva da função cardíaca é plotada de acordo com a convenção usual; ou seja, a variável independente (P_v) é plotada no eixo x e a variável dependente (débito cardíaco) é plotada no eixo y. De acordo com o mecanismo de Frank-Starling, a curva da função cardíaca revela que, elevando-se a P_v, o débito cardíaco aumenta.

Por outro lado, a curva da função vascular caracteriza uma relação inversa entre o débito cardíaco e a P_v; ou seja, o aumento do débito cardíaco diminui a P_v. A P_v é a variável dependente (ou resposta) e o débito cardíaco é a variável independente (ou estímulo) para a curva da função vascular. Assim, para plotar uma curva da função vascular da maneira convencional, a P_v deve ser marcada no eixo y, e o débito cardíaco, no eixo x.

Plotar as curvas das funções cardíaca e vascular no mesmo conjunto de eixos requer uma modificação da convenção de plotagem para uma dessas curvas. Neste capítulo, a convenção para a curva da função vascular é infringida arbitrariamente. Note que a curva da função vascular ilustrada na Figura 19.6 tem por objetivo refletir a maneira como a P_v (marcada no eixo x) varia em resposta a uma alteração do débito cardíaco (marcado no eixo y).

Quando o sistema cardiovascular é representado por determinado par de curvas das funções cardíaca e vascular, a interseção dessas duas curvas define o **ponto de equilíbrio** desse sistema. As coordenadas desse ponto de equilíbrio representam os valores do débito cardíaco e da P_v nos quais o sistema tende a operar. São possíveis somente desvios transitórios desses valores de débito cardíaco, desde que as curvas das funções cardíaca e vascular em questão caracterizem precisamente o sistema.

A tendência a operar em torno desse ponto de equilíbrio pode ser mais bem ilustrada pela resposta a uma alteração súbita. Considere as modificações causadas pela elevação abrupta da P_v do ponto de equilíbrio para o ponto A, como mostra a Figura 19.6. Essa variação da P_v pode ser causada pela rápida injeção, durante a diástole ventricular, de determinado volume de sangue nos vasos venosos do circuito e a simultânea retirada de igual volume dos vasos arteriais do circuito. Portanto, embora a P_v suba, o volume sanguíneo total permanece constante.

Conforme definido pela curva da função cardíaca, essa P_v elevada aumentaria o débito cardíaco (do ponto A para o ponto B, como mostra a Figura 19.6) durante a sístole ventricular seguinte. O aumento do débito cardíaco, então, provocaria a transferência de uma quantidade efetiva de sangue do lado venoso para o lado arterial do circuito, com uma consequente redução da P_v. Em um batimento cardíaco, a redução da P_v seria pequena (do ponto B para o ponto C), visto que o coração transferiria apenas uma fração do volume sanguíneo venoso para as artérias. Em consequência dessa redução da P_v, o débito cardíaco durante o batimento seguinte diminui (do ponto C para o ponto D) na quantidade ditada pela curva da função cardíaca. Como o ponto C ainda está acima do ponto de interseção, o coração bombeia o sangue das veias para as artérias com intensidade

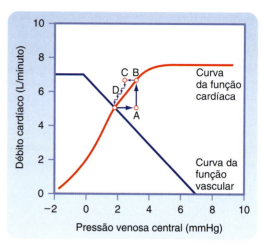

• **Figura 19.6** Curvas típicas das funções vascular e cardíaca plotadas nos mesmos eixos de coordenadas. Para plotar ambas as curvas no mesmo gráfico, os eixos x e y das curvas da função vascular tiveram que ser trocados; compare a distribuição dos eixos com aquela das Figuras 19.3, 19.4 e 19.5. As coordenadas do ponto de equilíbrio, na interseção das curvas das funções cardíaca e vascular, representam os valores estáveis do débito cardíaco e da pressão venosa central nos quais o sistema tende a operar. Qualquer perturbação (p. ex., um aumento súbito da pressão venosa para o ponto A) institui uma sequência de alterações no débito cardíaco e na pressão venosa que restauram essas variáveis aos seus valores de equilíbrio.

maior do que aquela com que o sangue flui pela resistência periférica das artérias para as veias. Desse modo, a P_v continua a cair. Esse processo continua em ritmo gradativamente menor até que o ponto de interseção seja alcançado. Somente uma combinação específica de débito cardíaco com pressão venosa – o ponto de equilíbrio, indicado pelas coordenadas do ponto em que as curvas se interceptam – satisfaz simultaneamente aos requisitos das curvas das funções cardíaca e vascular. No ponto de equilíbrio, o débito cardíaco é igual ao retorno venoso, e o sistema é estável.

Contratilidade do miocárdio

As combinações das curvas das funções cardíaca e vascular também ajudam a explicar os efeitos das alterações na contratilidade vascular sobre o débito cardíaco e a P_v. Na Figura 19.7, a curva inferior da função cardíaca representa a condição controle, enquanto a curva superior reflete a influência da contratilidade do miocárdio aumentada. Esse par de curvas é análogo às curvas da função ventricular mostradas na Figura 18.12. A maior contratilidade ventricular representada pela curva superior da Figura 19.7 pode ser produzida pela estimulação elétrica dos nervos simpáticos cardíacos. Quando os efeitos dessa estimulação neural são restritos ao coração, a curva da função vascular não é afetada. Consequentemente, é necessária somente uma curva da função vascular para essa intervenção hipotética (Figura 19.7).

Durante o condição controle do modelo, os valores de equilíbrio do débito cardíaco e da P_v são designados pelo ponto A da Figura 19.7. A estimulação do nervo simpático cardíaco eleva abruptamente o débito cardíaco para o ponto B devido ao aumento da contratilidade do miocárdio. Entretanto, esse alto débito cardíaco provoca o aumento da transferência efetiva de sangue do lado venoso para o lado arterial do circuito e, em consequência, a P_v começa a cair (para o ponto C). A redução da P_v resulta em

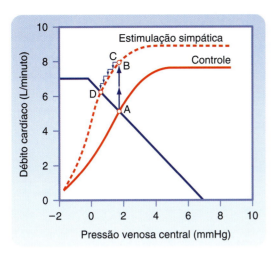

• **Figura 19.7** Um aumento da contratilidade do miocárdio, como o causado pela estimulação dos nervos simpáticos cardíacos, provoca o deslocamento dos valores de equilíbrio do débito cardíaco e da pressão venosa central (P_v) da interseção (ponto A) das curvas de função de controle vascular e cardíaco *(curva contínua)* para a interseção (ponto D) da mesma curva da função vascular com a curva da função cardíaca *(curva tracejada)* que representa a resposta à estimulação simpática.

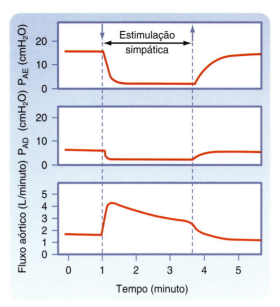

• **Figura 19.8** Durante a estimulação elétrica das fibras nervosas simpáticas cardíacas, o fluxo sanguíneo aórtico (débito cardíaco) aumentou, enquanto a pressão nos átrios esquerdo (P_{AE}) e direito (P_{AD}) diminuiu. Esses dados são condizentes com as conclusões derivadas da Figura 19.7, na qual se observa que os valores de equilíbrio entre o débito cardíaco e a pressão venosa mudam do ponto A para o ponto D (i. e., o débito cardíaco aumentou, mas a pressão venosa central diminuiu) durante a estimulação dos nervos simpáticos cardíacos. (Redesenhada de Sarnoff SJ, et al. *Circ Res*. 1960;8:1108.)

um pequeno decréscimo do débito cardíaco. Entretanto, o débito cardíaco ainda permanece suficientemente elevado para efetuar a transferência efetiva do sangue do lado venoso para o lado arterial do circuito. Desse modo, tanto a P_v quanto o débito cardíaco continuam a cair gradativamente até que um novo ponto de equilíbrio (ponto D) seja alcançado. Esse ponto de equilíbrio está localizado na interseção da curva da função vascular e da nova curva da função cardíaca. Na Figura 19.7, o ponto D está localizado acima e à esquerda do ponto de equilíbrio controle (ponto A) e indica que a estimulação simpática pode provocar maior débito cardíaco, apesar do nível mais baixo da P_v.

A resposta biológica ao aumento da contratilidade do miocárdio é simulada pela variação hipotética prevista pelo modelo apresentado neste capítulo. Conforme mostrado na Figura 19.8, os nervos simpáticos que inervam o coração são estimulados durante o tempo indicado pela seta dupla. Durante a estimulação neural, o débito cardíaco (fluxo aórtico) aumenta rapidamente até um valor máximo e, então, cai de forma gradativa a um valor de estado estável significativamente maior que o nível controle. O aumento do fluxo aórtico é acompanhado pela redução da pressão nos átrios direito e esquerdo.

Volume sanguíneo

As variações do volume sanguíneo não afetam diretamente a contratilidade do miocárdio, mas influenciam a curva da função vascular da maneira mostrada na Figura 19.4. Portanto, para compreender como as variações do volume sanguíneo afetam o débito cardíaco e a P_v, a curva da função cardíaca apropriada é plotada ao longo das curvas da função vascular que representam os estados controle e experimental (Figura 19.9). Quando o volume sanguíneo é aumentado por uma transfusão de sangue, o ponto de equilíbrio (ponto B da Figura 19.9), que denota os valores do débito cardíaco e da P_v após a transfusão, localiza-se acima e à direita do ponto de equilíbrio controle (ponto A). Portanto, a transfusão aumenta tanto o débito cardíaco quanto a P_v. A hemorragia produz o efeito oposto. Automaticamente, a variação da pressão de enchimento ventricular (P_v) provocada por determinada alteração do volume sanguíneo altera o débito cardíaco ao afetar a sensibilidade das proteínas contráteis à concentração prevalente de Ca^{++} intracelular (Capítulo 18). Pelas razões explicadas anteriormente, o simples aumento ou redução do tônus venomotor desencadeia respostas semelhantes àquelas provocadas pelo aumento ou redução, respectivamente, do volume sanguíneo total.

Resistência periférica

A análise dos efeitos das variações da resistência periférica sobre o débito cardíaco e a P_v é complexa porque tanto a curva da função cardíaca quanto a curva da função vascular se deslocam. Quando a resistência periférica aumenta (Figura 19.11), a curva da função vascular gira em sentido anti-horário, mas converge no mesmo ponto de interseção do eixo da P_v, assim como a curva controle. Observe que a vasoconstrição provoca uma rotação em sentido anti-horário da curva da função vascular na Figura 19.11, mas uma rotação em sentido horário na Figura 19.5. O sentido da rotação difere porque os eixos das curvas da função vascular foram deslocados nessas duas figuras, conforme explicado anteriormente. A curva da função cardíaca da Figura 19.11 também deslocou-se para baixo porque, em qualquer P_v dada, o coração consegue bombear menos sangue contra a maior pós-carga cardíaca imposta pela resistência periférica aumentada. Como ambas as curvas da Figura 19.11 deslocam-se para baixo, o novo

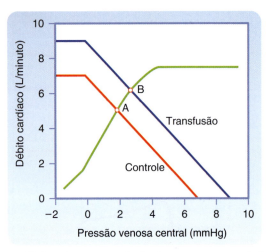

• **Figura 19.9** Após uma transfusão de sangue, a curva da função vascular é deslocada para a direita. Portanto, tanto o débito cardíaco quanto a pressão venosa aumentam, conforme indicado pela translocação do ponto de equilíbrio de A para B.

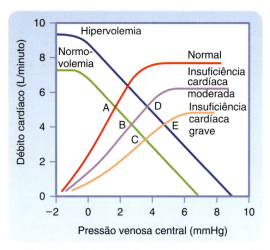

• **Figura 19.10** A insuficiência cardíaca moderada ou grave desloca as curvas da função cardíaca para baixo e para a direita. Antes que o volume sanguíneo se altere, o débito cardíaco diminui e a pressão venosa central aumenta (do ponto de equilíbrio de controle A para o ponto B ou C). Após o aumento do volume sanguíneo que normalmente ocorre na presença de insuficiência cardíaca, a curva da função vascular é deslocada para a direita. Portanto, a pressão venosa central pode elevar-se sem qualquer redução do débito cardíaco (ponto D) ou, na insuficiência cardíaca grave, com alguma redução do débito cardíaco (ponto E).

ponto de equilíbrio (ponto B) fica abaixo do ponto controle (ponto A); ou seja, o aumento da resistência periférica diminui o débito cardíaco.

Se o ponto B cai diretamente abaixo do ponto A ou ligeiramente à sua direita ou esquerda, isto depende da magnitude do deslocamento de cada curva. Por exemplo, se determinado aumento da resistência periférica deslocar a curva da função vascular mais do que desloca a curva da função cardíaca, o ponto B de equilíbrio fica abaixo e à esquerda do ponto A; ou seja, tanto débito cardíaco quanto a P_v diminuem. Por outro lado, se a curva da função cardíaca se deslocar mais do que a curva da função vascular, o ponto B fica situado abaixo e à direita do ponto A; ou seja, o débito cardíaco diminui, mas a P_v aumenta.

Modelo teórico mais completo: sistema de duas bombas

A discussão anterior mostra que as inter-relações do débito cardíaco com a P_v são complexas, mesmo em um modelo de circulação muito simplificado que inclua apenas uma bomba e a circulação sistêmica. Na realidade, o sistema cardiovascular inclui as circulações sistêmica e pulmonar e duas bombas: os ventrículos esquerdo e direito. Assim, as inter-relações de débito ventricular, pressão arterial e pressão atrial são muito mais complexas.

A Figura 19.12 mostra um modelo de sistema cardiovascular mais completo (porém, ainda muito simplificado) com duas bombas em série (os ventrículos esquerdo e direito) e dois leitos vasculares em série (os vasos sistêmicos e pulmonares). A disposição em série exige que o fluxo bombeado pelos dois ventrículos seja praticamente igual um ao outro em qualquer período substancial; do contrário, todo o sangue acabaria acumulado em um dos dois sistemas vasculares. Como as curvas da função cardíaca dos dois ventrículos diferem substancialmente, a pressão de enchimento (atrial) dos dois ventrículos deve diferir de forma adequada para garantir volumes sistólicos (VSs) iguais (ver Figura 18.13).

Dois princípios básicos a serem lembrados sobre a função ventricular são que (1) o ventrículo esquerdo bombeia o sangue através dos vasos sistêmicos e (2) o ventrículo direito bombeia o sangue através dos vasos pulmonares. Entretanto, esses princípios

NA CLÍNICA

Insuficiência cardíaca é um termo geral que se aplica às condições nas quais a capacidade de bombeamento do coração é prejudicada a ponto de impedir a perfusão adequada dos tecidos do corpo. Na insuficiência cardíaca, a contratilidade do miocárdio está prejudicada. A insuficiência cardíaca pode ser aguda ou crônica. Consequentemente, em um gráfico das curvas das funções cardíaca e vascular, a curva da função cardíaca desloca-se para baixo e para a direita, como mostra a Figura 19.10.

A insuficiência cardíaca pode ser causada por concentrações tóxicas de fármacos ou por determinadas condições patológicas, como a oclusão da artéria coronária. Na insuficiência cardíaca aguda, o volume sanguíneo não se altera imediatamente. Na Figura 19.10, portanto, o ponto de equilíbrio desloca-se da interseção (ponto A) das curvas normais para a interseção (ponto B ou ponto C) da curva da função vascular normal.

A insuficiência cardíaca crônica pode ocorrer em condições como hipertensão essencial ou doença isquêmica cardíaca. Na insuficiência cardíaca crônica, tanto a curva da função cardíaca quanto a curva da função vascular se deslocam. A curva da função vascular se desloca por causa do aumento do volume sanguíneo causado, em parte, pela retenção de fluido pelos rins. A retenção de fluido está relacionada com a concomitante redução da taxa de filtração glomerular e com a redução da excreção renal de NaCl e água (Capítulo 35). A consequente hipervolemia é refletida pelo deslocamento da curva da função vascular para a direita, como mostra a Figura 19.10. Desse modo, em níveis moderados de insuficiência cardíaca, a P_v é elevada, mas o débito cardíaco pode permanecer normal (ponto D). Em níveis mais graves de insuficiência cardíaca, a P_v continua elevada, mas o débito cardíaco está abaixo do normal (ponto E).

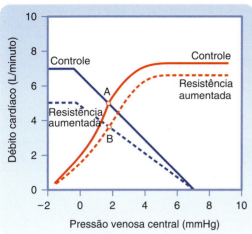

• **Figura 19.11** O aumento da resistência periférica desloca as curvas das funções cardíaca e vascular para baixo. Em equilíbrio, o débito cardíaco é menor (ponto B) quando a resistência periférica é alta do que quando a resistência periférica é normal (ponto A).

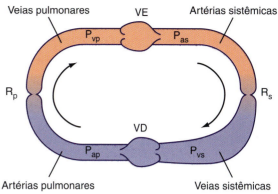

• **Figura 19.12** Modelo simplificado do sistema cardiovascular formado pelos ventrículos esquerdo (VE) e direito (VD), pela resistência vascular sistêmica (R_s) e resistência vascular pulmonar (R_p), e pelas complacências pulmonares arterial e venosa. A P_{as} e a P_{vs} são as pressões das artérias e veias sistêmicas, respectivamente; a P_{ap} e a P_{vp} são as pressões das artérias e veias pulmonares, respectivamente.

NA CLÍNICA

Qualquer variação na contratilidade que afete os dois ventrículos de forma diferente altera a distribuição do volume sanguíneo nos dois sistemas vasculares. Se uma artéria coronária para o ventrículo esquerdo sofrer oclusão, a contratilidade ventricular esquerda é prejudicada, resultando em **insuficiência aguda do ventrículo esquerdo**. Imediatamente após a oclusão, a pressão do átrio esquerdo permanece inalterada e o ventrículo esquerdo começa a bombear com uma taxa de fluxo reduzida. Se não for afetado pela oclusão aguda da artéria coronária, o ventrículo direito, a princípio, continua a bombear o fluxo normal. Os débitos díspares dos ventrículos direito e esquerdo resultam em aumento progressivo da pressão atrial esquerda e na redução progressiva da pressão atrial direita. Consequentemente, o débito do ventrículo esquerdo aumenta em direção ao valor normal, enquanto o do ventrículo direito fica abaixo do valor normal. Esse processo continua até que o débito dos dois ventrículos volte a ser igual. Nesse novo ponto de equilíbrio, o débito dos dois ventrículos fica abaixo do normal. A elevação da pressão atrial esquerda é acompanhada por uma elevação igual da pressão venosa pulmonar, o que pode ocasionar sérias consequências clínicas. Uma pressão venosa pulmonar elevada pode aumentar a rigidez dos pulmões e resultar em dificuldade respiratória na medida em que aumenta o trabalho mecânico da ventilação pulmonar (Capítulo 22). Além disso, a pressão venosa pulmonar elevada provoca um aumento da pressão hidrostática nos capilares pulmonares, podendo levar à transudação de fluido dos capilares pulmonares para o interstício pulmonar ou para os alvéolos (**edema pulmonar**), o que pode ser letal.

não implicam necessariamente que ambos os ventrículos sejam essenciais para perfundir adequadamente os leitos vasculares sistêmico e pulmonar. Para compreender melhor as relações entre os dois ventrículos e os dois leitos vasculares, a função ventricular direita é discutida a seguir de forma mais detalhada.

No modelo de sistema circulatório mostrado na Figura 19.12, considere as consequências hemodinâmicas que ocorreriam se o ventrículo direito subitamente cessasse a sua função de bombeamento e atuasse apenas como um condutor passivo de baixa resistência entre as veias sistêmicas e as artérias pulmonares. Em tal situação, a única bomba em funcionamento seria o ventrículo esquerdo, que precisaria bombear o sangue através das duas resistências, a sistêmica e a pulmonar (para os fins desta discussão, considere desprezível a resistência ao fluxo sanguíneo pelo ventrículo direito inativo).

Normalmente, a resistência vascular pulmonar é de aproximadamente 10% da resistência vascular sistêmica. Como as duas resistências são dispostas em série uma com a outra, a resistência total seria 10% maior do que a resistência sistêmica isoladamente (Capítulo 17). Em um sistema cardiovascular normal, um aumento de 10% na resistência vascular sistêmica aumentaria a P_a (e, portanto, a pós-carga ventricular esquerda) em aproximadamente 10%. Esse aumento não afetaria de modo drástico a função do ventrículo esquerdo. Sob determinadas condições, no entanto, esse aumento da P_a poderia alterar significativamente a função do sistema cardiovascular. Se o aumento de 10% na resistência total é alcançado pela adição de uma pequena resistência (p. ex., resistência vascular pulmonar) à resistência sistêmica muito maior, e se a resistência vascular pulmonar é separada da resistência sistêmica por uma grande complacência (complacências venosa sistêmica e arterial pulmonar combinadas), o aumento de 10% na resistência total poderia prejudicar drasticamente a operação do sistema cardiovascular.

A Figura 19.13 mostra os efeitos simulados da inativação da ação de bombeamento do ventrículo direito em um análogo hidráulico do sistema circulatório. No modelo, os ventrículos direito e esquerdo geram débitos cardíacos que variam em função direta de suas respectivas pressões de enchimento. Sob condições-controle (quando o ventrículo direito está funcionando normalmente), os débitos cardíacos dos ventrículos esquerdo e direito são iguais (5 L/min). A ação de bombeamento ventricular direito faz que a pressão na artéria pulmonar (não mostrada) exceda a pressão nas veias pulmonares (P_{vp}) em uma quantidade que força o fluido pela resistência vascular pulmonar com intensidade de 5 L/min. Quando o ventrículo direito para de bombear (seta 1 na Figura 19.13), os sistemas venoso sistêmico e arterial pulmonar, juntamente com o próprio ventrículo direito, tornam-se um condutor passivo comum com grande complacência. Quando o ventrículo direito para de transferir sangue ativamente das veias sistêmicas para as artérias pulmonares, a pressão arterial pulmonar (P_{ap}) diminui rapidamente (não mostrada) e a pressão venosa sistêmica (P_{vs}) aumenta rapidamente para um valor comum (cerca de 5 mmHg). Nessa pressão baixa, no entanto, o fluido sai das artérias pulmonares para as veias pulmonares em uma taxa muito reduzida.

No início da parada do ventrículo direito, o ventrículo esquerdo está bombeando fluido das veias pulmonares para as artérias sistêmicas a uma taxa de controle de 5 L/min, o que excede em muito a intensidade com que o sangue retorna para as veias pulmonares depois que o ventrículo direito para de operar. Assim, a pressão venosa pulmonar (P_{vp}) cai abruptamente. Como a pressão venosa pulmonar é a pré-carga para o ventrículo esquerdo, o débito (cardíaco) do ventrículo esquerdo cai abruptamente e atinge um valor de estado estável de aproximadamente 2,5 L/min. Esse efeito, por sua vez, leva a uma rápida redução da pressão arterial sistêmica (P_{as}). Em suma, a parada do bombeamento ventricular direito reduz acentuadamente o débito cardíaco, a pressão arterial sistêmica e a pressão venosa pulmonar, e eleva moderadamente a pressão venosa sistêmica (Figura 19.13).

A maioria dos problemas hemodinâmicos induzidos pela inativação do ventrículo direito pode ser revertida por um aumento do volume de fluido (sangue) do sistema (seta 2 na Figura 19.13). Se mais fluido é acrescentado até a pressão venosa pulmonar (pré-carga ventricular esquerda) aumentar para seu valor controle, o débito cardíaco e a pressão arterial sistêmica são restaurados quase ao nível normal, mas a pressão venosa sistêmica fica anormalmente elevada. Se a função do ventrículo esquerdo é normal, o acréscimo de uma pré-carga ventricular esquerda normal produz um débito ventricular esquerdo normal. O aumento de 10% da resistência periférica causado pela adição da resistência vascular pulmonar com a resistência vascular sistêmica não impõe grande ônus à capacidade de bombeamento do ventrículo esquerdo.

Quando o ventrículo direito está inoperante, no entanto, o fluxo sanguíneo pulmonar não é normal, a menos que o gradiente usual de pressão arteriovenosa pulmonar (cerca de 10 a 15 mmHg) prevaleça. Portanto, a pressão venosa sistêmica (P_{vs}) deve exceder a pressão venosa pulmonar (P_{vp}) nessa proporção. A manutenção da alta pressão venosa sistêmica pode levar ao acúmulo de fluido tecidual (edema) nas regiões dependentes do corpo, um achado característico em pacientes com insuficiência cardíaca ventricular direita.

Com essas informações, a principal função do ventrículo direito pode ser caracterizada da seguinte maneira. Do ponto de vista do fornecimento de um fluxo de sangue suficiente aos tecidos do corpo, o ventrículo esquerdo sozinho pode desempenhar essa função. O funcionamento dos dois ventrículos em série não é essencial ao fornecimento de um fluxo sanguíneo adequado aos tecidos. A função crucial do ventrículo direito é evitar a elevação da pressão venosa sistêmica (e arterial pulmonar) que seria necessária para forçar o débito cardíaco normal por meio da resistência vascular pulmonar. Um ventrículo direito normal evitando a elevação anormal da pressão venosa sistêmica impede a formação de um extenso edema nas regiões dependentes do corpo.

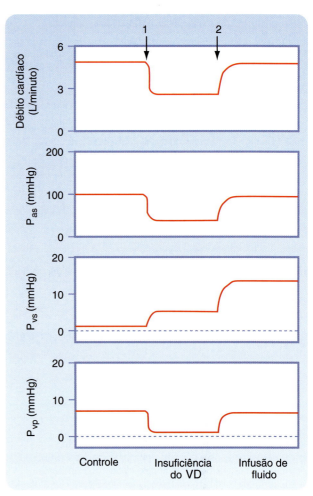

• **Figura 19.13** Alterações no débito cardíaco, na pressão arterial sistêmica (P_{as}), na pressão venosa sistêmica (P_{vs}) e na pressão venosa pulmonar (P_{vp}) provocadas por uma simulada insuficiência do ventrículo direito (VD) e por uma simulada infusão de fluido no modelo circulatório mostrado na Figura 19.12. Na *seta 1*, a ação de bombeamento do ventrículo direito foi interrompida (simulação da insuficiência do ventrículo direito) e o ventrículo direito serviu apenas como um condutor de baixa resistência. Na *seta 2*, o volume de fluido no sistema se expandiu e o VD continuou a servir apenas de condutor. (Modificada de Furey AS, et al. *Am Heart J*. 1984/107:404.)

NA CLÍNICA

Clinicamente, a **insuficiência cardíaca ventricular direita** pode ser causada por doença oclusiva predominantemente dos vasos coronários do ventrículo direito. Esses vasos são afetados com muito menos frequência dos que os vasos do ventrículo esquerdo. O principal efeito hemodinâmico da insuficiência cardíaca aguda do lado direito é a pronunciada redução do débito cardíaco e da pressão arterial, e o principal tratamento é a infusão de sangue ou plasma. O desvio do ventrículo direito (por anastomose do átrio direito à artéria pulmonar) pode ser realizado cirurgicamente em pacientes com determinados **defeitos cardíacos congênitos**, como o grave estreitamento da valva tricúspide ou o mau desenvolvimento do ventrículo direito. Os efeitos da insuficiência cardíaca aguda do lado direito ou do desvio do ventrículo direito são semelhantes àqueles previstos anteriormente a partir da análise do modelo mostrado na Figura 19.13.

Papel da frequência cardíaca no controle do débito cardíaco

O débito cardíaco é o produto do volume sistólico e da frequência cardíaca. A análise do controle do débito cardíaco, portanto, esteve até então restrita ao controle do volume sistólico, sem levar em consideração o papel da frequência cardíaca. A análise do efeito de uma variação da frequência cardíaca sobre o débito cardíaco é complexa porque uma variação da frequência cardíaca altera os outros três fatores (pré-carga, pós-carga e contratilidade do miocárdio) que determinam o volume sistólico (Figura 19.11). O aumento da frequência cardíaca, por exemplo, diminui a duração da diástole. Consequentemente, o enchimento ventricular é reduzido; ou seja, a pré-carga é reduzida. Se o aumento da frequência cardíaca alterasse o débito cardíaco, a pressão arterial sofreria alteração; ou seja, a pós-carga seria alterada. A elevação da frequência cardíaca aumentaria o influxo efetivo de Ca^{++} por minuto para as células do miocárdio (Capítulo 18), e esse influxo aumentaria a contratilidade do miocárdio.

Os efeitos das variações da frequência cardíaca sobre o débito cardíaco têm sido objeto de extensos estudos e os resultados são semelhantes àqueles mostrados na Figura 19.14. À medida que a frequência atrial aumenta gradualmente, o volume sistólico diminui progressivamente (Figura 19.14A). A redução do volume sistólico é causada pelo tempo reduzido de enchimento ventricular. A variação do volume sistólico não é inversamente proporcional à variação da frequência cardíaca porque a direção da alteração do débito cardíaco (Q_c) é acentuadamente influenciada pela frequência cardíaca efetiva (Figura 19.14B). Por exemplo, à medida que a frequência aumenta de 50 para 100 bpm, a elevação da frequência cardíaca aumenta o Q_c. Como $Q_c = VS \times FC$, a redução do volume sistólico (VS) nessa faixa de frequência deve ser proporcionalmente menor do que o aumento da frequência cardíaca (FC).

Na faixa de frequência de 100 para 200 bpm, no entanto, o débito cardíaco não é afetado de forma significativa pelas variações da frequência marca-passo (Figura 19.14B). Portanto, à medida que a frequência aumenta, a redução do volume sistólico deve ser aproximadamente igual ao aumento da frequência cardíaca. Além disso, a autorregulação vascular generalizada tende a manter o fluxo sanguíneo tecidual constante (Capítulo 17). Essa adaptação resulta em alterações na pré-carga e na pós-carga que também mantêm o débito cardíaco aproximadamente constante.

Além disso, em frequências marca-passo excessivamente elevadas (acima de 200 bpm; Figura 19.14), novos aumentos na frequência cardíaca diminuem o débito cardíaco. Consequentemente, é preciso que a redução induzida do volume sistólico exceda o aumento da frequência cardíaca nessa alta faixa de frequências marca-passo. Nessas frequências marca-passo elevadas, o tempo de enchimento ventricular é tão restrito que a compensação é inadequada e o débito cardíaco cai acentuadamente. Embora a relação entre o débito cardíaco e a frequência cardíaca seja caracteristicamente a de um U invertido na população geral, esta relação varia quantitativamente entre as pessoas e entre os estados fisiológicos.

As fortes correlações entre a frequência cardíaca e o débito cardíaco devem ser cuidadosamente interpretadas. Nas pessoas

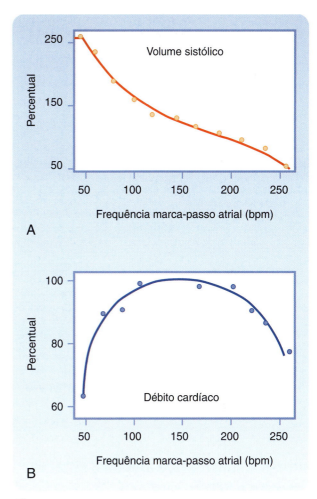

• **Figura 19.14** Alterações no volume sistólico (**A**) e no débito cardíaco (**B**) induzidas por variações na frequência marca-passo atrial. bpm, batimentos por minuto. (Redesenhada de Kumada M, et al. *Jpn J Physiol*. 1967;17:538.)

que estão se exercitando, por exemplo, o débito cardíaco e a frequência cardíaca normalmente aumentam proporcionalmente e o volume sistólico pode permanecer constante ou aumentar apenas ligeiramente (ver a seção "Exercício"). É tentador concluir que o aumento do débito cardíaco durante o exercício deve ser causado exclusivamente pelo aumento observado na frequência cardíaca. Entretanto, a Figura 19.14 mostra que, em uma ampla faixa de frequências cardíacas, qualquer variação da frequência pode ter pouca influência sobre o débito cardíaco. O principal aumento do débito cardíaco durante o exercício deve, portanto, ser atribuído a outros fatores. Esses fatores auxiliares incluem a pronunciada redução da resistência vascular periférica devido à vasodilatação nos músculos esqueléticos ativos e à maior contratilidade do músculo cardíaco associada ao aumento generalizado da atividade neural simpática. Todavia, o aumento da frequência cardíaca continua sendo um fator importante. Dados abundantes demonstram que, se a frequência cardíaca não aumentar normalmente durante o exercício, o aumento do débito cardíaco e da capacidade para o exercício ficam bastante limitados. Como o volume sistólico sofre apenas uma pequena variação durante o exercício, a elevação da frequência cardíaca pode desempenhar um papel permissivo no aumento do débito cardíaco durante o exercício físico.

NA CLÍNICA

A relação característica entre o débito cardíaco e a frequência cardíaca explica a necessidade urgente de tratamento de pacientes que apresentam uma frequência cardíaca excessivamente lenta ou demasiadamente acelerada. A **bradicardia** profunda (frequência lenta) pode ocorrer em consequência de um ritmo sinusal muito lento em pacientes com a **síndrome da doença do nó sinusal** ou de um ritmo idioventricular lento em pacientes com um **bloqueio atrioventricular completo**. Em qualquer das duas alterações de ritmo, a capacidade dos ventrículos de se encherem durante a diástole prolongada é limitada (geralmente pelo pericárdio não complacente). Desse modo, o débito cardíaco normalmente diminui de forma substancial porque a frequência cardíaca muito baixa não tem como ser contrabalançada por um volume sistólico suficientemente elevado. Consequentemente, essa bradicardia geralmente requer a implantação de um marca-passo artificial. Nos pacientes com **taquicardia supraventricular** ou **ventricular**, as frequências cardíacas quase sempre excessivamente elevadas requerem tratamento de emergência, visto que, nesses pacientes, o débito cardíaco pode estar criticamente baixo e o tempo de enchimento é tão restrito em frequências cardíacas muito elevadas que até mesmo pequenas reduções adicionais no tempo de enchimento causam reduções desproporcionalmente graves no volume de enchimento. Em geral, é possível obter farmacologicamente a desaceleração da frequência cardíaca para um ritmo mais normal, mas a cardioversão elétrica pode ser necessária em emergências (Capítulo 16).

Fatores auxiliares que afetam o sistema venoso e o débito cardíaco

Nas seções anteriores deste capítulo, as descrições das inter-relações da P_v com o débito cardíaco foram simplificadas restringindo-se a discussão aos efeitos causados individualmente por cada variável. Entretanto, como o sistema cardiovascular é regulado por vários circuitos de controle por retroalimentação, as suas respostas raramente são simples. Uma alteração no volume sanguíneo, por exemplo, não apenas afeta o débito cardíaco diretamente por intermédio do mecanismo de Frank-Starling como também desencadeia reflexos que alteram outros aspectos da função cardíaca (como a frequência cardíaca, a condução atrioventricular e a contratilidade do miocárdio) e outras características do sistema vascular (como a resistência periférica e o tônus venomotor). Vários outros fatores, especialmente a gravidade (Capítulo 17) e a respiração, também regulam o débito cardíaco.

Efeitos circulatórios da atividade respiratória

A atividade periódica normal dos músculos respiratórios produz variações rítmicas no fluxo da veia cava (Figura 19.15). Durante a respiração, a redução da pressão intratorácica é transmitida aos lumens dos vasos sanguíneos torácicos. A redução da P_v durante a inspiração aumenta o gradiente de pressão entre as veias extratorácicas e intratorácicas. A consequente aceleração do retorno venoso para o átrio direito é mostrada na Figura 19.15 como um aumento do fluxo sanguíneo na veia cava superior de 5,2 mL/segundo durante a expiração para 11 mL/segundo durante a inspiração.

A redução exagerada da pressão intratorácica produzida por um forte esforço inspiratório contra a glote fechada (denominada **manobra de Müller**) não aumenta proporcionalmente o retorno venoso. As veias extratorácicas colapsam próximo à sua entrada no tórax quando as suas pressões internas caem abaixo do nível ambiente. Com o colapso das veias, o fluxo para o tórax para momentaneamente. A interrupção do fluxo aumenta a pressão a jusante, forçando a reabertura do segmento colapsado.

Durante a expiração normal, o fluxo para as veias centrais desacelera. Entretanto, o fluxo médio do retorno venoso durante a respiração normal excede o fluxo durante um breve período de **apneia** (parada da respiração). Portanto, a inspiração normal aparentemente facilita o retorno venoso mais do que a expiração normal o impede. Em parte, o retorno venoso é facilitado pelas válvulas das veias das extremidades. Essas válvulas impedem qualquer reversão de fluxo durante a expiração. Desse modo, os músculos respiratórios e as válvulas venosas constituem uma bomba auxiliar para o retorno venoso.

Os esforços expiratórios contínuos aumentam a pressão intratorácica e, desse modo, impedem o retorno venoso. O esforço contra a glote fechada (**manobra de Valsalva**) ocorre regularmente durante a tosse, a defecação e o levantamento de cargas pesadas. Pressões intratorácicas acima de 100 mmHg foram registradas em trompetistas, enquanto pressões acima de 400 mmHg foram observadas durante os paroxismos de tosse. Esses aumentos de pressão são transmitidos diretamente ao lúmen das artérias intratorácicas. Depois que a tosse cessa, a pressão arterial pode cair abruptamente em função do impedimento anterior ao retorno venoso.

NA CLÍNICA

O aumento dramático da pressão intratorácica induzido pela tosse constitui um mecanismo auxiliar de bombeamento do sangue, apesar de sua concomitante tendência a impedir o retorno venoso. Determinados procedimentos diagnósticos, como a angiografia coronária ou o teste eletrofisiológico da função cardíaca, aumentam o risco de fibrilação ventricular; consequentemente, os pacientes submetidos a tais procedimentos são treinados para tossir de modo ritmado mediante comando durante o exame. Se a fibrilação ventricular de fato ocorrer, cada tosse pode aumentar substancialmente a pressão arterial e promover um fluxo sanguíneo cerebral suficiente para manter a consciência. A tosse eleva igualmente a pressão intravascular nas artérias e veias intratorácicas. O sangue é impulsionado através dos tecidos extratorácicos porque a pressão elevada é transmitida para as artérias extratorácicas mas não para as veias extratorácicas porque as válvulas venosas impedem o fluxo retrógrado das veias intratorácicas para as extratorácicas.

Na maioria das formas de respiração artificial (reanimação boca a boca, respiração mecânica), a pressão endotraqueal acima da pressão atmosférica é utilizada para insuflar os pulmões, e a expiração ocorre pelo recuo passivo da caixa torácica (Capítulo 21). Portanto, a insuflação dos pulmões é acompanhada por um considerável aumento da pressão intratorácica. O fluxo da veia cava diminui acentuadamente durante a fase de insuflação dos pulmões com pressão positiva quando a pressão endotraqueal sobe progressivamente. Quando a pressão endotraqueal negativa é utilizada para facilitar a deflação, o fluxo da veia cava acelera-se mais do que quando os pulmões são desinflados passivamente.

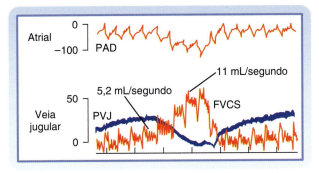

• **Figura 19.15** Durante a inspiração normal, a pressão intratorácica, a pressão do átrio direito (PAD) e a pressão venosa jugular (PVJ) diminuem e o fluxo na veia cava superior (FVCS) aumenta (de 5,2 para 11 mL/segundo). Todas as pressões estão indicadas em mmH$_2$O. A pressão arterial femoral (não mostrada) não sofreu alteração substancial durante a inspiração normal.

Interação dos fatores centrais e periféricos no controle da circulação

A função primária do sistema circulatório é levar os nutrientes necessários para o metabolismo e o crescimento teciduais, assim como remover os produtos do metabolismo. As contribuições dos componentes do sistema cardiovascular para manter a adequada perfusão tecidual sob diferentes condições fisiológicas foram discutidas anteriormente. Nesta seção, são abordadas as inter-relações dos vários componentes do sistema circulatório. O sistema nervoso autonômico e os barorreceptores e quimiorreceptores desempenham um papel fundamental na regulação do sistema cardiovascular. O controle do balanço de fluidos pelos rins, com a manutenção de um volume sanguíneo constante, também é muito importante.

Em qualquer sistema bem regulado, uma maneira de avaliar a extensão e a sensibilidade de seus mecanismos regulatórios é perturbar o sistema e observar como ele restaura o estado estável preexistente. Duas dessas alterações, o exercício físico e a hemorragia, são abordadas nas seções que se seguem para ilustrar como operam os diversos fatores regulatórios.

Exercício

Os ajustes cardiovasculares que ocorrem durante o exercício consistem em uma combinação de fatores neurais e locais (químicos). Os fatores neurais incluem (1) o comando central, (2) os reflexos originários do músculo em contração e (3) o reflexo barorreceptor. O comando central é a ativação cerebrocortical do sistema nervoso simpático que produz a aceleração cardíaca, o aumento da força contrátil do miocárdio e a vasoconstrição periférica. Os reflexos são ativados intramuscularmente pela estimulação dos mecanorreceptores (por estiramento ou tensão) e dos quimiorreceptores (por produtos metabólicos) em resposta à contração muscular. Os impulsos desses receptores trafegam centralmente por meio de fibras nervosas aferentes mielinizadas (grupo III) e desmielinizadas (grupo IV). As fibras desmielinizadas do grupo IV podem constituir os quimiorreceptores musculares, uma vez que nenhum quimiorreceptor morfológico foi identificado. As conexões centrais desse reflexo são desconhecidas, mas a via eferente consiste em fibras nervosas simpáticas que inervam o coração e os vasos sanguíneos periféricos.[1] O reflexo barorreceptor é descrito no Capítulo 18, e os fatores locais que influenciam o fluxo sanguíneo no músculo esquelético (vasodilatadores metabólicos), no Capítulo 17. Os quimiorreceptores vasculares são importantes na regulação do sistema cardiovascular durante o exercício. As evidências dessa afirmação provêm das observações de que a PaCO$_2$, a PaO$_2$ e o pH do sangue arterial permanecem normais durante o exercício.

Exercício leve a moderado

Em humanos ou em animais treinados, a antecipação da atividade física inibe os impulsos dos nervos vagos para o coração e aumenta a descarga simpática. O resultado é o aumento da frequência cardíaca e da contratilidade do miocárdio. A taquicardia e a maior contratilidade aumentam o débito cardíaco.

Resistência periférica

Quando ocorre a estimulação cardíaca, o sistema nervoso simpático altera também a resistência vascular periférica. A vasoconstrição mediada pelo sistema nervoso simpático aumenta a resistência vascular e, consequentemente, reduz o fluxo sanguíneo para pele, rins, regiões esplâncnicas e músculos inativos (Figura 19.16). Esse aumento da resistência vascular persiste durante todo o período de exercício.

O débito cardíaco e o fluxo sanguíneo para os músculos ativos aumentam à medida que a intensidade do exercício aumenta. O fluxo sanguíneo para o miocárdio aumenta, enquanto o fluxo para o encéfalo permanece inalterado. Inicialmente, o fluxo sanguíneo na pele diminui durante o exercício, depois aumenta à medida que a temperatura do corpo sobe com o aumento gradual da duração e da intensidade do exercício e, por fim, diminui quando os vasos cutâneos se contraem à medida que o consumo total de O$_2$ aproxima-se de seu valor máximo (Figura 19.16).

O principal ajuste circulatório ao exercício prolongado ocorre nos vasos dos músculos ativos. A formação local de metabólitos vasoativos provoca acentuada dilatação dos vasos de resistência. Essa dilatação progride à medida que a intensidade do exercício aumenta. O potássio é uma das substâncias vasodilatadoras liberadas pelo músculo em contração, e esse íon pode, em parte, ser responsável pela redução inicial da resistência vascular dos músculos ativos. Outros fatores contribuintes podem ser a liberação de adenosina e a redução do pH tecidual durante o exercício contínuo. O acúmulo local de metabólitos provoca o relaxamento das arteríolas terminais, e o fluxo sanguíneo pelos músculos pode aumentar de 15 a 20 vezes acima do nível de repouso. Essa vasodilatação metabólica dos vasos pré-capilares dos músculos ativos ocorre logo após o início do exercício. A redução da RPT permite que o coração bombeie mais sangue com uma carga menor e com mais eficiência do que se a RPT permanecesse inalterada (Capítulos 17 e 18).

---

[1] N.R.T.: A ativação dos receptores metabólicos, por diversas moléculas liberadas localmente pela contração muscular, causa o chamado "metaborreflexo". O aumento da atividade das fibras desmielinizadas do grupo IV resulta em aumento do tônus simpático, que determina em aumentos da frequência cardíaca, força de contração ventricular, débito cardíaco e pressão arterial. Essas alterações, somadas à vasodilatação para a musculatura ativa resulta em melhor perfusão para os músculos exercitados.

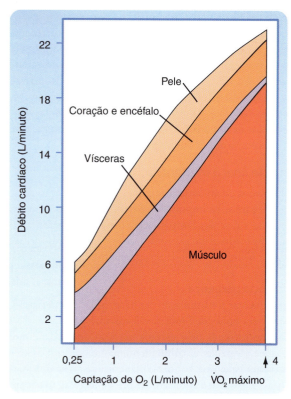

• **Figura 19.16** Distribuição aproximada do débito cardíaco em repouso e em diferentes níveis de exercício até o consumo máximo de O_2 ($\dot{V}O_2$) em um jovem normal. (Redesenhada de Ruch HP, Patton TC. *Physiology and Biophysics*. 12th ed. Philadelphia: Saunders; 1974.)

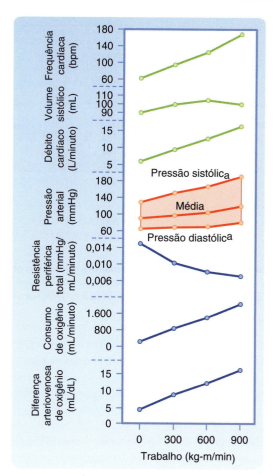

• **Figura 19.17** Efeitos de diferentes níveis de exercício (*i. e.*, trabalho) sobre as diferentes variáveis cardiovasculares. bpm, batimentos por minuto. (Dados extraídos de Carlsten A, Grimby G. *The Circulatory Response to Muscular Exercise in Man*. Springfield, IL: Charles C Thomas; 1966.)

Durante o exercício, ocorrem acentuadas alterações também na circulação capilar. Em repouso, somente um pequeno percentual dos capilares é perfundido, enquanto o músculo ativo em contração e todos ou quase todos os capilares contêm fluxo sanguíneo (**recrutamento capilar**). A área de superfície disponível para a troca de gases, água e solutos é aumentada muitas vezes. Além disso, a pressão hidrostática nos capilares aumenta devido ao relaxamento dos vasos de resistência. Consequentemente, água e solutos se deslocam para o tecido muscular. A pressão tecidual sobe e permanece elevada durante o exercício à medida que o fluido continua a sair dos capilares; esse fluido tecidual é levado pelos vasos linfáticos. O fluxo linfático aumenta em decorrência da elevação da pressão hidrostática capilar e do efeito massageador dos músculos em contração sobre os vasos linfáticos dotados de válvulas (Capítulo 17).

O músculo em contração extrai avidamente O_2 do sangue perfundido e, desse modo, aumenta a diferença arteriovenosa de O_2 (Figura 19.17). A liberação de O_2 do sangue é facilitada pelo deslocamento da curva de dissociação de oxi-hemoglobina durante o exercício. Durante o exercício, a alta concentração de CO_2 e a formação de ácido provocam a redução do pH tecidual. Essa redução do pH, além do aumento da temperatura no músculo em contração, desloca a curva de dissociação de oxi-hemoglobina para a direita (Capítulo 24). Portanto, em qualquer PO_2, menos O_2 é mantido pela hemoglobina nos eritrócitos e, consequentemente, mais O_2 é disponibilizado para os tecidos. O consumo de oxigênio pode aumentar até 60 vezes, com um aumento de apenas 15 vezes do fluxo sanguíneo muscular. A mioglobina muscular pode servir como uma reserva limitada de

---

NA CLÍNICA

O tamanho (crescimento) do músculo cardíaco está diretamente relacionado com a quantidade de trabalho que lhe é imposta. Durante o desenvolvimento e no exercício aeróbico, o crescimento cardíaco é alcançado em uma relação constante entre a pressão arterial sistólica e a razão entre a espessura da parede ventricular e o raio da câmara ventricular. Uma medição ecocardiográfica utilizada para distinguir a hipertrofia fisiológica da hipertrofia patológica é a espessura relativa da parede ventricular (razão entre a espessura da parede ventricular e o raio da câmara). Na hipertrofia fisiológica, a massa e o raio do ventrículo esquerdo aumentam proporcionalmente, de modo que a espessura relativa da parede ventricular não apresenta variação significativa. Constituem exemplos de hipertrofia fisiológica os atletas de exercício aeróbico de longa duração e as mulheres grávidas, nos quais ocorre o aumento do ventrículo esquerdo com uma sobrecarga de volume sem alteração na espessura relativa da parede ventricular. Em animais experimentais, a hipertrofia fisiológica está associada ao aumento do diâmetro arteriolar. Além disso, a densidade capilar aumenta proporcionalmente ao grau de hipertrofia, ao contrário da situação observada na hipertrofia patológica, na qual pode ocorrer a redução da densidade capilar (rarefação). Nem a fibrose miocárdica nem o desarranjo do alinhamento das fibras musculares são detectados na hipertrofia fisiológica, ao contrário dos achados da hipertrofia patológica.

O_2 durante o exercício, podendo liberar o O_2 ligado em pressões parciais muito baixas. Entretanto, a mioglobina pode também facilitar o transporte de O_2 dos capilares para as mitocôndrias, agindo como um condutor de O_2.

Débito cardíaco

Como a maior ativação simpática e a reduzida inibição parassimpática do nó sinoatrial continuam durante o exercício, a taquicardia persiste. Se a carga de trabalho for moderada e constante, a frequência cardíaca atinge determinado nível e permanece nele durante todo o período de exercício. Entretanto, se a carga de trabalho aumentar, a frequência cardíaca aumenta concomitantemente até que um platô de aproximadamente 180 bpm seja alcançado durante o exercício extenuante. Ao contrário do grande aumento da frequência cardíaca, o aumento do volume sistólico é de apenas 10 a 35% e os maiores valores são observados em pessoas treinadas (Figura 19.17). Em corredores de longa distância bem treinados, cujo débito cardíaco pode alcançar de seis a sete vezes o nível de repouso, o volume sistólico atinge aproximadamente duas vezes o valor de repouso.

Portanto, o aumento do débito cardíaco observado durante o exercício está correlacionado principalmente com o aumento da frequência cardíaca. Se os barorreceptores são denervados, as respostas do débito cardíaco e da frequência cardíaca ao exercício são pequenas em comparação com as de pessoas com barorreceptores normalmente inervados. Entretanto, com a denervação cardíaca total, o exercício ainda aumenta o débito cardíaco como em pessoas normais. Esse aumento do débito cardíaco ocorre principalmente por meio de um volume sistólico elevado. Entretanto, se um antagonista do receptor β-adrenérgico for administrado a um cão com o coração denervado, o desempenho no exercício é prejudicado. O antagonista do receptor β-adrenérgico evita a aceleração cardíaca e a maior contratilidade causada pelas catecolaminas circulantes. Portanto, o aumento do débito cardíaco necessário para um desempenho máximo no exercício é limitado.

Retorno venoso

Além da contribuição da constrição dos vasos de capacitância mediada pelo sistema nervoso simpático tanto em partes do corpo que se exercitam quanto naquelas que não se exercitam, o retorno venoso é auxiliado pela ação de bombeamento dos músculos esqueléticos ativos e dos músculos da respiração (Capítulos 17 e 21). Os músculos que se contraem intermitentemente comprimem as veias que os atravessam. Como as válvulas venosas estão orientadas para o coração, o músculo em contração bombeia o sangue de volta para o átrio direito (Capítulo 17). No exercício, o fluxo do sangue venoso para o coração é auxiliado também pelas respirações mais profundas e frequentes que aumentam o gradiente de pressão entre as veias do abdome e do tórax (a pressão intratorácica torna-se mais negativa durante o exercício).

Em humanos, os reservatórios de sangue não contribuem muito para o volume sanguíneo circulante. Na verdade, o volume sanguíneo costuma ser ligeiramente reduzido durante o exercício, conforme evidenciado por um aumento na proporção de hematócrito. Essa redução do volume sanguíneo é causada pela perda externa de água através do suor e pela ventilação aumentada, bem como pelo deslocamento de fluido

para os músculos em contração. Entretanto, a perda de fluido é compensada de várias maneiras. A perda de fluido do compartimento vascular para os músculos em contração eventualmente atinge um platô à medida que a pressão do fluido intersticial sobe e se contrapõe ao aumento da pressão hidrostática nos capilares do músculo ativo. A perda de fluido é parcialmente compensada pelo movimento de fluido das regiões esplâncnicas e dos músculos inativos para a corrente sanguínea. Esse influxo de fluido resulta de (1) uma redução da pressão hidrostática nos capilares desses tecidos e de (2) um aumento na osmolaridade plasmática devido ao deslocamento das moléculas osmoticamente ativas dos músculos em contração para o sangue. A redução da formação de urina pelos rins também contribui para a conservação de água no corpo.

O grande volume de sangue venoso que retorna para o coração é bombeado com tanta eficácia através dos pulmões e para a aorta que a P_v permanece essencialmente constante. Assim, o mecanismo de Frank-Starling das fibras com maior comprimento inicial não explica o maior volume sistólico durante o exercício moderado. As radiografias de pessoas em repouso e durante o exercício revelam uma redução no tamanho do coração durante o exercício. Entretanto, durante o exercício de intensidade máxima ou quase máxima, a pressão do átrio direito e o volume diastólico final ventricular aumentam, e o mecanismo de Frank-Starling contribui para o aumento do volume sistólico durante um exercício muito vigoroso.

Acoplamento entre o coração e os vasos durante o exercício

Em uma pessoa saudável (destreinada) e ativa, os mecanismos anteriormente descritos aumentam em quatro a cinco vezes o débito cardíaco durante o exercício vigoroso (Figura 19.18). O aumento do débito cardíaco é o meio fundamental de fornecimento de mais O_2 para os músculos em exercício (Figura 19.17). Durante o exercício, a curva da função cardíaca reflete o aumento do volume sistólico (até aproximadamente 1,5 vez) e da frequência cardíaca (até aproximadamente 3 vezes). A curva da função vascular durante o exercício dinâmico reflete um acentuado declínio da resistência periférica (alteração na inclinação da curva) e o aumento da pressão média de enchimento circulatório (alteração na interseção), o que resulta do aumento da constrição venosa (tônus) na "bomba" do músculo esquelético e na "bomba" respiratória. Em tais condições, o sistema cardiovascular é capaz de operar em um novo ponto (ponto B da Figura 19.18), no qual o débito cardíaco aumenta enquanto a pressão de enchimento pouco se altera. A análise gráfica (Figura 19.18) mostra que, sem as variações sistêmicas da função vascular, mesmo um coração batendo forte e rápido conseguiria produzir apenas um pequeno aumento do débito cardíaco.

Pressão arterial

Se o exercício envolver uma grande proporção da musculatura corporal, como na corrida ou na natação, a redução da resistência vascular total pode ser considerável. Todavia, a pressão arterial começa a subir quando o exercício se inicia e o aumento da pressão arterial é aproximadamente paralelo à intensidade do exercício realizado (Figura 19.17). Portanto, o aumento do débito cardíaco é proporcionalmente maior do que a redução da RPT.

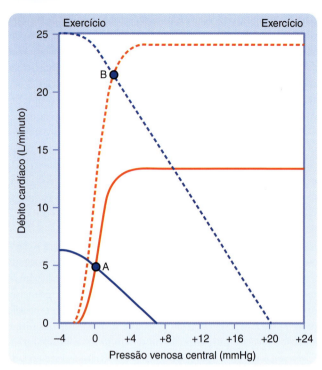

• **Figura 19.18** As curvas das funções cardíaca e vascular apresentam grandes variações durante o exercício intenso, o que permite que o débito cardíaco aumente de quatro a cinco vezes. O ponto operacional do sistema cardiovascular desloca-se do ponto A para o B. A curva da função cardíaca durante o exercício intenso é resultante do aumento da frequência cardíaca, do volume sistólico e da contratilidade. A curva da função vascular reflete a resistência periférica total muito reduzida e a pressão circulatória média elevada. No novo ponto operacional (ponto B), o débito cardíaco aumenta mais de quatro vezes, mas a pressão de enchimento é apenas ligeiramente maior.

A vasoconstrição produzida nos tecidos inativos pelo sistema nervoso simpático (e, até certo ponto, pela liberação de catecolaminas da medula adrenal) é importante para a manutenção da pressão arterial normal ou elevada. A simpatectomia ou o bloqueio das fibras nervosas simpáticas adrenérgicas induzido por fármacos reduz a pressão arterial (hipotensão) durante o exercício.

A atividade neural simpática também provoca vasoconstrição na musculatura esquelética ativa quando outros músculos são recrutados. Em experimentos em que uma perna já está trabalhando em níveis máximos quando a outra começa a trabalhar, o fluxo sanguíneo diminui na perna que começou a trabalhar primeiro. Além disso, os níveis sanguíneos de noradrenalina sobem significativamente durante o exercício, e a maior parte da noradrenalina é liberada dos nervos simpáticos para os músculos ativos.

À medida que a temperatura corporal aumenta durante o exercício, os vasos cutâneos dilatam-se em resposta à estimulação térmica do centro regulador de calor no hipotálamo, e a RPT cai ainda mais. Essa redução da RPT diminuiria a pressão arterial se não fosse pelo débito cardíaco aumentado e pela constrição das arteríolas nos tecidos renais e esplâncnicos, entre outros.

Em geral, a P_a eleva-se durante o exercício em decorrência do aumento do débito cardíaco. Entretanto, o efeito do débito cardíaco aumentado é compensado pela redução geral da RPT, e a pressão arterial média apresenta apenas ligeiro aumento. A vasoconstrição nos leitos vasculares inativos ajuda a manter a pressão arterial normal para a perfusão adequada dos tecidos ativos.

A P_a efetiva alcançada durante o exercício, portanto, representa um equilíbrio entre o débito cardíaco e a RPT (Capítulo 17). A pressão sistólica normalmente aumenta mais do que a pressão diastólica, o que resulta no aumento da pressão de pulso (Figura 19.17). A maior pressão de pulso é essencialmente atribuída ao maior volume sistólico, mas também à ejeção mais rápida do sangue pelo ventrículo esquerdo e ao escoamento periférico diminuído durante o breve período de ejeção ventricular (Capítulo 17).

Exercício intenso

Durante o exercício exaustivo, os mecanismos compensatórios começam a falhar. A frequência cardíaca atinge um nível máximo de aproximadamente 180 bpm e o volume sistólico alcança um platô. A frequência cardíaca pode então diminuir, resultando na queda da pressão arterial. Em geral, a pessoa que está se exercitando também se desidrata. A atividade vasoconstritora simpática supera a influência vasodilatadora sobre os vasos da pele, de modo que a taxa de perda de calor diminui. A temperatura do corpo normalmente é elevada durante o exercício. Uma redução da perda de calor por meio da vasoconstrição cutânea pode levar a temperaturas corporais muito altas e a um desconforto agudo durante o exercício intenso. O pH dos tecidos e do sangue diminui em consequência da maior produção de lactato e CO_2. O pH reduzido pode ser um fator-chave que determina a quantidade máxima de exercício que determinado indivíduo pode tolerar. A dor muscular, uma sensação subjetiva de exaustão, e a perda da vontade de continuar determinam a tolerância ao exercício. O diagrama da Figura 19.19 resume os efeitos neurais e locais do exercício sobre o sistema cardiovascular.

Recuperação pós-exercício

Quando o exercício cessa, a frequência e o débito cardíaco diminuem rapidamente: a ativação simpática do coração é essencialmente interrompida. Por outro lado, a RPT permanece baixa por algum tempo depois que o exercício cessa, presumivelmente devido ao acúmulo de metabólitos vasodilatadores nos músculos durante o período de exercício. Como resultado do débito cardíaco reduzido e da persistência da vasodilatação muscular, a pressão arterial cai por breves períodos, geralmente abaixo dos níveis pré-exercício. A pressão arterial é, então, estabilizada nos níveis normais pelos reflexos barorreceptores.

Limites de desempenho no exercício

Os dois principais fatores que limitam o desempenho muscular em humanos são a taxa de uso de O_2 pelos músculos e o fornecimento de O_2 aos músculos. Entretanto, o uso de O_2 provavelmente não é um fator fundamental. Durante o exercício, o consumo máximo de O_2 ($\dot{V}O_2$máx) por um grande percentual da massa muscular do corpo permanece inalterado e aumenta ligeiramente quando outros músculos são ativados. De fato, durante o exercício de uma grande massa muscular, como no ciclismo vigoroso, a adição do exercício bilateral de braço sem alteração do esforço de pedalar produz apenas um pequeno aumento do débito cardíaco e do $\dot{V}O_2$máx. Entretanto, o exercício adicional de braço diminui o fluxo sanguíneo para as pernas. Essa vasoconstrição centralmente mediada (reflexo barorreceptor) durante o débito cardíaco máximo impede a queda da pressão arterial que, do contrário, seria causada pela vasodilatação

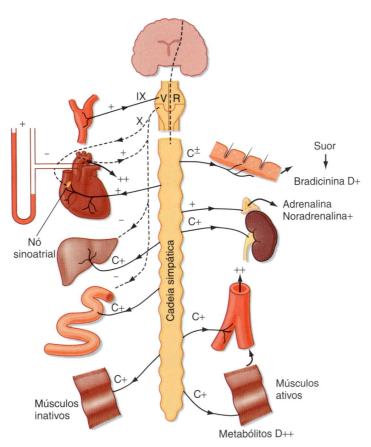

• **Figura 19.19** Ajustes cardiovasculares durante o exercício. Os *sinais de mais* indicam o aumento da atividade; e os *sinais de menos*, a redução da atividade. C, atividade vasoconstritora; D, atividade vasodilatadora; IX, nervo glossofaríngeo; VR, região vasomotora; X, nervo vago.

metabolicamente induzida nos músculos ativos. Se o consumo de O_2 pelos músculos fosse um fator limitante significativo, o recrutamento de mais músculos em contração implicaria o consumo de muito mais O_2 para atender à maior necessidade de O_2.

A limitação do fornecimento de O_2 poderia ser causada pela oxigenação inadequada do sangue nos pulmões ou pela limitação do fornecimento de sangue carregado de oxigênio para os músculos. A falha da oxigenação completa do sangue pelos pulmões pode ser descartada porque, mesmo com o exercício mais extremo realizado ao nível do mar, o sangue arterial está totalmente saturado de O_2. Portanto, a liberação de O_2 para os músculos ativos (ou o fluxo sanguíneo, uma vez que o conteúdo de O_2 no sangue arterial é normal) parece ser o fator limitante do desempenho muscular. Essa limitação poderia ser causada pela incapacidade de elevar o débito cardíaco acima de um nível crítico. Essa incapacidade, por sua vez, é causada por uma limitação do volume sistólico, uma vez que a frequência cardíaca atinge níveis máximos antes que o $\dot{V}O_2$máx seja atingido. Portanto, o fator limitante do desempenho muscular é a capacidade de bombeamento do coração.

Treinamento e condicionamento físicos

A resposta do sistema cardiovascular ao exercício regular consiste em aumentar a sua capacidade de fornecer O_2 para os músculos ativos e melhorar a capacidade dos músculos em utilizar o O_2. O $\dot{V}O_2$máx varia de acordo com o nível de condicionamento físico. O treinamento aumenta progressivamente o $\dot{V}O_2$máx, que atinge um platô no nível mais alto de condicionamento.

Os atletas altamente treinados têm uma frequência cardíaca de repouso mais baixa, um volume sistólico mais elevado e uma resistência periférica menor do que antes do treinamento ou após o descondicionamento. A frequência cardíaca de repouso mais baixa é causada por um tônus vagal mais elevado e um tônus simpático reduzido. Durante o exercício, a frequência cardíaca máxima de uma pessoa treinada é a mesma de uma pessoa não treinada, mas é alcançada em um nível mais intenso de exercício. Além disso, uma pessoa treinada apresenta baixa resistência vascular nos músculos. Se a pessoa exercita uma perna regularmente por um período prolongado e não exercita a outra, a resistência vascular é mais baixa e o $\dot{V}O_2$ é mais elevado na perna "treinada" do que na perna "destreinada".

O condicionamento físico está associado também à maior extração de O_2 do sangue (maior diferença arteriovenosa de O_2)

 NA CLÍNICA

O treinamento aeróbico, como a corrida ou a natação, aumenta o volume ventricular esquerdo sem aumentar a espessura da parede ventricular esquerda. Por outro lado, os exercícios de força, como o levantamento de peso, aumentam a espessura da parede ventricular esquerda (hipertrofia) com pouco efeito sobre o volume ventricular. Entretanto, esse aumento da espessura da parede é pequeno em relação àquele observado na hipertensão crônica, na qual a pós-carga é persistentemente elevada devido à alta resistência periférica.

pelos músculos. Com o treinamento de longo prazo, a densidade capilar da musculatura esquelética aumenta. Além disso, o aumento do número de arteríolas pode explicar a redução da resistência vascular nos músculos. O número de mitocôndrias aumenta, assim como o número de enzimas oxidativas nas mitocôndrias. Além disso, os níveis de atividade da adenosina trifosfatase (ATPase), da mioglobina e das enzimas envolvidas no metabolismo lipídico aumentam em resposta ao condicionamento físico.

Hemorragia

O sistema cardiovascular é significativamente afetado de diversas maneiras no indivíduo que perdeu uma quantidade substancial de sangue. A hemorragia grave pode levar ao choque, uma condição potencialmente fatal, na qual o sistema cardiovascular é incapaz de desempenhar a sua principal função, que consiste na perfusão adequada dos tecidos e no fornecimento do oxigênio necessário. As pressões arteriais sistólica, diastólica e de pulso diminuem, e o pulso arterial torna-se rápido e fraco. As veias cutâneas colapsam e se enchem lentamente quando comprimidas centralmente. A pele fica pálida, úmida e ligeiramente cianótica.

Curso das alterações na pressão arterial

O débito cardíaco diminui em consequência da perda de sangue. A quantidade de sangue removido para uma doação é de aproximadamente 10% do volume sanguíneo total; essa remoção de sangue é bem tolerada e a pressão arterial média pouco se altera. O mesmo não ocorre quando quantidades maiores são perdidas a partir da circulação. A Figura 19.19 ilustra as alterações na P_a provocadas pela hemorragia aguda. Se sangue suficiente for retirado rapidamente para diminuir a P_a para 50 mmHg, a pressão tende a subir espontaneamente para o nível de controle nos 20 ou 30 minutos seguintes. Em algumas pessoas (curva A na Figura 19.20), essa tendência continua e a pressão normal é recuperada em algumas horas. Em outras (curva B na Figura 19.20), a pressão sobe inicialmente depois que a hemorragia cessa e, em seguida, começa a cair e assim continua em ritmo acelerado até que ocorra a morte. Essa deterioração progressiva da função cardiovascular é denominada *choque hemorrágico*. Em algum momento após a hemorragia, a deterioração do sistema cardiovascular torna-se irreversível. É possível evitar a morte em pacientes com choque hemorrágico apenas temporariamente com o auxílio de qualquer terapia conhecida, incluindo transfusões maciças de sangue de doadores.

Mecanismos compensatórios

As variações da pressão arterial imediatamente após uma perda aguda de sangue (Figura 19.20) indicam que determinados mecanismos compensatórios devem estar em operação. Qualquer mecanismo que eleve a pressão arterial ao seu nível normal em resposta a uma redução pressórica é designado como um mecanismo de retroalimentação negativa. Esse mecanismo é denominado *negativo* porque a direção da alteração pressórica secundária é oposta à da alteração inicial após a perda aguda de sangue. Desencadeiam-se as seguintes respostas de retroalimentação negativa: (1) reflexos barorreceptores, (2) reflexos quimiorreceptores, (3) respostas de isquemia cerebral, (4) reabsorção de fluidos teciduais, (5) liberação de substâncias vasoconstritoras endógenas e (6) conservação renal de sódio e água.

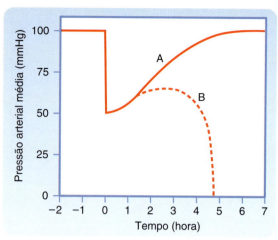

• **Figura 19.20** Alterações da pressão arterial média após hemorragia rápida. No tempo 0, a rápida perda de sangue provoca a queda da pressão arterial média para 50 mmHg. Após um período em que a pressão começa a retornar em direção ao nível controle, algumas pessoas continuam a melhorar (curva A) até que a pressão controle é restabelecida. Entretanto, existem pessoas em que a pressão começa a cair (curva B) até que ocorra a morte.

Reflexos barorreceptores

As reduções da P_a e da pressão de pulso durante a hemorragia diminuem a estimulação dos barorreceptores nos seios carotídeos e no arco aórtico (Capítulo 18). Desse modo, desencadeiam-se várias respostas cardiovasculares, todas com tendência a restaurar a pressão arterial ao nível normal. Essas respostas incluem a redução do tônus vagal e o aumento do tônus simpático, a elevação da frequência cardíaca e o aumento da contratilidade do miocárdio.

O tônus simpático elevado produz também uma venoconstrição generalizada, que tem as mesmas consequências hemodinâmicas que a transfusão de sangue (Figura 19.19). A ativação simpática comprime determinados reservatórios de sangue. Essa vasoconstrição age como uma autotransfusão de sangue para a circulação. Em humanos, os ramos cutâneo, pulmonar e hepático dos vasos constituem os principais reservatórios sanguíneos.

A constrição arteriolar generalizada é uma resposta proeminente à estimulação reduzida dos barorreceptores durante a hemorragia. O aumento reflexo da resistência periférica minimiza a queda da pressão arterial causada pela redução do débito cardíaco. A Figura 19.21 mostra o efeito de uma perda sanguínea de 8% sobre a pressão aórtica média. Quando ambos os nervos vagos foram cortados para eliminar a influência dos barorreceptores do arco aórtico e somente os barorreceptores dos seios carotídeos permaneceram em operação (Figura 19.21A), essa hemorragia reduziu em 14% a pressão aórtica média. Essa alteração pressórica não diferiu de forma significativa da queda de pressão (12%) provocada pela mesma hemorragia antes da vagotomia (não mostrada). Quando os seios carotídeos foram denervados e os reflexos barorreceptores aórticos permaneceram intactos, a perda de 8% de sangue reduziu em 38% a pressão aórtica média (Figura 19.21B). Portanto, os barorreceptores dos seios carotídeos foram mais eficazes do que os barorreceptores aórticos para atenuar a queda pressórica. Entretanto, quando ambos os conjuntos de vias barorreceptoras aferentes foram interrompidos (Figura 19.21C), uma perda sanguínea de 8% resultou em uma redução de 48% na pressão arterial.

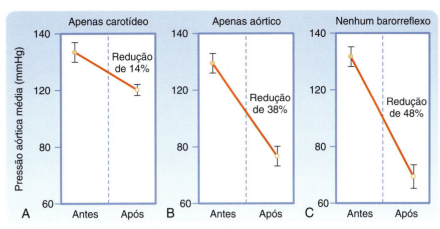

• **Figura 19.21** Alterações da pressão aórtica média em resposta a uma perda sanguínea de 8% em três condições. **A.** Os barorreceptores dos seios carotídeos estavam intactos e os reflexos aórticos foram interrompidos. **B.** Os reflexos aórticos estavam intactos e os reflexos dos seios carotídeos foram interrompidos. **C.** Todos os reflexos sinoaórticos foram abolidos. (Dados extraídos de Shepherd JT. *Circulation*. 1974;50:418. Derivados dos dados de Edis AJ. *Am J Physiol*. 1971;221:1352.)

A constrição arteriolar é generalizada durante a hemorragia, mas não uniforme. A vasoconstrição é mais pronunciada nos leitos vasculares cutâneos, da musculatura esquelética e esplâncnicos, e leve ou inexistente na circulação cerebral e na circulação coronária em resposta à hemorragia. Em muitos casos, a resistência vascular cerebral e a resistência vascular coronária são reduzidas. O débito cardíaco reduzido é redistribuído de modo a favorecer o fluxo pelo encéfalo e pelo coração.

Nos estágios iniciais de uma hemorragia leve a moderada, a resistência renal sofre apenas ligeira alteração. A tendência da maior atividade simpática em contrair os vasos renais é contrabalançada por mecanismos autorreguladores (Capítulos 18 e 35). Em uma hemorragia mais prolongada e grave, no entanto, a vasoconstrição renal torna-se intensa.

As vasoconstrições renal e esplâncnica durante a hemorragia são menos graves que no coração e no encéfalo. Entretanto, se persistirem por muito tempo, essas constrições podem ser prejudiciais. Em geral, os pacientes sobrevivem ao período hipotensivo agudo de uma hemorragia prolongada e grave, e só morrem vários dias depois em decorrência da insuficiência renal causada pela isquemia renal. A isquemia intestinal também pode ter efeitos muito importantes. Por exemplo, pode ocorrer sangramento intestinal e extensa descamação da mucosa após algumas horas de hipotensão hemorrágica. Além disso, o fluxo esplâncnico reduzido provoca o inchaço das células centrilobulares do fígado. A consequente obstrução dos sinusoides hepáticos provoca a elevação da pressão venosa portal e essa resposta intensifica a perda de sangue intestinal.

Reflexos quimiorreceptores

A redução da pressão arterial para abaixo de aproximadamente 60 mmHg não provoca quaisquer respostas adicionais dos reflexos barorreceptores, uma vez que esse nível de pressão constitui o limiar de estimulação (Capítulo 18). Entretanto, a pressão arterial baixa pode estimular os quimiorreceptores periféricos, visto que um inadequado fluxo sanguíneo local leva à hipoxia do tecido quimiorreceptor. A excitação dos quimiorreceptores pode aumentar a já existente vasoconstrição periférica provocada pelos reflexos barorreceptores. Além disso, a estimulação respiratória auxilia o retorno venoso por meio do mecanismo auxiliar de bombeamento anteriormente descrito (Capítulo 21).

Isquemia cerebral

Quando a pressão arterial cai abaixo de aproximadamente 40 mmHg em decorrência de perda de sangue, a consequente isquemia cerebral ativa o sistema simpático adrenal. A descarga dos nervos simpáticos é várias vezes maior do que a atividade neural máxima que ocorre quando a estimulação dos barorreceptores cessa. A vasoconstrição e o aumento da contratilidade do miocárdio podem ser pronunciados. Em graus mais elevados de isquemia cerebral, no entanto, os centros vagais também são ativados. A consequente bradicardia agrava a hipotensão que iniciou a isquemia cerebral.

Reabsorção de fluidos teciduais

A hipotensão arterial, a constrição arteriolar e a pressão venosa reduzida durante a hipotensão hemorrágica provocam a queda da pressão hidrostática dos capilares. O equilíbrio dessas forças promove a reabsorção efetiva do fluido intestinal no compartimento vascular (Capítulo 17). A Figura 19.22 ilustra a rapidez dessa resposta. Quando 45% do volume sanguíneo estimado são removidos no decorrer de 30 minutos, a pressão arterial média cai rapidamente e, em seguida, é em grande parte restabelecida até quase ao nível controle. A pressão coloidosmótica do plasma cai acentuadamente durante o sangramento e continua a cair de modo mais gradual por várias horas. A redução da pressão coloidosmótica reflete a diluição do sangue pelos fluidos teciduais que contêm pouca proteína.

Quantidades consideráveis de fluido podem, portanto, ser atraídas para a circulação durante a hemorragia. Os capilares podem reabsorver aproximadamente 0,25 mL de fluido por minuto por quilograma de peso corporal. Assim, cerca de 1 L de fluido por hora pode ser autoinfundido dos espaços intersticiais para o sistema circulatório de uma pessoa normal após uma aguda perda de sangue. Quantidades substanciais de fluido podem deslocar-se lentamente do espaço intracelular para o espaço extracelular. Provavelmente, essa troca é mediada pela secreção de cortisol a partir do córtex suprarrenal em resposta à hemorragia. O cortisol é essencial para a restauração completa do volume plasmático após uma hemorragia.

Vasoconstritores endógenos

As catecolaminas adrenalina e noradrenalina são liberadas pela medula adrenal em resposta aos mesmos estímulos que provocam a descarga generalizada do sistema nervoso simpático (Capítulo 43).

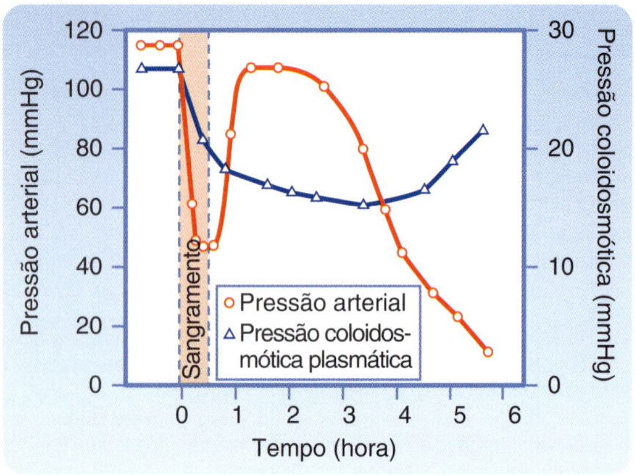

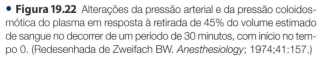

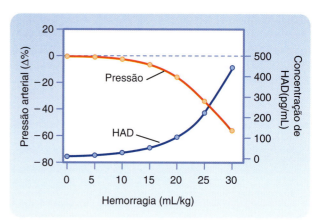

• **Figura 19.22** Alterações da pressão arterial e da pressão coloidosmótica do plasma em resposta à retirada de 45% do volume estimado de sangue no decorrer de um período de 30 minutos, com início no tempo 0. (Redesenhada de Zweifach BW. *Anesthesiology*; 1974;41:157.)

• **Figura 19.23** Variações percentuais médias da pressão arterial e da concentração plasmática de hormônio antidiurético (HAD) em resposta à perda de sangue. (Redesenhada de Shen YT, et al. *Circ Res*. 1991;68:1422.)

Os níveis sanguíneos das catecolaminas são elevados durante e após uma hemorragia. Quando a perda de sangue é tal a ponto de reduzir a pressão arterial a 40 mmHg, o nível de catecolaminas aumenta até 50 vezes. A adrenalina provém quase exclusivamente da medula adrenal, enquanto a noradrenalina é originária tanto da medula suprarrenal quanto das terminações nervosas simpáticas periféricas. Essas substâncias humorais reforçam os efeitos da atividade nervosa simpática listados anteriormente.

O hormônio antidiurético (ou arginina vasopressina), um potente vasoconstritor, é secretado pela glândula neuro-hipófise em resposta à hemorragia (Capítulos 35 e 41). A concentração plasmática de HAD eleva-se progressivamente à medida que a pressão arterial diminui (Figura 19.23). Os receptores responsáveis pela liberação mais intensa de HAD são os barorreceptores do arco aórtico e do seio carotídeo (pressão alta) e os receptores de estiramento no átrio esquerdo (pressão baixa).

A perfusão renal reduzida durante a hipotensão hemorrágica leva à secreção de renina a partir do aparelho justaglomerular (Capítulo 35). Essa enzima age sobre uma proteína plasmática, o angiotensinogênio, para formar o decapeptídeo angiotensina I, que, por sua vez, é clivado pela enzima conversora de angiotensina, dando origem ao octapeptídeo ativo angiotensina II. A angiotensina II é um vasoconstritor muito poderoso.

Conservação renal de sódio e água

Os fluidos e os eletrólitos são conservados pelos rins durante a hemorragia em resposta a vários estímulos, entre os quais o aumento da secreção de HAD, conforme observado anteriormente (Figura 19.23), e a maior atividade nervosa simpática renal, que aumenta a reabsorção de NaCl pelo néfron (excreção reduzida). A pressão arterial mais baixa diminui a taxa de filtração glomerular, que também restringe a excreção de água e eletrólitos. Além disso, os níveis elevados de angiotensina II, conforme descrito anteriormente, estimulam a liberação de aldosterona a partir do córtex adrenal. A aldosterona, por sua vez, estimula a reabsorção de NaCl pelos néfrons. Consequentemente, a excreção de NaCl e água é reduzida (Capítulo 35).

Mecanismos descompensatórios

Ao contrário dos mecanismos de retroalimentação negativa, a hemorragia também desencadeia mecanismos latentes de retroalimentação positiva. Esses mecanismos exageram qualquer alteração primária iniciada pela perda de sangue. Especificamente, os mecanismos de retroalimentação positiva agravam a hipotensão induzida pela perda de sangue e tendem a produzir ciclos viciosos, podendo levar à morte.

Se o mecanismo de retroalimentação positiva resultará em um ciclo vicioso, isso vai depender do ganho desse mecanismo. O ganho é a relação entre a alteração secundária provocada por um determinado mecanismo e a alteração inicial propriamente dita. Um ganho superior a 1 induz um ciclo vicioso; um ganho inferior a 1, não. Consideremos um mecanismo de retroalimentação positiva com um ganho de 2. Se a P_a diminuísse 10 mmHg, um mecanismo de retroalimentação positiva com um ganho de 2 provocaria uma redução pressórica secundária de 20 mmHg, o que, por sua vez, provocaria uma redução ainda maior de 40 mmHg. Portanto, cada alteração induziria uma alteração subsequente duas vezes maior. Desse modo, a P_a cairia a uma taxa cada vez maior até que ocorresse a morte. Esse processo é descrito na curva B da Figura 19.20.

Por outro lado, um mecanismo de retroalimentação positiva com um ganho de 0,5 também exagera qualquer alteração da P_a, mas tal alteração não levaria necessariamente à morte. Se a pressão arterial subitamente caísse 10 mmHg, um mecanismo de retroalimentação positiva provocaria uma queda adicional de 5 mmHg. Essa redução, por sua vez, provocaria ainda uma redução de 2,5 mmHg. O processo continuaria com valores cada vez menores até que a pressão arterial atingisse um valor de equilíbrio.

Alguns dos mecanismos de retroalimentação positiva mais importantes evidenciados durante a hemorragia são (1) insuficiência cardíaca, (2) acidose, (3) depressão do sistema nervoso central, (4) aberrações na coagulação sanguínea e (5) depressão do sistema fagocitário mononuclear (SFM).[b] Esses mecanismos são detalhados a seguir.

---

[b]O SFM (anteriormente denominado *sistema reticuloendotelial*) consiste em macrófagos que se encontram distribuídos por todo o corpo. Esses macrófagos são provenientes da medula óssea e estão presentes por um curto período no sangue circulante como monócitos. Em seguida, eles migram para os tecidos, onde fagocitam material estranho e apresentam antígenos aos linfócitos para iniciar a resposta imune adaptativa. As células do SFM incluem as células de Kupffer do fígado, os macrófagos alveolares, as microglias e as células de Langerhans.

Insuficiência cardíaca

Os deslocamentos das curvas de função ventricular para a direita, especialmente nos estágios finais do choque hemorrágico (Figura 19.24), fornecem evidências de uma depressão progressiva da contratilidade do miocárdio durante a hemorragia.

A hipotensão induzida pela hemorragia reduz o fluxo sanguíneo coronário e, assim, deprime a função ventricular. A consequente redução do débito cardíaco diminui ainda mais a pressão arterial, um exemplo clássico de mecanismo de retroalimentação positiva. Além disso, a redução do fluxo sanguíneo para os tecidos periféricos leva a um acúmulo de metabólitos vasodilatadores que diminui a resistência periférica e, desse modo, agrava a queda da pressão arterial.

Acidose

O fluxo sanguíneo inadequado durante a hemorragia afeta o metabolismo de todas as células. O fornecimento reduzido de O_2 para as células acelera a produção tecidual de ácidos e lactato e de outros metabólitos ácidos. Além disso, a função renal comprometida impede uma adequada excreção do excesso de H^+, resultando em acidose metabólica generalizada. O consequente efeito depressor da acidose sobre o coração, por sua vez, reduz ainda mais a perfusão tecidual, o que agrava a acidose metabólica. A acidose reduz também a reatividade do coração e dos vasos de resistência às catecolaminas liberadas por via neural e circulantes, intensificando, desse modo, a hipotensão.

Depressão do sistema nervoso central

A hipotensão no choque reduz o fluxo sanguíneo encefálico. Graus moderados de isquemia cerebral induzem uma pronunciada estimulação nervosa simpática de coração, arteríolas e veias, conforme observado anteriormente. Na hipotensão grave, no entanto, os centros cardiovasculares localizados no tronco encefálico eventualmente ficam deprimidos em decorrência do inadequado fluxo sanguíneo encefálico. A resultante perda de tônus simpático, então, reduz o débito cardíaco e a resistência periférica. A consequente redução da P_a, por sua vez, intensifica a inadequada perfusão encefálica.

Opioides endógenos, como as encefalinas e as β-endorfinas, podem ser liberados para dentro da substância encefálica e para a circulação em resposta aos mesmos estresses que provocam o choque circulatório. Os opioides são armazenados juntamente com as catecolaminas nos grânulos secretores da medula adrenal e nos terminais nervosos simpáticos, e liberados juntos em resposta ao estresse. Estímulos semelhantes provocam a liberação de β-endorfina e do hormônio adrenocorticotrópico pela glândula adeno-hipófise. Os opioides deprimem os centros do tronco encefálico que mediam algumas das adaptações autonômicas compensatórias à perda de sangue, à endotoxemia e a outros tipos de estresse causadores de choque. Por outro lado, o antagonista opioide naloxona melhora a função cardiovascular e as taxas de sobrevivência em várias formas de choque.

Aberrações na coagulação sanguínea

As alterações na coagulação sanguínea após uma hemorragia normalmente são bifásicas. Uma fase inicial de hipercoagulabilidade é seguida por uma fase secundária de hipocoagulabilidade e fibrinólise. Na fase inicial, as plaquetas e os leucócitos aderem ao endotélio vascular, e os coágulos intravasculares, ou trombos,

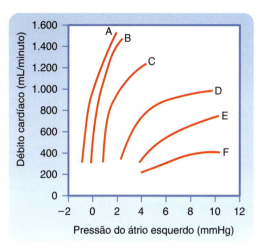

• **Figura 19.24** Curvas da função ventricular do ventrículo esquerdo durante o curso do choque hemorrágico. A *curva A* representa a curva da função controle; as curvas *B* a *F* representam o tempo após a hemorragia: 117 minutos *(curva B)*, 247 minutos *(curva C)*, 280 minutos *(curva D)*, 295 minutos *(curva E)* e 310 minutos *(curva F)*. (Redesenhada de Crowell JW, Guyton AC. *Am J Physiol*. 1962;203:248.)

formam-se alguns minutos após o início da hemorragia grave. Esse fenômeno, chamado *coagulação intravascular disseminada* (CID), ocorre quando os trombos são ativados, causando a deposição generalizada de fibrina nos vasos estreitos e nos de diâmetro médio.

A fase inicial prolonga-se ainda mais com a liberação de tromboxano A_2 dos diversos tecidos isquêmicos. O tromboxano A_2 agrega-se às plaquetas. À medida que aumenta a agregação das plaquetas, mais tromboxano A_2 é liberado e mais plaquetas são agregadas. Essa forma de retroalimentação positiva intensifica e prolonga a tendência à coagulação. As citocinas inflamatórias (interleucina-6, fator de necrose tumoral) também contribuem para a CID. A taxa de mortalidade decorrente de determinados procedimentos-padrão causadores de choque tem sido consideravelmente reduzida com a administração de anticoagulantes, como a heparina.

Nos estágios finais da hipotensão hemorrágica, o tempo de coagulação é prolongado e a fibrinólise é proeminente. A fibrinólise ocorre quando os fatores de coagulação e as plaquetas são depletados.

Depressão do sistema fagocitário mononuclear

No decorrer da hipotensão hemorrágica, a função do SFM fica deprimida. A atividade fagocitária do SFM é modulada por uma proteína opsônica. A atividade opsônica no plasma diminui durante o choque, e essa alteração pode, em parte, ser responsável pela depressão da função do SFM. Como resultado, os mecanismos de defesa antibacteriana e antitoxina ficam prejudicados. A hipoperfusão também suprime a função de barreira das junções aderentes e das junções de oclusão no epitélio intestinal. As endotoxinas da flora bacteriana normal do intestino entram constantemente na circulação. Em geral, elas são inativadas pelo SFM, principalmente no fígado. A perturbação da barreira epitelial do intestino, juntamente com a depressão do SFM, permite que essas edotoxinas invadam a circulação geral. As endotoxinas produzem uma vasodilatação profunda e generalizada, principalmente mediante a indução da síntese de uma isoforma da óxido nítrico sintase no músculo liso dos vasos sanguíneos

416 SEÇÃO 4 **Fisiologia Cardiovascular**

de todo o corpo. A vasodilatação profunda agrava as alterações hemodinâmicas causadas pela perda de sangue.

Além de sua função na inativação das endotoxinas, os macrófagos liberam muitos dos mediadores associados ao choque. Esses mediadores são as hidrolases ácidas, as proteases neutras, os radicais livres de oxigênio, determinados fatores de coagulação e os seguintes derivados do ácido araquidônico: prostaglandinas, tromboxanos e leucotrienos. Os macrófagos também liberam determinadas monocinas que modulam a regulação da temperatura, o metabolismo intermediário, a secreção hormonal e o sistema imunológico.

Interações dos mecanismos de retroalimentação positiva e negativa

A hemorragia provoca vários distúrbios circulatórios e metabólicos. Algumas dessas alterações são compensatórias, outras, descompensatórias. Alguns desses mecanismos de retroalimentação apresentam um alto ganho, outros, um baixo ganho. Além disso, o ganho de qualquer mecanismo específico varia de acordo com a gravidade da hemorragia. Por exemplo, com apenas uma leve perda de sangue, a P_a é mantida dentro da faixa normal e o ganho dos reflexos barorreceptores é alto. Com uma perda de sangue maior, quando a P_a está abaixo de 60 mmHg (*i. e.*, abaixo do limiar dos barorreceptores), posteriores reduções na pressão não exercem nenhuma influência adicional por meio do reflexo barorreceptor. Consequentemente, abaixo dessa pressão crítica, o ganho do reflexo barorreceptor é zero ou próximo de zero.

Em geral, com graus menores de perda de sangue, os ganhos dos mecanismos de retroalimentação negativa são altos, enquanto os dos mecanismos de retroalimentação positiva são baixos. O contrário vale para as hemorragias mais graves. Os ganhos dos diversos mecanismos somam-se algebricamente. Portanto, o desenvolvimento de um ciclo vicioso depende de a soma dos ganhos positivos e negativos excederem 1. É claro que a probabilidade de ocorrerem ganhos totais acima de 1 é maior com uma grande perda sanguínea. Por isso, para evitar um ciclo vicioso, as hemorragias graves devem ser tratadas de forma rápida e intensiva, de preferência por meio de transfusão de sangue, antes que o processo se torne irreversível.

Pontos-chave

1. Duas relações importantes entre o débito cardíaco (Q_c) e a pressão venosa central (P_v) prevalecem no sistema cardiovascular. No que diz respeito ao coração, o Q_c varia diretamente com a P_v (ou pré-carga) dentro de uma faixa muito ampla de P_v. Essa relação é representada pela curva da função cardíaca e expressa o mecanismo de Frank-Starling. No sistema vascular, a P_v varia inversamente ao Q_c. Essa relação é representada pela curva da função vascular e reflete o fato de que, à medida que o Q_c aumenta, uma fração maior do volume sanguíneo total reside nas artérias e um volume menor reside nas veias.

2. Os principais mecanismos cardíacos que governam o débito cardíaco são as variações do número de pontes cruzadas miocárdicas que interagem e do grau de afinidade das proteínas contráteis com o Ca^{++}. Os principais fatores que governam a curva da função vascular são as complacências arterial e venosa, a resistência vascular periférica e o volume sanguíneo total.

3. Os valores de equilíbrio do Q_c e da P_v que prevalecem em determinado conjunto de condições são determinados pela interseção das curvas das funções cardíaca e vascular. Em frequências cardíacas muito baixas e muito altas, o coração não consegue produzir um Q_c adequado. Em frequências muito baixas, o maior enchimento durante a diástole não consegue compensar o pequeno número de contrações cardíacas por minuto. Em frequências muito elevadas, o grande número de contrações por minuto não consegue compensar o tempo inadequado de enchimento.

4. A gravidade influencia o Q_c porque as veias são muito complacentes, e quantidades substanciais de sangue tendem a se acumular nas partes dependentes do corpo. A respiração altera o gradiente de pressão entre as veias intratorácicas e extratorácicas. Desse modo, a respiração atua como uma bomba auxiliar que pode afetar o nível médio do Q_c e induzir variações rítmicas do volume sistólico durante as diversas fases do ciclo respiratório.

5. Em antecipação ao exercício, os impulsos dos nervos vagos para o coração são inibidos e o sistema nervoso simpático é ativado pelo comando central, resultando no aumento da frequência cardíaca, da força contrátil do miocárdio e da resistência vascular regional. Além disso, a resistência vascular aumenta na pele, nos rins, nas regiões esplâncnicas e nos músculos inativos, e diminui acentualmente nos músculos ativos. O efeito global é uma pronunciada redução da resistência periférica total que, juntamente com a ação auxiliar de bombeamento dos músculos esqueléticos em contração, aumenta muito o retorno venoso. Os aumentos da frequência cardíaca e da contratilidade do miocárdio, ambos induzidos pela ativação dos nervos simpáticos cardíacos, permitem que o coração transfira sangue para as circulações pulmonar e sistêmica, aumentando, dessa forma, o débito cardíaco. O volume sistólico aumenta apenas ligeiramente. O consumo de O_2 e a extração de O_2 do sangue aumentam, e a pressão sistólica e a pressão arterial média aumentam ligeiramente. À medida que a temperatura corporal aumenta durante o exercício, os vasos sanguíneos cutâneos se dilatam. Todavia, quando a frequência cardíaca atinge o seu nível máximo durante o exercício intenso, os vasos cutâneos se contraem. Essa condição aumenta o volume sanguíneo efetivo, mas provoca um aumento ainda maior da temperatura corporal e uma sensação de exaustão. O fator limitante no desempenho do exercício é a oferta de sangue para os músculos ativos.

6. A perda aguda de sangue induz taquicardia, hipotensão, e constrição arteriolar e venoconstrição generalizadas. A perda aguda de sangue ativa uma série de mecanismos de retroalimentação negativa (compensatórios), como os reflexos barorreceptor e quimiorreceptor, as respostas à isquemia cerebral moderada, a reabsorção de fluidos teciduais, a liberação de vasoconstritores endógenos e a conservação renal de água e eletrólitos. Além disso, a perda aguda de sangue ativa diversos mecanismos de retroalimentação positiva (descompensatórios), como insuficiência cardíaca, acidose, depressão do sistema nervoso central, aberrações da coagulação sanguínea e depressão do sistema fagocitário mononuclear. O malefício da perda aguda de sangue depende da soma dos ganhos dos mecanismos de retroalimentação positiva e negativa e das interações desses mecanismos.

SEÇÃO 5

Fisiologia Respiratória

ALIX ASHARE E JAMES L. CARROLL JR.

Capítulo 20
Introdução ao Sistema Respiratório

Capítulo 21
*Mecânica Estática dos Pulmões
e da Parede Torácica*

Capítulo 22
*Mecânica Dinâmica dos Pulmões
e da Parede Torácica*

Capítulo 23
*Ventilação, Perfusão e Relações
Ventilação/Perfusão*

Capítulo 24
*Transportes de Oxigênio e de
Dióxido de Carbono*

Capítulo 25
Controle da Respiração

Capítulo 26
*Defesa do Hospedeiro e Metabolismo
nos Pulmões*

20
Introdução ao Sistema Respiratório

OBJETIVOS DO APRENDIZADO

Após a conclusão deste capítulo, o estudante será capaz de responder às seguintes questões:

1. Qual é a principal função das vias aéreas? Qual é a principal função das vias aéreas inferiores? Que adaptações anatômicas existem nos sistemas respiratórios superior e inferior para realizar essas funções?
2. De que maneira os sistemas circulatórios pulmonar e brônquico diferem quanto ao fluxo sanguíneo, pressão arterial e distribuição anatômica?
3. Como o sistema nervoso autônomo regula o diâmetro das vias aéreas, a produção de muco nessas vias e a circulação pulmonar? A regulação do fluxo de ar de massa é um processo autônomo?
4. Quais são as diferenças funcionais entre as vias aéreas condutoras e as unidades respiratórias?
5. Qual é a resposta do sistema respiratório à estimulação do sistema nervoso parassimpático? Qual é a resposta do sistema respiratório à estimulação do sistema nervoso simpático?
6. Com que idade o desenvolvimento dos pulmões está completo?

Os pulmões têm por função primária a troca gasosa, que consiste na entrada de oxigênio (O_2) no corpo e remoção do dióxido de carbono (CO_2) do corpo. Este capítulo apresenta uma visão geral das relações anatômicas das estruturas/funções pulmonares (*i. e.*, as vias aéreas superiores e inferiores, os sistemas circulatórios brônquico e pulmonar, a inervação e os músculos da respiração), do desenvolvimento (no estágio embrionário e no decorrer da vida) e do reparo pulmonares. Este capítulo destina-se a fornecer uma ampla compreensão conceitual do sistema respiratório, porém não pretende fornecer um entendimento abrangente dos componentes individuais.

Relações anatômicas das estruturas/ funções pulmonares

Os pulmões estão contidos no tórax com um volume de cerca de 4 L e fornecem uma área de superfície para as trocas gasosas que corresponde aproximadamente ao tamanho de uma quadra de tênis (aproximadamente 85 m²). Essa grande área de superfície é composta por milhões de unidades respiratórias de funcionamento independente. Diferentemente do coração, mas como os rins, os pulmões apresentam unidades funcionais; ou seja, cada unidade respiratória é estruturalmente idêntica e funciona como todas as demais unidades respiratórias. As divisões do pulmão e os locais de doenças são designados por sua localização anatômica (p. ex., lobo superior direito, lobo inferior esquerdo), ou radiográfica (p. ex., campo pulmonar superior direito, campo pulmonar inferior esquerdo). É essencial conhecer a anatomia pulmonar para compreender a fisiologia respiratória e as alterações fisiopatológicas causadas por doenças respiratórias.

Vias aéreas superiores: nariz, seios paranasais e faringe

O sistema respiratório começa no nariz e termina no **alvéolo** mais distal. Portanto, a **cavidade nasal**, a **faringe posterior**, a **glote** e as **cordas vocais**, a **traqueia** e todas as divisões da **árvore traqueobrônquica** fazem parte do sistema respiratório. As **vias aéreas superiores** são formadas por todas as estruturas do nariz até as cordas vocais, incluindo os seios paranasais e a laringe, enquanto as **vias aéreas inferiores** consistem em traqueia, vias aéreas brônquicas e alvéolos. As vias aéreas superiores "condicionam" o ar inspirado adicionando umidade e trazendo-o até a temperatura corporal no momento em que alcança a traqueia e segue para as vias aéreas inferiores. O nariz também funciona para filtrar, reter e eliminar partículas inspiradas com mais de 10 µm de tamanho. O interior do nariz é revestido por células epiteliais respiratórias intercaladas com células secretoras superficiais. As células secretoras produzem imunoglobinas importantes, mediadores inflamatórios e interferonas, que constituem a primeira de linha de defesa respiratória do hospedeiro.

Os **seios** paranasais (**frontais, maxilares, esfenoidais e etmoidais**) são revestidos por células epiteliais ciliadas e circundam as passagens nasais (Figura 20.1A). Os cílios facilitam o movimento do muco proveniente das vias aéreas superiores e desobstruem as principais passagens nasais a cada 15 minutos aproximadamente. Os seios paranasais têm por função (1) diminuir o peso do crânio; (2) proteger o cérebro de traumatismos frontais e (3) oferecer ressonância à voz. O líquido que recobre suas superfícies é continuamente conduzido dos seios da face para o nariz. Em alguns seios paranasais (p. ex., o **seio maxilar**), a abertura (**óstio**) situa-se na margem superior da cavidade sinusal, o que dificulta a drenagem do líquido. Os óstios podem ser estreitados ou totalmente obstruídos por edema (inchaço) nasal. Pode ocorrer retenção de secreções, o que pode levar à infecção secundária (**sinusite**).

O volume do nariz no adulto é de aproximadamente 15 a 20 mL, porém a área de superfície é acentuadamente aumentada pelas **conchas nasais**, também chamadas "turbinados" ou "cornetos nasais". (uma série de três faixas contínuas de tecido que

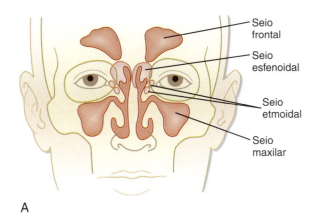

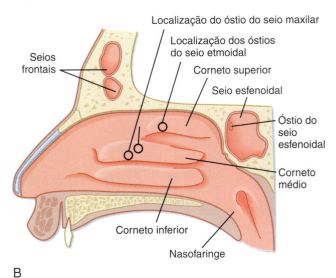

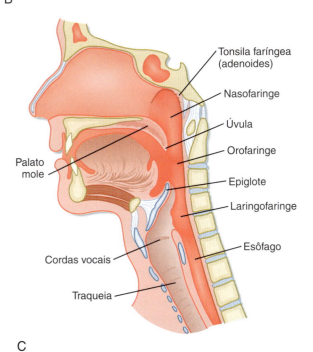

• **Figura 20.1** Ilustrações da anatomia das vias aéreas superiores. **A.** Vista anterior dos seios paranasais. **B.** Vista lateral das estruturas da passagem nasal mostrando os cornetos superior, médio e inferior e os óstios sinusais. **C.** Vista lateral em corte mediossagital da cabeça e do pescoço mostrando as três divisões da faringe (nasofaringe, orofaringe e laringofaringe) e as estruturas circundantes das vias aéreas superiores.

se projetam para dentro da cavidade nasal, Figura 20.1B) em aproximadamente 160 cm². O nariz proporciona o sentido do olfato. As terminações nervosas localizadas no teto do nariz, acima do **corneto superior**, conduzem impulsos para o **bulbo olfatório** através da **placa cribriforme**.

A **faringe** é dividida em três seções: **nasofaringe, orofaringe** e **laringofaringe**. As estruturas importantes dessas regiões são a **epiglote**, as **cordas vocais** e a **cartilagem aritenóidea**, esta ligada às cordas vocais (Figura 20.1C). A nasofaringe (2 a 3 cm de largura e 3 a 4 cm de comprimento) está localizada na posição mais anterior, por trás do nariz. Contém pequenas massas de tecido linfoide (adenoides), também conhecidas como *tonsilas faríngeas*, que fazem parte do sistema imune. Representam uma via de drenagem do fluido linfático entre a garganta, o nariz e as orelhas. Essa rede de estruturas proporciona um meio de combater infecções, mas também um local comum para sintomas infecciosos.

A nasofaringe está conectada à cavidade da orelha média por meio das trompas de Eustáquio (tubas auditivas). Auxiliam na equalização da pressão entre a orelha média e a pressão atmosférica (por meio da faringe). Se houver inflamação da nasofaringe, as tubas auditivas podem se tornar estreitas ou obstruídas. Em consequência, a drenagem de líquido e a equalização da pressão aérea podem ser prejudicadas, levando a sintomas de disfunção da tuba auditiva.

O palato mole separa a nasofaringe e a orofaringe, e termina na epiglote. A laringofaringe começa na epiglote e termina no esôfago. Sua principal função é auxiliar na regulação da passagem de alimentos para o esôfago e de ar para os pulmões. Com algumas infecções ou insultos repetidos, essas estruturas podem tornar-se **edematosas** e contribuir significativamente para a resistência ao fluxo de ar. A epiglote e a cartilagem aritenóidea (ligada às cordas vocais) recobrem ou agem como um capuz sobre as cordas vocais durante a deglutição. Portanto, em circunstâncias normais, a epiglote e a cartilagem aritenóidea funcionam para prevenir a aspiração de alimentos e líquidos para a via aérea. O ato de engolir o alimento após a **mastigação** normalmente ocorre no espaço de 2 segundos e é intimamente sincronizado com os reflexos musculares que coordenam a abertura e o fechamento da via aérea. Consequentemente, o ar pode adentrar as vias aéreas inferiores, enquanto os alimentos e os líquidos não o fazem. Os pacientes com algumas doenças neuromusculares apresentam reflexos musculares alterados e podem perder esse mecanismo coordenado de deglutição. Fármacos prescritos e substâncias recreativas também podem comprometer esses reflexos musculares. A disfunção desse mecanismo coordenado de deglutição aumenta o risco de aspiração de alimentos e líquidos e representa um risco de infecção pulmonar (**pneumonia**) ou inflamação (**pneumonite**).

Vias aéreas inferiores: traqueia, brônquios, bronquíolos e unidade respiratória

O pulmão direito, localizado no **hemitórax** direito, é dividido em três lobos (**superior, médio** e **inferior**) por duas fissuras interlobulares (oblíqua e horizontal). O pulmão esquerdo, localizado no hemitórax esquerdo, é dividido em dois lobos (**superior**, incluindo a **língula** – uma projeção da face anterior do lobo superior cujo formato assemelha-se a uma língua –, e **inferior**)

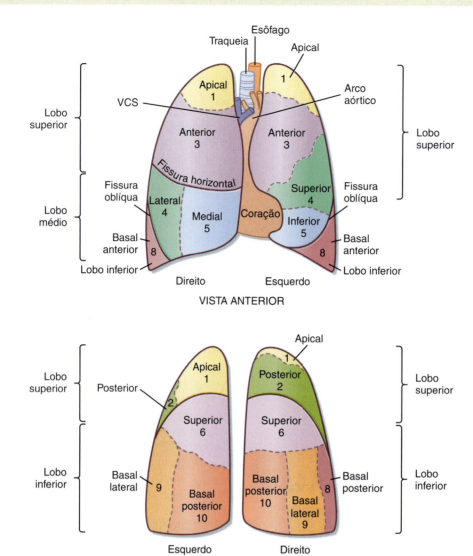

• **Figura 20.2** Ilustrações da topografia pulmonar com vistas anterior e posterior mostrando os lobos, os segmentos e as fissuras. As fissuras (ou lacunas) demarcam os lobos em cada pulmão. Os *números* referem-se a segmentos broncopulmonares específicos, como mostra a Figura 20.3. VCS, veia cava superior.

por uma **fissura oblíqua** (Figura 20.2). Tanto o pulmão direito quanto o esquerdo são recobertos por uma fina membrana chamada **pleura visceral**. A parede interna da cavidade torácica é revestida por outra membrana, denominada **pleura parietal**. A interface da pleura visceral e da pleura parietal possibilita o deslizamento suave do pulmão à medida que se expande e se retrai no tórax, produzindo um espaço potencial. Normalmente, esse **espaço pleural** contém menos de 5 mL de **líquido pleural** lubrificante. O líquido pode entrar nesse espaço por uma variedade de mecanismos patológicos e provocar **derrame pleural** ou, se o líquido se tornar infectado, **empiema**. O ar também pode entrar no espaço pleural entre as pleuras visceral e parietal em decorrência de cirurgia, traumatismo ou ruptura espontânea de um grupo de alvéolos. O ar presente no espaço pleural é denominado **pneumotórax**. Tanto no pneumotórax quanto no derrame pleural, os músculos da respiração não conseguem criar com eficiência um gradiente de pressão intratorácica negativo e o trabalho respiratório aumenta. Nos casos graves, podem ocorrer desconforto respiratório ou insuficiência respiratória.

A **traqueia** ramifica-se em dois brônquios principais (Figura 20.3), os quais se dividem (como os galhos de uma árvore) em brônquios lobares (um para cada lobo), que, por sua vez, se dividem em **brônquios segmentares** (Figuras 20.3 e 20.4) e, em seguida, em ramos cada vez menores (**bronquíolos**) até terminarem no **alvéolo** (Figura 20.5). Os brônquios e os bronquíolos diferem não apenas em tamanho, mas também pela presença de cartilagem, pelo tipo de epitélio e pelo suprimento sanguíneo (Tabela 20.1). Além dos brônquios segmentares, as vias aéreas dividem-se em um padrão de ramificação dicotômico e assimétrico. Os brônquios, distintos por seu tamanho e pela presença de cartilagem, acabam por se tornar **bronquíolos terminais**, que são as menores vias aéreas sem alvéolos. Cada ramificação de uma via aérea resulta em um aumento no número de vias aéreas com diâmetros menores; consequentemente, a área de superfície total para a geração seguinte de ramos aumenta. Os bronquíolos terminais acabam em uma abertura (ducto) para um grupo de alvéolos e são denominados **bronquíolos respiratórios**.

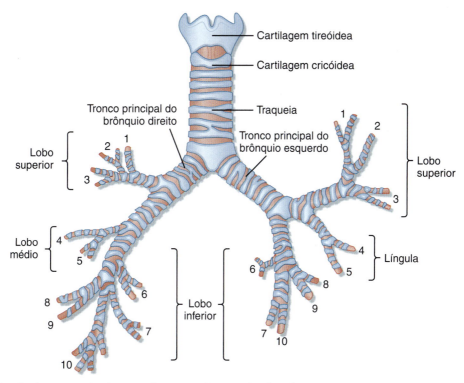

• **Figura 20.3** Ilustração dos segmentos broncopulmonares, vista anterior. Os *números* correspondem àqueles da Figura 20.2: *1*, apical; *2*, posterior; *3*, anterior; *4*, lateral (superior); *5*, medial (inferior); *6*, superior; *7*, basal medial; *8*, basal anterior; *9*, basal lateral; *10*, basal posterior. As regiões basais mediais *(7)* estão localizadas na porção superior das regiões basais posteriores *(10)* na Figura 20.2.

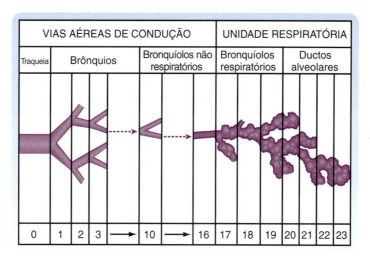

• **Figura 20.4** Ilustração das vias aéreas de condução e das unidades alveolares do pulmão. O tamanho relativo da unidade alveolar está consideravelmente ampliado. Os *números* na parte inferior da figura indicam o número aproximado de gerações da traqueia para os alvéolos, podendo variar de 10 a 23. (Extraída de Weibel ER. *Morphometry of the Human Lung*. Heidelberg: Springer-Verlag; 1963.)

A região do pulmão alimentada por um brônquio segmentar é denominada **segmento broncopulmonar** e é a unidade funcional **anatômica** do pulmão. Devido à sua estrutura, os segmentos broncopulmonares irreversivelmente lesionados podem ser facilmente removidos por meio de procedimento cirúrgico. A unidade **fisiológica** básica do pulmão é a unidade trocadora de gás (**unidade respiratória**), que consiste nos bronquíolos respiratórios, ductos alveolares e alvéolos (Figuras 20.4 e 20.5). Os brônquios, que contêm cartilagem, e os bronquíolos terminais (destituídos de alvéolos), que não contêm cartilagem, servem para transferir gás das vias aéreas para os alvéolos e são denominados **vias aéreas condutoras**. Essa região do pulmão (com volume de cerca de 150 mL) não participa das trocas gasosas e é conhecida como **espaço morto anatômico**. Essa região pode condicionar ainda mais o ar inspirado se a capacidade das vias aéreas superiores de fazê-lo não for ultrapassada. A área que começa com bronquíolos respiratórios e que se estende até os alvéolos é o local onde ocorrem todas as trocas gasosas. Essa região tem apenas aproximadamente 5 mm de comprimento, mas constitui o maior volume do pulmão, cerca de 2.500 mL, e com uma área de superfície de 70 m² quando as paredes dos pulmões e o tórax estão no volume de repouso (Tabela 20.1).

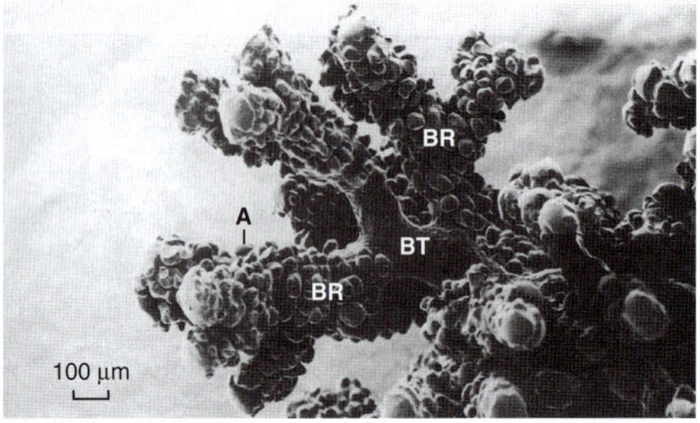

• **Figura 20.5** Via Aérea do aérea do bronquíolo terminal para o alvéolo. Observa-se a ausência de alvéolos no bronquíolo terminal. A, alvéolo; BR, bronquíolo respiratório; BT, bronquíolo terminal.

Os alvéolos têm forma poligonal e cerca de 250 μm de diâmetro. Os **espaços alveolares** são responsáveis pela maior parte do volume pulmonar; esses espaços são divididos por tecidos conhecidos coletivamente como o **interstício**. O interstício é composto basicamente por fibras colágenas pulmonares e é um espaço no qual pode haver acúmulo de fluido e células. Um adulto tem aproximadamente 5×10^8 alvéolos (Figura 20.6), que são formados por células epiteliais dos **tipos I e II**. Em condições normais, as células dos tipos I e II existem em uma relação de 1:1.

As células do tipo I ocupam 96 a 98% da área de superfície do alvéolo e são o local primário para a troca gasosa. O fino citoplasma das células do tipo I é ideal para uma ótima difusão de gás. Além disso, a membrana basal das células do tipo I e o endotélio capilar se fundem, o que minimiza a distância para a difusão dos gases, facilitando, desse modo, a troca gasosa.

As células do tipo II são cuboides e normalmente encontram-se nos "cantos" dos alvéolos, onde ocupam 2 a 4% da área de superfície. Durante o desenvolvimento embrionário, o epitélio alveolar é composto inteiramente por células do tipo II, e somente em uma fase muito avançada da gestação elas diferenciam-se em células do tipo I e formam o epitélio alveolar "normal" para a troca gasosa ideal. Além disso, as células do tipo II sintetizam **surfactante pulmonar** (Capítulo 21). O surfactante pulmonar reduz a tensão superficial nos alvéolos, diminuindo as forças coesivas do líquido que de outro modo levariam à perda da aeração e ao colapso dos alvéolos. A troca gasosa ocorre nos alvéolos através de uma densa e intricada rede de capilares e alvéolos chamada **rede alveolocapilar**. A barreira entre o gás nos alvéolos e os eritrócitos tem apenas 1 a 2 μm de espessura e é formada por células epiteliais alveolares do tipo I, células endoteliais dos capilares e suas respectivas membranas basais. O O_2 e o CO_2 sofrem difusão passiva através dessa barreira. O oxigênio difunde-se no sangue e, subsequentemente, nos eritrócitos (Capítulo 24), onde pode se ligar à hemoglobina. Os eritrócitos atravessam a rede em 0,75 a 1,0 segundo, o que representa um tempo suficiente para a troca gasosa de CO_2 e O_2. Em condições que reduzam o tempo de trânsito capilar (p. ex., aumento do débito cardíaco) ou em condições

NA CLÍNICA

As vias aéreas condutoras são envolvidas em várias doenças pulmonares importantes, coletivamente conhecidas como **doenças pulmonares obstrutivas**. Essas doenças incluem asma, bronquiolite, bronquite crônica, fibrose cística e enfisema. A obstrução do fluxo de ar nas vias aéreas geralmente é causada por quantidade elevada de muco, inflamação das vias aéreas e constrição do músculo liso. Pode ocorrer também perda do suporte cartilagíneo. A **asma** é uma doença inflamatória crônica das vias aéreas grandes e pequenas mediada predominantemente por linfócitos e eosinófilos, e está associada a maior quantidade de muco nas vias aéreas e a uma reversível constrição dos músculos lisos das vias aéreas (broncoespasmo). A **bronquiolite** é uma doença dos bronquíolos que normalmente acomete recém-nascidos e é causada por vírus, basicamente o **vírus sincicial respiratório**. A **bronquite crônica**, uma doença que normalmente afeta indivíduos que fumam, está associada a um aumento no número de células secretoras de muco nas vias aéreas, a um aumento na produção de muco e a infecções recorrentes das vias aéreas. A **fibrose cística** é uma doença genética autossômica recessiva causada por mutações no gene regulador de condutância transmembrana da fibrose cística (CFTR), que codifica um canal de íons cloreto. As mutações do gene *CFTR* provocam redução na secreção de cloreto e água no muco que recobre as células epiteliais, o que aumenta a viscosidade do muco. Essa situação resulta no acúmulo de muco e em infecções crônicas, principalmente as causadas por *Pseudomonas aeruginosa*.

Nem toda doença pulmonar obstrutiva importante envolve diretamente as vias aéreas. O **enfisema** é uma irreversível doença pulmonar obstrutiva e está fortemente ligado à inalação de fumaça de cigarro. Sua patogênese consiste na destruição progressiva dos tecidos elásticos do pulmão com perda da estrutura alveolar/capilar. Os mecanismos da destruição tecidual não estão claros, mas podem envolver enzimas proteolíticas liberadas pelas células inflamatórias ativadas e por compostos tóxicos presentes na fumaça do cigarro. Pode ocorrer enfisema em indivíduos não fumantes com exposição ocupacional ou ambiental a irritantes pulmonares. Os indivíduos com o distúrbio genético denominado **deficiência de α_1-antitripsina** também podem desenvolver enfisema, devido à redução da degradação tecidual de enzimas proteolíticas, como a elastase.

TABELA 20.1 Características anatômicas dos brônquios e dos bronquíolos.

Local anatômico	Cartilagem	Diâmetro (mm)	Epitélio	Suprimento sanguíneo	Alvéolos	Volume (mL)
Brônquios	Presente	> 1	Colunar Pseudoestratificado	Brônquico	Ausentes	–
Bronquíolos terminais	Ausente	< 1	Cuboide	Brônquico	Ausentes	> 150
Bronquíolos respiratórios	Ausente	< 1	Cuboide/alveolar	Pulmonar	Presentes	2.500

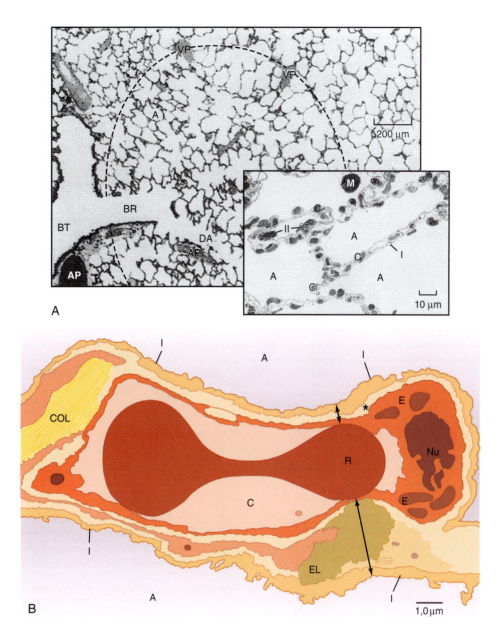

• **Figura 20.6** Alvéolos. **A.** A unidade respiratória terminal consiste nos alvéolos (A) e ductos alveolares (DA) originários de um bronquíolo respiratório (BR). Cada unidade é aproximadamente esférica, como sugere o *esboço tracejado*. Os vasos venosos pulmonares (VP) são de localização periférica. AP, artéria pulmonar; BT, bronquíolo terminal; M, macrófago. *Inserção*, células epiteliais alveolares dos tipos I e II. Uma grande porção da parede alveolar é formada por capilares (C) e seu conteúdo. **B.** Ilustração de um corte transversal de uma parede alveolar mostrando a via de difusão de O_2 e CO_2. O lado fino da barreira alveolar *(seta dupla curta)* consiste em epitélio do tipo I (I), interstício *(asterisco)* formado pelas lâminas basais fundidas das células epiteliais e endoteliais, endotélio capilar (E), plasma no capilar alveolar (C) e citoplasma do eritrócito (R). O lado espesso da barreira de troca gasosa *(seta dupla longa)* contém um acúmulo de elastina (EL), colágeno (COL) e a matriz que conjuntamente separa o epitélio alveolar do endotélio dos capilares alveolares. Nu, núcleo da célula endotelial capilar.

que comprometam a função da rede alveolocapilar (p. ex., enfisema, doença pulmonar intersticial), o tempo de trânsito pode não ser suficiente para uma difusão adequada de oxigênio.

Sistemas circulatórios nos pulmões

A circulação pulmonar é singular em sua dualidade e capacidade de acomodar grandes volumes de sangue em baixa pressão. O pulmão apresenta dois suprimentos sanguíneos separados, um para a captação de O_2 e remoção de CO_2 do corpo (circulação pulmonar) e o outro para fornecer O_2 para o tecido pulmonar (circulação brônquica; Figura 20.7).

Circulação pulmonar

A circulação pulmonar começa no átrio direito do coração. O sangue desoxigenado oriundo do átrio direito entra no ventrículo direito por meio da valva tricúspide e, em seguida, é bombeado sob baixa pressão (9 a 24 mmHg) através da valva do tronco pulmonar para dentro do tronco pulmonar. O tronco pulmonar ramifica-se nas artérias pulmonar direita e pulmonar esquerda e fornece sangue desoxigenado aos pulmões direito e esquerdo, respectivamente. As artérias da circulação pulmonar são as únicas artérias do corpo que transportam sangue desoxigenado. O sangue desoxigenado das artérias pulmonares passa por uma série

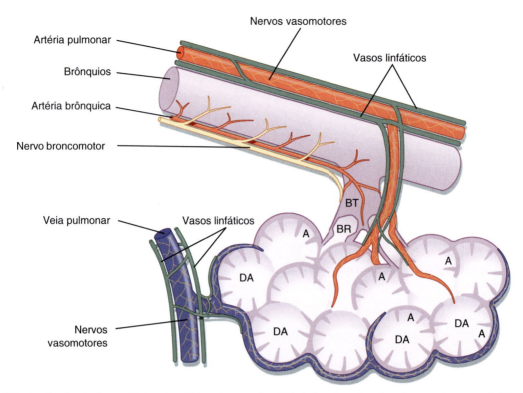

• **Figura 20.7** Ilustração da relação anatômica da artéria pulmonar, da artéria brônquica, das vias aéreas e dos vasos linfáticos. A, alvéolos; BR, bronquíolos respiratórios; BT, bronquíolos terminais; DA, ductos alveolares.

de vasos ramificados progressivamente menores – artérias (diâmetro > 500 μm), arteríolas (diâmetro de 10 μm a 200 μm) e capilares (diâmetro < 10 μm) – que terminam em uma complexa e intricada rede de capilares. O padrão de ramificação sequencial das artérias pulmonares segue o padrão de ramificação das vias aéreas.

O sistema circulatório pulmonar tem como função (1) conduzir o sangue para a rede alveolocapilar para a difusão de O_2 e de CO_2, (2) auxiliar no balanço hídrico pulmonar e (3) distribuir os produtos do metabolismo de/para o parênquima pulmonar. Os eritrócitos são oxigenados nos capilares que circundam os alvéolos, onde o leito capilar pulmonar e os alvéolos se juntam na parede alveolar em uma singular configuração para uma troca gasosa ideal. A troca gasosa se faz através dessa rede alveolocapilar (Capítulo 24).

O volume total de sangue da circulação pulmonar é de aproximadamente 500 mL, o que corresponde a cerca de 10% do volume sanguíneo circulante. A rede alveolocapilar de adultos saudáveis contém um volume permanente de aproximadamente 75 mL de sangue. O leito capilar pulmonar é o maior leito vascular do corpo, pois cobre uma área de superfície de 70 a 80 m², que equivale aproximadamente à área de superfície alveolar. Durante o exercício, o volume sanguíneo capilar pulmonar aumenta de 75 para 200 mL devido ao recrutamento de capilares não utilizados em decorrência de um aumento da pressão arterial e do fluxo na circulação pulmonar. Esse recrutamento de capilares não usados constitui uma característica exclusiva do pulmão. Possibilita uma compensação em períodos de estresse fisiológico, como no caso do exercício.

O sangue oxigenado sai dos alvéolos através de uma rede de pequenas vênulas (15 a 500 μm de diâmetro) e veias pulmonares. Esses pequenos vasos coalescem rapidamente para formar veias pulmonares maiores (> 500 μm de diâmetro) através das quais o sangue oxigenado retorna para o átrio esquerdo do coração. Diferentemente das artérias, das arteríolas e dos capilares, que seguem rigorosamente os padrões de ramificação das vias aéreas, as vênulas e as veias passam bastante distante das vias aéreas. Existe uma considerável variabilidade anatômica quanto ao local de entrada das veias pulmonares no átrio esquerdo.

Estrutura da circulação pulmonar

As artérias da circulação pulmonar apresentam paredes finas, com um mínimo de músculo liso. Essas artérias são sete vezes mais complacentes do que os vasos sistêmicos e são facilmente distensíveis. Esse estado altamente complacente dos vasos arteriais pulmonares possibilita o fluxo de sangue pela circulação pulmonar em uma pressão mais baixa que a da circulação sistêmica. Em contrapartida, as paredes arteriais da circulação sistêmica são mais musculosas e menos complacentes. Em circunstâncias normais, os vasos da circulação pulmonar estão em estado dilatado e apresentam diâmetro maior do que outras artérias semelhantes da estrutura sistêmica. Todos esses fatores contribuem para um sistema circulatório de baixa resistência e muito complacente, auxiliando no fluxo sanguíneo através da circulação pulmonar por meio de uma ação de bombeamento relativamente fraca do ventrículo direito. Esse sistema de baixa resistência e baixo grau de trabalho também explica por que o ventrículo direito é menos musculoso do que o esquerdo. O diferencial do gradiente de pressão pela circulação pulmonar da artéria pulmonar para o átrio esquerdo é de apenas 6 mmHg (14 mmHg na artéria pulmonar menos 8 mmHg no átrio esquerdo). Em comparação, existe um diferencial de gradiente de pressão de 87 mmHg na circulação sistêmica (90 mmHg na aorta menos 3 mmHg no átrio direito).

Estruturas dos vasos extra-alveolares, alveolares e da microcirculação pulmonar

Embora não tão bem definidos anatomicamente, os vasos da circulação pulmonar podem ser divididos em três categorias (extra-alveolares, alveolares e da microcirculação) com base nas diferenças em suas propriedades fisiológicas. Os vasos extra-alveolares (artérias, arteríolas, veias e vênulas) são maiores do que seus equivalentes sistêmicos. Esses vasos não são influenciados pelas variações da pressão alveolar, mas são afetados pelas alterações nas pressões intrapleural e intersticial. Consequentemente, o calibre dos vasos extra-alveolares é afetado pelo volume pulmonar e pelo conteúdo de elastina nos pulmões. Na presença de volumes pulmonares elevados, a redução da pressão pleural aumenta o calibre dos vasos extra-alveolares, enquanto a elevação da pressão pleural reduz o calibre dos vasos. Por outro lado, os capilares alveolares estão localizados nos septos interalveolares e são muito sensíveis às variações da pressão alveolar, mas não da pressão pleural ou intersticial. A ventilação com pressão positiva (como aquela fornecida por ventilação mecânica) aumenta a pressão alveolar e comprime esses capilares, aumentando a pressão arterial pulmonar e impedindo o fluxo sanguíneo pulmonar. A microcirculação pulmonar compreende os pequenos vasos que participam da troca de líquidos e solutos na manutenção do balanço hídrico pulmonar.

Estrutura da rede alveolocapilar

A ramificação sequencial das artérias pulmonares culmina com uma densa e intricada rede de capilares que circundam os alvéolos. Essa rede alveolocapilar, composta por finas células epiteliais dos alvéolos e células endoteliais dos capilares e sua matriz de suporte, apresenta uma área de superfície de aproximadamente 85 m². A matriz estrutural e os componentes teciduais dessa rede alveolocapilar constituem a única barreira entre o gás presente nas vias aéreas e o sangue contido nos capilares. As células dessa barreira, cuja espessura é de 1 a 2 μm, consistem em células epiteliais alveolares do tipo I posicionadas "costas com costas" com células endoteliais capilares. São separadas apenas pelas suas respectivas membranas basais (Figura 20.6B). Circundada principalmente por ar, essa rede alveolocapilar constitui um ambiente ideal para a troca gasosa. Os eritrócitos atravessam o componente capilar dessa rede em menos de 1 segundo em fila simples, o que é tempo suficiente para a troca gasosa de CO_2 e O_2. Durante condições de aumento da atividade metabólica (p. ex., doença, atividade física), o débito cardíaco aumenta e o tempo de trânsito capilar pulmonar diminui. O sangue flui mais rapidamente através do leito capilar pulmonar. Se a rede alveolocapilar estiver afetada por doença, pode não haver tempo suficiente para uma troca adequada de oxigênio. Em consequência, pode ocorrer hipoxemia.

Além da troca gasosa, a rede alveolocapilar regula a quantidade de fluido contida nos pulmões. No nível capilar pulmonar, o equilíbrio entre a pressão hidrostática e a pressão oncótica na parede capilar resulta em um pequeno movimento de saída de fluido dos vasos para o espaço intersticial. Em seguida, o fluido é removido do interstício pulmonar pelo sistema linfático e entra na circulação através da veia cava, na região do hilo pulmonar. Em adultos normais, uma média de 30 mL de fluido por hora retorna à circulação por essa via.

Circulação brônquica

A circulação brônquica é um sistema distinto, separada da circulação pulmonar no pulmão, que fornece sangue arterial sistêmico oxigenado para a traqueia, a árvore brônquica, as células secretoras superficiais, as glândulas, os nervos, as superfícies da pleura visceral, os linfonodos, as artérias e as veias pulmonares. A circulação brônquica tem estrutura semelhante à do sistema circulatório sistêmico e perfunde o trato respiratório superior; ela não alcança os bronquíolos terminais ou respiratórios, ou os alvéolos. O sangue venoso proveniente dos capilares da circulação brônquica flui para o coração tanto através das verdadeiras veias brônquicas quanto das veias broncopulmonares. As verdadeiras veias brônquicas estão presentes na região do hilo pulmonar e o sangue flui para o ázigo, para o hemiázigo ou para as veias intercostais antes de entrar no átrio direito. As veias broncopulmonares formam-se através de uma rede de afluentes dos vasos circulatórios brônquicos e pulmonares que se anastomosam e formam vasos com uma mistura de sangue de ambos os sistemas circulatórios. O sangue desses vasos anastomosados retorna ao átrio esquerdo através das veias pulmonares. Aproximadamente dois terços da circulação brônquica total retornam ao coração através das veias pulmonares e dessa via de anastomose.

A circulação brônquica recebe apenas cerca de 1% do débito cardíaco total do coração esquerdo; em comparação, a circulação pulmonar recebe quase 100% do coração direito. Na presença de doenças como fibrose cística, as artérias brônquicas aumentam de tamanho (hipertrofia) e podem receber até 10 a 20% do débito cardíaco. A erosão do tecido brônquico inflamado no interior desses vasos em decorrência de infecção bacteriana é responsável pela **hemoptise** (expectoração de sangue) que pode ocorrer na bronquite crônica ou na fibrose cística.

Inervação

A respiração é automática e está sob controle do sistema nervoso central (SNC). Os pulmões são inervados pelo sistema nervoso autônomo do sistema nervoso periférico (SNP), que está sob controle do SNC (Figura 20.8). O sistema nervoso autônomo tem quatro componentes distintos: **parassimpático**, **simpático**, **inibitório não adrenérgico e não colinérgico**, e **estimulatório não adrenérgico e não colinérgico**.

A estimulação do sistema parassimpático leva à constrição dos músculos lisos das vias aéreas, dilatação dos vasos sanguíneos e aumento da secreção das células glandulares, enquanto a estimulação do sistema simpático provoca o relaxamento dos músculos lisos das vias aéreas, a constrição dos vasos sanguíneos e a inibição da secreção glandular (Capítulo 26, Figura 26.1). A unidade funcional do sistema nervoso autônomo é formada por neurônios pré-ganglionares e pós-ganglionares do SNC e por neurônios pós-ganglionares dos gânglios do órgão específico. Como acontece na maioria dos sistemas orgânicos, o SNC e o SNP operam de forma combinada para manter a homeostase. Os pulmões não têm inervação motora voluntária nem fibras de dor. As fibras de dor são encontradas apenas na pleura parietal, e não na pleura visceral.

A inervação parassimpática dos pulmões é originária do bulbo, no tronco encefálico (nervo craniano X, o **nervo vago**).

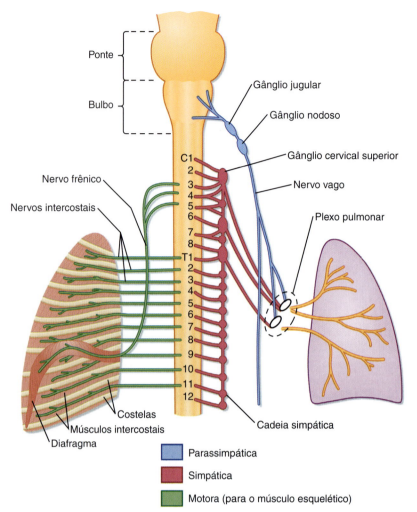

• **Figura 20.8** Inervação do pulmão. Representação da inervação autônoma (motora e sensorial) do pulmão e do suprimento nervoso somático (motor) dos músculos intercostais e do diafragma.

As fibras pré-ganglionares dos núcleos vagais descem pelo nervo vago para os gânglios adjacentes e chegam às vias aéreas e aos vasos sanguíneos pulmonares. As fibras pós-ganglionares oriundas dos gânglios, então, completam a rede inervando as células do músculo liso, os vasos sanguíneos e as células epiteliais brônquicas (inclusive as células caliciformes e as glândulas submucosas). Nos pulmões, tanto as fibras pré-ganglionares quanto as pós-ganglionares contêm neurônios motores excitatórios (colinérgicos) e inibitórios (noradrenérgicos). A **acetilcolina** e a **substância P** são neurotransmissoras dos neurônios motores excitatórios; a **dinorfina** e o **peptídeo intestinal vasoativo** são neurotransmissores dos neurônios motores inibitórios. A estimulação parassimpática através do nervo vago é responsável pelo tônus de contração leve do músculo liso no pulmão normal em repouso. As fibras parassimpáticas inervam também as glândulas brônquicas, e essas fibras, quando estimuladas, aumentam a síntese da glicoproteína presente no muco, o que aumenta sua viscosidade. A inervação parassimpática é maior nas vias aéreas maiores e muito limitada nas menores vias aéreas de condução.

Enquanto a resposta do sistema nervoso parassimpático é muito específica e local, a resposta do sistema nervoso simpático tende a ser mais geral. As glândulas mucosas e os vasos sanguíneos são altamente inervados pelo sistema nervoso simpático, mas os músculos lisos das vias aéreas, não. Os neurotransmissores dos nervos adrenérgicos incluem a **noradrenalina** e a dopamina. A estimulação dos nervos simpáticos das glândulas mucosas aumenta a secreção de água, o que altera a resposta balanceada da elevação do conteúdo de água e do grau de viscosidade entre as vias simpáticas e parassimpáticas. Além daquelas dos sistemas simpático e parassimpático, as terminações nervosas aferentes estão presentes também no epitélio e nas células do músculo liso pulmonar.

Controle central da respiração

A respiração é um processo automático, rítmico e centralmente regulado com controle voluntário. O SNC, particularmente o **tronco encefálico**, funciona como o centro principal de controle da respiração (Figura 20.9). A regulação da respiração requer (1) a produção e a manutenção de um ritmo respiratório; (2) a modulação desse ritmo por circuitos sensoriais de retroalimentação e reflexos que permitem a adaptação a diversas condições, minimizando ao mesmo tempo o gasto energético; e (3) o recrutamento de músculos respiratórios para que possam contrair-se adequadamente para permitir a troca gasosa. O Capítulo 25 contém uma descrição detalhada do controle da respiração.

NA CLÍNICA

Indivíduos com doença pulmonar obstrutiva frequentemente apresentam episódios de broncoespasmo (estreitamento das vias aéreas condutoras em decorrência de constrição do músculo liso brônquico) ou produção excessiva de muco. O uso de medicamentos broncodilatadores inalados pode levar ao relaxamento do músculo liso brônquico. O salbutamol, um composto de ação curta, imita os efeitos dos ativadores endógenos do sistema nervoso simpático. Quando inalado, esse fármaco pode rapidamente levar à diminuição do tônus da musculatura lisa das vias aéreas e broncodilatação subsequente. Os agentes anticolinérgicos inalados, como o ipratrópio, bloqueiam os receptores de acetilcolina, diminuindo a broncoconstrição e a secreção de muco nas vias aéreas.

Músculos da respiração

Os principais músculos da respiração são o **diafragma**, os **músculos intercostais externos** e os **músculos escalenos**, todos músculos esqueléticos. Os músculos esqueléticos produzem a força motriz para a ventilação; a força de contração aumenta quando eles são estirados e diminui quando eles se encurtam. A força de contração dos músculos respiratórios aumenta na presença de volumes pulmonares maiores.

O diafragma, o principal músculo da respiração, divide as cavidades torácica e abdominal (Figura 20.10). A contração do diafragma força o conteúdo abdominal para baixo e para a frente. Isso aumenta a dimensão vertical da cavidade torácica e cria uma diferença pressórica entre o tórax e o abdome. Nos adultos, o diafragma pode gerar pressões nas vias aéreas de 150 a 200 cmH$_2$O durante o esforço inspiratório máximo. Durante a respiração em repouso (respiração com volume corrente), o diafragma movimenta-se aproximadamente por 1 cm. Durante a respiração profunda, o diafragma pode movimentar-se por até 10 cm. O diafragma é inervado pelos nervos frênicos direito e esquerdo, que se originam do terceiro ao quinto segmentos cervicais da medula espinhal (C3 a C5).

Os outros músculos importantes da respiração são os músculos intercostais externos, que puxam as costelas para cima e para a frente durante a inspiração (Figura 20.10), causando um aumento nos diâmetros lateral e anteroposterior do tórax. A inervação dos músculos intercostais externos tem origem nos **nervos intercostais** oriundos do mesmo nível da medula espinhal (T1 e T2). A paralisia desses músculos exerce efeito limitado sobre a respiração, visto que a respiração depende basicamente do diafragma. É por isso que as pessoas com lesões na parte inferior da medula espinhal conseguem respirar espontaneamente. Somente quando a lesão está acima de C3, a pessoa fica completamente dependente de ventilação mecânica para suporte respiratório.

Os músculos acessórios da inspiração (os músculos escalenos, que elevam os **esternocleidomastóideos**; o **alar nasal**, que causa o alargamento das narinas; e os pequenos músculos do pescoço e da cabeça) não se contraem durante a respiração normal, mas se contraem vigorosamente durante o exercício e, na presença de uma significativa obstrução das vias aéreas, puxam ativamente a caixa torácica para cima.[1] Durante a respiração normal, eles ancoram

---

[1]N.R.T.: Evidências mais recentes com eletromiografia demonstraram que os músculos inspiratório primários (ativados mesmo em repouso) incluem o diafragma, os intercostais externos, os escalenos, e os paraesternais.

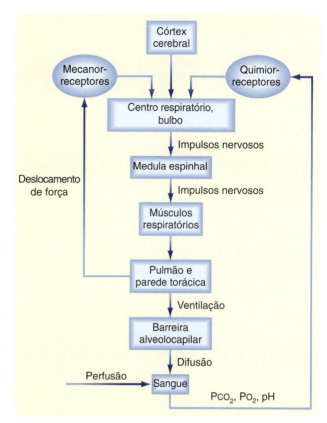

• **Figura 20.9** Diagrama em blocos do sistema de controle respiratório mostrando as relações entre o centro de controle respiratório e os músculos da respiração. Os neurônios do centro respiratório, dispersos em vários grupos presentes no bulbo, mostram uma atividade cíclica espontânea, mas são fortemente influenciados por estímulos que descem do córtex cerebral (controle volicional) e de dois circuitos sensoriais: as vias mecanorreceptoras e quimiorreceptoras. A ventilação e a perfusão ocorrem juntas próximo ao final do ciclo e o seu débito determina as pressões parciais de dióxido de carbono (PCO$_2$) e de oxigênio (PO$_2$) nas artérias e nos alvéolos e, em parte, a concentração arterial de íons hidrogênio (pH). Esses débitos retornam ao centro respiratório por meio das vias sensoriais quimiorreceptoras e mecanorreceptoras.

o esterno e as costelas superiores. Como as vias aéreas devem permanecer patentes durante a inspiração, os músculos da parede faríngea (**genioglosso** e **aritenoide**) também são considerados músculos da inspiração. Todos os músculos da caixa torácica são músculos voluntários supridos por artérias e veias intercostais e inervados por nervos intercostais motores e sensoriais.

A expiração durante a respiração normal é passiva, mas se torna ativa durante o exercício e a hiperventilação. Os músculos mais importantes da expiração são os da parede abdominal (**retos abdominais**, **oblíquos interno** e **externo**, e **transverso abdominal**) e os **músculos intercostais internos**, que se opõem aos músculos intercostais externos (*i. e.*, puxam as costelas para baixo e para dentro). Os músculos inspiratórios realizam o trabalho da respiração. Durante a respiração normal, essa carga de trabalho é baixa e os músculos inspiratórios apresentam uma significativa reserva. Os músculos da respiração podem ser treinados para trabalhar mais, mas existe um limite de trabalho que eles podem realizar. A fraqueza dos músculos respiratórios pode prejudicar os movimentos da parede torácica, e a fadiga desses músculos é fator importante no desenvolvimento de insuficiência respiratória.

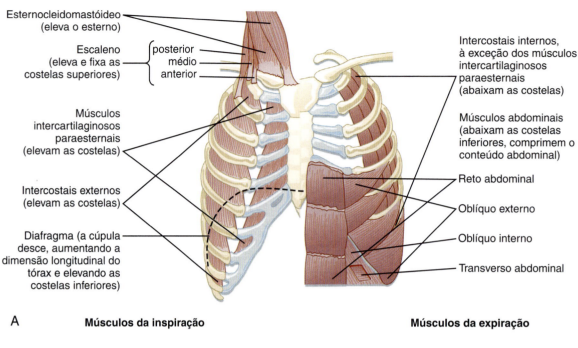
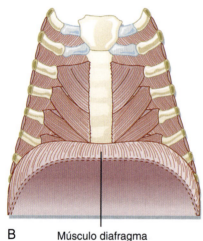

- **Figura 20.10** Ilustrações dos principais músculos respiratórios. **A.** Os músculos inspiratórios estão representados no *lado esquerdo*; e os expiratórios, no *lado direito*. **B.** Músculo diafragma em relação à caixa torácica. (Extraída de Garrity ER, Sharp JT. Respiratory muscles: function and dysfunction. In: American College of Chest Physicians. *Pulmonary and Critical Care Update*. Vol 2. Park Ridge, IL: American College of Chest Physicians; 1986.)

Embriologia, desenvolvimento, envelhecimento e reparo dos pulmões

O epitélio pulmonar origina-se como uma bolsa a partir do intestino anterior primitivo em 22 a 26 dias após a fertilização do óvulo. Esse único broto pulmonar ramifica-se para os pulmões primitivos direito e esquerdo. Nas 2 a 3 semanas seguintes, ocorrem novas ramificações, que criam o padrão de ramificação dicotômica e irregular. A patologista Lynne Reid descreveu "três leis de desenvolvimento pulmonar": (1) a árvore brônquica desenvolve-se por volta da 16ª semana de vida intrauterina; (2) os alvéolos continuam a se desenvolver após o nascimento, o número de alvéolos aumenta até os 8 anos e o tamanho dos alvéolos aumenta até que o processo de crescimento da parede torácica se complete na idade adulta; e (3) o desenvolvimento dos vasos pré-acinares (artérias e veias) ocorre paralelamente ao das vias aéreas, enquanto o dos vasos intra-acinares ocorre paralelamente ao dos alvéolos. Portanto, os eventos intrauterinos que ocorram antes de 16 semanas de gestação afetam o número de vias aéreas. Uma condição conhecida como **hérnia diafragmática congênita** é um exemplo de doença pulmonar congênita que ocorre em 6 a 8 semanas de gestação devido a um defeito que impede o fechamento do canal pleuroperitoneal e, consequentemente, a separação das cavidades torácica e abdominal; a presença do conteúdo abdominal no hemitórax pulmonar resulta no crescimento anormal do pulmão com redução do número de vias aéreas e alvéolos. Antes do nascimento de um bebê afetado, o epitélio alveolar é composto exclusivamente por células epiteliais do tipo II e somente após o nascimento essas células diferenciam-se em células epiteliais do tipo I.

NA CLÍNICA

Como os músculos respiratórios produzem a força motriz para a ventilação, as doenças que afetam as propriedades mecânicas dos pulmões afetam os músculos da respiração. Por exemplo, na **doença pulmonar obstrutiva crônica (DPOC)**, o trabalho da respiração aumenta devido à obstrução do fluxo de ar. A expiração deixa de ser passiva e exige a contração ativa dos músculos expiratórios. Além disso, a capacidade pulmonar total aumenta (Capítulo 21). A maior capacidade total dos pulmões força o diafragma para baixo, encurta as fibras musculares e diminui o raio de curvatura do diafragma. Consequentemente, a função e a eficiência do diafragma se reduzem. Quando a carga de trabalho aumenta, os músculos respiratórios podem apresentar fadiga, exatamente como outros músculos esqueléticos. As doenças que comprometem a transmissão de sinais nervosos para os músculos respiratórios também podem levar à fraqueza desses músculos (p. ex., polineuropatia desmielinizante inflamatória aguda ou **síndrome de Guillain-Barré, miastenia *gravis***). Nessas doenças, a fraqueza dos músculos respiratórios pode comprometer os movimentos da parede torácica e resultar em insuficiência respiratória, embora as propriedades mecânicas dos pulmões e da parede torácica permaneçam normais.

O crescimento dos pulmões é semelhante e relativamente proporcional ao desenvolvimento do comprimento/estatura do corpo. A taxa de desenvolvimento é mais acelerada no período pré-natal e na pré-adolescência (por volta de 11 anos), e os pulmões das meninas amadurecem mais cedo do que os dos meninos. Embora a taxa de crescimento dos pulmões diminua após a adolescência, o corpo e os pulmões mantêm um ritmo estável de crescimento até a idade adulta. Ocorre melhora da função pulmonar em todas as fases de desenvolvimento; entretanto, uma vez alcançado o tamanho ideal no início da idade adulta (20 a 25 anos), a função pulmonar se estabiliza e começa a declinar com a idade. O declínio da função pulmonar resultante da idade, estimado em menos de 1% por ano, parece começar mais cedo e ser mais acelerado em pessoas que fumam ou estão expostas a outros fatores ambientais tóxicos. As principais insuficiências fisiológicas causadas pelo envelhecimento envolvem a capacidade e as respostas ventilatórias, especialmente durante o exercício, e elas resultam em uma ventilação anormal com perfusão normal. Além disso, a difusão dos gases diminui com a idade, provavelmente em decorrência de diminuição na área da superfície alveolar. O declínio da função pulmonar e as alterações na estrutura dos pulmões decorrentes da idade coincidem com a presença de elevados níveis de elastina nos pulmões, o que poderia explicar algumas das anormalidades funcionais.

NO NÍVEL CELULAR

As células do tipo I não contêm muitas defesas antioxidantes contra os radicais livres (*i. e.*, superóxido dismutase) e são suscetíveis a lesões e morte induzidas por compostos tóxicos de O_2 e radicais livres (*i. e.*, H_2O_2, OH^- e O_2^-). Em diversas doenças pulmonares inflamatórias, as células do tipo I morrem e o epitélio alveolar torna-se desnudo. Isso leva a um aumento da permeabilidade vascular, acúmulo de líquido alveolar (troca gasosa prejudicada) e ruptura do sistema de surfactante alveolar. As células do tipo II contêm superóxido dismutase e, por essa razão, são mais resistentes aos radicais tóxicos de oxigênio. Essas células podem sobreviver e proliferar, diferenciando-se em células do tipo I para restaurar a arquitetura alveolar normal. Esse tipo de resposta depende de uma membrana basal intacta que sustente a proliferação das células do tipo II. Se a membrana basal não puder ser repopulada, o recurso de reparo do corpo é a deposição de colágeno e a cicatrização, uma condição que não propicia a troca gasosa. Na doença pulmonar que envolve a formação de cicatriz (como a fibrose pulmonar), o volume total dos pulmões diminui em decorrência da perda dos alvéolos e do comprometimento da difusão de O_2 para os capilares em razão de uma matriz espessada e impermeável. Historicamente, a fibrose pulmonar idiopática tem sido uma condição de difícil tratamento devido à falta de agentes terapêuticos específicos capazes de inibir a deposição de colágeno. Em ensaios clínicos, dois compostos terapêuticos (a pirfenidona e o nintedanibe) demonstraram retardar a progressão da doença e melhorar os resultados em pacientes com fibrose pulmonar idiopática. A pirfenidona é um pequeno composto de baixo peso molecular com propriedades anti-inflamatórias (reduz a síntese de pró-colágeno dos tipos I e II) e o nintedanibe é um inibidor da tirosina quinase (inibe o fator de crescimento do endotélio vascular e o fator de crescimento derivado de fibroblastos).

Pontos-chave

1. Os pulmões mostram unidade anatômica e fisiológica; ou seja, cada unidade (segmento broncopulmonar) é estruturalmente idêntica e funciona exatamente como qualquer outra unidade.
2. As vias aéreas superiores (nariz, seios paranasais, faringe) condicionam o ar inspirado para a obtenção de temperatura e umidade e controlam, através da epiglote, o fluxo de entrada de ar nos pulmões e de alimentos/líquidos no esôfago.
3. Os componentes das vias aéreas inferiores (traqueia, brônquios, bronquíolos) são considerados vias aéreas de condução nas quais o ar é transportado para as unidades de troca gasosa compostas por bronquíolos respiratórios, ductos alveolares e alvéolos.
4. Os pulmões têm um sistema circulatório duplo com características peculiares. Com capacidade para acomodar grandes volumes de sangue em baixa pressão, o sistema

circulatório pulmonar traz o sangue desoxigenado do ventrículo direito para as unidades de troca gasosa existentes no pulmão, com retorno de sangue oxigenado para o átrio esquerdo. A circulação brônquica tem a sua origem na aorta e fornece nutrição e oxigênio para as vias aéreas condutoras.

5. A respiração é automática; os pulmões são inervados pelo sistema nervoso autônomo do SNP sob controle do SNC. A estimulação parassimpática resulta na constrição dos músculos lisos das vias aéreas (estreitamento das vias aéreas), enquanto a estimulação simpática resulta no relaxamento desses músculos (abertura das vias aéreas).

6. A inspiração é a fase ativa da respiração. O diafragma é o principal músculo da respiração, e a sua contração cria uma diferença pressórica (resposta mecanorreceptora) entre o tórax e o diafragma (pressão negativa no tórax), induzindo a inspiração.

7. O centro respiratório está localizado no bulbo e regula a respiração com a contribuição de circuitos sensoriais de retroalimentação (mecanorreceptores e quimiorreceptores).

21

Mecânica Estática dos Pulmões e da Parede Torácica

OBJETIVOS DO APRENDIZADO

Após a conclusão deste capítulo, o estudante será capaz de responder às seguintes questões:

1. Qual é a diferença entre pressão alveolar e pressão pleural?
2. De que maneira o gradiente de pressão transpleural é criado?
3. Qual é a diferença entre volume pulmonar e capacidade pulmonar? Como a capacidade vital é medida por espirometria? Por que o volume residual não pode ser medido por espirometria?
4. Por que as alterações nas propriedades mecânicas estáticas dos pulmões causam alterações mensuráveis nas medições dos volumes pulmonares?
5. O que é complacência pulmonar?
6. O que é surfactante pulmonar e de que maneira ele ajuda a manter a complacência pulmonar?

Para realizar a sua função primária de troca gasosa, o ar deve entrar e sair dos pulmões. As propriedades mecânicas dos pulmões e da parede torácica determinam a facilidade ou a dificuldade desse movimento de ar em massa. A mecânica pulmonar é o estudo das propriedades mecânicas dos pulmões e da parede torácica (incluindo o **diafragma**, a **cavidade abdominal** e os **músculos da região anterior do abdome**). A mecânica pulmonar é importante para compreender a função pulmonar normal e como a doença altera essa função normal. A maioria das doenças pulmonares afeta as propriedades mecânicas dos pulmões ou da parede torácica, ou ambas. Além disso, a morte por doença pulmonar é quase sempre resultante de fadiga dos músculos respiratórios, que resulta de uma incapacidade dos músculos respiratórios para superar as propriedades mecânicas alteradas dos pulmões ou da parede torácica, ou de ambos. A mecânica pulmonar inclui a mecânica estática (as propriedades mecânicas de um pulmão cujo volume não muda com o tempo) e a mecânica dinâmica (as propriedades de um pulmão cujo volume muda com o tempo). A mecânica dinâmica dos pulmões e da parede torácica é descrita no Capítulo 22.

Pressões no sistema respiratório

Nas pessoas saudáveis, os pulmões e a parede torácica funcionam juntos como uma unidade. Entretanto, entre essas estruturas está o **espaço pleural**, que, em condições normais, é considerado como um espaço potencial. Como os pulmões e a parede torácica funcionam juntos, as variações de seus respectivos volumes são iguais durante a inspiração e a expiração. As variações de volume dos pulmões e da parede torácica são determinadas por alterações na pressão circundante. Convencionalmente, a pressão no interior dos pulmões e da parede torácica é referenciada em relação à pressão atmosférica, que é considerada 0. Portanto, uma pressão negativa no espaço pleural é uma pressão inferior à pressão atmosférica. Também de acordo com a convenção, a pressão em superfícies como os pulmões ou a parede torácica tem sido definida como a diferença entre as pressões interna e externa à superfície. As diferenças pressóricas nos pulmões e na parede torácica são definidas como pressões transmurais (em uma parede ou superfície). Para o pulmão, essa pressão transmural é denominada **pressão transpulmonar** (P_L) e é definida como a diferença pressórica entre os espaços de ar (pressão alveolar [P_A]) e a pressão em torno do pulmão (pressão pleural [P_{pl}]):

Equação 21.1

$$P_L = P_A - P_{pl}$$

A **pressão transmural na parede torácica** (P_w) é a diferença entre a pressão pleural (interna) (P_{pl}) e a pressão em torno da parede torácica (P_b), que é a pressão atmosférica (barométrica) ou a pressão na superfície externa do corpo:

Equação 21.2

$$P_w = P_{pl} - P_b$$

A pressão no sistema respiratório (P_{rs}) é a soma da pressão nos pulmões com a pressão na parede torácica:

Equação 21.3

$$P_{rs} = P_L + P_w$$
$$= (P_A - P_{pl}) + (P_{pl} - P_b)$$
$$= P_A - P_b$$

Como é criado um gradiente de pressão

O ar entra e sai dos pulmões de áreas de pressão mais alta para áreas de pressão mais baixa. Na ausência de um gradiente de pressão, não há fluxo de ar. Portanto, ao final da inspiração e da expiração, que são períodos de tempo nos quais não há fluxo de ar, a pressão alveolar (P_A) é a mesma que a pressão atmosférica (P_b), e não há gradiente de pressão ($P_b - P_A = 0$). A pressão pleural nesses mesmos momentos, no entanto, não é igual a 0.

Antes do início da inspiração, a pressão pleural nas pessoas normais é de aproximadamente –3 a –5 cmH$_2$O. Consequentemente, a pressão no espaço pleural é negativa em relação à pressão atmosférica. Essa pressão negativa é criada pela pressão pulmonar de retração elástica e atua de modo a "afastar o pulmão" da parede torácica. Entretanto, o pulmão não consegue se afastar da parede torácica, uma vez que os dois funcionam como uma unidade. Desse modo, a pressão pulmonar de retração elástica é balanceada pela expansão da parede torácica.

Com o início da inspiração, os músculos do diafragma e da parede torácica contraem-se, provocando um movimento do diafragma para baixo e um movimento da caixa torácica para fora e para cima. Consequentemente, a pressão pleural diminui durante a inspiração. Essa pressão pleural negativa é transmitida para o tecido pulmonar e resulta na redução da pressão alveolar. Quando a pressão alveolar cai abaixo de 0 (*i.e.*, da pressão atmosférica para uma pressão mais baixa), o ar entra nas vias aéreas quando a glote está aberta. À medida que o ar flui pelas vias aéreas e chega aos alvéolos, o gradiente de pressão ao longo das vias aéreas cai, um gradiente de pressão entre a atmosfera e os alvéolos. A redução da pressão pleural no início da inspiração em decorrência da contração muscular inspiratória é maior do que a queda transmitida à pressão alveolar e, consequentemente, a pressão transpulmonar no início da inspiração é positiva (Equação 21.1). Uma pressão transpulmonar positiva é necessária para aumentar o volume pulmonar, o qual aumenta à medida que a pressão transpulmonar sobe (Figura 21.1). Do mesmo modo, durante a inspiração, a parede torácica expande-se, adquirindo maior volume. Como a pressão pleural é negativa em relação à pressão atmosférica durante a respiração em repouso, a pressão transmural na parede torácica é negativa (Equação 21.2).

Na expiração, o diafragma desloca-se mais para cima no tórax, a pressão pleural aumenta (*i.e.*, torna-se menos negativa), a pressão alveolar torna-se positiva, a glote se abre e os gases voltam a se deslocar de uma pressão mais alta (alveolar) para uma pressão mais baixa (atmosférica). Nos alvéolos, a força motriz da expiração é a soma da retração elástica dos pulmões com a pressão pleural (Capítulo 22). A Figura 21.2 mostra essa relação entre as variações pressóricas, as variações do fluxo de ar e as variações volumétricas durante a inspiração e a expiração. Durante a respiração cíclica nas pessoas normais, a redução da pressão alveolar no início da inspiração é pequena (1 a 3 cmH$_2$O) e é muito maior nas pessoas com obstrução das vias aéreas devido à maior redução pressórica que ocorre nas vias aéreas obstruídas. Na ausência de um gradiente de pressão, o fluxo de ar cessa, o que ocorre sempre que a pressão alveolar e a pressão atmosférica são iguais.

Volumes pulmonares e suas aferições

Os volumes pulmonares (Figura 21.3) e os fatores que determinam esses volumes constituem importantes componentes da mecânica pulmonar. Várias doenças são capazes de alterar os volumes pulmonares individuais e resultar em aumento do trabalho respiratório (Capítulo 22). Todos os volumes pulmonares são subdivisões da **capacidade pulmonar total (CPT)**, o volume total de ar contido no pulmão no ponto de inspiração máxima. A CPT é composta por quatro volumes pulmonares

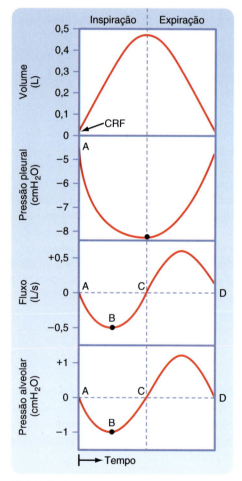

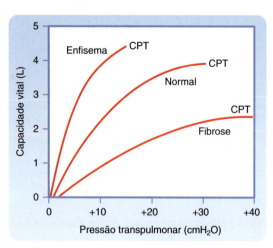

• **Figura 21.1** Volume pulmonar em função da pressão transpulmonar na saúde e na doença. Quando a pressão transpulmonar aumenta, o volume pulmonar também aumenta. A figura mostra também as variações do volume pulmonar na presença de enfisema e fibrose pulmonar. Observe que para a mesma alteração da pressão transpulmonar, na presença de um desses dois tipos de doença, as variações do volume pulmonar são diferentes. CPT, capacidade pulmonar total (o volume total de gases contido nos pulmões).

• **Figura 21.2** Variações das pressões alveolar e pleural durante a respiração em repouso (volume corrente). A inspiração está representada à *esquerda* da *linha tracejada vertical*, e a expiração, à sua *direita*. As pressões positivas (em relação à pressão atmosférica) estão representadas acima da *linha tracejada horizontal*, e as pressões negativas, abaixo dela. Ver detalhes no texto. Nos pontos de ausência de fluxo (pontos A e C), a pressão alveolar é igual a 0. CRF, capacidade residual funcional.

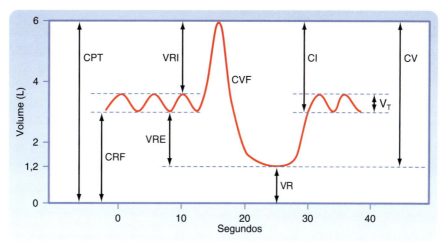

• **Figura 21.3** Os diversos volumes e capacidade pulmonares. CI, capacidade inspiratória; CPT, capacidade pulmonar total; CRF, capacidade residual funcional; CV, capacidade vital; CVF, capacidade vital forçada; V_T, volume corrente; VR, volume residual; VRE, volume de reserva expiratório; VRI, volume de reserva inspiratório.

distintos: o volume de reserva inspiratório, o volume corrente, o volume de reserva expiratório e o volume residual. O volume corrente $[V_T]$[1] é o volume de ar que entra e sai dos pulmões a cada respiração tranquila. O volume de reserva inspiratório (VRI) refere-se à quantidade de ar que pode ser inspirada após uma respiração corrente normal. Esse volume é considerado de reserva, para uso quando a demanda ventilatória aumentar, como ocorre durante o exercício ou na presença de doença. O volume de reserva expiratório (VRE) é a quantidade de ar que pode ser expirada após uma respiração normal. À semelhança do VRI, é utilizado em circunstâncias de aumento do esforço respiratório. Por fim, o volume residual (VR) é o volume de ar remanescente ("preso") no pulmão após a expiração completa.

A capacidade pulmonar é definida como a soma de dois ou mais dos volumes pulmonares anteriormente definidos. A capacidade vital (CV) é a soma de V_T, VRI e VRE. Trata-se do volume total de ar que pode ser expirado do ponto de inspiração máxima até a expiração máxima. A CPT é a soma da CV e do VR.

Os volumes e as capacidades pulmonares podem ser aferidos, em sua maioria, por um dispositivo denominado **espirômetro**. O paciente respira nesse aparelho, e o movimento de ar é aferido. Quando o paciente respira normalmente, determina-se o volume corrente. Em seguida, o paciente inspira até o ponto de inspiração máxima (o que define o VRI) e, em seguida, expira com força até que não haja mais nenhum ar para expirar. O volume de ar exalado é a CV. O VRE pode ser calculado ao subtrair VRI e V_T da CV. O VR não pode ser aferido diretamente por espirometria e exige a realização de testes mais sofisticados para aferição.

Volumes e capacidades pulmonares

O VR e a CPT podem ser aferidos de duas maneiras: por diluição do hélio e por pletismografia corporal. Ambos os métodos são utilizados clinicamente e fornecem informações valiosas sobre a função e as doenças pulmonares. A técnica de diluição do hélio é o método mais antigo e mais simples, mas geralmente é menos preciso do que a pletismografia corporal, que requer um equipamento sofisticado e caro.

[1] N.R.T.: O "T" se refere ao termo em inglês *tidal volume* (volume corrente), e é mantido em diversas publicações, mesmo já traduzido.

Nas pessoas normais, a CRF aferida por diluição do hélio e a CRF aferida por pletismografia são iguais (Tabela 21.1). Isso não se aplica às pessoas com doença pulmonar. A CRF aferida por diluição do hélio é o volume de gás contido no pulmão que se comunica com as vias aéreas, enquanto a CRF aferida por pletismografia é o volume total de gás contido nos pulmões ao final de

TABELA 21.1 Valores normais das amostras.*

Volumes pulmonares

Capacidade residual funcional (CRF)	2,4 L
Capacidade pulmonar total (CPT)	6 L
Volume corrente (V_T)	0,5 L
Frequência respiratória (f)	12/min

Mecânica estática

Pressão pleural (P_{pl}) média	−5 cmH$_2$O
Complacência da parede torácica (C_w) na CRF	0,2 L/cmH$_2$O
Complacência pulmonar (C_L) na CRF	0,2 L/cmH$_2$O

*Os valores normais previstos individuais variam com base na altura, no peso, na origem étnica e no sexo biológico.

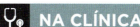

NA CLÍNICA

Geralmente, os testes de função pulmonar são utilizados para diagnosticar anormalidades e avaliar a progressão das doenças pulmonares, podendo distinguir os dois principais tipos de processos fisiopatológicos pulmonares: doenças pulmonares obstrutivas e doenças pulmonares restritivas. Por exemplo, nas pessoas normais, a relação entre o VR e a CPT é inferior a 0,25. No indivíduo saudável, aproximadamente 25% do volume total de ar permanece no pulmão ("ar retido") no final da expiração. Nas **doenças pulmonares obstrutivas**, a relação VR/CPT pode aumentar secundariamente a um aumento do VR desproporcional a qualquer aumento da CPT. No exame de imagem do tórax, os pulmões podem parecer "hiperinsuflados" devido ao aumento do volume de ar retido. Em contrapartida, nas **doenças pulmonares restritivas**, o tórax é incapaz de se expandir até a sua extensão normal prevista. Assim, a CPT diminui, resultando em aumento da relação VR/CPT.

NA CLÍNICA

Na técnica de diluição do hélio, adiciona-se uma concentração conhecida (C_1) de gás inerte (como o hélio) a uma cabine de volume conhecido (V_1). A cabine, então, é conectada a um volume (V_2) desconhecido (o volume pulmonar a ser aferido). Decorrido o tempo adequado para a distribuição do gás inerte, afere-se sua nova concentração (C_2). A mudança de concentração do gás inerte é, então, utilizada para determinar o novo volume de distribuição do gás inerte (Figura 21.4). Especificamente,

$$C_1 \times V_1 = C_2(V_1 + V_2)$$

Quando o volume pulmonar é aferido por pletismografia corporal (cabine pletismográfica), a lei dos gases de Robert Boyle – de que a pressão multiplicada pelo volume é constante (em uma temperatura constante) – é utilizada para aferir os volumes pulmonares. O paciente se senta dentro de uma cabine hermeticamente fechada (Figura 21.5) e respira por um bocal conectado a um sensor de fluxo de ar (pneumotacógrafo). O paciente faz um esforço de respiração ofegante contra um bocal fechado. Durante a fase expiratória da manobra, o gás contido nos pulmões é comprimido, o volume pulmonar diminui e a pressão no interior da cabine cai porque o volume gasoso em seu interior aumenta. Conhecendo-se o volume da cabine e a variação pressórica da cabine no nível da boca, é possível calcular a variação do volume (ΔV) pulmonar:

$$P_1 \times V = P_2(V - \Delta V)$$

em que P_1 e P_2 são as pressões no nível da boca e V é a capacidade residual funcional. A partir da aferição da capacidade residual funcional, é possível registrar a capacidade inspiratória como o volume de ar inspirado acima da capacidade residual funcional e determinar o volume de reserva expiratório como o volume de gás expirado a partir da capacidade residual funcional. Essas aferições, então, podem ser utilizadas para determinar os demais volumes pulmonares.

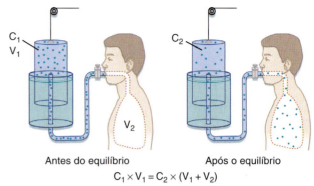

• **Figura 21.4** Aferição do volume pulmonar por diluição do hélio. C_1, concentração conhecida de um gás inerte; C_2, nova concentração do gás (anteriormente desconhecida); V_1, volume conhecido de uma cabine; V_2, volume pulmonar (inicialmente desconhecido).

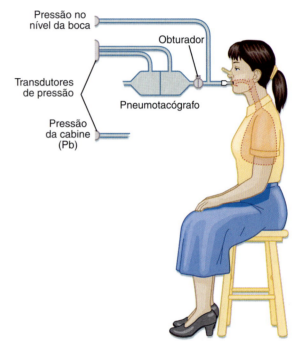

• **Figura 21.5** Pletismografia corporal. Observe que a cabine dentro da qual a paciente está sentada não aparece na figura.

uma expiração normal. Se uma quantidade significativa de gases permanecer retida nos pulmões (em decorrência do fechamento prematuro das vias aéreas; Capítulo 22), a CRF determinada pela pletismografia é consideravelmente mais elevada do que aquela determinada pela diluição do hélio.[2]

Determinantes do volume pulmonar

O que determina o volume de ar nos pulmões na CPT ou no VR? A resposta está nas propriedades do parênquima pulmonar e na interação dos pulmões com a parede torácica. Nos indivíduos saudáveis, os pulmões e a parede torácica sempre funcionam juntos como uma unidade. Os pulmões contêm fibras elásticas que (1) se estiram sob tensão, resultando no aumento do volume pulmonar, e (2) se retraem passivamente quando a tensão cessa, resultando na redução do volume pulmonar. A retração elástica do parênquima pulmonar é muito alta. Na ausência de forças externas (como a força gerada pela parede torácica), os pulmões esvaziam-se quase totalmente (10% da CPT). Da mesma forma, o volume da parede pulmonar pode aumentar quando os músculos respiratórios se estiram e diminuir quando os músculos respiratórios se encurtam. Na teórica ausência de parênquima pulmonar, o volume de repouso da parede torácica aumenta, correspondendo a aproximadamente 60% da CPT.

Os volumes pulmonares são determinados pelo equilíbrio entre as propriedades elásticas dos pulmões e as propriedades dos músculos da parede torácica. O volume máximo de ar contido nos pulmões e na parede torácica (*i.e.*, a CPT) é controlado pelos músculos inspiratórios (Capítulo 20). Com o aumento do volume pulmonar, os músculos da parede torácica alongam-se progressivamente. À medida que esses músculos se alongam, a sua capacidade de gerar força diminui. A CPT ocorre quando os músculos inspiratórios da parede torácica não conseguem gerar a força adicional necessária para distender ainda mais os pulmões e a parede torácica. Da mesma forma, o volume mínimo de ar

---

[2] N.R.T.: O método de diluição com hélio é realizado em espirômetros com volumes e concentrações de hélio conhecidas. Como o método depende da distribuição igual do hélio por todas as vias aéreas (equilíbrio), em indivíduos com doenças pulmonares obstrutivas, algumas regiões dos pulmões não recebem os gases na mesma proporção. Dessa forma, alguns espaços não são contabilizados como parte do volume residual, o que resulta em uma medida subestimada de volume residual.

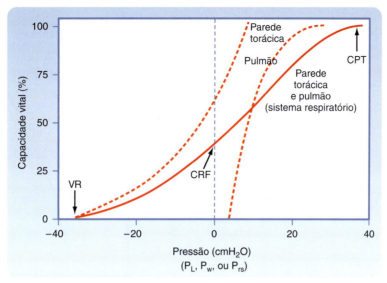

• **Figura 21.6** Curvas pressão-volume de relaxamento dos pulmões, da parede torácica e do sistema respiratório. Elas também são chamadas "curvas pressão-volume estáticas", pela maneira em que são medidas. A curva do sistema respiratório é a soma das curvas residual funcional. A curva dos pulmões é a mesma do pulmão normal mostrado na Figura 21.1. CRF, capacidade vital forçada; CPT, capacidade pulmonar total; P_L, pressão transpulmonar; P_{rs}, pressão no sistema respiratório; P_w, pressão transmural na parede torácica; VR, volume residual.

contido nos pulmões (*i.e.*, o volume residual) é controlado pela força muscular expiratória. A redução do volume pulmonar resulta no encurtamento dos músculos expiratórios, o que, por sua vez, resulta na redução da força muscular. A redução do volume pulmonar está associada também ao aumento da pressão de expansão da parede torácica para fora. O VR ocorre quando a força muscular expiratória é insuficiente para produzir uma redução ainda maior do volume da parede torácica.

A CRF, ou o volume pulmonar ao final de uma expiração normal, é determinado pelo equilíbrio entre a pressão de retração elástica gerada pelo parênquima pulmonar para diminuir de tamanho (retração para dentro) e a pressão gerada pela parede torácica para aumentar de tamanho (expansão para fora). Quando os músculos da parede torácica são fracos, a CRF diminui (retração elástica dos pulmões > força dos músculos da parede torácica). Na presença de obstrução das vias aéreas, a CRF aumenta devido ao fechamento prematuro das vias aéreas, havendo retenção do ar nos pulmões (Capítulo 22).

Relações pressão-volume

É possível fazer uma série de observações importantes a partir do exame das curvas pressão-volume dos pulmões, da parede torácica e do sistema respiratório (Figura 21.6). No volume pulmonar de repouso (a CRF), a retração elástica dos pulmões atua no sentido de reduzir o volume pulmonar, mas essa retração é compensada pela expansão da parede torácica para fora, que atua no sentido de aumentar o volume pulmonar. Na CRF, essas forças são iguais e opostas, e os músculos apresentam-se relaxados. Consequentemente, a pressão transmural no sistema respiratório (P_{rs}) na CRF é igual a 0. Na CPT, tanto a pressão pulmonar quanto a pressão da parede torácica são positivas, e ambas requerem pressão positiva de distensão transmural. Na ausência dos pulmões, o volume de repouso da parede torácica é o volume em que a pressão transmural da parede torácica é igual a 0 e corresponde a aproximadamente 60% da CPT.

Em volumes superiores a 60% da CPT, a parede torácica retrai-se e é necessária uma pressão transmural positiva, enquanto em volumes abaixo de 60%, a parede torácica tende a se expandir.

Os pulmões propriamente ditos atingem o seu menor tamanho quando a pressão transpulmonar é igual a 0. Os pulmões, no entanto, não estão totalmente desprovidos de ar quando a pressão transpulmonar é igual 0, dadas as propriedades redutoras da tensão superficial do surfactante (ver seção "Surfactante"). A pressão transmural de um pulmão saudável por si só se nivela em pressões superiores a 20 cmH$_2$O porque os limites elásticos dos pulmões foram alcançados. Portanto, uma elevação adicional da pressão transmural produz pouca alteração volumétrica, e a complacência (ver seção "Complacência pulmonar") é baixa. O tecido conjuntivo (colágeno, elastina) limita uma distensão maior. Se for aplicada mais pressão, os alvéolos próximos à superfície pulmonar podem romper-se e o ar pode escapar para o espaço pleural. É o que se chama **pneumotórax**. O pneumotórax pode ser espontâneo (em decorrência de ruptura alveolar), traumático (devido a lesão penetrante da parede torácica) ou pode ocorrer após determinados procedimentos torácicos invasivos. Na presença de um pneumotórax, os pulmões e a parede torácica deixam de funcionar como uma unidade. Os pulmões retraem-se até que a pressão transpulmonar seja igual a 0; a parede torácica, então, aumenta de tamanho até que pressão transtorácica seja igual a 0.

A relação entre a pressão transpulmonar e as pressões pleural, alveolar e de retração elástica encontra-se representada na Figura 21.7. A pressão alveolar é a soma da pressão pleural com a pressão de retração elástica (P_{el}) dos pulmões:

Equação 21.4
$$P_A = P_{pl} + P_{el}$$

Como a pressão transpulmonar (P_L) = $P_A - P_{pl}$,

Equação 21.5
$$P_L = (P_{el} + P_{pl}) - P_{pl}$$
$$P_L = P_{el}$$

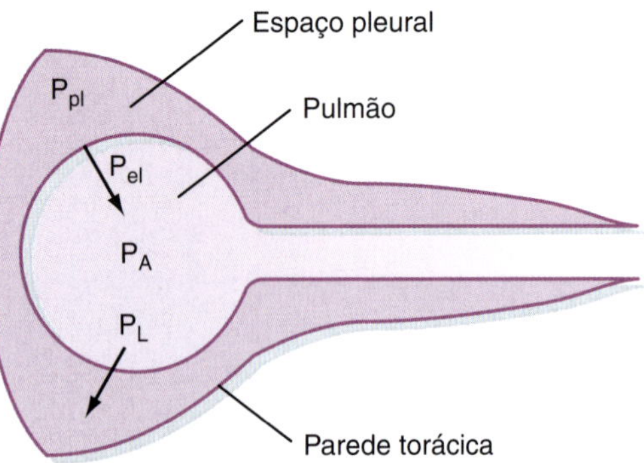

436 SEÇÃO 5 Fisiologia Respiratória

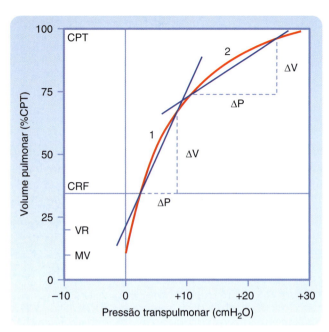

• **Figura 21.7** Relação entre a pressão transpulmonar (P_L) e as pressões pleural (P_{pl}), alveolar (P_A) e de retração elástica (P_{el}) dos pulmões. A pressão alveolar é a soma da pressão pleural com a pressão de retração elástica. A pressão transpulmonar é a diferença entre a pressão alveolar e a pressão pleural.

Em geral, a P_L é a pressão de distensão pulmonar, enquanto a P_{el} é a pressão que tende a provocar o colapso pulmonar. A retração elástica pulmonar aumenta à medida que os pulmões se insuflam.

Complacência pulmonar

A complacência pulmonar (C_L) é uma medida das propriedades elásticas dos pulmões e reflete a facilidade com que os pulmões se distendem. A complacência pulmonar é definida como a variação do volume pulmonar resultante de uma alteração de 1 cmH$_2$O da pressão de distensão dos pulmões. As unidades de complacência são expressas em mililitros (ou litros) por centímetro de água. Quando a complacência pulmonar é alta, os pulmões se distendem facilmente; quando baixa (pulmão "enrijecido"), os pulmões não se distendem com facilidade. A complacência pulmonar (C_L) é expressa como

Equação 21.6

$$C_L = \Delta V / \Delta P$$

em que ΔV é a variação volumétrica e ΔP é a variação pressórica. Graficamente, a complacência pulmonar é representada pela inclinação da linha entre dois pontos no ramo de desinsuflação da alça pressão-volume (Figura 21.8). A complacência de um pulmão humano normal é de aproximadamente 0,2 L/cmH$_2$O, mas varia de acordo com o volume pulmonar. Vale notar que o pulmão é menos distensível em volumes elevados. Por essa razão, a complacência é corrigida para o volume pulmonar em que ela é aferida (complacência específica; Figura 21.9). Em geral, a complacência pulmonar não é aferida para fins clínicos porque requer a colocação de um balão esofágico. O balão esofágico, que é conectado a um transdutor de pressão, é um excelente marcador substituto da pressão pleural, que é muito difícil de aferir diretamente. A variação da pressão pleural (P_{pl}) é aferida em função da variação do volume pulmonar; isto é, $C_L = \Delta V / \Delta P_{pl}$ ou $\Delta P_{pl} = \Delta C_L$.

Tensão superficial e surfactante

Tensão superficial

Além das propriedades elásticas dos pulmões, outro importante fator determinante da complacência pulmonar é o surfactante e o seu efeito sobre a tensão superficial. **Tensão superficial** é

• **Figura 21.8** Curva de desinsuflação pressão-volume. O paciente inspira até a capacidade total dos pulmões e a pressão transpulmonar é aferida com o auxílio de um balão esofágico (que mede a pressão pleural). Em seguida, o paciente expira lentamente e a pressão é aferida nos pontos com ausência de fluxo, quando os músculos respiratórios estão relaxados. A curva pressão-volume dos pulmões não é a mesma na inspiração (não mostrada na figura) e na expiração. Essa diferença é denominada **histerese** e é causada pela ação do surfactante. Convencionalmente, utiliza-se a curva de desinsuflação pressão-volume para fins de aferição. A complacência em qualquer ponto ao longo dessa curva é a variação volumétrica por variação de pressão. A curva demonstra que a complacência pulmonar varia de acordo com o volume pulmonar. Pode-se traçar uma linha entre dois volumes diferentes na curva, e a inclinação dessa linha representa a variação de volume (ΔV) para determinada variação de pressão (ΔP). Compare a complacência mostrada na linha 1 com a da linha 2. A inclinação da linha 2 é menos acentuada do que a da linha 1, de modo que a complacência é menor nesse volume pulmonar mais elevado do que no volume mais baixo. De acordo com a convenção, a complacência pulmonar é a variação pressórica em relação à capacidade residual funcional (CRF) para CRF + 1 L. CPT, capacidade pulmonar total; MV, volume mínimo; VR, volume residual.

🩺 NA CLÍNICA

A complacência pulmonar é afetada por vários distúrbios respiratórios. No enfisema, uma doença pulmonar obstrutiva associada à destruição dos septos alveolares, o pulmão se apresenta mais complacente devido à perda da retração elástica; ou seja, para cada aumento de 1 cmH$_2$O da pressão, o aumento do volume é maior do que em um pulmão normal (Figura 21.1). Por outro lado, na fibrose pulmonar, uma doença pulmonar restritiva associada ao aumento da deposição de fibras de colágeno no espaço intersticial, o pulmão é menos complacente; ou seja, para cada variação de 1 cmH$_2$O na pressão, a variação de volume é menor. Essas variações na complacência são clinicamente importantes porque um pulmão com baixa complacência ("pulmão rígido") requer variações maiores da pressão pleural para alterar os volumes pulmonares; consequentemente, o trabalho metabólico da respiração é maior a cada respiração que o indivíduo faz.

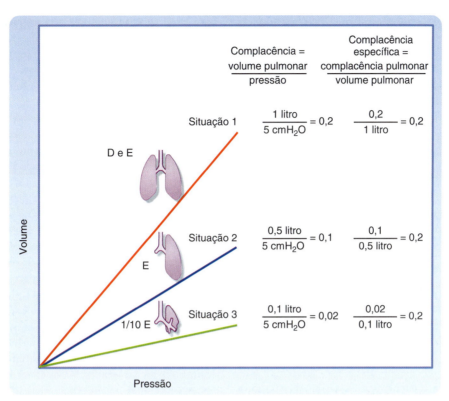

Figura 21.9 Relação entre a complacência e o volume pulmonares. Imagine pulmões nos quais uma alteração de 5 cmH₂O na pressão resulte em uma variação de 1 L no volume (situação 1). Se um dos pulmões for removido (situação 2), a complacência diminui; mas, quando corrigida para o volume pulmonar, não há nenhuma alteração (complacência específica). Mesmo quando o pulmão remanescente sofre uma redução de 90% (situação 3), a complacência específica permanece inalterada.

causada por forças de atração entre as moléculas de água na interface ar-líquido. Isso tende a minimizar a área de superfície pelo colapso dos alvéolos, resultando em diminuição da complacência pulmonar. Como resultado, a insuflação dos pulmões torna-se mais difícil e exige maior gasto de energia pelos músculos respiratórios. O efeito da tensão superficial sobre a insuflação pulmonar pode ser experimentalmente ilustrado pela comparação das curvas volume-pressão de um pulmão preenchido com solução salina (sem interface ar-líquido) com as de um pulmão preenchido com ar. É necessária uma pressão mais alta para insuflar totalmente o pulmão com ar do que com solução salina em virtude das forças de tensão superficial mais elevadas nos pulmões preenchidos com ar do que nos pulmões preenchidos com solução salina. A tensão superficial é uma medida da força de atração das moléculas superficiais por unidade de comprimento do material a que elas estão ligadas. As unidades de tensão superficial são aquelas de uma força aplicada por unidade de comprimento. Em uma esfera (como um alvéolo), a relação entre a pressão no interior da esfera (P_s) e a tensão na parede é descrita pela lei de Laplace:

Equação 21.7
$$P_s = 2T/r$$

em que T é a tensão na parede (em dinas por centímetro) e r é o raio da esfera.

Os alvéolos estão alinhados com uma substância predominantemente lipídica chamada **surfactante**. O surfactante pulmonar desempenha várias funções fisiológicas, tais como (1) reduzir o trabalho respiratório mediante a redução das forças de tensão superficial; (2) prevenir o colapso e a aderência dos alvéolos durante a expiração; e (3) estabilizar os alvéolos, especialmente aqueles que tendem a se desinsuflar com baixa tensão superficial. Na ausência do surfactante, a tensão superficial na interface ar-líquido permaneceria constante, e a pressão transalveolar necessária para mantê-la nesse volume seria mais elevada com volumes alveolares mais baixos (Figura 21.10A). Portanto, seria necessária uma pressão transalveolar mais alta para produzir determinado aumento do volume alveolar na presença de volumes pulmonares mais baixos do que na presença de volumes pulmonares mais elevados. O surfactante estabiliza a insuflação dos alvéolos porque permite o aumento da tensão superficial à medida que os alvéolos aumentam de tamanho (Figura 21.10B). Consequentemente, a pressão transalveolar necessária para manter um alvéolo insuflado aumenta à medida que o volume pulmonar e a pressão transpulmonar aumentam, e diminui à medida que o volume pulmonar diminui. Na presença do surfactante, a tensão superficial é maior com um volume pulmonar elevado e menor com um volume pulmonar baixo. O resultado é que os pulmões podem manter os alvéolos em diversos volumes diferentes. Do contrário, os gases contidos nos alvéolos menores se esvaziariam nos alvéolos maiores.

Surfactante

O surfactante pulmonar é sintetizado pelas células alveolares do tipo II, está armazenado nos corpos lamelares das células e é secretado para o espaço alveolar em uma forma precursora (mielina tubular), de onde se espalha por toda a superfície

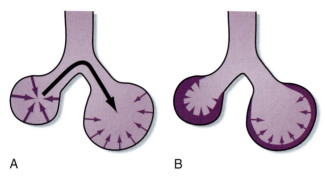

Figura 21.10 As forças superficiais atuantes em uma esfera tentam reduzir a área da superfície e gerar pressão no interior da esfera. Pela lei de Laplace, a pressão gerada é inversamente proporcional ao raio da esfera. **A.** Na ausência de surfactante, as forças superficiais no interior da esfera menor geram uma pressão mais elevada (setas roxas espessas) do que aquelas presentes na esfera maior (setas roxas finas). Consequentemente, o ar desloca-se da esfera menor (pressão mais alta) para a esfera maior (pressão mais baixa; seta preta), provocando o colapso da esfera pequena e a distensão excessiva da esfera grande. **B.** O surfactante (camada sombreada) reduz a tensão superficial de forma mais acentuada na esfera menor do que na esfera maior. O resultado é que as pressões nas esferas menor e maior são semelhantes e os volumes das esferas são estabilizados.

alveolar e atinge a sua capacidade necessária para reduzir a tensão superficial. O surfactante é composto por 85 a 90% de lipídeos, predominantemente fosfolipídeos, e por 10 a 15% de proteínas (Tabela 21.2). O principal fosfolipídeo é a **fosfatidilcolina**, da qual aproximadamente 75% estão presentes como **dipalmitol fosfatidilcolina** (DPPC). A DPPC reduz a tensão superficial e é o principal componente ativo presente do surfactante. O segundo fosfolipídeo mais abundante é o **fosfatidilglicerol**, responsável por 1 a 10% do surfactante total. Esses lipídeos são importantes na formação da monocamada na interface ar-alvéolo, e o fosfatidilglicerol é importante para espalhar o surfactante pela grande área de superfície. A proteína A do surfactante, a proteína mais estudada, é expressa nas células alveolares do tipo II. A proteína A do surfactante está envolvida na regulação da renovação do surfactante, na imunorregulação no interior dos pulmões e na formação da mielina tubular.

O surfactante é secretado para as vias aéreas por intermédio da exocitose do corpo lamelar, esta realizada por mecanismos constitutivos e regulados. Vários agentes, ente os quais os agonistas β-adrenérgicos, os ativadores da proteína quinase C, os leucotrienos e os agonistas purinérgicos, estimulam a exocitose do surfactante. As principais vias de depuração do surfactante pulmonar nos pulmões são a reabsorção pelas células do tipo II, a absorção pelos vasos linfáticos e a depuração pelos macrófagos alveolares. O surfactante é rapidamente inativado por processos patológicos que introduzem materiais proteináceos no espaço pleural. Esses processos incluem infecção, líquido de edema pulmonar e vazamento de proteínas plasmáticas dentro dos espaços aéreos. Em consequência da inativação do surfactante, a tensão superficial alveolar aumenta, a complacência pulmonar diminui e o trabalho respiratório aumenta.

Além do surfactante, outro mecanismo, a interdependência, contribui para a estabilidade dos alvéolos. Os alvéolos, exceto aqueles presentes na superfície pleural, são circundados por outros alvéolos. A tendência de determinado alvéolo a colapsar é neutralizada pela tração exercida pelos alvéolos circundantes. Portanto, o colapso de um único alvéolo causa o estiramento e a distorção dos alvéolos circundantes, que, por sua vez, estão conectados a outros alvéolos. Pequenos orifícios (**poros de Kohn**) existentes nas paredes alveolares conectam os alvéolos adjacentes, enquanto os **canais de Lambert** conectam as vias aéreas terminais aos alvéolos adjacentes. Os poros de Kohn e os canais de Lambert produzem uma ventilação colateral e evitam o colapso alveolar (**atelectasia**).

TABELA 21.2 Composição e função dos componentes do surfactante.

Componente	% Composição	Função
Fosfolipídeos	80 a 85	
Fosfatidilcolina	70 a 80	Redução da tensão superficial
Fosfatidilglicerol	1 a 10	Capacidade de espalhamento
Fosfatidiletanolamina	1 a 2	Indefinida
Fosfatidilserina	1 a 2	Indefinida
Fosfatidilinositol	1 a 2	Indefinida
Lipídeos neutros	5 a 10	
Colesterol	3 a 5	Estabilização
Ésteres de colesterol	1 a 3	Estabilização
Ácidos graxos livres	1 a 3	
Proteínas	2 a 5	
Proteína A do surfactante	2 a 4	Renovação do surfactante, regulação imune, formação de mielina tubular
Proteína B do surfactante	2 a 4	Redução da tensão superficial, capacidade de espalhamento, formação da camada lipídica
Proteína C do surfactante	2 a 4	Redução da tensão superficial, capacidade de espalhamento
Proteína D do surfactante	1 a 2	Desconhecida

NA CLÍNICA

Em 1959, Avery e Mead descobriram que, em recém-nascidos prematuros que morriam de doença da membrana hialina (HMD), os pulmões apresentavam deficiência de surfactante. A HMD, também conhecida como **síndrome do desconforto respiratório** do recém-nascido, caracteriza-se por atelectasia progressiva (perda de aeração) de unidades pulmonares, insuficiência respiratória e (se grave) morte. É a principal causa de morbidade e mortalidade no período neonatal. A principal deficiência de surfactante em neonatos prematuros é a falta de fosfatidilglicerol. Em geral, à medida que o nível de fosfatidilglicerol aumenta no líquido amniótico, a taxa de mortalidade neonatal diminui. As pesquisas nesse campo culminaram com as tentativas bem-sucedidas de tratar a HMD em recém-nascidos prematuros com uma reposição de surfactante. Hoje, a reposição de surfactante é o tratamento-padrão para recém-nascidos prematuros. Além disso, são administrados esteroides como a betametasona à mãe antes do parto, de modo a acelerar a maturação do pulmão fetal. O esteroide atravessa a placenta e entra no pulmão do feto. No pulmão fetal, liga-se a um domínio regular de esterol nos pneumócitos tipo II localizados a montante da sequência de DNA do surfactante, levando a um aumento da transcrição de RNA do surfactante e aumento na produção da proteína surfactante.

Pontos-chave

1. Os gases fluem das áreas de alta pressão para as áreas de baixa pressão. É necessária uma pressão transpulmonar positiva para aumentar o volume pulmonar. A pressão no sistema respiratório é igual 0 em pontos com ausência de fluxo (inspiração e expiração finais). Na capacidade residual funcional (CRF), a diferença pressórica no sistema respiratório é igual a 0; e a pressão de retração elástica dos pulmões, que opera no sentido de reduzir o volume pulmonar, e a pressão gerada pela parede torácica, para aumentá-lo, são iguais e opostas.

2. Os gradientes de pressão do sistema respiratório são criados pela contração ativa e pelo subsequente relaxamento dos músculos da respiração.

3. Os volumes pulmonares são determinados pelo equilíbrio entre as propriedades de retração elástica dos pulmões e as propriedades da musculatura e tecidos conjuntivos da parede torácica.

4. A capacidade pulmonar total (CPT) é o volume total de ar que pode ser expirado após uma inspiração máxima (capacidade vital [CV]) mais o volume de ar remanescente nos pulmões após uma expiração máxima (volume residual [VR]).

5. A complacência pulmonar é uma medida das propriedades elásticas dos pulmões definida como a mudança de volume em resposta à mudança de pressão. A retração elástica diminui em pacientes com enfisema, e essa redução está associada ao aumento da complacência pulmonar. Em contraste, doenças como a fibrose pulmonar estão associadas à redução da complacência pulmonar devido ao aumento da retração elástica.

6. As propriedades redutoras da tensão superficial e antiaderentes do surfactante aumentam a complacência pulmonar, reduzem o trabalho respiratório e ajudam a estabilizar alvéolos de tamanhos diferentes.

22

Mecânica Dinâmica dos Pulmões e da Parede Torácica

OBJETIVOS DO APRENDIZADO

Após a conclusão deste capítulo, o estudante será capaz de responder às seguintes questões:

1. Qual é a diferença entre fluxo de ar laminar e turbulento?
2. Como a resistência das vias aéreas afeta o fluxo de ar?
3. Que fatores contribuem para a resistência das vias aéreas?
4. Ao analisar um espirograma, o que é o VEF1? E a CVF? Onde o pico de fluxo é medido? Por que a curva fluxo-volume inspiratório é diferente da curva fluxo-volume expiratório?
5. O que é o ponto de igual pressão expiratória? Quais são as causas comuns de limitação do fluxo expiratório?
6. Em que condições o trabalho respiratório pode aumentar? Como o trabalho respiratório pode ser avaliado?
7. Qual é a diferença entre complacência dinâmica e complacência estática?

Mecânica dinâmica dos pulmões

Este capítulo examina os princípios que controlam o movimento de entrada e saída de ar dos pulmões. A *mecânica dinâmica* é o estudo dos sistemas físicos em movimento e, no caso do sistema respiratório, é o estudo das propriedades de um pulmão cujo volume muda com o tempo.

Fluxo de ar nas vias aéreas

O ar entra e sai de uma via aérea quando existe uma diferença de pressão nas duas extremidades desta mesma via aérea. A título de revisão, durante a inspiração, o diafragma contrai-se, a pressão pleural torna-se mais negativa e os gases fluem para o interior dos pulmões (Figura 21.2). Para atender às necessidades metabólicas do corpo, a troca gasosa depende da velocidade com que os gases frescos chegam aos alvéolos e a rapidez com que os produtos metabólicos da respiração (*i.e.*, CO_2) são removidos. Dois fatores importantes determinam a velocidade do fluxo gasoso para o interior das vias aéreas para que ocorra uma determinada alteração pressórica: o padrão do fluxo de ar e a resistência das vias aéreas ao fluxo de ar.

Padrões de fluxo de ar

Existem dois padrões principais de fluxo de ar nas vias aéreas: fluxos laminar e turbulento. O *fluxo laminar* é paralelo às paredes das vias aéreas e está presente nas baixas velocidades de fluxo. Quando a velocidade do fluxo aumenta, particularmente nos pontos de ramificação das vias aéreas, a corrente de fluxo torna-se instável e surgem pequenos redemoinhos. Em velocidades maiores de fluxo, a corrente é desorganizada e ocorre uma turbulência.

As características de pressão-fluxo do fluxo laminar foram descritas pela primeira vez pelo médico francês Poiseuille e se aplicam tanto aos líquidos quanto ao ar. Em tubos circulares retos, a velocidade do fluxo ($\dot{V}$) é definida pela seguinte equação:

Equação 22.1

$$\dot{V} = \frac{P\pi r^4}{8\eta l}$$

em que P é a pressão motriz, r é o raio do tubo, η é a viscosidade do líquido e l é o comprimento do tubo. Pode-se observar que a pressão motriz (P) é proporcional à velocidade do fluxo ($\dot{V}$); portanto, quanto maior a pressão, maior o fluxo.

A resistência do fluxo (R) no conjunto de tubos é definida como a variação da pressão motriz (ΔP) dividida pela velocidade do fluxo, ou:

Equação 22.2

$$R = \frac{\Delta P}{\dot{V}} = \frac{8\pi l}{\pi r^4}$$

As unidades de resistência são cmH_2O/L•segundo. Essa equação aplica-se ao fluxo laminar e demonstra que o raio do tubo é o determinante mais importante da resistência. Se o raio do tubo for reduzido pela metade, a resistência aumentará 16 vezes. No entanto, se o raio do tubo for aumentado em duas vezes, a resistência aumentará apenas duas vezes. Portanto, o raio do tubo é o principal determinante da resistência. Em outras palavras, a resistência é inversamente proporcional à quarta potência do raio e diretamente proporcional ao comprimento do tubo e à viscosidade do gás. Para aumentar o fluxo, aumente o raio do tubo, encurte o tubo ou diminua a viscosidade do composto que flui.

No *fluxo turbulento*, o movimento gasoso ocorre tanto em sentido paralelo quanto em sentido perpendicular ao eixo do tubo. A pressão é proporcional ao quadrado da velocidade do fluxo. A viscosidade do gás aumenta com a elevação da densidade do gás; desse modo, a queda da pressão aumenta para determinado fluxo. Em geral, a velocidade do gás diminui devido ao consumo de energia no processo de geração de redemoinhos e de movimento caótico. Consequentemente, é necessária uma pressão motriz mais alta para manter um fluxo turbulento do que para manter um fluxo laminar semelhante.

O que determina se o fluxo através de um tubo é laminar ou turbulento é o número de Reynolds. O *número de Reynolds* (R_e) é um valor adimensional que expressa a proporção entre dois termos dimensionalmente equivalentes (cinemática/viscosidade), com se observa na seguinte equação:

Equação 22.3

$$R_e = \frac{2rvd}{\eta}$$

em que d é a densidade do líquido, v é a velocidade média, r é o raio e η é a viscosidade. Em tubos retos, ocorre turbulência quando o número de Reynolds é superior a 2.000. Por essa relação, pode-se observar que é mais provável que ocorra turbulência quando a velocidade média do fluxo gasoso é alta e o raio é grande. Por outro lado, um gás de baixa densidade, como o hélio, tem menos probabilidade de produzir um fluxo turbulento. Do ponto de vista clínico, essa condição é relevante em estados de maior resistência das vias aéreas, nos quais a redução da densidade do gás pode melhorar o fluxo de ar (p. ex., ao substituir o nitrogênio por hélio no ar inspirado com um composto denominado "Heliox"). O aumento da taxa de fluxo de ar também provoca mudanças audíveis no tom da voz durante a respiração de hélio.

Embora essas relações se apliquem aos tubos cilíndricos lisos, a aplicação desses princípios a um sistema complexo de tubos, como as vias aéreas, é difícil. Consequentemente, grande parte do fluxo nas vias aéreas demonstra características tanto de fluxo laminar quanto de fluxo turbulento. Na traqueia, por exemplo, mesmo durante a respiração em repouso, o número de Reynolds é superior a 2.000. Desse modo, ocorre fluxo turbulento na traqueia mesmo durante a respiração em repouso. A turbulência é promovida também pela glote e pelas cordas vocais, que produzem alguma irregularidade e obstrução das vias aéreas. À medida que o gás flui em direção distal, a área total da seção transversal aumenta drasticamente, enquanto a velocidade do gás diminui de forma significativa. Consequentemente, o fluxo gasoso torna-se mais laminar nas vias aéreas menores, mesmo durante a ventilação máxima. Em geral, o fluxo gasoso nas vias aéreas maiores (nariz, boca, glote e brônquios) é turbulento, enquanto nas vias aéreas menores é laminar. Os sons da respiração ouvidos com um estetoscópio refletem o fluxo de ar turbulento. O fluxo laminar é silencioso, razão pela qual é difícil "ouvir" as doenças das vias aéreas menores com um estetoscópio.

Resistência das vias aéreas

A resistência ao fluxo de ar é o segundo principal fator determinante da velocidade do fluxo de ar nas vias aéreas. A resistência ao fluxo de ar nas vias aéreas (R_{aw}) difere em vias aéreas de tamanhos diferentes. Ao se deslocar da traqueia para o alvéolo, cada uma das vias aéreas diminui de tamanho, enquanto o número de ramificações das vias aéreas aumenta drasticamente. A R_{aw} é igual à soma da resistência de cada uma dessas vias aéreas (*i.e.*, $R_{aw} = R_{grande} + R_{média} + R_{pequena}$). Pela equação de Poiseuille, pode-se concluir que o principal local de resistência das vias aéreas está nas vias aéreas menores. Na realidade, o principal

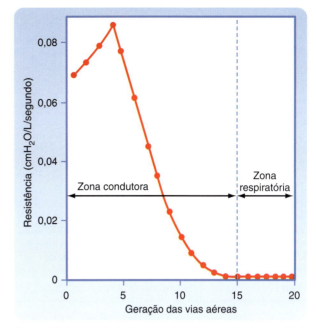

• **Figura 22.1** Resistência das vias aéreas em função da geração das vias aéreas. Em um pulmão normal, a maior parte da resistência ao fluxo de ar ocorre nas oito primeiras gerações das vias aéreas.

local de resistência na árvore brônquica fica nas oito primeiras gerações das vias aéreas. As vias aéreas menores contribuem muito pouco para a resistência total geral da árvore brônquica (Figura 22.1). Existem duas razões para isso: (1) a velocidade do fluxo de ar diminui substancialmente à medida que a área efetiva da seção transversal aumenta (*i.e.*, o fluxo torna-se laminar) e, (2) o que é mais importante, as ramificações em cada geração das vias aéreas existem em paralelo, e não em série. A resistência das vias aéreas em paralelo é o inverso da soma das resistências individuais; consequentemente, a contribuição geral para a resistência das pequenas vias aéreas é muito pequena. Por exemplo, suponhamos que cada um dos três tubos tenha uma resistência de 3 cmH_2O. Se os tubos estiverem dispostos em série, a resistência total (R_{tot}) é igual à soma das resistências individuais:

Equação 22.4

$$R_{tot} = R_1 + R_2 + R_3 = 3 + 3 + 3 = 9 \, cm\, H_2O/L \cdot s$$

Se os tubos estiverem dispostos em paralelo (como nas pequenas vias aéreas), a resistência total é igual à soma dos inversos das resistências individuais:

Equação 22.5

$$1/R_{tot} = 1/R_1 + 1/R_2 + 1/R_3 = 1/3 + 1/3 + 1/3$$
$$R_{tot} = 1 \, cm\, H_2O/L \cdot s$$

Essa relação contrasta acentuadamente com os vasos sanguíneos pulmonares, nos quais a maior parte da resistência está localizada nos pequenos vasos (Capítulo 23). Consequentemente, à medida que o diâmetro das vias aéreas diminui, a resistência realizada por cada via aérea individualmente aumenta, mas o grande aumento do número de vias paralelas e da área da seção transversal reduz a resistência das pequenas vias aéreas em cada geração de ramificação.

Durante a respiração normal, cerca de 80% da resistência ao fluxo de ar na capacidade residual funcional (CRF) ocorre nas

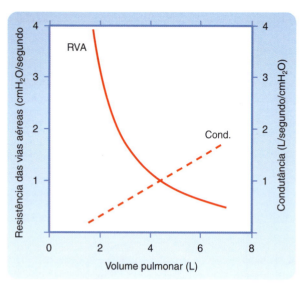

• **Figura 22.2** Resistência das vias aéreas (RVA) e condutância (Cond.) em função do volume pulmonar.

vias aéreas com diâmetro superior a 2 mm. Como as pequenas vias aéreas contribuem muito pouco para a resistência pulmonar total, a aferição da resistência das vias aéreas é um teste precário para a detecção de obstrução das pequenas vias aéreas.

Fatores que contribuem para a resistência das vias aéreas

Nas pessoas saudáveis, a resistência das vias aéreas é de aproximadamente 1 cmH$_2$O/L•segundo. Um dos fatores mais importantes que afetam a resistência é o volume pulmonar. O aumento do volume pulmonar aumenta o calibre das vias aéreas porque cria uma pressão positiva através das vias aéreas. Consequentemente, a resistência ao fluxo de ar diminui com o aumento do volume pulmonar e aumenta com a redução do volume pulmonar. Se a recíproca da resistência (a condutância) for plotada em relação ao volume pulmonar, a relação entre o volume pulmonar e a condutância é linear (Figura 22.2). Outros fatores que aumentam a resistência das vias aéreas são presença de muco nas vias aéreas, edema e contração dos músculos lisos brônquicos – todos reduzem o calibre das vias aéreas.

A densidade e a viscosidade do gás inspirado também afetam a resistência das vias aéreas. No mergulho SCUBA (aparelho de respiração subaquática autônomo), a densidade do gás aumenta e isto resulta no aumento da resistência das vias aéreas; esse aumento pode causar problemas para as pessoas com asma e doença pulmonar obstrutiva. A respiração com um gás de baixa densidade, como uma mistura de oxigênio e hélio, resulta na diminuição da resistência e tem sido explorada no tratamento do **estado asmático**, uma condição associada a um súbito aumento na resistência das vias aéreas devido a uma combinação de broncoespasmo, inflamação das vias aéreas e hipersecreção de muco.

Regulação neuro-humoral da resistência das vias aéreas

Além dos efeitos das doenças, a resistência das vias aéreas é regulada por diversos agentes neurais e humorais. A estimulação das fibras vagais eferentes, seja de forma direta ou por reflexo, aumenta a resistência das vias aéreas e diminui o espaço morto anatômico (Capítulo 23) em decorrência da constrição das vias aéreas (lembre-se de que o nervo vago inerva os músculos lisos das vias aéreas). Por outro lado, a estimulação dos nervos simpáticos e a liberação do neurotransmissor pós-ganglionar noradrenalina inibem a constrição as vias aéreas. A estimulação reflexa do nervo vago pela inalação de fumaça, poeira, ar frio ou outros irritantes também pode resultar em constrição das vias aéreas e tosse. Agentes como histamina, acetilcolina, tromboxano A$_2$, prostaglandina F$_2$ e leucotrienos (LTB$_4$, LTC$_4$ e LTD$_4$) são liberados por células residentes nas vias aéreas (p. ex., mastócitos, células epiteliais das vias aéreas) e pelas células recrutadas (p. ex., neutrófilos, eosinófilos) em resposta a diversos gatilhos, como os alérgenos e as infecções virais. Esses agentes agem diretamente sobre a musculatura lisa das vias aéreas produzindo constrição e aumento da resistência das vias aéreas. A inalação de metacolina, um derivado da acetilcolina, é utilizada para diagnosticar a hiper-responsividade das vias aéreas, uma das principais características de determinados fenótipos da asma. Embora toda pessoa seja capaz de responder à metacolina, a obstrução das vias aéreas nas pessoas com asma desenvolve-se após a inalação de metacolina em concentrações muito mais baixas.

Aferição do fluxo expiratório

A aferição das taxas de fluxo expiratório e dos volumes expiratórios é uma importante ferramenta clínica para a avaliação e o monitoramento das doenças respiratórias. Nos testes clínicos geralmente utilizados, o paciente deve inspirar ao máximo até o limite da capacidade pulmonar total (CPT) e depois expirar da maneira mais rápida e completa possível até alcançar o volume residual (VR). Os resultados dos testes são expressos em forma de **espirograma** (Figura 22.3A) ou como uma **curva fluxo-volume** (Figura 22.3B). Os resultados de pessoas com suspeita de doença pulmonar são comparados com os resultados previstos de voluntários saudáveis normais. Os valores previstos ou normais variam de acordo com idade, sexo, etnia, altura e, em menor extensão, peso (Tabela 22.1).[1] Anormalidades nos valores indicam função pulmonar anormal e podem ser utilizadas para prever distúrbios na troca gasosa. Esses valores podem detectar a existência de função pulmonar anormal muito antes da manifestação dos sintomas respiratórios e ser utilizados para determinar a gravidade da doença e a resposta ao tratamento.

Espirograma

O espirograma mostra o volume do gás expirado em função do tempo (Figura 22.3A) e mede: (1) a **capacidade vital forçada (CVF)**, (2) o **volume expiratório forçado em 1 segundo (VEF$_1$)**, (3) a **relação entre o VEF$_1$ e o CVF (FEV$_1$/CVF)**, e (4) o **fluxo mesoexpiratório máximo (FEF$_{25-75}$)**.

O volume total de ar expirado durante uma expiração máxima forçada da CPT para o VR é denominado *CVF*. O volume de ar expirado no primeiro segundo durante a manobra é denominado *VEF$_1$*. Nas pessoas normais, 75 a 80% (dependendo da idade) da CVF podem ser expirados no primeiro segundo. Portanto, a

---
[1]N.R.T.: Embora a etnia possa influenciar nos valores de referência para volumes e capacidades pulmonares, valores coletados na população brasileira não demonstraram diferenças entre indivíduos afro-brasileiros e brancos.

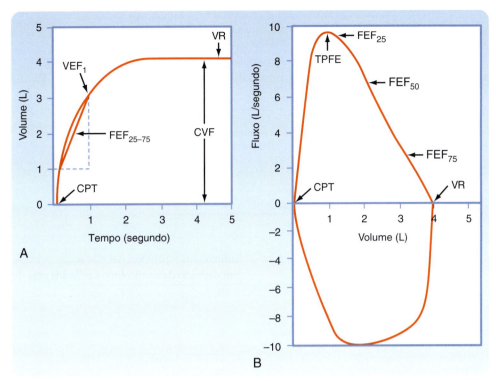

• **Figura 22.3** O espirograma clínico (**A**) e a curva fluxo-volume (**B**). O indivíduo inspira ao máximo até a CPT e, em seguida, expira rápida e vigorosamente pelo maior tempo possível até alcançar o VR. O volume expirado é plotado em função do tempo. No espirograma relatado em ambientes clínicos, o volume expirado aumenta da base para o topo da curva (**A**). Essa condição contrasta com a visão que o fisiologista tem da mesma manobra (Figura 21.3), na qual o volume expirado aumenta do topo para a base da curva. Na curva fluxo-volume (**B**), o volume expirado é plotado em função da taxa instantânea de fluxo, medida com o auxílio de pneumotacômetro. A taxa máxima de fluxo expiratório alcançada durante a manobra é denominada *taxa de pico de fluxo expiratório*. Observe os locais da CPT e do VR em ambas as curvas. CPT, capacidade pulmonar total; CVF, capacidade vital forçada; TPFE, taxa de pico de fluxo expiratório; VEF$_1$, volume expiratório forçado em 1 segundo; VR, volume residual.

TABELA 22.1 Padrões de anormalidades nos testes de função pulmonar.

Aferição da função pulmonar	Doença pulmonar obstrutiva	Doença pulmonar restritiva
CVF (L)	Reduzida	Reduzida
VEF$_1$ (L)	Reduzida	Reduzida
VEF$_1$/CVF	Reduzida	Normal
FEF$_{25-75}$ (L/segundo)	Reduzida	Normal a aumentado
TPFE (L/segundo)	Reduzida	Normal
FEF$_{50}$ (L/segundo)	Reduzida	Normal
FEF$_{75}$ (L/segundo)	Reduzida	Normal
Inclinação da curva F-V	Reduzida	Normal a aumentada

relação normal VEF$_1$/CVF é superior a 70% em adultos saudáveis. Uma relação inferior a 70% sugere dificuldade de expiração decorrente de obstrução e é uma característica da doença pulmonar obstrutiva. Determinada taxa de fluxo expiratório – taxa média de fluxo no segmento intermediário da capacidade vital (CV) – pode ser calculada a partir do espirograma. Essa taxa de fluxo expiratório apresenta várias denominações, como **fluxo mesoexpiratório máximo (MMEF)** e fluxo expiratório forçado a partir de 25 a 75% da CV (**FEF$_{25-75}$**). Embora possa ser identificado a partir do traçado do espirograma, os espirômetros atuais calculam automaticamente o FEF$_{25-75}$.

Curva fluxo-volume

Outra maneira de aferir clinicamente a função pulmonar é por meio da curva fluxo-volume. Cria-se uma curva fluxo-volume mostrando a taxa instantânea de fluxo durante uma manobra forçada em função do volume de gás inalado ou exalado. Essa taxa instantânea de fluxo pode ser expressa tanto durante a expiração (curva fluxo-volume expiratório) como durante a inspiração (curva fluxo-volume inspiratório) (Figura 22.3B). Por convenção, as taxas de fluxo expiratório são exibidas acima da linha horizontal; e as taxas de fluxo inspiratório, abaixo dessa linha horizontal. A curva fluxo-volume mede: (1) a CVF; (2) a maior taxa de fluxo alcançada durante a manobra expiratória, chamada **taxa de pico de fluxo expiratório (TPFE)**; e (3) várias taxas de fluxo expiratório em diversos volumes pulmonares. Quando a curva fluxo-volume expiratório é dividida em quartos, a taxa instantânea de fluxo em que 50% da CV permanecem por ser expirados é denominada **FEF$_{50}$** (também conhecida como $\dot{V}_{máx50}$), a taxa instantânea de fluxo em que 75% da CV foram expirados é denominada **FEF$_{75}$** ($\dot{V}_{máx75}$) e a taxa instantânea de fluxo em que 25% da CV foram expirados é denominada **FEF$_{25}$** ($\dot{V}_{máx25}$). O pico de fluxo (TPFE) pode diminuir em situações clínicas quando há estreitamento das vias aéreas. Pode-se utilizar um medidor de pico de fluxo em casa como instrumento para rastrear o fluxo de ar em massa. As medições do pico de fluxo podem ser usadas no tratamento da asma para orientar os ajustes dos medicamentos baseados no protocolo.

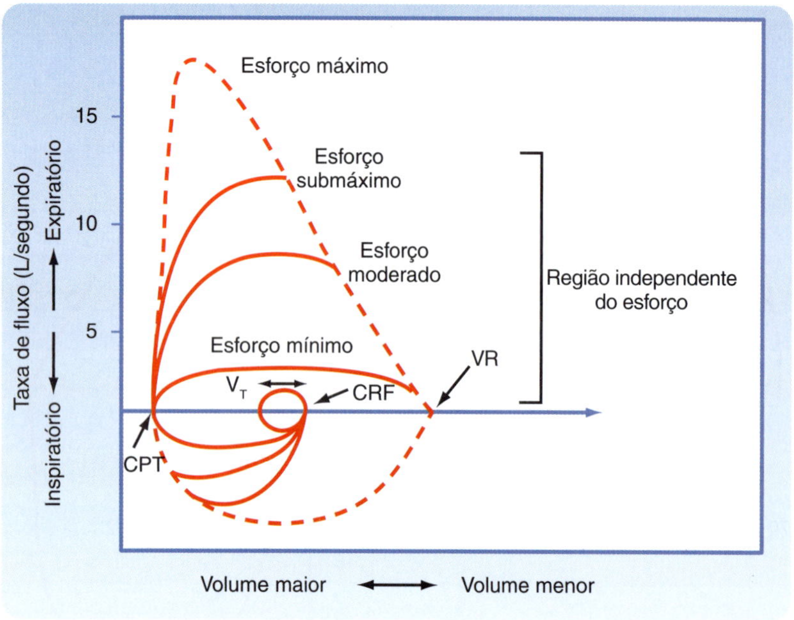

• **Figura 22.4** Curvas isovolumétricas. Três manobras sobrepostas de fluxo expiratório foram feitas com esforço crescente. Observe que as taxas de pico de fluxos inspiratório e expiratório dependem do esforço, enquanto as taxas de fluxo expiratório ao final da expiração independem do esforço. CRF, capacidade residual funcional; CPT, capacidade pulmonar total; V_T, volume corrente; VR, volume residual.

NA CLÍNICA

Um teste de provocação com metacolina (também denominado "teste de broncoprovocação") é usado para avaliar o grau de reatividade das vias aéreas. Isso pode ajudar no diagnóstico de asma. A metacolina, um agonista muscarínico, causa broncoconstrição ou estreitamento das vias aéreas. Neste teste, o paciente inspira concentrações crescentes de metacolina. Em condições basais e após cada incremento da dose, são obtidas medidas espirométricas. Interrompe-se o teste quando o VEF_1 cai 20% ou mais ou após uma concentração máxima (25 mg/mL) de metacolina. A concentração de metacolina que produz uma redução de 20% no VEF_1 é denominada *concentração de provocação (PC)20*. Quanto mais baixa a PC20, mais sensível a pessoa é à metacolina. A maioria das pessoas com asma tem uma PC20 inferior a 8 mg/mL de metacolina.

Determinantes do fluxo máximo

A forma da curva fluxo-volume fornece informações importantes sobre a fisiologia normal dos pulmões que pode ser alterada pela presença de doença. A inspeção da curva fluxo-volume revela que o fluxo inspiratório máximo é o mesmo ou ligeiramente maior do que o fluxo expiratório máximo. Três fatores são responsáveis pelo fluxo inspiratório máximo. Primeiro, a força gerada pelos músculos inspiratórios diminui à medida que o volume pulmonar aumenta acima do VR. Segundo, a pressão de retração dos pulmões aumenta à medida que o volume pulmonar aumenta acima do VR. Essa condição neutraliza a força gerada pelos músculos inspiratórios e reduz o fluxo inspiratório máximo. Terceiro, a resistência das vias aéreas diminui à medida que o volume pulmonar aumenta com o incremento do calibre das vias aéreas. A combinação de força dos músculos inspiratórios, retração pulmonar e variações da resistência das vias aéreas faz que o fluxo inspiratório máximo ocorra entre a CPT e o VR.

Durante a expiração, o fluxo máximo ocorre no início (nos primeiros 20%) da manobra, e as taxas de fluxo diminuem progressivamente em direção ao VR. Mesmo com o crescente esforço, o fluxo máximo diminui à medida que o VR se aproxima. É o que se conhece como *limitação do fluxo expiratório* e esta pode ser demonstrada pedindo-se ao paciente que execute três manobras de expiração forçada com esforço crescente. A Figura 22.4 mostra os resultados dessas três manobras. À medida que o esforço aumenta, o pico de fluxo expiratório aumenta. Todavia, as taxas de fluxo em volumes pulmonares menores são convergentes, o que indica que, com um esforço moderado, alcança-se o fluxo expiratório máximo. A intensidade do esforço não eleva as taxas de fluxo quando o volume pulmonar diminui. Por essa razão, diz-se que, com volumes pulmonares menores, as taxas de fluxo expiratório *independem de esforço* e *são limitadas pelo fluxo*, visto que o fluxo máximo é atingido com um esforço moderado e nenhum esforço adicional é capaz de elevar a taxa de fluxo além desse limite. Por outro lado, acredita-se que as eventuais ocorrências no início da manobra expiratória *dependem do esforço*; ou seja, o aumento do esforço eleva as taxas de fluxo. Em geral, os primeiros 20% do fluxo na curva de fluxo-volume expiratório dependem do esforço.

Limitação do fluxo e ponto de igual pressão

Por que o fluxo expiratório é limitado e razoavelmente independente do esforço? Os fatores limitantes do fluxo expiratório são importantes porque muitas doenças pulmonares afetam esses fatores e, por conseguinte, o volume e a velocidade com que o ar entra e sai dos pulmões. A limitação do fluxo ocorre quando as vias aéreas, que são tubos intrinsecamente flexíveis e distensíveis, sofrem compressão. As vias aéreas tornam-se comprimidas

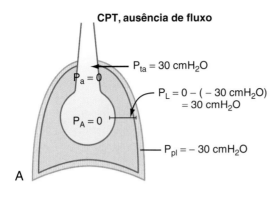

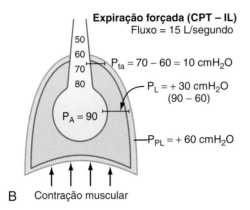

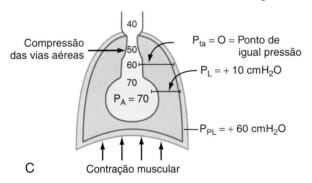

- **Figura 22.5** Limitação do fluxo. **A.** Inspiração final antes do início da expiração. **B.** No início de uma expiração forçada. **C.** Limitação do fluxo expiratório ao final de uma expiração forçada. A limitação do fluxo expiratório ocorre em locais em que o diâmetro das vias aéreas é estreitado em decorrência da pressão transmural negativa. Ver detalhes no texto. CPT, capacidade pulmonar total.

quando a pressão externa a elas excede a pressão interna. Como e quando isso ocorre é importante para entender as doenças pulmonares. A Figura 22.5 mostra os eventos que podem ocorrer durante a limitação do fluxo expiratório com dois volumes pulmonares diferentes. As vias aéreas e os alvéolos são circundados pelo espaço pleural e pela parede torácica. As vias aéreas são mostradas como tubos cônicos porque a área total ou coletiva da seção transversal das vias aéreas diminui dos alvéolos para a traqueia. No início da expiração, mas antes que ocorra qualquer fluxo de gás, a pressão no interior do alvéolo (P_A) é igual a zero (ausência de fluxo de ar) e a pressão pleural (neste exemplo) é de -30 cmH$_2$O. Portanto, a pressão transpulmonar é de $+30$ cmH$_2$O ($P_L = P_A - P_{pl}$). Como não há fluxo, a pressão no interior das vias aéreas é igual a zero e a pressão entre as vias aéreas (P_{ta}, pressão através das vias aéreas) é de $+30$ cmH$_2$O ($P_{ta} = P_{\text{via aérea}} - P_{pl} = 0 - [-30\ \text{cmH}_2\text{O}]$). Essas pressões através das vias transpulmonar e transvias aéreas mantêm os alvéolos e as vias aéreas abertos.

Quando uma expiração ativa tem início e os músculos expiratórios contraem-se, a pressão pleural sobe para $+60$ cmH$_2$O (neste exemplo). A pressão alveolar também sobe, em parte devido ao aumento da pressão pleural ($+60$ cmH$_2$O) e em parte por causa da pressão de retração elástica dos pulmões nesse volume pulmonar (nesse caso, 30 cmH$_2$O). A pressão alveolar é a soma da pressão pleural com a pressão de retração elástica (i.e., $P_A = P_{el} + P_{pl} = 30\ \text{cmH}_2\text{O} + 60\ \text{cmH}_2\text{O} = 90\ \text{cmH}_2\text{O}$ neste exemplo). Essa é a pressão motriz do fluxo gasoso expiratório. Como a pressão alveolar excede a pressão atmosférica, o gás começa a fluir dos alvéolos para a boca quando a glote se abre. À medida que o gás sai dos alvéolos, a pressão transmural através das vias aéreas diminui (i.e., a pressão do fluxo gasoso expiratório se dissipa). Isso ocorre por três razões: (1) há uma queda da pressão resistiva causada pela perda da pressão friccional associada ao fluxo (resistência ao fluxo de ar expiratório), (2) à medida que a área da seção transversal das vias aéreas diminui em direção à traqueia, a velocidade do gás aumenta e essa aceleração do fluxo gasoso diminui ainda mais a pressão, e (3) à medida que o volume pulmonar diminui, a pressão de retração elástica cai.

Portanto, à medida que o ar sai dos pulmões, a pressão motriz do fluxo gasoso expiratório diminui. Além disso, a trava mecânica que mantém as vias aéreas abertas em altos volumes pulmonares diminui à medida que o volume pulmonar diminui. Existe um ponto entre os alvéolos e a boca no qual a pressão no interior das vias aéreas é igual à pressão que as circunda. Esse ponto é denominado **ponto de igual pressão**. As vias aéreas próximas à boca, mas ainda no lado de dentro da parede torácica, são comprimidas porque a pressão do lado de fora é maior do que a pressão do lado de dentro (**compressão dinâmica das vias aéreas**). Consequentemente, a pressão através das vias aéreas torna-se negativa ($P_{ta} = P_{aw} - P_{pl} = 58 - [+60] = -2\ \text{cmH}_2\text{O}$) pouco além do ponto de igual pressão. Nenhum esforço aumentará mais o fluxo, uma vez que a maior pressão pleural tende a colapsar as vias aéreas no ponto de igual pressão, assim como tende também a aumentar o gradiente do fluxo gasoso expiratório. Em tais condições, o fluxo de ar independe da pressão motriz total. Consequentemente, o fluxo expiratório independe do esforço e é limitado pelo fluxo. Essa é também a razão pela qual a resistência das vias aéreas é maior durante a expiração do que durante a inspiração. Na ausência de doença pulmonar, o ponto de igual pressão ocorre nas vias aéreas que contêm cartilagem e, portanto, resistem ao colapso. No entanto, o ponto de igual pressão não é estático. À medida que o volume pulmonar e a pressão de retração elástica diminuem, o ponto de igual pressão aproxima-se dos alvéolos.

Complacência dinâmica

Uma medição adicional da mecânica da dinâmica pulmonar que vale ser mencionada é a aferição da complacência dinâmica. Cria-se uma curva dinâmica pressão-volume pedindo-se que o paciente respire dentro de uma faixa normal do volume

NA CLÍNICA

O que acontece com as pessoas com doença pulmonar? Imagine uma pessoa com obstrução das vias aéreas em decorrência de uma combinação de acúmulo de muco e inflamação das vias aéreas (Figura 22.6A). No início da expiração, a pressão motriz do fluxo gasoso expiratório é a mesma de uma pessoa normal; ou seja, a pressão motriz é a soma da pressão de retração elástica com a pressão pleural. À medida que a expiração prossegue, no entanto, a queda resistiva da pressão é maior do que na pessoa normal devido à maior redução do raio das vias aéreas causada pelo acúmulo de muco e pela inflamação. Consequentemente, o ponto de igual pressão agora ocorre nas pequenas vias aéreas, que são desprovidas de cartilagem e colapsam. Esse colapso é conhecido como **fechamento prematuro das vias aéreas**, que resulta em um volume expiratório abaixo do máximo e produz um aumento do volume pulmonar conhecido como *aprisionamento de ar*. Inicialmente, o aumento do volume pulmonar ajuda a compensar o aumento da resistência das vias aéreas causado pelo acúmulo de muco e pela inflamação porque resulta no aumento do calibre das vias aéreas e da retração elástica. Com a progressão da doença, no entanto, a inflamação e o acúmulo de muco intensificam-se, há maior aumento da resistência expiratória e as taxas de fluxo expiratório máximo diminuem.

Imaginemos agora uma pessoa com enfisema e perda de retração elástica (Figura 22.6B). No início da expiração, a pressão motriz do fluxo gasoso expiratório é reduzida em decorrência da perda de retração elástica. Embora a queda resistiva da pressão seja normal, a menor pressão motriz inicial resulta em um ponto de igual pressão que ocorre mais próximo aos alvéolos nas vias aéreas desprovidas de cartilagem. Novamente ocorre o fechamento prematuro das vias aéreas, mas por uma razão muito diferente daquela observada nas pessoas com aumento da resistência das vias aéreas.

As pessoas com fechamento prematuro das vias aéreas geralmente apresentam **crepitações**, também às vezes conhecidas como **estertores**, um pipocar normalmente ouvido durante a inspiração por intermédio da auscultação. Essas crepitações devem-se à abertura das vias aéreas durante a inspiração e que se fecharam (foram comprimidas) durante a expiração anterior. As crepitações podem ter como causa o acúmulo de muco, a inflamação das vias aéreas, a presença de fluido nas vias aéreas, ou qualquer mecanismo responsável pelo estreitamento ou pela compressão das vias aéreas. Esses ruídos são ouvidos também nas pessoas com enfisema, nas quais há uma redução da retração elástica dos pulmões. Na realidade, as doenças pulmonares agudas e crônicas podem alterar a relação fluxo-volume expiratório por causa das modificações de (1) pressão estática de retração pulmonar, (2) resistência das vias aéreas e distribuição da resistência das vias aéreas, (3) perda da trava mecânica das vias aéreas intraparenquimatosas, (4) alterações na rigidez ou nas propriedades mecânicas das vias aéreas, e (5) diferenças no grau de gravidade das alterações acima em diversas regiões dos pulmões.

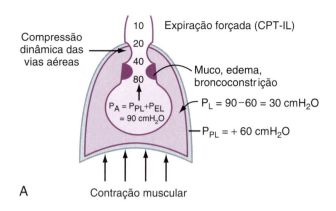

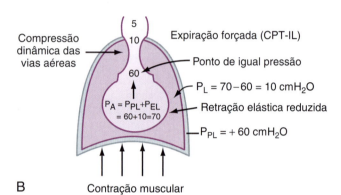

• **Figura 22.6 A.** Limitação do fluxo na presença de maior resistência das vias aéreas. **B.** Limitação do fluxo na presença de perda da retração elástica. CPT, capacidade pulmonar total.

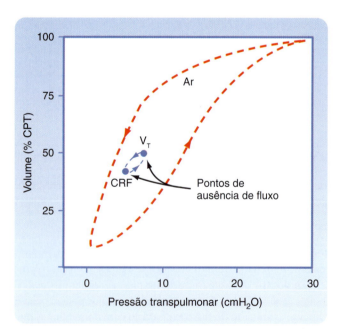

• **Figura 22.7** Curva de insuflação-desinsuflação pressão-volume. As *setas* indicam a direção da inspiração e da expiração. A diferença entre as curvas de insuflação-desinsuflação e de pressão-volume deve-se à variação da tensão superficial com as alterações do volume pulmonar. Observe a inclinação da linha de junção dos pontos na ausência de fluxo. Essa inclinação é menos íngreme do que a inclinação da curva de desinsuflação pressão-volume no mesmo volume pulmonar. CPT, capacidade pulmonar total; CRF, capacidade residual funcional; V_T, volume corrente

pulmonar (usualmente da CRF à CRF + 1 L). A complacência dinâmica média dos pulmões (din C_L) é calculada como a inclinação da linha de junção dos pontos de ausência de fluxo da inspiração e da expiração finais (Figura 22.7).

A complacência dinâmica é sempre menor do que a complacência estática e aumenta durante o exercício. Isso ocorre porque, durante a respiração com volume corrente, uma pequena variação na área de superfície dos alvéolos não é suficiente para trazer as moléculas adicionais do surfactante à superfície, razão pela qual o pulmão apresenta-se menos complacente. Durante o exercício, ocorre o contrário; verificam-se grandes variações do volume corrente e a incorporação de mais material surfactante à interface ar-líquido. Consequentemente, o pulmão apresenta-se mais complacente.

O suspiro e o bocejo aumentam a complacência dinâmica elevando o volume corrente e restaurando a camada normal de surfactante. Essas duas atividades são importantes para manter a complacência pulmonar normal. Diferentemente do pulmão, a complacência dinâmica da parede torácica não difere muito de sua complacência estática.

Trabalho respiratório

A respiração requer o uso dos músculos respiratórios (diafragma, músculos intercostais etc.), o que implica dispêndio de energia. É preciso trabalho para vencer as propriedades mecânicas naturais dos pulmões (as forças elásticas e resistivas a fluxo) e movimentar tanto os pulmões quanto a parede torácica. Esse trabalho é conhecido como **trabalho respiratório**. As alterações das propriedades mecânicas dos pulmões ou da parede torácica (ou de ambos) na presença de doença resultam no aumento do trabalho respiratório. Os músculos respiratórios são capazes de trabalhar mais por longos períodos. Entretanto, como outros músculos esqueléticos, esses músculos podem sofrer fadiga, e esta possivelmente é seguida por insuficiência respiratória. A fadiga dos músculos respiratórios é a causa mais comum de **insuficiência respiratória**, um processo em que a troca gasosa é inadequada para atender às necessidades metabólicas do corpo. No sistema respiratório, calcula-se o trabalho respiratório multiplicando-se a variação no volume pela pressão exercida em todo o sistema respiratório.

$$\text{Trabalho respiratório (W)} = \text{Pressão (P)} \times \text{Variação no volume (}\Delta V\text{)}$$

Embora ainda não existam métodos disponíveis para aferir a quantidade total de trabalho envolvida na respiração, é possível estimar o trabalho mecânico aferindo as variações de volume e de pressão durante um ciclo respiratório. A análise das curvas de pressão e volume pode ser utilizada para ilustrar esses pontos. A Figura 22.8A ilustra um ciclo respiratório de um pulmão normal. A linha *ABC* representa a curva de insuflação-desinsuflação estática, e a carga total de trabalho mecânico é representada pela área trapezoidal *OAECD*.

Nas doenças pulmonares restritivas, como a fibrose pulmonar, a complacência pulmonar é reduzida e a curva pressão-volume é deslocada para a direita, resultando em um aumento significativo do trabalho respiratório (Figura 22.8B), conforme indicado pelo aumento da área trapezoidal de OAECD. Nas doenças pulmonares obstrutivas, como a asma durante uma exacerbação ou a bronquite crônica, a resistência das vias aéreas eleva-se (Figura 22.8C), exigindo maior pressão negativa pleural para manter as taxas normais de fluxo inspiratório. Além do aumento do trabalho inspiratório total (OAECD), as pessoas com doença pulmonar obstrutiva apresentam uma elevação da pressão pleural positiva durante a expiração em decorrência do aumento da resistência e da carga de trabalho expiratório, visualizadas como área DFO. A reserva de energia elástica, representada pela área ABCF da Figura 22.8A, não é suficiente, o que exige energia adicional para a expiração. Com o tempo ou a progressão da doença, esses músculos respiratórios podem sofrer fadiga e resultar em insuficiência respiratória. O trabalho respiratório

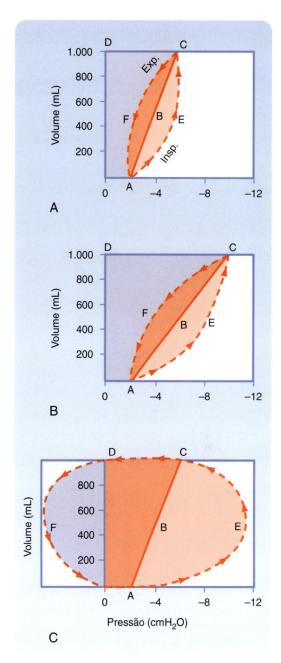

• **Figura 22.8** Trabalho mecânico realizado durante um ciclo respiratório em um pulmão normal (**A**), um pulmão com complacência reduzida (**B**) e um pulmão com maior resistência das vias aéreas (**C**). O desmembramento das áreas trapezoidais permite a avaliação de cada um dos aspectos da carga de trabalho mecânico, incluindo os seguintes: OABCD, trabalho necessário para vencer a resistência elástica; AECF, trabalho necessário para vencer a resistência inelástica; AECB, trabalho necessário para vencer a resistência inelástica durante a inspiração; ABCF, trabalho necessário para vencer a resistência inelástica durante a expiração (constitui a reserva de energia elástica da inspiração).

é maior também quando a pessoa respira mais profundamente (o aumento do volume corrente requer um trabalho mais elástico para ser vencido) e quando a frequência respiratória aumenta (o aumento da ventilação por minuto requer mais força de resistência ao fluxo para ser vencido) (Figura 22.9). Pessoas normais e aquelas com doença pulmonar adotam padrões respiratórios que minimizam o trabalho respiratório. Por essa razão, nas pessoas com fibrose pulmonar (maior trabalho elástico), a respiração é mais rasa e rápida, enquanto naquelas com doença pulmonar obstrutiva (trabalho elástico normal, mas trabalho resistivo mais intenso), a respiração é mais lenta e profunda.

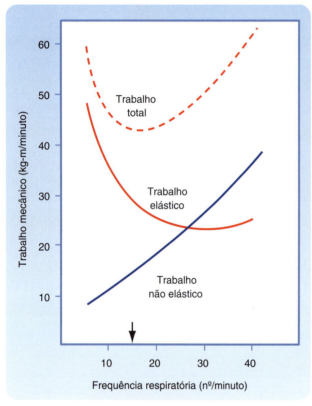

• **Figura 22.9** Efeito da frequência respiratória sobre os trabalhos elástico, inelástico e mecânico total da respiração em um determinado nível de ventilação alveolar. As pessoas tendem a adotar a frequência respiratória em que o trabalho respiratório total é mínimo *(seta)* para aqueles não sofrem de doença pulmonar.

NA CLÍNICA

Doença pulmonar obstrutiva crônica (DPOC) é um termo genérico que abrange doenças como enfisema e bronquite crônica. A DPOC acomete com mais frequência pessoas que fumam, nas quais podem coexistir alterações pulmonares patológicas compatíveis tanto com enfisema quanto com bronquite crônica. Outras exposições ambientais em longo prazo (fumaça de combustível de biomassa ou outra poluição atmosférica) também podem contribuir para a DPOC, assim como condições genéticas ou desenvolvimento pulmonar anormal. Nas pessoas com DPOC nas quais o enfisema seja um componente importante, o tecido elástico das paredes alveolares e capilares é progressivamente destruído, resultando no aumento da complacência pulmonar e na redução da retração elástica. A redução da retração elástica resulta no deslocamento do ponto de igual pressão em direção ao alvéolo e no fechamento prematuro das vias aéreas, o que produz retenção de ar e aumento do volume residual, da capacidade residual funcional e da capacidade pulmonar total. A resistência das vias aéreas também aumenta. Essas elevações dos volumes pulmonares aumentam o trabalho respiratório na medida em que estiram os músculos respiratórios e reduzem a sua eficiência.

Na bronquite crônica, o acúmulo de muco e a inflamação das vias aéreas provocam o deslocamento do ponto de igual pressão em direção aos alvéolos, levando ao fechamento prematuro das vias aéreas e aumentando o volume residual, a capacidade residual funcional e a capacidade pulmonar total. A resistência das vias aéreas e o trabalho respiratório aumentam, mas a complacência pulmonar permanece normal.

Nas doenças pulmonares restritivas, como a fibrose pulmonar, a complacência dos pulmões é reduzida. Os volumes pulmonares diminuem, mas as taxas de fluxo permanecem razoavelmente normais. A Tabela 22.1 mostra algumas das alterações nos valores da função pulmonar na presença de doenças pulmonares obstrutivas e restritivas.

No terceiro trimestre de gravidez, o útero aumentado eleva a pressão intra-abdominal e restringe o movimento do diafragma. Em consequência, a CRF diminui. Além disso, a progesterona provoca aumento do fluxo sanguíneo nas vias aéreas (hiperemia) e edema da mucosa, levando a um aumento na resistência das vias aéreas. Essas alterações resultam em diminuição do volume pulmonar, diminuição da complacência pulmonar e aumento da resistência das vias aéreas em mulheres saudáveis nos demais aspectos.

Pontos-chave

1. Existem dois padrões principais de fluxo de ar nas vias aéreas: turbulento e laminar.
2. A *resistência* ao fluxo de ar é a variação pressórica por unidade de fluxo. A resistência das vias aéreas varia com os inversos da quarta potência do raio e é mais alta no fluxo turbulento do que no fluxo laminar. O principal local de resistência das vias aéreas está nas oito primeiras gerações das vias aéreas. A resistência das vias aéreas diminui com o aumento do volume pulmonar e a redução da densidade gasosa (como quando o nitrogênio é substituído por hélio). Além disso, a resistência das vias aéreas é regulada por agentes neurais e humorais.
3. Os testes da função pulmonar (espirometria, curva fluxo-volume, pletismografia corporal) são capazes de detectar anormalidades na função pulmonar antes que o paciente apresente sintomas. Os resultados dos testes são comparados com os resultados obtidos em pessoas normais e variam de acordo com o sexo, a etnia, a idade e a altura da pessoa. A doença pulmonar obstrutiva crônica caracteriza-se pelo aumento dos volumes pulmonares e da resistência das vias aéreas e pela redução das taxas de fluxo expiratório. O enfisema, um tipo específico de doença pulmonar obstrutiva crônica, caracteriza-se, ainda, pelo aumento da complacência pulmonar. As doenças pulmonares restritivas caracterizam-se pela redução do volume pulmonar, pela taxa de fluxo expiratório e resistência normais, e por uma acentuada redução da complacência pulmonar.

4. O *ponto de igual pressão* é o ponto no qual a pressão no interior e em torno das vias aéreas é a mesma. O local do ponto de igual pressão é dinâmico. Especificamente, à medida que o volume pulmonar e a retração elástica diminuem, o ponto de igual pressão desloca-se em direção ao alvéolo nas pessoas normais. Nas pessoas com doença pulmonar obstrutiva crônica (DPOC), o ponto de igual pressão em qualquer volume pulmonar localiza-se mais próximo do alvéolo. A limitação do fluxo expiratório ocorre no ponto de igual pressão.

5. Há dispêndio de energia durante a respiração para vencer as propriedades mecânicas naturais dos pulmões. A fadiga dos músculos respiratórios é a causa mais comum de insuficiência respiratória. Os indivíduos respiram em uma frequência respiratória para minimizar o trabalho, enquanto mantêm oxigenação e ventilação adequadas. Para os indivíduos com aumento da resistência das vias aéreas, o trabalho é minimizado com respirações de maior volume em frequências mais baixas. Para aqueles que apresentam doenças pulmonares restritivas, o trabalho é minimizado com respirações de menor volume e frequências respiratórias mais altas.

6. A complacência dinâmica dos pulmões é sempre menor do que a complacência estática e aumenta durante o exercício, o suspiro e o bocejo.

23

Ventilação, Perfusão e Relações Ventilação/Perfusão

OBJETIVOS DO APRENDIZADO

Após a conclusão deste capítulo, o estudante será capaz de responder às seguintes questões:

1. Quais são os dois tipos de ventilação do espaço morto e como a ventilação do espaço morto varia em volume corrente?
2. Qual é a composição gasosa no ar ambiente, na traqueia e nos alvéolos? Como essa composição varia quando a fração de oxigênio no ar inspirado (FiO_2) está aumentada? Como a variação da pressão barométrica muda a composição do gás?
3. De que maneira a equação do ar alveolar, utilizada para calcular a diferença de oxigênio alvéolo-arterial (DO_2Aa), é útil na avaliação da hipoxemia?
4. Que efeitos tem uma mudança na ventilação alveolar sobre o dióxido de carbono alveolar?
5. Em repouso, até que ponto a distribuição do fluxo sanguíneo pulmonar corresponde à distribuição da ventilação? O que ocorre durante o exercício?
6. Quais são as quatro categorias de hipoxia e as seis causas de hipoxia hipóxica?
7. De que maneira o fornecimento de O_2 inspirado a 100% ajuda a determinar a causa da hipoxia hipóxica?
8. Quais são as duas causas de hipercapnia, e em que aspectos elas diferem uma da outra?

O principal fator determinante da troca gasosa normal e, portanto, do nível da PO_2 e da PCO_2 no sangue é a relação entre a ventilação ($\dot{V}$) e a perfusão ($\dot{Q}$). Essa relação é denominada "relação ventilação/perfusão" ($\dot{V}/\dot{Q}$).

Ventilação

A ventilação é o processo pelo qual o ar entra e sai dos pulmões. O ar de entrada é composto por um volume que preenche as vias aéreas condutoras (ventilação do espaço morto) e uma porção que preenche os alvéolos (ventilação alveolar). A ventilação-minuto (ou total) ($\dot{V}_E$) é o volume de ar que entra ou sai dos pulmões por minuto:

Equação 23.1
$$\dot{V}_E = f \times V_T$$

em que f é a frequência ou o número de respirações por minuto e V_T é o volume corrente, ou o volume de ar inspirado (ou expirado) por respiração. O volume corrente varia com de acordo com a idade, o sexo, a posição do corpo e a atividade metabólica. Em um adulto de tamanho médio em repouso, o volume corrente é de 500 mL. Nas crianças, é de 3 mL/kg a 5 mL/kg. À medida que a atividade metabólica aumenta, a ventilação-minuto aumenta.

Ventilação do espaço morto: anatômico e fisiológico

Espaço morto anatômico

A ventilação do espaço morto é a ventilação das vias aéreas que não participam da troca gasosa. Existem dois tipos de espaço morto: espaço morto anatômico e espaço morto fisiológico. O **espaço morto anatômico** (V_D) é composto pelo volume de gás que preenche as vias aéreas condutoras:

Equação 23.2
$$V_T = V_D + V_A$$

em que V refere-se ao volume e os subscritos T, D e A referem-se aos volumes corrente, do espaço morto e alveolar. O "ponto" acima do V denota um volume por unidade de tempo (n):

Equação 23.3
$$V_T \times n = (V_D \times n) + (V_A \times n)$$

ou

Equação 23.4
$$\dot{V}_E = \dot{V}_D + \dot{V}_A$$

em que $\dot{V}_E$ é o volume total de gás em litros expelido dos pulmões por minuto (também denominado "volume minuto expirado"), $\dot{V}_D$ é a ventilação do espaço morto por minuto e $\dot{V}_A$ é a ventilação alveolar por minuto.

Em um adulto saudável, na capacidade funcional residual (CRF), o volume de gás contido nas vias aéreas condutoras é de 100 mL a 200 mL em comparação com os 3 L de gás contidos em todos os pulmões. A relação entre o volume das vias aéreas condutoras (espaço morto) e o volume corrente representa a fração de cada respiração que é "desperdiçada" durante o preenchimento das vias aéreas condutoras. Esse volume está relacionado ao volume corrente (V_T) e à ventilação-minuto expirada ($\dot{V}_E$) da seguinte maneira:

Equação 23.5
$$\dot{V}_D = \frac{V_D}{V_T} \times \dot{V}_E$$

NA CLÍNICA

Se o volume do espaço morto for de 150 mL e o volume corrente aumentar de 500 mL para 600 mL para a mesma ventilação-minuto expirada, qual o efeito da ventilação do espaço morto?

$$V_T = 500 \text{ mL}$$

$$V_D = \frac{150 \text{ mL}}{500 \text{ mL}} \times \dot{V}_E$$

$$= 0,3 \times \dot{V}_E$$

e, da mesma forma,

$$V_T = 600 \text{ mL}$$

$$V_D = \left(\frac{150 \text{ mL}}{600 \text{ mL}}\right) \times \dot{V}_E$$

$$V_D = 0,25 \times \dot{V}_E$$

O aumento do volume corrente é uma forma eficaz de aumentar a ventilação alveolar. Isso pode ocorrer durante o exercício ou em períodos de estresse metabólico. À medida que o volume corrente aumenta, a fração da ventilação do espaço morto diminui para a mesma ventilação-minuto expirada.

A ventilação do espaço morto (V_D) varia inversamente em relação ao volume corrente (V_T). Quanto maior o volume corrente, menor a proporção de ventilação do espaço morto. Normalmente, a relação V_D/V_T é de 20 a 30% da ventilação-minuto expirada. As alterações do espaço morto contribuem de forma importante para o trabalho respiratório. Se o espaço morto aumentar, a pessoa deve inspirar um volume corrente maior para manter níveis normais de ventilação alveolar. Essa condição intensifica o trabalho respiratório, podendo contribuir para a ocorrência de fadiga do músculo respiratório e insuficiência respiratória. Se a demanda metabólica aumentar (p. ex., durante o exercício ou na presença de febre), é possível que a pessoa com doença pulmonar não consiga elevar suficientemente o volume corrente. Isso pode ser observado na praia quando se utiliza um tubo de respiração (*snorkel*) para estender as vias aéreas até a superfície da água quando se nada debaixo d'água. Esse dispositivo aumenta o espaço morto "anatômico", de modo que é necessário aumentar o volume corrente para manter uma ventilação alveolar adequada. Devido à pressão aumentada da água quando o indivíduo está debaixo d'água, o trabalho mecânico da respiração aumenta. Os tubos de respiração (*snorkel*) são fabricados com tubos relativamente curtos para diminuir o risco de hipoventilação subaquática e acúmulo de CO_2.

Espaço morto fisiológico

O segundo tipo de espaço morto é o espaço morto fisiológico. Em geral, nos pulmões doentes, alguns alvéolos são perfundidos, mas não ventilados. O volume **total** de gases contido em cada respiração que não participa da troca gasosa é denominado **espaço morto fisiológico**. Esse volume inclui o espaço morto anatômico e o espaço morto resultante dos alvéolos perfundidos mas não ventilados. O espaço morto fisiológico tem sempre pelo menos o mesmo tamanho que o espaço morto anatômico e, na presença de doença no pulmão, pode ser consideravelmente maior.

Tanto o espaço morto anatômico quanto o espaço morto fisiológico podem ser aferidos, mas eles não são rotineiramente aferidos no curso do processo de assistência ao paciente.

Ventilação alveolar

Composição do ar

A inspiração leva o ar ambiente ou atmosférico para os alvéolos, onde o O_2 é absorvido e o CO_2 é excretado. O ar ambiente é uma mistura gasosa composta por N_2 e O_2 com quantidades mínimas de CO_2, argônio e gases inertes. A composição dessa mistura de gases pode ser descrita em termos de frações gasosas ou da respectiva pressão parcial.

NA CLÍNICA

Nas pessoas com determinados tipos de doença pulmonar obstrutiva crônica (DPOC), como enfisema, o espaço morto fisiológico apresenta-se aumentado. Se o espaço morto dobrar de tamanho, o volume corrente deve aumentar para manter o mesmo nível de ventilação alveolar. Se o volume corrente for de 500 mL e a V_D/V_T igual a 0,25, então

$$V_T = V_D + V_A$$
$$500 \text{ mL} = 125 \text{ mL} + 375 \text{ mL}$$

Se o V_D subir para 250 mL nesse exemplo, o volume corrente (V_T) deve aumentar para 625 mL para manter uma ventilação alveolar normal (i. e., V_A = 375 mL):

$$V_T = 250 \text{ mL} + 375 \text{ mL}$$
$$= 625 \text{ mL}$$

O ar ambiente é um gás, então aplicam-se as leis dos gases, que dão origem a dois princípios importantes. O primeiro é que, quando os componentes são considerados em termos de frações gasosas (F), a soma das frações individuais deve ser igual a 1:

Equação 23.6

$$1 = FN_2 = FO_2 + F_{\text{argônio e outros gases}}$$

A soma das **pressões parciais** (em mililitros de mercúrio) dos componentes individuais de um gás em uma mistura, também conhecida como **tensão** gasosa (em torr), deve ser igual à pressão total. Portanto, ao nível do mar, onde a pressão atmosférica (também conhecida como pressão barométrica [P_b]) é de 760 mmHg, as pressões parciais dos gases presentes no ar são as seguintes:

Equação 23.7

$$P_b = PN_2 + PO_2 + PCO_2 + PH_2O + P(\text{outros gases})$$

Três importantes leis dos gases regem o ar ambiente e a ventilação alveolar. De acordo com a **lei de Boyle**, quando a temperatura é constante, a pressão (P) e o volume (V) são inversamente relacionados; ou seja, $P_1V_1 = P_2V_2$. A lei de Boyle é utilizada para aferir os volumes pulmonares (ver Figura 21.4). A **lei de Dalton** diz que a pressão parcial de um gás em uma mistura gasosa é a pressão que o gás exerceria se ocupasse o volume total da mistura na ausência dos demais componentes. A Equação 23.7 é um exemplo de como a lei de Dalton é utilizada no pulmão.

De acordo com a **lei de Henry**, a concentração de um gás dissolvido em um líquido é proporcional à sua pressão parcial.

O segundo princípio importante é que a pressão parcial de um gás ($P_{gás}$) é igual à fração desse gás na mistura gasosa ($F_{gás}$) multiplicada pela pressão atmosférica (barométrica):

Equação 23.8
$$P_{gás} = F_{gás} \times P_b$$

O ar ambiente é composto por aproximadamente 21% de O_2 e 79% de N_2. (A contribuição do CO_2, <0,01%, normalmente é excluída.) Consequentemente, a pressão parcial do O_2 presente no ar ambiente inspirado (PO_2) é calculada da seguinte maneira:

Equação 23.9
$$PO_2 = FiO_2 \times P_b$$
$$PO_2 = 0,21 \times 760\,mmHg$$
$$= 159\,mmHg\,ou\,159\,torr$$

em que FiO_2 é a fração de oxigênio presente no ar inspirado. Portanto, a pressão parcial do O_2, ou a tensão de oxigênio, contido no ar ambiente no nível da boca no início da inspiração é de 159 mmHg, ou 159 torr. A tensão de O_2 no nível da boca pode ser alterada de duas maneiras: modificando-se a fração de O_2 no ar inspirado (FiO_2) ou a pressão barométrica. Por conseguinte, a tensão de O_2 ambiente pode ser aumentada por meio da administração de O_2 suplementar ou pela elevação da pressão do ar. Em grandes altitudes, a FiO_2 permanece inalterada, porém a pressão atmosférica diminui e, como resultado, ocorre diminuição da pressão parcial de oxigênio.

NA CLÍNICA

A pressão parcial do O_2 contido no ar ambiente varia com a altitude. Os pontos mais altos e mais baixos nos Estados Unidos contíguos são o Monte Whitney, no Sequoia National Park/Inyo National Forest (altitude de 4.421 metros acima do nível do mar e pressão barométrica de 437 mmHg), e a Bacia de Badwater, no Death Valley National Park (altitude de 86 metros abaixo do nível do mar e pressão barométrica de 768 mmHg). No Monte Whitney, a pressão parcial do O_2 no ar ambiente é calculada da seguinte maneira:

$$PO_2 = 0,21 \times 437\,mmHg = 92\,mmHg$$

enquanto na Bacia de Badwater, no Vale da Morte, a pressão parcial do oxigênio é calculada da seguinte maneira:

$$PO_2 = 0,21 \times 768\,mmHg = 161\,mmHg$$

Se fosse usado oxigênio suplementar no Monte Whitney para elevar a FiO_2 de 0,21 para 0,40, $PO_2 = 0,40 \times 437$ mmHg = 175 mmHg. Observe que a FiO_2 não varia em diferentes altitudes; somente a pressão barométrica varia. Essas diferenças na tensão de oxigênio produzem grandes efeitos nos valores dos gases do sangue arterial.

No início da inspiração, o ar ambiente é levado para o interior da nasofaringe e da laringofaringe, onde é aquecido à temperatura do corpo e umidificado. Ao alcançar a glote, o ar inspirado apresenta-se saturado com vapor de água, o qual exerce uma pressão parcial e dilui a pressão total na qual os demais gases são distribuídos. A pressão do vapor de água na temperatura do corpo é de 47 mmHg. Para calcular a pressão parcial do O_2 e do N_2 em uma mistura umidificada, deve-se subtrair a pressão parcial do vapor de água da pressão barométrica total. Desse modo, nas vias aéreas condutoras, que têm início traqueia, a pressão parcial do O_2 é calculada da seguinte maneira:

Equação 23.10
$$P_{traqueia}O_2 = (P_b - P_{H_2O}) \times FiO_2$$
$$= (769\,mmHg - 47\,mmHg) \times 0,21$$
$$= 150\,mmHg$$

e a pressão parcial de N_2 é calculada de modo semelhante:

Equação 23.11
$$P_{traqueia}N_2 = (P_b - P_{H_2O}) \times FiN_2$$
$$= (760\,mmHg - 47\,mmHg) \times 0,79$$
$$= 563\,mmHg$$

Observe que a pressão parcial total permanece constante a 760 mmHg (150 + 563 + 47 mmHg) e que as frações de O_2 e N_2 permanecem inalteradas. A pressão do vapor de água, no entanto, reduz a pressão parcial de O_2 e N_2. Observe também que, no cálculo da pressão parcial do ar ambiente (Equação 23.9), o vapor de água é ignorado e o ar ambiente é considerado "seco". As vias aéreas condutoras não participam da troca gasosa. As pressões parciais de O_2 e N_2 e o vapor de água permanecem inalterados nas vias aéreas até que o ar alcance os alvéolos.

Composição do gás alveolar

Quando o ar inspirado alcança os alvéolos o O_2 se difunde para o leito capilar através da membrana alveolar e o CO_2 se difunde do leito capilar para os alvéolos. O processo pelo qual isso ocorre é descrito no Capítulo 24. Ao final da inspiração e com a glote aberta, a pressão total nos alvéolos é a pressão atmosférica; portanto, a pressão parcial dos gases nos alvéolos deve ser igual à pressão total, que, nesse caso, é a pressão atmosférica. No entanto, a composição da mistura gasosa sofre alteração e pode ser descrita da seguinte maneira:

Equação 23.12
$$1 = FO_2 + FN_2 + FH_2O + F_{argônio} + F\,outros\,gases$$

em que o N_2 e o argônio são gases inertes; a fração desses gases nos alvéolos não muda em relação às frações ambientes. A fração de vapor de água também não se altera, visto que o ar inspirado já se encontra totalmente saturado com vapor de água e está na temperatura do corpo. Em consequência da troca gasosa, no entanto, a fração de O_2 nos alvéolos diminui, enquanto a fração de CO_2 aumenta. Devido às variações das frações de O_2 e CO_2, a pressão parcial exercida por esses gases também varia. A pressão parcial do O_2 nos alvéolos (PAO_2) é fornecida pela **equação dos gases alveolares**, também denominada **equação do oxigênio alveolar ideal**:

Equação 23.13
$$PAO_2 = PiO_2 - \frac{PACO_2}{R}$$
$$= [FiO_2 \times (P_b - P_{H_2O})] - \frac{PACO_2}{R}$$

CAPÍTULO 23 Ventilação, Perfusão e Relações Ventilação/Perfusão

TABELA 23.1 Limites das pressões totais e parciais dos gases respiratórios no gás alveolar ideal e no sangue ao nível do mar.

Parâmetro	Ar ambiente (seco)	Ar traqueal úmido	Gás alveolar (R = 0,8)	Sangue arterial sistêmico	Sangue venoso misto
PO_2	159	150	102	90	40
PCO_2	0	0	40	40	46
PH_2O, 37ºC	0	47	47	47	47
PN_2	601	563	571[a]	571	571
P_{total}	760	760	760	748	704[b]

[a] A PN_2 aumenta até 1% no gás alveolar porque o R normalmente é inferior a 1.
[b] A P_{total} é menor no sangue venoso do que no sangue arterial porque a redução da PO_2 foi maior do que o aumento da PCO_2.
PCO_2, pressão parcial do dióxido de carbono; PH_2O, pressão parcial da água; PN_2, pressão parcial do nitrogênio; PO_2, pressão parcial do oxigênio; P_{total}, pressão parcial de todos os parâmetros; R, quociente respiratório.

em que PiO_2 é a pressão parcial do O_2 inspirado, que é igual à fração inspirada de O_2 (FiO_2) multiplicada pela pressão barométrica (P_b) menos a pressão do vapor de água (PH_2O); $PACO_2$ é a pressão parcial do CO_2 alveolar; e R é a relação de troca respiratória, ou **quociente respiratório**. O quociente respiratório é a relação entre a quantidade de CO_2 excretada ($\dot{V}CO_2$) e a quantidade de O_2 absorvido ($\dot{V}O_2$) pelos pulmões. Esse quociente é a quantidade de CO_2 produzida em relação à quantidade de O_2 consumida pelo metabolismo e, até certo ponto, é dependente da fonte metabólica de calorias. O quociente respiratório varia entre 0,7 e 1; é de 0,7 nos estados de metabolismo predominante de ácidos graxos e de 1 nos estados de metabolismo exclusivo de carboidratos. Em condições alimentares normais, presume-se que o quociente respiratório seja de 0,8. Portanto, a quantidade absorvida de O_2 excede a quantidade de CO_2 liberada nos alvéolos. A Tabela 23.1 mostra as pressões parciais de O_2, CO_2 e N_2 do ar ambiente para os alvéolos ao nível do mar.

Pode-se utilizar uma abordagem semelhante para calcular a $PACO_2$ estimada. A fração de CO_2 nos alvéolos é uma função da taxa de produção de CO_2 pelas células durante o metabolismo e da taxa de eliminação de CO_2 dos alvéolos. Esse processo de eliminação de CO_2 é conhecido como **ventilação alveolar**. A relação entre a produção de CO_2 e a ventilação alveolar é definida pela **equação do dióxido de carbono alveolar**:

Equação 23.14
$$\dot{V}CO_2 = \dot{V}_A \times FACO_2$$

ou

$$FACO_2 = \dot{V}CO_2 / \dot{V}_A$$

em que $\dot{V}CO_2$ é a taxa de produção de CO_2 pelo corpo, $\dot{V}_A$ é a ventilação alveolar por minuto, e $FACO_2$ é a fração de CO_2 presente no gás alveolar seco. Essa relação demonstra que a taxa de eliminação de CO_2 dos alvéolos tem relação com a ventilação alveolar e com a fração de CO_2 contida nos alvéolos. Como a pressão parcial de qualquer outro gás (Equação 23.8), a $PACO_2$ é definida da seguinte maneira:

Equação 23.15
$$PACO_2 = FACO_2 \times (P_b - PH_2O)$$

A substituição da $FACO_2$ na equação anterior produz a seguinte relação:

Equação 23.16
$$PACO_2 = \frac{\left[\dot{V}CO_2 \times (P_b - PH_2O) \right]}{\dot{V}_A}$$

Essa equação demonstra várias relações importantes. Primeiro, existe uma relação inversa entre a pressão parcial do CO_2 nos alvéolos ($PACO_2$) e a ventilação alveolar por minuto ($\dot{V}_A$) independentemente do CO_2 expirado. Especificamente, se a ventilação duplicar, a $PACO_2$ diminui até 50%. Por outro lado, se a ventilação cair pela metade, a $PACO_2$ duplica. Segundo, em uma ventilação alveolar por minuto constante ($\dot{V}_A$), a duplicação da produção metabólica de CO_2 ($\dot{V}CO_2$) gera a duplicação da $PACO_2$. A Figura 23.1 ilustra a relação entre a $\dot{V}_A$ e a $PACO_2$.

Composição do gás arterial

Nos pulmões normais, a $PaCO_2$ é rigorosamente regulada pelo centro respiratório do tronco encefálico e mantida em 40 ± 2 mmHg. Os aumentos e as reduções da $PaCO_2$, particularmente quando associados às variações do pH arterial, geram profundos efeitos sobre a função celular, inclusive a atividade das enzimas e das proteínas. Quimiorreceptores especializados monitoram a $PaCO_2$ no tronco encefálico (Capítulo 25) e a ventilação – minuto expirada (Equação 23.1) varia de acordo com o nível da $PaCO_2$.

Uma elevação aguda da $PaCO_2$ resulta em **acidose respiratória** (pH < 7,35), enquanto uma redução aguda resulta em **alcalose respiratória** (pH > 7,45). A **hipercapnia** é definida como uma elevação da $PaCO_2$ e ela ocorre quando a produção de CO_2 excede a ventilação alveolar (hipoventilação). Por outro lado, a hiperventilação ocorre quando a ventilação alveolar excede a produção de CO_2 e reduz a $PaCO_2$ (**hipocapnia**).

Distribuição da ventilação

A ventilação não se distribui de maneira uniforme nos pulmões, principalmente em razão dos efeitos da gravidade. Na posição vertical, nos volumes pulmonares máximos, os alvéolos próximos ao ápice dos pulmões apresentam-se mais expandidos do que os alvéolos localizados na base. A gravidade puxa os pulmões para baixo e os afasta da parede torácica. Consequentemente, a pressão pleural é mais baixa (mais negativa) no ápice do que

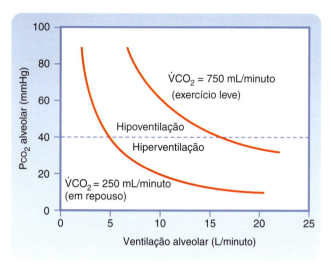

• **Figura 23.1** A pressão parcial alveolar do dióxido de carbono (PCO_2; eixo y) como função da ventilação alveolar por minuto ($\dot{V}_A$; eixo x) nos pulmões. Cada linha corresponde a determinada taxa metabólica associada a uma produção constante de CO_2 (linha isometabólica de $\dot{V}CO_2$). Normalmente, a ventilação alveolar é controlada para manter uma PCO_2 alveolar de aproximadamente 40 mmHg. Portanto, em repouso, quando a $\dot{V}CO_2$ é de aproximadamente 250 mL/minuto, a ventilação alveolar de 5 L/minuto resulta em uma PCO_2 alveolar de cerca de 40 mmHg. Uma redução de 50% na ventilação em repouso (ou seja, de 5 para 2,5 L/minuto) resulta na duplicação da PCO_2 alveolar. Durante o exercício, a produção de CO_2 aumenta ($\dot{V}CO_2$ = 750 mL/minuto) e, para manter uma PCO_2 alveolar normal, a ventilação deve aumentar (nesse caso, para 15 L/minuto). Todavia, nesse caso também, uma redução de 50% na ventilação (de 15 para 7,5 L/minuto) resulta na duplicação da PCO_2 alveolar.

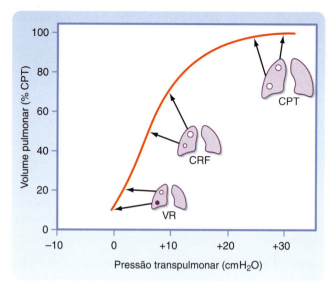

• **Figura 23.2** Distribuição regional do volume pulmonar, incluindo o tamanho alveolar (círculos) e a localização na curva pressão-volume dos pulmões em diferentes volumes pulmonares. Como os pulmões estão suspensos na posição vertical, a pressão pleural (P_{pl}) e a pressão transpulmonar (P_L) das unidades pulmonares localizadas no ápice são maiores do que aquelas localizadas na base. Em qualquer volume pulmonar, as unidades pulmonares do ápice são maiores do que as da base. O efeito é maior no volume residual (VR), menor na capacidade funcional residual (CRF) e ausente na capacidade pulmonar total (CPT). Observe também que, devido à sua "localização" na curva pressão-volume, o ar inspirado distribui-se diferencialmente para essas unidades pulmonares; aquelas localizadas no ápice são menos complacentes e recebem uma proporção menor do ar inspirado do que as unidades pulmonares localizadas na base, que são mais complacentes (estão representadas em uma parte mais íngreme da curva pressão-volume).

na base dos pulmões, enquanto a pressão transpulmonar estática ($P_L = P_A - P_{pl}$) é mais elevada, o que resulta no aumento do volume alveolar no ápice. Em razão da diferença entre o volume alveolar no ápice e na base dos pulmões (Figura 23.2), os alvéolos localizados na base dos pulmões são representados na porção íngreme da curva pressão-volume e recebem mais ventilação (i. e., esses alvéolos são mais complacentes). Em contrapartida, os alvéolos localizados no ápice encontram-se representados mais próximo do topo ou da porção plana da curva pressão-volume. Esses alvéolos são menos complacentes e, desse modo, recebem uma proporção menor do volume corrente. O efeito da gravidade é menos pronunciado quando a pessoa está em posição supina do que em posição ereta, e é menor quando a pessoa está em posição supina do que em posição prona. Isso ocorre porque o diafragma é empurrado em direção cefálica quando a pessoa está em posição supina e afeta o tamanho de todos os alvéolos.

Além dos efeitos gravitacionais sobre a distribuição da ventilação, a ventilação dos alvéolos não é uniforme. A razão para isso está na variável resistência (R) ou na complacência (C) das vias aéreas e é descrita quantitativamente pela **constante de tempo** (τ).

Equação 23.17
$$\tau = R \times C$$

Em constantes de tempo prolongado, as unidades alveolares enchem-se e esvaziam-se lentamente. Consequentemente, uma unidade alveolar com maior resistência das vias aéreas ou mais complacente leva mais tempo para se encher e esvaziar. Nos adultos, a frequência respiratória normal é de aproximadamente 12 respirações por minuto, o tempo de inspiração é de cerca 2 segundos e o tempo de expiração é de aproximadamente 3 segundos. Nos pulmões normais, esse tempo é suficiente para se aproximar do equilíbrio volumétrico (Figura 23.3). Na presença de maior resistência ou complacência, no entanto, o equilíbrio volumétrico não é alcançado.

NA CLÍNICA

Os adultos com doença pulmonar obstrutiva crônica (DPOC) têm uma constante de tempo muito prolongado em decorrência do aumento da resistência e, no caso de pessoas com enfisema, do aumento da complacência. Consequentemente, esses adultos tendem a ter uma frequência respiratória baixa. Quando uma pessoa com doença pulmonar obstrutiva crônica sobe um lance de escadas, o aumento da frequência respiratória não permite tempo suficiente para uma expiração completa, ocorrendo então um processo denominado *hiperinsuflação dinâmica* (Figura 23.4). Os volumes pulmonares, que já se encontram aumentados, aumentam ainda mais. O pulmão hiperinsuflado torna-se menos complacente, e o trabalho respiratório (que já está elevado em comparação com indivíduos saudáveis) aumenta ainda mais.

CAPÍTULO 23 Ventilação, Perfusão e Relações Ventilação/Perfusão 455

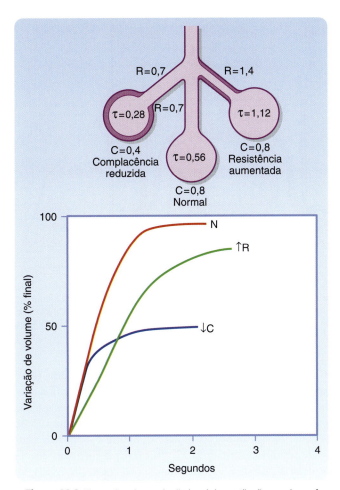

• **Figura 23.3** Exemplos da regulação local da ventilação em decorrência da variação da resistência (R) ou da complacência (C) das unidades pulmonares individuais. *Em cima*, a figura ilustra os valores individuais da resistência e da complacência de três unidades pulmonares diferentes. *Embaixo*, o gráfico ilustra o volume dessas três unidades pulmonares em função do tempo. Na imagem superior, o pulmão normal tem uma constante de tempo (τ) de 0,56 segundo. Essa unidade pulmonar atinge 97% do equilíbrio de volume final em 2 segundos, que é o tempo normal de inspiração. A unidade pulmonar da direita (↑R) tem uma resistência duas vezes maior; por isso, sua constante de tempo é o dobro. Essa unidade enche-se mais lentamente e atinge apenas 80% do equilíbrio de volume durante o tempo normal de inspiração (ver gráfico); portanto, a ventilação dessa unidade é insuficiente. A unidade pulmonar da esquerda (↓C) tem complacência reduzida (é "rija"), o que reduz a sua constante de tempo. Essa unidade enche-se rapidamente e atinge o seu volume máximo em 1 segundo, mas recebe apenas a metade da ventilação de uma unidade pulmonar normal.

Resistência vascular pulmonar

O fluxo sanguíneo na circulação pulmonar é pulsátil e influenciado pela resistência vascular pulmonar (RVP), pela gravidade, pela pressão alveolar e pelo gradiente de pressão arteriovenosa. A RVP é calculada como a variação pressórica da artéria pulmonar (P_{PA}) para o átrio esquerdo (P_{LA}) dividida pelo fluxo (Q_T), que é o débito cardíaco:

Equação 23.18

$$RVP = \frac{P_{AP} - P_{LA}}{Q_T}$$

Em circunstâncias normais,

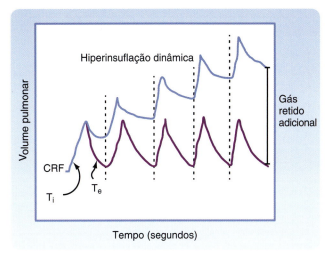

• **Figura 23.4** Hiperinsuflação dinâmica. O tempo total de respiração (T_{tot}) é composto pelo tempo de inspiração (T_i) e o tempo de expiração (T_e). Quando a frequência respiratória aumenta (p. ex., durante o exercício), o T_{tot} diminui. Nas pessoas com doença pulmonar obstrutiva crônica (DPOC), é possível que o efeito do aumento do T_{tot} sobre o T_e não permita o esvaziamento completo dos alvéolos com uma constante de tempo prolongado e, a cada respiração subsequente, há um aumento do volume pulmonar (retenção de ar). Esse aumento do volume pulmonar acaba por resultar em um grau de hiperinsuflação tão elevado que a pessoa afetada não consegue mais fazer o trabalho necessário para vencer a reduzida complacência dos pulmões com esse alto volume pulmonar. Nessas pessoas, essa é uma importante causa de falta de ar durante a prática de uma atividade. CRF, capacidade funcional residual.

Equação 23.19

$$RVP = \frac{14\,mmHg - 8\,mmHg}{6\,L/minuto} = 1\,mmHg/L/minuto$$

Essa resistência é cerca de 10 vezes menor do que a da circulação sistêmica. A circulação pulmonar apresenta duas características peculiares quer permitem o aumento do fluxo sanguíneo sob demanda sem que a pressão se eleve: (1) com o aumento da demanda, como durante o exercício, os vasos pulmonares que normalmente se encontram fechados são recrutados; e (2) os vasos sanguíneos da circulação pulmonar são altamente distensíveis e o seu diâmetro aumenta com uma elevação mínima da pressão arterial pulmonar.

O volume pulmonar afeta a RVP por meio de sua influência sobre os capilares alveolares (Figura 23.5). Ao final da inspiração, os alvéolos cheios de ar comprimem os capilares alveolares e aumentam a RVP. Diferentemente dos leitos capilares da circulação sistêmica, os leitos capilares dos pulmões são responsáveis por cerca de 40% da RVP. O diâmetro dos maiores vasos extra-alveolares aumenta ao final da inspiração em virtude da tração radial e da retração elástica, e a sua RVP é menor em um volume pulmonar maior. Durante a expiração, os alvéolos desinsuflados aplicam um mínimo de resistência aos capilares alveolares e a sua RVP diminui, enquanto a pressão pleural mais elevada durante a expiração aumenta a RVP dos vasos extra-alveolares. Em consequência desses efeitos opostos do volume dos pulmões sobre a RVP, a resistência vascular pulmonar total atinge o seu ponto mais baixo no nível da capacidade funcional residual.

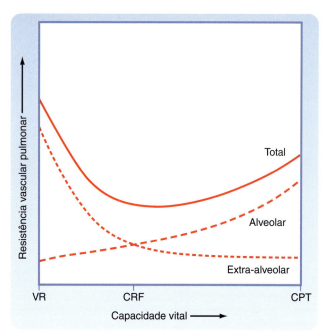

• **Figura 23.5** Representação esquemática dos efeitos das variações da capacidade vital sobre a resistência vascular pulmonar total e as contribuições para o total permitido pelos vasos alveolares e extra-alveolares. Durante a insuflação do volume residual (VR) para a capacidade pulmonar total (CPT), a resistência ao fluxo sanguíneo nos vasos alveolares aumenta, enquanto a resistência nos vasos extra-alveolares diminui. Portanto, as alterações na resistência vascular pulmonar total são plotadas como uma curva em forma de U durante a insuflação dos pulmões, com o nadir (o ponto mais baixo) no nível da capacidade funcional residual (CRF).

Distribuição do fluxo sanguíneo pulmonar

Por ser um sistema de baixa pressão/baixa resistência, a circulação pulmonar é muito mais influenciada pela gravidade do que a circulação sistêmica. Esse efeito gravitacional contribui para uma distribuição irregular do fluxo sanguíneo nos pulmões. Em uma pessoa normal na posição ereta em repouso, o volume do fluxo sanguíneo aumenta do ápice para a base dos pulmões, onde o fluxo sanguíneo atinge o seu nível máximo. Da mesma forma, em uma pessoa na posição supina, o fluxo sanguíneo é menor nas regiões superiores (anteriores) e maior nas regiões inferiores (posteriores). Em condições de estresse, como o exercício, a diferença do fluxo sanguíneo no ápice e na base dos pulmões em uma pessoa na posição ereta é menor principalmente devido à elevação da pressão arterial.

Em uma pessoa na posição ereta, ao sair da artéria pulmonar, o sangue desloca-se contra a gravidade até o ápice dos pulmões. Para cada 1 cm de aumento na localização de um segmento da artéria pulmonar acima do coração, há uma redução correspondente da pressão hidrostática para 0,74 mmHg. Portanto, a pressão em um segmento da artéria pulmonar localizado 10 cm acima do coração é 7,4 mmHg mais baixa do que a pressão em um segmento localizado no nível do coração. Por outro lado, em um segmento da artéria pulmonar localizado 5 cm abaixo do coração, há um aumento de 3,7 mmHg da pressão arterial pulmonar. Esse efeito da gravidade sobre o fluxo sanguíneo afeta igualmente artérias e veias, e resulta em amplas variações das pressões arterial e venosa do ápice para a base dos pulmões. Essas variações influenciam tanto o fluxo quanto as relações ventilação/perfusão.

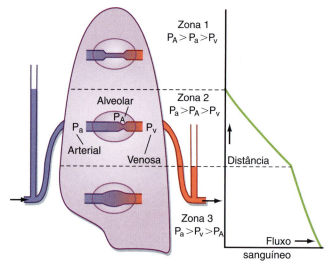

• **Figura 23.6** Modelo explicativo da distribuição irregular do fluxo sanguíneo nos pulmões de acordo com as pressões que afetam os capilares. P_A, pressão alveolar pulmonar; P_a, pressão arterial pulmonar; P_v, pressão venosa pulmonar. (Extraída de West JB, Dollery CT, Naimark A. *J Appl Physiol*. 1964;19:713.)

Além dos gradientes das pressões pulmonares arterial (P_a) e venosa (P_v), as diferenças na pressão alveolar pulmonar (P_A) também influenciam o fluxo sanguíneo nos pulmões. Classicamente, os pulmões são divididos em três zonas funcionais (Figura 23.6). A zona 1 constitui o ápice pulmonar, onde a P_a é tão baixa que pode ser ultrapassada pela P_A. Os capilares colapsam devido à maior P_A externa, e o fluxo sanguíneo cessa. Em condições normais, essa zona não existe; entretanto, esse estado poderia ser alcançado durante a ventilação mecânica com pressão positiva ou se a P_a diminuir suficientemente (como pode ocorrer com uma acentuada redução do volume sanguíneo circulante). Na zona 2, ou no terço superior dos pulmões, a P_a é maior do que a P_A, que, por sua vez, é maior do que a P_v. Como a P_A é maior do que P_v, a P_A externa maior provoca colapso parcial dos capilares e produz um efeito de "represamento", diminuindo o fluxo sanguíneo geral nessa zona. Esse fenômeno geralmente é conhecido como *efeito cascata*. Na zona 3, a P_a é maior do que a P_v, que é maior do que a P_A, e o sangue flui nessa região de acordo com os gradientes de pressão. O fluxo sanguíneo pulmonar é maior na base dos pulmões porque a pressão transmural mais elevada distende os vasos e diminui a resistência.

Regulação ativa do fluxo sanguíneo

O fluxo sanguíneo nos pulmões é regulado basicamente pelos mecanismos passivos anteriormente descritos. No entanto, existem vários mecanismos ativos que regulam o fluxo sanguíneo. Embora a musculatura lisa em torno dos vasos pulmonares seja muito mais fina do que aquela em torno dos vasos sistêmicos, ela é suficiente para afetar o calibre dos vasos e, por conseguinte, a RVP. Os níveis de oxigênio geram um significativo efeito sobre o fluxo sanguíneo. A **vasoconstrição hipóxica** ocorre nas arteríolas em resposta à PAO_2 reduzida. A resposta é local e o resultado é o deslocamento do fluxo sanguíneo das áreas hipóxicas para as áreas do pulmão que são mais oxigenadas em uma tentativa de intensificar a troca gasosa. A hipoxia local isolada não altera a RVP; cerca de 20% dos vasos devem apresentar-se hipóxicos antes que se possa verificar uma alteração da RVP. Os baixos níveis de O_2 inspirado em consequência de grandes altitudes produzem maior efeito sobre a RVP porque todos os vasos são afetados. Altos níveis de O_2 inspirado podem dilatar os vasos pulmonares e reduzir a RVP. Outros fatores e alguns hormônios (Boxe 23.1) também podem influenciar o calibre dos vasos, mas os seus efeitos normalmente são locais, breves e importantes somente em condições patológicas. Os capilares pulmonares são desprovidos de músculos lisos e, portanto, não são afetados por esses mecanismos. Em algumas pessoas, a resistência vascular das artérias pulmonares e, subsequentemente, a pressão arterial pulmonar elevam-se (**hipertensão arterial pulmonar**). A hipertensão arterial pulmonar tem muitas causas fisiopatológicas, incluindo hipoxia crônica, doenças do tecido conjuntivo, certos medicamentos e toxinas e embolia pulmonar crônica. Em alguns casos (hipertensão arterial pulmonar idiopática), não é possível determinar a causa.

NO NÍVEL CELULAR

A endotelina-1 é um peptídeo produzido pelo endotélio vascular. A endotelina regula o tônus das artérias pulmonares e atua como potente vasoconstritor. Foi constatado um aumento da expressão da endotelina-1 em indivíduos com hipertensão arterial pulmonar. A endotelina-1 também diminui a expressão endotelial da óxido nítrico sintase. O óxido nítrico é um vasodilatador, de modo que, à medida que os níveis de óxido nítrico diminuem, há menos vasodilatação. Antagonistas da endotelina-1 (p. ex., bosentana, ambrisentana, sitaxentana) foram produzidos e constituem importantes medicamentos no tratamento da hipertensão arterial pulmonar. Os inibidores da fosfodiesterase (p. ex., sildenafila, tadalafila) aumentam a eficácia do óxido nítrico, levando a maior efeito vasodilatador.

Relações ventilação/perfusão

Tanto a ventilação ($\dot{V}$) quanto a perfusão pulmonar ($\dot{Q}$) são componentes essenciais da troca gasosa normal, mas uma relação normal entre os dois componentes não é suficiente para garantir uma troca gasosa normal. A relação ventilação/perfusão (também conhecida como relação $\dot{V}/\dot{Q}$) é definida como a relação entre a ventilação e o fluxo sanguíneo. Essa relação pode ser definida para um único alvéolo, para um grupo de alvéolos ou para todo o pulmão. No nível de um único alvéolo, a relação é definida como a ventilação alveolar por minuto ($\dot{V}_A$) dividida pelo fluxo capilar ($\dot{Q}_c$). No nível do pulmão, a relação é definida como a ventilação alveolar total dividida pelo débito cardíaco. Nos pulmões normais, a ventilação alveolar é de aproximadamente 4 L/minuto, enquanto o fluxo sanguíneo é de cerca de 5 L/minuto.

• **BOXE 23.1** Fatores e hormônios reguladores do fluxo sanguíneo pulmonar.

Vasoconstritores pulmonares
PAO_2 baixa
Tromboxano A_2
Catecolaminas α-adrenérgicas
Angiotensina
Leucotrienos
Neuropeptídeos
Serotonina
Endotelina
Histamina
Prostaglandinas
CO_2 elevado

Vasodilatadores pulmonares
PAO_2 elevada
Prostaciclina
Óxido nítrico
Acetilcolina
Bradicinina
Dopamina
Catecolaminas β-adrenérgicas

PAO_2, Pressão parcial de O_2 no alvéolo.

Portanto, em um pulmão normal, a relação global ventilação/perfusão é de aproximadamente 0,8, mas a faixa de relações $\dot{V}/\dot{Q}$ varia amplamente nas diferentes unidades pulmonares. Quando a ventilação excede a perfusão, a relação ventilação/perfusão é maior que 1 ($\dot{V}/\dot{Q} > 1$); e, quando a perfusão excede a ventilação, a relação ventilação/perfusão é menor que 1 ($\dot{V}/\dot{Q} < 1$). A inequivalência entre o fluxo sanguíneo pulmonar e a ventilação resulta no comprometimento da transferência de O_2 e CO_2. Nas pessoas com doença cardiopulmonar, a inequivalência entre o fluxo sanguíneo pulmonar e a ventilação alveolar é a causa mais frequente de **hipoxemia** arterial sistêmica (PaO_2 reduzida). Em geral, relações $\dot{V}/\dot{Q}$ maiores que 1 não estão associadas à hipoxemia.

Uma relação normal ventilação/perfusão não significa que a ventilação e a perfusão dessa unidade pulmonar estejam normais; significa simplesmente que a relação entre a ventilação e a perfusão é normal. Por exemplo, na presença de pneumonia lobar, a ventilação do lobo afetado é reduzida. Se a perfusão dessa área permanecesse inalterada, a perfusão poderia exceder a ventilação; ou seja, a relação ventilação/perfusão seria menor que 1 ($\dot{V}/\dot{Q} < 1$). Entretanto, a redução da ventilação dessa área leva à vasoconstrição hipóxica no leito arterial pulmonar que alimenta esse lobo, resultando em uma redução da perfusão da área afetada e em uma relação ventilação/perfusão mais "normal". Todavia, nem a ventilação nem a perfusão dessa área são normais (ambas são reduzidas), mas a relação entre as duas poderia aproximar-se da faixa normal.

Diferenças regionais nas relações ventilação/perfusão

A relação ventilação/perfusão varia nas diferentes áreas dos pulmões. Em uma pessoa na posição ereta, embora tanto a ventilação quanto a perfusão aumentem do ápice para a base dos pulmões, o aumento da ventilação é menor do que o aumento do fluxo sanguíneo. Consequentemente, a relação normal $\dot{V}/\dot{Q}$ no ápice dos pulmões é muito maior que 1 (a ventilação excede a perfusão), enquanto a relação $\dot{V}/\dot{Q}$ na base dos pulmões é muito menor que 1 (a perfusão excede a ventilação). A relação entre a ventilação e a perfusão do ápice para a base dos pulmões está descrita na Figura 23.7.

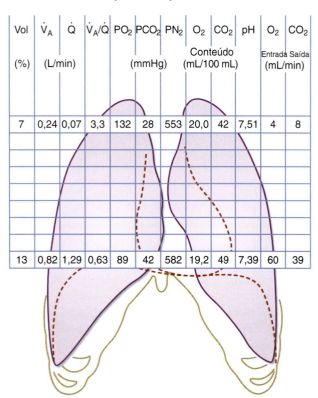

• **Figura 23.7** Relações ventilação/perfusão em um pulmão normal na posição vertical. Para fins de clareza, somente os valores apicais e basais estão ilustrados. Em cada coluna, o *número na parte de cima* representa os valores do ápice pulmonar e o *número de baixo* representa os valores da base. PCO$_2$, pressão parcial de dióxido de carbono; PN$_2$, pressão parcial de nitrogênio; PO$_2$ pressão parcial de oxigênio; $\dot{Q}$, perfusão por minuto; $\dot{V}_A$, ventilação alveolar por minuto.

Diferença de oxigênio alvéolo-arterial

A PACO$_2$ e a PaCO$_2$ são iguais por causa das propriedades de solubilidade do CO$_2$ (Capítulo 24). O mesmo não vale para o O$_2$ alveolar e o arterial. Mesmo nas pessoas com pulmões normais, a PAO$_2$ é ligeiramente mais elevada do que a PaO$_2$. A diferença entre a PAO$_2$ e a PaO$_2$ é denominada *diferença de oxigênio alvéolo-arterial* (DO$_2$Aa). O aumento da DO$_2$Aa é uma característica da troca anormal de O$_2$. Essa pequena diferença nas pessoas saudáveis não é causada por uma troca gasosa "imperfeita", mas pelo pequeno número de veias que contornam os pulmões e esvaziam-se diretamente na circulação arterial. Os vasos tebesianos do miocárdio ventricular esquerdo drenam diretamente para o ventrículo esquerdo (e não para o seio coronário no átrio direito), enquanto algumas veias brônquicas e mediastinais drenam para as veias pulmonares, resultando em uma mistura venosa e na redução da PaO$_2$. (Esse é um exemplo de desvio anatômico; ver a seção "Desvios anatômicos".) Aproximadamente 2 a 3% do débito cardíaco é **desviado** dessa maneira.

Para avaliar a eficácia clínica da troca gasosa nos pulmões, são aferidas a PaO$_2$ e a PaCO$_2$. A PAO$_2$ é calculada a partir da equação do ar alveolar (Equação 23.13). A diferença entre a PAO$_2$ calculada e a PaO$_2$ aferida é a DO$_2$Aa. Nas pessoas com pulmões normais que estão respirando o ar ambiente, a DO$_2$Aa é inferior a 15 mmHg. O valor médio sobe aproximadamente 3 mmHg por década de vida após os 30 anos. Desse modo, uma DO$_2$Aa inferior a 25 mmHg é considerada o limite máximo da faixa normal.

 NA CLÍNICA

Uma pessoa com pneumonia está recebendo O$_2$ suplementar a 30% através de uma máscara de oxigênio. O pH dos gases do sangue arterial é 7,40, a PaCO$_2$ é 44 mmHg e a PaO$_2$ é 70 mmHg. Qual a DO$_2$Aa do paciente? (Supondo que o paciente esteja ao nível do mar e o seu quociente respiratório seja 0,80.) De acordo com a equação do ar alveolar (Equação 23.13),

$$PAO_2 = [FiO_2 \times (P_b - PH_2O)] - \frac{PACO_2}{R}$$

$$PAO_2 = [0{,}3 \times (760 - 47)] - \frac{44}{0{,}8} = 159 \text{ mmHg}$$

Portanto,

$$DO_2Aa = PAO_2 - PaO_2 = 159 - 70 = 89 \text{ mmHg}$$

Essa elevada DO$_2$Aa sugere que o paciente tem doença pulmonar (nesse caso, pneumonia).

A PaO$_2$ pode apresentar anormalidades com ou sem a elevação da DO$_2$Aa. Desse modo, a relação entre a PaO$_2$ e a DO$_2$Aa é útil para determinar a causa de uma PaO$_2$ anormal e para prever a resposta ao tratamento (particularmente à administração de O$_2$ suplementar). A Tabela 23.2 relaciona as causas de uma redução da PaO$_2$ (hipoxemia arterial) e os seus efeitos sobre a DO$_2$Aa. Cada uma dessas causas é abordada de forma mais detalhada nas seções que se seguem.

Hipoxemia, hipoxia e hipercarbia do sangue arterial

A **hipoxemia arterial** é definida como uma PaO$_2$ inferior a 80 mmHg em um adulto que esteja respirando o ar ambiente ao nível do mar. A **hipoxia** é definida como o O$_2$ insuficiente para desempenhar as funções metabólicas normais; a hipoxia geralmente ocorre quando a PaO$_2$ é inferior a 60 mmHg. Existem quatro categorias principais de hipoxia. A primeira, a *hipoxia hipóxica*, é a mais comum. As seis principais condições pulmonares associadas à hipoxia hipóxica – desvio anatômico, desvio fisiológico, FiO$_2$ reduzida, inequivalência ($\dot{V}/\dot{Q}$), anormalidades de difusão e hipoventilação – encontram-se descritas nas seções que se seguem e na Tabela 23.2. Uma segunda categoria é a *hipoxia anêmica*, causada por uma redução na quantidade de hemoglobina funcional em decorrência de uma quantidade demasiadamente pequena de hemoglobina, de existência de hemoglobina anormal ou de interferência na combinação química de oxigênio e hemoglobina (p. ex., intoxicação por monóxido de carbono; ver boxe "Na clínica" a seguir). A terceira categoria é a *hipoxia por hipoperfusão*, também chamada "hipóxia circulatória", decorrente de fluxo sanguíneo baixo (p. ex., débito cardíaco reduzido) e fornecimento reduzido de oxigênio para os tecidos. A *hipoxia histotóxica*, a quarta

TABELA 23.2 Causas da hipoxia hipóxica.

Causa	PaO$_2$	DO$_2$Aa	Resposta da PaO$_2$ ao O$_2$ a 100%
Desvio anatômico	Reduzida	Elevada	Sem alterações significativas
Desvio fisiológico	Reduzida	Elevada	Reduzida
FiO$_2$ reduzida	Reduzida	Normal	Elevada
Baixa relação ventilação/perfusão	Reduzida	Elevada	Elevada
Anormalidade de difusão	Reduzida	Elevada	Elevada
Hipoventilação	Reduzida	Normal	Elevada

DO$_2$Aa, diferença de oxigênio alvéolo-arterial; FiO$_2$, fração inspirada de oxigênio; PaO$_2$, pressão parcial do oxigênio no sangue arterial.

categoria de hipoxia, ocorre quando o maquinário celular que utiliza oxigênio para produzir energia é envenenado, como no envenenamento por cianeto. Nesse caso, a PO$_2$ arterial e a venosa estão normais ou elevadas porque o oxigênio não está sendo utilizado.

NA CLÍNICA

O monóxido de carbono é um subproduto da combustão e pode ser gerado a partir de uma variedade de fontes, como aquecedor de ambiente que utilize combustível, escapamento de automóveis ou edifício em chamas. Os indivíduos expostos a níveis elevados de monóxido de carbono apresentam cefaleia, náusea e tontura. Se a exposição for grave, os indivíduos expostos podem morrer. Na intoxicação por monóxido de carbono, os lábios frequentemente têm uma aparência vermelho-cereja, e a saturação de oxigênio, aferida por um oxímetro de pulso, pode estar falsamente elevada. Mesmo na gasometria arterial, a PAO$_2$ pode estar normal. Entretanto, como o CO liga-se fortemente à molécula de hemoglobina, há pouca hemoglobina disponível para ligar o oxigênio e transportá-lo. Isso resulta em hipoxemia tecidual. Por conseguinte, é imperativo que o médico reconheça um potencial caso de intoxicação por monóxido de carbono e solicite a medição da saturação de oxigênio com o uso de um oxímetro de monóxido de carbono (CO-oxímetro) ou por meio de gasometria arterial. Se o paciente apresentar intoxicação por monóxido de carbono, haverá uma acentuada diferença entre a aferição da saturação de oxigênio por oximetria e aquela realizada com um oxímetro de monóxido de carbono. A gasometria arterial confirmará a elevação da CO-hemoglobina.

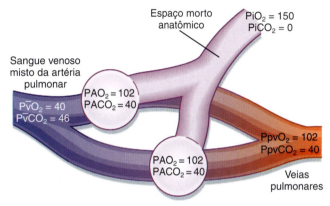

• **Figura 23.8** Modelo simplificado de duas unidades pulmonares paralelas normais. Ambas as unidades recebem iguais volumes de fluxo de ar e sangue adequados ao seu tamanho. As pressões parciais do sangue e dos gases alveolares apresentam valores normais em uma pessoa em posição de repouso ao nível do mar. PACO$_2$, pressão parcial do dióxido de carbono alveolar; PAO$_2$, pressão parcial do oxigênio alveolar; PiCO$_2$, pressão parcial do dióxido de carbono inspirado; PiO$_2$, pressão parcial do oxigênio inspirado; PpvCO$_2$, pressão parcial do dióxido de carbono no sangue venoso portal; PpvO$_2$, pressão parcial do oxigênio no sangue venoso portal; P̄vCO$_2$, pressão parcial do dióxido de carbono no sangue venoso misto; P̄vO$_2$, pressão parcial do oxigênio no sangue venoso misto.

Anormalidades da ventilação/perfusão e desvios

Desvios anatômicos

Uma maneira útil de examinar a relação entre a ventilação e a perfusão é com o modelo unitário hipotético de dois pulmões (ou bipulmonar) (Figura 23.8). Duas "unidades pulmonares" de alvéolos são ventilados, cada um com sangue proveniente do coração. Quando a ventilação é uniforme, metade do gás inspirado vai para cada alvéolo; e, quando a perfusão é uniforme, metade do débito cardíaco vai para cada alvéolo. Nessa unidade normal, a relação ventilação/perfusão de cada um dos alvéolos é a mesma e igual a 1. Os alvéolos são perfundidos por sangue venoso misto desoxigenado e contêm uma PaCO$_2$ mais elevada. A PAO$_2$ é mais alta do que o O$_2$ venoso misto, o que gera um gradiente para o deslocamento do O$_2$ para o sangue. Em contrapartida, o CO$_2$ venoso misto é mais elevado do que a PACO$_2$, o que gera um gradiente para o deslocamento do CO$_2$ para os alvéolos. Note que, nesse modelo ideal, os valores do O$_2$ alveoloarterial não diferem.

Ocorre um desvio anatômico quando o sangue venoso misto contorna a unidade de troca gasosa e vai diretamente para a circulação arterial (Figura 23.9). A ventilação alveolar, a distribuição dos gases alveolares e a composição dos gases são normais, mas a distribuição do débito cardíaco é alterada. Parte do débito cardíaco atravessa o leito capilar pulmonar que supre as unidades de troca gasosa, mas o restante contorna as unidades de troca gasosa e vai diretamente para a circulação arterial. Desse modo, o sangue que contorna a unidade de troca gasosa é *desviado*; e, como o sangue é desoxigenado, esse tipo de desvio é denominado **desvio da direita para a esquerda**. A maioria dos desvios anatômicos se desenvolve no interior do coração e quando o sangue desoxigenado proveniente do átrio ou do ventrículo direitos cruza o septo e se mistura com o sangue proveniente do átrio ou do ventrículo esquerdos. O efeito

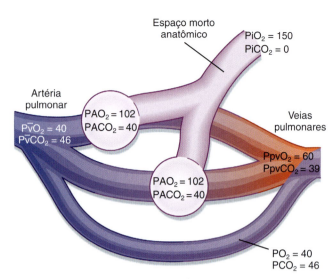

- **Figura 23.9** Desvio da direita para a esquerda. A ventilação alveolar é normal, mas uma parte do débito cardíaco contorna o pulmão e se mistura ao sangue oxigenado. A PaO$_2$ varia de acordo com o tamanho do desvio. PACO$_2$, pressão parcial do dióxido de carbono alveolar; PAO$_2$, pressão parcial do oxigênio alveolar; PiCO$_2$, pressão parcial do dióxido de carbono inspirado; PiO$_2$, pressão parcial do oxigênio inspirado; PpvCO$_2$, pressão parcial do dióxido de carbono no sangue venoso pulmonar; PpvO$_2$, pressão parcial do oxigênio no sangue venoso pulmonar; P$\bar{v}$CO$_2$, pressão parcial do dióxido de carbono no sangue venoso misto; P$\bar{v}$O$_2$, pressão parcial do oxigênio no sangue venoso misto.

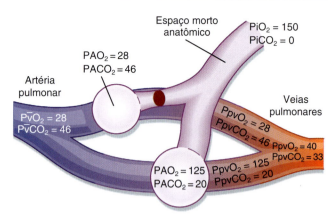

- **Figura 23.10** Esquema de um desvio fisiológico (mistura venosa). Observe a acentuada redução da PAO$_2$ em relação à PCO$_2$. Nesse exemplo, a diferença de oxigênio alvéolo-arterial (DO$_2$Aa) é de 85 mmHg. PACO$_2$, pressão parcial do dióxido de carbono alveolar; PAO$_2$, pressão parcial do oxigênio alveolar; PiCO$_2$, pressão parcial do dióxido de carbono inspirado; PiO$_2$, pressão parcial do oxigênio inspirado; PpvCO$_2$, pressão parcial do dióxido de carbono no sangue venoso pulmonar; PpvO$_2$, pressão parcial do oxigênio no sangue venoso pulmonar; P$\bar{v}$CO$_2$, pressão parcial do dióxido de carbono no sangue venoso misto; P$\bar{v}$O$_2$, pressão parcial do oxigênio no sangue venoso misto. Observe os diferentes níveis de PpvO$_2$ e PpvCO$_2$ nas veias pulmonares que drenam a unidade pulmonar não ventilada (parte superior) e a unidade pulmonar totalmente ventilada (parte inferior). A PpvO$_2$ mista resultante é substancialmente menor do que a PpvO$_2$ da unidade pulmonar totalmente ventilada.

desse desvio da direita para a esquerda é a mistura do sangue desoxigenado com o sangue oxigenado, resultando em graus variáveis de hipoxemia arterial.

Uma característica importante de um desvio anatômico é que, se a pessoa afetada receber O$_2$ a 100% para inspirar, há apenas um aumento mínimo na saturação de oxigênio. O sangue que contorna as unidades de troca gasosa nunca é exposto ao O$_2$ enriquecido e, por essa razão, continua desoxigenado. A PO$_2$ do sangue que não está sendo desviado aumenta e se mistura com o sangue desoxigenado. Desse modo, o grau de hipoxemia persistente em resposta ao conteúdo de O$_2$ a 100% varia de acordo com o volume do sangue desviado. Normalmente, a hemoglobina presente no sangue que perfunde os alvéolos ventilados apresenta-se quase totalmente saturada. Consequentemente, a maior parte do O$_2$ acrescentado apresenta-se em forma de O$_2$ dissolvido (Capítulo 24).

A PaCO$_2$ em um desvio anatômico normalmente não é elevada, embora o sangue desviado contenha um nível elevado de CO$_2$. A razão para isso é que os quimiorreceptores centrais (Capítulo 25) respondem a qualquer elevação do CO$_2$ com o aumento da ventilação e a redução da PaCO$_2$ à faixa normal. Se a hipoxemia for grave, o aumento do *drive* respiratório decorrente da hipoxemia aumenta a ventilação, podendo reduzir a PaCO$_2$ a um nível abaixo da faixa normal.

Desvios fisiológicos

Um desvio fisiológico (também conhecido como *mistura venosa*) pode se desenvolver quando a ventilação das unidades pulmonares é inexistente na presença de uma perfusão contínua (Figura 23.10). Nesse caso, no modelo unitário de dois pulmões (ou bipulmonar), toda a ventilação vai para a outra unidade pulmonar, enquanto a perfusão é igualmente distribuída entre ambas as unidades. Na unidade pulmonar sem ventilação, mas com perfusão, a relação $\dot{V}/\dot{Q}$ é igual a 0. O sangue que perfunde essa unidade mistura-se ao sangue venoso; como não há ventilação, não há troca de gases na unidade e o sangue que sai dessa unidade continua semelhante ao sangue venoso misto. O efeito de um desvio fisiológico sobre a oxigenação é semelhante ao efeito de um desvio anatômico; ou seja, o sangue desoxigenado contorna uma unidade de troca gasosa e se mistura ao sangue arterial. Do ponto de vista clínico, a **atelectasia** (em que parte do pulmão fica desinsuflada ou desaerada) é um exemplo da situação em que a relação $\dot{V}/\dot{Q}$ na região pulmonar é igual a 0, visto que não há ventilação para as unidades pulmonares com atelectasia. As causas da atelectasia são presença de tampões mucosos, edema das vias aéreas, corpos estranhos e tumores nas vias aéreas. A diminuição do esforço inspiratório após cirurgia constitui uma causa comum de atelectasia.

Baixa ventilação/perfusão

A falta de equivalência entre a ventilação e a perfusão é a causa mais frequente de hipoxemia arterial em pessoas com distúrbios respiratórios. No exemplo mais comum, a composição do sangue venoso misto, o fluxo sanguíneo total (débito cardíaco) e a distribuição do fluxo sanguíneo são normais. Entretanto, quando a ventilação alveolar se distribui de maneira irregular entre as duas unidades de troca gasosa (Figura 23.11) e o fluxo sanguíneo se distribui de maneira uniforme, a unidade com ventilação reduzida apresenta uma relação $\dot{V}/\dot{Q}$ menor que 1, enquanto na unidade com maior ventilação a relação $\dot{V}/\dot{Q}$ é maior que 1. Essa situação provoca variações na composição dos gases

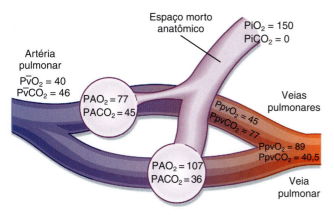

• **Figura 23.11** Efeitos da inequivalência ventilação/perfusão sobre a troca gasosa. A redução da ventilação de uma unidade pulmonar pode ser atribuída à presença de obstrução por muco, edema das vias aéreas, broncoespasmo, corpo estranho ou tumor. PACO$_2$, pressão parcial do dióxido de carbono alveolar; PAO$_2$, pressão parcial do oxigênio alveolar; PiCO$_2$, pressão parcial do dióxido de carbono inspirado; PiO$_2$, pressão parcial do oxigênio inspirado; PpvCO$_2$, pressão parcial do dióxido de carbono no sangue venoso pulmonar; PpvO$_2$, pressão parcial do oxigênio no sangue venoso pulmonar; P$\bar{v}$CO$_2$, pressão parcial do dióxido de carbono no sangue venoso misto; P$\bar{v}$O$_2$, pressão parcial do oxigênio no sangue venoso misto.

alveolares e dos capilares terminais. Tanto o conteúdo arterial de O$_2$ quanto de CO$_2$ são anormais no sangue proveniente da unidade com ventilação reduzida ($\dot{V}/\dot{Q} < 1$). A unidade com maior ventilação ($\dot{V}/\dot{Q} > 1$) apresenta um conteúdo reduzido de CO$_2$ e um conteúdo elevado de O$_2$ porque está sendo superventilado. As PaO$_2$ e PaCO$_2$ efetivas variam de acordo com a contribuição relativa de cada uma dessas unidades para o sangue arterial. O gradiente de O$_2$ alveoloarterial (DO$_2$Aa) é elevado porque a superventilação relativa de uma unidade não compensa totalmente (seja pela adição de O$_2$ extra ou pela remoção do excesso de CO$_2$) a subventilação da outra unidade. A falha na compensação é maior para o O$_2$ do que para o CO$_2$, conforme indicado pela planura da parte superior da curva de dissociação da oxi-hemoglobina, contrastando com a inclinação da curva de dissociação do CO$_2$ (Capítulo 24). Em outras palavras, o aumento da ventilação eleva a PAO$_2$, mas acrescenta pouco conteúdo extra de O$_2$ ao sangue, visto que a hemoglobina está próxima de 100% da saturação nas áreas superventiladas. Este não é o caso do CO$_2$, para o qual a inclinação mais íngreme da curva do CO$_2$ indica a remoção de mais CO$_2$ quando a ventilação aumenta. Portanto, como o CO$_2$ se movimenta por difusão, e desde que se mantenha um gradiente de CO$_2$, ocorre a sua difusão.

Hipoventilação alveolar

A PAO$_2$ é determinada por um equilíbrio entre a taxa de captação e a taxa de reposição de O$_2$ pela ventilação. A captação de oxigênio depende do fluxo sanguíneo pelos pulmões e das demandas metabólicas dos tecidos. Se a ventilação diminuir, a PAO$_2$ diminui e, subsequentemente, a PaO$_2$ cai. Além disso, a VA e a PACO$_2$ estão direta mas inversamente relacionadas. Quando a ventilação cessa, a PACO$_2$ duplica e, por conseguinte, a PaCO$_2$ também (Equação 23.16). A ventilação insuficiente para manter os níveis normais de CO$_2$ é denominada **hipoventilação**. A hipoventilação sempre diminui a PaO$_2$ e aumenta a PaCO$_2$.

Uma das características da hipoventilação é uma DO$_2$Aa normal. A hipoventilação reduz a PAO$_2$, o que, por sua vez, resulta na redução da PaO$_2$. Como a troca gasosa é normal, a DO$_2$Aa permanece normal. A hipoventilação acompanha doenças associadas a uma diminuição do impulso respiratório central e fraqueza dos músculos respiratórios e também está associada ao uso de medicamentos que reduzem o impulso respiratório. Entretanto, na presença de hipoventilação, regiões do pulmão podem ficar desaeradas (áreas de atelectasia) e, nessas regiões, a relação $\dot{V}/\dot{Q}$ é 0. Quando isso ocorre, há elevação da DO$_2$Aa.

Anormalidades de difusão

As anormalidades de difusão do O$_2$ pela barreira alveolocapilar podem resultar em hipoxia arterial. O equilíbrio entre os conteúdos alveolar e capilar de O$_2$ e CO$_2$ estabelece-se rapidamente: em uma fração de tempo necessária para que os eritrócitos transitem pela rede capilar pulmonar. Portanto, nas pessoas normais, quase sempre ocorre o equilíbrio da difusão, mesmo durante o exercício, quando o tempo de trânsito dos eritrócitos pelos pulmões aumenta significativamente. Já foi observado em pessoas normais um aumento da DO$_2$Aa atribuído à difusão incompleta (**desequilíbrio da difusão**) somente durante o exercício realizado em grandes altitudes (≥ 3.000 metros). Mesmo nas pessoas com uma capacidade de difusão anormal, o desequilíbrio da difusão em repouso é incomum, mas pode ocorrer durante períodos de aumento das demandas metabólicas, como exercício ou doença, ou em grandes altitudes. O **bloqueio alveolocapilar**, ou espessamento da barreira hematoaérea, é uma causa incomum de hipoxemia. Mesmo quando a parede alveolar se apresenta espessada, normalmente há tempo suficiente para a difusão gasosa, a menos que o tempo de trânsito dos eritrócitos seja maior. O dióxido de carbono sofre difusão quase 20 vezes mais rapidamente do que o oxigênio. A difusão prejudicada de CO$_2$ raramente é relevante do ponto de vista clínico.

Mecanismos da hipercapnia

Dois importantes mecanismos são responsáveis pelo desenvolvimento da **hipercapnia** (PCO$_2$ elevada): a hipoventilação e a ventilação desperdiçada, ou aumentada, do espaço morto. Como vimos anteriormente, a ventilação alveolar e o conteúdo alveolar de CO$_2$ estão inversamente relacionados. Quando a ventilação cessa, a PACO$_2$ e a PaCO$_2$ duplicam. A hipoventilação sempre diminui a PaO$_2$ e aumenta a PaCO$_2$, resultando, desse modo, em hipoxemia que responde a uma fonte enriquecida de O$_2$. A ventilação do espaço morto é aumentada, quando o fluxo sanguíneo pulmonar é interrompido na presença de uma ventilação normal. Isso é algumas vezes designado como "ventilação desperdiçada". Com mais frequência, é causado por um coágulo sanguíneo (êmbolo pulmonar) que obstrui o fluxo sanguíneo em uma região da circulação pulmonar. O êmbolo interrompe o sangue para as áreas pulmonares com ventilação normal ($\dot{V}/\dot{Q} = \infty$). Nessa situação, a ventilação é desperdiçada, visto que não consegue oxigenar o sangue venoso misto, e essa região passa a constituir um espaço morto fisiológico. As regiões perfundidas remanescentes do pulmão recebem todo o fluxo sanguíneo (a perfusão regional é aumentada) e ventilação normal (a ventilação regional é inalterada). Em consequência, ocorre "hipoventilação" relativa à medida que a relação $\dot{V}/\dot{Q}$ diminui. Se não ocorrer compensação, a $PaCO_2$ aumenta e a PaO_2 diminui. No entanto, a compensação após um êmbolo pulmonar tem início quase imediato; ocorre uma broncoconstrição local e a distribuição da ventilação é transferida para as áreas perfundidas. Consequentemente, as variações do conteúdo arterial de CO_2 e O_2 são minimizadas.

Efeito do conteúdo de oxigênio a 100% sobre as anormalidades dos gases do sangue arterial

Uma das maneiras de se distinguir um desvio da direita para a esquerda de outras causas de hipoxemia é quando a pessoa respira O_2 a 100% durante aproximadamente 15 minutos por meio de uma máscara descartável. Quando a pessoa inspira O_2 a 100%, todo o N_2 contido nos alvéolos é substituído por O_2. Portanto, a PAO_2, de acordo com a equação do ar alveolar (Equação 23.13), é calculada da seguinte maneira:

Equação 23.20

$$PAO_2 = [1 \times (P_b - PH_2O)] - PaCO_2/0,8$$
$$= [1 \times (760 - 47)] - 40/0,8$$
$$= 713 - 50$$
$$= 663\,mmHg$$

Em um pulmão normal, a PAO_2 aumenta rapidamente e gera o gradiente de transferência de O_2 para o sangue capilar. Essa condição está associada a um acentuado aumento da PaO_2 (Tabela 23.2). Da mesma forma, durante um período de 15 minutos de respiração de O_2 a 100%, mesmo as áreas com uma relação $\dot{V}/\dot{Q}$ muito baixa desenvolvem uma alta pressão de O_2 alveolar à medida que o N_2 é substituído pelo O_2. Na existência de uma perfusão normal para essas áreas, verifica-se um gradiente de troca gasosa e o sangue dos capilares terminais é altamente

enriquecido com O_2. Em contrapartida, na presença de um desvio da direita para a esquerda, a oxigenação não é corrigida porque o sangue venoso misto continua a fluir pelo desvio e se mistura ao sangue que perfunde as unidades normais. O sangue pouco oxigenado do desvio reduz o conteúdo arterial de O_2 e mantém a DO_2Aa. Uma DO_2Aa elevada durante um estudo adequadamente conduzido com O_2 a 100% significa a presença de um desvio (anatômico ou fisiológico); a magnitude da DO_2Aa pode ser utilizada para quantificar a proporção do débito cardíaco desviada.

Diferenças regionais

As diferenças regionais de ventilação e perfusão e a relação entre a ventilação e a perfusão foram abordadas anteriormente neste capítulo. Também foram descritos os efeitos das diversas anormalidades fisiológicas (p. ex., desvio, inequivalência $\dot{V}/\dot{Q}$ e hipoventilação) sobre os níveis arteriais de O_2 e CO_2. Além disso, vale ressaltar que, como a relação $\dot{V}/\dot{Q}$ varia nas diferentes regiões dos pulmões, o sangue dos capilares terminais proveniente dessas regiões contém diferentes níveis de O_2 e CO_2. A Figura 23.7 mostra essas diferenças, que demonstram a complexidade dos pulmões. Primeiro, devemos recordar que o volume pulmonar no ápice é menor do que o na base. Conforme anteriormente descrito, a ventilação e a perfusão são menores no ápice do que na base, mas as diferenças de perfusão são maiores do que as diferenças de ventilação. Portanto, a relação $\dot{V}/\dot{Q}$ é alta no ápice e baixa na base. Essa diferença das relações ventilação/perfusão está associada a uma diferença do conteúdo alveolar de O_2 e CO_2 entre o ápice e a base. No ápice, a PAO_2 é mais elevada e a $PACO_2$ é mais baixa do que na base, o que resulta em diferenças no conteúdo desses gases nos capilares terminais. A PO_2 dos capilares terminais é mais baixa e, por consequência, o conteúdo de O_2 é menor no leito, dos capilares terminais da base dos pulmões do que no do ápice. Além disso, nessas regiões, há uma significativa variação no pH do sangue dos capilares terminais devido à variação do conteúdo de CO_2. Durante o exercício, o fluxo sanguíneo para o ápice aumenta e torna-se mais uniforme nos pulmões; consequentemente, a diferença entre o conteúdo dos gases no ápice e na base dos pulmões diminui com o exercício.

Pontos-chave

1. O volume de ar nas vias aéreas de condução é denominado *espaço morto anatômico*. A ventilação do espaço morto varia inversamente em relação ao volume corrente. O volume total de gases em cada respiração que não participam da troca gasosa é denominado *espaço morto* fisiológico, que inclui o espaço morto anatômico e o espaço morto resultante dos alvéolos ventilados mas não perfundidos.

2. A soma das pressões parciais de um gás é igual à pressão total. A pressão parcial de um gás ($P_{gás}$) é igual à fração do gás contida na mistura gasosa ($F_{gás}$) multiplicada pela pressão total (P_{total}). As vias aéreas de condução não participam da troca gasosa. Consequentemente, as pressões parciais do O_2, do N_2 e do vapor de água no ar umidificado permanecem inalteradas nas vias aéreas até que os gases alcancem os alvéolos.

3. A pressão parcial do O_2 nos alvéolos é fornecida pela equação do ar alveolar (Equação 23.13). Essa equação é utilizada para calcular a DO_2Aa, uma medida útil do conteúdo arterial anormal de O_2.

4. A relação entre a produção de CO_2 e a ventilação alveolar é definida pela equação do dióxido de carbono alveolar (Equação 23.14). Existe uma relação inversa entre a $PACO_2$ e a V_A independentemente da quantidade expirada de CO_2. Nos pulmões normais, a $PaCO_2$ é rigorosamente regulada pelo centro respiratório do tronco encefálico, de modo a permanecer constante em torno de 40 mmHg.

5. Em razão dos efeitos da gravidade, existem diferenças regionais de ventilação e perfusão. A relação ventilação/perfusão ($\dot{V}/\dot{Q}$) é definida como a relação entre a ventilação e o fluxo

sanguíneo. Em um pulmão normal, a relação global ventilação/perfusão é de aproximadamente 0,8. Quando a ventilação excede a perfusão, a relação ventilação/perfusão é maior que 1 ($\dot{V}/\dot{Q} > 1$); e, quando a perfusão excede a ventilação, a relação ventilação/perfusão é menor que 1 ($\dot{V}/\dot{Q} < 1$). A relação $\dot{V}/\dot{Q}$ no ápice do pulmão é alta (a ventilação é elevada em relação a um fluxo sanguíneo muito pequeno), enquanto na base do pulmão, a relação $\dot{V}/\dot{Q}$ é baixa. Nas pessoas com pulmões normais que estejam respirando ar ambiente, a DO_2Aa é inferior a 15 mmHg; o limite máximo da faixa normal é de 25 mmHg.

6. A circulação pulmonar é um sistema de baixa pressão e baixa resistência. O recrutamento de novos capilares e a dilatação das arteríolas sem elevação da pressão são características singulares dos pulmões e permitem ajustes durante o estresse, como no caso do exercício. A resistência vascular pulmonar é a variação pressórica da artéria pulmonar (P_{PA}) para o átrio esquerdo (P_{LA}) dividida pelo débito cardíaco (Q_T). Essa resistência é cerca de 10 vezes menor do que na circulação sistêmica.

7. Existem quatro categorias de hipoxia (hipoxia hipóxica, hipoxia anêmica, hipoxia por difusão e hipoxia histotóxica) e seis mecanismos de hipoxia hipóxica e hipoxemia: desvio anatômico, desvio fisiológico, FiO_2 reduzida, inequivalência $\dot{V}/\dot{Q}$, anormalidades de difusão e hipoventilação.

8. Existem dois mecanismos do desenvolvimento da hipercapnia: aumento da ventilação do espaço morto e hipoventilação.

24

Transportes de Oxigênio e de Dióxido de Carbono

OBJETIVOS DO APRENDIZADO

Após a conclusão deste capítulo, o estudante será capaz de responder às seguintes questões:

1. Quais são os princípios básicos da difusão de gases e como eles afetam a absorção e a expiração de O_2 e CO_2?
2. Quais são os mecanismos dos transportes químicos de O_2 e de CO_2 no sangue?
3. Qual é a diferença entre as curvas de dissociação de O_2 e de CO_2? Como essas diferenças promovem o fornecimento de O_2 aos tecidos e a remoção de CO_2?
4. Qual é a diferença entre limitação de perfusão e limitação de difusão? Por que a difusão de O_2 e de CO_2 é considerada limitada pela perfusão e por que a do CO é considerada limitada pela difusão?
5. O que significa um deslocamento para a esquerda ou para a direita da curva de dissociação da oxi-hemoglobina?
6. Qual é a diferença entre as curvas de dissociação da oxi-hemoglobina e da carboxi-hemoglobina? Qual é a importância clínica dessas diferenças?
7. Qual é a diferença entre deslocamento do cloreto e o efeito Haldane no transporte de CO_2?

Os sistemas respiratório e circulatório funcionam juntos para transportar oxigênio (O_2) dos pulmões para os tecidos a fim de manter a atividade celular normal e para transportar dióxido de carbono (CO_2) dos tecidos para os pulmões para fins de expiração (Figura 24.1). Para aumentar a captação e o transporte desses gases entre os pulmões e os tecidos, desenvolveram-se mecanismos especializados (p. ex., ligação de O_2 com hemoglobina e transporte de CO_2 em forma de HCO_3^-) que permitem que a captação de O_2 e a expiração de CO_2 ocorram simultaneamente. Para entender os mecanismos envolvidos no transporte desses gases, devem ser levadas em consideração as propriedades da difusão gasosa e os mecanismos de transporte e fornecimento.

Difusão gasosa

A circulação dos gases pelo sistema respiratório ocorre predominantemente por meio de difusão. Os sistemas respiratório e circulatório apresentam várias características anatômicas e fisiológicas exclusivas para facilitar a difusão gasosa: (1) amplas áreas de superfície para a troca gasosa (alveolar com o leito capilar pulmonar e com o leito capilar no tecido do órgão-alvo) com

curtas distâncias a percorrer, (2) diferenças substanciais de gradiente de pressão parcial e (3) gases com vantajosas propriedades de difusão. O transporte e o fornecimento de O_2 dos pulmões para os tecidos e vice-versa, no caso do CO_2, dependem das leis básicas da difusão gasosa.

Difusão de gases das regiões pulmonares de pressão parcial mais alta para as regiões pulmonares de pressão parcial mais baixa

O processo de difusão gasosa é passivo e similar, quer a difusão ocorra em estado gasoso ou líquido. A taxa de difusão de um gás através de um líquido é descrita pela **lei de Graham**, segundo a qual a taxa é diretamente proporcional ao coeficiente de solubilidade do gás e inversamente proporcional à raiz quadrada de seu peso molecular. O cálculo das propriedades de difusão do O_2 e do CO_2 revela que o CO_2 difunde-se cerca de 20 vezes mais rápido do que o O_2. As taxas de difusão do O_2 dos pulmões para o sangue e do sangue para os tecidos e vice-versa, para o CO_2, são previstas pela **lei de Fick** da difusão gasosa (Figura 24.2). A lei de Fick estabelece que a difusão de um gás através de uma membrana permeável ($\dot{V}$) é proporcional ao coeficiente de difusão do gás (D), à área de superfície da membrana (A) e ao gradiente de pressão através da membrana ($P_1 - P_2$). É inversamente proporcional à espessura da membrana (T). A razão entre a área de superfície (A) $\times$ coeficiente de difusão (D) e a espessura da membrana (T) (ou A•D/T) representa a condutância de um gás do alvéolo para o sangue. A capacidade de difusão do pulmão (D_L) é a sua condutância (A•D/T) quando considerada para todo o pulmão; portanto, com a equação de Fick, pode-se calcular a D_L da seguinte maneira:

Equação 24.1

$$\dot{V}_{\text{gás}} = A \cdot D \cdot \frac{(P_1 - P_2)}{T}$$

$$\dot{V} = D_L (P_1 - P_2)$$

$$D_L = \frac{\dot{V}}{(P_1 - P_2)}$$

em que $\dot{V}_{\text{gás}}$ = difusão gasosa.

A lei de Fick da difusão poderia ser utilizada para avaliar as propriedades de difusão de O_2 nos pulmões, a não ser pela pressão parcial de oxigênio nos capilares, que não tem como ser aferida. Pode-se vencer essa limitação utilizando-se monóxido

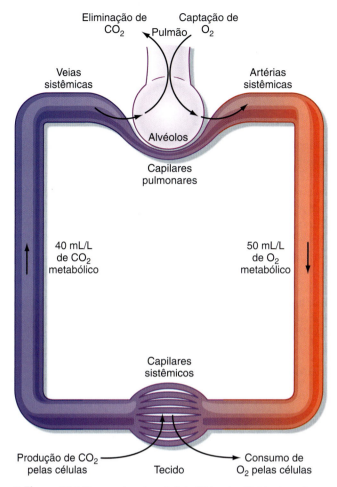

• **Figura 24.1** Transportes de oxigênio (O_2) e de dióxido de carbono (CO_2) nos sangues arterial e venoso. O oxigênio do sangue arterial é transferido dos capilares arteriais para os tecidos. A figura mostra as taxas de fluxo de O_2 e de CO_2 para 1 L de sangue.

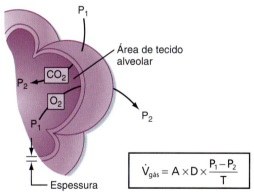

• **Figura 24.2** De acordo com a lei de Fick, a difusão de um gás através de uma lâmina de tecido ($\dot{V}_{gás}$) está diretamente relacionada à área de superfície (A) do tecido, à constante da difusão (D) do gás específico e à diferença da pressão parcial ($P_1 - P_2$) do gás de cada lado do tecido, e inversamente relacionada à espessura tecidual (T).

de carbono (CO), em vez de O_2. Como o CO tem baixa solubilidade na membrana capilar, a taxa de equilíbrio de CO no capilar é baixa e a pressão parcial do CO no sangue capilar permanece próxima a 0. Por outro lado, a solubilidade do CO no sangue é alta. Portanto, a única limitação para a difusão do CO é a membrana alveolocapilar, e daí o CO ser um gás útil para o cálculo da D_L. A pressão parcial nos capilares (P_2 na Equação 24.1) é essencialmente igual a 0 para o CO e, por essa razão, a D_L pode ser aferida a partir da difusão do monóxido de carbono ($\dot{V}CO$) e da pressão parcial média do CO nos alvéolos; ou seja,

Equação 24.2

$$\dot{V}_{CO} = D_L CO(P_1 - P_2), \text{ou}$$

$$D_L CO = \frac{\dot{V}_{CO}}{(P_1 - P_2)}, \text{ e já que } P_2 \text{ é essencialmente zero,}$$

$$D_L CO = \frac{\dot{V}_{CO}}{(P_1)}$$

em que $D_L CO$ = capacidade de difusão pulmonar para o monóxido de carbono

A avaliação da $D_L CO$ passou a ser uma aferição clássica da barreira de difusão da membrana alveolocapilar e é útil no diagnóstico diferencial de determinadas doenças pulmonares obstrutivas, como o enfisema. Embora a exposição a altos níveis de gás monóxido de carbono possa ser tóxica, nos testes de difusão de gases, a exposição total ao CO é insignificante.

NA CLÍNICA

Um paciente com fibrose pulmonar intersticial (uma doença pulmonar restritiva) inspira CO a 0,3% de uma única vez do volume residual para a capacidade pulmonar total, segura a respiração por 10 segundos e, em seguida, expira. Depois de descartar o gás expirado do espaço morto, é coletada uma amostra representativa do gás alveolar do final da expiração. A pressão alveolar média do CO é de 0,1 mmHg, e 0,25 mL se CO são absorvidos. A capacidade de difusão para o CO nesse paciente é

$$D_L = \frac{\dot{V}CO}{PACO}$$

$$= 0{,}25 \text{ mL/10 segundos} \times \frac{60 \text{ segundos/minuto}}{0{,}1 \text{ mmHg}}$$

$$= 15 \text{ mL/minuto/mmHg}$$

A faixa normal para a $D_L CO$ é de 20 a 30 mL/minuto/mmHg. Os pacientes com fibrose pulmonar intersticial apresentam uma resposta inflamatória inicial nos alvéolos com subsequente formação de cicatriz no espaço intersticial. A inflamação e a cicatriz substituem os alvéolos e diminuem a área de superfície para que a difusão gasosa ocorra, resultando na redução da $D_L CO$. Essa é uma clássica característica de determinados tipos de doença pulmonar restritiva.

A troca de oxigênio e dióxido de carbono no pulmão é limitada pela perfusão

Os diferentes gases têm fatores de solubilidade diferentes. Os gases insolúveis no sangue (gases anestésicos, como o óxido nitroso e o éter) não se combinam quimicamente com as proteínas do sangue e se equilibram rapidamente entre o gás alveolar e o sangue. O equilíbrio ocorre em menos tempo do que o 0,75 a 1 segundo pelo qual os eritrócitos (hemácias ou glóbulos vermelhos) passam pelo leito capilar (o tempo de trânsito capilar). A difusão dos gases insolúveis entre o gás alveolar e o sangue é considerada **limitada pela perfusão** porque a pressão parcial do gás contido no sangue que sai dos capilares alcança o equilíbrio com o gás alveolar e é limitada somente pela quantidade de sangue que perfunde os alvéolos. Por outro lado, o gás **limitado pela difusão**, como o CO, apresenta baixa solubilidade na membrana alveolocapilar, mas alta solubilidade no sangue devido à sua alta afinidade com a **hemoglobina** (Hgb). Essas características impedem o equilíbrio do CO entre o gás alveolar e o sangue durante o tempo de trânsito dos eritrócitos.

A alta afinidade do CO com a Hgb permite a absorção de grandes quantidades de CO pelo sangue com pouco ou nenhum aumento considerável de sua pressão parcial. Os gases quimicamente ligados à Hgb não exercem pressão parcial no sangue. Assim como o CO, tanto o CO_2 quanto o O_2 têm solubilidade relativamente baixa na membrana alveolocapilar, mas alta solubilidade no sangue em função de sua capacidade de ligação à Hgb. Entretanto, a taxa de equilíbrio desses gases é suficientemente rápida para que ocorra o equilíbrio total durante o tempo de trânsito dos eritrócitos no interior dos capilares. O equilíbrio do O_2 e do CO_2 normalmente ocorre em 0,25 segundo. Consequentemente, a transferência de O_2 e CO_2 é limitada pela perfusão. A pressão parcial de um gás limitada pela difusão (p. ex., do CO) não alcança o equilíbrio com a pressão alveolar durante o tempo que passa nos capilares (Figura 24.3). Embora com uma taxa de difusão no sangue maior do que o O_2, o CO_2 tem uma relação de solubilidade membrana-sangue mais baixa e, consequentemente, leva aproximadamente o mesmo tempo para alcançar o equilíbrio no sangue.

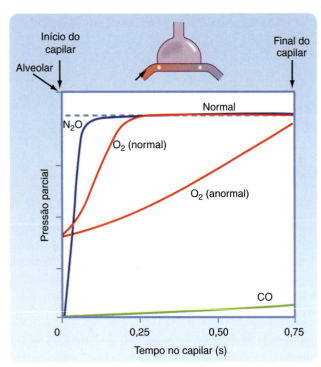

• **Figura 24.3** Relação entre a captação de óxido nitroso (N_2O), monóxido de carbono (CO) e O_2 no sangue, a pressão parcial desses gases e o tempo de trânsito do eritrócito no capilar sanguíneo. A pressão parcial dos gases limitados pela perfusão (N_2O e O_2) é equilibrada com a pressão alveolar antes da saída desses gases do capilar. Em contrapartida, a pressão parcial do CO, um gás limitado pela difusão, não atinge o equilíbrio com a pressão alveolar. Em raras condições, a captação do O_2 pode ser limitada pela difusão.

A limitação da difusão do O_2 e do CO_2 ocorreria se os eritrócitos passassem menos de 0,25 segundo no leito capilar. Isso é o que ocasionalmente ocorre com os atletas muito bem condicionados durante o exercício vigoroso e com pessoas saudáveis que se exercitam em grandes altitudes.

Transporte de oxigênio

O transporte do oxigênio no sangue ocorre de duas formas: O_2 dissolvido em plasma e O_2 ligado à Hgb. A forma dissolvida é aferida clinicamente em uma amostra dos gases do sangue arterial como a pressão parcial do oxigênio arterial (PaO_2). Somente um pequeno percentual do O_2 contido no sangue apresenta-se na forma dissolvida e a sua contribuição para o transporte do O_2 em condições normais é quase desprezível. Entretanto, o O_2 dissolvido pode tornar-se um fator significativo em condições de hipoxemia grave. A ligação do O_2 à Hgb para formar a **oxi-hemoglobina** nos eritrócitos é o mecanismo primário de transporte de O_2. A Hgb não ligada ao O_2 é conhecida como *deoxi-hemoglobina* ou *Hgb reduzida*. A capacidade do sangue de transportar O_2 é aumentada 65 vezes pela sua capacidade de ligação à Hgb.

Hemoglobina

A Hbg é a principal molécula transportadora de O_2. A molécula de Hgb é uma proteína com dois componentes importantes: quatro grupos heme não proteicos, cada um contendo ferro na forma reduzida (Fe^{++}), que é o sítio de ligação do O_2, e uma parte globínica, que consiste em quatro cadeias polipeptídicas. Adultos normais têm duas cadeias α-globina e duas cadeias β-globina (HgbA), enquanto crianças com menos de 6 meses têm predominantemente Hgb fetal (HgbF), que consiste em duas cadeias α e duas cadeias γ. Essa diferença na estrutura da HgbF aumenta a sua afinidade com o O_2 e auxilia no seu transporte através da placenta. Além disso, a HgbF não é inibida pelo 2,3-bisfosfoglicerato (2,3-BPG), um produto da glicólise, o que aumenta ainda mais a captação de O_2.

A ligação do O_2 à Hgb altera sua capacidade de absorver luz e é responsável pela alteração da cor entre o sangue arterial oxigenado (vermelho vivo) e o sangue venoso desoxigenado (vermelho-azulado de coloração escura). A ligação e a dissociação do O_2 da Hgb ocorrem em milissegundos, facilitando, desse modo, o transporte do O_2, uma vez que os eritrócitos passam apenas 0,75 segundo nos capilares. Existem aproximadamente 280 milhões de moléculas de Hgb por eritrócito, o que constitui um eficiente mecanismo de transporte do O_2. A mioglobina, uma proteína no músculo estriado com estrutura e função semelhantes às da Hgb, contém apenas uma unidade da molécula de Hgb; ela auxilia na transferência do O_2 do sangue para as células musculares e no armazenamento de O_2, o que é particularmente importante nas condições críticas de privação de O_2.

As anormalidades da molécula de Hgb decorrem das mutações que afetam a sequência dos aminoácidos (*i. e.*, doença das células falciformes) ou da disposição espacial das cadeias polipeptídicas da porção globínica e, por consequência, alteram a função normal. Compostos como o CO, os nitritos (óxido nítrico) e os cianetos são capazes de oxidar a molécula de ferro do grupo heme, que passa do estado ferroso reduzido (Fe^{++}) ao estado férrico (Fe^{+++}), diminuindo a capacidade do O_2 de se ligar à Hgb.

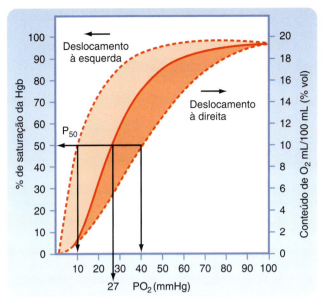

• **Figura 24.4** Curva de dissociação da oxi-hemoglobina mostrando a relação entre a pressão parcial do oxigênio (PO$_2$) no sangue e o percentual de sítios de ligação da hemoglobina (Hgb) ocupados por moléculas de oxigênio (percentual de saturação). A hemoglobina adulta (HgbA) fica cerca de 50% saturada com oxigênio em uma PO$_2$ de 27 mmHg, 90% em uma de 60 mmHg, e cerca de 98% em uma de 100 mmHg. A P$_{50}$ é a pressão parcial em que a Hgb se apresenta 50% saturada em O$_2$. Quando a curva de dissociação do O$_2$ se desloca para a direita, a P$_{50}$ aumenta. Quando a curva se desloca para a esquerda, a P$_{50}$ diminui.

Curva de dissociação da oxi-hemoglobina

Nos alvéolos, a maior parte do O$_2$ do plasma difunde-se rapidamente para os eritrócitos, ligando-se quimicamente à Hgb. Esse processo é reversível, de modo que a Hgb rapidamente disponibiliza seu O$_2$ para os tecidos através de uma difusão passiva (a concentração de O$_2$ na Hgb diminui). A curva de dissociação da oxi-hemoglobina ilustra a relação entre a PO$_2$ no sangue e o número de moléculas de O$_2$ ligadas à Hgb (Figura 24.4). A forma em S da curva demonstra a dependência da saturação da Hgb da PO$_2$, especialmente em pressões parciais inferiores a 60 mmHg. A importância clínica do segmento plano da curva de dissociação da oxi-hemoglobina (> 60 mmHg) é que uma queda da PO$_2$ dentro de uma ampla faixa de pressões parciais (100 a 60 mmHg) tem um efeito mínimo sobre a saturação da Hgb, que permanece em 90 a 100%, um nível suficiente para o transporte e o fornecimento normais de O$_2$. A importância clínica do segmento íngreme (< 60 mmHg) da curva é que uma grande quantidade de O$_2$ é liberada da Hgb com apenas uma pequena variação da PO$_2$, o que facilita a liberação e a difusão do O$_2$ para os tecidos. O ponto da curva em que a Hgb está 50% saturada com O$_2$ é chamado P$_{50}$ e é igual a 27 mmHg em adultos normais.

Fatores fisiológicos que deslocam a curva de dissociação da oxi-hemoglobina

A curva de dissociação da oxi-hemoglobina pode deslocar-se para a direita ou para a esquerda sob diversas condições clínicas (Figura 24.5). A curva é deslocada para a direita quando a afinidade da Hgb com o O$_2$ diminui, aumentando a dissociação do O$_2$. Essa

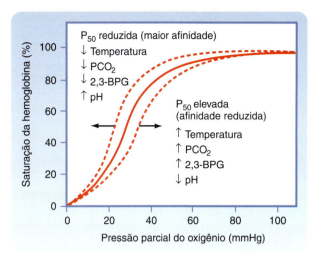

• **Figura 24.5** Fatores responsáveis pelo deslocamento da curva de dissociação da oxi-hemoglobina para a direita (afinidade reduzida da Hgb com o O$_2$) ou para a esquerda (maior afinidade). 2,3-BPG, 2,3-bisfosfoglicerato; PCO$_2$, pressão parcial do dióxido de carbono.

NA CLÍNICA

Na condição homozigota hereditária conhecida como *doença das células falciformes*, as pessoas afetadas sofrem uma substituição dos aminoácidos (ácido glutâmico por valina) na cadeia β da molécula de Hgb, criando uma Hgb das células falciformes (HgbS) que, quando não ligada ao oxigênio (deoxi-hemoglobina ou Hgb dessaturada), é capaz de se transformar em um material gelatinoso rígido que distorce a forma bicôncava normal do eritrócito, conferindo-lhe uma forma crescente ou falciforme. Essa mudança de aparência da forma esférica para a forma falciforme aumenta a tendência do eritrócito em formar trombos ou coágulos que obstruem os pequenos vasos e cria uma condição clínica conhecida como *episódio agudo da doença das células falciformes*. Os sintomas desse episódio variam dependendo do local da obstrução (p. ex., no cérebro, acidente vascular cerebral [AVC]; nos pulmões, infarto pulmonar) e geralmente estão associados a dor intensa. O baço é um local comum de obstrução/infarto, e a consequente lesão compromete a capacidade imune das pessoas afetadas, tornando-as suscetíveis a infecções recorrentes. Na forma homozigota, essa condição reduz a expectativa de vida do portador; todavia, as pessoas com a forma heterozigota são resistentes à malária. Portanto, uma pessoa com alelos heterozigotos tem uma vantagem de sobrevivência nas regiões do mundo em que a malária é prevalente, o que pode explicar por que a mutação das células falciformes foi preservada ao longo da evolução. A maior afinidade da HgbF com o O$_2$ confere vantagens às pessoas com doença das células falciformes, uma vez que as células não se dessaturam tanto quando o O$_2$ é liberado da Hgb para os tecidos e, portanto, têm menos probabilidade de sofrer deformação falciforme. A doença das células falciformes é mais prevalente entre pessoas afrodescendentes, podendo ser observada também em pessoas de etnia hispânica, turca, asiática e outros grupos étnicos.

condição resulta na ligação reduzida da Hgb ao O$_2$ em determinada PO$_2$, o que provoca o aumento da P$_{50}$. Quando a afinidade da Hgb com o O$_2$ aumenta, a curva desloca-se para esquerda, o que provoca a redução da P$_{50}$. Nesse estado, a dissociação do O$_2$ e o seu fornecimento aos tecidos são inibidos. Os deslocamentos da curva de dissociação para a direita ou para a esquerda produzem pouco efeito quando ocorrem em pressões parciais de O$_2$ dentro da faixa normal (80 a 100 mmHg). Entretanto, em pressões parciais de O$_2$ abaixo de 60 mmHg (parte íngreme da curva), os deslocamentos da curva de dissociação da oxi-hemoglobina podem influenciar drasticamente o transporte de O$_2$.

Concentração de íon hidrogênio e dióxido de carbono

As variações na concentração de íon hidrogênio no sangue (pH) deslocam a curva de dissociação da oxi-hemoglobina. O aumento da produção de CO$_2$ pelos tecidos e a sua liberação no sangue resultam na geração de íon hidrogênio (H$^+$) e redução do pH. Isso desloca a curva de dissociação para a direita, o que tem um efeito benéfico na medida em que auxilia na liberação de O$_2$ da Hgb para difusão em tecidos metabolicamente ativos. O deslocamento da curva de dissociação para a direita deve-se à redução do pH e a um efeito direto do CO$_2$ sobre a Hgb. Por outro lado, à medida que o sangue passa pelos pulmões, o CO$_2$ é expirado, resultando no aumento do pH, o que, por sua vez, provoca o deslocamento da curva de dissociação da oxi-hemoglobina para a esquerda. Esse efeito do CO$_2$ sobre a afinidade da Hgb com o O$_2$ é conhecido como **efeito Bohr** e serve para aumentar a captação de O$_2$ nos pulmões e o seu fornecimento para os tecidos. O aumento da temperatura do corpo, como ocorre durante o exercício, desloca a curva de dissociação da oxi-hemoglobina para a direita e permite a liberação de mais O$_2$ para os tecidos, onde o O$_2$ é necessário em resposta a um aumento da demanda metabólica. Durante o tempo frio, a redução da temperatura do corpo, especialmente nas extremidades (lábios, dedos das mãos e dos pés, e orelhas), provoca o deslocamento da curva de dissociação do O$_2$ para a esquerda (maior afinidade com a Hgb). Nesse caso, a PaO$_2$ pode ser normal, mas a liberação de O$_2$ para essas extremidades não é facilitada.

2,3-Bisfosfoglicerato

Os eritrócitos maduros não contêm mitocôndrias e, por isso, dependem da glicólise anaeróbia. Grandes quantidades de um intermediário metabólico, o 2,3-BPG, formam-se nos eritrócitos durante a glicólise, e a afinidade da Hgb com o O$_2$ diminui à medida que o nível de 2,3-BPG aumenta. Consequentemente, a curva de dissociação da oxi-hemoglobina desloca-se para a direita. Embora os sítios de ligação do 2,3-BPG e do O$_2$ sejam diferentes na molécula de Hgb, a ligação do 2,3-BPG cria um efeito alostérico que inibe a ligação do O$_2$. As condições que aumentam o 2,3-BPG são a hipoxia, a redução da Hgb e o aumento do pH. Já foram observados níveis reduzidos de 2,3-BPG em amostras de sangue armazenadas, um possível problema para os recebedores de transfusão devido à maior afinidade da Hgb com o O$_2$, o que inibe o fornecimento de O$_2$ para os tecidos.

Hemoglobina fetal

Como vimos anteriormente, a HgbF tem mais afinidade com o O$_2$ do que a Hgb adulta, razão pela qual a curva de dissociação da oxi-hemoglobina desloca-se para a esquerda.

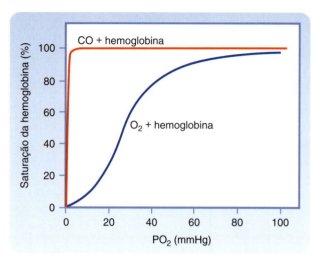

• **Figura 24.6** As curvas de dissociação da oxi-hemoglobina e da carboxi-hemoglobina ilustram claramente a maior afinidade que o monóxido de carbono (CO) tem com a Hgb em comparação com o O$_2$.

Monóxido de carbono

O CO liga-se ao grupo heme da molécula de Hgb no mesmo sítio que o O$_2$ e forma a **carboxi-hemoglobina** (HgbCO). Uma importante diferença entre a capacidade do CO e a do O$_2$ de se ligarem à Hgb é ilustrada pela comparação das curvas de dissociação da oxi-hemoglobina e da carboxi-hemoglobina. A afinidade do CO com a Hgb é cerca de 200 vezes maior do que a do O$_2$ para a Hgb (Figura 24.6). Consequentemente, pequenas quantidades de CO podem influenciar muito a ligação do O$_2$ à Hgb. Na presença do CO, a afinidade da Hgb com o O$_2$ é maior, o que provoca o deslocamento da curva de dissociação para a esquerda, impedindo ainda mais o descarregamento e o fornecimento de O$_2$ para os tecidos. À medida que a PCO do sangue se aproxima de 1 mmHg, todos os sítios de ligação da Hgb são ocupados por CO e a Hgb não consegue se ligar ao O$_2$. Essa situação não é compatível com a vida e é causa de morte nos casos de intoxicação por CO. Nas pessoas saudáveis, a HgbCO ocupa 1 a 2% dos sítios de ligação da Hgb; entretanto, nos fumantes e nas pessoas que residem em áreas com alta densidade de tráfego urbano, a ocupação dos sítios de ligação à Hgb pode subir para 10%. Níveis acima de 5 a 7% são considerados perigosos. As fontes potenciais de CO incluem a fumaça de um prédio em chamas, a exposição a sistemas de aquecimento internos com ventilação deficiente, a utilização de churrasqueiras a gás ou carvão em ambientes inadequadamente ventilados e o uso de motores movidos a gasolina (incluindo motores de automóveis) em espaços fechados. O tratamento de indivíduos com níveis elevados de CO consiste na retirada do indivíduo da fonte de CO e, em seguida, na administração de altas concentrações de O$_2$ para deslocar o CO da Hgb. A elevação da pressão ambiente acima da pressão atmosférica por meio do uso de uma câmara barométrica aumenta substancialmente a tensão de O$_2$.

Outro gás, o óxido nítrico, tem grande afinidade (200 mil vezes mais do que o O$_2$) com a Hgb e liga-se irreversivelmente à Hgb no mesmo sítio que o O$_2$. As células endoteliais sintetizam o óxido nítrico, que tem potentes propriedades vasodilatadoras. Por essa razão, o óxido nítrico é utilizado para fins terapêuticos como inalante nos pacientes com hipertensão pulmonar como forma de reduzir a pressão arterial pulmonar. Embora a intoxicação por óxido nítrico não seja comum, o médico deve ter cautela ao administrar terapia com óxido nítrico por longos períodos. O óxido nítrico pode oxidar a molécula de ferro o grupo heme, transformando-a do estado ferroso reduzido (Fe^{++}) para o estado férrico oxidado (Fe^{+++}). Essa reação converte a hemoglobina em metemoglobina, o que reduz a sua capacidade de liberar oxigênio. A metemoglobinemia pode ser detectada por CO-oximetria ou por gasometria arterial.

Saturação, conteúdo e fornecimento de oxigênio

Cada molécula de Hgb pode ligar-se a quatro átomos de O_2 e cada grama de Hgb pode ligar-se a 1,34 mL de O_2. O termo **saturação de O_2** (SO_2) refere-se à quantidade de O_2 ligada à Hgb em relação à quantidade máxima de O_2 (100% da capacidade de O_2) que pode se ligar à Hgb. Com 100% da capacidade de O_2, os grupos heme das moléculas de Hgb apresentam-se totalmente saturados com O_2, e com 75% da capacidade, três dos quatro grupos heme são ocupados. A ligação do O_2 a cada grupo heme aumenta a afinidade da molécula de Hgb para ligar uma quantidade adicional de O_2. O conteúdo de O_2 no sangue é a soma do O_2 ligado à Hgb com o O_2 dissolvido. O conteúdo de oxigênio diminui na presença de maior concentração de CO_2 e CO e nas pessoas com anemia (Figura 24.7).

O fornecimento de oxigênio dos pulmões para os tecidos depende de vários fatores, entre os quais o débito cardíaco, o conteúdo de Hgb no sangue e a capacidade do pulmão de oxigenar o sangue. Nem todo o O_2 transportado pelo sangue é descarregado no nível tecidual. O O_2 efetivo extraído do sangue pelo tecido é a diferença entre o conteúdo arterial de O_2 e o conteúdo venoso de O_2 multiplicada pelo débito cardíaco. Em condições normais, a Hgb deixa o tecido 75% saturado com O_2, e apenas cerca de 25% são, de fato, utilizados pelos tecidos. A hipotermia, o relaxamento da musculatura esquelética e o aumento do débito cardíaco reduzem a extração de O_2. Em contrapartida, a redução do débito cardíaco, a anemia, a hipertermia e o exercício aumentam a extração de O_2.

A **hipoxia tecidual** é uma condição em que o O_2 disponível para as células é insuficiente para manter o metabolismo aeróbio adequado. Consequentemente, o metabolismo anaeróbio é estimulado e resulta na elevação dos níveis de lactato e H^+ causando acidose metabólica. O resultado efetivo pode levar a uma significativa redução do pH sanguíneo. Nos casos de hipoxia grave, os membros, os dedos dos pés e as pontas dos dedos das mãos podem apresentar uma coloração cinza-arroxeada (**cianótica**) em decorrência da falta de O_2 e dos níveis elevados de deoxi-hemoglobina. Existem quatro tipos principais de hipoxia tecidual (hipoxia hipóxica, hipoxia circulatória, hipoxia anêmica, hipoxia histotóxica), que são abordados em detalhes no Capítulo 23.

Eritropoiese

A oxigenação tecidual depende da concentração de Hgb e, portanto, do número de eritrócitos disponíveis na circulação. A produção de eritrócitos (**eritropoiese**) na medula óssea é controlada pelo hormônio **eritropoietina**, sintetizado nos rins pelas células intersticiais corticais. Embora os níveis de Hgb normalmente sejam muito estáveis, o fornecimento reduzido de O_2, a concentração muito baixa de Hgb e a baixa PaO_2 estimulam a secreção de eritropoietina. Essa condição aumenta a produção de eritrócitos. A doença renal crônica lesiona as células intersticiais corticais e, consequentemente, suprime a sua capacidade de sintetizar eritropoietina, causando anemia e redução da Hgb por falta de eritropoietina. O tratamento de reposição da eritropoietina com o uso de epoetina alfa ou darbepoietina alfa aumenta efetivamente a produção de eritrócitos.

Transporte de dióxido de carbono

Metabolismo da glicose e produção de dióxido de carbono

O CO_2 é produzido a uma razão de aproximadamente 200 mL/minuto em condições saudáveis, e normalmente 80 moléculas de CO_2 são expiradas dos pulmões a cada 100 moléculas de O_2 que entram no leito capilar. A relação entre o CO_2 expirado e a captação de O_2 é conhecida como **razão de troca respiratória** e, em condições normais, é de 0,8 (80 moléculas de CO_2 para 100 moléculas de O_2). Essa relação é semelhante no compartimento do tecido para o compartimento do sangue, onde é conhecida como **quociente respiratório**.

O corpo aumentou as suas capacidades de armazenamento de CO_2 em comparação com o O_2, daí a PaO_2 ser muito mais sensível às variações de ventilação do que a $PaCO_2$. Enquanto a PaO_2 depende de vários fatores, além da ventilação alveolar, a $PaCO_2$ arterial depende exclusivamente da ventilação alveolar e da produção de CO_2. Existe uma relação inversa entre a ventilação alveolar e a $PaCO_2$.

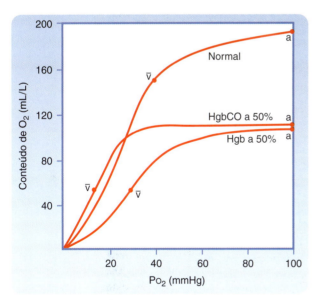

• **Figura 24.7** Uma comparação das curvas de conteúdo de O_2 em três condições mostra por que a carboxi-hemoglobina (HgbCO) reduz drasticamente o sistema de transporte de O_2. A HgbCO a 50% constitui a ligação da metade da Hgb circulante com o monóxido de carbono (CO). As curvas da hemoglobina a 50% e da HgbCO a 50% mostram a mesma redução do conteúdo de O_2 no sangue arterial. Entretanto, o CO produz um profundo efeito na redução da pressão parcial de oxigênio na circulação venosa. A figura indica os pontos arterial (a) e venoso misto (v̄) de débito cardíaco constante.

Transportes de bicarbonato e de dióxido de carbono

No sangue, o CO_2 é transportado nos eritrócitos basicamente como bicarbonato (HCO_3^-), mas também como CO_2 dissolvido e como complexos carbamino-proteicos (*i.e.*, o CO_2 liga-se às proteínas plasmáticas e à Hgb; Figura 24.8). Depois que se dissemina pelo tecido e entra no plasma, o CO_2 rapidamente se dissolve. A reação do CO_2 com o H_2O para formar ácido carbônico (H_2CO_3) é o principal mecanismo de produção de HCO_3^- nos eritrócitos, visto que o H_2CO_3 pode se dissociar em H^+ e HCO_3^-:

Equação 24.3
$$CO_2 + H_2O \rightleftharpoons H_2CO_3 \rightleftharpoons H^+ + HCO_3^-$$

Normalmente, a reação é lenta; todavia, é catalisada nos eritrócitos pela enzima **anidrase carbônica**. O HCO_3^- dissemina-se a partir do eritrócito em desvio por Cl^- em um processo conhecido como **ponte de cloreto**, que ajuda a célula a manter o seu equilíbrio osmótico. Essa reação química (Figura 24.8) é reversível e pode ser deslocada para a direita para gerar mais HCO_3^- em resposta à entrada de mais CO_2 no sangue a partir dos tecidos, ou pode ser deslocada para a esquerda à medida que o CO_2 é expirado nos pulmões, reduzindo os níveis de HCO_3^-. O H^+ livre é rapidamente tamponado nos – ao se ligar à Hgb. O tamponamento do H^+ é fundamental para manter a reação na direção à síntese do HCO_3^-; os altos níveis de H^+ livre (baixo pH) provocam o deslocamento da reação para a esquerda.

Regulação da concentração de íon hidrogênio e equilíbrio ácido-básico

A concentração de H^+ (pH) gera um efeito significativo sobre muitos processos metabólicos no interior das células, e a regulação do pH é essencial para a homeostase normal. No contexto clínico, o pH sanguíneo é aferido para avaliar a concentração de H^+. A faixa normal do pH é de 7,35 a 7,45 e é mantido pelos pulmões, rins e sistemas de tamponamento químico. No sistema respiratório, a conversão de CO_2 em HCO_3^-, ilustrada a seguir, é um importante mecanismo de tamponamento e regulação da concentração de H^+ (pH):

Equação 24.4
$$CO_2 + H_2O \rightleftharpoons H_2CO_3 \rightleftharpoons H^+ + HCO_3^-$$
(com produção de hidrogênio)
$$H^+ + Hgb \rightleftharpoons H \times Hgb$$

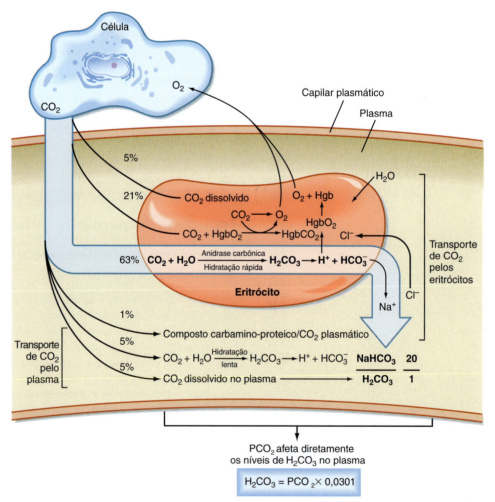

• **Figura 24.8** Mecanismos de transporte do CO_2 no sangue. O mecanismo predominante por intermédio do qual o CO_2 é transportado das células teciduais para os pulmões é em forma de ânion bicarbonato (HCO_3^-). H_2CO_3, ácido carbônico; HgbO, oxi-hemoglobina; $NaHCO_3$, bicarbonato de sódio.

À medida que a PACO$_2$ varia, a concentração de HCO$_3^-$ e H$_2$CO$_3$ também se altera, bem como a PaCO$_2$.

Utiliza-se a **equação de Henderson-Hasselbach** para calcular como as alterações no CO$_2$ e no HCO$_3^-$ afetam o pH:

Equação 24.5

$$pH = pK' + \frac{\log[HCO_3^-]}{\alpha PCO_2}$$

em que α = solubilidade (0,03 a 37°C) e pK' é 6,1. Portanto

Equação 24.6

$$pH = 6{,}1 + \frac{\log[HCO_3^-]}{0{,}03 \times PCO_2}$$

Nessas equações, a quantidade de CO$_2$ é determinada a partir da PCO$_2$ e de sua solubilidade (α) em solução. Para o plasma a 37°C, α tem um valor de 0,03. Além disso, pK' é o logaritmo negativo da constante de dissociação global para a reação e tem um valor logarítmico de 6,1 para o plasma a 37°C.

A hiperventilação aguda decorrente de exercício ou da ansiedade reduz a PCO$_2$ e, desse modo, provoca a elevação do pH (alcalose respiratória; ver Equação 24.6). Por outro lado, se a PCO$_2$ aumentar em razão de uma hipoventilação resultante de superdosagem de um depressor respiratório, o pH diminui (acidose respiratória). Os desequilíbrios ácido-básicos são causados também por distúrbios metabólicos, como a acidose metabólica (p. ex., acidose lática, cetoacidose e insuficiência renal) e a alcalose metabólica (p. ex., hipocalemia, hipocloremia, vômitos, uso de antiácidos que contenham bicarbonato, hiperaldosteronismo e, raramente, administração de altas doses de esteroides.

Curva de dissociação do dióxido de carbono

Ao contrário do O$_2$, a curva de dissociação do CO$_2$ no sangue é linear e está diretamente relacionada com a PCO$_2$ (Figura 24.9). O grau de saturação da Hgb com O$_2$ tem um efeito importante na curva de dissociação do CO$_2$. Embora o O$_2$ e o CO$_2$ se liguem

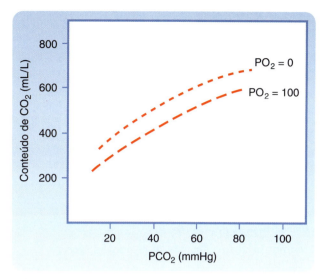

• **Figura 24.9** Curvas de equilíbrio do CO$_2$ nos sangues arterial e venoso. O sangue venoso é capaz de transportar mais CO$_2$ do que o sangue arterial em qualquer PCO$_2$. Em comparação com a curva de equilíbrio da HgbO$_2$, as curvas do CO$_2$ são essencialmente linhas retas entre uma PCO$_2$ de 20 mmHg e uma PCO$_2$ de 80 mmHg. Os *tracejados longos* representam a curva de equilíbrio arterial; os *tracejados curtos* representam a curva de equilíbrio venoso.

à Hgb em diferentes sítios, a Hgb desoxigenada tem maior afinidade com o CO$_2$ do que a Hgb oxigenada. Consequentemente, o sangue desoxigenado (sangue venoso) capta livremente e transporta mais CO$_2$ do que sangue arterial oxigenado. A Hgb desoxigenada forma mais facilmente compostos carbaminos e também liga com mais facilidade o H$^+$ livre liberado durante a formação de HCO$_3^-$. O efeito das alterações na saturação da oxi-hemoglobina sobre a relação entre o conteúdo de CO$_2$ e a PCO$_2$ é conhecido como **efeito Haldane** e é revertido nos pulmões quando o O$_2$ é transportado dos alvéolos para os eritrócitos. Esse efeito é ilustrado pelo deslocamento da curva de dissociação do CO$_2$ para a esquerda no sangue venoso em comparação com o sangue arterial.

Pontos-chave

1. Os gases (óxido nitroso, éter, hélio) cujo equilíbrio ar-sangue é rápido são limitados pela perfusão; os gases (CO) com equilíbrio ar-sangue lento são limitados pela difusão. Em condições normais, a troca de O$_2$ e CO$_2$ é limitada pela perfusão, podendo, no entanto, ser limitada pela difusão em estados avançados de doença.
2. O principal mecanismo de transporte do O$_2$ no sangue está no eritrócito ligado à Hgb, e o do CO$_2$ está nos eritrócitos em forma de HCO$_3^-$.
3. A reação reversível do CO$_2$ com o H$_2$O para formar H$_2$CO$_3$, com a sua subsequente dissociação do HCO$_3^-$ e do H$^+$, é catalisada pela enzima anidrase carbônica no interior dos eritrócitos e constitui o principal mecanismo de geração de HCO$_3^-$.
4. A curva de dissociação do O$_2$ tem forma de S. Na área de platô (> 60 mmHg), a elevação ou a redução da PO$_2$ tem apenas um efeito mínimo sobre a saturação da Hgb, ou seja, de 100% para 90%, o que garante a saturação adequada da Hgb dentro de uma ampla faixa de valores da PO$_2$.
5. A curva de dissociação do CO$_2$ é linear e está diretamente relacionada com a PCO$_2$. A PCO$_2$ depende exclusivamente da produção de CO$_2$ e da ventilação alveolar.
6. A via do CO$_2$ para o HCO$_3^-$ exerce um papel fundamental na regulação dos íons H$^+$ e na manutenção do equilíbrio ácido-básico no corpo.
7. A oxigenação dos tecidos depende da Hgb presente nos eritrócitos e, subsequentemente, do número (e da produção) de eritrócitos, que é controlado pelo hormônio eritropoietina. O baixo fornecimento de O$_2$, a alta concentração de Hgb e a baixa PaO$_2$ estimulam a secreção de eritropoietina nos rins.
8. A hipoxia tecidual ocorre quando as quantidades de O$_2$ fornecidas aos tecidos são insuficientes para manter o nível normal de metabolismo aeróbio.

25

Controle da Respiração

OBJETIVOS DO APRENDIZADO

Após a conclusão deste capítulo, o estudante será capaz de responder às seguintes questões:

1. Como a ventilação é controlada pelo sistema nervoso central?
2. Como os quimiorreceptores centrais e periféricos fornecem retroalimentação para a regulação da ventilação?
3. De que maneira os quimiorreceptores e os mecanorreceptores pulmonares são semelhantes e diferentes na regulação da respiração?
4. Como determinadas circunstâncias, como exercício ou exposição a grandes altitudes, alteram o impulso (*drive*) respiratório?
5. De que maneira a apneia obstrutiva do sono difere da apneia central do sono?

As pessoas respiram sem pensar, podendo voluntariamente modificar o seu padrão de respiração e, até mesmo, segurar a respiração. O controle da ventilação inclui a produção e a regulação da respiração rítmica pelo centro respiratório no tronco encefálico. O padrão respiratório rítmico pode ser alterado em resposta a estímulos provenientes de receptores sistêmicos e dos centros cerebrais superiores. Do ponto de vista mecânico, a respiração tem como objetivos minimizar o trabalho e, do ponto de vista fisiológico, manter e regular o O_2 (PaO_2) e o CO_2 ($PaCO_2$) no sangue arterial. Outro objetivo da respiração é manter o equilíbrio ácido-básico mediante a regulação da $PaCO_2$. A respiração automática começa no nascimento. No útero, a placenta – não os pulmões – é o órgão da troca gasosa no feto. As suas microvilosidades interdigitam-se com a circulação uterina materna e o transporte da PaO_2 e a remoção da $PaCO_2$ do feto ocorrem por difusão passiva pela circulação materna.

Controle ventilatório: visão geral

Existem quatro locais principais de controle ventilatório: (1) o **centro de controle respiratório**, (2) os **quimiorreceptores centrais**, (3) os **quimiorreceptores periféricos** e (4) os **mecanorreceptores pulmonares/nervos sensoriais**. O centro de controle respiratório está localizado no bulbo do tronco encefálico e é composto por vários núcleos que geram e modificam o ritmo ventilatório básico. Esse centro consiste em duas partes principais: (1) um gerador do padrão ventilatório, que determina o padrão rítmico; e (2) um integrador, que controla a geração

do padrão, processa as informações provenientes dos centros cerebrais superiores e quimiorreceptores, e controla a taxa e a amplitude do padrão de ventilação. As informações dirigidas ao integrador originam-se dos centros cerebrais superiores, tais como o córtex cerebral, o hipotálamo, o sistema límbico (com as amígdalas) e o cerebelo.

Os quimiorreceptores centrais estão localizados no sistema nervoso central, imediatamente abaixo da superfície ventrolateral do bulbo. Esses quimiorreceptores centrais detectam alterações de PCO_2 e pH do líquido cerebrospinal, ou cefalorraquidiano, modulando a ventilação. Os quimiorreceptores periféricos estão localizados nas células especializadas do arco aórtico (**corpos aórticos**) e na bifurcação das artérias carótidas interna e externa (**corpos carotídeos**), no pescoço. Esses quimiorreceptores periféricos agem como sensores da PaO_2, da $PaCO_2$ e do pH do sangue arterial, e fornecem informações de volta para os núcleos integradores do bulbo através dos nervos vagos e dos nervos do seio carotídeo, que são ramificações dos nervos glossofaríngeos. Os mecanorreceptores pulmonares e a estimulação dos nervos sensoriais, em resposta à insuflação pulmonar ou à estimulação provocada por substâncias irritantes ou pela liberação de mediadores locais nas vias aéreas, modificam o padrão de ventilação.

O estímulo coletivo do centro de controle respiratório para os neurônios motores localizados no corno ventral da coluna vertebral controla os músculos da respiração e determina o padrão rítmico automático da respiração. Os neurônios motores localizados na região cervical da coluna vertebral controlam a atividade do diafragma através dos **nervos frênicos**, enquanto os demais neurônios motores localizados na região torácica da coluna controlam os músculos intercostais e os músculos acessórios da respiração.

Diferentemente da respiração automática, a respiração voluntária não passa pelo centro de controle respiratório do bulbo. A atividade neural que controla a respiração voluntária origina-se no córtex motor e a sinalização passa diretamente aos neurônios motores da coluna através dos **tratos corticospinais**. Os neurônios motores dos músculos respiratórios agem como o local final de integração dos controles voluntário (trato corticospinal) e automático (tratos ventrolaterais) da ventilação. O controle voluntário desses músculos compete com influências automáticas no nível dos neurônios motores espinais, e essa competição pode ser demonstrada pela retenção da respiração. No início da retenção da respiração, o controle voluntário domina os neurônios motores espinais. Entretanto, à medida que se continua a segurar a respiração, o controle automático da ventilação acaba suplantando o esforço voluntário e limitando a duração da retenção da respiração. Os neurônios motores inervam também os músculos das vias aéreas superiores. Esses neurônios localizam-se no bulbo, próximo ao centro de controle respiratório, e inervam as vias aéreas superiores através dos nervos cranianos. Quando ativados, eles dilatam a faringe e as grandes vias aéreas no início da inspiração.

Resposta ao dióxido de carbono

A ventilação também é regulada por $PaCO_2$, PaO_2 e pH no sangue arterial. A $PaCO_2$ é o mais importante desses reguladores. Tanto a frequência quanto a profundidade da respiração são controladas de modo a manter a $PaCO_2$ próximo a 40 mmHg. Em uma pessoa normal acordada, há uma elevação linear da ventilação quando a $PaCO_2$ alcança e excede 40 mmHg (Figura 25.1). O *drive* ventilatório ou a reposta às alterações da $PaCO_2$ podem ser reduzidos pela hiperventilação e por medicamentos que deprimem o centro respiratório e diminuem a resposta ventilatória tanto ao CO_2 quanto ao O_2. Esses medicamentos incluem opiáceos, benzodiazepínicos, barbitúricos e agentes anestésicos. Nesses casos, o estímulo é inadequado para estimular os neurônios motores que inervam os músculos da respiração. O centro respiratório é deprimido também durante o sono. Além disso, a resposta ventilatória às alterações da $PaCO_2$ é reduzida se o trabalho respiratório aumentar, o que pode ocorrer nas pessoas com doença pulmonar obstrutiva crônica (DPOC). Esse efeito acontece basicamente porque o estímulo neural do centro respiratório é menos eficaz para promover a ventilação em virtude da limitação mecânica à ventilação.

As variações da $PaCO_2$ são detectadas pelos quimiorreceptores centrais e periféricos, que transmitem essa informação aos centros respiratórios bulbares. O centro de controle respiratório, então, regula a ventilação minuto e, desse modo, mantém a $PaCO_2$ dentro da faixa normal. Na presença de uma PaO_2 normal, a ventilação aumenta aproximadamente 3 L/minuto a cada elevação de 1 mmHg da $PaCO_2$. A resposta à elevação da $PaCO_2$ aumenta ainda mais quando a PaO_2 está baixa (Figura 25.2A). Em uma PaO_2 baixa, a ventilação é maior em qualquer $PaCO_2$ e o aumento da ventilação para qualquer elevação da $PaCO_2$ é maior. A curva de resposta da ventilação-minuto em função do CO_2 inspirado é denominada *resposta ventilatória* ao CO_2 e é um teste da sensibilidade ao CO_2. É importante reconhecer que essa relação é ampliada pela baixa concentração de O_2 (Figura 25.2B). A sensibilidade à baixa concentração de O_2 aumenta porque diferentes mecanismos são responsáveis por detectar a PaO_2 e a $PaCO_2$ nos quimiorreceptores periféricos. Portanto, a presença tanto do CO_2 elevado pela hipercapnia quanto do O_2 reduzido pela hipoxemia (geralmente chamada *asfixia* na presença de ambas as alterações) tem um efeito aditivo sobre a resposta dos quimiorreceptores e sobre a consequente estimulação ventilatória.

Controle da ventilação: detalhes

Centro de controle respiratório

Quando o encéfalo é transectado experimentalmente entre o bulbo e a ponte, a respiração periódica é mantida, demonstrando, assim, que a ritmicidade natural da respiração origina-se no bulbo. Embora nenhum grupo de neurônios localizados no bulbo tenha sido identificado como o "marca-passo" da respiração, dois núcleos distintos do bulbo estão envolvidos na produção do padrão respiratório (Figura 25.3). Um dos núcleos é o **grupo respiratório dorsal** (GRD), composto pelas células do **núcleo do trato solitário** e localizado na região dorsomedial do bulbo. As células do GRD recebem estímulos aferentes dos nervos cranianos IX e X, que têm origem nas vias aéreas e nos pulmões e constituem a estação de processamento intracraniano inicial desses estímulos aferentes. O segundo grupo é o **grupo respiratório ventral** (GRV), localizado na região ventrolateral do bulbo. O GRV é composto por três grupos celulares: a **porção rostral do núcleo retrofacial**, a **porção caudal do núcleo**

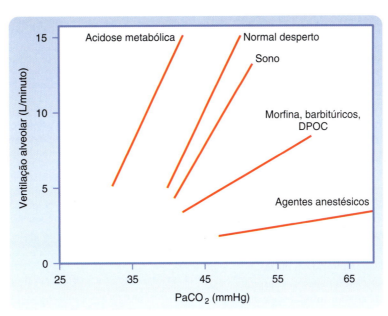

• **Figura 25.1** Relação entre a pressão parcial do dióxido de carbono arterial ($PaCO_2$) e a ventilação alveolar em estados normais despertos, durante o sono, após a ingestão de narcóticos e a anestesia profunda, e na presença de acidose metabólica. As inclinações das curvas da resposta (sensibilidade) e da posição da resposta (limiar, o ponto em que a curva cruza o eixo x [não ilustrado]) alteram-se, o que indica diferenças nas respostas ventilatórias e nos limiares de resposta. DPOC, doença pulmonar obstrutiva crônica.

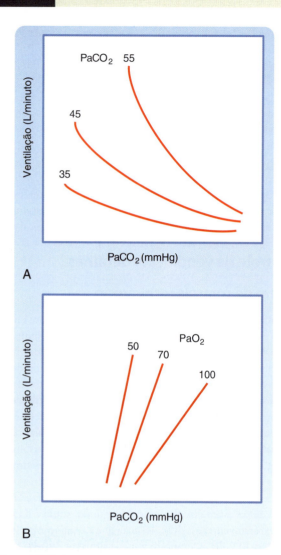

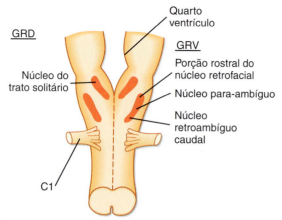

- **Figura 25.2** Os efeitos da hipoxia e da hipercapnia na ventilação à medida que as demais pressões parciais dos gases respiratórios variam. **A.** Em determinada pressão parcial do dióxido de carbono arterial ($PaCO_2$), a ventilação aumenta cada vez mais à medida que a pressão parcial do oxigênio arterial (PaO_2) diminui. Quando se permite que a $PaCO_2$ diminua (a condição normal) durante a hipoxia, há pouca estimulação da respiração até que a PaO_2 caia para abaixo de 60 mmHg. A resposta hipóxica é mediada pelos quimiorreceptores do corpo carotídeo. **B.** A hipoxia aumenta a sensibilidade da resposta ventilatória ao CO_2.

- **Figura 25.3** O centro de controle respiratório está localizado no bulbo, a porção mais primitiva do encéfalo. Os neurônios encontram-se principalmente em duas áreas: o grupo respiratório dorsal (GRD), que consiste no núcleo do trato solitário, e o grupo respiratório ventral (GRV), que consiste na porção rostral do núcleo retrofacial, no núcleo para-ambíguo e na porção caudal do núcleo retroambíguo. C1 refere-se ao primeiro segmento cervical da borda caudal da ponte. O quarto ventrículo cerebral está localizado abaixo do cerebelo e acima e entre a ponte e o bulbo.

retroambíguo e o **núcleo para-ambíguo**. O GRV contém neurônios inspiratórios e expiratórios. O núcleo retrofacial e as células com localização caudal no núcleo retroambíguo são ativos durante a expiração, enquanto as células com localização rostral no núcleo retroambíguo são ativas durante a inspiração. O núcleo para-ambíguo contém neurônios inspiratórios e expiratórios que, através do nervo vago, inervam os músculos laríngeos e faríngeos. Os estímulos originários dessas células têm efeito excitatório em algumas células e inibitório em outras.

No nível do centro de controle respiratório, a inspiração e a expiração acontecem em três fases: uma inspiratória e duas expiratórias (Figura 25.4). A inspiração começa com um aumento abrupto da descarga das células no núcleo do trato solitário, no núcleo retroambíguo e no núcleo para-ambíguo, seguido por um aumento gradual e estável da taxa de disparo durante a inspiração.

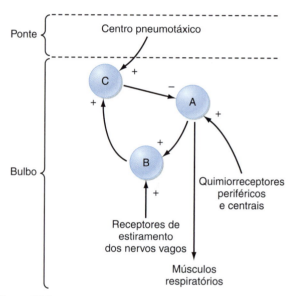

- **Figura 25.4** Diagrama da conexão básica do controlador ventilatório do tronco encefálico. Os sinais do estímulo principal (*setas*) dos conjuntos de neurônios indicam se a resposta é excitatória (+) ou inibitória (−). O conjunto A gera estímulos inspiratórios tônicos para os músculos da respiração. O conjunto B é estimulado pelo conjunto A e gera um estímulo adicional para os músculos da respiração, além de estimular o conjunto C. Outros centros cerebrais alimentam o conjunto C (limiar inspiratório), que envia impulsos inibitórios para o conjunto A. As informações aferentes (*feedback*) provenientes dos diversos sensores atuam em diferentes locais: os quimiorreceptores atuam sobre o conjunto A e as fibras sensoriais intrapulmonares atuam sobre o conjunto B através dos nervos vagos. Um centro pneumotáxico existente na ponte anterior recebe informações do córtex cerebral, podendo atuar sobre o conjunto C.

Essa condição leva à contração progressiva dos músculos respiratórios durante a respiração automática. Ao final da inspiração, um mecanismo de desligamento causa uma acentuada redução do disparo neural, em cujo ponto tem início a expiração. No início da expiração (fase I da expiração), um aumento paradoxal do disparo inspiratório neural desacelera a fase expiratória, aumentando o tônus da musculatura inspiratória e o disparo expiratório neural. Esse disparo inspiratório neural diminui e cessa durante a fase II da expiração. Embora muitos neurônios diferentes presentes no GRD e no GRV estejam envolvidos na ventilação, cada tipo de célula parece ter uma função específica. Por exemplo, o **reflexo de Hering-Breuer** é um reflexo inspiratório inibitório originário dos receptores aferentes de estiramento localizados nos músculos lisos das vias aéreas. O aumento da insuflação pulmonar estimula esses receptores de estiramento e resulta na expiração precoce mediante a estimulação dos neurônios associados à fase de desligamento do controle dos músculos inspiratórios. Consequentemente, a respiração rítmica depende de um *drive* inspiratório contínuo (tônico) originário do GRD e de um *drive* expiratório intermitente (fásico) proveniente do cérebro, do tálamo, dos nervos cranianos e dos tratos sensoriais ascendentes da medula espinhal.

Quimiorreceptores centrais

Um quimiorreceptor é um receptor que responde a uma alteração da composição química do sangue ou de qualquer outro líquido à sua volta. Os quimiorreceptores centrais são células especializadas localizadas na superfície ventrolateral do bulbo. Os quimiorreceptores são sensíveis ao pH do líquido extracelular circundante. Como esse líquido extracelular está em contato com o líquido cerebrospinal (LCS), as alterações do pH do LCS afetam a ventilação atuando sobre esses quimiorreceptores.

O LCS é um ultrafiltrado do plasma secretado continuamente pelo **plexo coroide** e reabsorvido pelas vilosidades aracnoides. Devido ao contato com o líquido extracelular no cérebro, a composição do LCS é influenciada pela atividade metabólica das células na área circundante e pela composição do sangue. Embora o LCS tenha origem no plasma, a sua composição não é a mesma que a do plasma porque a **barreira hematencefálica** está interposta entre o sangue e o LCS (Figura 25.5). A barreira hematencefálica é composta por células endoteliais, músculo liso e as membranas pia e aracnoide, e ela regula a movimentação de íons entre o sangue e o LCS. Além disso, o plexo coroide também determina a composição iônica do LCS transportando íons para dentro e para fora dele. A barreira hematencefálica é relativamente impermeável aos íons H^+ e HCO_3^-, mas é muito permeável ao CO_2. Consequentemente, a PCO_2 do LCS equivale à PCO_2 arterial. O CO_2 é produzido também pelas células do cérebro como um produto do metabolismo. Consequentemente, a PCO_2 no LCS normalmente apresenta alguns milímetros de mercúrio a mais do que a no sangue arterial, de modo que o pH é ligeiramente mais ácido (7,33) no LCS do que no plasma (Tabela 25.1).

Quimiorreceptores periféricos

Os **corpos carotídeos** e **aórticos** são quimiorreceptores periféricos que respondem às variações da PaO_2 (o O_2 dissolvido no plasma, e não o conteúdo total de O_2 no sangue), da $PaCO_2$ e do pH, e transmitem informações aferentes ao centro de controle respiratório. Os quimiorreceptores periféricos são os únicos quimiorreceptores que respondem às variações da PaO_2. Eles também são responsáveis por aproximadamente 40% da resposta ventilatória à $PaCO_2$. Esses quimiorreceptores são

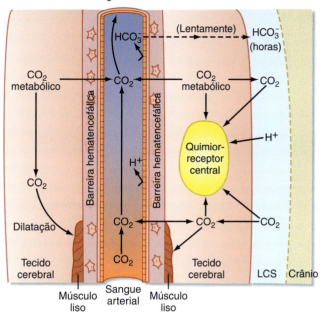

• **Figura 25.5** Dióxido de carbono e barreira hematencefálica. O CO_2 atravessa a barreira hematencefálica e rapidamente alcança o equilíbrio com o CO_2 no líquido cerebrospinal (LCS). Os íons H^+ e HCO_3^- atravessam lentamente a barreira. A pressão parcial do dióxido de carbono arterial ($PaCO_2$) combina-se com o CO_2 gerado pelo metabolismo para dilatar os músculos lisos. Em comparação com o sangue arterial, o pH do LCS é mais baixo e a PCO_2 é mais alta, havendo pouco tamponamento proteico.

TABELA 25.1 Valores normais da composição do líquido cerebrospinal e do sangue arterial.

Parâmetro	Líquido cerebrospinal	Sangue arterial
pH	7,33	7,40
PCO_2 (mmHg)	44	40
HCO_3^- (mEq/L)	22	24

PCO_2, pressão parcial do dióxido de carbono.

pequenas estruturas altamente vascularizadas e consistem em células do tipo I (**glomo**) ricas em mitocôndrias e retículo endoplasmático. Os quimiorreceptores apresentam também vários tipos de grânulos citoplasmáticos (vesículas sinápticas) que contêm diversos neurotransmissores, como dopamina, acetilcolina, noradrenalina e neuropeptídeos. As fibras nervosas aferentes formam sinapses com as células do tipo I e transmitem informações ao tronco encefálico através do nervo do seio carotídeo (corpo carotídeo) e do nervo vago (corpo aórtico).

As células do tipo I atuam basicamente como sensores da PaO_2, da $PaCO_2$ e do pH. Em resposta até mesmo a pequenas reduções da PaO_2, há um aumento da descarga dos quimiorreceptores, o que melhora a respiração. A resposta é forte quando a PaO_2 cai para abaixo de 75 mmHg. Consequentemente, a ventilação é regulada pelas variações do pH arterial e do LCS[1] mediante os efeitos sobre os quimiorreceptores periféricos e centrais (Figura 25.6).

---

[1] N.R.T.: O quimiorreceptor é formado pela célula tipo I do glomo e por células tipo 2, de sustentação.

NO NÍVEL CELULAR

A **equação de Henderson-Hasselbach** relaciona o pH do líquido cerebrospinal (LCS) com a concentração de bicarbonato ([HCO_3^-]) e a PCO_2:

$$pH = PK + \frac{\log[HCO_3^-]}{\alpha \times PCO_2}$$

em que α é o coeficiente de solubilidade (0,03 mmol/L/mmHg) e pK é o logaritmo negativo da constante de dissociação do ácido carbônico (6,1). A equação de Henderson-Hasselbach demonstra que o aumento da PCO_2 do LCS provoca a redução do pH do LCS em qualquer nível de [HCO_3^-]. A redução do pH estimula os quimiorreceptores centrais e, consequentemente, aumenta a ventilação. Portanto, o CO_2 presente no sangue regula a ventilação por meio de seu efeito sobre o pH do LCS. A consequente hiperventilação reduz a $PaCO_2$ e, por conseguinte, a PCO_2 do LCS, o que faz o pH do LCS retornar a um valor normal. Além disso, a vasodilatação cerebral acompanha o aumento da $PaCO_2$, e isto aumenta a difusão do CO_2 para o LCS. Por outro lado, o aumento da [HCO_3^-] no LCS provoca o aumento do seu pH em qualquer $PaCO_2$.

As variações da $PaCO_2$ resultantes das alterações do pH ativam os mecanismos hemeostáticos que retornam o pH a um valor normal. A barreira hematencefálica regula o pH do LCS mediante o ajuste da composição iônica e da [HCO_3^-] do LCS. Essas alterações da [HCO_3^-] no LCS, no entanto, ocorrem lentamente durante um período de várias horas, enquanto as variações da PCO_2 do LCS podem ocorrer em um espaço de minutos. Consequentemente, a compensação das alterações do pH do LCS requer horas para se desenvolver totalmente.

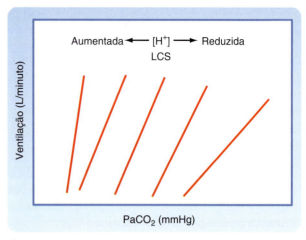

• **Figura 25.6** A resposta ventilatória à pressão parcial do dióxido de carbono arterial ($PaCO_2$) é afetada pela concentração de hidrogênio ([H^+]) no líquido cerebrospinal (LCS) e no líquido intersticial. Durante a acidose metabólica crônica (p. ex., cetoacidose diabética), a [H^+] do LCS aumenta e a reposta ventilatória à $PaCO_2$ inspirada é maior (inclinação mais íngreme). Por outro lado, durante a alcalose metabólica crônica (uma condição relativamente incomum), a [H^+] do LCS é reduzida e a resposta ventilatória à $PaCO_2$ inspirada também (inclinação reduzida). As posições das linhas de resposta também mudam, indicando alteração dos limiares.

Mecanorreceptores pulmonares

Parede torácica e reflexos pulmonares

Vários reflexos originários da parede torácica e dos pulmões afetam a ventilação e os padrões ventilatórios (Tabela 25.2). O **reflexo inspiratório-expiratório de Hering-Breuer**[2] é estimulado pelos aumentos do volume pulmonar, especialmente

---
[2] N.R.T.: Esse reflexo também é conhecido por reflexo de *insuflação ou desinsuflação de Hering-Breuer*, ocorrendo, respectivamente, quando o tecido pulmonar é insuflado ou desinsuflado acentuadamente.

TABELA 25.2 Reflexos no sistema respiratório.

Reflexo	Estímulos	Local de ativação	Tipo de receptor	Efeito
Reflexo de insuflação de Hering-Breuer	Insuflação dos pulmões (máxima)	Músculos lisos das vias aéreas (brônquios, bronquíolos)	Receptor de estiramento, aferente vagal	Inibição do centro apnêustico do bulbo e da ponte, inibindo a inspiração ativa
Reflexo de desinsuflação de Hering-Breuer	Desinsuflação dos pulmões (máxima)	Músculos lisos das vias aéreas (brônquios, bronquíolos)	Receptor de estiramento ou proprioceptor, aferente vagal	Inibição do sinal inibitório do centro respiratório
Reflexo do mergulho	Água fria, possivelmente pressão	Face e mucosa nasal anterior	Quimiorreceptor sinestésico, aferente trigeminal	Apneia, bradicardia, aumento da resistência vascular periférica
Tosse	Irritante inalado (ácido, poeira, gás nocivo, capsaicina)	Traqueia, carina principal, pontos de ramificação das vias aéreas maiores, vias aéreas condutoras proximais	Receptores químicos e provavelmente mecânicos, aferente vagal	Sequência de inspiração, breve fechamento da glote com ativação dos músculos expiratórios, rápida abertura da glote liberando uma expiração vigorosa
Espirro	Irritante químico ou mecânico	Cavidade nasal	Receptores químicos e, provavelmente mecânicos, aferente trigeminal	Fechamento dos olhos, inalação profunda, fechamento da glote durante a expiração forçada, abertura abrupta da glote com fluxo de ar vigoroso pelo nariz e pela boca

NA CLÍNICA

Imagine pegar um avião da cidade de Nova York para Denver. A pressão barométrica em Nova York é de aproximadamente 760 mmHg, enquanto, nas montanhas que circundam Denver, no Colorado, é de 600 mmHg. Ao nível do mar, a PaO_2 é de aproximadamente 95 mmHg e a $PAO_2 = [(760 - 47) \times 0,21] - [40/0,8] = 100$ mmHg (de acordo com a equação do ar alveolar; Capítulo 23). Se a diferença $[DO_2Aa]$ da PO_2 alvéolo-arterial é de 5 mmHg, então $PaO_2 = 100$ mmHg $- 5$ mmHg $= 95$ mmHg. No LCS, o pH pode ser aproximadamente 7,33, a PCO_2 pode ser 44 mmHg ($PaCO_2 + CO_2$ produzidos pelo metabolismo das células cerebrais), e HCO_3^- poderia ser cerca de 22 mEq/L.

Quando chegar em Denver, há uma redução abrupta da pressão parcial do O_2 inspirado (PiO_2): $PiO_2 = (600 - 47) \times 0,21 = 116$ mmHg; também há uma diminuição nas pressões parciais alveolares e arteriais de O_2: $PAO_2 = 116 - (40/0,8) = 66$ mmHg, e $PaO_2 = 61$ mmHg se não houver alteração da DO_2Aa. Essa diminuição no O_2 arterial estimula os quimiorreceptores periféricos e ocorre um aumento da ventilação. O aumento na ventilação diminui a $PaCO_2$ e eleva o pH arterial. O resultado desse aumento na ventilação é minimizar a hipoxemia aumentando a PAO_2. Por exemplo, assuma-se que a $PACO_2$ diminua para 30 mmHg. Então a $PAO_2 = [(600 - 47) \times 0,21] - [30/0,8] = 78$ mmHg, um aumento de 12 mmHg na PAO_2.

A diminuição na $PaCO_2$ também causa redução da PCO_2 do LCS. Como a $[HCO_3^-]$ não é alterada, o pH do LCS aumenta, o que atenua a quantidade de descargas dos quimiorreceptores centrais e diminui sua contribuição para o *drive* ventilatório. Nas próximas 12 a 36 horas, a $[HCO_3^-]$ diminui no LCS, pois as proteínas de transporte ácido-básico na barreira hematencefálica reduzem a $[HCO_3^-]$. Em consequência, o pH do LCS volta ao valor normal. A descarga dos quimiorreceptores centrais aumenta e a ventilação-minuto também é aumentada. Ao mesmo tempo que a $[HCO_3^-]$ no LCS diminui, o HCO_3^- é gradualmente excretado do plasma pelos rins. Isso resulta no retorno gradual do pH arterial aos valores normais. A estimulação adicional dos quimiorreceptores periféricos faz que o pH volte ao normal (os quimiorreceptores periféricos são inibidos pela elevação do pH arterial). Finalmente, 36 horas após aterrissar em local mais alto, a ventilação-minuto aumenta significativamente. Essa resposta tardia é maior que o efeito imediato da hipoxemia na ventilação. Esse aumento adicional na ventilação ocorre pela estimulação de quimiorreceptores periféricos e centrais. Assim, após 36 horas, o pH arterial e do LCS estão se aproximando dos valores normais; a ventilação minuto é aumentada, e a PaO_2 e $PaCO_2$ são reduzidas.

No retorno, quando se aterrissa em Nova York, a PiO_2 retorna ao valor normal, e o estímulo hipóxico para a ventilação é retirado. A PaO_2 volta ao valor normal e a estimulação dos quimiorreceptores periféricos sobre a ventilação diminui. Isso causa um aumento na $[CO_2]$ arterial em direção aos valores normais, o que, por sua vez, causa um aumento na $[CO_2]$ no LCS. Esse aumento está associado a uma diminuição do pH do LCS, assim como a $[HCO_3^-]$ no LCS é reduzida e a ventilação é aumentada. Nas próximas 12 a 36 horas os transportadores ácido-básicos na barreira hematencefálica levam o HCO_3^- de volta ao LCS, e o pH do LCS retorna gradativamente ao valor normal. Do mesmo modo, o pH do sangue diminui e a $PaCO_2$ aumenta porque a $[HCO_3^-]$ arterial cai. Isso estimula os quimiorreceptores periféricos, e a ventilação-minuto permanece aumentada. Nas próximas 12 a 36 horas, a excreção de $[HCO_3^-]$ pelos rins aumenta (Capítulo 36), e o pH arterial e a ventilação-minuto retornam ao nível normal.

aqueles associados ao aumento da frequência ventilatória e do volume corrente. Esse reflexo de estiramento é mediado pelas fibras vagais e, quando provocado, resulta na interrupção da inspiração por meio da estimulação dos neurônios desconectores localizados no bulbo. Esse reflexo é inativo durante a respiração tranquila e parecer ser mais importante em neonatos. A estimulação dos receptores nasais e faciais com água fria ativa o **reflexo do mergulho**. Quando esse reflexo é provocado, ocorre **apneia**, ou interrupção da respiração, e bradicardia. Esse reflexo impede que as pessoas aspirem água nos estágios iniciais de afogamento. A ativação dos receptores localizados no nariz é responsável pelo **reflexo de espirro**.

A **aspiração** ou o **reflexo do espirro** pode ser provocado pela estimulação dos receptores mecânicos da nasofaringe e da faringe. Trata-se de um grande esforço de curta duração que leva o material da nasofaringe para a faringe, onde pode ocorrer a sua deglutição ou expectoração. Os receptores mecânicos responsáveis pelo reflexo do espirro também são importantes para a deglutição na medida em que inibem a respiração e causam o fechamento da laringe. Por razões anatômicas, somente os neonatos são capazes de respirar e engolir simultaneamente, o que permite uma ingestão mais rápida de nutrientes.

A laringe contém receptores superficiais e profundos. A ativação dos receptores superficiais resulta em apneia, tosse e movimentos expiratórios que protegem o trato respiratório inferior da aspiração de material estranho. Os receptores profundos estão localizados nos músculos esqueléticos da laringe e controlam a ativação das fibras musculares, como em outros músculos esqueléticos.

Receptores e reflexos sensoriais

Três importantes tipos de receptores sensoriais localizados na árvore traqueobrônquica respondem a vários estímulos diferentes, e essas respostas resultam em variações nas propriedades mecânicas dos pulmões, em alterações no padrão respiratório e no desenvolvimento de sintomas respiratórios. A inalação de poeira, de gases nocivos e da fumaça de cigarro estimula os **receptores irritantes** localizados na traqueia e nas grandes vias aéreas, os quais transmitem informações através das fibras vagais aferentes mielinizadas. A estimulação desses receptores resulta no aumento da resistência das vias aéreas, apneia reflexa e tosse. Esses receptores são conhecidos também como **receptores de estiramento pulmonar de adaptação rápida**. Os **receptores de estiramento pulmonar de adaptação lenta** respondem à estimulação mecânica e são ativados pela insuflação dos pulmões. Além disso, esses receptores transmitem informações através das fibras vagais aferentes mielinizadas. O aumento do volume pulmonar nas pessoas com DPOC estimula esses receptores de estiramento pulmonar e retarda o início do esforço inspiratório seguinte. Isso explica o longo e lento esforço expiratório nas pessoas afetadas, e é essencial para minimizar a compressão expiratória dinâmica das vias aéreas.

Além disso, os receptores sensoriais especializados localizados no parênquima pulmonar respondem à estimulação química ou mecânica do interstício pulmonar. Denominados **receptores justa-alveolares** (ou **J**), esses receptores transmitem o seu estímulo aferente através das fibras vagais C não mielinizadas, e podem ser responsáveis pela sensação de **dispneia** (falta anormal de ar) e pelos padrões de ventilação rápida e rasa que ocorrem na presença de edema pulmonar intersticial e em alguns estados inflamatórios pulmonares.

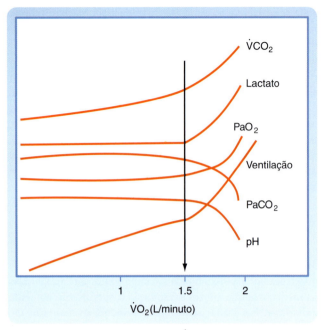

• **Figura 25.7** Consumo de oxigênio ($\dot{V}O_2$) em função das variações metabólicas que ocorrem durante o exercício. O limiar anaeróbio (*seta*) é o ponto em que as variáveis ilustradas se alteram em virtude da acidose lática. $PaCO_2$, pressão parcial do dióxido de carbono arterial; PaO_2, pressão parcial do oxigênio arterial; $\dot{V}CO_2$, consumo de dióxido de carbono.

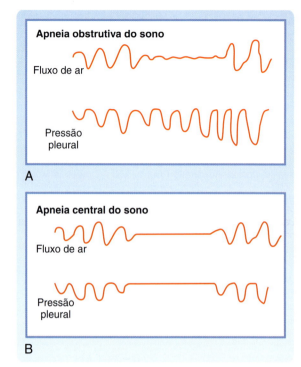

• **Figura 25.8** As duas principais categorias de apneia do sono. **A.** Na apneia obstrutiva do sono, as oscilações da pressão pleural aumentam à medida que o nível de CO_2 se eleva. A resistência ao fluxo de ar é muito alta em decorrência da obstrução das vias aéreas superiores. **B.** A apneia central do sono caracteriza-se pela falta de tentativa de respirar, demonstrada pela ausência de oscilações da pressão pleural.

Os **receptores somáticos** estão localizados também nos músculos intercostais, nas articulações das costelas, nos músculos acessórios da respiração e nos tendões, e respondem às variações de comprimento e tensão dos músculos respiratórios. Embora não controlem diretamente a respiração, esses receptores fornecem informações sobre o volume pulmonar e exercem um papel importante no término da inspiração. Eles são especialmente importantes nas pessoas com elevada resistência das vias aéreas e complacência pulmonar reduzida, visto que podem aumentar a força muscular na mesma respiração. Os receptores somáticos ajudam também a minimizar a distorção da parede torácica durante a inspiração em neonatos, que têm caixa torácica muito complacente.

Exercício

A capacidade de se exercitar depende da capacidade dos sistemas cardíaco e respiratório para aumentar o fornecimento de O_2 para os tecidos e remover o CO_2 do corpo. A ventilação aumenta imediatamente quando o exercício inicia, e esse aumento da ventilação-minuto corresponde de forma muito próxima aos aumentos do consumo de O_2 e da produção de CO_2 que acompanham o exercício (Figura 25.7). A ventilação está linearmente relacionada tanto com a produção de CO_2 quanto com o consumo de O_2 em níveis baixos a moderados (Figura 25.7). Durante a intensidade máxima de exercício, uma pessoa com um bom condicionamento físico é capaz de atingir um consumo de O_2 de 4 L/minuto com um volume de ventilação minuto de 120 L/minuto, o que equivale a quase 15 vezes mais do que o nível de repouso.

O exercício é notável devido à ausência de alterações significativas na concentração de gases no sangue. Exceto no esforço máximo, as variações da $PaCO_2$ e da PaO_2 são mínimas durante o exercício. O pH arterial permanece dentro dos valores normais durante o exercício moderado. Durante o exercício vigoroso, por outro lado, o pH arterial começa a cair à medida que ácidos são liberados dos músculos durante o metabolismo anaeróbio. Essa redução do pH arterial estimula a ventilação desproporcional em relação ao nível do exercício. O nível de exercício em que se inicia a acidose metabólica (lática) é denominado **limiar anaeróbio** (Figura 25.7).

Anormalidades no controle da respiração

O padrão ventilatório pode variar tanto por razões primárias quanto secundárias. Durante o sono, cerca de um terço das pessoas saudáveis apresenta breves episódios de apneia ou hipoventilação sem nenhum efeito significativo sobre a PaO_2 ou a $PaCO_2$. A apneia normalmente dura menos de 10 segundos e ocorre nos estágios mais leves do sono de ondas lentas e do sono de rápidos movimentos oculares (REM). Nas síndromes da **apneia do sono**, a duração da apneia é anormalmente prolongada e altera a PaO_2 e a $PaCO_2$. Existem duas categorias principais de apneia do sono (Figura 25.8). A primeira, a **apneia obstrutiva do sono** (AOS), é a mais comum das síndromes da apneia do sono e ocorre quando as vias aéreas superiores (geralmente a hipofaringe) se fecham durante a inspiração. Embora semelhante ao que ocorre durante o ronco, o processo é mais grave, uma vez que obstrui as vias aéreas e interrompe o fluxo de ar.

A segunda síndrome da apneia do sono é a **apneia central do sono**. Essa variante da apneia ocorre quando o *drive* ventilatório dos neurônios motores respiratórios diminui. As pessoas com

NA CLÍNICA

Os históricos clínicos das pessoas com apneia obstrutiva do sono são muito semelhantes. O cônjuge normalmente relata que a pessoa afetada ronca. O ronco torna-se cada vez mais alto e depois cessa, enquanto a pessoa continua a fazer vigorosos esforços respiratórios (Figura 25.8). Em seguida, a pessoa desperta, adormece novamente e continua o mesmo processo repetidamente durante toda a noite. As pessoas com AOS despertam quando a hipoxemia arterial e a hipercapnia estimulam tanto os quimiorreceptores periféricos quanto os centrais. A respiração é recuperada por um breve período até que ocorra o evento apneico seguinte. As pessoas com AOS apresentam centenas desses eventos durante a noite, os quais interrompem o sono. A condição envolve complicações como privação de sono, policitemia, insuficiência cardíaca direita (*cor pulmonale*) e hipertensão pulmonar decorrente de eventos hipóxicos recorrentes. A AOS é comum em pessoas com obesidade e aquelas com complacência excessiva da hipofaringe, edema das vias aéreas superiores e anormalidades estruturais das vias aéreas superiores.

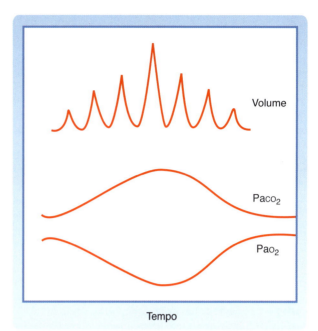

• **Figura 25.9** Na respiração de Cheyne-Stokes, o volume corrente e, por consequência, os níveis gasosos no sangue arterial oscilam. Em geral, a respiração de Cheyne-Stokes é sinal de instabilidade vasomotora, especificamente de baixo débito cardíaco. $PaCO_2$, pressão parcial do dióxido de carbono arterial; PaO_2, pressão parcial do oxigênio arterial.

apneia central do sono apresentam repetidos episódios de apneia todas as noites, durante os quais não fazem nenhum esforço respiratório (Figura 25.8). O grau de hipercapnia e de hipoxemia nas pessoas com apneia central do sono é menor do que naquelas com AOS, mas as mesmas complicações podem ocorrer (p. ex., policitemia) quando a condição é recorrente e grave.

A **respiração de Cheine-Stokes** é outra anormalidade respiratória caracterizada por variáveis volume corrente e frequência respiratória (Figura 25.9). Após um período de apneia, o volume corrente e a frequência respiratória aumentam progressivamente durante várias respirações e depois diminuem gradativamente até que a apneia recomece. Observa-se esse padrão irregular de respiração em pessoas com doenças do sistema nervoso central, traumatismo craniano e pressão intracraniana elevada. Trata-se de uma condição ocasionalmente presente também em pessoas saudáveis durante o sono em grandes altitudes. O mecanismo subjacente à respiração de Cheyne-Stokes é desconhecido; em algumas pessoas, parece ser causado por um lento fluxo sanguíneo cerebral associado a períodos de esforço ventilatório excessivo e insuficiente em resposta a variações da PCO_2.

NA CLÍNICA

A **hipoventilação alveolar central**, também conhecida como *maldição de Ondina*, é uma doença rara em que a respiração voluntária apresenta-se intacta, mas com anormalidades de automaticidade. Trata-se da mais grave das síndromes da apneia central do sono. Consequentemente, as pessoas com hipoventilação alveolar central conseguem respirar, desde que não adormeçam. Para essas pessoas, a ventilação mecânica ou, mais recentemente, o marca-passo diafragmático bilateral (similar ao marca-passo cardíaco), pode salvar-lhes a vida.

A **respiração apnêustica** é outro padrão respiratório anormal caracterizado por períodos sustentados de inspiração separados por breves intervalos de expiração (Figura 25.10C).

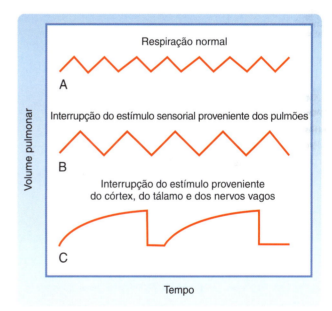

• **Figura 25.10** Alguns padrões respiratórios. **A.** Frequência respiratória normal na faixa de 12 a 20 respirações por minuto. **B.** Quando o estímulo sensorial cessa nos diversos receptores pulmonares (principalmente o estiramento), cada ciclo respiratório prolonga-se e o volume corrente aumenta, de modo que a ventilação alveolar não apresenta alterações significativas. **C.** Quando os estímulos provenientes do córtex cerebral e do tálamo também são eliminados, juntamente com o bloqueio vagal, a atividade inspiratória prolongada é interrompida após vários segundos por breves expirações (apneuse).

O mecanismo subjacente a esse padrão ventilatório parecer ser a perda das atividades inibitórias da inspiração que resulta no aumento do *drive* inspiratório. Às vezes, esse padrão acomete pessoas com lesões do sistema nervoso central.

NA CLÍNICA

A **síndrome da morte súbita do lactente** (SMSL) é a causa mais comum de morte de recém-nascidos no 1º ano de vida após o período neonatal. Embora a causa da síndrome da morte súbita do lactente seja desconhecida, as anormalidades do controle ventilatório, especialmente na sensibilidade ao CO_2, já foram implicadas como possível causa. A prática de colocar o recém-nascido para dormir de barriga para cima (o que reduz a possibilidade de reinspiração de CO_2) reduziu radicalmente (mas não eliminou) a taxa de mortalidade decorrente dessa síndrome.

Pontos-chave

1. O controle ventilatório é composto pelo centro de controle respiratório, pelos quimiorreceptores centrais, pelos quimiorreceptores periféricos e pelos mecanorreceptores pulmonares/nervos sensoriais. A $PaCO_2$ é o principal fator a influenciar a ventilação.

2. O centro de controle respiratório consiste no grupo respiratório dorsal e no grupo respiratório ventral. A respiração rítmica depende de um *drive* inspiratório contínuo (tônico) originário do grupo respiratório dorsal e do estímulo expiratório intermitente (fásico) proveniente do cérebro, do tálamo, dos nervos cranianos e dos tratos sensoriais ascendentes da medula espinhal. Os quimiorreceptores periféricos e centrais respondem às variações da $PaCO_2$ e do pH. Os quimiorreceptores periféricos (corpos carotídeos e aórticos) são os únicos quimiorreceptores que respondem às variações da PaO_2.

3. A hipoxia aguda e a hipoxia crônica afetam a respiração de formas diferentes, uma vez que, na hipoxia crônica, os lentos ajustes da [H^+] do LCS alteram a sensibilidade ao CO_2.

4. Os receptores irritantes protegem o trato respiratório inferior contra a presença de partículas, vapores químicos e fatores físicos basicamente por indução da tosse. Os receptores J das fibras C presentes nas unidades respiratórias terminais são estimulados pela distorção das paredes alveolares (por congestão ou edema pulmonar).

5. As duas anormalidades clínicas mais importantes da respiração são as apneias obstrutiva e central do sono.

6. A PaO_2, a $PaCO_2$ e o pH permanecem dentro dos limites normais durante o exercício moderado; entretanto, durante o exercício vigoroso, o pH cai, estimulando a ventilação, enquanto a PaO_2 e a $PaCO_2$ permanecem relativamente normais.

26

Defesa do Hospedeiro e Metabolismo nos Pulmões

OBJETIVOS DO APRENDIZADO

Após a conclusão deste capítulo, o estudante será capaz de responder às seguintes questões:

1. Como funcionam os componentes do sistema de depuração mucociliar para remover as substâncias e particulados xenobióticos?
2. Como o formato e o tamanho das partículas influenciam o seu padrão de deposição e/ou depuração nas vias aéreas?
3. Quais são os principais mecanismos de deposição de partículas?
4. Como as respostas imunes das mucosas e sistêmicas se assemelham? Como diferem?
5. Quais as características singulares da imunoglobulina A que a tornam apropriada para proteção imunológica no ambiente da mucosa?
6. Quais são os componentes celulares das células imunes inatas e adaptativas no sistema respiratório?

Além de sua função primária de troca gasosa, os pulmões agem como uma barreira essencial entre o mundo exterior e o interior do corpo exercendo funções de defesa do hospedeiro. Os pulmões são também órgãos ativos no metabolismo de compostos xenobióticos e endógenos.

Defesa do hospedeiro

Para lidar com a inalação de substâncias estranhas, o sistema respiratório e, em particular, as vias aéreas de condução desenvolveram características estruturais próprias: o sistema de depuração mucociliar e os mecanismos de respostas imunes adaptativas e inatas.

Sistema de depuração mucociliar

O sistema de depuração mucociliar protege as vias aéreas de condução mediante o aprisionamento e a remoção de vírus e bactérias patogênicos inalados, além de particulados tóxicos e não tóxicos (p. ex., pólen, cinza, poeira mineral, esporos fúngicos e partículas orgânicas) dos pulmões. Esses particulados são inalados a cada inspiração e devem ser removidos. Os três principais componentes do sistema de depuração mucociliar são duas camadas de fluido, conhecidas como camadas *sol* (**fluido periciliar**) e *gel* (**muco**), e os **cílios**, que estão posicionados na superfície das células epiteliais dos brônquios (Figura 26.1). O material inalado é aprisionado na camada viscoelástica (viscosa) de muco, enquanto o fluido aquoso periciliar permite que os cílios se movimentem livremente e estabeleçam um fluxo ascendente para depurar os particulados dos pulmões. Uma depuração eficaz requer tanto a atividade ciliar quanto o balanceamento adequado entre fluido periciliar e muco.

Camada de fluido periciliar

A camada de fluido periciliar é composta pelo fluido seroso não viscoso, que é produzido pelas células epiteliais colunares pseudoestratificadas ciliadas que revestem as vias aéreas. Essas células têm a capacidade de **secretar** fluidos, um processo mediado pela ativação dos canais de íons cloreto (Cl^-) do regulador da condutância transmembranar da fibrose cística (CFTR) (a **secreção de Na^+** segue passivamente entre as células presentes nas junções ocludentes), ou de **reabsorver** fluidos, um processo mediado pela ativação dos canais epiteliais de sódio (ENaC; a **absorção de Cl^-** segue passivamente entre as células presentes nas junções ocludentes). A secreção ou a reabsorção de NaCl estabelece temporariamente um gradiente osmótico no epitélio pseudoestratificado que produz a força motriz para o movimento hídrico passivo. O equilíbrio entre a secreção de Cl^- mediada pelo CFTR e a absorção de Na^+ mediada pelo ENaC é regulado por vários hormônios e determina o volume do fluido periciliar, que, no pulmão saudável, tem 5 a 6 μm de profundidade, um nível ideal para o batimento rítmico dos cílios e a depuração mucociliar.

Camada de muco

A camada de muco está sobre a camada de fluido periciliar e consiste em uma complexa mistura de macromoléculas e eletrólitos. Como a camada de muco está em contato direto com o ar, ela aprisiona as substâncias inaladas, inclusive patógenos. A camada de muco é constituída predominantemente de água (95 a 97%), tem 5 a 10 μm de espessura e é descontínua (*i. e.*, forma ilhas de muco). O muco tem baixa viscosidade e alta elasticidade, e é composto por glicoproteínas com grupos de oligossacarídeos ligados a um esqueleto proteico. As pessoas saudáveis produzem aproximadamente 100 mL de muco por dia. Quatro tipos de células contribuem para a quantidade e a composição da camada de muco: as **células caliciformes** e as **células de Clara** do epitélio traqueobrônquico, e as **células mucosas** e as **células serosas** contidas nas glândulas traqueobrônquicas

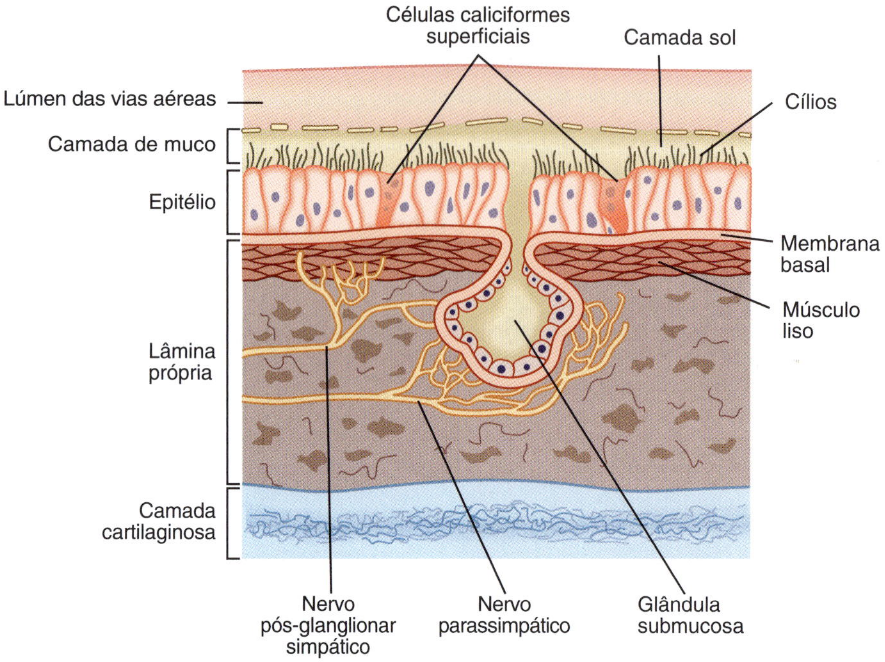

Figura 26.1

Visão geral do revestimento epitelial e da inervação da árvore traqueobrônquica. Os cílios da célula epitelial residem na camada de fluido periciliar, e a camada de muco está em cima. Intercaladas entre as células epiteliais ciliadas, estão as células secretoras superficiais (caliciformes) e as glândulas submucosas. As fibras nervosas simpáticas e parassimpáticas descem para as glândulas submucosas e os músculos lisos.

NA CLÍNICA

A **fibrose cística** (FC) é a doença hereditária letal mais comum entre pessoas brancas. Trata-se de uma doença autossômica recessiva causada por mutações do gene *CFTR*. A FC caracteriza-se por infecção pulmonar bacteriana crônica, declínio progressivo da função pulmonar e morte prematura por volta dos 48 anos. Mais de 2.000 mutações do gene *CFTR* já foram descritas, mas 70% das pessoas afetadas apresentam uma deleção de fenilalanina no códon 508 (F508del-CFTR) em pelo menos um alelo. Essa mutação resulta na ausência de secreção de Cl^- e no aumento da reabsorção de Na^+ mediada pelo ENaC, que, por sua vez, resulta na redução do volume do fluido periciliar.

Um estudo detalhado das diferentes mutações do *CFTR* levou ao conhecimento de diversos fenótipos relacionados à doença, alguns associados à doença mais leve e outros à doença mais grave. Desde a década de 1980, as pesquisas têm elucidado como muitas das mutações comuns do gene *CFTR* causam fibrose cística, o que proporcionou o desenvolvimento de fármacos que têm por alvo mutações específicas e revertem a redução progressiva da função pulmonar. Por exemplo, em uma mutação (G551D-CFTR, que afeta cerca de 5% dos pacientes com FC), o canal de Cl^- CFTR alcança a membrana plasmática das células epiteliais das vias aéreas, mas não secreta Cl^-. Por intermédio da medicina de precisão, um fármaco, o ivacaftor, demonstrou estimular a secreção de Cl^- via G551Ddel-CFTR, melhorando, desse modo, a função pulmonar e reduzindo a taxa de progressão da doença. Quando os alelos são homozigotos para a mutação F508del-CFTR (que afeta cerca de 50% dos pacientes com fibrose cística), o canal de Cl^- CFTR não alcança a membrana plasmática das células epiteliais das vias aéreas.

Em 2015 e 2018, a Food and Drug Administration dos Estados Unidos aprovou terapias farmacológicas combinadas, o lumacaftor/ivacaftor e o tezacaftor/ivacaftor, que demonstraram corrigir o defeito gênico, aumentar a quantidade de F508del-CFTR na membrana plasmática e melhorar o transporte de Cl^-. Mais recentemente, a combinação de elexacaftor/tezacaftor/ivacaftor foi aprovada para o tratamento de mutações adicionais no gene *CFTR*. Tanto a combinação de tezacaftor/ivacaftor quanto a combinação de tezacaftor/ivacaftor foram aprovadas para uso em indivíduos com dois alelos de F508del-CFTR, bem como naqueles com um alelo F508del-CFTR e o outro alelo contendo uma variedade de outras mutações do gene *CFTR*. Clinicamente, esses medicamentos demonstraram melhorar a função pulmonar e diminuir a taxa de declínio da função pulmonar.

submucosas. As células caliciformes, também conhecidas como *células secretoras superficiais*, constituem aproximadamente 15 a 20% do epitélio traqueobrônquico e são encontradas na árvore traqueobrônquica até a 12ª divisão. Em muitas doenças respiratórias, as células caliciformes aparecem mais abaixo na árvore traqueobrônquica; consequentemente, as vias aéreas menores ficam mais suscetíveis à obstrução por tamponamento mucoso. As células caliciformes secretam glicoproteínas neutras e ácidas ricas em ácido siálico em resposta a estímulos químicos. Na presença de infecção ou fumaça de cigarro, ou em pacientes com bronquite crônica, as células caliciformes aumentam em tamanho e número, estendem-se acima da 12ª divisão da árvore traqueobrônquica e secretam abundantes quantidades de muco. As lesões e as infecções aumentam a viscosidade do muco secretado pelas células caliciformes, o que reduz a depuração mucociliar das partículas e patógenos inalados.

TABELA 26.1 Propriedades das células serosas e mucosas da glândula submucosa.

Propriedade	Células serosas	Células mucosas
Localização	Extremo distal	Intermediária a distal
Grânulos	Pequenos, eletrodensos	Grandes, eletrolucentes
Glicoproteínas	Neutras Lisozima, lactoferrina	Ácidas
Hormônios	Alfa-adrenérgicos > beta-adrenérgicos	Beta-adrenérgicos > alfa-adrenérgicos
Receptores	Muscarínicos	Muscarínicos
Degranulação	Alfa-adrenérgica Colinérgica Substância P	Beta-adrenérgica Colinérgica

NO NÍVEL CELULAR

O escarro é muco expectorado. Entretanto, além do muco, o escarro contém proteínas séricas, lipídeos, eletrólitos, Ca^{++}, DNA de leucócitos degenerados (coletivamente conhecido como *secreções brônquicas*), e secreções extrabrônquicas que englobam as secreções nasais, orais, linguais, faríngeas e salivares. A cor do escarro está muito mais relacionada com o tempo de permanência desse material no trato respiratório inferior do que com a presença de infecção. Embora não associado exatamente ao diagnóstico de doença, a cor do escarro pode ser esclarecedora no sentido de ajudar no diagnóstico e determinar o estágio da doença. O muco tem muitas cores: branco, amarelo, verde, vermelho, rosado, marrom, cinza e preto. Geralmente, a coloração se deve ao tipo de célula presente nas vias aéreas (células inflamatórias, como os neutrófilos ou os eosinófilos, ou eritrócitos) e ao tempo que elas lá permaneceram. O muco fino transparente ou **branco** turvo é considerado normal; entretanto, se a quantidade e a densidade aumentarem, pode ser sinal inicial de infecção. O muco branco e grosso pode ser a única característica identificável de doença do refluxo gastroesofágico causada pelo refluxo de suco gástrico para as vias aéreas. A coloração **amarelada** ou **esverdeada** do muco é atribuída à presença e à decomposição de neutrófilos e eosinófilos nas doenças infecciosas e alérgicas. O amarelo normalmente está associado a uma doença mais aguda (infecção, alergia), enquanto o verde indica um estágio mais crônico com a presença de bactérias (bronquite crônica, bronquiectasia, fibrose cística e abscesso pulmonar). O muco **vermelho** indica a presença de eritrócitos nas vias aéreas e está associado a pneumonia pneumocócica, câncer de pulmão, tuberculose e embolia pulmonar. O muco **rosado** normalmente está associado à decomposição de eosinófilos em pessoas com alergias. O muco cinza, marrom ou preto geralmente está associado ao fumo de cigarro ou de maconha, ao uso de cocaína, à poluição do ar (ambiente do local de trabalho, como minas carboníferas) e a sangue velho.

As glândulas traqueobrônquicas submucosas estão presentes onde quer que haja cartilagem nas regiões superiores das vias aéreas de condução e secretam água, íons e muco para o interior do lúmen das vias aéreas através de um ducto ciliado (Figura 26.1). Embora tanto as células mucosas quanto as células serosas secretem muco, a sua estrutura celular e a composição do muco são bem diferentes (Tabela 26.1). Em várias doenças pulmonares, incluindo a bronquite crônica, o número e o tamanho das glândulas submucosas aumentam, o que resulta no aumento da produção, em alterações na composição química do muco (*i.e.*, aumento da viscosidade e redução da elasticidade) e na formação de tampões de muco que obstruem as vias aéreas. A secreção de muco pelas glândulas traqueobrônquicas submucosas é estimulada por compostos parassimpáticos (colinérgicos), como a acetilcolina e a substância P, e inibida por compostos simpáticos (adrenérgicos), como a noradrenalina e o polipeptídeo intestinal vasoativo. Os mediadores inflamatórios locais, como a histamina e os metabólitos de ácido araquidônico, também estimulam a produção de muco.

As células de Clara, localizadas no epitélio dos bronquíolos, também contribuem para a composição do muco por meio da secreção de um material não mucinoso que contém carboidratos e proteínas. Essas células exercem um papel importante na regeneração brônquica após uma lesão.

Células ciliadas e cílios

Como vimos anteriormente, o trato respiratório no nível dos bronquíolos é revestido por um epitélio colunar pseudoestratificado ciliado (Figura 26.1). Essas células mantêm o nível do fluido periciliar no qual os cílios e o sistema de transporte mucociliar funcionam. O muco e as partículas inaladas são removidos das vias aéreas pelo batimento rítmico dos cílios. Cada célula epitelial das vias aéreas contém aproximadamente 250 cílios, cada um com 2 a 5 μm de comprimento. Os cílios são compostos por nove pares microtubulares que circundam dois microtúbulos centrais, que são mantidos juntos por braços de dineína, conectores de nexina e estruturas radiais. O par central de microtúbulos contém adenosina trifosfatase (ATPase), responsável pelo batimento contrátil de cada cílio. Os cílios batem com uma oscilação coordenada em um ritmo ondulante e bifásico característico chamado **metacronismo**; executam cerca de 1.000 batimentos por minuto, e cada batimento consiste em uma batida vigorosa para a frente e uma batida lenta de retorno, ou batida de recuperação. Quando os cílios batem vigorosamente para a frente, suas pontas estendem-se para cima e penetram a camada de muco viscoso, movendo o muco e as partículas nele aprisionadas. Quando realizam o movimento oposto, os cílios liberam o muco e retornam totalmente para dentro da camada sol. Os cílios da nasofaringe batem na direção que impulsiona o muco para a faringe, enquanto os cílios presentes na traqueia impulsionam o muco para cima em direção à faringe, onde é engolido.

Deposição e depuração de partículas

Em geral, a deposição de partículas nos pulmões depende do tamanho, densidade e forma da partícula; da distância que ela tem que percorrer; da velocidade do fluxo de ar; e da umidade relativa do ar. Os quatro principais mecanismos de deposição são **impactação**, **sedimentação**, **interceptação** e **movimento browniano**. As características e as propriedades das partículas que influenciam o mecanismo de deposição encontram-se relacionadas na Tabela 26.2. Em geral, partículas com mais

TABELA 26.2 Características da deposição de partículas.

Método de deposição	Tamanho da partícula (μm)	Local de deposição	Fluxo de ar	Fatores determinantes
Impactação	>10	Passagens nasais	Rápido	Tamanho, densidade
	2 a 10	Faringe nasal Traqueia Brônquios	Rápido	Tamanho, densidade
Sedimentação	0,2 a 2,0	Vias aéreas distais	Lento	Tamanho, densidade, diâmetro
Interceptação	NA	NA	Lento	Forma (alongada)
Movimento browniano	<0,2	Vias aéreas menores	Lento	Coeficiente de difusão (não densidade)

NA, não se aplica.

de 10 μm depositam-se nas passagens nasais por **impactação** e não penetram no trato respiratório inferior. Partículas com 2 a 10 μm depositam-se no trato respiratório inferior predominantemente por impactação inercial em pontos de fluxo de ar turbulento (*i. e.*, nasofaringe, traqueia e brônquios) e na bifurcação das vias aéreas, uma vez que a tendência dessas partículas a se movimentarem em linha reta as impede de fazer mudanças rápidas de direção. Nas áreas mais distais, onde o fluxo de ar é mais lento, partículas menores (0,2 a 2 μm) depositam-se na superfície por **sedimentação** por ação da gravidade. No caso das substâncias com formas alongadas (p. ex., amianto, sílica), o mecanismo de deposição é a **interceptação**. O centro de gravidade das partículas alongadas é compatível com o fluxo de ar; no entanto, quando a extremidade distal da partícula entra em contato com uma célula ou com a camada de muco, a deposição é facilitada. Partículas com menos de 0,2 μm depositam-se nas vias aéreas menores e nos alvéolos, e são influenciadas principalmente pelo seu coeficiente de difusão e pelo **movimento browniano**. Diferentemente da deposição das partículas maiores nas vias aéreas superiores, a densidade das partículas não influencia a difusão dessas partículas menores, e a deposição é maior quando o tamanho é reduzido. Essas partículas menores entram em contato com o epitélio alveolar, onde os cílios e o sistema de transporte mucociliar não existem; consequentemente, elas são removidas pela atividade fagocitária dos macrófagos alveolares ou pela absorção ao interstício, com subsequente depuração por drenagem linfática. Embora a maioria dos macrófagos alveolares ocupe posição adjacente ao epitélio dos alvéolos, alguns estão localizados nas vias aéreas terminais e no espaço intersticial.

Nas vias aéreas de condução, o sistema de depuração mucociliar transporta as partículas depositadas dos bronquíolos terminais para as vias aéreas principais, onde elas são expelidas por meio da tosse e expectoração ou engolidas. As partículas depositadas podem ser removidas em minutos a horas. Na traqueia e nos brônquios principais, a taxa de depuração de partículas é de 5 μm/minuto a 20 μm/minuto, mas ela é mais lenta nos bronquíolos (0,5 μm/minuto a 1 μm/minuto). Em geral, quanto mais tempo o material inalado permanecer nas vias aéreas, maior será a probabilidade de provocar lesão pulmonar. A região que se estende dos bronquíolos terminais aos alvéolos é desprovida de células ciliadas e é considerada o "calcanhar de Aquiles" desse sistema altamente eficaz. O ritmo relativamente lento de depuração das partículas nessa área, um processo mediado pelos macrófagos, torna essa unidade respiratória o local mais comum para muitos tipos de doença pulmonar ocupacional.

NA CLÍNICA

Em algumas doenças pulmonares – por exemplo, aquelas causadas pela inalação de partículas de sílica (**silicose**) ou partículas de poeira de carvão (**pneumoconiose**, a doença do "pulmão preto" dos mineradores de carvão) –, os macrófagos alveolares fagocitam as partículas, mas não conseguem destruí-las, e os macrófagos acabam morrendo. Os macrófagos alveolares localizam e concentram as partículas na região do "calcanhar de Aquiles" do pulmão. Essas partículas não são removidas por depuração mucociliar e acabam entrando no interstício pulmonar. A resposta inflamatória que se segue resulta em uma lesão granulomatosa por fibrose, uma doença pulmonar restritiva. A silicose e a pneumoconiose são exemplos clássicos de doenças causadas por exposição ao ambiente de trabalho. A maior conscientização em relação à causa dessas doenças e à melhoria dos ambientes de trabalho têm levado à redução da incidência desses tipos de doenças pulmonares.

Sistema imune das mucosas: imunidades adaptativa e inata

Sistema imune das mucosas

Nos tecidos não mucosos (p. ex., baço, fígado, rins), a defesa primária do corpo é a clássica resposta imune adaptativa pró-inflamatória específica de antígeno orquestrada nos linfonodos drenantes locais com fluxos linfáticos aferente e eferente. As principais células da imunidade adaptativa presentes no sistema imune sistêmico são os linfócitos T com **receptores celulares T alfa/beta (células T TCRαβ)** para o reconhecimento de antígenos específicos e as células B plasmáticas que sintetizam anticorpos de imunoglobina M (IgM) e imunoglobina G (IgG) ligantes do complemento, o que pode induzir inflamação. Entretanto, os tecidos mucosos (*i. e.*, aqueles dos sistemas respiratório, gastrointestinal e urinário, bem como dos olhos, nariz, garganta e boca) devem constantemente fazer a distinção entre o que é prejudicial e o que não é e, embora protetora, a inflamação normalmente altera os processos fisiológicos normais e não é desejável, a menos que seja absolutamente necessária. Consequentemente, os tecidos mucosos desenvolveram mecanismos de defesa especializados "não inflamatórios" que constituem a base do **sistema imune das mucosas** e podem operar de modo independente do sistema imune sistêmico. O sistema imune mucoso contém tanto **células linfoides inatas** especializadas (macrófagos, células exterminadoras naturais [*natural killers*], células dendríticas [DC]) quanto linfócitos T **adaptativos** com **receptores celulares T gama/delta (células T TCRγδ)** e células B plasmáticas que sintetizam imunoglobina A (IgA), um anticorpo não convencional ligante do complemento. Essas respostas inatas e peculiarmente adaptativas podem impedir ou limitar as respostas a agentes estranhos não patológicos e ao mesmo tempo eliminar com pouca ou nenhuma inflamação agentes/substâncias patológicos. Além disso, se esse sistema de defesa da linha de frente falhar ou for ultrapassado, os pulmões contam com um sistema clássico de reposta imune adaptativa em que a drenagem linfática se faz através do linfonodo mediastinal localizado na região superior da cavidade torácica, adjacente à bifurcação principal dos pulmões direito e esquerdo.

Uma característica distinta do sistema imune das mucosas é que os antígenos são processados através de **agregados linfoides**, e não de linfonodos verdadeiros. Diferentemente dos linfonodos verdadeiros, que têm fluxos linfáticos aferente e eferente, os agregados linfoides têm apenas a drenagem aferente de material para o agregado sem fluxo eferente. Geralmente, essa rede de órgãos linfoides é conhecida como *tecido linfoide associado à mucosa* (MALT, do inglês *mucosa-associated lymphoid tissue*); no trato gastrointestinal, como *tecido linfoide associado ao intestino* (GALT, do inglês *gut-associated lymphoid tissue*); e nos pulmões, como **tecido linfoide associado aos brônquios** (**BALT**, do inglês *bronchus-associated lymphoid tissue*; Figura 26.2). O BALT está presente nas vias aéreas de condução, onde o epitélio é composto principalmente por células ciliadas com um consistente fluxo de muco. Entretanto, uma característica interessante do BALT é que o seu epitélio das vias aéreas não é ciliado e é conhecido como *linfoepitélio*, que produz uma interrupção no fluxo de muco (como um dreno) e permite que as substâncias/particulados sejam processados no agregado linfoide (ou folículo).

Aparentemente, existe uma comunicação entre os tecidos mucosos e essa sensibilização através de um órgão é transposta para todos os tecidos MALT/BALT por intermédio de uma rede de drenagem linfática. O sistema imune sistêmico e o MALT/BALT podem funcionar de modo independente um do outro, e o fato de um ser sensibilizado pode não se estender ao outro. Isso pode servir como um mecanismo de defesa na medida em que limita a sensibilização apenas ao tecido mucoso. Os linfócitos também se aglutinam em menor número e densidade no **tecido linfoide ectópico terciário (TELT)**, no qual eles também podem processar antígenos (Figura 26.2A). Outra característica proeminente é a existência de uma difusa rede submucosa e intraepitelial de **linfócito solitários** e células linfoides inatas espalhadas por todo o trato respiratório. Como as partículas inaladas encontram-se amplamente dispersas por todo o trato respiratório, cada tipo de célula e tecido linfoide (BALT, TELT e linfócitos solitários) desempenha um papel importante e único na defesa geral dos pulmões.

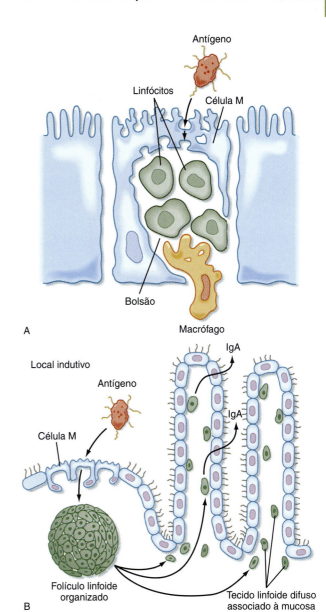

• **Figura 26.2** Ilustração do tecido linfoide associado aos brônquios (BALT)/tecido linfoide ectópico terciário (TELT), células M[1] e síntese de imunoglobina A (IgA). **A.** As células M localizadas no epitélio mucoso englobam o antígeno no lúmen e o transportam para ser processado nos bolsões submucosos de células linfoides livremente organizados, predominantemente linfócitos e macrófagos (TELT). **B.** Diagrama de uma membrana mucosa mostrando a secreção de anticorpos IgA em resposta ao antígeno englobado pelas células M. As células B ativadas diferenciam-se em células plasmáticas produtoras de IgA (linfócitos) e migram do folículo linfoide densamente organizado (no BALT) para a submucosa próxima, onde secretam IgA.

Células linfoides adaptativas especializadas

Células plasmáticas produtoras de imunoglobina A

Uma das características especializadas do MALT, do GALT e do BALT é um sistema próprio de anticorpos no qual são utilizadas as características especializadas do anticorpo IgA (cadeia J não

---

[1]N.R.T.: Alguns tecidos linfoides podem apresentar células epiteliais especializadas chamadas "células M" (micropregas; do inglês microfold), que apresentam uma superfície luminal com microdobras. Essas células apresentam uma estrutura que permite a formação de bolsas/invaginações, facilitando a captação de antígenos, transferindo-os para os macrófagos e linfócitos.

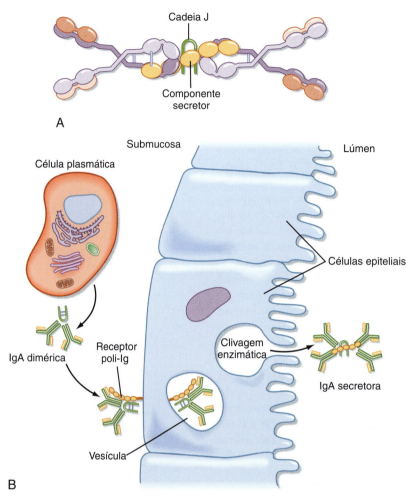

• **Figura 26.3** Estrutura e formação da imunoglobina secretora A (IgA). **A.** A IgA secretora consiste em pelo menos duas moléculas de IgA covalentemente ligadas através da cadeia J e covalentemente associadas ao componente secretor. O componente secretor contém cinco domínios semelhantes à imunoglobina e está conectado à IgA dimérica por meio de uma ligação a uma cadeia pesada de IgA. **B.** A IgA secretora é formada durante o transporte por meio das células epiteliais. Poli-Ig, imunoglobina polimérica.

fixadora do complemento para transporte, e a estrutura dimérica para proporcionar estabilidade no lúmen das vias aéreas). Nas áreas submucosas, as células plasmáticas sintetizam e secretam a IgA, que migra para a superfície submucosa das células epiteliais e se liga a uma proteína receptora de superfície, a imunoglobina polimérica (poli-Ig; Figura 26.3). O receptor poli-Ig auxilia na pinocitose da IgA na célula epitelial e na sua secreção no lúmen das vias aéreas. Durante a exocitose do complexo IgA, a poli-Ig é enzimaticamente clivada e uma porção dela, a parte secretora, permanece associada ao complexo. A parte secretora permanece ligada ao complexo IgA nas vias aéreas e ajuda a protegê-la da clivagem proteolítica. O complexo imune do antígeno IgA não liga o complemento da mesma maneira clássica que os outros complexos imunes, razão pela qual as suas propriedades pró-inflamatórias são limitadas. O sistema de anticorpos IgA é muito eficaz para ligar particulados e vírus de modo a formar um grande complexo, que promove a remoção desses elementos por meio do sistema de depuração mucociliar antes que eles invadam as células epiteliais.

Linfócitos T com receptores celulares T gama/delta

A maioria dos linfócitos T imunes adaptativos clássicos é de células CD3+ com TCR compostos por cadeias α e β (células T TCRαβ). Essas células amadurecem no timo e saem principalmente para os **linfonodos** e o **baço**. A ativação clássica das células TCRαβ requer o processamento/apresentação antigênicos, normalmente por meio do complexo principal de histocompatibilidade, em uma DC para induzir uma resposta inflamatória. Os linfócitos T CD3+ com TCRs que expressam as cadeias γ e δ (células T TCRγδ) também amadurecem no timo, mas a maioria dessas células sai para os tecidos mucosos (*i. e.*, pulmões, intestinos e pele) e constituem apenas uma minoria das células T presentes no sangue periférico e nos tecidos linfoides sistêmicos. As células TCRγδ, geralmente conhecidas como *linfócitos intraepiteliais*, localizam-se preferencialmente nas áreas submucosas e no epitélio, e são consideradas uma primeira linha de defesa das superfícies epiteliais.

Ao contrário das células T TCRαβ, a ativação antigênica clássica das células T TCRγδ não requer o processamento ou apresentação antigênica por DCs. Vale notar que as células T TCRγδ já demonstraram ser capazes de responder ao antígeno com uma resposta celular inata por meio de padrões moleculares associados a patógenos (PAMPs, descritos mais adiante neste capítulo) ou, em algumas circunstâncias, com uma resposta clássica das células T TCRαβ. Não se sabe ao certo se essa variação na resposta se deve à presença de subpopulações de células

CAPÍTULO 26 Defesa do Hospedeiro e Metabolismo nos Pulmões

TABELA 26.3 Células imunes inatas e adaptativas do sistema respiratório.

Tipo de célula	Localização	Função
Células linfoides inatas		
Linfócitos T com cadeias TCRγδ	Intraepitelial, submucosa	Reconhecimento seletivo de antígenos Imunorregulação (redução da IgE)
Células dentríticas	Difusas no interstício pulmonar	
Convencionais		Manifestação antigênica Imunorregulação (tolerância)
Plasmacitoides		Antiviral
Macrófagos alveolares	Alvéolos e ductos alveolares	Fagocitose
Macrófagos	Difusas no interstício pulmonar, BALT e TELT	
Células M-1		Fagocitose, citocinas pró-inflamatórias
Células M-2		Fagocitose, citocinas supressoras
Células NK	Difusas no interstício pulmonar	Citotoxicidade Imonorregulação (tolerância)
Células iNKT	Difusas no interstício pulmonar	Imonorregulação (citocinas, IL-10, IFN-γ)
Células imunes adaptativas		
Linfócitos T com cadeias TCRαβ	Submucosa, BALT, TELT	Imunidade adaptativa específica Pró-inflamatória (citocinas Th1/Th2)
Linfócito B	Submucosa, BALT, TELT	Síntese de anticorpos IgM, IgG, IgA e IgE

BALT, tecido linfoide associado ao brônquio; IFN-γ, interferona γ; IgA, IgE, IgG e IgM, imunoglobinas A, E, G e M; IL-10, interleucina 10; iNKT, exterminadoras naturais (*natural killer*) T invariantes; NK, exterminadoras naturais (*natural killer*); TCR, receptor de células T; TELT, tecido linfoide ectópico terciário; Th1 e Th2, célula T auxiliar do tipo 1 e célula T auxiliar do tipo 2.

T TCRγδ ou à plasticidade (alterações) da mesma célula. Por expressarem essa peculiar dualidade, essas células são consideradas um elo entre as respostas imunes adaptativa e inata. Além disso, as células TCRγδ podem responder imediatamente ao antígeno e geralmente não demonstram memória. Ao contrário da típica resposta pró-inflamatória das células T TCRαβ, as células T TCRγδ podem oferecer proteção sem induzir inflamação. As células T TCRγδ já demonstraram expandir-se em resposta a infecções virais e bacterianas, como também sintetizar citocinas pró-inflamatórias (interleucina [IL]-17, interferona [IFN]-γ) ou citocinas reguladoras/supressoras (fator beta de transformação do crescimento [TFG-β] e gene 3 de ativação de linfócitos). As células T TCRγδ também suprimem a resposta da imunoglobina E (IgE) ao antígeno inalado, posteriormente evitando a inflamação induzida por alérgenos.

Células linfoides inatas especializadas

As células linfoides inatas (ILC) geralmente se enquadram em quatro categorias: células T TCRγδ, DCs, macrófagos, células NK e subpopulações de cada uma (Tabela 26.3). As ILCs são diferentes das células imunes adaptativas por sua falta de especificidade "antigênica" para os agentes ofensores e por sua capacidade de distinguir entre o que é próprio (*self*) e aquilo que não o é (*non-self*) por meio do reconhecimento dos PAMPs presentes nos patógenos. Como a maioria das substâncias inaladas não é de natureza patogênica, o corpo desenvolveu um sistema de reconhecimento especializado para identificar substâncias e organismos patogênicos nocivos. Em vez de reconhecer

antígenos específicos, esse sistema permite distinguir material próprio (*self*) daquele que não o é (*non-self*) por meio do reconhecimento dos PAMPs presentes nos organismos/substâncias patogênicos, que são então reconhecidos por uma família de receptores denominados *receptores de reconhecimento de padrões* (PRRs), presentes nas células de defesa do hospedeiro (*i.e.*, ILCs). Os PAMPs são características distintivas comuns presentes em muitos patógenos e são compostos por peptidoglicanos, lipopolissacarídeos e DNA 5'-C-fosfato-G-3' (CpG) não metilado, que se liga aos seus respectivos PRRs nas ILCs. Existem duas classificações principais para os PRRs: **receptores do tipo *Toll***, expressos principalmente nas superfícies celulares; e receptores com **domínio de oligomerização de nucleotídeos** (NOD), expressos intracelularmente no citoplasma das ILCs. Essas duas vias ativam o fator nuclear κB (NFκB), um fator de transcrição que estimula a liberação de citocinas pró-inflamatórias, bem como de interferonas do tipo I (IFN-α e IFN-β). Os TLRs constituem uma família de proteínas transmembranares com diferentes graus de especificidade para os diversos patógenos. O TLR-2 é específico para ácidos lipoteicoicos associados a bactérias gram-positivas, enquanto o TLR-4 é específico para lipopolissacarídeos (endotoxina), um produto das bactérias gram-negativas. Nos pulmões, as células epiteliais dos brônquios, os macrófagos, as DCs os mastócitos, os eosinófilos e as células epiteliais alveolares do tipo II expressam tanto o TLR-2 quanto o TLR-4. Outros TLRs são específicos para vírus: o TLR-3 liga-se aos vírus de RNA de cadeia dupla, enquanto o TLR-7 e o TLR-8 ligam-se aos vírus de RNA de cadeia simples. As células NK expressam TLR-3, TLR-7 e TLR-8, enquanto as DCs plasmocitoides, os eosinófilos e as células B expressam o TLR-7. Várias células fagocitárias e DCs presentes nos pulmões e em outros tecidos mucosos também expressam TLRs. Portanto, além das células fagocitárias clássicas, as células brônquicas e as células epiteliais alveolares exercem um papel ativo na defesa do hospedeiro por meio do elo PAMP-PRR.

Talvez o aspecto mais peculiar e intrigante desse sistema especializado de defesa das mucosas seja a capacidade das ILCs de responder imediatamente aos patógenos, o que contrasta com o período de dias ou semanas necessário para elaborar uma resposta imune adaptativa clássica das células T TCRαβ com expansão clonal e memória. A resposta rápida, e a falta de resposta para substâncias inócuas, são altamente vantajosas para os tecidos mucosos, sítios comuns de invasão parasitária e exposição a substâncias químicas tóxicas. Além disso, muitas das ILCs demonstram plasticidade, o que significa que essas células são capazes de ser induzidas pelo ambiente (*i.e.*, citocinas) para alterar a sua funcionalidade para um fenótipo pró-inflamatório ou regulador (supressor).

Macrófagos e células dendríticas

Os pulmões contêm macrófagos alveolares residentes, macrófagos recrutados e DCs. Os macrófagos alveolares residentes são embriologicamente derivados e autorrenováveis. Tanto os macrófagos recrutados quanto as DCs originam-se na medula óssea, porém variam ligeiramente na sua linhagem de diferenciação: os macrófagos recrutados desenvolvem-se por meio da linhagem comum de células mieloides progenitoras de granulócitos/macrófagos com outras células granulocíticas (basófilos, mastócitos, eosinófilos, neutrófilos), enquanto as DCs se desenvolvem por meio da progenitora linfoide comum ou de linhagens comuns de células mieloides progenitoras. Os macrófagos e as DCs são as primeiras células não epiteliais a entrar em contato e responder a uma substância estranha. Nos pulmões, existem pelo menos dois tipos principais de macrófagos recrutados (M-1 [pró-inflamatórios] e M-2 [reguladores]) e dois tipos de DCs (convencionais e plasmacitoides).

Macrófagos

Se o material estranho inalado permanecer no espaço aéreo do sistema respiratório inferior (ductos alveolares e alvéolos), provavelmente ele será fagocitado pelos macrófagos alveolares residentes. Entretanto, se o material/organismo estranho penetrar e alcançar as áreas submucosas, ele entrará em contrato com os macrófagos recrutados M-1 ou M-2 e com as DCs convencionais ou plasmacitoides. Os macrófagos alveolares encontram-se principalmente no alvéolo adjacente ao epitélio e, com menos frequência, nas vias aéreas terminais e no espaço intersticial. Esses macrófagos migram livremente para todos os espaços alveolares e servem como a primeira linha de defesa nos bronquíolos terminais e alvéolos. Eles fagocitam partículas e substâncias estranhas, bem como surfactante e detritos celulares de células mortas. Quando uma partícula/organismo é fagocitado por um macrófago, os principais mecanismos de destruição consistem na formação de radicais de O_2, na ação enzimática e na presença de derivados halogenados nos lisossomos.

A atividade fagocitária dos macrófagos inibe a ligação de particulados ao epitélio alveolar e a sua subsequente penetração no interstício. Além disso, os macrófagos alveolares transportam partículas fagocitadas para as regiões ciliadas do sistema de transporte mucociliar para fins de eliminação e, desse modo, permitem uma importante ligação entre os espaços alveolares, a região do "calcanhar de Aquiles" dos bronquíolos pós-terminais e o sistema de depuração mucociliar.

Além disso, os macrófagos alveolares e os macrófagos M-2 presentes na submucosa podem também suprimir a atividade das células T por contato direto ou mediante a secreção de fatores solúveis como o óxido nítrico, a prostaglandina E2 e as citocinas imunossupressoras (IL-10 e TGF-β). Os macrófagos M-1 estão localizados também nas áreas submucosas e são a clássica célula fagocitária "pró-inflamatória", tendo capacidade de exterminação semelhante à dos macrófagos alveolares. Além disso, as citocinas pró-inflamatórias (e pró-asma) Th2 (auxiliares T do tipo 2), IL-4 e IL-13 promovem a diferenciação dos macrófagos M-1 em macrófagos reguladores/supressores M-2, o que denota a plasticidade dessas células. A capacidade dessas populações de macrófagos de demonstrar plasticidade e descartar rapidamente material estranho com uma resposta pró-inflamatória ou reguladora aumenta consideravelmente o sistema de defesa pulmonar e presta singular contribuição para o sistema de defesa geral das mucosas.

Células dendríticas

As DCs convencionais residem na submucosa dos pulmões e em outros tecidos mucosos, e são consideradas as principais células apresentadoras de antígenos. Essas células normalmente estão em um estado imaturo de repouso e funcionam como sentinelas para capturar e processar antígenos, e depois amadurecer e migrar para o linfonodo de drenagem local (linfonodo mediastinal presente nos pulmões). No linfonodo, elas apresentam o antígeno às células T, que iniciam uma resposta imune adaptativa pró-inflamatória ou supressora, dependendo do antígeno e da DC. As DCs CD103+ induzem as células T reguladoras/supressoras por meio de sua síntese e da secreção de TFG-β e indoleamina dioxigenase. As DCs plasmocitoides estão localizadas em áreas semelhantes da submucosa, mas exercem mais função antiviral do que de apresentação de antígenos; mediante ativação viral, elas secretam rapidamente a citocina antiviral IFN-γ. Dependendo do estímulo, os macrófagos e as DCs geralmente sintetizam e secretam muitas citocinas semelhantes; essas citocinas são a IL-1β (que ativa o endotélio vascular e os linfócitos), a IL-6 (que ativa os linfócitos e aumenta a produção de anticorpos), a IL-12 (que ativa as células NK, as células T CD4 para as T do tipo Th1), o fator de necrose tumoral α (que ativa o endotélio vascular e aumenta a permeabilidade), a IL-8 (que recruta neutrófilos, basófilos e células T) e a IFN-γ (que ativa os efeitos antivirais).

Células exterminadoras naturais e células T exterminadoras naturais invariantes de linhagem linfoide

As células exterminadoras naturais (NK) originam-se na medula óssea e diferenciam-se por intermédio da linhagem comum de células progenitoras linfoides. As populações residentes de NK funcionalmente ativas e células T exterminadoras naturais invariantes (iNKT) estão presentes em áreas mucosas e no interstício pulmonar. As células NK são o principal componente do sistema imune inato de defesa do corpo contra a invasão de patógenos como herpes-vírus, diversas infecções bacterianas e células tumorais. As células NK podem ser ativadas por interferonas (IFN-α e IFN-β) e por outras citocinas derivadas de macrófagos (IL-12 e IL-18), o que aumenta a capacidade de exterminação dessas células. O mecanismo de exterminação é deflagrado pela liberação de enzimas granulares (granzimas, perforinas e serina esterases), que criam furos ou poros na membrana das células-alvo, provocando a morte da célula. Além disso, as células NK podem sintetizar IFN-γ, que é capaz de inibir infecções virais e estimular a resposta das células T CD4 e CD8.

As células NK têm um complexo conjunto de receptores para reconhecer uma ampla variedade de bactérias e vírus infecciosos. As pessoas desprovidas de células NK são muito propensas a infecções por herpes-vírus e geralmente apresentam infecções recorrentes. As células iNKT pertencem a uma categoria de células linfoides denominada *linfócitos inatos*, residem juntamente com as células TCR$\gamma\delta$ nos tecidos mucosos e, diferentemente das células imunes adaptativas, têm receptores de antígenos com diversidade limitada. Acredita-se que esses tipos de célula funcionem como elos entre a imunidade inata e a adaptativa. Um aspecto fundamental dessa ligação é que essas células são capazes de responder muito mais rápido do que as células da resposta imune adaptativa clássica, limitando os danos iniciais até que a resposta adaptativa possa mobilizar uma defesa mais forte. As células iNKT têm uma cadeia invariante de receptores α de células T e, ao serem ativadas, secretam as citocinas reguladoras IL-10 e IFN-γ.

As células epiteliais e a microbiota comensal protegem o lúmen das vias aéreas

Células epiteliais

As células epiteliais das vias aéreas são capazes de produzir e secretar tanto **enzimas antibacterianas** quanto **peptídeos antimicrobianos** anfipáticos (hidrofílicos de carga positiva), que geralmente atacam e destroem os componentes da parede celular das bactérias, levando à morte da célula. A lisozima, a elastase, as hidrolases e a fosfolipase A2 secretora são exemplos de enzimas antibacterianas que têm como alvo diversos patógenos. Os peptídeos antimicrobianos normalmente são catiônicos sintetizados como pró-peptídeos e ativados por meio da clivagem de um *propiece* aniônico. Os peptídeos secretados a partir de células epiteliais e macrófagos alveolares normalmente entram na mucosa, enquanto os peptídeos secretados a partir de macrófagos da submucosa normalmente permanecem no tecido local.

Existem três classes de peptídeos antimicrobianos: defensinas, catelicidinas e histatinas. As defensinas, classificadas como alfa e beta, podem romper as membranas celulares em minutos e matam bactérias, fungos e vírus. As **β-defensinas** são sintetizadas nas células alveolares do tipo II, armazenadas nos corpos lamelares e constituem um componente do surfactante. As **α-defensinas** são sintetizadas e armazenadas nas células epiteliais, nos macrófagos e nos neutrófilos. As **catelicidinas** são armazenadas em grânulos secundários e ativadas intracelularmente pela fusão dos fagossomos com o grânulo ou também diretamente pela

elastase. Nos pulmões, as catelicidinas são secretadas a partir das células epiteliais pulmonares do tipo II, bem como de neutrófilos e macrófagos. As **histatinas** estão presentes principalmente na cavidade bucal e são mais específicas para fungos patogênicos. Embora não se saiba ao certo se elas existem no trato respiratório, as proteínas ligantes de carboidratos (lectinas) presentes no intestino podem matar diretamente bactérias gram-positivas ligando-se às suas paredes celulares. Além disso, as lactoferrinas e a lisozima, presentes nas células epiteliais, geram efeitos bacteriostáticos e bactericidas; não se sabe ao certo o mecanismo exato pelo qual isso ocorre, embora seja postulado que essas substâncias possam trabalhar em sinergia com o ferro e o cálcio.

Microbioma pulmonar e microbiota comensal

O microbioma humano, particularmente no intestino, tem recebido considerável atenção, e as pesquisas sobre o papel desses microrganismos comensais na saúde e nas doenças estão se desenvolvendo rapidamente. Embora muito se saiba sobre o microbioma intestinal, o microbioma pulmonar é de difícil exploração. Outrora considerado um ambiente estéril, o pulmão continua sendo um local difícil para a coleta de amostras por diversas razões, tais como a segurança do paciente durante a amostragem (procedimentos invasivos), a complexidade e a variedade das superfícies epiteliais em todo o trato respiratório, e pelo simples fato de que o número de bactérias para amostragem é muito menor. Além disso, o ecossistema do lúmen e o epitélio diferem consideravelmente no trato respiratório das vias aéreas superiores aos alvéolos. Desse modo, é provável que a densidade e os tipos de bactéria residentes nessas diversas regiões também difiram. Está claro, no entanto, que o pulmão apresenta um microbioma e três filos básicos parecem estar presentes: Bacteriodetes (*Prevotella, Bacteroides*), Firmicutes (*Veillonella, Streptococcus, Staphylococcus*) e Proteobactérias (*Pseudomonas, Haemophilus, Moraxella, Neisseria, Acinetobacter*).

As alterações no microbioma pulmonar já demonstraram estar associadas a várias condições pulmonares (entre as quais asma, fibrose cística e doença pulmonar obstrutiva crônica) e ao transplante pulmonar. O aumento da incidência de asma em crianças já foi relacionado com o aumento do uso de antibióticos com efeito considerável sobre o microbioma. Os organismos presentes nos filos das Proteobactérias (*Haemophilus, Moraxella*) e dos Firmicutes (*Streptococcus*) apresentam correlação com a asma. Um estudo experimental com camundongos mostrou que a asma melhorou quando as Proteobactérias foram substituídas por Bacteriodetes, o que coincidiu com um aumento das células T reguladoras e com a supressão das citocinas pró-inflamatórias Th2, proeminentes na patogênese da asma.

Do ponto de vista terapêutico, o uso de probióticos para manter um microbioma "normal" provou ser útil no tratamento de algumas doenças infecciosas do intestino, e o uso do tratamento probiótico em pacientes com infecções pulmonares crônicas (p. ex., fibrose cística, infecções do trato respiratório superior) mostrou-se promissor. O mecanismo ou os mecanismos exatos pelos quais as bactérias podem "proteger" os pulmões ainda são pouco conhecidos, mas provavelmente variam consideravelmente de acordo com o microrganismo.

Já foi demonstrado que o *Bifidobacterium* pode ativar as DCs e os TLRs para secretar IL-10 e ácido retinoico, mediadores capazes de induzir as células T reguladores, que regulam negativamente a resposta inflamatória de Th2. Do ponto de vista causativo, a histamina, um componente importante dos grânulos dos mastócitos e secretada a partir de organismos *Lactobacillus*, pode ter relação com a preparação das DCs para estimular respostas inflamatórias Th2, conforme observado em pacientes com asma. Além disso, as ILCs exercem um papel importante na medida em que influenciam o microbioma em sua capacidade de se ligar aos receptores presentes nas células epiteliais, alterando, desse modo, a interação do epitélio com os microrganismos e, possivelmente, promovendo a colonização de microrganismos patogênicos ou não patogênicos. São necessárias pesquisas adicionais para compreender totalmente o papel do microbioma pulmonar tanto na saúde quanto na doença.

NA CLÍNICA

Os coronavírus pertencem a uma família de vírus de RNA (Coronaviridae) envolvidos por um envelope a partir do qual se projetam "proteínas spike (S)" de superfície. A microscopia eletrônica revela que essas proteínas conferem ao vírus uma aparência semelhante a uma coroa. Visualmente, assemelham-se à imagem da coroa solar. Nos seres humanos, a maioria provoca sintomas de resfriado comum (febre baixa, tosse, rinite, faringite) que são autolimitados. Em 2002, o coronavírus SARS-CoV-1 surgiu e levantou preocupações iniciais de propagação epidêmica, embora a doença tenha permanecido relativamente rara. O surto diminuiu em 2004. Um segundo coronavírus, o MERSCoV, foi notificado em 2012 e continua causando casos esporádicos e surtos ocasionais. Em 2019, o coronavírus SARS-CoV-2 (covid-19) surgiu e desencadeou rapidamente uma pandemia global. Muitos indivíduos infectados apresentam apenas sintomas leves a moderados, enquanto outros desenvolvem doença grave com extenso comprometimento pulmonar e morte. Os fatores de risco para a doença grave incluem idade >80 anos, diabetes *mellitus*, obesidade, hipertensão e sexo masculino. O vírus é transmitido principalmente por gotículas respiratórias ou fômites produzidos quando um indivíduo infectado tosse ou espirra, embora também possa ocorrer transmissão por outros mecanismos. Os indivíduos infectados podem transmitir o vírus vários dias antes do início de seus próprios sintomas. O SARS-CoV-2 liga-se ao receptor da enzima conversora de angiotensina 2 (ECA2) encontrado na superfície das células alveolares do tipo II. Isso pode provocar dano alveolar difuso e progredir para a síndrome de desconforto respiratório aguda e morte. As manifestações extrapulmonares incluem complicações vasculares (embolia pulmonar, acidente vascular cerebral (AVC) e outros danos aos vasos sanguíneos). O dano à rede alveolocapilar leva a uma difusão prejudicada dos gases. Isso, por sua vez, pode produzir extravasamento capilar, introduzindo proteínas séricas nos alvéolos e comprometendo o sistema do surfactante. Esses processos, quando combinados, diminuem a complacência pulmonar e aumentam o trabalho respiratório. O SARS-CoV-2 também pode desencadear uma resposta hiperinflamatória aguda, conhecida como tempestade de citocinas, que leva a elevações de IL-1, IL-2, IL-6, TNF-alfa e interferona-gama. A tempestade de citocinas pode agravar o desconforto respiratório e levar a eventos de coagulação sanguínea (incluindo AVC e infarto do miocárdio), lesão renal aguda e inflamação do endotélio vascular.

Manifestações clínicas associadas a anormalidades nas imunidades adaptativa e inata das mucosas

As condições patológicas mais comumente associadas ao tecido mucoso são as reações alérgicas (p. ex., asma alérgica, rinite alérgica, alergias alimentares e cutâneas). Alguns alérgenos humanos comuns são componentes inalados de ácaros da poeira doméstica, baratas e caspa de gato, bem como picadas de abelha e ingestão de amendoim. Um dos alérgenos medicamentosos mais comuns é a penicilina, que pode ligar-se a muitas proteínas endógenas e também alterar a sua antigenicidade.

Como vimos anteriormente, a resposta predominante de anticorpos no MALT é a IgA; no entanto, em uma reação alérgica, a IgE é o anticorpo predominante, sendo gerado por um mecanismo de conversão induzido pela síntese de IL-4 a partir de células T CD4 preparadas por Th2. A IL-4 induz as células B produtoras de anticorpos a converter a síntese de anticorpos IgG em IgE. A IgE liga-se à superfície dos mastócitos presentes na submucosa através da sua região de fragmentos cristalizáveis (constantes) da molécula de anticorpo. Com a reexposição ao antígeno inalado e a sua subsequente migração do lúmen das vias aéreas para a submucosa, o alérgeno liga-se à região dos fragmentos ligantes de antígenos da molécula de IgE, que forma um complexo imune (IgE-Ag) na superfície do mastócito.

A etapa final é aquela em que os complexos IgE-Ag devem formar ligações cruzadas com outros complexos IgE-Ag na superfície do mastócito, induzindo as vias de sinalização intracelular a iniciar a degranulação e a liberação imediata de mediadores Th2 pré-formados (histamina, heparina, prostaglandinas, leucotrienos, IL-4, IL-5, IL-13, proteases). Esses mediadores induzem os clássicos sinais da asma: constrição dos músculos lisos (broncoconstrição), recrutamento e ativação de eosinófilos (inflamação) e remodelação do tecido conjuntivo. Sintomas como espirro, tosse e falta de ar ocorrem em minutos e são seguidos por uma resposta tardia de eosinofilia e inflamação das vias aéreas.

A resposta inflamatória pode resolver-se espontaneamente ou em consequência de um tratamento (medicamentos broncodilatadores ou anti-inflamatórios, como os corticosteroides). A inflamação de baixo grau pode persistir e resultar em um processo chamado *remodelamento das vias aéreas*, manifestado por alterações estruturais permanentes e irreversíveis, como fibrose submucosa e hipertrofia dos músculos lisos das vias aéreas. Os mecanismos responsáveis pelo remodelamento das vias aéreas nas doenças alérgicas não são inteiramente conhecidos, mas quimiocinas e citocinas como o TGF-β, uma potente citocina pró-fibrótica, exercem um papel importante. Portanto, um sistema de defesa altamente eficaz contra organismos infecciosos e parasitários é "enganado" para responder a uma substância inócua, um alérgeno, como se esse organismo fosse nocivo, e iniciar as defesas; o resultado é uma doença alérgica das vias aéreas.

Funções metabólicas dos pulmões

Os pulmões são expostos a uma ampla variedade de substâncias xenobióticas e as metabolizam. As células endoteliais do leito capilar pulmonar apresentam uma grande área de superfície que recebe um fluxo sanguíneo muito elevado, e as células endoteliais dos pulmões desenvolveram diversos mecanismos e receptores de superfície para metabolizar xenobióticos. A maior parte do processamento metabólico dos compostos xenobióticos inalados ou ingeridos ocorre por via enzimática no fígado e no trato intestinal com membros da família de enzimas do citrocromo P-450 (CYP) (p. ex., CYP1, CYP2, CYP3). Os pulmões e outros órgãos também participam seletivamente do processamento dos xenobióticos e normalmente apresentam níveis reduzidos de enzimas do citocromo P-450. As enzimas proeminentes do citocromo P-450 presentes nos pulmões são a CYP1B1, a CYP2B6, a CYP2E1, a CYP2J2, a CYP3A5 e a CYP1A1, esta última presente em níveis elevados em pessoas que fumam cigarro.

Os medicamentos para o tratamento da asma e da doença pulmonar obstrutiva crônica – como os corticosteroides, os agonistas do receptor β_2 de ação prolongada, os antagonistas dos receptores de leucotrieno e as metilxantinas – são degradados enzimaticamente nos pulmões. Além disso, uma ampla variedade de substâncias endógenas é metabolizada pelas células endoteliais presentes no leito capilar pulmonar, entre as quais as aminas vasoativas, as citocinas, os mediadores lipídicos e as proteínas. O Boxe 26.1 contém uma lista dos compostos metabolizados nos pulmões. O metabolismo pode ocorrer por meio do processamento intracelular ou extracelular de substâncias endógenas que atravessam os capilares ou pela síntese direta e secreção pelas células endoteliais. Por exemplo, a angiotensina I é ativada pela enzima conversora de angiotensina presente na superfície das células endoteliais. A serotonina, um vasoconstritor, liga-se a um receptor específico na superfície das células endoteliais, e é internalizado e metabolizado no interior das células. Aproximadamente 80% da serotonina que entra nos pulmões são metabolizados em uma única passagem pelo leito capilar pulmonar.

As células endoteliais vasculares pulmonares sintetizam e secretam prostaciclina, endotelina, fatores de coagulação, óxido nítrico, prostaglandinas e citocinas. Essas células, no entanto, são desprovidas de 5-lipoxigenase e não são capazes de sintetizar leucotrienos (constritores dos músculos lisos). Os compostos não metabolizados pelo leito capilar pulmonar incluem a adrenalina, a dopamina, a histamina, o isoproterenol, a angiotensina II e a substância P.

> **• BOXE 26.1 Compostos metabolizados nos pulmões.**
>
> **Degradação enzimática na circulação pulmonar**
> - Corticosteroides
> - Agonistas beta de ação prolongada
> - Metilxantinas
>
> **Células endoteliais do leito capilar pulmonar**
> - Aminas vasoativas
> - Citocinas
> - Mediadores lipídicos
> - Proteínas

NO NÍVEL CELULAR

A enzima conversora de angiotensina (ECA) está presente nas pequenas invaginações (cavéolas) existentes na superfície das células endoteliais pulmonares e catalisa a conversão da angiotensina I, fisiologicamente inativa, na angiotensina II ativa, um potente vasoconstritor. Trata-se de um mecanismo importante da capacidade do corpo de fornecer níveis sistêmicos de angiotensina II e, desse modo, influenciar a pressão arterial. O uso terapêutico de inibidores da ECA é importante no tratamento de pacientes com pressão arterial elevada.

NA CLÍNICA

Os pulmões exercem um papel importante no metabolismo de muitos profármacos – que são inativos – em medicamentos ativos. A administração de profármacos melhora a quantidade de medicamentos ativos dirigidos aos seus alvos no corpo. Em muitos casos, os profármacos precursores inativos são administrados de forma sistêmica ou local (por meio de inalação) aos pulmões, onde são ativados *in situ*. Um exemplo dessa prática é o dipropionato de beclometasona, um medicamento inalado por pacientes com asma e que é ativado por esterases nos pulmões e convertido na forma ativa 17-monopropionato de beclametasona.

Pontos-chave

1. O sistema respiratório desenvolveu características estruturais (sistema de transporte mucociliar) e imunológicas (sistema imune das mucosas) próprias para lidar com a constante exposição ambiental a substâncias estranhas; essas características limitam ou inibem as inflamações.
2. Os três componentes do sistema de transporte mucociliar são a fase sol (fluido periciliar), a fase gel (muco) e os cílios.
3. A profundidade da camada de fluido periciliar é mantida pelo equilíbrio entre a secreção de Cl^- e a absorção de Na^+, sendo essencial para os batimentos ciliares normais.
4. O muco é uma macromolécula complexa composta por glicoproteínas, proteínas, eletrólitos e água; apresenta baixa viscosidade e altas propriedades mecânicas de elasticidade.
5. As células caliciformes, as células de Clara e as células mucosas e serosas residentes nas glândulas traqueobrônquicas produzem muco.
6. A deposição de partículas nos pulmões depende do tamanho, densidade e forma das partículas; da distância percorrida; da velocidade do fluxo de ar; e da umidade relativa. Os principais mecanismos para a deposição de partículas são a impactação (partículas com mais de 10 μm, nas passagens

nasais; e partículas com 2 a 10 μm, na nasofaringe, na traqueia e nos brônquios), a sedimentação (partículas com 0,2 a 2 μm, nas vias aéreas distais), a interceptação (partículas de forma alongada, nas vias aéreas inferiores) e o movimento browniano (partículas com menos de 0,2 μm, nos alvéolos).

7. O sistema respiratório faz parte do sistema imune das mucosas, composto pelos sistemas dos tratos intestinal (GALT), respiratório (BALT) e urinário. Esses sistemas não contêm linfonodos verdadeiros com fluxos linfáticos aferente e eferente; eles são compostos principalmente por agregados linfoides não encapsulados sem uma verdadeira drenagem linfática.

8. O linfoepitélio não ciliado do BALT estabelece uma interrupção na cobertura mucociliar que age como um dreno para facilitar a coleta e o processamento imune de particulados estranhos nas vias aéreas de condução.

9. As células T TCRγδ, as células plasmáticas sintetizadoras de IgA, as células NK e os macrófagos alveolares são células imunes inatas e adaptativas altamente especializadas próprias do sistema de defesa anti-inflamatória dos pulmões e de outros tecidos mucosos.

SEÇÃO 6

Fisiologia Gastrointestinal

KIM E. BARRETT E HELEN E. RAYBOULD

Capítulo 27
*Anatomia Funcional e Princípios
Gerais da Regulação no
Trato Gastrointestinal*

Capítulo 28
*Fases Cefálica, Oral e Esofágica da
Resposta Integrada a uma Refeição*

Capítulo 29
*Fase Gástrica da Resposta
Integrada a uma Refeição*

Capítulo 30
*Fase do Intestino Delgado da
Resposta Integrada a
uma Refeição*

Capítulo 31
*Fase Colônica da Resposta
Integrada a uma Refeição*

Capítulo 32
*Transporte Hepático e Funções
Metabólicas do Fígado*

27

Anatomia Funcional e Princípios Gerais da Regulação no Trato Gastrointestinal

OBJETIVOS DO APRENDIZADO

Após a conclusão deste capítulo, o estudante será capaz de responder às seguintes questões:

1. O que é inervação neural do trato gastrointestinal (GI), e como é regulado o funcionamento GI?
2. Quais são alguns exemplos das regulações neural, parácrina e humoral do funcionamento GI?

O trato gastrointestinal (GI) consiste no trato alimentar que se estende da boca até o ânus e inclui os órgãos glandulares associados que esvaziam seus conteúdos no interior do trato GI. A função geral do trato GI é absorver nutrientes e água para a circulação e eliminar produtos residuais. Os principais processos fisiológicos que ocorrem no trato GI são **motilidade**, **secreção**, **digestão** e **absorção**. A maior parte dos nutrientes na dieta dos mamíferos é ingerida como partículas sólidas e de macromoléculas que não são transportadas prontamente através das membranas das células até a circulação. Portanto, a digestão consiste nas modificações física e química do alimento, de modo que a absorção possa ocorrer através das células do epitélio intestinal. A digestão e a absorção necessitam da motilidade da parede muscular do trato GI para deslocar o alimento ao longo desse trato e misturá-lo às secreções. As secreções do trato GI e dos seus órgãos associados consistem em enzimas, detergentes biológicos e íons que proporcionam um ambiente intraluminal favorável para a digestão e a absorção. Esses processos fisiológicos são muito regulados para maximizar a digestão e a absorção, e o trato GI é dotado de complexos sistemas reguladores para garantir que isso ocorra. Além disso, o trato GI absorve os fármacos administrados pelas vias oral e retal.

O trato GI serve também como um importante órgão para **excreção** de substâncias. Ele armazena e excreta as substâncias residuais que resultam da digestão dos alimentos ingeridos e excreta produtos oriundos do fígado, como colesterol, esteroides e metabólitos de fármacos (todos apresentando uma propriedade em comum: são moléculas lipossolúveis).

Ao se estudar a fisiologia do trato GI, é importante ter em mente que esse trato é formado por um tubo longo que está em contato com o ambiente externo ao corpo. Como tal, é vulnerável a microrganismos infecciosos que podem entrar no corpo juntamente com os alimentos e a água. Para se proteger, o trato GI conta com um sistema de defesa complexo constituído por células

do sistema imunológico e outros inespecíficos mecanismos de defesa. Na verdade, o trato GI é o maior órgão imune do corpo. Este capítulo fornece uma visão geral da anatomia funcional e dos princípios gerais da regulação no sistema GI.

Anatomia funcional

A estrutura do trato GI varia amplamente de região para região, porém existem características comuns na organização geral dos tecidos. O trato GI é basicamente um **tubo oco** dividido em segmentos funcionais; as principais estruturas ao longo do tubo são **boca**, **faringe**, **esôfago**, **estômago**, **duodeno**, **jejuno**, **íleo**, **cólon**, **reto** e **ânus** (Figura 27.1). Juntos, duodeno, jejuno e íleo constituem o intestino delgado, e o cólon, o reto e o ânus são algumas vezes denominados *intestino grosso*. Associadas ao tubo, estão as estruturas glandulares de terminações cegas que são invaginações do revestimento do tubo; essas glândulas esvaziam suas secreções no lúmen intestinal (p. ex., as glândulas de Brunner no duodeno, que secretam quantidades abundantes de HCO_3^-). Além disso, existem órgãos glandulares ligados ao tubo por meio de ductos através dos quais esvaziam secreções no lúmen intestinal como, por exemplo, as glândulas salivares e o pâncreas exócrino.

As principais estruturas ao longo do trato GI exercem muitas funções. Uma função importante é o armazenamento; o estômago e o cólon são importantes órgãos de armazenamento de alimentos processados (designados também como *quimo*) e têm especialização em termos de anatomia funcional (p. ex., forma e tamanho) e mecanismos de controle (características da musculatura lisa para produzir contrações tônicas) que permitem a realização eficiente de suas funções. As funções predominantes do intestino delgado são a digestão e a absorção; a principal especificidade dessa região do trato GI é a existência de uma ampla área de superfície sobre a qual pode ocorrer a absorção. O cólon reabsorve água e íons para garantir que eles não sejam eliminados do corpo. O alimento ingerido é deslocado ao longo do trato GI pela ação muscular em suas paredes. Separando as regiões do trato GI, estão também as estruturas musculares especializadas que são denominadas **esfíncteres.** Essas estruturas funcionam para isolar uma região da seguinte e possibilitam a retenção seletiva de conteúdos do lúmen, ou evitar o refluxo, ou agem de ambas as formas.

O suprimento sanguíneo para o trato GI é importante para transportar os nutrientes absorvidos para o restante do corpo.

Ao contrário de outros sistemas orgânicos do corpo, a drenagem venosa do trato GI não retorna diretamente para o coração, mas primeiramente entra na **circulação portal** direcionada ao fígado. Assim, o fígado é um órgão diferenciado, uma vez que parte considerável de seu suprimento sanguíneo provém de outra fonte além da circulação arterial. O fluxo sanguíneo GI também é notável por sua regulação dinâmica. O fluxo sanguíneo esplâncnico recebe cerca de 25% de débito cardíaco, uma quantidade desproporcional considerando-se a massa do trato GI que esse fluxo deve suprir. Após uma refeição, o sangue também pode ser desviado da musculatura para o trato GI para atender às necessidades metabólicas da parede intestinal e também para remover os nutrientes absorvidos.

A **drenagem linfática** do trato GI é importante para o transporte das substâncias lipossolúveis que são absorvidas através da parede do trato GI. Como poderemos observar no Capítulo 30, os lipídeos e outras moléculas lipossolúveis (incluindo algumas vitaminas e fármacos) são envolvidos em partículas que são muito grandes para passar pelos capilares e, em vez disso, passam pelos vasos linfáticos na parede intestinal. Esses vasos linfáticos drenam nos maiores ductos linfáticos, que finalmente drenam no ducto torácico e, assim, seguem para o lado arterial da circulação sistêmica. Esse processo leva a implicações fisiológicas importantes no metabolismo lipídico e também na capacidade dos fármacos de serem liberados diretamente para a circulação sistêmica.

Especialização celular

A parede do intestino tubular é composta por camadas constituídas de células especializadas (Figura 27.2).

Mucosa

A **mucosa** é a parte mais interna do trato GI. Ela consiste no **epitélio**, na **lâmina própria** e na **muscular da mucosa**. O epitélio é constituído por uma camada única de células especializadas que revestem o lúmen do trato GI. Ele forma uma camada contínua ao longo do tubo com as glândulas e órgãos que drenam para o lúmen do tubo. No interior dessa camada celular, existem várias células epiteliais especializadas; as mais abundantes são as células denominadas **enterócitos absortivos**, que expressam muitas proteínas importantes para a digestão e a absorção de macronutrientes. As **células enteroendócrinas** contêm grânulos de secreção que liberam aminas e peptídeos reguladores que ajudam a regular o funcionamento GI. Além disso, as células na mucosa gástrica são especializadas na produção de prótons; e as células produtoras de mucina, dispersas por todo o trato GI, produzem uma glicoproteína (mucina) que ajuda a proteger o trato e a lubrificar o conteúdo luminal.

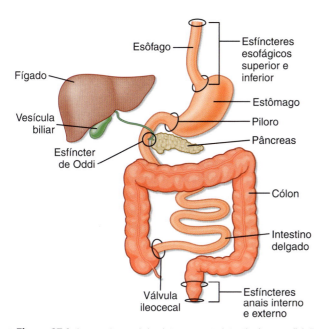

• **Figura 27.1** Anatomia geral do sistema gastrointestinal e sua divisão em segmentos funcionais.

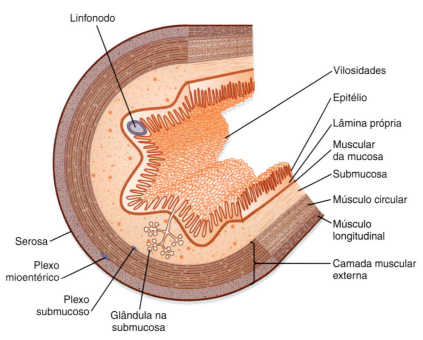

• **Figura 27.2** Organização geral das camadas que compõem a parede do trato gastrointestinal.

As células do epitélio colunar são mantidas aderidas por conexões intercelulares denominadas **junções oclusivas**. Essas junções consistem em complexos de proteínas intracelulares e transmembranares, e o grau de aposição dessas junções é regulado durante todo o período pós-prandial. A natureza do epitélio varia acentuadamente de uma parte do trato digestório para outra, e depende da função que predomina em cada região. Por exemplo, o epitélio intestinal é designado para a absorção; suas células mediam a captação seletiva de nutrientes, íons e água. Em contrapartida, o esôfago apresenta um epitélio escamoso sem uma função absortiva. É um conduto para o transporte do alimento engolido, e por isso necessita de alguma proteção contra alimentos ásperos, como as fibras, que é fornecida pelo epitélio escamoso.

A superfície do epitélio é formada por **vilosidades** e **criptas** (Figura 27.3). As vilosidades são projeções semelhantes a dedos que servem para aumentar a área da mucosa. As criptas são invaginações ou pregas do epitélio. O epitélio que reveste o trato GI é continuamente renovado e substituído por células em divisão; nos seres humanos esse processo dura aproximadamente 3 dias. Essas células em proliferação estão situadas nas criptas, onde existe uma zona de proliferação de **células-tronco** intestinais.

A lâmina própria, situada imediatamente abaixo do epitélio, é constituída em grande parte por um tecido conjuntivo frouxo que contém fibrilas de colágeno e de elastina (Figura 27.2). A lâmina própria é rica em vários tipos de glândulas e contém vasos linfáticos, linfonodos, capilares e fibras nervosas. A muscular da mucosa é fina e é a camada de músculo liso mais interna do intestino. Quando vista pelo endoscópio, a mucosa exibe as pregas e as cristas resultantes das contrações da muscular da mucosa.

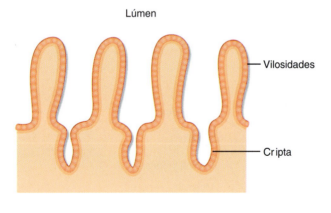

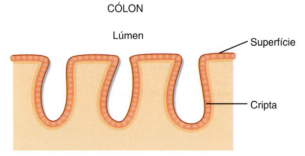

• **Figura 27.3** Comparação da morfologia do epitélio do intestino delgado com a do cólon.

Submucosa

A camada seguinte é a **submucosa** (Figura 27.2), que é constituída em grande parte por tecido conjuntivo frouxo com fibrilas de colágeno e elastina. Em algumas regiões do trato GI, existem **glândulas** (invaginações ou dobras da mucosa) na submucosa. Os troncos nervosos, os vasos sanguíneos e os vasos linfáticos da parede intestinal estão na submucosa, juntamente com um dos plexos do sistema nervoso entérico (SNE), o **plexo submucoso**.

Camadas musculares

A camada **muscular externa**, ou camada **muscular própria**, tipicamente consiste em duas camadas substanciais de células musculares lisas: uma camada circular interna e uma camada longitudinal externa (Figura 27.2). As fibras musculares na **camada muscular circular** são orientadas circunferencialmente, enquanto as fibras musculares na **camada muscular longitudinal** são orientadas ao longo do eixo longitudinal do tubo. Entre as camadas circular e longitudinal do músculo, está o outro plexo do SNE, o **plexo mioentérico**. As contrações da camada muscular externa misturam e fazem circular o conteúdo do lúmen, impulsionando-o ao longo do trato GI.

A parede do trato GI contém muitos neurônios interconectados. A submucosa contém uma densa rede de células nervosas denominadas *plexo submucoso* (referido também como **plexo de Meissner**). O proeminente *plexo mioentérico* (**plexo de Auerbach**) está localizado entre as camadas circular e longitudinal da musculatura lisa. Esses plexos intramurais constituem o SNE. O SNE ajuda a integrar as atividades motora e secretora do sistema GI. Quando os nervos simpáticos e parassimpáticos que se dirigem ao intestino são seccionados, muitas atividades motoras e secretoras continuam porque esses processos são controlados diretamente pelo SNE.

Serosa

A **serosa**, ou **adventícia**, é a camada mais externa do trato GI e consiste em uma camada de células mesoteliais escamosas (Figura 27.2). Trata-se de parte do **mesentério** que reveste a superfície da parede do abdome e suspende os órgãos na cavidade abdominal. As membranas mesentéricas secretam um líquido transparente e viscoso que auxilia na lubrificação dos órgãos abdominais, de modo que os órgãos possam se movimentar quando as camadas musculares contraem e relaxam.

Mecanismos reguladores do trato gastrointestinal

Diferentemente dos sistemas cardiovascular e respiratório, o trato GI passa por períodos de quiescência relativa (o período entre as refeições) e períodos de intensa atividade após a ingestão de alimentos (período pós-prandial). Como consequência, o trato GI tem que detectar e responder adequadamente à ingestão de alimentos. Além disso, o teor de macronutrientes de uma refeição pode variar consideravelmente, e é preciso que existam mecanismos capazes de detectar essa variação e de preparar as respostas fisiológicas adequadas. Portanto, o trato GI precisa comunicar-se com os órgãos a ele associados, como o pâncreas. Finalmente, considerando-se que o trato GI é, na prática, um longo tubo, é preciso que existam mecanismos por meio dos quais os eventos que ocorram na porção proximal do trato GI sejam sinalizados para as partes mais distais, e vice-versa.

Há três mecanismos de controle envolvidos na regulação do funcionamento GI: **endócrino, parácrino** e **neurócrino** (Figura 27.4).

Regulação endócrina

A regulação endócrina constitui-se no processo por meio do qual a célula sensora do trato GI, a **célula enteroendócrina (CEE),** responde a um estímulo secretando um peptídeo ou um hormônio regulador que viaja pela corrente sanguínea até as células-alvo situadas em um local distante de onde ocorreu a secreção. As células que respondem ao hormônio GI expressam receptores específicos para esse hormônio. Os hormônios liberados pelo trato GI geram efeitos sobre as células localizadas em outras regiões do trado GI e também nas estruturas glandulares associadas ao trato GI, como o pâncreas. Além disso, os hormônios GI também geram efeitos sobre outros tecidos que não atuam diretamente na digestão e na absorção, tais como as células do fígado, dos músculos e do cérebro.

As CEEs estão repletas de grânulos de secreção, cujos produtos são liberados por essas células em resposta aos estímulos químicos e mecânicos que atingem a parede do trato GI (Figura 27.5). Além disso, as CEEs podem ser estimuladas por impulsos neurais ou por outros fatores não associados a uma refeição. As CEEs mais comuns na parede do intestino são denominadas células do tipo "aberto"; essas células apresentam uma membrana apical, que está em contato com o lúmen do trato GI (em geral, considera-se essa região apical como o local onde ocorre a detecção dos estímulos), e uma membrana basolateral, através da qual ocorre a secreção. Existem também as CEEs do tipo "fechado", cuja membrana não entra em contrato com a superfície luminal do intestino; um exemplo desse tipo de célula são as **células semelhantes às enterocromafins** (ECL, do inglês *enterochromaffin-like cell*) do epitélio gástrico, que secreta histamina.

Existem muitos exemplos de hormônios secretados pelo trato GI (Tabela 27.1); vale a pena lembrar que o primeiro hormônio identificado foi o hormônio GI **secretina**. Um dos hormônios

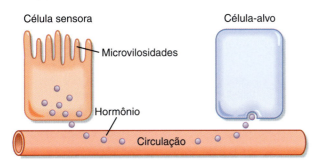

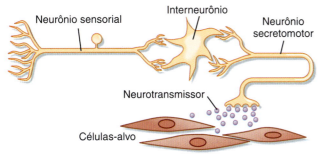

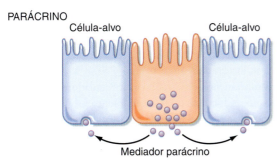

• **Figura 27.4** Os três mecanismos que regulam o funcionamento do trato gastrointestinal na resposta integrada a uma refeição.

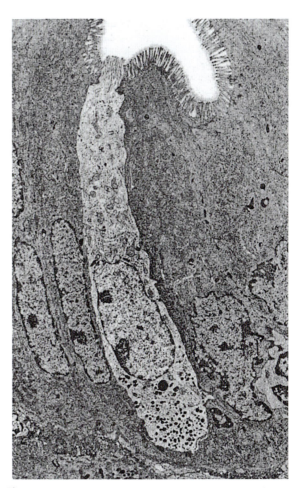

• **Figura 27.5** Micrografia eletrônica de uma célula endócrina do tipo aberto do trato gastrointestinal. Observe as microvilosidades na projeção apical e os grânulos secretores na porção basolateral da célula. (De Barrett K. *Gastrointestinal Physiology [Lange Physiology Series]*. New York: McGraw-Hill; 2005.) (Cortesia de Leonard R. Johnson, Ph.D.)

TABELA 27.1 — Mediadores parácrinos e hormonais do trato gastrointestinal.

Hormônio GI	Fonte	Estímulo para liberação	Via de ação	Alvos	Efeito
Gastrina	Antro do estômago (células G)	Oligopeptídeos	Endócrina	ECL e células parietais do corpo do estômago	Estimulação das células parietais para que secretem H^+ e das ECL para que secretem histamina
Colecistocinina	Duodeno (células I)	Ácidos graxos, proteína hidrolisada	Parácrina, endócrina	Terminações aferentes vagais, células acinares pancreáticas	Inibição do esvaziamento gástrico e da secreção de H^+; estimulação da secreção enzimática do pâncreas, contração da vesícula biliar e inibição da ingestão de alimentos
Secretina	Duodeno (células S)	Prótons	Parácrina, endócrina	Terminações aferentes vagais, células do ducto pancreático	Estimulação da secreção das células do ducto pancreático (H_2O e HCO_3^-)
Peptídeo insulinotrópico dependente de glicose (GIP), também conhecido como "peptídeo inibidor gástrico"	Intestino (células K)	Ácidos graxos, glicose	Endócrina	Células beta do pâncreas	Estimulação da secreção de insulina
Peptídeo YY (PYY)	Intestino (células L)	Ácidos graxos, glicose, proteína hidrolisada	Endócrina, parácrina	Neurônios, musculatura lisa	Inibição do esvaziamento gástrico, secreção pancreática, secreção ácida gástrica, motilidade intestinal, ingestão de alimentos
Peptídeos derivados do pró-glucagon 1 e 2 (GLP-1 e GLP-2)	Intestino (células L)	Ácidos graxos, glicose, proteína hidrolisada	Endócrina, parácrina	Neurônios, células epiteliais	Homeostasia da glicose, proliferação de células epiteliais

ECL, enterocromafins; GI, gastrointestinal; GLP, peptídeo semelhante ao glucagon.

gastrintestinais mais bem descritos é a **gastrina**, que é liberada pelas células endócrinas localizadas na parede da parte distal do estômago. A liberação de gastrina é estimulada pela ativação da eferência parassimpática do trato GI, e a gastrina estimula de forma acentuada a secreção de ácido gástrico no período pós-prandial.

Regulação parácrina

A regulação parácrina é o processo pelo qual um mensageiro químico ou peptídeo regulador é liberado por uma célula sensora (com frequência uma CEE) da parede intestinal que age em uma célula-alvo próxima pela difusão através do espaço intersticial. Os agentes parácrinos exercem suas ações em vários tipos diferentes de células na parede do trato GI, tais como as células da musculatura lisa, os enterócitos absortivos, as células secretoras das glândulas, e mesmo em outras CEEs. Existem vários agentes parácrinos importantes, e os mesmos estão listados na Tabela 27.1 juntamente com os locais de produção, ação e de funcionamento. Um importante mediador parácrino na parede do intestino é a histamina. No estômago, a histamina é armazenada e liberada pelas ECL localizadas nas glândulas gástricas. A histamina difunde-se através do espaço intersticial da lâmina própria até as células parietais vizinhas e estimula a produção de ácido. A **serotonina** (5-hidroxitriptamina [5-HT]), que é liberada pelos neurônios entéricos, pelos mastócitos da mucosa e por células especializadas denominadas **células enterocromafins**, regula o funcionamento da musculatura lisa e a absorção de água através da parede intestinal. Existem outros mediadores parácrinos na parede do intestino, tais como as prostaglandinas, a adenosina e o óxido nítrico (NO); as funções desses mediadores não são bem conhecidas, mas sabe-se que são capazes de produzir alterações no funcionamento GI.

Muitas substâncias podem agir como reguladores tanto parácrinos quanto endócrinos do funcionamento GI. Por exemplo, a **colecistoquinina**, que é liberada pelo duodeno em resposta às proteínas e lipídeos da ingesta alimentar, age de modo parácrino sobre as terminações nervosas locais, e também tem influência sobre o pâncreas. Esse assunto é discutido com mais detalhes no Capítulo 30.

Regulação neural do funcionamento gastrointestinal

Os nervos e os neurotransmissores desempenham um papel importante na regulação do funcionamento do trato GI. Na sua forma mais simples, a regulação neural ocorre quando um neurotransmissor é liberado de uma terminação nervosa localizada no trato GI e age sobre a célula inervada por esse neurônio. Entretanto, em alguns casos, não existem sinapses entre os nervos motores e as células efetoras do trato GI. A regulação neural do funcionamento GI é muito importante dentro dos órgãos, bem como entre as partes distantes desse trato.

 NO NÍVEL CELULAR

Existem vários subtipos de receptores para os hormônios peptídicos reguladores liberados pelas células endócrinas da parede do intestino. A ação seletiva de receptores para os hormônios peptídicos é determinada pelas modificações pós-traducionais, que conferem a esses hormônios a capacidade de ligação seletiva aos receptores. Um exemplo desse processo é o peptídeo YY (PYY). Existem vários subtipos de receptores para o PYY, que são classificados como Y1 a Y7. O PYY é liberado pelas células endócrinas da parede do intestino, principalmente em resposta aos ácidos graxos. Esse peptídeo é liberado com 36 aminoácidos e se liga aos receptores Y1, Y2 e Y5; entretanto, ele pode ser clivado em PYY3-36 pela enzima dipeptidil peptidase IV, uma peptidase de membrana. Essa forma de peptídeo liga-se de modo mais seletivo ao receptor Y2. Assim, a presença da enzima que cliva o peptídeo pode alterar a resposta biológica à secreção do PYY.

 NA CLÍNICA

O peptídeo semelhante ao glucagon 1 (GLP-1) é um peptídeo regulador liberado pelas CEEs da parede do intestino em resposta à presença de carboidratos e lipídeos luminais. O GLP-1 surge do processamento diferencial do gene do glucagon, o mesmo gene que é expresso no pâncreas e que dá origem ao glucagon. O GLP-1 está envolvido na homeostasia da glicose por meio de sua ação para estimular a liberação de insulina das ilhotas pancreáticas e inibir a liberação de glucagon, resultando em redução do nível de glicemia pós-prandial. Foram desenvolvidas duas terapias baseadas nessas ações do GLP-1, que são usadas no tratamento do diabetes *mellitus* tipo 2: agonistas do GLP-1 de ação longa (p. ex., exenatida) e inibidores da dipeptidil peptidase 4, a enzima que degrada rapidamente o GLP-1 no plasma e nos tecidos. Essas terapias passaram a ser amplamente usadas em pacientes, com base nos efeitos sobre a secreção de insulina, mas também devido aos efeitos extrapancreáticos para reduzir o esvaziamento gástrico e o apetite, melhorar a sensibilidade à insulina e também melhorar os perfis lipídicos. Com efeito, as terapias baseadas no GLP-1 também são utilizadas na síndrome do intestino irritável, na síndrome do intestino curto e na doença hepática gordurosa não alcoólica. As ações nos locais extrapancreáticos relevantes provavelmente baseiam-se na ampla distribuição dos receptores de GLP-1.

A regulação neural do trato GI é surpreendentemente complexa. O trato GI é inervado por dois conjuntos de nervos, os sistemas nervosos intrínseco e extrínseco. O **sistema nervoso extrínseco** é identificado como os nervos que inervam o intestino com corpos celulares localizados fora da parede do intestino; esses nervos extrínsecos são parte do sistema nervoso autônomo (SNA). O **sistema nervoso intrínseco**, denominado também **sistema nervoso entérico (SNE)**, apresenta corpos celulares que estão contidos na parede do intestino (plexos submucoso e mioentérico). Algumas funções exercidas pelo trato GI são altamente dependentes do sistema nervoso extrínseco, porém outras funções gastrintestinais podem ocorrer independentemente do sistema nervoso extrínseco e são mediadas totalmente pelo SNE. Entretanto, os nervos extrínsecos muitas vezes podem modular o funcionamento do sistema nervoso intrínseco (Figura 27.6).

Inervação neural extrínseca

A inervação neural extrínseca para o trato GI é realizada por meio das duas divisões do SNA, denominadas inervações simpática e parassimpática (Figura 27.7). A **inervação parassimpática** para o trato GI é feita através dos nervos pélvico e vago. O nervo **vago**, o 10º nervo craniano, inerva o esôfago, o estômago, a vesícula biliar, o pâncreas, a primeira parte do intestino, o ceco e a parte proximal do cólon. Os nervos **pélvicos** inervam a parte distal do cólon e a região anorretal, além de outros órgãos pélvicos que não fazem parte do trato GI.

De acordo com a organização específica do sistema nervoso parassimpático, os corpos celulares dos neurônios **pré-ganglionares** estão situados no tronco encefálico (vago) ou na medula espinhal sacra (pélvicos). Os axônios desses neurônios cursam pelos nervos (nervos vago e pélvicos, respectivamente) até o intestino, onde fazem sinapse com os neurônios **pós-ganglionares** na parede do órgão, que, nesse caso, são os neurônios entéricos da parede do intestino. Esses nervos eferentes não inervam diretamente as células efetoras na parede do trato GI; a transmissão nervosa ocorre sempre por meio de um neurônio do SNE.

Conforme o modelo de transmissão do SNA, a sinapse existente entre os neurônios pré-ganglionar e pós-ganglionar é sempre do tipo nicotínico, ou seja, a sinapse entre esses neurônios é mediada pela acetilcolina que é liberada da terminação nervosa do neurônio pré-ganglionar e age nos receptores nicotínicos do neurônio pós-ganglionar, que, nesse caso, é um neurônio intrínseco.

A inervação simpática é suprida por corpos celulares na medula espinhal e pelas fibras nervosas que terminam nos **gânglios pré-vertebrais** (gânglios celíaco e mesentéricos superior e inferior);

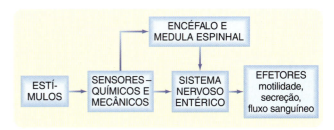

• **Figura 27.6** Hierarquia do controle neural do funcionamento gastrointestinal. Os estímulos para o trato gastrointestinal a partir de uma refeição (p. ex., químico, mecânico e osmótico) ativam tanto as vias sensoriais intrínsecas quanto as extrínsecas (aferentes), que, por sua vez, ativam as vias reflexas neurais intrínsecas e extrínsecas.

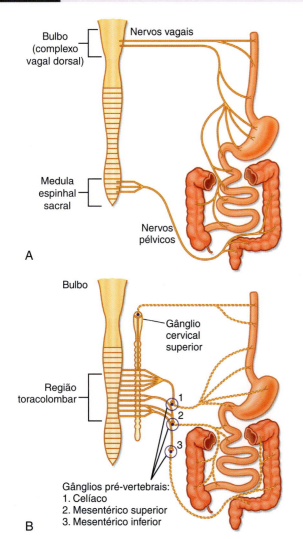

• **Figura 27.7** Inervação extrínseca do trato gastrointestinal, sendo constituída das divisões parassimpática (**A**) e simpática (**B**) do sistema nervoso autônomo.

esses são os neurônios pré-ganglionares. Essas fibras nervosas fazem sinapse com os neurônios pós-ganglionares localizados nos gânglios, e as fibras destes últimos saem dos gânglios e se dirigem ao órgão-alvo acompanhando os principais vasos sanguíneos e seus ramos. Raramente existe sinapse nos gânglios **paravertebrais** (cadeia de gânglios), como ocorre na inervação simpática de outros sistemas orgânicos. Algumas fibras simpáticas vasoconstritoras inervam diretamente os vasos sanguíneos do trato GI, e outras fibras simpáticas inervam estruturas glandulares da parede do trato GI.

O SNA, tanto a divisão simpática quanto a parassimpática, também transporta as fibras dos neurônios **aferentes** (em direção aos neurônios do sistema nervoso central [SNC]); essas são fibras **sensitivas**. Os corpos celulares dos neurônios **aferentes vagais** estão situados no gânglio nodoso. Esses neurônios apresentam uma projeção central que termina no **núcleo do trato solitário** situado no tronco encefálico, e outra projeção terminal localizada na parede do trato GI. Os corpos celulares dos neurônios **aferentes espinais** que cursam junto com a via simpática estão separados por segmentos que se encontram nos gânglios das raízes dorsais. As terminações periféricas dos neurônios aferentes vagais e espinais estão localizadas em todas as camadas da parede intestinal, onde obtêm informações sobre o estado desse órgão e as enviam ao SNC. Dessa forma, o SNC recebe informações sobre o conteúdo luminal (p. ex., acidez, concentração de nutrientes, osmolalidade do conteúdo luminal), bem como sobre o grau de estiramento ou de contração da musculatura lisa. A inervação aferente é responsável também pela transmissão dos estímulos dolorosos ao SNC.

Os componentes de uma via **reflexa** – neurônios aferentes, interneurônios e neurônios eferentes – fazem parte da inervação extrínseca que se dirige ao trato GI. Esses reflexos podem ser mediados totalmente pelo nervo vago (denominados **reflexo vagovagal**), que tem fibras aferentes e eferentes. As fibras aferentes vagais enviam informações sensoriais ao SNC, onde realizam a sinapse com um interneurônio, que, por sua vez, ativa o neurônio motor eferente. Esses reflexos extrínsecos são muito importantes na regulação do funcionamento GI após a ingestão de uma refeição. Um exemplo de um reflexo vagovagal importante é o reflexo do relaxamento receptivo gástrico, no qual a distensão do estômago resulta no relaxamento da musculatura lisa nesse órgão; esse processo permite que o estômago encha sem que ocorra aumento na pressão intraluminal.

Em geral, como ocorre com outros sistemas orgânicos viscerais, os sistemas nervosos simpático e parassimpático tendem a trabalhar em oposição. Entretanto, esse processo não é tão simples como aquele que ocorre no sistema cardiovascular, por exemplo. A ativação do sistema nervoso parassimpático é importante na resposta integrativa a uma refeição, e diversos exemplos serão discutidos nos próximos capítulos. Geralmente, o sistema nervoso parassimpático causa a ativação de processos fisiológicos na parede do trato GI, embora existam exceções consideráveis. Em contrapartida, o sistema nervoso simpático tende a ser inibitório para o funcionamento GI, e é ativado com maior frequência em circunstâncias fisiopatológicas. Em geral, a ativação simpática inibe o funcionamento da musculatura lisa. A exceção a esse processo é a inervação simpática dos esfíncteres GI, nos quais a ativação simpática tende a induzir contração da musculatura lisa. Além disso, o sistema nervoso simpático é muito importante na regulação do fluxo sanguíneo no trato GI.

Inervação neural intrínseca

O SNE é constituído por dois plexos principais, que são conjuntos de corpos de células nervosas (gânglios) e suas fibras, todos com origem na parede do trato GI (Figura 27.8). O **plexo mioentérico** está localizado entre as camadas musculares circular e longitudinal, e o **plexo submucoso** situa-se na submucosa. As cadeias interganglionares ligam os neurônios nos dois plexos.

Os neurônios no SNE são caracterizados funcionalmente como neurônios aferentes, interneurônios ou neurônios eferentes, semelhantes aos neurônios na parte extrínseca do SNA. Assim, todos os componentes de uma via reflexa podem ser contidos no SNE. Os estímulos na parede do trato GI são detectados pelos neurônios aferentes, que ativam os interneurônios e depois os neurônios eferentes para alterar o funcionamento. Desse modo, o SNE pode atuar de forma autônoma em relação à inervação extrínseca. Entretanto, os neurônios no SNE, como já observamos, são inervados pelos neurônios extrínsecos, e assim o funcionamento dessas vias reflexas pode ser modulado pelo sistema nervoso extrínseco. Como o SNE é capaz de realizar suas próprias funções integrativas e vias reflexas complexas, é às vezes denominado "pequeno cérebro do intestino" como resultado da sua importância e complexidade. Estima-se que existam no SNE

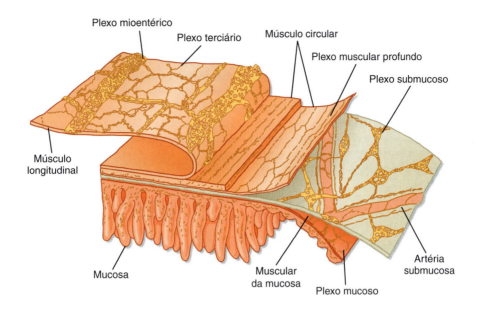

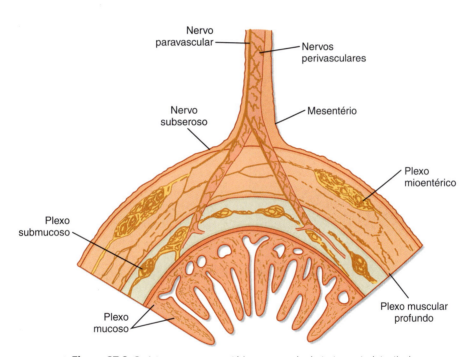

• **Figura 27.8** O sistema nervoso entérico na parede do trato gastrointestinal.

tantos neurônios quantos existem na medula espinhal. Além disso, muitos hormônios GI agem também como neurotransmissores no SNE e do encéfalo em regiões envolvidas na eferência autônoma. Esses mediadores e peptídeos reguladores são, por essa razão, denominados **peptídeos cerebrointestinais**, e os componentes intrínsecos e extrínsecos que inervam o intestino são, às vezes, denominados **eixo cérebro-intestino**.

Resposta do trato gastrointestinal a uma refeição

Este capítulo introdutório apresenta uma visão geral da anatomia e dos mecanismos reguladores do trato GI. Com o objetivo de fornecer detalhes da fisiologia GI, nos próximos capítulos será discutida a **resposta integrada a uma refeição**. A resposta a uma refeição é dividida classicamente nas seguintes fases: cefálica, oral, esofágica, gástrica, duodenal e intestinal. Em cada fase, a refeição apresenta certos **estímulos** (p. ex., químico, mecânico e osmótico) que ativam as diferentes **vias** (p. ex., reflexos neurais, parácrinos e humorais) que resultam em alterações na **função efetora** (p. ex., secreção e motilidade). Existe um cruzamento considerável de informações entre os mecanismos reguladores que têm sido descritos, e esse processo será discutido nos próximos capítulos. Como ocorre na manutenção da homeostasia em outros sistemas do corpo, o controle do funcionamento GI requer mecanismos reguladores complexos que detectem e atuem de modo dinâmico.

NA CLÍNICA

A **doença de Hirschprung**[1] é um distúrbio congênito do sistema nervoso entérico caracterizado pela incapacidade de eliminar o mecônio no nascimento ou pela constipação intestinal grave na infância. Os achados característicos são a ausência de neurônios mioentéricos e submucosos na parte distal do cólon e no reto. Trata-se de um distúrbio poligênico, no qual se observam mutações características em pelo menos três classes diferentes de genes envolvidos no desenvolvimento e na diferenciação neuronal.

---

[1]N.R.T.: A doença de Hirschprung também é conhecida como megacólon congênito. A ausência dos neurônios entéricos evita que o relaxamento entérico ocorra. O resultado é a obstrução funcional do cólon distal.

Pontos-chave

1. O trato GI é um tubo dividido em regiões que desempenham diferentes funções associadas à digestão e à absorção.
2. O revestimento do trato GI é subdividido em camadas – túnica mucosa, tela submucosa e túnicas muscular e serosa/adventícia.
3. Há três mecanismos de controle: o hormonal, o parácrino e o neurócrino.
4. A inervação do trato GI é particularmente interessante, pois é formada por dois componentes, o intrínseco e o extrínseco, que interagem entre si.
5. A inervação extrínseca (corpos celulares fora da parede do trato GI) consiste nas duas divisões do SNA: simpática e parassimpática. Ambas apresentam um componente sensorial (aferente) importante.
6. O sistema nervoso intrínseco ou entérico (corpos celulares na parede do trato GI) pode agir de forma independente da inervação neural extrínseca.
7. Quando uma refeição está em diferentes regiões do trato GI, os mecanismos sensoriais detectam a presença dos nutrientes e preparam as respostas fisiológicas adequadas por parte de cada região do trato GI. Essas respostas são mediadas pelas vias endócrinas, parácrinas e neurócrinas.

28

Fases Cefálica, Oral e Esofágica da Resposta Integrada a uma Refeição

OBJETIVOS DO APRENDIZADO

Após a conclusão deste capítulo, o estudante será capaz de responder às seguintes questões:

1. Quais são as estruturas que constituem a anatomia funcional das glândulas salivares, incluindo seus elementos secretores?
2. O que são as fases cefálica e oral (o que, por que e como esse processo ocorre) da resposta a uma refeição?
3. Quais são os princípios gerais de secreção ao longo do trato gastro intestinal (GI) (de onde vêm as secreções, e quais são seus componentes)?
4. Como os componentes da secreção variam conforme a glândula ou região do trato GI?
5. Qual a correlação entre a composição e as funções da secreção salivar?
6. Como são geradas e reguladas as secreções primárias e secundárias nas glândulas salivares?
7. Qual é a sequência de eventos na deglutição?
8. Quais são os estímulos das vias neurais que geram as peristalses esofágicas primária e secundária?
9. Quais são as alterações que ocorrem na motilidade gástrica durante a deglutição, e qual é a importância desses processos?
10. Quais são as principais funções do esôfago e das estruturas a ele associadas em termos de proteção e propulsão?

Este capítulo descreverá os processos que ocorrem no trato gastrointestinal (GI) nas fases iniciais da resposta integrada a uma refeição. São evidenciadas alterações na fisiologia do trato GI (1) antes de o alimento ser ingerido (fase cefálica), (2) quando o alimento ingerido está na boca (fase oral) e (3) quando o alimento é transferido da boca para o esôfago (fase esofágica). As respostas do trato GI à presença de alimentos estão associadas principalmente à preparação do trato GI para digestão e absorção.

Fases cefálica e oral

A principal característica da **fase cefálica** é a ativação do trato GI em prontidão para a refeição. Os estímulos envolvidos são cognitivos e incluem a antecipação ou pensamento sobre o consumo de alimentos, entrada olfativa, entrada visual (visualizando ou sentindo o aroma do alimento apetitoso quando estamos com fome) e a entrada auditiva. Esse último estímulo pode ser uma ligação inesperada, porém foi demonstrado claramente nos experimentos de condicionamento clássico de Pavlov nos quais ele relacionou um estímulo auditivo à apresentação de alimentos para cães; eventualmente, o estímulo auditivo isolado poderia estimular a secreção. Uma analogia da vida real é, presumivelmente, comunicar que o jantar está pronto. Todos esses estímulos causam aumento da descarga parassimpática neural excitatória para o trato GI. A entrada sensorial (p. ex., cheiro) estimula os nervos sensoriais que ativam a descarga parassimpática do tronco encefálico. Os sítios cerebrais superiores (p. ex., sistema límbico, hipotálamo, córtex) estão envolvidos também nos componentes cognitivos dessa resposta. A resposta pode ser tanto positiva quanto negativa; desse modo, a expectativa do alimento palatável e o estado psicológico de um indivíduo, como a ansiedade, pode alterar a resposta cognitiva à refeição. Entretanto, a via final comum é a ativação do núcleo motor dorsal no tronco encefálico, a região onde surgem os corpos celulares dos neurônios pré-ganglionares vagais. A ativação dos núcleos leva ao aumento da atividade nas fibras eferentes que passam para o trato GI no nervo vago. Em contrapartida, as fibras eferentes ativam os neurônios motores (motoneurônios) pós-ganglionares ("moto" vem de *motores,* designados assim porque sua ativação causa a alteração da função de uma célula efetora). O aumento da descarga parassimpática aumenta a secreção salivar, a secreção gástrica ácida, a secreção de enzimas pancreáticas, a contração da vesícula biliar e o relaxamento do esfíncter de Oddi (o esfíncter entre o ducto biliar comum e o duodeno). Todas essas respostas melhoram a capacidade do trato GI para receber e realizar a digestão do alimento que é ingerido. A resposta salivar é mediada pelo nono nervo craniano; as respostas remanescentes são mediadas pelo do nervo vago.

Muitas das características da **fase oral** são indistinguíveis da fase cefálica. A única diferença é que o alimento está em contato com a superfície do trato GI. Dessa forma, existem estímulos adicionais gerados a partir da boca, tanto mecânicos quanto químicos (**gustação**). Entretanto, muitas das respostas iniciadas pela presença de alimento na cavidade oral são idênticas àquelas iniciadas na fase cefálica, pois a via eferente é a mesma. As respostas iniciadas especificamente na boca, que consistem principalmente em estimulação da secreção salivar, serão discutidas posteriormente.

A boca é importante para a ruptura mecânica do alimento e para o início da digestão. A mastigação divide e mistura o alimento com as enzimas amilase salivar e lipase lingual, assim como com a glicoproteína mucina, que lubrifica o alimento para a mastigação e a deglutição. A absorção que ocorre na boca é mínima, embora o álcool e alguns fármacos sejam absorvidos a partir da cavidade oral, e esse processo pode ser clinicamente importante. No entanto, assim como ocorre na fase cefálica, é importante compreender que a estimulação da cavidade oral inicia respostas mais distais no trato GI, tais como o aumento da secreção gástrica ácida, o aumento da secreção de enzimas pancreáticas, a contração da vesícula biliar e o relaxamento do esfíncter de Oddi, mediados pela via vagal eferente.

Propriedades da secreção

Considerações gerais

As secreções no trato GI são provenientes das glândulas associadas a esse trato (glândulas salivares, pâncreas e fígado), das glândulas formadas pela própria parede do trato GI (p. ex., glândulas submucosas no esôfago e no duodeno), e da própria mucosa intestinal. A natureza exata dos produtos secretados pode variar de forma muito significativa, dependendo da função daquela região do trato GI. Entretanto, essas secreções apresentam várias características em comum. As secreções do trato GI e das glândulas a ele associadas são **água**, **eletrólitos**, **proteína** e **agentes humorais**. A água é fundamental para gerar um ambiente aquoso para uma ação enzimática eficiente. A secreção de eletrólitos é importante para gerar os gradientes osmóticos que direcionam o movimento da água. As enzimas digestivas no fluido secretado catalisam a degradação (ou quebra) de macronutrientes no alimento ingerido. Além disso, muitas outras proteínas secretadas ao longo do trato GI desempenham funções especializadas; algumas dessas funções são relativamente bem compreendidas, tais como as da mucina e das imunoglobulinas, e outras estão apenas começando a ser compreendidas, tais como as dos peptídeos *trefoil*[1].

A secreção é iniciada por vários sinais associados à refeição, o que inclui componentes químicos, osmóticos e mecânicos. A secreção é provocada pela ação de substâncias efetoras específicas denominadas **secretagogos**, que atuam nas células secretoras. Os secretagogos funcionam de uma das três formas que já foram descritas no Capítulo 27 – endócrina, parácrina e neurócrina.

Constituintes das secreções

Dependendo das condições particulares requeridas naquela parte específica do trato GI, os componentes secretores inorgânicos são específicos de regiões ou de glândulas. Os componentes inorgânicos são eletrólitos, tais como H^+ e HCO_3^-. Dois exemplos de secreções diferentes são o ácido (HCl) do estômago, que é importante para ativar a pepsina e iniciar a digestão de proteínas, e o HCO_3^- no duodeno, que neutraliza o ácido gástrico e fornece as condições ideais para a ação das enzimas digestivas no intestino delgado.

Os componentes secretores orgânicos são também específicos de glândulas ou de órgãos, e dependem da função dessa região do trato GI. Os constituintes orgânicos são enzimas (para a

---

[1]N.R.T.: Esses peptídeos podem ser secretados pelas células caliciformes e fazem parte do sistema de proteção da mucosa intestinal e no reparo da barreira intestinal.

digestão), mucina (para a lubrificação e proteção da mucosa), e abrangem outros fatores, como os fatores de crescimento, as imunoglobulinas, os ácidos biliares e os fatores absortivos.

Secreção salivar

Durante as fases cefálica e oral da refeição, ocorre uma considerável estimulação da secreção salivar. A saliva desempenha várias funções, incluindo aquelas importantes para as respostas integrativas a uma refeição e para outros processos fisiológicos (Boxe 28.1). As principais funções da saliva na digestão são lubrificação e umidificação do alimento para a deglutição, solubilização do material para a gustação, início da digestão de carboidratos e depuração e neutralização do refluxo das secreções gástricas no esôfago. A saliva apresenta também ações antibacterianas que são importantes para a saúde completa da cavidade oral e dos dentes.

Anatomia funcional das glândulas salivares

Existem três pares das principais glândulas salivares: parótida, submandibular e sublingual. Além disso, muitas glândulas menores são encontradas na língua, nos lábios e no palato. Essas glândulas são as típicas estruturas **tubuloalveolares** das glândulas localizadas no trato GI (Figura 28.1). A porção acinar da glândula é classificada de acordo com a sua secreção principal: serosa ("aquosa"), mucosa ou mista. A glândula parótida produz principalmente a secreção serosa, a glândula sublingual secreta principalmente o muco, e a glândula submandibular produz uma secreção mista.

As células nas partes terminais secretoras, ou ácinos, são denominadas *células acinares* e são caracterizadas por núcleos localizados basalmente[2], retículo endoplasmático rugoso abundante e grânulos secretórios localizados apicalmente[3] que contêm a enzima amilase e outras proteínas secretadas. Existem também células mucosas nos ácinos; os grânulos nessas células são maiores e contêm a glicoproteína especializada **mucina**. Existem três tipos de ductos na glândula que transportam secreções dos ácinos para a sua abertura na boca e também modificam a secreção: os ductos intercalados, que drenam o fluido acinar para os ductos maiores; e os ductos estriados, que então esvaziam nos ductos excretores maiores. Além disso, um único grande ducto em cada glândula

---

[2]N.R.T.: Próximo da membrana basal.
[3]N.R.T.: Próximo da membrana apical.

• BOXE 28.1 Funções da saliva e da mastigação.

Ruptura do alimento para produzir partículas menores
Formação de um bolo alimentar para a deglutição
Início da digestão de lipídeos e amido
Facilitação da gustação
Produção de estímulos intraluminais no estômago
Regulação da ingestão de alimentos e do comportamento ingestivo
Limpeza da boca e ação antibacteriana seletiva
Neutralização dos conteúdos gástricos refluxados
Crescimento mucoso e proteção da parte restante do trato gastrointestinal
Ajuda na fala

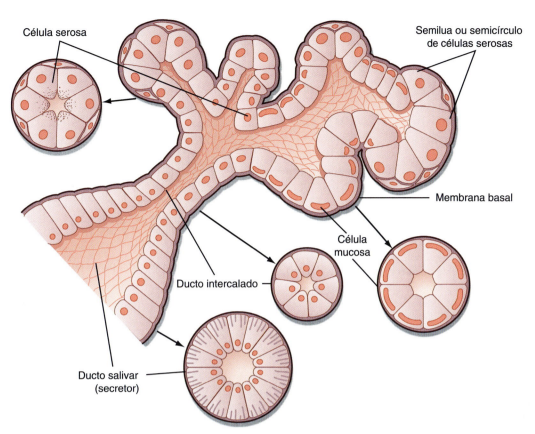

• **Figura 28.1** Estrutura geral das glândulas secretoras tubuloalveolares (p. ex., glândulas salivares, pâncreas) associadas ao trato digestivo.

drena a saliva para a boca. As células ductais que revestem os ductos estriados em particular modificam a composição iônica e a osmolaridade da saliva.

Composição da saliva

As propriedades importantes da saliva são a grande taxa de fluxo relativa à massa da glândula, a baixa osmolaridade; a alta concentração de K^+; e os constituintes orgânicos, tais como enzimas (amilase, lipase), mucina e fatores de crescimento. Os últimos que foram mencionados não são importantes na resposta integrada a uma refeição, mas são fundamentais para a manutenção a longo prazo do revestimento do trato GI.

A composição inorgânica é totalmente dependente do estímulo e da taxa de fluxo salivar. Nos humanos, a secreção salivar é sempre hipotônica. Os principais componentes são Na^+, K^+, HCO_3^-, Ca^{++}, Mg^{++} e Cl^-. O fluoreto pode ser secretado na saliva, e a secreção de fluoreto forma a base do tratamento com fluoreto oral para a prevenção das cáries dentárias. A concentração de íons varia com a taxa de secreção; a taxa de fluxo da secreção salivar é estimulada durante o período pós-prandial.

A **secreção primária** é produzida pelas células acinares nas partes terminais secretoras (ou ácinos) e é modificada pelas células ductais conforme a saliva passa através dos ductos. A secreção primária é isotônica, e a concentração dos principais íons é semelhante àquela existente no plasma. A secreção é predominantemente controlada pela sinalização dependente de Ca^{++}, que abre os canais de Cl^- (cloreto) apicais nas células acinares. Desse modo, o Cl^- flui para o lúmen ductal e estabelece um gradiente osmótico e elétrico. Considerando-se que o epitélio do ácino é relativamente permeável, o Na^+ e a água então fluem através desse epitélio por meio de junções oclusivas (i. e., por meio de **transporte paracelular**). O movimento transcelular da água também pode ocorrer mediado por canais de água específicos, as aquaporinas 5. O conteúdo de amilase e a taxa de secreção de fluido variam com o tipo e o nível de estímulo. Conforme o fluido passa ao longo dos ductos, as células dos ductos excretores e estriados modificam a composição iônica da secreção primária para produzir a **secreção secundária**. As células dos ductos reabsorvem Na^+ e Cl^-, e secretam K^+ e HCO_3^- no lúmen. O Na^+ é trocado por prótons, porém alguns dos prótons secretados são reabsorvidos na permuta com o K^+. Por outro lado, o HCO_3^- é secretado apenas em troca de Cl^-, alcalinizando, assim, a secreção salivar.

Em repouso, a secreção salivar é hipotônica e levemente alcalina. A alcalinidade da saliva é importante na restrição do crescimento microbiano na boca, bem como na neutralização do refluxo de ácido gástrico uma vez que a saliva é deglutida. Quando a secreção salivar é estimulada, ocorre uma pequena redução na concentração de K^+ (mas permanece sempre acima das concentrações plasmáticas), a concentração de Na^+ aumenta em direção aos níveis plasmáticos, e as concentrações de Cl^- e HCO_3^- também aumentam, e, assim, o fluido secretado torna-se ainda mais alcalino (Figura 28.2). Observe que a secreção de HCO_3^- pode ser estimulada diretamente pela ação de secretagogos nas células ductais. O epitélio do ducto é relativamente fechado e não expressa aquaporinas, e desse modo a água não pode seguir os íons de forma rápida o suficiente para manter a isotonicidade em taxas de fluxo moderadas ou altas durante a secreção salivar

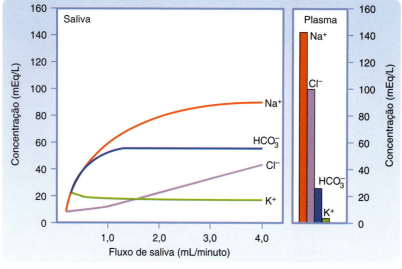
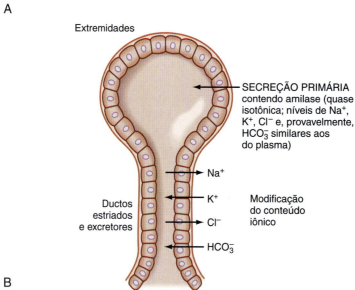

● **Figura 28.2 A.** A composição da secreção salivar como uma função da taxa de fluxo salivar comparada com a concentração de íons no plasma. A saliva é hipotônica ao plasma em todas as taxas de fluxo. A [HCO$_3^-$] na saliva excede a dosagem existente no plasma, exceto nas taxas de fluxo muito baixas. **B.** Representação esquemática do modelo de dois estágios da secreção salivar. A secreção primária contendo amilase e eletrólitos é produzida nas células acinares. A concentração de eletrólitos no plasma é similar àquela existente na secreção primária, porém é modificada quando essa secreção passa através de ductos que absorvem Na$^+$ e Cl$^-$ e secretam K$^+$ e HCO$_3^-$.

estimulada. Assim, com um aumento na taxa de secreção, há menor tempo para a modificação iônica pelas células ductais, e a saliva resultante apresenta maior semelhança com a secreção primária, ou seja, o plasma. Entretanto, a [HCO$_3^-$] permanece elevada por causa do estímulo da secreção oriunda das células ductais e possivelmente das células acinares (Figura 28.2).

Os constituintes orgânicos da saliva – proteínas e glicoproteínas – são sintetizados, armazenados e secretados pelas células acinares. Os principais produtos são a amilase (uma enzima que inicia a digestão de amido), a lipase (importante para a digestão de lipídeos), a glicoproteína (mucina, que forma muco quando hidratada) e a lisozima (que ataca as paredes celulares bacterianas para limitar a colonização de bactérias na boca). Embora a amilase salivar inicie o processo de digestão de carboidratos, essa enzima não é necessária nos adultos saudáveis por causa do excesso de amilase pancreática. De forma semelhante, a importância da lipase lingual ainda está indefinida.

Metabolismo e fluxo sanguíneo das glândulas salivares

As glândulas salivares produzem um fluxo extraordinário de saliva. A taxa máxima de produção de saliva nos humanos é de aproximadamente 1 mL/min/g de glândula; assim, nessa taxa, as glândulas estão produzindo seu próprio peso em saliva a cada minuto. As glândulas salivares apresentam um elevado metabolismo e um alto fluxo sanguíneo; ambos são proporcionais à taxa de formação de saliva. O fluxo sanguíneo quando as glândulas salivares estão em secreção máxima é de aproximadamente 10 vezes o de massa igual de músculo esquelético em contração ativa. A estimulação dos nervos parassimpáticos para as glândulas salivares aumenta o fluxo sanguíneo dilatando a vasculatura das glândulas. O polipetídeo intestinal vasoativo (VIP, do inglês *vasoactive intestinal polypeptide*) e a acetilcolina são liberados pelos terminais nervosos parassimpáticos nas glândulas salivares e contribuem para a vasodilatação durante a atividade secretora.

Regulação da secreção salivar

O controle da secreção salivar é exclusivamente neural. A secreção salivar é estimulada tanto pelas divisões simpáticas quanto pelas parassimpáticas do sistema nervoso autônomo. O controle fisiológico primário das glândulas salivares durante a resposta a uma refeição é realizado via sistema nervoso parassimpático. As células acinares e os ductos são supridos com as terminações nervosas parassimpáticas. A estimulação parassimpática aumenta a síntese e a secreção da amilase salivar e das mucinas, melhora as ações de transporte do epitélio ductal, aumenta acentuadamente o fluxo sanguíneo para as glândulas e estimula o metabolismo e o crescimento glandulares.

Quando ocorre a interrupção do suprimento parassimpático, a salivação é gravemente prejudicada e as glândulas salivares atrofiam.

As fibras simpáticas para as glândulas salivares originam-se do gânglio cervical superior. As fibras parassimpáticas pré-ganglionares seguem através dos ramos dos nervos faciais e glossofaríngeos (VII e IX nervos cranianos, respectivamente). Essas fibras formam sinapses com os neurônios pós-ganglionares nos gânglios situados nas glândulas salivares ou próximos das mesmas.

Mecanismos iônicos da secreção salivar

Transporte iônico nas células acinares

A Figura 28.3 mostra uma visão simplificada dos mecanismos de secreção de íons pelas células acinares serosas. A membrana basolateral da célula contém **ATPase de Na+/K+** e um **cotransportador Na+-K+-2Cl−**. O gradiente de concentração para o Na+ através da membrana basolateral, que é dependente da **ATPase de Na+/K+**, produz a força impulsionadora para a entrada de Na+, K+ e Cl− na célula. Cl− e HCO_3^- deixam a célula acinar e entram no lúmen através de um canal de ânions situado na membrana apical da célula acinar. Essa secreção de ânions promove a entrada de Na+ e, assim, da água no lúmen acinar através das junções celulares ligeiramente permeáveis.

A secreção de fluido de células acinares é muito aumentada em resposta às elevações da [Ca^{++}] intracelular como resultado da ativação do receptor muscarínico para acetilcolina.

Transporte iônico nas células ductais

A Figura 28.4 mostra um modelo simplificado dos processos de transporte iônico nas células epiteliais dos ductos estriado e excretor. A **ATPase de Na+/K+** localizada na membrana basolateral mantém os gradientes eletroquímicos para Na+ e K+ que impulsionam a maioria dos outros processos de transporte iônico da célula. Na membrana apical, a operação paralela dos transportadores antiportes para Na+/H+, para Cl−/HCO_3^- e para H+/K+ resulta na absorção de Na+ e Cl− do lúmen e secreção de K+ e HCO_3^- para o lúmen. A impermeabilidade relativa do epitélio ductal à água evita que os ductos absorvam água em excesso por osmose.

Deglutição

A deglutição pode ser iniciada voluntariamente, mas depois esse processo se dá quase inteiramente sob controle reflexo. O **reflexo da deglutição** é uma sequência de eventos rigidamente

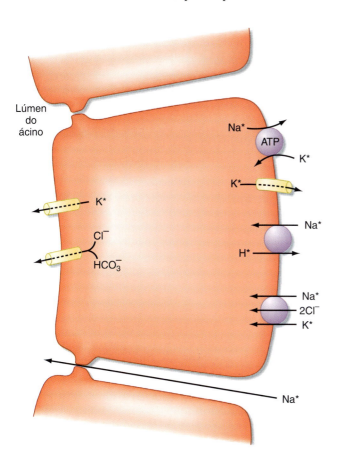

• **Figura 28.3** Mecanismo de transporte iônico envolvido nas secreções de amilase e de eletrólitos nas células acinares salivares.

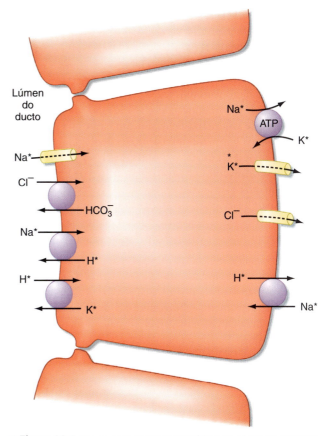

• **Figura 28.4** Mecanismo de transporte iônico envolvido na secreção e na absorção nas células epiteliais dos ductos estriado e excretor da glândula salivar.

NO NÍVEL CELULAR

As células acinares e as células ductais das glândulas salivares respondem tanto aos agonistas adrenérgicos quanto aos colinérgicos. Os nervos estimulam a liberação de acetilcolina, noradrenalina, substância P e peptídeo intestinal vasoativo (VIP) pelas glândulas salivares, e esses hormônios aumentam a secreção de amilase e o fluxo de saliva. Esses neurotransmissores atuam principalmente elevando a concentração intracelular de monofosfato de adenosina cíclico (AMPc) e aumentando a concentração de Ca^{++} no citosol. A acetilcolina e a substância P, atuando nos receptores muscarínico e de taquicinina, respectivamente, aumentam a concentração citosólica de Ca^{++} nas células acinares serosas. Em contrapartida, a noradrenalina, atuando nos receptores β, e o VIP, ligando-se ao seu receptor, elevam a concentração de AMPc nas células acinares. Os agonistas que elevam a concentração de AMPc nas células acinares serosas desencadeiam uma secreção que é rica em amilase; os agonistas que mobilizam Ca^{++} desencadeiam uma secreção que é mais volumosa, mas apresenta uma concentração menor de amilase. Os agonistas mobilizadores de Ca^{++} podem também elevar a concentração de monofosfato de guanosina cíclico (GMPc), que pode mediar os efeitos tróficos causados por esses agonistas.

NA CLÍNICA

Os indivíduos com **disfagia** têm dificuldade em deglutir, frequentemente acompanhada de dor (odinofagia). A deglutição é um processo complexo, que envolve a coordenação do controle reflexo voluntário e involuntário de muitos grupos musculares diferentes na cavidade oral (língua e músculos da mandíbula), a faringe e o esôfago. Ocorre disfagia quando há um defeito no controle neural ou na coordenação de qualquer uma dessas estruturas ou de todas elas. A disfagia, quando grave, pode resultar em dificuldade em deglutir até mesmo líquidos (incluindo a saliva do próprio paciente), e o paciente pode não ser capaz de manter uma nutrição adequada. A disfagia é mais comum na população idosa e pode estar associada a acidente vascular cerebral ou a traumatismo craniano ou a doenças neurodegenerativas, como doença de Parkinson, esclerose lateral amiotrófica (ELA) ou declínio cognitivo. Alguns tratamentos para câncer de cabeça, pescoço ou esôfago podem causar disfagia. As opções de tratamento para disfagia são limitadas e envolvem fisioterapia para ajudar os pacientes a mudar o comportamento, a força muscular e a postura.

NA CLÍNICA

A capacidade para medir e monitorar uma ampla gama de componentes moleculares que são indicadores de saúde geral é útil no diagnóstico e monitoramento. A saliva é de fácil acesso, e a sua coleta não é um procedimento invasivo. A saliva é usada para identificar indivíduos com doença (presença de biomarcadores) e para monitorar o progresso de indivíduos afetados sob tratamento. Na endocrinologia, os níveis de esteroides podem ser mensurados na forma livre em vez de na forma livre e ligada, como no plasma (p. ex., o cortisol, o hormônio do estresse, e os hormônios sexuais, como o estradiol, a progesterona e a testosterona). As infecções virais como por vírus da imunodeficiência humana (HIV), herpes, hepatite C, SARS-CoV-2 e vírus Epstein-Bar podem ser detectadas pelas técnicas da reação em cadeia da polimerase (PCR). As infecções bacterianas, como as por *Helicobacter pylori*, podem da mesma forma ser detectadas na saliva, e a saliva é usada também para monitorar os níveis de fármacos.

ordenados que levam o alimento da boca para a faringe e de lá para o estômago. Esse reflexo inibe também a respiração e evita a entrada de alimento na traqueia durante a deglutição. A via aferente do reflexo da deglutição começa quando os receptores de estiramento, mais notadamente aqueles próximos à abertura da faringe, são estimulados. Os impulsos sensoriais desses receptores são transmitidos para uma área do bulbo e na ponte inferior denominada *centro de deglutição*. Os impulsos motores seguem do centro de deglutição para a musculatura da faringe e esôfago superior através de vários nervos cranianos e para o restante do esôfago pelos motoneurônios vagais.

A sequência dos eventos na deglutição é mostrada na Figura 28.5. A fase voluntária de deglutição é iniciada quando a ponta da língua separa um bolo da massa de alimento na boca. Primeiro, a ponta da língua e, a seguir, as partes posteriores da língua pressionam contra o palato duro. A ação da língua move o bolo alimentar para cima e depois para trás da boca. Esse bolo é forçado para a faringe, onde estimula os receptores de tato, que iniciam o reflexo da deglutição. A fase faríngea da deglutição envolve a sequência de eventos especificada a seguir, que ocorrem em menos de um segundo:

1. O palato mole é puxado para cima e as dobras palatofaríngeas movimentam-se para dentro uma em direção à outra; esses movimentos evitam o refluxo do alimento para a nasofaringe e abrem uma estreita passagem pela qual o alimento se move para a faringe.
2. As cordas vocais aproximam-se e a laringe é movida para trás e para cima contra a epiglote; essas ações evitam que o alimento entre na traqueia e ajudam a abrir o esfíncter esofágico superior (EES).
3. O EES relaxa para receber o bolo alimentar.
4. Os músculos constritores superiores da faringe contraem-se fortemente para forçar o bolo alimentar para dentro profundamente na faringe.

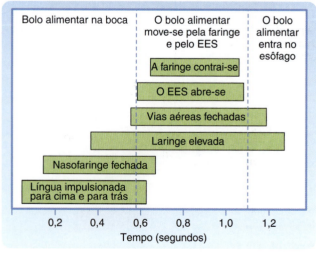

• **Figura 28.5** Período dos eventos motores na faringe e no esfíncter esofágico superior (EES) durante uma deglutição.

NA CLÍNICA

A **doença do refluxo gastroesofágico (DRGE)** é comumente designada como azia ou indigestão e constitui uma causa comum de dor torácica não cardíaca. Trata-se principalmente de uma condição do esfíncter esofágico inferior (EEI) e ocorre quando o EEI permite o refluxo do conteúdo ácido do estômago de volta à parte distal do esôfago. Acredita-se que a DRGE seja causada por relaxamentos transitórios do EEI, que ocorrem independentemente da deglutição. Não é um evento incomum, mesmo em indivíduos saudáveis, e apenas uma pequena porcentagem de eventos reflexos é sintomática. Essa região do esôfago, ao contrário do estômago, não apresenta um sistema robusto para proteger o revestimento mucoso. O ácido ativará as fibras de dor, resultando em desconforto e dor, e, a longo prazo, o refluxo contínuo pode resultar em lesão da mucosa esofágica. A DRGE pode ser tratada por terapias que reduzem a secreção gástrica, por exemplo, os antagonistas do receptor H_2 (p. ex., ranitidina) ou os inibidores da bomba de prótons (p. ex., omeprazol). Em pacientes com DRGE refratários ao tratamento, pode-se realizar uma cirurgia antirreflexa denominada fundoplicatura, que envolve o reforço do EEI, que consiste no envolvimento da parte superior do estômago ao redor do esôfago, porém o uso dessa cirurgia é controverso.

Uma onda peristáltica é iniciada com a contração dos músculos faríngeos constritores superiores, e a onda se move em direção ao esôfago. Essa onda força o bolo alimentar através do EES relaxado. Durante o estágio faríngeo da deglutição, a respiração é inibida também reflexamente. Após o bolo alimentar passar pelo EES, uma ação reflexa faz que o esfíncter se contraia.

Fase esofágica

O **esôfago**, o **EES** e o **esfíncter esofágico inferior (EEI)** desempenham duas funções principais (Figura 28.6). A primeira é fazer com que o alimento seja propelido da boca para o estômago. Na segunda, os esfíncteres protegem as vias aéreas durante a deglutição e protegem o esôfago das secreções gástricas ácidas.

Os estímulos que iniciam as alterações na atividade da musculatura lisa que resultam nessas **funções protetoras** e **propulsivas** são mecânicos e consistem na estimulação faríngea durante a deglutição e distensão da própria parede esofágica. As vias são exclusivamente neurais e envolvem tanto os reflexos intrínsecos quanto os extrínsecos. As aferências mecanossensíveis tanto nos nervos extrínsecos (vagos) quanto nas vias neurais intrínsecas respondem à distensão esofágica. Essas vias incluem as vias reflexas ativadas através do tronco encefálico (extrínseco, vago) ou exclusivamente as vias intrínsecas. O músculo estriado é regulado a partir do núcleo ambíguo no tronco encefálico, e a musculatura lisa é regulada pela descarga parassimpática através do nervo vago. As alterações na função resultantes dos estímulos mecânicos e da ativação das vias reflexas são a peristalse das musculaturas lisa e estriada, o relaxamento do EEI e o relaxamento da porção proximal do estômago.

Anatomia funcional do esôfago e estruturas associadas

Como a parte restante do trato GI, o esôfago apresenta duas camadas musculares – circular e longitudinal –, mas ele é um dos dois locais no trato GI onde o músculo estriado está presente, sendo o outro local o esfíncter anal externo. O tipo de músculo (estriado ou liso) no esôfago varia ao longo do seu comprimento. O EES e o EEI são formados pelo espessamento da musculatura lisa circular ou estriada, respectivamente.

Atividade motora durante a fase esofágica

EES, esôfago e EEI atuam de modo coordenado para impulsionar o material alimentar da faringe para o estômago. No final de uma deglutição, o bolo alimentar passa através do EES, e a presença desse bolo, por meio da estimulação de mecanorreceptores e vias reflexas, inicia uma onda peristáltica (alternando a contração e o relaxamento da musculatura) ao longo do esôfago que é denominada **peristalse primária** (Figura 28.7). Essa onda move o esôfago para baixo lentamente (3 a 5 cm/s). A distensão

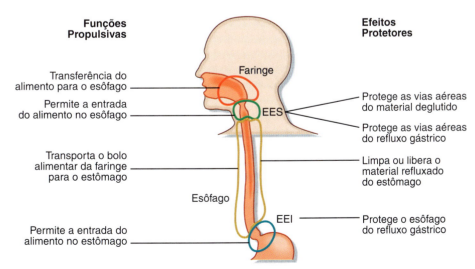

• **Figura 28.6** O esôfago e os esfíncteres a ele associados desempenham várias funções no movimento do alimento da boca para o estômago, e também na proteção das vias aéreas e do esôfago. EEI, esfíncter esofágico inferior; EES, esfíncter esofágico superior.

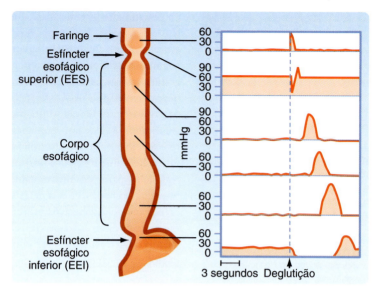

• **Figura 28.7** Alterações na pressão em diferentes regiões de faringe, esôfago e esfíncteres associados que foram iniciadas durante uma deglutição. O traçado de pressão é uma representação diagramática daquela obtida durante a manometria em um indivíduo desperto. A estimulação da faringe pela presença de um bolo alimentar inicia uma redução na pressão (= abertura) do esfíncter esofágico superior e uma onda peristáltica de contração ao longo do esôfago. A estimulação da faringe relaxa também a musculatura lisa do esfíncter esofágico inferior para o preparo da entrada de alimento.

do esôfago pelo bolo alimentar em movimento inicia outra onda, esta denominada **peristalse secundária**. Frequentemente, a peristalse secundária repetitiva é necessária para limpar o esôfago do bolo alimentar. A estimulação da faringe pelo bolo deglutido produz também o relaxamento reflexo do EEI e da região mais proximal do estômago. Assim, quando o bolo alimentar atinge o EEI, ele já está relaxado para permitir a passagem do bolo alimentar para o estômago. De forma semelhante, a porção do estômago que recebe o bolo alimentar está relaxada. Além disso, a distensão esofágica produz um adicional relaxamento receptivo do estômago. A parte proximal do estômago relaxa ao mesmo tempo que o EEI; esse processo ocorre com cada deglutição e

sua função é permitir que o estômago acomode grandes volumes com um aumento mínimo na pressão intragástrica. Esse processo é denominado **relaxamento receptivo** (Figura 28.8).

O EEI desempenha também importantes funções protetoras. Ele está envolvido na prevenção do refluxo ácido do estômago de volta para o esôfago. Uma contração tônica insuficiente do EEI está associada à doença do refluxo, uma erosão gradual da mucosa esofágica, que não é tão bem protegida como a mucosa gástrica e duodenal. Existem também algumas evidências de que a peristalse, na ausência da deglutição (peristalse secundária), é importante para limpar os conteúdos gástricos refluxados.

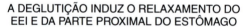
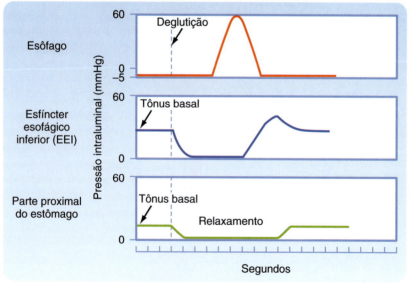

• **Figura 28.8** A deglutição na forma de estímulo faríngeo induz o relaxamento do reflexo neural do esfíncter esofágico inferior e da parte proximal do estômago para permitir a entrada do alimento.

Pontos-chave

1. As fases oral e cefálica da refeição compartilham muitas características, e preparam a parte remanescente do trato GI para a refeição; essas respostas são neuralmente mediadas e predominantemente pelo nervo vago aferente.

2. A secreção salivar desempenha funções importantes e, juntamente com a mastigação do alimento, permite a formação de um bolo alimentar que pode ser deglutido e passado ao longo do esôfago para o estômago.

3. A composição iônica da secreção salivar varia com a taxa de fluxo, que é estimulada durante a refeição. A secreção primária vem das células nos ácinos, e é modificada pelas células epiteliais à medida que passa através dos ductos.

4. A regulação da secreção salivar é exclusivamente neural; a inervação parassimpática é mais importante na resposta ao alimento.

5. O reflexo da deglutição é uma sequência rigidamente ordenada de efeitos que impulsionam o alimento da boca para a faringe e desse local para o estômago.

6. A principal função do esôfago é impulsionar o alimento da boca para o estômago. O esôfago tem esfíncteres em cada extremo que estão envolvidos em funções protetoras importantes na deglutição e na preservação da integridade da mucosa esofágica.

7. A peristalse esofágica (primária) é deflagrada pelo estímulo mecânico da faringe, e a peristalse secundária é deflagrada pela distensão da parede esofágica.

8. A função esofágica e os esfíncteres a ela associados são regulados pelas vias neurais intrínseca e extrínseca.

29

Fase Gástrica da Resposta Integrada a uma Refeição

OBJETIVOS DO APRENDIZADO

Após a conclusão deste capítulo, o estudante será capaz de responder às seguintes questões:

1. Quais são as principais funções do estômago?
2. Quais são as regiões funcionais mais evidentes no estômago?
3. Qual é a função do epitélio gástrico na digestão e na absorção?
4. Qual é o papel da bomba de prótons na função das células parietais?
5. Quais são os exemplos de como a secreção gástrica ácida é regulada durante o período pós-prandial?
6. Quais são as diferenças entre proteção e defesa da mucosa gástrica?
7. Qual é a anatomia funcional da musculatura lisa do trato gastrointestinal?
8. Qual a importância das junções comunicantes, das células intersticiais de Cajal e das células marca-passo no funcionamento da musculatura lisa GI?
9. Como é produzido o ritmo elétrico básico (ondas lentas), como esse ritmo é regulado pelos mensageiros químicos (hormônios, parácrinos, neurotransmissores), e o que causa a ocorrência das contrações associadas às ondas lentas?
10. Quais eventos fisiológicos na motilidade gástrica ocorrem na fase gástrica?

Neste capítulo, será discutida a fisiologia do trato gastrointestinal (GI) quando o alimento está no estômago (*i. e.*, a fase gástrica da digestão). Isso inclui a função gástrica e a sua regulação, além das alterações nas funções que ocorrem nas regiões mais distais do trato GI. As principais funções do estômago são direcionadas para atuar como um reservatório temporário para o alimento, e para iniciar a digestão de proteínas por meio da secreção de ácido gástrico e do precursor enzimático pepsinogênio. As outras funções estão listadas no Boxe 29.1.

O alimento que entra no estômago a partir do esôfago causa a estimulação mecânica da parede gástrica por meio da distensão e do estiramento da musculatura lisa. O alimento – predominantemente os oligopeptídeos e os aminoácidos – também provoca uma estimulação química quando está presente no lúmen gástrico. A regulação do trato GI durante a fase gástrica depende das vias endócrinas, parácrinas e neurais. Essas vias são ativadas por estímulos químicos e mecânicos que resultam nas vias dos reflexos neurais intrínsecos e extrínsecos que são importantes para a regulação da função gástrica. Os neurônios aferentes que passam do trato GI para o sistema nervoso central (e, em uma extensão menor, para a medula espinhal) através do nervo vago respondem a esses estímulos químicos e mecânicos e ativam a descarga parassimpática.

As vias endócrinas incluem a liberação de **gastrina,** que estimula a secreção gástrica ácida, e a liberação de **somatostatina,** que inibe a secreção gástrica. As vias parácrinas importantes incluem a liberação de **histamina,** que estimula a secreção gástrica ácida. As respostas provocadas pela ativação dessas vias incluem tanto as respostas secretoras quanto as motoras; as *respostas secretoras* incluem a secreção gástrica, o pepsinogênio, o muco, o fator intrínseco, a gastrina, a lipase e o HCO_3^-. Em geral, essas secreções iniciam a digestão de proteínas e protegem a mucosa gástrica. As *respostas motoras* (alterações na atividade da musculatura lisa) incluem a inibição da motilidade da parte proximal do estômago (relaxamento receptivo) e a estimulação da motilidade da parte distal do estômago, que causa a peristalse antral. Essas alterações na motilidade desempenham funções importantes no armazenamento e na mistura do alimento com as secreções, e estão envolvidas também na regulação do fluxo do conteúdo para fora do estômago.

Anatomia funcional do estômago

O estômago está dividido em três regiões: a **cárdia**, o **corpo** (também designado como *fundo*) e o **antro** (Figura 29.1).[1] No entanto, ao se discutir a fisiologia do estômago, é importante considerar esse órgão como subdividido em *duas regiões funcionais:* as partes **distal** e **proximal** do estômago. A porção proximal do estômago (denominada *proximal* porque é a mais craniana) e a porção distal (mais longe da boca) apresentam funções bem diferentes na resposta pós-prandial à refeição, o que será discutido adiante.

O revestimento do estômago é recoberto por um epitélio colunar dobrado para formar as **criptas gástricas**; cada cripta (ou fosseta) é a abertura de um ducto no qual uma ou mais

---

[1]N.R.T.: As divisões anatômicas clássicas do estômago incluem: 1) cárdia (porção inicial do estômago que recebe a abertura do esôfago); 2) fundo (porção mais distal, próximo a cárdia); 3) corpo e 4) antro. Do ponto de vista funcional, o estômago divide-se em porção "oral" (incluindo fundo e antro), que tem função maior para o armazenamento/reservatório do alimento, e porção "caudal" (parte final do corpo e do antro), com funções associadas a quebra e mistura do alimento.

CAPÍTULO 29 Fase Gástrica da Resposta Integrada a uma Refeição

• BOXE 29.1 Funções do estômago.

Armazenamento – atua como um reservatório temporário para o alimento

Secreção de H^+ para eliminar microrganismos e converter o pepsinogênio à sua forma ativa

Secreção do fator intrínseco para absorver a vitamina B_{12} (cobalamina)

Secreção de muco e HCO_3^- para proteger a mucosa gástrica

Secreção de água para lubrificação e prover a suspensão aquosa dos nutrientes

Atividade motora para misturar as secreções (H^+ e pepsina) com o alimento ingerido

Atividade motora coordenada para regular o esvaziamento do conteúdo para o interior do duodeno

glândulas gástricas lançam suas secreções (Figura 29.2). As criptas gástricas respondem por uma fração significativa da área total da superfície da mucosa gástrica. A mucosa gástrica é dividida em três regiões distintas com base na estrutura das glândulas. A pequena região glandular da cárdia, localizada logo abaixo do esfíncter esofágico inferior (EEI), contém principalmente células glandulares secretoras de muco. O restante da mucosa gástrica é dividido em **região glandular oxíntica** ou **parietal** (secretora de ácido), localizada acima da incisura gástrica (equivalente à parte proximal do estômago); e a região glandular pilórica, localizada abaixo da incisura (equivalente à parte distal do estômago).

A estrutura de uma glândula gástrica da região glandular oxíntica está ilustrada na Figura 29.2. As células epiteliais da superfície estendem-se ligeiramente para o interior da abertura do ducto. Essa abertura da glândula é denominada **istmo**, e é revestida com células mucosas superficiais e algumas poucas células parietais. As células mucosas do colo estão localizadas na abertura estreita (**colo**) da glândula. As células parietais ou oxínticas, que secretam HCl e fator intrínseco (envolvidas na absorção da vitamina B_{12}), e as **células principais** ou **pépticas**, que secretam pepsinogênios, estão localizadas na parte mais profunda da glândula. As glândulas oxínticas contêm também células **semelhantes às células enterocromafins** (ECL), que

secretam histamina; e células D, que secretam somatostatina. As células parietais são particularmente numerosas nas glândulas do fundo, enquanto as células secretoras de muco são mais numerosas nas glândulas da região pilórica (antral). Além disso, as glândulas pilóricas contêm células G, que secretam o hormônio gastrina. As glândulas parietais estão também divididas em regiões: o colo (células mucosas do colo e células parietais) e a base (células pépticas/principais e células parietais). As células endócrinas encontram-se dispersas por todas as glândulas.

Secreção gástrica

A secreção gástrica é uma mistura das secreções das células epiteliais superficiais e células das glândulas gástricas. Um dos componentes mais importantes é o H^+, que é secretado contra um grande gradiente de concentração. Desse modo, a secreção de H^+ pela mucosa parietal é um processo energeticamente dispendioso. O citoplasma das células parietais é densamente preenchido por mitocôndrias, que se estima que ocupem de 30 a 40% do volume das células. A principal função do H^+ é a conversão de pepsinogênio inativo (o principal produto enzimático do estômago) em pepsinas, que iniciam a digestão de proteínas no estômago. Além disso, os íons H^+ são importantes para prevenir a invasão e a colonização do intestino por bactérias e outros patógenos que podem ser ingeridos com os alimentos. O estômago secreta também quantidades significativas de HCO_3^- e muco, que são importantes para a proteção da mucosa gástrica contra o ambiente luminal ácido e péptico. O epitélio gástrico secreta também o fator intrínseco, que é necessário para a absorção da vitamina B_{12} (**cobalamina**).

Composição das secreções gástricas

A secreção gástrica consiste em componentes orgânicos e inorgânicos juntamente com a água. Entre os ingredientes importantes do suco gástrico, estão o HCl, os sais, as pepsinas, o fator intrínseco, o muco e o HCO_3^-. A secreção de todos esses componentes aumenta após a refeição.

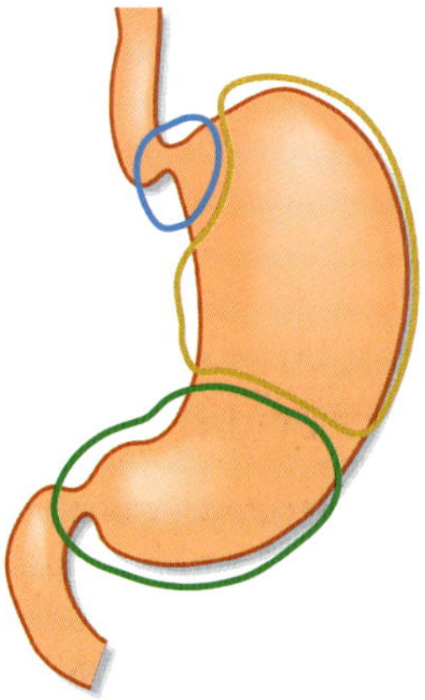

Região	Secreção luminal	Motilidade
EEI* e cárdia	Muco HCO_3^- *EEI (esfíncter esofágico inferior) é parte do esôfago	Prevenção de refluxo Entrada de alimento Regulação das eructações
Fundo e corpo	H^+ Fator intrínseco Muco HCO_3^- Pepsinogênios Lipase	Reservatório Força tônica durante o esvaziamento
Antro e piloro	Muco HCO_3^-	Misturar Triturar Peneirar Regulação do esvaziamento

• Figura 29.1 As três regiões funcionais do estômago. As regiões apresentam diferentes secreções luminais e padrões de atividade da musculatura lisa indicativos de suas funções exclusivas em resposta à alimentação. EEI, esfíncter esofágico inferior.

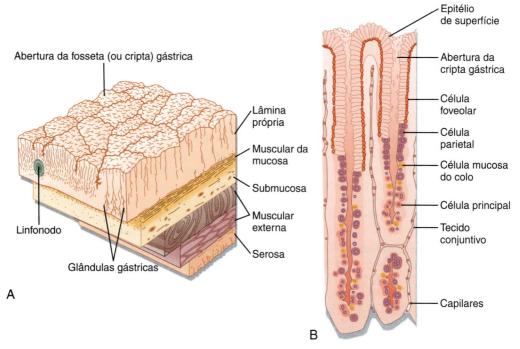

• **Figura 29.2** Representação da estrutura da mucosa gástrica mostrando um corte através da parede do estômago (**A**) e detalhes da estrutura das glândulas gástricas e tipos de células na mucosa (**B**).

Componentes inorgânicos da secreção gástrica

A composição iônica da secreção gástrica depende da taxa de secreção. Quanto maior a taxa de secreção, maior a concentração de íons H^+. Em taxas secretoras mais baixas, a $[H^+]$ diminui e a $[Na^+]$ aumenta. A $[K^+]$ é sempre maior no suco gástrico do que no plasma. Desse modo, os vômitos prolongados podem levar à hipocalemia. Em todas as taxas de secreção, Cl^- é o ânion principal do suco gástrico. O HCl gástrico converte pepsinogênios em pepsinas ativas e proporciona o pH ácido no qual as pepsinas estão ativas.

A taxa de secreção gástrica de H^+ varia consideravelmente entre os indivíduos. Nos seres humanos, as taxas basais (não estimuladas) da produção de H^+ gástrico variam tipicamente entre cerca de 1 a 5 mEq/h. Durante a estimulação máxima, a produção de HCl aumenta para 6 a 40 mEq/h. A taxa basal é maior durante a noite e mais baixa no início da manhã. O número total de células parietais no estômago de indivíduos normais varia muito, e essa variação é parcialmente responsável pela ampla faixa de taxas de secreções basal e estimulada de HCl.

Componentes orgânicos da secreção gástrica

O componente orgânico predominante na secreção gástrica é o **pepsinogênio**, a pró-enzima inativa da pepsina. As pepsinas, denominadas coletivamente como "pepsina", são um grupo de proteases secretadas pelas células principais das glândulas gástricas. Os pepsinogênios estão contidos em grânulos de zimogênio ligados à membrana das células principais. Os grânulos de zimogênio liberam seu conteúdo por exocitose quando as células principais são estimuladas a secretar (Tabela 29.1). Os pepsinogênios são convertidos em pepsinas ativas pela clivagem de ligações acidolábeis. As pepsinas atuam também proteoliticamente sobre os pepsinogênios para formar mais pepsina. As pepsinas apresentam maior atividade proteolítica em pH 3 ou

TABELA 29.1	Estimulação das células principais na resposta integrada a uma refeição.
Estimulante	**Origem**
Acetilcolina (ACh)	Neurônios entéricos
Gastrina	Células G no antro gástrico
Histamina	Células ECL no corpo gástrico
Colecistocinina (CCK)	Células I no duodeno
Secretina	Células S no duodeno

ECL, células semelhantes às células enterocromafins.

menores. As pepsinas podem digerir até 20% das proteínas de uma refeição típica, e não são necessárias para a digestão porque sua função pode ser substituída pelas proteases pancreáticas. Quando o pH do lúmen duodenal é neutralizado, as pepsinas são inativadas pelo pH neutro.

O **fator intrínseco**, uma glicoproteína secretada pelas células parietais do estômago, é necessário para a absorção normal da vitamina B_{12}. O fator intrínseco é liberado na resposta aos mesmos estímulos que desencadeiam a secreção de HCl pelas células parietais.

Mecanismos celulares da secreção gástrica ácida

As células parietais apresentam uma ultraestrutura diferenciada (Figura 29.3). As ramificações dos canalículos secretores seguem através do citoplasma e são conectadas por uma saída comum na superfície luminal da célula. As microvilosidades revestem a superfície dos **canalículos secretores**. O citoplasma das células parietais não estimuladas contém numerosos túbulos e vesículas que formam o chamado *sistema tubulovesicular*.

As membranas das tubulovesículas contêm as proteínas de transporte responsáveis pela secreção de H⁺ e de Cl⁻ para o interior do lúmen da glândula. Quando as células parietais são estimuladas para secretar HCl (Figura 29.3), as **membranas tubulovesiculares** fundem-se com a membrana plasmática dos canalículos secretores. Essa extensa fusão de membranas aumenta muito o número de proteínas de antiporte de H⁺/K⁺ na membrana plasmática dos canalículos secretores. Quando as células parietais secretam o ácido gástrico em uma taxa máxima, o H⁺ é bombeado contra um gradiente de concentração que se encontra em torno de 1 milhão de vezes. Dessa forma, o pH é 7 no citosol das células parietais, e 1 no lúmen da glândula gástrica.

O mecanismo celular da secreção de H⁺ pelas células parietais está ilustrado na Figura 29.4. O Cl⁻ penetra na célula através da membrana basolateral em troca do HCO₃⁻ gerado na célula pela ação da anidrase carbônica, que produz HCO₃⁻ e H⁺. O H⁺ é secretado através da membrana luminal pela H⁺,K⁺-ATPase em troca do K⁺. O K⁺ é reciclado através da membrana luminal por meio de um canal de K⁺. O Cl⁻ entra no lúmen através de um canal iônico (um canal de Cl⁻ da família do canal de cloreto [CLC]) localizado na membrana luminal. O aumento do Ca⁺⁺ intracelular e do monofosfato de adenosina cíclico (AMPc) estimula o transporte da membrana luminal de Cl⁻ e K⁺. O aumento na condutância de K⁺ hiperpolariza o potencial da membrana luminal, o que aumenta a força motriz para o efluxo de Cl⁻ através da membrana luminal. O canal de K⁺ na membrana basolateral também medeia o efluxo de K⁺ que se acumula na célula parietal pela atividade de H⁺,K⁺-ATPase. Além disso, o AMPc e o Ca⁺⁺ promovem o tráfego dos canais de Cl⁻ para a membrana luminal, bem como a fusão de tubulovesículas citosólicas que contêm H⁺,K⁺-ATPase com a membrana dos canalículos secretores (Figuras 29.3 e 29.4). A secreção de H⁺ das células parietais é também acompanhada pelo transporte de HCO₃⁻ para o interior da corrente sanguínea para manter o pH intracelular.

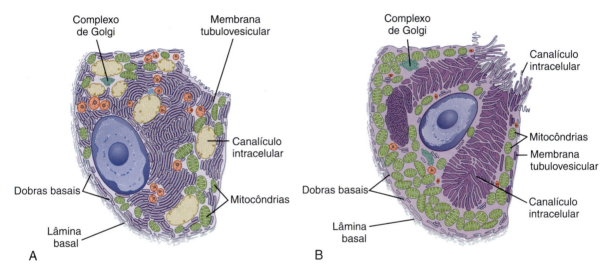

• **Figura 29.3** Ultraestrutura da célula parietal. **A.** Uma célula parietal em repouso apresentando uma estrutura tubulovesicular no citoplasma e os canalículos intracelulares. **B.** Uma célula parietal ativada que está secretando ácido. As tubulovesículas fundiram-se com as membranas do canalículo intracelular, que agora está aberto para o lúmen da glândula e revestido com microvilosidades longas e abundantes.

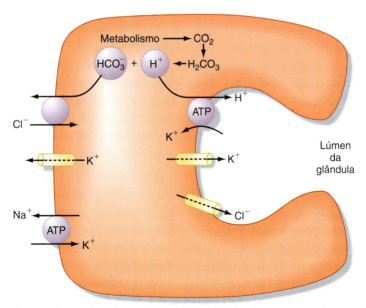

• **Figura 29.4** Mecanismo da secreção de H⁺ e Cl⁻ por uma célula parietal ativada na mucosa gástrica. ATP, trifosfato de

Secreção de HCO_3^-

As células epiteliais superficiais secretam também um fluido aquoso que contém Na^+ e Cl^- em concentrações semelhantes àquelas existentes no plasma, porém K^+ e HCO_3^- em concentrações maiores. O HCO_3^- fica retido no muco viscoso que recobre a superfície do estômago; desse modo, o muco secretado pela mucosa em repouso reveste o estômago com uma cobertura pegajosa e alcalina. No período pós-prandial, ocorre um aumento nas taxas de secreção tanto de muco quanto de HCO_3^-.

Secreção de muco

As secreções que contêm **mucinas** são viscosas e pegajosas, e são chamadas coletivamente de *muco*. As mucinas são secretadas pelas células mucosas do colo localizadas nos colos das glândulas gástricas e pelas células epiteliais superficiais do estômago. O muco é armazenado em grandes grânulos, no citoplasma apical das células mucosas do colo e das células epiteliais superficiais, e é liberado por exocitose.

As mucinas gástricas têm cerca de 80% de carboidrato em seu peso, e consistem em quatro monômeros semelhantes com 500.000 Da (dáltons) cada e unidos por pontes de dissulfeto (Figura 29.5). Essas mucinas tetraméricas formam um gel pegajoso que adere à superfície do estômago. Esse gel está sujeito à proteólise por pepsinas, que liberam fragmentos que não formam géis e, portanto, dissolvem a túnica mucosa protetora. A manutenção da túnica mucosa protetora exige a síntese contínua de novas mucinas tetraméricas para substituir as mucinas que são clivadas pelas pepsinas.

O muco é secretado em uma taxa significativa no estômago em repouso. A secreção de muco é estimulada por alguns dos mesmos estímulos que aumentam as secreções ácidas e de pepsinogênios, especialmente pela acetilcolina liberada pelas terminações nervosas parassimpáticas.

Regulação da secreção gástrica

A inervação parassimpática através do nervo vago é o estimulante mais forte da secreção gástrica de H^+. As fibras eferentes extrínsecas terminam em neurônios intrínsecos que inervam as células parietais, as células ECL, que secretam o mediador parácrino histamina, e as células endócrinas, que secretam o hormônio gastrina. Além disso, a estimulação vagal resulta nas secreções de pepsinogênio, de muco, de HCO_3^- e de fator intrínseco. A estimulação do sistema nervoso parassimpático ocorre também durante as fases cefálica e oral da alimentação. Entretanto, a fase gástrica produz uma estimulação maior da secreção gástrica no período pós-prandial (Figura 29.6).

A estimulação da secreção gástrica ácida é um exemplo excelente de resposta "*feed-forward*" (ou em cascata) que usa as vias endócrinas, parácrinas e neurais. A ativação dos neurônios intrínsecos pela atividade eferente vagal resulta na liberação de acetilcolina a partir das terminações nervosas, o que ativa as células no epitélio gástrico. As células parietais expressam os receptores muscarínicos e são ativadas para secretar H^+ em resposta à atividade dos nervos eferentes vagais. Além disso, a ativação parassimpática, através do peptídeo liberador de gastrina dos neurônios intrínsecos, libera gastrina a partir das células G localizadas nas glândulas gástricas no antro gástrico (Figura 29.6). A gastrina entra na corrente sanguínea e, por meio de um mecanismo endócrino, estimula ainda mais as células parietais para secretar H^+. As células parietais expressam os receptores de colecistocina do tipo B (CCKB) para gastrina. A histamina também é secretada em resposta à estimulação do nervo vagal, e as células ECL expressam os receptores muscarínicos e de gastrina. Desse modo, a gastrina e a atividade eferente vagal induzem a liberação de histamina, que intensifica os efeitos tanto da gastrina quanto da acetilcolina nas células parietais. Consequentemente, a ativação da descarga parassimpática

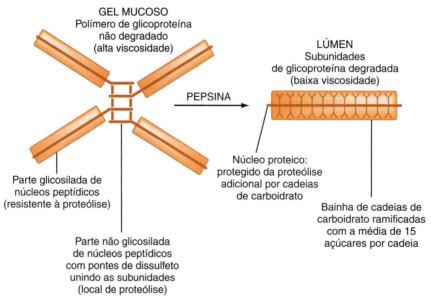

• **Figura 29.5** Representação esquemática da estrutura das mucinas gástricas antes e após a hidrólise pela pepsina. Mucinas intactas são tetrâmeros de quatro monômeros de cerca de 500.000 Da. Cada monômero é coberto amplamente por cadeias laterais de carboidratos que o protegem da degradação proteolítica. A porção central do tetrâmero de mucina, próximo das pontes de dissulfeto, é mais suscetível à digestão proteolítica. As pepsinas clivam ligações próximas do centro dos tetrâmeros para liberar fragmentos de tamanho semelhante ao dos monômeros.

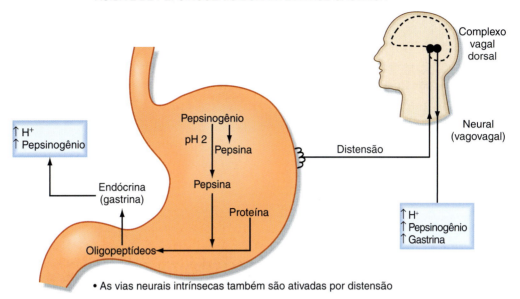

• **Figura 29.6** A regulação neural da secreção gástrica ácida na fase gástrica é mediada pelo nervo vago. A estimulação que ocorre nas fases cefálica e oral (antes de o alimento alcançar o estômago) resulta na estimulação das células parietais para secretar ácido e das células principais para secretar pepsinogênio. Desse modo, quando o alimento alcança o estômago, a digestão proteica é iniciada pela produção de hidrolisados de proteína, que estimulam ainda mais a secreção de gastrina pela mucosa do antro gástrico. Além disso, a distensão gástrica ativa um reflexo vagovagal que estimula ainda mais o ácido gástrico e a secreção de pepsinogênio.

(vagal) para o estômago é muito eficiente na estimulação das células parietais para secretar ácido (Figuras 29.7 e 29.8).

Na fase gástrica, a presença de alimento no estômago é detectada, e são ativados os **reflexos vagovagais** para estimular a secreção. A presença de alimento no estômago resulta em distensão e estiramento, que são detectados pelas terminações nervosas aferentes (ou sensoriais) na parede gástrica. Essas são as terminações periféricas dos nervos aferentes vagais que transmitem informações para o tronco encefálico e, desse modo, conduzem a atividade nas fibras eferentes vagais, um reflexo vagovagal (Figura 29.6). Além disso, a digestão de proteínas aumenta as concentrações de oligopeptídeos e de aminoácidos livres no lúmen, que são detectados pelos **quimiossensores** na mucosa gástrica. Os oligopeptídeos e os aminoácidos estimulam também a atividade aferente vagal. A natureza exata dos quimiossensores não está bem definida, mas pode envolver as células endócrinas que liberam seu conteúdo para ativar as terminações nervosas. Esse tópico é discutido com mais detalhes no Capítulo 30.

Existe também um importante mecanismo de retroalimentação negativo em que a presença de ácido na parte distal do estômago (antro) induz uma alça de retroalimentação para inibir a célula parietal de forma que a secreção de H⁺, estimulada pelo alimento, não prossiga sem ser verificada. Quando a concentração de H⁺ no lúmen alcança determinado limiar (abaixo de pH 3), a somatostatina é liberada por células endócrinas na mucosa do antro. A somatostatina realiza uma ação parácrina sobre as células G vizinhas, o que reduz a liberação de gastrina, diminuindo, consequentemente, a secreção gástrica ácida (Figura 29.9).

Os receptores para acetilcolina, gastrina e histamina localizados sobre a membrana da célula parietal, bem como os mensageiros intracelulares secundários pelos quais esses secretagogos atuam,

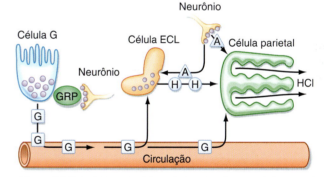

• **Figura 29.7** A célula parietal é regulada pelas vias neurais, hormonais e parácrinas. A ativação do fluxo pré-ganglionar parassimpático vagal para o estômago atua de três maneiras para estimular a secreção gástrica ácida. Existe uma inervação neural direta, e a ativação da célula parietal ocorre por meio da liberação de acetilcolina (A) pelos neurônios entéricos, que atuam na célula parietal através dos receptores muscarínicos. Além disso, a ativação neural das células ECL, células semelhantes às células enterocromafins (CSCEC) estimula a liberação de histamina (H), que atua por meio de uma via parácrina para estimular a célula parietal. Finalmente, as células G localizadas nas glândulas gástricas no antro gástrico são ativadas pela liberação do peptídeo liberador de gastrina (GRP) dos neurônios entéricos, que atua na célula G para estimular a liberação de gastrina (G). Após essa fase, a gastrina atua por intermédio de uma via humoral para estimular a célula parietal.

são apresentados na Figura 29.10. A histamina é o agonista mais forte da secreção de H⁺, enquanto a gastrina e a acetilcolina são os agonistas mais fracos. No entanto, a histamina, a acetilcolina e a gastrina potencializam as ações entre si na célula parietal. Os antagonistas dos receptores H₂ de histamina

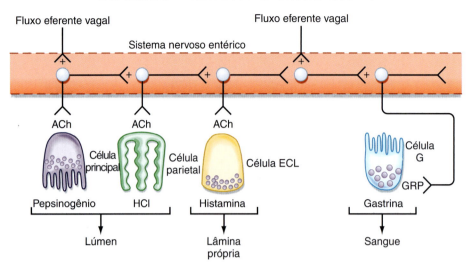

• **Figura 29.8** A regulação por retroalimentação da secreção gástrica ácida pela liberação de somatostatina e sua ação nas células G no antro gástrico. As células endócrinas na mucosa do antro gástrico percebem a presença de H⁺ e secretam somatostatina. Por sua vez, esse processo atua sobre os receptores específicos nas células G para inibir a liberação de gastrina e, desse modo, causa a inibição da secreção gástrica ácida. ACh, acetilcolina; GRP, peptídeo liberador de gastrina.

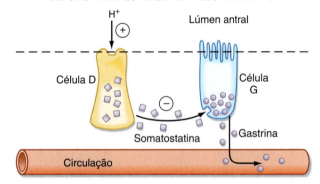

• **Figura 29.9** Estimulação parassimpática vagal das secreções gástricas através dos neurônios entéricos. Os neurônios pré-ganglionares vagais inervam os plexos mioentérico e submucoso. As terminações dos neurônios pré-ganglionares vagais inervam muitos neurônios entéricos e, assim, causam alterações funcionais conforme descrito na Figura 29.7.

(p. ex., cimetidina) bloqueiam a secreção ácida estimulada pelos secretagogos. Assim, grande parte da resposta à gastrina resulta da liberação de histamina estimulada pela gastrina. A gastrina apresenta também efeitos tróficos importantes; a elevação dos níveis de gastrina causa o aumento no tamanho e no número das células ECL. A ligação da histamina aos receptores H₂ nas membranas plasmáticas das células parietais ativa a adenilil ciclase (ou adenilato ciclase) e eleva a concentração citosólica de AMPc. Esses eventos estimulam a secreção de H⁺ pela ativação dos canais basolaterais de K⁺ e dos canais apicais de Cl⁻, além de aumentar a quantidade de canais de Cl⁻ e de moléculas de H⁺,K⁺-ATPase inseridos na membrana plasmática apical (Figura 29.4). A acetilcolina liga-se aos receptores muscarínicos M₃ e abre os canais de Ca⁺⁺ na membrana plasmática apical. A acetilcolina eleva também a [Ca⁺⁺] intracelular promovendo a liberação de Ca⁺⁺ a partir dos estoques intracelulares, o que aumenta a secreção de H⁺ pela ativação dos canais basolaterais de K⁺, o que produz mais moléculas de H⁺,K⁺-ATPase e canais de Cl⁻ para serem inseridos na membrana plasmática apical. A gastrina aumenta a secreção ácida por meio de sua ligação aos receptores de CCKB (Figura 29.10).

Digestão no estômago

Uma parte da digestão dos nutrientes ocorre no estômago. Entretanto, esse processo não é necessário para a digestão completa de uma refeição; a digestão intestinal é suficiente. Parte da digestão de carboidratos mediada pela amilase ocorre no estômago. A amilase é sensível ao pH e é inativada em um pH baixo; entretanto, parte da amilase permanece ativa mesmo no ambiente ácido do estômago por causa da proteção do substrato. Assim, quando o carboidrato ocupa o sítio ativo da amilase, ele protege essa enzima da degradação.

A digestão dos lipídeos é iniciada também no estômago. Os padrões específicos da motilidade gástrica resultam na formação de uma emulsão de lipídeos e da **lipase gástrica**, que se fixam na superfície das gotículas de lipídeos na emulsão para produzir ácidos graxos livres e monoglicerídeos de triglicerídeos alimentares. No entanto, a extensão da hidrólise de triglicerídeos é de aproximadamente 10%, e essa hidrólise gástrica não é essencial para a digestão normal e absorção de lipídeos nutricionais. Além disso, conforme discutido no próximo capítulo, os produtos da lipólise não estão disponíveis para absorção no estômago por causa da presença de baixo pH luminal.

Proteção e defesa da mucosa gástrica

O muco e o HCO₃⁻ protegem a superfície do estômago dos efeitos do H⁺ e das pepsinas. O gel de muco protetor que se forma na superfície luminal do estômago, bem como as secreções

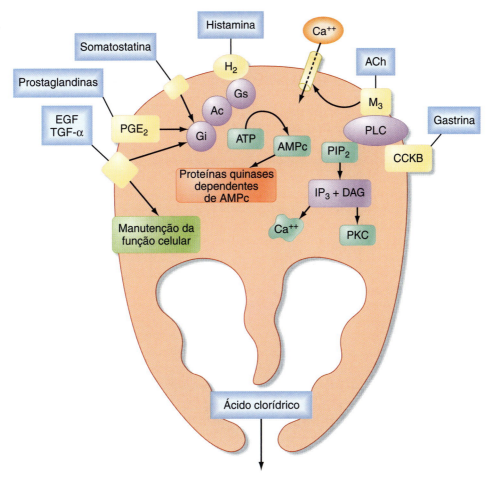

• **Figura 29.10** Mecanismos de transdução de sinal mostrando o mecanismo de ação dos agonistas (secretagogos) e antagonistas que regulam a secreção nas células parietais. A acetilcolina (ACh) liga-se aos receptores muscarínicos M_3. A histamina atua por intermédio do receptor H_2. A gastrina liga-se ao receptor de colecistocinina do tipo B (CCKB). A ativação dos receptores M_3 e CCKB resulta na abertura dos canais de Ca^{++} e na liberação de Ca^{++} dos estoques intracelulares, e desse modo causa um aumento na $[Ca^{++}]$ citosólica. A ativação dos receptores H_2 ativa a adenilil ciclase para aumentar os níveis intracelulares de monofosfato de adenosina cíclico (AMPc). Ac, adenilil ciclase; CCK, colecistocinina; DAG, diacilglicerol; EGF, fator de crescimento epidérmico; IP_3, trifosfato de inositol; PGE_2, prostaglandina E_2; PIP_2, fosfatidilinositol 4,5-disfosfato; PKC, proteína quinase C; PLC, proteína lipase C; TGF-α, fator de crescimento transformante α.

alcalinas retidas nesse gel, constitui a **barreira mucosa gástrica** que impede a lesão da mucosa pelo conteúdo gástrico (Figura 29.11). A camada mucosa de gel, que apresenta aproximadamente 0,2 mm de espessura, efetivamente separa as secreções das células epiteliais superficiais ricas em HCO_3^- do conteúdo ácido do lúmen gástrico. O muco permite que o pH das células epiteliais seja mantido em um nível aproximadamente neutro, apesar do pH luminal em torno de 2. O muco também reduz a difusão do ácido e das pepsinas para a superfície das células epiteliais. A proteção do epitélio gástrico depende do muco e da secreção de HCO_3^-.

Motilidade gastrointestinal

Para entender a motilidade GI, é necessário revisar algumas características do funcionamento da musculatura lisa. O movimento da parede intestinal controla o fluxo do conteúdo luminal ao longo da sua extensão; os principais padrões da motilidade são os de mistura (**segmentação**) e de propulsão (**peristalse**). Além disso, a atividade da musculatura lisa no estômago e no cólon destina-se à função de armazenamento.

Anatomia funcional da musculatura lisa gastrointestinal

A musculatura lisa do trato GI tem estrutura similar à de outros músculos lisos existentes no corpo. As células fusiformes formam feixes circundados por uma bainha de tecido conjuntivo. As junções comunicantes acoplam funcionalmente as células musculares lisas de modo que a contração dos feixes ocorre com sincronicidade. As **células intersticiais de Cajal** (ICCs) são um grupo especializado de células na parede intestinal que estão envolvidas na transmissão das informações dos neurônios entéricos para as células musculares lisas (Figura 29.12). É considerado também que as ICCs são células **"marca-passo"** que têm a capacidade para gerar um ritmo elétrico básico, ou uma *atividade de ondas lentas,* que é uma significativa característica da musculatura lisa GI (Figura 29.13).

Eletrofisiologia da musculatura lisa gastrointestinal

A variação cíclica no potencial da membrana em repouso da musculatura lisa GI é denominada *ritmo elétrico básico* ou *ondas lentas.*

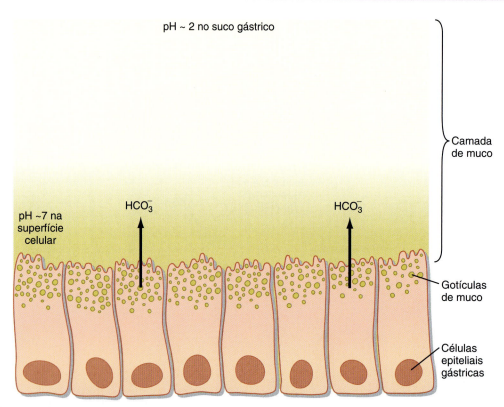

● **Figura 29.11** A superfície do estômago é protegida pela barreira mucosa gástrica. O tamponamento por secreções ricas em HCO$_3^-$ e a alta viscosidade da camada de muco permitem que o pH na superfície celular permaneça próximo de 7, enquanto o pH no suco gástrico do lúmen é 2.

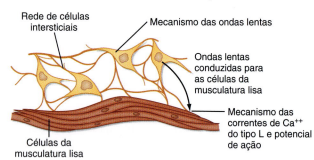

● **Figura 29.12** Representação diagramática da rede de células intersticiais de Cajal na parede da musculatura lisa do trato GI.

A frequência das ondas lentas é de 3 a 5 por minuto no estômago e de cerca de 12 a 20 por minuto no intestino delgado; essa frequência diminui para 6 a 8 por minuto no cólon. A frequência das ondas lentas é determinada por uma região de marca-passo nas diferentes regiões do trato GI (Figura 29.13). A amplitude e, em menor extensão, a frequência das ondas lentas podem ser moduladas pela atividade dos nervos intrínsecos e extrínsecos, e pelos hormônios e substâncias parácrinas. Se a despolarização das ondas lentas exceder o limiar, uma rajada de potenciais de ação pode ser ativada durante o pico das ondas lentas. A fase de ascensão do potencial de ação é causada pelo fluxo de íons através dos canais que conduzem Ca^{++} e Na$^+$, e estes canais são relativamente lentos na abertura. O Ca^{++} que penetra na célula durante o potencial de ação dá início à contração. A extensão da despolarização das células e a frequência de potenciais de ação são aumentadas por alguns hormônios, agonistas parácrinos e por neurotransmissores das terminações nervosas excitatórias entéricas (p. ex., acetilcolina e substância P). Os hormônios inibitórios e as substâncias neuroefetoras (p. ex., polipeptídeo intestinal vasoativo e óxido nítrico) hiperpolarizam as células da musculatura lisa e podem diminuir ou abolir os picos de potenciais de ação.

As ondas lentas que não são acompanhadas por potenciais de ação causam pouca ou nenhuma contração das células musculares lisas. Contrações mais fortes são evocadas pela presença de potenciais de ação. Quanto maior o número de potenciais de ação que ocorrem no pico de uma onda lenta, mais intensa é a contração da musculatura lisa. Como as células da musculatura lisa contraem-se lentamente (cerca de um décimo da rapidez das células musculares esqueléticas), as contrações individuais causadas por cada potencial de ação em uma rajada não causam contrações distintas; de fato, esses potenciais de ação somam-se temporariamente para produzir um incremento da tensão.

Entre as rajadas de potenciais de ação, a tensão desenvolvida pela musculatura lisa GI cai, mas não a zero. Essa tensão muscular não zerada de repouso, ou linha de base, é denominada **tônus**, ou seja, o tônus do músculo liso. O tônus da musculatura lisa GI é alterado por neurotransmissores, hormônios, substâncias parácrinas e fármacos, e é importante nos esfíncteres e também nas regiões onde o armazenamento de conteúdos é significativo, como o estômago e o cólon.

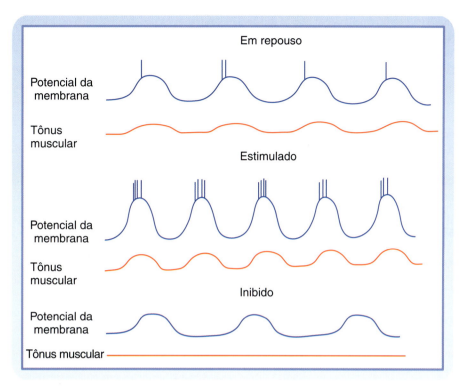

● **Figura 29.13** A amplitude das ondas lentas determina a força da contração muscular. A onda lenta vai iniciar a contração na musculatura lisa quando ela atinge o limiar de amplitude. A amplitude da onda lenta é alterada pela liberação de neurotransmissores pelos neurônios entéricos.

 ## NA CLÍNICA

Há ocasiões em que a barreira da mucosa gástrica falha. O rompimento da superfície de revestimento GI não envolvendo a submucosa é denominado *erosão*. Geralmente, esses processos cicatrizam sem intervenções. Em contrapartida, o rompimento do revestimento GI envolvendo as camadas musculares e as camadas mais profundas é denominado *úlcera*. As erosões gástricas e duodenais e as úlceras ocorrem como uma consequência de um desequilíbrio entre os mecanismos que protegem a mucosa dos fatores agressivos que podem causar essas rupturas. Um estômago e um duodeno saudáveis apresentam uma ampla proteção natural contra os efeitos destrutivos do H^+. Os fatores que intensificam o efeito nocivo do H^+ no estômago e no duodeno, ou atuam separadamente do H^+, são a pepsina, a bile, a bactéria *Helicobacter pylori* e a classe de fármacos conhecida como *anti-inflamatórios não esteroidais* (AINEs). De fato, a doença ulcerosa está se tornando mais comum à medida que a população envelhece e apresenta maior necessidade de uso de AINEs para as queixas não GI, como a artrite. O álcool, o tabaco e a cafeína também são fatores de risco para as úlceras. Os agentes infecciosos também podem causar gastrite (inflamação do epitélio gástrico). O *H. pylori* é uma bactéria de forma espiral que, atualmente, tornou-se amplamente reconhecida como um fator que pode levar à gastrite, à formação de úlceras e, em humanos, ao carcinoma gástrico. O *H. pylori* existe no estômago pelo fato de ela secretar a enzima urease, uma conversora da ureia em NH_3 usada no tamponamento do H^+ por meio da formação de NH_4^+. Um regime agressivo de tratamento com antibióticos, às vezes combinado com um inibidor da H^+,K^+-ATPase, em geral pode eliminar a infecção, e após essa etapa os sintomas da gastrite e da úlcera podem apresentar melhora.

 ## NO NÍVEL CELULAR

Existem dois tipos de **células intersticiais de Cajal** no trato GI, as células c-Kit$^+$ e as células alfa$^+$ do fator de crescimento derivado de plaquetas (PDGFR). Essas células são de origem mesenquimal e apresentam múltiplos processos que formam junções comunicantes com as células musculares lisas. O acoplamento elétrico entre as ICCs e as células musculares lisas forma um sincício por meio do qual alterações da condutância em um tipo de célula afetam a excitabilidade do outro tipo de células. As ICCs são as células marca-passo do músculo liso gastrointestinal, e essa função depende da liberação de Ca^{2+} das reservas intracelulares. Estão localizadas dentro do músculo liso, em estreita associação com o plexo mioentérico, e estão estreitamente associadas às varicosidades dos neurônios motores na camada muscular lisa, sugerindo que as ICCs são inervadas. Por conseguinte, os sinais neurais regulam a excitabilidade da musculatura por meio das ICCs e do sincício. Estudos realizados em camundongos mutantes que não conseguem desenvolver ICCs confirmam o papel obrigatório dessas células na geração de ondas lentas no músculo liso GI. Existem vários distúrbios de motilidade nos seres humanos em que foi relatado um papel para as ICCs; incluem a gastropatia diabética, a gastroparesia idiopática, a pseudo-obstrução intestinal e a constipação por trânsito lento.

Padrões especializados de motilidade

O peristaltismo é um anel de contração que se move e propele o material ao longo do trato GI. Esse processo envolve contrações e relaxamentos das duas camadas musculares mediados por eventos neuronais. O peristaltismo ocorre na faringe, no esôfago, no antro gástrico e nos intestinos delgado e grosso.

Motilidade gástrica

Anatomia funcional do estômago

As contrações segmentares produzem áreas estreitadas de segmentos contraídos entre segmentos relaxados. Esses movimentos permitem a mistura do conteúdo luminal com as secreções do trato GI e o aumento da exposição das superfícies mucosas onde ocorre a absorção. A segmentação ocorre de forma predominante nos intestinos grosso e delgado.

Existem também característicos padrões patológicos de motilidade. Durante os **espasmos**, a atividade contrátil máxima ocorre continuamente de um modo desregulado. No **íleo**, a atividade contrátil apresenta-se acentuadamente reduzida ou ausente; esse processo geralmente resulta da irritação do peritônio, como ocorre nas cirurgias, peritonites e pancreatites.

Motilidade gástrica

Anatomia funcional do estômago

Conforme já foi discutido, o estômago é dividido em duas regiões funcionais – proximal e distal, com esfíncteres em cada extremo. O esfíncter esofágico inferior (EEI) e a *cárdia* (definida como a região do estômago circundando imediatamente o EEI) desempenham funções importantes. O relaxamento do EEI e da cárdia permite a entrada de alimento a partir do esôfago para o estômago e a liberação de gases, denominados *eructações*. Com a manutenção do tônus, é possível prevenir, em grande parte, o refluxo do conteúdo do estômago de volta ao esôfago.

A parte proximal do estômago (o fundo juntamente com o corpo) produz lentas alterações no tônus, compatíveis com sua função de reservatório. Isso é importante para o recebimento e a armazenagem de alimento e para misturar o conteúdo com o suco gástrico (Tabela 29.2). A geração de tônus na porção proximal do estômago é também uma importante força motriz na regulação do esvaziamento gástrico. O tônus baixo e, consequentemente, a baixa pressão intragástrica estão associados ao esvaziamento gástrico lento ou tardio, e, portanto, é necessário um aumento no tônus nessa região para que o esvaziamento gástrico possa ocorrer.

A parte distal do estômago é importante na mistura do conteúdo gástrico e para a propulsão através do piloro e para o duodeno. As camadas musculares na região do antro gástrico são muito mais espessas do que aquelas nas regiões mais proximais do estômago, e assim o antro é capaz de produzir fortes contrações fásicas. As contrações iniciadas pelas ondas lentas começam na porção média do estômago e se movem em direção ao piloro. A força dessas contrações varia durante o período pós-prandial. Na fase gástrica da refeição, geralmente o piloro é fechado, e essas contrações antrais servem para misturar o conteúdo gástrico e reduzir o tamanho dos pedaços sólidos (trituração). No entanto, eventualmente essas contrações antrais também são importantes para o esvaziamento do conteúdo do estômago.

O esfíncter pilórico é a **junção gastroduodenal**, e é definido como uma área de musculatura circular espessa. Essa é uma região de alta pressão gerada pela contração tônica da musculatura lisa. É importante para regular o esvaziamento gástrico.

Controle da motilidade gástrica na fase gástrica

A motilidade gástrica é altamente regulada e coordenada para desempenhar as funções de armazenamento e mistura. A regulação do esvaziamento do conteúdo no intestino delgado, uma parte importante da função motora gástrica, será abordada em detalhes na discussão sobre a fase duodenal da refeição no Capítulo 30.

Os estímulos que regulam a função motora gástrica que resultam da presença de alimento no estômago são mecânicos e químicos, e incluem a distensão e a presença de produtos da digestão proteica (aminoácidos e pequenos peptídeos). As vias que regulam esses processos são predominantemente neurais e consistem nos reflexos vagovagais iniciados pelas fibras aferentes extrínsecas vagais que inervam o músculo e a mucosa. Os aferentes mucosos respondem aos estímulos químicos, e os aferentes mecanossensíveis respondem à distensão e à contração da musculatura lisa. Essa estimulação aferente resulta na ativação reflexa das vias eferentes vagais (nervos parassimpáticos) e na ativação de neurônios entéricos que inervam a musculatura lisa. A ativação dos neurônios entéricos produz efeitos inibitórios e excitatórios sobre a musculatura lisa gástrica; esses efeitos variam dependendo da região do estômago. Desse modo, a distensão da parede gástrica resulta na inibição da musculatura lisa na porção proximal do estômago, e no subsequente reflexo de acomodação que permite as ocorrências de entrada e de armazenamento do alimento com um aumento mínimo da pressão intragástrica.

Em contrapartida, o padrão motor predominante na parte distal do estômago na fase gástrica da refeição é a ativação da musculatura lisa para produzir e reforçar as contrações antrais. A frequência das contrações antrais é determinada pelo marca-passo gástrico; no entanto, a magnitude das contrações é regulada pela liberação de neurotransmissores dos neurônios entéricos, incluindo a substância P e a acetilcolina, que aumentam o nível de despolarização da musculatura lisa, e desse modo produzem contrações mais fortes. Nessa fase da refeição, o piloro está, na maior parte do tempo, fechado. Desse modo, as contrações antrais tentarão mover o conteúdo em direção ao piloro; no entanto, como o piloro está fechado, o conteúdo será retornado para as porções mais proximais do estômago. Dessa forma, o conteúdo gástrico será misturado. Além disso, as contrações antrais podem ocluir o lúmen, e então os pedaços maiores serão dispersados (Figura 29.14).

TABELA 29.2	O estômago altera as características físicas e químicas da refeição.	
Entrada	**Saída**
Bolo	Emulsão, suspensão (pedaços < 2 mm)
Triglicerídeos	Triglicerídeos e pequenas quantidades de 2-monoglicerídeos e ácidos graxos livres
Proteína	Proteína e pequenas quantidades de peptídeos e aminoácidos
Amido	Amido e oligossacarídeos
Água, íons	Adição de grandes quantidades de água e íons de baixo pH

NA CLÍNICA

A gastroparesia é um distúrbio em que o esvaziamento gástrico torna-se lento. Os sintomas ocorrem durante ou após a ingestão de alimentos e consistem em sensação de plenitude depois de uma refeição, náusea, vômitos e diminuição do apetite. O diabetes *mellitus* constitui a causa mais comum de gastroparesia e provavelmente envolve dano à inervação neural do estômago, o que leva à falha das fortes contrações antrais ou ao relaxamento pilórico. Entretanto, pode ser também uma complicação pós-operatória após procedimentos abdominais, incluindo cirurgia bariátrica, ou em resposta a medicamentos que comprometem a contração muscular, como opiáceos. A gastroparesia leve é relativamente comum na população em geral. Os mecanismos celulares precisos não estão bem compreendidos, mas podem ocorrer processos inflamatórios que levam à perda de ICCs e à neuroinflamação. O tratamento da gastroparesia envolve intervenções nutricionais e fármacos procinéticos, incluindo metoclopramida, que apresenta ações colinérgicas e antidopaminérgicas. Um tratamento mais experimental consiste em estimulação elétrica gástrica (EEG), que envolve o uso de um marca-passo para estimular os nervos e os músculos.

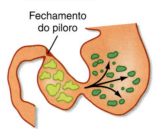
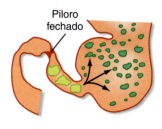

A força para retropulsão é o aumento da pressão no antro terminal à medida que a contração antral se aproxima do piloro fechado.

• **Figura 29.14** A atividade coordenada na musculatura lisa das porções distal e proximal do estômago e no esfíncter pilórico resulta em mistura e trituração no antro gástrico. As ondas peristálticas movem-se para baixo no corpo gástrico e no antro em direção ao piloro. Se o piloro estiver fechado, os conteúdos do antro gástrico são impulsionados de volta para o interior da parte mais proximal do estômago. Esse padrão de motilidade resulta na trituração e na mistura do alimento com as secreções da parede gástrica e, eventualmente, leva a uma redução no tamanho dos pedaços e na presença de produtos da digestão que serão esvaziados no duodeno.

Pontos-chave

1. As principais funções do estômago são armazenamento e o início da digestão de proteínas.
2. A regulação da função gástrica é controlada pelas vias neurais intrínsecas e extrínsecas, juntamente com os mediadores-chave humorais (gastrina) e parácrinos (histamina).
3. As principais secreções do estômago são o ácido e o pepsinogênio, que juntos iniciam a digestão proteica.
4. O H^+ é secretado pela membrana plasmática apical das células parietais por meio da H^+,K^+-ATPase.
5. O estômago secreta também o fator intrínseco, que está envolvido na absorção da vitamina B_{12}.
6. O epitélio gástrico secreta HCO_3^- e muco para formar uma barreira mucosa do tipo gel que protege essa região contra os conteúdos luminais ácidos e pépticos.
7. A musculatura lisa da parede intestinal apresenta alterações cíclicas no seu potencial da membrana, denominadas *ritmo elétrico básico* ou *ondas lentas*.
8. As células intersticiais de Cajal são marca-passos na parede intestinal, e elas definem a frequência das ondas lentas.
9. A parte proximal do estômago é submetida a uma alteração lenta no tônus compatível com sua função de armazenamento.
10. A parte distal do estômago é submetida a contrações fásicas que podem variar consideravelmente em força.
11. O esvaziamento gástrico é regulado pelos reflexos vago-vagais.

30

Fase do Intestino Delgado da Resposta Integrada a uma Refeição

OBJETIVOS DO APRENDIZADO

Após a conclusão deste capítulo, o estudante será capaz de responder às seguintes questões:

1. Quais são os mecanismos que regulam o esvaziamento gástrico para que o fornecimento de nutrientes corresponda à capacidade digestiva e absortiva do intestino delgado?
2. Quais são os produtos secretores característicos do pâncreas exócrino, os tipos de células a partir das quais são sintetizados e como a secreção é regulada?
3. Qual é o papel fisiológico da bile?
4. Como os três macronutrientes – carboidratos, proteínas e lipídeos – são assimilados no corpo por meio do intestino delgado?
5. Que mecanismos controlam as quantidades de líquidos e de eletrólitos que entram no lúmen intestinal e saem dele?
6. Que padrões de motilidade caracterizam o intestino no estado alimentado e em jejum e como são produzidos?

O intestino delgado é a parte crítica do trato intestinal para a absorção de nutrientes. Nesse local, o alimento é misturado com uma variedade de secreções que permitem sua digestão e absorção, e as funções de motilidade asseguram uma adequada mistura e exposição do conteúdo intestinal (**quimo**) à superfície de absorção. O intestino delgado apresenta muitas especificidades que permitem o desempenho eficiente de suas funções. Uma das especificidades mais óbvias é a substancial área da superfície da mucosa. Esse processo é produzido por diversas maneiras: o intestino delgado é, essencialmente, um longo tubo que fica enrolado na cavidade abdominal, existem pregas em toda a extensão da mucosa e da submucosa, a mucosa apresenta projeções semelhantes a dedos denominadas vilosidades e, finalmente, cada célula epitelial apresenta microvilosidades na sua superfície apical. Desse modo, existe uma grande área de superfície ao longo da qual ocorrem a digestão e a absorção.

A principal característica da fase do intestino delgado da resposta a uma refeição é a liberação controlada do quimo pelo estômago a fim de atender as capacidades digestiva e absortiva do intestino. Além disso, há a adicional estimulação das secreções pancreática e biliar, e o esvaziamento dessas secreções no intestino delgado. Desse modo, a função dessa região é altamente regulada pelos mecanismos de retroalimentação que envolvem as vias hormonais, parácrinas e neurais.

Os estímulos que regulam esses processos são mecânicos e químicos, e incluem a distensão da parede intestinal e o aumento da [H^+], alta osmolaridade e nutrientes no lúmen intestinal. Esses estímulos resultam em um conjunto de alterações que constituem a fase intestinal da resposta a uma refeição: (1) aumento da secreção pancreática, (2) aumento da contração da vesícula biliar, (3) relaxamento do esfíncter de Oddi, (4) regulação do esvaziamento gástrico, (5) inibição da secreção gástrica ácida e (6) interrupção do complexo motor migratório (CMM). O objetivo deste capítulo é discutir como essas mudanças ocorrem e como elas resultam, em última análise, na assimilação de nutrientes. As alterações nas funções do intestino delgado que ocorrem após a passagem do alimento também serão abordadas.

Esvaziamento gástrico na fase do intestino delgado

Logo após uma refeição, o estômago pode conter até um litro de material, que será lentamente lançado no intestino delgado. A taxa de esvaziamento gástrico depende do conteúdo de macronutrientes da refeição e da quantidade de sólidos contidos na refeição. Os líquidos são liberados rapidamente, porém, com os sólidos, ocorre um pequeno retardo, o que significa que, após uma refeição com sólidos, existe um período durante o qual ocorre pouco ou nenhum esvaziamento (Figura 30.1).

A regulação do esvaziamento gástrico é realizada por alterações na motilidade da parte proximal (fundo e corpo) e da parte distal (antro e piloro) do estômago, bem como no duodeno. A função motora nessas regiões é altamente coordenada. É importante lembrar que, durante as fases gástrica e esofágica da refeição, a resposta reflexa predominante é o relaxamento receptivo. Ao mesmo tempo, os movimentos peristálticos na parte mais distal do estômago (antro) misturam o conteúdo gástrico com as secreções gástricas. O esfíncter pilórico apresenta-se fechado. Mesmo que ocorra uma abertura periódica nesse local, haverá pouco esvaziamento, pois a porção proximal do estômago está relaxada e a **bomba antral** (contrações antrais) não é muito forte. Posteriormente, o esvaziamento gástrico ocorre por um aumento no tônus (pressão intraluminal) na porção proximal do estômago, pelo aumento na força das contrações antrais (aumento na força da bomba antral), pela abertura do piloro para permitir a passagem do conteúdo, e pela inibição simultânea das contrações do segmento duodenal. O fluxo de quimo, líquido e semilíquido segue o gradiente de pressão do estômago para o duodeno.

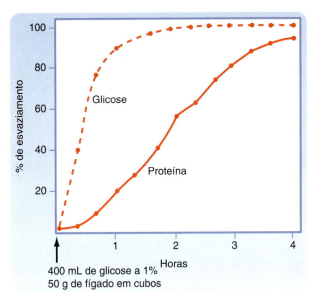

- **Figura 30.1** Taxas de esvaziamento de diferentes refeições no estômago de um cachorro. Uma solução (glicose a 1%) é eliminada de forma mais rápida do que um sólido digerível (fígado em cubos). Observe a fase de retardo para o esvaziamento dos sólidos, que está relacionada ao tempo necessário para reduzir os pedaços para menos de 2 mm em tamanho. (Adaptada de Hinder RA, Kelly KA. *Am J Physiol* 1977;233:E335.)

NA CLÍNICA

O trato gastrointestinal (GI) tem uma participação importante na detecção e na sinalização dos nutrientes ingeridos pela ativação das vias neurais e endócrinas que se conectam a outros sinais, como o estoque e a utilização da energia da gordura que, juntos, regulam a homeostasia energética. Os sinais de saciedade do trato GI estão envolvidos na regulação a curto prazo da ingestão de alimentos, como o tamanho e a duração de cada refeição. Por exemplo, o conteúdo luminal ativa as vias aferentes vagais, levando à supressão do tamanho da refeição. Além disso, diversos hormônios GI liberados pelos nutrientes influenciam também a ingestão de alimentos. A colecistocinina (CCK) é um hormônio da saciedade bem conhecido; a liberação desse hormônio é estimulada pelos nutrientes e reduz a ingestão de alimentos após sua administração exógena. Outros hormônios GI dessa classe são o peptídeo semelhante ao glucagon 1 (GLP-1) e o peptídeo YY (PYY). Em humanos, sejam eles obesos ou magros, a administração de PYY exógeno inibe a ingestão de alimentos. Um análogo do GLP-1, a liraglutida, foi aprovado como agente para controle do peso em humanos.

Quando o alimento entra no intestino delgado, este atua de volta, por vias neurais e hormonais, para regular a taxa de esvaziamento gástrico com base nas composições química e física do quimo. Os neurônios aferentes, predominantemente de origem vagal, respondem aos nutrientes, à [H^+] e ao conteúdo hiperosmótico do quimo quando ele entra no duodeno. A ativação reflexa do fluxo dos eferentes vagais reduz a força das contrações antrais, contrai o piloro e reduz a motilidade gástrica proximal (com uma redução na pressão intragástrica), resultando, assim, na desaceleração do esvaziamento gástrico. Essa mesma via é responsável pela inibição da secreção gástrica ácida que ocorre quando os nutrientes estão no lúmen duodenal. A colecistocinina (CCK) é liberada pelas células endócrinas na mucosa duodenal em resposta a esses nutrientes. Esse hormônio é fisiologicamente importante, assim como sua participação nas vias neurais, na regulação do esvaziamento gástrico, na contração da vesícula biliar, no relaxamento do esfíncter de Oddi e na secreção pancreática. Evidências experimentais recentes sugerem que a CCK atua diretamente para inibir o esvaziamento gástrico e também estimula a descarga das fibras aferentes vagais para produzir uma redução no esvaziamento gástrico mediada por reflexos vagovagais.

Como, então, o esvaziamento gástrico pode prosseguir em face dessas vias inibitórias? A quantidade de quimo no duodeno diminui à medida que esse produto parcial da digestão passa mais abaixo do intestino delgado para o jejuno; desse modo, a intensidade da inibição da retroalimentação intestinal desaparece, pois há menos ativação dos mecanismos sensoriais do duodeno pelos nutrientes. Ao mesmo tempo, ocorre um aumento na pressão intragástrica na parte proximal do estômago, desse modo movendo o material para o interior do antro em direção à bomba antral. As contrações peristálticas antrais novamente se intensificam, e culminam na abertura do piloro e na liberação do conteúdo gástrico para o duodeno.

NA CLÍNICA

O tratamento cirúrgico da obesidade, denominada cirurgia bariátrica, pode alcançar uma perda de peso substancial e duradoura, e também ajuda a melhorar os problemas de saúde associados, como a resistência à insulina, a hiperlipidemia e a pressão arterial elevada. Inicialmente, a cirurgia envolvia o *desvio jejunoileal*, a remoção de uma grande parte do intestino delgado absortivo, porém esse procedimento é associado a má absorção de nutrientes e sequelas indesejáveis como a diarreia. Outras abordagens cirúrgicas para a obesidade têm sido desenvolvidas, tais como o desvio gástrico em Y de Roux (*bypass* gástrico em Y de Roux) e a gastrectomia vertical (ou *sleeve* gástrico), muitas das quais podem ser realizadas por laparoscopia. Os mecanismos pelos quais esses procedimentos são considerados bem-sucedidos encontram-se no pequeno tamanho da bolsa gástrica residual, pelo qual o tamanho da refeição é reduzido por causa da saciedade precoce, e pelo efeito benéfico desse desvio nos perfis dos hormônios gastrintestinais. Dados recentes apontam que os efeitos da cirurgia nos ácidos biliares e na microbiota podem contribuir para a perda de peso e propiciar benefícios metabólicos.

Secreção pancreática

A maioria dos nutrientes ingeridos pelos humanos apresenta-se na forma química de macromoléculas. No entanto, essas moléculas são muito grandes para serem assimiladas através das células epiteliais que revestem o trato intestinal e, portanto, devem ser decompostas em constituintes menores pelos processos das digestões química e enzimática. As secreções que se originam no pâncreas são quantitativamente as maiores contribuintes para a digestão enzimática dos alimentos. O pâncreas fornece também outros produtos que são vitais para a função digestiva normal. Esses produtos são as substâncias que regulam a ação ou a secreção (ou ambas) de outros produtos pancreáticos, bem como água e íons bicarbonato. Este último produto pancreático está envolvido na neutralização do ácido gástrico de modo que o lúmen do intestino delgado apresente um pH próximo de 7. Esse aspecto é importante, pois as enzimas pancreáticas são inativadas pelos níveis elevados de acidez, e também porque a neutralização do ácido gástrico reduz a possibilidade de que a mucosa do intestino delgado seja lesada por essa atividade ácida em combinação com a pepsina. O pâncreas é o maior supridor dos íons bicarbonato necessários para neutralizar a carga de ácido gástrico, embora os ductos biliares e as células epiteliais duodenais também contribuam.

Assim como nas glândulas salivares, o pâncreas apresenta uma estrutura que consiste em ductos e **ácinos**. As células acinares pancreáticas revestem as extremidades cegas de um sistema ductal ramificado que eventualmente é esvaziado para o ducto pancreático principal e dessa região para o intestino delgado sob controle do **esfíncter de Oddi**. Também em comum com as glândulas salivares, a secreção primária ocorre nos ácinos e é, então, modificada quando passa pelos ductos pancreáticos. Em geral, as células acinares suprem os componentes orgânicos do suco pancreático na secreção primária, cuja composição iônica é comparável à do plasma, enquanto os ductos diluem e alcalinizam o suco pancreático ao mesmo tempo que reabsorvem íons cloreto (Figura 30.2). Os principais componentes do suco pancreático, cuja quantidade aproxima-se de 1,5 L/dia nos adultos, estão listados na Tabela 30.1. Essa lista também resume as funções dos produtos secretores do pâncreas. Muitas das enzimas digestivas produzidas pelo pâncreas, especialmente as enzimas proteolíticas, são produzidas na forma de precursores inativos. O armazenamento nessas formas inativas parece ser muito importante na prevenção da digestão do próprio pâncreas.[1]

Características e controle da secreção ductal

Nesta seção, será apresentado como as células ductulares pancreáticas contribuem para o fluxo e a composição do suco pancreático no período pós-prandial. Os ductos do pâncreas podem

---

[1]N.R.T.: Os precursores inativos das enzimas digestivas do pâncreas são chamados "zimogênios".

NO NÍVEL CELULAR

A pancreatite pode ocorrer quando as enzimas secretadas pelas células acinais pancreáticas tornam-se ativadas proteoliticamente antes de alcançar seu local adequado de ação no lúmen do intestino delgado. Na verdade, o suco pancreático contém uma variedade de inibidores da tripsina para reduzir o risco desta ativação prematura, pois a tripsina é o ativador de outras pró-formas de enzimas secretadas no suco pancreático. Um segundo nível de proteção reside no fato de que a tripsina pode ser degradada por outras moléculas da própria tripsina. Apesar dessas defesas, alguns indivíduos são suscetíveis à pancreatite hereditária, que ocorre espontaneamente mesmo na ausência dos fatores de risco conhecidos. Em alguns desses pacientes, existe uma mutação na tripsina, que torna essa enzima resistente à degradação por outras moléculas de tripsina. Outros pacientes apresentam mutações nos inibidores da tripsina, tornando-os inativos. Em todo caso, se outras defesas forem violadas e a tripsina tornar-se prematuramente ativa, ocorrerá um ciclo vicioso de ativação enzimática desencadeando surtos de pancreatite.

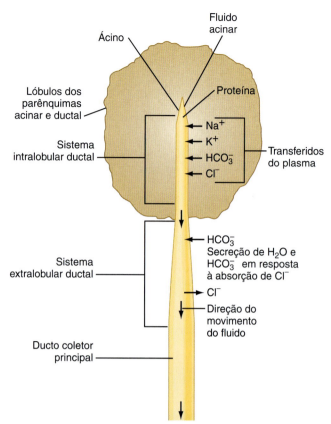

• **Figura 30.2** Localização de importantes processos de transporte envolvidos na elaboração do suco pancreático. O fluido acinar é isotônico e é semelhante ao plasma nas suas concentrações de Na^+, K^+, Cl^- e HCO_3^-. A secreção de fluido acinar e das proteínas contidas nele é estimulada primariamente pela colecistocinina. O hormônio secretina estimula a secreção de água e de eletrólitos das células que revestem os ductos extralobulares. A secreção estimulada pela secretina é mais rica em HCO_3 do que a secreção acinar devido à troca Cl^-/HCO_3^-. (Adaptada de Swanson CH, Solomon AK. *J Gen Physiol* 1973;62:407.)

ser considerados como o braço efetor de um sistema regulador de pH destinado a responder ao ácido luminal no intestino delgado e a secretar apenas bicarbonato suficiente para restaurar a neutralidade do pH (Figura 30.3). Essa função reguladora requer também mecanismos para detectar o pH luminal e transmitir essa informação ao pâncreas, bem como a outros epitélios (p. ex., ductos biliares e o próprio epitélio duodenal) capazes de secretar bicarbonato. O mecanismo para a detecção de pH está incorporado nas células endócrinas especializadas, conhecidas como **células S**, localizadas no epitélio do intestino delgado. Quando o pH luminal cai abaixo de aproximadamente 4,5, as células S são acionadas para liberar **secretina** em resposta ao aumento na [H^+]. Os componentes dessa alça reguladora constituem um sistema autolimitante. Desse modo, como a secretina provoca a secreção de bicarbonato, o pH no lúmen do intestino delgado aumenta e o sinal para a liberação de secretina pelas células S é desativado.

No nível celular, a secretina estimula as células epiteliais a secretar bicarbonato no lúmen ductular, com a água seguindo através da via paracelular para manter o equilíbrio osmótico. A secretina aumenta o AMPc nas células ductais, e desse modo abre os canais de Cl^- do regulador da condutância transmembrana na fibrose cística (CFTR) (Figura 30.4) e causa um fluxo de

TABELA 30.1	Produtos das células acinares pancreáticas.

Precursores de proteases
Tripsinogênio
Quimotripsinogênio
Proelastase
Procarboxipeptidase A
Procarboxipeptidase B

Enzimas digestivas de amido
Amilase

Enzimas digestivas de lipídeos ou precursores
Lipase
Esterase não específica
Profosfolipase A_2

Nucleases
Deoxirribonuclease
Ribonuclease

Fatores reguladores
Procolipase
Inibidores de tripsina
Peptídeo monitor

Cl^- no lúmen do ducto. Posteriormente, esse processo direciona (estimula) a atividade de um antiporte adjacente que troca os íons cloreto por bicarbonato. O CFTR é também permeável ao bicarbonato. Portanto, o processo de secreção de bicarbonato depende do CFTR, que fornece uma explicação para os defeitos na função pancreática observados na doença da **fibrose cística**, na qual o CFTR sofre mutações. O bicarbonato necessário para esse processo secretor vem de duas fontes. Uma parte é levada através da membrana basolateral das células epiteliais ductais por meio do transportador NBC-1 (cotransportador [simporte] de sódio/bicarbonato do tipo 1). É importante recordar que o processo de secreção gástrica ácida resulta em um aumento nos íons

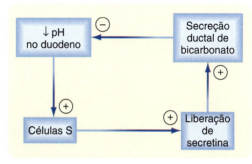

• **Figura 30.3** Participação da secretina e da secreção de HCO_3^- em uma clássica alça de retroalimentação negativa que responde a uma queda do pH luminal no duodeno.

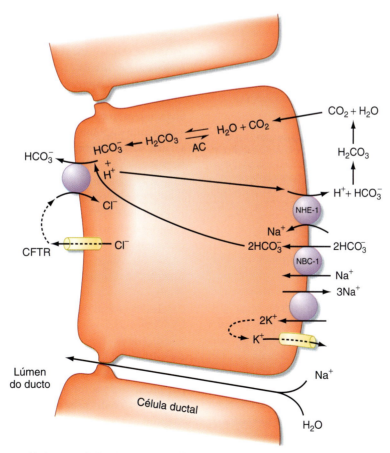

• **Figura 30.4** Vias de transporte iônico nas células ductais pancreáticas. AC, anidrase carbônica; CFTR, regulador da condutância transmembrana na fibrose cística; NBC-1, cotransportador (simporte) de sódio/bicarbonato do tipo 1; NHE-1, trocador (antiporte) de sódio/hidrogênio do tipo 1.

bicarbonato circulantes, que servem como fonte do bicarbonato a ser secretado pelo pâncreas. Entretanto, o bicarbonato também pode ser gerado na região intracelular por meio da atividade da enzima anidrase carbônica. O efeito final é o movimento de HCO_3^- para o lúmen, aumentando, assim, o pH e o volume do suco pancreático.

Características e controle da secreção acinar

Ao contrário dos ductos pancreáticos, onde a secretina é o mais importante agonista fisiológico, a CCK desempenha um papel predominante no nível das células acinares. Portanto, é importante entender como a liberação de CCK é controlada durante a fase do intestino delgado da resposta a uma refeição.

NA CLÍNICA

A fibrose cística (FC) é uma doença genética que afeta o funcionamento de uma ampla variedade de órgãos epiteliais, entre os quais o pulmão, o intestino, o sistema biliar e o pâncreas. No passado, a doença era quase totalmente fatal durante a adolescência como consequência de infecções respiratórias graves, porém antibióticos mais efetivos, o uso de medicamentos que melhoram a eliminação do muco dos pulmões e a correção da insuficiência pancreática e da desnutrição, bem como a aprovação recente de medicamentos pela FDA, incluindo ivacaftor e lumacaftor/ivacaftor, que atuam sobre CFTR mutante, agora prolongam a vida até a quinta década ou mais. A FC é causada por uma mutação no CFTR, que prejudica a capacidade de hidratar e de alcalinizar o conteúdo luminal. No sistema gastrointestinal, especificamente, isso pode resultar em obstrução intestinal, lesão da mucosa duodenal e dano ao fígado e ao sistema biliar, bem como ao pâncreas. Em muitos pacientes com FC, o pâncreas exócrino é disfuncional, e esses pacientes precisam receber suplementos de enzimas digestivas para manter uma digestão adequada dos nutrientes. Em outros pacientes, estes com mutações mais leves, a pancreatite pode se desenvolver mais tarde ao longo da vida na ausência de outros sintomas clássicos da FC, provavelmente por causa da retenção de enzimas digestivas no pâncreas. Em ambos os casos, a melhoria do reconhecimento e do tratamento das complicações pulmonares da FC fazem que os sintomas gastrintestinais, tais como insuficiência hepática, redução do fluxo biliar, pancreatite, obstrução e má digestão/má absorção de nutrientes, ganham maior importância como facetas da doença que devem ser controladas nos adultos, frequentemente por equipes multidisciplinares de médicos e outros profissionais de cuidados da saúde.

A CCK é o produto das **células I**, que estão localizadas no epitélio do intestino delgado. Essas células enteroendócrinas clássicas liberam CCK no espaço intersticial quando determinados componentes alimentares estão presentes no lúmen, especialmente os ácidos graxos livres e certos aminoácidos. A liberação de CCK ocorre após a interação direta de ácidos graxos ou aminoácidos, ou ambos, com as células I. Esta liberação é regulada também por dois fatores de liberação de ação luminal que podem estimular as células I. O primeiro desses fatores, o **peptídeo liberador de CCK**, é secretado pelas células parácrinas, no interior do epitélio, para o lúmen do intestino delgado em resposta aos produtos da digestão de proteínas e gorduras. O segundo fator de liberação de CCK, o **peptídeo monitor**, é liberado pelas células acinares

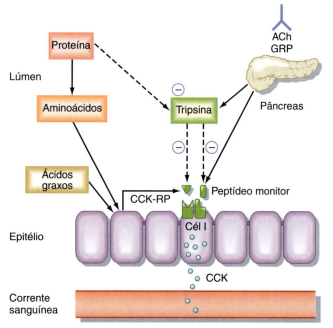

• **Figura 30.5** Mecanismos responsáveis pelo controle da liberação de colecistocinina (CCK) pelas células duodenais I. ACh, acetilcolina; CCK-RP, peptídeo liberador de CCK; GRP, peptídeo liberador de gastrina. As *setas contínuas* indicam os efeitos estimuladores, enquanto as *setas tracejadas* indicam inibição. (Redesenhada de Barrett KE. *Gastrointestinal Physiology*. New York: McGraw-Hill; 2006.)

no suco pancreático (Figura 30.5). Tanto o peptídeo liberador de CCK quanto o peptídeo monitor também podem ser liberados em resposta à entrada neural, que é particularmente importante no início da secreção pancreática durante as fases cefálica e gástrica, preparando o sistema para digerir o alimento tão logo ele entre no intestino delgado.

Qual é a importância desses fatores de liberação de CCK? Sua principal função é adequar a liberação de CCK, bem como a resultante disponibilidade de enzimas pancreáticas, às necessidades dessas enzimas para digerir o alimento no lúmen do intestino delgado. Como os fatores de liberação são peptídeos, eles estarão sujeitos à degradação proteolítica por enzimas, tais como a tripsina pancreática, exatamente do mesmo modo como a proteína da dieta. Entretanto, quando a proteína alimentar é ingerida, ela se apresenta em quantidades muito maiores no lúmen do que os fatores de liberação, e assim "competem" com os fatores de liberação para a degradação proteolítica. O efeito concreto é que os fatores de liberação serão protegidos da degradação enquanto o alimento estiver no intestino delgado, e então estarão disponíveis para prosseguir a estimulação da liberação de CCK pelas células I. Entretanto, uma vez que o alimento tenha sido digerido e absorvido, os fatores de liberação são degradados e o sinal para a liberação de CCK é desativado.

A CCK ativa a secreção pelas células acinares pancreáticas por meio de duas formas. Primeiro, a CCK, um hormônio clássico, é levado pela corrente sanguínea até encontrar os receptores CCK-A nas células acinares. Entretanto, a CCK estimula também as vias neurais reflexas que atingem o pâncreas. As terminações nervosas aferentes vagais na parede do intestino delgado expressam receptores CCK-A. Conforme descrito anteriormente em relação ao efeito da CCK no esvaziamento gástrico,

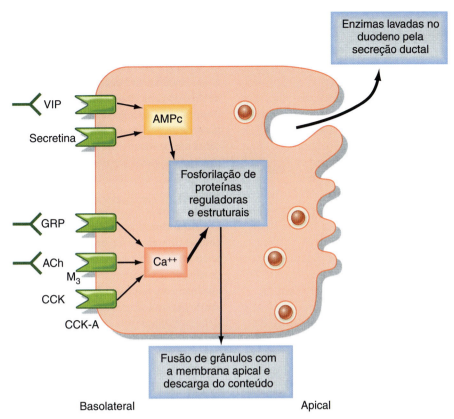

• **Figura 30.6** Receptores das células acinares pancreáticas e regulação da secreção. A *seta preta espessa* indica que as vias de sinalização dependentes de Ca^{++} desempenham o papel mais proeminente. ACh, acetilcolina; CCK, colecistocinina; CCK-A; receptor de CCK tipo A; GRP, peptídeo liberador de gastrina; M$_3$, receptor muscarínico M$_3$; VIP, polipeptídeo intestinal vasoativo. (Redesenhada de Barrett KE. *Gastrointestinal Physiology*. New York: McGraw-Hill; 2006.)

a ligação da CCK ativa o reflexo vagovagal que pode aumentar ainda mais a secreção das células acinares por meio da ativação dos neurônios entéricos pancreáticos e da liberação de uma série de neurotransmissores, tais como a acetilcolina, o peptídeo liberador de gastrina (GRP) e o polipeptídeo intestinal vasoativo (VIP).

Os produtos secretados pelas células acinares pancreáticas são amplamente sintetizados e armazenados em grânulos que se agrupam ao longo do polo apical das células acinares (Figura 30.6). Os estímulos mais potentes para a secreção das células acinares, que incluem a CCK, a acetilcolina e o GRP, atuam por meio da mobilização do Ca^{++} intracelular. A estimulação das células acinares resulta na fosforilação de diversas proteínas reguladoras e estruturais no citosol da célula, que movimenta os grânulos para perto da membrana apical, com os quais se fundem posteriormente. O conteúdo dos grânulos é então liberado para no lúmen acinar e conduzido para fora do pâncreas por um exsudato de plasma, que passa pelas junções fechadas e mantém as células acinares unidas, e, por último, por secreções ductais. No período entre as refeições, os componentes dos grânulos são ressintetizados pelas células acinares, e depois armazenados até que sejam necessários para a digestão da próxima refeição. A ressíntese pode ser estimulada pelos mesmos agonistas que estimularam a resposta secretora inicial.

Secreção biliar

Outro importante suco digestivo que é misturado com o alimento no lúmen do intestino delgado é a **bile**. A bile é produzida pelo fígado e os mecanismos envolvidos, bem como os componentes específicos, serão discutidos com mais detalhes no Capítulo 32. Entretanto, para os objetivos da discussão atual, a bile serve para auxiliar na digestão e na absorção de lipídeos. O fluxo biliar para fora do fígado é armazenado e concentrado na **vesícula biliar** até ser liberado em resposta à ingestão de um alimento. A contração da vesícula biliar, bem como o relaxamento do esfíncter de Oddi, é estimulada predominantemente pela CCK.

Ao se considerar a fase do intestino delgado da assimilação de alimento, os componentes biliares que mais nos interessam são os ácidos biliares. Esses componentes formam estruturas conhecidas como *micelas*, que servem para proteger os produtos hidrofóbicos da digestão de lipídeos do ambiente aquoso do lúmen.[2] Os ácidos biliares são essencialmente detergentes biológicos, e são necessárias grandes quantidades para uma absorção ideal de lipídeos – 1 a 2 g/dia. Após cada refeição, a maior parte do reservatório de ácido biliar é reciclada do intestino de volta para o fígado através da **circulação êntero-hepática** (Figura 30.7). Desse modo, os ácidos biliares são sintetizados em uma forma conjugada que limita a capacidade desses ácidos de cruzar passivamente o epitélio intestinal, de modo que são retidos no lúmen para participar da assimilação de lipídeos (ver posteriormente). No entanto, quando o conteúdo da refeição alcança o íleo terminal após a absorção

---

[2]N.R.T.: A formação das micelas também é fundamental para permitir um melhor acesso das enzimas digestivas ao conteúdo lipídico e sua eficiente digestão. Processo chamado "emulsificação".

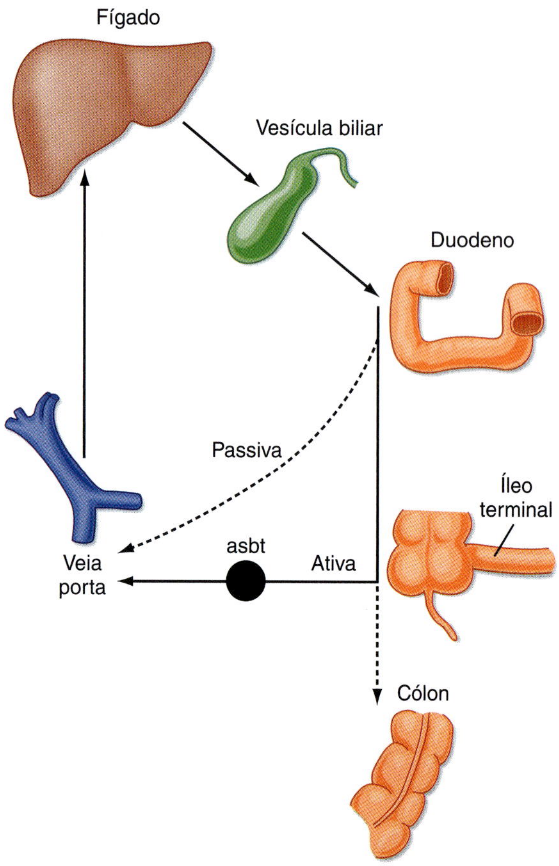

Fisiologia Gastrointestinal

• Figura 30.7 Circulação êntero-hepática de ácidos biliares. A captação ativa de ácidos biliares conjugados ocorre por meio do transportador apical de ácidos biliares dependentes de sódio, *asbt*.

de lipídeos ter sido concluída, os ácidos biliares conjugados são reabsorvidos por um cotransportador (simporte), o **transportador apical de ácidos biliares dependentes de sódio (Na⁺)** (asbt), que absorve especificamente os ácidos biliares conjugados em associação com os íons sódio. Em condições normais, somente uma pequena fração dos ácidos biliares extravasa para o cólon, onde estes ácidos são desconjugados e ficam sujeitos à reabsorção passiva (Figura 30.7). O efeito final desse processo é ciclar diariamente a maioria dos ácidos biliares entre o fígado e o intestino, coincidindo com os sinais que surgem no período pós-prandial. Além do seu papel como detergentes, os ácidos biliares exercem outras ações biológicas por meio da sua ligação aos receptores na membrana celular e aos receptores nucleares de uma variedade de tipos de células em todo o corpo. Desse modo, os ácidos biliares regulam sua própria síntese, bem como outros processos metabólicos.

Assimilação de carboidratos

A função fisiológica mais importante do intestino delgado é absorver os produtos da digestão dos nutrientes ingeridos. Quantitativamente, os nutrientes mais importantes (**macronutrientes**) estão enquadrados em três classes: carboidratos, proteínas e lipídeos. O intestino delgado é fundamental não apenas para a absorção de nutrientes pelo corpo, mas também para as etapas finais da digestão desses nutrientes para transformá-los em moléculas que sejam suficientemente simples para serem transportadas através do epitélio intestinal. Portanto, deverão ser considerados os processos envolvidos na assimilação de cada um desses nutrientes, iniciando com os carboidratos. A digestão de carboidratos ocorre em duas fases: no lúmen do intestino e, em seguida, na superfície dos enterócitos, em um processo conhecido como **digestão da borda em escova**. Esse processo é importante para a geração de açúcares simples e absorvíveis no local onde podem ser absorvidos. Isso pode limitar a exposição a um pequeno número de bactérias presentes no lúmen do intestino delgado, que poderiam usar esses açúcares e nutrientes.

Digestão de carboidratos

Os **carboidratos** da dieta são compostos de várias classes moleculares diferentes. O amido, a primeira dessas classes, é uma mistura de polímeros de cadeias lineares (ou retas) e ramificadas de glicose. Os polímeros de cadeias lineares são denominados **amilose** e as moléculas de cadeias ramificadas são denominadas **amilopectina** (Figura 30.8). O amido é uma fonte particularmente importante de calorias, de forma especial nos países em desenvolvimento, e é encontrado predominantemente nos produtos à base de cereais. Os dissacarídeos são a segunda classe de carboidratos e incluem a **sacarose** (consistindo em glicose e frutose) e a **lactose** (consistindo em glicose e galactose), sendo uma importante fonte calórica para os lactentes. É importante, entretanto, entender o princípio fundamental de que o intestino pode absorver apenas monossacarídeos, e não carboidratos maiores. Finalmente, muitos produtos alimentícios de origem vegetal contêm fibras alimentares, que consistem em polímeros de carboidratos que não podem ser digeridos pelas enzimas humanas. Dessa forma, em vez de passar por esse processo, os polímeros são digeridos pelas bactérias amplamente presentes no lúmen colônico (Capítulo 31), permitindo, dessa forma, recuperar seus valores calóricos.

Os dissacarídeos da dieta são hidrolisados em outros componentes monoméricos diretamente na superfície das células epiteliais do intestino delgado pelo processo conhecido como digestão da borda em escova, que é mediado por uma família de enzimas hidrolíticas altamente glicosiladas ligadas à membrana e sintetizadas pelas células epiteliais do intestino delgado. As hidrolases existentes na borda em escova, fundamentais para a digestão dos carboidratos da dieta, são a **sacarase**, a **isolmaltase**, a **glicoamilase** e a **lactase** (Tabela 30.2). A glicosilação dessas hidrolases é uma proteção para essas enzimas contra a degradação pelas proteases pancreáticas luminais. No entanto, entre as refeições, as hidrolases são degradadas e, assim, devem ser ressintetizadas pelos enterócitos a fim de participar do processo digestivo da próxima refeição de carboidratos. A sacarase/isolmaltase e a glicoamilase são sintetizadas em quantidades acima das necessárias, e a absorção de seus produtos pelo corpo é limitada pela disponibilidade de transportadores de membrana específicos para esses monossacarídeos, conforme discutido adiante. Em contrapartida, a lactase demonstra um declínio da expressão após o desmame. A relativa escassez de lactase significa que a digestão de lactose, em vez da absorção dos produtos resultantes, é a etapa limitadora da taxa de assimilação. Se os níveis de lactase apresentarem uma queda abaixo de um certo limiar, ocorre a doença de intolerância à lactose.

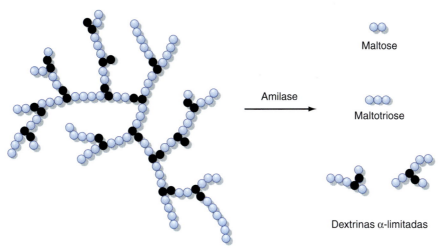

• **Figura 30.8** Estrutura da amilopectina e a ação da amilase. Os *círculos em azul* representam os monômeros de glicose conectados pelas ligações de α-1,4. Os *círculos em preto* representam as unidades de glicose conectadas pelas ligações de α-1,6 aos pontos de ramificação.

TABELA 30.2	Hidrolases de carboidratos da borda em escova.	
Enzima	**Especificidade/substratos**	**Produtos**
Sacarase	Ligações α-1,4 de maltose, maltotriose e sacarose	Glicose, frutose
Isomaltase	Ligações α-1,4 de maltose, maltotriose; ligações α-1,6 das dextrinas α-limitadas	Glicose
Glicoamilase	Ligações α-1,4 de maltose, maltotriose	Glicose
Lactase	Lactose	Glicose, galactose

NA CLÍNICA

A intolerância à lactose é relativamente comum em adultos de grupos étnicos específicos, tais como os asiáticos, os afro-americanos e os hispânicos. O distúrbio reflete uma redução do desenvolvimento normal na expressão de lactase pelos enterócitos, particularmente quando a lactose não é um componente sempre presente na dieta. Nesses indivíduos, o consumo de alimentos contendo grandes quantidades de lactose, como leite e sorvete, pode resultar em cólicas abdominais, gases e diarreia. Esses sintomas refletem uma relativa incapacidade de digerir a lactose; portanto, essa substância permanece no lúmen, e a água é mantida. Alguns pacientes com intolerância à lactose beneficiam-se da ingestão da enzima lactase derivada de bactérias antes da ingestão diária de laticínios.

A digestão do amido ocorre em duas fases. A primeira é realizada no lúmen, e é iniciada na cavidade oral por meio da atividade da amilase salivar, conforme discutido no Capítulo 28. No entanto, a amilase salivar não é essencial para a digestão do amido, embora essa enzima possa ter uma importância maior nos recém-nascidos ou nos pacientes nos quais a produção de enzimas pancreáticas é prejudicada por alguma doença. Quantitativamente, o contribuinte mais importante para a digestão luminal do amido é a amilase pancreática. Ambas as enzimas hidrolisam as ligações internas de α-1,4 tanto na amilose como na amilopectina, mas esse processo não ocorre nas ligações externas nem nas ligações de α-1,6 que formam os pontos de ramificação na molécula de amilopectina (Figura 30.8). Portanto, a digestão do amido pela amilase é necessariamente incompleta e resulta em pequenos oligômeros de glicose, incluindo dímeros (maltose) e trímeros (maltotriose), bem como em estruturas ramificadas mais simples, que são denominadas dextrinas α-limitadas. Dessa forma, para permitir a absorção desses constituintes dos monossacarídeos, o amido deve ser submetido também à digestão da borda em escova.

Na borda em escova, os oligômeros de glicose de cadeia linear podem ser digeridos pelas hidrolases glicoamilase, sacarase ou isomaltase (Tabela 30.2). Todas produzem monômeros livres de glicose, que podem ser absorvidos pelos mecanismos discutidos adiante. Por outro lado, para as dextrinas α-limitadas, a atividade da isomaltase é fundamental porque é a única enzima que pode clivar as ligações α-1,6 situadas nos pontos de ramificação, mas também as ligações α-1,4.

Absorção de carboidratos

Os monossacarídeos hidrossolúveis resultantes da digestão devem ser transportados através da membrana plasmática hidrofóbica do enterócito. O **transportador de sódio/glicose do tipo 1 (SGLT1)** é um simporte que conduz a glicose (e a galactose) contra seu gradiente de concentração acoplando seu transporte ao do Na$^+$ (Figura 30.9). Uma vez dentro do citosol, a glicose e a galactose podem ser retidas para as necessidades metabólicas do epitélio, ou podem sair da célula através do polo basolateral por meio de um transportador conhecido como GLUT2. Por outro lado, a frutose é conduzida através da membrana apical pelo GLUT5. Entretanto, considerando que o transporte da frutose não é acoplado ao do Na$^+$, sua absorção é relativamente ineficaz,

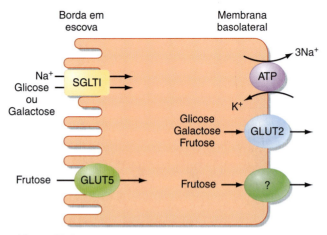

• **Figura 30.9** Absorção de glicose, galactose e frutose no intestino delgado. GLUT, transportador de glicose; SGLT1, transportador de sódio/glicose do tipo 1.

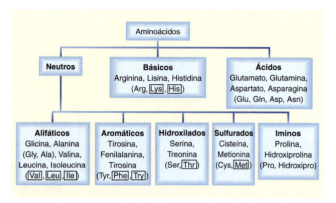

• **Figura 30.10** Aminoácidos da dieta de ocorrência natural. Os aminoácidos dentro de quadrados são os aminoácidos essenciais, que não podem ser sintetizados pelos seres humanos, portanto devem ser obtidos da alimentação. (Redesenhada de Barrett KE. *Gastrointestinal Physiology*. New York: McGraw-Hill; 2006.)

e pode facilmente ser interrompida se forem ingeridas grandes quantidades de alimento contendo esse açúcar. Os sintomas resultantes são semelhantes àqueles manifestados pelos pacientes com intolerância à lactose e que consomem esta substância.

Assimilação de proteínas

As proteínas também são polímeros hidrossolúveis que devem ser digeridos em componentes menores antes que seja possível sua absorção. Essa absorção é mais complicada do que a dos carboidratos porque as proteínas contêm 20 aminoácidos diferentes e pequenos oligômeros desses aminoácidos (dipeptídeos, tripeptídeos e, provavelmente, até tetrapeptídeos) que também podem ser transportados pelos enterócitos. O corpo, particularmente o fígado (Capítulo 32), apresenta uma importante capacidade para interconverter vários aminoácidos sujeitos às necessidades corporais. No entanto, alguns aminoácidos, denominados **aminoácidos essenciais**, não podem ser sintetizados pelo corpo e, então, devem ser obtidos da dieta (Figura 30.10).

 NO NÍVEL CELULAR

Uma doença genética[3] rara resulta na incapacidade do intestino de absorver glicose e galactose. Várias mutações no gene *SGLT1* foram mapeadas nessa doença, e elas resultam em uma proteína defeituosa ou ausente, ou, com maior frequência, em uma falha da proteína em translocar-se adequadamente para a membrana apical dos enterócitos. Nos pacientes portadores dessas mutações, a glicose mal-absorvida contribui para a diarreia e outros sintomas. Apesar da raridade da doença, ela é importante porque forneceu um entendimento do processo fundamental de transporte epitelial do intestino.

Digestão de proteínas

As proteínas podem ser hidrolisadas em longos peptídeos simplesmente em virtude do pH ácido que existe no lúmen gástrico. Entretanto, para a assimilação de proteínas pelo corpo,

são necessárias três fases de digestão mediadas enzimaticamente (Figura 30.11). Assim como a hidrólise ácida, a primeira dessas fases ocorre no lúmen gástrico e é mediada pela pepsina, o produto das células principais nas glândulas gástricas. Quando a secreção gástrica é ativada, a pepsina é liberada pelas células principais, assim como o precursor inativo, o pepsinogênio. No pH ácido, esse precursor é autocataliticamente clivado para produzir a enzima ativa. A pepsina é muito especializada para atuar no estômago, já que essa enzima é ativada pelo baixo pH. A enzima cliva proteínas em sítios de aminoácidos neutros, com uma preferência para as cadeias laterais aromáticas ou grandes alifáticas. Como esses aminoácidos ocorrem com pouca frequência em determinada proteína, a pepsina não é capaz de digerir totalmente essa proteína em uma forma que possa ser absorvida pelo intestino. Em vez disso, a pepsina produz uma mistura de proteínas intactas, peptídeos grandes (a maioria), e um número limitado de aminoácidos livres.

Ao se deslocarem para o intestino delgado, as proteínas parcialmente digeridas encontram as proteases pancreáticas. É importante salientar que essas enzimas são secretadas na sua forma inativa. Como, então, essas enzimas são ativadas para iniciar o processo de digestão das proteínas? De fato, a ativação das proteases é postergada até que essas enzimas estejam no lúmen em virtude da presença localizada de uma enzima ativadora, a enteroquinase, localizada apenas na borda em escova das células epiteliais do intestino delgado (Figura 30.12). A enteroquinase cliva o tripsinogênio para produzir a tripsina ativa. Por sua vez, a tripsina cliva todos os outros precursores de protease secretados pelo pâncreas, resultando, assim, em uma mistura de enzimas que pode digerir quase completamente a maioria de proteínas da dieta. A tripsina é uma **endopeptidase** que cliva proteínas apenas nas ligações internas da cadeia peptídica, em vez de liberar aminoácidos individuais no final dessa cadeia. A tripsina é específica para a clivagem de aminoácidos básicos, e essa clivagem resulta em um grupo de peptídeos pequenos com um aminoácido básico em sua extremidade C-terminal. Apesar de terem mecanismos de ação semelhantes, as outras duas endopeptidases pancreáticas, a quimotripsina e a elastase, clivam em sítios de aminoácidos neutros. Os peptídeos resultantes da atividade da endopeptidase são submetidos à ação das

---

[3] N.R.T: A doença genética é conhecida como "síndrome da má absorção da glicose-galactose" ou "má absorção da glicose-galactose congênita".

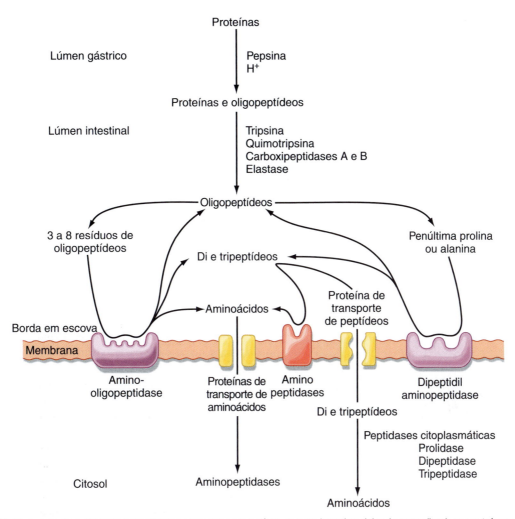

• **Figura 30.11** Hierarquia de proteases e peptidases que agem no estômago e no intestino delgado para digerir as proteínas alimentares. As proteínas são absorvidas como aminoácidos isolados (70%) ou peptídeos pequenos (30%). (Adaptada de Van Dyke RW. In: Sleisenger MH, Fordtran JS, eds. *Gastrointestinal Disease*. 4th ed. Philadelphia: Saunders; 1989.)

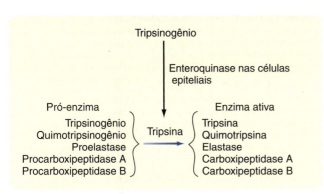

• **Figura 30.12** Conversão das pró-enzimas inativas do suco pancreático em enzimas ativas pela ação da tripsina. No suco pancreático, o tripsinogênio é convertido proteoliticamente em tripsina ativa pela enteroquinase expressa na superfície das células epiteliais do duodeno e do jejuno. A tripsina, então, ativa as outras pró-enzimas, conforme é mostrado.

ectopeptidases pancreáticas. Essas enzimas clivam aminoácidos simples na parte final da cadeia peptídica, e aquelas presentes no suco pancreático são específicas para os aminoácidos neutros (**carboxipeptidase A**) ou básicos (**carboxipeptidase B**) localizados na extremidade C-terminal. Assim, os produtos que resultam da digestão total das proteínas da refeição pelas secreções gástrica e pancreática incluem aminoácidos neutros e básicos, bem como peptídeos pequenos que apresentam aminoácidos acídicos na sua extremidade C-terminal, e, assim, resistem às carboxipeptidases A ou B (Figura 30.13).

A fase final da digestão proteica ocorre na borda em escova. Os enterócitos maduros expressam uma variedade de peptidases de membrana, incluindo aminopeptidases e carboxipeptidases, que geram produtos adequados para a absorção através da membrana apical (Figura 30.11). Entretanto, deve ser observado que, mesmo com o complemento substancial das enzimas proteolíticas ativas, alguns peptídeos alimentares são parcial ou totalmente resistentes à hidrólise. Em particular, os peptídeos que contêm prolina ou glicina são digeridos de maneira muito lenta. Felizmente, o intestino pode absorver não só aminoácidos simples, mas também peptídeos pequenos. A maioria dos peptídeos que são absorvidos pelos enterócitos na sua forma intacta fica sujeita ao estágio final da digestão no citosol dos enterócitos para liberar seus aminoácidos para uso na célula ou em qualquer outro lugar do corpo (Figura 30.14). No entanto, alguns di e tripeptídeos também podem ser transportados para a corrente sanguínea na sua forma intacta.

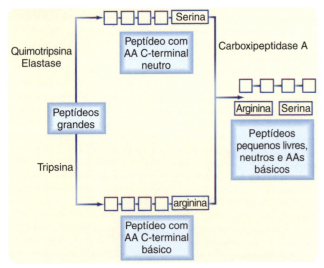

• **Figura 30.13** Digestão luminal de peptídeos resultantes da proteólise parcial no estômago. AA, aminoácido. (Redesenhada de Barrett KE. *Gastrointestinal Physiology*. New York: McGraw-Hill; 2006.)

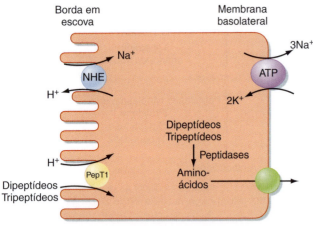

• **Figura 30.14** Uma ampla variedade de dipeptídeos e tripeptídeos é absorvida através da membrana de borda em escova pelo simporte acoplado a prótons conhecido como transportador de peptídeos do tipo 1 (PepT1). O gradiente de prótons é produzido pela ação dos trocadores de sódio/hidrogênio (NHEs) na membrana apical. Os peptídeos são amplamente digeridos no citosol para os seus aminoácidos constituintes para exportação para o corpo, mas uma pequena proporção pode ser exportada intacta.

Absorção de peptídeos e aminoácidos

O corpo é dotado também com uma série de transportadores de membrana plasmática capazes de promover a absorção de produtos hidrossolúveis oriundos da digestão de proteínas. Considerando o grande número de aminoácidos, existe um número relativamente amplo de transportadores específicos (Figuras 30.11 e 30.14). Os transportadores de aminoácidos são de interesse clínico, pois sua ausência em uma variedade de distúrbios genéticos resulta na diminuição da capacidade para transportar aminoácidos e ácidos importantes. No entanto, essas mutações muitas vezes são clinicamente silenciosas, ao menos do ponto de vista nutricional, já que os aminoácidos em questão podem ser assimilados por outros transportadores com especificidade sobreposta ou na forma de peptídeos. Esses aspectos não eliminam a possibilidade de patologia em outros sistemas orgânicos nos quais o transportador de interesse pode ser expresso normalmente (p. ex., cistinúria). Em geral, os transportadores de aminoácidos apresentam uma especificidade relativamente ampla, e normalmente transportam um subgrupo de aminoácidos (p. ex., neutros, aniônicos ou catiônicos), mas com alguma sobreposição na sua afinidade a aminoácidos específicos. Além disso, alguns (mas não todos) transportadores de aminoácidos são simportes que conduzem seus substratos de aminoácidos juntamente com Na$^+$.

O intestino delgado é notável também por sua capacidade de absorver peptídeos pequenos (Figura 30.14). O transportador primário responsável por essa absorção é denominado PepT1 (para **transportador de peptídeos do tipo 1**), sendo um simporte que transporta peptídeos juntamente com prótons. Os aminoácidos liberados a partir desses peptídeos e que não são exigidos pelos enterócitos são exportados através da membrana basolateral e entram nos capilares sanguíneos para serem transportados para o fígado por meio da veia porta. O PepT1 também é de interesse clínico, pois esse transportador pode mediar a absorção dos medicamentos denominados **fármacos peptidomiméticos**, que incluem diversos antibióticos bem como agentes quimioterápicos para o tratamento do câncer. Os mecanismos pelos quais os aminoácidos e os fármacos peptidomiméticos saem do enterócito não estão totalmente elucidados, mas é provável que envolvam outras proteínas de transporte.

NO NÍVEL CELULAR

A redundância nos mecanismos de absorção para os produtos da digestão proteica enfatiza a importância desse processo, e significa também que as deficiências na assimilação de aminoácidos específicos através do intestino são relativamente raras. No entanto, sob certas circunstâncias, as mutações nas proteínas responsáveis pelo transporte de aminoácidos específicos podem causar uma patologia em outros órgãos. Um exemplo é a doença da cistinúria, que é uma doença molecularmente heterogênea envolvendo mutações em diversos transportadores de aminoácidos capazes de transportar cisteína. Como a cisteína também pode ser assimilada através do intestino na forma de peptídeos, não ocorrem deficiências nutricionais, apesar da ausência dos mecanismos de absorção intestinal. Em contrapartida, a cisteína não é reabsorvida de forma satisfatória da urina dos pacientes que sofrem de cistinúria, e podem ser formados cálculos renais, pois esse aminoácido é relativamente insolúvel. A fisiopatologia também pode surgir de forma secundária a mutações em SLC6A19, um transportador de aminoácidos neutros independente de Na$^+$, e resultar em uma condição conhecida como doença de Hartnup. Essa doença resulta em perda de aminoácidos neutros na urina, problemas psiquiátricos, deficiência intelectual, baixa estatura, cefaleias e marcha instável, embora sem deficiências nutricionais em si.

Assimilação de lipídeos

Os lipídeos, definidos como substâncias que são mais solúveis em solventes orgânicos do que em água, são a terceira classe principal de macronutrientes que integram a dieta humana. Os lipídeos fornecem mais calorias por grama do que as proteínas ou os carboidratos e, portanto, são de grande importância nutricional, além de uma propensão a contribuir para a obesidade se forem consumidos em quantidades excessivas. Os lipídeos dissolvem também compostos voláteis que contribuem para o sabor e o aroma dos alimentos.

A forma predominante de lipídeos na dieta humana são os triglicerídeos, encontrados em óleos e outras gorduras. A maioria desses triglicerídeos apresenta ácidos graxos de cadeia longa (cadeias de carbono maiores do que 12 carbonos) esterificados no arcabouço de glicerol. Lipídeos adicionais são fornecidos na forma de fosfolipídeos e colesterol, originados principalmente das membranas celulares. O intestino também recebe lipídeos que se originam do fígado nas secreções biliares, conforme descrito com mais detalhes no Capítulo 32. Na realidade, o colesterol fornecido pela bile excede aquele que é fornecido pela dieta diária e, de um modo geral, mesmo em indivíduos que apresentam predileção por ovos. Finalmente, apesar de presentes em quantidades muito pequenas (traços), as vitaminas lipossolúveis (A, D, E, K) são nutrientes essenciais que devem ser fornecidos pela dieta para evitar doenças. Essas substâncias são quase totalmente insolúveis em água, e portanto, exigem um manuseio especial para promover a absorção das mesmas pelo corpo.

Emulsificação e solubilização de lipídeos

Quando uma refeição gordurosa é ingerida, os lipídeos tornam-se liquefeitos à temperatura corporal e flutuam na superfície do conteúdo gástrico. Esse processo deve limitar a área de interação das fases aquosa e lipídica do conteúdo gástrico, e, desse modo, restringir o acesso de enzimas capazes de degradar os lipídeos em formas que possam ser absorvidas porque as enzimas lipolíticas, como as proteínas, residem na fase aquosa. Portanto, um estágio inicial na assimilação de lipídeos é a sua emulsificação.

A ação de mistura do estômago agita os lipídeos alimentares em uma suspensão de gotas finas que aumenta amplamente a área de superfície da fase lipídica. A absorção dos lipídeos é facilitada também pela formação de uma solução micelar com o auxílio dos ácidos biliares supridos pelas secreções biliares. Os detalhes desse processo serão discutidos adiante.

Digestão de lipídeos

A digestão dos lipídeos começa no estômago. A lipase gástrica é liberada pelas células principais gástricas; ela adsorve a superfície das gotículas de gordura dispersas no conteúdo gástrico e hidrolisa os componentes triglicerídeos em diglicerídeos e ácidos graxos livres. Entretanto, pode ocorrer pouca assimilação lipídica no estômago por causa do pH ácido do lúmen, que resulta em protonação dos ácidos graxos livres liberados. A lipólise também é incompleta no estômago porque a lipase gástrica, apesar da sua atividade catalítica ideal em pH ácido, não é capaz de hidrolisar a segunda posição do éster triglicerídeo, o que significa que a molécula não pode ser totalmente degradada em componentes que podem ser absorvidos pelo corpo. Também existe pouca ou nenhuma degradação dos ésteres de colesterol ou dos ésteres de vitaminas lipossolúveis. Na verdade, a lipólise gástrica é dispensável em indivíduos saudáveis por causa do acentuado excesso de enzimas pancreáticas.

Nos indivíduos saudáveis, a maior parte da lipólise ocorre no intestino delgado. O suco pancreático contém três importantes enzimas lipolíticas que têm suas atividades otimizadas em pH neutro. A primeira delas é a lipase pancreática. Essa enzima difere da enzima gástrica no que se refere à sua capacidade de hidrolisar as posições 1 e 2 dos triglicerídeos para produzir ácidos graxos livres e monoglicerídeos. Em pH neutro, as cabeças dos grupos de ácidos graxos livres têm carga, e por isso essas moléculas migram para a superfície das gotículas de óleo. A lipase exibe também um paradoxo aparente pelo fato de que ela é inibida pelos ácidos biliares, que formam também parte do conteúdo do intestino delgado. Os ácidos biliares adsorvem a superfície das gotículas de óleo e causam a dissociação da lipase; no entanto, a atividade da lipase é mantida por um cofator importante, a colipase, que também é fornecida pelo suco pancreático. A colipase é uma molécula-ponte que se liga aos ácidos biliares e à lipase; ela ancora a lipase às gotículas de óleo, mesmo na presença de ácidos biliares.

O suco pancreático contém também duas outras enzimas importantes na digestão da gordura. A primeira dessas enzimas é a fosfolipase A_2, que hidrolisa os fosfolipídeos, como aqueles presentes nas membranas celulares. Previsivelmente, essa enzima pode ser bastante tóxica na ausência de substratos alimentares e, portanto, é secretada como uma pró-forma inativa que é ativada apenas quando alcança o intestino delgado. Além disso, o suco pancreático contém a enzima denominada colesterol esterase, que é relativamente não específica e que pode degradar os ésteres de colesterol, como seu nome indica, mas também os ésteres de vitaminas lipossolúveis, e até mesmo os triglicerídeos. Curiosamente, essa enzima *requer* ácidos biliares para a sua atividade (diferentemente da lipase, discutida anteriormente), e está relacionada à enzima no leite materno que desempenha uma função importante na lipólise em recém-nascidos.

À medida que ocorre a lipólise, seus produtos são removidos das micelas lipídicas primeiramente para a fase lamelar ou membranosa e, posteriormente, para as micelas mistas compostas de produtos lipolíticos e ácidos biliares. Os ácidos biliares anfipáticos (apresentam as faces hidrofóbicas e hidrofílicas) servem para proteger as regiões hidrofóbicas dos produtos lipolíticos da água enquanto apresentam suas próprias faces hidrofílicas em ambiente aquoso (Figura 30.15). As micelas estão, de fato, em solução e, portanto, aumentam acentuadamente a solubilidade dos lipídeos no conteúdo intestinal. Esse processo aumenta a taxa de difusão dos lipídeos para a superfície epitelial absortiva. Mesmo assim, dado que a área de superfície do intestino delgado é muito grande e é significativa a solubilidade molecular dos produtos da hidrólise dos triglicerídeos, as micelas não são essenciais para a absorção dos triglicerídeos. Portanto, os pacientes que apresentam uma produção insuficiente de ácidos biliares (causada, por exemplo, por um cálculo biliar que obstrua a produção de bile) normalmente não apresentam má absorção de gordura. Por outro lado, o colesterol e as vitaminas lipossolúveis são quase totalmente insolúveis em água e, consequentemente, necessitam de micelas para serem absorvidos mesmo após terem sido digeridos. Se a concentração de ácido biliar luminal cair abaixo da concentração micelar crítica, os pacientes podem se tornar deficientes em vitaminas lipossolúveis.

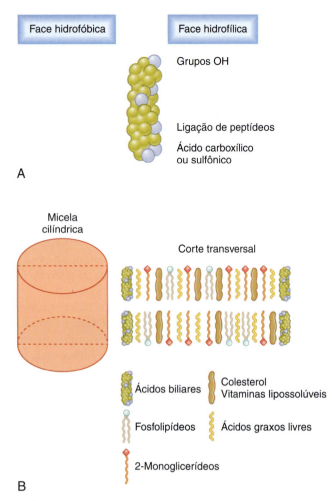

• **Figura 30.15** Representação esquemática dos ácidos biliares (**A**) e micelas mistas (**B**). Os ácidos biliares em solução são anfipáticos. As micelas mistas são conjuntos cilíndricos de ácidos biliares com outros lipídeos da dieta.

Absorção de lipídeos e sua subsequente utilização

Considera-se que os produtos da digestão de gordura são capazes de cruzar facilmente as membranas celulares devido à sua lipofilicidade. No entanto, evidências recentes sugerem que sua absorção pode ser alternativa ou adicionalmente regulada por meio da atividade de transportadores de membrana específicos. Uma **proteína ligante de ácidos graxos na membrana das microvilosidades** (MVM-FABP) é responsável pela absorção de ácidos graxos de cadeia longa através da borda em escova. Do mesmo modo, o **Niemann Pick C1 do tipo 1** (NPC1L1) foi identificado como uma via de absorção do colesterol nos enterócitos e pode ser um alvo terapêutico nos pacientes que apresentam um aumento patológico nos níveis de colesterol circulante (hipercolesterolemia). Entretanto, a absorção global de colesterol é relativamente ineficaz porque essa molécula, junto com o esterol dos vegetais, também pode sair ativamente dos enterócitos e retornar para o citosol por um complexo heterodimérico de dois transportadores denominados "ABC" (cassete de ligação ao ATP), denominados ABC G5 e G8. Finalmente, o arcabouço de glicerol dos triglicerídeos pode ser transportado para as células epiteliais intestinais por diversas aquagliceroporinas diferentes.

NA CLÍNICA

Um tratamento relativamente novo para a hipercolesterolemia tem como alvo a absorção de colesterol derivado da dieta ou da bile, através do epitélio do intestino delgado. A ezetimiba é um fármaco que bloqueia especificamente a captação de colesterol pela inibição da atividade da proteína NPC1L1 evidenciada na membrana apical dos enterócitos. Em conjunto com outros fármacos destinados a combater a aterosclerose, esse processo pode ser um adjuvante útil, considerando que pode interromper a circulação êntero-hepática, bem como impedir a absorção de colesterol proveniente da dieta. Estudos clínicos sugerem que a ezetimiba melhora sinergicamente a eficácia de outras estratégias destinadas a reduzir os níveis circulantes do colesterol de lipoproteínas de baixa densidade, nos indivíduos em risco para doenças cardiovasculares, como o uso de fármacos contendo estatinas.

Os lipídeos também diferem dos carboidratos e proteínas em relação ao seu destino após a absorção no enterócito. Diferentemente dos monossacarídeos e aminoácidos, que deixam os enterócitos na forma molecular e entram na circulação porta, os produtos da lipólise são reesterificados nos enterócitos para formar triglicerídeos, fosfolipídeos e ésteres de colesterol. Esses eventos metabólicos ocorrem no retículo endoplasmático liso. Ao mesmo tempo, os enterócitos sintetizam uma série de proteínas conhecidas como apolipoproteínas no retículo endoplasmático rugoso. Essas proteínas são combinadas com os lipídeos ressintetizados para formar uma estrutura conhecida como **quilomícron**, que consiste em um núcleo lipídico (predominantemente triglicerídeo com muito menos colesterol, fosfolipídeos e ésteres de vitaminas lipossolúveis) recoberto por apolipoproteínas. Os quilomícrons são exportados dos enterócitos pelo processo de exocitose. Entretanto, ao chegar na lâmina própria, eles são muito grandes (cerca de 750 a 5.000 Å de diâmetro) para permear pelos espaços intercelulares dos capilares da mucosa. Em vez disso, eles são absorvidos pelos vasos linfáticos da lâmina própria e, assim, não passam pela circulação porta e, pelo menos na primeira passagem, pelo fígado. Eventualmente, os quilomícrons na linfa entram na corrente sanguínea através do ducto torácico, e então servem como veículo para transportar lipídeos pelo corpo para uso pelas células em outros órgãos. A única exceção para esse transporte mediado pelos quilomícrons são os ácidos graxos de cadeia média. Esses são relativamente solúveis em água, e podem permear as junções fechadas dos enterócitos de forma considerável, o que significa que se desviam dos eventos de processamento intracelular descritos anteriormente e não estão integrados nos quilomícrons. Dessa forma, esses ácidos entram na circulação porta e se apresentam disponíveis mais facilmente em outros tecidos. Uma dieta rica em triglicerídeos de cadeia média pode propiciar um benefício especial aos pacientes com níveis inadequados de ácidos biliares.

Secreção e absorção de água e eletrólitos

A descrição precedente da digestão enfatizou que os processos de secreção e absorção de água e eletrólitos ocorrem no intestino

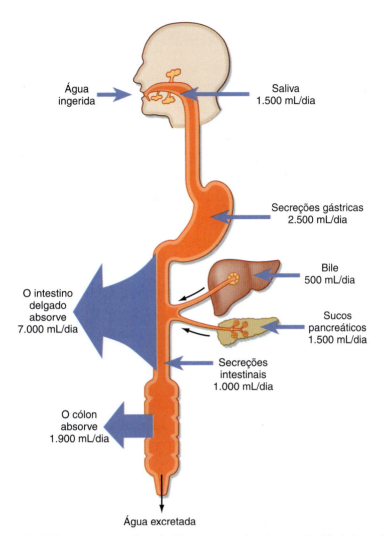

• **Figura 30.16** Proporção global de fluidos no trato gastrointestinal humano. Aproximadamente 1 a 2 L de água são ingeridos, e 8 L de diversas secreções entram no trato gastrointestinal. Desse total, a maior parte é absorvida no intestino delgado. Cerca de 2 L passam para o cólon, a maior parte sendo absorvida em indivíduos saudáveis. (Retirada de Vander AJ, Sherman JH, Luciano DS. *Human Physiology*. 6th ed. New York: McGraw-Hill; 1994.)

delgado em um ambiente aquoso. A fluidez do conteúdo intestinal, especialmente no intestino delgado, é importante para permitir que a refeição seja propelida ao longo da extensão do intestino e possibilitar que os nutrientes digeridos difundam-se para seus sítios de absorção. Parte desse fluido é derivado da ingestão oral, mas na maioria dos adultos isso consiste em apenas 1 a 2 L/dia derivados do alimento e dos líquidos ingeridos (Figura 30.16). O fluido adicional é suprido pelo estômago e pelo intestino delgado, bem como pelos órgãos que drenam para o trato gastrointestinal. No total, essas secreções adicionam outros 8 L, o que significa que o intestino recebe aproximadamente 9 a 10 L de fluido por dia. Entretanto, em indivíduos saudáveis, somente cerca de 2 L desse total são passados para o cólon para reabsorção, e, eventualmente, apenas 100 a 200 mL são eliminados na evacuação. Desse modo, o intestino absorve a água de forma global. Durante o período pós-prandial, essa absorção é promovida no intestino delgado, predominantemente por meio dos efeitos osmóticos da absorção de nutrientes. Um gradiente osmótico é estabelecido através do epitélio intestinal que, simultaneamente, direciona o movimento da água através das junções fechadas. O mecanismo da absorção de Na^+ e água direcionada pelos nutrientes no intestino delgado está esquematizado na Figura 30.17. Além disso, no período entre as refeições, quando os nutrientes estão ausentes, a absorção de fluidos ainda pode ocorrer pela absorção conjunta de Na^+ e Cl^- mediada pela interação acoplada dos antiportes Na^+/H^+ (NHE-3) e Cl^-/HCO_3^- (Figura 30.17).

Mesmo que o transporte efetivo de água e eletrólitos no intestino delgado seja predominantemente absortivo, isso não implica que o tecido não participe da secreção de eletrólitos. A secreção é regulada em resposta aos sinais derivados do conteúdo luminal, e em resposta à deformação da mucosa e à distensão intestinal. Os secretagogos fundamentais são a acetilcolina, o VIP, as prostaglandinas e a serotonina. A secreção garante que o conteúdo intestinal apresente-se adequadamente fluido enquanto a digestão e a absorção estão ocorrendo, e a secreção é importante para lubrificar a passagem de partículas de alimento ao longo da extensão do intestino. Por exemplo, algumas evidências clínicas sugerem que a constipação e a obstrução intestinais, a última sendo observada na fibrose cística, podem ocorrer quando a secreção é anormalmente baixa. A maior parte do fluxo secretório intestinal de fluido no lúmen é impulsionada pela secreção ativa de íons

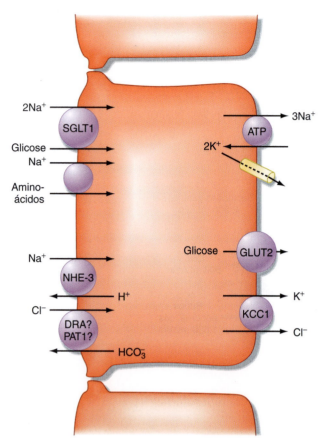

• **Figura 30.17** Mecanismos de absorção de NaCl no intestino delgado. DRA, regulado para menor em adenoma; GLUT2, transportador de glicose do tipo 2; KCC1, cotransportador de potássio/cloreto do tipo 1; NHE-3, trocador de sódio/hidrogênio do tipo 3; PAT1, transportador putativo de ânions do tipo 1; SGLT1, transportador de sódio/glicose do tipo 1.

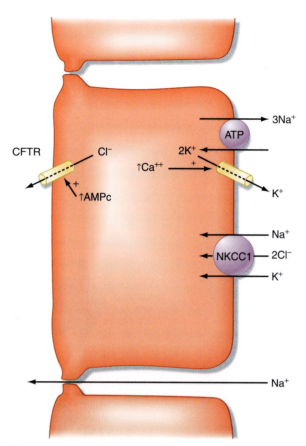

• **Figura 30.18** Mecanismo da secreção de Cl⁻ nos intestinos grosso e delgado. CFTR, regulador da condutância transmembrana na fibrose cística; NKCC1, cotransportador sódio/potássio/2 cloretos do tipo 1. Observe que canais adicionais de cloreto (não mostrados), como aqueles regulados pela concentração de cálcio intracelular, podem existir também na membrana apical e contribuir para o transporte global.

cloreto por meio do mecanismo esquematizado na Figura 30.18. Na fibrose cística, a perda dos canais de Cl⁻ do CFTR pode ser compensada pelos canais acessórios de cloreto, como o canal da TMEM16A (proteína transmembrana 16A), que é ativado pelas elevações no cálcio citoplasmático. Alguns segmentos do intestino podem se envolver em outros mecanismos secretórios, como a secreção de íons bicarbonato por meio dos mecanismos mostrados na Figura 30.19. A secreção de bicarbonato protege o epitélio dos danos causados por ácido e pela pepsina, o que ocorre particularmente na maioria das porções proximais do duodeno imediatamente posterior ao piloro.

Absorção de minerais e vitaminas hidrossolúveis

O intestino delgado é também um local importante para a absorção de vitaminas hidrossolúveis (p. ex., vitamina C e cobalamina) e minerais como cálcio, magnésio e ferro. Em geral, essas substâncias são absorvidas do conteúdo luminal por meio da ação de transportadores específicos. Essa absorção também é controlada por mecanismos de retroalimentação que detectam a concentração do substrato importante na circulação e ajustam adequadamente a expressão dos transportadores e das moléculas acessórias.

Padrões motores do intestino delgado

As camadas de musculatura lisa no intestino delgado produzem padrões de motilidade que misturam o quimo com várias secreções digestivas e impulsionam o conteúdo ao longo da extensão do intestino de modo que os nutrientes (juntamente com água e eletrólitos) possam ser absorvidos. Os padrões motores do intestino delgado durante o período pós-prandial são, predominantemente, direcionados para a mistura, e consistem amplamente em segmentação e contrações retropulsivas que retardam a refeição enquanto a digestão está ocorrendo. A **segmentação** (Figura 30.20) é um padrão estereotípico de contrações rítmicas que reflete a atividade programada do sistema nervoso entérico sobreposta ao ritmo elétrico básico. Os mediadores hormonais desse padrão pós-alimentar de motilidade ainda não estão definidos, embora se saiba que a CCK dá a sua contribuição. A CCK também desacelera o esvaziamento gástrico quando a refeição está no intestino delgado, conforme descrito no início deste capítulo. Esse processo faz sentido como um mecanismo para ajustar o fornecimento de nutrientes em conformidade com a capacidade disponível para digerir e absorver os componentes da refeição.

Após a refeição ter sido digerida e absorvida, é desejável eliminar quaisquer resíduos não digeridos do lúmen para preparar o intestino para a próxima refeição. Essa depuração é efetuada

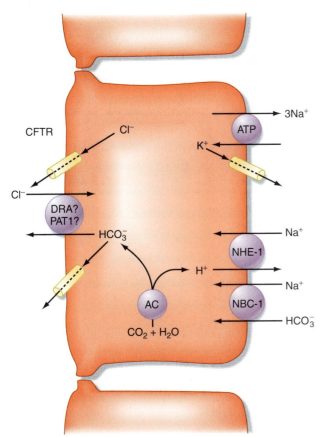

• **Figura 30.19** Mecanismos da secreção de bicarbonato no duodeno. AC, anidrase carbônica; ATP, trifosfato de adenosina; CFTR, regulador da condutância transmembrana na fibrose cística; DRA, regulado para menor em adenoma; NBC-1, cotransportador de sódio/bicarbonato do tipo 1; NHE-1, trocador de sódio/hidrogênio do tipo 1; PAT1, transportador putativo de ânions do tipo 1.

pela **peristalse** (Figura 30.21), uma sequência coordenada de contração, que ocorre acima do conteúdo intestinal, e de relaxamento, que ocorre abaixo, permitindo que esse conteúdo seja transportado por distâncias consideráveis. A peristalse reflete a ação da acetilcolina e da substância P liberadas próximo ao local de distensão intestinal, o que serve para contrair o músculo circular, bem como dos efeitos inibitórios do VIP e do óxido nítrico no lado caudal. Como a segmentação, a peristalse inicia-se quando potenciais de ação gerados pela inervação intrínseca são sobrepostos aos locais de despolarização celular determinados pelo ritmo elétrico básico. Os padrões motores peristálticos que ocorrem durante o jejum são organizados como uma sequência de fases conhecidas como **complexo motor migratório** (Figura 30.22). A fase I do complexo motor migratório (CMM) é caracterizada por relativa quiescência, enquanto as pequenas contrações desorganizadas ocorrem durante a fase II. Durante a fase III, que apresenta uma duração de cerca de 10 minutos, as grandes contrações que se propagam ao longo da extensão do intestino são estimuladas pelo hormônio **motilina**, e removem qualquer conteúdo gástrico ou intestinal remanescente para o cólon. O piloro e a válvula ileocecal abrem-se completamente durante essa fase, e mesmo os pedaços grandes e não digeridos podem, eventualmente, ser eliminados do corpo. A motilidade do intestino volta então para a fase I do CMM,

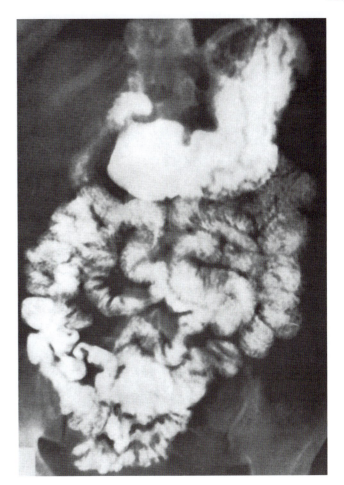

• **Figura 30.20 A.** Imagem radiográfica mostrando o estômago e o intestino delgado preenchidos com meio de contraste de bário em um indivíduo normal. Observe a segmentação do intestino. **B.** Sequência de contrações segmentares no intestino delgado. As *linhas 1 a 4* representam os pontos temporais sequenciais. As *linhas tracejadas* indicam onde as próximas contrações ocorrerão; as *setas* indicam a direção do movimento do conteúdo intestinal. (**A.** Retirado de Gardener EM, Gray DJ, O'Rahilly R. *Anatomy: A Regional Study of Human Structure*. 4th ed, Philadelphia: Saunders; 1975; **B.** Redesenhada de Cannon WB. *Am J Physiol* 1902;6:251.)

com o ciclo completo durando cerca de 90 minutos nos adultos, a não ser que seja ingerida uma refeição, e nesse caso o CMM é interrompido. Após a refeição, os níveis de motilina apresentam uma redução, e o CMM não pode ser reiniciado até que esses níveis aumentem novamente.

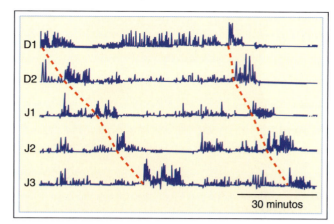

• **Figura 30.22** Complexo motor migratório no duodeno e no jejuno registrados a partir de manometria em um ser humano. D1, D2, J1, J2 e J3 indicam pontos de registro sequenciais ao longo da extensão do duodeno e do jejuno. As contrações intensas propagam-se aboralmente (em direção oposta à boca). (Redesenhada de Soffer EE, Thongsawat S, Ellerbroek, S. *Am J Gastroenterol* 1998;93:1318.)

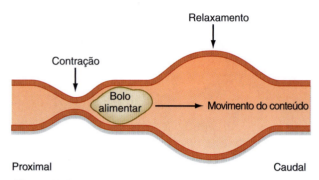

• **Figura 30.21** A motilidade peristáltica no intestino impulsiona (propele) o conteúdo intestinal ao longo do intestino delgado.

Pontos-chave

1. Ao sair do estômago, a refeição entra no intestino delgado, que consiste (sequencialmente) em duodeno, jejuno e íleo. A principal função do intestino delgado é digerir e absorver nutrientes.
2. A presença do quimo no duodeno retarda um adicional esvaziamento gástrico, ajustando, assim, o fornecimento de nutrientes à capacidade do intestino delgado para digerir e absorver essas substâncias.
3. A digestão e a absorção no intestino delgado são auxiliadas por dois sucos digestivos derivados do pâncreas (suco pancreático) e do fígado (bile). Essas secreções são desencadeadas por hormônios e sinais neurais ativados pela presença do alimento no intestino delgado.
4. As secreções pancreáticas são produzidas nos ácinos e contêm proteínas capazes de digerir a refeição ou atuar como importantes cofatores. A secreção é diluída e alcalinizada enquanto passa através dos ductos pancreáticos.
5. A bile é produzida pelo fígado e armazenada na vesícula biliar até ser necessária no período pós-prandial. Os ácidos biliares, componentes importantes da bile, são detergentes biológicos que solubilizam os produtos da digestão de lipídeos.
6. Os carboidratos e as proteínas, macromoléculas hidrossolúveis, são digeridas e absorvidas por mecanismos amplamente análogos. Os lipídeos, o terceiro macronutriente, requerem mecanismos especiais para transferir os produtos da lipólise até a superfície epitelial, onde podem ser absorvidos. O intestino delgado absorve também as vitaminas hidrossolúveis e lipossolúveis, bem como minerais como cálcio, magnésio e ferro.
7. O intestino delgado transfere diariamente grandes volumes de fluido para dentro e para fora do lúmen para facilitar a digestão e a absorção de nutrientes, impulsionados pelo transporte ativo de íons e outros eletrólitos.
8. Os padrões motores do intestino delgado variam dependendo de a refeição ter sido ou não ingerida. Imediatamente após uma refeição, a motilidade é direcionada para reter essa refeição no intestino delgado, misturá-la com os sucos digestivos e prover o tempo suficiente para a absorção dos nutrientes. Durante o jejum, um complexo de "limpeza" com contrações intensas (o complexo motor migratório) vasculha periodicamente ao longo da extensão do estômago e do intestino delgado para eliminar os resíduos não digeridos.

31

Fase Colônica da Resposta Integrada a uma Refeição

OBJETIVOS DO APRENDIZADO

Após a conclusão deste capítulo, o estudante será capaz de responder às seguintes questões:

1. Quais são os segmentos do intestino grosso?
2. Como a motilidade do intestino grosso é controlada e como isso contribui para a sua função fisiológica?
3. De que maneira o transporte de água e eletrólitos é controlado no intestino grosso e como ele difere do processo que ocorre no intestino delgado?
4. Quais são as funções biológicas da microbiota intestinal?
5. Como a defecação é adiada até que seja socialmente conveniente, e que padrões de motilidade sustentam a evacuação das fezes?

Visão geral do intestino grosso

O segmento mais distal do trato gastrointestinal (GI) é chamado **intestino grosso**, que é composto pelo **ceco**; pelas porções ascendente, transversal e descendente do **cólon**; pelo **reto**; e pelo **ânus** (Figura 31.1). As funções primárias do intestino grosso são as de digerir e absorver os componentes da refeição que não podem ser digeridos ou absorvidos mais proximalmente, reabsorver o fluido remanescente que foi utilizado durante o movimento da refeição ao longo do trato GI, e armazenar os produtos residuais da refeição até que possam ser convenientemente eliminados do corpo. Para a execução dessas funções, o intestino grosso utiliza padrões de motilidade característicos, e expressa mecanismos de transporte que conduzem a absorção de fluidos, eletrólitos e outros solutos das fezes. O intestino grosso contém também a maioria de um ecossistema biológico exclusivo, conhecido como microbiota intestinal, que consiste em muitos trilhões de **bactérias comensais** e outros microrganismos que por toda a vida estão engajados em um processo simbiótico com seu hospedeiro humano. Esses microrganismos podem metabolizar os componentes da refeição que não são digeridos pelas enzimas do hospedeiro e tornam seus produtos disponíveis para o corpo por meio de um processo conhecido como **fermentação**. As bactérias colônicas também metabolizam outras substâncias endógenas como os ácidos biliares e a bilirrubina, influenciando desse modo sua disposição. Existem novas evidências de que a microbiota colônica está muito envolvida na promoção do desenvolvimento de um epitélio colônico normal e em estimular suas funções diferenciadas, bem como em regular o desenvolvimento do sistema nervoso entérico.

Além disso, a microbiota pode destoxificar xenobióticos (substâncias que se originam fora do corpo, como os fármacos) e proteger o epitélio colônico de infecções por patógenos invasivos. Finalmente, o cólon é o recebedor e a origem dos sinais que permitem sua comunicação com outros segmentos gastrointestinais para otimizar as funções integradas. Por exemplo, quando o estômago está cheio com alimento recém-mastigado, isso desencadeia um longo arco reflexo que resulta no aumento da motilidade colônica (o **reflexo gastrocólico**) e, eventualmente, na evacuação do conteúdo colônico. De forma semelhante, a presença de conteúdo luminal no cólon causa a liberação dos mediadores endócrinos e neurócrinos que provocam redução na motilidade propulsiva e reduzem a secreção de eletrólitos no intestino delgado. Esse mecanismo de retroalimentação negativa estabelece a conformidade da taxa de liberação do conteúdo colônico com a capacidade do segmento para processar e absorver os componentes úteis. Os detalhes dos sinais que medeiam (ou interferem) nessa comunicação entre o cólon e os outros componentes do sistema gastrointestinal são apresentados na próxima seção.

Sinais que regulam a função colônica

O cólon é regulado principalmente, embora não exclusivamente, pelas vias neurais. A motilidade colônica é influenciada pelos reflexos locais mediados pelo sistema nervoso entérico, que são gerados pelo preenchimento do lúmen, iniciando então a distensão e a ativação dos receptores de estiramento. Tais reflexos, desencadeados pela distorção do epitélio colônico e produzidos, por exemplo, pela passagem de um bolo de material fecal, também estimulam pequenas liberações de Cl⁻ e secreção de fluidos mediada pela 5-hidroxitriptamina (5-HT, ou serotonina) das células enteroendócrinas e pela acetilcolina dos nervos secretomotores entéricos. Por outro lado, as respostas de secreção e motilidade do cólon também são reguladas por arcos reflexos que se originam mais proximalmente no trato GI ou em outros sistemas do corpo. Um exemplo é o reflexo gastrocólico. Esse reflexo apresenta componentes tanto quimiossensíveis quanto mecanossensíveis sensoriais (aferentes) e envolve a ativação de neurônios eferentes extrínsecos e a liberação subsequente de 5-HT e de acetilcolina dos neurônios intrínsecos. De forma semelhante, o **reflexo ortocólico** é ativado no ato de se levantar da cama e promove um impulso matinal para defecar em muitos indivíduos.

O cólon é relativamente desprovido de células que liberam peptídeos bioativos e outros fatores reguladores. As exceções

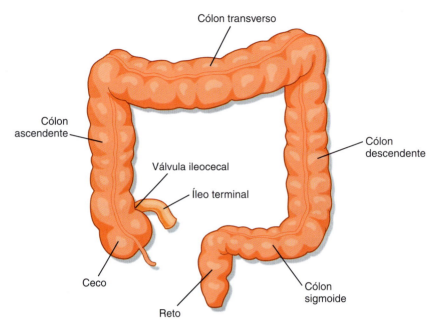

• **Figura 31.1** Principais subdivisões anatômicas do cólon.

são as **células enterocromafins**, que liberam 5-HT, e as células enteroendócrinas que sintetizam **peptídeos YY**, assim denominados porque sua sequência contém dois resíduos de tirosina adjacentes. O peptídeo YY é sintetizado pelas células localizadas no íleo terminal e no cólon, e é liberado em resposta aos lipídeos no lúmen. Esse peptídeo reduz o esvaziamento gástrico e a motilidade intestinal propulsiva. O peptídeo YY reduz também o Cl⁻ e a secreção de fluidos pelas células epiteliais intestinais. Desse modo, o peptídeo YY foi caracterizado como um **"freio ileal"**, pelo qual ele é liberado se nutrientes, especialmente gordura, não são absorvidos quando a refeição atinge o íleo terminal e a parte proximal do cólon. Reduzindo a propulsão do conteúdo intestinal, em parte limitando sua fluidez e sua motilidade induzida por distensão associada, o peptídeo YY fornece mais tempo para a refeição ser retida no intestino delgado, onde seus componentes nutricionais podem ser digeridos e absorvidos.

Padrões de motilidade colônica

Para avaliar a motilidade colônica, será abordada em primeiro lugar a anatomia funcional da musculatura do cólon, seguida pela discussão sobre a motilidade colônica.

Anatomia funcional da musculatura colônica

Como em outros segmentos do intestino, o cólon consiste em camadas funcionais, com um epitélio colunar posicionado mais próximo do lúmen, que é envolto pela lâmina própria, camadas musculares e serosa. De forma semelhante, o músculo circular do cólon produz contrações capazes de ocluir o lúmen. De fato, em determinados intervalos, a musculatura circular sofre contração para dividir o cólon em segmentos, denominados **saculações (haustrações)**. Essas haustrações são avaliadas imediatamente quando o cólon é visualizado na laparotomia ou por imagem radiográfica (raios X), conforme observado na Figura 31.2. Entretanto, o posicionamento da maioria das fibras musculares longitudinais é diferente daquele evidenciado no

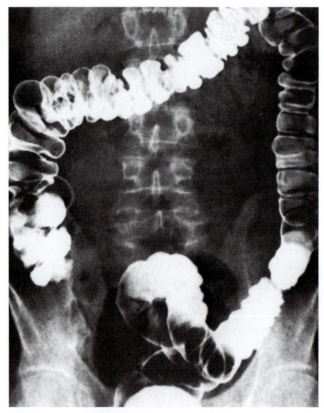

• **Figura 31.2** Radiografia mostrando um padrão de haustrações proeminente no cólon de um indivíduo normal. (De Keats TE. *An Atlas of Normal Roentgen Variants*. 2nd ed. St Louis: Mosby–Year Book; 1979.)

intestino delgado. Três bandas não sobrepostas da musculatura longitudinal, conhecidas como **tênias do cólon** (*taenia coli*), estendem-se ao longo da extensão do cólon.

Embora as camadas musculares longitudinal e circular do cólon estejam acopladas eletricamente, esse processo e, portanto, a motilidade propulsiva são menos eficientes do que no intestino

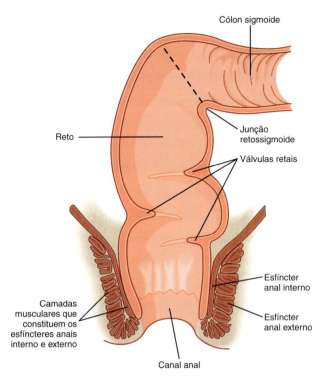

• **Figura 31.3** Anatomia do reto e do canal anal.

delgado. A atividade do sistema nervoso entérico também ativa as contrações segmentares que formam as haustrações. O conteúdo pode se mover para trás e para frente entre as haustrações, que é um meio para retardar a passagem do conteúdo colônico e maximizar seu tempo de contato com o epitélio. Em contrapartida, quando ocorre uma propulsão rápida, as contrações que formam as haustrações relaxam e o contorno do cólon é suavizado.

O cólon termina no **reto**, que está ligado ao cólon em um ângulo agudo (a **junção retossigmoide**) (Figura 31.3). O reto não tem músculo circular e é circundado apenas por fibras musculares longitudinais. Ele é o reservatório onde as fezes podem ser armazenadas antes da defecação. As contrações musculares formam também "válvulas" funcionais no reto que retardam o movimento das fezes e são importantes para adiar a eliminação de fezes até o momento conveniente, pelo menos nos adultos. O reto, por sua vez, une-se ao canal anal, que é diferenciado pelo fato de ser circundado não apenas pela musculatura lisa, mas também pela musculatura estriada (esquelética). A combinação dessas camadas musculares constitui funcionalmente dois esfíncteres principais que controlam a evacuação de resíduos sólidos e os flatos do corpo. O **esfíncter anal interno** é composto de uma banda espessa de músculo circular, enquanto o **esfíncter anal externo** é constituído de três diferentes estruturas musculares estriadas na cavidade pélvica que envolvem o canal anal. Essas estruturas musculares são diferenciadas porque elas mantêm um nível significativo de tônus basal, e podem ser contraídas de forma voluntária ou reflexa quando a pressão abdominal aumenta repentinamente (p. ex., quando se levanta um objeto pesado).

A contração das camadas da musculatura lisa na parte proximal do cólon é estimulada pela entrada vagal, bem como pelo sistema nervoso entérico. Em contrapartida, a parte remanescente do cólon é inervada pelos nervos pélvicos, que controlam também o calibre do esfíncter anal interno. O impulso voluntário (somático) da medula espinhal através das ramificações dos nervos pudendos regula a contração do esfíncter anal externo e dos músculos do assoalho pélvico. A capacidade para controlar essas estruturas é aprendida durante o treinamento higiênico (ou treinamento esfincteriano). Esse controle voluntário diferencia o canal anal da maior parte do sistema GI, com exceção da musculatura estriada no esôfago que regula a deglutição.

NO NÍVEL CELULAR

A **doença de Hirschsprung** é uma condição em que um segmento do cólon permanece contraído de forma permanente, resultando em obstrução. Essa doença é diagnosticada especificamente na infância e afeta mais de 1 em 5.000 nascidos vivos no EUA. A base da doença é uma falha do sistema nervoso entérico para se desenvolver normalmente durante a vida fetal. Durante a organogênese, as células destinadas a se tornarem neurônios entéricos migram para fora da crista neural e povoam o intestino sequencialmente da boca até o ânus. Em alguns indivíduos, essa migração termina prematuramente por causa das anormalidades nos mecanismos que, de outra forma, deveriam direcionar esse processo. Foram descritas nos indivíduos portadores da doença de Hirschsprung mutações no fator neurotrófico derivado da glia e na endotelina III, bem como nos seus receptores, e o segmento afetado perde completamente os plexos do sistema nervoso entérico e seus gânglios associados. Uma deficiência relativa de células intersticiais de Cajal é também observada no segmento afetado, e o controle global da motilidade é prejudicado acentuadamente. Na maioria dos indivíduos, os sintomas podem ser completamente aliviados pela excisão cirúrgica do segmento afetado.

Respostas da motilidade colônica

Compatível com sua função primária, os dois padrões predominantes da motilidade do intestino grosso são direcionados não para a propulsão do conteúdo colônico, mas, sim, para a mistura do conteúdo e o retardo do seu movimento, proporcionando, desse modo, um período suficiente de contato com o epitélio. Duas formas distintas de motilidade colônica foram identificadas. A primeira é designada como contrações de curta duração, que promovem a mistura. Essas contrações originam-se na musculatura circular, e são ondas estacionárias de pressão que persistem, aproximadamente, por 8 segundos em média. Em contrapartida, as contrações de longa duração são produzidas pelas tênias do cólon, e duram por 20 a 60 segundos, podendo se propagar por curtas distâncias. É surpreendente, entretanto, que a propagação possa se deslocar na direção oral assim como na direção oposta, especialmente nos segmentos mais proximais do cólon. Considera-se que ambos os padrões de motilidade originem-se em sua maior parte em resposta às condições locais, como a distensão.

Em contrapartida, provavelmente como um resultado das influências locais e dos arcos reflexos longos, aproximadamente 10 vezes por dia nos indivíduos saudáveis o cólon envolve-se em um padrão de motilidade de alta intensidade que se desloca ao longo da extensão do intestino grosso do ceco até o reto. Essas **"contrações propagadas de alta amplitude"**, movimentam-se exclusivamente em uma direção única e são destinadas a limpar o cólon de seus conteúdos. Embora esse padrão de motilidade seja um pré-requisito para a defecação, não resulta, necessariamente, em defecação pelas razões discutidas adiante.

Também é importante observar que existe uma considerável variabilidade entre os indivíduos no que diz respeito à velocidade em que o conteúdo colônico é transportado do ceco até o reto. Embora o tempo de trânsito no intestino delgado seja relativamente constante em adultos saudáveis, o conteúdo pode ser retido no intestino grosso por horas a dias sem que isso se caracterize uma disfunção. Esse processo é responsável também pelas significativas variações entre indivíduos nos seus padrões normais de defecação, e sugere um estudo cuidadoso do histórico do paciente antes de se diagnosticarem disfunções intestinais.

Mecanismos de transporte no cólon

A principal função do epitélio colônico é absorver ou secretar eletrólitos e água, em vez de nutrientes. A secreção, que está confinada nas criptas, mantém a esterilidade das mesmas, que poderiam, de outra maneira, ficar estagnadas. Esse processo é importante, pois as células-tronco que renovam o epitélio estão localizadas na base da cripta. As células-tronco dão origem às células "filhas" que migram para fora das criptas e adquirem as propriedades diferenciadas das células de superfície, que são responsáveis pela absorção de água e de eletrólitos. O epitélio colônico absorve também os ácidos graxos de cadeia curta recuperados dos carboidratos não absorvidos pelas bactérias colônicas. Na verdade, um desses ácidos graxos de cadeia curta, o butirato, é uma fonte de energia fundamental para os colonócitos. Uma redução nos níveis de butirato no lúmen (como consequência das alterações na microbiota colônica causadas pela administração de antibióticos de amplo espectro) pode induzir uma disfunção epitelial.

O cólon recebe 2 L de fluidos a cada dia e absorve 1,8 L, deixando assim 200 mL de fluidos para serem eliminados nas fezes. O cólon tem uma considerável capacidade de reserva para a absorção de fluidos, e pode absorver até três vezes a sua carga normal de fluidos sem perda excessiva desses fluidos nas fezes. Portanto, qualquer doença que resulte na estimulação da secreção ativa de fluidos no intestino delgado só poderá causar diarreia quando a capacidade de reserva de 4 a 6 L for excedida.

A absorção e a secreção de água pelo cólon são processos passivos conduzidos pela absorção ou secreção de eletrólitos e outros solutos. Quantitativamente, a absorção de fluidos pelo cólon é conduzida por três processos de transporte. O primeiro é a absorção eletroneutra de NaCl, que é mediada pelo mesmo mecanismo que conduz a absorção de NaCl no intestino (Figura 30.17). A absorção de NaCl é estimulada por vários fatores de crescimento, como o fator de crescimento epidérmico, e é inibida pelos hormônios e neurotransmissores que aumentam os níveis de AMPc nas células epiteliais da superfície colônica.

O segundo processo que conduz a absorção de fluidos no cólon é a absorção de **ácidos graxos de cadeia curta**, tais como o acetato, o propionato e o butirato. Essas moléculas são absorvidas a partir do lúmen pelas células epiteliais da superfície (e talvez a cripta) por meio de um processo dependente de Na^+ por uma família de simportes relacionados ao simporte de glicose-Na^+ no intestino delgado e conhecida como **transportadores de sódio-monocarboxilatos** (SMCTs). A absorção de ácidos graxos de cadeia curta pelos SMCTs localizados na membrana plasmática apical é conduzida pela baixa [Na^+] intracelular estabelecida pela atividade da Na^+,K^+-ATPase basolateral (Figura 31.4).

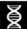

NA CLÍNICA

A síndrome do intestino irritável (SII) é a denominação dada para um grupo heterogêneo de distúrbios funcionais nos quais os indivíduos apresentam diarreia, constipação ou padrões alternados de ambas, muitas vezes acompanhados de dor e distensão. A causa exata ou causas desses distúrbios ainda não está totalmente esclarecida, mas pode envolver, em parte, uma **hipersensibilidade visceral** na qual o indivíduo percebe os sinais normais provenientes do intestino (p. ex., em resposta à distensão) como dolorosos. Essa hipersensibilidade pode estar no nível do sistema nervoso central ou entérico (ou ambos), e pode ser desencadeada por diversos fatores, tais como infecções anteriores, abuso na infância ou distúrbios psiquiátricos. A maioria dos tratamentos concentra-se no alívio dos sintomas, mas existe a perspectiva de terapêuticas mais efetivas à medida que adquirimos mais conhecimento sobre as causas subjacentes desse distúrbio. Por exemplo, o tratamento da SII com predomínio de constipação melhorou com a introdução de agentes que desencadeiam a secreção de Cl^- e, portanto, de líquidos, como a linaclotida. O tratamento dos pacientes com distúrbio do intestino irritável constitui uma parte importante da prática médica de muitos gastrenterologistas.

NA CLÍNICA

A rápida renovação do epitélio colônico, que ocorre de forma natural nos indivíduos saudáveis, limita o acúmulo de danos genéticos. Entretanto, essa rápida renovação, bem como a exposição frequente e prolongada às toxinas ambientais ou bacterianas, ou a ambas, torna o intestino grosso especialmente vulnerável à malignidade. O câncer de cólon é o segundo em prevalência, perdendo apenas para o câncer de pulmão, em homens nos EUA, e o terceiro, atrás do câncer de pulmão e de mama, em mulheres. Com a redução na incidência do tabagismo e, consequentemente, a diminuição do câncer de pulmão, o câncer de cólon pode assumir uma importância mais significativa. O câncer de cólon surge quando os controles genéticos normais sobre as taxas de proliferação epitelial são alterados; inicialmente, esse processo leva ao crescimento de pólipos e, eventualmente, se estes não forem removidos, podem evoluir para um tumor invasivo com a possibilidade de metastatizar para outras partes do corpo. O câncer de cólon pode ser dividido de acordo com a natureza básica do defeito molecular subjacente, que pode incluir a superexpressão de fatores estimuladores de crescimento ou uma mutação que impede que as células respondam a fatores que normalmente poderiam ser supressores de crescimento. No entanto, a mortalidade pelo câncer de cólon pode ser reduzida substancialmente pela detecção precoce e remoção de pólipos com potencial maligno. Esse procedimento tem conduzido as diretrizes atuais para aumentar a triagem, mesmo de indivíduos de meia-idade assintomáticos, para as anormalidades colônicas por meio da colonoscopia (na qual um tubo de fibra óptica flexível é inserido no cólon para inspecionar sua parte interna), o rastreamento para a presença de sangue oculto nas fezes proveniente do sangramento de um pólipo ou de um tumor, ou as técnicas de imagens não invasivas como a tomografia computadorizada.

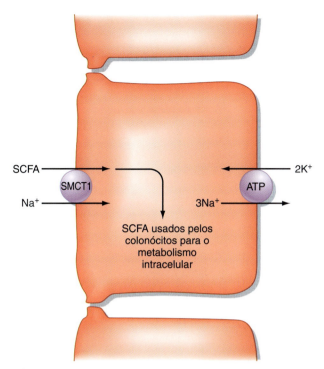

• **Figura 31.4** Mecanismo da absorção de ácidos graxos de cadeia curta (SCFA, do inglês *short-chain fatty acid*) pelos colonócitos. SMCT1, cotransportadores de sódio/monocarboxilatos do tipo 1.

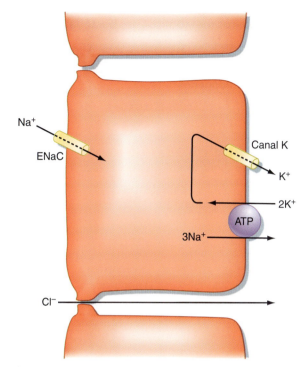

• **Figura 31.5** Absorção eletrogênica de Na+ no cólon. ENaC, canal epitelial de sódio.

Esses ácidos graxos de cadeia curta são usados como energia pelos colonócitos. Além disso, o butirato regula a expressão de genes específicos nas células epiteliais colônicas, e pode suprimir o desenvolvimento de fenótipos malignos. A expressão de **SMCT1** (identificado também como SLC5A8) é reduzida em alguns cânceres de cólon, levando, assim, a uma redução na absorção de butirato, o que pode contribuir para a transformação maligna.

O terceiro processo absortivo de grande importância no cólon é a absorção de Na+ (Figura 31.5). Esse processo de transporte está localizado predominantemente na parte distal do cólon, e é realizado pelo canal epitelial de Na+ (ENaC, do inglês *epithelial sodium channel*), que está envolvido também na reabsorção de Na+ nos rins. Quando o canal é aberto em resposta à ativação pelos neurotransmissores ou hormônios, ou por ambos, o Na+ flui para o citosol dos colonócitos e é transportado através da membrana basolateral pela Na+,K+-ATPase. Os íons Cl- seguem passivamente através das junções fechadas intercelulares para manter a neutralidade elétrica. A água também é absorvida através das junções fechadas como resultado do gradiente osmótico transepitelial devido à absorção de soluto. Esse modo de absorção de Na+ é a última linha de defesa para a perda excessiva de água nas fezes, considerando sua localização estratégica na parte distal do cólon. Na realidade, os pacientes que apresentam inflamação intestinal muitas vezes evidenciam uma redução acentuada na expressão do ENaC (canal epitelial de sódio), o que talvez explique os sintomas diarreicos. É sabido também que a expressão do ENaC pode ser regulada ativamente em resposta ao equilíbrio de Na+ de todo o corpo. Desse modo, em situações de ingestão reduzida de Na+, o hormônio aldosterona aumenta a expressão do ENaC tanto no cólon quanto nos rins, promovendo dessa forma a retenção de Na+.

A hidratação adequada do conteúdo colônico é determinada pelo equilíbrio entre a absorção e a secreção de água. A secreção de fluidos no cólon é direcionada pela secreção de íons Cl-, pelo mesmo mecanismo que conduz a secreção de fluidos no intestino delgado, e está submetida à mesma regulação (Figura 30.18). Na verdade, alguns casos de constipação podem refletir anormalidades no transporte epitelial e podem ser tratados por agentes que estimulam a secreção de Cl-. Por outro lado, a secreção excessiva de Cl- pode ser um subjacente mecanismo de diarreia.

Microbiota colônica

A parte remanescente da refeição que entra no cólon interage com uma ampla variedade de bactérias e outros microrganismos. Esse **ecossistema bacteriano entérico** é estabelecido logo após o nascimento, amadurece com o crescimento da criança e flutua em formas previsíveis nos indivíduos saudáveis, dependendo de fatores como dieta ou ritmos circadianos.[1] As perturbações mais drásticas na microbiota podem ser provocadas pelos antibióticos ou pela introdução de um patógeno agressivo, e podem levar um tempo considerável para serem resolvidas. Mudanças na composição precisa da microbiótica também têm sido associadas a várias doenças digestivas, como doenças inflamatórias intestinais. De fato, o ecossistema bacteriano entérico normal contribui para a fisiologia gastrointestinal de um número surpreendente de maneiras.

A microbiota colônica não é essencial à vida porque os animais que crescem em condições livres de germes aparentemente se desenvolvem de modo normal e são capazes de se reproduzir. Entretanto, nesses animais, o sistema imunológico da mucosa é imaturo as células epiteliais intestinais diferenciam-se mais

---

[1] N.R.T.: Além dos fatores mencionados, como a dieta e ritmo circadiano, a composição da microbiota pode ser alterada por outros fatores, tais como: estresse, metabolismo materno, tipo de nascimento (parto normal ou cesárea), uso de antibióticos, envelhecimento e até mesmo o exercício físico.

TABELA 31.1 Efeitos metabólicos das bactérias entéricas.

Substrato	Enzimas	Produtos	Disposição
Substratos endógenos			
Ureia	Urease	Amônia	Absorção passiva ou excreção como amônio
Bilirrubina	Redutases	Urobilinogênio	Reabsorção passiva
		Estercobilinas	Excretadas
Ácidos biliares primários	Di-hidroxilases	Ácidos biliares secundários	Reabsorção passiva
Ácidos biliares conjugados (primários ou secundários)	Deconjugases	Ácidos biliares não conjugados	Reabsorção passiva
Substratos exógenos			
Fibra	Glicosidases	Ácidos graxos de cadeia curta	Absorção ativa
		Hidrogênio, CO_2 e metano	Excretados na respiração ou na flatulência
Aminoácidos	Decarboxilases e deaminases	Amônia e bicarbonato	Reabsorvidos ou excretados (amônia) como amônio
Cisteína, metionina	Sulfatases	Sulfeto de hidrogênio	Excretado na flatulência

Adaptada de Barrett KE. *Gastrointestinal Physiology*. New York: McGraw-Hill; 2006.

lentamente, e o desenvolvimento do sistema nervoso entérico é anormal. É importante salientar que a microbiota colônica propicia benefícios ao hospedeiro na medida em que os micróbios integrados são capazes de realizar as reações metabólicas que não ocorrem nas células de mamíferos. As enzimas bacterianas atuam nos substratos endógenos e exógenos. Essas enzimas formam os ácidos biliares secundários e os ácidos biliares desconjugados que escaparam da absorção do íleo terminal de modo que possam ser reabsorvidos. As enzimas bacterianas convertem a bilirrubina em urobilinogênio (Capítulo 32) e recuperam nutrientes que são resistentes às hidrolases pancreáticas e da borda em escova, tais como as fibras alimentares. A Tabela 31.1 apresenta um resumo das contribuições metabólicas da microbiota colônica. O metabolismo bacteriano também pode ser explorado com propósitos farmacológicos. Um fármaco direcionado para o cólon, por exemplo, pode ser conjugado de tal forma que se torne disponível somente após passar pela ação das enzimas bacterianas. As enzimas bacterianas também podem destoxificar alguns carcinógenos da dieta, mas também podem gerar compostos tóxicos ou carcinogênicos de substratos alimentares.

Os microrganismos comensais desempenham também um papel fundamental na limitação do crescimento ou invasão (ou ambos) de microrganismos patogênicos. Eles cumprem essa função antimicrobiana por meio de inúmeros mecanismos diferentes – pela síntese e secreção de compostos que inibem o crescimento de organismos concorrentes ou que sejam microbicidas, funcionando como uma barreira física para impedir a fixação de patógenos e a entrada posterior dos mesmos nas células epiteliais colônicas, e desencadeando padrões de expressão gênica no epitélio que neutralizam os efeitos adversos de patógenos na função epitelial. Esses mecanismos fornecem uma base para o entendimento dos motivos pelos quais os pacientes que receberam antibióticos de amplo espectro, que temporariamente interrompem a microbiota colônica, são suscetíveis ao crescimento excessivo de organismos patogênicos e associados a infecções intestinais e sistêmicas.

A microbiota colônica é importante também por sua contribuição na formação dos **gases intestinais**. Embora grandes volumes de ar possam ser deglutidos com as refeições, a maior parte desses gases retorna ao esôfago por meio da eructação. Entretanto, durante a fermentação de componentes alimentares não absorvidos, a microbiota gera grandes volumes de nitrogênio, hidrogênio e dióxido de carbono. Aproximadamente 1 L desses gases inodoros é excretado diariamente através do ânus em todos os indivíduos, mesmo aqueles que não se queixam de flatulência.

NA CLÍNICA

As doenças diarreicas são a principal causa de mortalidade infantil no mundo, e, de um modo geral, são o resultado do acesso inadequado às condições de higiene na alimentação e na ingestão de água. Mesmo nos países desenvolvidos, as doenças diarreicas causam sofrimento considerável e ocasional, mortes noticiadas e acarretam substancial carga econômica por causa de sua prevalência. A diarreia infecciosa é causada por inúmeros organismos (p. ex., a cólera ou cepas patogênicas de *Escherichia coli*) capazes de produzir toxinas causadoras do aumento excessivo da secreção ativa de Cl^- pelas células epiteliais dos intestinos grosso e delgado. A diarreia também pode ocorrer quando os nutrientes não são digeridos e absorvidos adequadamente no intestino delgado (p. ex., intolerância à lactose) ou como um resultado de inflamação colônica. Na maioria das doenças diarreicas, a absorção de NaCl e Na^+ colônicos são sub-reguladas ao mesmo tempo que a secreção de Cl^- pode ser estimulada, causando o agravamento da perda de fluidos. Por outro lado, os processos absortivos de Na^+ ligados aos nutrientes mantêm-se intactos. Isso fornece a base racional para a efetividade das chamadas soluções de reidratação oral, que são misturas pré-embaladas de sal e glicose. A absorção do Na^+ e da glicose dessas soluções, mediada pelo SGLT1 (Capítulo 30), restaura a absorção de fluidos. Essas soluções salvam vidas nas áreas onde a diarreia é prevalente e a possibilidade de reidratar pacientes com soluções intravenosas estéreis é limitada ou ausente.

NO NÍVEL CELULAR

A toxina conhecida com toxina de *E. coli* estável ao calor, ou STa, é o principal agente causador de diarreia em viajantes, podendo ser contraída pelo consumo de alimento ou água contaminados. Essa toxina liga-se a um receptor na superfície apical das células epiteliais intestinais, conhecido como guanilil ciclase C (GC-C). Por sua vez, essa enzima gera grandes quantidades de GMPc, que desencadeia o aumento da secreção de Cl⁻ por meio da ativação do canal de Cl⁻ do regulador da condutância transmembrana da fibrose cística (CFTR). Entretanto, surge a questão de por que os humanos expressam o receptor para essa toxina em um sítio que pode ser acessível às bactérias luminais e seus produtos. Na verdade, esse processo levou à hipótese de que existe um ligante nativo para a GC-C que pode desempenhar um papel fisiológico. Posteriormente, pesquisadores purificaram e identificaram a guanilina, um hormônio sintetizado no intestino. Junto com uma molécula relacionada, a uroguanilina, secretada pelos rins, a guanilina é um regulador importante da homeostasia de sal e da água no corpo. A STa apresenta semelhanças estruturais à guanilina, mas exibe modificações que permitem sua permanência no lúmen intestinal por períodos prolongados. Trata-se de um exemplo de mimetismo molecular, no qual um produto bacteriano sequestra um receptor e a sinalização associada para seus próprios propósitos (provavelmente para propagar a bactéria que produz toxina para outros hospedeiros).

NA CLÍNICA

Os **probióticos** são bactérias comensais selecionadas pela sua resistência ao ácido gástrico e à proteólise, que são ingeridos intencionalmente para prevenção ou tratamento de uma variedade de distúrbios digestivos. São cada vez mais usados no esforço de reverter a **disbiose** (microbiota anormal), que tem sido descrita em várias doenças digestivas, isoladamente ou em associação a **prebióticos**, que representam fontes de fibras alimentares para sustentar o crescimento dos probióticos e outras bactérias comensais benéficas. Uma abordagem adicional para restaurar a microbiota saudável consiste em transferir uma coleção de micróbios fecais de um doador saudável (normalmente um parente). Esses **transplantes de microbiota fecal** demonstraram ser dramaticamente efetivos no tratamento da colite persistente e da diarreia atribuídas ao patógeno oportunista *Clostridium difficile*.

Alguns indivíduos podem produzir concentrações consideráveis de metano. Traços de quantidades de compostos odoríferos também estão presentes, tais como sulfeto de hidrogênio, indol e escatol.

Defecação

A fase final da trajetória realizada por uma refeição após sua ingestão é a expulsão de seus resíduos não digeridos do corpo no processo conhecido como **defecação**. As fezes contêm também os remanescentes de bactérias mortas, células epiteliais mortas e agonizantes que descamam da superfície do intestino, metabólitos destinados especificamente para excreção (p. ex., conjugados de xenobióticos [Capítulo 32]), e uma pequena quantidade de água. Em condições saudáveis, a evacuação contém poucos nutrientes ou nenhum nutriente utilizável. A presença de nutrientes na evacuação, particularmente os lipídeos (conhecida como **esteatorreia**), significa má digestão, má absorção, ou ambas. A gordura na evacuação é um marcador sensível de disfunção do intestino delgado porque é pouco utilizada pela microbiota colônica, mas a perda de carboidratos e proteínas na evacuação também pode ser observada se a condição subjacente se agravar.

O processo de defecação requer a ação coordenada das camadas das musculaturas lisa e estriada no reto e no ânus, bem como das estruturas adjacentes, como os músculos do assoalho pélvico. Durante o movimento da massa das fezes produzida pela propagação das contrações de grande amplitude, o reto se enche com material fecal. A expulsão desse material do corpo é controlada pelos esfíncteres anais interno e externo, que contribuem com quase 70 a 80% e 20 a 30% do tônus anal em repouso, respectivamente. O enchimento do reto causa o relaxamento do esfíncter anal interno por meio da liberação do polipeptídeo intestinal vasoativo e geração de óxido nítrico. O relaxamento do esfíncter interno permite o **mecanismo de amostragem anal**, que pode distinguir se o conteúdo retal é sólido, líquido ou gasoso. Após um treinamento higiênico (ou treinamento esfincteriano), as terminações nervosas sensoriais na mucosa anal geram reflexos que iniciam a atividade adequada do esfíncter externo para reter o conteúdo retal ou permitir a expulsão voluntária (p. ex., de flatos). Se a defecação não for conveniente, o esfíncter externo contrai-se para impedir a eliminação de fezes. Então, com o tempo, o reto acomoda-se ao seu novo volume, o esfíncter anal interno contrai novamente, e o esfíncter anal externo relaxa (Figura 31.6).

Por outro lado, quando a defecação é desejada, a adoção de uma postura sentada ou agachada altera a orientação relativa do intestino e das estruturas musculares adjacentes, alinhando as vias para a saída das fezes líquidas ou sólidas. Da mesma maneira, o relaxamento dos músculos puborretais aumenta o ângulo anorretal. Após o relaxamento voluntário do esfíncter anal externo, as contrações retais movem o material fecal para fora do corpo, algumas vezes seguidas por movimento de massa das fezes dos segmentos mais proximais do cólon (Figura 31.7). A evacuação é acompanhada por uma contração simultânea dos músculos que aumentam a pressão abdominal, tais como o diafragma. A expulsão voluntária de flatos, por sua vez, envolve uma sequência semelhante de eventos, exceto que não há relaxamento do músculo puborretal. Isso permite que a flatulência possa passar apertada pelo ângulo agudo anorretal, enquanto o material fecal fica retido.

A atividade cooperativa do esfíncter anal externo, do músculo puborretal e das terminações nervosas sensoriais no canal anal é necessária para retardar a defecação até que esta seja apropriada mesmo que o reto esteja fortemente distendido com fezes ou a pressão intra-abdominal aumente rapidamente. Esse processo explica por que a incontinência pode ocorrer em indivíduos nos quais a integridade das estruturas foi comprometida, como após um traumatismo, lesões cirúrgicas ou obstétricas, prolapso do reto ou doenças neuropáticas como o diabetes. A intervenção cirúrgica pode ser necessária para corrigir anormalidades da musculatura nos pacientes com incontinência fecal, embora muitos possam ser ajudados a aumentar o tônus do esfíncter anal externo pelo uso de exercícios de *biofeedback* (auxiliam a perceber a contração dos músculos ao redor do ânus).

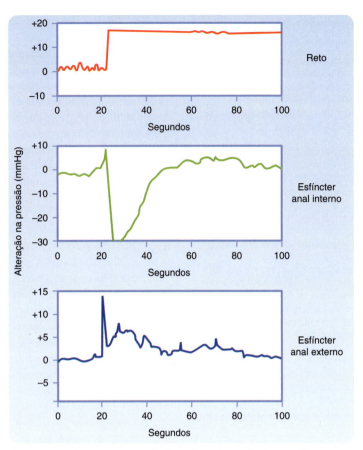

• **Figura 31.6** Respostas dos esfíncteres anais interno e externo à distensão prolongada do reto. Observe que as respostas dos esfíncteres são transitórias por causa da acomodação. (Redesenhada de Shuster MM, Hookman P, Hendrix TR, Mendeloff AI. *Bull Johns Hopkins Hosp* 1965;116:79.)

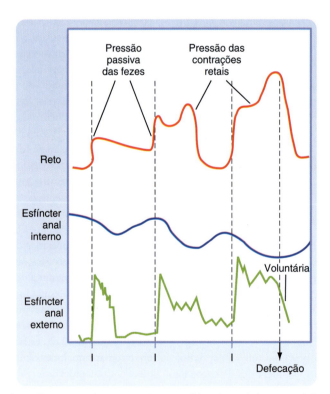

• **Figura 31.7** Motilidade do reto e dos esfíncteres anais em resposta ao enchimento retal durante a defecação. Observe que o enchimento do reto causa uma redução inicial no tônus do esfíncter interno que é contrabalançada pela contração do esfíncter externo. O esfíncter interno então se acomoda ao novo volume retal, e permite desse modo o relaxamento do esfíncter externo. Finalmente, ocorre a defecação, quando o esfíncter anal externo está relaxado voluntariamente. (Dados de Chang EB, Sitrin M, Black DD. *Gastrointestinal, Hepatobiliary and Nutritional Physiology*. Philadelphia: Lippincott-Raven; 1996.)

Pontos-chave

1. O segmento final do intestino através do qual a refeição passa é o intestino grosso, que é composto por ceco, cólon, reto e ânus. A função primária do intestino grosso é recuperar a água usada durante o processo de digestão e absorção, e armazenar os resíduos da refeição até que a defecação seja socialmente conveniente.

2. A motilidade colônica serve principalmente para misturar e retardar a passagem do conteúdo luminal nos intervalos entre os períodos de contrações de grande amplitude que transferem o material fecal para o reto.

3. O cólon é muito ativo no transporte de água e eletrólitos, bem como dos produtos recuperados dos componentes da refeição não digeridos pelas bactérias colônicas.

4. O cólon mantém um relacionamento por toda a vida e mutuamente benéfico com diversos ecossistemas que metabolizam substâncias endógenas, nutrientes e fármacos, e protege o hospedeiro de infecções por patógenos.

5. A defecação envolve os relaxamentos voluntário e involuntário das estruturas musculares ao redor do ânus, e as vias reflexas que controlam essas estruturas.

32

Transporte Hepático e Funções Metabólicas do Fígado

OBJETIVOS DO APRENDIZADO

Após a conclusão deste capítulo, o estudante será capaz de responder às seguintes questões:

1. Quais são as principais funções metabólicas do fígado?
2. De que maneira o fígado contribui para a detoxificação e que tipos de metabólitos ele excreta?
3. Quais são os principais tipos de células do fígado e como essas células estão organizadas para desempenhar a função do órgão?
4. Como e onde a bile é formada, armazenada e secretada; e quais são as principais substâncias que ela contém?
5. De que maneira o fígado contribui para o processamento sistêmico da amônia?
6. Quais são algumas das maneiras pelas quais a função do fígado pode ser avaliada clinicamente?

Visão geral do fígado e suas funções

O fígado é um órgão grande e multilobado localizado na cavidade abdominal, cujo funcionamento está estreitamente relacionado com o funcionamento do sistema gastrointestinal. O fígado é o primeiro local de processamento da maior parte dos nutrientes absorvidos, e também secreta ácidos biliares que, conforme foi descrito no Capítulo 30, desempenham um papel decisivo na absorção de lipídeos da ingestão alimentar. Além disso, o fígado é uma usina de energia metabólica, fundamental para a retirada de vários produtos metabólicos residuais e xenobióticos do corpo por meio da conversão dessas substâncias em formas que podem ser excretadas. O fígado armazena e produz inúmeras substâncias necessárias ao corpo, tais como glicose, aminoácidos e proteínas plasmáticas. As principais funções do fígado podem ser divididas em três áreas de atuação: (1) contribuições para o metabolismo total do corpo, (2) detoxificação, e (3) excreção de produtos residuais ligados às proteínas e de produtos residuais lipossolúveis. Neste capítulo serão discutidas as características moleculares e estruturais do fígado e do sistema biliar que suprem essas funções, bem como as regulações dessas funções. Embora o fígado contribua de modo decisivo para a manutenção do estado bioquímico total do corpo, não está no escopo deste capítulo uma discussão completa de todas as reações subjacentes. A discussão será restringida às funções hepáticas que se relacionam à fisiologia gastrointestinal.

Funções metabólicas do fígado

Os **hepatócitos** contribuem para o metabolismo dos principais nutrientes: carboidratos, lipídeos e proteínas. Desse modo, o fígado desempenha um importante papel no metabolismo da glicose pelo seu envolvimento na **gliconeogênese**, uma via metabólica pela qual é produzida glicose a partir de compostos aglicanos (não açúcares ou não carboidratos), como alguns aminoácidos, glicerol e lactato, em glicose. O fígado também armazena glicose como glicogênio em períodos de excesso de glicose (p. ex., período pós-prandial), e depois libera a glicose armazenada para a corrente sanguínea quando necessário. Esse processo é designado como **função-tampão de glicose do fígado**. Quando a função hepática está comprometida, as concentrações de glicose no sangue podem aumentar excessivamente após a ingestão de carboidratos; de modo inverso, entre as refeições, pode ser observada a hipoglicemia.

Os hepatócitos participam também no metabolismo dos lipídeos. Essas células são, particularmente, uma fonte rica de enzimas metabólicas responsáveis pela **oxidação de ácidos graxos** para o suprimento energético de outras funções corporais. Os hepatócitos convertem também produtos do metabolismo de carboidratos em lipídeos, que podem ser armazenados no tecido adiposo e sintetizar grandes quantidades de lipoproteínas, colesterol e fosfolipídeos. Além disso, os hepatócitos convertem uma parte considerável de colesterol sintetizado em ácidos biliares, o que será discutido com mais detalhes neste capítulo.

O fígado desempenha um papel vital no metabolismo de proteínas. O fígado sintetiza os **aminoácidos não essenciais** (Capítulo 30) que não precisam ser fornecidos na dieta e realiza a interconversão e desaminação dos aminoácidos, de modo que os produtos possam entrar nas vias de biossíntese para a síntese de carboidratos. Com a exceção das imunoglobulinas, o fígado sintetiza quase todas as proteínas presentes no plasma, especialmente a **albumina**, que determina a pressão oncótica plasmática, bem como a maioria dos **fatores de coagulação** importantes. Os pacientes com doenças hepáticas podem manifestar edema periférico secundário à hipoalbuminemia, e também são suscetíveis a sangramentos. Finalmente, o fígado é o local crítico para a eliminação da amônia gerada pelo catabolismo proteico. Esse processo é realizado pela conversão de amônia em ureia, que é excretada pelos rins. Os detalhes desse processo serão discutidos posteriormente neste capítulo.

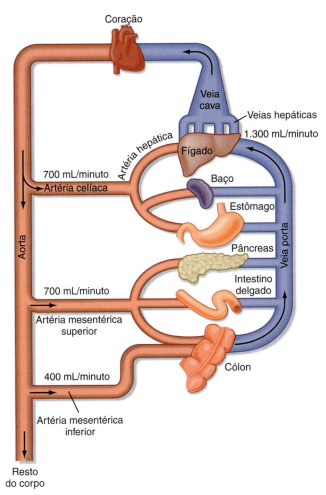

• **Figura 32.1** Fluxo sanguíneo típico através da circulação esplâncnica em um adulto em jejum.

Fígado e detoxificação

O fígado atua como um guardião, limitando a entrada de substâncias tóxicas na corrente sanguínea, e como um eliminador de resíduos, extraindo produtos metabólicos potencialmente tóxicos produzidos em outras partes do corpo e convertendo-os em formas químicas que possam ser excretadas. O fígado é capaz de preencher essas funções em parte devido à distribuição incomum do seu suprimento sanguíneo. Ao contrário de todos os outros órgãos, a maior parte do sangue recebido pelo fígado é venoso e é suprido através da **veia porta** do intestino (Figura 32.1). Sendo assim, o fígado está localizado estrategicamente para receber tanto os nutrientes absorvidos como as moléculas absorvidas potencialmente perigosas tais como fármacos e toxinas bacterianas. Dependendo da eficiência com que essas moléculas são extraídas pelos hepatócitos e submetidas ao **metabolismo de primeira passagem**, pouca ou nenhuma quantidade da substância absorvida pode entrar na circulação sistêmica. Essa é a principal razão pela qual nem todos os agentes farmacêuticos podem atingir concentrações terapêuticas na corrente sanguínea quando administrados por via oral.

O fígado apresenta dois níveis de controle pelos quais remove, metaboliza e detoxifica substâncias originadas da circulação portal. O primeiro desses níveis é o físico. O sangue que entra no fígado percorre entre células da linhagem dos macrófagos, conhecidas como **células de Kupffer**. Estas são células fagocíticas e removem material particulado do sangue portal, incluindo as bactérias que podem entrar no sangue a partir do cólon mesmo sob condições normais. O segundo nível de defesa é o bioquímico. Os hepatócitos são dotados com uma ampla variedade de enzimas que modificam as toxinas endógenas e exógenas, e, desse modo, os produtos ficam geralmente mais solúveis em água e menos suscetíveis à reabsorção pelo intestino. De uma maneira geral, as reações metabólicas envolvidas são divididas em duas classes. **Reações da fase I** (oxidação, hidroxilação e outras reações catalisadas pelas enzimas do complexo citocromo P450) seguidas pelas **reações da fase II**, que conjugam os produtos resultantes com outras moléculas, como ácido glicurônico, sulfato, aminoácidos ou glutationa, para promover sua excreção. Dessa forma, os produtos dessas reações são excretados na bile ou retornam à corrente sanguínea para finalmente serem excretados pelos rins.

Papel do fígado na excreção

Os rins desempenham um papel importante na excreção de catabólitos hidrossolúveis, conforme discutido na seção sobre fisiologia renal. Somente os catabólitos hidrossolúveis relativamente pequenos podem ser excretados pelo processo de filtração glomerular. No entanto, os catabólitos hidrossolúveis maiores e as moléculas ligadas às proteínas plasmáticas, tais como os metabólitos lipofílicos e xenobióticos, os hormônios esteroides e os metais pesados, não podem ser filtrados pelos glomérulos. Todas essas substâncias são potencialmente nocivas se forem acumuladas e, portanto, deve existir um mecanismo para a excreção das mesmas. Esse mecanismo envolve o fígado, que excreta essas substâncias na bile. Os hepatócitos absorvem essas substâncias com muita afinidade em virtude de uma série de transportadores na membrana basolateral, e posteriormente tais substâncias são metabolizadas no nível dos microsomas e no citosol (Tabela 32.1). Finalmente, as substâncias destinadas à excreção na bile são exportadas através da membrana canalicular dos hepatócitos por meio de uma gama de diferentes transportadores. As características da bile permitem a solubilização até mesmo das substâncias lipofílicas, que podem então ser excretadas no intestino e finalmente eliminadas do corpo através das fezes.

Características estruturais do fígado e do sistema biliar

Os hepatócitos, o principal tipo celular no fígado, estão dispostos em cordões anastomosados que formam placas ao redor das quais circulam grandes volumes de sangue (Figura 32.2). O fígado recebe um fluxo elevado de sangue desproporcional à sua massa, o que garante aos hepatócitos o recebimento de grandes quantidades de O_2 e nutrientes. Durante o repouso, os hepatócitos recebem mais de 70% de seu suprimento sanguíneo através da veia porta (aumentando para mais de 90% no período pós-prandial).

As placas de hepatócitos que constituem o **parênquima hepático** são supridas por um conjunto de **sinusoides**, que são cavidades de baixa resistência que recebem sangue dos ramos da veia porta

| TABELA 32.1 | Transportadores-chave dos hepatócitos. |

Nome	Basolateral	Canalicular	Substrato/função
Polipeptídeo cotransportador de sódio/taurocolato (NTCP)	Sim	Não	Captação de ácidos biliares conjugados
Polipeptídeo transportador de ânions orgânicos (OATP)	Sim	Não	Captação de ácidos biliares e xenobióticos
Bomba de exportação de sais biliares BESB	Não	Sim	Secreção de ácidos biliares conjugados
Proteína de resistência a múltiplas drogas 3 (MDR3)	Não	Sim	Secreção de fosfatidilcolina
Proteína de resistência a múltiplas drogas 1 (MDR1)	Não	Sim	Secreção de xenobióticos catiônicos
Cassete de ligação ao ATP (ABC) ABC G5/ABC G8	Não	Sim	Secreção de colesterol
Transportador de ânions orgânicos multiespecífico canalicular (cMOAT)/proteína associada à resistência a múltiplas drogas 2 (MRP2)	Não	Sim	Secreção de ácido litocólico sulfatado e bilirrubina conjugada

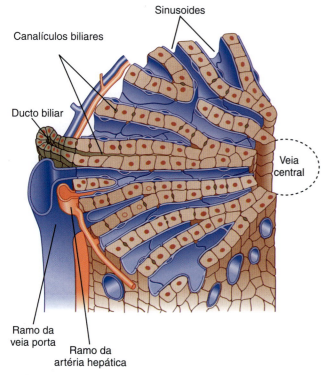

• **Figura 32.2** Representação diagramática de um lóbulo hepático. As placas de hepatócitos estão dispostas radialmente em torno de uma veia central. Os ramos da veia porta e a artéria hepática estão localizados na periferia do lóbulo e formam a "tríade portal" juntamente com o ducto biliar. O sangue da veia porta e da artéria hepática passa ao redor dos hepatócitos através dos sinusoides antes de drenar para a veia central. (Modificada de Bloom W, Fawcett DW. *A Textbook of Histology*. 10th ed. Philadelphia: Saunders; 1975.)

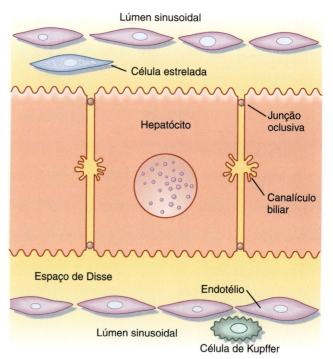

• **Figura 32.3** Inter-relações dos principais tipos celulares no fígado.

e da **artéria hepática**. Os sinusoides são diferentes dos capilares encontrados em outros órgãos. Durante o jejum, muitos sinusoides são colapsados, mas podem ser recrutados gradualmente quando o fluxo sanguíneo portal aumenta durante o período após uma refeição, e os nutrientes absorvidos são transportados para o fígado. A baixa resistência das cavidades sinusoides faz que o fluxo sanguíneo através do fígado possa aumentar de forma considerável sem um aumento simultâneo na pressão. Eventualmente, o sangue drena para os ramos centrais da **veia hepática**.

Os sinusoides também são incomuns no que se refere às células endoteliais que revestem suas paredes (Figura 32.3). As células endoteliais hepáticas contêm aberturas especializadas conhecidas como **fenestrações**, sendo amplas o suficiente para permitir a passagem de moléculas tão grandes como as de albumina. As células endoteliais sinusoidais também não têm membrana basal, que de outra forma poderia representar uma barreira para a difusão. Essas características permitem o acesso de substâncias ligadas à albumina aos hepatócitos, que eventualmente irão absorvê-las. Os sinusoides contêm também células de Kupffer. Abaixo do endotélio sinusoidal e separando o endotélio dos hepatócitos, encontra-se uma camada fina de tecido conjuntivo frouxo denominada **espaço de Disse**, que, no indivíduo saudável, também oferece pouca resistência ao movimento de moléculas, mesmo as tão grandes como as da albumina. O espaço de Disse é inclusive o local de outro importante tipo de célula hepática, a **célula estrelada**. As células estreladas servem como sítios de armazenamento para retinoides e, além disso, são a origem dos principais fatores de crescimento para os hepatócitos. Em condições anormais, as células estreladas são ativadas para sintetizar grandes quantidades de colágeno, o que contribui para a disfunção hepática.

Os hepatócitos são também o ponto de origem para o **sistema biliar**. Embora os hepatócitos sejam considerados como células epiteliais com membranas basolaterais e apicais, a disposição espacial desses dois domínios celulares difere do posicionamento observado no epitélio colunar simples, tal como aquele que reveste o trato gastrointestinal. Em vez disso, no fígado, a superfície apical dos hepatócitos ocupa apenas uma pequena fração da membrana celular, e as membranas apicais das células adjacentes opõem-se umas às outras para formar um canal entre elas conhecido como **canalículo** (Figura 32.3). O papel dos canalículos é drenar a bile produzida no fígado para o interior de dúctulos biliares, que são revestidos por células epiteliais colunares do tipo clássico conhecidas como **colangiócitos**. Finalmente, os dúctulos biliares drenam para os grandes ductos biliares que se agregam nos ductos hepáticos direito e esquerdo para permitir a saída da bile do fígado. Esses últimos ductos, por sua vez, formam o ducto hepático comum, de onde a bile pode fluir para o interior da vesícula biliar através do ducto cístico, ou para o intestino através do ducto biliar comum (Figura 32.4), dependendo das relações de pressão vigentes.

NA CLÍNICA

Se no fígado, especialmente em seus sinusoides, a circulação estiver comprimida pela presença de tecido fibroso (fibrose), o fígado perde a capacidade de ajustar o aumento no fluxo sanguíneo que ocorre após as refeições sem sofrer aumento simultâneo na pressão. Por causa das fenestrações, a albumina escapa da circulação e o fluido rico em albumina vaza da superfície do fígado para a cavidade abdominal, onde sobrepuja a drenagem linfática. Essa condição é conhecida como **ascite**, e ela causa um aumento considerável na cintura de muitos pacientes com doença hepática. Conforme a pressão no fígado aumenta, formam-se novos vasos sanguíneos colaterais na tentativa de contornar a obstrução e reduzir a hipertensão portal. Alguns desses vasos dirigem-se às estruturas abdominais e, por terem paredes delgadas e fracas, são suscetíveis a rupturas. Um exemplo específico é a formação de colaterais de alta pressão que se dirigem para o esôfago e que podem se transformar em varizes que sangram no lúmen desse órgão. O sangramento no lúmen esofágico é de difícil controle, por isso é considerado uma emergência médica. Além disso, mesmo na ausência de sangramentos, a formação de vasos sanguíneos desvia a restante capacidade metabólica do fígado, o que eleva os níveis de toxinas, como a amônia, que podem desencadear efeitos adversos em outras partes do corpo.

NA CLÍNICA

As infecções do fígado por determinados vírus ou pela exposição excessiva a substâncias tóxicas como o álcool elimina os hepatócitos e ativa as células estreladas hepáticas, que sintetizam quantidades excessivas de colágeno, resultando na aparência histológica de fibrose. Se a agressão for crônica, eventualmente a fibrose pode tornar-se irreversível, uma condição conhecida como **cirrose**. As áreas fibróticas cicatrizadas expulsam a massa de hepatócitos, reduzindo desse modo a capacidade de síntese, metabolismo e excreção do fígado. As massas fibróticas pressionam os sinusoides e impedem sua expansão quando o fluxo sanguíneo portal para o fígado aumenta durante o período pós-prandial. Pode ocorrer o desenvolvimento de edema em pacientes com lesão hepática crônica como resultado dos níveis reduzidos de albumina no sangue, e a **ascite** pode então surgir. Eventualmente, o acúmulo de substâncias tóxicas na corrente sanguínea pode levar a icterícia, prurido e complicações neurológicas. Quando o comprometimento das funções hepáticas ultrapassa determinado grau, o transplante do fígado passa a ser o único tratamento eficaz.

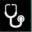

NA CLÍNICA

A hepatite pode ser causada por cinco vírus distintos, designados como A a E, que provocam inflamação e necrose, podendo progredir para a cirrose. As hepatites A e E são infecções agudas autolimitadas na maioria dos pacientes e são transmitidas por via fecal-oral. O HBV e o HCV são transmitidos por via parenteral, juntamente com o vírus da hepatite D (que exige uma coinfecção pelo HBV para se propagar) e normalmente levam ao desenvolvimento de doença crônica e ao risco de carcinoma hepatocelular. O prognóstico para indivíduos infectados pelo HBV e HCV foi sombrio durante muitos anos – o HBV continua sendo a maior causa de mortes relacionadas com o fígado, enquanto o HCV constitui a indicação mais comum para transplante de fígado. Todavia, recentemente, a abordagem a essas infecções foi revolucionada pelo conhecimento detalhado do ciclo de vida viral. A infecção pelo HBV pode ser prevenida por vacinação e controlada com agentes antivirais, como a interferona peguilada. A infecção pelo HCV atualmente pode ser curada por uma variedade de novos agentes orais que inibem vários estágios da replicação viral.

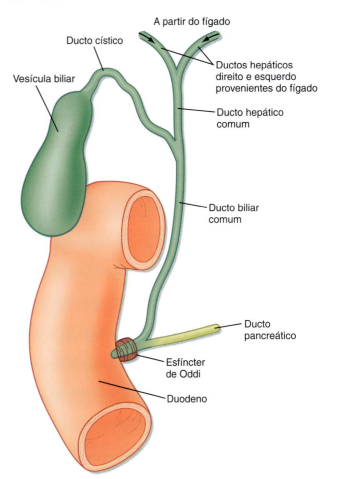

• **Figura 32.4** Anatomia funcional do sistema biliar.

Existe outra característica da organização estrutural do fígado que se destaca por sua importância clínica. Os ramos da veia hepática, da artéria hepática e dos ductos biliares cursam em paralelo pela chamada **tríade hepática**. Os hepatócitos posicionados mais próximo dessa tríade são designados como periportais, ou hepatócitos da "zona 1", e apresentam o maior suprimento de oxigênio e nutrientes. Por outro lado, os hepatócitos posicionados mais próximo dos ramos da veia hepática são denominados pericentrais, ou hepatócitos da "zona 3". Estas últimas células são mais sensíveis à isquemia, enquanto as primeiras são mais sensíveis à lesão oxidativa. Desse modo, a localização das células danificadas na biopsia pode fornecer indícios para determinada causa de lesão hepática. As células da zona 1 são mais ativas nas funções de detoxificação em circunstâncias normais, porém as células da zona 2 (intermediária entre as zonas 1 e 3) e as células da zona 3 podem ser recrutadas progressivamente nos casos de doença hepática. Em contrapartida, as células da zona 3 são consideradas mais ativas na síntese dos ácidos biliares.

Formação e secreção da bile

A bile é o fluido excretor do fígado que desempenha um papel importante na digestão de lipídeos. A formação da bile começa nos hepatócitos, que transportam ativamente solutos para os canalículos biliares através de suas membranas apicais. A bile é uma **solução micelar** na qual os principais solutos são os ácidos biliares, a fosfatidilcolina e o colesterol em uma proporção aproximada de 10:3:1, respectivamente. A secreção desses solutos direciona o movimento simultâneo de água e eletrólitos através das junções oclusivas que ligam os hepatócitos adjacentes para formar a bile canalicular. A maior parte do fluxo biliar é direcionada pela secreção dos ácidos biliares através da membrana apical dos hepatócitos por meio de uma ATPase conhecida como **bomba de exportação de sais biliares** (BESB; Tabela 32.1). A composição do fluido resultante pode ser modificada novamente à medida que esse líquido flui através dos dúctulos biliares (resultando na bile hepática), e ainda ocorre uma nova modificação no armazenamento na vesícula biliar (bile da vesícula biliar). Finalmente, a bile torna-se uma solução concentrada de detergentes biológicos que auxiliam na solubilização dos produtos da digestão de lipídeos no ambiente aquoso do lúmen intestinal, aumentando, assim, a taxa em que os lipídeos são transferidos para a superfície epitelial absortiva. Esse processo serve também como um meio pelo qual os produtos de resíduos metabólicos são exportados do corpo.

Síntese dos ácidos biliares

Os ácidos biliares são produzidos pelos hepatócitos como produtos finais do metabolismo do colesterol. O colesterol é metabolizado seletivamente por várias enzimas que resultam na formação de ácidos biliares (Figura 32.5). A etapa inicial e limitante da via é a inclusão de um grupo hidroxila na posição 7 do núcleo esteroide pela ação da enzima **colesterol 7α-hidroxilase**. Em seguida, a cadeia lateral do produto dessa reação é encurtada e, pela ação da C27 desidroxilase, sofre a adição de um grupo carboxila, dando origem ao ácido quenodesoxicólico, um ácido biliar com duas hidroxilas. Alternativamente, o produto é hidroxilado novamente na posição 12 e, em seguida, pela ação da C27 desidroxilase, dá origem ao ácido cólico, um ácido biliar com três hidroxilas. A síntese dos ácidos biliares pode ser suprarregulada ou infrarregulada (regulada a maior ou a menor, respectivamente), dependendo das necessidades do corpo (Figura 32.6). Por exemplo, se os níveis dos ácidos biliares estiverem reduzidos no fluxo sanguíneo para o fígado, a síntese pode ser aumentada em até 10 vezes. Por outro lado, o fornecimento de ácidos biliares suprime profundamente a nova síntese de ácidos biliares pelos hepatócitos. Os mecanismos que controlam essas alterações na síntese dos ácidos biliares relacionam-se com as mudanças na expressão das enzimas envolvidas. Os ácidos biliares ativam uma ampla variedade de receptores nas superfícies celulares e de receptores nucleares nos hepatócitos, conduzindo finalmente para a ativação de fatores de transcrição específicos que regulam a grande quantidade de enzimas.

O ácido quenodesoxicólico e o ácido cólico são definidos como **ácidos biliares primários** porque são sintetizados pelos hepatócitos (Figura 32.5). No entanto, esses ácidos podem ser metabolizados no lúmen colônico por enzimas bacterianas para produzir os ácidos ursodesoxicólico e desoxicólico, respectivamente. O ácido quenodesoxicólico é convertido também pelas enzimas bacterianas para formar o ácido litocólico, que é relativamente citotóxico. Coletivamente, esses três produtos do metabolismo bacteriano são designados como **ácidos biliares secundários**. Uma importante modificação bioquímica adicional ocorre nos ácidos biliares primários e secundários nos hepatócitos (Figura 32.5). Essas moléculas são conjugadas com a glicina ou a taurina, que diminuem de forma significativa sua pK_a. O resultado é que os ácidos biliares conjugados são quase totalmente ionizados no pH que prevalece no lúmen do intestino delgado, e, portanto, não podem atravessar de forma passiva as membranas celulares. Por consequência, os ácidos biliares conjugados são retidos no lúmen intestinal até que sejam absorvidos ativamente no íleo terminal por meio do **transportador apical de sais biliares dependente de sódio (asbt)**. Os ácidos biliares conjugados que escapam dessa etapa de captação são desconjugados por enzimas bacterianas no cólon, e as formas não conjugadas resultantes são reabsorvidas passivamente através do epitélio colônico porque elas não têm mais carga.

NO NÍVEL CELULAR

Embora raras, uma variedade de síndromes familiares que são manifestadas como colestase progressiva nos ensinou muito sobre a natureza molecular dos transportadores que liberam componentes da bile nos canalículos. Por exemplo, a **colestase intra-hepática familiar progressiva do tipo II** (PFIC II) foi mapeada para uma mutação na BESB que resulta em uma ausência quase total de ácidos biliares na bile. A colestase desenvolve-se em pacientes com esse distúrbio, porém eles apresentam evidências relativamente pequenas ou nenhum indício de lesão do ducto biliar. Por outro lado, a colestase intra-hepática familiar progressiva do tipo III (PFIC III), é a forma de doença mais agressiva, na qual a colestase é acompanhada por aumentos precoces na gamaglutamil transpeptidase circulante. A responsável molecular é uma mutação que eliminou a expressão da **proteína de resistência a múltiplas drogas do tipo 3** (MDR3). Na ausência desse transportador, a fosfatidilcolina não é mais capaz de entrar na bile, demonstrando desse modo a importância desse lipídeo na proteção dos colangiócitos dos efeitos prejudiciais dos ácidos biliares, já que não é possível formar micelas mistas na ausência da fosfatidilcolina.

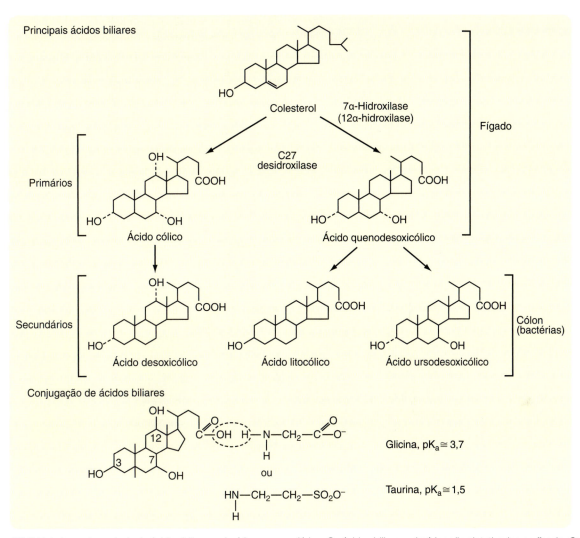

• **Figura 32.5** Estruturas dos principais ácidos biliares primários e secundários. Os ácidos biliares primários são sintetizados no fígado. Os ácidos biliares secundários são produzidos quando as bactérias intestinais atuam nos ácidos biliares primários. Na parte inferior da figura, é apresentada a conjugação de ácido cólico com glicina ou taurina.

Aspectos hepáticos da circulação êntero-hepática dos ácidos biliares

Os ácidos biliares auxiliam na digestão e na absorção de lipídeos atuando como detergentes e, portanto, é necessária uma massa significativa dessas moléculas para solubilizar todos os lipídeos da dieta. Pela **circulação êntero-hepática**, os ácidos biliares conjugados que foram reabsorvidos ativamente passam através do sangue portal de volta para os hepatócitos, onde são eficientemente captados pelos transportadores basolaterais que podem ser dependentes ou independentes de Na$^+$ (Tabela 32.1). De modo semelhante, os ácidos biliares que são desconjugados no cólon retornam também para os hepatócitos, onde são reconjugados para serem secretados na bile. Assim, é produzida uma reserva de ácidos biliares primários e secundários, e a síntese diária corresponde a uma pequena parte (aproximadamente 10% por dia ou 200 a 400 mg) que escapa da captação e é perdida nas fezes (Figura 32.7). A única exceção a essa regra é o ácido litocólico, que preferencialmente passa por sulfatação no hepatócito, em vez de ser conjugado com a glicina ou a taurina. A maior parte dos conjugados sulfatados é eliminada do corpo após cada refeição, pois esses conjugados não são substratos para o asbt, evitando, assim, o acúmulo de moléculas potencialmente tóxicas.

Alguns comentários devem ser feitos sobre o papel dos ácidos biliares na homeostasia corporal do colesterol. O reservatório de colesterol presente no corpo reflete sua síntese diária, bem como o componente relativamente menor originado da captação alimentar ineficiente, contrabalançada pela quantidade perdida que, nos indivíduos saudáveis, ocorre apenas pela bile (Figura 32.8). O colesterol pode ser excretado em duas formas: como molécula nativa ou após sua conversão em ácidos biliares. Apesar da reciclagem êntero-hepática, a segunda forma é responsável por até um terço do colesterol excretado por dia. Portanto, uma estratégia para o tratamento da hipercolesterolemia é interromper a circulação êntero-hepática, que conduz ao aumento da conversão de colesterol em ácidos biliares; assim, os ácidos biliares são eliminados do corpo através das fezes.

Outros componentes da bile

Conforme observado anteriormente, a bile também contém colesterol e fosfatidilcolina. O transporte do colesterol através

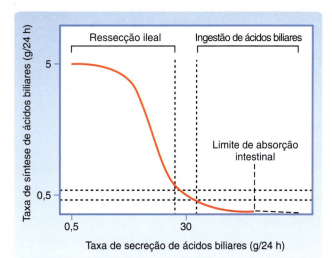

• **Figura 32.6** Relação entre as taxas de síntese e secreção de ácidos biliares. A taxa de secreção de ácidos biliares normalmente perfaz uma média de 30 g/24 horas, enquanto a taxa de síntese apresenta uma média de 0,5 g/24 horas. Os pares de *linhas tracejadas horizontais e verticais* mostram a variação normal da secreção e da síntese de ácidos biliares, respectivamente. O aumento da secreção (simulado por ingestão de ácidos biliares) aumenta a taxa de retorno dos ácidos biliares para o fígado através do sangue portal, exercendo uma retroalimentação negativa sobre a síntese. Em contrapartida, a interrupção da circulação êntero-hepática, como após uma ressecção ileal, pode aumentar a síntese para valores 10 vezes mais elevados do que os parâmetros normais. (De Carey MC, Cahalane MJ. In: Arias IM, Jakoby WB, Popper H, Schachter D, Shafritz DS. *The Liver: Biology and Pathobiology*. 2nd ed. New York: Raven Press; 1988.)

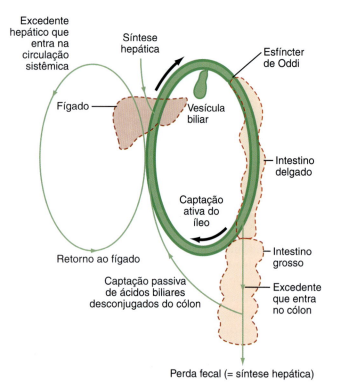

• **Figura 32.7** Quantidades relativas de ácidos biliares em diferentes reservatórios do corpo e da circulação êntero-hepática. As quantidades relativas são indicadas pela largura das linhas verdes. Desse modo, a figura mostra que a maior parte do reservatório de ácidos biliares circula entre o fígado, a vesícula biliar e o intestino delgado, em vez de estar na circulação sistêmica.

da membrana canalicular é mediado, pelo menos em parte, por um heterodímero dos transportadores ativos, discutidos no Capítulo 30, que participam do efluxo de colesterol pelas células epiteliais do intestino delgado, ou seja, os transportadores designados como ABC G5 e ABC G8 (Tabela 32.1). A fosfatidilcolina provém do folheto interno da membrana canalicular e é especificamente "lançada" através da membrana por outro transportador da família ABC denominado **proteína de resistência a múltiplas drogas do tipo 3** (MDR3). Além disso, como as micelas mistas compostas de ácidos biliares, fosfatidilcolina e colesterol são osmoticamente ativas e as junções oclusivas que unem os hepatócitos adjacentes não bloqueiam completamente a passagem de substâncias, a água e outros solutos do plasma, como Ca^{++}, glicose, glutationa, aminoácidos e ureia, são arrastados para o lúmen canalicular em concentrações que se aproximam daquelas observadas no plasma (Figura 32.9).

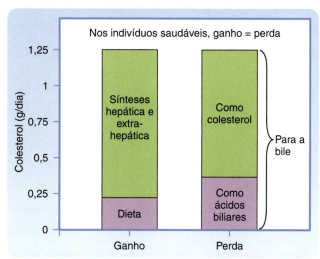

• **Figura 32.8** Equilíbrio diário do colesterol em um adulto saudável.

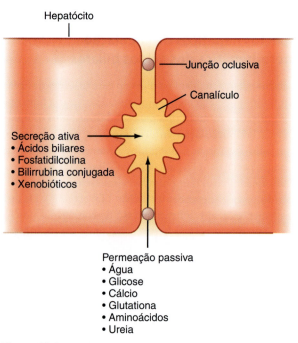

• **Figura 32.9** Vias de entrada dos solutos na bile. (Modificada de Barrett KE. *Gastrointestinal Physiology*. New York: McGraw-Hill; 2006.)

Finalmente, a bilirrubina conjugada, que é hidrossolúvel, e vários ânions e cátions orgânicos, que se originam de metabólitos endógenos e xenobióticos, são secretados na bile através da membrana apical do hepatócito.

Modificação da bile nos dúctulos

Os colangiócitos que revestem os dúctulos biliares são designados especificamente para modificar a composição da bile (Figura 32.10). Os solutos úteis como glicose e aminoácidos são recuperados por meio de transportadores específicos. Os íons cloreto na bile também são trocados por íons HCO_3^-, tornando a bile ligeiramente alcalina e reduzindo o risco de precipitação de Ca^{++}. A glutationa é decomposta na superfície dos colangiócitos em seus aminoácidos constituintes pela enzima **gamaglutamil transpeptidase** (GGT), e os produtos são reabsorvidos. Após a ingestão de uma refeição, a bile também é diluída nesse local em resposta a hormônios como a secretina, que aumenta a secreção de HCO_3^- e estimula a inserção de **canais de água (aquaporinas)** na membrana apical dos colangiócitos. Desse modo, o fluxo biliar aumenta durante o período pós-prandial, quando os ácidos biliares são necessários para ajudar na assimilação dos lipídeos.

Papel da vesícula biliar

Finalmente, a bile entra nos ductos e é conduzida para o intestino. Entretanto, no período entre as refeições, o fluxo é bloqueado pela constrição do **esfíncter de Oddi** e então a bile é redirecionada para a **vesícula biliar**. A vesícula é um saco muscular revestido com células epiteliais de alta resistência. Durante o armazenamento na vesícula biliar, a bile torna-se concentrada devido à reabsorção ativa de íons sódio em troca de prótons, e os ácidos biliares, como os principais ânions, são grandes demais para sair através das junções oclusivas do epitélio da vesícula biliar (Figura 32.11). No entanto, embora a concentração

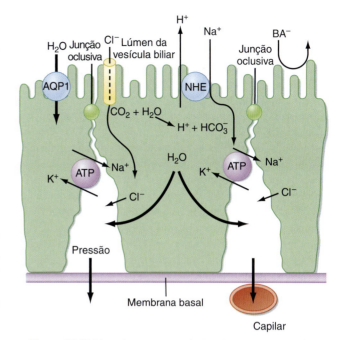

• **Figura 32.11** Mecanismos responsáveis pela concentração de bile durante o armazenamento na vesícula biliar. AQP1, aquaporina do tipo 1; BA−, ânions de ácidos biliares; NHE, trocador de sódio/hidrogênio.

de ácidos biliares possa aumentar em mais de 10 vezes, a bile permanece isotônica porque cada micela age como uma única partícula osmoticamente ativa. Quaisquer monômeros adicionais de ácido biliar que se tornam disponíveis em consequência da concentração são incorporados imediatamente às micelas mistas preexistentes. Esse fato reduz também em algum grau o risco de precipitação de colesterol na bile. Entretanto, o colesterol apresenta-se supersaturado na bile de muitos adultos, normalmente com a precipitação sendo inibida pela presença de proteínas antinucleantes. O armazenamento prolongado de bile aumenta

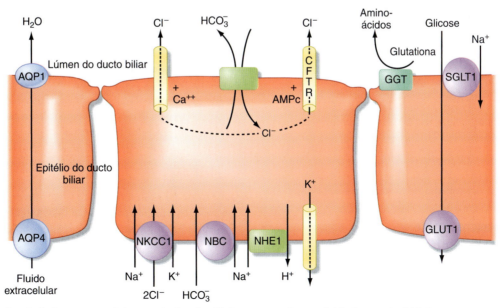

• **Figura 32.10** Os principais processos de transporte de colangiócitos que secretam um fluido rico em alcalinidade e recuperam substâncias úteis. AQP, aquaporina; CFTR, regulador da condutância transmembrana na fibrose cística; GGT, gamaglutamil transpeptidase; GLUT1, transportador de glicose do tipo 1; NBC, cotransportador de sódio/bicarbonato; NHE1, trocador de sódio/hidrogênio do tipo 1; NKCC1, cotransportador de sódio/potássio/2 cloretos do tipo 1; SGLT-1, cotransportador de sódio/glicose do tipo 1.

a probabilidade da ocorrência de nucleação, uma boa razão para não pular o café da manhã, o que talvez possa explicar o motivo pelo qual os distúrbios da vesícula biliar são relativamente prevalentes entre os humanos.

A bile é secretada pela vesícula biliar em resposta aos sinais que simultaneamente relaxam o esfíncter de Oddi e contraem a musculatura lisa que envolve externamente o epitélio da vesícula biliar (Figura 32.12). Um mediador fundamental dessa resposta é a colecistocinina. Além disso, é provável que os reflexos neurais intrínsecos e as vias vagais, algumas estimuladas pela capacidade da colecistocinina em se ligar aos aferentes vagais, contribuam também para a contração da vesícula biliar. O resultado final é a ejeção de bile concentrada para o lúmen do duodeno, onde as micelas mistas podem auxiliar na captação de lipídeos. Desse modo, quando não forem mais necessários, os ácidos são recuperados e reintroduzidos na circulação êntero-hepática para iniciar o ciclo novamente. No entanto, os outros componentes da bile são amplamente eliminados nas fezes, possibilitando, assim, a sua excreção do corpo.

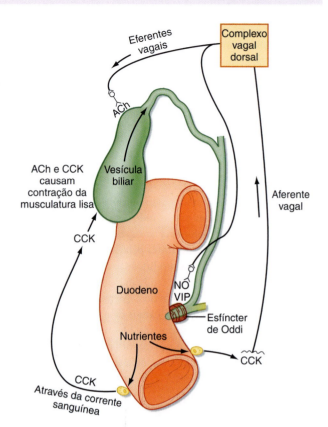

• **Figura 32.12** Controle neuro-humoral da contração da vesícula biliar e da secreção biliar. A via envolve também o relaxamento do esfíncter de Oddi para permitir a saída da bile para o duodeno. ACh, acetilcolina; CCK, colecistocinina; NO, óxido nítrico; VIP, polipeptídeo intestinal vasoativo.

 NA CLÍNICA

Os humanos são muito suscetíveis aos **cálculos biliares**, que são constituintes biliares precipitados que se acumulam na vesícula biliar ou em qualquer lugar da árvore biliar. Os cálculos biliares são compostos basicamente de colesterol ou bilirrubinato de cálcio (Ca^{++}) (colesterol versus cálculos pigmentares, respectivamente). A importância dos cálculos biliares está na sua tendência em obstruir o fluxo biliar e desse modo causar dor, intolerância às refeições grandes e gordurosas, retenção de constituintes biliares e (quando esse processo não é tratado) lesão hepática. Nos indivíduos suscetíveis, os mecanismos que normalmente impedem a nucleação da bile saturada não são adequados ou são sobrepujados, e são formados pequenos cristais que podem aumentar de tamanho até se transformar em cálculos biliares. A bile humana muitas vezes torna-se supersaturada de colesterol, aumentando, assim, o risco para a formação de cálculos, especialmente durante o jejum prolongado. Os cálculos biliares de colesterol são comuns em mulheres obesas na meia-idade, particularmente naquelas que tiveram filhos. Aparentemente, esse aumento na prevalência ocorre, em parte, devido à capacidade do estrogênio para aumentar a secreção hepática de colesterol. Nos casos graves de cálculos biliares, a vesícula biliar pode ser removida cirurgicamente, e isto geralmente por meio de procedimento laparoscópico. Às vezes, é possível retirar os pequenos cálculos alojados na árvore biliar inserindo-se um pequeno laço de captura através do esfíncter de Oddi pelo endoscópio.

Formação e excreção de bilirrubina pelo fígado

O fígado também é importante para a excreção de **bilirrubina**, que é um metabólito do heme potencialmente tóxico para o corpo. A bilirrubina é um antioxidante, e serve também como uma forma para eliminar o excesso de heme liberado pela hemoglobina dos eritrócitos senescentes. Na verdade, os eritrócitos são responsáveis por 80% da produção de bilirrubina, com a parte remanescente originando-se nas proteínas adicionais contendo heme e em outros tecidos. A bilirrubina pode cruzar a barreira hematencefálica e, se estiver em níveis excessivos, causa disfunção cerebral secundária à morte neuronal, assim como a ativação de astrócitos e microglias; esse processo pode ser fatal se não for tratado. A bilirrubina e seus metabólitos são importantes também pelo fato de fornecerem cor para a bile, para as fezes e, em uma extensão menor, para a urina. Da mesma forma, quando a bilirrubina acumula-se na circulação em decorrência de doença hepática, pode causar o sintoma comum de **icterícia**, ou amarelecimento da pele e da conjuntiva ocular.

A bilirrubina é sintetizada a partir do grupo heme por uma reação de dois estágios realizada nas células fagocitárias do **sistema reticuloendotelial**, tais como as células de Kupffer e as células esplênicas (do baço) (Figura 32.13). A heme oxigenase que está presente nessas células libera o ferro da molécula do grupo heme e produz o pigmento verde **biliverdina**. Por sua vez, esse pode ser reduzido para formar bilirrubina amarela. Como a bilirrubina é praticamente insolúvel em soluções aquosas de pH neutro, ela é transportada através da corrente sanguínea ligada à albumina. Quando esse complexo alcança o fígado, ele entra no espaço de Disse, onde a bilirrubina é absorvida seletivamente através da membrana basolateral dos hepatócitos por meio de um transportador de **polipeptídeos transportadores de ânions orgânicos (OATP)** (Tabela 32.1). No compartimento microssômico, a bilirrubina é conjugada com uma ou duas moléculas de ácido glicurônico para aumentar sua solubilidade aquosa.

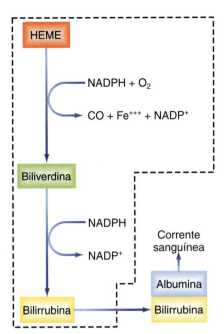

• **Figura 32.13** Conversão do heme em bilirrubina. As reações dentro da área delimitada pela *linha tracejada* ocorrem nas células do sistema reticuloendotelial.

A reação é catalisada pela **uridina-5′-difosfo (UDP)-glicuronil transferase** (UGT). Essa enzima é sintetizada apenas lentamente após o nascimento, o que explica por que a icterícia é relativamente comum nos recém-nascidos. Desse modo, os conjugados de bilirrubina são secretados na bile por uma **proteína associada à resistência a múltiplas drogas do tipo 2** (MRP2) localizada na membrana canalicular. É importante salientar que as formas conjugadas de bilirrubina não podem ser reabsorvidas pelo intestino, o que garante que elas possam ser excretadas. No entanto, o transporte de bilirrubina através dos hepatócitos e, na realidade, sua captação inicial pela corrente sanguínea é relativamente ineficaz, de modo que existe a presença de alguma bilirrubina conjugada ou não conjugada no plasma, mesmo sob condições normais. Ambas as formas de bilirrubina circulam ligadas à albumina, porém a forma conjugada está ligada de forma mais livre, e assim pode entrar na urina.

No cólon, os conjugados de bilirrubina são desconjugados pelas enzimas bacterianas e, posteriormente, a bilirrubina liberada é metabolizada pelas bactérias para produzir urobilinogênio, que é reabsorvido, e urobilinas e estercobilinas, que são excretadas. O urobilinogênio absorvido, por sua vez, pode ser reabsorvido pelos hepatócitos e reconjugado, proporcionando uma nova oportunidade para a molécula ser excretada.

A medição da bilirrubina plasmática, bem como a identificação de sua forma conjugada ou não conjugada, é uma ferramenta importante na avaliação de doença hepática. A presença de bilirrubina não conjugada, que na prática está totalmente ligada à albumina e não pode ser excretada na urina, reflete a perda de UGT (ou um atraso normal temporário na sua maturação em crianças) ou um repentino suprimento excessivo de heme que sobrecarrega o mecanismo de conjugação (como ocorre nas reações de transfusão ou em recém-nascidos incompatíveis com o fator Rhesus [Rh]). Por outro lado, a bilirrubinemia conjugada é caracterizada pela presença de bilirrubina na urina, para a qual transmite uma coloração escura. Esse fato indica defeitos genéticos no transportador que medeia a secreção de glicuronida/diglicuronida nos canalículos, ou pode ser devido a um bloqueio do fluxo biliar possivelmente causado por um cálculo biliar obstrutivo. Em ambos os casos, os conjugados de bilirrubina são formados no fígado; mas, sem possibilidade de saída, regurgitam de volta para o plasma para a excreção urinária.

NO NÍVEL CELULAR

A **síndrome de Crigler-Najjar** é uma condição associada a mutações na enzima UGT dos hepatócitos. Na síndrome de Crigler-Najjar do tipo I, uma mutação *missense* (de sentido incorreto) resulta na ausência completa dessa enzima, enquanto os pacientes com a síndrome de Crigler-Najjar do tipo II apresentam uma mutação mais leve que reduz os níveis da enzima UGT em cerca de 10% em relação aos níveis observados nos indivíduos normais. Desse modo, com níveis variados de gravidade, a síndrome de Crigler-Najjar prejudica a capacidade dos hepatócitos de conjugar a bilirrubina. A bilirrubina não conjugada extravasa de volta para a circulação e se liga à albumina, havendo um associado risco de lesão neurológica se os níveis aumentarem de forma acentuada. Atualmente, o único tratamento efetivo para a síndrome de Crigler-Najjar do tipo I é o transplante de fígado, embora a terapia genética possa ser uma opção promissora em um futuro próximo. Os pacientes com a síndrome de Crigler-Najjar do tipo II algumas vezes podem ser eficazmente tratados por meio de fototerapia com luz azul. Esse procedimento converte a bilirrubina não conjugada circulante em formas que são mais hidrossolúveis e, portanto, com uma ligação menos acentuada à albumina, que pode ser excretada na urina.

Processamento da amônia pelo fígado

A amônia (NH_3) é um pequeno metabólito neutro que se origina do metabolismo das proteínas e da atividade bacteriana, e que passa facilmente pelas membranas. O fígado é um contribuidor fundamental para a prevenção do acúmulo de amônia na circulação, o que é importante porque a amônia é tóxica para o sistema nervoso central. Para ser eliminada do corpo, a amônia é convertida em ureia após passar por várias reações enzimáticas no fígado, conhecidas como **ciclo da ureia** ou **ciclo de Krebs-Henseleit** (Figura 32.14). O fígado é o único tecido do corpo que pode converter amônia em ureia.

A amônia se origina de duas fontes principais. Aproximadamente 50% são produzidos no cólon por ureases bacterianas. Como o lúmen colônico é normalmente pouco ácido, parte dessa amônia é convertida no íon amônio (NH_4^+), que não consegue atravessar o epitélio colônico e, como consequência, é excretado nas fezes. No entanto, a parte remanescente da amônia produzida atravessa passivamente o epitélio colônico e é transportada para o fígado através da circulação portal. A outra fonte importante de amônia (aproximadamente 40%) são os rins (Capítulo 37). Uma pequena quantidade de amônia (aproximadamente 10%) provém da desaminação de aminoácidos no fígado pelos processos metabólicos que ocorrem nas células musculares, e por meio da liberação de glutamina contida nos eritrócitos senescentes.

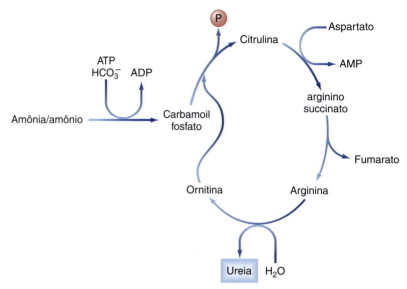

• **Figura 32.14** Ciclo da ureia.

A Figura 32.15 apresenta o "balanço das massas" para o processamento da amônia em um adulto saudável. Conforme já foi mencionado, a amônia é uma pequena molécula neutra que atravessa facilmente as membranas das células sem a necessidade de um transportador específico, embora algumas proteínas membranosas transportem a amônia, incluindo certas aquaporinas. Seja qual for o mecanismo para o transporte, as propriedades físico-químicas da amônia garantem que ela seja eficientemente retirada das circulações portal e sistêmica pelos hepatócitos, onde ela entra no ciclo da ureia para ser convertida em ureia (Figura 32.14), que é posteriormente transportada de volta para a circulação sistêmica. A ureia é uma pequena molécula que é filtrada com facilidade no glomérulo, e é parcialmente reabsorvida pelos túbulos renais, de modo que 50% da ureia filtrada são excretados na urina (Capítulo 37). A ureia que entra no cólon é excretada ou metabolizada em amônia via bactérias colônicas, com a amônia resultante sendo reabsorvida ou excretada.

Quando a capacidade metabólica do fígado estiver muito comprometida, rapidamente poderão ocorrer coma e morte. Na doença hepática crônica, os pacientes podem manifestar um decréscimo gradual na função cognitiva, o que reflete a atividade da amônia e de outras toxinas que não podem ser liberadas pelo fígado, uma condição conhecida como **encefalopatia hepática**. O desenvolvimento de confusão, demência e, eventualmente, coma em um paciente com doença hepática é evidência de uma progressão significativa, e esses sintomas podem levar a eventos fatais se não forem tratados.

Avaliação clínica da função hepática

Considerando-se a importância do fígado para a homeostasia, os testes de função hepática são a base fundamental para o diagnóstico clínico. Esses testes têm diversos objetivos: (1) avaliar se os hepatócitos foram lesionados ou estão disfuncionais, (2) determinar se a excreção biliar foi interrompida e (3) avaliar se os colangiócitos foram lesionados ou estão disfuncionais. Os **testes de função hepática** também são usados para monitorar as respostas ao tratamento ou as reações de rejeição após o transplante de fígado.

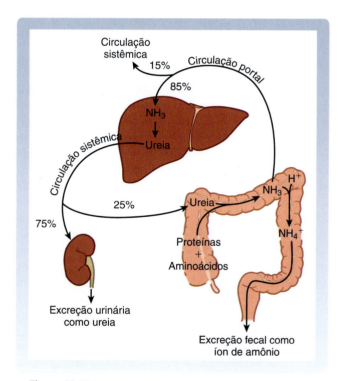

• **Figura 32.15** Homeostasia da amônia em um indivíduo saudável.

Entretanto, nem todos esses testes medem diretamente a função hepática. Mesmo assim, os testes de função hepática são discutidos com brevidade por causa da sua ligação à fisiologia hepática.

Os exames para determinar se houve ou não lesão de hepatócitos dependem dos marcadores específicos dessas células. Quando os hepatócitos são mortos por respostas necróticas à inflamação ou infecção, por exemplo, liberam enzimas tais como a alanina aminotransferase (ALT) e o aspartato aminotransferase (AST).[1] Essas enzimas, essenciais para a interconversão de aminoácidos, são facilmente quantificadas no soro, e indicam a presença de

---

[1] N.R.T.: As enzimas ALT e AST também eram chamadas "transaminase glutâmico pirúvica" (TGP) e "transaminase oxalacética" (TGO), respectivamente.

hepatócitos lesados, embora a AST possa ser liberada também após lesão de outros tecidos, inclusive do coração. Existem dois outros exames marcadores de lesão para o sistema biliar. A fosfatase alcalina é expressa na membrana canalicular, e as elevações dessa enzima no plasma sugerem a presença de localizada obstrução do fluxo biliar. Similarmente, é observado um aumento dos níveis de GGT quando ocorre lesão dos colangiócitos.

A quantificação da bilirrubina na circulação ou na urina fornece também uma visão do funcionamento hepático. Além disso, a medição de quaisquer outros produtos característicos secretados do fígado pode ser usada para o diagnóstico de doença hepática. Clinicamente, os exames mais comuns são as quantificações de albumina sérica e um parâmetro de coagulação sanguínea, o tempo de protrombina (TP) ou tempo de atividade da protrombina (TAP). Se os resultados desses testes forem anormais, quando considerados em conjunto com outros aspectos do quadro clínico, pode ser estabelecido um diagnóstico de doença hepática. Os níveis de glicose e de amônia sanguíneas são monitorados com frequência em pacientes com doença hepática crônica. Finalmente, os exames de imagem e o exame histológico de amostras de biopsia do parênquima hepático, em geral obtidas por via percutânea, são importantes também na avaliação e monitoramento de pacientes com suspeita de doença hepática ou com doença hepática já comprovada.

Pontos-chave

1. As funções vitais do fígado incluem metabolismo e síntese de carboidratos, lipídeos e proteínas; detoxificação de substâncias indesejadas; e excreção de substâncias lipossolúveis que circulam pelo sangue ligadas à albumina. O fígado sintetiza também a maior parte das proteínas plasmáticas, inclusive a albumina.

2. O funcionamento do fígado depende de sua anatomia singular, dos tipos celulares que o constituem (especialmente os hepatócitos), e da disposição incomum de seu suprimento sanguíneo.

3. O fígado excreta substâncias na bile. O fluxo biliar é impulsionado pela presença de ácidos biliares, que são produtos finais anfipáticos do metabolismo do colesterol e são produzidos pelos hepatócitos. Os ácidos biliares circulam entre o fígado e o intestino para conservar sua massa, e os metabólitos insolúveis em água, como colesterol, são transportados pela bile na forma de micelas mistas.

4. A bile é armazenada na vesícula biliar entre as refeições, onde é concentrada, e é liberada quando sinais hormonais e neurais simultaneamente contraem a vesícula biliar e relaxam o esfíncter de Oddi.

5. O fígado desempenha um papel decisivo na eliminação de certas substâncias, como a bilirrubina e a amônia, que, quando se acumulam na corrente sanguínea, têm efeitos tóxicos.

SEÇÃO 7

Fisiologia Renal

BRUCE M. KOEPPEN, BRUCE A. STANTON, AGNIESZKA SWIATECKA-URBAN E JULIANNE M. HALL

Capítulo 33
Elementos da Função Renal

Capítulo 34
Transporte de Soluto e Água ao Longo do Néfron: Função Tubular

Capítulo 35
Controle da Osmolalidade e do Volume dos Líquidos Corporais

Capítulo 36
Homeostasia do Potássio, do Cálcio e do Fosfato

Capítulo 37
Papel dos Rins na Regulação do Equilíbrio Ácido-Básico

33

Elementos da Função Renal

OBJETIVOS DO APRENDIZADO

Após a conclusão deste capítulo, o estudante será capaz de responder às seguintes questões:

1. Quais estruturas do glomérulo são barreiras de filtração às proteínas do plasma?
2. Qual a importância fisiológica do aparelho justaglomerular?
3. Quais vasos sanguíneos abastecem os rins?
4. Quais nervos inervam os rins?
5. Qual é a localização dos rins, e quais são suas características anatômicas macroscópicas?
6. Quais são as diferentes partes do néfron, e quais são suas localizações no córtex e na medula?
7. Quais são os principais componentes do glomérulo, e quais são os tipos celulares presentes em cada componente?
8. Como os conceitos de balanço de massa podem ser usados para medir a taxa de filtração glomerular (TFG)?
9. Por que o *clearance* de inulina e de creatinina pode ser usado para medir a TFG?
10. Por que a concentração plasmática de creatinina é usada clinicamente para monitorar a TFG?
11. Quais são os elementos da barreira de filtração glomerular, e como eles determinam a quantidade de proteínas que entram no espaço de Bowman?
12. Quais forças de Starling estão envolvidas na formação do ultrafiltrado glomerular, e como as alterações em cada força afetam a TFG?
13. O que é a autorregulação do fluxo sanguíneo renal e da TFG, e quais fatores e hormônios são responsáveis por esta autorregulação?
14. Quais hormônios regulam o fluxo sanguíneo renal?
15. Por que os hormônios influenciam o fluxo sanguíneo renal a despeito da autorregulação?

Visão geral da função renal

O rim apresenta no mais alto grau o fenômeno da sensibilidade, o poder de reagir a vários estímulos em uma direção, o que é apropriado à sobrevivência do organismo; um poder de adaptação que quase nos dá a ideia de que seus componentes devam ser dotados de inteligência.

E. STARLING – 1909

Certamente, a integridade mental é condição essencial para a vida livre e independente. Mas deixe a composição de nosso ambiente interno sofrer mudanças, deixe nossos rins falharem, mesmo por um pequeno espaço de tempo, de cumprir suas tarefas, e nossa integridade mental ou personalidade estará destruída.

HOMER W. SMITH – 1939

Como Starling e Smith reconheceram, os rins são considerados mais apropriadamente órgãos regulatórios, e não excretórios. Os rins regulam (1) a osmolalidade e os volumes de líquidos corpóreos, (2) o equilíbrio de eletrólitos, e (3) o equilíbrio ácido-básico. Os rins também excretam produtos metabólicos e substâncias estranhas, além de produzir e secretar hormônios.

O controle da osmolalidade dos líquidos corpóreos é importante para a manutenção do volume celular normal em todos os tecidos do corpo. O controle do volume dos líquidos corpóreos é necessário para a função normal do sistema cardiovascular. Os rins são também essenciais na regulação da quantidade de íons inorgânicos importantes ao corpo, como Na^+, K^+, Cl^-, bicarbonato (HCO_3^-), hidrogênio (H^+), Ca^{++} e fosfato inorgânico (Pi). Para manter o equilíbrio corpóreo total apropriado, a excreção desses eletrólitos deve ser igual ao seu aporte diário. Se o aporte de um eletrólito exceder sua excreção, sua quantidade no corpo aumentará, e o indivíduo apresentará um *balanço positivo* para aquele eletrólito. Ao contrário, se a excreção de um eletrólito exceder seu aporte, sua quantidade no corpo diminuirá, e o indivíduo apresentará um *balanço negativo* para aquele eletrólito. Para muitos eletrólitos, os rins são a única ou a principal via de excreção corporal.

Outra importante função dos rins é a regulação do equilíbrio ácido-básico. Muitas funções metabólicas do corpo são consideravelmente sensíveis ao pH. Assim, o pH dos líquidos corporais deve ser mantido dentro de limites estreitos. O pH normal é mantido por tampões nos líquidos corporais e pela ação coordenada de pulmões, fígado e rins.

Os rins excretam diversos produtos finais do metabolismo. Esses produtos residuais são ureia (a partir de aminoácidos), ácido úrico (a partir de ácidos nucleicos), creatinina (a partir da creatina muscular), produtos finais do metabolismo da hemoglobina e metabólitos de hormônios. Os rins eliminam essas substâncias do corpo a uma velocidade que corresponde à sua produção. Assim, eles regulam as concentrações hormonais nos líquidos corporais. Os rins também são uma importante via para a eliminação corporal de substâncias estranhas, tais como fármacos, toxinas (p. ex., pesticidas) e outros produtos químicos.

Finalmente, os rins são importantes órgãos endócrinos que produzem e secretam renina, calcitriol e eritropoetina. A renina não é um hormônio, mas uma enzima que ativa o sistema renina-angiotensina-aldosterona, o qual ajuda a regular a pressão sanguínea e o equilíbrio de Na^+ e K^+. O calcitriol, um metabólito da vitamina D_3, é necessário para a absorção normal de Ca^{++} pelo trato gastrointestinal e para sua deposição no osso (Capítulo 36). Nos pacientes com doença renal, a capacidade dos rins de produzir calcitriol está prejudicada e os níveis desse hormônio estão reduzidos. Como resultado, a absorção de Ca^{++} pelo intestino diminui, o que, com o passar do tempo, contribui para a ocorrência de anormalidades na formação e remodelagem ósseas observadas em pacientes com doença renal crônica. Outra consequência das muitas doenças renais é a redução na produção e na secreção de eritropoetina. A eritropoetina estimula a formação de eritrócitos pela medula óssea. A produção reduzida de eritrócitos contribui para a anemia que ocorre na **doença renal crônica (DRC)**, uma perda progressiva da função renal por um período de meses ou anos.

Diversas condições prejudicam a função renal. A redução da função renal pode ser transitória ou permanente e pode progredir com o passar do tempo. Pacientes cuja **taxa de filtração glomerular (TFG)** é inferior a 10% do normal são considerados portadores de **insuficiência renal**, também denominada **doença renal em estágio terminal (DRET)** e precisam receber terapia renal substitutiva (TRS) na forma de diálise, hemofiltração ou transplante renal para sobreviver.

Para entender os mecanismos que contribuem para a doença renal, é necessário primeiramente entender a fisiologia normal da função renal. Assim, nos próximos capítulos desta seção do livro, são abordados os vários aspectos da função renal.

Anatomia funcional dos rins

A estrutura e a função estão estreitamente ligadas nos rins. Consequentemente, a análise das características anatômicas e histológicas macroscópicas dos rins é um pré-requisito para entender suas funções.

Anatomia macroscópica

Os rins são órgãos pares que se encontram na parede posterior do abdome, atrás do peritônio, em cada lado da coluna vertebral. No homem adulto, cada rim pesa entre 115 e 170 g, e tem aproximadamente 11 cm de comprimento, 6 cm de largura e 3 cm de espessura.

As características anatômicas macroscópicas do rim humano estão ilustradas na Figura 33.1. A face medial de cada rim contém uma reentrância através da qual passam artéria, veia, nervos e pelve renais. Se um rim fosse cortado na metade, duas regiões ficariam evidentes: uma externa, chamada **córtex**; e outra interna, chamada **medula**. O córtex e a medula são compostos de **néfrons** (as unidades funcionais do rim), vasos sanguíneos, linfáticos e nervos. A medula no rim humano divide-se em

NA CLÍNICA

A **doença renal** é um problema de saúde importante no mundo inteiro. Somente nos EUA:

- A doença renal acomete mais de 37 milhões de pessoas – isto é, 1 em 7 ou 15% da população adulta
- A doença renal crônica (DRC) é o problema de saúde pública menos reconhecido. Aproximadamente 90% dos indivíduos portadores de DRC nem sequer têm consciência de sua doença, e 50% dos indivíduos com função renal muito baixa e que não fazem diálise não sabem que têm DRC
- A DRC constitui a oitava causa principal de morte, responsável por mais de 100.000 mortes anualmente
- O custo da assistência médica para DRC só nos pacientes do Medicare ultrapassa 70 bilhões de dólares por ano, e, nos pacientes com doença renal em estágio terminal (DRET), ultrapassa um custo adicional de 50 bilhões de dólares
- Mais de 786.000 indivíduos vivem com **DRET**, com 71% em diálise e 29% submetidos a transplante renal
- Diabetes e hipertensão são as causas principais de DRET
- Mais de 23.000 transplantes renais são realizados a cada ano. Infelizmente, mais de 90.000 pacientes estão esperando por transplantes renais.

Os indivíduos com DRET precisam receber TRS, que consiste em diálise peritoneal, hemodiálise, hemofiltração e transplante renal. Tanto a diálise peritoneal quanto a hemodiálise, como os nomes sugerem, apoiam-se na capacidade de remover pequenas moléculas dialisáveis do sangue – incluindo produtos residuais normalmente removidos pelos rins intactos – por meio de difusão através de uma membrana seletivamente permeável em solução desprovida dessas substâncias, o que atenua tanto seu acúmulo quanto os associados efeitos adversos de saúde. Além disso, a diálise ajuda a restabelecer o equilíbrio hidreletrolítico por meio da remoção do líquido em excesso, das correções das alterações ácido-básicas, e da normalização das concentrações plasmáticas de eletrólitos. Na **diálise peritoneal**, a membrana peritoneal que reveste a cavidade abdominal age como uma membrana "dialisante". Introduzem-se na cavidade abdominal vários litros de uma solução para diálise definida, e pequenas moléculas do sangue difundem-se através da membrana peritoneal para a solução, que pode então ser repetidamente removida, descartada e substituída. Na **hemodiálise**, o sangue do paciente é bombeado através de um rim artificial extracorpóreo, no qual o sangue é separado de uma solução para diálise definida por meio de uma membrana semipermeável artificial que permite que pequenas moléculas difundam-se do sangue para a solução de diálise de acordo com o gradiente de concentração, removendo, assim, as moléculas associadas a efeitos adversos à saúde caso elas se acumulem nos pacientes cujos rins não estejam funcionais. A **hemofiltração** é uma forma de TRS baseada em convecção, um processo durante o qual os solutos (escórias metabólicas e outras moléculas pequenas normalmente eliminadas pelos rins funcionais) e solvente (água) movem-se de acordo com o gradiente de pressão. Na hemofiltração, o sangue do paciente é bombeado através de um rim artificial extracorpóreo, no qual os solutos são transportados através de uma membrana semipermeável artificial, juntamente com o movimento do solvente (ultrafiltração) que ocorre em resposta ao gradiente de pressão transmembrana positivo. O líquido de reposição ultrapuro é então reinfundido no paciente para manter a hemostasia do volume e dos eletrólitos. A hemofiltração é utilizada apenas como forma de TRS contínua em pacientes hospitalizados com doença aguda. A hemodiálise e a diálise peritoneal também podem ser utilizadas em pacientes hospitalizados ou como forma de TRS crônica. Os pacientes candidatos a transplantes são frequentemente tratados com diálise até que um doador de rim apropriado possa ser encontrado. Embora em função da produção bastante reduzida de eritropoetina endógena a anemia tenha sido historicamente um problema significativo nos pacientes com DRET, esse problema pode hoje ser facilmente corrigido nos pacientes que recebem diálise por meio da administração de agentes estimuladores da eritropoetina (p. ex., eritropoetina recombinante humana).

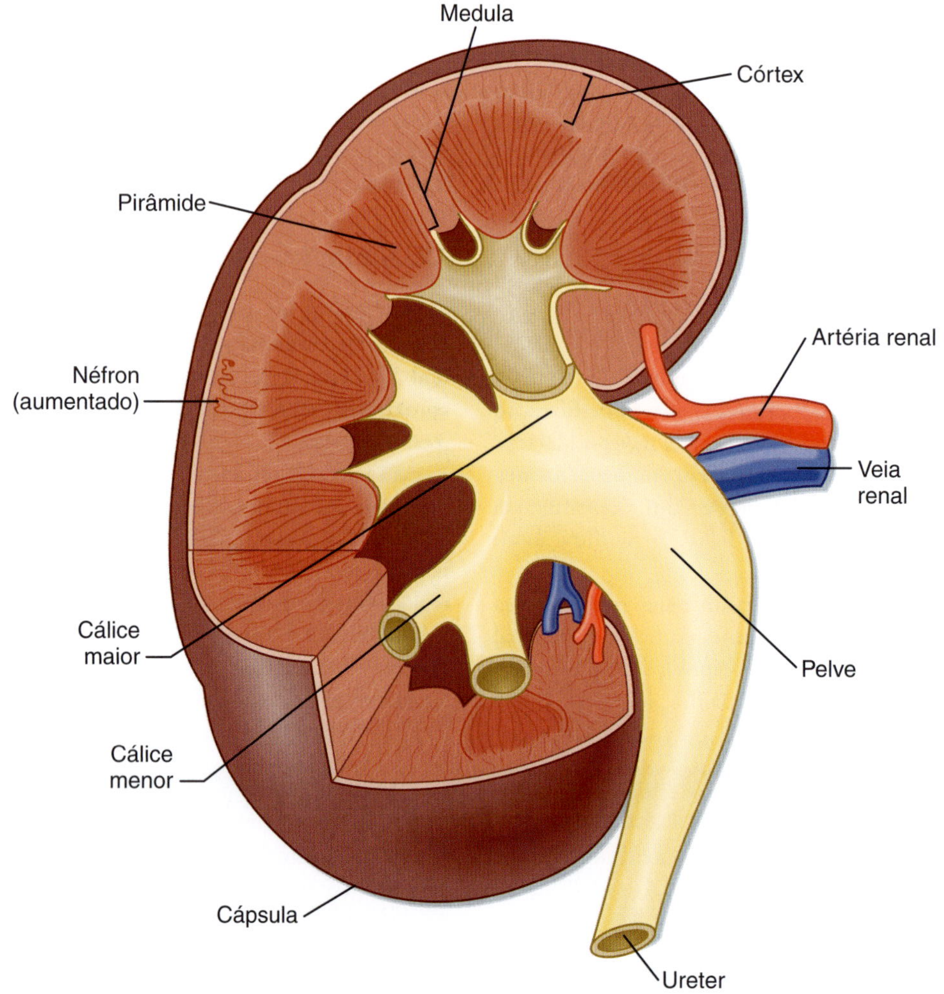

Figura 33.1

Estrutura de um rim humano em corte aberto para mostrar as estruturas internas. (Modificada de Boron WF, Boulpaep EL. *Medical Physiology*. 2nd ed. Philadelphia: Saunders Elsevier; 2009.)

massas cônicas chamadas **pirâmides renais**. A base de cada pirâmide origina-se na borda corticomedular, e o ápice termina em uma papila que se encontra dentro de um **cálice menor**. Os cálices menores coletam a urina de cada papila. Os numerosos cálices menores expandem-se em duas ou três bolsas abertas, os **cálices maiores**. Esses, por sua vez, drenam para a **pelve**, que é a região superior expandida do **ureter**, que leva a urina da pelve à bexiga urinária. As paredes dos cálices, pelve e ureteres contêm uma musculatura lisa que contrai para impulsionar a urina em direção à **bexiga urinária**.

O fluxo sanguíneo para os dois rins é equivalente a aproximadamente 25% (1,25 L/minuto) do débito cardíaco nos indivíduos em repouso. Entretanto, os rins constituem menos de 0,5% do peso corpóreo total. Como ilustrado na Figura 33.2 *(esquerda)*, a **artéria renal** ramifica-se progressivamente para formar a **artéria interlobar**, a **artéria arqueada**, a **artéria interlobular** e a **arteríola aferente**, a qual leva aos **capilares glomerulares**. Os capilares glomerulares juntam-se para formar a **arteríola eferente**, que leva a uma segunda rede capilar, os **capilares peritubulares**, os quais fornecem sangue ao néfron. Os vasos do sistema venoso correm paralelamente aos vasos arteriais e progressivamente formam a **veia interlobular**, a **veia arqueada**, a **veia interlobar** e a **veia renal**, que corre ao lado do ureter.

Ultraestrutura do néfron

A unidade funcional dos rins é o néfron. Cada rim humano contém aproximadamente 1,2 milhão de néfrons, os quais são essencialmente tubos ocos compostos por uma camada epitelial celular única. O néfron consiste em um **corpúsculo renal**, um **túbulo proximal**, uma **alça de Henle**, um **túbulo distal** e um **sistema de ductos coletores**[a] (Figuras 33.2 e 33.3). O corpúsculo renal[b] consiste em capilares glomerulares dentro da **cápsula de Bowman**. O túbulo proximal sai dessa estrutura e inicialmente forma várias espirais, que são seguidas por um trecho reto que desce para a medula.[1] O próximo segmento

[a] A organização do néfron é, na verdade, mais complicada que a apresentada aqui. Entretanto, para simplificação e clareza da apresentação nos capítulos subsequentes, o néfron é dividido em cinco segmentos. O sistema do ducto coletor não é de fato parte do néfron. Entretanto, novamente para simplificação, nós consideramos o sistema do ducto coletor como parte do néfron.
[b] Embora o corpúsculo renal seja composto de capilares glomerulares e cápsula de Bowman, o termo *glomérulo* é usado comumente para descrever o corpúsculo renal.
[1] N.R.T.: O túbulo proximal pode ser dividido em segmento S1, que é chamado "convoluto" ou "contorcido"; e o segmento S2, mais final, que é reto. As células presentes em cada segmento diferem em termos de estrutura e tipos de transportadores na membrana celular e nas junções comunicantes, o que confere distintas capacidades absortivas.

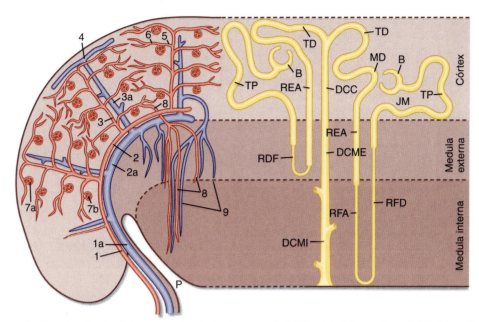

• **Figura 33.2** *Esquerda*, Organização do sistema vascular do rim humano. *1*, Artérias interlobares; *1a*, veia interlobar; *2*, artérias arqueadas; *3*, artérias interlobulares; *3a*, veias interlobulares; *4*, veia estrelada; *5*, arteríolas aferentes; *6*, arteríolas eferentes; *7a* e *7b*, redes capilares glomerulares; *8*, vaso reto descendente; *9*, vaso reto ascendente. *Direita*, Organização do néfron humano. À esquerda está ilustrado um néfron superficial e à direita está ilustrado um néfron justamedular (JM). A alça de Henle inclui a porção reta do túbulo proximal (TP), o ramo fino descendente (RFD), o ramo fino ascendente (RFA) e o ramo espesso ascendente (REA). B, cápsula de Bowman; DCC, ducto coletor cortical; DCME, ducto coletor medular externo; DCMI, ducto coletor medular interno; MD, mácula densa; P, pelve; TD, túbulo distal. (Modificada de Kriz W, Bankir LA. *Am J Physiol*. 1988;254:F1; e Koushanpour E, Kriz W. *Renal Physiology: Principles, Structure, and Function*. 2nd ed. New York: Springer-Verlag; 1986.)

é a alça de Henle, que é composta pelo trecho reto do túbulo proximal, o ramo fino descendente (que termina em uma curva sinuosa), o ramo espesso ascendente (somente nos néfrons com alças de Henle longas), e o ramo espesso ascendente. Próximo à extremidade do ramo espesso ascendente, o néfron passa entre as arteríolas aferentes e eferentes do mesmo néfron. Esse trecho curto do ramo espesso ascendente em contato com o glomérulo é chamado **mácula densa** (Figuras 33.2 e 33.3). O túbulo distal começa a uma curta distância além da mácula densa e se estende até o ponto do córtex onde dois ou mais néfrons se juntam para formar um ducto coletor cortical. O **ducto coletor cortical** entra na medula e torna-se o **ducto coletor medular externo** e então o **ducto coletor medular interno**.

Cada segmento do néfron é composto de células que são adaptadas exclusivamente para realizar funções de transporte específicas (Figura 33.3). As células tubulares proximais têm uma membrana apical consideravelmente amplificada (o ultrafiltrado ou face urinária da célula) chamada **borda em escova**, que está presente somente no túbulo proximal. A membrana basolateral (a face intersticial ou sanguínea da célula) é altamente invaginada. Essas invaginações contêm muitas mitocôndrias. Por outro lado, os ramos finos ascendentes e descendentes da alça de Henle têm superfícies apicais e basolaterais pouco desenvolvidas e poucas mitocôndrias. As células do ramo espesso ascendente e do túbulo distal têm muitas mitocôndrias e dobramento extenso da membrana basolateral.

O ducto coletor é composto de dois tipos celulares: células principais e células intercaladas. As **células principais** têm uma membrana basolateral moderadamente invaginada e contêm poucas mitocôndrias (Figura 33.3). Elas desempenham um importante papel na reabsorção de NaCl (Capítulos 34 e 35) e na secreção de K^+ (Capítulo 36). As **células intercaladas**, que desempenham um importante papel na regulação do equilíbrio ácido-básico, têm alta densidade de mitocôndrias (Figura 33.3). Uma população de células intercaladas secreta H^+ (*i. e.*, reabsorve (HCO_3^-)), e uma segunda população secreta (HCO_3^-) e também pode reabsorver NaCl (Capítulo 37). O segmento final do néfron, o ducto coletor medular interno, é composto de células que têm superfícies apicais e basolaterais pouco desenvolvidas e poucas mitocôndrias.

Exceto as células intercaladas, todas as células no néfron apresentam em sua membrana plasmática apical um único cílio primário não móvel que se projeta no líquido tubular (Figura 33.4). Os cílios primários são mecanossensores (*i. e.*, detectam mudanças na velocidade do fluxo do líquido tubular) e quimiossensores (*i. e.*, detectam compostos no líquido circundante e respondem a eles), e iniciam as vias de sinalização dependentes de Ca^{++}, incluindo aquelas que controlam a função, a proliferação, a diferenciação e a apoptose das células renais (*i. e.*, morte celular programada).

Os néfrons podem ser subdivididos nos tipos superficial (também chamado "néfron cortical") e justamedular (Figura 33.2), havendo aproximadamente 10 néfrons superficiais para cada néfron justamedular. O glomérulo de cada néfron superficial está localizado na região externa do córtex. As alças de Henle correspondentes são curtas, e as associadas arteríolas eferentes ramificam-se em capilares peritubulares que circundam os segmentos de seus néfrons associados, bem como os de néfrons adjacentes. Essa rede capilar transporta oxigênio e nutrientes importantes para os segmentos do néfron no córtex, distribui substâncias a segmentos individuais do néfron para secreção (*i. e.*, movimento de uma substância do sangue para o líquido tubular), e serve como uma via de retorno da água e dos solutos reabsorvidos para o sistema circulatório. Algumas espécies, incluindo os humanos, também apresentam néfrons superficiais bastante curtos cujas alças de Henle nunca entram na medula.

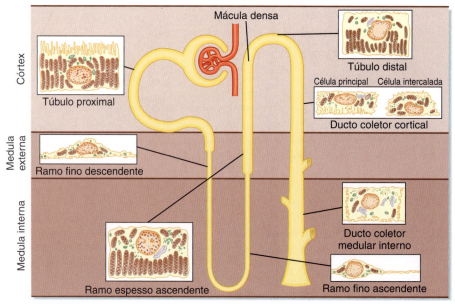

• **Figura 33.3** Diagrama de um néfron incluindo a ultraestrutura celular.

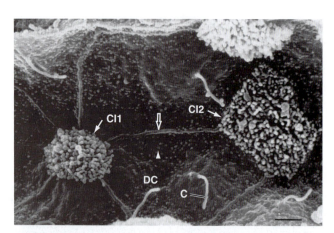

• **Figura 33.4** Eletromicrografia de varredura ilustrando os cílios primários (C, cerca de 2 a 30 μm de comprimento e 0,5 μm de diâmetro) na membrana plasmática apical das células principais do ducto coletor cortical. Observe que as células intercaladas (CI1 e CI2) não têm cílios, mas têm numerosas microvilosidades. DC, células principais dos ductos coletores com microvilosidades curtas (*ponta de seta*); as cristas retas (*seta vazada*) são as bordas celulares entre as células principais; CI1 e CI2, células intercaladas com numerosas microvilosidades longas na membrana apical. (De Kriz W, Kaissling B. Structural organization of the mammalian kidney. In: Seldin DW, Giebisch G [eds]. *The Kidney: Physiology and Pathophysiology*. 3rd ed. Philadelphia: Lippincott Williams & Wilkins; 2000.)

O glomérulo de cada **néfron justamedular** localiza-se na região do córtex adjacente à medula (Figura 33.2, *direita*). Quando comparados aos néfrons superficiais, os néfrons justamedulares diferem anatomicamente de duas importantes maneiras: a alça de Henle é mais longa e se estende mais profundamente na medula; e a arteríola eferente forma não somente uma rede de capilares peritubulares, mas também uma série de alças vasculares associadas chamadas **vasos retos**.

Conforme está mostrado na Figura 33.2 (*esquerda*), os vasos retos descem para a medula, onde formam redes de capilares que circundam os ductos coletores e os ramos ascendentes da alça de Henle. O sangue retorna ao córtex por via do vaso reto

 NO NÍVEL CELULAR

A **policistina 1** (codificada pelo gene *PKD1*) e a **policistina 2** (codificada pelo gene *PKD2*) são expressas na membrana dos cílios primários e medeiam a entrada de Ca^{++} nas células. Acredita-se que PKD1 e PKD2 desempenhem um papel importante na secreção de K^+ dependente de fluxo pelas células principais do ducto coletor. Como descrito com mais detalhes no Capítulo 36, o fluxo aumentado de líquido tubular no ducto coletor é um forte estímulo para a secreção de K^+. O fluxo aumentado curva o cílio primário nas células principais, o que ativa o complexo do canal PKD1/PKD2 condutor de Ca^{++} e permite que o Ca^{++} entre na célula, elevando a $[Ca^{++}]$ intracelular. O aumento na $[Ca^{++}]$ ativa os canais de K^+ na membrana plasmática apical, o que eleva a secreção de K^+ da célula para o líquido tubular.

 NA CLÍNICA

A **doença renal policística autossômica dominante** (DRPAD) é a doença renal herdada mais comum, ocorrendo em cerca de uma em 1.000 pessoas. Mais de 12,5 milhões de pessoas no mundo apresentam DRPAD, que é causada primariamente por mutações em *PKD1* (85 a 90% dos casos) ou *PKD2* (cerca de 15% dos casos). O principal fenótipo da DRPAD é o aumento dos rins devido à presença de centenas ou milhares de cistos renais repletos de líquido, que podem crescer até alcançar um tamanho de 20 cm de diâmetro. Os cistos podem também ser vistos no fígado e em outros órgãos nesta condição. Aproximadamente 50% dos pacientes com DRPAD evoluem para DRET por volta da idade de 60 anos. Embora não esteja claro como as mutações em *PKD1* e *PKD2* causam DRPAD, a formação de cisto renal pode resultar de defeitos na absorção de Ca^{++} que alteram as vias de sinalização dependentes de Ca^{++}, como as que controlam a proliferação, a diferenciação e a apoptose de células renais.

ascendente. Embora menos de 0,7% do fluxo sanguíneo renal (FSR) entre nos vasos retos, esses vasos desempenham importantes funções na medula renal, que incluem (1) carrear oxigênio e importantes substratos metabólicos para reforçar a função do néfron, (2) liberar substâncias para o néfron para secreção, (3) servir como uma via para o retorno da água e de solutos reabsorvidos ao sistema circulatório, e (4) concentrar e diluir urina (a concentração e a diluição da urina são discutidas mais detalhadamente no Capítulo 35).

Ultraestrutura do glomérulo

O primeiro passo na formação da urina é o movimento passivo de um ultrafiltrado de plasma dos capilares glomerulares (*i. e.*, glomérulo) para o **espaço de Bowman**. O termo *ultrafiltração* refere-se a esse movimento passivo de líquidos – similares em composição ao plasma, exceto pelo fato de que a concentração de proteínas do ultrafiltrado é muito mais baixa que a do plasma – dos capilares glomerulares para a cápsula de Bowman. Para avaliar esse processo, deve-se conhecer a anatomia do glomérulo, que consiste em uma rede de capilares supridos pela arteríola aferente e drenados pela arteríola eferente (Figuras 33.5 e 33.6). Durante o desenvolvimento embriológico, os capilares glomerulares fazem pressão na extremidade fechada do túbulo proximal, formando a cápsula de Bowman. À medida que as células epiteliais estreitam-se na circunferência externa da cápsula de Bowman, elas formam o epitélio parietal (Figura 33.5). As células epiteliais em contato com os capilares tornam-se espessas e se desenvolvem em **podócitos**, os quais formam a **camada visceral** da cápsula de Bowman (Figuras 33.7 e 33.9). As células viscerais fazem face externamente ao polo vascular (*i. e.*, onde as arteríolas aferentes e eferentes entram, e a cápsula de Bowman sai) para formar a camada parietal da cápsula de Bowman. O espaço entre a camada visceral e a camada parietal é o espaço de Bowman, o qual no polo urinário (*i. e.*, onde o túbulo proximal se junta à cápsula de Bowman) do glomérulo torna-se o lúmen do túbulo proximal.

As células endoteliais dos capilares glomerulares são cobertas por uma membrana basal circundada por **podócitos**. O endotélio capilar, a membrana basal e os processos podais dos podócitos formam a chamada **barreira de filtração** (Figuras 33.5 e 33.7 a 33.9). O endotélio é fenestrado (*i. e.*, contém cavidades de 700 Å, em que 1 Å = 10^{-10} m) e livremente permeável à água, a solutos pequenos (p. ex., Na^+, ureia e glicose) e à maioria das proteínas, mas não é permeável a eritrócitos, leucócitos ou plaquetas. Como as células endoteliais expressam glicoproteínas negativamente carregadas em sua superfície, no espaço de Bowman elas minimizam a filtração de albumina, a proteína plasmática mais abundante, e a da maioria das outras proteínas plasmáticas. Além de seu papel como barreira à filtração, as células endoteliais sintetizam várias substâncias vasoativas (p. ex., óxido nítrico [NO], um vasodilatador, e endotelina 1 [ET-1], um vasoconstritor), que são importantes no controle do **fluxo plasmático renal (FPR)**. A membrana basal, que é uma matriz porosa de proteínas com carga negativa (colágeno do tipo IV, laminina, proteoglicanos agrina e perlecan, e fibronectina), é uma importante barreira de filtração às proteínas do plasma. Acredita-se que a membrana basal funcione primariamente como um filtro de carga seletiva, ou seja, a capacidade das proteínas de atravessar o filtro depende da carga.

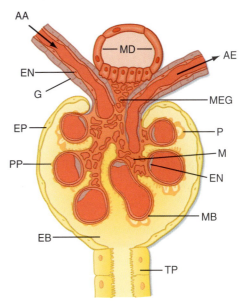

• **Figura 33.5** Anatomia do glomérulo e do aparelho justaglomerular. O aparelho justaglomerular é composto da mácula densa (MD) do ramo espesso ascendente, células mesangiais extraglomerulares (MEG) e células granulares (G) produtoras de renina e angiotensina II das arteríolas aferentes (AA). AE, arteríola eferente; EB, espaço de Bowman; EN, célula endotelial; EP, epitélio parietal; M, células mesangiais entre capilares; MB, membrana basal; P, corpo celular do podócito (camada celular visceral); PP, processos podais dos podócitos; TP, célula do túbulo proximal. (Modificada de Kriz W, Kaissling B. Structural organization of the mammalian kidney. In: Alpern RJ, Moe OW, Caplan M, eds. *Seldin and Giebisch's The Kidney*. 5th ed. London: Elsevier; 2013. Figura naquela fonte baseada em Kriz W, Sakai T, et al. Morphological aspects of glomerular function. In: Davison AM, ed. *"Nephrology,"* Vol. 1, *Proceedings of the 10th International Congress of Nephrology*. Bailliere Tindall: London; 1988: 323.)

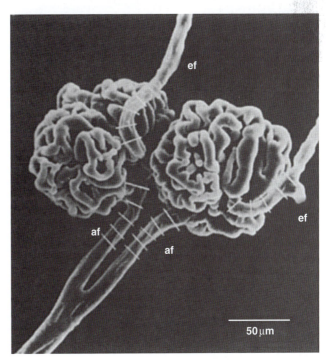

• **Figura 33.6** Eletromicrografia de varredura da artéria interlobular, arteríola aferente (af), arteríola eferente (ef) e glomérulo. As *barras brancas* sobre as arteríolas aferentes e eferentes indicam que elas medem aproximadamente 15 a 20 µm de diâmetro. (De Kimura K et al. *Am J Physiol*. 1990;259:F936.)

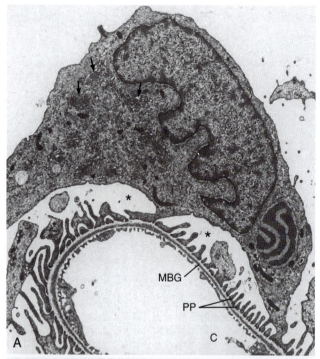

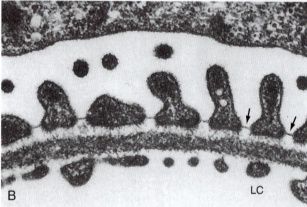

• **Figura 33.7 A.** Eletromicrografia de um podócito circundando um capilar glomerular. O corpo celular do podócito contém um núcleo grande com três endentações. Os processos celulares do podócito formam os processos podais interdigitantes (PP). As *setas* no citoplasma do podócito indicam o aparelho de Golgi bem desenvolvido, e os *asteriscos* indicam o espaço de Bowman. C, lúmen do capilar; MBG, membrana basal glomerular. **B.** Eletromiografia da barreira de filtração de um capilar glomerular. A barreira de filtração é composta de três camadas: endotélio, membrana basal e processos podais dos podócitos. Observe o diafragma de fenda de filtração atravessando o assoalho das fendas de filtração (*setas*). LC, lúmen do capilar. (De Kriz W, Kaissling B. Structural organization of the mammalian kidney. In: Alpern RJ, Moe OW, Caplan M, eds. *Seldin and Giebisch's The Kidney*. 5th ed. London: Elsevier; 2013.)

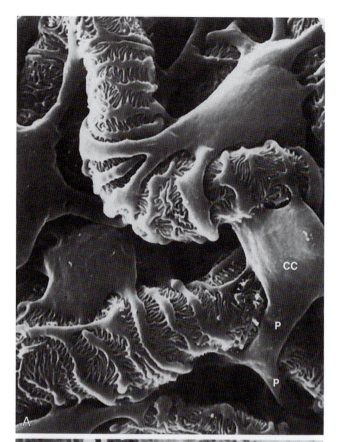

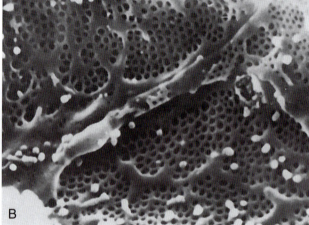

• **Figura 33.8 A.** Eletromicrografia de varredura mostrando a superfície externa dos capilares glomerulares. Essa é a visão a partir da cápsula de Bowman. Os processos (P) dos podócitos correm do corpo celular (CC) para os capilares, onde por fim se dividem em processos podais. A interdigitação dos processos podais cria as fendas de filtração. **B.** Eletromicrografia de varredura da superfície interna (face sanguínea) de um capilar glomerular. Essa é a visão a partir do lúmen do capilar. As fenestrações das células endoteliais são vistas como pequenas cavidades de até 700 Å. (De Kriz W, Kaissling B. Structural organization of the mammalian kidney. In: Alpern RJ, Moe OW, Caplan M, eds. *Seldin and Giebisch's The Kidney*. 5th ed. London: Elsevier; 2013.)

Os podócitos, que são endocíticos, apresentam longos processos como dedos que cercam a superfície externa dos capilares (Figuras 33.7 e 33.8A). Os processos dos podócitos interdigitam-se para cobrir a membrana basal, e são separados por espaços aparentes chamados **fendas de filtração** (Figuras 33.7 e 33.8A). Cada fenda de filtração é atravessada por um diafragma fino que contém poros com dimensão de 40 × 140 Å. O **diafragma de fenda de filtração**, que aparece como uma estrutura contínua quando observado pela microscopia eletrônica (Figura 33.7B), é composto de várias proteínas, tais como **nefrina (NPHS1)**, **NEPH-1** e **podocina** (NPHS2), além de proteínas intracelulares que se associam ao diafragma de fenda, tais como **α-actinina 4 (ACTN4)** e **CDP2-AP** (Figura 33.10). As fendas de filtração, que atuam primariamente como filtros seletivos de tamanho, reduzem a filtração de proteínas e macromoléculas que cruzam a membrana basal para entrarem no espaço de Bowman. Como tanto a membrana basal quanto as

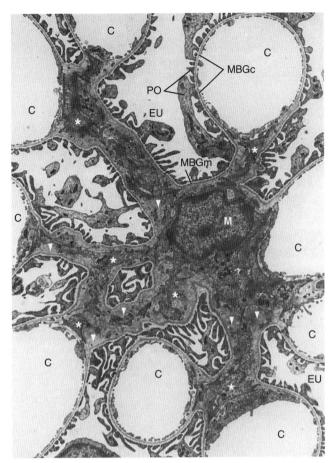

• **Figura 33.9** Eletromicrografia do mesângio, a área entre os capilares glomerulares que contêm células mesangiais. C, capilares glomerulares; EU, espaço urinário; M, célula mesangial que dá origem a vários processos, alguns marcados por *asteriscos*; MBGc, membrana basal glomerular capilar circundada por processos podais de podócitos (PO) e células endoteliais; MBGm, membrana basal glomerular mesangial circundada por processos podais de podócitos e células mesangiais. Observe a extensa matriz extracelular circundada por células mesangiais (*pontas de seta*) (4.100×). (De Kriz W, Kaissling B. Structural organization of the mammalian kidney. In: Alpern RJ, Moe OW, Caplan M [eds]: *Seldin and Giebisch's The Kidney*, 5th ed. London, Elsevier, 2013.)

fendas de filtração contêm glicoproteínas de carga negativa, algumas proteínas são retidas (*i. e.*, não filtradas no espaço de Bowman) com base em tamanho e carga. No caso das moléculas com um raio molecular efetivo entre 18 e 42 Å, as moléculas catiônicas são filtradas mais rapidamente que as aniônicas.

Outro componente importante do corpúsculo renal é o **mesângio**, que consiste em **células mesangiais** e **matriz mesangial** (Figura 33.9). As células mesangiais, as quais apresentam muitas propriedades das células de músculo liso, fornecem suporte estrutural para os capilares glomerulares, secretam matriz extracelular, exibem atividade fagocitária removendo macromoléculas do mesângio, e secretam prostaglandinas e citocinas pró-inflamatórias. Como elas também contraem e estão adjacentes aos capilares glomerulares, as células mesangiais podem influenciar a TFG por meio da regulação do fluxo sanguíneo através dos capilares glomerulares ou alterando a área de superfície capilar. As células mesangiais localizadas externamente ao glomérulo (entre as arteríolas aferentes e eferentes) são chamadas **células mesangiais extraglomerulares**.

NA CLÍNICA

A perda da estrutura normal dos podócitos afeta a integridade da barreira de filtração e aumenta a permeabilidade dos capilares glomerulares às proteínas. A elevada permeabilidade a proteínas resulta em aumento da excreção urinária de proteínas (**proteinúria**). Portanto, o aparecimento de proteínas na urina pode indicar doença renal. A perda urinária de grandes quantidades de proteínas leva à hipoalbuminemia e pode causar edema generalizado. A tríade, que caracteriza uma condição denominada "síndrome nefrótica", pode resultar de mutações de genes que codificam proteínas essenciais para a integridade da barreira de filtração. A síndrome nefrótica também pode ser causada por uma desregulação do sistema imune desencadeada por infecção, o que afeta, em última análise, a barreira de filtração. As mutações em vários genes que codificam proteínas do diafragma de fenda (Figura 33.10), como **nefrina**, **NEPH-1** e **podocina**, ou proteínas intracelulares que interagem funcionalmente com as proteínas do diafragma de fenda, como **CD2-AP** e **α-actinina 4** (ACTN4), resultam em proteinúria e doença renal. Por exemplo, mutações no gene da nefrina (*NPHS1*) na síndrome nefrótica congênita levam a diafragmas de fenda anormais, causando proteinúria intensa e falência renal. Por outro lado, as mutações no gene da podocina (*NPHS2*) causam síndrome nefrótica.

NA CLÍNICA

A **síndrome de Alport** caracteriza-se por anormalidades estruturais e disfunção do colágeno tipo IV da membrana basal glomerular, levando a hematúria (*i. e.*, presença de sangue na urina), proteinúria e perda progressiva da função renal, e responde por 3% dos casos de DRC em crianças e por 0,2% dos adultos com DRET nos Estados Unidos. A síndrome de Alport é causada por mutações nos genes *COL4A3*, *COL4A4* ou *COL4A5*, que causam defeitos nas cadeias alfa-3, alfa-4 e alfa-5 do colágeno tipo IV, respectivamente. A visão prevalecente é a de que a síndrome de Alport é transmitida de maneira ligada ao cromossomo X na maioria dos casos e resulta de mutações no gene *COL4A5*. As mutações nos genes *COL4A3* ou *COL4A4* são transmitidas de forma autossômica e respondem por apenas um pequeno número de casos de síndrome de Alport. Nossa compreensão da genética da síndrome de Alport evoluiu nesses últimos anos. As novas tecnologias de sequenciamento sugerem que a prevalência de todas as mutações do gene *COL4A4*, incluindo as que levam à síndrome de Alport autossômica na população, pode ser muito mais alta do que o anteriormente previsto.

Ultraestrutura do aparelho justaglomerular

O **aparelho justaglomerular** é componente de um importante mecanismo de retroalimentação, a retroalimentação tubuloglomerular, descrita adiante neste capítulo. As estruturas que compõem o aparelho justaglomerular (Figura 33.5) são:

1. A **mácula densa** do ramo espesso ascendente.
2. As células mesangiais extraglomerulares.
3. As células granulares da arteríola aferente produtoras de renina e de angiotensina II.

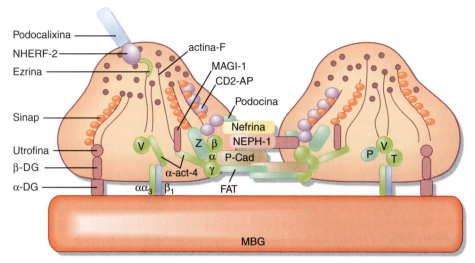

• **Figura 33.10** Anatomia dos processos podais dos podócitos. Esta figura ilustra as proteínas que constituem o diafragma de fenda entre dois processos podais adjacentes. A nefrina e a NEPH1 são proteínas que atravessam a membrana e apresentam grandes domínios extracelulares que interagem. A podocina, também uma proteína que atravessa a membrana, organiza a nefrina e a NEPH1 em microdomínios específicos na membrana plasmática, o que é importante para os eventos sinalizadores que determinam a integridade estrutural dos processos podais dos podócitos. Muitas das proteínas que compõem o diafragma de fenda interagem com proteínas adaptadoras dentro da célula, tais como a CD2-AP. As proteínas adaptadoras ligam-se ao citoesqueleto de actina filamentosa (actina-F), que, por sua vez, liga-se direta ou indiretamente a proteínas como $\alpha_3\beta_1$ e MAGI-1. Essas interagem com proteínas expressas pela membrana basal glomerular (MBG). α-act-4, α-actinina 4; $\alpha_3\beta_1$, $\alpha_3\beta_1$ integrina, α-DG; α-distroglicano, CD2-AP, uma proteína adaptadora que liga nefrina e podocina a proteínas intracelulares; FAT, uma protocaderina que organiza a polimerização da actina; MAGI-1, uma proteína guanilatoquinase associada à membrana; NHERF-2, fator 2 regulatório permutador de Na^+ e H^+; P, paxilina; P-Cad, P-caderina; Sinap, sinaptopodina; T, talina; V, vinculina; Z, zona de oclusão. (Adaptada de Mundel P, Shankland SJ. *J Am Soc Nephrol*. 2002;13:3005.)

As células da mácula densa constituem uma região morfologicamente distinta do ramo espesso ascendente. Essa região passa através do ângulo formado pelas arteríolas aferentes e eferentes do mesmo néfron. As células da mácula densa fazem contato com as células mesangiais extraglomerulares e com as células granulares das arteríolas aferentes. As células granulares das arteríolas aferentes contêm miofilamentos da musculatura lisa e – o que é importante – produzem, estocam e liberam **renina** em resposta aos sinais associados à redução do efetivo volume circulatório e da perfusão renal. A renina está envolvida na geração proteolítica de **angiotensina II** e, em última instância, na secreção de **aldosterona** (Capítulo 35). O aparelho justaglomerular é um componente do mecanismo de retroalimentação tubuloglomerular envolvido na autorregulação do FSR e da TFG.

Inervação dos rins

Os nervos renais regulam o FSR, a TFG e a reabsorção de sal e água pelo néfron. O suprimento nervoso aos rins consiste em fibras nervosas simpáticas que se originam no plexo celíaco. Não há inervação parassimpática correspondente. As fibras adrenérgicas que inervam os rins liberam noradrenalina e se situam adjacentes às células musculares lisas dos ramos principais da artéria renal (artérias interlobar, arqueada e interlobular), bem como das arteríolas aferentes e eferentes. Além disso, os nervos simpáticos inervam as células granulares produtoras de renina das arteríolas aferentes. A secreção de renina é estimulada pela atividade simpática elevada. As fibras nervosas também inervam o túbulo proximal, a alça de Henle, o túbulo distal e o ducto coletor; a ativação desses nervos aumenta a reabsorção de Na^+ por esses segmentos do néfron.

Avaliação da função renal

As ações coordenadas dos vários segmentos do néfron determina a quantidade final de uma substância que aparece na urina. Isso constitui três processos gerais: (1) filtração glomerular, (2) reabsorção da substância do líquido tubular de volta para o sangue, e (3) (em alguns casos) secreção da substância do sangue para o líquido tubular. O primeiro passo na formação da urina pelos rins é a produção de um ultrafiltrado de plasma através do glomérulo. Os processos de filtração glomerular e regulação do FSR e da TFG são discutidos adiante neste capítulo. O conceito de *clearance* renal, que é a base teórica para as mensurações do FSR e da TFG, é apresentado na seção seguinte. A reabsorção e a secreção serão discutidas nos capítulos subsequentes.

Clearance renal

O conceito de ***clearance*** **renal** (também chamado "depuração renal") baseia-se no princípio de Fick (*i. e.*, balanço de massa ou conservação de massa). A Figura 33.11 ilustra os vários fatores necessários para descrever as relações do balanço de massa de um rim. A artéria renal é a única fonte de entrada no rim de substâncias não sintetizadas por esse órgão, enquanto a veia renal e o ureter constituem as duas principais vias de saída. Em outras palavras, uma substância não metabolizada que entre na circulação renal por via da artéria renal pode deixar essa circulação somente por meio da veia renal (*i. e.*, a fração não filtrada mais qualquer quantidade filtrada subsequentemente reabsorvida de volta no sangue) ou do ureter (as frações filtradas e secretadas combinadas menos qualquer reabsorção tubular). A equação seguinte define a relação do balanço de massa:

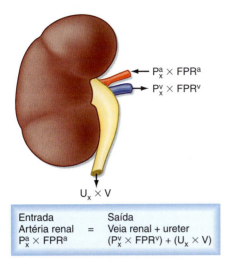

• **Figura 33.11** Relações do balanço de massa para o rim. Ver o texto para o significado dos símbolos.

Equação 33.1

$$P_x^a \times FPR^a = \left(P_x^v \times FPR^v\right) + \left(U_x \times \dot{V}\right)$$

em que

P_x^a e P_x^v são as concentrações da substância "x" no plasma da artéria renal e da veia renal, respectivamente
FPR^a e FPR^v são velocidades de **fluxo plasmático renal** na artéria e na veia, respectivamente
U_x é a concentração da substância "x" na urina
$\dot{V}$ é a velocidade do fluxo urinário

Essa relação permite o cálculo da quantidade da substância "x" excretada na urina *versus* a quantidade que retorna à circulação sistêmica no sangue venoso renal. Assim, para qualquer substância não sintetizada nem metabolizada, a quantidade que entra nos rins é igual à quantidade que sai dos rins em urina mais a quantidade que sai dos rins no sangue venoso renal.

O princípio do *clearance* renal enfatiza a função excretória dos rins; ele considera somente a velocidade com a qual uma substância é excretada na urina e não sua velocidade de retorno à circulação sistêmica na veia renal. Portanto, em termos de balanço de massa (Equação 33.1), a velocidade de excreção urinária da substância "x" ($U_x \times V$) é proporcional à concentração plasmática da substância "x" (P_x^a):

Equação 33.2

$$P_x^a \propto U_x \times \dot{V}$$

Para igualar a velocidade de excreção urinária da substância "x" à sua concentração plasmática arterial renal, é necessário determinar a velocidade com a qual ela é removida do plasma pelos rins. Essa velocidade de remoção é o *clearance* (C_x):

Equação 33.3

$$P_x^a \times C_x = U_x \times \dot{V}$$

Se a Equação 33.3 for reorganizada e se assumirmos que a concentração plasmática da substância "x" na artéria renal (P_x^a) é idêntica à sua concentração plasmática em uma amostra de qualquer vaso sanguíneo periférico (P_x), obteremos a seguinte relação:

Equação 33.4

$$C_x = \frac{U_x \times \dot{V}}{P_x}$$

O *clearance* tem as dimensões de volume/tempo, e representa um volume de plasma do qual toda a substância tenha sido removida e excretada na urina por unidade de tempo. Este último ponto é mais bem ilustrado ao considerar o exemplo seguinte. Se uma substância estiver presente na urina a uma concentração de 100 mg/mL e a velocidade do fluxo urinário for 1 mL/minuto, a velocidade de excreção dessa substância será calculada como segue:

Equação 33.5

$$\text{Velocidade de excreção} = U_x \times \dot{V} = 100 \text{ mg/mL} \times 1 \text{ mL/minuto} = 100 \text{ mg/minuto}$$

Se essa substância estiver presente no plasma a uma concentração de 1 mg/mL, seu *clearance*, de acordo com a Equação 33.4, é o seguinte:

Equação 33.6

$$C_x = \frac{U_x \times \dot{V}}{P_x} = \frac{100 \text{ mg/minuto}}{1 \text{ mg/mL}} = 100 \text{ mL/minuto}$$

Em outras palavras, 100 mL de plasma serão completamente depurados da substância "x" a cada minuto. A definição de *clearance* como um volume de plasma do qual toda substância tenha sido removida e excretada na urina por unidade de tempo é de certa forma incorreta porque ele não é um volume real de plasma; em vez disso, é um volume virtual.[c] O conceito de *clearance* é importante porque ele pode ser usado para medir a TFG e o FPR e determinar se uma substância é reabsorvida ou secretada ao longo do néfron.

Taxa de filtração glomerular

A TFG é igual à soma das taxas de filtração de todos os néfrons funcionais. Portanto, ela é um índice agregado da função renal. Uma queda na TFG geralmente significa que a doença renal está progredindo, ao passo que um aumento geralmente sugere recuperação. Assim, a análise seriada da TFG de um paciente é essencial para avaliar a gravidade e o curso da doença renal.

A creatinina é um subproduto do metabolismo normal da creatina do músculo esquelético, e é filtrada livremente através do glomérulo para o espaço de Bowman. Ela é gerada normalmente pelo organismo a uma velocidade relativamente constante, e – a princípio – ela não é consideravelmente reabsorvida, secretada ou metabolizada pelas células do néfron após sua filtração.[2] Assim, a quantidade de creatinina excretada na urina por minuto é relativamente constante em uma condição estável (*i. e.*, quando [a creatinina] está constante) e igual à quantidade de creatinina filtrada no glomérulo a cada minuto (Figura 33.12):

Equação 33.7

$$\text{Quantidade filtrada} = \text{Quantidade excretada}$$
$$\text{TFG} \times P_{Cr} = U_{Cr} \times \dot{V}$$

em que

P_{Cr} = concentração plasmática de creatinina
U_{Cr} = concentração urinária de creatinina
$\dot{V}$ = fluxo urinário

---

[c]Para a maioria das substâncias depuradas do plasma pelos rins, apenas uma porção é, de fato, removida e excretada em uma única passagem através dos rins.
[2]N.R.T.: A creatinina é secretada pelo segmento S2 (reto) do túbulo proximal.

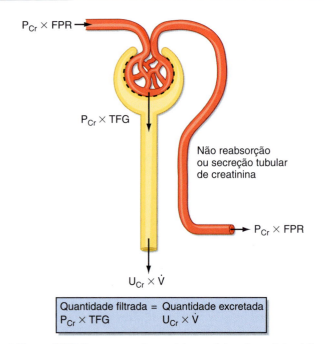

• **Figura 33.12** Processamento renal de creatinina. A creatinina é filtrada livremente através do glomérulo e, a princípio, não é reabsorvida, secretada ou metabolizada pelo néfron. Observe que toda a creatinina que chega ao rim pela artéria renal não é filtrada no glomérulo (normalmente, 15 a 20% da creatinina plasmática são filtrados). A porção que não é filtrada retorna à circulação sistêmica pela veia renal. FPR, fluxo do plasmático renal; P_{Cr}, concentração plasmática de creatinina; U_{Cr}, concentração urinária de creatinina; $\dot{V}$, velocidade do fluxo urinário.

Se a Equação 33.7 for resolvida para TFG:

Equação 33.8

$$TFG = \frac{U_{Cr} \times \dot{V}}{P_{Cr}}$$

Essa equação é a mesma que a usada para o *clearance* (Equação 33.4). Assim, a medida do *clearance* de creatinina (ClCr) pode ser usada clinicamente para determinar a TFG em condição estável. O *clearance* tem as dimensões de volume/tempo, e isso representa um volume equivalente de plasma do qual toda a substância tenha sido removida e excretada na urina por unidade de tempo.

A creatinina não é a única substância que pode ser usada para medir a TFG; qualquer substância que satisfaça os seguintes critérios pode servir como um marcador apropriado. A substância deve:

1. Alcançar uma concentração plasmática estável.
2. Ser filtrada livremente através do glomérulo para o espaço de Bowman.
3. Não ser reabsorvida ou secretada pelo néfron.
4. Não ser metabolizada ou produzida pelo rim.
5. Não alterar a TFG.

Nem toda a creatinina (ou outras substâncias usadas para medir a TFG) que entra no rim no plasma arterial renal é filtrada no glomérulo. Do mesmo modo, nem todo o plasma que entra nos rins é filtrado. Embora quase todo o plasma que entra nos rins pela artéria renal passe através do glomérulo, aproximadamente 10% não o fazem. A *porção de plasma filtrada* é chamada **fração de filtração** e é determinada da seguinte forma:

Equação 33.9

$$\text{Fração de filtração} = \frac{TFG}{FPR}$$

Em condições normais, a fração de filtração perfaz uma média de 0,15 a 0,20, o que significa que somente 15 a 20% do plasma que entra no glomérulo são de fato filtrados. Os 80 a 85% restantes continuam pelos capilares glomerulares, arteríolas eferentes e capilares peritubulares antes de finalmente retornarem à circulação sistêmica pela veia renal.

Filtração glomerular

O primeiro passo na formação da urina é a ultrafiltração do plasma pelo glomérulo. Nos adultos normais, a TFG varia de 90 a 140 mL/minuto nos homens e de 80 a 125 mL/minuto nas mulheres. Portanto, em 24 horas, até 180 litros de plasma são filtrados pelos glomérulos. O ultrafiltrado de plasma é desprovido de elementos celulares (*i. e.*, eritrócitos, leucócitos e plaquetas) e é essencialmente desprovido de proteínas. A concentração de sais e moléculas orgânicas (p. ex., glicose e aminoácidos) é similar no

NA CLÍNICA

Pode-se usar o **clearance de creatinina** (CrCl) para estimar a TFG na prática clínica. Ela é sintetizada a uma taxa relativamente constante, e a quantidade produzida é proporcional à massa muscular total. Entretanto, a creatinina não é uma substância perfeita para mensurar a TFG porque uma pequena quantidade é secretada pelo sistema secretor de cátion orgânico no túbulo proximal (Capítulo 34). O erro introduzido por esse componente secretório é de aproximadamente 10%. Então, a quantidade de creatinina excretada na urina excede em 10% a quantidade esperada da filtração sozinha. Contudo, o método usado para medir a concentração plasmática de creatinina (P_{Cr}) superestima o valor real em 10%. Consequentemente, os dois erros cancelam um ao outro e, na maioria das situações clínicas, o CrCl fornece uma medição razoavelmente precisa da TFG.

Embora a depuração da creatinina seja utilizada para medir a TFG, na maioria das situações clínicas, a TFG é estimada (TFGe) a partir da [creatinina] sérica e, algumas vezes, de outros constituintes do soro (p. ex., cistatina C) e leva em consideração a idade e o sexo do paciente. Quando a [creatinina] sérica do paciente é medida, o laboratório de química clínica normalmente calcula e relata a TFGe dos pacientes. Uma TFGe > 60 mL/minuto é considerada normal. Valores < 60 mL/minuto podem indicar comprometimento da função renal.

É importante ressaltar que uma queda da TFG pode constituir o primeiro e único sinal clínico de doença renal. Assim, é importante determinar a TFG quando há suspeita de doença renal. Entretanto, uma perda de 50% dos néfrons funcionais reduz a TFG apenas em aproximadamente 25%. O declínio na TFG não é de 50%, pois os néfrons remanescentes compensam. Usualmente avalia-se a função renal por meio da mensuração da concentração plasmática de creatinina (P_{Cr}), que é inversamente relacionada à TFG (Figura 33.13). Entretanto, como a Figura 33.13 mostra, é necessário que a TFG decline substancialmente antes que se detecte aumento na P_{Cr}. Por exemplo, uma queda na TFG de 120 para 100 mL/minuto é acompanhada pela elevação de 1 para 1,2 mg/dL na P_{Cr}. Essa alteração na P_{Cr} pode aparentar ser não significativa, mas, na verdade, indica uma redução de aproximadamente 20% na TFG.

plasma e no ultrafiltrado. As forças de Starling impulsionam a ultrafiltração através dos capilares glomerulares, e mudanças nessas forças alteram a TFG. A TFG e o FPR são mantidos normalmente dentro de variações muito estreitas por um fenômeno chamado *autorregulação*. As próximas seções deste capítulo apresentam a composição do filtrado glomerular, a dinâmica de sua formação, e a relação entre FPR e TFG. Além disso, discutem-se os fatores que contribuem para a autorregulação e a regulação da TFG e do FSR.

Determinantes da composição do ultrafiltrado

A barreira de filtração glomerular determina a composição do ultrafiltrado de plasma. Ela limita a filtração de moléculas com base tanto em tamanho quanto em carga elétrica (Figura 33.14). Em geral, moléculas neutras com raio menor que aproximadamente 18 Å são filtradas livremente, moléculas maiores que aproximadamente 42 Å não são filtradas, e moléculas entre 18 e 42 Å são filtradas em vários graus. A Figura 33.14 mostra como a carga elétrica afeta a filtração das macromoléculas (p. ex., dextranos) pelo glomérulo. Os dextranos são uma família de polissacarídeos exógenos produzidos em vários pesos moleculares. Eles podem ser eletricamente neutros ou ter carga negativa (polianiônicos) ou positiva (policatiônicos). À medida que o tamanho (*i.e.*, o raio molecular efetivo) de uma molécula de dextrano aumenta, a velocidade com que ela é filtrada diminui. Para um dado raio molecular, as moléculas catiônicas são filtradas mais rapidamente que as aniônicas. A reduzida velocidade de filtração das moléculas aniônicas é explicada pela presença de glicoproteínas carregadas negativamente na superfície de todos os componentes da barreira de filtração glomerular. Essas glicoproteínas carregadas repelem moléculas similarmente carregadas. Como a maior parte das proteínas do plasma é carregada negativamente, a carga negativa na barreira de filtração limita mais a filtração das proteínas aniônicas do que a das neutras e polianiônicas com raio molecular entre 18 e 42 Å. Por exemplo, a albumina sérica, uma proteína aniônica que tem raio molecular efetivo de 35,5 Å, é fracamente filtrada. Como a pequena quantidade de albumina filtrada é normalmente reabsorvida avidamente pelo túbulo proximal, quase nenhuma albumina aparece na urina.

NA CLÍNICA

A importância das cargas negativas na barreira de filtração para restringir a filtração de proteínas do plasma é mostrada nas Figuras 33.14 e 33.15. A remoção das cargas negativas da barreira de filtração faz que as proteínas sejam filtradas unicamente com base em seu raio molecular efetivo (Figura 33.15). Consequentemente, em qualquer raio molecular entre 18 e 42 Å, a filtração de proteínas polianiônicas excederá a filtração que prevalece no estado normal (no qual a barreira de filtração tem cargas aniônicas). Em várias doenças glomerulares, as cargas negativas na barreira de filtração estão reduzidas em função de inflamação e lesão imunológica. Como resultado, a filtração de proteínas aniônicas com raio entre 18 e 42 Å está aumentada. Quando as proteínas filtradas excedem a capacidade do túbulo proximal de absorvê-las e catabolizá-las, as proteínas aniônicas começam a aparecer na urina (**proteinúria**), o que é um marcador de doença renal.

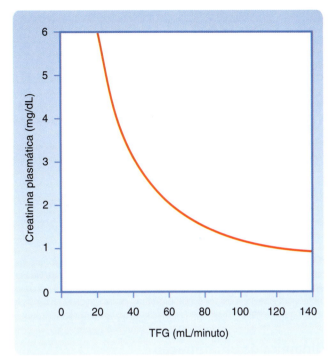

● **Figura 33.13** Relação entre TFG e [creatinina] plasmática (P_{Cr}). A quantidade de creatinina filtrada é igual à quantidade excretada; portanto, TFG × P_{Cr} = U_{Cr} × $\dot{V}$. Como a produção de creatinina é constante, a excreção deve ser também constante a fim de manter o equilíbrio de creatinina. Assim, se a TFG cai de 120 para 60 mL/minuto, a P_{Cr} deve aumentar de 1 para 2 mg/dL para manter a filtração de creatinina e sua excreção iguais à taxa de produção. TFG, taxa de filtração glomerular.

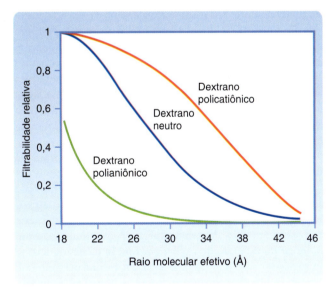

● **Figura 33.14** Influência do tamanho e da carga elétrica do dextrano sobre sua filtrabilidade. O valor 1 indica que ele é filtrado livremente, enquanto o valor zero indica que ele não é filtrado. A filtrabilidade dos dextranos entre 18 e 42 Å depende da carga. Os dextranos maiores que 42 Å não são filtrados independentemente da carga, e os dextranos policatiônicos e neutros menores que 18 Å são filtrados livremente. As principais proteínas no plasma são a albumina e as imunoglobulinas. Como os raios moleculares efetivos da imunoglobulina (Ig)G (53 Å) e da IgM (>100 Å) são maiores que 42 Å, elas não são filtradas. Embora o raio molecular efetivo da albumina seja de 35 Å, ela é uma proteína polianiônica, portanto não atravessa a barreira de filtração em grau significativo.

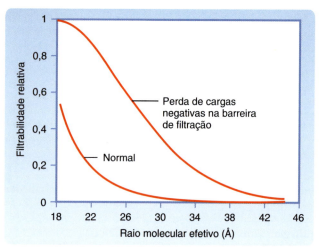

• **Figura 33.15** A redução das cargas negativas na parede glomerular resulta em filtração de proteínas com base apenas no tamanho. Nessa situação, a filtrabilidade relativa das proteínas depende somente do raio molecular. Assim, a excreção de proteínas polianiônicas (18 a 42 Å) na urina aumenta porque mais proteínas desse tamanho são filtradas.

Dinâmica da ultrafiltração

As forças responsáveis pela filtração glomerular do plasma são as mesmas que aquelas de outros leitos capilares. A ultrafiltração ocorre porque as forças de Sterling (*i. e.*, pressões hidrostática e oncótica) combinam-se para impulsionar o fluxo do lúmen dos capilares glomerulares através da barreira de filtração e para o espaço de Bowman (Figura 33.16). A pressão hidrostática dentro do capilar glomerular (P_{CG}) é orientada para promover o movimento do líquido do capilar glomerular para o espaço de Bowman. Como em condições normais o ultrafiltrado glomerular é essencialmente livre de proteínas, devido em grande parte à escassez de proteínas no soro com raio menor que 18 Å que possam ser efetivamente filtradas, o coeficiente de reflexão (σ) para proteínas através do capilar glomerular é de essencialmente 1. Assim, a pressão oncótica no espaço de Bowman (π_{EB}) é próxima de zero. Portanto, a P_{CG} é a principal força que favorece a filtração. Por outro lado, a pressão hidrostática no espaço de Bowman (P_{EB}) e a pressão oncótica no capilar glomerular (π_{CG}) opõem-se à filtração.

Conforme é mostrado na Figura 33.16, na extremidade aferente do glomérulo há uma pressão de ultrafiltração (P_{UF}) efetiva de 17 mmHg, enquanto na extremidade eferente ela é de 8 mmHg (em que $P_{UF} = P_{CG} - P_{EB} - \pi_{CG}$). Dois outros pontos são importantes com relação às forças de Starling e essa alteração de pressão. Primeiramente, a P_{CG} diminui levemente ao longo da extensão do capilar em função da ocorrência de resistência ao fluxo. Em segundo lugar, a π_{CG} aumenta conforme o plasma é filtrado enquanto as proteínas são retidas dentro do capilar glomerular, aumentando, dessa forma, progressivamente a concentração de proteínas ao longo da extensão do capilar. A TFG é proporcional à soma das forças de Starling que existem através dos capilares $[(P_{CG} - P_{EB}) - \sigma(\pi_{CG} - \pi_{EB})]$ multiplicada pelo coeficiente de ultrafiltração dos capilares (K_f). Ou seja:

Equação 33.10

$$TFG = K_f[(P_{CG} - P_{EB}) - \sigma(\pi_{CG} - \pi_{EB})]$$

K_f é o produto da permeabilidade intrínseca do capilar glomerular e da área de superfície glomerular disponível para filtração.

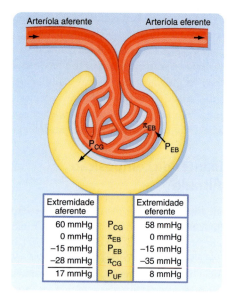

• **Figura 33.16** Capilar glomerular idealizado e as forças de Starling através dele. O coeficiente de reflexão (σ) para proteína através do capilar glomerular é de aproximadamente 1. P_{EB}, pressão hidrostática no espaço de Bowman; P_{CG}, pressão hidrostática no capilar glomerular; P_{UF}, pressão de ultrafiltração efetiva; π_{EB}, pressão oncótica no espaço de Bowman; π_{CG}, pressão oncótica no capilar glomerular. Os sinais negativos para P_{EB} e π_{CG} indicam que essas forças opõem-se à formação do filtrado glomerular.

A taxa de filtração glomerular é consideravelmente maior nos capilares glomerulares que nos capilares sistêmicos, principalmente porque o K_f é aproximadamente 100 vezes maior nos capilares glomerulares. Além disso, a P_{CG} é aproximadamente duas vezes maior que a pressão hidrostática nos capilares sistêmicos.

A TFG pode ser alterada por mudanças no K_f ou em qualquer uma das forças de Starling. Nos indivíduos normais, a TFG é regulada pelas alterações na P_{CG} mediadas principalmente por mudanças na resistência arteriolar aferente ou eferente. A P_{CG} é afetada de três maneiras:

1. Mudanças na resistência arteriolar aferente: uma diminuição na resistência eleva a P_{CG} e a TFG, enquanto um aumento na resistência reduz a P_{CG} e a TFG.
2. Mudanças na resistência arteriolar eferente: uma diminuição na resistência reduz a P_{CG} e a TFG, enquanto um aumento na resistência eleva a P_{CG} e a TFG.
3. Mudanças na pressão arteriolar renal: um aumento na pressão arterial transitoriamente aumenta a P_{CG} (o que aumenta a TFG), enquanto uma diminuição na pressão arterial transitoriamente reduz a P_{CG} (o que reduz a TFG).

Fluxo sanguíneo renal

O fluxo sanguíneo através dos rins desempenha várias funções importantes:

1. Indiretamente determina a TFG.
2. Modifica a taxa de reabsorção de solutos e de água pelo túbulo proximal.
3. Participa na concentração e na diluição de urina.
4. Distribui O_2, nutrientes e hormônios para as células ao longo do néfron e retorna CO_2, líquido reabsorvido e solutos para a circulação geral.
5. Libera substratos para excreção na urina.

O fluxo sanguíneo através de qualquer órgão pode ser representado pela seguinte equação:

Equação 33.11
$$Q = \frac{\Delta P}{R}$$

em que
Q = fluxo sanguíneo
ΔP = pressão arterial média menos pressão venosa para aquele órgão
R = resistência ao fluxo através daquele órgão

Assim, o FSR é igual à diferença de pressão entre a artéria renal e a veia renal dividida pela resistência vascular renal:

Equação 33.12
$$FSR = \frac{\text{Pressão aórtica} - \text{Pressão venosa renal}}{\text{Resistência vascular renal}}$$

A arteríola aferente, a arteríola eferente e a artéria interlobular são os principais vasos de resistência nos rins e, portanto, determinam a resistência vascular renal. Como a maioria dos outros órgãos, os rins regulam seu fluxo sanguíneo pelo ajuste da resistência vascular em resposta a mudanças na pressão arterial. Como é mostrado na Figura 33.17, esses ajustes são tão precisos que o fluxo sanguíneo mantém-se relativamente constante enquanto a pressão arterial varia entre 90 e 180 mmHg. A TFG é também regulada na mesma faixa de pressões arteriais. O fenômeno por meio do qual o FSR e a TFG são mantidos relativamente constantes entre pressões sanguíneas de 90 e 180 mmHg, chamado **autorregulação**, é alcançado por alterações na resistência vascular, principalmente por meio das arteríolas aferentes dos rins. Como tanto o FSR quanto a TFG são regulados na mesma faixa de pressões, e como o FSR é um determinante importante da TFG, não é surpreendente que os mesmos mecanismos regulem ambos os fluxos.

Dois mecanismos são responsáveis pela autorregulação do FSR e da TFG: um mecanismo que responde às mudanças na pressão arterial, e outro que responde às mudanças na [NaCl] no líquido tubular. Ambos regulam o tônus da arteríola aferente.

NA CLÍNICA

A redução da TFG nas doenças é mais frequentemente devida a reduções no K_f em função da perda de área de superfície de filtração. A TFG também altera as condições fisiopatológicas que ocorrem por mudanças em P_{CG}, π_{CG} e P_{EB}.
1. Mudanças no K_f: elevação no K_f aumenta a TFG, enquanto redução no K_f diminui a TFG. Algumas doenças renais reduzem o K_f pela diminuição do número de glomérulos filtrantes (i. e., área de superfície reduzida). Alguns fármacos e hormônios que dilatam as arteríolas glomerulares também elevam o K_f. Da mesma maneira, fármacos e hormônios que contraem as arteríolas glomerulares também reduzem o K_f.
2. Mudanças na P_{CG}: com a perfusão renal reduzida, a TFG diminui porque P_{CG} cai. Como discutido previamente, a redução na P_{CG} é causada por diminuição na pressão arterial renal, aumento na resistência arteriolar aferente ou diminuição na resistência arteriolar eferente.
3. Mudanças na π_{CG}: existe uma relação inversa entre π_{CG} e TFG. Alterações em π_{CG} resultam de mudanças na síntese de proteínas fora dos rins. Além disso, a perda de proteínas na urina causada por algumas doenças renais pode levar à diminuição na concentração plasmática de proteínas e, portanto, na π_{CG}.
4. Mudanças em P_{EB}: P_{EB} elevada reduz a TFG, enquanto P_{EB} reduzida eleva a TFG. A obstrução aguda do trato urinário (p. ex., cálculo renal obstruindo o ureter) aumenta a P_{EB}.

O mecanismo sensível à pressão, o chamado **mecanismo miogênico**, está relacionado com uma propriedade intrínseca do músculo liso vascular: a tendência a contrair quando alongado. Assim, quando a pressão arterial eleva-se e a arteríola aferente renal distende, em resposta o músculo liso contrai. Como o aumento na resistência da arteríola compensa o aumento na pressão, o FSR e, consequentemente, a TFG permanecem constantes. (Isto é, o FSR é constante se a ΔP/R for mantida constante [Equação 33.11].)

O segundo mecanismo responsável pela autorregulação da TFG e do FSR é o mecanismo dependente da [NaCl] conhecido como **retroalimentação ou *feedback* tubuloglomerular**. Esse mecanismo envolve um ciclo de retroalimentação no qual uma alteração na TFG leva a uma alteração na concentração de NaCl no líquido tubular, a qual é detectada pela mácula densa do **aparelho justaglomerular** e convertida em sinais que afetam a resistência da arteríola aferente e, portanto, a TFG (Figura 33.18). Por exemplo, quando a TFG aumenta e causa o aumento da [NaCl] no líquido tubular na alça de Henle, mais NaCl entra nas células da mácula densa nesse segmento (Figura 33.19). Isso leva a um aumento na formação e na liberação de trifosfato de adenosina (ATP) e de adenosina (um metabólito do ATP) pelas células da mácula densa, o que causa vasoconstrição da arteríola aferente e normalização da TFG. Por outro lado, quando a TFG e a [NaCl] no líquido tubular caem, menos NaCl entra nas células da mácula densa, e a produção e liberação de ATP e de adenosina baixam. A queda da [ATP] e da [adenosina] resulta em vasodilatação da arteríola aferente, o que retorna a TFG ao normal. O NO, um vasodilatador produzido pela mácula densa, atenua a retroalimentação tubuloglomerular, enquanto a angiotensina II reforça a retroalimentação tubuloglomerular. Portanto, a mácula densa pode liberar vasoconstritores (p. ex., ATP e adenosina) e um vasodilatador (p. ex., NO) que realizam ações opostas sobre a arteríola aferente. A produção mais a liberação de vasoconstritores ou de vasodilatadores assegura um controle sofisticado sobre a retroalimentação tubuloglomerular.

A Figura 33.19 também ilustra o papel da mácula densa no controle da secreção de renina pelas células granulares da arteríola aferente. Esse aspecto de função do aparelho justaglomerular é abordado em detalhes no Capítulo 35.

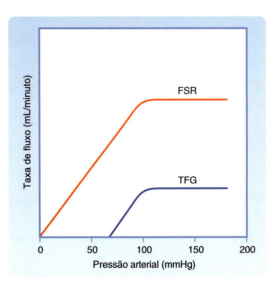

• **Figura 33.17** Relações entre pressão arterial e FSR, e entre pressão arterial e TFG. A autorregulação mantém a TFG e o FSR relativamente constantes quando a pressão arterial muda de 90 para 180 mmHg. FSR, fluxo sanguíneo renal; TFG, taxa de filtração glomerular.

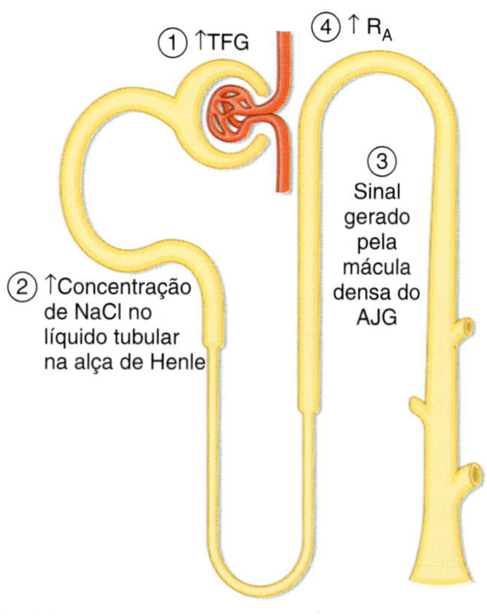

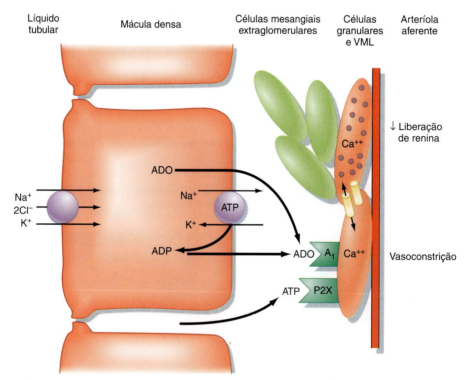

• **Figura 33.18** Retroalimentação tubuloglomerular. Uma elevação na TFG (1) aumenta a [NaCl] no líquido tubular na alça de Henle (2). A elevação na [NaCl] é percebida pela mácula densa e convertida em um sinal (3) que aumenta a resistência da arteríola aferente (R_A) (4), o que diminui a TFG. Uma redução na TFG tem efeitos contrários. AJG, aparelho justaglomerular. (Modificada de Cogan MG. *Fluid and Electrolytes: Physiology and Pathophysiology*. Norwalk, CT: Appleton & Lange; 1991.)

Como os animais dedicam-se a muitas atividades que podem alterar a pressão arterial, são bastante desejáveis os mecanismos que mantenham o FSR e a TFG relativamente constantes a despeito das alterações na pressão arterial. Se a TFG e o FSR se elevassem ou caíssem subitamente em proporções capazes de alterar a pressão arterial, a excreção urinária de líquido e soluto também mudaria subitamente. Tais alterações na excreção de água e solutos sem alterações comparáveis na ingestão alterariam os equilíbrios hídrico e eletrolítico (a razão para tal é discutida no Capítulo 35). Logo, a autorregulação da TFG e do FSR fornece um meio eficaz de desengatar a função renal da pressão arterial, e assegura que a excreção de líquido e soluto permaneça relativamente constante.

Deve-se observar três pontos com relação à autorregulação:

1. A autorregulação está ausente quando a pressão arterial é menor que 90 mmHg.
2. A autorregulação não é perfeita; o FSR e a TFG mudam ligeiramente à medida que a pressão arterial varia.
3. Apesar da autorregulação, o FSR e a TFG podem ser alterados por vários hormônios e por mudanças na atividade nervosa simpática, que variam em resposta às mudanças no volume de líquido extracelular (VLEC) (Tabela 33.1).

Figura 33.19 Mecanismo celular pelo qual o aumento na liberação de NaCl para a mácula densa causa vasoconstrição da arteríola aferente do mesmo néfron (i. e., retroalimentação tubuloglomerular). Um aumento na TFG eleva a [NaCl] no líquido tubular na mácula densa. Isso, por sua vez, aumenta a captação de NaCl através da membrana celular apical das células da mácula densa por meio do simportador 1Na$^+$-1K$^+$-2Cl$^-$ (NKCC2), o que leva a um aumento na liberação de ATP e adenosina (ADO). O ATP liga-se aos receptores de P2X e a adenosina liga-se aos receptores A$_1$ na membrana plasmática das células da musculatura lisa que circundam a arteríola aferente; ambos aumentam a [Ca^{++}] intracelular. A elevação na [Ca^{++}] induz a vasoconstrição da arteríola aferente, fazendo que a TFG volte aos níveis normais. Observe que o ATP e a adenosina também inibem a liberação de renina pelas células granulares da arteríola aferente. Isso também resulta de um aumento na [Ca^{++}] intracelular como reflexo da ligação elétrica das células granulares e vasculares da musculatura lisa (VML). Quando a TFG é reduzida, a [NaCl] no líquido tubular diminui, assim como a captação de NaCl nas células da mácula densa. Por sua vez, isso diminui a liberação de ATP e adenosina pela mácula densa, o que diminui a [Ca^{++}] intracelular nas células da musculatura lisa e, portanto, eleva a TFG e estimula a liberação de renina pelas células granulares. Além disso, uma diminuição na entrada de NaCl nas células da mácula densa aumenta a produção de PGE$_2$, o que também estimula a secreção de renina pelas células granulares. Como é discutido com detalhes no Capítulo 34, a renina aumenta a [angiotensina II] plasmática, um hormônio que aumenta a retenção de NaCl e de água pelos rins. (Modificada de Persson AEG et al. *Acta Physiol Scand*. 2004;181:471.)

TABELA 33.1 Principais hormônios que influenciam a taxa de filtração glomerular (TFG) e o fluxo sanguíneo renal (FSR).

	Estímulo	Efeito sobre a TFG	Efeito sobre o FSR
Vasoconstritores			
Nervos simpáticos	↓VLEC	↓	↓
Angiotensina II	↓VLEC	↓	↓
Endotelina	↑Elasticidade, A-II, bradicinina, adrenalina; ↓VLEC	↓	↓
Vasodilatadores			
Prostaglandinas (PGE$_1$, PGE$_2$, PGI$_2$)	↓VLEC; ↑tensão de cisalhamento, A-II	Sem alteração/↑	↑
Óxido nítrico (NO)	↑Tensão de cisalhamento, acetilcolina, histamina, bradicinina, ATP	↑	↑
Bradicinina	↑Prostaglandinas, ↓ECA	↑	↑
Peptídeos natriuréticos (PNA, PNC)	↑VLEC	↑	Sem alteração

A-II, angiotensina II; ATP, trifosfato de adenosina; ECA, enzima conversora de angiotensina; FSR, fluxo sanguíneo renal; PNA, peptídeo natriurético atrial; PNC, peptídeo natriurético cerebral; TFG, taxa de filtração glomerular; VLEC, volume de líquido extracelular.

Regulação do fluxo sanguíneo renal e da taxa de filtração glomerular

Vários fatores e hormônios afetam tanto o FSR quanto a TFG (Tabela 33.1). Como já discutido, o mecanismo miogênico e a retroalimentação tubuloglomerular desempenham papéis importantes na manutenção de FSR e TFG constantes quando a pressão arterial for maior que 90 mmHg e o VLEC estiver dentro da variação normal. Entretanto, quando o VLEC sofre uma alteração, os nervos simpáticos, a angiotensina II, as prostaglandinas, o NO, a endotelina, a bradicinina, o ATP e a adenosina exercem o controle principal sobre o FSR e a TFG. A Figura 33.20 mostra como as alterações nas resistências arteriolares aferente e eferente, mediadas por mudanças nos hormônios listados na Tabela 33.1, modulam tanto o FSR quanto a TFG.

NO NÍVEL CELULAR

A **retroalimentação tubuloglomerular** (RTG) está ausente em camundongos que não expressam o receptor da adenosina (A$_1$). Isso salienta a importância do sinalizador de adenosina na RTG. Os estudos mostram que, quando a TFG aumenta e faz que a concentração de NaCl no líquido tubular da mácula densa se eleve, mais NaCl entra nas células por meio do simportador 1Na$^+$-1K$^+$-2Cl$^-$ (NKCC2) localizado na membrana plasmática apical (Figura 33.19). Uma [NaCl] intracelular elevada, por sua vez, estimula a liberação de ATP por meio dos canais iônicos condutores de ATP localizados na membrana basolateral das células da mácula densa. Além disso, a produção de adenosina é também aumentada. A adenosina liga-se a receptores A$_1$, e o ATP liga-se aos receptores P2X localizados na membrana plasmática das células da musculatura lisa na arteríola aferente. Ambos os hormônios aumentam a [Ca^{++}] intracelular, o que causa vasoconstrição da artéria aferente e, portanto, queda na TFG. Embora a adenosina seja um vasodilatador na maioria dos outros leitos vasculares, ela contrai a arteríola aferente no rim.

NA CLÍNICA

Os indivíduos com **estenose da artéria renal** (estreitamento do lúmen da artéria) causada por aterosclerose, por exemplo, apresentam frequentemente pressão arterial sistêmica elevada mediada pelo sistema renina-angiotensina. A pressão na artéria renal proximal à estenose está aumentada, mas a pressão distal à estenose é normal ou diminuída. A autorregulação é importante na manutenção de FSR, P$_{CG}$ e TFG na presença dessa estenose. A administração de fármacos para reduzir a pressão arterial sistêmica também reduz a pressão distal à estenose; logo, FSR, P$_{CG}$ e TFG caem.

Nervos simpáticos

As arteríolas aferentes e eferentes são inervadas pelos neurônios simpáticos; entretanto, o tônus simpático é mínimo quando o VLEC é normal (Capítulo 35). Quando o VLEC está reduzido, os nervos simpáticos liberam noradrenalina e dopamina, e a região medular da suprarrenal secreta adrenalina circulante (uma catecolamina, assim como a noradrenalina e a dopamina). A noradrenalina e a adrenalina causam vasoconstrição ligando-se a adrenoceptores-α$_1$, que estão localizados principalmente nas arteríolas aferentes. A ativação dos adrenoceptores-α$_1$ reduz o FSR e a TFG. A desidratação ou os fortes estímulos emocionais (p. ex., medo e dor) também ativam os nervos simpáticos e reduzem o FSR e a TFG.

Angiotensina II

A angiotensina II é produzida tanto sistêmica quanto localmente nos rins. Ela contrai as arteríolas aferentes e eferentes,[d] e reduz tanto o FSR quanto a TFG. A Figura 33.21 mostra como noradrenalina, adrenalina e angiotensina II agem juntas para reduzir o FSR e a TFG, aumentando, assim, a pressão arterial e o VLEC (p. ex., como ocorreria na hemorragia).

---

[d]A arteríola eferente é mais sensível que a arteríola aferente à angiotensina II. Portanto, nas baixas concentrações de angiotensina II, predominam a constrição da arteríola eferente, o aumento da TFG e a diminuição do FSR. Entretanto, nas altas concentrações de angiotensina II, ocorre constrição tanto da arteríola aferente quanto da eferente, e ambos TFG e FSR diminuem (Figura 33.20).

NA CLÍNICA

Uma **hemorragia** significativa reduz o VLEC e a pressão arterial e, portanto, ativa a inervação simpática dos rins por meio do reflexo barorreceptor (Figura 33.21). A noradrenalina causa uma vasoconstrição intensa das arteríolas glomerulares aferentes e eferentes e, assim, reduz tanto o FSR quanto a TFG. O aumento na atividade simpática também aumenta a liberação de adrenalina e angiotensina II, o que causa uma vasoconstrição adicional e queda no FSR. A elevação na resistência vascular dos rins e outros leitos vasculares aumenta a resistência periférica total. A resultante tendência à elevação da pressão arterial (pressão arterial = débito cardíaco × resistência periférica total) compensa a tendência à queda da pressão arterial em resposta à hemorragia. Consequentemente, esse sistema trabalha para preservar a pressão arterial à custa de manter FSR e TFG normais.

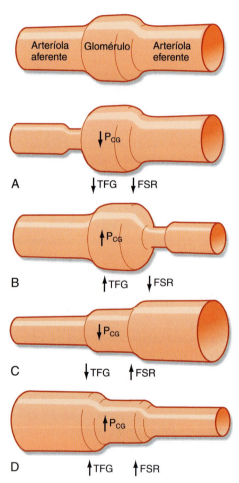

• **Figura 33.20** Relação entre mudanças seletivas na resistência da arteríola aferente ou da arteríola eferente no FSR e na TFG. A constrição da arteríola aferente ou eferente aumenta a resistência e, de acordo com a equação 33.11 (Q = ΔP/R), uma elevação na resistência (R) diminui o fluxo (Q) (i. e., o FSR). A dilatação da arteríola aferente ou eferente aumenta o fluxo (i. e., o FSR). A constrição da arteríola aferente (**A**) diminui a P_{CG}, pois fração menor da pressão arterial é transmitida ao glomérulo, o que reduz a TFG. Ao contrário, a constrição da arteríola eferente (**B**) eleva a P_{CG} e, portanto, aumenta a TFG. A dilatação da arteríola eferente (**C**) reduz a P_{CG} e, portanto, diminui a TFG. A dilatação da arteríola aferente (**D**) eleva a P_{CG}, pois fração maior da pressão arterial é transmitida ao glomérulo, o que aumenta a TFG. FSR, fluxo sanguíneo renal; TFG, taxa de filtração glomerular. (Modificada de Rose BD, Rennke KG. *Renal Pathophysiology: The Essentials*. Baltimore: Williams & Wilkins; 1994.)

Prostaglandinas

As prostaglandinas não desempenham papel importante na regulação do FSR em indivíduos saudáveis em repouso. Entretanto, em condições fisiopatológicas como hemorragia e VLEC reduzido, as prostaglandinas (PGI_2, PGE_1 e PGE_2) são produzidas localmente nos rins e servem para elevar o FSR sem alterar a TFG. As prostaglandinas elevam o FSR atenuando os efeitos vasoconstritores tanto da ativação simpática quanto da angiotensina II. Esses efeitos são importantes, pois previnem a potencialmente danosa vasoconstrição grave e a isquemia renal. A síntese das prostaglandinas é estimulada pela depleção do VLEC e estresse (p. ex., cirurgia e anestesia), pela angiotensina II e pelos nervos simpáticos. Os fármacos anti-inflamatórios não esteroidais (AINEs), como o ibuprofeno e o naproxeno, potencialmente inibem a síntese de prostaglandina. Portanto, a administração desses fármacos durante a isquemia renal e o choque hemorrágico é contraindicada porque, por bloquear a produção de prostaglandinas, eles reduzem o FSR e aumentam a isquemia renal. As prostaglandinas também desempenham um papel crescentemente importante na manutenção do FSR e da TFG à medida que o indivíduo envelhece. Assim, os fármacos AINEs podem reduzir significantemente o FSR e a TFG nos idosos.

Óxido nítrico

O NO, um fator de relaxamento derivado do endotélio, é um vasodilatador importante em condições basais, e ele contrabalança a vasoconstrição produzida pela angiotensina II e pelas catecolaminas. Quando o fluxo sanguíneo se eleva, maior tensão de cisalhamento age nas células endoteliais das arteríolas e aumenta a produção de NO. Além disso, vários hormônios vasoativos, tais como acetilcolina, histamina, bradicinina e ATP, facilitam a liberação de NO das células endoteliais. A produção aumentada de NO causa dilatação das arteríolas aferentes e eferentes nos rins. Enquanto os níveis elevados de NO reduzem a resistência periférica total, a inibição da produção de NO eleva esta resistência.

Endotelina

A endotelina é um potente vasoconstritor secretado pelas células endoteliais dos vasos renais, pelas células mesangiais e pelas células tubulares distais em resposta à angiotensina II, à bradicinina, à adrenalina e à tensão de cisalhamento endotelial. A endotelina causa uma significativa vasoconstrição das arteríolas aferentes e eferentes, e

NA CLÍNICA

Uma produção anormal de NO é observada em indivíduos com **diabetes *mellitus*** e **hipertensão**. A produção renal excessiva de NO no diabetes pode ser responsável pela hiperfiltração glomerular (i. e., TFG aumentada) e pela lesão glomerular, problemas característicos dessa doença. Os níveis elevados de NO aumentam a pressão capilar glomerular secundária à queda na resistência da arteríola aferente. Acredita-se que a hiperfiltração subsequente cause lesão glomerular. A resposta normal a um aumento na ingestão dietética de sal inclui a estimulação da produção de NO renal, a qual previne a elevação da pressão arterial. Em alguns indivíduos, entretanto, a produção de NO não pode aumentar apropriadamente em resposta a uma elevação na ingestão de sal, então a pressão arterial aumenta.

CAPÍTULO 33 Elementos da Função Renal

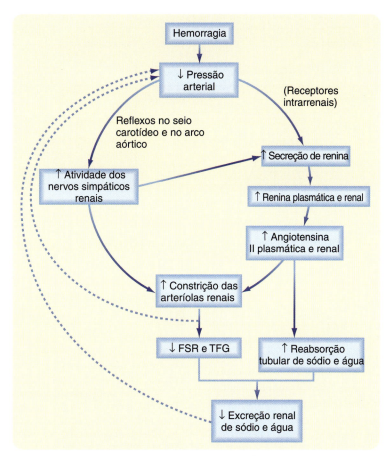

• **Figura 33.21** Via pela qual a hemorragia estimula a atividade nervosa simpática renal e a produção de angiotensina II. FSR, fluxo sanguíneo renal; TFG, taxa de filtração glomerular. (Modificada de Vander AJ. Renal Physiology. 2nd ed. New York: McGraw-Hill;1980.)

reduz o FSR e a TFG. Embora este potente vasoconstritor não possa influenciar o FSR e a TFG nos indivíduos em repouso, a produção de endotelina torna-se elevada em vários estados de doença glomerular (p. ex., doença renal associada ao diabetes *mellitus*).

Bradicinina

A calicreína é uma enzima proteolítica produzida nos rins. Ela divide o cininogênio circulante em bradicinina, que é um vasodilatador que age estimulando a liberação de NO e prostaglandinas. A bradicinina eleva o FSR e a TFG.

Adenosina

A adenosina é produzida nos rins e causa vasoconstrição da arteríola aferente, reduzindo, assim, o FSR e a TFG. Como foi mencionado previamente, a adenosina desempenha um importante papel na retroalimentação tubuloglomerular.

Peptídeos natriuréticos

A secreção de peptídeo natriurético atrial (PNA) pelo átrio cardíaco e de peptídeo natriurético cerebral (PNC) pelo ventrículo cardíaco aumenta quando o VLEC se expande e a tensão da parede miocárdica aumenta. Tanto o PNA quanto o PNC dilatam a arteríola aferente e contraem a arteríola eferente. Portanto, o PNA e o PNC produzem discreta elevação na TFG com pequena alteração no FSR.

Trifosfato de adenosina

As células liberam ATP no líquido intersticial renal. O ATP pode ter efeitos bidirecionais tanto no FSR quanto na TFG. Em algumas condições, ele contrai a arteríola aferente, reduz o FSR e a TFG, e pode desempenhar um papel na retroalimentação tubuloglomerular. Em outras condições, o ATP pode estimular a produção de NO e gerar efeitos opostos, elevando tanto o FSR quanto a TFG.

Glicocorticoides

A administração de doses terapêuticas de glicocorticoides eleva o FSR e a TFG.

Histamina

A liberação local de histamina modula o FSR durante o estado de repouso e durante uma inflamação ou lesão. A histamina reduz a resistência das arteríolas aferentes e eferentes e, portanto, eleva o FSR sem elevar a TFG.

Dopamina

O túbulo proximal produz a substância vasodilatadora dopamina, que realiza várias ações no rim, tais como elevação do FSR e inibição da secreção de renina.

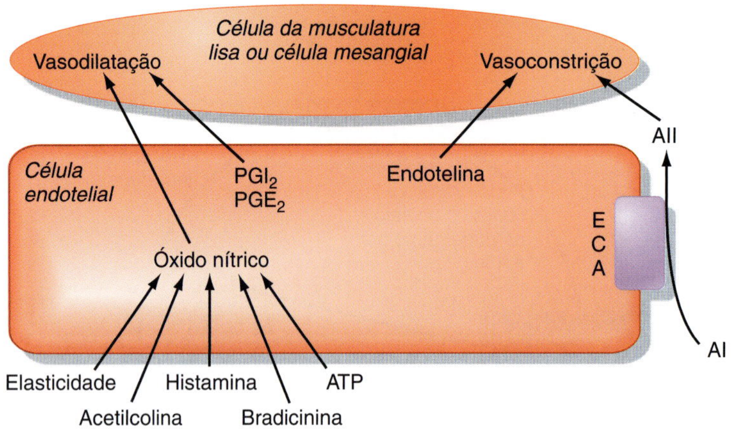

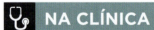

• **Figura 33.22** Exemplos de interações das células endoteliais com a musculatura lisa e as células mesangiais. AI, angiotensina I; AII, angiotensina II; ECA, enzima conversora de angiotensina. (Modificada de Navar LG et al. *Physiol Rev*. 1996;76:425.)

Hormônios

Finalmente, como ilustrado na Figura 33.22, as células endoteliais desempenham um papel importante na regulação da resistência das arteríolas renais aferentes e eferentes por produzirem vários hormônios parácrinos, como NO, prostaciclina (PGI$_2$), endotelina e angiotensina II. Esses hormônios regulam a contração ou o relaxamento das células da musculatura lisa das arteríolas aferentes e eferentes e das células mesangiais. A tensão de cisalhamento, a acetilcolina, a histamina, a bradicinina e o ATP estimulam a produção de NO, o que eleva a TFG e o FSR. A **enzima conversora de angiotensina (ECA)**, localizada na superfície das células endoteliais que revestem a arteríola aferente e os capilares glomerulares, converte a angiotensina I em angiotensina II, a qual reduz TFG e o FSR. A angiotensina II é produzida também localmente pelas células granulares na arteríola aferente e pelas células do túbulo proximal. A liberação de PGI$_2$ e PGE$_2$ pelas células endoteliais é estimulada pela atividade do nervo simpático e pela angiotensina II, o que resulta em TFG e FSR elevados. Por fim, a liberação de endotelina das células endoteliais reduz tanto o FSR quanto a TFG.

NA CLÍNICA

A **ECA** inativa, por meio de proteólise, o hormônio vasodilatador bradicinina, e converte a angiotensina I, um hormônio inativo, em angiotensina II, um ativo hormônio vasoconstritor. Assim, a ECA aumenta os níveis de angiotensina II e diminui os níveis de bradicinina. Os **inibidores da ECA** (p. ex., lisinopril, enalapril e captopril) são usados clinicamente para reduzir a pressão arterial sistêmica em pacientes com hipertensão por meio da redução dos níveis de angiotensina II e elevação dos níveis de bradicinina. Ambos os efeitos baixam a resistência vascular sistêmica, reduzem a pressão arterial e diminuem a resistência vascular renal, dessa forma elevando a TFG e o FSR. Os **antagonistas do receptor da angiotensina II** (p. ex., losartana) são também usados para tratar a hipertensão. Como seu nome sugere, eles bloqueiam a ligação entre a angiotensina II e seu receptor (AT$_1$). Esses antagonistas impedem os efeitos vasoconstritores da angiotensina II sobre a arteríola aferente; portanto, eles aumentam o FSR e a TFG. Ao contrário dos inibidores da ECA, os antagonistas do receptor da angiotensina II não inibem o metabolismo das cininas (p. ex., bradicinina).

Pontos-chave

1. O primeiro passo na formação da urina é o movimento passivo de um ultrafiltrado de plasma dos capilares glomerulares para o espaço de Bowman. O termo *ultrafiltração* refere-se ao movimento passivo de um líquido semelhante ao plasma, que tem uma concentração muito baixa de proteínas, dos capilares glomerulares para o espaço de Bowman. As células endoteliais dos capilares glomerulares são cobertas por uma membrana basal que é circundada por podócitos. O endotélio capilar, a membrana basal e os processos podais dos podócitos formam a chamada "barreira de filtração".

2. O aparelho justaglomerular é um componente de um importante mecanismo de retroalimentação (*i. e.*, retroalimentação tubuloglomerular) que regula o FSR e a TFG. As estruturas que compõem o aparelho justaglomerular incluem a mácula densa, as células mesangiais extraglomerulares e as células granulares produtoras de renina e angiotensina II.

3. Clinicamente, em geral estima-se a TFG usando-se as medições de [creatinina] plasmática ou pela depuração renal de creatinina.

4. A autorregulação permite que o FSR e a TFG permaneçam constantes a despeito de alterações na pressão arterial entre 90 e 180 mmHg. Quando o VLEC está alterado, os nervos simpáticos, as catecolaminas, a angiotensina II, as prostaglandinas, o NO, a endotelina, os peptídeos natriuréticos, a bradicinina e a adenosina exercem um substancial controle sobre a TFG e o FSR.

34

Transporte de Soluto e Água ao Longo do Néfron: Função Tubular

OBJETIVOS DO APRENDIZADO

Após a conclusão deste capítulo, o estudante será capaz de responder às seguintes questões:

1. Quais são os três processos envolvidos na produção de urina?
2. Qual é a composição da urina "normal"?
3. Quais mecanismos de transporte são responsáveis pela reabsorção de NaCl pelo néfron? Onde estão localizados ao longo do néfron?
4. Como a reabsorção da água é "acoplada" à reabsorção do NaCl no túbulo proximal?
5. Por que os solutos e não a água são reabsorvidos pelo ramo espesso ascendente da alça de Henle?
6. Quais mecanismos de transporte estão envolvidos na secreção de ânions e cátions orgânicos? Qual é a relevância fisiológica desses processos de transporte?
7. O que é equilíbrio glomerulotubular e qual a sua importância fisiológica?
8. Quais são os principais hormônios reguladores da reabsorção de NaCl e água pelos rins? Qual é o sítio de ação de cada hormônio junto ao néfron?
9. Qual é o paradoxo da aldosterona?

A formação de urina envolve três processos básicos: (1) **ultrafiltração** do plasma pelo glomérulo; (2) **reabsorção** de água e solutos a partir do ultrafiltrado; e (3) **secreção** de solutos selecionados no líquido tubular. Embora uma média de 115 a 180 L/dia em mulheres e 130 a 200 L/dia em homens de líquido essencialmente livre de proteínas sejam filtrados pelos glomérulos humanos a cada dia,[a] menos de 1% da água e do cloreto de sódio (NaCl) filtrados e quantidades variáveis de outros solutos são tipicamente excretados na urina (Tabela 34.1). Pelos processos de reabsorção e secreção, os túbulos renais determinam o volume e a composição da urina (Tabela 34.2), que, por sua vez, permitem aos rins controlar precisamente o volume, a osmolalidade, a composição e o pH dos compartimentos de líquido extra e intracelular. As proteínas transportadoras presentes nas membranas celulares do néfron medeiam a reabsorção e a secreção

---

[a]As taxas de filtração glomerular (TFG) normais valem, em média, 115 a 180 L/dia nas mulheres e 130 a 200 L/dia nos homens; portanto, o volume do ultrafiltrado representa aproximadamente 10 vezes o volume de líquido extracelular (VLEC). Para fins de simplificação, consideramos, em toda esta seção, que a TFG vale 180 L/dia.

de solutos e água nos rins. Cerca de 5 a 10% dos genes humanos codificam proteínas de transporte, e os defeitos genéticos e adquiridos envolvendo essas proteínas são a causa de muitas doenças renais (Tabela 34.3). Em adição, numerosas proteínas de transporte são alvos farmacológicos importantes. Este capítulo discute a reabsorção de NaCl e água, o transporte de cátions e ânions orgânicos, as proteínas de transporte envolvidas no transporte de solutos e água, além de alguns fatores e hormônios reguladores do transporte de NaCl. Os detalhes sobre o transporte ácido-básico e sobre o transporte de K^+, Ca^{++} e fosfato inorgânico (Pi), bem como de sua regulação, são fornecidos nos Capítulos 35 a 37.

Reabsorção de soluto e água ao longo do néfron

Os princípios gerais do transporte de solutos e água por intermédio das células epiteliais foram discutidos no Capítulo 2.

Quantitativamente, a reabsorção de NaCl e água representa a principal função dos néfrons. Cerca de 25.000 mEq de Na^+/dia e 179 L de água/dia são reabsorvidos pelos túbulos renais (Tabela 34.1). Em adição, o transporte renal de muitos outros solutos importantes está ligado direta ou indiretamente à reabsorção de Na^+. Nas próximas seções serão apresentados os processos de transporte de NaCl e água de cada segmento do néfron, bem como sua regulação por hormônios e outros fatores.

Túbulo proximal

O túbulo proximal reabsorve cerca de 67% da água, Na^+, Cl^-, K^+ e a maioria dos outros solutos filtrados pelo glomérulo. Adicionalmente, o túbulo proximal reabsorve toda a glicose, proteínas e os aminoácidos filtrados pelo glomérulo, bem como a maioria do HCO_3^-. O elemento-chave na reabsorção do túbulo proximal é a adenosina trifosfatase (ATPase) de Na^+/K^+ presente na membrana basolateral. A reabsorção de todas as substâncias, incluindo a água, está ligada de alguma forma à operação de Na^+,K^+-ATPase.

Reabsorção de Na^+

O Na^+ é reabsorvido por diferentes mecanismos na primeira e na segunda metades do túbulo proximal. Na primeira metade do túbulo proximal, o Na^+ é reabsorvido primariamente com bicarbonato (HCO_3^-) e certo número de outros solutos

TABELA 34.1 — Filtração, excreção e reabsorção de água, eletrólitos e solutos pelos rins.

Substância	Medida	Filtrada[a]	Excretada	Reabsorvida	% da carga filtrada reabsorvida
Água	L/dia	180	1,5	178,5	99,2
Na^+	mEq/dia	25.200	150	25.050	99,4
K^+	mEq/dia	720	100	620	86,1
Ca^{++}	mEq/dia	540	10	530	98,2
HCO_3^-	mEq/dia	4.320	2	4.318	+99,9
Cl^-	mEq/dia	18.000	150	17.850	99,2
Glicose	mmol/dia	800	0	800	100
Ureia	g/dia	56	28	28	50

[a]A quantidade filtrada de qualquer substância é calculada multiplicando-se a concentração dessa substância no ultrafiltrado pela taxa de filtração glomerular (TFG). Por exemplo: a carga filtrada de Na^+ é calculada como [Na^+] no ultrafiltrado (140 mEq/L) $\times$ TFG (180 L/dia) = 25.200 mEq/dia.

TABELA 34.2 — Composição da urina.

Substância	Concentração
Na^+	50 a 130 mEq/L
K^+	20 a 70 mEq/L
Amônio (NH_4^+)	30 a 50 mEq/L
Ca^{++}	5 a 12 mEq/L
Mg^{++}	2 a 18 mEq/L
Cl^-	50 a 130 mEq/L
Fosfato inorgânico (Pi)	20 a 40 mEq/L
Ureia	200 a 400 mmol/L
Creatinina	6 a 20 mmol/L
pH	5 a 7
Osmolalidade	500 a 800 mOsm/kg H_2O
Glicose	0
Aminoácidos	0
Proteína	0
Sangue	0
Cetonas	0
Leucócitos	0
Bilirrubina	0

A composição e o volume de urina podem variar amplamente no estado sadio. Esses valores representam faixas médias. A excreção normal da água tipicamente varia entre 0,5 e 1,5 L/dia.
Dados de Valtin HV. *Renal Physiology*. 2nd ed. Boston: Little, Brown; 1983.

(p. ex., glicose, aminoácidos, P_i, lactato). Em contrapartida, na segunda metade, o Na^+ é reabsorvido principalmente com Cl^-. Essa disparidade é mediada pelas diferenças nos sistemas de transporte de Na^+ na primeira e segunda metades do túbulo proximal, bem como por diferenças na composição do líquido tubular nesses sítios. Em termos absolutos, a primeira metade do túbulo proximal reabsorve significativamente mais Na^+ do que a segunda metade.

Na primeira metade do túbulo proximal, a captação de Na^+ para dentro da célula está acoplada ao H^+ ou aos solutos orgânicos, incluindo a glicose (Figura 34.1). Proteínas de transporte específicas medeiam a entrada de Na^+ na célula através da membrana apical. Exemplificando, o antiportador de Na^+/H^+ NHE3 (Figura 34.1A) acopla a entrada de Na^+ à extrusão de

H^+ a partir da célula. A secreção de H^+ resulta em reabsorção de bicarbonato de sódio ($NaHCO_3$) (Capítulo 37). O Na^+ também entra nas células do túbulo proximal por vários mecanismos de simportador, incluindo Na^+/glicose (SGLT2), Na^+/aminoácido, Na^+/P_i e Na^+/lactato (Figura 34.1B). A glicose e outros solutos orgânicos que entram na célula com o Na^+ deixam a célula pela membrana basolateral, por mecanismos de transporte passivo (p. ex., GLUT2, um transportador passivo de glicose). Qualquer Na^+ que entre na célula pela membrana apical sai dela e entra no sangue via ATPase de Na^+/K^+. Assim, a reabsorção de Na^+ na primeira metade do túbulo proximal está acoplada à de HCO_3^- e de algumas moléculas orgânicas, e isso produz uma voltagem transepitelial negativa ao longo do túbulo proximal que fornece uma força motriz para reabsorção paracelular do Cl^-. A reabsorção de muitas moléculas orgânicas, incluindo a glicose e o lactato, é tão ávida, que essas moléculas são quase totalmente removidas do líquido tubular na primeira metade do túbulo proximal (Figura 34.2). A reabsorção de $NaHCO_3$ e Na^+/solutos orgânicos ao longo do túbulo proximal estabelece um gradiente osmótico transtubular (*i.e.*, a osmolalidade do líquido intersticial que banha o lado basolateral das células é alguns mOsm/L mais alta do que a osmolalidade do líquido tubular) que fornece a força motriz para a reabsorção passiva de água por osmose. Como mais água do que Cl^- é reabsorvida na primeira metade do túbulo proximal, a [Cl^-] no líquido tubular sobe ao longo da extensão do túbulo proximal (Figura 34.2).

Na segunda metade do túbulo proximal, a reabsorção de Na^+ é amplamente acompanhada de reabsorção de Cl^- por vias trans e paracelulares (Figura 34.3). O Na^+ é primariamente reabsorvido com Cl^-, em vez de solutos orgânicos ou HCO_3^- como ânion acompanhante, porque os mecanismos de transporte de Na^+ na segunda metade do túbulo proximal diferem daqueles atuantes na primeira metade e também porque o líquido tubular que entra na segunda metade contém pouquíssima glicose ou aminoácidos. Além disso, a alta [Cl^-] (140 mEq/L) no líquido tubular, que é devida à reabsorção preferencial de Na^+ com HCO_3^- e solutos orgânicos na primeira metade do túbulo proximal, facilita a reabsorção de Cl^- com Na^+.

O mecanismo de reabsorção transcelular de Na^+ na segunda metade do túbulo proximal é mostrado na Figura 34.3. O Na^+ entra na célula através da membrana luminal, primariamente via operação paralela de um antiportador de Na^+/H^+ (NHE3) e um

TABELA 34.3 Doenças renais monogênicas selecionadas envolvendo proteínas de transporte.

Doenças	Modo de herança	Gene	Proteína de transporte	Segmento do néfron	Fenótipo
Cistinúria tipo I	AR	SLC3A1, SLC7A9	Simportadores de aminoácidos	Túbulo proximal	Excreção aumentada de aminoácidos básicos, nefrolitíase (cálculos renais)
Acidose tubular renal proximal (ATR)	AR	SLC4A4	Simportador de Na^+/HCO_3^-	Túbulo proximal	Acidose metabólica hiperclorêmica
Nefrolitíase ligada ao X (doença de Dent)	RLX	CLCN, OCRL1	Canal de cloreto	Túbulo distal	Hipercalciúria, nefrolitíase
Síndrome de Bartter	AR-tipo I	SLC12A1	Simportador de $Na^+/K^+/2Cl^-$	REA	Hipocalemia, alcalose metabólica, hiperaldosteronismo
	AR-tipo II	KCNJ1	Canal de potássio ROMK	REA	Hipocalemia, alcalose metabólica, hiperaldosteronismo
	AR-tipo III	CLCNKB	Canal de cloreto (membrana basolateral)	REA	Hipocalemia, alcalose metabólica, hiperaldosteronismo
	AR-tipo IV	BSND, CLCNKA CLCNKB	Subunidade do canal de cloreto, canais de cloreto	REA	Hipocalemia, alcalose metabólica, hiperaldosteronismo
Síndrome da hipomagnesemia-hipercalciúria	AR	CLDN16	Claudina-16, também chamada paracelina-1	REA	Hipomagnesemia-hipercalciúria, nefrolitíase
Síndrome de Gitelman	AR	SLC12A3	Simportador de Na^+/Cl^- sensível à tiazida	Túbulo distal	Hipomagnesemia, alcalose metabólica hipocalêmica, hipocalciúria, hipotensão
Pseudo-hipoaldosteronismo tipo I	AR	SCNN1A, SCNN1B, SCNN1G	Subunidades α, β e γ de ENaC	Ducto coletor	Excreção aumentada de Na^+, hipercalemia, hipotensão
Pseudo-hipoaldosteronismo tipo II	AD	MLR	Receptor mineralocorticoide	Ducto coletor	Excreção aumentada de Na^+, hipercalemia, hipotensão
Síndrome de Liddle	AD	SCNN1B, SCNN1G	Subunidades β e γ de ENaC	Ducto coletor	Excreção diminuída de Na^+, hipertensão
Diabetes insípido nefrogênico (DIN) tipo II	AR/AD	AQP2	Canal de água aquaporina-2	Ducto coletor	Poliúria, polidipsia, hiperosmolalidade plasmática
Acidose tubular renal distal	AD/AR	SLC4A1	Antiportador Cl^-/HCO_3^-	Ducto coletor	Acidose metabólica, hipocalemia, hipercalciúria, nefrolitíase
Acidose tubular renal distal	AR	ATP6N1B	Subunidade de ATPase de H^+	Ducto coletor	Acidose metabólica, hipocalemia, hipercalciúria, nefrolitíase

Existem mais de 300 genes codificadores de transportador diferentes que formam a chamada "família SLC" (*solute carrier*) de genes.
AD, autossômica dominante; AR, autossômica recessiva; ENaC, canal de sódio epitelial; REA, ramo espesso ascendente da alça de Henle; RLX, recessiva ligada ao X.
Modificada de Nachman RH, Glassock RJ. *NephSAP*. 2010;9(3).

ou mais antiportadores de Cl^-/base (p. ex., SLC26A6). Como o H^+ secretado e a base se combinam no líquido tubular e reentram na célula, a operação dos antiportadores de Na^+/K^+ e Cl^-/base é equivalente à captação de NaCl a partir do líquido tubular para dentro da célula. O Na^+ deixa a célula via ATPase de Na^+/K^+, e o Cl^- deixa a célula e entra no sangue via antiportador de K^+/Cl^- (KCC) e um canal de Cl^- na membrana basolateral.

Um pouco de NaCl também é reabsorvido ao longo da segunda metade do túbulo proximal pela **via paracelular**. A reabsorção paracelular de NaCl se dá porque a elevação da [Cl^-] no líquido tubular na primeira metade do túbulo proximal cria um gradiente

 NA CLÍNICA

A **síndrome de Fanconi**, uma doença renal que pode ser hereditária ou adquirida, resulta do comprometimento da habilidade de o túbulo proximal reabsorver HCO_3^-, P_i, aminoácidos, glicose e proteínas de baixo peso molecular. Como outros segmentos subsequentes do néfron não conseguem reabsorver esses solutos e proteínas, a síndrome de Fanconi resulta em excreção urinária aumentada de HCO_3^-, aminoácidos, glicose, P_i e proteínas de baixo peso molecular.

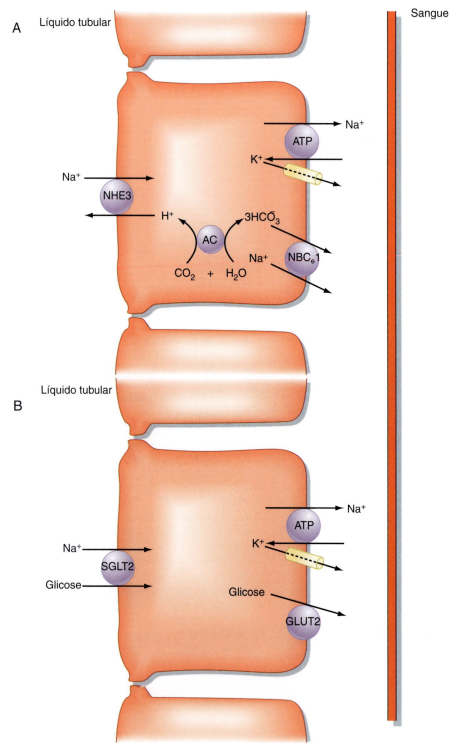

• **Figura 34.1** Processos de transporte de Na^+ na primeira metade do túbulo proximal. Esses mecanismos de transporte estão presentes em todas as células da primeira metade do túbulo proximal, todavia separados em células distintas – para simplificar a discussão. **A.** A operação do antiportador de Na^+/H^+ (NHE3) na membrana apical e dos transportadores ATPase de Na^+/K^+ e HCO_3^-, incluindo o simportador de Na^+/HCO_3^- (NBC_e1; Capítulo 37) na membrana basolateral, medeia a reabsorção de $NaHCO_3$. Dióxido de carbono e água se combinam dentro das células para formar H^+ e HCO_3^- em uma reação facilitada pela enzima anidrase carbônica (AC). **B.** A operação do simportador de Na^+/glicose (SGLT2) na membrana apical, aliada à ATPase de Na^+/K^+ e ao transportador de Na^+/glicose (GLUT2) na membrana basolateral, medeia a reabsorção de Na^+. Mutações inativadoras no gene *GLUT2* levam à diminuição da reabsorção de glicose no túbulo proximal e à glicosúria (*i.e.*, presença de glicose na urina). Apesar de omitida na ilustração, a reabsorção de Na^+ também está acoplada a outros solutos, incluindo aminoácidos, P_i e lactato. A reabsorção desses solutos é mediada pelos simportadores de Na^+/aminoácido, Na^+/P_i e Na^+/lactato, respectivamente, localizados na membrana apical, e também pela ATPase de Na^+/K^+ e transportadores de aminoácido, P_i e lactato, respectivamente, localizados na membrana basolateral. Três classes de transportadores de aminoácidos foram identificadas no túbulo proximal: duas que transportam Na^+ com aminoácidos ácidos ou básicos e uma que não necessita do Na^+ e transporta aminoácidos básicos.

CAPÍTULO 34   Transporte de Soluto e Água ao Longo do Néfron: Função Tubular

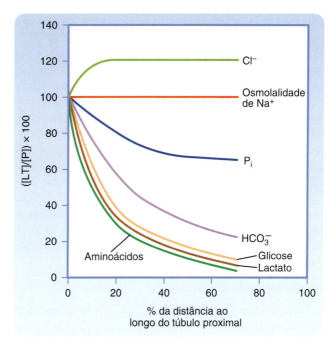

• **Figura 34.2** Concentração de solutos no líquido tubular em função do comprimento ao longo do túbulo proximal. [LT] é a concentração da substância no líquido tubular; [P] é a concentração da substância no plasma. Valores acima de 100 indicam que relativamente menos do soluto que de água é reabsorvido, enquanto valores abaixo de 100 indicam que relativamente mais de substância que de água é reabsorvido.

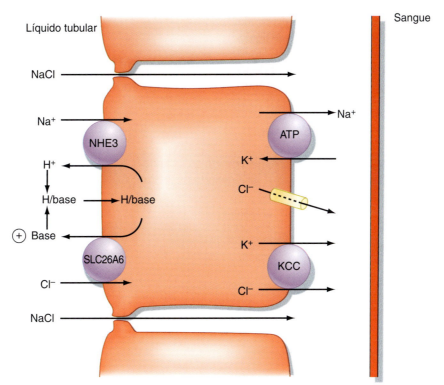

Figura 34.3 Processos de transporte de Na$^+$ na segunda metade do túbulo proximal. O Na$^+$ e o Cl$^-$ entram na célula pela membrana apical, por meio da operação de antiportadores (SLC26A6) paralelos de Na$^+$/H$^+$ (NHE3) e Cl$^-$/base (p. ex., formato, oxalato e bicarbonato). Mais de um antiportador Cl$^-$/base está envolvido nesse processo, mas apenas um é representado na ilustração. O H$^+$ secretado e a base se combinam no líquido tubular e formam o complexo H$^+$/base passível de reciclagem ao longo da membrana plasmática. O acúmulo de complexo H/base no líquido tubular estabelece um gradiente de concentração H/base que favorece sua reciclagem ao longo da membrana plasmática apical para dentro da célula. No meio intracelular, H$^+$ e base se dissociam e são retrorreciclados através da membrana plasmática apical. O resultado líquido é a captação de NaCl ao longo da membrana apical. A base pode ser íons hidróxido (OH$^-$), formato (HCO$_2^-$), oxalato, HCO$_3^-$ ou sulfato. A voltagem transepitelial positiva no lúmen, indicada pelo sinal " + " dentro do círculo no lúmen tubular, é gerada pela difusão de Cl$^-$ (do lúmen para o sangue) pela *tight junction*. A alta [Cl$^-$] do líquido tubular fornece a força motriz para a difusão de Cl$^-$. Uma parte da glicose também é reabsorvida na segunda metade do túbulo proximal (omitido), via mecanismo similar àquele descrito para a primeira metade do túbulo proximal, exceto pelo fato de o simportador de Na$^+$/glicose (gene *SGLT1*) transportar 2Na$^+$ com 1 glicose e ter maior afinidade e menor capacidade do que o simportador de Na$^+$/glicose que atua na primeira parte do túbulo proximal, representado na Figura 34.1. Além disso, a glicose sai da célula pela membrana basolateral, via GLUT1, em vez de GLUT2, como na primeira parte do túbulo proximal (não mostrado). KCC, simportador de KCl.

de [Cl⁻] (140 mEq/L no lúmen tubular e 105 mEq/L no interstício). Esse gradiente de concentração favorece a difusão do Cl⁻ do lúmen tubular por meio das *tight junctions* (junções oclusivas) para dentro do espaço intercelular. O movimento de Cl⁻ negativamente carregado faz que o líquido tubular se torne positivamente carregado em relação ao sangue. Essa voltagem transepitelial positiva causa difusão de Na⁺ positivamente carregado para fora do líquido tubular por meio das *tight junctions* para dentro do sangue. Assim, na segunda metade do túbulo proximal, um pouco de Na⁺ e Cl⁻ é reabsorvido pelas *tight junctions* via difusão passiva.

Em resumo, a reabsorção de Na⁺ e Cl⁻ no túbulo proximal ocorre pelas vias paracelular e transcelular. Cerca de 67% do NaCl filtrado a cada dia pelo glomérulo são reabsorvidos no túbulo proximal e dois terços desse total se movem ao longo da via transcelular, enquanto o terço restante se move pela via paracelular (Tabela 34.4).

Reabsorção de água

O túbulo proximal reabsorve 67% da água filtrada (Tabela 34.5). A força motriz para reabsorção de água é o gradiente osmótico transtubular estabelecido por reabsorção de soluto (p. ex., NaCl, Na⁺/glicose). A reabsorção de Na⁺ com solutos orgânicos, HCO_3^- e Cl⁻ a partir do líquido tubular para dentro dos espaços intercelulares laterais diminui a osmolalidade do líquido tubular e aumenta a osmolalidade do espaço intercelular lateral. O gradiente osmótico ao longo do túbulo proximal estabelecido por esses processos de transporte é somente de alguns mOsm/L

(Figura 34.4). Como o túbulo proximal é altamente permeável à água, primariamente devido à expressão de canais de água aquaporina (AQP1) nas membranas apical e basolateral, a água é reabsorvida pelas células por osmose. Além disso, as *tight junctions* presentes no túbulo proximal também são permeáveis à água, por isso um pouco de água também é reabsorvido pela via paracelular entre as células tubulares proximais. O acúmulo de líquido e solutos junto ao espaço intercelular aumenta a pressão hidrostática neste compartimento. A elevada pressão hidrostática força líquido e solutos para dentro dos capilares.[b] Assim, a reabsorção de água se segue à reabsorção de soluto no túbulo proximal. O líquido reabsorvido é discretamente hiperosmótico em relação ao plasma; no entanto, essa diferença na osmolalidade é tão pequena, que é comum dizer que a reabsorção junto ao túbulo proximal é isosmótica (*i.e.*, cerca de 67% de ambas as cargas filtradas, de soluto e água, são reabsorvidos). De fato, há pouca diferença na osmolalidade do líquido tubular no início e no final do túbulo proximal. Uma importante consequência do fluxo osmótico de água ao longo do túbulo proximal é que alguns solutos, em especial K⁺ e Ca⁺⁺, são arrastados no líquido reabsorvido e, assim, reabsorvidos pelo processo de arraste de solvente (Figura 34.4). A reabsorção de quase todos os solutos orgânicos, Cl⁻ e outros íons, bem como de água, é acoplada à

---

[b]Ademais, a pressão oncótica de proteínas nos capilares peritubulares (π_{cp}) é elevada devido ao processo de filtração glomerular (Capítulo 33). A π_{cp} elevada facilita a captação de líquido e soluto para dentro do capilar.

TABELA 34.4 Transporte de NaCl ao longo do néfron.

Segmento	% de NaCl filtrado reabsorvido	Mecanismo de entrada de Na⁺ pela membrana apical	Principais hormônios regulatórios
Túbulo proximal	67	Antiportador de Na⁺/H⁺ (NHE3), simportador de Na⁺ com aminoácidos e solutos orgânicos, paracelular	Angiotensina II Noradrenalina Adrenalina Dopamina
Alça de Henle	25	↑simportador de 1Na⁺/1K⁺/2Cl⁻	Aldosterona Angiotensina II
Túbulo distal	≈ 5	Simportador de NaCl	Aldosterona Angiotensina II
Túbulo distal posterior e ducto coletor	≈ 3	Canais de Na⁺ ENaC	Aldosterona, ANP, BNP, urodilatina, uroguanilina, guanilina, angiotensina II

ANP, peptídeo natriurético atrial; BNP, peptídeo natriurético cerebral; ENaC, canal de sódio epitelial.

TABELA 34.5 Transporte de água ao longo do néfron.

Segmento	% do filtrado reabsorvido	Mecanismo de reabsorção de água	Hormônios reguladores da permeabilidade à água
Túbulo proximal	67	Passivo	Nenhum
Alça de Henle	15	Apenas o ramo fino descendente; passivo	Nenhum
Túbulo distal	0	Sem reabsorção de água	Nenhum
Túbulo distal posterior e ducto coletor	≈ 8 a 17	Passivo	HAD, ANP[a], BNP[a]

[a]O peptídeo natriurético atrial (ANP) e o peptídeo natriurético cerebral (BNP) inibem a permeabilidade à água estimulada pelo hormônio antidiurético (HAD).

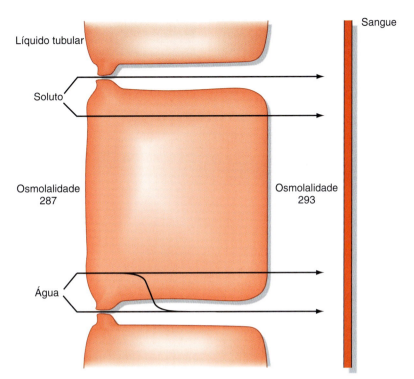

• **Figura 34.4** Vias de reabsorção de água e solutos ao longo do túbulo proximal. O transporte de solutos, incluindo Na$^+$, Cl$^-$ e solutos orgânicos, para dentro do espaço intercelular lateral aumenta a osmolalidade deste compartimento, o que estabelece a força motriz para a reabsorção osmótica de água ao longo do túbulo proximal. Isso ocorre porque uma parte da ATPase de Na$^+$/K$^+$ e dos transportadores de solutos orgânicos, HCO$_3^-$ e Cl$^-$, está localizada nas membranas celulares laterais e deposita esses solutos entre as células. Ademais, uma parte do NaCl também entra no espaço intercelular lateral por difusão por intermédio da *tight junction* (*i.e.*, via paracelular). Uma importante consequência do fluxo osmótico de água pelas vias trans e paracelular junto ao túbulo proximal é que uma parte dos solutos, em especial K$^+$ e Ca^{++}, é arrastada no líquido reabsorvido e, assim, reabsorvida pelo processo de arraste de solvente.

reabsorção de Na$^+$; portanto, alterações na reabsorção de Na$^+$ influenciam a reabsorção de água e de outros solutos pelo túbulo proximal. Esse ponto será discutido adiante, principalmente no Capítulo 35, sendo especialmente relevante durante a depleção de volume quando a reabsorção de Na$^+$ pelo túbulo proximal é acompanhada de aumento paralelo da reabsorção de HCO$_3^-$, a qual pode contribuir para o desenvolvimento de alcalose metabólica (*i.e.*, alcalose por contração de volume).

Reabsorção de proteínas

As proteínas filtradas pelo glomérulo são reabsorvidas no túbulo proximal. Como já mencionado, os hormônios peptídicos, proteínas pequenas e pequenas quantidades de proteínas grandes, como a albumina, são filtrados pelo glomérulo. De modo geral, apenas um pequeno percentual de proteínas atravessa o glomérulo e entra no espaço de Bowman (*i.e.*, a concentração de proteínas no ultrafiltrado glomerular é de apenas aproximadamente 40 mg/L); no entanto, como a TFG é muito elevada, a quantidade total de proteínas filtradas por dia é significativa:

Equação 34.1

Proteínas filtradas = TFG × [proteína] no ultrafiltrado
Proteínas filtradas = 180 L/dia × 40 mg/L
= 7.200 mg dia ou 7,2 g/dia

As proteínas filtradas são reabsorvidas no túbulo proximal por endocitose, seja como proteínas intactas ou após serem parcialmente degradadas por enzimas na superfície das células do túbulo proximal. Depois que as proteínas e os peptídeos entram na célula, as enzimas os digerem em seus aminoácidos constituintes, que, então, saem da célula pela membrana basolateral por meio das proteínas de transporte e são devolvidos ao sangue. Normalmente, esse mecanismo reabsorve quase todas as proteínas filtradas e, assim, a urina é essencialmente livre de proteínas. No entanto, como o mecanismo é facilmente saturado, um aumento na concentração de proteínas filtradas pode resultar em **proteinúria** (aparecimento de proteína na urina). A ruptura da barreira de filtração glomerular aumenta a filtração de proteínas e resulta em proteinúria, que é encontrada com frequência na doença renal.

Secreção de ânions e cátions orgânicos

As células do túbulo proximal também secretam ânions e cátions orgânicos no líquido tubular. A secreção de ânions e cátions orgânicos pelo túbulo proximal exerce papel decisivo na regulação dos níveis plasmáticos de xenobióticos (p. ex., vários antibióticos, diuréticos, estatinas, antivirais, antineoplásicos, imunossupressores, neurotransmissores e fármacos anti-inflamatórios não esteroidais [AINEs]) e compostos tóxicos derivados de fontes exógenas e endógenas. Muitos ânions e cátions orgânicos (Boxes 34.1 e 34.2) secretados pelo túbulo proximal são produtos finais do metabolismo que circulam no plasma. Muitos desses compostos orgânicos estão ligados a proteínas plasmáticas e, assim, não são prontamente filtrados. Apenas uma pequena fração dessas substâncias potencialmente tóxicas, no entanto, é eliminada do corpo por excreção resultante unicamente da filtração. Assim, a secreção de ânions e cátions orgânicos, incluindo muitas toxinas

• **BOXE 34.1** Alguns ânions orgânicos secretados pelo túbulo proximal.

Ânions endógenos
AMPc, GMPc
Sais biliares
Hipuratos
Oxalato
Prostaglandinas: PGE_2, $PGF_{2\alpha}$
Urato
Vitaminas: ascorbato, folato

Fármacos
Acetazolamida
Aciclovir
Amoxicilina
Captopril
Clorotiazida
Furosemida
Losartana
Penicilina
Probenecida
Salicilato (ácido acetilsalicílico)
Hidroclorotiazida
Sinvastatina
Bumetanida
AINEs: indometacina

AINEs, anti-inflamatórios não esteroidais; AMPc, monofosfato de adenosina cíclico; GMPc, monofosfato de guanosina cíclico.

• **BOXE 34.2** Alguns cátions orgânicos secretados pelo túbulo proximal.

Endógenos
Creatinina
Dopamina
Adrenalina
Noradrenalina

Fármacos
Atropina
Isoproterenol
Cimetidina
Morfina
Quinina
Amilorida
Procainamida

oriundas dos capilares peritubulares, no líquido tubular promove a eliminação desses compostos do plasma que entra nos rins. É importante notar que, quando a função renal é diminuída pela doença, a excreção urinária de ânions e cátions orgânicos é gravemente reduzida, podendo levar a níveis plasmáticos aumentados de xenobióticos e acúmulos potencialmente tóxicos de ânions e cátions orgânicos.

NO NÍVEL CELULAR

A endocitose de proteínas pelo túbulo proximal é mediada por proteínas da membrana apical que se ligam especificamente a proteínas e peptídeos presentes no líquido tubular. Esses receptores, chamados **receptores endocíticos de ligantes múltiplos**, podem se ligar a uma ampla gama de peptídeos e proteínas, mediando, assim, sua endocitose. A **megalina** e a **cubilina** medeiam a endocitose de proteínas e peptídeos no túbulo proximal. Ambas são glicoproteínas, sendo a megalina um membro da família dos genes do receptor de lipoproteína de baixa densidade.

NO NÍVEL CELULAR

Os canais de água chamados **aquaporinas (AQPs)** medeiam a reabsorção transcelular de água por meio de muitos segmentos do néfron. Até o presente foram identificadas 13 aquaporinas. A família AQP está dividida em dois grupos, com base nas características de permeabilidade. Um grupo (aquaporinas) é permeável à água (AQP0, AQP1, AQP2, AQP4, AQP5, AQP6, AQP8, AQP11 e AQP12). O outro grupo (aquagliceroporinas) é permeável à água e a pequenos solutos, especialmente o glicerol (AQP3, AQP7, AQP9, AQP10). As aquaporinas formam tetrâmeros na membrana plasmática celular, com cada subunidade formando um canal de água. Nos rins, a AQP1 é expressa nas membranas apical e basolateral do túbulo proximal e em porções do ramo descendente da alça de Henle. A importância da AQP1 na reabsorção renal da água é destacada pelos estudos que usam camundongos depletados (*knocked out*) do gene *AQP1*. Esses camundongos exibem débito urinário aumentado (poliúria) e capacidade diminuída de concentrar a urina. Além disso, a permeabilidade osmótica do túbulo proximal à água é 5 vezes menor do que o normal em camundongos sem AQP1. As AQP7 e AQP8 também são expressas no túbulo proximal. A AQP2 é expressa na membrana plasmática apical das células principais no ducto coletor, e sua abundância na membrana é regulada pelo hormônio antidiurético (HAD) (Capítulo 35). AQP3 e AQP4 são expressas na membrana basolateral das células principais, no ducto coletor, e camundongos deficientes destas AQPs (*i.e.*, camundongos *knockout* para AQP3 e AQP4) têm defeitos na capacidade de concentração da urina (Capítulo 35).

A Figura 34.5 ilustra os mecanismos de transporte de ânions orgânicos (AO^-) ao longo do túbulo proximal. Essas vias secretoras exibem velocidades de transporte mínimas, baixa especificidade (*i.e.*, transportam muitos AO^-) e são responsáveis pela secreção dos AO^- listados no Boxe 34.1. Os AO^- são captados para dentro da célula pela membrana basolateral, contra seu gradiente químico, em troca de α-cetoglutarato (α-CG), por vários antiportadores de AO^-/α-CG, incluindo OAT1, OAT2 e OAT3. O α-CG se acumula dentro das células via metabolismo de glutamato e pela ação do simportador de Na^+/α-CG (*i.e.*, transportador de Na^+/dicarboxilato [NaDC3]) presente também na membrana basolateral. Assim, a captação de AO^- para dentro da célula contra o gradiente eletroquímico está acoplada à saída de α-CG da célula seguindo seu gradiente químico gerado pelo mecanismo do simportador de Na^+/α-CG. A saída de AO^- através da membrana luminal e a sua entrada no líquido tubular são mediadas pelas proteínas associadas à resistência a múltiplas drogas 2 e 4 (MRP2/4) e pela proteína de

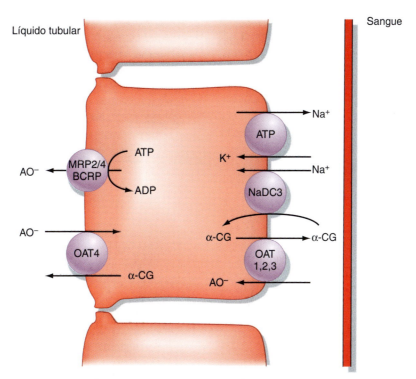

• **Figura 34.5** Secreção de ânion orgânico (AO⁻) ao longo do túbulo proximal. Os AO⁻ entram na célula pela membrana basolateral, por um dos três mecanismos de antiportador de AO⁻/α-cetoglutarato (α-CG) (transportadores de ânion orgânico, OAT1, OAT2, OAT3). A captação de α-CG para dentro da célula contra seu gradiente de concentração químico é dirigida pelo movimento de Na⁺ para dentro da célula via transportador de Na⁺/dicarboxilato (NaDC3). A [Na⁺] dentro da célula é baixa devido à ação da ATPase de Na⁺/K⁺ presente na membrana basolateral, que transporta Na⁺ para fora da célula em troca de K⁺. O α-CG é reciclado pela membrana basolateral, pelos transportadores OAT, em troca de AO⁻. Os AO⁻ saem da célula pela membrana apical, por meio de proteínas associadas à resistência a múltiplas drogas (MRP2 e 4) e da proteína de resistência do câncer de mama (BCRP), que requerem ATP. OAT4 presente na membrana apical reabsorve urato, um AO⁻.

NA CLÍNICA

A urinálise (exame de urina) é uma ferramenta importante e de rotina usada na detecção da doença renal. Uma análise completa da urina inclui avaliações macroscópica, microscópica e bioquímica. Essa análise é realizada por avaliação visual da urina, exame microscópico do sedimento urinário e avaliação bioquímica da composição urinária com o uso de tiras reativas *dipstick*. O teste *dipstick* é econômico, rápido (*i.e.*, < 5 minutos) e testa a urina quanto ao pH e à presença de muitas substâncias (p. ex., bilirrubina, sangue, glicose, cetonas, proteína). É normal encontrar traços de proteína na urina, em particular na urina concentrada. As proteínas urinárias derivam de duas fontes principais: (1) filtração que excede a capacidade reabsortiva do túbulo proximal; e (2) síntese e secreção de **glicoproteína de Tamm-Horsfall** pelo ramo espesso ascendente da alça de Henle. Como o mecanismo de reabsorção de proteínas se dá acima do ramo espesso ascendente da alça de Henle (*i.e.*, no túbulo proximal), a glicoproteína de Tamm-Horsfall secretada aparece na urina; a proteinúria maior que uma concentração residual costuma ser indicativa de doença renal.

resistência ao câncer de mama 1 (BCRP), que requer trifosfato de adenosina (ATP) para operar. Estudos recentes revelam que a OAT4 medeia a reabsorção do ânion orgânico urato, produto final do catabolismo de purina, pelo túbulo proximal (Figura 34.5).

A Figura 34.6 mostra o mecanismo de transporte de cátion orgânico (CO⁺) ao longo do túbulo proximal. Os CO⁺, incluindo os xenobióticos (p. ex., o agente antidiabético metformina, o agente antiviral lamivudina e o fármaco anticâncer oxaliplatina, além de muitos neurotransmissores monoamina importantes, como dopamina, adrenalina, histamina e noradrenalina), são secretados pelo túbulo proximal. Os CO⁺ são captados para dentro da célula pela membrana basolateral, primariamente pelo transportador de cátions orgânicos 2 (OCT2). A captação de CO⁺ é dirigida pela magnitude da diferença de potencial negativa celular ao longo da membrana basolateral. O transporte de cátion orgânico pela membrana luminal para o líquido tubular, que é uma etapa limitante da velocidade na secreção, é mediado primariamente por transportadores de extrusão de toxina e vários medicamentos eletroneutros (MATEs) e MDR1 (também conhecido como *P-glicoproteína*), que requer ATP para sua operação. Esses mecanismos de transporte são inespecíficos e vários CO⁺ geralmente competem pela secreção por determinada via de transporte.

Alça de Henle

A alça de Henle reabsorve cerca de 25% do NaCl filtrado e 15% da água filtrada. A reabsorção de NaCl na alça de Henle ocorre em ambos os ramos ascendentes, fino e espesso, da alça de Henle, enquanto o ramo fino não descendente reabsorve o NaCl. Em contrapartida, a reabsorção de água mediada por canais de água AQP1 é exclusivamente restrita ao ramo fino descendente, enquanto o ramo ascendente é impermeável à água. Ademais, cátions divalentes (p. ex., Ca⁺⁺ e Mg⁺⁺) e HCO₃⁻ são também reabsorvidos na alça de Henle (Capítulos 36 e 37).

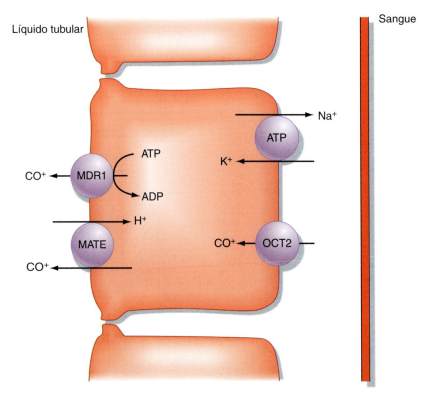

• **Figura 34.6** Secreção de cátion orgânico (CO⁺) ao longo do túbulo proximal. Os CO⁺ entram na célula por intermédio da membrana basolateral, primariamente via OCT2. A captação dos CO⁺ para dentro da célula contra o gradiente de concentração químico é conduzida pela diferença de potencial celular negativa. Os CO⁺ saem da célula pela membrana apical, em troca de H⁺, por meio de transportadores de toxina e multifármacos eletricamente neutros (MATE1 e MATE2-K), bem como pela proteína de resistência a múltiplas drogas (MDR1), que requer ATP.

NA CLÍNICA

Como muitos ânions orgânicos competem pelas mesmas vias secretoras, níveis plasmáticos elevados de um ânion transportado frequentemente inibem a secreção dos outros. Por exemplo, a infusão de ácido p-amino-hipúrico (PAH) pode diminuir a secreção de penicilina pelo túbulo proximal. Sendo os rins responsáveis pela eliminação da penicilina, a infusão de PAH em indivíduos que recebem penicilina diminui a excreção desta e, assim, prolonga sua meia-vida biológica. Na Segunda Guerra Mundial, quando os suprimentos de penicilina se tornaram escassos, os hipuratos eram administrados com penicilina para estender seu efeito terapêutico. Competição similar é observada na secreção de cátion orgânico pelo túbulo proximal, e níveis plasmáticos altos de uma espécie de cátion transportado podem inibir a secreção dos outros cátions competidores. Exemplificando, o antagonista de histamina H₂, conhecido como cimetidina e usado no tratamento de úlceras gástricas, é secretado via mecanismos de transporte de cátions orgânicos no túbulo proximal. Se for administrada a pacientes que recebem procainamida (um cátion orgânico usado para tratar arritmias cardíacas), a secreção de procainamida e cimetidina é reduzida por competição direta para uma via secretória comum. Como consequência, a coadministração de fármacos catiônicos que competem pela mesma via pode aumentar a concentração plasmática de ambos os fármacos a níveis muito acima daqueles observados quando os fármacos são administrados isoladamente. Esse efeito pode levar à toxicidade farmacológica.

O ramo fino ascendente reabsorve NaCl por um mecanismo passivo. A reabsorção de água, mas não a de NaCl, no ramo fino descendente aumenta a [NaCl] no líquido tubular que entra no ramo fino ascendente. Conforme o líquido rico em NaCl se move rumo ao córtex, o NaCl se difunde para fora do lúmen do túbulo, ao longo do ramo fino ascendente, e entra no líquido intersticial medular, seguindo um gradiente de concentração direcionado do líquido tubular para o interstício (Capítulo 35).

O elemento-chave na reabsorção de soluto pelo ramo espesso ascendente é uma ATPase de Na⁺/K⁺ presente na membrana basolateral (Figura 34.7). Esse transportador mantém uma baixa [Na⁺] intracelular, que fornece um gradiente químico favorável para a movimentação de Na⁺ do líquido tubular para dentro da célula. Esse movimento de Na⁺ pela membrana apical e para dentro da célula é mediado pelo simportador de 1Na⁺/1K⁺/2Cl⁻ (NKCC2), que acopla o movimento de 1Na⁺ a 1K⁺ e 2Cl⁻. Usando a energia potencial liberada pelo movimento a favor do gradiente do Na⁺ e do Cl⁻, esse simportador dirige o movimento contra o gradiente do K⁺ para dentro da célula. Os canais de K⁺ (ROMK e Maxi-K) presentes na membrana plasmática apical exercem papel importante na reabsorção de NaCl pelo ramo espesso ascendente. Esses canais de K⁺ permitem que o K⁺ transportado para dentro da célula via simportador 1Na⁺/1K⁺/2Cl⁻ seja reciclado de volta para o líquido tubular. Como a [K⁺] no líquido tubular é relativamente baixa, a reciclagem de K⁺ é requerida para a operação contínua do simportador 1Na⁺/1K⁺/2Cl⁻. Um antiportador de Na⁺/H⁺ (NHE3) na membrana celular apical também medeia a reabsorção de Na⁺, bem como a secreção de H⁺ (reabsorção de HCO₃⁻) no ramo espesso ascendente (Capítulo 37). A operação do antiportador de Na⁺/H⁺

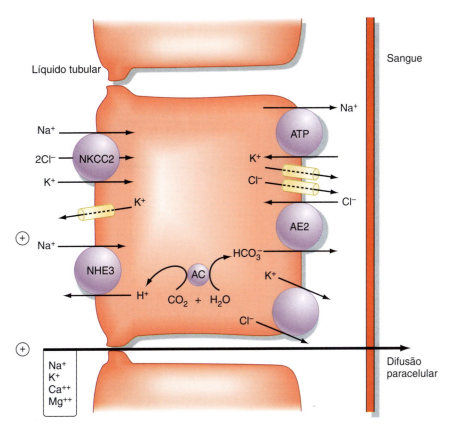

• **Figura 34.7** Mecanismos de transporte para reabsorção de NaCl no ramo espesso ascendente da alça de Henle. A voltagem positiva no lúmen exerce papel importante na condução da reabsorção paracelular passiva de cátions. Como a membrana apical é condutiva primariamente ao K^+, a voltagem na membrana apical é mais negativa do que a voltagem na membrana basolateral, a qual é condutiva ao K^+ e ao Cl^-, resultando, assim, em um potencial transepitelial positivo no lúmen. Mutações no canal de K^+ da membrana apical (ROMK), no simportador de $1Na^+/1K^+/2Cl^-$ (NKCC2) da membrana apical, ou no canal de Cl^- basolateral (ClCNKB) causam a síndrome de Bartter (ver quadro de caso clínico sobre a síndrome de Bartter). AC, anidrase carbônica.

na membrana apical resulta em captação celular de Na^+ em troca de H^+. A produção de H^+ dentro das células produz HCO_3^-, que, então, sai da célula pela membrana basolateral, via antiportador de Cl^-/HCO_3^- (AE2). O Na^+ sai da célula pela membrana basolateral, via ATPase de Na^+/K^+, enquanto o K^+ e o Cl^- deixam a célula por vias distintas junto à membrana basolateral (i.e., canais de K^+ e Cl^- e simportador de K^+/Cl^-).

A voltagem ao longo do ramo espesso ascendente é importante para a reabsorção de vários cátions. O líquido tubular é positivamente carregado em relação ao sangue devido à localização exclusiva das proteínas de transporte nas membranas apical e basolateral. Existem dois pontos importantes: (1) o transporte de NaCl aumentado pelo ramo espesso ascendente eleva a magnitude da voltagem positiva no lúmen; e (2) essa voltagem é uma importante força motriz para a reabsorção de vários cátions, incluindo Na^+, K^+, Mg^{++} e Ca^{++}, ao longo da via paracelular (Figura 34.7). A importância da via paracelular para a reabsorção de solutos é demonstrada pela observação de que mutações inativadoras da proteína de *tight junction* claudina-16 diminuem a reabsorção de Mg^{++} e Ca^{++} pelo ramo espesso ascendente, mesmo em presença de uma voltagem transepitelial positiva no lúmen.

Em resumo, a reabsorção de NaCl ao longo do ramo espesso ascendente ocorre pelas vias trans e paracelular. A reabsorção transcelular corresponde a 50% da reabsorção total de NaCl, e a reabsorção paracelular representa 50%. Como o ramo espesso ascendente não reabsorve água devido à ausência de canais de água (i.e., AQPs), a reabsorção de NaCl e outros solutos diminui a osmolalidade do líquido tubular para menos de 150 mOsm/kg de H_2O. Assim, como o ramo espesso ascendente da alça de Henle produz um líquido que é diluído em relação ao plasma, esse segmento e o túbulo distal adjacente (como será discutido a seguir) costumam ser referidos coletivamente como **"segmentos diluidores"**.

Túbulo distal e ducto coletor

O túbulo distal e o ducto coletor reabsorvem cerca de 8% do NaCl filtrado, secretam quantidades variáveis de K^+ e H^+ e reabsorvem uma quantidade variável de água (cerca de 8 a 17%). O segmento inicial do túbulo distal (túbulo distal inicial) reabsorve Na^+, Cl^- e Ca^{++} e é impermeável à água (Figura 34.8). A entrada de NaCl na célula pela membrana apical é mediada por um simportador de Na^+/Cl^-, o NCC (Figura 34.8). O Na^+ deixa a célula por ação da ATPase de Na^+/K^+, enquanto o Cl^- sai da célula por difusão pelos canais de Cl^- e de um simportador de K^+/Cl^- (KCC4). Sendo assim, a diluição do líquido tubular começa no ramo espesso ascendente e continua no segmento inicial do túbulo distal.

O último segmento do túbulo distal (túbulo distal posterior) e o ducto coletor são compostos por três tipos celulares: **células principais** e dois tipos de **células intercaladas**. Como ilustrado na Figura 34.9, as células principais reabsorvem NaCl e água e secretam K^+. A reabsorção de Na^+ e a secreção de K^+ por essas

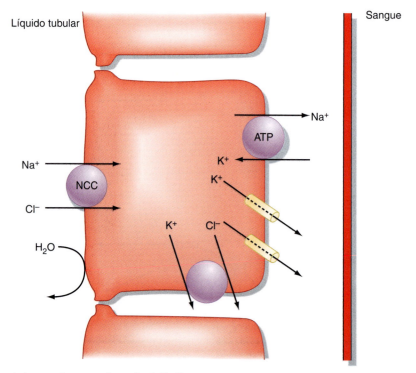

• **Figura 34.8** Mecanismo de transporte para reabsorção de NaCl no segmento anterior do túbulo distal. Esse segmento é impermeável à água. Mutações no simportador de NaCl (NCC) da membrana apical causam a síndrome de Gitelman.

NO NÍVEL CELULAR

Como descrito no Capítulo 2, as células epiteliais estão unidas pela superfície apical pelas *tight junctions* (zônula de oclusão). Algumas proteínas foram identificadas como componentes da *tight junction*, incluindo proteínas que atravessam a membrana de uma célula e se ligam à porção extracelular da mesma molécula em uma célula adjacente (p. ex., ocludina e claudinas), bem como as proteínas ligadoras citoplasmáticas (p. ex., ZO-1, ZO-2 e ZO-3), que ligam as proteínas transmembrana ao citoesqueleto da célula. Entre essas proteínas juncionais, a claudina parece ser um dos principais determinantes das características de permeabilidade das *tight junctions*. Exemplificando, as claudinas 16 e 19 são determinantes decisivos da permeabilidade da *tight junction* aos cátions divalentes, junto ao ramo espesso ascendente da alça de Henle. Mutações envolvendo as claudinas 16 e 19 humanas causam hipomagnesemia (*i.e.*, Ca^{++} aumentado na urina) e nefrocalcinose (*i.e.*, calcificação do rim). A claudina-2 é permeável à água e pode ser responsável pela reabsorção paracelular da água ao longo do túbulo proximal. A claudina-4 controla a permeabilidade da *tight junction* ao Na$^+$, enquanto a claudina-15 determina se uma *tight junction* é permeável aos cátions ou aos ânions. Assim, as características de permeabilidade das *tight junctions* em diferentes segmentos do néfron são determinadas, ao menos em parte, pelas claudinas específicas expressas pelas células de cada segmento.

NO NÍVEL CELULAR

A **síndrome de Bartter** é um conjunto de doenças genéticas autossômicas recessivas caracterizadas por hipocalemia, alcalose metabólica e hiperaldosteronismo (Tabela 34.3). Mutações inativadoras no gene codificador de simportador de 1Na$^+$/1K$^+$/2Cl$^-$ (NKCC2), no canal de K$^+$ apical (ROMK) ou no canal de Cl$^-$ basolateral (ClCNKB) diminuem a reabsorção de NaCl e de K$^+$ pelo ramo espesso ascendente, que, por sua vez, acarreta hipocalemia (*i.e.*, baixa [K$^+$] no plasma) e diminuição do VLEC. A queda no VLEC estimula a secreção de aldosterona, a qual, por sua vez, estimula a reabsorção de NaCl e a secreção de H$^+$ pelo túbulo distal e pelo ducto coletor.

células depende da atividade da ATPase de Na$^+$/K$^+$ na membrana basolateral. Ao manter uma baixa [Na$^+$] intracelular, a ATPase de Na$^+$/K$^+$ fornece um gradiente químico favorável para a movimentação de Na$^+$ do líquido tubular para dentro da célula. Como o Na$^+$ entra na célula pela membrana apical, por difusão por canais Na$^+$-seletivos (ENaCs), a voltagem negativa dentro da célula facilita a entrada de Na$^+$, que, então, sai da célula e entra no sangue via ATPase de Na$^+$/K$^+$ presente na membrana basolateral. A reabsorção de Na$^+$ produz uma voltagem luminal negativa ao longo do túbulo distal posterior e do ducto coletor, a qual fornece a força motriz para a reabsorção paracelular do Cl$^-$. As células intercaladas secretam H$^+$ ou HCO$_3^-$ e exercem papéis importantes na homeostasia ácido-básica (Capítulo 37). A célula α-intercalada (Figura 34.9, *centro*) secreta H$^+$ e reabsorve HCO$_3^-$ e K$^+$, sendo então importante na regulação do equilíbrio ácido-básico (Capítulo 37) e no equilíbrio de K$^+$ (Capítulo 36). As células α-intercaladas reabsorvem K$^+$ por meio da operação de uma ATPase de H$^+$/K$^+$ (HKA) localizada na membrana plasmática apical. Por outro lado, as células β-intercaladas (Figura 34.9, *embaixo*) secretam HCO$_3^-$ e reabsorvem H$^+$ e Cl$^-$. O cloreto entra na célula β-intercalada pela membrana apical, via antiportador de Cl$^-$/HCO$_3^-$ (pendrina, SLC26A4), e sai da célula pela membrana basolateral, por um canal de Cl$^-$. As células β-intercaladas também

CAPÍTULO 34 Transporte de Soluto e Água ao Longo do Néfron: Função Tubular 595

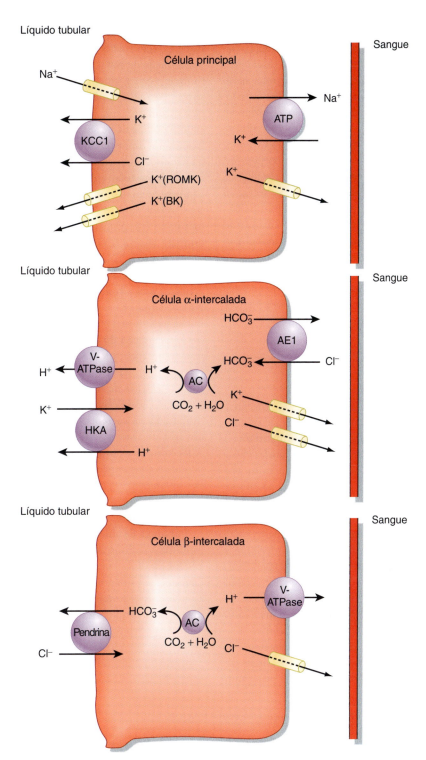

• **Figura 34.9** Vias de transporte nas células principais, células α-intercaladas e células β-intercaladas do segmento posterior do túbulo distal e do ducto coletor. As células principais reabsorvem Na^+ e secretam K^+. O K^+ é secretado por dois tipos de canais (ROMK e BK) e por um simportador de K^+/Cl^- (KCC1). As células α-intercaladas secretam H^+ e reabsorvem HCO_3^- e K^+, enquanto as β-intercaladas secretam HCO_3^- e reabsorvem H^+ e Cl^-. AC, anidrase carbônica.

reabsorvem NaCl. Esse processo envolve a operação em *tandem* da pendrina e um antiportador $Na^+/HCO_3^-/2Cl^-$ de membrana (NDCBE). Esse mecanismo do NaCl é inibido por diuréticos tiazídicos (ver Capítulo 37 para mais detalhes). Uma quantidade variável de água é reabsorvida pelas células principais, no túbulo distal posterior e no ducto coletor. A reabsorção de água nesses segmentos é mediada pelo canal de água AQP2 HAD-regulado, presente na membrana plasmática apical, e pelos canais AQP3 e AQP4, localizados na membrana basolateral das células principais. Em presença de HAD, a água é reabsorvida. Em contrapartida, na ausência de HAD, a parte final do túbulo distal e do ducto coletor reabsorve pouca água (Capítulo 35).

O K^+ é secretado a partir do sangue para dentro do líquido tubular pelas células principais, em um processo envolvendo duas etapas (Figura 34.9, *em cima*). Na primeira etapa, a captação de K^+ ao longo da membrana basolateral é mediada pela ATPase de Na^+/K^+. Na segunda etapa, o K^+ sai da célula por difusão passiva. Como a $[K^+]$ no interior das células principais é alta (aproximadamente 150 mEq/L), enquanto a $[K^+]$ no líquido tubular é baixa (aproximadamente 10 mEq/L), o K^+ se difunde seguindo o gradiente de concentração na membrana celular apical por meio dos canais de K^+ (ROMK e BK), entrando no líquido tubular. Apesar de o potencial negativo no interior dessas células favorecer a retenção de K^+ intracelular, o gradiente eletroquímico ao longo da membrana apical promove secreção de K^+ da célula para dentro do líquido tubular (Capítulo 36). Em contraste, a reabsorção de K^+ pelas células α é mediada por uma ATPase de H^+/K^+ (HKA) localizada na membrana celular apical (Figura 34.9, *centro*). Como consequência, esses segmentos distais do néfron têm a habilidade de secretar e reabsorver K^+ por meio de mecanismos regulados de modo independente, o que contrasta com a tendência geral de reabsorver Na^+ ao longo da maioria dos segmentos do néfron.

Regulação da reabsorção de NaCl e de água

Do ponto de vista quantitativo, angiotensina II, aldosterona, catecolaminas, peptídeo natriurético e uroguanilina são os hormônios reguladores da reabsorção de NaCl mais importantes, portanto, também da excreção urinária de NaCl (Tabela 34.6). Entretanto, outros hormônios (incluindo a dopamina e a adrenomedulina), forças de Starling e fenômeno do equilíbrio glomerulotubular também influenciam a reabsorção de NaCl. O HAD é o único entre os hormônios principais que regula diretamente a quantidade de água excretada pelos rins.

A **angiotensina II** tem potente efeito estimulatório sobre a reabsorção isosmótica de NaCl e água junto ao túbulo proximal, estimulando também a reabsorção de Na^+ junto ao ramo espesso ascendente da alça de Henle, bem como junto à parte final do túbulo distal e do ducto coletor. Uma diminuição do VLEC ativa o sistema renina-angiotensina-aldosterona (Capítulo 35), aumentando, assim, a concentração plasmática de angiotensina II.

A **aldosterona** é sintetizada pelas células glomerulosas do córtex suprarrenal e estimula a reabsorção de NaCl pelo ramo espesso ascendente da alça de Henle, parte final do túbulo distal e ducto coletor. A maioria do efeito da aldosterona sobre a reabsorção de NaCl reflete sua ação sobre o túbulo distal posterior e o ducto coletor (coletivamente referido como **néfron distal sensível à aldosterona** (**ASDN**) [Capítulos 35 e 37]). A aldosterona aumenta a reabsorção de NaCl por intermédio das células principais nesses segmentos, atuando via quatro mecanismos: (1) aumentando a concentração de ATPase de Na^+/K^+ na membrana basolateral; (2) elevando a expressão do ENaC na membrana celular apical; (3) aumentando os níveis de Sgk1 (quinase estimulada por glicocorticoide; ver quadro molecular), que também aumenta a expressão de ENaC na membrana celular apical; e (4) estimulando CAP1 (*channel-activating protease*, também chamada *prostatina*), uma serina protease que ativa diretamente os ENaCs por proteólise. Tomadas em conjunto, essas ações aumentam a captação de Na^+ ao longo da membrana celular apical e facilitam a saída de Na^+ do interior da célula para o sangue. O aumento na reabsorção de Na^+ produz uma voltagem luminal transepitelial negativa ao longo do túbulo distal terminal e do ducto coletor. Essa voltagem negativa no lúmen fornece a força motriz eletroquímica para reabsorção de Cl^- por meio das *tight junctions*. A aldosterona também estimula a secreção de K^+ pelo ASDN. A secreção de aldosterona é aumentada pela hipercalemia e por hipovolemia (*i.e.*, VLEC diminuído via angiotensina II aumentada subsequentemente à ativação do sistema renina-angiotensina [SRA]; Capítulo 35). A secreção de aldosterona é diminuída pela hipocalemia e por peptídeos natriuréticos (discutidos em maiores detalhes a seguir). Por intermédio de sua ação estimuladora da reabsorção de NaCl no ducto coletor, a aldosterona também aumenta indiretamente a reabsorção de água por esse segmento do néfron.

Paradoxo da aldosterona. Como mencionado, a aldosterona estimula a reabsorção de NaCl e a secreção de K^+ pelo ducto coletor. Embora tanto a redução do VLEC (*i.e.*, hipovolemia; Capítulo 35) quanto a hipercalemia (Capítulo 36) aumentem os níveis de aldosterona, a resposta fisiológica dos rins difere nessas duas condições. No contexto de depleção de VLEC, a excreção de NaCl pelos rins é diminuída para restaurar o VLEC, sem que ocorra alteração concomitante na excreção de K^+. Em contraste, durante a hipercalemia, a excreção de K^+ pelos rins é intensificada para normalizar a $[K^+]$ plasmática, ainda que sem

---

TABELA 34.6 Hormônios que regulam a reabsorção de NaCl e água.

Hormônio[a]	Estímulo principal	Sítio de ação no néfron	Efeito sobre o transporte
Angiotensina II	↑Renina	TP, REA, TD/DC	↑reabsorção de NaCl e H_2O
Aldosterona	↑Angiotensina II, ↑$[K^+]_p$	REA, TD/DC	↑reabsorção de NaCl e H_2O[b]
ANP, BNP, urodilatina	↑VLEC	DC	↓reabsorção de NaCl e H_2O
Uroguanilina, guanilina	Ingesta oral de NaCl	TP, DC	↓reabsorção de NaCl e H_2O
Nervos simpáticos	↓VLEC	TP, REA, TD/DC	↑reabsorção de NaCl e H_2O[b]
Dopamina	↑VLEC	TP	↓reabsorção de NaCl e H_2O
HAD	↑P_{osm}, ↓VLEC	TD/DC	↑reabsorção de H_2O

[a]Todos estes hormônios atuam em questão de minutos, com exceção da aldosterona, que exerce sua ação sobre a reabsorção de NaCl com um retardo de 1 hora. A aldosterona alcança seu efeito máximo após alguns dias.
[b]O efeito sobre a reabsorção de H_2O não inclui o ramo espesso ascendente. ANP, peptídeo natriurético atrial; BNP, peptídeo natriurético cerebral, DC, ducto coletor; $[K^+]_p$, concentração de K^+ no plasma; PA, pressão arterial; P_{osm}, osmolalidade plasmática; REA, ramo espesso ascendente; TO, túbulo proximal; TP, túbulo distal; VLEC, volume de líquido extracelular.

alteração concomitante na excreção de NaCl. Esse fenômeno – os efeitos independentes evidentes da aldosterona sobre a excreção urinária de Na^+ e K^+ – é chamado **paradoxo da aldosterona**. O paradoxo pode ser explicado pela constatação de que a depleção do VLEC aumenta a liberação de aldosterona via ativação do sistema renina-angiotensina (SRA), enquanto a hipercalemia estimula diretamente a liberação suprarrenal de aldosterona sem requerer ativação do SRA. Sendo assim, a aldosterona aumenta em ambas as condições, enquanto os níveis de angiotensina II se elevam somente durante a depleção de VLEC, e não durante a hipercalemia. Trata-se da regulação diferencial de processos de transporte pela ação da aldosterona e da angiotensina II, a qual é responsável por esse paradoxo. A resposta fisiológica integrada a uma diminuição no VLEC é representada na Tabela 34.7. Durante a hipovolemia, a angiotensina II estimula a reabsorção de NaCl pelo túbulo proximal e pelo túbulo distal anterior. A aldosterona estimula a reabsorção de Na^+ mediada por ENaC nas células principais do ducto coletor. Em paralelo, a angiotensina II inibe a secreção de K^+ via ROMK e previne a excreção aumentada de K^+ mesmo com níveis elevados de aldosterona, que, por sua vez, poderia promover a secreção de K^+. A estimulação pela angiotensina II da reabsorção de água e NaCl junto ao túbulo proximal também reduz a distribuição de NaCl e líquido para o ducto coletor, suprimindo, igualmente, a secreção de K^+ nesse segmento (Capítulo 36). A resposta fisiológica integrada correspondente à hipercalemia é ilustrada na Tabela 34.6. Durante a hipercalemia, a aldosterona estimula a secreção de K^+ mediada por ROMK pelas células principais no ducto coletor, o que aumenta a excreção urinária de K^+. A excreção urinária de Na^+ permanece inalterada, visto que, na ausência de angiotensina II elevada, a reabsorção de Na^+ pelo NCC no início do túbulo distal é reduzida, um efeito que se opõe ao efeito da aldosterona para estimular o ENaC no ducto coletor.

O **peptídeo natriurético atrial (ANP)** e o **peptídeo natriurético cerebral (BNP)** inibem a reabsorção de água e NaCl. A secreção de ANP pelos átrios cardíacos e a de BNP pelos ventrículos cardíacos são estimuladas pelo aumento do VLEC e da pressão na parede miocárdica. ANP e BNP diminuem a pressão arterial por meio da redução da resistência periférica total e do aumento da excreção urinária de NaCl e água, primariamente via elevação do fluxo sanguíneo renal (FSR) e da TFG. Esses peptídeos natriuréticos vasodilatam as arteríolas aferentes e promovem a vasoconstrição das arteríolas eferentes, aumentando a TFG e, portanto, a filtração de NaCl, assim como a excreção de NaCl (ver discussão adiante sobre o equilíbrio glomerulotubular para o mecanismo). Adicionalmente, o aumento no FSR diminui a concentração de NaCl no interstício

medular, que, uma vez diminuído, reduz a reabsorção passiva de NaCl pelo ramo fino ascendente da alça de Henle (ver, na discussão anterior, os detalhes sobre a reabsorção de NaCl nesse segmento). ANP e BNP inibem a reabsorção de NaCl pela porção medular do ducto coletor e inibem a reabsorção de água estimulada por HAD ao longo do ducto coletor. Além disso, ANP e BNP também diminuem a secreção de HAD a partir da hipófise posterior. Essas ações do ANP e do BNP são mediadas pela ativação dos receptores guanililciclase ligados à membrana, os quais aumentam os níveis intracelulares do mensageiro secundário monofosfato de guanina cíclico (GMPc). O ANP é um agente natriurético e diurético mais profundo do que o BNP.

A **urodilatina** e o ANP são codificados pelo mesmo gene e têm sequências similares de aminoácidos. A urodilatina é um hormônio de 32 aminoácidos que difere do ANP pela adição de quatro aminoácidos ao terminal amino. A urodilatina é secretada pelo túbulo distal e pelo ducto coletor, estando ausente na circulação sistêmica. Assim, a urodilatina influencia somente a função dos rins. A secreção de urodilatina é estimulada pela elevação na pressão arterial e pelo aumento no VLEC e inibe a reabsorção de NaCl e água ao longo da porção medular do ducto coletor. A urodilatina é um hormônio diurético e natriurético mais potente do que o ANP, porque uma parte do ANP que entra nos rins pelo sangue é degradada por uma endopeptidase neural que não tem efeito correspondente sobre a urodilatina.

A **uroguanilina** e a **guanilina** são produzidas por células neuroendócrinas presentes no intestino em resposta à ingesta oral de NaCl. Esses hormônios entram na circulação e inibem a reabsorção de NaCl e água pelos rins por meio da ativação de receptores guanililciclase ligados à membrana, os quais aumentam a [GMPc] intracelular. O envolvimento desses hormônios derivados do intestino ajuda a explicar por que a resposta natriurética dos rins à carga oral de NaCl é mais pronunciada do que a carga intravenosa.

As **catecolaminas** estimulam a reabsorção de NaCl. As catecolaminas liberadas a partir de nervos simpáticos (noradrenalina) e da medula suprarrenal (adrenalina) estimulam a reabsorção de NaCl e água pelo túbulo proximal, ramo espesso ascendente da alça de Henle, túbulo distal e ducto coletor. Embora os nervos simpáticos estejam inativos com VLEC normal, quando este declina (p. ex., após uma hemorragia), a atividade nervosa simpática aumenta e estimula drasticamente a reabsorção de NaCl e água por esses quatro segmentos do néfron.

A **dopamina**, uma catecolamina, é liberada a partir dos nervos dopaminérgicos nos rins e sintetizada pelas células do túbulo proximal. A ação da dopamina é oposta à da noradrenalina e da

TABELA 34.7	**Paradoxo da aldosterona.**						
Condição	Aldosterona	AII	Reabsorção de sódio anteriormente do DC	Atividade do ENaC	ROMK	Sódio urinário	Potássio urinário
⇓ VLEC	⇑	⇑	⇑	⇑	⇓	⇓	NC
Hipercalemia	⇑	NC	⇓	⇑	⇑	NC	⇑

DC, ducto coletor; ENaC, canal epitelial seletivo de Na^+.

> ### NO NÍVEL CELULAR
>
> **Sgk1** (**s**erum **g**lucocorticoid-stimulated **k**inase), uma serina-treonina quinase, exerce papel importante na manutenção da homeostasia do NaCl e do K$^+$, via regulação da excreção de ambos pelos rins. Estudos que usaram camundongos *knockout* para Sgk1 revelaram que a quinase é requerida para os animais sobreviverem à grave restrição de NaCl e à carga de K$^+$. A restrição de NaCl e a carga de K$^+$ aumentam a [aldosterona] no plasma, que rapidamente (em minutos) aumenta a expressão e a fosforilação da proteína Sgk1. A fosforilação de Sgk1 aumenta a reabsorção de Na$^+$ mediada por ENaC no ducto coletor primariamente por aumentar o número de ENaCs na membrana plasmática apical das células principais e também elevando o número de bombas ATPase de Na$^+$/K$^+$ na membrana basolateral. A fosforilação de Sgk1 inibe Nedd4-2, uma ligase de ubiquitina que promove monoubiquitininação de subunidades ENaC, transformando-as em alvos de remoção endocítica da membrana plasmática e subsequente destruição nos lisossomos. A inibição de Nedd4-2 pela Sgk1 diminui a monoubiquitininação de ENaC e, dessa forma, reduz a endocitose e aumenta o número de canais de membrana. Sgk1 induz a translocação de canais de K$^+$ (ROMK) de um *pool* intracelular para a membrana plasmática e, com isso, intensifica a secreção de K$^+$ mediada por ROMK pelas células principais. Esses efeitos de Sgk1 precedem a elevação estimulada pela aldosterona da abundância de ENaC, ROMK e ATPase de Na$^+$/K$^+$, levando ao aumento secundário posterior (> 4 horas) no transporte de NaCl e K$^+$ pelo ducto coletor. A ativação de polimorfismos em Sgk1 causa elevação na pressão arterial, provavelmente por aumentar a reabsorção de NaCl pelo ducto coletor, aumentando, assim, o VLEC e, consequentemente, a pressão arterial.

> ### NA CLÍNICA
>
> A **síndrome de Liddle** é um distúrbio genético raro caracterizado pelo aumento na pressão arterial (*i.e.*, hipertensão) secundário à elevação do VLEC. Esta síndrome é causada por mutações ativadoras na subunidade β ou γ do canal de ENaC. Essas mutações aumentam o número de canais de Na$^+$ na membrana celular apical das células principais e, em consequência, a quantidade de Na$^+$ reabsorvido. Na síndrome de Liddle, a taxa de reabsorção renal de Na$^+$ é inadequadamente alta, levando ao aumento do VLEC e à hipertensão. Existem duas formas diferentes de **pseudo-hipoaldosteronismo (PHA)** (*i.e.*, os rins reabsorvem NaCl do mesmo modo como fazem quando os níveis de aldosterona estão baixos; no entanto, no PHA, os níveis de aldosterona estão elevados). A forma autossômica recessiva é causada por mutações inativantes em uma subunidade α, β ou γ de ENaC. A causa da forma autossômica dominante é uma mutação inativadora no receptor mineralocorticoide. O PHA é caracterizado por aumento na excreção de Na$^+$, diminuição no VLEC, hipercalemia e hipotensão. Alguns indivíduos com VLEC expandido e pressão arterial elevada são tratados com fármacos que inibem a **enzima conversora da angiotensina (ECA)** (p. ex., captopril, enalapril, lisinopril) e, desse modo, têm diminuídos o volume de líquido e a pressão arterial. A inibição da ECA bloqueia a degradação de angiotensina I em angiotensina II e, consequentemente, diminui os níveis plasmáticos de angiotensina II. O declínio da concentração plasmática de angiotensina II produz três efeitos. Primeiramente, há queda da reabsorção de NaCl e água pelo néfron (em especial, no túbulo proximal). Em seguida, há diminuição da secreção de aldosterona, levando à queda da reabsorção de NaCl no ramo espesso ascendente, no túbulo distal e no ducto coletor. Por fim, como a angiotensina é um potente vasoconstritor, uma redução em sua concentração permite que as arteríolas sistêmicas se dilatem e, assim, reduzam a pressão arterial. A ECA também degrada o hormônio vasodilatador bradicinina, por isso os inibidores da ECA aumentam a concentração de bradicina, um hormônio vasodilatador. Os inibidores da ECA diminuem o VLEC e a pressão arterial ao promoverem a excreção renal de NaCl e água, bem como a diminuição da resistência periférica total.

adrenalina. A secreção de dopamina é estimulada pelo aumento do VLEC e inibe diretamente a reabsorção de NaCl e água no túbulo proximal.

A **adrenomedulina** é um hormônio peptídico composto por 52 aminoácidos produzido por diversos órgãos, incluindo os rins. A adrenomedulina induz diurese acentuada e natriurese, e sua secreção é estimulada pela insuficiência cardíaca congestiva e pela hipertensão. O principal efeito da adrenomedulina nos rins é aumentar a TFG e o FSR, para, assim, estimular indiretamente a excreção de NaCl e água (ver discussão anterior sobre ANP e BNP).

O **hormônio antidiurético (HAD)** é o mais importante dentre os hormônios reguladores da reabsorção de água nos rins (Capítulo 35). Este hormônio é secretado pela glândula hipófise posterior em resposta à elevação da osmolalidade plasmática (1% ou mais) ou à diminuição do VLEC (> 5 a 10% do estado de equilíbrio). O HAD aumenta a permeabilidade do ducto coletor à água e a reabsorção de água pelo ducto coletor devido ao gradiente osmótico existente ao longo da parede do ducto coletor (Capítulo 35). O HAD tem pouco efeito sobre a excreção urinária de NaCl.

As **forças de Starling** regulam a reabsorção de NaCl e água ao longo do túbulo proximal. Como descrito, Na$^+$, Cl$^-$, HCO$_3^-$, aminoácidos, glicose e água são transportados para dentro do espaço intercelular do túbulo proximal. As forças de Starling existentes entre este espaço e os capilares peritubulares facilitam o movimento do líquido reabsorvido para dentro dos capilares. As forças de Starling ao longo da parede dos capilares peritubulares consistem na pressão hidrostática junto ao capilar peritubular (P_{cp}) e espaço intercelular lateral (P_i), pressão oncótica no capilar peritubular (π_{cp}) e espaço intercelular lateral (π_i). Assim, a reabsorção de água resultante do transporte de Na$^+$ do líquido tubular para dentro do espaço intercelular lateral é modificada pelas forças de Starling. Sendo assim:

Equação 34.2
$$J = K_f \left[(P_i - P_{cp}) + \sigma(\pi_{cp} - \pi_i)\right]$$

Em que *J* é o fluxo (números positivos indicam fluxo a partir do espaço intercelular para o sangue). As forças de Starling que favorecem o movimento a partir do interstício para dentro dos capilares peritubulares são π_{cp} e P_i (Figura 34.10). As forças de Starling opostas são π_i e P_{cp}. Normalmente, a soma das forças de Starling favorece o movimento de soluto e água do espaço intersticial para dentro do capilar. Alguns solutos e líquidos que entram no espaço intercelular lateral, no entanto, vazam

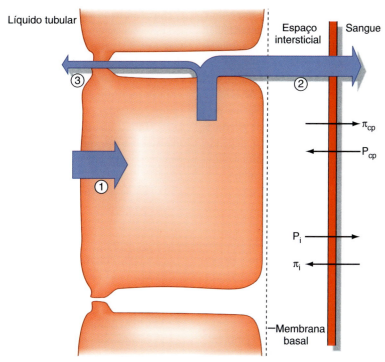

• **Figura 34.10** As forças de Starling modificam a reabsorção de água e solutos no túbulo proximal. (*1*) Soluto e água são reabsorvidos ao longo da membrana apical. Este soluto e a água então cruzam a membrana celular lateral. Uma parte dos solutos e da água reentra no líquido tubular (*3*), enquanto o restante entra no espaço intersticial e então flui para dentro do capilar (*2*). A largura das setas é diretamente proporcional à quantidade de soluto e água que se move pelas vias 1 a 3. As forças de Starling ao longo da parede do capilar determinam a quantidade de líquido que flui pela via 2 em comparação com a via 3. Os mecanismos de transporte nas membranas celulares apicais determinam a quantidade de soluto e água que entra na célula (via 1). P_i, pressão hidrostática intersticial; P_{cp}, pressão hidrostática no capilar peritubular; π_i, pressão oncótica no líquido intersticial; π_{cp}, pressão oncótica no capilar peritubular. As setas finas ao longo da parede do capilar indicam a direção do movimento da água em resposta a cada força.

novamente o líquido tubular proximal. As forças de Starling não afetam o transporte junto à alça de Henle, ao túbulo distal e ao ducto coletor, pois esses segmentos são menos permeáveis à água do que o túbulo proximal.

Alguns fatores podem alterar as forças de Starling ao longo dos capilares peritubulares que circundam o túbulo proximal. Exemplificando, a dilatação da arteríola eferente aumenta P_{cp}, enquanto a sua constrição a diminui. Uma elevação na P_{cp} inibe a reabsorção de soluto e água ao aumentar o retrovazamento de NaCl e água pelas *tight junctions*, enquanto uma diminuição estimula a reabsorção, reduzindo o retrovazamento pelas *tight junctions*.

A pressão oncótica no capilar peritubular (π_{cp}) é parcialmente determinada pela taxa de formação de ultrafiltrado glomerular. Por exemplo, considerando-se um fluxo plasmático constante na arteríola aferente, as proteínas plasmáticas se tornam menos concentradas no plasma que entra na arteríola eferente e no capilar peritubular, conforme menos ultrafiltrado é formado (*i.e.*, com a diminuição da TFG); portanto, π_{cp} diminui. Sendo assim, π_{cp} está diretamente relacionado com a **fração de filtração** (FF = TFG/fluxo plasmático renal [FPR]). Uma queda na FF resultante de diminuição na TFG, a um FPR constante, diminui π_{cp}. Isso, por sua vez, aumenta o retrofluxo de NaCl e água do espaço intercelular lateral para dentro do líquido tubular e, assim, diminui a reabsorção líquida de soluto e água ao longo do túbulo proximal. Um aumento na FF produz efeito oposto.

A importância das forças de Starling na regulação da reabsorção de solutos e água pelo túbulo proximal é demonstrada pelo fenômeno de **equilíbrio glomerulotubular (G-T)**. Alterações espontâneas na TFG alteram acentuadamente a quantidade filtrada de Na^+ (Na^+ filtrado = TFG × [Na^+] no líquido filtrado). Sem os rápidos ajustes na reabsorção de Na^+ para contrapor as alterações na filtração de Na^+, a excreção urinária de Na^+ flutuaria amplamente, perturbaria o equilíbrio de Na^+ corporal e, assim, alteraria o VLEC e a pressão arterial (Capítulo 35). Devido ao fenômeno do equilíbrio G-T, entretanto, alterações espontâneas na TFG não modificam a excreção de Na^+ na urina nem o equilíbrio de Na^+ quando VLEC é normal. Quando o equilíbrio corporal de Na^+ está normal (*i.e.*, VLEC normal), o *equilíbrio G-T* se refere ao fato de a reabsorção de Na^+ e água aumentar de modo proporcional ao aumento da TFG e à quantidade filtrada de Na^+. Assim, uma fração constante de Na^+ e água filtrados é reabsorvida a partir do túbulo proximal, apesar das variações na TFG. O resultado líquido do equilíbrio G-T é a minimização do impacto de alterações na TFG sobre a quantidade de Na^+ e água excretadas na urina quando o VLEC é normal.

Dois mecanismos são responsáveis pelo equilíbrio G-T. Um está relacionado com as diferenças de pressão oncótica e hidrostática entre os capilares peritubulares e o espaço intercelular (*i.e.*, forças de Starling). Exemplificando, um aumento na TFG (a um FPR constante) eleva a concentração de proteínas no plasma capilar glomerular a níveis acima do normal. Esse plasma rico em proteínas sai dos capilares glomerulares, flui pelas arteríolas eferentes e entra nos capilares peritubulares. A π_{cp} aumentada intensifica o movimento de solutos e líquido a partir do espaço intercelular lateral para dentro dos capilares peritubulares. Essa ação aumenta a reabsorção líquida de soluto e água pelo túbulo proximal.

O segundo mecanismo responsável pelo equilíbrio G-T é iniciado por um aumento na quantidade filtrada de glicose e aminoácidos. Como discutido, a reabsorção de Na^+ na primeira metade do túbulo proximal está acoplada à de glicose e aminoácidos. A taxa de reabsorção de Na^+, portanto, depende parcialmente da quantidade filtrada de glicose e aminoácidos. Conforme a TFG e a quantidade filtrada de glicose e aminoácidos aumenta, a reabsorção de Na^+ e água também aumenta.

Em adição ao equilíbrio G-T, outro mecanismo minimiza as alterações na quantidade filtrada de Na^+. Como discutido no Capítulo 33, um aumento na TFG (e, portanto, na quantidade de Na^+ filtrado pelo glomérulo) ativa o *mecanismo de* feedback *tubuloglomerular*. Esta ação retorna a TFG e a filtração de Na^+ aos valores normais. Assim, as alterações espontâneas na TFG (p. ex., causadas por mudanças na postura e pressão arterial) aumentam a quantidade de Na^+ filtrada somente por alguns minutos. Os mecanismos subjacentes ao equilíbrio G-T mantêm a excreção urinária de Na^+ constante e, dessa forma, conservam a homeostasia de Na^+ (bem como o VLEC e a pressão arterial) até a TFG voltar ao normal.

Pontos-chave

1. Os quatro segmentos principais do néfron (túbulo proximal, alça de Henle, túbulo distal e ducto coletor) determinam a composição e o volume de urina pelos processos de reabsorção seletiva de solutos e água, bem como a secreção de alguns solutos.

2. A reabsorção tubular de substâncias filtradas pelo glomérulo permite que os rins retenham substâncias essenciais e regulem seus níveis no plasma via alteração do grau de sua própria reabsorção. A reabsorção de Na^+, Cl^-, outros ânions e ânions e cátions orgânicos com a água constitui a principal função do néfron. Cerca de 25.200 mEq de Na^+ e 179 L de água são reabsorvidos a cada dia. As células tubulares proximais reabsorvem 67% do ultrafiltrado glomerular, enquanto as células da alça de Henle reabsorvem cerca de 25% do NaCl que foi filtrado e cerca de 15% da água filtrada. Os segmentos distais do néfron (túbulo distal e sistema de ducto coletor) têm uma capacidade de reabsorção mais limitada, entretanto, embora o túbulo proximal reabsorva a maior fração dos solutos filtrados e da água (*i.e.*, 67%), os ajustes finais na composição e volume da urina, bem como a maior parte da regulação por hormônios e outros fatores, ocorrem primariamente no túbulo distal e no ducto coletor.

3. A secreção de substâncias a partir do sangue no líquido tubular é uma maneira de excretar vários subprodutos metabólicos, além de servir para eliminar cátions e ânions orgânicos exógenos (p. ex., fármacos) e toxinas do corpo. Muitos cátions e ânions orgânicos estão ligados a proteínas plasmáticas e, portanto, estão indisponíveis para filtração. Assim, a secreção é sua principal via de excreção na urina.

4. Vários hormônios (incluindo angiotensina II, aldosterona, HAD, ANP, BNP, urodilatina, uroguanilina, guanilina e dopamina), nervos simpáticos, dopamina e forças de Starling regulam a reabsorção de NaCl pelos rins. O HAD é o principal hormônio regulador da reabsorção de água.

35

Controle da Osmolalidade e do Volume dos Líquidos Corporais

OBJETIVOS DO APRENDIZADO

Após a conclusão deste capítulo, o estudante será capaz de responder às seguintes questões:

1. Por que as alterações no equilíbrio hídrico resultam em alterações na [Na$^+$] do líquido extracelular (LEC)?
2. Como a secreção de hormônio antidiurético (HAD) é controlada pelas alterações na osmolalidade dos líquidos corporais, bem como no volume sanguíneo e na pressão arterial sistêmica?
3. Quais são os eventos celulares associados à ação do HAD sobre o ducto coletor e como estes eventos levam ao aumento da permeabilidade desse segmento à água junto ao néfron?
4. Qual é o papel da alça de Henle na produção de urina diluída e de urina concentrada?
5. Qual é a composição do líquido intersticial medular e como isso participa do processo de produção da urina concentrada?
6. Quais são os papéis dos vasos retos nos processos de diluição e concentração da urina?
7. Como a capacidade renal de diluir e concentrar a urina é quantificada?
8. Por que as alterações no equilíbrio de Na$^+$ alteram o volume do LEC?
9. O que é volume circulante efetivo, como este volume é influenciado por alterações no equilíbrio de Na$^+$ e como influencia a excreção renal de Na$^+$?
10. Quais são os mecanismos usados pelo corpo para monitorar o volume circulante efetivo?
11. Quais são os principais sinais que modificam a excreção renal de Na$^+$?
12. Como as alterações no volume de LEC alteram o transporte de Na$^+$ nos diferentes segmentos do néfron e como estas alterações regulam a excreção renal de Na$^+$?
13. Quais são os mecanismos envolvidos na formação de edema e qual é o papel dos rins nesse processo?

A osmolalidade dos líquidos corporais representa um dos parâmetros mais altamente regulados da fisiologia humana. Os rins controlam a osmolalidade e o volume de líquido corporal por meio da regulação da excreção de água e de NaCl, respectivamente. Este capítulo discute os mecanismos renais de excreção de água e de NaCl. A composição e os volumes dos vários compartimentos de líquidos corporais são revisados no Capítulo 2.

Controle da osmolalidade dos líquidos corporais: concentração e diluição da urina

Como descrito no Capítulo 2, a água constitui cerca de 60% do corpo de um humano adulto saudável. A água corporal está dividida em dois compartimentos principais – líquido intracelular (LIC) e líquido extracelular (LEC) – que estão em equilíbrio osmótico devido à alta permeabilidade da maioria das membranas celulares à água, via aquaporinas (p. ex., AQP1). A principal fonte de água corporal é a ingestão oral de líquidos e de alimentos sólidos que contenham algum componente líquido. A água também é gerada durante o metabolismo dos alimentos ingeridos (p. ex., carboidratos). Os líquidos intravenosos representam uma importante via de suprimento de água durante doenças.

Os rins são responsáveis pela regulação do equilíbrio hídrico e, sob a maioria das condições, constituem as principais vias de eliminação de água do corpo (Tabela 35.1). A água também é perdida pelo trato gastrointestinal. A perda de água fecal normalmente é pequena (cerca de 100 mL/dia), porém pode aumentar drasticamente na presença de diarreia (p. ex., 20 L/dia na cólera). Os vômitos também podem causar perdas gastrintestinais de água. A produção de suor constitui um processo ativo de eliminação de água e de eletrólitos. A perda de água pelos rins, pelo trato gastrointestinal e pelas glândulas sudoríparas é denominada **perda sensível de água**, visto que o indivíduo tem consciência de sua ocorrência. Outras vias de perda de água do corpo incluem a evaporação a partir das células da pele e vias aéreas; coletivamente, a perda de água por essas vias é denominada **perda insensível de água**, porque o indivíduo não tem consciência de sua ocorrência. A sudorese e a perda insensível de água podem aumentar drasticamente em um ambiente quente, durante o exercício físico ou na presença de febre (Tabela 35.2).

Apesar de a perda de água por suor, defecação e evaporação a partir dos pulmões e da pele poder variar, dependendo das condições ambientais ou em estados patológicos, ela não pode, por essas vias, ser regulada. Em contrapartida, a excreção renal de água é rigorosamente regulada para manter o equilíbrio hídrico. A manutenção do equilíbrio hídrico requer que a ingesta e a perda de água sejam precisamente correspondentes. Se a ingesta exceder as perdas, instala-se o **equilíbrio hídrico positivo**.

Por outro lado, quando a ingesta é menor do que as perdas, é estabelecido o **equilíbrio hídrico negativo** (ver o Capítulo 2 para revisão do equilíbrio no estado estável).

Na presença de estados de diminuição de ingestão de água ou de perdas excessivas de água, os rins conservam a água pela produção de urina concentrada de baixo volume, que é hiperosmótica em relação ao plasma. Por outro lado, quando a ingesta de água é alta, um amplo volume de urina hipo-osmótica é produzido. Em um indivíduo saudável, a osmolalidade da urina (U_{osm}) pode variar de cerca de 50 a 1.200 mOsm/kg de H_2O, e o volume correspondente de urina, de aproximadamente 18 L/dia a 0,5 L/dia. De modo significativo, os rins podem regular a excreção de água separadamente da excreção de soluto total (p. ex., Na^+, K^+, ureia etc.) (Figura 35.1). A habilidade de regular a excreção da água à parte da excreção de solutos é essencial para a sobrevivência, porque permite que o equilíbrio hídrico seja alcançado sem perturbar as outras funções homeostáticas dos rins.

É importante reconhecer que os distúrbios de equilíbrio hídrico são manifestados por alterações na osmolalidade dos líquidos corporais, as quais geralmente são medidas por mudanças na osmolalidade plasmática (P_{osm}). Como o principal determinante da osmolalidade plasmática é o Na^+ (com seus ânions Cl^- e HCO_3^-), esses distúrbios também resultam em alterações na $[Na^+]$ plasmática ou sérica (Figura 35.2). Um dos distúrbios de líquidos e eletrólitos mais comumente observados na clínica consiste em uma alteração na $[Na^+]$ sérica. Quando uma $[Na^+]$ sérica anormal é encontrada em um indivíduo, é tentador levantar a suspeita de algum problema no equilíbrio de Na^+. O problema mais frequentemente, no entanto, está relacionado com o equilíbrio hídrico, e não com o equilíbrio de Na^+. Como descrito adiante, mudanças no equilíbrio de Na^+ resultam em alterações no volume de LEC (VLEC), e não em sua osmolalidade.

As próximas seções discutem os mecanismos pelos quais os rins excretam urina **hipo-osmótica (diluída)** ou **hiperosmótica (concentrada)**. O controle da secreção de HAD e seu papel essencial na regulação da excreção de água pelos rins também serão explicados (Capítulo 41).

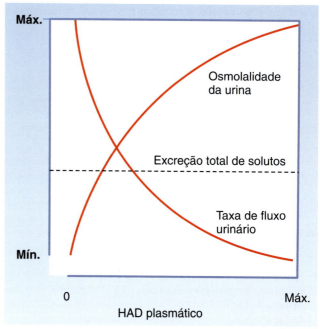

• **Figura 35.1** Relações entre os níveis plasmáticos de HAD e osmolalidade da urina, taxa de fluxo urinário e excreção de solutos total. Máx., máximo; Mín., mínimo; HAD, hormônio antidiurético. (De Koeppen BM, Stanton BA. *Renal Physiology*. 5th ed. Philadelphia: Elsevier; 2013.)

TABELA 35.1 Fontes de ganho e perda de água em adultos em temperatura ambiente (23 °C).

Ganho	mL/dia
Líquidos[a]	1.200
Alimentos	1.000
Metabolicamente produzida a partir dos alimentos	300
Total	2.500
Perda (mL/dia)	
Insensível	700
Suor	100
Fezes	100
Urina	1.600
Total	2.500

[a]A ingesta de líquidos pode variar amplamente por motivos sociais e culturais.

TABELA 35.2 Efeito da temperatura ambiente e do exercício sobre a perda e a ingesta de água em adultos.

	Temperatura normal	Tempo quente[a]	Exercício intenso e prolongado[a]
Perda de água			
Perda insensível			
Pele	350	350	350
Pulmões	350	250	650
Suor	100	1.400	5.000
Fezes	100	100	100
Urina[a]	1.600	1.200	500
PERDA TOTAL	2.500	3.300	6.600

[a]No tempo quente e durante o exercício intenso prolongado, o equilíbrio hídrico é mantido aumentando-se a ingesta de água. A excreção diminuída de água pelos rins isoladamente é insuficiente para manter o equilíbrio hídrico.

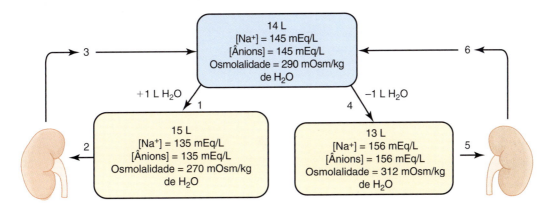

- **Figura 35.2** Resposta às alterações no equilíbrio hídrico. A figura ilustra os efeitos da adição ou remoção de 1 L de água do LEC de um indivíduo de 70 kg. **Equilíbrio hídrico positivo:** (*1*) a adição de 1 L de água aumenta o VLEC e diminui sua osmolalidade. A [Na$^+$] também é diminuída (hiponatremia). (*2*) A resposta renal normal consiste em excretar 1 L de água como urina hipo-osmótica. (*3*) Como resultado da excreção renal de água, o VLEC, a osmolalidade e a [Na$^+$] retornam ao normal. **Equilíbrio hídrico negativo:** (*4*) a perda de 1 L de água a partir do LEC diminui seu volume e aumenta sua osmolalidade. A [Na$^+$] também está aumentada (hipernatremia). (*5*) A resposta renal consiste em conservar água por meio da excreção de um pequeno volume de urina hiperosmótica. (*6*) Com a ingesta de água, estimulada pela sede, e a conservação de água pelos rins, o VLEC, a osmolalidade e a [Na$^+$] são normalizados. O tamanho dos balões indica o VLEC relativo. (De Koeppen BM, Stanton BA. *Renal Physiology*. 5th ed. Philadelphia: Elsevier; 2013.).

NA CLÍNICA

No contexto da clínica, a **hipo-osmolalidade** (uma redução na osmolalidade plasmática) desvia água para dentro das células e esse processo resulta no inchaço celular (Capítulo 2). Os sintomas associados à hipo-osmolalidade estão relacionados primariamente com o inchaço das células cerebrais. Por exemplo, uma queda rápida na P$_{osm}$ pode alterar a função neurológica e, assim, causar náusea, mal-estar, cefaleia, confusão, letargia, convulsões e coma. Quando P$_{osm}$ está aumentada (*i.e.*, **hiperosmolalidade**), a água é perdida a partir das células. Os sintomas de aumento na P$_{osm}$ também são primariamente neurológicos e incluem letargia, enfraquecimento, convulsões, coma e até morte.

Os sintomas associados a alterações na osmolalidade dos líquidos corporais variam, dependendo da velocidade com que a osmolalidade é alterada. Alterações rápidas na osmolalidade (*i.e.*, no decorrer de horas) não são tão bem toleradas quanto as que ocorrem de forma mais gradativa (*i. e.*, durante dias a semanas). De fato, indivíduos que desenvolvem alterações na osmolalidade dos líquidos corporais no decorrer de um período prolongado podem ser completamente assintomáticos. Isso reflete os mecanismos compensatórios que atuam nos neurônios para minimizar as mudanças no volume celular ao longo do tempo. Por exemplo, as células eliminam osmoles intracelulares em resposta à hipo-osmolalidade, enquanto geram novos osmoles intracelulares em resposta à hiperosmolalidade (Capítulo 2).

Hormônio antidiurético

O **hormônio antidiurético** (HAD), também conhecido como **arginina vasopressina** (AVP), um nonapeptídeo, é sintetizado nos núcleos supraóptico (SON) e paraventricular (PVN) do hipotálamo.[a] O HAD atua por meio dos receptores de vasopressina (V). Vários segmentos do néfron expressam o receptor tipo 2 (V$_2$) que media a capacidade dos rins de regular o volume e a osmolalidade da urina. Quando os níveis plasmáticos de HAD estão baixos, ocorre excreção de um grande volume de urina (efeito diurético), e a osmolalidade da urina é inferior à do plasma (*i. e.*, é diluída). Quando os níveis plasmáticos de HAD estão altos, ocorre excreção de um pequeno volume de urina (**efeito antidiurético**), e a osmolalidade da urina é maior que a do plasma (*i. e.*, é concentrada).

A secreção de HAD pela hipófise posterior (neuro-hipófise) pode ser influenciada por vários fatores. Em condições fisiológicas, a secreção de HAD é controlada por dois mecanismos principais: osmótico (mudanças na osmolalidade plasmática) e hemodinâmico (mudanças na pressão arterial ou volume de sangue). Outros fatores que alteram a produção de HAD incluem náusea, hipoglicemia aguda, angiotensina II (estimulação) e peptídeo natriurético atrial (inibição). A secreção de HAD é afetada por vários medicamentos e substâncias recreativas. Por exemplo, a nicotina estimula a secreção, enquanto o etanol e os antieméticos a inibem.

Controle osmótico da secreção de HAD

As alterações na osmolalidade dos líquidos corporais exercem o papel mais importante na regulação da secreção de HAD. Neurônios especializados, denominados **osmorreceptores**, localizados no *organum vasculosum* na lâmina terminal (OVLT) do

---

[a]Os núcleos SON e PVN sintetizam HAD ou ocitocina. As células secretoras de HAD predominam nos núcleos SON, enquanto os neurônios secretores de ocitocina são encontrados principalmente nos núcleos PVN. O hormônio sintetizado é empacotado em grânulos que são transportados ao longo do axônio da célula e armazenados nas terminações nervosas localizadas na neuro-hipófise (lobo posterior da hipófise). A anatomia do hipotálamo e da hipófise é mostrada na Figura 35.3 (ver também Capítulo 41).

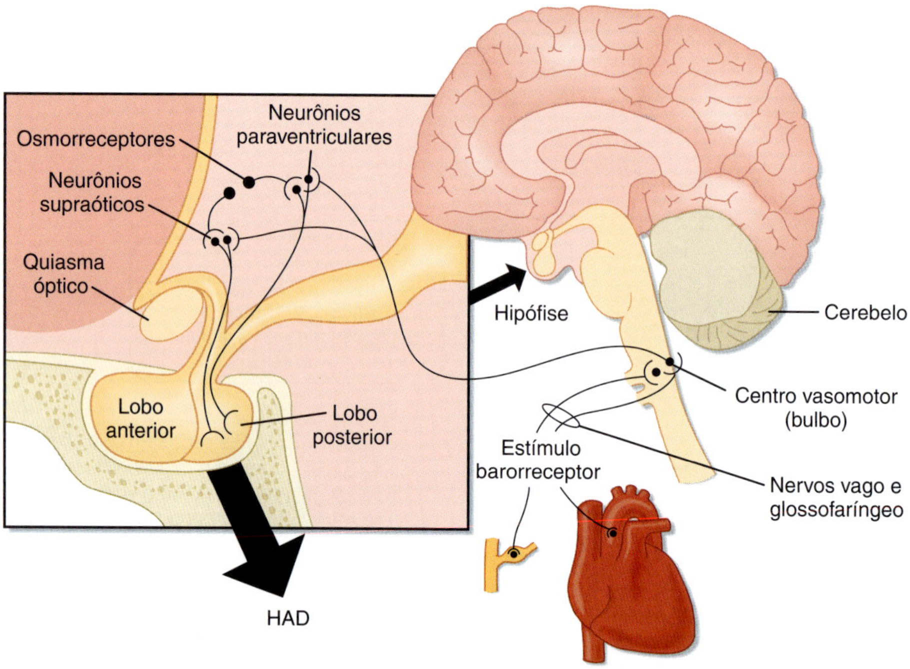

604 SEÇÃO 7 **Fisiologia Renal**

● **Figura 35.3** Anatomia do hipotálamo e da glândula hipófise (corte sagital mediano) ilustrando as vias para hormônio antidiurético (HAD). Também são mostradas as vias envolvidas na regulação da secreção de HAD. As fibras aferentes dos barorreceptores são transportadas nos nervos vago e glossofaríngeo. O quadrado em destaque ilustra uma vista expandida do hipotálamo e da glândula hipófise.

hipotálamo, modulam as mudanças da osmolalidade dentro de uma faixa normal situada entre 275 e 295 mOsm/kg de H_2O.[1] As células osmorreceptoras detectam mudanças na osmolalidade do líquido corporal em resposta a pequenas alterações na concentração de solutos efetivos, como Na^+ e seus ânions, e são insensíveis a solutos inefetivos, como ureia e glicose (Capítulo 1).

Os solutos efetivos são aqueles que penetram nas células lentamente ou que não entram, criando, dessa maneira, um gradiente osmótico que resulta no efluxo de água através membrana celular. Quando a osmolalidade plasmática efetiva (tonicidade) aumenta, a retração das células osmorreceptoras ativa canais catiônicos não seletivos da membrana, que geram uma corrente de entrada, despolarizando as células. Por sua vez, o potencial de ação evocado osmoticamente nos neurônios do OVLT propaga sinapticamente a atividade elétrica para os neurônios efetores a jusante nos núcleos SON e PVN, levando à liberação de HAD. Em contrapartida, quando a osmolalidade plasmática efetiva diminui, ocorre inibição da síntese e da secreção de HAD. Como o HAD é rapidamente degradado no plasma, os níveis circulantes podem ser reduzidos a zero em questão de minutos. Dados recentes demonstram que o estiramento da membrana celular, e não o volume celular, é que determina a atividade osmorreceptora. A família do receptor de potencial transitório vaniloide (TRPV) de canais catiônicos, incluindo TRPV1, TRPV2 e TRPV4, medeia os estímulos osmóticos em mamíferos. Os canais são ativados pelo estiramento da membrana celular e medeiam a inativação dos osmorreceptores em estados de hipoosmolalidade. Os mediadores dos canais catiônicos inativados por estiramento que respondem à constrição celular em estados de hiperosmolalidade são atualmente desconhecidos.

A ação coordenada dos componentes estimuladores e inibidores dos osmorreceptores cria um limiar ou ponto de ajuste. A Figura 35.4A ilustra o efeito das alterações na osmolalidade plasmática sobre os níveis circulantes de HAD. A curva da relação é bastante íngreme e responde pela sensibilidade desse sistema. O ponto de ajuste é o valor da osmolalidade plasmática em que a secreção de HAD começa a aumentar. Abaixo desse ponto de ajuste, quase não há liberação de HAD. O nível absoluto da osmolalidade plasmática efetiva no qual ocorrem níveis efetivos mínimo e máximo de HAD plasmático varia de maneira apreciável de um indivíduo para outro, devido a influências genéticas no conjunto e na sensibilidade do sistema. Entretanto, o ponto de ajuste médio para a liberação de HAD corresponde a uma osmolalidade plasmática de 280 mOsmol/kg de H_2O, e níveis apenas 2 a 4% superiores ao valor normal resultam em efeito antidiurético máximo. O ponto de ajuste é relativamente estável em indivíduos saudáveis, mas pode diminuir em decorrência de gravidez, devido ao ciclo menstrual, estrogênio ou queda significativa da pressão arterial ou perda de sangue. O mecanismo responsável pelo deslocamento do ponto de ajuste durante a gravidez provavelmente é devido a um aumento nos níveis de certos hormônios (p. ex., relaxina e gonadotropina coriônica).

Controle hemodinâmico (não osmótico) da secreção de hormônio antidiurético

Uma diminuição no volume sanguíneo ou na pressão arterial também estimula a secreção de HAD. Os receptores responsáveis por essa resposta estão localizados em ambos os lados, de baixa pressão (átrio esquerdo e vasos pulmonares de grande calibre) e de alta pressão (arco aórtico e seio carotídeo), do sistema circulatório. Como os receptores de baixa pressão estão localizados no lado de alta complacência do sistema circulatório (*i. e.*, venoso) e como a maior parte do sangue está no lado venoso, esses receptores de baixa pressão podem ser vistos como responsivos ao

---

[1]N.R.T.: A posição estratégica dos osmorreceptores (fora da barreira hematencefálica) permite que eles identifiquem mudanças na osmolalidade plasmática.

NO NÍVEL CELULAR

O gene codificador de HAD é encontrado no cromossomo 20. Esse gene contém cerca de 2.000 pares de bases com três éxons e dois íntrons. O gene codifica um pré-hormônio que consiste em um polipeptídeo sinalizador, a molécula de HAD, neurofisina e um glicopeptídeo (copeptina). Conforme a célula processa o pré-hormônio, o peptídeo sinalizador é clivado no interior do retículo endoplasmático rugoso. Uma vez empacotado nos grânulos neurossecretórios, o pré-hormônio é adicionalmente clivado nas moléculas de HAD, neurofisina e copeptina. Os grânulos neurossecretórios são então transportados até o axônio, para a hipófise posterior, e armazenados nas terminações nervosas até serem liberados. Quando os neurônios são estimulados a secretarem HAD, o potencial de ação abre os canais de Ca^{++} no terminal nervoso e isso eleva a $[Ca^{++}]$ intracelular, além de causar a exocitose dos grânulos neurossecretórios. Os três peptídeos são secretados nesse processo. A neurofisina e a copeptina não têm função fisiológica identificada.

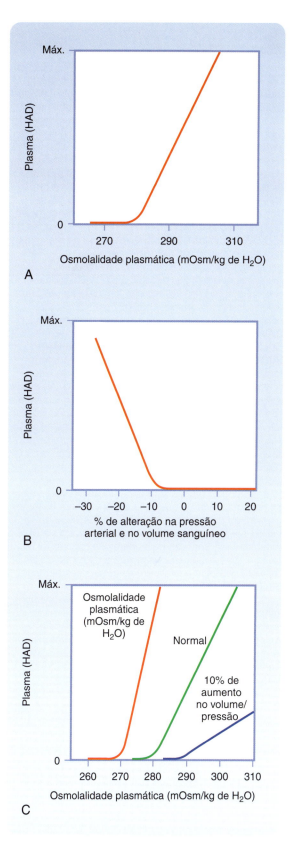

volume vascular geral. Os receptores de alta pressão respondem à pressão arterial. Ambos os grupos de receptores são sensíveis ao estiramento da parede da estrutura em que estão localizados (p. ex., átrio cardíaco e arco aórtico) e são denominados **barorreceptores**. Os sinais emitidos por esses receptores são transmitidos nas fibras aferentes dos nervos vago e glossofaríngeo para o tronco encefálico (núcleo do trato solitário do bulbo), que faz parte do centro regulador da frequência cardíaca e da pressão arterial (Capítulo 18). Os sinais são então retransmitidos do tronco encefálico para as células secretoras de HAD dos núcleos hipotalâmicos supraóptico e paraventricular. A sensibilidade do sistema barorreceptor é menor do que a dos osmorreceptores centrais e é necessário haver uma queda de 5 a 10% no volume sanguíneo ou na pressão arterial para que a secreção de HAD seja estimulada (Figura 35.4B). Foi demonstrado que algumas substâncias alteram a secreção de HAD por meio de seus efeitos sobre a pressão arterial. Entre essas substâncias estão a bradicinina e a histamina, que reduzem a pressão e, consequentemente, estimulam a secreção de HAD, além da noradrenalina, que aumenta a pressão arterial e inibe a secreção de HAD.

As alterações no volume sanguíneo e na pressão arterial também afetam a resposta às alterações na osmolalidade dos líquidos corporais (Figura 35.4C). Diante da diminuição do volume sanguíneo ou da pressão arterial, o ponto de ajuste é deslocado para valores menores de osmolalidade e a curva da relação se torna mais íngreme. Em termos de sobrevida do indivíduo, isso significa que os rins, em face do colapso circulatório, continuarão conservando água mesmo que para tanto tenham que diminuir a osmolalidade dos líquidos corporais. Com um aumento no volume sanguíneo ou na pressão arterial, ocorre o inverso. O ponto de ajuste é desviado para valores de osmolalidade maiores e a curva diminui.

Ações do hormônio antidiurético sobre os rins

A ação primária do HAD sobre os rins consiste em intensificar a absorção de água a partir do líquido tubular, aumentando a permeabilidade à água da porção final do túbulo distal e do ducto coletor. Além disso, e de modo significativo, o HAD aumenta a permeabilidade da parte medular do ducto coletor à ureia.

• **Figura 35.4** Controle osmótico e hemodinâmico (não osmótico) da secreção de hormônio antidiurético (HAD). **A.** Efeito das alterações na osmolalidade plasmática (pressão arterial e volume sanguíneo constantes) sobre os níveis plasmáticos de HAD. **B.** Efeito das alterações no volume sanguíneo ou na pressão arterial (osmolalidade plasmática constante) sobre os níveis plasmáticos de HAD. **C.** Interações de volume osmolar e sanguíneo com estímulo da pressão arterial sobre os níveis plasmáticos de HAD.

NA CLÍNICA

A liberação inadequada de HAD a partir da hipófise posterior resulta na excreção de um amplo volume de urina diluída (**poliúria**). Para compensar essa perda de água, o indivíduo deve ingerir um amplo volume de água (**polidipsia**) para manter constante a osmolalidade dos líquidos corporais. Se um indivíduo for privado de água, os líquidos corporais se tornarão hipertônicos. Essa condição é chamada **diabetes insípido central (CDI)**, que pode ser herdada, ainda que raramente. A condição ocorre com frequência após traumatismo craniano e em casos de infecção ou neoplasia cerebral. Os indivíduos afetados apresentam defeito de concentração da urina, o qual pode ser corrigido com a administração de HAD exógeno. A forma hereditária (autossômica dominante) do CDI é resultante de diferentes mutações envolvendo as regiões do gene HAD (i. e., HAD, copeptina e neurofisina). A placenta humana produz uma cisteína antipeptidase que degrada o HAD. Em algumas mulheres, os níveis de HAD resultam em diabetes insípido. A poliúria associada pode ser tratada com a administração de um análogo sintético do HAD,, a **desmopressina (DDAVP)**.

A **síndrome da secreção inadequada de HAD (SIADH)** é um problema clínico relativamente comum caracterizado por níveis plasmáticos de HAD elevados, que estão acima do esperado com base na osmolalidade dos líquidos corporais, bem como no volume sanguíneo e na pressão arterial – daí o termo *secreção inadequada de HAD*. A ação do HAD no ducto coletor renal desencadeia o recrutamento de canais de água (ver adiante), aumentando, assim, o efeito do HAD para estimular a retenção renal de água. Indivíduos com SIADH retêm água e seus líquidos corporais vão se tornando progressivamente hipo-osmóticos. Outrossim, a urina desses indivíduos é mais hiperosmótica do que seria esperado com base na osmolalidade dos líquidos corporais. A SIADH pode ser causada por fármacos, infecção ou tumores do sistema nervoso central, doenças pulmonares ou carcinoma de pulmão. Essas condições estimulam a secreção de HAD ao alterar o impulso neural para as células secretoras de HAD ou para a secreção de HAD (carcinoma de células pequenas do pulmão). A SIADH relacionada a fármacos é cada vez mais comum e pode estar associada a muitas classes de medicamentos de venda livre e prescritos, incluindo inibidores da bomba de prótons, anti-inflamatórios não esteroides, fármacos antidepressivos, anticonvulsivantes, antipsicóticos e antitumorais. Os antagonistas dos receptores de HAD ligam-se aos receptores V_{1A} e V_2 e induzem diurese hídrica (**aquarese**) no tratamento da SIADH e outras condições que resultam da retenção de água dependente de HAD pelos rins (p. ex., insuficiência cardíaca congestiva e cirrose hepática).

membrana basolateral das células principais resulta no recrutamento de canais de água aquaporinas (AQP2) na membrana apical, permitindo a entrada de água na célula a partir do lúmen tubular. Essa água então sai da célula pela membrana basolateral, que é sempre livremente permeável à água devido à presença dos canais de água AQP3 e AQP4. Assim, na presença de HAD, a água é reabsorvida a partir dos túbulos renais.

 NO NÍVEL CELULAR

O gene codificador do receptor V_2 está localizado no cromossomo X. Esse gene codifica uma proteína composta por 371 aminoácidos integrante da família de receptores com sete domínios transmembrana acoplados a proteínas G heterotriméricas. Como mostra a Figura 35.5, a ligação do HAD ao seu receptor localizado na membrana basolateral ativa a adenilciclase. Em seguida, a elevação do monofosfato de adenosina cíclico intracelular (AMPc) ativa a proteína quinase A (PKA), o que resulta na fosforilação de canais de água AQP2, bem como no aumento da transcrição do gene *AQP2* via ativação de um elemento de resposta ao AMPc (CRE). As vesículas intracelulares contendo AQP2 fosforilada se movem na direção da membrana apical, ao longo de microtúbulos, conduzidas pelo motor molecular chamado "dineína". Perto da membrana apical, proteínas chamadas *SNAREs* interagem com as vesículas contendo AQP2 e facilitam sua fusão com a membrana plasmática. A adição de AQP2 à membrana permite a entrada de água na célula dirigida pelo gradiente osmótico (osmolalidade no lúmen < osmolalidade na célula). A água então sai da célula pela membrana basolateral, via canais de água AQP3 e AQP4, que estão constitutivamente presentes na membrana basolateral. Quando o receptor V_2 não está ocupado pelo HAD, os canais de água AQP2 são removidos da membrana apical por endocitose mediada por clatrina, tornando, assim, a membrana apical impermeável à água. As moléculas de AQP2 endocitadas podem ser armazenadas em vesículas intracelulares, prontas para serem reinseridas na membrana apical quando os níveis plasmáticos de HAD aumentarem, ou, então, para serem degradadas.

Por fim, o HAD estimula a reabsorção de NaCl pelo ramo espesso ascendente da alça de Henle, do túbulo distal e do ducto coletor.

Na ausência de HAD, a membrana apical das células principais (Capítulo 34), localizadas na parte posterior do túbulo distal e ao longo do ducto coletor, é relativamente impermeável à água. Isso reflete o fato de que, na ausência de HAD, a membrana apical dessas células contém poucos canais de água (aquaporinas), visto que são armazenados no interior das células. Portanto, na ausência de HAD, pouca água é reabsorvida por esses segmentos do néfron. A ligação do HAD ao receptor V_2 localizado na

O HAD também regula a expressão em longo prazo de AQP2 e AQP3. Quando amplos volumes de água são ingeridos durante um período prolongado (p. ex., polidipsia psicogênica), a abundância de AQP2 e AQP3 nas células principais é diminuída. Como consequência, quando a ingesta de água é restringida, esses indivíduos não conseguem concentrar maximamente a urina. Ao contrário, nos estados de ingesta ilimitada de água, a expressão das proteínas AQP2 e AQP3 nas células principais aumenta, facilitando a excreção de uma urina maximamente concentrada.

Também está claro que a expressão de AQP2 (e, às vezes, de AQP3) varia em condições patológicas associadas a perturbações na concentração e diluição da urina. A expressão de AQP2 está diminuída em algumas condições associadas ao comprometimento da habilidade de concentração da urina (p. ex., hipercalcemia, hipocalemia). Por outro lado, nas condições associadas à retenção de água (p. ex., insuficiência cardíaca congestiva, cirrose hepática, gravidez), a expressão de AQP2 está aumentada.

O HAD também aumenta a permeabilidade da porção terminal do ducto coletor medular interno à ureia. Isso resulta em aumento na reabsorção da ureia e na osmolalidade do líquido

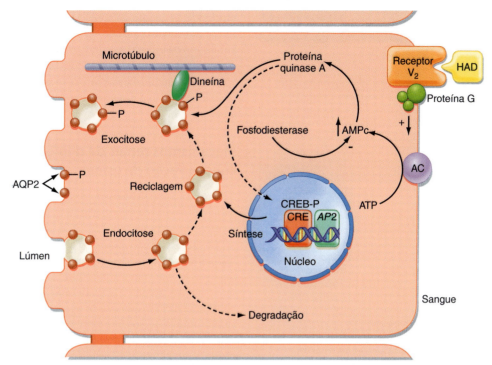

• **Figura 35.5** Ação do hormônio antidiurético (HAD) mediada pelo receptor V_2 na célula principal da parte posterior do túbulo distal e do ducto coletor. Ver detalhes no texto. AC, adenilciclase; AMPc, monofosfato de adenosina cíclico; AQP2, aquaporina 2; *AP2*, gene da aquaporina 2; CREB-P, proteína ligadora do elemento de resposta de AMPc fosfatada; CRE, elemento de resposta de AMPc; P, proteínas fosforiladas. (Adaptada de Brown D, Nielsen S. The cell biology of vasopressin action. In: Brenner BM [ed]. *The Kidney*. 7th ed. Philadelphia: Saunders; 2004.)

intersticial medular, que, como descrito adiante, é necessário para a máxima concentração da urina. As células do ducto coletor expressam dois tipos de transportadores de ureia (UT). UT-A1 está localizado na membrana apical, e UT-A3 encontra-se primariamente na membrana basolateral. O HAD, ativando via cascata de AMPc/PKA, aumenta a expressão de UT-A1 e UT-A3. Com o aumento da osmolalidade do líquido intersticial da medula renal, também aumenta a permeabilidade do ducto coletor medular interno à ureia. Esse efeito é mediado pela via da fosfolipase C/proteína quinase C (PKC), a qual aumenta a expressão de UT-A1 e UT-A3.

O HAD também estimula a reabsorção de NaCl pelo ramo espesso ascendente da alça de Henle, pelo túbulo distal e pelo segmento cortical do ducto coletor. Esse aumento na reabsorção de Na^+ está associado à crescente abundância de três transportadores de Na^+: o simportador de $Na^+/K^+/2Cl^-$ (ramo espesso ascendente da alça de Henle), o simportador de Na^+/Cl^- (túbulo distal) e o canal de Na^+ ENaC (parte posterior do túbulo distal e do ducto coletor). A estimulação do transporte de NaCl no ramo espesso ascendente pode ajudar a manter o interstício medular hiperosmótico, necessário para a absorção de água a partir da porção medular do ducto coletor (ver adiante).

Sede

A percepção da sede é afetada por mudanças na osmolalidade plasmática, no volume sanguíneo ou na pressão arterial. O aumento da osmolalidade plasmática e a redução do volume de sangue ou da pressão arterial aumentam a sede. Desses estímulos, a hiperosmolalidade é mais potente, e um aumento em apenas 2 a 3% provoca um forte desejo de beber, enquanto a perda de volume sanguíneo ou a diminuição da pressão arterial na faixa de 10 a 15% são necessárias para produzir a mesma resposta de sede.

Como já discutido, existe um limiar de secreção de HAD geneticamente determinado (*i.e.*, uma osmolalidade de líquido corporal acima da qual a secreção de HAD aumenta). Similarmente, existe um limiar geneticamente determinado de deflagração da sensação de sede. O limiar de sede, no entanto, é mais alto do que aquele para secreção de HAD. Em média, o limiar para secreção de HAD é de aproximadamente 280 mOsm/kg de H_2O, enquanto o de sede é de cerca de 295 mOsm/kg de H_2O. Por causa dessa diferença, a sede é estimulada a uma osmolalidade de líquido corporal quando a secreção de HAD é quase máxima.

Os centros neurais envolvidos na regulação da ingesta de água (o centro da sede) estão localizados na mesma região do hipotálamo envolvida na regulação da secreção de HAD; entretanto, não está definido se as mesmas células exercem ambas as funções. De fato, a resposta à sede, assim como a regulação da secreção de HAD, ocorre apenas em resposta aos solutos efetivos (p. ex., NaCl). Ainda menos é conhecido sobre as vias envolvidas na resposta de sede ao volume sanguíneo/pressão arterial diminuídos, porém a crença é a de que as vias são as mesmas envolvidas na regulação associada a volume e pressão da secreção de HAD. A angiotensina II, atuando sobre as células do centro da sede, também evoca a sensação de sede. Como os níveis de angiotensina II estão aumentados quando o volume sanguíneo e a pressão arterial estão diminuídos, esse efeito da angiotensina II contribui para a resposta homeostática que restaura e mantém os líquidos corporais em seu volume normal.

A sensação de sede é satisfeita pelo ato de beber, mesmo antes de uma quantidade suficiente de água ser absorvida pelo trato gastrointestinal para corrigir a osmolalidade plasmática.

NA CLÍNICA

Os ductos coletores de alguns indivíduos não respondem normalmente ao HAD. Esses indivíduos não conseguem concentrar maximamente a urina e, em consequência, têm poliúria e polidipsia. Essa entidade clínica é denominada **diabetes insípido nefrogênico (DIN)**, para distingui-la do diabetes insípido central. O DIN pode resultar de uma série de distúrbios sistêmicos e, raramente, pode ser hereditário. O DIN adquirido é causado pela diminuição da expressão de AQP2 no ducto coletor. A expressão diminuída de AQP2 compromete a capacidade de concentração de urina durante a hipocalemia, a ingestão de lítio (35% dos indivíduos que tomam lítio para transtorno bipolar desenvolvem algum grau de DIN), obstrução do trato urinário, dieta pobre em proteínas e hipercalcemia. A ocorrência de mutações no gene *AVPR2* do receptor de HAD V_2 ou no gene *AQP2* leva ao DIN herdado. Cerca de 90% das formas hereditárias resultam de mutações no gene *AVPR2*, enquanto os 10% restantes são causados por mutações no gene *AQP2*. Como o gene *AVPR2* está localizado no cromossomo X, suas mutações levam ao DIN ligado ao X. O gene *AQP2* está localizado no cromossomo 12, e suas mutações podem levar ao DIN autossômico recessivo e, muito raramente, autossômico dominante. O canal de AQP2 funciona na membrana na forma de homotetrâmeros. As mutações que levam ao DIN recessivo afetam a região do gene *AQP2* associada à formação do poro do canal de água homotetramérico. Os portadores heterozigotos produzem monômeros de AQP2 tanto normais quanto defeituosos. Como os monômeros defeituosos de AQP2 ficam retidos no retículo endoplasmático, o canal de água forma-se apenas a partir de monômeros normais, e os portadores permanecem assintomáticos. Em contrapartida, as mutações que levam ao DIN dominante afetam a região do gene *AQP2* associada a modificações pós-tradução, como a fosforilação da AQP2, e não do poro de canal de água.

As mutações ativadoras (com ganho de função) no gene *AVPR2* levam à *síndrome nefrogênica de antidiurese inapropriada (NSIAD)*. Nesse distúrbio ligado ao X, os receptores V_2 são ativados constitutivamente. Esses indivíduos apresentam achados laboratoriais similares aos daqueles com SIADH, incluindo osmolalidade plasmática diminuída, hiponatremia ($[Na^+]$ plasmática reduzida) e urina mais concentrada do que seria esperado para uma osmolalidade de líquido corporal diminuída. Diferente da SIADH, no entanto, em que os níveis circulantes de HAD estão altos e, portanto, são responsáveis pela retenção de água pelos rins, esses indivíduos têm níveis indetectáveis de HAD no plasma.

É interessante notar que a água fria é mais efetiva na minimização da sensação de sede. Receptores orofaríngeos e receptores presentes no trato gastrointestinal parecem estar envolvidos nessa resposta; entretanto, o alívio da sensação de sede por intermédio desses receptores tem curta duração, sendo que a sede só é completamente saciada quando a osmolalidade plasmática ou o volume sanguíneo/pressão arterial são corrigidos.

Deve ser evidente que o HAD e os sistemas da sede atuam de forma conjunta para manter homeostasia hídrica. Um aumento na osmolalidade plasmática evoca o ato de beber e, por meio da ação do HAD sobre os rins, a conservação de água. Ao contrário, quando a osmolalidade plasmática está diminuída, a sede é suprimida, enquanto na ausência de HAD, a excreção renal de água é aumentada. Quando a ingestão de líquidos é determinada por fatores culturais e sociais, e não pela sede, a manutenção da osmolalidade normal dos líquidos corporais pode ser garantida apenas pela capacidade dos rins de excretar água. O modo como os rins fazem isso é discutido em detalhes nas próximas seções deste capítulo.

Mecanismos renais de diluição e concentração da urina

Como mencionado, a excreção de água é regulada separadamente a partir da excreção de solutos. Para tanto, os rins devem ser capazes de excretar uma urina que é hipo ou hiperosmótica em relação aos líquidos corporais. Essa capacidade de excretar uma urina de diferentes osmolalidades, por sua vez, requer que o soluto seja separado da água em algum ponto ao longo do néfron. Como discutido no Capítulo 34, a reabsorção de solutos no túbulo proximal resulta em reabsorção de uma quantidade proporcional de água. Sendo assim, soluto e água não são separados nessa parte do néfron. Além disso, essa proporcionalidade entre a água no túbulo proximal e a reabsorção de soluto ocorre independentemente de os rins excretarem uma urina diluída ou concentrada. Dessa forma, o túbulo proximal reabsorve uma ampla parte da quantidade de solutos e água filtrada, mas não produz líquido tubular diluído nem concentrado. A alça de Henle, em particular o ramo espesso ascendente, é o principal sítio de separação de solutos e água; portanto, a excreção tanto de urina diluída como a de urina concentrada requerem função normal da alça de Henle.

É relativamente fácil compreender a excreção de urina hipo-osmótica. O néfron deve apenas reabsorver os solutos do líquido tubular e impedir que também haja reabsorção da água. Como já observado e será descrito em maiores detalhes adiante, a reabsorção de soluto sem reabsorção concomitante de água ocorre no ramo ascendente da alça de Henle. Sob condições apropriadas (p. ex., na ausência de HAD), o túbulo distal e o ducto coletor também diluem o líquido tubular reabsorvendo soluto, e não água.

A excreção de urina hiperosmótica (ou concentração da urina) é mais complexa e, portanto, mais difícil de se compreender. Esse processo, em essência, envolve remoção de água sem soluto do líquido tubular. Como o movimento da água é passivo, dirigido por um gradiente osmótico, o rim deve gerar um compartimento hiperosmótico para dentro do qual a água é reabsorvida, sem soluto, osmoticamente a partir do líquido tubular. O compartimento hiperosmótico que desempenha essa função é o interstício da medula renal. A alça de Henle é essencial para a geração do interstício medular hiperosmótico. Uma vez estabelecido, esse compartimento hiperosmótico direciona a reabsorção de água a partir do ducto coletor e, assim, concentra a urina.

A Figura 35.6 resume a osmolalidade do líquido tubular em vários pontos ao longo do néfron, na ausência e na presença de HAD. Note que o líquido tubular que entra na alça de Henle a partir do túbulo proximal é isosmótico em relação ao plasma, e isso independe da ausência ou presença de HAD. Do mesmo modo, o líquido tubular que sai do ramo espesso ascendente é hipo-osmótico em relação ao plasma, tanto na ausência como na presença de HAD. A osmolalidade do líquido tubular ao longo do ducto coletor é hipo-osmótica em relação ao plasma

NA CLÍNICA

Com o acesso adequado à água, o mecanismo da sede pode prevenir o desenvolvimento de hiperosmolalidade. Esse mecanismo é responsável pela polidipsia vista em resposta à poliúria de ambas as formas de diabetes insípido, central e nefrogênico. A maioria dos indivíduos ingere água/bebidas mesmo na ausência da sensação de sede. Normalmente, os rins conseguem excretar esse excesso de água porque têm capacidade para excretar até 18 L de urina/dia. Entretanto, em alguns casos, o volume de água ingerido excede a capacidade renal de excretar água, em especial por breves períodos. Quando isso ocorre, os líquidos corporais se tornam hipo-osmóticos.

Um exemplo de como a ingesta de água pode exceder a capacidade dos rins de excretar água é dado pelas maratonas. Um estudo envolvendo participantes da maratona de Boston constatou que 13% dos maratonistas desenvolveram hiponatremia durante a corrida.[*] Isso refletiu a prática de alguns maratonistas de ingerir água ou outras bebidas hipotônicas durante a corrida para permanecerem "bem hidratados". Ademais, a água é produzida a partir do metabolismo do glicogênio e triglicerídeos usados como combustíveis pela musculatura exercitada. Houve desenvolvimento de hiponatremia, visto que, durante a corrida, os maratonistas alcançaram um equilíbrio hídrico positivo em decorrência da maior ingestão e geração de água, em comparação com a sua excreção pelos rins e perda com o suor. Em alguns maratonistas, a hiponatremia foi grave o bastante para deflagrar os sintomas neurológicos.

A quantidade máxima de água que pode ser excretada pelos rins depende da quantidade de soluto excretada, que, por sua vez, depende da ingesta de alimentos. Por exemplo, com uma urina maximamente diluída (U_{osm} = 50 mOsm/kg de H_2O), o débito urinário máximo de 18 L/dia somente será atingido se a taxa de excreção de solutos for de 900 mmol/dia.

$$U_{osm} = \text{excreção de soluto / volume excretado}$$
$$50 \text{ mOsm/kg de } H_2O = 900 \text{ mmol/18 L}$$

Se a excreção de solutos for diminuída, como ocorre comumente em idosos com ingesta alimentar reduzida, o débito urinário máximo diminuirá. Por exemplo, se a excreção de soluto for de apenas 400 mmol/dia, um débito urinário máximo (com U_{osm} = 50 mOsm/kg de H_2O) de apenas 8 L/dia poderá ser alcançado. Assim, indivíduos com ingesta de alimentos reduzida têm capacidade diminuída de excretar água.

[*] Almond CS et al. Hyponatremia among runners in the Boston Marathon. *N Engl J Med*. 2005;352:1150-1556.

na ausência de HAD e se torna progressivamente hiperosmótica (*i.e.*, do córtex para a medula interna) na presença de HAD.

O estabelecimento e a manutenção do interstício medular hiperosmótico têm sido objeto de estudo desde a década de 1940, e o modelo permanece incompleto. Embora seja geralmente aceito que a medula externa contribui para o gradiente osmótico por meio de um processo ativo, denominado **multiplicação de contracorrente**, a fonte do gradiente na medula interna ainda não está totalmente elucidada. Ressaltando-se que o modelo atual precisa ser refinado, é aqui apresentado por incorporar alguns conceitos fundamentais subjacentes a esse processo.

A **multiplicação em contracorrente** envolve a reabsorção de solutos (principalmente NaCl) sem água a partir do ramo ascendente da alça de Henle para dentro do interstício medular circundante, o que diminui a osmolalidade no líquido tubular e eleva a osmolalidade do interstício nesse ponto. A osmolalidade aumentada do interstício, então, faz a água ser reabsorvida a partir do ramo descendente da alça de Henle, aumentando, assim, a osmolalidade do líquido tubular nesse segmento. Portanto, em um ponto qualquer ao longo da alça de Henle, o líquido no ramo ascendente tem osmolalidade menor que a do líquido no ramo descendente adjacente. Essa diferença osmótica é denominada **efeito único** (ou efeito unitário). Devido ao fluxo contracorrente do líquido tubular nos ramos descendente (líquido fluindo para dentro da medula) e ascendente (fluxo de líquido para fora da medula), esse efeito único poderia ser multiplicado, resultando em um gradiente osmótico junto ao interstício medular, onde a ponta da papila tem osmolalidade de 1.200 mOsm/kg de H_2O, em comparação com os 300 mOsm/kg de H_2O na junção corticomedular.

A Figura 35.7 representa esquematicamente os processos de urina diluída, bem como da concentrada. Três conceitos essenciais estão por trás desses processos:

1. A urina é concentrada pela reabsorção de água dependente de HAD a partir do ducto coletor.
2. A reabsorção de NaCl a partir do ramo ascendente da alça de Henle dilui o líquido tubular e, ao mesmo tempo, produz uma alta [NaCl] no interstício medular (até 600 mmol/L na ponta da papila), que então dirige a reabsorção de água a partir do ducto coletor.
3. A ureia é acumulada no interstício medular (até 600 mmol/L), o que permite que os rins excretem urina com a mesma concentração elevada de ureia. Isso possibilita que grandes quantidades de ureia sejam excretadas com relativamente pouca água.

Primeiro, é considerado o modo como os rins excretam urina diluída (**diurese aquosa ou aquarese**) quando os níveis de HAD estão baixos ou nulos. Os números a seguir se referem àqueles circulados na Figura 35.7A:

1. O líquido que entra no ramo fino descendente da alça de Henle vindo do túbulo proximal é isosmótico em relação ao plasma, o que reflete a natureza essencialmente isosmótica da reabsorção de soluto e água no túbulo proximal (Capítulo 34). (NOTA: a água é reabsorvida a partir dos segmentos do túbulo proximal via AQP1.)
2. A água é reabsorvida do ramo fino descendente da alça de Henle. A maior parte dessa água é reabsorvida na medula externa, limitando a quantidade de água adicionada à parte mais profunda do espaço intersticial medular interno e, assim, preservando a hiperosmolalidade dessa região da medula. (NOTA: a água é reabsorvida via AQP1.)
3. Na medula interna, a porção terminal do ramo descendente e todo o ramo fino ascendente são impermeáveis à água. (NOTA: a AQP1 *não* é expressa.) Esses mesmos segmentos do néfron expressam o canal de Cl^- CLC-K1, que medeia a reabsorção de Cl^-, com o Na^+ seguindo pela via paracelular. Essa reabsorção passiva de NaCl sem reabsorção concomitante de água inicia o processo de diluição do líquido tubular.
4. O ramo espesso ascendente da alça de Henle também é impermeável à água e reabsorve ativamente NaCl a partir do líquido tubular, diluindo-o, então, ainda mais (Capítulo 34).

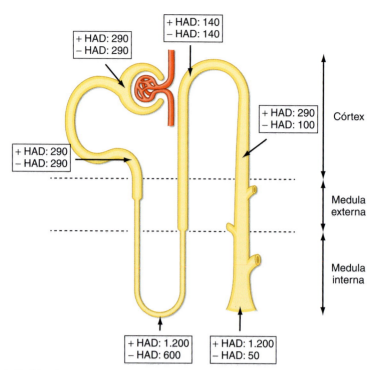

• **Figura 35.6** Osmolalidade do líquido tubular ao longo do néfron em presença (+HAD) e na ausência (–HAD) de hormônio antidiurético (HAD). Ver texto para detalhes. (Adaptada de Sands JM, et al. Urine concentration and dilution. In: Taal MW, et al, eds. *Brenner and Rector's The Kidney.* 9th ed. Philadelphia: Saunders; 2012.)

O grau de diluição é tal, que esse segmento frequentemente é referido como **segmento diluidor** do rim. O líquido que sai do ramo espesso ascendente é hipo-osmótico em relação ao plasma (Figura 35.6).

5. O túbulo distal e a porção cortical do ducto coletor reabsorvem ativamente NaCl. Na ausência de HAD, esses segmentos são impermeáveis à água (*i. e.*, a AQP2 está ausente na membrana apical celular). Portanto, quando o HAD está ausente ou presente em baixas concentrações (*i. e.*, osmolalidade plasmática baixa), a osmolalidade do líquido tubular nesses segmentos é reduzida ainda mais, porque o NaCl é reabsorvido sem água. Nessas condições, o líquido que sai da parte cortical do ducto coletor é hipo-osmótico em relação ao plasma (Figura 35.6).
6. O ducto coletor medular reabsorve ativamente NaCl. Mesmo na ausência de HAD, esse segmento é discretamente permeável à água e um pouco de água é reabsorvido.
7. A osmolalidade mínima da urina chega a 50 mOsm/kg de H_2O e contém baixas concentrações de NaCl. O volume de urina excretado pode chegar a 18 L/dia, ou cerca de 10% do taxa de filtração glomerular (TFG).

A seguir, consideraremos o modo como os rins excretam urina concentrada (**antidiurese**) quando a osmolalidade plasmática e os níveis de HAD no plasma estão altos. Os números a seguir se referem àqueles circulados na Figura 35.7B:

1 a 4. Essas etapas são similares às etapas de produção de urina diluída. Um ponto importante na compreensão de como uma urina concentrada é produzida consiste em reconhecer que, enquanto a reabsorção de NaCl pelos ramos fino ascendente e espesso da alça de Henle dilui o líquido tubular, o NaCl reabsorvido é acumulado no interstício medular e eleva a osmolalidade desse compartimento. O acúmulo de NaCl no interstício medular é decisivo para a produção de urina hiperosmótica em relação ao plasma por fornecer a força motriz osmótica para reabsorção da água pelo ducto coletor medular. Como já observado, o HAD estimula a reabsorção de NaCl pelo ramo espesso ascendente da alça de Henle. Considera-se que isso mantém o gradiente intersticial medular no momento em que a água é adicionada a esse compartimento a partir do ducto coletor medular, o que tenderia a dissipar o gradiente.

5. Devido à reabsorção de NaCl pelo ramo ascendente da alça de Henle, o líquido que atinge o ducto coletor é hipo-osmótico em relação ao líquido intersticial circundante. Assim, é estabelecido um gradiente osmótico ao longo do ducto coletor. Na presença de HAD, que aumenta a permeabilidade à água da porção posterior do túbulo distal e do ducto coletor, promovendo a inserção de APQ2 na membrana luminal das células, a água se difunde para fora do lúmen tubular e a osmolalidade do líquido tubular aumenta. Essa difusão de água para fora do lúmen do ducto coletor inicia o processo de concentração da urina. A osmolalidade máxima do líquido no túbulo distal e na porção cortical do ducto coletor pode chegar a cerca de 290 mOsm/kg de H_2O (*i.e.*, igual à do plasma), que é a osmolalidade do líquido intersticial e do plasma junto ao córtex do rim.
6. Como o líquido tubular desce mais profundamente para o interior da medula, a água continua sendo reabsorvida a partir do ducto coletor, aumentando a osmolalidade do líquido tubular para 1.200 mOsm/kg de H_2O na extremidade da papila.
7. A urina produzida quando os níveis de HAD estão altos tem osmolalidade de 1.200 mOsm/kg de H_2O e contém altas concentrações de ureia e outros solutos não reabsorvidos. O volume de urina, nessas condições, pode chegar a 0,5 L/dia.

CAPÍTULO 35 Controle da Osmolalidade e do Volume dos Líquidos Corporais 611

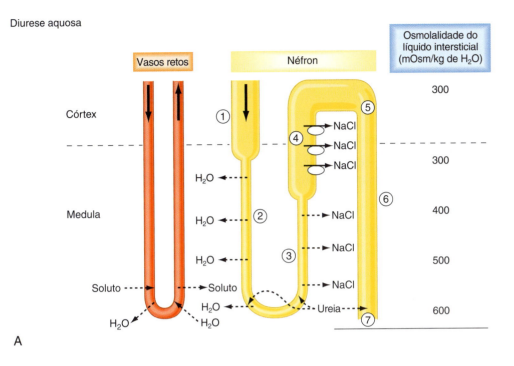

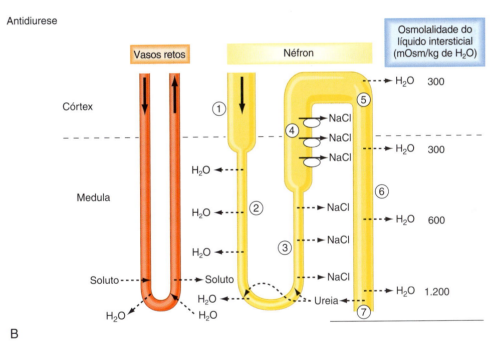

• **Figura 35.7** Esquema dos segmentos do néfron envolvidos na diluição e concentração da urina. As alças de Henle dos néfrons justaglomerulares são mostradas. **A.** Mecanismo para excreção de urina diluída (diurese aquosa). O hormônio antidiurético (HAD) está ausente e o ducto coletor é essencialmente impermeável à água. Note também que, durante uma diurese aquosa, a osmolalidade do interstício medular é reduzida como consequência do fluxo sanguíneo aumentado nos vasos retos e da entrada de um pouco de ureia no ducto coletor medular. **B.** Mecanismo para excreção de urina concentrada (antidiurese). Os níveis plasmáticos de HAD são máximos e o ducto coletor é altamente permeável à água. Nessas condições, o gradiente intersticial medular é máximo. Ver detalhes no texto.

Ao se compararem as duas condições descritas, deve estar claro que um volume relativamente constante de líquido tubular diluído é distribuído para as porções do néfron sensíveis ao HAD (porção posterior do túbulo distal e do ducto coletor). Os níveis plasmáticos de HAD então determinam a quantidade de água reabsorvida por esses segmentos. Quando os níveis de HAD estão baixos, um volume relativamente pequeno de água é reabsorvido por esses segmentos e um grande volume de urina hipo-osmótica é excretado (até 10% da água filtrada). Quando os níveis de HAD estão altos, um amplo volume de água é reabsorvido por esses mesmos segmentos e um pequeno volume de urina hiperosmótica é excretado (< 1% da água filtrada). Durante a antidiurese, a maior parte da água é reabsorvida no túbulo distal e nas porções medulares cortical externa do ducto coletor.

Dessa forma, um volume relativamente pequeno de líquido atinge o ducto coletor medular interno, onde então é reabsorvido. Essa distribuição de água ao longo do comprimento do ducto coletor (*i. e.*, córtex > medula externa > medula interna) permite a manutenção de um ambiente intersticial hiperosmótico junto à medula interna por meio da minimização da quantidade de água que entra nesse compartimento.

Interstício medular

Conforme já observado, o líquido intersticial da medula renal é extremamente importante na concentração da urina. A pressão osmótica do líquido intersticial fornece a força motriz para reabsorção de água a partir do ramo fino descendente da alça de Henle e do ducto coletor. Os solutos principais do líquido intersticial medular são NaCl e ureia, porém a concentração desses solutos não é uniforme ao longo de toda a medula (*i. e.*, há um gradiente do córtex para a papila). Outros solutos também se acumulam no interstício medular (p. ex., NH_4^+ e K^+), porém os mais abundantes são NaCl e ureia. Para fins de simplificação, essa discussão considera que NaCl e ureia são os únicos solutos.

Como ilustrado na Figura 35.8, o NaCl e a ureia se acumulam na medula renal e o líquido intersticial presente na extremidade da papila da medula interna atinge uma osmolalidade máxima de 1.200 mOsm/kg de H_2O, com cerca de 600 mOsm/kg de H_2O atribuíveis ao NaCl (300 mmol/L) e 600 mOsm/kg de H_2O atribuíveis à ureia (600 mmol/L). O estabelecimento do gradiente de NaCl é essencialmente completo na transição entre as medulas externa e interna.

O gradiente medular para NaCl resulta do acúmulo do NaCl reabsorvido pelos segmentos do néfron na medula durante a multiplicação de contracorrente. O segmento mais importante nesse processo é o ramo ascendente da alça de Henle. O acúmulo de ureia junto ao interstício medular é mais complexo e ocorre de forma mais efetiva quando a urina hiperosmótica é excretada

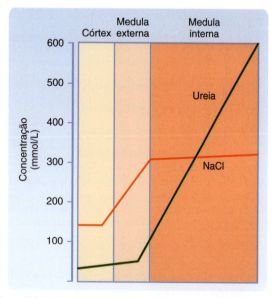

• **Figura 35.8** O gradiente intersticial medular engloba primariamente NaCl e ureia. As concentrações de NaCl e ureia representadas refletem aquelas encontradas no estado antidiurético (*i. e.*, excreção de urina hiperosmótica). Ver detalhes no texto. (Adaptada de Sands JM, et al. Urine concentration and dilution. In: Taal MW, et al, eds. *Brenner and Rector's The Kidney*. 9th ed. Philadelphia: Elsevier; 2012.)

(*i.e.*, antidiurese). Quando a urina diluída é produzida, em especial por períodos prolongados, a osmolalidade do interstício medular declina (Figura 35.7A). Essa osmolalidade diminuída é quase totalmente causada por uma diminuição na concentração de ureia, o que reflete o *washout* pelos vasos retos (discutido adiante) e a difusão da ureia a partir do interstício para dentro do líquido tubular junto à porção medular do ducto coletor, que é permeável à ureia mesmo na ausência de HAD. (NOTA: as porções cortical e medular externa do ducto coletor têm baixa permeabilidade à ureia, enquanto a porção medular interna tem permeabilidade relativamente alta devido à presença de transportadores de ureia UT-A1 e UT-A3, cuja expressão é aumentada pelo HAD.) Uma parte dessa ureia reabsorvida é secretada dentro dos ramos finos descendentes das alças de Henle pelo transportador de ureia UT-A2, e um pouco entra nos vasos retos pelo transportador UT-B. A ureia secretada dentro dos ramos finos descendentes das alças de Henle é então capturada no néfron até, mais uma vez, alcançar o ducto coletor medular, onde pode reentrar no interstício medular. Assim, a ureia é reciclada do interstício para o néfron e de volta para dentro do interstício. Esse processo de reciclagem da ureia facilita o acúmulo de ureia no interstício medular, onde pode atingir uma concentração na extremidade da papila da ordem de 600 mmol/L.

Como descrito, a medula hiperosmótica é essencial para a concentração do líquido tubular junto ao ducto coletor. Como a reabsorção de água a partir do ducto coletor é dirigida pelo gradiente osmótico estabelecido no interstício medular, a urina nunca pode ser mais concentrada do que o líquido intersticial na papila. Assim, qualquer condição que diminua a osmolalidade intersticial medular compromete a habilidade dos rins de concentrar maximamente a urina. A ureia junto ao interstício medular contribui para a osmolalidade total da urina; entretanto, como o ducto coletor medular interno é altamente permeável à ureia, em especial na presença de HAD, a ureia não pode conduzir a reabsorção de água ao longo desse segmento do néfron. Em vez disso, a ureia no líquido tubular e no interstício medular se equilibram e um pequeno volume de urina com alta concentração de ureia é excretado.[b] É a concentração intersticial medular de NaCl a responsável pela reabsorção de água a partir do ducto coletor medular e, assim, pela concentração dos solutos não ureia (p. ex., sais de NH_4^+, sais de K^+, creatinina) na urina.

Função dos vasos retos

Os **vasos retos**, que são as redes capilares fornecedoras de sangue para a medula, são altamente permeáveis a solutos e água. Como ocorre com a alça de Henle, os vasos retos formam um arranjo paralelo de alças semelhantes a grampos de cabelo junto à medula (Capítulo 33). Os vasos retos não só trazem nutrientes e oxigênio para os segmentos medulares do néfron, como também, e o mais importante, removem o excesso de água e solutos continuamente adicionados ao interstício medular por esses segmentos do néfron. A habilidade dos vasos retos de manter o gradiente intersticial medular é dependente do fluxo. Um

---

[b]Com uma dieta típica, os rins devem excretar 450 mmol de ureia/dia. A uma [ureia] máxima na urina da ordem de 600 mmol/L, essa quantidade de ureia pode ser excretada em menos de 1 L de urina. Entretanto, se a [ureia] máxima na urina for reduzida por causa de uma diminuição na [ureia] do líquido intersticial medular, um volume de urina maior será necessário para excretar 450 mmol de ureia/dia (p. ex., seriam necessários 2,25 L de urina, se a [ureia] máxima na urina fosse de apenas 200 mM).

aumento substancial no fluxo dos vasos retos dissipa o gradiente medular (*i.e.*, *washout* de osmoles do interstício medular). Alternativamente, o fluxo sanguíneo diminuído reduz a distribuição de oxigênio aos segmentos do néfron junto à medula. Como o transporte de sais e outros solutos requer oxigênio e ATP, o fluxo sanguíneo medular reduzido diminui o transporte de sais e solutos pelos segmentos do néfron na medula. Como resultado, o gradiente osmótico intersticial medular não pode ser mantido.

Em resumo, os rins mantêm um gradiente osmótico desde a junção corticomedular até o ápice da medula. O tecido cortical é isotônico ao plasma, enquanto o ápice da medula é hipertônico. Esse gradiente torna-se mais acentuado durante a antidiurese, e a sua magnitude diminui durante a diurese. Estudos recentes concentraram-se na compreensão detalhada da arquitetura funcional renal, incluindo a reconstrução tridimensional e a modelagem matemática para desenvolver uma compreensão mais completa de como as propriedades de permeabilidade dos segmentos dos néfrons e seus arranjos tridimensionais podem contribuir para a geração e a manutenção do gradiente osmótico necessário para concentração de urina.[c]

Avaliação da capacidade renal de diluição e concentração

A avaliação da manipulação renal da água inclui medidas da osmolalidade da urina e do volume de urina excretado. A faixa de osmolalidade da urina é de 50 a 1.200 mOsm/kg de H_2O. A faixa correspondente ao volume de urina é 18 L a um mínimo de 0,5 L/dia. Essas faixas não são fixas e variam de indivíduo para indivíduo e podem ser afetadas por processos patológicos.

A habilidade dos rins de diluir ou concentrar a urina requer separação de solutos e água (*i.e.*, o efeito isolado do processo de multiplicação de contracorrente). Essa separação de soluto e água produz, em essência, um volume de água "livre de soluto". Quando a urina é diluída, **água livre de soluto** é excretada do corpo. Quando a urina é concentrada, água livre de soluto é devolvida ao corpo (*i.e.*, conservada).

Para os rins excretarem maximamente água livre de soluto (*i.e.*, 18 L/dia), é necessário que as seguintes condições sejam atendidas:

1. Ausência de HAD, sem HAD, o ducto coletor não reabsorve quantidade significativa de água.
2. As estruturas tubulares que separam soluto e água (*i.e.*, diluem o líquido tubular) devem funcionar normalmente. Na ausência de HAD, os seguintes segmentos do néfron podem diluir o líquido tubular renal:
   - Ramo fino ascendente da alça de Henle
   - Ramo espesso ascendente da alça de Henle
   - Túbulo distal
   - Ducto coletor.
   Devido à alta taxa de transportes, um ramo espesso ascendente é quantitativamente o segmento mais importante do néfron envolvido na separação de soluto e água.
3. Uma quantidade adequada de líquido tubular deve ser distribuída para os sítios anteriormente mencionados do rim, para que haja separação máxima de solutos e água. Os fatores que

diminuem a distribuição (p. ex., TFG diminuída ou reabsorção aumentada no túbulo proximal) prejudicam a habilidade de maximamente excretar água livre de soluto.

Requerimentos similares também se aplicam à conservação da água pelos rins. Para que eles conservem maximamente a água (6 a 8 L/dia), as seguintes condições devem ser atendidas:

1. Uma quantidade adequada de líquido tubular deve ser distribuída aos segmentos do néfron que separam os solutos da água. Nesse caso, o segmento mais importante é o ramo espesso ascendente da alça de Henle. A distribuição de líquido tubular para a alça de Henle depende da TFG e da reabsorção tubular proximal.
2. A reabsorção de NaCl pelos segmentos do néfron deve ser normal. Novamente, o segmento mais importante para isso é o ramo espesso ascendente da alça de Henle.
3. É necessário haver um interstício medular hiperosmótico. A osmolalidade do líquido intersticial é mantida via reabsorção de NaCl pela alça de Henle (condições 1 e 2) e pelo acúmulo efetivo de ureia. O acúmulo de ureia, por sua vez, depende de uma ingesta dietética de proteínas adequada.
4. Níveis máximos de HAD devem estar presentes e o ducto coletor deve responder normalmente ao HAD.

Controle do volume de líquido extracelular e regulação da excreção renal de NaCl

Os principais solutos do LEC são os sais de Na^+ (Capítulo 2). Entre eles, o NaCl é o mais abundante. Como o NaCl também é o principal determinante da osmolalidade do LEC, considera-se comumente que as alterações no equilíbrio de Na^+ perturbam a osmolalidade do LEC. Entretanto, sob circunstâncias normais, não é o que ocorre, porque o HAD e os sistemas da sede mantêm a osmolalidade dos líquidos corporais dentro de uma faixa bastante estreita (já discutida). Como ilustrado na Figura 35.9, a adição ou remoção de NaCl do LEC altera o volume deste compartimento de líquidos corporais, em vez da [Na^+] (comparar a condição inicial e condições finais). Por exemplo, a adição de NaCl ao LEC (sem água) aumenta a [Na^+] e a osmolalidade desse compartimento (a osmolalidade do LIC também aumenta por causa do equilíbrio osmótico com LEC). Em resposta, a secreção de HAD e a sede são estimuladas, resultando na ingesta de água e na diminuição da perda renal de água. Isso restaura a osmolalidade plasmática (e o Na^+ sérico) aos valores iniciais, porém o volume de LEC aumentará. Ocorre o contrário quando há perda de NaCl pelo LEC. As alterações no VLEC podem ser monitoradas medindo-se o peso corporal, porque 1 L de LEC é igual a 1 kg de peso corporal.

Os rins são a principal via de excreção de NaCl do corpo. Apenas cerca de 10% da perda diária de Na^+ pelo corpo se dão por vias não renais (p. ex., transpiração e fezes). Sendo assim, os rins são essencialmente importantes na regulação do VLEC. Sob condições normais, os rins mantêm o VLEC constante (um estado denominado **euvolemia**) ajustando a excreção de NaCl para corresponder à quantidade ingerida na dieta. Se a ingesta exceder a excreção, o VLEC aumenta acima do normal (**expansão do volume**), mas a situação oposta ocorre quando a excreção excede a ingesta (**contração do volume**).

---

[c]Nawata, CM and Pannabecker, TL. Mammalian urine concentration: a review of renal medullary architecture and membrane transporters. *J Comp Physiol B*; 2018;188:899-918.

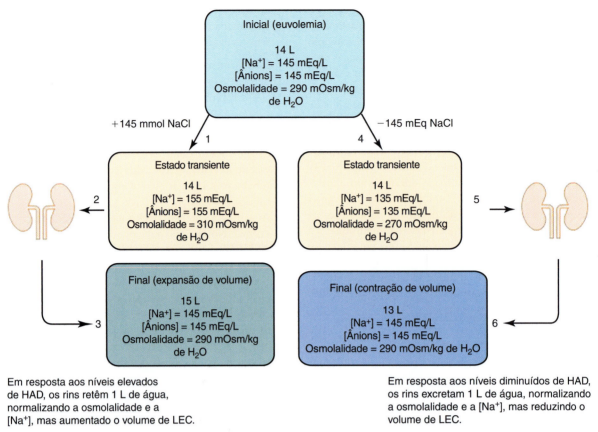

• **Figura 35.9** Impacto das alterações no equilíbrio de Na+ sobre o volume de líquido extracelular (VLEC). (*1*) A adição de NaCl (sem água) ao líquido extracelular (LEC) aumenta a [Na+] e a osmolalidade. (*2*) O aumento da osmolalidade do LEC estimula a secreção de HAD da hipófise posterior, que, então, atua sobre os rins conservando a água. (*3*) A excreção renal de água diminuída aliada à ingesta de água restaura a normalidade da osmolalidade plasmática e da [Na+] plasmática; no entanto, o VLEC agora está aumentado em 1 L. (*4*) A remoção de NaCl (sem água) a partir do LEC diminui a [Na+] e a osmolalidade plasmáticas. (*5*) A diminuição da osmolalidade do LEC inibe a secreção de HAD. Em resposta à diminuição de HAD. no plasma, os rins excretam água. (*6*) A excreção renal aumentada normaliza a [Na+] e a osmolalidade plasmáticas; no entanto, o VLEC está agora diminuído em 1 L. Como ilustrado, alterações no equilíbrio de Na+ alteram o VLEC devido à eficiência do sistema de HAD para manter a osmolalidade dos líquidos corporais. (Adaptada de Koeppen BM, Stanton BA. *Renal Physiology*. 5th ed. Philadelphia: Elsevier; 2013.)

A dieta ideal contém cerca de 140 mEq de Na+/dia (8 g de NaCl) e, desse modo, a excreção de Na+ na urina também é de cerca de 140 mEq/dia. Os rins, contudo, podem variar a excreção de Na+ ao longo de uma ampla faixa. Taxas de excreção mínimas de 10 mEq/dia podem ser conseguidas quando os indivíduos são colocados em dieta pobre em sal. Por outro lado, os rins podem aumentar a taxa de excreção para mais de 1.000 mEq/dia ao serem desafiados pela ingesta de uma dieta rica em sal. Para que essas alterações na excreção de Na+ possam ocorrer, basta haver alterações moderadas no VLEC e no conteúdo de Na+ do corpo.

A resposta dos rins a alterações abruptas na ingesta de NaCl tipicamente demora várias horas a dias, dependendo da magnitude da alteração. Durante esse período de transição, a ingesta e a excreção de Na+ não são correspondentes, diferentemente do que ocorre no estado estável. Por isso o indivíduo experimenta um **equilíbrio de Na+ positivo** (ingesta > excreção) ou um **equilíbrio de Na+ negativo** (ingesta < excreção). Entretanto, ao final do período de transição, um novo estado estável é estabelecido e a ingesta novamente se iguala à excreção.

Esta seção tem como foco os receptores que controlam o VLEC e explica os vários sinais que atuam sobre os rins regulando a excreção de NaCl. Adicionalmente, as respostas dos segmentos do néfron a esses sinais são considerados.

Conceito de volume circulante efetivo

Como descrito no Capítulo 2, o LEC está subdividido em dois compartimentos: intravascular (plasma) e extravascular (líquido intersticial). O equilíbrio de Na+ e, portanto, do VLEC, envolve um complexo sistema de sensores e sinais efetores que atuam primariamente sobre os rins, regulando a excreção de NaCl. O volume plasmático determina o volume vascular, a pressão arterial e o débito cardíaco. Como os sensores primários desse sistema estão localizados nos vasos de grande calibre do sistema vascular, as alterações no volume vascular, na pressão arterial e no débito cardíaco são os principais fatores reguladores da excreção de NaCl (discutida adiante). Em um indivíduo saudável, as alterações no VLEC resultam em alterações no volume vascular, na pressão arterial e no débito cardíaco. Assim, uma diminuição no VLEC ocasiona redução do volume vascular, da pressão arterial e do débito cardíaco. Por outro lado, um aumento no VLEC aumenta o volume vascular, a pressão arterial e o débito cardíaco. O grau de alteração desses parâmetros cardiovasculares depende do grau de contração ou expansão do VLEC, bem como da efetividade dos mecanismos reflexos cardiovasculares (Capítulos 18 e 19). Quando um indivíduo exibe balanço de Na⁺ negativo, o LEC se contrai e a excreção renal de NaCl diminui. Em contrapartida, com um equilíbrio de Na⁺ positivo, ocorre expansão do LEC e a excreção renal de NaCl aumenta (*i. e.*, **natriurese**).

Em algumas condições patológicas (p. ex., insuficiência cardíaca congestiva, cirrose hepática); entretanto, o processamento renal do Na⁺ não apresenta nenhuma correlação com o VLEC. Paradoxalmente, o VLEC aumenta, e ocorre diminuição da excreção de NaCl. Para explicar o processamento renal de Na⁺ nesses dois estados patológicos, é necessário compreender o conceito de **volume circulante efetivo (VCE)**. Diferentemente do VLEC, o VCE *não* é um compartimento de líquido corporal distinto e mensurável. O termo *volume circulante efetivo* se refere à porção do LEC que está contida junto ao sistema vascular e perfunde "efetivamente" os tecidos. Mais especificamente, o VCE reflete a atividade dos sensores de volume localizados no sistema vascular (discutido adiante).

NA CLÍNICA

Pacientes com insuficiência cardíaca congestiva frequentemente exibem um aumento do VLEC que se manifesta como volume de plasma aumentado e acúmulo de líquido intersticial nos pulmões **(edema pulmonar)** e tecidos periféricos **(edema generalizado)**. Esse excesso de VLEC resulta da retenção de NaCl e água pelos rins. A resposta dos rins (*i.e.*, retenção de NaCl) é paradoxal, porque o VLEC está aumentado. Apesar do aumento no VLEC, esses pacientes apresentam diminuição do VCE em decorrência da diminuição do débito cardíaco, pressão arterial baixa ou vazamento capilar de líquido para o compartimento intersticial. Os sensores localizados no sistema vascular respondem, portanto, do mesmo modo como o fazem na contração do VLEC e causam retenção de NaCl e água pelos rins.

Em indivíduos saudáveis, o VCE varia diretamente com o VLEC e é determinado pelo volume do sistema vascular (arterial e venoso), a pressão arterial e o débito cardíaco. Entretanto, como observado, não é isso que ocorre em determinados estados patológicos. Nas seções restantes deste capítulo, a relação entre VLEC e excreção renal de NaCl em adultos sadios é examinada.

Sistemas sensíveis ao volume

Os sensores que detectam o volume são denominados *receptores de volume vascular ou barorreceptores*[d] por serem responsivos ao estiramento induzido pela pressão das paredes da estrutura em que estão localizados (p. ex., vasos sanguíneos ou átrios e ventrículos cardíacos).

---

[d] O fígado e o sistema nervoso central (SNC) também têm sensores que respondem às alterações na pressão arterial e na [Na⁺], para então sinalizar aos rins para alterarem a excreção de NaCl. Esses sistemas não parecem ser tão importantes quanto os receptores vasculares no monitoramento das alterações no VLEC e na efetivação de alterações na excreção renal de NaCl, não sendo considerados aqui.

Sensores de volume no circuito cardiopulmonar de baixa pressão

Os barorreceptores localizados nas paredes dos átrios esquerdo e direito, ventrículo direito e vasos pulmonares de grande calibre respondem à distensão dessas estruturas (Capítulos 18 e 19). Como o lado de baixa pressão do sistema circulatório exibe alta complacência, esses sensores respondem principalmente à "repleção" do sistema vascular. Esses barorreceptores enviam sinais ao tronco encefálico por intermédio das fibras aferentes nos nervos glossofaríngeo e vago (IX e X nervos cranianos). A atividade desses sensores modula o fluxo de saída do nervo simpático e a secreção de HAD. Por exemplo, uma diminuição no enchimento de vasos pulmonares e átrios cardíacos aumenta a atividade nervosa simpática e estimula a secreção de HAD. Ao contrário, a distensão dessas estruturas diminui a atividade nervosa simpática. Em geral, é necessário haver alterações de 5% no volume sanguíneo e na pressão arterial para que uma resposta seja evocada.

Os átrios cardíacos têm um mecanismo adicional relacionado com o controle da excreção renal de NaCl. Os miócitos dos átrios sintetizam e armazenam um hormônio peptídico, o **peptídeo natriurético atrial (ANP)**. Este hormônio é liberado quando os átrios são distendidos e, por meio dos mecanismos destacados adiante, neste mesmo capítulo, diminui a pressão arterial e aumenta a excreção de NaCl e água pelos rins. Os ventrículos cardíacos também produzem um peptídeo natriurético, o **peptídeo natriurético cerebral (BNP)**, assim denominado por ter sido isolado pela primeira vez a partir do cérebro. Assim como o ANP, o BNP também é liberado pelos miócitos com a distensão dos ventrículos. Suas ações são similares às do ANP.

Sensores de volume no circuito arterial de pressão elevada

Os barorreceptores também estão presentes no lado arterial do sistema circulatório, localizado na parede do arco aórtico, no seio carotídeo e nas arteríolas eferentes dos rins. O arco aórtico e os barorreceptores da carótida enviam estímulos para o tronco encefálico por intermédio de fibras aferentes nos nervos glossofaríngeo e vago para alterar o fluxo de saída simpático e a secreção de HAD. Dessa forma, uma diminuição na pressão arterial aumenta a atividade nervosa simpática e a secreção de HAD. Uma elevação na pressão tende a diminuir a atividade nervosa simpática (e ativar a atividade nervosa parassimpática). A sensibilidade dos barorreceptores de alta pressão é similar àquela observada no lado de baixa pressão do sistema vascular. É necessário haver alterações de 5 a 10% na pressão para que uma resposta seja evocada.

O **aparelho justaglomerular (AJG)** dos rins (Capítulo 33), em particular a arteríola aferente, responde diretamente às alterações ocorridas na pressão. Se a pressão de perfusão na arteríola aferente for reduzida, haverá liberação de renina pelas células justaglomerulares. Por outro lado, a secreção de renina é suprimida quando a pressão de perfusão está aumentada. Como descrito posteriormente, ainda neste capítulo, a renina determina os níveis sanguíneos de angiotensina II e aldosterona, os quais diminuem a excreção renal de NaCl.

NA CLÍNICA

A constrição de uma artéria renal (p. ex., por uma placa aterosclerótica) diminui a pressão de perfusão renal, que estimula a secreção de renina pela arteríola aferente do AJG. A renina aumenta a produção do potente vasoconstritor angiotensina II, que afeta as arteríolas em todo o sistema vascular e que aumenta a pressão arterial sistêmica. O aumento da pressão arterial é percebido pelo AJG do rim contralateral (*i.e.*, o rim sem estenose da artéria renal), e a secreção de renina por este rim é suprimida. Além disso, os altos níveis de angiotensina II inibem a secreção de renina pelo rim contralateral (*feedback* negativo). As estratégias de tratamento para pacientes com estenose das artérias renais incluem a administração de bloqueadores dos receptores de angiotensina II, inibidores da enzima conversora de angiotensina ou reparo cirúrgico de estenose de artéria renal.

Sinais do sensor de volume

Quando os sensores de volume vascular detectam uma alteração no VLEC, enviam sinais para os rins que resultam no ajuste apropriado da excreção de NaCl e água. Do mesmo modo, quando o VLEC sofre expansão, a excreção renal de NaCl e água aumenta. Em contrapartida, quando o LEC está compactado, a excreção renal de NaCl e água é reduzida. Os sinais envolvidos no acoplamento dos sensores de volume aos rins são neurais e hormonais. Esses sinais são resumidos no Boxe 35.1.

• BOXE 35.1 — Sinais envolvidos no controle da excreção renal de NaCl e água.

Nervos simpáticos renais (↑atividade:↓excreção de NaCl)

↓TFG
↑Secreção de renina
↑Reabsorção de Na+ ao longo do néfron

Renina-angiotensina-aldosterona (↑secreção:↓excreção de NaCl)

↑Angiotensina II estimula a reabsorção de Na+ ao longo do néfron
↑Aldosterona estimula a reabsorção de Na+ no túbulo distal e no ducto coletor e, em menor extensão, no ramo espesso ascendente da alça de Henle
↑Angiotensina II estimula a secreção de HAD

Peptídeos natriuréticos: ANP, BNP e urodilatina (↑secreção: ↑excreção de NaCl)

↑TFG
↓Secreção de renina
↓Secreção de aldosterona (indireta, via ↓angiotensina II, e direta, sobre a glândula adrenal)
↓Reabsorção de NaCl e água pelo ducto coletor
↓Secreção de HAD e inibição da ação do HAD sobre o túbulo distal e o ducto coletor

HAD (↑secreção:↓excreção de H_2O)

↑Reabsorção de H_2O pelo túbulo distal e ducto coletor

Nervos simpáticos renais

Como descrito no Capítulo 33, as fibras nervosas simpáticas inervam as arteríolas aferentes e eferentes do glomérulo, bem como as células do néfron. Com a contração do VLEC, a ativação dos barorreceptores vasculares de baixa e alta pressão resulta na estimulação da atividade nervosa simpática, incluindo as fibras que inervam os rins. Essa estimulação produz os seguintes efeitos:

1. As arteríolas aferentes e eferentes sofrem constrição (mediada por receptores α-adrenérgicos). Essa vasoconstrição (o efeito é maior na arteríola aferente) diminui a pressão hidrostática junto ao lúmen capilar glomerular, o que resulta em diminuição na TFG. Com esta diminuição na TFG, a quantidade de Na+ filtrado é reduzida.
2. A secreção de renina é estimulada pelas células justaglomerulares (mediada por receptores β-adrenérgicos). Como descrito adiante, a renina finalmente aumenta os níveis circulantes de angiotensina II e aldosterona, as quais estimulam a reabsorção de Na+ pelo néfron.
3. A reabsorção de NaCl ao longo do néfron é estimulada diretamente (mediada por receptores α-adrenérgicos). Devido à grande quantidade de Na+ reabsorvido pelo túbulo proximal, o efeito da aumentada atividade nervosa simpática é quantitativamente mais importante para esse segmento.

Como resultado, a atividade nervosa simpática renal aumentada diminui a excreção de NaCl – uma resposta adaptativa que atua restaurando o VLEC normal. Com a expansão do VLEC, a atividade nervosa simpática renal é diminuída, o que, em geral, reverte os efeitos descritos.

Sistema renina-angiotensina-aldosterona

A renina é uma aspartil protease que desencadeia uma cascata que leva à produção de angiotensina II, um potente vasoconstritor que aumenta a pressão arterial e o VLEC. As células que expressam renina localizam-se nas paredes das arteríolas aferentes, na entrada dos glomérulos, e, portanto, são denominadas "células justaglomerulares" (JG). A síntese e a secreção de renina são estimuladas por barorreceptores renais, por receptores β-adrenérgicos e pela mácula densa.

1. *Barorreceptores renais.* A arteríola aferente se comporta como um barorreceptor de alta pressão. Quando a pressão de perfusão para os rins é diminuída, a secreção de renina é estimulada. Ao contrário, um aumento na pressão de perfusão inibe a liberação de renina.
2. *Receptores β-adrenérgicos.* As fibras nervosas simpáticas do nervo renal principal inervam densamente as arteríolas aferentes. A ativação dos receptores β-adrenérgicos estimula a secreção de renina.
3. *Mácula densa.* A distribuição de NaCl para a mácula densa regula a TFG por meio de um processo denominado **feedback tubuloglomerular** (Capítulo 33). Ademais, a mácula densa atua na secreção da renina. Quando a distribuição de NaCl para a mácula densa diminui, a secreção de renina aumenta. Inversamente, um aumento na distribuição de NaCl inibe a secreção de renina. É provável que a secreção de renina mediada pela mácula densa ajude a manter a pressão arterial sistêmica sob condições de volume vas-

cular reduzido. Por exemplo, quando o volume vascular é diminuído, a perfusão dos tecidos corporais (incluindo os rins) se reduz. Isso, por sua vez, diminui a TFG e a quantidade de NaCl filtrado. A distribuição diminuída de NaCl para a mácula densa estimula a secreção de renina, a qual atua via angiotensina II (um potente vasoconstritor), aumentando a pressão arterial e, assim, mantendo a perfusão tecidual.

✇ NO NÍVEL CELULAR

O rim do adulto contém apenas um pequeno número de células JG que produzem quantidades suficientes de renina para manter a pressão arterial e o equilíbrio hidreletrolítico durante a homeostasia. Em contrapartida, as situações que ameaçam a homeostasia, como hipotensão, desidratação ou depleção de sódio, exigem níveis de renina muito mais elevados para restaurar a pressão arterial, bem como o equilíbrio hidreletrolítico. A maior demanda de renina é suprida pelo recrutamento de células adicionais ao longo das arteríolas renais para produzir renina. Ocorre recrutamento a partir dos progenitores da renina que se diferenciaram após completar a morfogênese renal, transformando-se em células musculares lisas arteriolares. As células musculares lisas recrutadas desdiferenciam-se para voltar a produzir renina. A síntese e a secreção de renina são estimuladas por uma diminuição na $[Ca^{++}]$ intracelular, uma resposta oposta à da maioria das células secretórias, em que a secreção é estimulada por um aumento na $[Ca^{++}]$ intracelular. A secreção de renina também é estimulada por um aumento dos níveis intracelulares de AMPc. Ao contrário, os sinais que aumentam a $[Ca^{++}]$ intracelular inibem a secreção de renina. A secreção e a liberação de renina são controladas principalmente pela via de AMPc. Os receptores β-adrenérgicos ligados à subunidade alfa da proteína G e à adenilil ciclase V e VI específica das células JG são essenciais para a geração de AMPc nas células JG. A disponibilidade de AMPc é o resultado efetivo da atividade positiva da adenilil ciclase e da atividade de degradação competitiva da fosfodiesterase 1C ativada por cálcio-calmodulina. O aumento agudo da $[Ca^{++}]$ intracelular diminui a geração efetiva de AMPc ao amortecer a atividade da adenilil ciclase e ao intensificar a da fosfodiesterase. A $[Ca^{++}]$ extracelular afeta a $[Ca^{++}]$ intracelular por meio do receptor sensor de Ca^{++} (CaSR). A estimulação aguda do CaSR resulta em acentuada diminuição dos níveis de AMPc e inibição da liberação de renina. Em contrapartida, a estimulação crônica de CaSR leva a níveis elevados de renina. Os mecanismos subcelulares específicos desses efeitos constituem uma área de intenso estudo.

O estiramento da arteríola aferente, a angiotensina II e a endotelina aumentam a $[Ca^{++}]$ intracelular e, assim, inibem a secreção de renina. O efeito estimulatório da atividade nervosa simpática sobre a secreção de renina é mediado pela noradrenalina, que aumenta o AMPc intracelular via receptores β-adrenérgicos. A prostaglandina E_2 também aumenta os níveis de AMPc na célula JG e, portanto, estimula a secreção de renina. Os peptídeos natriuréticos e o óxido nítrico (NO) inibem a secreção de renina ao aumentarem o monofosfato de guanosina cíclico (GMPc) intracelular.

O controle da secreção de renina pela mácula densa é complexo e parece envolver vários fatores parácrinos, incluindo ATP, adenosina e prostaglandina E_2 (Capítulo 33).

A Figura 35.10 resume os componentes essenciais do sistema renina-angiotensina-aldosterona (SRAA). A renina não tem, por si só, função fisiológica, atuando apenas como enzima proteolítica. Seu substrato é uma proteína circulante produzida pelo fígado, o **angiotensinogênio**, o qual é clivado pela renina para render um peptídeo de 10 aminoácidos, a **angiotensina I**. A angiotensina I não tem função fisiológica conhecida e é clivada em um peptídeo de 8 aminoácidos, a **angiotensina II**, por uma **enzima conversora da angiotensina (ECA)** encontrada na superfície das células endoteliais vasculares. As células endoteliais pulmonares e renais são sítios importantes para a conversão de angiotensina I em angiotensina II. A ECA também degrada bradicinina, um potente vasodilatador. A angiotensina II exerce várias funções fisiológicas importantes:

1. Estimulação da secreção de aldosterona pelo córtex suprarrenal.
2. Vasoconstrição arteriolar, que aumenta a pressão arterial.
3. Estimulação da secreção de HAD e da sede.
4. Intensificação da reabsorção de NaCl pelo túbulo proximal, ramo espesso ascendente da alça de Henle, túbulo distal e ducto coletor (entre estes segmentos, o efeito sobre o túbulo proximal é quantitativamente o maior).

A angiotensina II é um importante secretagogo para a **aldosterona**, um importante mineralocorticoide produzido pelas células glomerulosas do córtex suprarrenal. A sensibilidade à aldosterona é conferida pela expressão do receptor de mineralocorticoides e por uma enzima **11β-hidroxiesteroide desidrogenase 2** na última porção do túbulo distal e ducto coletor e, em menor grau, no ramo espesso ascendente da alça de Henle e na porção inicial do túbulo distal. A aldosterona liga-se ao receptor de mineralocorticoides, enquanto a enzima aumenta a especificidade da aldosterona ao metabolizar outra classe de hormônios, denominados "glicocorticoides", e, assim, impedi-los de ocupar o receptor de mineralocorticoides.

A aldosterona apresenta muitos efeitos nos rins (ver também Capítulos 34, 36 e 37). No que concerne à regulação do VLEC, a aldosterona estimula a reabsorção de NaCl. Estimula a entrada de Na^+ por um aumento na abundância e na atividade do ENaC na membrana apical das células principais. A extrusão de Na^+ das células pela membrana basolateral se dá pela ATPase de Na^+/K^+, cuja abundância também é aumentada pela aldosterona. Assim, a aldosterona aumenta a reabsorção de NaCl a partir do líquido tubular no néfron distal, enquanto níveis reduzidos de aldosterona diminuem a quantidade de NaCl reabsorvida.

Como resumido no Boxe 35.1, a ativação do SRAA ocorre durante a contração do VLEC e leva a uma diminuição da excreção renal de NaCl. A supressão do SRAA resulta da expansão do VLEC e leva à excreção renal aumentada de NaCl.

Peptídeos natriuréticos

Diversas substâncias endógenas atuam sobre os rins aumentando a excreção de NaCl (Capítulo 34). Entre essas substâncias, os peptídeos natriuréticos produzidos pelo coração e pelos rins são os mais bem conhecidos e serão o foco da discussão a seguir.

O coração produz dois peptídeos natriuréticos. O peptídeo natriurético atrial (ANP) é produzido e armazenado nos miócitos atriais, enquanto o peptídeo natriurético cerebral (BNP) é produzido e armazenado nos miócitos ventriculares.

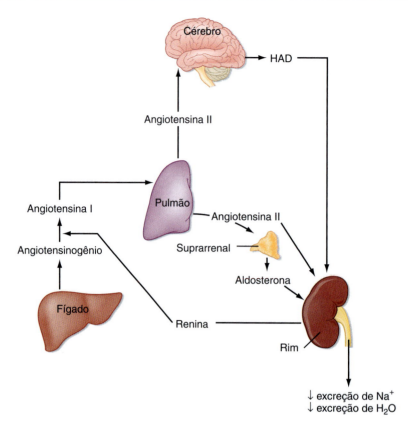

• **Figura 35.10** Representação esquemática dos componentes essenciais do sistema renina-angiotensina-aldosterona (SRAA). A ativação desse sistema resulta em diminuição da excreção de Na⁺ e água pelos rins. NOTA: a angiotensina I é convertida em angiotensina II por uma enzima conversora da angiotensina que está presente nas células endoteliais vasculares. Como mostrado, as células endoteliais junto aos pulmões exercem papel significativo no processo de conversão. Ver detalhes no texto. HAD, hormônio antidiurético.

 NA CLÍNICA

As doenças do córtex suprarrenal podem alterar os níveis de aldosterona e, assim, comprometer a capacidade dos rins de manter o equilíbrio de Na⁺ e a euvolemia. Com a secreção diminuída de aldosterona **(hipoaldosteronismo)**, a reabsorção de NaCl, sobretudo pelo néfron distal sensível à aldosterona, é reduzida e há perda de NaCl na urina. Quando a perda urinária de NaCl excede a quantidade de NaCl ingerida na dieta, instala-se um equilíbrio de Na⁺ negativo e o LEC diminui. Em resposta à contração do VLEC, o tônus simpático aumenta e os níveis de renina, angiotensina II e HAD aumentam. Os efeitos opostos resultam do aumento da secreção de aldosterona **(hiperaldosteronismo)**; a reabsorção de NaCl pelo néfron distal sensível à aldosterona aumenta, e a excreção de NaCl cai, levando a um aumento do VLEC. Esses efeitos produzem uma redução do tônus simpático e dos níveis de renina, angiotensina II e HAD. Como descrito posteriormente, os níveis de HAD e BNP estão elevados nesse contexto.

Ambos os peptídeos são secretados quando o coração sofre dilatação em estados de expansão de volume ou insuficiência cardíaca. O BNP e o ANP relaxam o tônus do músculo liso vascular e promovem a excreção renal de NaCl e de água. A **urodilatina** é um peptídeo natriurético produzido pelos rins, que promove a excreção renal de NaCl. Os peptídeos natriuréticos antagonizam os efeitos do SRAA na excreção renal de NaCl e de água pelos seguintes mecanismos:

1. Aumento da TFG e da quantidade filtrada de NaCl por vasodilatação das arteríolas glomerulares aferentes e constrição das arteríolas glomerulares eferentes.
2. Inibição da secreção de renina pelas arteríolas aferentes.
3. Inibição da secreção de aldosterona: (a) indiretamente, pela diminuição da secreção de renina, com consequente redução dos níveis de aldosterona induzidos pela angiotensina II; e (b) diretamente, pela inibição da secreção de aldosterona das células glomerulosas do córtex suprarrenal.
4. Inibição da reabsorção de NaCl pelo ducto coletor, que também é causada, em parte, pelos níveis reduzidos de aldosterona. Os peptídeos natriuréticos, no entanto, aumentam o GMPc, que, por sua vez, inibe os canais de cátion na membrana apical das células do ducto coletor medular e, assim, diminui a reabsorção de NaCl.
5. Inibição da secreção de HAD por ação da hipófise posterior e do HAD sobre o ducto coletor. Esses efeitos diminuem a reabsorção de água pelo ducto coletor e, assim, aumentam a excreção de água na urina.

O efeito líquido dos peptídeos natriuréticos é aumentar a excreção de NaCl e água pelos rins.

Hormônio antidiurético

Como já discutido, uma contração no LEC estimula a secreção de HAD pela hipófise posterior. Níveis altos de HAD reduzem a excreção de água pelos rins e isso serve para restabelecer a euvolemia.

Controle da excreção de NaCl durante a euvolemia

A manutenção do equilíbrio de Na⁺ e, portanto, da euvolemia requer um equilíbrio preciso sobre a quantidade ingerida e excretada. Conforme mencionado anteriormente, os rins são a principal via de excreção de Na⁺. Do mesmo modo, em um indivíduo euvolêmico, pode-se igualar a excreção urinária diária de Na⁺ à ingesta de Na⁺.

Sob condições de restrição de sal (i.e., dieta com baixo teor de sal), quase nenhum Na⁺ aparece na urina. Ao contrário, em indivíduos que ingerem grandes quantidades de sal, a excreção renal de Na⁺ pode exceder 1.000 mEq/dia. O curso temporal do ajuste da excreção renal de Na⁺ varia (horas a dias) e depende da magnitude da alteração na ingesta de sal. A aclimatação a alterações significativas na ingesta de sal requer um tempo maior do que a aclimatação a pequenas alternações na ingesta.

As características gerais do transporte de Na⁺ ao longo do néfron são ilustradas na Figura 35.11. A maior parte (67%) do Na⁺ filtrado pelo glomérulo é reabsorvida pelo túbulo proximal. Um adicional de 25% é reabsorvido pelo ramo espesso ascendente da alça de Henle, enquanto o restante é reabsorvido pelo túbulo distal e pelo ducto coletor.

Em um adulto normal, a quantidade de Na⁺ filtrado (carga) é de cerca de 25.000 mEq/dia:

Equação 35.1

$$\text{Carga filtrada de Na}^+ = (\text{TFG}) \times ([\text{Na}^+] \text{ plasmática})$$
$$= (180 \text{ L/dia}) \times (140 \text{ mEq/L})$$
$$= 25.200 \text{ mEq/dia}$$

Com uma dieta típica, menos de 1% dessa carga filtrada é excretado na urina (cerca de 140 mEq/dia).[e] Devido à ampla carga filtrada de Na⁺, pequenas alterações em sua reabsorção pelo néfron podem afetar profundamente o equilíbrio de Na⁺ e, desse modo, o VLEC. Por exemplo, um aumento na excreção de Na⁺ de 1 a 3% da carga filtrada representa uma perda adicional aproximada de 500 mEq de Na⁺/dia. Como a concentração de Na⁺ no LEC é 140 mEq/L, essa perda de Na⁺ acarretaria uma diminuição no VLEC superior a 3 L (i.e., a excreção de água ocorreria em paralelo à perda de Na⁺ para manter a osmolalidade dos líquidos corporais constante: 500 mEq/dia/140 mEq/L = 3,6 L/dia de perda de líquido). Essa perda de líquido em um indivíduo que pesasse 70 kg representaria uma diminuição de 26% no VLEC.

Em indivíduos euvolêmicos, os segmentos do néfron distais à alça de Henle (túbulo distal e ducto coletor) são os principais segmentos do néfron em que a reabsorção de Na⁺ é ajustada para manter a excreção em um nível apropriado para a ingesta dietética. Isso não significa, entretanto, que outras partes do néfron não estejam envolvidas nesse processo. Como a capacidade reabsortiva do túbulo distal e do ducto coletor é limitada, as outras partes do néfron (i.e., túbulo proximal e alça de Henle) devem reabsorver o grosso da carga filtrada de Na⁺. Assim, durante a euvolemia, a manipulação do Na⁺ pelo néfron ocorre em dois eventos sucessivos:

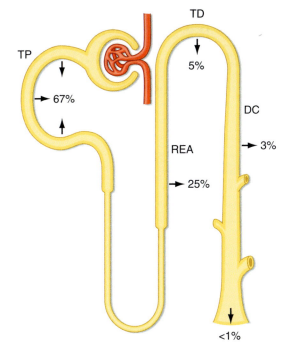

• **Figura 35.11** Reabsorção segmentar de Na⁺. O percentual da carga filtrada de Na⁺ por cada segmento do néfron é indicado. DC, ducto coletor cortical; REA, ramo espesso ascendente; TD, túbulo distal; TP, túbulo proximal.

1. A manipulação de Na⁺ pelo túbulo proximal e pela alça de Henle é regulada de modo que uma parte relativamente constante da carga filtrada de Na⁺ seja distribuída ao túbulo distal. A ação combinada desses segmentos do néfron reabsorve cerca de 92% da carga filtrada de Na⁺, sendo, então, 8% da carga filtrada distribuídos ao túbulo distal.
2. O processamento do Na⁺ pelo túbulo distal e pelo ducto coletor leva à excreção urinária de Na⁺, que é equivalente à quantidade de Na⁺ ingerida na dieta.

Mecanismos para manutenção da distribuição constante de NaCl ao túbulo distal

Alguns mecanismos mantêm uma distribuição constante de Na⁺ para a porção inicial do túbulo distal. Esses processos são a autorregulação da TFG (e, portanto, da carga filtrada de Na⁺), o equilíbrio glomerulotubular e a dependência da carga da reabsorção de Na⁺ pela alça de Henle.

A autorregulação da TFG (Capítulo 33) permite a manutenção de uma taxa de filtração relativamente constante ao longo de uma faixa ampla de pressões de perfusão. Como a taxa de filtração é constante, a carga filtrada de Na⁺ também o é.

Apesar do controle autorregulatório da TFG, ocorrem pequenas variações. Se as alterações não fossem compensadas por meio de ajuste da reabsorção de Na⁺ pelo néfron, a excreção de Na⁺ seria acentuadamente alterada. Felizmente, a reabsorção de Na⁺ no estado euvolêmico, em especial pelo túbulo proximal, muda em paralelo com as alterações na TFG. Esse fenômeno é denominado **equilíbrio glomerulotubular**. Dessa forma, se a TFG aumenta, a quantidade de Na⁺ reabsorvida pelo túbulo proximal também aumenta. O oposto ocorre quando a TFG diminui (ver Capítulo 34 para mais detalhes).

---

[e]O percentual da carga filtrada excretada na urina é denominado **excreção fracionária**. Nesse exemplo, a excreção fracionária de Na⁺ é 140 mEq/dia/25.200 mEq/dia = 0,005 ou 0,5%.

SEÇÃO 7 Fisiologia Renal

O mecanismo final que ajuda a manter constante a distribuição de Na⁺ para o túbulo distal e o ducto coletor envolve a habilidade da alça de Henle de aumentar sua taxa de reabsorção em resposta à distribuição aumentada de Na⁺.

Regulação da reabsorção de NaCl no túbulo distal e no ducto coletor

Quando a distribuição de Na⁺ é constante, pequenos ajustes na reabsorção de Na⁺, primariamente pelo néfron distal sensível à aldosterona, são suficientes para equilibrar a excreção com a ingesta. A aldosterona é o regulador primário da reabsorção de Na⁺ e, portanto, da excreção de NaCl. Quando os níveis de aldosterona estão altos, a reabsorção de Na⁺ por esses segmentos é aumentada (e a secreção de Na⁺ é diminuída). Quando aos níveis de aldosterona estão diminuídos, a reabsorção de Na⁺ também diminui (e a excreção de NaCl aumenta). Foi demonstrado que outros fatores alteram a reabsorção de Na⁺ (p. ex., angiotensina II e peptídeos natriuréticos), mas seus papéis durante a euvolemia são desconhecidos.

Enquanto as variações na ingesta dietética de NaCl são mínimas, os mecanismos previamente descritos conseguem manter a euvolemia. Esses mecanismos, no entanto, não conseguem lidar efetivamente com alterações significativas na ingesta de NaCl, levando a expansão ou contração do VLEC. Nesses casos extremos, fatores adicionais atuam sobre os rins ajustando a excreção de Na⁺, desse modo restabelecendo o estado euvolêmico.

Controle da excreção de NaCl durante a expansão do volume

Durante a expansão do VLEC, os sensores de pressão vascular alta e baixa enviam sinais aos rins, o que resulta em aumento da excreção de NaCl e água. Os sinais incluem:

1. Atividade diminuída dos nervos simpáticos renais.
2. Liberação aumentada de ANP e BNP a partir do coração e de urodilatina dos rins.
3. Inibição da secreção de HAD a partir da hipófise posterior e de sua ação sobre o ducto coletor.
4. Secreção diminuída de renina e consequente produção diminuída de angiotensina II.
5. Secreção diminuída de aldosterona decorrente de níveis reduzidos de angiotensina II e níveis altos de peptídeo natriurético.

A resposta integrada do néfron a esses sinais é ilustrada na Figura 35.12. Ocorrem três respostas gerais à expansão do VLEC (os números correspondem àqueles circulados na Figura 35.12):

1. *Aumento da TFG.* A TFG aumenta principalmente como resultado da diminuição da atividade nervosa simpática. As fibras simpáticas inervam as arteríolas aferentes e eferentes do glomérulo e controlam seus diâmetros. A atividade nervosa simpática diminuída leva à dilatação arteriolar e ao aumento do fluxo plasmático renal (FPR). Como o efeito parece ser maior nas arteríolas aferentes, a pressão hidrostática junto aos capilares glomerulares é aumentada, elevando, assim, a TFG. Como o FPR aumenta a um grau maior que a TFG, a fração de filtração (TFG/FPR) diminui. Os peptídeos natriuréticos

também aumentam a TFG, dilatando as arteríolas aferentes e constringindo as arteríolas eferentes. Desse modo, os níveis aumentados de peptídeo natriurético observados durante a expansão do VLEC contribuem para essa resposta. Com o aumento na TFG, a carga filtrada de Na⁺ aumenta.

2. *A reabsorção de Na⁺ diminui no túbulo proximal e na alça de Henle.* Vários mecanismos diminuem a reabsorção de Na⁺ pelo túbulo proximal. Como a ativação das fibras nervosas simpáticas que inervam esse segmento do néfron estimula a reabsorção de Na⁺ no túbulo proximal, a diminuída atividade nervosa simpática resultante da expansão do LEC diminui a reabsorção de Na⁺. Além disso, a angiotensina II estimula diretamente a reabsorção de Na⁺ pelo túbulo proximal. Como os níveis de angiotensina II também são reduzidos nessa condição, o resultado é a diminuição da reabsorção de Na⁺ no túbulo proximal. As forças de Starling ao longo do túbulo proximal também mudam. A elevada pressão hidrostática junto aos capilares glomerulares também tende a aumentar a pressão hidrostática junto aos capilares peritubulares. Ademais, a diminuição na fração de filtração reduz a pressão oncótica peritubular. Essas alterações nas forças de Starling capilares (*i.e.*, hidrostática e oncótica) diminuem a absorção de soluto (p. ex., NaCl) e água a partir do espaço intercelular lateral e, assim, diminuem a reabsorção tubular de NaCl (Capítulo 34 para uma descrição completa deste mecanismo). Tanto o aumento na carga filtrada como a diminuição na reabsorção de NaCl pelo túbulo proximal resultam na distribuição de mais NaCl à alça de Henle. Como a ativação dos nervos simpáticos e a angiotensina II e aldosterona estimulam a reabsorção de NaCl pelo ramo espesso ascendente da alça de Henle, a reduzida atividade nervosa e os baixos níveis de angiotensina II e aldosterona que acompanham a expansão do LEC diminuem a reabsorção de NaCl pelo ramo espesso ascendente. Assim, a fração da carga filtrada distribuída ao túbulo distal é aumentada.

3. *A reabsorção de Na⁺ diminui no túbulo distal e no ducto coletor.* Como observado, a quantidade de Na⁺ distribuída ao túbulo distal excede aquela observada no estado euvolêmico (*i.e.*, a quantidade de Na⁺ distribuída ao túbulo distal varia de modo proporcional ao grau de expansão do LEC). Essa carga de Na⁺ aumentada oprime a capacidade reabsortiva do túbulo distal e do ducto coletor. A reabsorção de NaCl também está comprometida, devido aos níveis reduzidos de angiotensina II e aldosterona, bem como pelos níveis aumentados de peptídeos natriuréticos.

O componente final na resposta à expansão do VLEC é o aumento da excreção de água. Conforme a excreção de Na⁺ aumenta, a osmolalidade plasmática começa a cair, o que reduz a secreção de HAD, que, por sua vez, também diminui em resposta aos níveis elevados de peptídeos natriuréticos. Em adição, os peptídeos natriuréticos inibem a ação do HAD sobre o ducto coletor. Tomados em conjunto, esses efeitos diminuem a reabsorção de água pelo ducto coletor e, desse modo, aumentam a excreção de água pelos rins. Assim, as excreções de NaCl e de água ocorrem juntas; a euvolemia é restaurada

CAPÍTULO 35 Controle da Osmolalidade e do Volume dos Líquidos Corporais

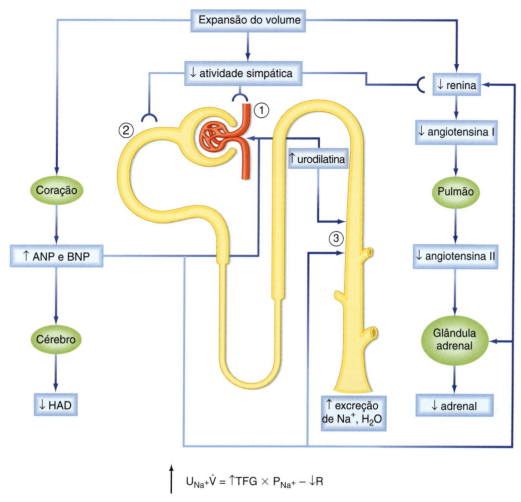

- **Figura 35.12** Resposta integrada à expansão do LEC. Os números se referem à descrição da resposta no texto. ANP, peptídeo natriurético atrial; BNP, peptídeo natriurético cerebral; P_{Na+}, [Na^+] plasmática; R, reabsorção tubular de Na^+; TFG, taxa de filtração glomerular; $U_{Na+}\dot{V}$, taxa de excreção de Na^+.

e a osmolalidade dos líquidos corporais permanece constante. O curso temporal dessa resposta (horas a dias) depende da magnitude da expansão do VLEC e da ingestão contínua de Na^+ e de água. Se o grau de expansão do VLEC for pequeno, os mecanismos geralmente restaurarão a euvolemia em 24 horas. Entretanto, com amplos graus de expansão de VLEC, a resposta pode demorar dias.

Em resumo, a resposta renal à expansão do VLEC envolve a ação integrada de todas as partes do néfron: (1) a quantidade de Na^+ filtrada é aumentada; (2) a reabsorção de Na^+ pelo túbulo proximal e alça de Henle é reduzida (o equilíbrio glomerulotubular não ocorre nessa condição); (3) a reabsorção de Na^+ pelo túbulo distal e ducto coletor diminui secundariamente à redução dos níveis de aldosterona e (4) a excreção de maior fração de Na^+ filtrado restaura a euvolemia.

Controle da excreção de NaCl durante a contração do volume

Durante a contração do VLEC, os sensores de volume vascular de alta e baixa pressão enviam sinais para os rins para diminuir a excreção de NaCl e água, restaurando, então, a euvolemia. Os sinais incluem:

1. Atividade nervosa simpática renal aumentada.
2. Secreção de renina aumentada, resultando em níveis altos de angiotensina II e, portanto, na secreção aumentada de aldosterona.
3. Inibição da secreção de ANP e BNP pelo coração, secreção de urodilatina pelos rins.
4. Estimulação da secreção de HAD pela hipófise posterior.

A resposta integrada do néfron a esses sinais é descrita a seguir e ilustrada na Figura 35.13. Os números a seguir estão correlacionados com aqueles na figura:

1. *A TFG diminui.* Ocorre constrição arteriolar aferente e eferente como resultado da atividade nervosa simpática renal aumentada. Como o efeito é maior sobre a arteríola aferente, a pressão hidrostática nos capilares glomerulares cai, o que diminui a TFG. Como o FPR diminui mais do que a TFG, a fração de filtração aumenta. A diminuição na TFG reduz a quantidade de Na^+ filtrado.
2. *A reabsorção de Na^+ pelo túbulo proximal e alça de Henle aumenta.* Vários mecanismos aumentam a reabsorção de Na^+ no túbulo proximal. Por exemplo, a atividade nervosa simpática e os níveis de angiotensina II aumentados estimulam diretamente a reabsorção de Na^+. A pressão hidrostática

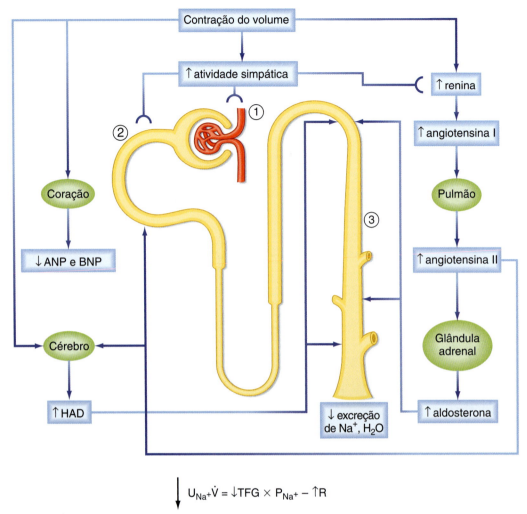

• **Figura 35.13** Resposta integrada à contração do LEC. Os números se referem à descrição da resposta no texto. ANP, peptídeo natriurético atrial; BNP, peptídeo natriurético cerebral; P_{Na^+}, [Na^+] plasmática; R, reabsorção tubular de Na^+; TFG, taxa de filtração glomerular; $U_{Na^+}\dot{V}$, taxa de excreção de Na^+.

diminuída junto aos capilares glomerulares também leva a uma redução na pressão hidrostática junto aos capilares peritubulares. Além disso, como observado, a fração de filtração aumentada resulta em elevação na pressão oncótica peritubular. Essas alterações nas forças de Starling capilares facilitam o movimento de líquidos do espaço intercelular lateral para dentro do capilar, estimulando a reabsorção de NaCl e água pelo túbulo proximal (Capítulo 34 para uma descrição completa deste mecanismo). A atividade nervosa simpática aumentada, bem como os níveis elevados de angiotensina II e aldosterona, estimula a reabsorção de Na^+ pelo ramo espesso ascendente.

3. *A reabsorção de Na^+ pelo túbulo distal e pelo ducto coletor é aumentada.* A pequena quantidade de Na^+ distribuída ao néfron distal sensível à aldosterona, resultante da filtração diminuída e da reabsorção aumentada pelo túbulo proximal e alça de Henle, é quase totalmente reabsorvida. A estimulação da reabsorção de Na^+ a partir desse segmento é intensificada pelos níveis aumentados de aldosterona, embora a atividade nervosa simpática aumentada e os níveis elevados de angiotensina II também possam contribuir para essa resposta.

Enfim, a reabsorção de água pela parte posterior do túbulo distal e pelo ducto coletor é aumentada pelo HAD, cujos níveis são elevados pela ativação dos sensores de volume vascular de alta e baixa pressão, bem como por angiotensina II. Como resultado, a excreção de água é diminuída. Como água e Na^+ são retidos pelos rins em proporções iguais, a euvolemia é restabelecida e a osmolalidade dos líquidos corporais retorna ao normal. O período de tempo (horas a dias) e o grau com o qual a euvolemia pode ser restaurada dependem da magnitude da contração do LEC, bem como do aporte de Na^+ de água (por via enteral ou parenteral) e das perdas contínuas de Na^+ e de água (sensíveis e insensíveis).

Em suma, a resposta do néfron à contração do VLEC envolve a ação integrada de todos os seus segmentos: (1) a quantidade filtrada de Na^+ diminui; (2) a reabsorção de Na^+ no túbulo proximal e na alça de Henle é aumentada (a TFG diminui, enquanto a reabsorção proximal aumenta e, assim, o equilíbrio glomerulotubular não ocorre nessas condições); (3) o fornecimento de Na^+ ao néfron distal sensível à aldosterona é reduzido, além do aumento da reabsorção de Na^+ e de água a partir desse segmento, eliminando praticamente a excreção urinária de Na^+ e de água.

Pontos-chave

1. A regulação da osmolalidade dos líquidos corporais (*i.e.*, equilíbrio em estado estável) requer que a quantidade de água adicionada ao corpo corresponda exatamente à quantidade perdida. A água é perdida do corpo por meio de mecanismos sensíveis e insensíveis. A excreção de água pelos rins é regulada pelo HAD secretado pela hipófise posterior. Quando os níveis de HAD estão altos, o volume de urina diminui e torna-se hiperosmótico. Quando os níveis de HAD estão baixos, o volume de urina aumenta, e a sua osmolalidade cai.

2. Os distúrbios do equilíbrio hídrico alteram a osmolalidade dos líquidos corporais. Como o Na^+ com seus ânions são os principais determinantes da osmolalidade do LEC, os distúrbios do equilíbrio hídrico se manifestam como alterações na $[Na^+]$ do LEC. O equilíbrio hídrico positivo (ingesta > excreção) resulta em diminuição na osmolalidade dos líquidos corporais e hiponatremia. O equilíbrio hídrico negativo (ingesta < excreção) resulta em aumento da osmolalidade dos líquidos corporais e hipernatremia.

3. O VLEC é determinado pela quantidade de Na^+ no compartimento. Para manter um VLEC normal (*i.e.*, euvolemia), a excreção de Na^+ deve corresponder à ingesta de Na^+. Os rins são a principal via para a excreção regulada de NaCl do corpo. Os sensores de volume localizados primariamente no sistema vascular monitoram o volume e a pressão. Quando ocorre expansão do VLEC, sinais neurais e hormonais são enviados aos rins para aumentar a excreção do NaCl e da água e, dessa forma, restaurar a euvolemia. Quando há contração do VLEC, sinais neurais e hormonais são enviados aos rins para diminuir a excreção de NaCl e água e, assim, restaurar a euvolemia. O sistema nervoso simpático, o SRAA e os peptídeos natriuréticos são componentes importantes do sistema que mantém o equilíbrio em estado estável do Na^+.

36

Homeostasia do Potássio, do Cálcio e do Fosfato

OBJETIVOS DO APRENDIZADO

Após a conclusão deste capítulo, o estudante será capaz de responder às seguintes questões:

1. Como o corpo mantém a homeostasia do K^+?
2. Qual é a distribuição do K^+ nos compartimentos corporais? Por que essa distribuição é importante?
3. Quais são os hormônios e os fatores que regulam os níveis plasmáticos de K^+? Por que essa regulação é importante?
4. Como os vários segmentos do néfron transportam o K^+ e que mecanismos determinam a quantidade de K^+ excretada na urina?
5. Por que o túbulo distal e o ducto coletor são importantes na regulação da excreção de K^+?
6. De que maneira os níveis plasmáticos de K^+, a aldosterona, o hormônio antidiurético (HAD),[1] a taxa de fluxo do líquido tubular e o equilíbrio ácido-básico influenciam a excreção de K^+?
7. Qual é a importância fisiológica do cálcio (Ca^{++}) e do fosfato inorgânico (P_i)?
8. Como o corpo mantém a homeostasia do Ca^{++} e do P_i?
9. Que funções os rins, o trato gastrointestinal e os ossos desempenham na manutenção dos níveis plasmáticos de Ca^{++} e P_i?
10. Que hormônios e fatores regulam os níveis plasmáticos de Ca^{++} e P_i?
11. Quais são os mecanismos celulares responsáveis pela reabsorção de Ca^{++} e de P_i ao longo do néfron?
12. Que hormônios regulam a excreção renal de Ca^{++} e P_i?
13. Qual é o papel do receptor sensível ao cálcio?
14. Quais são os distúrbios clínicos comuns da homeostasia do Ca^{++} e do P_i?
15. Qual é a função dos rins no metabolismo da vitamina D?[2]
16. Quais são os efeitos dos diuréticos de alça e dos tiazídicos sobre a excreção de Ca^{++}?
17. Qual é o efeito da deficiência dietética crônica de potássio sobre a pressão arterial?
18. Quais são os efeitos da depleção crônica de K^+ corporal total sobre a função renal?

Homeostasia do K^+

O potássio (K^+) é o cátion mais abundante no corpo. A maior parte do K^+ corporal total é de localização intracelular (98%), em que a $[K^+]$ é de 150 mEq/L. Apenas 2% do K^+ corporal total encontram-se no líquido extracelular (LEC) em uma concentração de aproximadamente 4 mEq/L. A grande diferença de $[K^+]$ através das membranas celulares (cerca de 146 mEq/L) é mantida pela Na^+,K^+-ATPase. O gradiente de $[K^+]$ é importante na manutenção da diferença de potencial através das membranas celulares, e é fundamental para a excitabilidade das células nervosas e musculares, bem como para a contratilidade das células musculares cardíacas, esqueléticas e lisas (Figura 36.1). Os músculos esqueléticos contêm o maior reservatório único de K^+ no corpo. No adulto, os músculos esqueléticos contêm aproximadamente 225 vezes mais K^+ do que todos os compartimentos extracelulares do corpo. Além disso, devido ao grande número

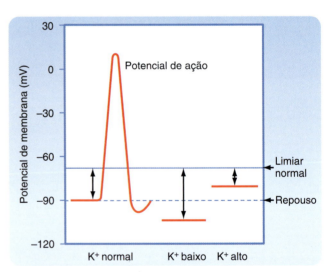

● **Figura 36.1** Efeitos das variações da $[K^+]$ plasmática sobre o potencial de repouso do músculo esquelético. A hipercalemia faz com que o potencial de membrana se torne menos negativo, o que diminui a excitabilidade ao inativar os canais rápidos de Na^+ responsáveis pela fase de despolarização do potencial de ação. A hipocalemia hiperpolariza o potencial de membrana e, portanto, diminui a excitabilidade, devido à necessidade de maior estímulo para despolarizar o potencial de membrana até o potencial limiar[3]. *Repouso* indica o potencial de membrana de repouso "normal." *Limiar normal* indica o potencial de membrana limiar.

---

[1] N.R.T.: Vasopressina ou arginina-vasopressina (AVP) é o nome original dado a essa molécula por seus efeitos vasoconstritores. Posteriormente, após sua evidente participação no aumento da reabsorção de água pelo néfron e a redução do volume urinário, ficou conhecida como hormônio antidiurético (HAD).

[2] N.R.T.: Embora seja chamada "vitamina D", essa molécula é, de fato, um hormônio.

[3] N.R.T.: Também chamado "limiar de excitabilidade".

de bombas de Na^+,K^+-ATPase e de canais de K^+, os músculos esqueléticos têm uma enorme capacidade de troca de K^+. Apesar das amplas flutuações na carga dietética de K^+, a $[K^+]$ permanece notavelmente constante no líquido intracelular (LIC) e no LEC. No LEC, uma $[K^+]$ superior a 5,0 mEq/L constitui o estado de **hipercalemia**. Em contrapartida, uma $[K^+]$ no LEC inferior a 3,5 mEq/L representa **hipocalemia**. Durante a hipocalemia, as células musculares esqueléticas liberam K^+ para preservar a $[K^+]$ no LEC, levando à depleção do K^+ corporal total.

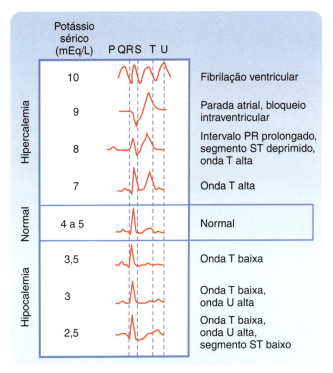

• **Figura 36.2** Eletrocardiografias de indivíduos com $[K^+]$ plasmáticas variáveis. Ver texto para detalhes. (Modificada de Barker LR, Burton JR, Zieve PD. *Principles of Ambulatory Medicine*. 5th ed. Baltimore: Williams & Wilkins; 1999.)

NA CLÍNICA

Em geral, o nível de K^+ é determinado a partir de uma amostra de sangue venoso. Tradicionalmente, os níveis de K^+ eram medidos no soro de sangue coagulado; entretanto, hoje, são medidos com mais frequência em amostra de plasma de sangue heparinizado. Os níveis séricos geralmente podem ser 0,2 a 0,4 mEq/L acima dos níveis plasmáticos. Uma técnica inadequada de coleta de amostra de sangue pode afetar os resultados. Os níveis de K^+ aumentam no LEC após uma atividade física (ver mais adiante). Por esse motivo, a amostra de sangue usada para medir o K^+ deve ser coletada depois de vários minutos de repouso. A **hemólise** dos eritrócitos durante ou após a flebotomia libera K^+ no plasma, com consequente elevação artificial da $[K^+]$ na amostra de sangue coletada. Apenas agulhas, tubos e adaptadores de tubos aprovados para a medição do K^+ devem ser usados para prevenir a hemólise. Deve-se usar uma grande veia (p. ex., a veia cubital) sem cerrar o punho e sem aplicação prolongada de torniquete. A **pseudo-hipercalemia** refere-se a um nível de potássio > 5 mmol/L no tubo de coleta e nível normal de K^+ no sangue do paciente. Além de causar pseudo-hipercalemia, erros na determinação do K^+ podem ocultar a presença de hipocalemia.

Pode ocorrer desenvolvimento de **hipocalemia** em indivíduos sob administração crônica de diuréticos, uso excessivo de laxantes, vômitos, transtornos alimentares ou doença diarreica. A síndrome de Gitelman (um defeito genético no cotransportador de Na^+/Cl^- na membrana apical das células do tubo renal distal) também causa hipocalemia (Capítulo 34). A **hipercalemia** pode ocorrer em pacientes com insuficiência renal ou como efeito colateral de medicamentos, como inibidores da enzima conversora de angiotensina (ECA) e diuréticos poupadores de K^+ em pacientes com doença renal subjacente (diminuição da capacidade de excreção renal de K^+) ou em pacientes com diabetes *mellitus* (diminuição da capacidade de deslocamento intracelular de K^+).

NA CLÍNICA

A hipercalemia e a hipocalemia podem resultar em arritmias cardíacas. O eletrocardiograma (ECG; Figura 36.2) (ver também Capítulo 16) monitora a atividade elétrica do coração e constitui um método rápido e confiável para determinar se as alterações da $[K^+]$ plasmática influenciam a função cardíaca. O primeiro sinal de hipercalemia consiste no aparecimento de ondas T altas e finas no ECG. Aumentos adicionais na $[K^+]$ plasmática prolongam o intervalo PR, deprimem o segmento ST e prolongam o intervalo QRS do ECG. À medida que a $[K^+]$ plasmática se aproxima de 10 mEq/L, a onda P desaparece, o intervalo QRS aumenta, o ECG aparece como uma onda senoidal e os ventrículos fibrilam (i. e., manifestam contrações rápidas e descoordenadas das fibras musculares). A hipocalemia prolonga o intervalo QT, inverte a onda T e diminui o segmento ST do ECG.

O K^+ absorvido pelo trato gastrointestinal (GI) entra no LEC dentro de poucos minutos (Figura 36.3). Se o K^+ ingerido durante uma refeição normal (cerca de 33 mEq) permanecesse no compartimento de LEC (14 L), a $[K^+]$ plasmática aumentaria em 2,4 mEq/L (33 mEq, acrescentados a 14 L de LEC):

Equação 36.1
$$33 \text{ mEq}/14 \text{ L} = 2,4 \text{ mEq/L}$$

A captação intracelular rápida (de vários segundos a minutos) de K^+ é essencial para prevenir a hipercalemia potencialmente fatal. A excreção de K^+ pelos rins é relativamente lenta (horas). A manutenção da $[K^+]$ corporal total constante exige que quase todo o K^+ absorvido pelo trato GI seja finalmente excretado pelos rins. O cólon é responsável pela pequena fração remanescente de excreção de K^+ e, em pacientes com doença renal terminal, o cólon pode aumentar a excreção fecal de K^+.

Regulação da $[K^+]$ plasmática

Vários hormônios, entre os quais a adrenalina, a insulina e a aldosterona, aumentam a captação de K^+ no músculo esquelético, no fígado, nos ossos e nos eritrócitos (Boxe 36.1; Figura 36.3) por meio da estimulação da Na^+,K^+-ATPase e dos cotransportadores de $Na^+/K^+/2Cl^-$ e Na^+/Cl^- nessas células. A estimulação aguda da captação de K^+ (i. e., em minutos) é mediada pela atividade aumentada da Na^+,K^+-ATPase e dos cotransportadores de $Na^+/K^+/2Cl^-$ e Na^+/Cl^-, enquanto um aumento crônico na captação de K^+ (i. e., em horas a vários dias) é mediado pelo aumento na quantidade de Na^+,K^+-ATPase. A elevação da $[K^+]$ plasmática que acompanha a absorção de K^+ pelo trato

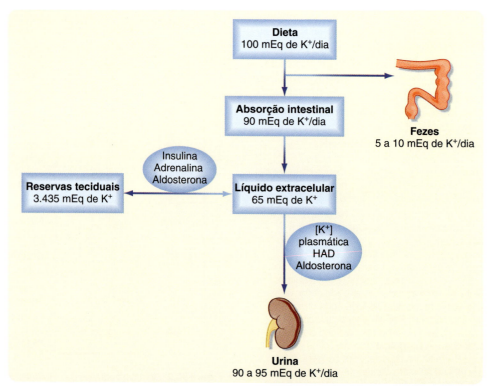

• **Figura 36.3** Visão geral da homeostasia do K^+. Um aumento nos níveis plasmáticos de insulina, adrenalina ou aldosterona estimula o movimento de K^+ para dentro das células e diminui a [K^+] plasmática, enquanto uma queda na concentração plasmática desses hormônios exerce o efeito oposto e aumenta a [K^+] plasmática. A quantidade de K^+ no corpo é determinada pelos rins. Um indivíduo está em equilíbrio de K^+ quando a ingestão dietética e o débito urinário (mais o débito do trato gastrointestinal) são iguais. A excreção de K^+ pelos rins é regulada pela [K^+] plasmática, pela aldosterona e pelo hormônio antidiurético (HAD).

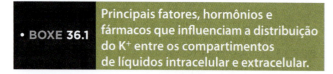

Fisiológicos: mantêm a [K^+] plasmática constante

Adrenalina
Insulina
Aldosterona

Fisiopatológicos: deslocam a [K^+] plasmática dos valores de referência normais

Distúrbios ácido-básicos
Osmolalidade plasmática
Lise celular
Exercício vigoroso

Fármacos que induzem hipercalemia

Suplementos dietéticos de K^+
Inibidores da ECA
Diuréticos poupadores de K^+
Heparina

GI estimula a secreção de insulina pelo pâncreas, a liberação de aldosterona pelo córtex suprarrenal e a secreção de adrenalina pela medula suprarrenal (Figura 36.3). Em contrapartida, uma diminuição na [K^+] plasmática inibe a liberação desses hormônios. Enquanto a insulina e a adrenalina atuam em poucos minutos, a aldosterona necessita de cerca de 1 hora para estimular a captação de K^+ dentro das células.

Adrenalina

As catecolaminas afetam a distribuição do K^+ através das membranas celulares por meio da ativação dos receptores α e β_2-adrenérgicos. A estimulação dos receptores alfa-adrenérgicos libera K^+ das células, particularmente no fígado, enquanto a estimulação dos receptores β_2-adrenérgicos promove a captação de K^+ pelas células.

Por exemplo, ativação dos receptores β_2-adrenérgicos após o exercício é importante na prevenção da hipercalemia. A elevação da [K^+] plasmática depois de uma refeição rica em K^+ é maior quando o paciente foi pré-tratado com um antagonista dos receptores beta-adrenérgicos (p. ex., propranolol). Além disso, a liberação de adrenalina durante o estresse (p. ex., isquemia do miocárdio) pode reduzir rapidamente a [K^+] plasmática.

Insulina

A insulina é o hormônio mais importante que desloca o K^+ para dentro das células após a ingestão dietética de K^+. A infusão de insulina e de glicose pode ser usada para corrigir a hipercalemia potencialmente fatal. Em pacientes com diabetes *mellitus* (i. e., deficiência de insulina), a elevação da [K^+] plasmática depois de uma refeição rica em K^+ é maior do que em indivíduos saudáveis. Em pacientes com doença renal crônica, embora a captação de glicose nas células estimulada pela insulina esteja prejudicada, a estimulação da captação de K^+ pela insulina nas células é preservada.

Aldosterona

A aldosterona, assim como as catecolaminas e a insulina, também promove a captação de K^+ para dentro das células. Uma elevação dos níveis de aldosterona (p. ex., aldosteronismo primário) provoca hipocalemia, enquanto uma queda dos níveis de aldosterona (p. ex., doença de Addison) causa hipercalemia. Conforme discutido adiante e ilustrado na Figura 36.3, a aldosterona também estimula a excreção urinária de K^+. Dessa maneira, a aldosterona altera a $[K^+]$ plasmática ao atuar sobre a captação de K^+ dentro das células e ao alterar a excreção urinária de K^+.

Alterações na $[K^+]$ plasmática

Em geral, o desenvolvimento de hipercalemia ocorre quando a quantidade de K^+ – seja enteral (dietético ou sangramento no trato GI) ou parenteral (administração intravenosa ou hemólise) – ultrapassa a capacidade de captação intracelular e a capacidade dos rins de excretar K^+ (Boxe 36.1). Ao contrário, o desenvolvimento de hipocalemia ocorre quando a captação intracelular de K^+ e a perda renal de K^+ excedem o aporte de K^+ (dietético ou intravenoso) (Boxe 36.1). Em algumas situações (ver adiante), mudanças na distribuição do K^+ entre o LEC e o LIC, por si sós, podem resultar em distúrbios agudos e clinicamente relevantes da $[K^+]$ plasmática.

Equilíbrio ácido-básico

A acidose metabólica aumenta a $[K^+]$ plasmática, enquanto a alcalose metabólica a diminui. A alcalose respiratória causa hipocalemia. Em contrapartida, a acidose respiratória tem pouco ou nenhum efeito sobre a $[K^+]$ plasmática. A acidose metabólica produzida pela adição de ácidos inorgânicos (p. ex., HCl, H_2SO_4) produz aumentos muito maiores da $[K^+]$ plasmática do que uma acidose equivalente produzida pelo acúmulo de ácidos orgânicos (p. ex., ácido láctico, ácido acético, cetoácidos). O pH reduzido (*i. e.*, aumento de $[H^+]$) promove o movimento de H^+ para dentro das células e o movimento recíproco de K^+ para fora das células, de modo a manter a eletroneutralidade.[4] Esse efeito da acidose ocorre, em parte, pelo fato de que a acidose inibe os transportadores que acumulam K^+ dentro das células, incluindo a Na^+, K^+-ATPase e o cotransportador de $Na^+/K^+/2Cl^-$. Além disso, ocorre movimento de H^+ para dentro das células à medida que as células tamponam as alterações da $[H^+]$ do LEC (Capítulo 37). À medida que o H^+ se move através das membranas celulares, o K^+ move-se na direção oposta; portanto, não há ganho nem perda de cátions através das membranas celulares. A alcalose metabólica tem o efeito oposto; a $[K^+]$ plasmática diminui à medida que o K^+ entra nas células e o H^+ sai.

Embora os ácidos orgânicos produzam acidose metabólica, eles não causam hipercalemia significativa. Foram sugeridas duas explicações para a capacidade reduzida dos ácidos orgânicos de causar hipercalemia. Em primeiro lugar, o ânion orgânico pode entrar na célula com H^+ e, portanto, eliminar a necessidade de troca de K^+-H^+ através da membrana. Em segundo lugar, os ânions orgânicos podem estimular a secreção de insulina, que desloca o K^+ para dentro das células. Esse movimento pode contrapor o efeito direto da acidose, que induz o movimento de K^+ para fora das células.

Osmolalidade plasmática

A osmolalidade do plasma também influencia a distribuição do K^+ através das membranas celulares. Uma elevação da osmolalidade do LEC aumenta a liberação de K^+ pelas células e, dessa maneira, aumenta a $[K^+]$ extracelular. A $[K^+]$ plasmática pode aumentar em 0,4 a 0,8 mEq/L, com elevação de 10 mOsm/kg de H_2O na osmolalidade plasmática. Em pacientes com diabetes *mellitus* que não tomam insulina, a $[K^+]$ plasmática frequentemente está elevada, em parte, devido à falta de insulina e, em parte, devido ao aumento da [glicose] plasmática (*i. e.*, a partir de um valor normal de cerca de 100 mg/dL até um valor elevado de até cerca de 1.200 mg/dL em alguns casos), o que aumenta a osmolalidade do plasma. A hipo-osmolalidade exerce uma ação oposta. As alterações da $[K^+]$ plasmática associadas a mudanças da osmolalidade estão relacionadas com alterações no volume celular. Por exemplo, conforme a osmolalidade plasmática aumenta, a água sai das células devido ao gradiente osmótico através da membrana plasmática (Capítulo 1). A água sai das células até que a osmolalidade intracelular seja igual à do LEC. Essa perda de água encolhe as células[5] e provoca elevação da $[K^+]$ nas células. A elevação da $[K^+]$ intracelular proporciona a força motriz para a saída de K^+ das células. Essa sequência aumenta a $[K^+]$ plasmática. Uma queda da osmolalidade plasmática tem o efeito oposto.

Lise celular

A lise celular provoca hipercalemia em consequência da liberação de K^+ intracelular para dentro do LEC. O trauma grave (p. ex., queimaduras), a **lise tumoral** (*i. e.*, destruição de células tumorais por quimioterapia ou por processos naturais) e a **rabdomiólise** (*i. e.*, destruição de células do músculo esquelético) destroem as células e liberam K^+ e outros constituintes celulares no LEC.

Exercício

Durante o exercício de alta intensidade ou o esforço físico, os potenciais de ação repetitivos nos músculos esqueléticos levam à perda de K^+ das células musculares, seguida de redistribuição entre o plasma e o líquido intersticial (compartimento do LEC). Como os músculos esqueléticos contêm o maior reservatório de K^+ do corpo, o nível plasmático de K^+ pode aumentar até 8 mEq/L e pode ser mantido durante o exercício. O condicionamento físico ou o treinamento reduzem a hipercalemia induzida pelo exercício, pelo aumento no número de bombas de Na,K-ATPase nas células musculares esqueléticas. Com a cessação do exercício, as células musculares em recuperação readquirem o K^+ perdido por meio da captação de K^+ mediada pela Na,K-ATPase, seguida de normalização dos níveis plasmáticos de K^+ em poucos minutos, que pode ser precedida de uma

---

[4]N.R.T.: O movimento de H^+ para dentro das células é essencial para o tamponamento adequado pelas proteínas intracelulares.

[5]N.R.T.: Nos eritrócitos, essa alteração é conhecida como crenação.

queda temporária do nível de K⁺ e hipocalemia transitória. As mudanças que ocorrem nos níveis de K⁺ durante o exercício são acompanhadas de alterações no volume das células musculares. As células musculares em contração intumescem à medida que perdem K⁺. Com a interrupção do exercício, a água sai rapidamente das células musculares para o espaço intersticial, a partir do qual é lentamente redistribuída para o espaço intravascular. Todavia, o movimento de K⁺ não parece ser importante para o controle do volume da célula muscular.

Excreção de K⁺ pelos rins

Os rins desempenham importante papel na manutenção do equilíbrio do K⁺. Conforme ilustrado na Figura 36.3, os rins excretam 90 a 95% do K⁺ ingerido na dieta. A excreção é igual à ingestão até mesmo quando esta aumenta em até 10 vezes. Esse equilíbrio na excreção urinária e na ingestão dietética ressalta a importância dos rins na manutenção da homeostasia do K⁺. Embora ocorra perdas pequenas de K⁺ diariamente nas fezes e no suor (cerca de 5 a 10% do K⁺ ingerido na dieta), exceto na diarreia grave, essa quantidade permanece essencialmente constante, não é regulada e, portanto, é relativamente menos importante que o K⁺ excretado pelos rins. A secreção de K⁺ a partir do sangue para dentro do líquido tubular por células do túbulo distal (TD) e do sistema de ductos coletores constitui o fator fundamental que determina a excreção urinária de K⁺ (Figura 36.4).

Como o K⁺ não se liga às proteínas plasmáticas, ele é livremente filtrado no glomérulo e sofre reabsorção quase completa no túbulo proximal (pela via paracelular, proporcionalmente ao Na⁺ e à água) e no ramo ascendente de Henle (onde o transporte transcelular de K⁺ é mediado pelo cotransportador de Na⁺/K⁺/2Cl⁻ da membrana apical). O componente reabsortivo de K⁺ é independente da ingestão de K⁺. A excreção urinária de K⁺ resulta principalmente de sua secreção ao longo do néfron distal sensível à aldosterona (NDSA), que compreende a última porção do TD, o túbulo conector e o ducto coletor cortical (DCC). Uma elevação na ingestão dietética de K⁺ aumenta a sua secreção (Figura 36.4, *painel à direita*). Por outro lado, uma dieta com baixo teor de K⁺ ativa a reabsorção de K⁺ ao longo do NDSA (Figura 36.4, *painel à esquerda*).

NA CLÍNICA

As alterações na [K⁺] plasmática induzidas pelo exercício geralmente não produzem sintomas e são revertidas depois de vários minutos de repouso. Entretanto, o exercício vigoroso pode levar ao desenvolvimento de hipercalemia com risco à vida em indivíduos (1) com distúrbios endócrinos que afetam a liberação de insulina, adrenalina (um agonista beta-adrenérgico) ou aldosterona; (2) cuja capacidade de excretar K⁺ esteja comprometida (p. ex., insuficiência renal); ou (3) em uso de certos medicamentos, como bloqueadores β₁-adrenérgicos. Por exemplo, durante exercícios vigorosos, a [K⁺] plasmática pode aumentar em pelo menos 2 a 4 mEq/L em indivíduos que tomam antagonistas dos receptores β₁-adrenérgicos para hipertensão. O coração também pode ser exposto a uma queda substancial dos níveis de K⁺ com a interrupção do exercício (ver anteriormente). Essa queda parece estar associada a um comprometimento da repolarização cardíaca, o que potencialmente poderia induzir arritmias e morte cardíaca súbita em indivíduos com hipocalemia preexistente, doença cardíaca isquêmica, insuficiência cardíaca, arritmia ventricular ou síndrome do QT longo herdada ou adquirida.

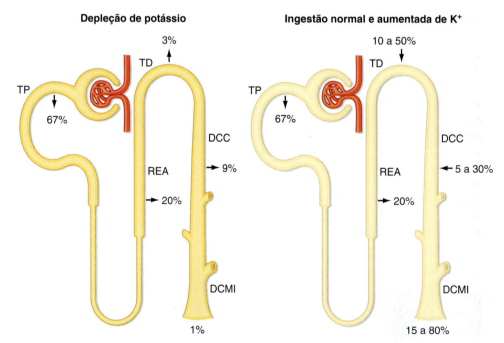

• **Figura 36.4** Transporte do K⁺ ao longo do néfron. A excreção de K⁺ depende da velocidade e da direção do transporte de K⁺ pelo segmento terminal do túbulo distal e ducto coletor. As *porcentagens* referem-se à quantidade de K⁺ filtrado reabsorvido ou secretado por cada segmento do néfron. As *setas* indicam a direção do transporte. À *esquerda*, depleção de K⁺ dietético. Ocorre excreção de uma quantidade de K⁺ igual a 1% da carga filtrada. À *direita*, ingestão dietética normal e aumentada de K⁺. Ocorre excreção de uma quantidade de K⁺ igual a 15 a 80% da carga filtrada. DCC, ducto coletor cortical; DCMI, ducto coletor medular interno; REA, ramo espesso ascendente; TD, túbulo distal; TP, túbulo proximal.

> ### NA CLÍNICA
>
> Em indivíduos com **doença renal terminal**, os rins são incapazes de excretar o K⁺ ingerido, e ocorre elevação da [K⁺] plasmática. A hipercalemia resultante diminui o potencial de membrana de repouso (i. e., a voltagem torna-se menos negativa). O potencial de membrana reduzido diminui a excitabilidade dos neurônios, das células cardíacas e das células musculares por meio de inativação dos canais de Na⁺ rápidos, que são fundamentais para a fase de despolarização do potencial de ação (Figura 36.1). Aumentos rápidos e intensos na [K⁺] plasmática podem levar a parada cardíaca e morte. Por outro lado, em pacientes em uso de diuréticos, a excreção urinária de K⁺ frequentemente excede a ingestão dietética de K⁺. Consequentemente, o equilíbrio do K⁺ é negativo, e ocorre desenvolvimento de hipocalemia. Esse declínio na [K⁺] extracelular hiperpolariza a membrana celular em repouso (i. e., a voltagem torna-se mais negativa) e diminui a excitabilidade dos neurônios, das células cardíacas e das células musculares. A hipocalemia grave pode levar a arritmias cardíacas, paralisia e morte. A hipocalemia também pode comprometer a capacidade dos rins de concentrar a urina e estimular a produção renal de NH₄⁺, que afeta o equilíbrio ácido-básico (Capítulo 37). Portanto, a manutenção de uma [K⁺] intracelular elevada, [K⁺] extracelular baixa e elevado gradiente de [K⁺] através das membranas celulares é essencial para as funções celulares.

Mecanismo celular de transporte de K⁺ pelas células principais e células intercaladas no túbulo distal e no ducto coletor cortical

A Figura 36.5A ilustra os mecanismos celulares de secreção de K⁺ pelas células principais. A secreção do sangue para o lúmen tubular é um processo que ocorre em duas etapas: (1) a captação de K⁺ do sangue através da membrana basolateral pela Na⁺,K⁺-ATPase e (2) o transporte de K⁺ da célula para o líquido tubular por meio do canal renal medular externo de K⁺ (ROMK) e canal de K⁺ grande (BK).⁶ Um cotransportador de K⁺/Cl⁻ (KCC1) na membrana plasmática apical também secreta K⁺. A Na⁺,K⁺-ATPase cria uma elevada [K⁺] intracelular, que proporciona a força motriz química para a saída de K⁺ por meio da membrana apical através dos canais de K⁺. Embora os canais de K⁺ também estejam presentes na membrana basolateral, o K⁺ sai preferencialmente da célula pela membrana apical e entra no líquido tubular. O transporte de K⁺ segue essa via por dois motivos. Em primeiro lugar, o gradiente eletroquímico do K⁺ através da membrana apical favorece o seu movimento de descida para dentro do líquido tubular. Em segundo lugar, a permeabilidade da membrana apical ao K⁺ é maior que a da membrana basolateral. Por conseguinte, o K⁺ sofre difusão preferencial através da membrana apical para dentro do líquido tubular. A secreção de K⁺ através da membrana apical por meio do cotransportador de K⁺/Cl⁻ é impulsionada pelo gradiente de concentração de K⁺ favorável entre a célula e o líquido tubular. Os três principais fatores que controlam a taxa de secreção de K⁺ pelas células principais no TD e no DCC são os seguintes: (1) a atividade da Na⁺,K⁺-ATPase, (2) a força motriz (gradiente eletroquímico para os canais de K⁺ e o gradiente de concentração química para o cotransportador de K⁺/Cl⁻) para o movimento de K⁺ através da membrana apical, e (3) a permeabilidade dos canais de K⁺ da membrana apical ao K⁺. No TD e no DCC, as células intercaladas α reabsorvem o K⁺ por um mecanismo de transporte de H⁺,K⁺-ATPase (HKA) localizado na membrana apical (Figura 36.5B). Esse transportador media a captação de K⁺ através da membrana plasmática apical em troca de H⁺. A saída de K⁺ das células intercaladas para o sangue é mediada por um canal de K⁺. A reabsorção de K⁺ é ativada por uma dieta pobre em K⁺.

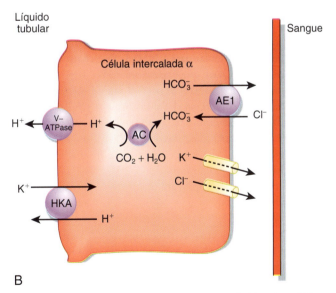

• **Figura 36.5** Mecanismo celular de secreção de K⁺ pelas células principais (**A**) e pelas células intercaladas α (**B**) no segmento terminal do túbulo distal (TD) e ducto coletor cortical (DCC). As células intercaladas α contêm níveis muito baixos de Na⁺,K⁺-ATPase na membrana basolateral (não mostrada). A depleção de K⁺ aumenta a reabsorção de K⁺ pelas células intercaladas α ao estimular a H⁺,K⁺-ATPase (HKA). AC, anidrase carbônica; AE1, trocador de ânions 1.

---

⁶N.R.T.: O nome original do canal é *Big K⁺ channel*, por apresentar alta capacidade de transporte de K⁺.

Excreção de K⁺ pelo túbulo distal e pelo ducto coletor cortical

A excreção de K⁺ pelo NDSA é determinada pela [K⁺] plasmática, pelo fornecimento de Na⁺ e fluxo de líquido tubular (*i. e.*, sensor de K⁺), aldosterona, HAD, níveis de glicocorticoides e estado ácido-básico.

[K⁺] plasmática

A [K⁺] plasmática é um importante determinante da secreção de K⁺ pelo TD e pelo DCC. A hipercalemia estimula a secreção de K⁺ nos primeiros minutos por vários mecanismos. Em primeiro lugar, a hipercalemia estimula a Na⁺, K⁺-ATPase e, portanto, aumenta a captação de K⁺ através da membrana basolateral. Essa captação eleva a [K⁺] intracelular e aumenta a força motriz eletroquímica para a saída de K⁺ através da membrana apical. Em segundo lugar, a hipercalemia também aumenta a permeabilidade da membrana apical ao K⁺. Em terceiro lugar, a hipercalemia estimula a secreção de aldosterona pelo córtex suprarrenal que, conforme discutido adiante, atua de modo sinérgico com a [K⁺] plasmática para estimular a sua secreção. Em quarto lugar, a hipercalemia também aumenta a taxa de fluxo de líquido tubular, que, conforme discutido adiante, estimula a secreção de K⁺ pelo TD e pelo DCC.

A hipocalemia diminui a secreção de K⁺ por meio de ações opostas àquelas descritas para a hipercalemia. Assim, a hipocalemia inibe a Na⁺,K⁺-ATPase, diminui a força motriz eletroquímica para o efluxo de K⁺ através da membrana apical, reduz a permeabilidade da membrana apical ao K⁺ e diminui os níveis plasmáticos de aldosterona.

Fornecimento de Na⁺ e fluxo de líquido tubular (detecção de K⁺ por células epiteliais renais)

A secreção de K⁺ é induzida por aumento no fornecimento de Na⁺ e fluxo de líquido tubular para o NDSA. Esse efeito começa na porção inicial do TD, em que o transporte de Na⁺ é impulsionado pelo cotransportador de Na⁺/Cl⁻ sensível a tiazídicos. O aumento da [K⁺] plasmática é detectado pelos canais Kir 4.1/5.1 sensores de K⁺ localizados na membrana basolateral do segmento inicial do TD (Figura 36.6A). A detecção de um aumento da [K⁺] plasmática pelo Kir 4.1/5.1 inicia uma cascata de sinalização que desfosforila e inibe o cotransportador de Na⁺/Cl⁻. A inibição desse cotransportador resulta em maior fornecimento de Na⁺ e fluxo de líquido tubular para o NDSA, e leva a um aumento na excreção renal de K⁺. A ingestão diminuída e a redução da [K⁺] plasmática ativam o cotransportador de Na⁺/Cl⁻ na parte inicial do TD e limitam a secreção de K⁺ ao reduzir o fornecimento de Na⁺ e o fluxo para o NDSA (Figura 36.6B).

A ocorrência de um aumento no fluxo de líquido tubular (p. ex., com tratamento diurético, expansão do LEC) estimula a secreção de K⁺ em poucos minutos, enquanto a contração do LEC causada por hemorragia, vômitos intensos ou diarreia reduz a secreção de K⁺ pelo NDSA. Aumentos no fluxo de líquido tubular são mais efetivos na estimulação da secreção de K⁺, visto que a ingestão dietética de K⁺ está aumentada. O aumento do

NO NÍVEL CELULAR

O canal **ROMK** é o principal canal na membrana apical das células principais que medeia a secreção de K⁺ constitutiva (em oposição à secreção estimulada pelo fluxo). O canal ROMK tem baixa condutância e alta probabilidade de estar aberto em condições fisiológicas. Além disso, o canal BK ativado por Ca⁺⁺ também é expresso na membrana apical. O canal BK apresenta grande condutância e é quiescente no estado basal; medeia a secreção de K⁺ em condições de aumento do fluxo, conforme discutido anteriormente. Curiosamente, o nocaute do gene *KCNJ1* que codifica o canal ROMK provoca aumento da excreção de NaCl e K⁺ pelos rins, levando, assim, a uma redução do VLEC e hipocalemia. Embora esse efeito pareça estranho, deve-se assinalar que o canal ROMK também é expresso na membrana apical do ramo espesso ascendente (REA) da alça de Henle, em que desempenha papel muito importante na reciclagem do K⁺ através da membrana apical, um efeito que é fundamental para a operação do cotransportador de Na⁺/K⁺/2Cl⁻. Na ausência do canal ROMK, a reabsorção de NaCl pelo REA é reduzida, o que leva à perda de NaCl na urina. A redução da reabsorção de NaCl pelo REA também diminui a voltagem luminal transepitelial positiva, que constitui a força motriz para a reabsorção de K⁺ por esse segmento do néfron. Por conseguinte, a redução da reabsorção de K⁺ paracelular pelo REA aumenta a excreção urinária de K⁺, mesmo quando o ducto coletor cortical é incapaz de secretar a quantidade normal de K⁺, devido a uma falta de canais ROMK. Entretanto, o DCC secreta K⁺ até mesmo em camundongos com nocaute de ROMK por meio do fluxo e canal BK dependente de Ca⁺⁺ expresso na membrana apical das células principais.

NA CLÍNICA

Pode ocorrer **hipocalemia crônica** ([K⁺] < 3,5 mEq/L) em pacientes que recebem diuréticos, abusam de laxantes, apresentam vômitos profundos ou diarreia, são submetidos à aspiração nasogástrica ou apresentam hiperaldosteronismo. A hipocalemia ocorre porque a excreção renal de K⁺ ultrapassa a ingestão dietética de K⁺. Os vômitos, a aspiração nasogástrica, os diuréticos e a diarreia podem diminuir o volume do LEC, o que, por sua vez, estimula a secreção de aldosterona (Capítulo 35). Como a aldosterona estimula a excreção de K⁺ pelos rins, a sua ação contribui para o desenvolvimento de hipocalemia. A **nefropatia hipocalêmica** é uma condição crônica em pacientes com depleção de K⁺ corporal total, e caracteriza-se por depleção de volume e hiperaldosteronismo. Com frequência, é uma forma progressiva de doença renal crônica, que pode levar à doença renal em estágio terminal.

A **hipercalemia crônica** ([K⁺] > 5,0 mEq/L) ocorre mais frequentemente em indivíduos com redução do fluxo urinário, baixos níveis plasmáticos de aldosterona e doença renal, em que a taxa de filtração glomerular (TFG) cai abaixo de 20% do normal. Nesses indivíduos, a hipercalemia ocorre porque a excreção renal de K⁺ é inferior à ingestão dietética de K⁺. Ocorrem causas menos comuns de hipercalemia em indivíduos com deficiências de insulina ou de secreção de aldosterona ou em pessoas com acidose metabólica causada por ácidos inorgânicos.

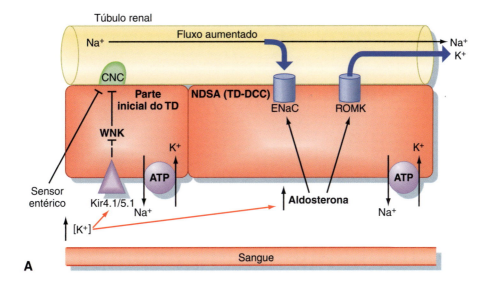

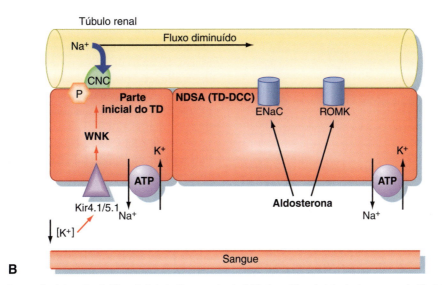

• **Figura 36.6** Mecanismos de detecção de K+ epitelial. **A.** O aumento da [K+] plasmática é detectado por canais Kir 4.1/5.1 na porção inicial do TD, que inativam o CNC (cotransportador de Na+/Cl−), levando a maior fornecimento de Na+ ao néfron distal sensível à aldosterona (NDSA), elevando o fluxo de líquido tubular e a excreção renal de Na+ e de K+. **B.** A diminuição da [K+] plasmática ativa a via WNK[7] que fosforila o CNC (simportador de Na+/Cl−), ativando-o para estimular a absorção de Na+ e diminuir o fornecimento de Na+ ao NDSA, com redução do fluxo de líquido tubular e da excreção renal de Na+ e de K+. DCC, ducto coletor cortical; TD, túbulo distal.

fluxo faz com que o cílio primário nas células principais se dobre, o que ativa o complexo do canal condutor de Ca++ de policistina (PKD)1/PKD2. Isso permite a entrada de mais Ca++ nas células principais e aumenta a [Ca++] intracelular. O aumento da [Ca++] ativa os canais BK de K+ na membrana plasmática apical, o que aumenta a secreção de K+ da célula para dentro do líquido tubular. À medida que o fluxo aumenta, como ocorre após a administração de diuréticos ou como resultado de um aumento do LEC, o mesmo ocorre com a [Na+] do líquido tubular. Esse aumento da [Na+] facilita a entrada de Na+ através da membrana apical das células do NDSA, com consequente diminuição do potencial de membrana negativo interno das células. Essa despolarização do potencial de membrana celular aumenta a força motriz eletroquímica que promove a secreção de K+ através da membrana celular apical para dentro do líquido tubular. Além disso, o aumento da captação de Na+ nas células ativa a Na+,K+-ATPase na membrana basolateral, com consequente aumento da captação de K+ através da membrana basolateral e consequente elevação da [K+] celular. É importante assinalar que a ocorrência de um aumento na taxa de fluxo durante uma diurese de água *não* apresenta efeito significativo na excreção de K+, mais provavelmente pelo fato de que, durante a diurese hídrica, a [Na+] do líquido tubular não aumenta à medida que o fluxo aumenta.

---

[7]N.R.T.: O termo WNK ("sem lisina" [K]) refere-se à ausência do resíduo de lisina N-terminal clássico para a ligação de ATP e a transferência de fosfato. Trata-se de uma serina treonina quinase.

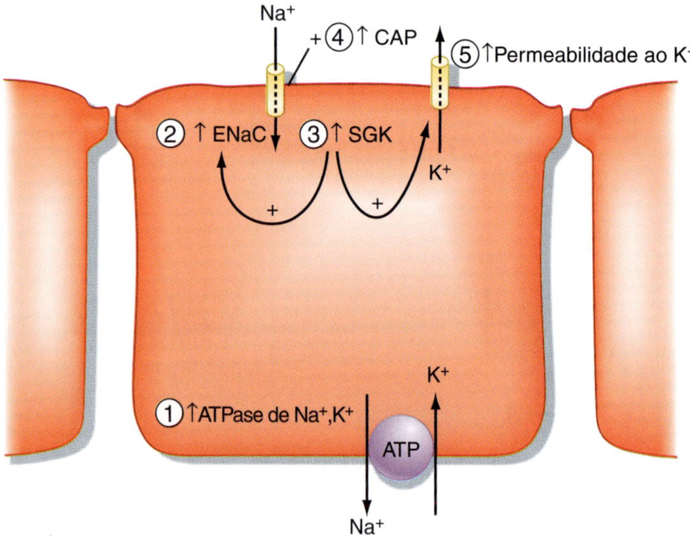

• **Figura 36.7** Efeitos da aldosterona sobre a secreção de K⁺ pelas células principais no segmento terminal do túbulo distal e ducto coletor. Os *números* referem-se aos cinco efeitos da aldosterona discutidos no texto.

NA CLÍNICA

Desde a revolução agrícola, a dieta humana evoluiu de uma alimentação com alto teor de K⁺ e baixo teor de Na⁺ para uma alimentação pobre em K⁺ e rica em Na⁺. As recomendações para a ingestão adequada de K⁺ em adultos geralmente variam entre 90 e 100 mEq/dia (3.500 a 4.000 mg/dia). Em uma análise mundial, a ingestão de K⁺ (estimada com base na excreção urinária de K⁺ em adultos) foi 40 a 50% inferior à ingestão recomendada. Uma dieta pobre em K⁺ está associada a um risco aumentado de efeitos cardiovasculares adversos, entre os quais hipertensão e nefropatia hipocalêmica. Uma dieta pobre em K⁺ aumenta a atividade do cotransportador de Na⁺/Cl⁻ no TD. Isso faz sentido do ponto de vista fisiológico, visto que o aumento da reabsorção de sódio pelo cotransportador de Na⁺/Cl⁻ reduz o fornecimento de Na⁺ aos segmentos do néfron secretores de K⁺ a jusante e, portanto, ajuda a conservar o K⁺. O efeito de uma dieta com baixo teor de K⁺, que reduz a excreção de Na⁺ pelos rins, tem sido associada à patogenia da hipertensão sensível ao sal. A conservação de K⁺ e de Na⁺ pelos rins quando há uma deficiência de K⁺ pode ter evoluído porque a deficiência simultânea de K⁺ e Na⁺ na dieta foi provavelmente enfrentada pelo homem primitivo. No momento atual, quando a ingestão dietética de Na⁺ é alta e a ingestão de K⁺ é baixa, a resposta dos rins à retenção de K⁺ e de Na⁺ pode levar à hipertensão sensível ao sal.

Aldosterona

Níveis plasmáticos de aldosterona cronicamente elevados (≥ 24 horas) aumentam a secreção de K⁺ pelas células principais no NDSA (Figura 36.7) devido a seus efeitos de: (1) aumentar a quantidade de Na⁺,K⁺-ATPase na membrana basolateral; (2) aumentar a expressão do canal de sódio epitelial (ENaC) na membrana das células apicais; (3) elevar os níveis de SGK1 (quinase sérica estimulada por glicocorticoide; (do inglês, *serum glucocorticoid-stimulated kinase*), o que também aumenta a expressão dos canais de Na⁺ (ENaC) na membrana apical e ativa os canais de K⁺; (4) estimular a CAP1 (protease ativadora de canal, também denominada **prostatina**; do inglês, *channel-activating protease*), que ativa diretamente o ENaC; e (5) estimular a permeabilidade da membrana apical ao K⁺. A aldosterona aumenta a permeabilidade da membrana apical ao K⁺ ao aumentar o número de canais de K⁺ na membrana. Entretanto, os mecanismos celulares envolvidos nessa resposta não estão totalmente conhecidos. A expressão aumentada de Na⁺,K⁺-ATPase facilita a captação de K⁺ através da membrana basolateral para dentro das células e, assim, eleva a [K⁺] intracelular. O aumento no número e na atividade dos canais de Na⁺ intensifica a entrada de Na⁺ na célula a partir do líquido tubular, um efeito que despolariza a voltagem da membrana apical. A despolarização da membrana apical e o aumento da [K⁺] intracelular aumentam a força motriz eletroquímica para a secreção de K⁺ da célula para dentro do líquido tubular. Em conjunto, essas ações aumentam a captação de K⁺ na célula através da membrana basolateral e intensificam a saída de K⁺ da célula através da membrana apical. A secreção de aldosterona é aumentada pela hipercalemia e pela angiotensina II (após a ativação do sistema renina-angiotensina). A secreção de aldosterona é diminuída pela hipocalemia e por peptídeos natriuréticos liberados do coração.

Enquanto um aumento agudo (em questão de horas) nos níveis de aldosterona aumenta a atividade de Na⁺,K⁺-ATPase, a excreção de K⁺ não aumenta imediatamente. O atraso resulta do efeito da aldosterona na reabsorção de Na⁺ e fluxo tubular. A reabsorção de Na⁺ e de água estimulada pela aldosterona diminui o fluxo tubular, que, por sua vez, diminui a secreção de K⁺ (conforme discutido de forma mais detalhada posteriormente). Entretanto, a estimulação crônica da reabsorção de Na⁺ aumenta o volume do LEC e, portanto, normaliza o fluxo tubular. Essas ações permitem um efeito estimulador direto da aldosterona sobre o NDSA para intensificar a excreção de K⁺.

Hormônio antidiurético

Embora o HAD não afete a excreção urinária de K⁺, esse hormônio promove a secreção de K⁺ pelo NDSA (Figura 36.8). O HAD aumenta a força motriz eletroquímica para a saída de

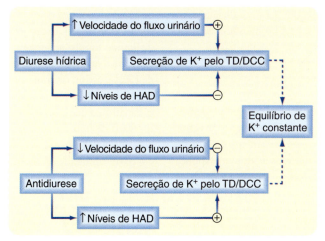

• **Figura 36.8** Efeitos opostos do HAD e do fluxo urinário sobre a secreção de K+ pelo NDSA. A secreção de K+ é estimulada por um aumento na velocidade do fluxo urinário e é reduzida por uma queda dos níveis de HAD. Em contrapartida, a secreção de K+ é diminuída por uma redução na velocidade do fluxo urinário e é aumentada por uma elevação dos níveis de HAD. Como os efeitos do fluxo e do HAD se opõem, a secreção efetiva de K+ não é afetada pela diurese hídrica nem pelos antidiuréticos. DCC, ducto coletor cortical; HAD, hormônio antidiurético; TD, túbulo distal.

K+ através da membrana apical das células principais por meio da estimulação da captação de Na+ através da membrana apical dessas células. A captação aumentada de Na+ diminui a diferença de potencial elétrico ao longo da membrana apical (*i. e.*, o interior da célula torna-se menos negativo). Apesar desse efeito, o HAD não modifica a secreção de K+ por esses segmentos do néfron. O motivo disso está relacionado com o efeito do HAD sobre o fluxo de líquido tubular. HAD diminui o fluxo de líquido tubular por meio da estimulação da reabsorção de água. Por sua vez, a diminuição do fluxo tubular reduz a secreção de K+ (explicado mais adiante). O efeito inibitório do fluxo diminuído de líquido tubular compensa o efeito estimulador do HAD sobre a força motriz eletroquímica para a saída de K+ através da membrana apical (Figura 36.8). Se o HAD não aumentasse o gradiente eletroquímico favorecendo a secreção de K+, a excreção urinária de K+ cairia com o aumento dos níveis de HAD e a diminuição da taxa de fluxo urinário. Assim, o equilíbrio de K+ mudaria em resposta a alterações no equilíbrio hídrico. Por conseguinte, os efeitos do HAD sobre a força motriz eletroquímica para a saída de K+ através da membrana apical e sobre o fluxo tubular permitem que a excreção urinária de K+ seja mantida constante, apesar das amplas flutuações na excreção de água.

Glicocorticoides

Os glicocorticoides aumentam a excreção urinária de K+. Esse efeito é mediado, em parte, pelo aumento da TFG, o que aumenta a velocidade do fluxo urinário, um potente estímulo da excreção de K+, e pela estimulação da atividade de SGK1 (ver anteriormente).

Conforme já discutido, a taxa de excreção urinária de K+ é frequentemente determinada por mudanças simultâneas nos níveis hormonais, no equilíbrio ácido-básico ou na taxa de fluxo do líquido tubular (Tabela 36.1). O poderoso efeito do fluxo frequentemente intensifica ou se opõe à resposta do NDSA aos hormônios e a alterações do equilíbrio ácido-básico. Essa interação pode ser benéfica no caso da hipercalemia, em que o aumento do fluxo intensifica a excreção de K+ e, assim, restaura a homeostasia do

TABELA 36.1 Efeito dos hormônios e de outros fatores sobre a homeostasia do K+ renal e efeito sobre a [K+] plasmática.

Condição	Secreção de K+ pelo NDSA	Fluxo de líquido tubular	Excreção renal de K+	Alteração na [K+] plasmática
Hipercalemia	Aumento	Aumento	Aumento	Diminuição
Aldosterona				
Aguda	Aumento	Diminuição	Sem alteração	Diminuição
Crônica	Aumento	Sem alteração	Aumento	Diminuição
Glicocorticoides	Aumento	Aumento	Aumento	Diminuição
HAD	Aumento	Diminuição	Sem alteração	Diminuição
Acidose				
Aguda	Diminuição	Sem alteração	Diminuição	Aumento
Crônica	Diminuição	Aumento acentuado	Aumento	Diminuição
Alcalose	Aumento	Aumento	Aumento acentuado	Diminuição

NDSA, néfron distal sensível à aldosterona. Modificada de Field MJ et al. In: Narins R, ed. *Textbook of Nephrology: Clinical Disorders of Fluid and Electrolyte Metabolism*. 5th ed. New York: McGraw-Hill; 1994.

K+. Todavia, essa interação também pode ser prejudicial, como no caso da alcalose metabólica, em que a homeostasia do K+ é alterada por mudanças no fluxo e no estado ácido-básico.

Estado ácido-básico

Os distúrbios do equilíbrio ácido-básico tanto agudos (dentro de poucos minutos a horas) quanto crônicos (dentro de vários dias) apresentam efeitos complexos no processamento do K+ pelo NDSA e excreção renal de K+. Os efeitos da acidose metabólica na excreção renal de K+ são dependentes do tempo. Conforme ilustrado na Figura 36.9, a acidemia aguda (*i. e.*, pH plasmático abaixo do normal) reduz a secreção de K+ por meio de dois mecanismos: (1) inibição da Na+,K+-ATPase, que reduz a [K+] intracelular e a força motriz eletroquímica para a saída de K+ através da membrana apical; e (2) diminuição da permeabilidade da membrana apical ao K+. A alcalemia aguda (*i. e.*, pH plasmático acima do normal) tem efeitos opostos e aumenta a secreção de K+.

A acidemia crônica promove a excreção renal de K+, levando a um equilíbrio negativo do K+ (Figura 36.9). Isso ocorre pelo fato de que a acidose metabólica crônica diminui a reabsorção de água e de solutos (p. ex., NaCl) ao inibir a Na+,K+-ATPase no túbulo proximal. Consequentemente, ocorre aumento do fluxo de líquido tubular ao longo do NDSA. A inibição da absorção de água e de NaCl pelo túbulo proximal também diminui o volume de LEC e, assim, estimula a secreção de aldosterona. Além disso, a acidose crônica causada por ácidos inorgânicos aumenta a [K+] plasmática, o que estimula a secreção de aldosterona. O aumento do fluxo de líquido tubular, da [K+] plasmática e dos níveis de aldosterona compensa os efeitos da acidose sobre a [K+] celular e a permeabilidade da membrana apical, e ocorre aumento da secreção de K+. Por conseguinte, a acidose metabólica pode inibir ou estimular a excreção de K+, dependendo da duração do distúrbio. Conforme assinalado, a alcalose metabólica aguda estimula a excreção de K+. A alcalose metabólica crônica, particularmente em associação à contração do LEC, aumenta significativamente a excreção renal de K+, devido ao aumento associado nos níveis de aldosterona.

Os efeitos direcionais da acidemia e da alcalemia sobre a excreção de K+ são semelhantes nos distúrbios ácido-básicos respiratórios, assim como nos distúrbios metabólicos, porém os efeitos dos distúrbios respiratórios sobre a excreção de K+ tendem a ser menores que os distúrbios ácido-básicos metabólicos. A alcalose

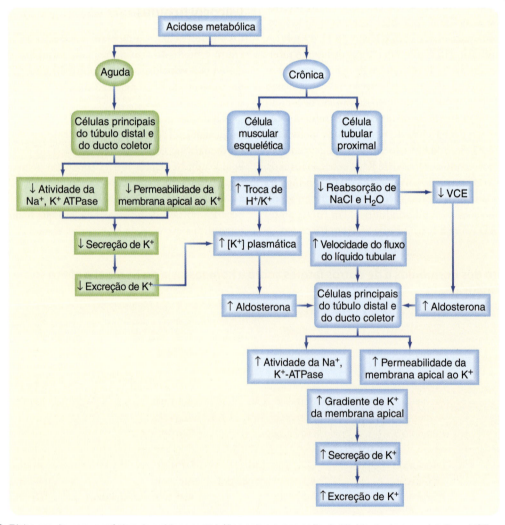

• **Figura 36.9** Efeito agudo *versus* crônico da acidose metabólica sobre a excreção de K+. Ver texto para detalhes. VCE, volume circulante efetivo.

respiratória aguda, induzida por hiperventilação, está associada à estimulação alfa-adrenérgica, que aumenta a [K+] plasmática ao inibir a captação intracelular de K+. A alcalose respiratória aguda é um distúrbio frequente do equilíbrio ácido-básico em contextos clínicos, como dor torácica, ansiedade, fármacos, hipoxemia e infecção. Em geral, a alcalose respiratória crônica aumenta a excreção renal de K+ e diminui a [K+] plasmática.

🧬 NO NÍVEL CELULAR

Os mecanismos celulares pelos quais o conteúdo de K+ na dieta e o *status* ácido-básico regulam a secreção de K+ pelo segmento inicial do NDSA foram recentemente elucidados. A ingestão elevada de K+ aumenta a secreção de K+ por vários mecanismos. A hipercalemia aumenta a atividade do canal ROMK na membrana plasmática apical das células principais. Além disso, a hipercalemia inibe a reabsorção de NaCl e de água pelo túbulo proximal, aumentando, assim, a velocidade do fluxo no NDSA, que constitui um potente estímulo para a secreção de K+ (Figura 36.6). A hipercalemia também aumenta os níveis de aldosterona, o que aumenta a secreção de K+ por três mecanismos. No primeiro, a aldosterona aumenta o número de canais de K+ na membrana plasmática apical. No segundo, a aldosterona estimula a captação de K+ através da membrana basolateral ao aumentar o número de bombas Na+,K+-ATPase, intensificando, assim, o gradiente eletroquímico que impulsiona a secreção de K+ através da membrana apical. No terceiro mecanismo, a aldosterona aumenta o movimento de Na+ através da membrana apical, o que despolariza a voltagem da membrana plasmática apical e, portanto, aumenta o gradiente eletroquímico, promovendo a secreção de K+. Uma dieta com baixo teor de K+ reduz drasticamente a secreção de K+ pelo NDSA ao aumentar a atividade de uma tirosinoquinase, que provoca endocitose dos canais ROMK a partir da membrana plasmática apical, diminuindo, assim, a secreção de K+. A acidose metabólica com acidemia diminui a secreção de K+ ao inibir a atividade dos canais ROMK, enquanto a alcalose metabólica com alcalemia estimula a secreção de K+, intensificando a atividade dos canais ROMK.

Visão geral da homeostasia do cálcio e do fosfato inorgânico

O Ca^{++} e o fosfato inorgânico (P_i)[a] são íons multivalentes que desempenham muitas funções complexas e vitais. O Ca^{++} é um cofator em reações enzimáticas e atua como segundo mensageiro em muitas vias de sinalização de importância crítica para a homeostasia. O P_i é essencial para processos metabólicos, entre os quais a formação de trifosfato de adenosina (ATP), e é importante como componente de nucleotídeos, nucleosídeos e fosfolipídeos. A fosforilação de proteínas constitui um importante mecanismo de sinalização celular, e o P_i é um tampão essencial nas células, no plasma e na urina. O Ca^{++} e o P_i são elementos fundamentais da matriz extracelular, da cartilagem, dos dentes e dos ossos.

Os rins regulam o Ca^{++} corporal total e o P_i ao excretar a quantidade de Ca^{++} e de P_i que é absorvida pelo trato GI (a remodelagem óssea normal não resulta em nenhuma adição efetiva de Ca^{++} e de P_i ao osso ou de liberação de Ca^{++} e P_i). Se as concentrações plasmáticas de Ca^{++} e de P_i declinarem substancialmente, a absorção intestinal, a reabsorção óssea (*i. e.*, perda de Ca^{++} e de P_i do osso) e a reabsorção tubular renal aumentam e normalizam as concentrações plasmáticas de Ca^{++} e de P_i. Durante o crescimento e a gravidez, a absorção intestinal excede a excreção urinária, e esses íons acumulam-se nos tecidos e ossos recém-formados do feto. Em contrapartida, a doença óssea (p. ex., osteoporose) ou uma redução da massa corporal magra aumentam a perda urinária de Ca^{++} e de P_i sem que haja alteração na absorção intestinal. Essas condições produzem uma perda efetiva de Ca^{++} e de P_i do corpo. Por fim, durante a insuficiência renal crônica, ocorre acúmulo de P_i no corpo, visto que a absorção intestinal de P_i excede a excreção urinária, levando ao acúmulo de P_i no corpo e à remodelagem óssea (ver discussão da doença renal terminal no boxe "Na clínica").

Essa breve introdução revela que os rins, em conjunto com o trato GI e os ossos, desempenha importante papel na manutenção dos níveis plasmáticos de Ca^{++} e de P_i, bem como da homeostasia do Ca^{++} e do P_i (Capítulo 40). Por conseguinte, esta seção do capítulo discute o processamento do Ca^{++} e do P_i pelos rins, com ênfase nos hormônios e nos fatores que regulam a excreção urinária.

Cálcio

Os processos celulares nos quais o Ca^{++} desempenha uma importante função incluem formação óssea, divisão e crescimento celulares, hemostasia, acoplamento hormônio-resposta e acoplamento estímulo elétrico-resposta (p. ex., contração muscular, liberação de neurotransmissores). Quase 99% do Ca^{++} são armazenados nos ossos e nos dentes, aproximadamente 1% é encontrado no LIC, e 0,1% aparece no LEC. A [Ca^{++}] total no plasma é de 10 mg/dL (2,5 mM ou 5 mEq/L), e sua concentração normalmente é mantida dentro de limites muito estreitos. Aproximadamente 50% do Ca^{++} no plasma estão na forma ionizada (*i. e.*, livre), 40% estão ligados a proteínas plasmáticas (principalmente à albumina) e 10% formam complexos com vários ânions, incluindo PO_4^{3-}, HCO_3^-, citrato e SO_4^{2-} (Figura 36.10). O pH do plasma influencia essa distribuição (Figura 36.11). A [Ca^{++}] plasmática total medida não reflete a [Ca^{++}] ionizada fisiologicamente relevante. A acidemia aumenta o Ca^{++} ionizado à custa do Ca^{++} ligado às proteínas, enquanto a alcalemia diminui o Ca^{++} ionizado ao aumentar o Ca^{++} ligado às proteínas. Os indivíduos com alcalemia são suscetíveis à **tetania** (espasmos musculares tônicos), enquanto aqueles com acidemia são menos suscetíveis à tetania, mesmo quando os níveis plasmáticos totais de Ca^{++} estão reduzidos. O aumento da [H^+] em pacientes com acidose metabólica faz com que maior quantidade de H^+ se ligue às proteínas plasmáticas, PO_4^{3-}, HCO_3^-, citrato e SO_4^{2-}, deslocando, assim, o Ca^{++}. Esse deslocamento aumenta a concentração plasmática de Ca^{++} ionizado. Na alcalemia, a [H^+] plasmática diminui. Alguns íons H^+ dissociam-se das proteínas plasmáticas, PO_4^{3-}, HCO_3^-, citrato e SO_4^{2-} em troca de Ca^{++}, com consequente diminuição da concentração de Ca^{++}

---

[a]No pH fisiológico, o fosfato inorgânico está presente na forma de HPO_4^- e $H_2PO_4^-$ (pK = 6,8). Para simplificar, essas espécies iônicas são coletivamente designadas como P_i.

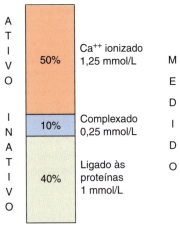

• **Figura 36.10** Distribuição do Ca++ no plasma. (De Koeppen BM, Stanton BA. *Renal Physiology*. 5th ed. Philadelphia: Elsevier; 2013.)

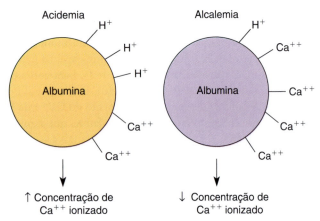

• **Figura 36.11** Efeito do pH sobre a [Ca++] plasmática. (De Koeppen BM, Stanton BA. *Renal Physiology*. 5th ed. Philadelphia: Elsevier; 2013.)

ionizado. A concentração plasmática de albumina também afeta a [Ca++]. A **hipoalbuminemia** diminui a [Ca++] total e pode não refletir de forma acurada a concentração de Ca++ ionizado, enquanto a **hiperalbuminemia** tem o efeito oposto na [Ca++] total. Na prática clínica, aceita-se amplamente partir do pressuposto de que a [Ca++] total cai 0,8 mg/dL (0,2 mmol/L) para cada redução de 1 g/dL (10 g/L) na concentração sérica de albumina.

Uma [Ca++] baixa na forma ionizada aumenta a excitabilidade das células nervosas e musculares e pode levar à tetania hipocalcêmica. Ocorre tetania associada à hipocalcemia porque a hipocalcemia faz com que o potencial limiar (ou limiar de excitabilidade) seja deslocado para valores mais negativos (ou seja, mais próximos da voltagem da membrana em repouso) (Figura 36.12). Uma [Ca++] elevada na forma ionizada pode diminuir excitabilidade neuromuscular ou produzir arritmias cardíacas, letargia, desorientação e até morte. Este efeito da hipercalcemia ocorre porque a concentração elevada de Ca++ ionizado faz com que o potencial limiar seja deslocado para valores menos negativos (ou seja, mais distantes da voltagem da membrana em repouso). A [Ca++] é regulada dentro de uma faixa muito estreita, principalmente pelo **paratormônio (PTH)**[8] e pelo metabólito ativo da vitamina D, o **calcitriol (1,25-di-hidroxivitamina D₃)**.

---

[8]N.R.T.: O paratormônio também é chamado "hormônio da paratireoide".

O Ca++ intracelular é sequestrado no retículo endoplasmático e nas mitocôndrias ou liga-se às proteínas. Em consequência, a [Ca++] intracelular na forma ionizada é muito baixa (cerca de 100 nM). O grande gradiente de concentração para [Ca++] através das membranas celulares é mantido por uma bomba de Ca++-ATPase (PMCa1b) em todas as células e por um trocador de 3Na+/Ca++ (NCX1) em algumas células.

Visão geral da homeostasia do cálcio

A homeostasia do Ca++ depende: (1) da absorção de Ca++ pelo trato GI, (2) da distribuição do Ca++ entre o osso e o LEC e (3) da regulação da excreção de Ca++ pelos rins. O conteúdo corporal total de Ca++ é determinado pelas quantidades de Ca++ absorvidas pelo trato GI e excretadas pelos rins (Figura 36.13). O trato GI absorve Ca++ por meio de um mecanismo de transporte ativo mediado por carreador, que é estimulado pelo calcitriol produzido no túbulo proximal dos rins. A absorção efetiva de Ca++ a partir do trato GI é de aproximadamente 200 mg/dia; todavia, pode aumentar para 600 mg/dia quando há elevação dos níveis de calcitriol. A excreção diária de Ca++ pelos rins é igual à quantidade absorvida pelo trato GI (200 mg/dia) e muda paralelamente com a absorção intestinal. Assim, o equilíbrio do Ca++ é mantido, visto que a quantidade de Ca++ ingerida em uma dieta média (1.000 mg/dia) é igual à quantidade perdida nas fezes (800 mg/dia) mais a quantidade excretada na urina (200 mg/dia).

O controle da distribuição do Ca++ entre o osso e o LEC é mediado pelo PTH e pelo calcitriol (Figura 36.13). O PTH é secretado pelas glândulas paratireoides em resposta a uma diminuição da [Ca++] plasmática (*i. e.*, hipocalcemia). O PTH aumenta a [Ca++] plasmática por meio de: (1) estimulação da reabsorção óssea, (2) aumento da reabsorção de Ca++ pelo TD dos rins e (3) estimulação da produção de calcitriol, que, por sua vez, aumenta a absorção de Ca++ pelo trato GI. A produção de calcitriol nos rins é estimulada pela hipocalcemia e pela hipofosfatemia. O calcitriol aumenta a [Ca++] plasmática, principalmente ao estimular a absorção de Ca++ do trato GI. Isso também intensifica a reabsorção renal de Ca++ por meio de aumento da expressão de proteínas de ligação e transporte de Ca++ nos rins (detalhes discutidos posteriormente). O Ca++ plasmático é um agonista do **receptor sensor de cálcio (CaSR)**, expresso na superfície das células envolvidas na homeostasia do Ca++: células das glândulas paratireoides secretoras de PTH, células da glândula tireoide secretoras de calcitonina, células tubulares proximais produtoras de calcitriol e células do REA (discutidas mais adiante). O CaSR, ativado pela [Ca++] aumentada na forma ionizada, inibe a liberação de PTH pelas glândulas paratireoides e a produção de calcitriol pelo túbulo proximal. Os efeitos finais da ativação do CaSR consistem em diminuição da reabsorção renal de Ca++, diminuição da [Ca++] plasmática e efeito fosfatúrico mediado por PTH atenuado (menos excreção renal de P_i). O CaSR desempenha importante papel na [Ca++] plasmática no estado de equilíbrio ao responder imediatamente a pequenas mudanças da [Ca++] plasmática. A calcitonina é secretada por células C da tireoide (células parafoliculares), e a sua secreção é estimulada pela hipercalcemia. A calcitonina diminui a [Ca++] plasmática, principalmente ao estimular a formação óssea (ou seja, a deposição de Ca++ no osso). Embora desempenhe importante

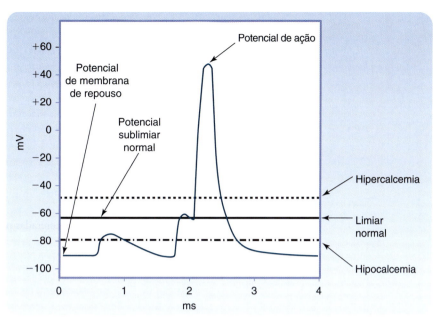

● **Figura 36.12** Efeito do Ca++ sobre a excitabilidade nervosa e muscular. (De Koeppen BM, Stanton BA. *Renal Physiology*. 5th ed. Philadelphia: Elsevier; 2013.)

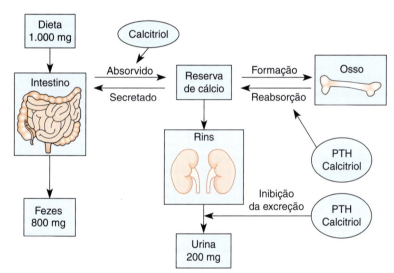

● **Figura 36.13** Visão geral da homeostasia do Ca++. PTH, paratormônio. (De Koeppen BM, Stanton BA. *Renal Physiology*. 5th ed. Philadelphia: Elsevier; 2013.)

papel na homeostasia do Ca++ nos vertebrados inferiores, a calcitonina desempenha apenas uma função menor na homeostasia do Ca++ nos seres humanos, razão pela qual não será discutida com mais detalhes.

Transporte de cálcio ao longo do néfron

O Ca++ disponível para filtração glomerular consiste na fração ionizada e Ca++ complexado com ânions. Assim, cerca de 60% do Ca++ no plasma estão disponíveis para filtração glomerular. Normalmente, 99% do Ca++ filtrado são reabsorvidos pelo néfron (Figura 36.14). O túbulo proximal reabsorve cerca de 50 a 60% do Ca++ filtrado. Outros 15% são reabsorvidos na alça de Henle (principalmente na porção cortical do REA), cerca de 10 a 15% são reabsorvidos pelo TD e menos de 1% é reabsorvido pelo ducto coletor. Ocorre excreção de cerca de 1% (200 mg/dia) na urina. Essa fração é igual à quantidade final absorvida diariamente pelo trato GI.

 NA CLÍNICA

As condições que reduzem os níveis de PTH (*i. e.*, hipoparatireoidismo após paratireoidectomia para um adenoma) diminuem a [Ca++] plasmática, o que pode causar **tetania hipocalcêmica** (contrações musculares intermitentes). Nos casos graves, a tetania hipocalcêmica pode causar morte por asfixia. A hipercalcemia pode provocar arritmias cardíacas letais e diminuição da excitabilidade neuromuscular. Clinicamente, a hipercalcemia é causada mais comumente por hiperparatireoidismo primário e neoplasia maligna. O hiperparatireoidismo primário resulta da superprodução de PTH por um tumor benigno das glândulas paratireoides. Em contrapartida, os tumores malignos, como carcinomas, secretam um hormônio semelhante ao PTH, denominado **peptídeo relacionado ao paratormônio (PTHrP)**. Os níveis aumentados de PTH e de PTHrP levam a hipercalcemia e hipercalciúria (aumento da excreção urinária de cálcio).

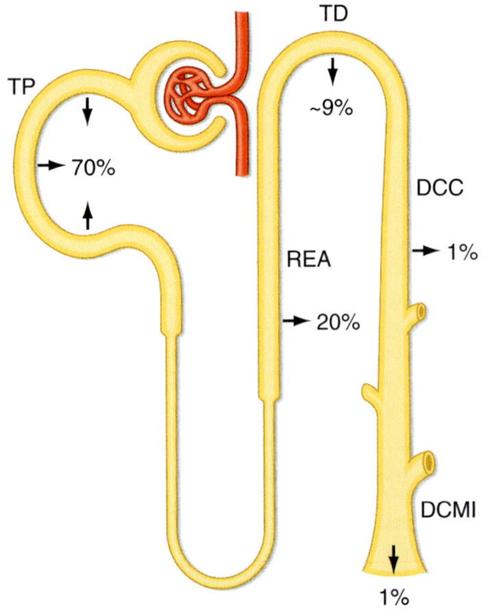

• **Figura 36.14** Visão geral do transporte de Ca++ ao longo do néfron. As *porcentagens* referem-se à quantidade de Ca++ filtrado que é reabsorvida por cada segmento. DCC, ducto coletor cortical; DCMI, ducto coletor medular interno; REA, ramo espesso ascendente; TD, túbulo distal; TP, túbulo proximal.

A reabsorção de Ca++ pelo túbulo proximal ocorre principalmente pela via paracelular. Essa reabsorção paracelular passiva de Ca++ é impulsionada pela voltagem transepitelial positiva no lúmen ao longo da segunda metade do túbulo proximal e por um gradiente de concentração favorável de Ca++, ambos estabelecidos pela reabsorção de Na+ e de água na primeira metade do túbulo proximal (Capítulo 34).

A reabsorção de Ca++ pela alça de Henle também ocorre principalmente pela via paracelular. À semelhança do túbulo proximal, a reabsorção de Ca++ e a de Na+ no REA ocorrem paralelamente. Esses processos são paralelos, visto que o Ca++ sofre reabsorção passiva pela via paracelular secundária à reabsorção de Na+, que gera uma voltagem positiva no lúmen. Os diuréticos de alça inibem a reabsorção de Na+ pelo REA da alça de Henle e, ao fazê-lo, reduzem a magnitude da voltagem positiva no lúmen (Capítulo 34). Por sua vez, essa ação inibe a reabsorção de Ca++ pela via paracelular. Por conseguinte, os diuréticos de alça podem ser usados para aumentar a excreção renal de Ca++ em pacientes com hipercalcemia.

> ### NO NÍVEL CELULAR
>
> As mutações na proteína da junção oclusiva, a **claudina-16 (CLDN16)**, diminuem a permeabilidade da via paracelular ao Ca++ e ao Mg++ e, portanto, reduzem o movimento reabsortivo de difusão do Ca++ e do Mg++ através das junções oclusivas no REA da alça de Henle. A **hipercalciúria hipomagnesêmica familiar** é causada por mutações na claudina-16, que é um componente das junções oclusivas nas células do REA. Esse distúrbio é caracterizado pela excreção aumentada de Ca++ e de Mg++, devido a uma queda na reabsorção passiva desses íons por meio da via paracelular no REA. Os indivíduos afetados apresentam níveis elevados de Ca++ na urina, o que pode levar à formação de cálculos renais (nefrolitíase).

No TD, onde a voltagem no lúmen do túbulo é eletricamente negativa em relação ao sangue, a reabsorção de Ca++ é totalmente ativa, visto que o Ca++ é reabsorvido contra seu gradiente eletroquímico (Figura 36.15). Assim, a reabsorção de Ca++ pelo TD é exclusivamente transcelular. O Ca++ entra na célula através da membrana apical por meio de canais iônicos permeáveis ao Ca++ (TRPV5). No interior da célula, o Ca++ liga-se à calbindina-D28K. O complexo calbindina-Ca++ transporta o Ca++ ao longo da célula e o fornece à membrana basolateral, onde é expelido da célula principalmente pelo antiporte 3Na+/1Ca++ (NCX1). Entretanto, a isoforma 1b da Ca++-ATPase da membrana plasmática (PMCA1b) também pode contribuir. Em geral, a excreção urinária de Na+ e a de Ca++ são alteradas paralelamente. Todavia, a excreção desses íons nem sempre se altera de forma paralela, visto que a reabsorção de Ca++ e a de Na+ pelo TD são independentes e reguladas de modo diferencial. Por exemplo, os **diuréticos tiazídicos** inibem a reabsorção de Na+ pelo TD e estimulam a reabsorção de Ca++ por esse segmento. Consequentemente, os efeitos finais dos diuréticos tiazídicos consistem em aumentar a excreção urinária de Na+ e reduzir a excreção urinária de Ca++. Como os diuréticos tiazídicos reduzem a excreção urinária de Ca++, são frequentemente usados para diminuir a excreção urinária de Ca++ em indivíduos que produzem cálculos renais contendo Ca++.

Regulação da excreção urinária de cálcio

Vários hormônios e fatores influenciam a excreção urinária de Ca++. Entre eles, o PTH exerce o controle mais poderoso (Tabela 36.2). O PTH estimula a reabsorção de Ca++ pelos rins (*i. e.*, inibe a excreção renal de Ca++). Embora o PTH iniba a reabsorção de Na+ e de água e, portanto, a reabsorção de Ca++ pelo túbulo proximal, ele estimula a reabsorção de Ca++ pelo REA da alça de Henle e pelo TD. Por conseguinte, o efeito final do PTH consiste em aumentar a reabsorção renal de Ca++.

Alterações da [Ca++] plasmática também regulam a excreção urinária de Ca++, com aumento da excreção pela hipercalcemia e diminuição pela hipocalcemia. A hipercalcemia aumenta a excreção urinária de Ca++ por meio de: (1) redução da reabsorção de Ca++ pelo túbulo proximal (reabsorção paracelular reduzida, devido ao aumento da [Ca++] do líquido intersticial); (2) inibição da reabsorção de Ca++ pelo REA da alça de Henle por meio de ativação do CaSR localizado na membrana basolateral dessas células (a reabsorção de Na+ é diminuída, reduzindo, assim, a magnitude do lúmen positivo) e (3) supressão da reabsorção de Ca++ pelo TD, reduzindo os níveis de PTH. Como resultado, a excreção urinária de Ca++ aumenta. A hipocalcemia apresenta o efeito oposto sobre a excreção urinária de Ca++, principalmente por meio de aumento da reabsorção de Ca++ pelo túbulo proximal e REA. O calcitriol intensifica a reabsorção de Ca++ pelo TD, porém é menos efetivo que o PTH.

Diversos fatores afetam a excreção renal de Ca++. O aumento da [P$_i$] plasmática (p. ex., causado por uma carga dietética aumentada de P$_i$ ou pela redução da função renal) inibe a excreção renal de Ca++ ao reduzir a concentração plasmática de Ca++ ionizado, com estimulação subsequente da secreção de PTH. O efeito oposto é observado com um declínio da [P$_i$] plasmática (p. ex., por depleção de P$_i$ na dieta) (NOTA: na presença de função renal normal, as alterações na ingestão dietética de P$_i$ ao longo de uma

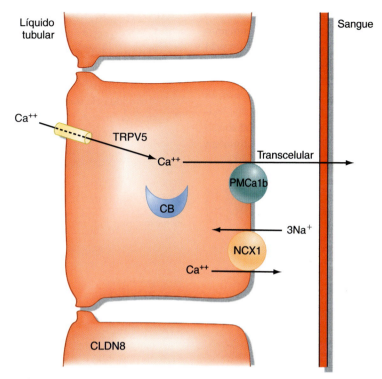

● **Figura 36.15** Mecanismo celular de reabsorção de Ca++ pelo túbulo distal. O Ca++ é reabsorvido exclusivamente por uma via celular. O Ca++ entra na célula através da membrana apical por meio de um canal iônico permeável ao Ca++ (TRPV5). Dentro das células, o Ca++ liga-se à calbindina (calbindina-D_{28K}), e o complexo Ca++-calbindina difunde-se pela célula para liberar Ca++ na membrana basolateral. O Ca++ é transportado através da membrana basolateral principalmente por um antiporte de 3 (ou 4) Na+/Ca++ (NCX1) e também por uma Ca++-H+-ATPase (PMCa1b). A claudina 8 (CLDN8) é uma proteína de junção oclusiva que é impermeável ao Ca++ e que, portanto, evita a difusão retrógrada de Ca++ através da junção oclusiva para dentro do lúmen tubular, que é eletricamente negativo em comparação com o lado da célula voltado para o sangue. CB, calbindina-D_{28K}.

TABELA 36.2 Resumo dos hormônios, fatores e diuréticos que afetam a reabsorção de Ca++.

Fator/hormônio	Túbulo proximal	REA	Túbulo distal
PTH (PTHrP)[a]	Diminuição	Aumento	Aumento
Calcitriol			Aumento
Expansão do volume	Diminuição	Sem alteração	Diminuição
Hipercalcemia	Diminuição	Diminuição (por meio do CaSR)	Diminuição (por meio do PTH)
Hipocalcemia	Aumento	Aumento	
Hiperfosfatemia			Aumento (por meio do PTH)
Hipofosfatemia	Diminuição		Diminuição (por meio do PTH)
Acidemia			Diminuição
Alcalemia			Aumento
Diuréticos de alça		Diminuição	
Diuréticos tiazídicos			Aumento

[a]O PTH inibe a reabsorção de Ca++ no túbulo proximal, porém estimula a sua reabsorção pelo REA e pelo túbulo distal. De modo global, o efeito final consiste em aumento da reabsorção de Ca++ e, portanto, redução da excreção urinária de Ca++. CaSR, receptor sensor de cálcio; PTH, paratormônio; PTHrP, peptídeo relacionado ao paratormônio; REA, ramo espesso ascendente. Modificada de Mount DB, Yu A. Transport of inorganic solutes: sodium, chloride, potassium, magnesium, calcium and phosphate. In: Brenner BM, ed. *Brenner and Rector's The Kidney*. 8th ed. Philadelphia: Saunders; 2008.

faixa de sete vezes não têm nenhum efeito na [P_i] plasmática). O CaSR expresso no REA aumenta diretamente a excreção renal de Ca++ em resposta a valores elevados da [Ca++] plasmática na forma ionizada (discutido anteriormente). Em contrapartida, uma queda da [Ca++] plasmática leva a um aumento na absorção de Ca++ pelo REA e a uma diminuição correspondente na excreção urinária de Ca++. O efeito direto da [Ca++] plasmática no CaSR no REA atua em paralelo com o PTH, que regula a absorção de Ca++ pelo TD e controla a excreção urinária de Ca++, de modo a manter a sua homeostasia. Mudanças no volume do LEC alteram a excreção de Ca++, principalmente ao afetar a reabsorção de Na+ e de água no túbulo proximal. A contração do LEC aumenta a reabsorção de Na+ e de água pelo túbulo proximal e, dessa maneira, intensifica a reabsorção de Ca++. Consequentemente, a

640 SEÇÃO 7 Fisiologia Renal

excreção urinária de Ca^{++} diminui. A expansão do LEC exerce o efeito oposto. A acidemia aumenta a excreção de Ca^{++}, enquanto a alcalemia a diminui. A regulação da reabsorção de Ca^{++} pelo pH ocorre principalmente no TD. A alcalose estimula o canal de Ca^{++} da membrana apical (TRPV5), resultando em aumento da reabsorção de Ca^{++}. Em contrapartida, a acidose inibe o mesmo canal, reduzindo, assim, a reabsorção de Ca^{++}. Conforme assinalado anteriormente, os diuréticos de alça inibem a reabsorção de Ca^{++} pelo REA, enquanto os diuréticos tiazídicos estimulam a reabsorção de Ca^{++} pelo TD.

NA CLÍNICA

A ocorrência de mutações no gene que codifica o CaSR provoca distúrbios na homeostasia do Ca^{++}. A **hipercalcemia hipocalciúrica familiar (HHF)** é um estado haploinsuficiente causado por uma mutação inativadora no gene *CaSR*. A hipercalcemia é causada pela secreção alterada de PTH regulada pelo Ca^{++} (*i. e.*, o ponto de ajuste para a secreção de PTH regulada pelo Ca^{++} é deslocado), de modo que os níveis de PTH estão elevados em qualquer nível de $[Ca^{++}]$ plasmática e não são suprimidos pela hipercalcemia. O aumento da reabsorção de Ca^{++} no REA e no TD, devido aos níveis elevados de PTH e à regulação defeituosa do transporte de Ca^{++} nos rins pelo CaSR, leva à hipocalciúria. O **hipoparatireoidismo autossômico dominante** é causado por uma mutação ativadora no gene *CaSR*. A ativação do CaSR modifica o ponto de ajuste para a secreção de PTH regulada pelo Ca^{++}, de modo que os níveis de PTH estão diminuídos em qualquer nível de $[Ca^{++}]$ plasmática. Os níveis diminuídos de PTH e o transporte de Ca^{++} nos rins regulado pelo CaSR defeituoso levam à hipercalciúria. O CaSR ativa o cotransportador de Na^+/Cl^- sensível a tiazídicos no segmento inicial do TD por meio da via de sinalização de WNK (sem K = lisina) quinase (Capítulo 34). A ativação do cotransportador de Na^+/Cl^- diminui a reabsorção de Ca^{++}, levando à hipercalciúria. A inativação do cotransportador aumenta a reabsorção de Ca^{++}, e ocorre resolução da hipercalciúria. Por conseguinte, a ativação de CaSR aumenta a atividade do cotransportador de Na^+/Cl^-, levando a um aumento da reabsorção de NaCl, exacerbação da excreção renal de Ca^{++} e hipercalciúria.

Fosfato

O P_i é um importante componente de muitos constituintes celulares essenciais, incluindo DNA, RNA, ATP, nucleotídeos, nucleosídeos, fosfolipídeos e intermediários de vias metabólicas. À semelhança do Ca^{++}, trata-se de um dos principais constituintes do osso. Sua concentração no plasma é um determinante importante de formação e reabsorção ósseas. Além disso, o P_i urinário é um tampão importante (*i. e.*, um dos muitos ácidos tituláveis) envolvido na manutenção do equilíbrio ácido-básico (Capítulo 37). Aproximadamente 85% do P_i estão localizados nos ossos e nos dentes, 14% estão localizados no LIC e 1% encontra-se no LEC. A $[P_i]$ plasmática normal é de 3 a 4 mg/dL (1 a 1,5 mM). O P_i plasmático é ionizado (45%), complexado (30%) ou ligado a proteínas (25%). A deficiência de P_i provoca fraqueza muscular, rabdomiólise e redução da mineralização óssea, resultando em **raquitismo** (em crianças) e **osteomalacia** (em adultos).

Visão geral da homeostasia do fosfato

A homeostasia do P_i depende: (1) da absorção de Pi pelo trato GI, (2) da distribuição do P_i entre o osso e o LEC e (3) da regulação da excreção de P_i pelos rins (Figura 36.16).

O nível corporal total de P_i é determinado pelas quantidades de P_i absorvido pelo trato GI e excretado pelos rins. A absorção de P_i a partir do trato GI ocorre por meio de mecanismos ativos e passivos; a absorção de P_i aumenta à medida que a ingestão dietética de P_i aumenta e é estimulada pelo calcitriol. Apesar de variações na ingestão de P_i entre 800 e 1.500 mg/dia em adultos no estado de equilíbrio dinâmico, os rins mantêm um equilíbrio corporal total de P_i constante por meio da excreção de uma quantidade de P_i na urina igual à quantidade absorvida pelo trato GI (a remodelagem óssea normal resulta em nenhuma adição efetiva ou liberação de P_i do osso). Por outro lado, durante o crescimento, ocorre acúmulo de P_i no corpo. A excreção renal de P_i constitui o principal mecanismo pelo qual o corpo regula o equilíbrio e a homeostasia do P_i.

A $[P_i]$ plasmática é controlada por PTH, calcitriol e FGF-23. O PTH libera P_i do osso (Figura 36.16). A excreção renal de P_i é aumentada pelo PTH e inibida pelo calcitriol.

A manutenção da $[P_i]$ plasmática é essencial para a formação ideal do complexo Ca^{++}-P_i necessária para a mineralização óssea sem deposição de Ca^{++}-P_i nos tecidos vasculares e outros tecidos moles. A elevação da $[P_i]$ plasmática estimula diretamente a síntese e a liberação de PTH e diminui a $[Ca^{++}]$ na forma ionizada, o que estimula a liberação de PTH pela sua interação com o CaSR. O PTH aumenta a excreção urinária de P_i ao inibir a reabsorção de P_i no túbulo proximal. A hiperfosfatemia também diminui a produção de calcitriol pelo túbulo proximal, o que leva a uma redução na absorção de P_i a partir do trato GI. Tanto o aumento do PTH quanto a diminuição do calcitriol reduzem a $[P_i]$ plasmática.

Transporte de fosfato ao longo do néfron

A Figura 36.17 fornece um resumo do transporte de P_i pelas várias porções do néfron. O túbulo proximal reabsorve 80% do P_i filtrado pelo glomérulo; a alça de Henle, o TD e o DCC reabsorvem quantidades insignificantes de P_i. Por conseguinte, cerca de 20% do P_i filtrado pelos capilares glomerulares são excretados na urina.

A reabsorção de P_i pelo túbulo proximal ocorre por uma via transcelular (Figura 36.18). A captação de P_i através da membrana apical do túbulo proximal ocorre por meio de dois cotransportadores de Na^+/P_i (IIa e IIc). O Na^+/P_i IIa transporta $3Na^+$ com um P_i divalente (HPO_4^{2-}) e carrega uma carga positiva para dentro da célula. O Na^+/P_i IIc transporta $2Na^+$ com um P_i monovalente ($H_2PO_4^-$) e é eletricamente neutro. O P_i sai através da membrana basolateral por um antiportador de P_i-ânion inorgânico que não foi caracterizado.

O **fator de crescimento do fibroblasto 23 (FGF-23)** aumenta a excreção renal de P_i e, portanto, contribui para a regulação da $[P_i]$ plasmática (Figura 36.16). O FGF-23 é secretado por osteócitos e por osteoblastos e inibe a reabsorção de P_i e a produção de calcitriol pelo túbulo proximal. A secreção de FGF-23 é estimulada pela hiperfosfatemia contínua, PTH e calcitriol. A ocorrência de mutações ativadoras no gene *FGF23* causa hipofosfatemia, baixos níveis plasmáticos de calcitriol e raquitismo/osteomalacia, enquanto mutações inativadoras causam hiperfosfatemia, níveis elevados de calcitriol e calcificações nos tecidos moles.

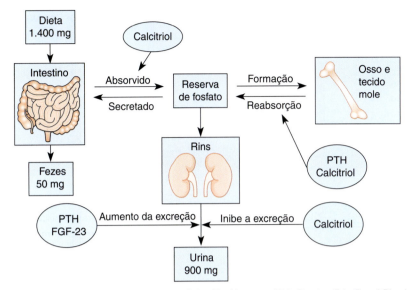

• **Figura 36.16** Visão geral da homeostasia do P_i. PTH, paratormônio. (De Koeppen BM, Stanton BA. *Renal Physiology*. 5th ed. Philadelphia: Elsevier; 2013.)

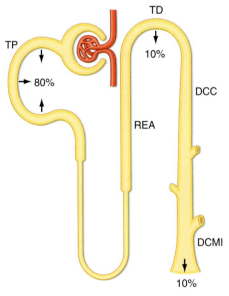

• **Figura 36.17** Transporte de P_i ao longo do néfron. O P_i é reabsorvido principalmente pelo túbulo proximal. As *porcentagens* referem-se à quantidade de P_i filtrado reabsorvido por cada segmento do néfron. Aproximadamente 20% do P_i filtrado são excretados. DCC, ducto coletor cortical; DCMI, ducto coletor medular interno; REA, ramo espesso ascendente; TD, túbulo distal; TP, túbulo proximal.

Regulação da excreção urinária de fosfato

Vários hormônios e fatores regulam a excreção urinária de P_i (Tabela 36.3 e Figura 36.19). O aumento da $[P_i]$ plasmática reduz a $[Ca^{++}]$ e, portanto, aumenta os níveis de PTH, o que aumenta a excreção renal de P_i. O PTH inibe a reabsorção de P_i pelo túbulo proximal e, portanto, aumenta a excreção de P_i. O PTH reduz a reabsorção de P_i ao estimular a remoção endocítica de cotransportadores de Na^+/P_i da membrana em borda de escova das células do túbulo proximal. A elevação da $[P_i]$ plasmática também aumenta o FGF-23, que inibe a reabsorção de P_i e a produção de calcitriol pelo túbulo proximal. A $[P_i]$ plasmática elevada suprime diretamente a produção de calcitriol, o que diminui a reabsorção intestinal de P_i. A ingestão dietética de

NA CLÍNICA

Em pacientes com **doença renal em estágio terminal**, os rins são incapazes de excretar o P_i. Devido à absorção contínua de P_i pelo trato GI, o P_i acumula-se no corpo, e ocorre elevação da $[P_i]$ plasmática. O P_i em excesso forma complexos com o Ca^{++} e diminui a $[Ca^{++}]$ plasmática na forma ionizada. O acúmulo de P_i também diminui a produção de calcitriol. Essa resposta reduz a absorção de Ca^{++} pelo trato GI, um efeito que diminui ainda mais a $[Ca^{++}]$ plasmática. Essa redução da $[Ca^{++}]$ plasmática aumenta a secreção de PTH e a liberação de Ca^{++} do osso. Essas ações resultam em **osteodistrofia renal** (*i. e.*, reabsorção óssea aumentada com substituição por tecido fibroso, o que torna o osso mais suscetível a fraturas). O hiperparatireoidismo crônico (*i. e.*, níveis elevados de PTH devido aos níveis plasmáticos elevados de P_i) durante a doença renal terminal pode levar a calcificações metastáticas, em que ocorre precipitação de Ca^{++} e de P_i nas artérias, tecidos moles e vísceras. A deposição de Ca^{++} e de P_i no coração pode causar insuficiência miocárdica. A prevenção e o tratamento do hiperparatireoidismo e a retenção de P_i incluem uma dieta com baixo teor de P_i e administração de um "ligador de fosfato" (*i. e.*, um agente que forma sais insolúveis de P_i, tornando-o indisponível para absorção pelo trato GI) na dieta. São também prescritos suplementos de calcitriol para suprimir a liberação de PTH.

TABELA 36.3 Resumo dos hormônios e fatores que afetam a reabsorção de P_i pelo túbulo proximal.

Fator/hormônio	Reabsorção no túbulo proximal
PTH	Diminuição
FGF-23	Diminuição
Hiperfosfatemia	Diminuição
Hipofosfatemia	Aumento
Acidose metabólica; crônica	Diminuição
Alcalose metabólica; crônica	Aumento
Expansão do LEC	Diminuição
Hormônio do crescimento	Aumento
Glicocorticoides	Diminuição

FGF-23, fator de crescimento do fibroblasto 23; PTH, paratormônio.

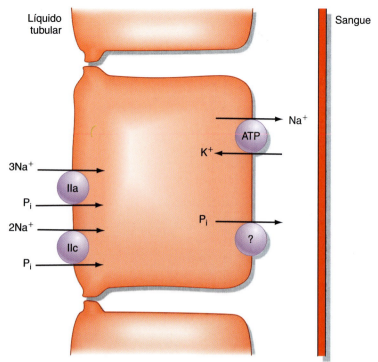

• **Figura 36.18** Mecanismos celulares da reabsorção de P_i pelo túbulo proximal. A via de transporte apical contém dois simportadores de Na^+/P_i, um que transporta três Na^+ para cada P_i (IIa) e outro que transporta dois Na^+ para cada P_i (IIc). O P_i sai da célula pela membrana basolateral por um mecanismo desconhecido. ATP, trifosfato de adenosina.

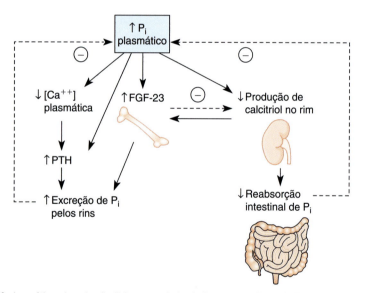

• **Figura 36.19** Resposta à [P_i] plasmática elevada. As *linhas tracejadas* indicam retroalimentação negativa. FGF-23, fator de crescimento do fibroblasto 23; PTH, paratormônio. (De Koeppen BM, Stanton BA. *Renal Physiology*. 5th ed. Philadelphia: Elsevier; 2013.)

P_i também regula a excreção de P_i por mecanismos não relacionados a alterações nos níveis de PTH. Uma carga de P_i aumenta a excreção, enquanto a depleção de P_i a diminui. Mudanças na ingestão dietética de P_i modulam o transporte de P_i ao alterar a taxa de transporte e o número de cotransportadores de Na^+/P_i IIa e IIc na membrana apical do túbulo proximal.

O volume de LEC afeta a excreção de P_i. A expansão do LEC aumenta a excreção de P_i ao: (1) aumentar a TFG e, portanto, a quantidade filtrada de Pi; (2) diminuir a reabsorção acoplada Na^+/P_i, o que reduz o volume do LEC; e (3) reduzir a [Ca^{++}] plasmática, aumentando, assim, o PTH, o que inibe a reabsorção de P_i no túbulo proximal. O equilíbrio ácido-básico também influencia a excreção de P_i. A acidemia crônica aumenta a excreção de P_i, enquanto a alcalemia crônica a diminui. Esses efeitos do estado ácido-básico, à semelhança do efeito do PTH, são mediados pela expressão alterada dos cotransportadores de Na^+/P_i na membrana apical. A acidose metabólica aumenta a secreção de glicocorticoides, que inibem a reabsorção de P_i pelo túbulo proximal e aumentam a excreção renal de P_i. Essa inibição, juntamente com o efeito direto da acidose sobre a reabsorção de P_i pelo túbulo distal, permite que o TD e o ducto coletor secretem maior quantidade de H^+ como ácido titulável e gerem mais HCO_3^-, visto que o P_i é um importante tampão urinário. O hormônio do crescimento diminui a excreção de P_i.

NA CLÍNICA

Klotho é altamente expresso na porção inicial do TD do rim. Camundongos com nocaute de Klotho exibem um fenótipo que se assemelha à doença renal crônica (DRC), incluindo calcificação dos tecidos moles, hiperfosfatemia e níveis plasmáticos elevados de FGF-23. Klotho existe como proteína ligada à membrana e solúvel. A forma ligada à membrana é um correceptor para FGF-23, de modo que Klotho promove a excreção de P_i pelos rins e reduz os níveis séricos de calcitriol. Klotho circulante solúvel afeta o transporte de íons, a sinalização Wnt e a síntese de PTH dependente do FGF-23 e inibe o eixo renina-angiotensina. Klotho pode ser um biomarcador para DRC, e a sua deficiência pode contribuir para o desenvolvimento de DRC. Além disso, dados experimentais também sugerem que a terapia com Klotho pode retardar a progressão da DRC.

NA CLÍNICA

Na ausência de glicocorticoides (p. ex., na **doença de Addison**), a excreção de P_i encontra-se deprimida, assim como a capacidade dos rins de excretar ácido titulável e de gerar novo HCO_3^-. O hormônio do crescimento aumenta a reabsorção de P_i pelo túbulo proximal. Como resultado, as crianças estão em equilíbrio positivo de P_i e apresentam valores mais altos da $[P_i]$ plasmática do que os adultos, e a $[P_i]$ elevada é importante para a formação e o crescimento dos ossos.

Revisão integrativa do paratormônio e do calcitriol na homeostasia do Ca^{++} e do P_i

Conforme resumido na Figura 36.20, o PTH regula a homeostasia do Ca^{++} e do P_i. A hipocalcemia constitui o principal estímulo para a secreção de PTH. O PTH provoca reabsorção óssea, aumenta a excreção urinária de P_i, diminui a excreção urinária de Ca^{++} e estimula a produção de calcitriol, que estimula a absorção intestinal de Ca^{++} e de P_i. Como alterações no processamento de P_i no osso, trato GI e rins tendem a se equilibrar, o PTH aumenta a $[Ca^{++}]$ plasmática, enquanto exerce pouco efeito na $[P_i]$ plasmática. De modo geral, uma elevação dos níveis de PTH em resposta à hipocalcemia normaliza a $[Ca^{++}]$ plasmática. A hipercalcemia tem o efeito oposto.

O calcitriol desempenha importante papel na homeostasia do Ca^{++} e do P_i (Figura 36.21). O efeito final do calcitriol consiste em aumentar a $[Ca^{++}]$ e a $[P_i]$ plasmáticas. Por conseguinte, os principais estímulos para a produção de calcitriol consistem em hipocalcemia e a hipofosfatemia. A principal ação do calcitriol é estimular a absorção de Ca^{++} e de P_i pelo trato GI. Em menor grau, o calcitriol atua com o PTH para diminuir a excreção renal de Ca^{++}. O calcitriol pode intensificar o efeito de reabsorção óssea do PTH para liberar Ca^{++} e P_i do osso durante uma dieta deficiente em Ca^{++}.

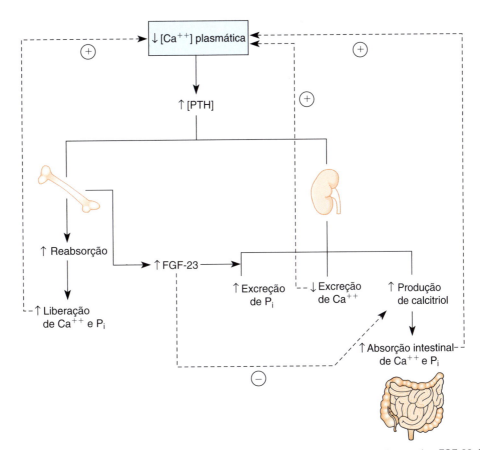

• **Figura 36.20** Resposta à diminuição da $[Ca^{++}]$ plasmática. As *linhas tracejadas* indicam retroalimentação negativa. FGF-23, fator de crescimento do fibroblasto 23; PTH, paratormônio. (De Koeppen BM, Stanton BA. *Renal Physiology*. 5th ed. Philadelphia: Elsevier; 2013.)

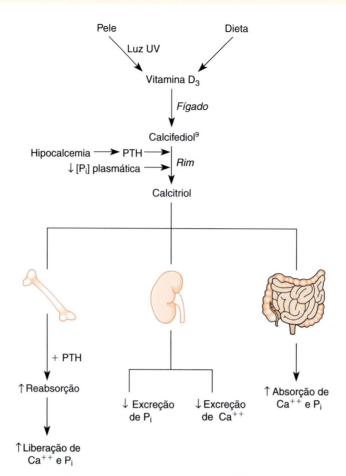

● **Figura 36.21** Metabolismo da vitamina D e efeitos na homeostasia do Ca^{++} e do P_i. A hipocalcemia (por meio do PTH) e a hipofosfatemia constituem os principais estímulos do metabolismo do calcifediol em calcitriol nos rins. O efeito final do calcitriol consiste em aumentar a $[Ca^{++}]$ e a $[P_i]$ plasmáticas. PTH, paratormônio. (De Koeppen BM, Stanton BA. *Renal Physiology*. 5th ed. Philadelphia: Elsevier; 2013.)

[9]N.R.T.: O calcifediol também é conhecido como 25-hidroxicolecalciferol. É um pré-hormônio produzido no fígado por meio da hidroxilação da vitamina D_3 através da enzima colecalciferol 25-hidroxilase.

Pontos-chave

1. A homeostasia do K^+ é mantida pelos rins, que ajustam a excreção de K^+ de modo a corresponder à ingestão dietética de K^+ e por insulina, adrenalina, aldosterona, HAD e glicocorticoides, que regulam a distribuição do K^+ entre o LIC e o LEC e a excreção renal de K^+. Outras condições, como lise celular, exercício, alterações no equilíbrio ácido-básico e osmolalidade plasmática, afetam a homeostasia do K^+ e a $[K^+]$ plasmática.

2. A excreção de K^+ pelos rins é determinada pela velocidade e direção do transporte de K^+ pelo TD e pelo DCC. A secreção de K^+ por esses segmentos tubulares é regulada pela $[K^+]$ plasmática, aldosterona e HAD. Mudanças no fluxo de líquido tubular e no equilíbrio ácido-básico alteram a excreção de K^+ pelos rins. Nos estados de depleção de K^+, a sua secreção é inibida e a sua reabsorção é aumentada pelo TD e DCC.

3. Os rins, em conjunto com o trato GI e os ossos, regulam a $[Ca^{++}]$ e a $[P_i]$ plasmáticas.

4. A $[Ca^{++}]$ plasmática é regulada pelo PTH e pelo calcitriol. A calcitonina não é um hormônio regulador importante nos seres humanos. A excreção de Ca^{++} pelos rins é regulada pelo PTH, pela $[Ca^{++}]$ plasmática e pelo calcitriol e é alterada por mudanças no estado ácido-básico, volume de LEC e nível plasmático de P_i.

5. A reabsorção de Ca^{++} é estimulada pelo PTH e pelo calcitriol, atuando no REA e no TD, e pela elevação da $[Ca^{++}]$ plasmática.

6. A $[P_i]$ plasmática é regulada pelo PTH, FGF-23 e calcitriol. A excreção de P_i é regulada pelo PTH, FGF-23, P_i dietético e hormônio do crescimento e é alterada pela desregulação do equilíbrio ácido-básico, expansão do LEC e glicocorticoides.

37

Papel dos Rins na Regulação do Equilíbrio Ácido-Básico

OBJETIVOS DO APRENDIZADO

Após a conclusão deste capítulo, o estudante será capaz de responder às seguintes questões:

1. Como é a atuação do HCO_3^- como tampão? Por que este é um importante tampão do líquido extracelular?
2. Como o metabolismo dos alimentos produz ácidos e álcalis e quais os efeitos da composição da dieta no equilíbrio ácido-básico sistêmico?
3. Qual é a diferença entre ácidos voláteis e não voláteis e o que é produção ácida endógena líquida (PAEL)?
4. Como os rins e os pulmões contribuem para o equilíbrio ácido-básico sistêmico e o que é excreção ácida renal líquida (EARL)?
5. Por que são necessários tampões urinários para a excreção de ácido pelos rins?
6. Quais são os mecanismos para o transporte de H^+ nos diversos segmentos do néfron? Como esses mecanismos são regulados?
7. Como os vários segmentos do néfron contribuem para o processo de reabsorção do HCO_3^- filtrado?
8. Como os rins produzem HCO_3^- novo?
9. Como o amônio é produzido pelos rins? Como sua excreção contribui para a excreção de ácido pelos rins?
10. Quais são os principais mecanismos utilizados pelo corpo para se defender de alterações no equilíbrio ácido-básico?
11. Quais são as diferenças entre os distúrbios ácido-básicos metabólicos e respiratórios e como eles são diferenciados pelos resultados obtidos em uma gasometria arterial?

A concentração de H^+ nos líquidos corporais é baixa em comparação com a de outros íons. Por exemplo, o Na^+ está presente em uma concentração aproximadamente 3 milhões de vezes maior do que a de H^+ ([Na^+] = 140 mEq/L; [H^+] = 40 nEq/L). Em decorrência da baixa [H^+] dos líquidos corporais, é comumente expressa como logaritmo negativo, ou pH.

Praticamente todos os processos celulares, teciduais e de órgãos são sensíveis ao pH. Na verdade, não é possível que haja vida em caso de um líquido extracelular (LEC) com pH fora do intervalo de 6,8 a 7,8 (160 a 16 nEq/L de H^+). Normalmente, o pH do LEC é mantido entre 7,35 e 7,45. Conforme descrito no Capítulo 2, o pH do líquido intracelular (LIC) é ligeiramente inferior (7,1 a 7,2), mas também é estreitamente regulado.

Diariamente, ingerem-se ácidos e álcalis na dieta. Além disso, o metabolismo celular produz uma série de substâncias que têm um impacto sobre o pH dos líquidos corporais. Sem mecanismos apropriados para lidar com essa carga diária de ácidos e álcalis, e assim manter o equilíbrio ácido-básico, muitos processos necessários para a vida não poderiam ocorrer. Este capítulo revisa a manutenção do equilíbrio ácido-básico do corpo inteiro. Embora a ênfase seja no papel dos rins nesse processo, os papéis dos pulmões e do fígado também são considerados. Além disso, apresenta-se o impacto da dieta e do metabolismo celular sobre o equilíbrio ácido-básico. Por fim, fazem-se considerações acerca dos distúrbios do equilíbrio ácido-básico, principalmente para ilustrar os processos fisiológicos envolvidos. Ao longo deste capítulo, **ácido** é definido como qualquer substância que adicione H^+ aos líquidos corporais, enquanto **álcali** é definido como uma substância que remova H^+ dos líquidos corporais.

Sistema tampão do HCO_3^-

O bicarbonato (HCO_3^-) é um importante tampão do LEC. Com uma [HCO_3^-] plasmática normal de 23 a 25 mEq/L e um volume de 14 L (para um indivíduo de 70 kg), o LEC pode potencialmente tamponar 350 mEq de H^+. O sistema tampão do HCO_3^- difere dos outros sistemas tampão do corpo (p. ex., fosfato) porque é regulado tanto pelos pulmões quanto pelos rins. Isto é mais bem apreciado considerando-se a seguinte reação:

Equação 37.1

$$CO_2 + H_2O \overset{\text{Lento}}{\leftrightarrow} H_2CO_3 \overset{\text{Rápido}}{\leftrightarrow} H^+ + HCO_3^-$$

Conforme indicado, a primeira reação (hidratação/desidratação do CO_2) é o passo limitante da velocidade. Essa reação normalmente lenta é muito acelerada na presença de anidrase carbônica.[a] A segunda reação, a ionização do H_2CO_3 em H^+ e HCO_3^-, é praticamente instantânea.

Utiliza-se a **equação de Henderson-Hasselbalch** para quantificar como as mudanças no CO_2 e no HCO_3^- influenciam o pH:

---

[a]A anidrase carbônica (AC) na verdade catalisa a seguinte reação:

$$H_2O \overset{\text{AC}}{\longrightarrow} H^+ + OH^- + CO_2 \rightarrow HCO_3^- + H^+ \rightarrow H_2CO_3$$

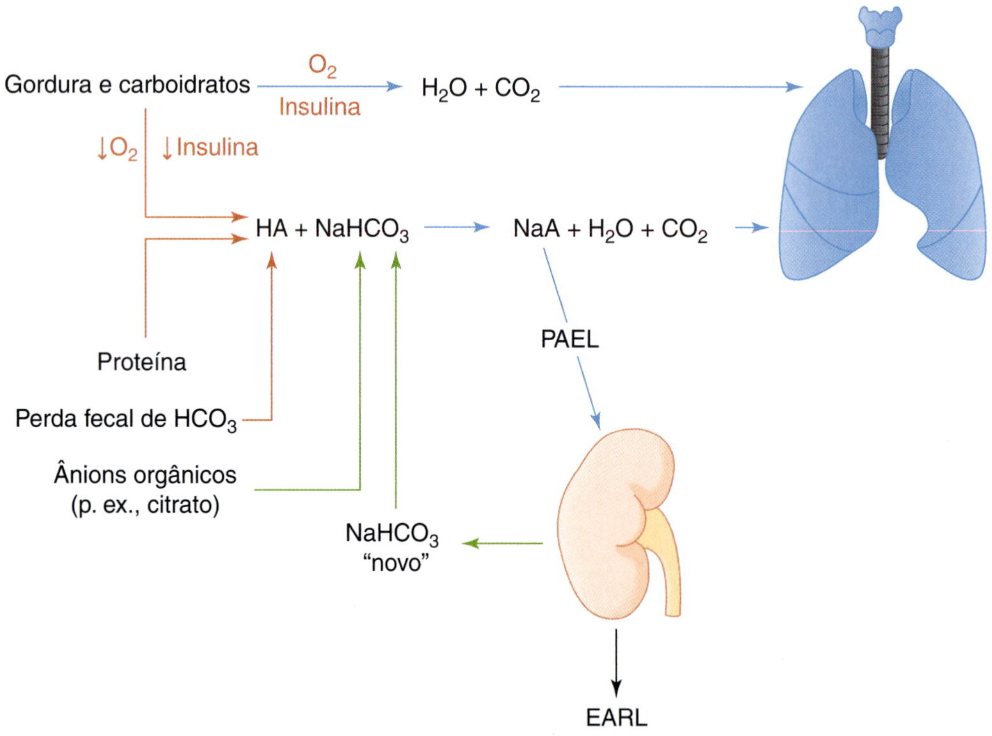

646 SEÇÃO 7 **Fisiologia Renal**

• **Figura 37.1** Visão geral do equilíbrio ácido-básico. Os pulmões e os rins trabalham em conjunto para manter o equilíbrio ácido-básico. Os pulmões excretam CO_2 (ácido volátil) e os rins excretam ácido (excreção ácida renal líquida [EARL]) igual à produção ácida endógena líquida (PAEL), que reflete o consumo dietético, o metabolismo celular e a perda de ácidos e álcalis (p. ex., perda de HCO_3^- pelas fezes) do corpo. Ver o texto para detalhes. (De Koeppen BM, Stanton BA. *Renal Physiology*. 5th ed. Philadelphia: Elsevier; 2013.)

Equação 37.2

$$pH = pK' + \log \frac{[HCO_3^-]}{\alpha PCO_2}$$

ou

Equação 37.3

$$pH = 6,1 + \log \frac{[HCO_3^-]}{0,03PCO_2}$$

Nessas equações, a quantidade de CO_2 é determinada pela pressão parcial de CO_2 (PCO_2) e sua solubilidade (α) na solução. Para o plasma a 37 °C, α tem um valor de 0,03. Além disso, pK' é o logaritmo negativo da constante de dissociação global para a reação na Equação 37.1; para o plasma a 37 °C, tem um valor de 6,1. Alternativamente, a relação entre o HCO_3^- e o CO_2 sobre $[H^+]$ pode ser determinada como se segue:

Equação 37.4

$$[H^+] = \frac{24 \times PCO_2}{[HCO_3^-]}$$

A análise das Equações 37.3 e 37.4 mostra que o pH e a $[H^+]$ variam quando a $[HCO_3^-]$ ou a PCO_2 são alteradas. Distúrbios no equilíbrio ácido-básico que resultam de uma alteração na $[HCO_3^-]$ são denominados *distúrbios ácido-básicos metabólicos*, enquanto os resultantes de uma alteração na PCO_2 são denominados *distúrbios ácido-básicos respiratórios*. Esses distúrbios são considerados mais detalhadamente em uma seção subsequente. Os rins são os principais responsáveis pela regulação da $[HCO_3^-]$ do LEC, enquanto os pulmões controlam a PCO_2.

Visão geral do equilíbrio ácido-básico

A dieta dos seres humanos contém muitos constituintes que são ácidos ou álcalis. Além disso, o metabolismo celular HCO_3^- produz ácidos e álcalis. Por fim, álcalis são normalmente perdidos diariamente nas fezes. Conforme descrito mais adiante, embora dependente da dieta, o efeito líquido desses processos é a adição de ácido aos líquidos corporais. Para que o equilíbrio ácido-básico seja mantido, o ácido deve ser excretado do corpo a uma taxa equivalente à sua adição. Se a adição de ácido excede a excreção, isso resulta em **acidose**. Por outro lado, se a excreção ácida exceder a adição, resulta em **alcalose**.

Conforme resumido na Figura 37.1, os principais constituintes da dieta são carboidratos e gorduras. Quando a perfusão tecidual é adequada, o O_2 está disponível para os tecidos e a insulina está presente em níveis normais, os carboidratos e as gorduras são metabolizados em CO_2 e H_2O. Diariamente, são produzidos 15 a 20 moles de CO_2 por meio desse processo. Normalmente, essa grande quantidade de CO_2 é efetivamente eliminada do corpo pelos pulmões; portanto, o CO_2 derivado do metabolismo não tem impacto sobre o equilíbrio ácido-básico.[1] O CO_2 é geralmente denominado **ácido volátil** porque tem o potencial de produzir H^+ depois da hidratação com H_2O (Equação 37.1). O ácido não derivado diretamente da hidratação de CO_2 é denominado **ácido não volátil** (p. ex., ácido lático).

O metabolismo celular de outros componentes da dieta também tem um impacto no equilíbrio ácido-básico. Por exemplo,

---

[1]N.R.T.: Afirmação válida particularmente para um indivíduo saudável e em repouso (não realizando exercício físico).

a cisteína e a metionina, aminoácidos que contêm enxofre, produzem ácido sulfúrico quando metabolizados, enquanto o ácido clorídrico resulta do metabolismo da lisina, da arginina e da histidina. Uma porção dessa carga de ácido não volátil é compensada pela produção de HCO_3^- por meio do metabolismo dos aminoácidos aspartato e glutamato. Em média, o metabolismo dos aminoácidos dietéticos fornece a produção líquida de ácido não volátil. O metabolismo de determinados ânions orgânicos (p. ex., citrato) resulta na produção de HCO_3^-, que desloca a produção de ácido não volátil até certo ponto. Em geral, em indivíduos que ingerem uma dieta contendo carne, a produção de ácidos excede a produção de HCO_3^-. Em contrapartida, uma dieta vegetariana produz menos ácidos não voláteis. Além dos ácidos e álcalis derivados do metabolismo, os alimentos ingeridos contêm ácidos e álcalis. Por exemplo, a presença de fosfato ($H_2PCO_4^-$) nos alimentos ingeridos aumenta a carga de ácido na dieta. Por fim, durante a digestão, um pouco de HCO_3^- é normalmente perdido nas fezes. Esta perda é equivalente à adição de ácido não volátil ao corpo. Em um indivíduo que ingere uma dieta contendo carne, a ingestão dietética, o metabolismo celular e a perda fecal de HCO_3^- resultam na adição de aproximadamente 0,7 a 1,0 mEq/kg de peso corporal de ácido não volátil ao corpo por dia (50 a 100 mEq/dia para a maioria dos adultos). Este ácido, chamado **produção ácida endógena líquida (PAEL),** resulta em uma perda equivalente de HCO_3^- do corpo que precisa ser reposta.

🩺 NA CLÍNICA

Quando os níveis de insulina são normais, carboidratos e gorduras são inteiramente metabolizados em $CO_2 + H_2O$; no entanto, se os níveis de insulina estiverem anormalmente baixos (p. ex., diabetes *mellitus*), o metabolismo celular leva à produção de vários cetoácidos orgânicos (p. ex., ácido β-hidroxibutírico e ácido acetoacético a partir de ácidos graxos).

Na ausência de níveis adequados de O_2 (hipóxia), o metabolismo anaeróbio pelas células também pode levar à produção de ácidos orgânicos (p. ex., ácido lático), em vez de $CO_2 + H_2O$. Isso ocorre com frequência em indivíduos normais durante o exercício vigoroso. A fraca perfusão tecidual, como ocorre no caso de débito cardíaco reduzido, também pode levar ao metabolismo anaeróbio pelas células e, assim, à acidose. Nessas condições, os ácidos orgânicos se acumulam e o pH dos líquidos corporais diminui (acidose). O tratamento (p. ex., a administração de insulina no caso do diabetes) ou a melhora no suprimento de níveis de O_2 adequados aos tecidos (p. ex., no caso de má perfusão tecidual) resulta no metabolismo desses ácidos orgânicos em $CO_2 + H_2O$, que consome H^+ e assim ajuda a corrigir o distúrbio ácido-básico.

Os ácidos não voláteis não circulam pelo corpo, mas são imediatamente neutralizados pelo HCO_3^- no LEC.

Equação 37.5
$$H_2SO_4 + 2NaHCO_3 \leftrightarrow Na_2SO_4 + 2CO_2 + 2H_2O$$

Equação 37.6
$$HCl + NaHCO_3 \leftrightarrow NaCl + CO_2 + H_2O$$

Esse processo de neutralização produz os sais de Na^+ dos ácidos fortes e remove HCO_3^- do LEC. Desse modo, o HCO_3^- minimiza

o efeito desses ácidos fortes sobre o pH do LEC. Conforme observado anteriormente, o LEC contém aproximadamente 350 mEq de HCO_3^-. Se esse HCO_3^- não fosse reabastecido, a produção diária de ácidos não voláteis (cerca de 70 mEq/dia) esgotaria o HCO_3^- do LEC dentro de 5 dias. Para manter o equilíbrio ácido-básico, os rins devem reabastecer o HCO_3^- perdido pela neutralização dos ácidos não voláteis em um processo denominado **excreção ácida renal líquida (EARL).**

Excreção ácida renal líquida

Sob condições estáveis, a PAEL deve ser igual à EARL para manter o equilíbrio ácido-básico. Embora a PAEL varie de indivíduo para indivíduo e de um dia para outro em um dado indivíduo, ela não é fixa. Em vez disso, os rins regulam a EARL de acordo com a PAEL e, ao fazê-lo, repõem o HCO_3^- (**HCO_3^- novo**) perdido pela neutralização de ácidos não voláteis. Além disso, os rins devem prevenir a perda de HCO_3^- na urina. Esta última tarefa é quantitativamente mais importante porque a carga filtrada de HCO_3^- é de aproximadamente 4.320 mEq/dia (24 mEq/L × 180 L/dia = 4.320 mEq/dia) em comparação com apenas 50 a 100 mEq/dia necessários para equilibrar a PAEL.

Tanto a reabsorção de HCO_3^- filtrado quanto a excreção de ácido são alcançadas por meio da secreção de H^+ pelos néfrons. Assim, em um único dia, os néfrons devem secretar aproximadamente 4.390 mEq de H^+ no líquido tubular. A maior parte do H^+ secretado serve para reabsorver a carga filtrada de HCO_3^-. Apenas 50 a 100 mEq de H^+, uma quantidade equivalente à PAEL, são excretados na urina. Como resultado dessa excreção ácida, a urina normalmente é ácida.

Os rins não podem excretar urina com um pH mais ácido do que 4,0 a 4,5. Mesmo em uma urina com um pH de 4,0, apenas 0,1 mEq/L do H^+ pode ser excretado. Portanto, para excretar ácido suficiente, os rins excretam H^+ com tampões urinários, como o fosfato (P_i).[b] Outros constituintes da urina também podem servir como tampões (p. ex., creatinina), embora seu papel seja menos importante do que o do P_i. Coletivamente, os vários tampões urinários são denominados **ácidos tituláveis.** Este termo é derivado do método pelo qual esses tampões são quantificados em laboratório. Tipicamente, é adicionado álcalis (OH^-) a uma amostra de urina para titular o seu pH ao do plasma (*i.e.*, 7,4). A quantidade de álcalis adicionada é igual ao H^+ titulado por esses tampões urinários e é denominada *ácido titulável.*

A excreção de H^+ como ácido titulável é insuficiente para equilibrar a PAEL. Mecanismo adicional e importante pelo qual os rins contribuem para a manutenção do equilíbrio ácido-básico é a síntese e excreção de **amônio (NH_4^+).** Os mecanismos envolvidos nesse processo são discutidos mais detalhadamente mais adiante neste capítulo. No que diz respeito à regulação renal do equilíbrio ácido-básico, cada NH_4^+ excretado na urina resulta no retorno de um HCO_3^- para a circulação sistêmica, que reabastece o HCO_3^- perdido durante a neutralização dos ácidos não voláteis. Assim, a produção e a excreção de NH_4^+, como a excreção de ácido titulável, são equivalentes à excreção de ácido pelos rins.

---

[b]A reação de titulação é: $HPO_4^{2-} + H^+ \leftrightarrow H_2PO_4^-$. Esta reação tem um pK de aproximadamente 6,8.

Em resumo, os rins contribuem para a homeostase ácido-básica reabsorvendo a carga filtrada de HCO_3^- e excretando uma quantidade de ácido equivalente à PAEL. Esse processo pode ser quantificado da seguinte maneira:

Equação 37.7

$$EARL = (U_{NH_4^+} \times \dot{V}) + (U_{AT} \times \dot{V}) - (U_{HCO_3^-} \times \dot{V})$$

Em que $(U_{NH_4^+} \times \dot{V})$ e $(U_{AT} \times \dot{V})$ são as taxas de excreção (mEq/dia) de NH_4^+ e ácido titulável (AT) e $(U_{HCO_3^-} \times \dot{V})$ é a quantidade de HCO_3^- perdida na urina (equivalente ao H^+ adicionado ao corpo).[c] Novamente, a manutenção do equilíbrio ácido-básico significa que a excreção ácida líquida deve ser igual à produção de ácido não volátil. Na maior parte das condições, muito pouco HCO_3^- é excretado na urina. Assim, a excreção líquida de ácido reflete essencialmente a excreção de ácido titulável e NH_4^+. Quantitativamente, o ácido titulável representa aproximadamente um terço e o NH_4^+, dois terços da EARL.

Reabsorção de HCO_3^- ao longo do néfron

Como indicado pela Equação 37.7, a excreção ácida líquida é maximizada quando pouco ou nenhum HCO_3^- é excretado na urina. Na verdade, na maioria das circunstâncias, pouco HCO_3^- aparece na urina. Como o HCO_3^- é filtrado livremente no glomérulo, aproximadamente 4.320 mEq/dia são entregues aos néfrons e então reabsorvidos. A Figura 37.2 resume a contribuição de cada segmento de néfron para a reabsorção do HCO_3^- filtrado.

---

[c] Essa equação ignora a pequena quantidade de H^+ livre excretada na urina. Como já observado, a urina com pH = 4,0 contém apenas 0,1 mEq/L de H^+.

O túbulo proximal reabsorve a maior parte da carga filtrada de HCO_3^-. A Figura 37.3 resume os principais processos de transporte envolvidos. A secreção de H^+ pela membrana apical da célula ocorre tanto por um antitransportador Na^+/H^+ quanto pela H^+-ATPase (tipo V). O antitransportador Na^+/H^+ (NHE3) é a via predominante para a secreção de H^+ (responde por

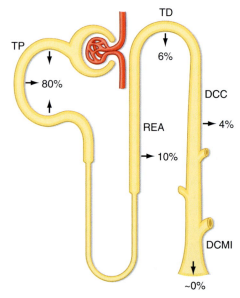

● **Figura 37.2** Reabsorção de HCO_3^- por segmento. Mostra-se a fração da carga filtrada de HCO_3^- reabsorvida pelos vários segmentos do néfron. Normalmente, toda a carga filtrada de HCO_3^- é reabsorvida e pouco ou nenhum HCO_3^- resta na urina. DCC, ducto coletor cortical; REA, ramo espesso ascendente; TD, túbulo distal; DCMI, ducto coletor medular interno; TP, túbulo proximal.

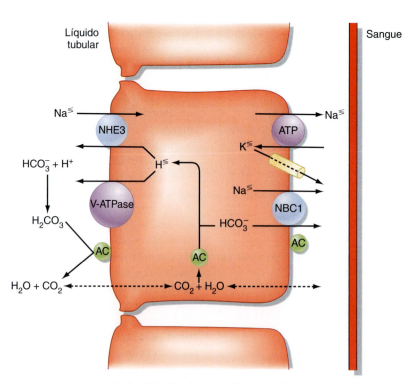

● **Figura 37.3** Mecanismo celular para a reabsorção do HCO_3^- filtrado pelas células do túbulo proximal. Mostram-se apenas os transportadores principais H^+ e HCO_3^-. ATP, trifosfato de adenosina; AC, anidrase carbônica.

aproximadamente dois terços da reabsorção de HCO_3^-) e utiliza o gradiente lúmen-célula [Na^+] para conduzir esse processo (ou seja, secreção ativa secundária de H^+). No interior da célula, o H^+ e o HCO_3^- são produzidos em uma reação catalisada pela anidrase carbônica (AC-II). O H^+ é secretado no líquido tubular, enquanto o HCO_3^- sai da célula pela membrana basolateral e retorna ao sangue peritubular. A maior parte do HCO_3^- sai por intermédio de um simportador que acopla o efluxo de Na^+ com o HCO_3^- (simportador de bicarbonato de sódio, NBC1). Um pouco do HCO_3^- sai da célula por outros transportadores, mas estes não são tão importantes quanto o simportador Na^+/HCO_3^-. Como observado na Figura 37.3, a anidrase carbônica (AC-IV) também está presente na borda em escova e membrana basolateral da célula. As enzimas da borda em escova catalisam a desidratação do H_2CO_3 no líquido luminal, enquanto as enzimas localizadas na membrana basolateral facilitam a saída do HCO_3^- da célula. O movimento de H_2O para dentro e fora da célula ocorre por meio da aquaporina 1 (AQP1), que está localizada tanto na membrana luminal quanto basolateral.

O mecanismo celular para a reabsorção de HCO_3^- pelo ramo espesso ascendente (REA) da alça de Henle) é muito semelhante ao do túbulo proximal. O H^+ é secretado por um antitransportador Na^+/H^+ e pela H^+-ATPase. Como no túbulo proximal, o antitransportador Na^+/H^+ (NHE3) é a via predominante para a secreção de H^+. A saída de HCO_3^- da célula envolve simultaneamente um simportador Na^+/HCO_3^- (NBC1) e um antitransportador Cl^-/HCO_3^- (permutador de ânions, AE-2). Alguns HCO_3^- também podem sair da célula pelos canais de Cl^- presentes na membrana basolateral.

O túbulo distal[d] e o ducto coletor reabsorvem a pequena quantidade de HCO_3^- que escapa de ser reabsorvida no túbulo proximal e na alça de Henle. A Figura 37.4 mostra o mecanismo de transporte celular do H^+/HCO_3^- pelas células intercaladas localizadas nesses segmentos (Capítulo 34).

Um tipo de célula intercalada secreta H^+ (reabsorve HCO_3^-) e é chamada *célula intercalada A ou α*. Dentro dessa célula, produzem-se H^+ e HCO_3^- pela hidratação do CO_2, reação esta catalisada pela anidrase carbônica (AC-II). O H^+ é secretado no líquido tubular por meio de dois mecanismos. O primeiro envolve uma H^+-ATPase de membrana apical (tipo V). O segundo associa a secreção de H^+ à reabsorção de K^+ por meio de uma H^+-K^+-ATPase semelhante à encontrada no estômago e no cólon intestinal (HKα1 e HKα2). O HCO_3^- sai da célula pela membrana basolateral em troca de Cl^- (por meio de um antitransportador Cl^-/HCO_3, o AE-1) e entra no sangue capilar peritubular.

Uma segunda população de células intercaladas secreta HCO_3^-, em vez de H^+, no líquido tubular (também chamadas *células intercaladas B ou β*).[e] Nessas células, a H^+-ATPase (tipo V) está localizada na membrana basolateral e o antitransportador Cl^-/HCO_3^-, na membrana apical (Figura 37.4). O antitransportador Cl^-/HCO_3^- da membrana apical é, no entanto, diferente do encontrado na membrana basolateral das células intercaladas secretadoras de H^+ e foi identificado como **pendrina**. A atividade da célula intercalada secretora de HCO_3^- é aumentada durante a alcalose metabólica, quando os rins devem excretar o excesso de HCO_3^-. Contudo, na maior parte das condições (p. ex., ingestão de uma dieta contendo carne), a secreção de H^+ predomina nesses segmentos.[f]

A membrana apical das células do ducto coletor não é muito permeável ao H^+, de modo que o pH do líquido tubular pode se tornar bastante ácido. Na verdade, o líquido tubular mais ácido ao longo do néfron (pH = 4,0 a 4,5) é produzido lá. Em comparação, a permeabilidade do túbulo proximal ao H^+ e ao HCO_3^- é muito maior, e o pH do líquido tubular cai para apenas 6,5 nesse segmento. Conforme explicado mais adiante, a capacidade do ducto coletor de baixar o pH do líquido tubular é criticamente importante para a excreção urinária de ácidos tituláveis e NH_4^+.

Regulação da secreção de H^+

Vários fatores influenciam a secreção de H^+ e, portanto, a reabsorção do HCO_3^- filtrado pelas células do néfron. Do ponto de vista fisiológico, o principal fator que regula a secreção de H^+ pelo néfron é uma alteração no equilíbrio ácido-básico sistêmico. Assim, a acidose estimula a EARL, enquanto esta é reduzida durante a alcalose.

A resposta dos rins a alterações no equilíbrio ácido-básico inclui tanto as alterações imediatas na atividade e/ou na quantidade de transportadores na membrana quanto as alterações mais em longo prazo na síntese de transportadores. Por exemplo, com a acidose metabólica, a secreção de H^+ é estimulada por múltiplos mecanismos, dependendo do segmento de néfron específico. Em primeiro lugar, a diminuição no pH intracelular que ocorre com a acidose produzirá um gradiente H^+ no líquido celular *versus* tubular mais favorável e, assim, tornará a secreção de H^+ pela membrana apical mais energeticamente favorável. Em segundo lugar, a diminuição do pH pode levar a alterações alostéricas nas proteínas de transporte, alterando, assim, a sua cinética. Por último, os transportadores podem ser translocados para a membrana a partir das vesículas intracelulares. Com a acidose em longo prazo, a abundância de transportadores aumenta, quer pelo aumento na transcrição dos genes transportadores apropriados, quer pela tradução aumentada do RNAm do transportador.

Embora alguns dos efeitos que foram descritos possam ser atribuíveis diretamente à acidose, muitas dessas mudanças no transporte celular de H^+ são mediadas por hormônios ou outros

---

[d]Aqui e no restante do capítulo foca-se na função das células intercaladas. A porção inicial do túbulo distal, que não contém células intercaladas, também reabsorve HCO_3^-. O mecanismo celular parece envolver um antitransportador Na^+/H^+ de membrana apical (NHE2) e um antitransportador Cl^-/HCO_3^- basolateral (AE2).

[e]Um terceiro grupo de células intercaladas compartilha características de ambas as células intercaladas que secretam H^+ e HCO_3^-. A função precisa desse tipo de célula no transporte ácido-básico não é totalmente compreendida.

[f]Tradicionalmente, acreditava-se que as células intercaladas estivessem envolvidas apenas no transporte ácido-básico. Agora existem boas evidências de que a reabsorção de NaCl também é realizada pelas células intercaladas (tipo B). A reabsorção de NaCl ocorre pela operação em *tandem* de um antitransportador Cl^-/HCO_3^- de membrana apical (pendrina) e um inibidor do antitransportador Na^+/HCO_3^-/$2Cl^-$ de membrana apical (NDCBE). Esse mecanismo de reabsorção de NaCl é inibido por diuréticos tiazídicos.

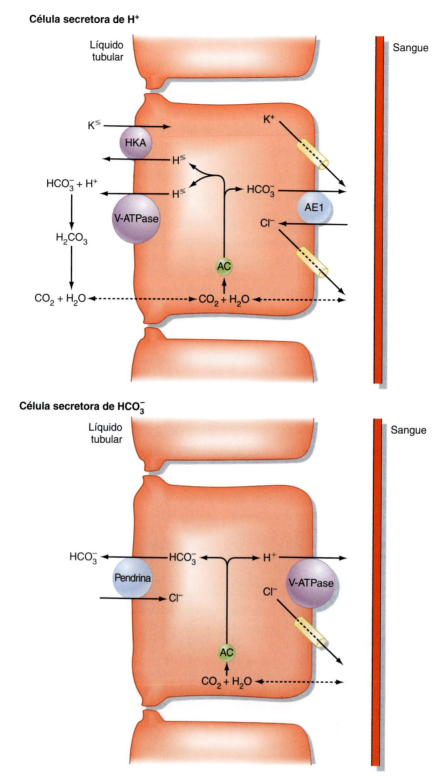

• **Figura 37.4** Mecanismos celulares para a reabsorção e secreção de HCO_3^- pelas células intercaladas do túbulo distal e do ducto coletor. Mostram-se apenas os transportadores principais de H^+ e HCO_3^-. AC, anidrase carbônica; ATP, trifosfato de adenosina; HKA, H^+-K^+-ATPase.

fatores. Três mediadores conhecidos da resposta renal à acidose são a endotelina, o cortisol e a angiotensina II. A **endotelina (ET-1)** é produzida pelas células endoteliais e do túbulo proximal. Com a acidose, a secreção de ET-1 é aumentada. No túbulo proximal, a ET-1 estimula a fosforilação e a subsequente inserção do antitransportador Na^+/H^+ na membrana apical, além da inserção do simportador Na^+/HCO_3^- na membrana basolateral. A ET-1 pode também mediar a resposta à acidose em outros segmentos do néfron. A acidose também estimula a secreção do hormônio glicocorticoide **cortisol** pelo córtex suprarrenal. O cortisol aumenta a abundância do antitransportador Na^+/H^+ e do simportador $Na^+/3HCO_3^-$ no túbulo proximal. A angiotensina II é produzida nas células do túbulo proximal em resposta à acidose, sendo secretada no líquido tubular, onde se liga ao receptor da angiotensina I

NO NÍVEL CELULAR

As células renais expressam receptores que monitoram o estado ácido-básico e, portanto, desempenham um papel essencial na regulação dos transportadores H⁺ e HCO₃⁻ ao longo do néfron. Por exemplo, localizou-se um receptor H⁺ acoplado à proteína G (GPCR-GPR4) no ducto coletor. A ativação desse receptor por um aumento na [H⁺] do LEC estimula a secreção de H⁺. Também no ducto coletor, as células intercaladas secretoras de HCO₃⁻ (CI B ou β) expressam um receptor basolateral relacionado com a insulina (IRR), que é uma tirosina quinase, que é ativada por um aumento na [HCO₃⁻] do LEC e estimula a secreção de HCO₃⁻ pela célula. Uma adenilil ciclase solúvel (sAC) regulada pelo HCO₃⁻ intracelular também parece atuar na regulação da secreção de H⁺ pelo ducto coletor. No túbulo proximal, as tirosina quinases receptoras da membrana basolateral (ErbB1 e ErbB2) detectam alterações na PCO₂ do LEC. A ativação desses receptores por um aumento na PCO₂ resulta na produção de angiotensina II, que, atuando no lúmen via receptores AT-1A, estimula a secreção de H⁺/reabsorção de HCO₃⁻. Também no túbulo proximal, a tirosina quinase não receptora (Pyk2) detecta a [H⁺] intracelular. Quando ativada por um aumento na [H⁺] intracelular, a secreção de H⁺/reabsorção de HCO₃⁻ é estimulada. Por fim, a passagem por vários canais iônicos (p. ex., o canal medular externo renal de K⁺ [ROMK]) é afetada por alterações no pH do LEC ou do LIC. Estes também têm o potencial de atuar como sensores ácido-básicos celulares.

NO NÍVEL CELULAR

No túbulo proximal, a acidose metabólica aumenta a cinética de transporte do antitransportador Na⁺/H⁺ (NHE3) e a expressão do antitransportador Na⁺/H⁺ de membrana apical, H⁺-ATPase e simportador Na⁺/3⁻ HCO₃⁻ (NBCe1). No ducto coletor, a acidose leva à inserção exocítica de H⁺-ATPase na membrana apical das células intercaladas. Com a acidose em longo prazo, a abundância de transportadores ácido-básicos chave é aumentada no túbulo proximal (NHE3 e NBCe1) e nas células intercaladas do ducto coletor (H⁺-ATPase e AE1). Por fim, a acidose diminui a expressão do antitransportador Cl⁻/HCO₃⁻ (pendrina) nas células intercaladas secretoras de HCO₃⁻.

e, assim, estimula a secreção de H⁺/reabsorção de HCO₃⁻ pelo túbulo proximal. Tanto o cortisol quanto a angiotensina II também estimulam a produção e a secreção de NH₄⁺ pelo túbulo proximal, que, como descrito mais adiante, é um componente importante da resposta do rim à acidose.

A acidose também estimula a secreção de paratormônio (PTH), o qual inibe a reabsorção de fosfato (P$_i$) pelo túbulo proximal (Capítulo 36). Ao fazê-lo, mais P$_i$ é entregue ao néfron distal, onde atua como um tampão urinário e, assim, aumenta a capacidade dos rins de excretar ácido titulável.

A resposta dos rins à alcalose é menos bem caracterizada. A EARL é diminuída em decorrência do aumento na excreção urinária de HCO₃⁻ e porque a excreção de ácido titulável e NH₄⁺ é reduzida. Os fatores que regulam essa resposta não estão bem caracterizados.

Outros fatores não necessariamente relacionados com a manutenção do equilíbrio ácido-básico podem influenciar a secreção de H⁺ pelas células do néfron. Como um transportador H⁺ importante no néfron é o antitransportador Na⁺/H⁺, os fatores que alteram a reabsorção de Na⁺ podem afetar secundariamente a secreção de H⁺. Por exemplo, com a contração do volume (balanço negativo de Na⁺), a reabsorção de Na⁺ pelo néfron é aumentada (Capítulo 35), incluindo a reabsorção de Na⁺ por meio do antitransportador Na⁺/H⁺. Como resultado, a secreção de H⁺ é aumentada. Isso ocorre por vários mecanismos. Um mecanismo envolve o sistema renina-angiotensina-aldosterona, que é ativado pela contração do volume. Conforme observado anteriormente, a angiotensina II atua no túbulo proximal, estimulando o antitransportador de membrana apical Na⁺/H⁺, bem como o simportador basalateral Na⁺/HCO₃⁻. Em menor grau, a angiotensina II estimula a secreção de H⁺ no REA da alça de Henle e na porção inicial do túbulo distal, um processo também mediado pelo antitransportador Na⁺/H⁺. A principal ação da aldosterona no túbulo distal e no ducto coletor é estimular a reabsorção de Na⁺ pelas células principais (Capítulo 34); no entanto, também estimula as células intercaladas desses segmentos a secretar H⁺. Esse efeito é indireto e direto. Ao estimular a reabsorção de Na⁺ pelas células principais, a aldosterona hiperpolariza a tensão transepitelial (i. e., o lúmen torna-se eletricamente mais negativo). Essa alteração na tensão transepitelial facilita, então, a secreção de H⁺ pelas células intercaladas. Além desse efeito indireto, a aldosterona (e a angiotensina II) atua diretamente sobre as células intercaladas, estimulando a secreção de H⁺ por meio da H⁺-ATPase e H⁺, K⁺-ATPase.

Outro mecanismo pelo qual a contração do volume do LEC (VLEC) aumenta a secreção de H⁺ (reabsorção de HCO₃⁻) é por mudanças nas forças de Starling dos capilares peritubulares. Conforme descrito nos Capítulos 34 e 35, a contração do VLEC altera as forças de Starling dos capilares peritubulares da do REA, de modo que a reabsorção global dos túbulos proximais é aumentada. Com essa reabsorção melhorada, maior parcela da carga filtrada de HCO₃⁻ é reabsorvida.

O balanço de potássio influencia a secreção de H⁺ pelo túbulo proximal. A hipocalemia estimula e a hipercalemia inibe a secreção de H⁺. Acredita-se que as alterações induzidas pelo K⁺ no pH intracelular sejam responsáveis, pelo menos em parte, por esse efeito. A hipocalemia acidifica as células à medida que ocorre troca de K⁺ intracelular por H⁺, enquanto a hipercalemia alcaliniza as células à medida que o H⁺ intracelular é trocado pelo K⁺. A hipocalemia também estimula a secreção de H⁺ pelo ducto coletor, o que ocorre como resultado do aumento da expressão da H⁺,K⁺-ATPase nas células intercaladas.

Formação de HCO₃⁻ novo

Conforme discutido anteriormente, a reabsorção da carga filtrada de HCO₃⁻ é importante para maximizar a EARL; no entanto, a reabsorção de HCO₃⁻ isoladamente não repõe o HCO₃⁻ perdido durante a neutralização dos ácidos não voláteis produzidos durante o metabolismo. Para manter o equilíbrio ácido-básico, os rins devem repor o HCO₃⁻ perdido com HCO₃⁻ novo. A produção de HCO₃⁻ novo ocorre pela excreção de ácido titulável e pela síntese e excreção de NH₄⁺.

A produção de HCO₃⁻ novo como resultado da excreção de ácido titulável é ilustrada na Figura 37.5. Em decorrência da

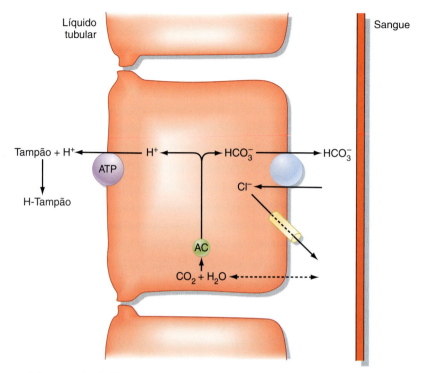

• **Figura 37.5** Esquema geral de excreção de H⁺ com tampões urinários não HCO₃⁻ (ácido titulável). O tampão urinário primário é fosfato (HPO₄²⁻). É mostrada uma célula intercalada com secreção de H⁺. Para simplificar, apenas a H⁺-ATPase é representada. A secreção de H⁺ pela H⁺,K⁺-ATPase também titula os tampões luminais. AC, anidrase carbônica; ATP, trifosfato de adenosina.

reabsorção de HCO₃⁻ pelo túbulo proximal e pela alça de Henle, o líquido que chega ao túbulo distal e ao ducto coletor normalmente contém pouco HCO₃⁻. Assim, quando o H⁺ é secretado, ele irá se combinar a tampões não HCO₃⁻ (principalmente P_i) e ser excretado como ácido titulável. Como o H⁺ foi produzido no interior da célula pela hidratação do CO₂, também é produzido um HCO₃⁻. Este HCO₃⁻ é devolvido ao LEC como HCO₃⁻ novo. Conforme observado, a excreção de P_i aumenta com a acidose; no entanto, mesmo com o aumento no P_i disponível para a formação de ácido titulável, essa resposta é insuficiente para produzir a quantidade necessária de HCO₃⁻ novo. O restante da nova geração de HCO₃⁻ ocorre como resultado da produção e da excreção de NH₄⁺.

O NH₄⁺ é produzido pelos rins, e sua síntese e subsequente excreção adicionam HCO₃⁻ ao LEC. É importante citar que esse processo é regulado em resposta aos requisitos ácido-básicos do corpo.

O NH₄⁺ é produzido nos rins por meio do metabolismo da **glutamina**. Essencialmente, os rins metabolizam a glutamina, excretam NH₄⁺ e adicionam HCO₃⁻ ao corpo. No entanto, a formação de HCO₃⁻ novo por meio desse processo depende da capacidade dos rins de excretar NH₄⁺ na urina. Se o NH₄⁺ não é excretado na urina, mas entra na circulação sistêmica, ele é convertido em ureia pelo fígado. Este processo de conversão produz H⁺, que é então tamponado pelo HCO₃⁻. Assim, a produção de ureia a partir do NH₄⁺ produzido pelos rins consome HCO₃⁻ e nega a formação de HCO₃⁻ pela síntese e excreção de NH₄⁺ pelos rins. Os rins, no entanto, normalmente excretam NH₄⁺ na urina e, assim, produzem HCO₃⁻ novo.

O processo pelo qual os rins excretam NH₄⁺ é complexo. A Figura 37.6 ilustra as características essenciais desse processo.

O NH₄⁺ é produzido a partir da glutamina nas células do túbulo proximal, em um processo denominado **amoniagênese**. Cada molécula de glutamina produz duas moléculas de NH₄⁺ e o ânion divalente 2-oxoglutarato²⁻. O metabolismo deste ânion fornece, por fim, duas moléculas de HCO₃⁻. O HCO₃⁻ sai da célula pela membrana basolateral e entra no sangue peritubular como HCO₃⁻ novo. O NH₄⁺ sai da célula pela membrana apical e entra no líquido tubular. O mecanismo primário para a secreção de NH₄⁺ no líquido tubular envolve o antitransportador Na⁺/H⁺, com substituição de NH₄⁺ por H⁺. Além disso, alguns NH₃ podem se difundir para fora da célula, para o líquido tubular, onde são protonados em NH₄⁺.

Uma porção significativa do NH₄⁺ secretado pelo túbulo proximal é reabsorvida pela alça de Henle. O REA é o principal local da reabsorção de NH₄⁺, com substituição de NH₄⁺ por K⁺ no simportador 1Na⁺/1K⁺/2Cl⁻. Além disso, a tensão transepitelial positiva para o lúmen nesse segmento impulsiona a reabsorção paracelular de NH₄⁺.

O NH₄⁺ reabsorvido pelo REA da alça de Henle acumula-se no interstício medular. A partir daí, é então secretado no líquido tubular pelo ducto coletor.

As células do ducto coletor expressam dois transportadores de membrana NH₃ conhecidos como *glicoproteínas Rhesus (Rh)* (RhBG e RhCG).[g] O RhBG está presente na membrana basolateral das células intercaladas secretoras de H⁺ e células principais, e o RhCG está presente nas membranas apical e basolateral dessas células. Conforme ilustrado na Figura 37.6, o NH₃ é transportado ao longo do ducto coletor, em um processo tradicionalmente

---

[g] RhBG e o RhCG transportam NH₃. Existem algumas evidências de que o RhBG também pode transportar um pouco de NH₄⁺.

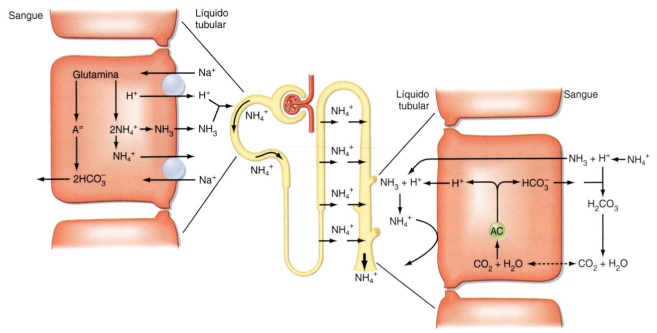

● **Figura 37.6** Produção, transporte e excreção de NH_4^+ pelo néfron. A glutamina é metabolizada em NH_4^+ e HCO_3^- no túbulo proximal. O NH_4^+ é secretado no lúmen e o HCO_3^- entra no sangue. O NH_4^+ secretado é reabsorvido na alça de Henle, principalmente pelo ramo espesso ascendente, e se acumula no interstício medular. A NH_3 é secretado pelo ducto coletor via glicoproteínas rhesus, e a secreção de H^+ aprisiona NH_4^+ no lúmen. Para cada molécula de NH_4^+ excretada na urina, uma molécula de HCO_3^- "novo" é adicionada de volta ao LEC. AC, anidrase carbônica.

chamado *difusão não iônica*. O NH_3 secretado é protonado no lúmen do túbulo como resultado da secreção de H^+ pelas células intercaladas. Uma vez que a membrana apical tem uma baixa permeabilidade ao NH_4^+, este é efetivamente aprisionado no lúmen tubular, em um processo tradicionalmente denominado *aprisionamento por difusão*.

A secreção de H^+ pelo ducto coletor é essencial para a excreção de NH_4^+. Se a secreção de H^+ pelo ducto coletor for inibida, o NH_4^+ reabsorvido pelo REA da alça de Henle não será excretado na urina. Em vez disso, será devolvido à circulação sistêmica, onde, como descrito anteriormente, será convertido em ureia pelo fígado e consumirá HCO_3^- no processo. Assim, HCO_3^- novo é produzido durante o metabolismo da glutamina pelas células do túbulo proximal; contudo, o processo global não está completo até que o NH_4^+ seja excretado (*i.e.*, a produção de ureia a partir do NH_4^+ pelo fígado é impedida). Efetivamente, um novo HCO_3^- é devolvido à circulação sistêmica para cada NH_4^+ excretado na urina. Assim, a excreção de NH_4^+ na urina pode ser utilizada como um marcador do metabolismo da glutamina no túbulo proximal.

Uma característica importante do sistema NH_4^+ renal é que ele é regulado pelo equilíbrio ácido-básico sistêmico. Como já descrito, os níveis de cortisol aumentam com a acidose, assim como a secreção de angiotensina II no lúmen do túbulo proximal. Tanto o cortisol quanto a angiotensina II estimulam a amoniagênese (*i.e.*, a produção de NH_4^+ a partir da glutamina). Durante a acidose sistêmica, estimulam-se as enzimas das células do túbulo proximal responsáveis pelo metabolismo da glutamina, o que envolve a síntese de enzima nova e requer vários dias para a adaptação completa. Com os níveis aumentados dessas enzimas, a produção de NH_4^+ é elevada, possibilitando a produção aumentada de HCO_3^- novo.

NA CLÍNICA

A avaliação da excreção de NH_4^+ pelos rins é feita indiretamente, porque não há testes de NH_4^+ urinário rotineiramente disponíveis. Considere, por exemplo, o caso da acidose metabólica, em que a resposta renal apropriada é aumentar a excreção ácida líquida. Consequentemente, pouco ou nenhum $[HCO_3^-]$ aparecerá na urina, a urina será ácida e a excreção de NH_4^+ será aumentada. Para avaliar isso, e especialmente a quantidade de NH_4^+ excretada, a "carga urinária líquida", ou "intervalo aniônico da urina" (também conhecido como "intervalo aniônico", "hiato aniônico" ou "ânion gap"), pode ser calculada medindo-se as concentrações urinárias de Na^+, K^+ e Cl^-:

Intervalo aniônico da urina = $([Na^+]+[K^+]) - [Cl^-]$

O conceito de intervalo aniônico da urina durante uma acidose metabólica pressupõe que os principais cátions na urina são Na^+, K^+ e NH_4^+ e que o maior ânion é o Cl^- (com pH urinário < 6,5, praticamente sem HCO_3^- presente). O princípio de eletroneutralidade denota que a soma dos cátions e dos ânions na urina deve ser igual. Como resultado, o intervalo aniônico da urina produzirá um valor negativo quando NH_4^+, um cátion não medido, for excretado. Observe que não existe realmente um intervalo aniônico – o número de cátions e de ânions é igual. O intervalo aniônico calculado reflete simplesmente os parâmetros que são medidos, e o NH_4^+ não é rotineiramente medido. Na verdade, a ausência de um intervalo aniônico da urina ou a existência de um valor positivo indica um defeito renal na produção e excreção de NH_4^+.

Por outro lado, o metabolismo da glutamina é reduzido com a alcalose. A acidose também aumenta a abundância de RhBG e RhCG no ducto coletor. Assim, a capacidade de secretar NH_4^+ também é melhorada.

Resposta aos distúrbios ácido-básicos

O pH do LEC é mantido em um intervalo muito estreito (7,35 a 7,45).[h] A análise da Equação 37.3 mostra que o pH do LEC varia quando a [HCO_3^-] ou a PCO_2 são alteradas. Como já observado, os distúrbios no equilíbrio ácido-básicos que resultam de uma alteração na [HCO_3^-] do LEC são denominados **distúrbios ácido-básicos metabólicos**, enquanto aqueles resultantes de uma alteração na PCO_2 são denominados **distúrbios ácido-básicos respiratórios**. Os rins são os principais responsáveis pela regulação da [HCO_3^-], enquanto os pulmões regulam a PCO_2. Quando um distúrbio ácido-básico se desenvolve, o corpo usa vários mecanismos para se defender contra a mudança no pH do LEC. Esses mecanismos de defesa não corrigem o distúrbio ácido-básico, limitando-se a minimizar a alteração no pH imposta pelo distúrbio. A restauração do pH sanguíneo ao seu valor normal requer a correção do processo ou dos processos subjacentes que produziram o distúrbio ácido-básico. O corpo tem três mecanismos gerais para se defender contra alterações no pH do líquido corporal produzidas por distúrbios ácido-básicos: (1) tampões extracelulares e intracelulares, (2) ajustes na PCO_2 do sangue por meio de alterações na frequência respiratória e (3) ajustes na EARL.

Tampões extracelulares e intracelulares

A primeira linha de defesa contra os distúrbios ácido-básicos são os tampões extracelulares e intracelulares. A resposta dos tampões extracelulares é praticamente instantânea, enquanto a resposta dos tampões intracelulares é mais lenta e pode levar vários minutos.

Os distúrbios metabólicos que resultam da adição de ácidos ou álcalis não volátil aos líquidos corporais são tamponados nos compartimentos extracelular e intracelular. O sistema tampão do HCO_3^- é o principal tampão do LEC. Quando ácido não volátil é adicionado aos líquidos corporais (ou álcalis são perdidos do corpo), o HCO_3^- é consumido durante o processo de neutralização da carga ácida e a HCO_3^- do LEC é reduzida. Por outro lado, quando álcalis não voláteis são adicionados aos líquidos corporais (ou ácido é perdido do corpo), H+ é consumido, fazendo que mais HCO_3^- seja produzido pela dissociação do H_2CO_3. Consequentemente, a HCO_3^- aumenta.

Embora o sistema tampão do HCO_3^- seja o principal tampão do LEC, o P_i e as proteínas plasmáticas fornecem um tampão extracelular adicional. A ação combinada dos processos de tamponamento do HCO_3^-, P_i e proteínas plasmáticas representa aproximadamente 50% do tamponamento de uma carga ácida não volátil e 70% de uma carga alcalina não volátil. O restante do tamponamento sob essas duas condições ocorre intracelularmente. O tamponamento intracelular envolve o movimento do H+ para dentro das células (durante o tamponamento de ácidos não voláteis) ou o movimento do H+ para fora das células (durante o tamponamento de álcalis não voláteis). O H+ é titulado no interior da célula pelo HCO_3^-, P_i e grupos histidina nas proteínas.

O osso representa uma fonte adicional de tamponamento extracelular; no entanto, com a acidose, o tamponamento pelo osso resulta em sua desmineralização.

Quando ocorrem distúrbios ácido-básicos respiratórios, o pH do líquido corporal muda como resultado de alterações na PCO_2. Praticamente todo o tamponamento nas doenças ácido-básicas respiratórias ocorre intracelularmente. Quando a PCO_2 aumenta (acidose respiratória), o CO_2 desloca-se para dentro da célula, onde se combina com o H_2O para formar H_2CO_3, que então se dissocia em H+ e HCO_3^-. Um pouco do H+ é tamponado pelas proteínas celulares, e o HCO_3^- sai da célula aumentando sua concentração no LEC. Esse processo é revertido quando a PCO_2 está reduzida (alcalose respiratória). Sob esta condição, a reação de hidratação ($H_2O + CO_2 \leftrightarrow H_2CO_3$) é deslocada para a esquerda pela diminuição na PCO_2. Como resultado, a reação de dissociação ($H_2CO_3 \leftrightarrow H^+ + HCO_3^-$) também se desloca para a esquerda, reduzindo reduzindo a [HCO_3] no LEC.

Compensação respiratória

Os pulmões são a segunda linha de defesa contra os distúrbios ácido-básicos. Conforme indicado pela equação de Henderson-Hasselbalch (Equação 37.2), mudanças na PCO_2 alteram o pH do sangue: um aumento diminui o pH e uma redução aumenta o pH.

A frequência respiratória determina a PCO_2. O aumento na ventilação diminui a PCO_2, enquanto a diminuição na ventilação a aumenta (Figura 37.7). A PCO_2 e o pH do sangue são reguladores importantes da frequência respiratória. Quimiorreceptores localizados no tronco encefálico (superfície ventral do bulbo) e na periferia (corpos carótico e aórtico) detectam mudanças na PCO_2 e [H+] e alteram adequadamente a frequência respiratória. Assim, quando ocorre acidose metabólica, um aumento na [H+] (diminuição do pH) estimula a frequência respiratória. Por outro

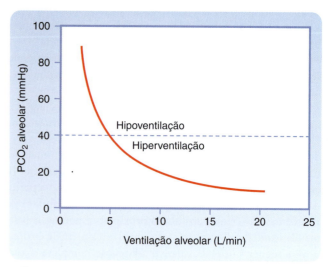

• **Figura 37.7** Efeito da frequência respiratória na PCO_2 alveolar e, portanto, na PCO_2 no sangue arterial.

---

[h]Para simplificar a apresentação neste capítulo, considera-se 7,40 como sendo o valor normal de pH do líquido corporal, mesmo que o intervalo normal seja de 7,35 a 7,45. Da mesma maneira, o intervalo normal para a PCO_2 é de 35 a 45 mmHg. No entanto, uma PCO_2 de 40 mmHg é considerada o valor normal. Por fim, um valor de 24 mEq/L é considerado uma [HCO_3^-] no LEC normal, embora o intervalo normal seja de 22 a 28 mEq/L.

lado, durante a alcalose metabólica, uma diminuição na [H⁺] (aumento do pH) reduz a frequência respiratória. Na hiperventilação máxima, a PCO_2 pode ser reduzida para aproximadamente 10 mmHg. Como a hipoxia, um potente estimulador da ventilação, também se desenvolve com a hipoventilação, o grau de aumento da PCO_2 é limitado. Em um indivíduo normal, a hipoventilação não pode elevar a PCO_2 acima de 60 mmHg. A resposta respiratória aos distúrbios metabólicos ácido-básicos pode ser iniciada em minutos, porém exigir várias horas para ser concluída.

Compensação renal

A terceira e última linha de defesa contra distúrbios ácido-básicos envolve os rins. Em resposta a uma alteração no pH plasmático e na PCO_2, os rins fazem ajustes adequados na excreção de EARL. A resposta renal pode precisar de vários dias para se completar, porque leva horas a dias para aumentar a síntese e a atividade das enzimas do túbulo proximal envolvidas na produção de NH_4^+. No caso de acidose (aumento [H⁺] ou PCO_2), estimula-se a secreção de H⁺ pelo néfron e toda a carga filtrada de HCO_3^- é reabsorvida. A excreção ácida titulável é aumentada e a produção e a excreção de NH_4^+ também são estimuladas, aumentando, assim, a EARL (Figura 37.8). O HCO_3^- novo produzido durante o processo de excreção ácida líquida é adicionado ao corpo, e a $[HCO_3^-]$ do plasma aumenta.

Quando há alcalose metabólica (diminuição [H⁺]), a carga filtrada de HCO_3^- é aumentada (a $[HCO_3^-]$ do plasma é elevada). Com a alcalose respiratória (diminuição na PCO_2), a $[HCO_3^-]$

NA CLÍNICA

A perda de conteúdo gástrico do corpo (*i.e*, vômitos, aspiração nasogástrica) produz alcalose metabólica secundária à perda de HCl. Se a perda de fluido gástrico for significativa, ocorre contração do VLEC. Sob essa condição, os rins não são capazes de excretar quantidades suficientes de HCO_3^- para compensar a alcalose metabólica. A incapacidade dos rins de excretar HCO_3^- é decorrente da necessidade de reduzir a excreção de Na⁺ para corrigir a contração do VLEC. Como descrito anteriormente (Capítulo 35 para detalhes), a resposta dos rins à contração do volume é reduzir a taxa de filtração glomerular, o que reduz a carga filtrada de HCO_3^- e aumenta a reabsorção de Na⁺ ao longo do néfron. A ocorrência de uma grande quantidade de reabsorção de Na⁺ via antitransportador Na⁺/H⁺ resulta em um aumento na secreção de H⁺ (reabsorção de HCO_3^-) pelo túbulo proximal. Nesse cenário, toda a carga filtrada de HCO_3^- é reabsorvida e a nova geração de HCO_3^- pode até ser aumentada. A última resposta ocorre porque a aldosterona, cujos níveis estão elevados na contração de volume, não apenas estimula a reabsorção distal de Na⁺, mas também a secreção de H⁺ pelas células intercaladas. Essa estimulação da secreção de H⁺ produz HCO_3^- novo por meio de um aumento na titulação de ácido e excreção de NH_4^+. Assim, em indivíduos que perdem conteúdo gástrico, caracteristicamente ocorrem alcalose metabólica e urina paradoxalmente ácida. A correção da alcalose ocorre apenas quando a euvolemia é restabelecida.

do plasma é diminuída; portanto, a carga filtrada é reduzida. Em ambas as condições, a secreção de H⁺ pelo néfron é inibida. Como resultado, a excreção de HCO_3^- é aumentada. Ao mesmo tempo, diminui-se a excreção de ácido titulável e de NH_4^+. Assim, a EARL é diminuída e aparece HCO_3^- na urina. Além disso, um pouco de HCO_3^- é secretado na urina pelas células intercaladas secretoras de HCO_3^- do túbulo distal e do ducto coletor. Com o aumento na excreção de HCO_3^-, a $[HCO_3^-]$ do plasma diminui.

Distúrbios ácido-básicos simples

A Tabela 37.1 resume as principais alterações e os subsequentes mecanismos compensatórios ou de defesa dos diversos distúrbios ácido-básicos simples. Em todos os distúrbios ácido-básicos a resposta compensatória não corrige o distúrbio subjacente, mas simplesmente reduz a magnitude da alteração no pH. A correção do distúrbio ácido-básico requer o tratamento de sua causa.

Tipos de distúrbios ácido-básicos

Acidose metabólica

A acidose metabólica é caracterizada por uma diminuição na $[HCO_3^-]$ do LEC e do pH. Pode desenvolver-se por meio da adição de ácido não volátil ao corpo (p. ex., cetoacidose diabética), perda de base não volátil (p. ex., perda de HCO_3^- causada pela diarreia) ou falha dos rins em excretar ácido titulável e NH_4^+ (p. ex., insuficiência renal). Como descrito anteriormente, o tamponamento do H⁺ ocorre tanto no LEC quanto no LIC. Quando o pH cai, a área respiratória é estimulada e a frequência respiratória é aumentada (compensação respiratória).

Por fim, na acidose metabólica, a EARL é aumentada, o que ocorre por meio da eliminação de todo o HCO_3^- da urina (reabsorção reforçada de HCO_3^- filtrado) e de um aumento na excreção de ácido titulável e NH_4^+ (aumento na produção de HCO_3^- novo). Se o processo que iniciou o distúrbio ácido-básico for corrigido, a EARL aumentada irá, por fim, retornar o pH e a $[HCO_3^-]$ ao normal. Após a correção do pH, a frequência respiratória também retorna ao normal.

Alcalose metabólica

A alcalose metabólica é caracterizada por um aumento da $[HCO_3^-]$ no LEC e do pH. Pode ocorrer pela adição de uma base não volátil ao corpo (p. ex., ingestão de antiácidos), como resultado da contração do volume (p. ex., hemorragia) ou, mais comumente, pela perda de ácidos não voláteis (p. ex., vômitos). O tamponamento ocorre predominantemente no LEC e, em menor grau, no LIC. O aumento do pH inibe a área respiratória, o que reduz a frequência respiratória, de modo que a PCO_2 é elevada (compensação respiratória).

A resposta renal compensatória à alcalose metabólica é aumentar a excreção de HCO_3^-, reduzindo sua reabsorção ao longo do néfron. Normalmente isso ocorre de maneira muito rápida (minutos a horas) e efetiva. A excreção renal aumentada de HCO_3^- por fim retorna o pH e a $[HCO_3^-]$ ao normal, desde que a causa subjacente inicial do distúrbio ácido-básico seja corrigida. Quando o pH é corrigido, a frequência respiratória também retorna ao normal.

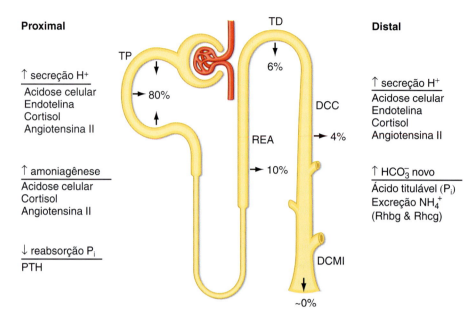

• **Figura 37.8** Resposta do néfron à acidose. AT, ácido titulável; EARL, excreção ácida renal líquida; DCC, ducto coletor cortical; DCMI, ducto coletor medular interno; P$_i$, fosfato; PTH, paratormônio; RAE, ramo espesso ascendente; Rhbg & Rhcg, glicoproteínas rhesus; TD, túbulo distal; TP, túbulo proximal; $\dot{V}$, taxa de fluxo urinário.

TABELA 37.1 Características dos distúrbios ácido-básicos simples.

Distúrbio	pH do plasma	Alteração primária	Mecanismos de defesa
Acidose metabólica	↓	↓ LEC [HCO$_3$]	Tampões LIC e LEC Hiperventilação (↓ PCO$_2$) ↑EARL
Alcalose metabólica	↑	↑ LEC [HCO$_3$]	Tampões LIC e LEC Hipoventilação (↑ PCO$_2$) ↓EARL
Acidose respiratória	↓	↑ PCO$_2$	Tampões LIC ↑EARL
Alcalose respiratória	↑	↓PCO$_2$	Tampões LIC ↓EARL

EARL, excreção ácida renal líquida; LEC, líquido extracelular; LIC, líquido intracelular.

Acidose respiratória

A acidose respiratória é caracterizada por uma PCO$_2$ elevada e um LEC com pH reduzido. É resultado da diminuição nas trocas gasosas pelos alvéolos decorrente da ventilação inadequada (p. ex., depressão da área respiratória induzida por fármacos) ou difusão gasosa prejudicada (p. ex., edema pulmonar, como ocorre nas doenças cardiovascular e pulmonar). Em contraste com os distúrbios metabólicos, o tamponamento durante a acidose respiratória ocorre quase que inteiramente no compartimento intracelular. O aumento na PCO$_2$ e a diminuição no pH estimulam tanto a reabsorção de HCO$_3^-$ pelo néfron quanto a excreção de ácido titulável e NH$_4^+$ (compensação renal). Juntas, essas respostas aumentam a EARL e produzem novos HCO$_3^-$. A resposta renal compensatória leva vários dias para ocorrer. Consequentemente, os distúrbios respiratórios ácido-básicos são comumente divididos em fases aguda e crônica. Na fase aguda, o tempo para a resposta renal compensatória não é suficiente e o corpo se baseia no tamponamento do LIC para minimizar a alteração do pH. Na fase crônica, ocorre compensação renal. A correção do distúrbio subjacente devolve a PCO$_2$ ao normal e a EARL diminui ao seu nível inicial.

Alcalose respiratória

A alcalose respiratória é caracterizada por uma redução na PCO$_2$ e um aumento no pH do LEC, sendo decorrente do incremento nas trocas gasosas nos pulmões e geralmente causada pelo aumento da ventilação proveniente da estimulação da área respiratória (p. ex., por fármacos ou distúrbios do sistema nervoso central). A hiperventilação também ocorre em altitudes elevadas e como resultado da ansiedade, da dor ou do medo. O tamponamento se dá principalmente no compartimento do LIC. Como na acidose respiratória, a alcalose respiratória tem

NA CLÍNICA

Quando ácido não volátil é adicionado aos líquidos corporais, como na **cetoacidose diabética**, a [H+] aumenta (o pH diminui) e a [HCO₃⁻] diminui. Além disso, a concentração do ânion associado ao ácido não volátil aumenta. Essa alteração na concentração de ânions fornece uma maneira conveniente de analisar a causa de uma acidose metabólica calculando-se o que é chamado **intervalo aniônico**. O intervalo aniônico representa a diferença entre a concentração do principal cátion do LEC (Na+) e os principais ânions do LEC (Cl⁻ e HCO₃⁻):

$$\text{Intervalo aniônico} = [Na^+] - ([Cl^-]+[HCO_3^-])$$

Em condições normais, o intervalo aniônico varia entre 8 e 16 mEq/L. É importante reconhecer que, na realidade, não existe um intervalo aniônico. Todos os cátions são equilibrados por ânions. A diferença simplesmente reflete os parâmetros que são medidos. Na realidade:

$$[Na^+]+[\text{cátions não medidos}]$$
$$= [Cl^-]+[HCO_3^-]+[\text{ânions não medidos}]$$

Se o ânion do ácido não volátil for o Cl⁻, o intervalo aniônico será normal (*i.e.*, a diminuição na [HCO₃⁻] é igualada por um aumento na [Cl⁻]). A acidose metabólica associada a diarreia ou acidose tubular renal (*i.e.*, defeito na secreção renal de H+) tem um intervalo aniônico normal. Em contraste, se o ânion do ácido não volátil não for o Cl⁻ (p. ex., lactato, β-hidroxibutirato), o intervalo aniônico aumentará (*i. e.*, a diminuição na [HCO₃⁻] não é igualada por um aumento na [Cl⁻], mas sim por um aumento na concentração de ânions não medidos). O intervalo aniônico está aumentado na cetoacidose associada à acidose metabólica (p. ex., diabetes *mellitus*) com insuficiência renal, acidose láctica ou ingestão de toxinas ou determinados fármacos (p. ex., grandes quantidades de ácido acetilsalicílico). Assim, o cálculo do intervalo aniônico é uma maneira útil de identificar a etiologia da acidose metabólica na prática clínica.

A albumina é uma macromolécula carregada negativamente que oferece uma contribuição considerável aos "ânions não medidos". Como resultado, o intervalo aniônico deve ser ajustado em pacientes que têm uma [albumina] sérica anormal. Para cada alteração de 1 g/dL na [albumina] sérica, o intervalo aniônico precisa ser ajustado, no mesmo sentido, em 2,5 mEq/L.

---

fases aguda e crônica, as quais refletem o tempo necessário para a compensação renal. A fase aguda da alcalose respiratória reflete o tamponamento intracelular, enquanto a fase crônica reflete a compensação renal. Com a compensação renal, o pH elevado e a PCO_2 reduzida inibem a reabsorção de HCO_3^- pelo néfron e diminuem a excreção de ácido titulável e NH_4^+. Como resultado desses efeitos, a EARL é reduzida. A correção do transtorno subjacente retorna o PCO_2 ao normal, e a excreção ácida renal então aumenta até seu nível inicial.

Análise dos distúrbios ácido-básicos

A análise de um distúrbio ácido-básico é direcionada a identificar a causa subjacente para que possa ser introduzido um tratamento apropriado. O histórico médico do paciente e os achados físicos associados geralmente fornecem pistas valiosas em relação à natureza e à origem de um distúrbio ácido-básico. Além disso, frequentemente é necessária a análise de uma amostra de sangue arterial. Essa análise é objetiva se abordada sistematicamente. Por exemplo, considere os seguintes dados:

$$pH = 7,35$$
$$[HCO_3^-] = 16 \ mEq/L$$
$$PCO_2 = 30 \ mmHg$$

O transtorno ácido-básico representado por esses valores ou qualquer outro conjunto de valores pode ser determinado utilizando-se a seguinte abordagem de três passos:

1. *Análise do pH.* Quando o pH é considerado em primeiro lugar, o distúrbio subjacente pode ser classificado como uma acidose ou uma alcalose. Os mecanismos de defesa do corpo não podem, isoladamente, corrigir um distúrbio ácido-básico. Assim, mesmo que os mecanismos de defesa estejam completamente ativos, a alteração no pH indica o distúrbio ácido-básico. No exemplo fornecido, o pH de 7,35 indica uma acidose.

2. *Determinação do distúrbio metabólico* versus *respiratório.* Os distúrbios ácido-básicos simples são metabólicos ou respiratórios. Para determinar qual distúrbio está presente, o médico deve examinar em seguida a [HCO₃⁻] do LEC e a PCO_2. Conforme discutido anteriormente, a acidose pode ser decorrente de uma diminuição na [HCO₃⁻] (metabólica) ou de um aumento na PCO_2 (respiratória). Alternativamente, a alcalose pode ser decorrente de um aumento na [HCO₃⁻] do LEC (metabólica) ou de uma diminuição na PCO_2 (respiratória). Para o exemplo fornecido, a [HCO₃⁻] do LEC está abaixo do normal (normal = 24 mEq/L), bem como a PCO_2 (normal = 40 mmHg). O distúrbio deve ser, portanto, uma acidose metabólica, não podendo ser uma acidose respiratória porque a PCO_2 está reduzida.

3. *Análise de uma resposta compensatória.* Os distúrbios metabólicos resultam em alterações compensatórias na ventilação e, portanto, na PCO_2, enquanto os distúrbios respiratórios resultam em alterações compensatórias na EARL e, portanto, na [HCO₃⁻] do LEC (Tabela 37.2). Em uma acidose metabólica devidamente compensada, a PCO_2 está diminuída, enquanto está elevada na alcalose metabólica compensada. Na acidose respiratória, a compensação resulta em elevação na [HCO₃⁻]. Por outro lado, a [HCO₃⁻] do LEC está reduzida em resposta à alcalose respiratória. Nesse exemplo, a PCO_2 está reduzida em relação ao normal e a magnitude dessa redução (diminuição de 10 mmHg na PCO_2 para uma diminuição de 8 mEq/L na [HCO₃⁻] do LEC) está conforme o esperado (Tabela 37.2). Portanto o distúrbio ácido-básico é uma acidose metabólica simples e com compensação respiratória adequada.

Um **distúrbio ácido-básico misto** reflete a presença de duas ou mais causas subjacentes a ele. Por exemplo, considere os seguintes dados:

$$pH = 6,96$$
$$[HCO_3^-] = 12 \ mEq/L$$
$$PCO_2 = 55 \ mmHg$$

TABELA 37.2 — Distúrbios ácido-básicos simples compensados.

Distúrbio primário	pH	HCO_3^-	PCO_2	Compensação
Acidose metabólica	< 7,4	↓ primária	↓ compensatória	↓ 1 a 2 mmHg na PCO_2 para cada ↓ 1 mEq/L na $[HCO_3^-]$ *ou* $PCO_2 = (1,5 \times [HCO_3^-]) + 8 \pm 2$ *ou* $PCO_2 = [HCO_3^-] + 15$
Alcalose metabólica	> 7,4	↑ primário	↑ compensatório	↑ 0,6 a 0,75 mmHg na PCO_2 para cada ↑ 1 mEq/L na $[HCO_3^-]$
Acidose respiratória	< 7,4	↑ compensatório	↑ primário	Aguda: ↑ 1 a 2 mEq/L na $[HCO_3^-]$ para cada ↑ 10 mmHg na PCO_2 Crônica: ↑ 3 a 4 mEq/L na $[HCO_3^-]$ para cada ↑ 10 mmHg na PCO_2
Alcalose respiratória	> 7,4	↓ compensatória	↓ primária	Aguda: ↓ 1 a 2 mEq/L na $[HCO_3^-]$ para cada ↓ 10 mmHg na PCO_2 Crônica: ↓ 3 a 4 mEq/L na $[HCO_3^-]$ para cada ↓ 10 mmHg na PCO_2

Quando se segue a abordagem em três passos, é evidente que o distúrbio é uma acidose que tem um componente metabólico ($[HCO_3^-]$ do LEC < 24 mEq/L) e um componente respiratório (PCO_2 > 40 mmHg). Assim, esse distúrbio é misto. Os distúrbios ácido-básicos mistos podem ocorrer, por exemplo, em um indivíduo que tem uma história de doença pulmonar crônica, como um enfisema (*i.e.*, acidose respiratória crônica), e que desenvolve uma doença gastrointestinal aguda com diarreia. Como o líquido diarreico contém HCO_3^-, sua perda do corpo resulta no desenvolvimento de acidose metabólica.

Um distúrbio ácido-básico misto também é indicado quando um paciente tem valores anormais de PCO_2 e HCO_3^- no LEC, mas o pH é normal. Essa condição pode se desenvolver em um paciente que ingeriu uma grande quantidade de ácido acetilsalicílico. O ácido salicílico produz acidose metabólica e, ao mesmo tempo, estimula a área respiratória, causando hiperventilação e alcalose respiratória. Assim, o paciente tem uma $[HCO_3^-]$ reduzida no LEC e uma PCO_2 diminuída. (Observação: A PCO_2 é menor do que a que ocorre na compensação respiratória normal de uma acidose metabólica.)

Pontos-chave

1. Os rins mantêm o equilíbrio ácido-básico por meio da excreção de uma quantidade de ácido igual à de ácidos não voláteis produzida pelo metabolismo e a quantidade ingerida na dieta (denominada *excreção ácida renal líquida* [EARL]). Os rins também impedem a perda de HCO_3^- na urina, reabsorvendo praticamente todo o HCO_3^- filtrado nos glomérulos. Tanto a reabsorção do HCO_3^- filtrado quanto a excreção de ácido são realizadas pela secreção de H^+ pelos néfrons. O ácido é excretado pelos rins na forma de ácido titulável (principalmente como P_i) e NH_4^+. Tanto a excreção de ácido titulável quanto de NH_4^+ resultam na produção de HCO_3^- novo que repõe o HCO_3^- do LEC perdido durante a neutralização de ácidos não voláteis.

2. O corpo utiliza três linhas de defesa para minimizar o impacto dos distúrbios ácido-básicos no pH dos líquidos corporais: (1) tampões do LEC e LIC, (2) compensação respiratória e (3) compensação renal.

3. Os distúrbios ácido-básicos metabólicos resultam de alterações primárias na $[HCO_3^-]$ do LEC, que por sua vez resulta da adição de ácido ou perda de álcalis do corpo. Em resposta à acidose metabólica, a ventilação pulmonar é aumentada, o que diminui a PCO_2. A resposta pulmonar aos distúrbios ácido-básicos metabólicos ocorre em questão de minutos. A EARL também é aumentada, mas isso leva vários dias. Um aumento na $[HCO_3^-]$ do LEC causa alcalose. Isso rapidamente (minutos a horas) diminui a ventilação pulmonar, o que eleva a PCO_2 como uma resposta compensatória. A EARL também diminui, mas isso leva vários dias.

4. Os distúrbios ácido-básicos respiratórios resultam de alterações primárias na PCO_2. A elevação na PCO_2 produz acidose, e os rins respondem com um aumento na EARL. Por outro lado, uma redução de PCO_2 produz alcalose e a EARL é reduzida. Os rins respondem aos distúrbios ácido-básicos respiratórios ao longo de várias horas a dias.

SEÇÃO 8

Fisiologia Endócrina

BRUCE WHITE, JOHN R. HARRISON E JULIANNE M. HALL

Capítulo 38
Introdução ao Sistema Endócrino

Capítulo 39
*Regulação Hormonal do
Metabolismo Energético*

Capítulo 40
*Regulação Hormonal do Metabolismo
do Cálcio e do Fosfato*

Capítulo 41
Hipotálamo e Hipófise

Capítulo 42
Glândula Tireoide

Capítulo 43
Glândula Adrenal

Capítulo 44
*Sistemas Reprodutores
Masculino e Feminino*

38

Introdução ao Sistema Endócrino

OBJETIVOS DO APRENDIZADO

Após a conclusão deste capítulo, o estudante será capaz de responder às seguintes questões:

1. Nomeie as principais glândulas endócrinas e seu produto ou produtos hormonais.
2. Mapeie e diferencie uma alça de *feedback* negativo endócrino simples e uma envolvendo o hipotálamo, a adeno-hipófise e a glândula endócrina periférica, e liste as principais glândulas endócrinas em cada tipo de alça de *feedback*.
3. Defina hormônios liberadores e hormônios tróficos.
4. Explique a natureza química e as características dos hormônios proteicos/peptídicos, catecolaminas hormonais, hormônios esteroides e iodotironinas (hormônios da tireoide). Inclua características como o local de regulação (síntese ou secreção), forma circulante do hormônio, localização subcelular do receptor hormonal e depuração metabólica.
5. Integre o conceito de conversão periférica à função/ação de um hormônio secretado.
6. Integre os passos intracelulares associados a uma resposta hormonal em uma célula-alvo.

A capacidade das células de se comunicar entre si é um alicerce da biologia humana. Conforme discutido no Capítulo 3, a comunicação entre células ocorre em vários níveis de complexidade e distância. A **sinalização endócrina** envolve (1) a **secreção regulada** de uma molécula de sinalização extracelular, chamada **hormônio**, no líquido extracelular; (2) a difusão do hormônio na **vasculatura** e sua circulação pelo corpo; e (3) a difusão do hormônio do compartimento vascular para o espaço extracelular e a ligação a um **receptor específico** no interior das células de um **órgão-alvo**. Em decorrência da disseminação dos hormônios pelo corpo todo, um hormônio geralmente regula a atividade de vários órgãos-alvo. Por outro lado, as células frequentemente expressam receptores para vários hormônios.

O **sistema endócrino** é uma coleção de glândulas cuja função é regular diversos órgãos do corpo de modo a (1) atender às necessidades de crescimento e reprodução do organismo, e (2) responder às flutuações do ambiente interno, incluindo vários tipos de estresse. O sistema endócrino é composto por três subconjuntos de órgãos:

1. Glândulas que se dedicam exclusivamente a uma função endócrina, envolvendo a síntese e a secreção de hormônios bioativos. Essas glândulas incluem (Figura 38.1):

Glândulas paratireoides
Hipófise
Glândula tireoide
Glândulas adrenais

2. As gônadas, que desempenham uma importante função endócrina, bem como uma função gametogênica.
3. Gônadas (testículos ou ovários) (Tabela 38.1). Um órgão transitório, a **placenta**, também desempenha uma função endócrina importante.
4. Células endócrinas isoladas ou aglomerados de células endócrinas em órgãos cuja principal função não é endócrina (Tabela 38.1). Estas incluem células cardíacas que produzem o **peptídeo natriurético atrial**, células hepáticas que produzem o **fator de crescimento semelhante à insulina tipo 1 (IGF-1)**, células do rim que produzem **eritropoietina**, aglomerados de células dentro do pâncreas que produzem insulina e glucagon, e diversos tipos de células do trato gastrointestinal que produzem hormônios gastrintestinais. Existem também coleções de corpos celulares (chamados *núcleos*) dentro do hipotálamo que secretam peptídeos, chamados *neuro-hormônios*, em capilares associados à hipófise.

Um quarto subconjunto do sistema endócrino é constituído por diversos tipos de célula que expressam enzimas intracelulares, ectoenzimas ou enzimas secretadas que modificam precursores inativos ou hormônios menos ativos em hormônios altamente ativos (Tabela 38.1). Um exemplo é a produção de **angiotensina II** a partir do polipeptídeo inativo angiotensinogênio por duas clivagens proteolíticas subsequentes (Capítulo 43). Outro exemplo é a ativação da **vitamina D** por duas reações subsequentes de hidroxilação no fígado e nos rins para produzir o hormônio altamente bioativo 1,25-di-hidroxivitamina D (vitamina D também conhecido por 1,25 dihidroxicolecalciferol.)

Configuração das alças de *feedback* dentro do sistema endócrino

O modo predominante de uma alça fechada de *feedback* entre as glândulas endócrinas é o ***feedback*** **negativo**. Em uma alça de *feedback* negativo, um hormônio atua sobre um ou mais órgãos-alvo de modo a induzir uma alteração (diminuição ou aumento) nos níveis circulantes de um componente específico, e a alteração neste componente inibe então a secreção do hormônio. As alças de *feedback* negativo conferem estabilidade por meio da manutenção de um parâmetro fisiológico (p. ex., o nível de glicose no sangue) em uma faixa normal. Existem também alguns exemplos de ***feedback*** **positivo** na regulação endócrina. Uma alça fechada

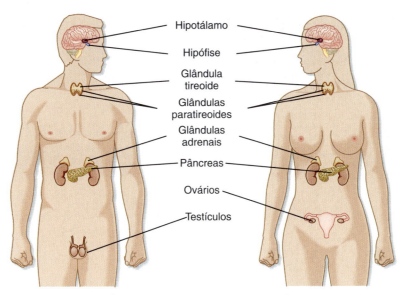

• **Figura 38.1** Glândulas do sistema endócrino.

de *feedback* positivo, na qual um hormônio aumenta os níveis de um componente específico e este componente estimula mais secreção do hormônio, confere instabilidade. Sob o controle de alças de *feedback* positivo, algo vai acontecer; por exemplo, as alças de *feedback* positivo controlam processos que levam à ruptura de um folículo através da parede ovariana ou a expulsão de um feto do útero.

Existem duas configurações básicas de alças de *feedback* negativo no sistema endócrino: uma alça de *feedback* **fisiológico controlada pela resposta** (chamada simplesmente *alça de feedback controlada pela resposta*) e uma alça de *feedback* **controlada pelo eixo endócrino** (Figura 38.2). A alça de *feedback* controlada pela resposta é observada nas glândulas endócrinas que controlam os níveis de glicose no sangue (células das ilhotas pancreáticas), os níveis de Ca^{++} e P_i no sangue (glândulas paratireoides, rins), a osmolaridade e o volume sanguíneos (hipotálamo/neuro-hipófise), e os níveis séricos de Na^+, K^+ e H^+ (zona glomerulosa do córtex adrenal e células atriais). Na configuração controlada pela resposta, a secreção de um hormônio é estimulada ou inibida por uma alteração no nível de um parâmetro extracelular específico (p. ex., um aumento no nível de glicose no sangue estimula a secreção de insulina). As alterações nos níveis hormonais levam a alterações nas características fisiológicas dos órgãos-alvo (p. ex., diminuição da gliconeogênese hepática, aumento da captação de glicose pelo músculo) que regulam diretamente o parâmetro (neste caso, o nível de glicose no sangue) em questão. A alteração no parâmetro (diminuição do nível de glicose no sangue) então inibe a secreção adicional do hormônio (*i. e.*, a secreção de insulina cai à medida que o nível de glicose no sangue diminui) Esse tipo de retroalimentação também envolve a resposta das células endócrinas a alterações no conteúdo dos lumens de outros sistemas de órgãos, particularmente do lúmen do trato gastrointestinal.

Grande parte do sistema endócrino é organizada em **eixos endócrinos**; cada eixo consiste em hipotálamo, hipófise e glândulas endócrinas periféricas (Figura 38.2). Assim, a alça de *feedback* controlada pelo eixo endócrino envolve uma configuração de três camadas. A primeira camada é constituída por **neurônios neuroendócrinos hipotalâmicos** que secretam **hormônios liberadores**. A secreção de hormônios liberadores estimula (ou, em alguns casos, inibe) a produção e a secreção de **hormônios tróficos** da hipófise (segundo nível). Os **hormônios tróficos** estimulam a produção e a secreção de hormônios das **glândulas endócrinas periféricas** (terceiro nível). Os hormônios produzidos perifericamente, tais como o hormônio tireóideo, o cortisol, os esteroides sexuais e o IGF-1 – normalmente têm ações **pleiotrópicas** (p. ex., vários efeitos) sobre diversos tipos de células. Além disso, esses hormônios produzidos perifericamente representam a principal alça de retroalimentação (*feedback*) que inibe a liberação de hormônios tróficos hipofisários e hormônios liberadores hipotalâmicos. Em contrapartida com o *feedback* controlado pela resposta, as respostas fisiológicas ao hormônio produzido perifericamente desempenham um papel apenas secundário na regulação do *feedback* nas alças de *feedback* controladas pelo eixo endócrino. Do ponto de vista clínico, as doenças endócrinas são descritas como **doenças primárias, secundárias ou terciárias** (p. ex., hipertireoidismo secundário, hipogonadismo terciário). A doença **primária** consiste em uma lesão na **glândula endócrina periférica**; a doença **secundária** consiste em uma lesão na **adeno-hipófise**; e a doença **terciária** consiste em uma lesão no **hipotálamo**.

Um aspecto importante dos eixos endócrinos é a capacidade de os sinais neuronais descendentes e ascendentes modularem a secreção dos hormônios liberadores do hipotálamo e, assim, controlar a atividade do eixo. Um importante *input* neuronal para liberar neurônios secretores de hormônios vem de outra região do hipotálamo, chamada **núcleo supraquiasmático (NSQ)**. Os neurônios do NSQ impõem um ritmo diário, chamado **ritmo circadiano**, sobre a secreção de hormônios liberadores do hipotálamo e os eixos endócrinos que controlam (Figura 38.3). Os neurônios do NSQ constituem um relógio circadiano intrínseco, como evidenciado pelo fato de que eles apresentam um pico espontâneo de atividade elétrica na mesma hora a cada 24 a 25 horas. O ciclo de 24 a 25 horas pode ser "**determinado**" pelo ciclo de luminosidade-escuridão normal do ambiente por meio de estímulos neurais especializados provenientes da retina (Figura 38.4). Sob condições constantes de claro e escuro, no

SEÇÃO 8 Fisiologia Endócrina

TABELA 38.1 Hormônios e seus locais de produção em adultos não gestantes.

Glândula	Hormônio
Hormônios sintetizados e secretados por glândulas endócrinas específicas	
Hipófise	Hormônio do crescimento (GH)
	Prolactina
	Hormônio adrenocorticotrófico (ACTH)
	Hormônio tireoestimulante (TSH)
	Hormônio foliculoestimulante (FSH)
	Hormônio luteinizante (LH)
Glândula tireoide	Tiroxina
	Tri-iodotironina
	Calcitonina
Glândulas paratireoides	Hormônio paratireóideo (HPT)
Ilhotas pancreáticas (tecidos endócrinos do pâncreas)	Insulina
	Glucagon
	Somatostatina
Glândula adrenal	Adrenalina
	Noradrenalina
	Cortisol
	Aldosterona
	Sulfato de deidroepiandrosterona (DHEAS)
Ovários	17β-Estradiol
	Progesterona
	Inibina
Testículos	Testosterona
	Hormônio antimülleriano (AMH)
	Inibina
Hormônios sintetizados em órgãos com uma função primária não endócrina	
Encéfalo (hipotálamo)	Hormônio antidiurético (HAD ou arginina-vasopressina)
	Oxitocina
	Hormônio liberador de corticotrofina (CRH)
	Hormônio liberador de tireotrofina (TRH)
	Hormônio liberador de gonadotrofina (GnRH)
	Hormônio liberador de hormônio do crescimento (GHRH)
	Somatostatina
	Dopamina
Encéfalo (glândula pineal)	Melatonina
Coração	Peptídeo natriurético atrial (ANP)
Rins	Eritropoietina
Tecido adiposo	Leptina
	Adiponectina
Estômago	Gastrina
	Somatostatina
	Grelina
Intestinos	Secretina
	Colecistoquinina
	Peptídeo semelhante ao glucagon 1 (GLP-1)
	Peptídeo semelhante ao glucagon 2 (GLP-2)
	Polipeptídeo inibidor gástrico (GIP)
	Motilina
Fígado	Fator de crescimento semelhante à insulina tipo I (IGF-1)
Hormônios produzidos em uma quantidade significativa por conversão periférica	
Pulmões	Angiotensina II
Rim	1,25-Di-hidroxivitamina D (vitamina D)
Tecido adiposo, glândulas mamárias, outros órgãos	17β-Estradiol
Fígado, glândula sebácea, outros órgãos	Testosterona
Pele genital, próstata, outros órgãos	5-Di-hidrotestosterona (DHT)
Muitos órgãos	Tri-iodotironina

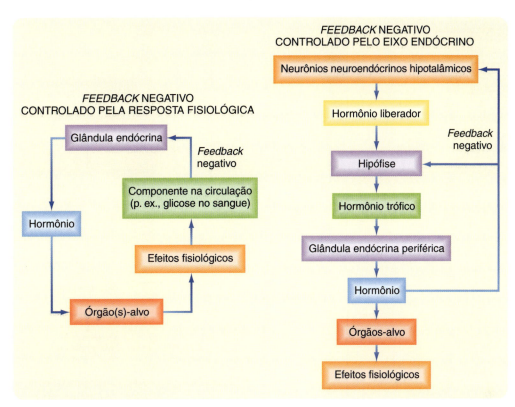

• **Figura 38.2** Alças de *feedback* negativo controladas pela resposta fisiológica e pelo eixo endócrino.

entanto, o relógio do NSQ torna-se "livremente funcionante" e deriva minimamente de um ciclo de 24 horas por dia.

A **glândula pineal** forma uma ligação neuroendócrina entre o NSQ e vários processos fisiológicos que requerem controle circadiano. Esta pequena glândula, localizada próxima ao hipotálamo, sintetiza o hormônio **melatonina** do neurotransmissor **serotonina**. A enzima limitadora da síntese de melatonina é a *N*-acetiltransferase. A quantidade e a atividade desta enzima na glândula pineal variam acentuadamente de maneira cíclica, o que explica a alça da secreção de melatonina e os seus níveis plasmáticos. A síntese de melatonina é inibida pela luz e marcadamente estimulada pela escuridão (Figura 38.4). Assim, a melatonina pode transmitir a informação de que a noite chegou, e então as funções do corpo são reguladas em conformidade. O *feedback* da melatonina ao NSQ ao amanhecer ou ao anoitecer também pode ajudar a evocar o arrastamento do dia-noite do relógio de 24 a 25 horas do NSQ. A melatonina tem inúmeras outras ações, incluindo induzir o sono.

Outro *input* importante para os neurônios hipotalâmicos e para a hipófise é o estresse, quer como **estresse sistêmico** (p. ex., hemorragia, inflamação) quer como **estresse de processamento** (p. ex., medo, ansiedade). O estresse médico ou cirúrgico grave sobrepõe-se ao relógio circadiano e provoca um padrão de liberação e metabolismo de hormônios persistente e exagerado que mobiliza combustíveis endógenos, como glicose e ácidos graxos livres, e aumenta a sua distribuição a órgãos essenciais. O crescimento e os processos reprodutivos, em contraste, são suprimidos. Além disso, as citocinas liberadas durante as respostas inflamatórias ou imunes, ou ambas, regulam diretamente a liberação de hormônios liberadores do hipotálamo e hormônios hipofisários.

Natureza química dos hormônios

Os hormônios são classificados bioquimicamente como **proteínas/peptídeos**, **catecolaminas**, **hormônios esteroides** ou **iodotironinas**.[1] A natureza química de um hormônio determina (1) como ele é sintetizado, armazenado e liberado; (2) como ele é transportado no sangue; (3) sua meia-vida biológica e modo de depuração; e (4) seu mecanismo de ação celular.

Proteínas/peptídeos

Os hormônios proteicos e peptídicos podem ser agrupados em moléculas estruturalmente relacionadas que são codificadas por famílias de genes. Os hormônios proteicos/peptídicos obtêm a sua especificidade a partir da sua sequência primária de aminoácidos e de modificações pós-translacionais, especialmente a glicosilação.

Como os hormônios proteicos/peptídicos são destinados à secreção fora da célula, a sua síntese e seu processamento são diferentes daqueles das proteínas destinadas a permanecer dentro da célula ou a serem adicionadas continuamente à membrana (Figura 38.5). Estes hormônios são sintetizados no polirribossomo como maiores pré-pró-hormônios ou pré-hormônios. Os peptídeos nascentes têm no seu domínio N-terminal um grupo de 15 a 30 aminoácidos chamado **peptídeo sinal**. O peptídeo sinal interage com uma partícula de ribonucleoproteína que, por fim, guia a cadeia peptídica em crescimento através de um poro na membrana do retículo endoplasmático localizado

---

[1] N.R.T.: Embora, nesta obra, a classificação de hormônios esteja separada em quatro categorias, a classificação mais conhecida agrupa as catecolaminas e as iodotironinas aqui descritas como "hormônios derivados da tirosina", ou "hormônios amínicos", ou "hormônios derivados de aminoácidos".

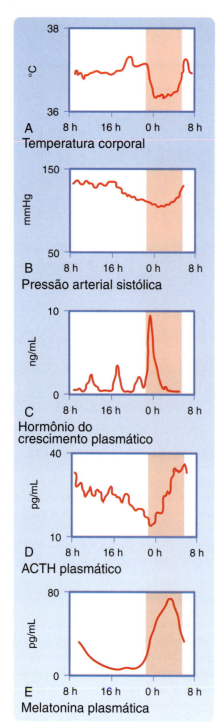

• **Figura 38.3** O marca-passo circadiano controla diversas funções endócrinas e corporais, cada uma com seu próprio horário diário. O aumento noturno da melatonina plasmática pode mediar outros padrões circadianos. ACTH, hormônio adrenocorticotrófico. (Dados de Schwartz WJ. *Adv Intern Med*. 1994; 38:81.)

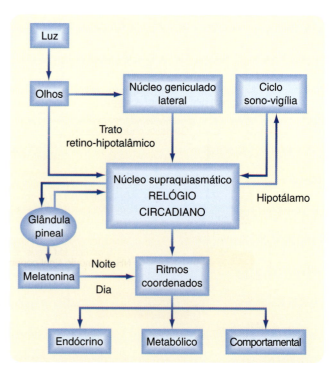

• **Figura 38.4** Origem dos ritmos circadianos na secreção das glândulas endócrinas, nos processos metabólicos e na atividade comportamental. (Modificada de Turek FW. *Recent Prog Horm Res*. 1994;49:43.)

na superfície cisternal (*i.e*, interna) da membrana reticular endoplasmática. A remoção do peptídeo sinal por uma **peptidase sinal** produz um hormônio ou pró-hormônio, o qual é então transportado das cisternas do retículo endoplasmático ao aparelho de Golgi, onde é empacotado em uma vesícula secretora ligada à membrana que é subsequentemente liberada para o citoplasma. A porção carboidrato das glicoproteínas é adicionada no aparelho de Golgi.

A maioria dos hormônios é produzida como **pró-hormônios**. Os pró-hormônios abrigam a sequência peptídica do hormônio ativo em sua sequência primária. No entanto, os pró-hormônios são inativos ou menos ativos e requerem a ação de endopeptidases para separar as sequências inativas vizinhas.

Os hormônios proteicos/peptídicos são armazenados na glândula como vesículas secretoras ligadas à membrana e são liberados por **exocitose** pela **via secretora regulada**. Assim, estes hormônios não são secretados continuamente. Em vez disso, são secretados em resposta a um estímulo por meio de um mecanismo de **acoplamento estímulo-secreção**. A exocitose regulada requer energia, Ca^{++}, citoesqueleto intacto (microtúbulos, microfilamentos) e a presença das proteínas de revestimento que liberam especificamente vesículas secretoras para a membrana celular. A ultraestrutura das células produtoras de hormônios proteicos é caracterizada por retículo endoplasmático rugoso e membranas de Golgi abundantes e pela presença de vesículas secretoras (Figura 38.6).

Os hormônios proteicos/peptídicos são solúveis nos líquidos corporais e, com as notáveis exceções dos IGFs e do hormônio de crescimento, circulam no sangue predominantemente em sua forma livre e, por conseguinte, têm meias-vidas biológicas curtas. Os hormônios proteicos/peptídicos são removidos do sangue por diversos processos, que consistem em: (1) degradação por ectoenzimas, (2) excreção pelo rim e/ou (3) endocitose e degradação lisossômica de complexos hormônios-receptores. (ver seção "Respostas celulares aos hormônios").

As proteínas/peptídeos são prontamente digeridas no trato gastrointestinal se administradas por via oral. Por conseguinte, devem ser administradas por injeção ou, no caso de peptídeos pequenos, via mucosa (sublingual ou intranasal). Como as proteínas/peptídeos não atravessam facilmente as membranas celulares, elas sinalizam por meio de receptores de membrana (Capítulo 3).

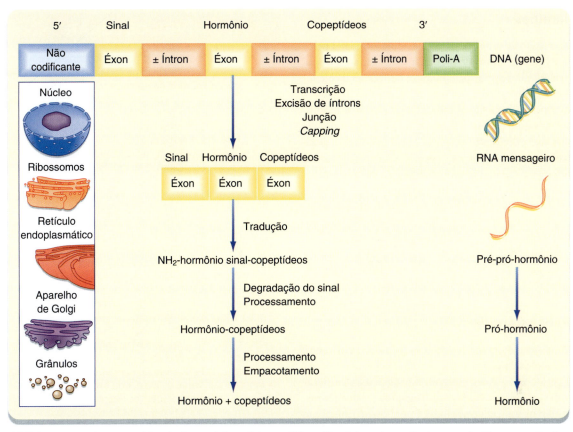

• **Figura 38.5** Representação esquemática da síntese de hormônios peptídicos. No núcleo, o transcrito de gene primário, uma molécula precursora do RNA mensageiro, sofre excisão de íntrons, junção de éxons, *capping* da extremidade 5′ e adição de poliadenilação (poli-A) na extremidade 3′. O resultante RNA mensageiro maduro entra no citoplasma, onde controla a síntese de uma sequência peptídica pré-pró-hormonal nos ribossomos. Neste processo, o sinal N-terminal é removido, e o resultante pró-hormônio é transferido vetorialmente ao retículo endoplasmático. O pró-hormônio sofre processamento e embalagem adicionais no aparelho de Golgi. Depois da clivagem final do pró-hormônio no interior dos grânulos, eles contêm o hormônio e os copeptídeos prontos para a secreção por exocitose. NH_2, amidogênio.

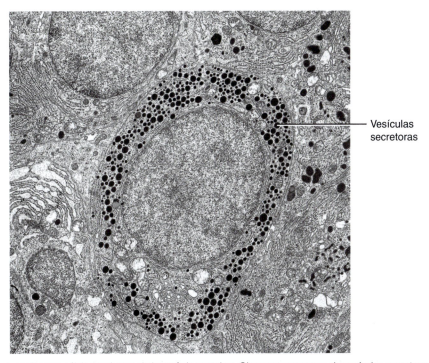

• **Figura 38.6** Ultraestrutura de uma célula produtora de hormônio proteico. Observe a presença de vesículas secretoras e do retículo endoplasmático rugoso na célula secretora de hormônio proteico. (De Kierszenbaum AL. *Histology and Cell Biology: An Introduction to Pathology*. 2nd ed. Philadelphia: Mosby; 2007.)

Catecolaminas

As catecolaminas são sintetizadas pela medula adrenal e pelos neurônios, e incluem a **noradrenalina**, a **adrenalina** e a **dopamina** (Figura 38.7). Os principais produtos hormonais da medula adrenal são a adrenalina e, em menor grau, a noradrenalina. As catecolaminas obtêm a sua especificidade por meio de modificações enzimáticas do aminoácido tirosina. As catecolaminas são armazenadas em vesículas secretoras que fazem parte da via secretora regulada. Elas são coembaladas com trifosfato de adenosina, Ca^{++} e proteínas chamadas **cromograninas**. As cromograninas atuam na biogênese das vesículas secretoras e na organização de componentes no interior das vesículas. As catecolaminas são solúveis no sangue e circulam soltas ou ligadas à albumina. Eles são semelhantes aos hormônios proteicos/peptídicos na medida em que não atravessam facilmente as membranas celulares e, portanto, produzem suas ações via receptores de membrana celular. As catecolaminas têm meias-vidas biológicas curtas (1 a 2 minutos).

Hormônios esteroides

Os hormônios esteroides são produzidos pelo **córtex adrenal, ovários, testículos** e **placenta**. Os hormônios esteroides dessas glândulas pertencem a cinco categorias: **progestinas, mineralocorticoides, glicocorticoides, androgênios** e **estrogênios**. As progestinas, os mineralocorticoides e os glicocorticoides são esteroides de 21 carbonos, enquanto os androgênios são esteroides de 19 carbonos e os estrogênios são esteroides de 18 carbonos (Tabela 38.2). Os hormônios esteroides também incluem o metabólito ativo da **vitamina D** (Capítulo 40), que é um secosteroide (*i.e.*, um dos anéis tem uma conformação aberta).

Os hormônios esteroides são sintetizados por uma série de modificações enzimáticas do colesterol, que tem um núcleo de quatro estruturas de anéis de carbono (Figura 38.8). As modificações enzimáticas do colesterol são de três tipos: hidroxilação, desidrogenação/redução e reações de liase. O objetivo destas modificações é produzir um derivado de colesterol que seja suficientemente único para ser reconhecido por um receptor específico. Assim, as progestinas se ligam ao **receptor de progesterona**, os mineralocorticoides se ligam ao **receptor mineralocorticoide**, os glicocorticoides se ligam ao **receptor glicocorticoide**, os androgênios se ligam ao **receptor de androgênios**, os estrogênios se ligam ao **receptor de estrogênios** e o metabólito ativo da vitamina D se liga ao **receptor de vitamina D**. A complexidade da ação do hormônio esteroide é aumentada pela expressão das várias formas de cada receptor. Além disso, existe algum grau de não especificidade entre os hormônios esteroides e os receptores aos quais se ligam. Por exemplo, os glicocorticoides se ligam ao receptor mineralocorticoide com elevada afinidade, e as progestinas, glicocorticoides e androgênios podem em até certo ponto interagir com os receptores de progesterona, glicocorticoide e androgênio. Conforme discutido mais adiante, os hormônios esteroides são hidrofóbicos e se difundem facilmente através das membranas celulares. Consequentemente, os receptores hormonais esteroides clássicos estão localizados intracelularmente e atuam regulando a expressão gênica. Há evidências crescentes da presença de receptores de hormônios esteroides de membrana plasmática e justamembranares que mediam ações rápidas e não genômicas de hormônios esteroides.[2]

As **células do tipo esteroidogênico** são definidas como células que podem converter o colesterol em pregnenolona, que é a primeira reação comum a todas as vias esteroidogênicas.

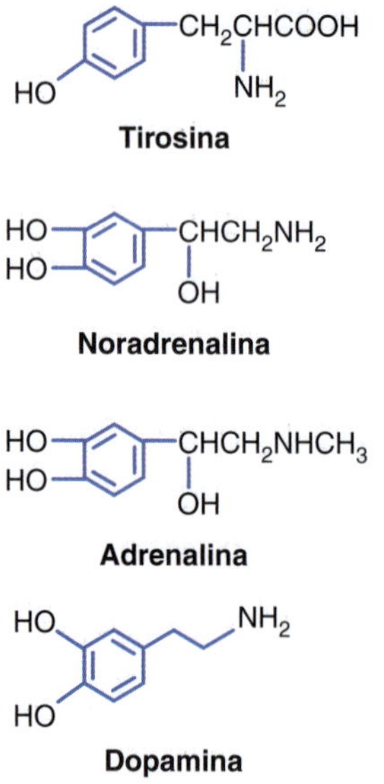

NO NÍVEL CELULAR

Os hormônios bioativos são produzidos a partir de pró-hormônios por clivagem proteolítica do pró-hormônio pelas **pró-hormônios** (também chamados **pró-proteínas**) **convertases**. Estas enzimas são expressas de uma maneira específica à célula. Por exemplo, as células produtoras de insulina (células beta) das ilhotas pancreáticas expressam PC1 e PC2. A insulina é produzida como pré-pró-insulina, clivada em pró-insulina no retículo endoplasmático e embalada em vesículas secretoras como pró-insulina. Quando na vesícula secretora, uma porção do centro da cadeia simples (peptídeo de ligação) é clivada sequencialmente por PC1 e PC2. A vesícula secretora madura contém e secreta quantidades equimolares de insulina e peptídeo de ligação. Às vezes, os pró-hormônios contêm a sequência de vários hormônios. Por exemplo, a proteína pró-opiomelanocortina (POMC) contém as sequências de aminoácidos do hormônio adrenocorticotrófico (ACTH) e dos hormônios estimuladores de melanócitos (MSH). As células hipofisárias expressam apenas PC1 e liberam apenas ACTH como um peptídeo bioativo. Em contrapartida, determinados tipos de células neuronais e queratinócitos expressam PC1 e PC2 e podem produzir MSH. Existem também pró-hormônios, chamados **poliproteínas**, que contêm várias cópias do mesmo peptídeo bioativo. Por exemplo, a sequência para o hormônio liberador de tireotrofina é repetida seis vezes no interior da sequência do hormônio liberador de pré-pró-tireotrofina. Identificaram-se mutações no PC1 em seres humanos que estão associadas a obesidade extrema na infância, defeitos na homeostase da glicose, baixos níveis de glicocorticoides, ausência de ciclos menstruais e hipogonadismo, e problemas na função gastrointestinal.

• **Figura 38.7** Estrutura química das catecolaminas.

---

[2]N.R.T.: As ações mais rápidas induzidas por hormônios esteroides é mediada por receptores na membrana celular, e essa resposta é conhecida como "ação não clássica" dos hormônios esteroides.

TABELA 38.2	Hormônios esteroides.			
Família	Número de carbonos	Hormônio específico	Local primário de síntese	Receptor primário
Progestina	21	Progesterona	Ovário Placenta	Receptor de progesterona
Glicocorticoide	21	Cortisol Corticosterona	Córtex adrenal	Receptor de glicocorticoide
Mineralocorticoide	21	Aldosterona 11-Desoxicorticosterona	Córtex adrenal	Receptor de mineralocorticoide
Androgênio	19	Testosterona Di-hidrotestosterona	Testículo	Receptor de androgênio
Estrogênio	18	17β-Estradiol Estriol	Ovário Placenta	Receptor de estrogênio

As células esteroidogênicas têm alguma capacidade de síntese de colesterol, mas muitas vezes obtém colesterol de lipoproteínas ricas em colesterol (lipoproteínas de baixa densidade e lipoproteínas de alta densidade). A pregnenolona é posteriormente modificada por várias reações enzimáticas. Em decorrência da sua natureza hidrofóbica, os hormônios esteroides e seus precursores podem deixar a célula esteroidogênica facilmente e, portanto, não são armazenados. Portanto, a esteroidogênese é regulada ao nível da captação, armazenamento e mobilização do colesterol e ao nível da expressão e atividade do gene da enzima esteroidogênica. Os esteroides não são regulados ao nível da secreção do hormônio pré-formado. Uma implicação clínica deste modo de secreção é que níveis elevados de precursores do hormônio esteroide são facilmente liberados para o sangue quando uma enzima esteroidogênica de determinada via está inativa ou ausente. A ultraestrutura das células esteroidogênicas é distinta da ultraestrutura das células secretoras de proteínas e catecolaminas. As enzimas esteroidogênicas se encontram dentro da membrana mitocondrial interna ou na membrana do retículo endoplasmático liso. Assim, as células esteroidogênicas normalmente contêm mitocôndrias extensas e retículo endoplasmático liso (Figura 38.9). Estas células contêm também gotículas lipídicas, que constituem uma reserva de ésteres de colesterol.

Uma característica importante da esteroidogênese é que os hormônios esteroides muitas vezes sofrem outras modificações (com exceção daqueles envolvidos na desativação e na excreção) depois de sua liberação da célula esteroidogênica original. Por exemplo, a síntese de estrogênio pelo ovário e pela placenta requer pelo menos dois tipos de células para completar a conversão do colesterol em estrogênio. Isto significa que uma célula secreta um precursor e uma segunda célula converte o precursor em estrogênio. Existe também uma considerável **conversão periférica** de hormônios esteroides ativos. Por exemplo, os testículos secretam pouco estrogênio. No entanto, os tecidos adiposos, musculares e outros expressam a enzima para converter a testosterona (um potente androgênio) em 17β-estradiol (um potente estrogênio). Assim, a produção global de determinado hormônio esteroide é equivalente à soma (1) da secreção deste hormônio esteroide por um tipo de célula esteroidogênica e a (2) da conversão periférica de outros esteroides no hormônio esteroide específico (Figura 38.10). A conversão periférica pode produzir (1) uma classe de hormônio mais ativo, mas

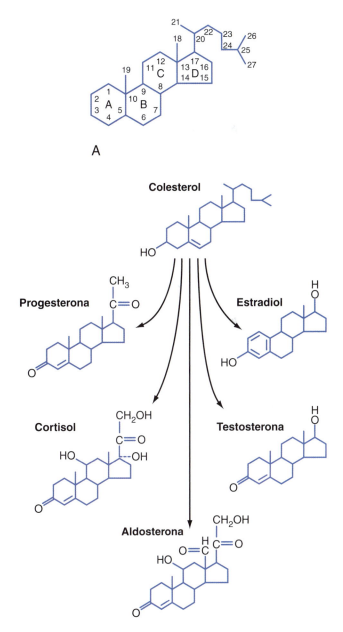

• **Figura 38.8 A.** Estrutura do colesterol, o precursor dos hormônios esteroides. **B.** Estrutura dos hormônios esteroides.

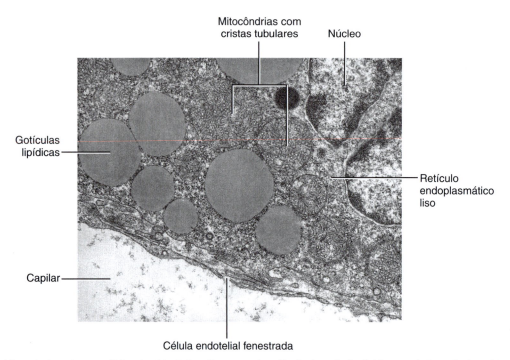

• **Figura 38.9** Ultraestrutura de uma célula esteroidogênica. Observe a abundância de gotículas lipídicas, retículo endoplasmático liso e mitocôndrias com cristas tubulares. (De Kierszenbaum AL. *Histology and Cell Biology: An Introduction to Pathology*. 2nd ed. Philadelphia: Mosby; 2007.)

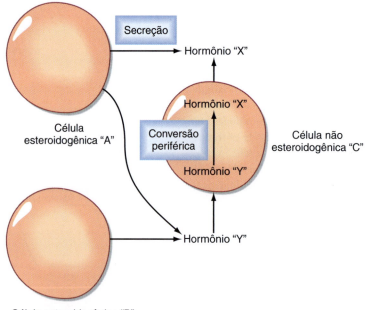

Produção total de hormônio "X" = secreção de hormônio "X" + conversão periférica do hormônio "Y" em hormônio "X"

• **Figura 38.10** Conversão periférica de hormônios esteroides.

semelhante (p. ex., conversão de 25-hidroxivitamina D em 1,25-di-hidroxivitamina D); (2) um hormônio menos ativo que pode ser reversivelmente ativado por outro tecido (p. ex., conversão de cortisol em cortisona nos rins seguida pela conversão de cortisona em cortisol no tecido adiposo abdominal); ou (3) uma classe diferente de hormônio (p. ex., conversão de testosterona em estrogênio). A conversão periférica de esteroides desempenha um papel importante em vários distúrbios endócrinos (Capítulos 43 e 44).

Em decorrência da sua natureza não polar, os hormônios esteroides não são facilmente solúveis no sangue. Portanto, os hormônios esteroides circulam ligados a **proteínas de transporte**, tais como a albumina, mas também a proteínas de transporte específicas denominadas **globulina ligadora de hormônios sexuais** e **globulina ligadora de corticoesteroides** (ver seção "Transporte de hormônios na circulação"). A excreção de hormônios do corpo normalmente envolve modificações de inativação seguidas pela **conjugação por glicuronídeo ou**

sulfato no fígado, que é frequentemente acoplada à excreção biliar. Estas modificações também aumentam a solubilidade em água do esteroide e diminuem a sua afinidade a proteínas de transporte, possibilitando, assim, que o hormônio esteroide inativado seja excretado pelos rins. Os compostos esteroides são absorvidos com bastante facilidade no trato gastrointestinal e, portanto, podem ser administrados por via oral.

Iodotironinas

Os hormônios tireoidianos são iodotironinas (Figura 38.11) que são produzidas pelo acoplamento de resíduos de tirosina iodados por meio de uma ligação éter. Sua especificidade é determinada pela estrutura da tironina, bem como por onde a tironina é iodada. Os hormônios tireoidianos cruzam membranas celulares por meio de sistemas de transporte. Eles são armazenados extracelularmente na tireoide como parte integrante da molécula de glicoproteína tiroglobulina. Os hormônios tireoidianos são moderadamente solúveis em sangue e líquidos aquosos, e são transportados no sangue ligados (> 99%) a proteínas de ligação ao soro. Uma das principais proteínas de transporte é a **globulina ligadora de hormônio tireoidiano**. Os hormônios tireoidianos têm meia-vida longa (7 dias para a tiroxina e 18 horas para a tri-iodotironina). Os hormônios tireoidianos são semelhantes aos hormônios esteroides na medida em que o receptor dos hormônios tireoidianos é intracelular e atua como um fator de transcrição. Na verdade, os **receptores de hormônio tireoidiano** pertencem à mesma família de genes que inclui os receptores de hormônios esteroides e receptores de vitamina D. Os hormônios tireoidianos podem ser administrados por via oral; a quantidade absorvida intacta é suficiente para que este seja um modo eficaz de tratamento.

Transporte de hormônios na circulação

Uma fração significativa dos hormônios esteroides e tireoidianos é transportada no sangue e está ligada a proteínas plasmáticas que são produzidas sob controle hepático. Os hormônios proteicos e polipeptídicos geralmente são transportados livres no sangue. As concentrações de hormônios ligados, hormônios livres e proteínas plasmáticas de transporte estão em equilíbrio. Se os níveis de hormônio livre caem, as proteínas de transporte liberam hormônio. Esta relação pode ser expressa da seguinte maneira:

Equação 38.1

$$[H] \times [P] = [HP] \ ou \ K = [H] \times [P]/[HP]$$

em que [H] = concentração de hormônio livre, [P] = concentração de proteína plasmática de transporte, [HP] = concentração de hormônio ligado e K = constante de dissociação.

O hormônio livre é a forma biologicamente ativa para ação no órgão-alvo, controle de *feedback* e depuração por captação e metabolismo celular. Como consequência, quando se avalia o *status* hormonal, às vezes deve-se determinar os níveis de hormônios livres além dos níveis de hormônios totais. Isto é particularmente importante porque a produção das proteínas transportadoras de hormônios é modulada por alterações endócrinas e doenças.

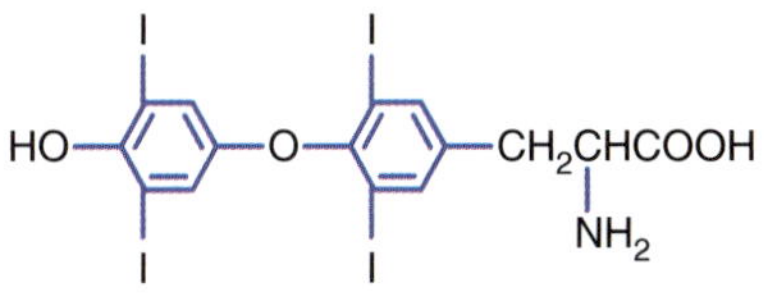

3,5,3′5′-Tetraiodotironina (tiroxina ou T_4)

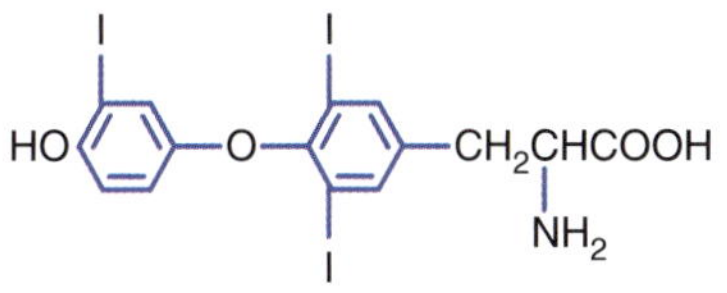

3,5,3′-Tri-iodotironina (T_3)

● **Figura 38.11** Estrutura dos hormônios tireoidianos, as iodotironinas.

As proteínas de ligação atendem a vários fins. Elas prolongam a meia-vida circulante do hormônio. Muitos hormônios prontamente atravessam as membranas celulares e entram nas células ou são excretados pelos rins se não estiverem ligados a proteínas. O hormônio ligado constitui um reservatório de hormônio e pode servir para tamponar alterações agudas na secreção hormonal. Alguns hormônios, como os esteroides, são moderadamente solúveis no sangue, e a ligação com proteínas facilita o seu transporte.

Respostas celulares aos hormônios

Os hormônios são também chamados **ligantes**, no contexto da ligação ligante-receptor, e de **agonistas**, pelo fato de sua ligação ao receptor ser transduzida em uma resposta celular. Os **antagonistas** de receptores normalmente se ligam a um receptor e bloqueiam-no em um estado inativo, no qual o receptor é incapaz de induzir uma resposta celular. A perda ou inativação de um receptor resulta em **resistência hormonal**. A ativação constitutiva de um receptor leva a uma ativação de processos celulares não regulada e independente de hormônios.

Os hormônios regulam essencialmente todos os aspectos importantes da função celular em cada sistema orgânico. Os hormônios controlam o crescimento das células, determinando, por fim, o seu tamanho e competência para a divisão celular. Os hormônios regulam a diferenciação das células e a sua capacidade de sobreviver ou sofrer morte celular programada. Eles influenciam o metabolismo celular, a composição iônica dos líquidos corporais e o potencial da membrana celular. Os hormônios coordenam vários eventos complexos associados ao citoesqueleto, tais como a forma da célula, a migração, a divisão, a exocitose, a reciclagem/endocitose e a adesão célula-célula e célula-matriz. Os hormônios regulam a expressão e a função das proteínas citosólicas e de membrana, e um hormônio específico pode determinar o nível de seus próprios receptores ou dos receptores de outros hormônios.

Embora os hormônios possam exercer um controle pleiotrópico coordenado sobre vários aspectos da função celular, determinado hormônio não regula todas as funções de um tipo de célula. Em vez disso, um único hormônio controla um subconjunto de funções celulares apenas nos tipos celulares que expressam receptores para esse hormônio. Assim, a expressão seletiva do receptor determina quais células respondem a determinado hormônio. Além disso, o estado diferenciado de uma célula determina como ela responde a um hormônio. Deste modo, a especificidade das respostas hormonais reside na estrutura do próprio hormônio, no receptor para o hormônio e no tipo de célula na qual o receptor é expresso. As concentrações séricas de hormônio normalmente são extremamente baixas (10^{-11} a 10^{-9} mol/L). Portanto, um receptor deve ter alta afinidade, bem como especificidade, ao seu hormônio cognato.

Como a ligação hormônio-receptor é transduzida em uma resposta celular? A ligação hormonal a um receptor induz alterações na conformação do receptor. Essas mudanças são coletivamente chamadas **sinal**. O sinal é transduzido para a ativação de um ou mais **mensageiros intracelulares**. As moléculas do mensageiro então se ligam às **proteínas efetoras**, que por sua vez modificam funções celulares específicas. A combinação de ligação hormônio-receptor (sinal), ativação de mensageiros (transdução) e regulação de uma ou mais proteínas efetoras é chamada **via de transdução do sinal** (também chamada simplesmente **via de sinalização**), e seu desfecho é chamado **resposta celular**. As vias de sinalização normalmente são caracterizadas pelas seguintes propriedades:

1. Vários passos hierárquicos dos quais as proteínas efetoras "a jusante" são dependentes e conduzidas por receptores, transdutores e proteínas efetoras "a montante". Isto significa que a perda ou inativação de um ou mais componentes dentro da via leva a uma resistência geral ao hormônio, ao passo que a ativação constitutiva ou superexpressão de componentes pode estimular uma via de maneira não regulada.
2. Amplificação da ligação inicial hormônio-receptor. A amplificação pode ser tão grande que a resposta máxima a um hormônio é alcançada quando o hormônio se liga a uma pequena porcentagem de receptores.
3. Ativação de várias vias, ou pelo menos a regulação de várias funções celulares, a partir de um evento de ligação hormônio-receptor. Por exemplo, a ligação da insulina ao seu receptor ativa três vias de sinalização separadas. Mesmo em vias bastante simples (p. ex., ativação do glucagon pela adenilato ciclase), eventos divergentes a jusante possibilitam a regulação de várias funções (p. ex., ativação pós-translacional da glicogênio fosforilase e aumento da transcrição do gene fosfoenolpiruvato carboxiquinase).
4. Antagonismo por reações de *feedback* negativo constitutivas e reguladas. Isto significa que um sinal é amortecido ou encerrado (ou ambos) por reações opostas e que a perda ou ganho de função dos componentes opostos pode causar a ativação independente de hormônio de uma via específica ou resistência hormonal.

Conforme discutido no Capítulo 3, os hormônios sinalizam para as células por meio de receptores de membrana ou receptores intracelulares. Os receptores de membrana têm efeitos rápidos sobre processos celulares (p. ex., atividade enzimática, rearranjo citoesquelético) que são independentes da síntese de uma nova proteína. Os receptores de membrana também podem regular rapidamente a expressão de genes por meio de quinases móveis (p. ex., proteínas quinases dependentes da adenosina monofosfato cíclico [PKA], proteínas quinases ativadas por mitógenos [MAPK]) ou fatores de transcrição solúveis (p. ex., transdutor de sinal e ativador de proteínas de transcrição [STAT], *mothers against decapentaplegic* [SMAD1]). Os hormônios esteroides têm efeitos mais lentos e de longo prazo que envolvem a remodelação da cromatina e mudanças na expressão gênica. Evidências crescentes indicam que os hormônios esteroides também têm efeitos rápidos e não genômicos, mas essas vias ainda estão sendo elucidadas.

A presença de um receptor funcional é um requisito absoluto para a ação hormonal, e a perda de um receptor produz essencialmente os mesmos sintomas que a perda de hormônio. Além do receptor, existem vias bastante complexas envolvendo diversos mensageiros intracelulares e proteínas efetoras. Consequentemente, podem surgir doenças endócrinas pela expressão anormal ou atividade anormal, ou ambas, de qualquer um destes componentes da via de transdução do sinal. Por fim, os sinais hormonais podem ser encerrados de várias maneiras, tais como a internalização do hormônio/receptor, a fosforilação/desfosforilação, a destruição proteossomal do receptor e a produção de inibidores do *feedback*.

NA CLÍNICA

As doenças endócrinas podem ser categorizadas de maneira ampla como hiperfunção ou hipofunção de uma via hormonal específica. A hipofunção pode ser causada pela falta do hormônio ativo ou pela **resistência hormonal** como resultado da inativação de receptores hormonais ou defeitos pós-receptor. A **síndrome de feminização testicular** é uma forma drástica de resistência hormonal em que o receptor de androgênio é mutado e não pode ser ativado pelos androgênios. Nos pacientes em que o diagnóstico não é feito antes da puberdade, o testículo torna-se hiperestimulado por causa da anulação do *feedback* negativo entre o testículo e a hipófise. Os níveis aumentados de androgênio não têm efeito biológico direto como resultado do defeito no receptor. No entanto, os androgênios são convertidos perifericamente em estrogênios. Assim, os indivíduos afetados são geneticamente machos (*i. e.*, 46, XY), mas têm um fenótipo externo fortemente feminizado, uma identidade sexual feminina e, geralmente, uma preferência sexual por homens (*i. e.*, heterossexual em relação à identidade sexual). O tratamento envolve a remoção dos testículos hiperestimulados (que se encontram no abdome e constituem um risco de câncer), tratamento de reposição de estrogênio, e aconselhamento para o paciente e, se existente, para o parceiro/cônjuge a fim de abordar a infertilidade e o sofrimento social/psicológico.

Pontos-chave

1. A sinalização endócrina envolve (1) a secreção regulada de uma molécula de sinalização extracelular, chamada *hormônio*, no líquido extracelular; (2) a difusão do hormônio para a vasculatura e a circulação pelo corpo; e (3) a difusão do hormônio do compartimento vascular para o espaço extracelular e a ligação a um receptor específico dentro das células de um órgão-alvo.

2. O sistema endócrino é composto pelo tecido endócrino do pâncreas, glândulas paratireoides, hipófise, glândula tireoide, glândulas adrenais e gônadas (testículos ou ovários).

3. O *feedback* negativo representa um importante mecanismo de controle que confere estabilidade aos sistemas endócrinos. Os ritmos hormonais são impostos em alças de *feedback* negativo.

4. Os hormônios proteicos/peptídicos são produzidos em ribossomos e armazenados nas células endócrinas de grânulos secretores ligados à membrana. Normalmente, eles não cruzam as membranas celulares prontamente e agem por meio de receptores associados à membrana celular.

5. As catecolaminas são sintetizadas no citosol e nos grânulos secretórios, e não atravessam facilmente as membranas celulares. Elas atuam por meio de receptores associados à membrana celular.

6. Os hormônios esteroides não são armazenados em tecidos e geralmente cruzam as membranas celulares com relativa facilidade. Eles atuam por meio de receptores intracelulares.

7. Os hormônios tireoidianos são sintetizados em células foliculares e armazenados no coloide folicular ligados à tireoglobulina. Atravessam as membranas celulares e se associam aos receptores nucleares.

8. Alguns hormônios atuam por meio de receptores de membrana, e suas respostas são mediadas por vias de rápida sinalização intracelular.

9. Outros hormônios se ligam aos receptores nucleares e atuam regulando diretamente a transcrição gênica.

39

Regulação Hormonal do Metabolismo Energético

OBJETIVOS DO APRENDIZADO

Após a conclusão deste capítulo, o estudante será capaz de responder às seguintes questões:

1. Explicar os diferentes requisitos de substratos energéticos e sua utilização pelas diferentes células durante a fase digestória em oposição às fases interdigestória e de jejum.
2. Integrar a estrutura, a síntese e a secreção de insulina com os substratos energéticos circulantes, especialmente a glicose.
3. Utilizar as diferentes vias de sinalização reguladas pela insulina para ligar a insulina aos seus efeitos celulares em nível molecular.
4. Integrar a estrutura, a síntese e a secreção de glucagon com os níveis circulantes de substratos energéticos, insulina e catecolaminas.
5. Mapear e integrar as ações da insulina na utilização e armazenamento da glicose, ácidos graxos livres (AGLs) e aminoácidos (AAs) pelos hepatócitos, músculo esquelético e adipócitos durante a fase digestória.
6. Mapear e integrar as ações dos hormônios contrarregulatórios (glucagon, catecolaminas) na utilização e preservação da glicose e na utilização de AGLs e AAs pelos hepatócitos, músculo esquelético e adipócitos durante as fases interdigestória e de jejum.
7. Integrar as mudanças na utilização de substratos energéticos e na sinalização hormonal nos hepatócitos durante as fases interdigestória e de jejum que possibilitam e promovem a produção de glicose hepática e a cetogênese.
8. Comparar as vias de sinalização que têm ações orexigênicas e anorexigênicas por meio do hipotálamo.
9. Relacionar as diversas doenças relacionadas com o metabolismo, especialmente as causadas pela ausência absoluta ou relativa de insulina e pela obesidade.

Oferta e demanda contínuas de energia: o desafio

O corpo humano contém aproximadamente 40 trilhões de células, não incluindo as aproximadamente 40 trilhões de células não humanas que compõem a microbiota humana. Todas estas células devem desempenhar continuamente o seu **trabalho** para que se permaneça vivo. Este trabalho inclui a manutenção da composição celular e da integridade estrutural, juntamente com a síntese e a degradação (*i. e.*, a renovação) de macromoléculas e

organelas. Ele também envolve as funções das células que contribuem para o corpo humano como um todo (p. ex., contração das fibras musculares do diafragma). Exige-se um trabalho adicional das células quando o corpo humano está envolvido em uma variedade de atividades, incluindo (mas não limitado a) trabalhos manuais, exercícios e brincadeiras ao ar livre; crescimento do corpo e maturação dos sistemas reprodutivos na puberdade; gestação e lactação; combate a uma infecção ou câncer; e cicatrização de tecidos/órgãos danificados (p. ex., a cura depois de uma cirurgia). Em média, a **taxa metabólica de repouso** (também conhecida como "taxa metabólica basal") de um adulto relaxado, acordado, estacionário e saudável representa cerca de 70% de seu gasto energético total diário (Figura 39.1).

Para realizar este trabalho, as células precisam de **substratos energéticos**, com a capacidade de convertê-los em energia química potencial sob a forma de **trifosfato de adenosina (ATP)**. As células, então, convertem a energia dentro do ATP em trabalho químico e mecânico (Figura 39.1). Isto significa que a necessidade de ATP é imediata e interminável, e, consequentemente, todas as células vivas devem sintetizar ATP continuamente. Na verdade, os seres humanos produzem aproximadamente o equivalente ao seu peso corporal em ATP diariamente. Isso exige que o corpo forneça combustível continuamente de alguma maneira a todas as células. Todo o substrato energético se origina da dieta, mas os seres humanos não comem de maneira interrupta durante o dia todo. *Assim, a constante demanda das células por substratos energéticos para produzir ATP e realizar trabalhos é pareada a uma ingestão intermitente de nutrientes.* As fontes de energia derivadas da dieta são oxidadas a ATP; entretanto, para manter a produção de ATP quando não nos alimentamos por um certo período de tempo (p. ex., durante o sono), alguns nutrientes são armazenados para uso futuro.

Na tentativa de entender o metabolismo energético, é importante organizar os conceitos em torno do seguinte:

1. *Fontes de energia* (*Figura 39.1*). Nossa dieta inclui formas tanto monoméricas quanto poliméricas (estas últimas são convertidas em formas monoméricas durante os processos de digestão e de absorção) dos seguintes compostos: (1) **monossacarídeos**, incluindo **glicose**, frutose e galactose; (2) **ácidos graxos livres de cadeia longa** (referidos neste capítulo simplesmente como **AGLs**); e (3) **aminoácidos (AAs)**. O quarto tipo geral de combustível compreende os **corpos cetônicos** (CCs), que estão, em grande parte, ausentes na dieta. Em vez

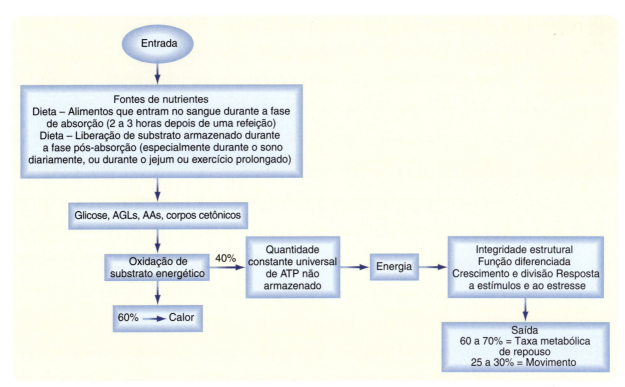

• **Figura 39.1** Visão geral do metabolismo energético. AA, aminoácidos; AGLs, ácidos graxos livres.

disso, os CCs são produzidos pelos hepatócitos por meio da cetogênese (reação 14 na Figura 39.3B), usando AGLs e **AAs cetogênicos**, ambos os quais se tornam abundantes durante a fase de jejum. A dieta também inclui outras fontes de energia, como o **etanol**.

2. *Fases metabólicas*. As fases metabólicas se referem às diferenças horárias e diárias no uso de substratos e no metabolismo energético, que são ditadas, em grande parte, pela abundância ou escassez de determinados nutrientes e orquestradas por hormônios específicos à fase. Em geral, existem três fases metabólicas (Figura 39.2): (1) a **fase digestória** ou **absortiva**, que ocorre durante as 2 a 3 horas que leva para digerir uma refeição; (2) a **fase interdigestória** ou **pós-absortiva**, que normalmente ocorre entre as refeições; e (3) a **fase de jejum**, que mais comumente ocorre entre o último lanche antes de deitar e o café da manhã. (Na verdade, os médicos se referem a um valor sanguíneo como "de jejum" – por exemplo, "glicose sanguínea em jejum" – se o paciente se abstiver de comer depois da meia-noite e tiver seu sangue coletado por volta de 8 horas da manhã. O **jejum prolongado** e a **fome** são formas mais extremas de jejum.) O **esforço físico**, que impõe maior demanda energética, é outro tipo de fase metabólica que ocorre com alguma frequência e regularidade em alguns indivíduos. Este capítulo compara principalmente como o metabolismo difere entre a **fase digestória** e a **fase de jejum**, e como diferentes hormônios orquestram essas diferenças metabólicas.

3. *Ações metabólicas dos hepatócitos, adipócitos e miócitos esqueléticos*. Todas as células estão envolvidas no metabolismo energético, mas estes três tipos de células têm um impacto profundo sobre o metabolismo do corpo todo. Durante a fase digestória, os **hepatócitos**, os **miócitos esqueléticos** e os **adipócitos** atuam,

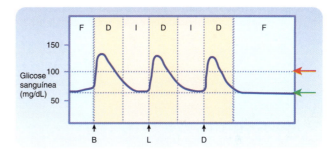

• **Figura 39.2** Níveis sanguíneos de glicose durante as três fases metabólicas: D, fase digestória; F, fase de jejum; I, fase interdigestória. B, café da manhã; D, jantar; L, almoço. A *seta vermelha* indica o limite superior para a glicose normal em jejum; a *seta verde* indica o limite inferior para a glicose normal em jejum.

em grande parte, independentemente uns dos outros. Em contrapartida, as ações desses três tipos de células tornam-se altamente integradas durante a fase de jejum, de modo a manter níveis de glicemia adequados e, ao mesmo tempo, fornecer substratos energéticos alternativos para cada tipo de célula. As principais características relacionadas com o metabolismo desses três tipos de células estão listadas na Tabela 39.1.

4. *Níveis de glicemia*. As células que não têm mitocôndrias ou que apresentam um número muito pequeno dessas organelas (p. ex., eritrócitos, células da lente do olho) dependem absolutamente da glicose para obter energia. Além disso, o sistema nervoso central (SNC) só pode utilizar a glicose para a produção de ATP em condições normais. Assim, nas fases interdigestória e de jejum, a manutenção do nível de glicemia acima de determinado limiar mínimo é absolutamente necessária para evitar sintomas relacionados com o SNC, que começam por aqueles causados por uma resposta autonômica

TABELA 39.1 — Destino dos nutrientes durante as fases digestória e de jejum.

	Hepatócitos	Adipócitos	Miócitos esqueléticos
Glicose, fase de alimentação	• Utilização para a produção de ATP • Armazenamento como glicogênio • LDN	• Aumento da absorção pela GLUT4 • Utilização para a produção de ATP • Utilização para produção de G3P	• Aumento da absorção pela GLUT4 (maior impacto na tolerância à glicose) • Utilização para a produção de ATP • Armazenamento como glicogênio
Glicose, fase de jejum	• Quebra do glicogênio e liberação de glicose no sangue • Nova síntese de glicose a partir de precursores pequenos e liberação no sangue • Uso de substratos alternativos para a produção de ATP	• Diminuição na absorção pela GLUT4 • Uso de substratos energéticos alternativos	• Diminuição na absorção pela GLUT4 • Uso de substratos energéticos alternativos • Quebra do glicogênio e uso da glicose intracelularmente (sem exportação), especialmente durante o exercício
AGL/TG, fase de alimentação	• Produção de AGLs a partir da glicose pela LDN • Esterificação dos AGLs em TGs intra-hepáticos • Absorção de quilomícrons remanescentes	• Lipólise de quilomícrons e absorção de AGLs • Esterificação dos AGLs em TG de armazenamento • Inibição da lipólise do TG armazenado	• Envolvimento mínimo
AGL/TG, fase de jejum	• Utilização para a produção de ATP • Utilização para produção de CCs • Compilação de TG em VLDL • Secreção de VLDL	• Liberação de AGLs dos estoques de TG • Utilização para a produção de ATP	• Utilização para a produção de ATP
AAs, fase de alimentação	• Utilização para várias vias anabólicas	• Utilização para várias vias anabólicas	• Utilização para várias vias anabólicas
AAs, fase de jejum	• Utilização para a gliconeogênese • Utilização para a cetogênese	• Proteólise e liberação de AAs	• Proteólise e liberação de AAs
CCs, fase de alimentação	• Deve estar ausente	• Deve estar ausente	• Deve estar ausente
CCs, fase de jejum	• Síntese a partir de AGLs e alguns aminoácidos • Não podem ser utilizados para a produção de ATP	• Utilização para a produção de ATP	• Utilização para a produção de ATP

AA, aminoácido; AGL, ácido graxo livre; ATP, trifosfato de adenosina; CC, corpo cetônico; G3P, glicerol-3-fosfato; LDN, lipogênese *de novo*; TG, triglicerídeos; VLDL, lipoproteína de muito baixa densidade.

ativada pela hipoglicemia (p. ex., náusea, sudorese, arritmias cardíacas). Se o nível de glicemia continuar caindo, pode ocorrer progressão para sintomas causados por neuroglicopenia (p. ex., disfunção cognitiva, perda da função motora coordenada e, em última análise, até mesmo coma e morte). Isso significa que o metabolismo corporal total durante as fases interdigestória e de jejum precisa enfrentar o desafio de manter um nível de glicemia acima de 60 mg/dL (Figura 39.2, *seta verde*).

5. Em contrapartida, os níveis de glicemia precisam ser mantidos abaixo de um limiar superior (Figura 39.2, *seta vermelha*). Isso é necessário pelo fato de a glicose ser uma molécula bastante reativa. Níveis elevados de glicose no sangue levam a níveis elevados de glicose intracelular em muitas células, que, por sua vez, liga-se de forma covalente e não enzimaticamente a proteínas e outras moléculas, comprometendo, assim, a sua configuração, meia-vida e função (ver boxe Na clínica – Glicotoxicidade nos microvasos).

6. *Insulina e hormônios contrarreguladores.* Durante a fase digestória, o metabolismo é orquestrado quase que inteiramente pela **insulina**. Durante a fase de jejum, a insulina cai a níveis baixos, e isso isoladamente possibilita algumas das adaptações metabólicas durante o jejum. Além disso, o **glucagon** e as

catecolaminas (adrenalina, noradrenalina) estimulam vias metabólicas que integram a resposta do corpo à ausência de nutrientes ingeridos e absorvidos. Estes hormônios são chamados *hormônios contrarreguladores* com base na sua oposição à insulina. O hormônio do crescimento (Capítulo 41) e o cortisol (Capítulo 43) também contribuem um pouco para o metabolismo na fase de jejum.

Visão integrada do metabolismo energético

Os objetivos básicos da fase digestória (Tabela 39.1) incluem:

1. **Utilização da glicose**, de modo a evitar períodos prolongados de elevados níveis de glicemia (Figura 39.2; *seta vermelha*).
2. **Síntese e armazenamento de polímeros energéticos** (glicogênio, triglicerídeos, proteínas), que podem ser acessados como fontes de energia durante a fase de jejum.
3. **Anabolismo geral** para manter a integridade molecular das células.

As vias metabólicas que realizam esses objetivos são impulsionadas pela **insulina**, que é o principal hormônio da fase digestória.

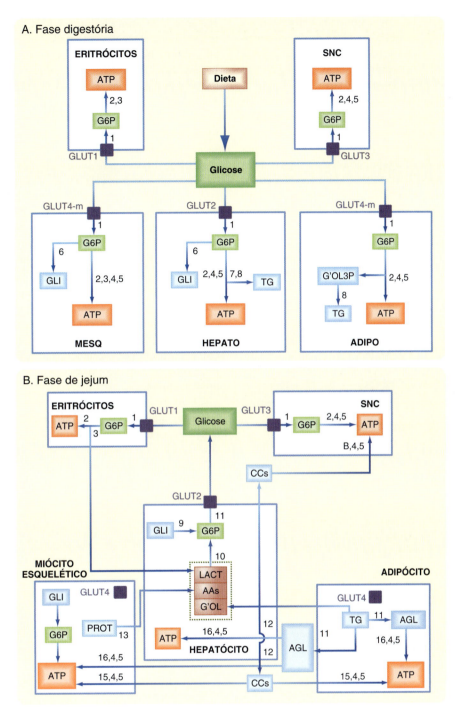

• **Figura 39.3 A.** Visão geral da utilização da glicose durante a fase digestória. Transportadores GLUT1, GLUT2, GLUT3, GLUT4 funcional localizado na membrana celular (GLUT4-m). Tipos de células: adipócito; neurônios do sistema nervoso central e células da glia (SNC); hepatócito; eritrócitos; miócito esquelético. Metabólitos: G6P, glicose-6-fosfato; GLI, glicogênio; G'OL3P, glicerol-3-fosfato; TG, triglicerídeo. Reações/vias metabólicas: 1, hexoquinase/glicoquinase; 2, glicólise; 3, lactato desidrogenase; 4, ciclo do TCA ± piruvato desidrogenase; 5, fosforilação oxidativa; 6, síntese de glicogênio; 7, lipogênese *de novo*; 8, esterificação de AGLs em G'OL3P para formar TG. **B.** Visão geral do metabolismo energético durante a fase de jejum. Transportadores GLUT: ver legenda da Figura 39.3A mais: GLUT4 inativa de localização intracelular (GLUT4-i). Tipos de células: ver legenda para Figura 39.3A. Metabólitos: ver legenda da Figura 39.3A mais: AAs, aminoácidos; AGL, ácido graxo livre; G'OL, glicerol; CCs, corpos cetônicos; LACT, lactato; PROT, proteína. Reações/vias metabólicas: ver legenda da Figura 39.3A mais: 9, glicogenólise; 10, gliconeogênese; 11, G-6-fosfatase; 12, lipólise; 13, proteólise; 14, cetogênese; 15, cetólise; 16, β-oxidação.

Fase digestória

Durante a fase digestória, os nutrientes absorvidos são repartidos e utilizados para diferentes fins. A **glicose** é o principal combustível utilizado para a produção de energia (*i. e.*, produção de ATP) durante a fase digestória (consultar Figura 39.3A para as vias enzimáticas). A glicose é considerada um substrato universal na medida em que a maior parte das células pode realizar o seguinte:

1. Importar glicose via transportadores bidirecionais facilitadores GLUT1, GLUT2, GLUT3 e GLUT4.

SEÇÃO 8 Fisiologia Endócrina

2. "Aprisionar" e "ativar" a glicose importada convertendo-a em glicose-6-fosfato (G6P) pela atividade de uma ou mais hexoquinases (via 1). A G6P não é capaz de passar pelos transportadores GLUT ("aprisionamento") e é agora um substrato para várias vias enzimáticas ("ativação").

3. Metabolizar a G6P em piruvato pela via glicolítica, que produz uma pequena quantidade de ATP sem requerer mitocôndrias ou O_2 (via 2). As células sem mitocôndrias fermentam o piruvato em lactato (via 3) e exportam o lactato para o LEC. Em contrapartida, a maioria das células importa o piruvato das mitocôndrias, converte-o em acetil CoA pela piruvato desidrogenase e, em seguida, condensa a acetil CoA com o oxaloacetato para formar o citrato. O citrato é ciclado pelo ciclo do ácido tricarboxílico (TCA) de volta em oxaloacetato (via 4). Este metabolismo do piruvato pelo ciclo do TCA libera CO_2 como resíduo e produz trifosfato de guanosina (GTP), juntamente com hidreto dinucleotídico de adenina flavina ($FADH_2$) e hidreto dinucleotídico de adenina nicotina (NADH). O $FADH_2$ e o NADH são utilizados pelo sistema de transporte de elétrons e pela fosforilação oxidativa para, por fim, produzir quantidades relativamente grandes de ATP por meio de um processo que é absolutamente dependente do O_2 (via 5).

NA CLÍNICA

Glicotoxicidade nos microvasos

O endotélio da microvasculatura do rim e da retina, bem como o endotélio do *vasa nervorum* (vasos sanguíneos que nutrem os nervos) do sistema nervoso autônomo, é particularmente sensível à hiperglicemia. A glicemia cronicamente elevada leva a níveis intracelulares patologicamente elevados de glicose nestas células endoteliais, resultando em alterações na estrutura de proteínas e lipídeos, estresse oxidativo e alteração nas vias de sinalização. Estes danos, chamados coletivamente **glicotoxicidade**, provocam alterações patológicas nos componentes intracelulares e de membrana, bem como nas moléculas secretadas que sinalizam e/ou constituem a matriz extracelular. Na verdade, a glicotoxicidade é a causa de base da **nefropatia, retinopatia e neuropatia periférica** que ocorrem no diabetes *mellitus* mal controlado. Portanto, o metabolismo de todo o corpo durante todas as fases metabólicas deve enfrentar o desafio de minimizar a magnitude e a duração do aumento sérico de glicose associado à ingestão de uma refeição e deve manter a glicemia abaixo de um limiar máximo seguro de 100 mg/dL durante todos os outros momentos. Níveis séricos de glicose em jejum entre 100 e 124 mg/dL são indicativos de **tolerância à glicose prejudicada**, e valores de 125 mg/dL ou mais são evidências de **diabetes *mellitus***.

A glicose é consumida continuamente pelos eritrócitos e pelo encéfalo em todas as fases metabólicas. Em contrapartida, os **hepatócitos**, os **miócitos esqueléticos** e os **adipócitos** utilizam primariamente a glicose durante a fase digestória. A insulina estimula a glicólise e a entrada de piruvato (produto final da glicólise) no ciclo do TCA e a fosforilação oxidativa para a produção de ATP nos hepatócitos, miócitos esqueléticos e adipócitos (Tabela 39.1).

Os hepatócitos expressam a isoforma **GLUT2** do transportador de glicose, que não é regulado pela insulina para a sua inserção na membrana celular. Em contraste, os miócitos esqueléticos e os adipócitos expressam a isoforma **GLUT4**. A GLUT4 recentemente sintetizada existe em um estado intracelular inativo nas vesículas de armazenamento de GLUT4 (G4-i na Figura 39.3B). A insulina induz a translocação e a inserção dessas vesículas ricas em GLUT4 na membrana celular, onde o GLUT4 pode atuar como transportador ativo de glicose (GLUT4-m na Figura 39.3A).

Depois da sua fosforilação em G6P pela glicoquinase, os hepatócitos convertem parte da glicose importada à forma de armazenamento, **glicogênio**, durante a fase digestória (Figura 39.3A, via 6). Do mesmo modo, o músculo esquelético converte parte da G6P da glicose importada em glicogênio. Os hepatócitos são capazes de armazenar apenas uma quantidade limitada de glicose na forma de glicogênio. Eles também convertem o excesso de glicose em AGL por meio do processo de **lipogênese *de novo* (LDN**; via 7). Estes AGLs normalmente são esterificados em **glicerol-3-fosfato (G3P)** para formar **triglicerídeos (TG**; via 8), que se acumulam como **TG intra-hepático** durante a fase digestória (Figura 39.3A). Conforme discutido mais adiante em relação à sinalização da insulina, um acúmulo excessivo de TG intra-hepático (*i. e.*, fígado gorduroso, esteatose hepática) pode resultar em resistência à insulina.

Durante a fase digestória, os AAs são usados em várias vias anabólicas para regenerar moléculas degradadas, incluindo outros AAs, proteínas, nucleotídeos e ácidos nucleicos, glutationa e lipídeos complexos.

Os AGLs constituem o tipo de substrato mais eficiente em termos de moléculas de ATP produzidas pelo carbono da molécula. No entanto, a utilização de AGLs compete eficazmente com a utilização de glicose nas mitocôndrias. Altos níveis de AGL durante a fase digestória promoveriam um aumento na glicose de maior magnitude e duração, contribuindo, assim, para a hiperglicemia. Assim, a maior parte dos AGLs de uma refeição média é impedida de entrar na circulação pela sua reesterificação em TG e acondicionamento em **quilomícrons** no interior do enterócito intestinal. Os quilomícrons são secretados, entram nos vasos linfáticos e, em seguida, no sangue e fornecem AGLs aos adipócitos, que são armazenados como TG para uso durante a fase de jejum (discutida com mais detalhes a seguir).

Fase de jejum

Os objetivos básicos da fase de jejum são os seguintes:

1. **Produção de glicose** que mantém os níveis de glicemia acima do limite inferior normal (Figura 39.2; *seta verde*). A produção de glicose é realizada por meio da glicogenólise e da gliconeogênese nos hepatócitos e nos rins (Tabela 39.1).

2. **Preservação da glicose**, que envolve uma diminuição geral na captação de glicose pelas células, particularmente pelo músculo esquelético, e utilização de AGLs, AAs e CCs (em vez de glicose) para a produção de ATP pela maioria das células. Isso também ajuda a manter níveis adequados de glicose no sangue durante a fase de jejum (Figura 39.2; *seta verde*).

3. **Catabolismo geral**, com degradação dos polímeros em formas alternativas de fontes energéticas. As vias metabólicas que alcançam esses objetivos são impulsionadas pelo glucagon (fígado, tecido adiposo) e por catecolaminas e sinais metabólicos intracelulares (p. ex., aumento do Ca_2^+, aumento da relação AMP/ ATP). Observe também que a diminuição do anabolismo reduz as necessidades celulares de ATP.

A produção de glicose hepática é baseada em duas vias metabólicas. A primeira é o processo catabólico rápido de **glicogenólise** (via 9). Os hepatócitos expressam a enzima **glicose-6-fosfatase (G6Pase)** (via 11), possibilitando-lhes converter G6P de volta em glicose, que pode então sair da célula por meio de um transportador bidirecional de GLUT. A liberação da glicose derivada da glicogenólise dura relativamente pouco porque o suprimento de glicogênio no fígado se esgota em cerca de 8 horas. A segunda contribuição metabólica à produção de glicose hepática durante a fase de jejum é a via gradual da **gliconeogênese** (via 10). O início da gliconeogênese durante o jejum é mais lento do que o da glicogenólise, mas a gliconeogênese persiste essencialmente sem interrupção durante a fase de jejum (Figura 39.4). A gliconeogênese requer precursores de 3 carbonos, especialmente o **lactato**, os **AAs "gliconeogênicos"** e o **glicerol**. Como esses precursores são fornecidos durante a fase de jejum? O lactato é produzido continuamente pelos eritrócitos. O lactato também é produzido pelas fibras musculares esqueléticas glicolíticas durante o exercício (o exercício tende a ocorrer mais frequentemente durante as fases interdigestória e de jejum em oposição à fase de "estômago cheio"), embora grande parte desse lactato seja utilizada pelo músculo esquelético aeróbio e pelo músculo cardíaco durante o exercício. Contudo, o anabolismo geral da fase digestória muda para um **catabolismo** geral durante a fase de jejum (Figura 39.3B). Os TG do interior dos adipócitos sofrem **lipólise** em AGL e glicerol (via 12), e há uma **proteólise** líquida geral com a liberação de AAs durante o estado de jejum, principalmente no músculo (via 13). O glicerol e os AAs gliconeogênicos são liberados das células e circulam até o fígado, onde subsequentemente são utilizados para a gliconeogênese (via 10). Assim, a gliconeogênese requer uma integração das vias catabólicas nos adipócitos e miócitos esqueléticos com a gliconeogênese anabólica nos hepatócitos. Eventualmente, a gliconeogênese suplanta a glicogenólise e pode continuar enquanto os precursores fluem para o fígado.

A **preservação da glicose** constitui o outro processo geral que contribui para a manutenção de níveis adequados de glicose no sangue durante a fase de jejum. *Preservar glicose* significa deixar de utilizar a glicose como substrato energético e passar a usar um **combustível não gliconeogênico** na maioria dos tipos de células, mas especialmente no músculo esquelético, que é o maior consumidor isolado de glicose. Em primeiro lugar, a captação de glicose pelo músculo esquelético e pelos adipócitos está acentuadamente reduzida, visto que a isoforma do transportador GLUT4 existe nas vesículas intracelulares e constitui um estado inativo (G4-i na Figura 39.3B) durante a fase de jejum. Assim, fontes de energia alternativas precisam ser fornecidas ao músculo esquelético e aos adipócitos.

Os substratos energéticos não gliconeogênicos (*i. e.*, que não podem ser utilizados para a gliconeogênese pelo fígado) são os **AGLs** e os **CCs**. Os AGLs são liberados principalmente pelos adipócitos (via 12), mas também são liberados depois do acondicionamento dos TG intra-hepáticos em lipoproteínas de muito baixa densidade (VLDL) pelos hepatócitos (discutido mais adiante). Os AGLs são então convertidos por meio de múltiplos ciclos de β-oxidação (via 16) a acetil CoAs. Os CCs são produzidos pela via da cetogênese (via 14) nos hepatócitos, a partir da acetil CoA, que, por sua vez, origina-se principalmente de AGLs e de **AAs cetogênicos**, ambos os quais se tornam abundantes durante a fase de jejum. Os CCs são convertidos de volta em acetil CoA por meio de cetólise (via 15) em tipos de células não hepáticas. Assim, a preservação de glicose depende do metabolismo catabólico dos adipócitos, o que resulta na lipólise dos TG armazenados e na liberação de AGL. Os AGLs são importados pelos hepatócitos, que os utilizam para produzir acetil CoA. A degradação de proteínas no músculo esquelético e em outros tecidos também torna certos AAs disponíveis para a cetogênese. Níveis elevados de acetil CoA intramitocondrial no hepatócito não só fornecem um amplo suprimento de carbono para a síntese de ATP como também servem para: (1) inibir a conversão de piruvato em acetil CoA, (2) promover a conversão do piruvato em oxaloacetato para a gliconeogênese e (3) promover a síntese de CCs (Figura 39.3B). Após vários dias de jejum, o SNC pode começar a usar os CCs para produzir energia, poupando ainda mais a glicose para os eritrócitos. Muitos outros tipos de células com mitocôndrias usam CCs juntamente com AGLs para a produção de ATP, especialmente o músculo esquelético. Entretanto, observe que os hepatócitos só realizam a cetogênese, mas não a cetólise, visto que isso formaria um ciclo inútil.

Os hormônios que controlam a glicogenólise, a gliconeogênese, a lipogênese e a cetogênese hepática, bem como a produção de VLDL pelo fígado durante a fase de jejum, são o glucagon e as catecolaminas. Na presença de baixos níveis de glicose, os níveis de insulina caem, o que remove a inibição pela insulina da secreção de outro hormônio pancreático, o **glucagon**. Assim, a diminuição dos níveis séricos de glicose provoca um aumento na **relação entre os níveis circulantes de glucagon e insulina**. Os hepatócitos são o principal órgão-alvo do glucagon, que controla diretamente glicogenólise (via 9), gliconeogênese (via 10), cetogênese (via 14) e oxidação de AGL (via 16). Os hepatócitos também expressam os receptores β$_2$ e α$_1$-adrenérgicos, de modo que a noradrenalina da inervação simpática e a adrenalina da medula adrenal (Capítulo 43) podem reforçar as ações do glucagon. Os adipócitos também expressam o receptor para o glucagon, bem como os receptores β$_2$ e β$_3$-adrenérgicos que respondem às catecolaminas em reação à hipoglicemia, esforço ou determinados estresses. O músculo esquelético não é alvo do glucagon, mas responde à estimulação

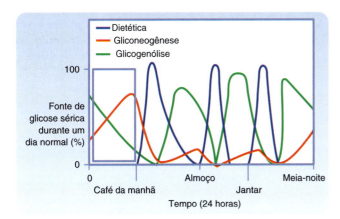

• **Figura 39.4** Contribuições relativas das três fontes de glicose sérica em relação às refeições e à hora do dia. O quadro traçado sobre o gráfico destaca a substituição da glicogenólise pela gliconeogênese durante a fase de jejum (*i.e.*, sono). (Adaptada de Baynes JW, Dominiczak JH [eds]. *Medical Biochemistry*. 3rd ed. Philadelphia: Mosby/Elsevier; 2009.)

das catecolaminas via receptores β_2-adrenérgicos. O músculo esquelético é muito responsivo aos **sinais** intracelulares, como o Ca^{++}, que aumenta durante o esforço físico/movimento, e ao aumento na **proporção de monofosfato de adenosina (AMP): ATP**, que ativa a **AMP quinase**.[1]

Por fim, é importante entender que as vias suprarreguladas durante a fase de jejum são opostas pelas vias dependentes de insulina, que estão mais ativas durante a fase digestória (discutido posteriormente). Assim, a **atenuação da sinalização da insulina** também contribui para a capacidade dos hepatócitos, miócitos esqueléticos e adipócitos de apresentar uma resposta integrada aos desafios metabólicos da fase de jejum.

Hormônios pancreáticos envolvidos na homeostase metabólica durante as diferentes fases metabólicas

As ilhotas pancreáticas constituem o **pâncreas endócrino** (Figura 39.5A). Aproximadamente 1 milhão de ilhotas, que compõem cerca de 1 a 2% da massa pancreática, estão espalhadas ao longo do **pâncreas exócrino** (Capítulo 27). As ilhotas são compostas por vários tipos de células, cada uma produzindo um hormônio diferente. As células beta compõem cerca de três quartos das células das ilhotas e produzem o hormônio

---

[1] N.R.T.: A enzima AMPK (AMP quinase) apresenta um papel central no controle metabólico. Quando o nível energético das células diminui (ou seja, aumenta o AMP e diminui o ATP), essa enzima se torna ativa. Uma vez ativa, ela inicia a ativação de vias catabólicas e a inibição de vias anabólicas, com o objetivo de restaurar os níveis de ATP intracelulares.

insulina (Figura 39.5B). As **células alfa** constituem cerca de 10% das células das ilhotas e secretam **glucagon** (Figura 39.5C). Há outros tipos de células endócrinas nas ilhotas, mas seus respectivos produtos hormonais são de importância relativa ou pouco clara e, portanto, não serão discutidos.

O fluxo sanguíneo para as ilhotas é, de alguma maneira, autônomo do fluxo sanguíneo para o tecido pancreático exócrino circundante. O fluxo sanguíneo ao longo das ilhotas passa das células beta, que predominam no centro da ilhota, às células alfa e delta, que predominam em sua periferia (Figura 38.5B e C). Consequentemente, as primeiras células afetadas pela insulina circulante são as células alfa, nas quais a insulina inibe a secreção de glucagon.

Insulina

A **insulina** é o principal hormônio anabólico que domina a regulação do metabolismo durante a fase digestória. A insulina é um hormônio proteico que pertence à família de genes que inclui os **fatores de crescimento semelhantes à insulina dos tipos I e II (IGF-I, IGF-II)** e a **relaxina**. A insulina é sintetizada como pré-pró-insulina, que é convertida em pró-insulina à medida que o hormônio entra no retículo endoplasmático. A **pró-insulina** é acondicionada no aparelho de Golgi em grânulos secretores ligados à membrana. A pró-insulina contém a sequência AA da insulina mais o **peptídeo C (ligação)**. As proteases que clivam a pró-insulina (pró-proteína convertases) são acondicionadas com pró-insulina no interior das vesículas secretoras. O processamento proteolítico separa o peptídeo C e produz o hormônio maduro. Este consiste em duas cadeias, uma cadeia α e uma cadeia β, ligadas por duas pontes dissulfureto (Figura 39.6).

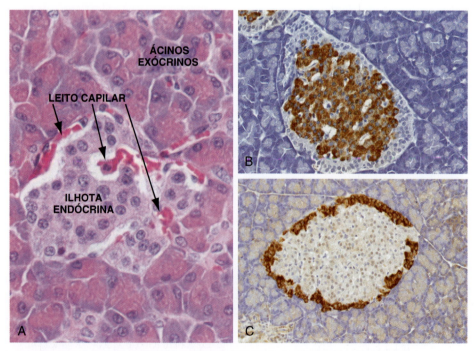

• **Figura 39.5** Ilhotas pancreáticas (pâncreas endócrino) do rato. **A.** Histologia do pâncreas mostrando ácinos exócrinos em que as enzimas digestórias são produzidas para serem entregues ao duodeno via ducto pancreático e uma ilhota endócrina em que a insulina e o glucagon são produzidos e entregues à circulação depois da captação por um leito capilar rico. **B.** Coloração da ilhota endócrina para insulina no interior das células beta; este é o tipo de célula mais numeroso e elas estão localizadas principalmente no centro da ilhota. **C.** Coloração da ilhota endócrina para glucagon com células alfa; estas são bem menos numerosas do que as células beta e estão localizadas principalmente ao longo da periferia da ilhota.

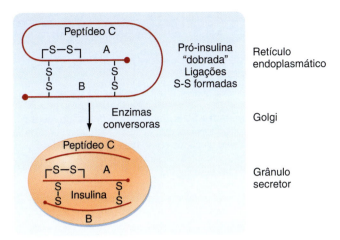

• **Figura 39.6** A pró-insulina é processada pelas pró-hormônio convertases em uma molécula de insulina madura com duas cadeias peptídicas ligadas por ligações dissulfídicas ou pontes dissulfeto e um peptídeo C. Ambos são secretados em proporções equimolares. (De White BA, Porterfield SP [eds]. *Endocrine and Reproductive Physiology*. 4th ed. Philadelphia: Mosby/Elsevier; 2013.)

Uma terceira ponte dissulfureto está contida na cadeia α. A insulina é armazenada nos grânulos secretórios em cristais ligados ao zinco. Uma vez estimulado, o conteúdo do grânulo é liberado para o exterior da célula por exocitose. Liberam-se quantidades equimolares de insulina madura e peptídeo C, juntamente com pequenas quantidades de pró-insulina. O peptídeo C não tem atividade biológica conhecida, mas é útil na avaliação da produção endógena de insulina. O peptídeo C é mais estável no sangue do que a insulina (facilitando a sua dosagem) e ajuda a distinguir a insulina de produção endógena da insulina injetada na medida em que esta última foi purificada a partir do peptídeo C.

A insulina tem meia-vida curta de cerca de 5 minutos e é rapidamente eliminada da circulação. É degradada pela **enzima degradante da insulina** (**IDE**, também chamada *insulinase*) no fígado, no rim e em outros tecidos. Como a insulina é secretada na **veia porta hepática**, é exposta à IDE do fígado antes de entrar na circulação periférica. Cerca de metade da insulina é degradada antes de sair do fígado. Assim, os tecidos periféricos são expostos a concentrações de insulina sérica significativamente menores do que o fígado. Atualmente, estão disponíveis a **insulina humana recombinante** e **análogos da insulina** com diferentes características de velocidade de início e duração de ação e atividade de pico. Os níveis séricos de insulina normalmente começam a aumentar dentro de 10 minutos da ingestão de alimentos e alcançam um pico em 30 a 45 minutos. O nível sérico mais elevado de insulina reduz rapidamente a glicemia para valores basais.

A glicose é o principal estímulo para a secreção de insulina (os "passos" da secreção de insulina estimulada pela glicose [SIEG] descritos na discussão que se segue são mostrados na Figura 39.7). A entrada de glicose nas células beta é facilitada pelo **transportador GLUT2** (passo 1). Uma vez que a glicose entra na célula beta, é fosforilada em **G6P** pela hexoquinase de baixa afinidade **glicoquinase** (passo 2). A glicoquinase é chamada **sensor de glicose** da célula beta porque a taxa de entrada de glicose está correlacionada com a taxa de fosforilação da glicose, que por sua vez está diretamente relacionada com a secreção de insulina. O metabolismo da G6P pela glicólise, ciclo do TCA e fosforilação oxidativa pelas células beta aumenta a proporção intracelular ATP:ADP (passo

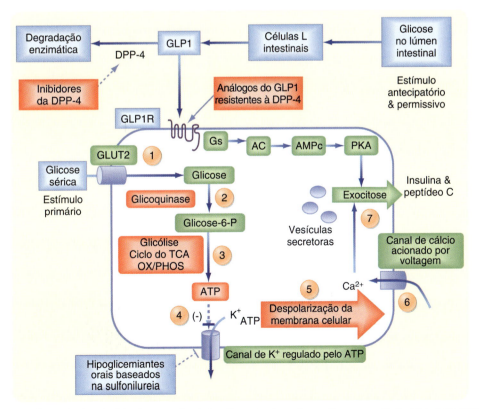

• **Figura 39.7** A glicose é o estímulo primário da secreção de insulina e é reforçada por fármacos sulfonilureias, bem como por análogos do GLP-1/inibidores da DPP-4. Ver texto para explicação dos passos enumerados na secreção de insulina estimulada pela glicose (SIEG).

3) e fecha um **canal de K⁺ sensível ao ATP** (passo 4). Isto resulta na despolarização da membrana da célula beta (passo 5), que abre **canais de Ca⁺⁺ acionados por voltagem** (passo 6). O aumento da [Ca⁺⁺] intracelular ativa a exocitose mediada por microtúbulos de grânulos secretores contendo insulina/pró-insulina (passo 7).

A *glicose ingerida* tem maior efeito sobre a secreção de insulina do que a *glicose injetada*. Este fenômeno, chamado **efeito incretina**, é decorrente de a estimulação pela glicose se somar à dos **hormônios incretinas** do trato gastrointestinal. Um hormônio incretina clinicamente relevante é o **peptídeo semelhante ao glucagon 1 (GLP-1)**, que é liberado pelas **células L** do íleo em resposta à glicose no lúmen ileal (Figura 39.9). Como um hormônio, o GLP-1 entra na circulação e, por fim, se liga ao **receptor GLP1** acoplado ao Gs (GLP1R) nas células beta. Esta via de sinalização GLP1R/Gs/adenilil ciclase/proteína quinase A (PKA) amplifica os efeitos intracelulares do Ca⁺⁺ na secreção de insulina. O GLP-1 é rapidamente degradado na circulação pela **dipeptidil peptidase 4 (DPP-4)**.

Vários AAs e a inervação colinérgica vagal (parassimpática) via receptor muscarínico 3 (MR3) também estimulam a insulina pelo aumento da [Ca⁺⁺] intracelular (Figura 39.10). A secreção de insulina é principalmente atenuada pela regulação autonômica simpática via **receptores α₂-adrenérgicos**. A ligação da **noradrenalina** ou da **adrenalina** a receptores α₂-adrenérgicos relativamente abundantes diminui o monofosfato de adenosina cíclico (AMPc), diminuindo, assim, a secreção de insulina (Figura 39.8). A inibição adrenérgica da insulina serve para proteger contra a hipoglicemia, especialmente durante o exercício. As células beta também expressam receptores β₂-adrenérgicos acoplados Gs em baixos níveis, que normalmente desempenham um papel menor na promoção da secreção de insulina (Figura 39.8).

NA CLÍNICA

Medicamentos hipoglicemiantes orais e injetáveis

O canal de K⁺ sensível ao ATP é um complexo de proteína octamérica que contém quatro subunidades de ligação ao ATP chamadas **subunidades SUR**. Estas subunidades são ligadas por **fármacos sulfonilureias**, que também fecham o canal de K⁺ e são amplamente utilizados como hipoglicemiantes orais para tratar a hiperglicemia em pacientes com deficiência parcial na função das células beta (Figura 39.7). Em decorrência da liberação inadequadamente elevada de insulina, a hipoglicemia é um significativo efeito secundário dos fármacos sulfonilureias se utilizados em excesso ou incorretamente em combinação com outros fármacos.

Tanto os **análogos do GLP-1 resistentes à DPP-4** quanto os **inibidores da DPP-4** estão atualmente aprovados para o tratamento de pacientes com DM do tipo 2 com alguma função das células beta. É importante notar que estes fármacos são **tolerantes** em relação às ações da glicose na célula beta e, portanto, aumentam apenas fracamente a secreção de insulina na ausência de glicose. Assim, os análogos do GLP-1 induzem a hipoglicemia em uma frequência muito menor do que os fármacos contendo sulfonilureia.

Receptor de insulina

O **receptor de insulina (InsR)** é um membro da família de genes **receptor tirosina quinase** (*RTK*) (Capítulo 3). A maioria das ações da insulina no metabolismo envolve a ativação da proteína quinase Akt, que por sua vez tem ações pleiotrópicas sobre o metabolismo celular.

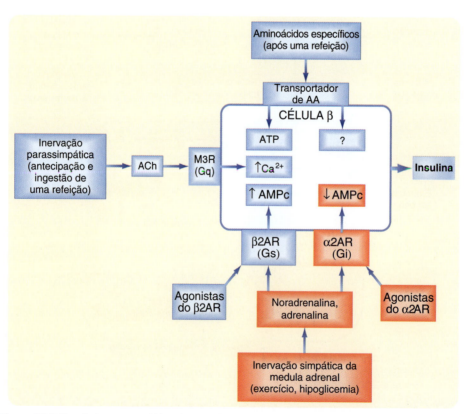

• **Figura 39.8** Reguladores secundários da secreção de insulina. Ver texto para explicação das abreviaturas.

CAPÍTULO 39 Regulação Hormonal do Metabolismo Energético

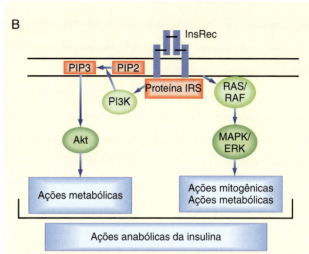

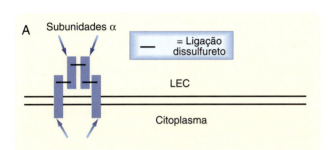

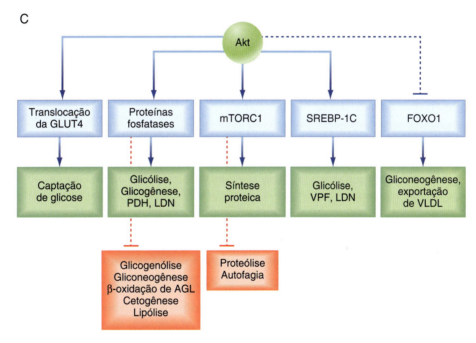

• **Figura 39.9 A.** Estrutura do receptor de insulina dimerizado na membrana celular. **B.** Diagrama simplificado das vias da Akt quinase e MAPK a jusante do InsR. **C.** Ações resumidas da Akt quinase ativada pela insulina/InsR.

NA CLÍNICA

MODY e fatores de transcrição de células beta

A expressão do gene da insulina e a biogênese das células das ilhotas dependem de vários fatores de transcrição específicos para o pâncreas, fígado e rim. Estes fatores de transcrição incluem o **fator nuclear de hepatócito 4α (HNF-4α)**, **HNF-1α, fator promotor da insulina 1 (IPF-1), HNF-1β e transativator 1 E-box de diferenciação neurogênica de célula beta 2 (NeuroD1/β$_2$)**. Uma mutação nula heterozigótica em um desses fatores resulta na produção progressivamente inadequada de insulina e **diabetes da maturidade com início na juventude (MODY)** antes dos 25 anos. O MODY é caracterizado por hiperglicemia não cetótica, muitas vezes assintomática, que começa na infância ou adolescência. Além dos cinco fatores de transcrição, as mutações na **glicoquinase** também dão origem ao MODY.

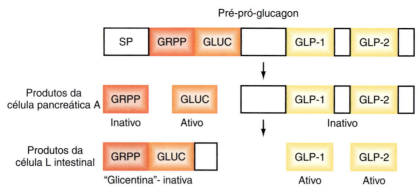

• **Figura 39.10** Padrões divergentes de clivagem proteolítica da molécula de pró-glucagon. GLUC, glucagon; GLP, peptídeo semelhante ao glucagon; GRPP, polipeptídeo relacionado com o glucagon.

O InsR é expresso na membrana celular como um homodímero, com cada monômero contendo um domínio tirosina quinase no lado citosólico (Figura 39.9A). A ligação da insulina ao receptor induz a fosforilação cruzada das subunidades. Estes resíduos de fosfotirosina são então ligados pelas **proteínas do substrato do receptor de insulina (IRS)** (i. e., as proteínas IRS são "recrutadas" para o InsR). As próprias proteínas IRS são fosforiladas pelo InsR em tirosinas específicas, que então recruta a **fosfoinositol-3-quinase (PI3K)** para a proteína IRS ligada ao InsR (Figura 39.9B). A PI3K converte o fosfoinositol-4,5-bisfosfato (PIP2) em **fosfoinositol-3,4,5-trisfosfato (PIP3)**. O PIP3 é um lipídeo informacional que recruta proteínas para a membrana. Nesta via, o PIP3 recruta a **proteína quinase Akt** para a membrana celular, onde se torna ativada. Esta via pleiotrópica de sinalização da proteína quinase Akt orquestra as diversas ações metabólicas da insulina nos hepatócitos, no músculo esquelético e nos adipócitos, incluindo (Figura 39.9C):

1. *Translocação* do **transportador de glicose GLUT4** para a membrana celular, possibilitando, assim, a entrada da glicose nos **miócitos esqueléticos** e **adipócitos**.
2. *Ativação* de múltiplas **proteínas fosfatases**, que por sua vez regulam a atividade de várias enzimas metabólicas em todas as células-alvo da insulina.
3. *Ativação* do complexo 1 do **alvo da rapamicina em mamíferos (mTORC1)**, que promove a síntese proteica e pode inibir a degradação proteica mediada por proteossomas nas células-alvo da insulina.
4. *Ativação* do fator de transcrição **proteína 1 ligadora do elemento de resposta ao esterol (SREBP1)**. A SREBP1 é especialmente importante para os efeitos da insulina no fígado, onde ela orquestra a glicólise e a **lipogênese *de novo*** (LDN) para a produção de fosfolipídeos, AG e TG pela glicose e frutose ingeridas. A sinalização do InsR/Akt estimula a SREBP1 diretamente, bem como indiretamente, pela ativação do mTORC1, que também ativa a SREBP1. A SREBP1 também induz a enzima que catalisa a primeira reação no braço oxidativo da **via da pentose fosfato (VPF)**. Esta reação produz a coenzima NADPH, que é necessária para a LDN. Essa reação gera a coenzima NADPH, que é um cofator necessário para a via da LDN.
5. *Inativação* do fator de transcrição **FOXO1**. A fosforilação mediada pelo Akt do FOXO1 promove a exclusão nuclear do FOXO1. Na ausência de sinalização da insulina/Akt, o FOXO1 induz a expressão de genes que codificam enzimas gliconeogênicas e proteínas envolvidas na montagem e exportação do VLDL hepático.

Todas essas ações da Akt serão discutidas em detalhes mais adiante. O InsR também promove a proliferação/renovação de algumas células-alvo pela **via Ras/Raf/proteína quinase ativada pelo mitogênio (MAPK)** (Figura 39.9B). A via MAPK também participa, em parte, na regulação metabólica.

Glucagon

O **glucagon** é o principal **hormônio contrarregulatório** a aumentar os níveis séricos de glicose, principalmente por seus efeitos sobre a produção de glicose no fígado. O glucagon também aumenta a oxidação de ácidos graxos intramitocondriais e a cetogênese nos hepatócitos.

O glucagon é um membro família de genes secretina. O precursor **pré-pró-glucagon** abriga as sequências AA para o glucagon, **GLP-1** e **GLP-2** (Figura 39.10). O pré-pró-glucagon é clivado proteoliticamente na célula alfa de uma forma específica à célula para produzir o peptídeo glucagon. O glucagon circula em uma forma não ligada e tem a meia-vida curta de cerca de 6 minutos. O local predominante de degradação do glucagon é o fígado, que degrada até 80% do glucagon circulante em uma só passagem. Como o glucagon entra na veia porta hepática e é levado ao fígado antes de alcançar a circulação sistêmica, uma grande porção do hormônio nunca chega à circulação sistêmica. O fígado é o principal órgão-alvo do glucagon, havendo efeitos menores nos adipócitos. O músculo esquelético não expressa o receptor para o glucagon.

O receptor para o glucagon é um receptor acoplado à proteína G ligado (Gs) que aumenta a atividade da adenilil ciclase e, deste modo, os níveis de AMPc. O glucagon exerce muitas ações rápidas pela sinalização da PKA. Ele também exerce alguns efeitos de transcrição pela fosforilação e ativação de fatores de transcrição como a proteína CREB (proteína de ligação ao elemento de resposta ao AMPc).

A **proporção insulina-glucagon** determina o efeito final das vias metabólicas sobre a glicemia. Um estímulo importante para a secreção de glucagon é um declínio na glicemia. A insulina inibe a secreção de glucagon, de modo que os baixos níveis séricos de glicose têm um efeito indireto sobre a secreção de glucagon pela remoção da inibição pela insulina (Figura 39.11). Algumas

CAPÍTULO 39 Regulação Hormonal do Metabolismo Energético 683

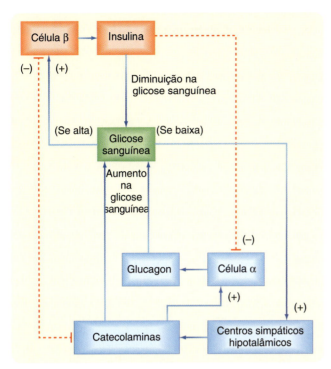

• **Figura 39.11** Regulação integrada dos níveis séricos de glicose pela insulina e pelos fatores contrarreguladores glucagon e catecolaminas (noradrenalina, adrenalina).

evidências recentes também indicam que os baixos níveis de glicose têm um efeito direto sobre as células alfa a fim de aumentar a secreção de glucagon.

As catecolaminas circulantes, que inibem a secreção de insulina das células β via receptores **α$_2$-adrenérgicos**, estimulam a secreção de glucagon de células α via **receptores β$_2$-adrenérgicos** (Figura 39.12). Os AAs séricos também promovem a secreção de glucagon. Isso significa que uma refeição de proteína aumentará os níveis pós-prandiais de insulina e glucagon (que protege contra a hipoglicemia), enquanto uma refeição de carboidratos estimula apenas a insulina.

Catecolaminas: adrenalina e noradrenalina

Os outros principais fatores contrarreguladores são as catecolaminas **adrenalina** e **noradrenalina**. A adrenalina é o principal produto da **medula adrenal** (Capítulo 43), enquanto a noradrenalina é liberada pelas **terminações nervosas simpáticas pós-ganglionares** (Capítulo 11). As catecolaminas são liberadas em resposta a concentrações de glicose diminuídas, a várias modalidades de estresse e ao exercício. Os níveis de glicose diminuídos (*i. e.*, hipoglicemia) são primariamente sentidos pelos neurônios no SNC, que iniciam uma resposta simpática integrada por meio do hipotálamo. As ações metabólicas diretas das catecolaminas são mediadas principalmente pelos **receptores**

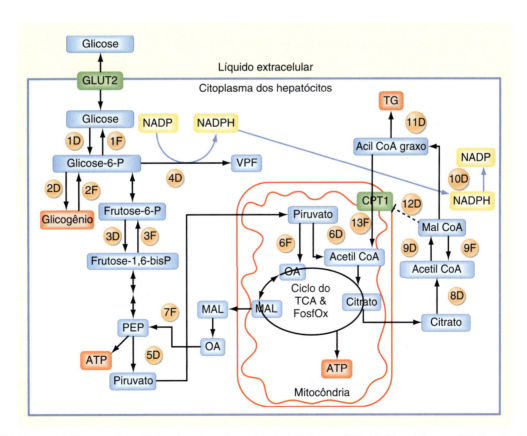

• **Figura 39.12** Vias metabólicas nos hepatócitos durante as fases digestória (números "D") e de jejum (números "F"). Reações/vias: 1D, glicoquinase; 1F; G6Pase; 2D, síntese de glicogênio; 2F, glicogenólise; 3D, fosfofrutoquinase 1; 3F, frutose-1,6-bisfosfatase; 4D, glicose-6-fosfato desidrogenase; 5D, piruvato quinase; 6D, piruvato desidrogenase; 6F, piruvato carboxilase; 7F, fosfoenolpiruvato carboxiquinase; 8D, ATP-citrato liase; 9D, acetil CoA carboxilase; 9F, malonil CoA descarboxilase; 10D, ácidos graxos sintase; 11D, esterificação e formação de TG; ; 12D, inibição do transportador de acil CoA graxo, transportador carnitina/palmitoil 1 (CPT1) na membrana mitocondrial externa pelo malonil CoA (Mal CoA); 13F, movimento de acil CoA graxo na mitocôndria pelo CPT1 (e CPT2) e betaoxidação em acetil CoA.

684 SEÇÃO 8 Fisiologia Endócrina

adrenérgicos α_1, β_2 e β_3 localizados nos tecidos muscular, adiposo e hepático (ver mais adiante). Como o receptor para o glucagon, os receptores β-adrenérgicos (β_2 e β_3) aumentam o AMPc intracelular.

Regulação hormonal de reações e vias metabólicas específicas

Esta seção discute as principais vias nos hepatócitos, miócitos esqueléticos e adipócitos que contribuem para o metabolismo integrado. Para uma descrição ainda mais detalhada, o estudante é encaminhado aos livros de bioquímica.

Metabolismo dos hepatócitos: fase digestória *versus* fase de jejum

Alguns dos principais passos metabólicos regulados pela **insulina e pelo glucagon (e catecolaminas) no fígado** são os seguintes (ver Figura 39.12 para as vias numeradas: "D" denota fase digestória, "F" denota fase de jejum):

1. *Aprisionamento* versus *liberação de glicose intracelular.* Embora a glicose entre nos hepatócitos utilizando transportadores GLUT2 independentes da insulina, a insulina aumenta a retenção hepática e a utilização de glicose pela elevação na expressão da **glicoquinase** (via 1D). A insulina aumenta a expressão do gene da glicoquinase pelo aumento na expressão e ativação do fator de transcrição **proteína 1C ligadora do elemento de regulação do esterol (SREBP1C).** No estado alimentado, este fator atua como um "interruptor central" para aumentar de maneira coordenada os níveis de várias enzimas envolvidas na utilização da glicose e lipogênese de *novo* (LDN; Figura 39.9C). Os hepatócitos também expressam a enzima glico-6-fosfatase (G6Pase; via 1F), que converte a G6P de volta em glicose, que pode então sair do hepatócito pelo transportador GLUT2. A insulina impede o ciclo inútil de fosforilação-desfosforilação da glicose reprimindo a expressão gênica da enzima **G6Pase**. O fator de transcrição FOXO1 estimula a expressão gênica da G6Pase. A Akt quinase ativada pela insulina fosforila e inativa o FOXO1 (Figura 39.9C). Durante a fase de jejum, o FOXO1 está ativo e promove a expressão da G6Pase, enquanto a SREBP1C está inativa e não estimula a expressão da glicoquinase. A regulação recíproca da SREBP1C e do FOXO1 é então regulada principalmente pela presença ou ausência de insulina.

2. *Síntese* versus *quebra de glicogênio.* A insulina aumenta indiretamente a síntese de glicogênio pela expressão aumentada da glicoquinase porque níveis elevados de G6P aumentam alostostericamente a atividade da **glicogênio sintase**. Pela estimulação de específicas proteínas fosfatases, a insulina promove a desfosforilação e, assim, a ativação da **glicogênio sintase**. (Figura 39.12, via 2D). A insulina também evita o ciclo inútil de síntese de glicogênio até a glicogenólise por meio de inibição da **glicogênio fosforilase** mediada pela fosfatase (via 2F). A PKA ativada pelo glucagon fosforila a fosforilase quinase, que, por sua vez, fosforila e ativa a glicogênio fosforilase e a glicogenólise durante a fase de jejum (via 2F).

3. *Aumento da glicólise.*
   A. **Ativação da fosfofrutoquinase 1 (PFK1) e inibição da frutose-2,6-bisfosfatase.** A insulina aumenta a atividade da **PFK1**, que fosforila a frutose-6-fosfato (F6P) em frutose-1,6-bisfosfato (via 3D). Esta reação é chamada "reação de comprometimento" para a glicólise. A insulina também inibe a reação inversa conforme vai sendo catalisada pela enzima gliconeogênica **frutose-1,6-bisfosfatase** (via 3F). A insulina regula estas duas enzimas por meio de um mecanismo indireto de dois passos que está esquematizado na Figura 39.13. Esse mecanismo envolve a enzima bifuncional denominada "PKFBP", que catalisa duas reações opostas: uma **fosfofrutoquinase-2 (PFK2)** e uma **frutose-2,6-bifosfatase (F-2,6-BPase)**. As proteínas fosfatases ativadas pela insulina/Akt promovem a desfosforilação da PKFBP, ativando, assim, a função quinase PKF2 e diminuindo a função fosfatase (F-2,6BPase). Isto fosforila a F6P em **frutose-2,6 bisfosfato (F-2,6-bisP)**. A F-2,6-bisP, por sua vez, liga-se à PFK1 e a ativa alostericamente, levando assim à glicólise. A F-2,6-bisP também inibe competitivamente a frutose-1,6 bisfosfatase (F-1,6BPase), o que bloqueia o ciclo inútil F6P em frutose-1,6-bisfosfato em F6P (Figura 39.13).
   B. **Ativação da piruvato quinase (PK).** A PK catalisa a irreversível conversão do fosfoenolpiruvato (PEP) em piruvato (via 5D na Figura 39.12). Novamente, a ativação da proteína fosfatase pela insulina/Akt quinase desfosforila a PK, que ativa a enzima. A insulina também aumenta a expressão do gene *PK* pela SREBP1C. Por fim, a frutose-1,6-bisfosfato (produto da via 3D) ativa alostericamente a PK. Em contrapartida, o glucagon e as catecolaminas promovem a fosforilação de PK, inibindo, assim, essa última etapa da glicólise durante a fase de jejum.

4. *Ativação do complexo piruvato desidrogenase (PDH).* Complexo PDH converte o piruvato em acetil CoA, que pode então entrar na ciclo do TCA por condensação com o oxaloacetato (OA) para formar citrato (Figura 39.12, via 6D). A insulina aumenta a atividade do complexo PDH por meio da ativação, pela Akt quinase, da fosfatase do complexo PDH, que, por sua vez, desfosforila e ativa o complexo PDH.

5. *Aumento da síntese de TG intra-hepáticos.* Durante a fase digestória, um pouco de **acetil CoA** é transferido das mitocôndrias para o citosol na forma de **citrato**, que é então convertido de volta em acetil CoA e oxaloacetato pela enzima citosólica **ATP-citrato liase** (via 8D). A insulina aumenta a expressão do gene ATP-citrato liase pelo fator de transcrição SREBP1C. Uma vez no citoplasma, a acetil CoA pode entrar na síntese de ácidos graxos. O primeiro passo envolve a conversão da **acetil CoA** em **malonil CoA** pela enzima **acetil CoA carboxilase** (via 9D). A insulina estimula a expressão do gene acetil CoA carboxilase pelo fator de transcrição SREBP1C. Ela também promove a desfosforilação da acetil CoA carboxilase, que ativa a enzima. A malonil CoA é convertida no ácido graxo de 16 átomos de carbono **palmitoil CoA** por adições repetitivas de grupos acetila (doados pela malonil CoA) pelo **complexo de ácidos graxos sintase (FASN)** (via 10D). A expressão do gene *FASN* é reforçada pela insulina por meio do fator de transcrição SREBP1C. A insulina também estimula glicerolfosfato-acil graxo-transferases que esterificam os AGLs em G3P para formar TG intra-hepáticos (via 11D).

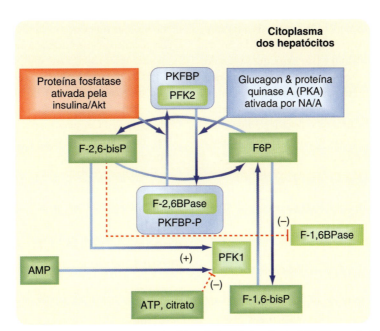

• **Figura 39.13** Regulação, pela insulina e hormônios contrarregulatórios, da fosfofrutoquinase 1 (PFK1, reação 3D na Figura 39.12) e da frutose-1,6-bisfosfatase (F1,6BPase, reação 3F na Figura 39.12) pela alteração na atividade da enzima bifuncional fosfofrutoquinase 2/frutose-2,6-bisfosfatase (PKFBP) e, assim, dos níveis do metabólito regulador alostérico frutose-2,6-bisfosfato (F-2,6-bisP) F6P, frutose-6-fosfato.

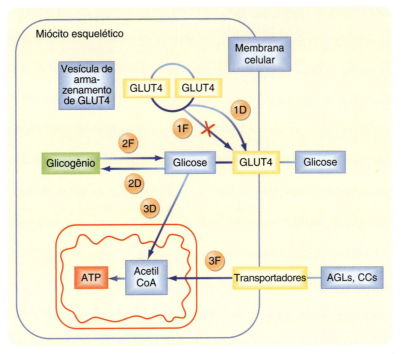

• **Figura 39.14** Metabolismo no músculo esquelético na fase digestória (reações "D") *versus* a fase de jejum (reações "F"). Reações/vias: 1D, translocação do transportador GLUT4 para a membrana celular; 1F, perda da translocação do transportador GLUT4 para a membrana celular; 4D, conversão da glicose em G-6-P; 2D, síntese de glicogênio; 2F, glicogenólise; 3D, glicólise e lactato desidrogenase, ou piruvato desidrogenase/ciclo do TCA/fosforilação oxidativa (FosfOx), dependendo do tipo de fibra muscular; 3F, β-oxidação de AGLs ou cetólise seguida pelo ciclo de TCA e FosfOx.

A síntese de palmitato requer a coenzima **NADPH**. Uma das principais fontes de NADPH é a **via da pentose fosfato** (VPF; Figura 39.12). A primeira reação é a conversão da G6P em 6-fosfogluconolactona pela enzima **glicose-6-fosfato desidrogenase (G6PD**; passo 4D). A insulina aumenta a expressão do gene *G6PD* pelo fator de transcrição SREBP1C. Ao ativar os passos que levam à produção de malonil CoA, a insulina inibe indiretamente a oxidação de AGL. A malonil CoA inibe a atividade do CPT-I, que transporta AGL do citosol para as mitocôndrias (via 12D). Como resultado, os AGLs que são sintetizados pela LDN não podem ser transportados para as mitocôndrias, onde sofrem β-oxidação (via 13F). Assim, a malonil CoA aumentada evita o ciclo fútil da síntese de AGL para a oxidação de AGL.

Os AGLs são convertidos em TG pelo fígado (via 11D) e são armazenados no fígado ou transportados para o tecido adiposo e músculo na forma de VLDL (ver mais adiante). A insulina promove de maneira aguda a degradação da apoproteína apoB-100 das VLDL. Isso evita que o fígado retenha VLDL durante uma refeição quando o sangue está rico em quilomícrons do trato gastrointestinal. Assim, o lipídeo produzido em resposta à insulina durante uma refeição é liberado como VLDL durante as fases interdigestória e de jejum, e fornece uma importante fonte de energia para os músculos esquelético e cardíaco.

6. *Ativação* versus *inibição das enzimas gliconeogênicas piruvato carboxilase (PC) e fosfoenolpiruvato carboxiquinase (PEP-CK)*. O piruvato pode também ser convertido em OA pela PC (via 6F). No entanto, esta reação é indiretamente inibida pela insulina de várias maneiras. Primeiro, a insulina ativa a PDH conforme citado, desviando, assim, o piruvato da reação da PC. Além disso, a PC é ativada alostericamente por níveis elevados de acetil CoA intramitocondrial. A insulina mantém baixos os níveis intramitocondriais de acetil CoA pela ativação da LDN citosólica, o que promove a remoção da acetil CoA das mitocôndrias via citrato. Outro mecanismo-chave é impedir a β-oxidação dos AGLs no interior das mitocôndrias, o que produz altos níveis de acetil CoA. Ao estimular a LDN, a insulina também aumenta os níveis de malonil CoA citosólica, que inibe o transporte de AGL para a mitocôndria (via 12D). Além disso, as ações inibitórias da insulina sobre a secreção de glucagon e a lipólise de TG no interior dos adipócitos evitam a liberação de AGL pelo tecido adiposo e a sua importação pelos hepatócitos.

Em contrapartida, durante a fase de jejum, os baixos níveis de insulina acoplados aos níveis elevados de glucagon e/ou catecolaminas estimulam a liberação de AGL pelos adipócitos (ver adiante), o que aumenta o fluxo de AGL nos hepatócitos. O glucagon também fosforila e ativa a enzima malonil descarboxilase, que converte a malonil CoA de volta em acetil CoA (via 9F). A malonil CoA descarboxilase aumentada, juntamente com a LDN geralmente baixa em decorrência dos níveis diminuídos de insulina, reduz os níveis de malonil CoA e, assim, remove a inibição no transportador CPT1. Isto possibilita que os AGLs entrem nas mitocôndrias e passem por β-oxidação (via 13F), o que produz altos níveis de acetil CoA intramitocondrial, ativa a PC (via 6F) e também inibe alostericamente a PDH (via 6D). As enzimas envolvidas na β-oxidação são ativadas pela sinalização da PKA. O glucagon também ativa o fator de transcrição PPARα, que induz ainda a expressão de enzimas envolvidas na β-oxidação. Os fármacos fibratos ativam a PPARα, promovendo a oxidação dos TG intra-hepáticos e melhorando a resistência à insulina.

O piruvato citosólico pode ser gerado por meio de um processo de múltiplas etapas que envolve PC (via 6F), conversão de oxaloacetato (OA) em malato (MAL), transferência de MAL para fora da mitocôndria, conversão de volta em OA e depois em piruvato citosólico. O piruvato pode então entrar na via gliconeogênica após a conversão em fosfoenolpiruvato (PEP) através da ação da fosfoenolpiruvato carboxiquinase (PEPCK; via 7F). A insulina reprime a expressão genética da enzima gliconeogênica **PEPCK**. A PEPCK é regulada principalmente

no nível da transcrição, o que explica, em parte, o início lento da gliconeogênese durante a fase de jejum. Semelhantemente às suas ações na G6Pase, o FOXO1 estimula a transcrição de PEPCK durante a fase de jejum, e a sinalização da insulina/Akt quinase inativa o FOXO1 durante a fase digestória. O glucagon e as catecolaminas também aumentam a expressão do gene PEPCK pela sinalização da PKA-CREB durante a fase de jejum. Assim, o piruvato pode gerar glicose nos hepatócitos em uma via que envolve quatro reações irreversíveis e altamente reguladas: PC (reação 6F), PEPCK (reação 7F), F-1,6-BPtase (reação 3F), e G6Ptase (reação 1F).

Metabolismo no músculo esquelético e no tecido adiposo: fase digestória *versus* fase de jejum

1. *Músculo esquelético* (Figura 39.14). A **tolerância à glicose** se refere à capacidade de um indivíduo de minimizar o aumento da concentração sérica de glicose depois de uma refeição, durante a fase digestória. Uma das principais maneiras pela qual a insulina promove a tolerância à glicose é pela ativação dos transportadores de glicose no músculo esquelético. A insulina estimula a translocação dos **transportadores GLUT4** intracelulares preexistentes para a membrana celular (via 1D). O músculo esquelético expressa uma isoforma e hexoquinase de alta afinidade, que converte efetivamente a glicose em glicose-6-P (via 4D). Observe que o músculo não expressa a glicose-6-fosfatase e, portanto, é incapaz de contribuir diretamente para a glicose no sangue.

A insulina também promove o armazenamento de glicose no músculo na forma de glicogênio (via 2D) e promove a oxidação da glicose por meio da glicólise PDH, TCA e OxPhos (via 3D/F). Durante a fase de jejum, a insulina baixa resulta em uma quantidade reduzida de transportadores GLUT4 na membrana (reação 1F); portanto, essas células consomem menos glicose (**preservação de glicose**). As fibras musculares esqueléticas degradam o glicogênio armazenado para uso nessas fibras (vias 2F e 3D). As fibras musculares esqueléticas com mitocôndrias aumentam o uso de AGLs dos adipócitos e os CCs dos hepatócitos (via 3F). Os miócitos esqueléticos não expressam receptores para o glucagon. A absorção de AGLs e CCs e a sua oxidação em ATP é em grande parte suprarregulada pelos níveis intracelulares de Ca^{++} e por uma elevação na proporção AMP:ATP, assim como na estimulação adrenérgica.

2. *Adipócitos → glicose* (Figura 39.15A). A insulina também estimula a captação dependente de GLUT4 da glicose. Os adipócitos também expressam uma hexoquinase, que converte efetivamente a glicose em glicose-6-P (via 5D), e, à semelhança do músculo, não expressam a glicose-6-fosfatase. A insulina estimula subsequente glicólise no tecido adiposo (vias 1D e 2D). O tecido adiposo utiliza a glicólise para a produção de energia, mas também para produzir G3P (via 3D). Este é necessário para a esterificação de AGLs em TGs (via 4D). Durante a fase de jejum, os níveis de insulina são baixos; portanto, o movimento da GLUT4 para a membrana celular é bloqueado (via 1F).

CAPÍTULO 39 Regulação Hormonal do Metabolismo Energético   687

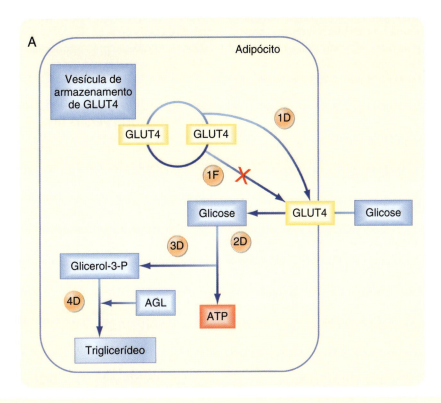

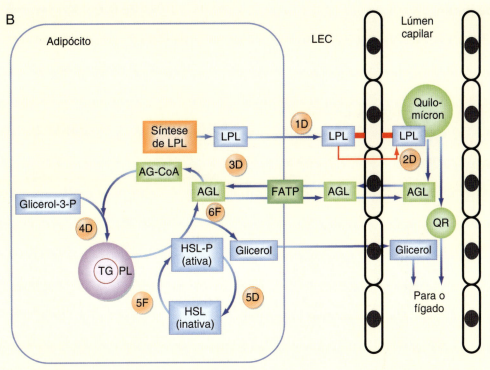

• **Figura 39.15 A.** Metabolismo da glicose em um adipócito durante as fases digestória (vias "D") e de jejum (vias "F"). Reações/vias: 1D e 1F, inserção de transportadores GLUT4 na membrana celular ou a sua falta (ver legenda da Figura 39.14); 5D, conversão da glicose em G-6-P; 2D, glicólise, piruvato desidrogenase/ciclo do TCA/FosfOx; 3D, glicerol-3-fosfato desidrogenase; 4D, esterificação de AGLs em G3P para formar triglicerídeos.
B. Metabolismo lipídico nos adipócitos durante as fases digestória (vias "D") e de jejum (vias "F"). Reações/vias: 1D, síntese de lipoproteína lipase (LPL) e secreção de LPL no espaço subcapilar, ligação à proteína ancorada à GPI (*linha espessa vermelha*) e migração para a superfície luminal da célula endotelial capilar; 2D, lipólise do quilomícron do TG e liberação de AGL livre (depois da digestão, os quilomícrons remanescentes (QR) são eliminados da circulação pelo fígado); 3D, ativação dos AGLs importados por transferência para a acetil CoA para formar acil CoA graxo; 4D, esterificação do acil CoA graxo em G3P para formar TG (as gotículas de TG são cobertas e estabilizadas pelas perilipinas [PL]); 5D, desfosforilação e inativação da lipase sensível a hormônios (HSL), que promove o armazenamento de TG; 5F, fosforilação e ativação da HSL, que contribui para a lipólise completa dos TG; 6F, etapa final na TG lipase pela monoglicerídeo lipase libera AGL e glicerol.

3. *Adipócitos* → *AGLs e TG* (Figura 39.35B). A insulina estimula a expressão da **lipoproteína lipase (LPL)**, também conhecida como "lipase lipoprotéica", no interior dos adipócitos e sua migração para o lado apical do endotélio nos capilares adiposos (via 1D). Esta ação da insulina possibilita que a LPL extraia AGLs dos quilomícrons no interior dos leitos capilares do tecido adiposo (via 2D). Os quilomícrons remanescentes (QRs, discutidos mais adiante) são removidos pelo fígado. A insulina também estimula a ativação dos AGLs captados pela sua conversão em ácidos graxos acil CoA (via 3D). A insulina estimula a glicólise nos adipócitos, o que produz o G3P necessário para a reesterificação dos AGLs com glicerol-3-P em TGs (via 4D). As gotículas de TGs nos adipócitos são revestidas por perilipinas (PL). Ela inibe diretamente a **lipase sensível a hormônios (HSL**, via 5D), deste modo promovendo o armazenamento de AGLs em oposição à sua liberação. Durante a fase de jejum, o glucagon e as catecolaminas fosforilam e ativam a HSL (via 5F), promovendo, assim, a liberação de AGLs e glicerol a partir do TG armazenado (via 6F). Na ausência de insulina, estes dois produtos da lipólise são exportados para o sangue.

Metabolismo das proteínas em todas as células-alvo hormonais: fase digestória *versus* fase de jejum

A insulina promove a síntese proteica nos tecidos muscular e adiposo, estimulando a captação de AA e a tradução do RNAm. A insulina também inibe a proteólise. Embora o fígado use AAs para a síntese de ATP, a insulina também promove a síntese de proteínas durante a fase digestória e atenua a atividade das enzimas do ciclo da ureia no fígado. O glucagon e as catecolaminas ativam a degradação proteossomal das proteínas e a liberação de AAs durante a fase de jejum.

Funções metabólicas das lipoproteínas: fase digestória *versus* fase de jejum

Esta seção fornece uma visão geral do metabolismo das lipoproteínas, conforme ilustrado na Figura 39.16. Para mais detalhes, consulte um livro de bioquímica.

Os **AGLs** circulam no sangue ligados principalmente à **albumina**. Contudo, o TG, o colesterol livre, os ésteres de colesterol, os fosfolipídeos e algumas vitaminas lipossolúveis, todos hidrofóbicos e que se partiriam nas membranas das células endoteliais em vez de entrarem na circulação, são transportados pelo sangue em agregados lipídicos (*i. e.*, uma mistura dos anteriormente citados) ligados por apoproteínas específicas. Estes complexos lipídeo-proteína são chamados **lipoproteínas**. As **lipoproteínas ricas em TG** são os **quilomícrons** e a **VLDL** e atuam principalmente entregando AGLs (como TG) aos músculos esquelético e cardíaco para fornecimento de energia e aos adipócitos para armazenamento. As **lipoproteínas ricas em colesterol** incluem a **lipoproteína de baixa densidade (LDL)** e a **lipoproteína de alta densidade (HDL)**, que fornecem colesterol às células em proliferação, às células esteroidogênicas e aos hepatócitos que produzem bile. A HDL também remove o excesso de colesterol (*i. e.*, de células mortas englobadas por macrófagos) da periferia. Existem também "**remanescentes**" de lipoproteínas que têm a sua carga lipídica parcialmente digerida e depois eliminada da circulação pelo fígado.

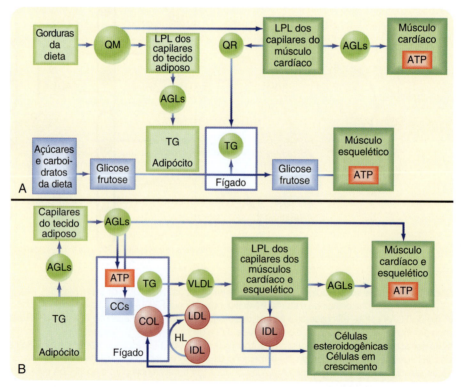

• **Figura 39.16** Papel das lipoproteínas no metabolismo energético. **A.** Fase digestória. **B.** Fase de jejum. AGLs, ácidos graxos livres; ATP, trifosfato de adenosina; CCs, corpos cetônicos; IDL, lipoproteína de densidade intermediária; LDL, lipoproteína de baixa densidade, QM, quilomícron; QR, quilomícron remanescente; TG, triglicerídeos; VLDL, lipoproteína de muito baixa densidade.

CAPÍTULO 39 Regulação Hormonal do Metabolismo Energético

Fase digestória: quilomícrons e quilomícrons remanescentes (Figura 39.16A)

Os TG de uma refeição são digeridos enzimaticamente em AGLs e 2-monoglicerídeos no interior do lúmen do intestino. Os enterócitos intestinais importam esses dois lipídeos e reesterificam-nos para formar TGs. Os TGs, juntamente com as vitaminas lipossolúveis, colesterol, ésteres de colesterol e fosfolipídeos, são complexados com a proteína **ApoB48** para formar **quilomícrons**. Os quilomícrons são secretados, movem-se para os vasos linfáticos e, em seguida, entram na circulação. Quando no sangue, outras apoproteínas, como a **ApoE** e a **ApoC2,** são transferidas para os quilomícrons a partir de partículas de HDL (uma função da HDL é fornecer um reservatório circulante de várias apoproteínas). Isso converte quilomícrons nascentes em quilomícrons maduros.

Quando os quilomícrons entram nos capilares do tecido adiposo durante a fase digestória, são parcialmente digeridos pela **lipoproteína lipase (LPL)**. A LPL é sintetizada pelos adipócitos e secretada no espaço subendotelial. A LPL se liga então à proteína ancorada à GPI da membrana endotelial, que transporta LPL para a superfície luminal (apical) da célula endotelial capilar. Uma vez neste local, as moléculas de LPL entram em contato com os quilomícrons. A ApoC2 dentro dos quilomícrons é um ativador da dimerização e atividade da LPL. Os AGLs são liberados a partir dos quilomícrons por lipólise mediada pela LPL dos TG. (Ver discussão anterior e Figura 39.15B para uma explicação do processamento dos AGLs em TG armazenado dentro dos adipócitos.)

A LPL também é expressa nos músculos cardíaco e esquelético. O músculo cardíaco usa preferencialmente os AGLs para produzir energia e obtém a maior parte dos AGLs das partículas de lipoproteína (Figura 39.16). Assim, o músculo cardíaco também extrai AGLs dos quilomícrons durante a fase digestória. A atividade da LPL nos cardiomiócitos é altamente regulada por fatores locais, como a concentração local de AGLs no interior dos leitos capilares coronarianos. A atividade da LPL no músculo esquelético é relativamente baixa durante a fase digestória.

Após digestão lipolítica nos leitos capilares do tecido adiposo e do músculo cardíaco, os quilomícrons são convertidos nos menores e mais densos quilomícrons remanescentes **(QRs)**, que agora têm um teor reduzido de TG. As partículas de QRs são capazes de penetrar na túnica íntima dos vasos sanguíneos em locais com disfunção endotelial e, portanto, são aterogênicas. Como elas ainda têm proteína ApoE associada a elas, podem se ligar a um dos vários receptores de membrana que reconhecem a ApoE. Os RQ ligados são então endocitados pelos hepatócitos (Figura 39.16). Os QRs remanescentes que são liberados depois da endocitose dos QRs são reesterificados em TG intra-hepático.

Fase de jejum: VLDL, IDL e LDL (LDN) (Figura 39.16B)

A fonte de TG circulante durante a fase de jejum é principalmente o fígado (Figura 39.16). Durante a fase digestória, os TG intra-hepáticos se acumulam a partir da LDN e os QRs endocitados. Os TGs intra-hepáticos, juntamente com outros lipídeos como o colesterol e os ésteres de colesterol, são exportados pelos hepatócitos como **VLDL**. As partículas de VLDL são reunidas como lipídeos complexados com a **proteína ApoB100**. A expressão da ApoB100, juntamente com outros componentes envolvidos

na compilação da VLDL, é estimulada pelo fator de transcrição **FOXO1**. O FOXO1, por sua vez, é inibido pela via de sinalização da insulina. Isto significa que a produção de VLDL hepática é mínima durante o período em que o sangue está rico em quilomícrons. Durante a fase de jejum, os níveis de insulina são baixos, de modo a atividade do FOXO1 é alta, e a montagem e a secreção de VLDL são retomadas. Quando as partículas de VLDL entram na circulação, aceitam outras apoproteínas (p. ex., ApoE, ApoC2) e se tornam uma VLDL madura.

Os adipócitos apresentam baixa atividade da LPL durante a fase de jejum, em parte em razão dos baixos níveis de insulina. No entanto, os cardiomiócitos e os miócitos esqueléticos expressam LPL, que digere VLDL e fornece AGL para estes tipos de células musculares durante a fase de jejum. A extração lipolítica de alguns AGLs da VLDL produz uma partícula remanescente chamada **lipoproteína de densidade intermediária (IDL)**. A IDL circula até o fígado, onde é processada em uma de duas maneiras (Figura 39.16). Cerca de metade da IDL se liga a um dos vários **receptores reconhecedores de ApoE** nos hepatócitos, sofre endocitose mediada pelo receptor e é digerida nos endolisossomas. Os lipídeos liberados podem ser reagrupados em partículas de VLDL e devolvidos à circulação para fornecer combustível aos músculos cardíaco e esquelético conforme a fase de jejum avança. A outra metade da IDL sofre uma nova digestão pela enzima **lipase hepática** relacionada com a LPL específica do hepatócito. A lipase hepática extrai a maioria dos TGs remanescentes na IDL, formando o remanescente final da VLDL, a **LDL**. A LDL é pobre em TG, mas rica em colesterol. Deve-se notar que tanto os quilomícrons maduros quanto a VLDL podem receber colesterol adicional da HDL enquanto em circulação pela ação da **proteína de transporte de éster de colesterol (CETP)**; assim, o teor de colesterol das partículas remanescentes (QR, IDL e LDL) pode variar. Em todos os casos, a partícula de LDL é pequena, densa, rica em colesterol e potencialmente muito aterogênica em face ao dano endotelial. As partículas de LDL são importadas com segurança para dentro das células pelo **receptor de LDL**. Deve-se notar que, na conversão de IDL em LDL, a **proteína ApoE** se desassocia da partícula. Isto significa que apenas a ApoB100 pode remover a LDL do sangue. Em contraste com os vários receptores da ApoE, apenas um receptor, o receptor de LDL, pode reconhecer e se ligar à ApoB100. Assim, a perda ou diminuição de um receptor funcional para a LDL tem consequências clínicas significativas (ver boxe No nível celular). O receptor de LDL é expresso nas **células em proliferação**, incluindo algumas células cancerosas, que precisam sintetizar novas membranas celulares. O receptor de LDL também é expresso nas **células esteroidogênicas**, que usam o colesterol para produzir hormônios esteroides. O principal local de captação da LDL é o **fígado**, que secreta colesterol e também **ácidos biliares** à base de colesterol na forma de bile na árvore biliar. Um pouco de colesterol é excretado pelos intestinos. Outros subprodutos do colesterol (p. ex., hormônios esteroides) são excretados principalmente pelo rim.

Leptina e balanço energético

O tecido adiposo branco (TAB) é composto por vários tipos de células. A célula armazenadora de TG é chamada **adipócito**. Estas células se desenvolvem a partir de pré-adipócitos durante a gestação em seres humanos. Este processo de diferenciação de adipócitos, que pode persistir ao longo da vida, é promovido por vários fatores de transcrição. Um desses fatores é o SREBP1C, que é ativado por lipídeos, bem como pela insulina e por vários fatores de crescimento e citocinas. Outro fator de transcrição importante no TAB é o **PPARγ**. O PPARγ ativado promove a expressão de genes envolvidos no armazenamento de TG. Assim, um aumento no consumo de alimentos leva à ativação do SREBP1C e do PPARγ, que aumentam a diferenciação de pré-adipócitos em pequenos adipócitos e a suprarregulação de enzimas no interior destas células para possibilitar o armazenamento da gordura em excesso.

Leptina

Durante a fase digestória, os TGs intra-hepáticos acumulam-se a partir da LDN e QRs que sofreram endocitose. A **leptina** é uma proteína derivada dos adipócitos que sinaliza informações para o hipotálamo sobre o grau de adiposidade e nutrição. O hipotálamo, por sua vez, controla o comportamento alimentar e o gasto energético. Camundongos e humanos com deficiência de leptina tornam-se obesos mórbidos. Esses achados originalmente levantaram a esperança de que o tratamento com leptina poderia ser usado para combater a obesidade mórbida. No entanto, a administração de leptina a indivíduos que sofrem de obesidade induzida pela dieta não tem um efeito anoréxico ou no consumo de energia de forma significativa. Na verdade, indivíduos obesos já têm níveis endógenos circulantes elevados de leptina e parecem ter desenvolvido **resistência à leptina**.

A leptina tem um papel importante na liporregulação nos tecidos periféricos. Ela protege os tecidos periféricos (p. ex., fígado, músculo esquelético, músculo cardíaco, células beta) do acúmulo excessivo de lipídeos controlando o armazenamento do excesso de ingestão calórica no tecido adiposo. Esta ação da leptina, apesar de se opor às ações lipogênicas da insulina, contribui significativamente para a manutenção da sensibilidade à insulina (definida pela captação de glicose dependente da insulina) nos tecidos periféricos. A leptina

NO NÍVEL CELULAR

Descobriu-se que o **SREBP2** é um fator de transcrição que reside na membrana do retículo endoplasmático (RE). Na presença de colesterol intracelular elevado, o SREBP2 é mantido no RE por uma proteína de detecção de lipídeos chamada "SCAP" (proteína ativadora da clivagem de SREBP). Em resposta à depleção de esteróis, a SCAP escolta o SREBP2 ao Golgi, onde o SREBP é sequencialmente clivado por proteases e liberado no citoplasma. O SREBP2 então transloca-se para o núcleo e aumenta a transcrição de genes envolvidos na síntese e na captação de colesterol. Um membro mais recentemente descoberto desta família de fatores de transcrição é o **SREBP1C**, que é altamente expresso no tecido adiposo e no fígado. Em contraste com o SREBP2, o SREBP1C estimula genes envolvidos na síntese de AG e TG. A regulação do SREBP1C ocorre no nível da transcrição do gene *SREBP1C*, com clivagem induzida por ácidos graxos poli-insaturados e ativação pela via MAPK.

Os **receptores ativados por proliferadores de peroxissoma (PPARs)** pertencem à superfamília de receptores hormonais nucleares, que também inclui os receptores para hormônios esteroides e os receptores para hormônios tireoidianos. Os PPARs se heterodimerizam com os **receptores de retinoide X (RXRs)**. Ao contrário dos receptores para hormônios esteroides e tireoidianos, os PPARs se ligam a ligantes em um âmbito micromolar (i. e., com afinidade mais baixa). Os PPARs se ligam a ácidos graxos saturados e insaturados, bem como a prostanoides naturais e sintéticos. O **PPARγ** é altamente expresso no tecido adiposo e em um nível mais baixo no músculo esquelético e no fígado. Seus ligantes naturais incluem vários ácidos graxos poli-insaturados. O PPARγ regula os genes que promovem o armazenamento de gordura. Também sinergiza com o SREBP1C para promover a diferenciação de adipócitos a partir de pré-adipócitos. O *knockout* específico do tecido do PPARγ em camundongos e as mutações dominantes negativas do PPARγ em seres humanos dão origem à **lipodistrofia** (i. e., falta de tecido adiposo branco), o que leva ao surgimento de depósitos de TG no músculo e no fígado (chamada *esteatose*), resistência à insulina, diabetes e hipertensão. As **tiazolidinedionas** são ligantes exógenos para o PPARγ. Embora promovam ganho de peso, níveis moderados de tiazolidinedionas melhoram significativamente a sensibilidade à insulina. O PPARγ também estimula a secreção de **adiponectina**, que promove a oxidação de lipídeos no músculo e na gordura e, assim, melhora a sensibilidade à insulina. O **PPARα** é abundantemente expresso no fígado e, em menor extensão, nos músculos esquelético e cardíaco e no rim. O PPARα promove a absorção e a oxidação de AGL. Assim, o PPARα é uma molécula antiesteatótica. Os **fibratos** são ligantes exógenos para o PPARα e são utilizados para reduzir os depósitos de TG no músculo e no fígado, melhorando, assim, a sensibilidade à insulina. Um terceiro membro, o **PPARδ**, promove de maneira semelhante a oxidação de ácidos graxos nos tecidos adiposo e muscular. O PPARδ promove o desenvolvimento de fibras musculares oxidativas de contração lenta e aumenta a resistência muscular. O PPARδ também gera um efeito positivo sobre o metabolismo de lipoproteínas ao aumentar a produção de apoproteínas ApoA e a quantidade de partículas de HDL.

Outra família de fatores de transcrição sensíveis aos lipídeos é a família de **receptores X do fígado (LXR)**, que é composta pelo LXRα e LXRβ. O LXRα é expresso principalmente no tecido adiposo, fígado, intestino e rim, enquanto o LXRβ é expresso de forma ubíqua. Os LXR estão relacionados com os PPAR por serem membros da família de receptores hormonais nucleares e heterodimerizarem com o RXR. Os LXR são sensores de colesterol. Nas condições de colesterol elevado, os LXR regulam positivamente a expressão de proteínas que têm cassetes de ligação ao ATP (ABC). Em face ao excesso de colesterol, os LXR também aumentam a expressão da proteína ABC no trato gastrointestinal, o que promove o efluxo do colesterol dos enterócitos para o lúmen para excreção. As mutações nestes transportadores (ABCG5 e ABCG8) causam **sitosterolemia**, que é caracterizada pela absorção excessiva de colesterol e esteróis vegetais. No fígado, os LXR promovem a conversão do colesterol em ácidos biliares para excreção ou em ésteres de colesterol para armazenamento. Nesta última ação, os LXR elevam a expressão de SREBP1C, aumentando deste modo os ácidos graxos acil CoA necessários para a esterificação.

CAPÍTULO 39 — Regulação Hormonal do Metabolismo Energético

também atua como um sinal de que o corpo tem reservas de energia suficientes para possibilitar a reprodução e aumentar a eritropoiese, a linfopoiese e a mielopoiese. Por exemplo, nas mulheres que sofrem de anorexia nervosa, os níveis de leptina são extremamente baixos e resultam em esteroides ovarianos reduzidos, amenorreia (ausência de menstruação), anemia por baixa produção de eritrócitos e disfunção imunológica.

Estrutura, síntese e secreção

A leptina, uma proteína de 16 kDa secretada por adipócitos maduros, está estruturalmente relacionada com as citocinas. Assim, às vezes é chamada **adipocitocina**. Os níveis circulantes de leptina têm uma relação direta com a adiposidade e o estado nutricional. A produção de leptina é aumentada pela insulina, que prepara o corpo para a distribuição correta dos nutrientes que chegam. A leptina é inibida pelo jejum e perda de peso, e por sinais lipolíticos (p. ex., aumento de AMPc e de agonistas β_3).

A obesidade induzida pela dieta, a idade avançada e o DMT2 estão associados à resistência à leptina. Assim, os mecanismos que interrompem a sinalização da leptina são potenciais alvos terapêuticos.

Armazenamento de energia

A quantidade de energia armazenada por um indivíduo é determinada pela ingestão calórica e pelas calorias gastas na forma de energia diariamente. Em muitos indivíduos, a ingestão e o consumo estão em equilíbrio, de modo que o peso permanece relativamente constante. No entanto, a abundância de alimentos com alto teor de gordura e carboidratos, bem como estilos de vida mais sedentários, está contribuindo para uma pandemia de obesidade e sequelas patológicas da obesidade, tais como o DMT2 e as doenças cardiovasculares.

A energia armazenada é predominantemente constituída gordura, e os indivíduos variam muito na quantidade e no percentual de peso corporal que é composto por tecido adiposo. Cerca de 25% da variação na gordura corporal total parecem ser decorrentes de fatores genéticos. Uma influência genética na massa gorda é apoiada pela (1) tendência de a massa corporal em crianças adotadas se correlacionar melhor com a de seus pais biológicos do que com a de seus pais adotivos; (2) maior similaridade dos estoques de tecido adiposo em gêmeos (monozigóticos) idênticos, quer criados juntos ou separados, do que em gêmeos fraternos (dizigóticos); (3) maior correlação entre o ganho de peso corporal e gordura abdominal em gêmeos idênticos do que em gêmeos fraternos quando alimentados com excesso de calorias; e (4) a descoberta dos vários genes que causam obesidade.

Além disso, o ambiente gestacional tem um efeito profundo sobre a massa corporal do adulto. O efeito da dieta materna sobre o peso e a composição corporal do descendente é chamado **programação fetal**. O baixo peso ao nascer se correlaciona com maior aumento de obesidade, doenças cardiovasculares e diabetes. Esses achados sugerem que a eficiência do metabolismo fetal tem plasticidade e pode ser alterada pelo ambiente intrauterino. O desenvolvimento de um metabolismo "econômico" seria vantajoso para um indivíduo nascido de mãe que recebeu má nutrição e em cuja vida é esperada subnutrição crônica.

Índice de massa corporal

Uma medida da adiposidade é o índice de massa corporal (IMC). O IMC de um indivíduo é calculado como:

Equação 39.1
$$IMC = Peso(kg)/Altura(m)^2$$

O IMC de indivíduos magros saudáveis varia de 20 a 25. Um IMC superior a 25 indica que o indivíduo está acima do peso, enquanto um IMC superior a 30 indica obesidade. A condição de sobrepeso ou obesidade é um fator de risco para várias doenças, incluindo resistência à insulina, dislipidemia, diabetes, doenças cardiovasculares e hipertensão.

O TAB é dividido em depósitos subcutâneo e intra-abdominal (visceral). O *TAB* intra-abdominal se refere principalmente à gordura omental e mesentérica, e é o menor dos dois depósitos. Estes depósitos recebem diferentes suprimentos de sangue que são drenados de maneira fundamentalmente diferente em que o retorno venoso da gordura intra-abdominal leva ao sistema portal hepático. Assim, os AGLs derivados da região intra-abdominal são, em sua maioria, depurados pelo fígado, enquanto a gordura subcutânea é o principal local a fornecer AGLs ao músculo durante o exercício ou o jejum. A regulação do tecido adiposo intra-abdominal e subcutâneo também difere. A gordura abdominal é altamente inervada pelos neurônios autonômicos e tem maior taxa de *turnover*. Além disso, estes dois depósitos apresentam diferenças na produção hormonal e na atividade enzimática.

Os homens tendem a ganhar gordura no depósito intra-abdominal (**adiposidade em forma de maçã**), enquanto as mulheres tendem a ganhar gordura no depósito subcutâneo, particularmente nas coxas e nádegas (**adiposidade ginóide em forma de pera**). Um excesso de gordura abdominal representa claramente um fator de risco maior para as doenças mencionadas previamente. Assim, outro indicador da composição corporal é a circunferência da cintura (medida em centímetros, ao redor do ponto mais estreito entre as costelas e os quadris quando visto de frente depois de uma expiração) dividida pela circunferência dos quadris (medida no ponto em que as nádegas são maiores quando vistas de lado). Esta **proporção cintura-quadril** pode um melhor indicador da gordura corporal do que o IMC, especialmente em relação ao risco de desenvolvimento de doenças. Uma proporção cintura-quadril superior a 0,95 nos homens ou 0,85 nas mulheres está ligada a um risco significativamente maior de desenvolvimento de diabetes e doenças cardiovasculares.

Mecanismos centrais envolvidos no balanço energético

Nos últimos anos, diversos hormônios e neuropeptídeos têm sido implicados tanto na regulação crônica quanto aguda do apetite, saciedade e gasto energético em seres humanos. Um modelo simplificado envolve dois hormônios peptídicos, a **leptina** e a **insulina** (Figura 39.17), já discutidos. A leptina atua em pelo menos dois tipos de neurônios no núcleo arqueado do hipotálamo. No primeiro, a leptina reprime a produção de **neuropeptídeo Y (NPY)**, um estimulador muito potente do comportamento de busca de alimentos (ingestão de energia) e um inibidor do gasto energético. A noradrenalina, outro estimulador do apetite, se localiza no

NA CLÍNICA

O **diabetes *mellitus*** é uma doença em que os níveis de insulina ou a capacidade de resposta dos tecidos à insulina (ou ambos) são insuficientes para manter níveis normais de glicose no plasma. Embora o diagnóstico de diabetes se baseie principalmente na glicose plasmática, o diabetes também promove desequilíbrios nos níveis circulantes de lipídeos e lipoproteínas (*i. e.*, **dislipidemia**). Os principais sintomas do diabetes *mellitus* são hiperglicemia, poliúria, polidipsia, polifagia, perda de massa muscular, depleção de eletrólitos e cetoacidose (no DMT1). No caso do jejum normal (*i. e.*, ausência de ingestão calórica durante pelo menos 8 horas), os níveis de glicose no plasma devem ser inferiores a 110 mg/dL. Considera-se que uma pessoa tenha um precário controle da glicose se os níveis de glicose no plasma em jejum estiverem entre 110 e 126 mg/dL. Faz-se o diagnóstico de diabetes se a glicemia de jejum exceder 126 mg/dL em 2 dias consecutivos. Outra abordagem para o diagnóstico de diabetes é o teste oral de tolerância à glicose. Depois do jejum noturno, o paciente recebe um bólus de glicose (normalmente 75 g) por via oral, e os níveis séricos de glicose são medidos em 2 horas. Uma concentração de glicose plasmática em 2 horas superior a 200 mg/dL em 2 dias consecutivos é suficiente para fazer o diagnóstico de diabetes. O diagnóstico de diabetes também é feito se o paciente apresentar sintomas associados ao diabetes e tiver um nível de glicose plasmática superior a 200 mg/dL.

O diabetes *mellitus* é atualmente classificado como do **tipo 1 (DMT1)** ou do **tipo 2 (DMT2)**. O DMT2 é de longe o tipo mais comum e responde por 90% dos casos diagnosticados. No entanto, o DMT2 geralmente é uma doença progressiva que permanece não diagnosticada em uma porcentagem significativa de pacientes por vários anos. O DMT2 está frequentemente associado à obesidade visceral e à falta de exercício – na verdade, o DMT2 relacionado com a obesidade está alcançando proporções epidêmicas em todo o mundo. Normalmente, existem várias causas para o desenvolvimento de DMT2 em um dado indivíduo que estão associadas a defeitos na capacidade de os órgãos-alvo responderem à insulina (*i. e.*, **resistência à insulina**), juntamente com algum grau de **deficiência nas células beta**. A sensibilidade à insulina pode estar comprometida no nível do InsR ou no nível da sinalização do pós-receptor. O DMT2 parece ser consequência da resistência à insulina, seguida pela **hiperinsulinemia relativa**, mas, por fim, pela hipoinsulinemia relativa (*i. e.*, liberação inadequada de insulina para compensar a resistência dos órgãos-alvo) e **insuficiência das células beta**.

As causas subjacentes à resistência à insulina diferem entre os pacientes. As três principais causas subjacentes da resistência à insulina induzida pela obesidade são:

1. *Diminuição na capacidade da insulina de aumentar a captação de glicose mediada pela GLUT4, especialmente pelo músculo esquelético.* Esta função, que especificamente é parte da **regulação glicometabólica pela insulina**, pode ser decorrente do acúmulo excessivo de TG no músculo em indivíduos obesos. A ingestão calórica excessiva induz à hiperinsulinemia. Inicialmente, isso leva a uma absorção excessiva de glicose no músculo esquelético. Assim como no fígado, calorias excessivas na forma de glicose promovem a lipogênese e, por meio da produção de malonil CoA, a repressão da oxidação de ácidos graxos acil CoA. Subprodutos dos ácidos graxos e da síntese TG (p. ex., diacilglicerol, ceramida) podem se acumular e estimular vias de sinalização (p. ex., vias dependentes da proteína quinase C) que antagonizam a sinalização pelas proteínas InsR ou IRS, ou ambas. Assim, a resistência à insulina no músculo esquelético de indivíduos obesos pode ser decorrente da **lipotoxicidade**.

2. *Diminuição na capacidade da insulina de reprimir a produção hepática de glicose.* O fígado produz glicose pela glicogenólise a curto prazo e pela gliconeogênese a longo prazo. A capacidade da insulina de reprimir enzimas hepáticas-chave nestas duas vias está atenuada nos indivíduos resistentes à insulina. A resistência à insulina no fígado também pode ser decorrente da lipotoxicidade em indivíduos obesos (p. ex., **fígado gorduroso** ou **esteatose hepática**). O tecido adiposo visceral é suscetível de afetar a sinalização da insulina no fígado de várias maneiras em adição aos efeitos da lipotoxicidade. Por exemplo, o tecido adiposo visceral libera a citocina **fator de necrose tumoral (TNF)-α**, a qual mostrou antagonizar as vias de sinalização da insulina. Além disso, os TGs no tecido adiposo visceral têm uma alta taxa de renovação (possivelmente por causa da rica inervação simpática), de modo que o fígado está exposto a altos níveis de AGLs, o que agrava ainda mais a lipotoxicidade hepática.

3. *Incapacidade da insulina de reprimir a lipase sensível a hormônios ou aumentar a LPL no tecido adiposo (ou ambos).* A alta HSL e a baixa LPL são os principais fatores da dislipidemia associada à resistência à insulina e ao diabetes. Embora os fatores que resistem às ações da insulina na HSL e na LPL não estejam completamente compreendidos, há evidências de aumento na produção de fatores diabetogênicos parácrinos no tecido adiposo, como o TNF-α. A dislipidemia é caracterizada como uma hipertrigliceridemia com grandes partículas de VLDL ricas em TG produzidas pelo fígado. Em razão do seu elevado teor de TG, as grandes VLDL e IDL são digeridas de maneira muito eficiente, dando, assim, origem a partículas de LDL pequenas e densas que são muito aterogênicas. Além disso, a HDL assume o excesso de TG em troca de ésteres de colesterol, o que parece encurtar a meia-vida circulante das proteínas HDL e ApoA. Portanto, há níveis mais baixos de partículas de HDL que normalmente desempenham um papel protetor contra doenças vasculares.

O **DMT1** é caracterizado pela destruição das células beta, quase sempre por um mecanismo autoimune. O DMT1 é também denominado *diabetes mellitus dependente de insulina*. As características do DMT1 são:

1. As pessoas com DMT1 necessitam de insulina exógena para manter a vida e prevenir a cetose; praticamente não há produção de insulina pancreática.
2. Há danos patológicos às células beta pancreáticas. A insulinite com infiltração de células mononucleares pancreáticas é uma característica no início do transtorno. As citocinas podem estar envolvidas na destruição precoce do pâncreas.
3. As pessoas com DMT1 estão propensas à cetoacidose.
4. Noventa por cento dos casos começam na infância, principalmente entre os 10 e 14 anos. Esta observação frequente levou à aplicação do termo *diabetes juvenil* ao transtorno. Este termo já não é utilizado porque o DMT1 pode surgir em qualquer momento da vida, embora o início juvenil seja o padrão típico.
5. Frequentemente, há a presença de autoanticorpos contra as células das ilhotas na época do aparecimento. Se o DMT1 for induzido por um vírus, os autoanticorpos são transitórios. Ocasionalmente, os anticorpos persistem a longo prazo, particularmente se estiverem associados a outras doenças autoimunes. Cerca de 50% dos casos de DMT1 estão relacionados com problemas no complexo principal de histocompatibilidade no cromossomo 6. Estão correlacionados com uma frequência aumentada de certos alelos do antígeno leucocitário humano (HLA). Os tipos de HLA DR3 e DR4 são os mais comumente associados ao diabetes.

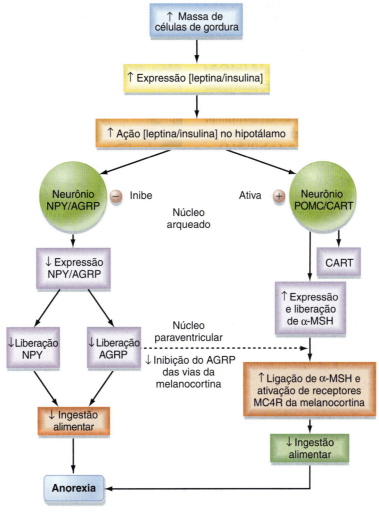

• **Figura 39.17** Leptina e centros hipotalâmicos envolvidos na regulação do apetite. Ver texto para explicações das abreviaturas.

mesmo local dos NPYs em alguns desses neurônios. Ao mesmo tempo, a leptina reprime a produção do peptídeo relacionado com o gene agouti (AGRP), um antagonista endógeno que atua sobre o MC4R, um receptor hipotalâmico para o hormônio estimulador de α-melanócitos (α-MSH), que inibe a ingestão de alimentos. Em outro tipo de neurônios do núcleo arqueado, a leptina estimula a geração de produtos da pró-opiomelanocortina (POMC), um dos quais é o α-MSH, e a produção de transcritos regulados pela cocaína e anfetamina (CART), os quais inibem a ingestão de alimentos. Assim, a leptina diminui o consumo de alimentos e aumenta o gasto energético inibindo simultaneamente o NPY e o antagonista do α-MSH AGRP e estimulando o α-MSH e o CART (Figura 39.17). Estes neuropeptídeos de segunda ordem são transmitidos e interagem com receptores nos neurônios do núcleo hipotalâmico paraventricular (neurônios da "saciedade") e núcleos laterais do hipotálamo ("fome"). Por sua vez, esses neurônios hipotalâmicos produzem sinais que coordenam o comportamento alimentar e a atividade do sistema nervoso autônomo (especialmente a atividade simpática) com diversas ações endócrinas na função da glândula tireoide, reprodução e crescimento.

Outro regulador da ingestão de alimentos e reservas de energia do corpo é o **hormônio concentrador de melanina (MCH)**. Este neuropeptídeo aumenta a busca por alimentos e tecido adiposo antagonizando o efeito da saciedade do α-MSH a jusante da interação do α-MSH com o seu receptor MC4R. A provável importância desta molécula é demonstrada pelo fato de que se trata do único regulador cuja ablação *knockout* do gene efetivamente resulta em magreza.

Para manter a homeostase global da energia, o sistema também deve equilibrar a ingestão e o gasto específicos ao nutriente – por exemplo, a ingestão de carboidratos com a oxidação de carboidratos. Isto pode explicar um pouco da especificidade nas respostas dos neuropeptídeos e neurotransmissores às refeições. A serotonina produz saciedade depois da ingestão de glicose. Hormônios gastrintestinais como a colecistoquinina e o GLP-1 produzem saciedade por efeitos humorais, mas a sua produção local no encéfalo pode atuar na regulação de nutrientes e calorias. O recentemente descoberto hormônio **grelina** é um peptídeo acilado com potente atividade orexigênica que surge nas células das glândulas oxínticas no estômago. Em seres humanos, os níveis plasmáticos de grelina sobem nas 1 a 2 horas que precedem as refeições normais. Os níveis plasmáticos de grelina caem drasticamente para valores mínimos cerca de 1 hora depois da alimentação. A grelina parece estimular a ingestão de alimentos ao reagir com seu receptor em neurônios hipotalâmicos que expressam o NPY.

Pontos-chave

1. As células produzem ATP para atender às suas necessidades energéticas. O ATP é produzido pela glicólise e pelo ciclo do TCA acoplado à fosforilação oxidativa.

2. As células podem oxidar carboidratos (principalmente na forma de glicose), AAs e AGLs para produzir ATP. Além disso, o fígado produz CCs, que são oxidados por outros tecidos para produzir energia durante o jejum.

3. Alguns tipos de células são limitados em relação aos substratos de energia que podem oxidar para produzir energia. Normalmente, o encéfalo é exclusivamente dependente da glicose para a produção de energia. Assim, a glicemia deve ser mantida acima de 60 mg/dL para a função normal do sistema nervoso autônomo e do SNC. Inversamente, níveis inadequadamente elevados de glicose (*i. e.*, glicose em jejum > 100 mg/dL) promovem a glicotoxicidade e, assim, levam às complicações de longo prazo do diabetes.

4. O pâncreas endócrino produz os hormônios insulina, glucagon, somatostatina, gastrina e polipeptídeo pancreático.

5. A insulina é um hormônio anabólico que é secretado em tempos de disponibilidade excessiva de nutrientes. Ela possibilita que o corpo use os carboidratos como fonte de energia e para armazenar nutrientes.

6. Os principais estímulos à secreção de insulina são o aumento na glicose sérica e alguns AAs. A ativação de receptores colinérgicos (muscarínicos) também aumenta a secreção de insulina, enquanto a ativação de receptores α_2-adrenérgicos inibe a secreção de insulina. O trato gastrointestinal libera os hormônios incretinas, que estimulam a secreção de insulina pancreática. O GLP-1 é particularmente potente no aumento da estimulação da secreção de insulina estimulada pela glicose (SIEG). O GLP-1 é degradado pela dipeptidil peptidase (DPP)-4. Os análogos do GLP-1 resistentes à DPP-4 e os inibidores da DPP-4 são atualmente utilizados para aumentar a SIEG em pacientes com diabetes do tipo 2.

7. A insulina se liga ao receptor de insulina (InsR), que está ligado a várias vias que medeiam os efeitos metabólicos (Akt quinase) e os efeitos de crescimento (MAPK) da insulina.

8. Durante a fase digestória, a insulina atua no fígado promovendo o aprisionamento da glicose na forma de G6P. A insulina também aumenta a glicogênese, a glicólise e a lipogênese *de novo* (LDN) no fígado. A insulina inibe a gliconeogênese, a glicogenólise e a compilação de lipídeos em VLDL.

9. A insulina aumenta a captação de glicose mediada pela GLUT4 nos tecidos muscular e adiposo.

10. A insulina aumenta a glicogênese, glicólise e, na presença de excesso calórico, a lipogênese no músculo.

11. A insulina aumenta a glicólise e a produção de G3P nos adipócitos. A insulina induz a expressão da LPL e seu transporte para a superfície luminal das células endoteliais capilares. A insulina promove a captação e a ativação de AGLs e a esterificação de ácidos graxos acil CoAs em G3P para formar TG, e diminui a atividade da lipase sensível a hormônios nos adipócitos.

12. A insulina aumenta a captação de AA e a síntese proteica no músculo esquelético, mas também essencialmente em todas as células-alvo da insulina. A sinalização da insulina/Akt quinase ativa o mTORC1 e o S6K para promover a síntese de proteínas ribossômicas e de proteínas envolvidas na translação do RNAm, bem como de outros tipos de proteínas. A insulina inibe a degradação proteossomal da proteína.

13. O glucagon é um hormônio contrarregulatório catabólico. Sua secreção aumenta durante os períodos de privação alimentar, e ele atua mobilizando reservas de nutrientes. Ele também mobiliza glicogênio, gordura e até mesmo proteínas.

14. O glucagon é liberado em resposta à diminuição na glicose sérica (e, portanto, diminuição da insulina) e ao aumento dos níveis séricos de AA e sinalização β-adrenérgica.

15. O glucagon se liga ao receptor para o glucagon, que está ligado às vias dependentes da PKA. O principal órgão-alvo do glucagon é o fígado. O glucagon incrementa a produção de glicose no fígado aumentando a glicogenólise e a gliconeogênese. Eleva ainda a β-oxidação de ácidos graxos e a cetogênese.

16. O glucagon regula o metabolismo hepático tanto pela regulação da expressão gênica quanto pelas vias pós-transcricionais dependentes da PKA.

17. Os principais fatores contrarreguladores nos tecidos muscular e adiposo são o hormônio da medula adrenal, adrenalina e o neurotransmissor simpático noradrenalina. Estes dois fatores agem via receptores β_2 e β_3-adrenérgicos aumentando os níveis de AMPc. A adrenalina e a noradrenalina potencializam a glicogenólise e a oxidação de acil graxo no músculo, e aumentam a lipase sensível a hormônios no tecido adiposo.

18. O diabetes *mellitus* é classificado como do tipo 1 (DMT1) e do tipo 2 (DMT2). O DMT1 é caracterizado pela destruição das células beta pancreáticas, e é necessária insulina exógena para o tratamento. O DMT2 pode ser ocasionado por diversos fatores, mas normalmente é caracterizado como uma resistência à insulina acoplada a algum grau de deficiência nas células beta. Os pacientes com DMT2 podem necessitar de insulina exógena em algum momento para manter os níveis séricos de glicose.

19. O DMT2 associado à obesidade atualmente ocorre em proporções epidêmicas em todo o mundo. É caracterizado pela resistência à insulina em decorrência de lipotoxicidade, hiperinsulinemia e citocinas inflamatórias produzidas pelo tecido adiposo. O DMT2 frequentemente está associado a obesidade, resistência à insulina, hipertensão e doença arterial coronariana. Esta constelação de fatores de risco é chamada *síndrome metabólica*.

20. Os principais sintomas do diabetes *mellitus* são hiperglicemia, poliúria, polidipsia, polifagia, perda de massa muscular, depleção de eletrólitos e cetoacidose (no DMT1).

21. As complicações de longo prazo do diabetes mal controlado são decorrentes do excesso de glicose intracelular (glicotoxicidade), especialmente na retina, nos rins e nos nervos periféricos. Isto leva a retinopatia, nefropatia e neuropatia.

22. O tecido adiposo tem uma função endócrina, especialmente em termos de homeostase energética. Os hormônios produzidos pelo tecido adiposo são a leptina e a adiponectina. A leptina atua no hipotálamo promovendo a saciedade.

40

Regulação Hormonal do Metabolismo do Cálcio e do Fosfato

OBJETIVOS DO APRENDIZADO

Após a conclusão deste capítulo, o estudante será capaz de responder às seguintes questões:

1. Descreva o *pool* de cálcio e fosfato séricos, incluindo as formas ionizadas, em complexo e ligados a proteínas. Descreva as faixas normais de concentração destes íons e as principais vias de influxo e efluxo.
2. Discuta o papel da glândula paratireoide na regulação do cálcio sérico e explique o papel do receptor/sensor de cálcio na regulação da secreção do paratormônio (PTH).
3. Descreva a produção de 1,25-di-hidroxivitamina D, incluindo as fontes de precursores de vitamina D, os locais e os principais reguladores de hidroxilação da vitamina D, e o transporte dos metabólitos da vitamina D no sangue.
4. Relacione os órgãos-alvo do PTH e descreva seus efeitos sobre a mobilização e distribuição de cálcio e fosfato em cada um destes locais.
5. Relacione os órgãos-alvo e as principais ações da 1,25-di-hidroxivitamina D.
6. Discuta a regulação do metabolismo do fosfato pelo FGF23.
7. Preveja as respostas hormonais que seriam desencadeadas pelas variações do cálcio e do fosfato séricos ou por uma deficiência de vitamina D e discuta as consequências destas ações hormonais compensatórias.

O cálcio (Ca) e o fosfato são essenciais à vida humana porque desempenham papéis estruturais importantes nos tecidos duros (*i. e.*, ossos e dentes) e papéis regulatórios importantes nas vias metabólica e de sinalização. Nos sistemas biológicos, o **fosfato inorgânico (P$_i$)** consiste em uma mistura de di-hidrogeno-fosfato ($H_2PO_4^-$) e hidrogenofosfato (HPO_4^-). As duas principais fontes de Ca e P$_i$ circulantes são a dieta e o esqueleto (Figura 40.1). Dois hormônios, **1,25-di-hidroxivitamina D** (também chamado **calcitriol** ou **1,25 dihidroxicolecalciferol**) e **paratormônio (PTH)**, regulam a absorção intestinal de Ca e P$_i$ e liberam Ca e P$_i$ na circulação após a reabsorção óssea. Os principais processos para remoção de Ca e P$_i$ do sangue são a excreção renal e a mineralização óssea (Figura 40.1). A 1,25-di-hidroxivitamina D e o PTH regulam os dois processos. O fator de crescimento do fibroblasto 23 (FGF23) regula o P$_i$ sérico por meio da inibição de sua reabsorção renal.

Funções cruciais do cálcio e do fosfato na fisiologia celular

O Ca é um elemento dietético essencial. Além da obtenção de Ca na dieta, os seres humanos apresentam um amplo estoque (ou seja, > 1 kg) de Ca nos minerais ósseos, que pode ser recrutado para manter os níveis circulantes normais de Ca em momentos de restrição dietética e durante as maiores demandas da gravidez e da lactação. O Ca circulante existe em três formas (Tabela 40.1): Ca^{++} ionizado livre, Ca ligado a proteínas e Ca em complexo com ânions (p. ex., fosfatos, HCO_3^-, citrato). A forma ionizada representa aproximadamente 50% do Ca circulante. Uma vez que é fundamental para várias funções celulares, a concentração de cálcio iônico, [Ca^{++}], é rigorosamente controlada tanto nos compartimentos extracelulares quanto intracelulares. O Ca^{++} circulante está sob controle hormonal direto e normalmente é mantido em uma faixa relativamente estreita. Uma quantidade muito pequena de cálcio (**hipocalcemia**; cálcio sérico total < 8,7 mg/dL [2,2 mM]) ou Ca em excesso (**hipercalcemia**; Ca sérico total > 10,4 mg/dL [2,6 mM]) no sangue podem provocar uma ampla gama de alterações fisiopatológicas, como disfunção neuromuscular, disfunção do sistema nervoso central, insuficiência renal, calcificação de tecidos moles e doenças musculares esqueléticas.

O P$_i$ também é um elemento dietético essencial e é armazenado em grandes quantidades em minerais. A maior parte do P$_i$ circulante está na forma ionizada livre, mas parte do P$_i$ (< 20%) circula como uma forma ligada a proteínas ou em complexo com cátions (Tabela 40.1). Uma vez que tecidos moles contêm 10 vezes mais P$_i$ que Ca, uma lesão tissular (p. ex., lesão por esmagamento com morte maciça de células musculares) pode provocar **hiperfosfatemia**, na qual a maior quantidade de P$_i$ forma complexos com Ca^{++} e causa hipocalcemia aguda.

O P$_i$ é um componente intracelular essencial. Na verdade, ele forma as ligações de fosfato de alta energia do trifosfato de adenosina (ATP), que mantém a vida. A fosforilação e a desfosforilação de proteínas, lipídeos, segundos mensageiros e cofatores são etapas regulatórias centrais em várias vias metabólica e de sinalização, e o fosfato também compõe a estrutura dos ácidos nucleicos.

Regulação hormonal do cálcio e do fosfato: paratormônio, vitamina D e FGF23

Classicamente, o **PTH** e a **1,25-di-hidroxivitamina D** são os hormônios mais importantes dedicados à manutenção dos níveis sanguíneos normais de Ca e P$_i$ em seres humanos. Como tal,

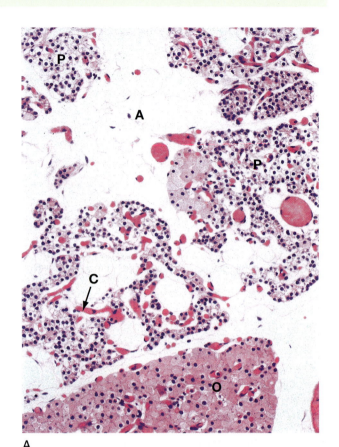

• **Figura 40.1** Fluxo diário de Ca++ e de P_i.

| TABELA 40.1 | Formas do Ca e do P_i no plasma. |

Íon	mg/dL	Ionizada	Ligada a proteína	Em complexo
Ca	8,5 a 10,2	50%	45%	5%
P_i	3 a 4,5	84%	10%	6%

O Ca++ é ligado (i. e., complexado) a vários ânions no plasma, incluindo HCO_3^-, citrato e SO_4^{2-}. O P_i forma complexos com vários cátions, incluindo Na^+ e K^+. De Kaoeppen BM, Stanton BA. *Renal Phisiology*. 4th ed. Philadelphia: Mosby; 2007.

são referidos como **hormônios calciotrópicos**. Mais recentemente, uma função do fator de crescimento do fibroblasto 23 (FGF23), produzido por osteócitos no osso, foi elucidada na regulação dos níveis séricos de P_i. Estrutura, síntese e secreção destes hormônios e seus receptores serão discutidas primeiro. Na próxima seção, são discutidas detalhadamente as ações do PTH, da 1,25-di-hidroxivitamina D e do FGF-23 sobre os órgãos-alvo fundamentais (i. e., intestinos, ossos e rins).

Paratormônio

O tipo celular predominante no parênquima da glândula paratireoide é a **célula principal** (Figura 40.2). O PTH produzido e secretado por essas células é o principal hormônio que protege contra a hipocalcemia. Os principais alvos do PTH são os ossos e os rins. O PTH também atua em uma alça direta de alimentação positiva estimulando a produção de 1,25-di-hidroxivitamina D.

Estrutura, síntese e secreção

O PTH é secretado como um polipeptídeo de 84 aminoácidos e é sintetizado como **pré-pró-PTH**, que é processado proteoliticamente até **pró-PTH** no retículo endoplasmático e depois até PTH no complexo de Golgi e nas vesículas secretoras. O PTH tem meia-vida curta na circulação (2 minutos), o que é compatível com seu papel na regulação de cálcio plasmático de minuto a minuto.

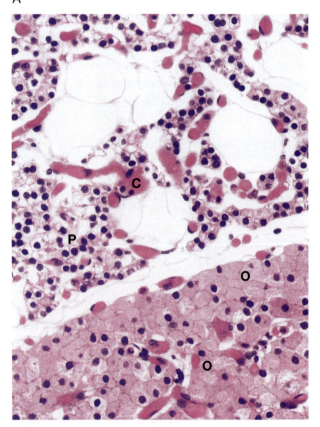

• **Figura 40.2 A e B.** Histologia das glândulas paratireoides. A, tecido adiposo no interior das glândulas paratireoides; C, capilares; O, células oxifílicas; P, células principais. (De Young B et al. *Wheater's Functional Histology*. 5th ed. Philadelphia: Churchill Livingstone; 2006.)

Receptor do paratormônio

O receptor de PTH, designado como PTHR1, liga-se ao PTH e ao peptídeo relacionado ao PTH (PTHrP). É expresso em osteoblastos e osteócitos no osso e nos túbulos proximais e distais dos rins para mediar as ações sistêmicas do PTH. Entretanto, o PTHR1 também é expresso em muitos órgãos em desenvolvimento, nos quais o PTHrP desempenha importantes funções parácrinas. Um exemplo é a regulação da proliferação de condrócitos na placa de crescimento durante o crescimento ósseo endocrondral.

Vitamina D

A **vitamina D** é um pró-hormônio que sofre duas sucessivas reações de hidroxilação para se transformar na forma ativa conhecida como **1,25-di-hidroxivitamina D** ou **calcitriol** (Figura 40.5). Este hormônio tem um papel fundamental na absorção de Ca e, em menor grau, na absorção de P_i pelo intestino delgado. Também regula o metabolismo ósseo e a reabsorção renal de Ca e P_i.

NO NÍVEL CELULAR

A $[Ca^{++}]$ extracelular é detectada pela célula principal da paratireoide por meio de um **receptor/sensor de cálcio (CaSR)** na membrana plasmática. O sinal primário que estimula a secreção de PTH é uma diminuição da $[Ca^{++}]$ circulante (Figura 40.3). Inversamente, maiores quantidades de Ca^{++} extracelular ligam-se ao CaSR e estimulam vias de sinalização que reprimem a secreção de PTH. Embora o CaSR se ligue ao Ca^{++} extracelular com uma afinidade relativamente baixa, o CaSR é extremamente sensível a alterações mínimas na $[Ca^{++}]$ extracelular. A relação entre $[Ca^{++}]$ e a taxa de secreção de PTH é descrita por uma curva sigmoidal inversa e íngreme. Uma diferença de 0,2 mM na $[Ca^{++}]$ sanguínea abrange toda a variação da curva, alterando a secreção de PTH do nível basal (5% do máximo) até o nível máximo (Figura 40.4). O "ponto de ajuste" ("*set point*") no estado de equilíbrio varia entre os indivíduos, mas tipicamente está situado abaixo do ponto médio da curva (i. e., metade da secreção máxima de PTH). Portanto, o CaSR é um regulador rápido, potente e contínuo da produção de PTH em resposta às flutuações sutis da $[Ca^{++}]$.

Além de inibir a secreção de PTH, a ativação do CaSR também promove a degradação do PTH armazenado nas células principais da paratireoide. Como resultado, fragmentos carboxiterminais biologicamente inativos de PTH são secretados pela paratireoide e também são produzidos pelo metabolismo periférico de PTH no fígado e nos rins. Portanto, os ensaios atuais com PTH utilizam dois anticorpos que reconhecem os epítopos das duas extremidades da molécula para quantificar com precisão o PTH(1-84) intacto.

Durante um período de tempo mais longo, a produção de PTH também é regulada no nível da estabilidade do RNAm e da transcrição gênica (Figura 40.3). Uma diminuição da $[Ca^{++}]$ provoca a produção de proteínas que se ligam à região 3 não traduzida do RNAm de PTH, estabilizando-o e provocando maior transcrição de PTH. A transcrição do gene *PTH* é reprimida pela 1,25-di-hidroxivitamina D em uma alça de retroalimentação negativa (ação por elementos de resposta à vitamina D – ver a seguir). A capacidade de controle da expressão gênica de *PTH* pela 1,25-di-hidroxivitamina D é reforçada pela suprarregulação coordenada da expressão do gene *CASR* por elementos positivamente responsivos à vitamina D na região promotora do gene *CASR* (Figura 40.3). Contudo, deve-se observar que, durante um desafio hipocalcêmico, a diminuição da $[Ca^{++}]$ supera o efeito inibitório de 1,25-di-hidroxivitamina D sobre a transcrição de PTH, permitindo que estes dois hormônios sejam elevados simultaneamente.

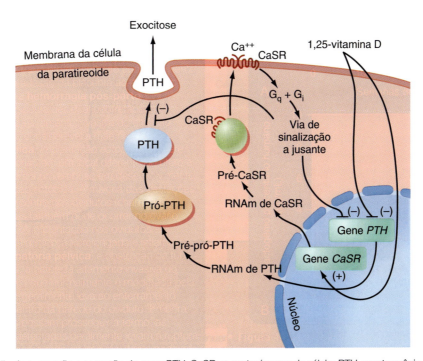

• **Figura 40.3** Regulação da expressão e secreção do gene *PTH*. CaSR, receptor/sensor de cálcio; PTH, paratormônio. (Modificada de Porterfield SP, White BA. *Endocrine Physiology*. 3rd ed. Philadelphia: Mosby; 2007.)

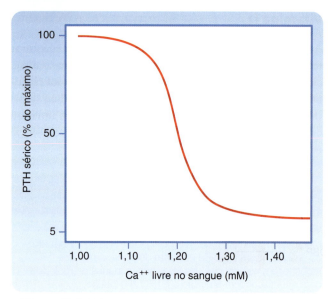

- **Figura 40.4** Relações sigmoidais entre a [Ca⁺⁺] sérica e o PTH sérico que refletem a taxa de secreção de PTH. PTH, paratormônio. (Modificada de Porterfield SP, White BA. *Endocrine Physiology*. 3rd ed. Philadelphia: Mosby; 2007.)

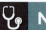 **NA CLÍNICA**

Os pacientes com **hipercalcemia hipocalciúrica familiar (HHF) benigna** são heterozigotos para mutações inativadoras do CaSR. Nestes pacientes, devido à perda completa ou parcial de um alelo do CaSR, são necessários maiores níveis da [Ca⁺⁺] para suprimir a secreção de PTH. Isto provoca uma elevação do ponto de ajuste da [Ca⁺⁺] para secreção de PTH, o que explica a hipercalcemia. O CaSR também é expresso no ramo espesso ascendente do túbulo renal, onde normalmente inibe a reabsorção de Ca⁺⁺ quando ocorre elevação de Ca⁺⁺ no sangue. A hipocalciúria na presença de hipercalcemia na HHF é decorrente da menor capacidade do CaSR de detectar uma elevação da [Ca⁺⁺] sanguínea e responder nos rins com um aumento da excreção de Ca.

 NO NÍVEL CELULAR

O **peptídeo relacionado ao paratormônio (PTHrP)** é um hormônio parácrino peptídico produzido por vários tecidos adultos (pele, cabelo, mamas), onde pode regular a proliferação e a diferenciação. Também tem um papel no relaxamento dos músculos lisos em resposta à distensão de vasos sanguíneos, útero e bexiga. Durante a lactação, o PTHrP promove reabsorção óssea materna e o transporte de cálcio para o leite. Durante o desenvolvimento, o PTHrP regula o transporte de cálcio pela placenta, e é um regulador essencial na proliferação e diferenciação de condrócitos na placa de crescimento de ossos longos. Os 30 aminoácidos da terminação N de PTHrP apresentam uma homologia estrutural significativa com o PTH. O PTHrP não é regulado pelo Ca⁺⁺ circulante e normalmente não tem papel na homeostasia de Ca/P_i em adultos. Contudo, alguns tumores secretam altos níveis de PTHrP, causando a **hipercalcemia da malignidade** e sintomas que lembram o hiperparatireoidismo.

- **Figura 40.5** Biossíntese da 1,25-di-hidroxivitamina D. (Modificada de Porterfield SP, White BA. *Endocrine Physiology*. 3rd ed. Philadelphia: Mosby; 2007.)

Estrutura, síntese e transporte dos metabólitos ativos da vitamina D

A **vitamina D₃** (também chamada **colecalciferol**) é sintetizada pela conversão de 7-deidrocolesterol pela luz ultravioleta B (UVB) nas camadas basais da pele (Figura 40.6). Quimicamente, a vitamina D₃ é um **secosteroide**, em que um dos anéis de colesterol é aberto (Figura 40.5). A **vitamina D₂** (**ergocalciferol**) é produzida em plantas. A vitamina D₃ e, em menor grau, a vitamina D₂ são absorvidas na dieta e são igualmente efetivas

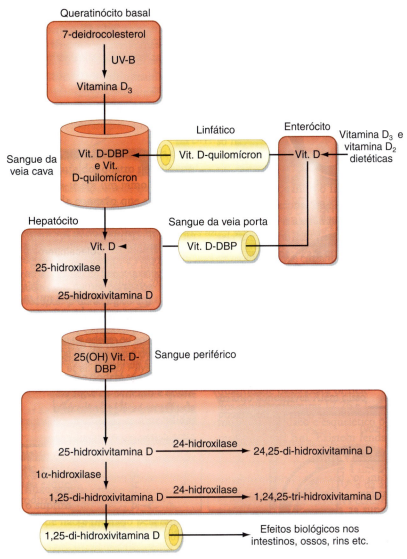

• **Figura 40.6** Metabolismo da vitamina D. DBP, proteína de ligação à vitamina D. (Modificada de Porterfield SP, White BA. *Endocrine Physiology*. 3rd ed. Philadelphia: Mosby; 2007.)

após a conversão em formas hidroxiladas ativas. O equilíbrio entre a vitamina D_3 sintetizada por via endógena dependente de UVB e a absorção de formas dietéticas de vitamina D torna-se importante em algumas situações. Os indivíduos que têm maior teor de melanina na pele e/ou vivem em maiores latitudes convertem menos 7-deidrocolesterol em vitamina D_3 e, por isso, são mais dependentes de suplementos da vitamina ou fontes dietéticas de vitamina D (naturais ou fortificadas; p. ex., leite). Os pacientes idosos internados que permanecem em ambientes fechados e evitam laticínios apresentam um risco especial para o desenvolvimento de **deficiência de vitamina D**.

A vitamina D é transportada no sangue da pele para o fígado. A vitamina D dietética atinge o fígado diretamente pelo transporte na circulação portal e indiretamente por quilomícrons (Figura 40.6). No fígado, a vitamina D é hidroxilada na posição do carbono 25 para produzir **25-hidroxivitamina D**. A 25-hidroxilase hepática é expressa de modo constitutivo e não regulada. Por isso, os níveis circulantes de 25-hidroxivitamina D refletem a quantidade do precursor disponível para 25-hidroxilação. Por esse motivo e devido à sua meia-vida relativamente longa na circulação (2 a 3 semanas), a medição dos níveis de 25-hidroxivitamina D é usada para avaliar a oferta de vitamina D.

A 25-hidroxivitamina D sofre uma hidroxilação subsequente no túbulo proximal dos rins (Figuras 40.5 e 40.6). A hidroxilação na posição 1α gera **1,25-di-hidroxivitamina D**, a forma mais ativa da vitamina D. A hidroxilação na posição 24 gera **24,25-di-hidroxivitamina D**, que representa uma via de inativação.

A 1α-hidroxilase renal é rigorosamente regulada por vários fatores (Figura 40.7). O PTH e a hipofosfatemia são os principais indutores da atividade de 1α-hidroxilase, resultando em maiores níveis de 1,25-di-hidroxivitamina D. Inversamente, a [Ca^{++}] e a 1,25-di-hidroxivitamina D, o produto da reação enzimática, inibem essa ação. O FGF23, um regulador importante do metabolismo de P_i (ver adiante), também reprime a atividade da 1α-hidroxilase. Uma redução dos níveis de FGF23 provavelmente medeia, pelo menos em parte, o efeito da hipofosfatemia sobre a produção de 1,25-di-hidroxivitamina D.

A vitamina D e seus metabólitos circulam no sangue ligados principalmente à **proteína de ligação à vitamina D (DBP)**. A DBP é uma glicoproteína sérica que é sintetizada pelo fígado.

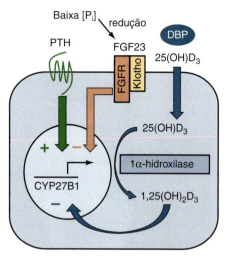

• **Figura 40.7** Regulação da expressão do gene de 1α-hidroxilase (CYP27B1) no túbulo proximal mostrando a estimulação pelo PTH e a inibição pelo FGF23 e pela 1,25-di-hidroxivitamina D. A hipofosfatemia provavelmente estimula a 1α-hidroxilase, reduzindo, ao menos em parte, os níveis de FGF23. DBP, proteína de ligação à vitamina D; PTH, paratormônio.

A DBP liga-se a mais de 85% da 1,25-hidroxivitamina D circulante. Devido à ligação a outras proteínas, apenas 0,4% da 1,25-di-hidroxivitamina D circula como hormônio livre. A DBP transporta a vitamina D altamente lipofílica no sangue e fornece um reservatório de vitamina D que protege contra a deficiência de vitamina D.

Receptor de 1,25-di-hidroxivitamina D

A 1,25-di-hidroxivitamina D exerce suas ações principalmente pela ligação ao **receptor de vitamina D (VDR)** nuclear, que é um membro da família dos receptores hormonais nucleares. O VDR é um fator de transcrição dependente de ligante que se liga a sequências de DNA correspondentes (**elementos de resposta à vitamina D**) como um heterodímero com o **receptor de retinoide X**. Portanto, a ação primária da 1,25-di-hidroxivitamina D é regular a expressão gênica em seus tecidos-alvo, tais como o intestino delgado, os ossos, os rins e a glândula paratireoide.

As ações genômicas de 1,25-di-hidroxivitamina D mediadas pelo VDR ocorrem ao longo de um período de horas a dias. A 1,25-di-hidroxivitamina D também tem efeitos rápidos (segundos a minutos). Por exemplo, a 1,25-di-hidroxivitamina D induz rapidamente a absorção de Ca^{++} no duodeno. O VDR também é expresso na membrana plasmática das células e está ligado às vias de sinalização rápida (p. ex., proteínas G, fosfatidilinositol-3′-quinase). A modelagem molecular atual levou ao desenvolvimento de análogos da vitamina D, que se ligam especificamente ao VDR nuclear *versus* localizado na membrana, abrindo caminho para o tratamento seletivo de distúrbios relacionados com as ações rápidas *versus* genômicas da 1,25-di-hidroxivitamina D.

Fator de crescimento do fibroblasto 23

A descoberta de que o FGF23, um peptídeo produzido pelos osteócitos, é um regulador negativo do P$_i$ sérico por meio de sua capacidade de inibir a reabsorção de P$_i$ no rim levou ao reconhecimento de que o osso pode funcionar como um órgão endócrino. Vários distúrbios hipofosfatêmicos estão associados à produção excessiva de FGF23, incluindo raquitismo em crianças e osteomalacia induzida por tumor em adultos. No raquitismo hipofosfatêmico autossômico dominante (ADHR), a ocorrência de uma mutação no FGF23 impede a sua clivagem e inativação. O raquitismo hipofosfatêmico ligado ao X é causado por um excesso de FGF23 secundário a uma mutação do gene *PHEX* (**p**roteína com **h**omologia com **e**ndopeptidases no cromossomo **X**), que produz uma proteína que infrarregula a produção de FGF23. Por fim, o FGF23 algumas vezes é produzido ectopicamente por tumores mesenquimais ocultos de crescimento lento, provocando uma síndrome paraneoplásica hipofosfatêmica. O papel fisiológico da via do FGF23 não está totalmente elucidado, e muitas questões permanecem, incluindo a maneira pela qual o P$_i$ é detectado. Entretanto, novas evidências sugerem que o receptor FGFR1 nos osteócitos pode se ligar ao P$_i$ independentemente do FGF e pode atuar como sensor de fosfato. Deve-se assinalar que o P$_i$ não é tão rigorosamente regulado quanto o cálcio, seja temporalmente ou em relação à faixa de concentração, porém a elevação do P$_i$ em longo prazo está associada a um aumento na produção de FGF23. No que parece ser uma alça de retroalimentação negativa, a 1,25-di-hidroxivitamina D, que aumenta a absorção intestinal de P$_i$, diminui a produção de FGF23 pelos osteócitos.

> **NO NÍVEL CELULAR**
>
> A **calcitonina** é um hormônio peptídico produzido pelas células medulares, ou células C, da glândula tireoide. A secreção de calcitonina é regulada positivamente pela [Ca^{++}] sérica por meio do CaSR. O receptor de calcitonina é expresso em osteoclastos, onde a calcitonina age rápida e diretamente para inibir a reabsorção óssea. Contudo, em seres humanos, a calcitonina não parece ter um papel importante na regulação do Ca sérico. Confirmando este conceito, sabe-se que a produção de calcitonina em excesso ou a ausência completa de calcitonina (p. ex., após uma tireoidectomia) não altera os níveis de Ca sérico. Formas mais potentes do hormônio (p. ex., calcitonina de salmão) são usadas terapeuticamente como antirreabsortivo no tratamento da **doença de Paget** (caracterizada por reabsorção óssea osteoclástica excessiva) e na osteoporose. A calcitonina também é um marcador histoquímico útil do câncer medular da tireoide.

Efeitos hormonais sobre órgãos-alvo

Uma visão geral da regulação do Ca e do P$_i$ pelas ações do PTH, da 1,25-di-hidroxivitamina D e do FGF23 em seus vários órgãos-alvo está resumida na Tabela 40.2 e nas seções seguintes.

Rim

O processamento renal do Ca^{++} e do P$_i$ foi discutido de forma detalhada no Capítulo 36 e não será repetido aqui. Em um breve resumo, o PTH promove a reabsorção de Ca na porção distal do ramo espesso ascendente da alça de Henle e no túbulo distal. Ao mesmo tempo, o PTH inibe a reabsorção de P$_i$ no túbulo proximal por meio de inibição dos transportadores NPT2 na membrana luminal, o que favorece, assim, a excreção

CAPÍTULO 40 Regulação Hormonal do Metabolismo do Cálcio e do Fosfato 701

TABELA 40.2 Ações do PTH, da 1,25-di-hidroxivitamina D e do FGF23 sobre a homeostasia de Ca++/Pi.

	Intestino delgado	Osso	Rim	Glândula paratireoide
PTH	Nenhuma ação direta	PTH intermitente promove formação osteoblástica de osso. Regula M-CSF, RANKL, OPG nos osteoblastos. Níveis altos crônicos promovem reabsorção óssea osteoclástica, liberação de Ca++ e Pi do osso	Estimula a atividade da 1α-hidroxilase. Estimula a reabsorção de Ca++ no segmento espesso ascendente da alça de Henle e no túbulo distal. Inibe a reabsorção de Pi no túbulo proximal (inibe NPT2a)	Nenhuma ação direta
1,25-di-hidroxivitamina D	Aumenta a absorção de Ca++ aumentando a expressão de TRPV, calbindina e PMCA. Aumenta modestamente a absorção de Pi.	Regula a diferenciação de osteoclastos por meio da expressão de RANKL nos osteoblastos. Mantém [Ca++] e [Pi] para favorecer a mineralização óssea	Favorece ações sobre a reabsorção de Ca++ por meio da expressão de calbindina. Promove a reabsorção de Pi pelos néfrons proximais (estimula a expressão de NPT2a)	Inibe diretamente a expressão do gene *PTH* (retroalimentação negativa). Estimula diretamente a expressão do gene *CASR*
FGF23	Nenhuma	Produzido por osteócitos	Inibe a reabsorção de Pi no túbulo proximal (inibe NPT2a)	Inibe a síntese e a secreção de PTH

CASR, receptor/sensor de cálcio; FGF23, fator de crescimento do fibroblasto 23; M-CSF, fator estimulante de colônia de monócitos; NPT2, cotransportador de Na+/Pi; OPG, osteoprotegerina; PTH, paratormônio; RANKL, receptor ativador do fator nuclear κ-B.

de P_i. Isso permite ao PTH corrigir um estímulo hipocalcêmico sem causar hiperfosfatemia. O FGF23 liga-se a um complexo FGR1/receptor Klotho nas células do túbulo proximal e, à semelhança do PTH, inibe o NPT2 para promover a excreção do P_i. O FGF23 também inibe a expressão da 1α-hidroxilase no túbulo proximal, inibindo, dessa maneira, a produção de 1,25-di-hidroxivitamina D para reduzir a absorção intestinal de P_i. A vitamina D desempenha um papel de suporte na reabsorção renal de cálcio, estimulando a produção de calbindina-D_{28k}, que tampona e acompanha o Ca^{++} intracelular da membrana luminal para a membrana basolateral durante o transporte transcelular.

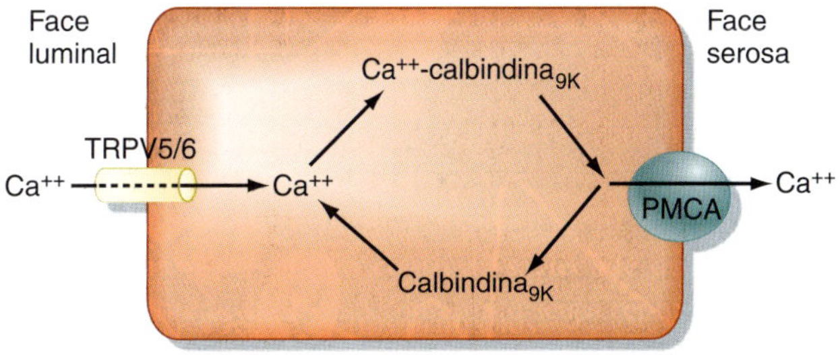

Intestino delgado

A ingestão dietética de Ca pode variar muito entre os indivíduos e de um dia para o outro. Supondo uma ingestão de 1.000 mg, tipicamente seriam absorvidos 350 mg, contrabalançados por 150 mg secretados pelo intestino, totalizando uma ingestão líquida de 200 mg. A maior parte da absorção do Ca^{++} ocorre no intestino delgado proximal. É importante observar que a absorção de Ca^{++} é estimulada pela 1,25-di-hidroxivitamina D; portanto, a absorção é mais eficiente em situações de declínio dietético de Ca^{++}.

O Ca^{++} é absorvido no duodeno e no jejuno por uma via transcelular regulada tanto por Ca^{++} quanto por hormônios, e também por uma via paracelular passiva. A via transcelular da absorção de Ca^{++} está resumida na Figura 40.8. O movimento do Ca^{++} do lúmen gastrointestinal para o enterócito, que é determinado por gradientes químicos e elétricos, ocorre por canais de cálcio apicais chamados **TRPV5** e **TRPV6**. Uma vez no interior das

• **Figura 40.8** Absorção intestinal de Ca^{++} pela via transcelular. PMCA, cálcio ATPase de membrana plasmática. (Modificada de Porterfield SP, White BA. *Endocrine Physiology*. 3rd ed. Philadelphia: Mosby; 2007.)

células, os íons Ca^{++} ligam-se à **calbindina-D_{9K}**, que mantém uma baixa [Ca^{++}] citoplasmática, preservando o gradiente transluminal de Ca^{++} favorável na membrana. A calbindina-D_{9K} também tem um papel no transporte apical-basolateral de Ca^{++}, que ocorre pela membrana basolateral contra um gradiente eletroquímico por meio da enzima **cálcio ATPase de membrana plasmática (PMCA)**. O **trocador de Na+/Ca++ (NCX)** também contribui para o transporte basolateral de Ca^{++}. A 1,25-di-hidroxivitamina D estimula a expressão de todos os componentes envolvidos na absorção de Ca^{++} pelo intestino delgado.

A fração de P_i dietético absorvido pelo jejuno permanece relativamente constante em aproximadamente 70% e está sob um controle hormonal menor pela 1,25-di-hidroxivitamina D. O processo limitante na absorção transcelular de P_i é o transporte pela borda em escova apical, que é mediado pelo **cotransportador de Na+/Pi (NPT2)**.

Osso

O osso armazena grandes quantidades de Ca e P_i. Nos adultos, quando a massa óssea máxima é atingida, o esqueleto é remodelado constantemente pelas atividades coordenadas das células ósseas. A remodelagem óssea envolve a remoção do osso fatigado ou microdanificado pelos osteoclastos envolvidos na reabsorção óssea. Isso é seguido do recrutamento de osteoblastos formadores de osso para substituir o osso no mesmo local. Essas células sintetizam **osteoide** (matriz óssea que ainda precisa ser mineralizada), que em seguida sofre mineralização controlada com Ca^{++} e P_i para formar novo osso maduro. Muitos desses processos são controlados pelos osteócitos, que agora se acredita que ocupem um papel central na regulação da modelagem óssea. Os osteócitos são células de linhagem osteoblástica terminalmente diferenciadas, que foram circundadas e aprisionadas dentro do osso em pequenas cavidades, denominadas *lacunas*. Estão interconectados por meio de uma extensa rede de processos de células dendríticas que passam dentro dos canalículos e formam junções comunicantes com os osteócitos adjacentes, seguindo o seu trajeto até alcançar a superfície do osso. Os processos de formação óssea e de reabsorção óssea estão equilibrados em indivíduos saudáveis, fisicamente ativos e bem nutridos. Contudo, o processo de remodelagem óssea pode ser modulado para fornecer um ganho ou perda líquida de Ca^{++} e P_i no sangue e é sensível a atividade física (carga), dieta, idade e regulação hormonal. Uma vez que a integridade do osso é absolutamente dependente de Ca e P_i, a desregulação crônica destes íons ou dos hormônios que os regulam produz alterações patológicas no osso.

Regulação da formação óssea

O processo de remodelagem óssea é um processo altamente coordenado, que envolve vários tipos de células (Figura 40.9). Sabe-se, há algum tempo, que as células da linhagem osteoblástica expressam fatores que promovem a diferenciação dos osteoclastos a partir dos progenitores da linhagem de monócitos/macrófagos e mantêm a função dos osteoclastos maduros. Evidências genéticas recentes indicam que os osteócitos constituem o principal tipo de célula que sustenta a diferenciação dos osteoclastos. Os osteócitos produzem o **fator estimulador de colônias de macrófagos (M-CSF)**, que expande e diferencia os progenitores hematopoiéticos iniciais em pré-osteoclastos que expressam um receptor de superfície celular chamado **RANK (receptor ativador do NFκB)**. Os osteócitos exibem o **ligante RANK (RANKL)** nos processos dendríticos, que alcançam as superfícies. O RANKL liga-se ao RANK nos pré-osteoclastos para promover a fusão desses precursores, originando um grande osteoclasto multinucleado (Figura 40.9). O perímetro da membrana do osteoclasto voltada para o osso mineralizado adere firmemente ao osso e veda a área de contato osteoclasto-osso. A região vedada forma uma membrana com grandes invaginações chamada *borda ondulada*, a partir da qual HCl e enzimas lisossômicas hidrolíticas são secretados. O microambiente rico em enzimas ácidas abaixo do osteoclasto dissolve o mineral ósseo, consequentemente liberando Ca^{++} e P_i para o sangue, e também degrada a matriz óssea. Existe um outro componente inibidor do sistema RANK/RANKL. Os osteócitos também produzem um fator solúvel chamado **osteoprotegerina (OPG)**, que atua como um receptor chamariz para o RANKL e inibe a

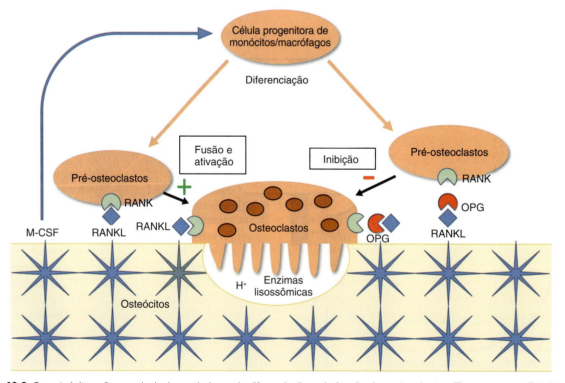

• **Figura 40.9** Os osteócitos são os principais reguladores da diferenciação e da função dos osteoclastos. Eles expressam RANKL em seus processos dendríticos que se estendem até a superfície do osso. RANKL se liga a RANK em pré-osteoclastos para promover fusão e diferenciação em osteoclastos multinucleados (*esquerda*). A expressão aumentada de OPG em relação a RANKL (*direita*) inibe a diferenciação e a função dos osteoclastos. M-CSF, fator estimulador de colônias de macrófagos; OPG, osteoprotegerina; RANK, receptor ativador do NFκB; RANKL, ligante RANK.

NA CLÍNICA

A descoberta de vias moleculares que regulam a modelagem óssea forneceu novas oportunidades terapêuticas para o tratamento da osteoporose e de outras doenças ósseas metabólicas. Um medicamento biológico antirreabsorção baseado em um anticorpo dirigido contra o RANKL humano (denosumabe) está disponível para o tratamento de osteoporose na pós-menopausa. Foi comprovado que este é um tratamento antirreabsorção efetivo que melhora a densidade óssea e reduz o risco de fratura.

Foi demonstrado que a administração intermitente de PTH em baixas doses promove a formação óssea osteoblástica. Isso levou ao desenvolvimento de tratamentos anabólicos com o uso de teriparatida (PTH1-34) ou abaloparatida, um análogo de 34 aminoácidos do PTHrP.

Evidências emergentes indicam que os osteócitos são capazes de detectar uma tensão mecânica no osso e sinalizar a necessidade de formação óssea local adicional. Os osteócitos produzem um fator parácrino peptídico, denominado "esclerostina" (SOST), que inibe a sinalização Wnt nos precursores dos osteoblastos, atuando, dessa maneira, como freio na diferenciação dos osteoblastos. A expressão da SOST pelos osteócitos é reduzida em áreas de osso submetido a tensão mecânica e também é reduzida pelo tratamento intermitente com PTH. Isso levou ao desenvolvimento de um anticorpo monoclonal humanizado dirigido contra a SOST (romosozumabe) como terapia potencial para aumentar a formação óssea.

NA CLÍNICA

A deficiência de vitamina D (Figura 40.10C) produz um desafio hipocalcêmico pela diminuição da absorção gastrointestinal de Ca^{++} e P_i. Uma queda na $[Ca^{++}]$ sérica aumenta a expressão compensatória do gene *PTH*, a secreção de PTH e a proliferação de células da paratireoide e sua estimulação da 1-hidroxilase renal mediada pelo PTH. Contudo, na ausência de uma quantidade suficiente do precursor 25-hidroxivitamina D, os níveis de 1,25-di-hidroxivitamina D diminuem. A elevação secundária do PTH mobiliza o Ca^{++} dos ossos e dos rins, mas promove a excreção renal do P_i, causando hipofosfatemia. Uma vez que o produto $Ca^{++} \times P_i$ no soro seja baixo, a mineralização óssea fica comprometida. Nas crianças, isto provoca o **raquitismo**, em que o crescimento dos ossos longos é anormal e comprometido. A caixa torácica, os punhos e os tornozelos exibem características deformidades ósseas e o comprometimento da mineralização causa o arqueamento das pernas. Nos adultos, a deficiência de vitamina D provoca **osteomalacia**, que é caracterizada pela mineralização inadequada do osteoide recém-formado, que é visível em radiografias como pseudofraturas. Nos casos graves, a osteomalacia provoca fraqueza, dor óssea e maior risco de fratura.

diferenciação e a função dos osteoclastos (Figura 40.9). Portanto, o equilíbrio entre RANKL e a expressão de OPG por osteoblastos determina a magnitude da diferenciação de osteoclastos e da reabsorção óssea.

Como um hormônio calciotrópico, o PTH é um regulador potente da reabsorção óssea nos adultos. O receptor PTHR1 é expresso em células de linhagem osteoblástica, mas não nos osteoclastos. O PTH atua nos osteócitos para aumentar a expressão dos fatores parácrinos de osteoblastos (ou seja, M-CSF, RANKL)

que estimulam a diferenciação de osteoclastos e a reabsorção óssea. A 1,25-di-hidroxivitamina D também estimula a reabsorção óssea estimulando a expressão do RANKL nos osteócitos.

É importante reconhecer que o PTH elevado (juntamente com 1,25-di-hidroxivitamina D) defenderá os níveis plasmáticos de Ca ao promover a reabsorção óssea durante um desafio hipocalcêmico. No entanto, quando os níveis de PTH forem normais, a remodelagem óssea é um processo localmente controlado pelo qual o osso antigo ou danificado é substituído.

Regulação pelos hormônios esteroides gonadais e adrenais

Os **hormônios esteroides gonadais** e **adrenais** geram efeitos profundos sobre os ossos. O **17β-estradiol** (E_2; Capítulo 44) gera significativos efeitos anabólicos sobre os ossos e é um potente regulador da função de osteoblastos e osteoclastos. O estrogênio promove a sobrevida de osteoblastos e a apoptose de osteoclastos, favorecendo, assim, a formação de ossos sobre a reabsorção. Os **androgênios** também geram efeitos ósseos anabólicos, embora alguns destes efeitos sejam decorrentes da conversão local de testosterona em E_2 nos homens (Capítulo 44). Os efeitos combinados da testosterona e do E_2 explicam a maior massa óssea máxima observada nos homens. Nas mulheres na pós-menopausa, a deficiência de estrogênica produz uma fase inicial de perda óssea rápida que dura aproximadamente 5 anos, seguida por uma segunda fase de perda óssea mais lenta relacionada à idade que é semelhante nos dois sexos. Por este motivo, as mulheres são suscetíveis à **osteoporose pós-menopausa**.

Glicocorticoides em altas doses terapêuticas promovem reabsorção óssea e inibem a absorção intestinal de Ca. Contudo, o efeito adverso mais significativo é a inibição da diferenciação de osteoblastos, o que compromete a formação de osso. Portanto, os pacientes tratados com altos níveis de glicocorticoides como um medicamento anti-inflamatório ou imunossupressor correm o risco de **osteoporose induzida por glicocorticoide** e devem ser monitorados cuidadosamente.

Regulação fisiológica integrada do metabolismo de Ca^{++}/P_i

Desafio hipocalcêmico

A resposta integrada de PTH e 1,25-di-hidroxivitamina D a um desafio hipocalcêmico é mostrada na Figura 40.10A. Uma diminuição na $[Ca^{++}]$ sérica detectada pelo CaSR nas células principais da paratireoide estimula a secreção de PTH. Nos rins, o PTH aumenta a reabsorção de Ca^{++} no túbulo distal e, em menor grau, no ramo espesso ascendente distal da alça de Henle. No osso, a elevação de PTH estimula a expressão do RANKL por osteócitos, o que aumenta a atividade dos osteoclastos e provoca maior reabsorção óssea e liberação de Ca^{++} e P_i no sangue. O PTH estimula a expressão da 1α-hidroxilase no túbulo renal proximal, consequentemente aumentando os níveis de 1,25-di-hidroxivitamina D. A 1,25-di-hidroxivitamina D estimula a absorção de Ca e P_i no intestino delgado e estimula

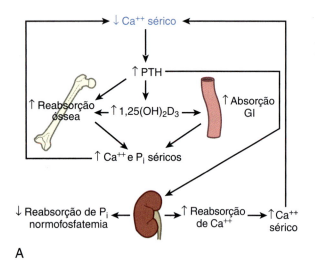
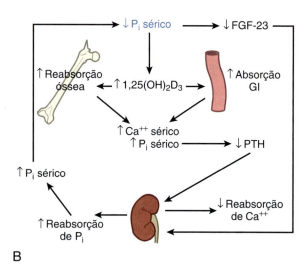
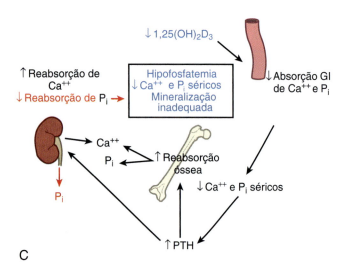

• **Figura 40.10** Respostas hormonais integradas às variações de Ca^{++} (**A**), P_i (**B**) e vitamina D (**C**). PTH, paratormônio.

a expressão do RANKL, amplificando, assim, o efeito do PTH sobre a reabsorção óssea. Nos rins, o PTH inibe o NPT2 no túbulo proximal para reduzir a reabsorção de P_i e aumentar a eliminação de P_i, consequentemente compensando o P_i mobilizado dos ossos e dos intestinos.

Desafio hipofosfatêmico

Embora a regulação não seja tão rigorosa quanto a do Ca^{++}, as perturbações no P_i sérico também desencadeiam respostas hormonais (Figura 40.10B). Um baixo P_i sérico estimula a produção de 1,25-di-hidroxivitamina D nos rins, o que, por sua vez, mobiliza Ca e P_i no intestino. A elevação de Ca^{++} suprime a secreção de PTH para prevenir hipercalcemia. Esta queda de PTH aumenta a reabsorção de P_i no túbulo proximal para ajudar a restaurar o P_i sérico. Em um período de tempo mais longo, uma diminuição do P_i sérico inibirá a produção de FGF23, o que favorecerá a reabsorção de P_i no túbulo proximal. Estas respostas integradas permitem a correção da hipofosfatemia ao mesmo tempo que a normocalcemia é mantida. Para se informar sobre as respostas hormonais à deficiência de vitamina D, ver boxe "Na clínica" e Figura 40.10C.

NA CLÍNICA

O **hiperparatireoidismo primário** é causado pela produção excessiva de PTH pelas glândulas paratireoides. Frequentemente, é causado por um **adenoma** isolado confinado a uma das paratireoides. Devido à elevação do PTH, os pacientes com hiperparatireoidismo primário apresentam uma alta [Ca^{++}] sérica e, na maioria dos casos, baixa [P_i] sérica. A **hipercalcemia** é o resultado da reabsorção óssea, do aumento da absorção gastrointestinal de Ca (mediada pela 1,25-di-hidroxivitamina D) e do aumento da reabsorção renal de Ca^{++}. Os principais sintomas do distúrbio estão relacionados ao aumento da reabsorção óssea, hipercalcemia e **hipercalciúria**. Estes incluem manifestações radiográficas de reabsorção óssea excessiva e distúrbios psicológicos, particularmente depressão. Os sintomas neurológicos progressivos são fadiga, confusão mental e, em níveis muito altos (> 15 mg/dL), coma. Cálculos renais (**nefrolitíase**) compostos por fosfato de cálcio são comuns porque a hipercalcemia provoca hipercalciúria e o aumento da eliminação de P_i causa **fosfatúria**. Felizmente, nas últimas décadas, triagens de rotina por bioquímica sanguínea levaram a uma detecção mais precoce do hiperparatireoidismo primário, impedindo o desenvolvimento de sintomas graves na maioria dos casos.

Pontos-chave

1. A [Ca⁺⁺] sérica é determinada pela taxa de absorção de Ca no trato gastrointestinal, pela formação e reabsorção óssea e pela excreção renal. A [Ca⁺⁺] sérica normalmente é mantida em uma faixa muito estreita.

2. A [P$_i$] sérica é determinada pela taxa de absorção de P$_i$ pelo trato gastrointestinal, influxo e efluxo em tecidos moles, formação e reabsorção óssea e excreção renal. A [P$_i$] sérica normalmente oscila em uma faixa relativamente mais ampla.

3. Os principais hormônios fisiológicos que regulam a [Ca⁺⁺] e a [P$_i$] séricas são o PTH, a 1,25-di-hidroxivitamina D (calcitriol) e o FGF23.

4. A vitamina D é sintetizada a partir de 7-deidrocolesterol na pele na presença de luz UVB ou adquirida na dieta. Ela é hidroxilada até 25-hidroxicolecalciferol no fígado e ativada pela 1α-hidroxilase renal até 1,25-di-hidroxivitamina D.

5. A 1,25-di-hidroxivitamina D promove a absorção intestinal de Ca⁺⁺ e aumenta modestamente a absorção de P$_i$.

6. O fluxo de Ca⁺⁺ e P$_i$ para fora e para dentro do osso é determinado pelas taxas relativas de formação osteoblástica de osso e reabsorção osteoclástica de osso.

7. O receptor de PTH/PTHrP é expresso nas linhagens de osteoblastos, e não nos osteoclastos. Dependendo da dose e do momento da administração, o PTH realiza ações anabólicas e catabólicas no osso. O PTH promove a reabsorção óssea por meio da estimulação do M-CSF e do RANKL nos osteócitos.

8. A 1,25-di-hidroxivitamina D liga-se ao VDR nos osteoblastos para propiciar a diferenciação de osteoclastos por meio do RANKL e promover a mineralização óssea ao manter níveis séricos apropriados de [Ca⁺⁺] e [P$_i$].

41

Hipotálamo e Hipófise

OBJETIVOS DO APRENDIZADO

Após a conclusão deste capítulo, o estudante será capaz de responder às seguintes questões:

1. Descrever a estrutura e a composição da hipófise e sua relação estrutural e funcional com os neurônios hipotalâmicos magnocelulares e parvocelulares.
2. Discutir os mecanismos pelos quais os neuro-hormônios hormônio antidiurético (HAD) e ocitocina são sintetizados, transportados e liberados pelos neurônios magnocelulares.
3. Representar em diagrama um esquema básico que ilustre os componentes e alças de retroalimentação de um eixo endócrino típico, incluindo os estímulos centrais, fatores de liberação hipotalâmicos, hormônios hipofisários e uma glândula endócrina periférica. Explicar o conceito de um ponto de ajuste.
4. Relacionar os tipos celulares endócrinos da adeno-hipófise e os hormônios tróficos que eles produzem, indicando os hormônios que compartilham uma subunidade comum.
5. Mostrar o contraste entre os eixos de somatotrofos e lactotrofos e os eixos endócrinos clássicos e explicar como diferem.
6. Discutir as ações do hormônio de crescimento (GH) e do fator de crescimento semelhante à insulina I (IGF-I) na regulação do crescimento e o papel do GH durante o jejum.
7. Descrever o papel da prolactina no início e manutenção de lactação.

A **hipófise** (também chamada **pituitária**) é uma estrutura endócrina pequena (aproximadamente 0,5 g de peso), porém complexa, na base do prosencéfalo (Figura 41.1). Ela é composta por um componente epitelial chamado **adeno-hipófise** e uma estrutura neural chamada **neuro-hipófise**. A adeno-hipófise é composta por cinco tipos celulares que secretam seis hormônios. A neuro-hipófise libera neuro-hormônios. Todas as funções endócrinas da hipófise são reguladas pelo hipotálamo e por alças de retroalimentação negativa e positiva.

Anatomia

O exame microscópico da hipófise revela dois tipos distintos de tecido: epitelial e neural (Figura 41.2). A porção epitelial da hipófise humana é chamada **adeno-hipófise**. A adeno-hipófise constitui a porção anterior da glândula e muitas vezes é chamada **lobo anterior da hipófise** e seus hormônios são referidos como **hormônios hipofisários anteriores**. A adeno-hipófise

é composta por três partes: (1) a ***pars distalis***, que constitui aproximadamente 90% da adeno-hipófise, (2) a *pars tuberalis*, que envolve o pedúnculo e (3) a *pars intermedia*, que regride e está ausente em humanos adultos.

A porção neural da hipófise é chamada **neuro-hipófise**, que representa um crescimento para baixo do hipotálamo. A porção mais inferior da neuro-hipófise é chamada ***pars nervosa***, também chamada **lobo posterior da hipófise** (ou simplesmente **hipófise posterior**). Na extremidade superior da neuro-hipófise, desenvolve-se uma tumefação em forma de funil chamada **eminência mediana**. A porção da neuro-hipófise que se estende da eminência mediana para baixo até a *pars nervosa* é chamada **infundíbulo**. O infundíbulo e a *pars tuberalis* constituem o pedúnculo hipofisário – uma conexão física entre o hipotálamo e a hipófise (Figura 41.2).

A hipófise (lobos anterior e posterior) está situada em uma depressão do osso esfenoide chamada **sela túrcica**. Em geral, os tumores que surgem na hipófise só têm a capacidade de se expandir em uma direção, até o encéfalo e contra o quiasma óptico. Por conseguinte, qualquer aumento de tamanho da hipófise está comumente associado a defeitos do campo visual e cefaleia. A sela túrcica é separada do cérebro por uma membrana chamada **diafragma da sela**.

Neuro-hipófise

A *pars nervosa* é uma estrutura **neurovascular** que constitui o local de liberação de neuro-hormônios adjacente a um rico leito capilar. Os hormônios peptídicos liberados são o **hormônio antidiurético (HAD ou arginina vasopressina)** e a **ocitocina**. Os corpos celulares dos neurônios que se projetam para a *pars nervosa* estão localizados nos **núcleos supraópticos (NSO)** e nos **núcleos paraventriculares (NPV)** do **hipotálamo** (um *núcleo* refere-se a uma coleção de corpos celulares neuronais situados dentro do sistema nervoso central [SNC]; um *gânglio* é uma coleção de corpos celulares neuronais situados fora do SNC). Os grandes corpos celulares destes neurônios são descritos como **magnocelulares** e projetam axônios para baixo pelo pedúnculo infundibular como **tratos hipotálamo-hipofisários**. Os neurônios magnocelulares individuais são específicos para os hormônios, produzindo HAD ou ocitocina. Estes axônios terminam na *pars nervosa* (Figura 41.3). Além dos processos axonais e terminações de NSO e NPV, existem células de suporte semelhantes à glia chamadas **pituícitos**. A neuro-hipófise é amplamente vascularizada e os capilares são fenestrados, consequentemente facilitando a difusão de hormônios para a circulação sistêmica.

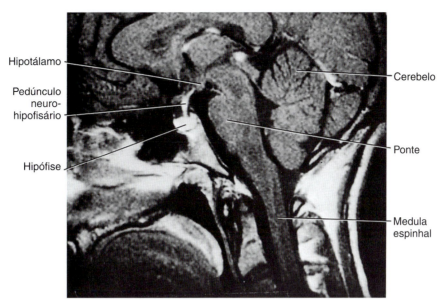

• **Figura 41.1** Imagem em corte transversal da cabeça demonstrando a proximidade do hipotálamo e da hipófise e sua conexão por um pedúnculo neuro-hipofisário (pituitário).

Síntese de HAD e ocitocina

HAD e ocitocina são pequenos peptídeos (nove aminoácidos) que diferem em apenas dois aminoácidos, mas mesmo assim têm uma atividade sobreposta limitada. HAD e ocitocina são sintetizados como pré-pró-hormônios (Figura 41.4). Cada pró-hormônio tem a estrutura de ocitocina ou HAD e um peptídeo cossecretado, **neurofisina II** (associada ao HAD) ou **neurofisina I** (associada à ocitocina). Estes pré-pró-hormônios são chamados **pré-pró-vasofisina e pré-pró-oxifisina**. O peptídeo de sinal N-terminal é clivado quando o peptídeo é transportado para o retículo endoplasmático. Nos corpos celulares no interior dos NSO e NPV, os pró-hormônios são empacotados no retículo endoplasmático e no complexo de Golgi em grânulos secretores ligados à membrana (Figura 41.5). Os grânulos secretores são transportados por um mecanismo de transporte axonal "rápido" (ou seja, milímetros por hora) dependente de trifosfato de adenosina (ATP) ao longo do pedúnculo infundibular até as terminações axonais na *pars nervosa*. Durante o trânsito do grânulo secretor, os pró-hormônios são clivados proteoliticamente para produzir quantidades equimolares de hormônio e neurofisina. Os grânulos secretores que contêm peptídeos totalmente processados são armazenados nas terminações axonais. As expansões das terminações decorrentes da presença de grânulos secretores armazenados podem ser observadas por microscopia óptica e são chamadas de **corpos de Herring**.

HAD e ocitocina são liberados da *pars nervosa* em resposta a estímulos detectados principalmente no corpo celular e em seus dendritos nos NSO e NPV. Esses estímulos ocorrem principalmente na forma de liberação de neurotransmissores nos interneurônios hipotalâmicos. Com estímulo suficiente, os neurônios sofrerão despolarização e propagarão um potencial de ação pelo axônio. Nas terminações axonais, o potencial de ação aumenta a [Ca^{++}] intracelular e produz uma resposta de estímulo-secreção, com exocitose de HAD ou ocitocina, juntamente com neurofisinas para o líquido extracelular da *pars nervosa* (Figura 41.5). Os hormônios e as neurofisinas entram na circulação periférica e ambos podem ser medidos no sangue.

Ações e regulação de HAD e ocitocina

O HAD age principalmente nos rins para reter água (antidiurese). As ações de HAD e a regulação da secreção de HAD são descritas no Capítulo 35. A ocitocina atua principalmente no útero gravídico para induzir o trabalho de parto e sobre as células mioepiteliais das mamas para promover a descida do leite durante o aleitamento. As ações e a regulação de ocitocina são discutidas no Capítulo 44.

Adeno-hipófise

A *pars distalis* é composta por cinco tipos celulares endócrinos que produzem seis hormônios (Tabela 41.1). Devido às propriedades de coloração histológica dos tipos celulares, os corticotrofos, tireotrofos e gonadotrofos são referidos como **basófilos** hipofisários, enquanto os somatotrofos e lactotrofos são referidos como **acidófilos** hipofisários (Figura 41.2B).

Eixos endócrinos

Antes de discutir os hormônios individuais da adeno-hipófise, é importante compreender a organização estrutural e funcional da adeno-hipófise no contexto de **eixos endócrinos** (Figura 41.6 e Tabela 41.1; Capítulo 38). Cada eixo endócrino é composto por três níveis de células endócrinas: (1) neurônios hipotalâmicos, (2) células da adeno-hipófise e (3) glândulas endócrinas periféricas. Os neurônios hipotalâmicos liberam **hormônios liberadores hipotalâmicos** específicos (designados como XRH neste esquema genérico) que estimulam a secreção de **hormônios tróficos hipofisários** específicos (XTH). Em alguns casos, a produção de um hormônio trófico hipofisário é regulada secundariamente por um **hormônio inibidor da liberação** (XIH). Os hormônios tróficos hipofisários agem, então, em glândulas endócrinas periféricas específicas e estimulam a liberação de hormônios periféricos (X). O hormônio periférico X

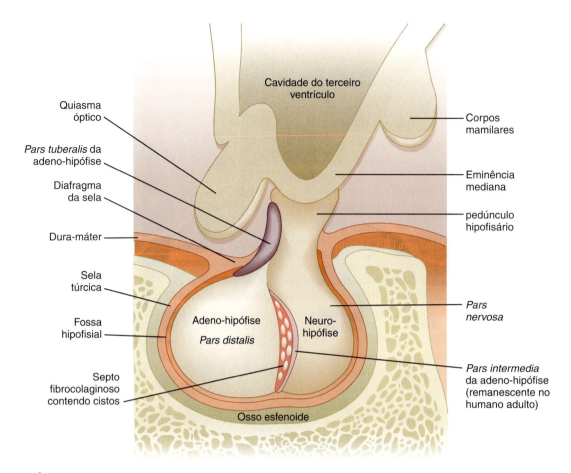

A

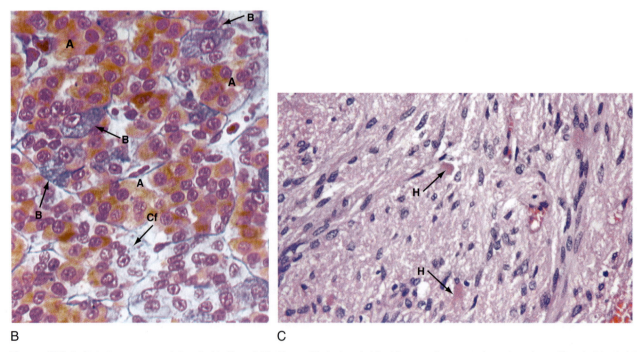

B   C

• **Figura 41.2 A.** Estrutura macroscópica da hipófise. A hipófise está abaixo do hipotálamo e é conectada a ele pelo pedúnculo hipofisário. A glândula fica situada no interior da sela túrcica, uma fossa no interior do osso esfenoide, e é coberta por uma reflexão da dura-máter, o diafragma da sela. A pars distalis compõe a maior parte da adeno-hipófise. **B.** A pars distalis é derivada de tecido epitelial composto por acidófilos (A) (somatotrofos e lactotrofos) e basófilos (B) (tireotrofos, gonadotrofos e corticotrofos). **C.** A neuro-hipófise é derivada de tecido neural e tem um aspecto histológico de nervos não mielinizados. Cf, cromófobos; H, corpos de Herring. (**A.** Modificada de Stevens A, Lowe JS. *Human Histology*. 3rd ed. Philadelphia: Elsevier; 2005. **B** e **C.** De Young B, Lowe JS, Stevens A, Heath JW, Deakin PJ. *Wheater's Functional Histology*. 5th ed. Philadelphia: Churchill Livingstone; 2006.)

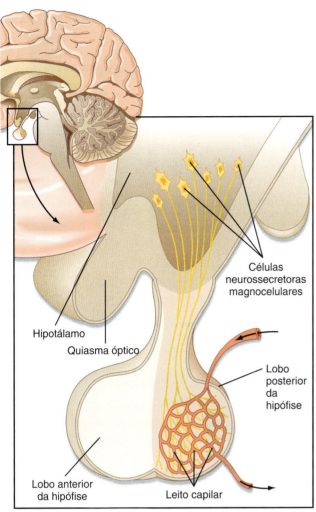

- **Figura 41.3** Os neurônios magnocelulares do hipotálamo (núcleos paraventriculares e supraópticos) projetam seus axônios pelo processo infundibular e terminam na porção nervosa (lobo posterior), onde liberam seus hormônios (HAD ou ocitocina) em um leito capilar. (Modificada de Larsen PR, Kronenberg HM, Melmed S, et al. *Williams Textbook of Endocrinology*. 10th ed. Philadelphia: Saunders; 2003.)

NA CLÍNICA

Uma vez que os hormônios da neuro-hipófise são sintetizados no hipotálamo e não na hipófise, a **hipofisectomia** (remoção da hipófise) não interrompe de modo necessariamente permanente a síntese e a secreção destes hormônios. Imediatamente após a hipofisectomia, a secreção dos hormônios diminui. Contudo, ao longo de um período de semanas, as extremidades proximais cortadas do trato exibirão modificação histológica e serão formados pituícitos ao redor das terminações dos neurônios. Vacúolos secretores são observados e a secreção de hormônio é reiniciada a partir desta extremidade proximal. A secreção de hormônio pode até mesmo voltar aos níveis normais. Em contraste, uma lesão mais alta no pedúnculo hipofisário pode provocar perda de corpos celulares neuronais nos NPV e NSO.

tem duas funções gerais: regular vários aspectos da fisiologia humana e efetuar a retroalimentação negativa sobre a hipófise e o hipotálamo, inibindo a produção e a secreção de hormônios tróficos e hormônios liberadores, respectivamente (Figura 41.6).

NO NÍVEL CELULAR

Foi realizado um progresso importante na compreensão da diferenciação das cinco células endócrinas da *pars distalis* a partir de uma célula precursora. O fator de transcrição de homeodomínio **PROP-1** é expresso logo após a formação da bolsa de Rathke (precursor embriológico da adeno-hipófise) e promove as linhagens celulares de somatotrofos, lactotrofos, tireotrofos e gonadotrofos. Em humanos, mutações raras no gene *PROP1* produzem um tipo de **deficiência combinada de hormônios hipofisários**. Estes indivíduos apresentam nanismo devido à ausência de hormônio do crescimento (GH), déficits cognitivos secundários ao hipotireoidismo e infertilidade devido à ausência de gonadotrofinas. Um fator de transcrição de homeodomínio específico da hipófise e expresso posteriormente, chamado **POU1F1** (anteriormente conhecido como *Pit-1*), é necessário para a diferenciação dos tireotrofos, somatotrofos e lactotrofos e estimula diretamente a transcrição e a expressão de hormônio estimulante da tireoide (TSH), GH e prolactina (PRL). Os indivíduos afetados por mutações em *POU1F1* apresentam nanismo e incapacidade intelectual. O fator de transcrição relacionado ao receptor hormonal nuclear – **fator esteroidogênico-1 (SF-1)** – foi identificado originalmente no córtex da adrenal e nas gônadas, como um regulador da expressão gênica das enzimas esteroidogênicas. SF-1 também é expresso em neurônios de GnRH no hipotálamo e nos gonadotrofos hipofisários, onde regula a transcrição de hormônio luteinizante (LH) e hormônio folliculoestimulante (FSH). Mutações no gene *SF1* perturbam a função adrenal e gonadal, incluindo perda de gonadotrofos na hipófise. **TPIT** é um fator de transcrição envolvido na diferenciação de corticotrofos. TPIT atuando com outros fatores de transcrição promove a diferenciação dos corticotrofos e a expressão do gene *POMC* (ver seção "Corticotrofos"). Mutações no gene *TPIT* humano produzem **deficiência isolada de ACTH**. Isso provoca uma forma de **insuficiência adrenal secundária** que requer reposição vitalícia de glicocorticoides (Capítulo 43).

A regulação hipotalâmica da função da adeno-hipófise é neuro-hormonal. Uma área do hipotálamo referida coletivamente como **região hipofisiotrófica** (ou seja, estimuladora da hipófise) contém núcleos compostos por **corpos celulares pequenos** ou **parvocelulares**, que projetam axônios para a eminência mediana. Eles são diferentes dos neurônios magnocelulares dos NPV e NSO que projetam para a *pars nervosa*. Os neurônios parvocelulares secretam **hormônios liberadores** de suas terminações axonais na eminência mediana (Figura 41.7). Os hormônios liberadores entram em um plexo primário de capilares fenestrados e são então transportados até um segundo plexo capilar localizado na *pars distalis* pelos **vasos portais hipotálamo-hipofisários** (um *vaso portal* é definido como um vaso que começa e termina em capilares, sem passar pelo coração). No segundo plexo capilar, os hormônios liberadores são difundidos para a vasculatura e ligam-se a seus receptores cognatos em tipos celulares específicos na *pars distalis*. A conexão neurovascular (ou seja, o pedúnculo da hipófise) entre o hipotálamo e a hipófise é relativamente frágil e pode ser afetada por trauma físico, cirurgia ou doença hipotalâmica. As lesões do pedúnculo e o subsequente isolamento funcional da adeno-hipófise produzem um declínio de todos os hormônios tróficos hipofisários anteriores, com exceção da prolactina (PRL) (discutida mais adiante).

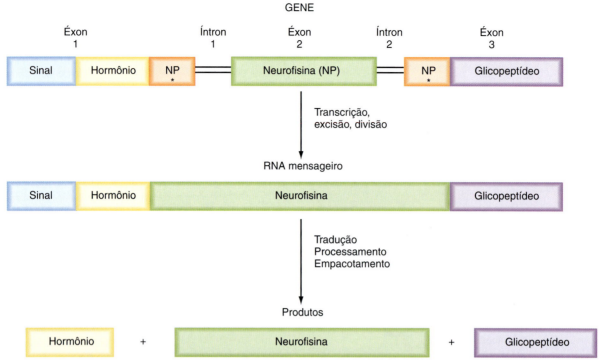

• **Figura 41.4** Síntese e processamento de pré-pró-hormônio antidiurético ou pré-pró-ocitocina.

As células da adeno-hipófise constituem o nível intermediário dos eixos endócrinos. A adeno-hipófise secreta hormônios proteicos que são referidos como **hormônios tróficos** – hormônio adrenocorticotrófico (ACTH, também chamado *corticotrofina*), o hormônio estimulante da tireoide (TSH), hormônio foliculoestimulante (FSH), hormônio luteinizante (LH), hormônio do crescimento (GH) PRL (Tabela 41.1). Com poucas exceções, os hormônios tróficos ligam-se a seus receptores cognatos nas glândulas endócrinas periféricas. Devido a essa organização, os hormônios tróficos hipofisários geralmente não agem diretamente na regulação das respostas fisiológicas (Capítulo 38).

Os eixos endócrinos apresentam os seguintes aspectos importantes:

1. A atividade de um eixo específico normalmente é mantida em um **ponto de ajuste** (ou *set point*), que varia de um indivíduo para outro, geralmente dentro de uma faixa normal. O ponto de ajuste é determinado pela integração da estimulação hipotalâmica e da retroalimentação negativa do hormônio periférico. É importante observar que a retroalimentação negativa em geral não é exercida pelas respostas fisiológicas reguladas por um eixo endócrino específico, e sim pelo próprio hormônio periférico atuando na hipófise e no hipotálamo (Figura 41.6). Portanto, se o nível de um hormônio periférico diminuir, a secreção de hormônios liberadores hipotalâmica e de hormônios tróficos hipofisários aumentará. Quando o nível do hormônio periférico aumentar, o hipotálamo e a hipófise diminuirão a secreção devido à retroalimentação negativa. Embora alguns parâmetros fisiológicos não endócrinos (p. ex., hipoglicemia aguda) possam regular alguns eixos endócrinos, os eixos funcionam de modo semiautônomo em relação às alterações fisiológicas que produzem. Essa configuração significa que um hormônio periférico (p. ex., o hormônio da tireoide) pode regular múltiplos sistemas orgânicos sem que estes sistemas orgânicos exerçam uma regulação de retroalimentação negativa com o hormônio. Clinicamente, esta autonomia parcial significa que múltiplos aspectos da fisiologia de um paciente estão à mercê de qualquer perturbação que possa ocorrer em um eixo específico.

2. Os neurônios hipofisiotróficos hipotalâmicos geralmente são secretados de modo **pulsátil** e são atrelados a ritmos diários e sazonais por informações do SNC. Além disso, os núcleos hipotalâmicos recebem uma variedade de impulsos neuronais dos níveis superiores e inferiores do encéfalo. Estes podem ser de curto prazo (p. ex., vários tipos de estresse/infecções) ou em longo prazo (p. ex., início da função reprodutiva na puberdade). Portanto, a inclusão do hipotálamo em um eixo endócrino permite a integração de uma quantidade considerável de informações para configurar ou alterar o ponto de ajuste daquele eixo. Clinicamente, isso significa que uma ampla faixa de estados neurogênicos complexos pode alterar a função hipofisária. O **nanismo psicossocial** é um exemplo notável, no qual crianças submetidas a abuso ou estresse emocional intenso apresentam menores taxas de crescimento como resultado da menor secreção de GH pela hipófise.

3. Níveis anormalmente baixos ou altos de um hormônio periférico (p. ex., hormônio da tireoide) podem ser decorrentes de um defeito no nível da glândula endócrina periférica (p. ex., tireoide), da hipófise ou do hipotálamo. Estas lesões são referidas como **distúrbios endócrinos primários**, **secundários** e **terciários**, respectivamente (Figura 41.6). Um conhecimento abrangente das relações de retroalimentação em um eixo permite que o médico determine onde está situado o defeito. As deficiências endócrinas primárias tendem a ser mais graves porque geralmente envolvem a ausência completa do hormônio periférico.

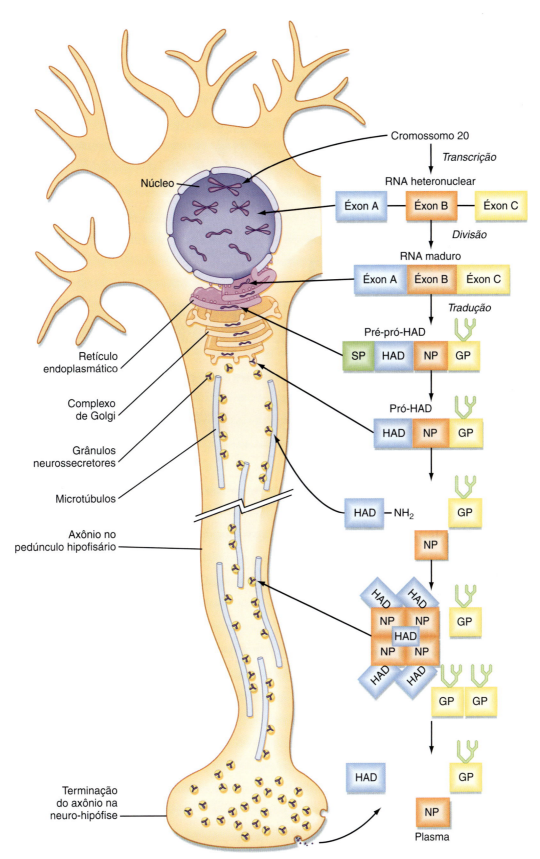

• **Figura 41.5** Síntese, processamento e transporte de pré-pró-HAD. O hormônio antidiurético humano (HAD; também chamado *arginina vasopressina* [AVP]) é sintetizado nos corpos celulares magnocelulares do hipotálamo e é empacotado em grânulos neurossecretores. Durante o transporte intra-axonal dos grânulos pelo processo infundibular até a *pars nervosa*, o pró-HAD é clivado proteoliticamente no hormônio ativo, neurofisina (NP) e uma glicoproteína C-terminal (GP). A NP é organizada em tetrâmeros que se ligam a cinco moléculas de HAD. Todos os três fragmentos são secretados pelas terminações axonais na *pars nervosa* (neuro-hipófise) e entram no sangue sistêmico. Apenas o HAD é biologicamente ativo. SP, peptídeo sinal. (Modificada de Larsen PR, Kronenberg HM, Melmed S, et al. *Williams Textbook of Endocrinology*. 10th ed. Philadelphia: Saunders; 2003.)

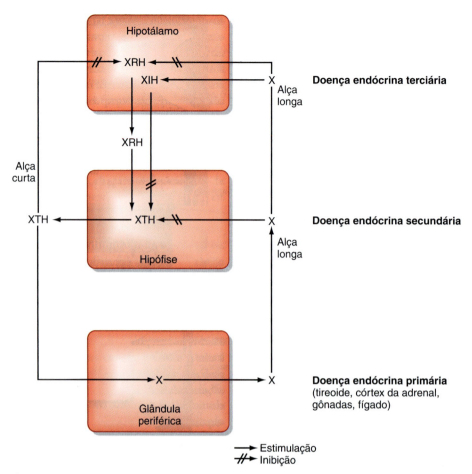

• **Figura 41.6** Alças de retroalimentação negativa que regulam a secreção hormonal em um eixo hipotálamo-hipófise-glândula periférica típico. X, hormônio da glândula periférica; XIH, hormônio inibidor hipotalâmico; XRH, hormônio liberador hipotalâmico; XTH, hormônio trófico hipofisário.

Função endócrina da adeno-hipófise

A adeno-hipófise consiste nos seguintes tipos de células endócrinas: **corticotrofos**, **tireotrofos**, **gonadotrofos**, **somatotrofos** e **lactotrofos** (Tabela 41.1).

Corticotrofos

Os corticotrofos estimulam o córtex da adrenal como parte do **eixo hipotálamo-hipófise-adrenal (HPA)**. Os corticotrofos produzem o hormônio **ACTH (corticotrofina**, também conhecido como hormônio adrenocorticotrófico), que estimula duas zonas do córtex da adrenal (Capítulo 43). ACTH é um peptídeo de 39 aminoácidos que é sintetizado como parte de um pró-hormônio maior chamado **pró-opiomelanocortina (POMC)**. Portanto, os corticotrofos também são referidos como **células POMC**. POMC contém a sequência peptídica do ACTH, duas isoformas do hormônio estimulante de melanócitos (MSH), endorfinas (opioides endógenos) e encefalinas (Figura 41.8). Contudo, o corticotrofo humano expressa apenas o pró-hormônio convertase-1, que produz ACTH como único hormônio ativo secretado por estas células. Os outros fragmentos clivados a partir de POMC são o fragmento N-terminal e o hormônio β-lipotrófico (β-LPH), dos quais nenhum tem um papel fisiológico em humanos.

O ACTH circula como hormônio não ligado e apresenta meia-vida curta de aproximadamente 10 minutos. Ele se liga ao **receptor de melanocortina-2 (MC2R)** em células do córtex da adrenal (Figura 41.9). ACTH aumenta de modo agudo a produção de cortisol e androgênios adrenais por meio de um aumento da expressão de genes de enzimas esteroidogênicas. Em longo prazo, ACTH promove o crescimento e a sobrevida de duas zonas no córtex da adrenal (Capítulo 43).

O ACTH está sob controle estimulatório do hipotálamo. Um subgrupo de neurônios hipotalâmicos parvocelulares expressa o peptídeo **hormônio liberador de pró-corticotrofina (pró-CRH)** (Tabela 41.1). Pró-CRH é processado até **CRH**, um peptídeo amidado de 41 aminoácidos. CRH estimula agudamente a secreção de ACTH e aumenta a transcrição do gene *POMC*. Os neurônios parvocelulares que expressam CRH também expressam HAD, que potencializa a ação de CRH nos corticotrofos. A secreção de ACTH tem um padrão diurno pronunciado, com um pico no início da manhã e o nadir no fim da tarde (Figura 41.10). Além disso, a secreção de CRH – e, consequentemente, a secreção de ACTH – é pulsátil.

Existem múltiplos reguladores do eixo HPA e muitos deles são mediados pelo SNC (Figura 41.11). Muitos tipos de estresse, tanto neurogênicos (p. ex., medo) quanto sistêmicos (p. ex., infecção), estimulam ACTH. Os efeitos do estresse são mediados por CRH e HAD por meio do SNC. A resposta a muitas formas de estresse intenso pode persistir apesar da retroalimentação negativa pelos altos níveis de cortisol. Isso significa que o hipotálamo tem a capacidade de alterar o ponto de ajuste do eixo HPA em

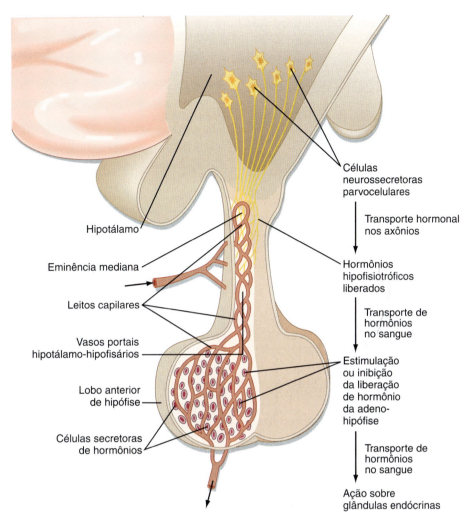

• **Figura 41.7** Ligação neurovascular entre o hipotálamo e o lobo anterior (*pars distalis*) da hipófise. Os neurônios neurossecretores "hipofisiotróficos" parvocelulares com vários núcleos hipotalâmicos projetam axônios para a eminência mediana, onde secretam hormônios liberadores (RHs). RHs fluem pelo pedúnculo hipofisário nos vasos portais hipotálamo-hipofisários para a adeno-hipófise. RHs (e hormônios inibidores de liberação [ver texto]) regulam a secreção de hormônios tróficos dos cinco tipos celulares na adeno-hipófise. (De Larsen PR, Kronenberg HM, Melmed S, et al. *Williams Textbook of Endocrinology*. 10th ed. Philadelphia: Saunders; 2003.)

NO NÍVEL CELULAR

Em níveis suprafisiológicos, **ACTH** provoca o escurecimento da pele (p. ex., na doença de Cushing). Os queratinócitos na camada basal da epiderme também expressam o gene para POMC, mas ela é processada até **α-MSH**, em vez de ACTH. Os queratinócitos secretam α-MSH em resposta à luz ultravioleta e α-MSH age como fator parácrino nos melanócitos vizinhos para escurecer a pele. α-MSH liga-se a **MC1R** nos melanócitos. Em níveis muito altos, o ACTH pode apresentar uma reação cruzada com o receptor MC1R em melanócitos cutâneos (Figura 41.9). Portanto, a maior pigmentação da pele é um indicador de excesso de ACTH circulante.

resposta ao estresse. A depressão crônica grave pode redefinir o eixo HPSR como resultado da hipersecreção de CRH e constitui um fator para o desenvolvimento do **hipercortisolismo terciário**. O cortisol exerce retroalimentação negativa sobre a hipófise, onde suprime a expressão do gene *POMC* e a secreção de ACTH, e sobre o hipotálamo, onde diminui a expressão do gene de pró-CRH e a liberação de CRH. Uma vez que cortisol tem efeitos profundos sobre o sistema imunológico (Capítulo 43), o eixo HPA e o sistema imunológico estão intimamente ligados. Além disso, as citocinas – particularmente as interleucinas (IL)-1, IL-2 e IL-6 – estimulam o eixo HPA.

Tireotrofos

Tireotrofos regulam a função da tireoide secretando o hormônio **TSH** (**tireotrofina**, também conhecido como hormônio estimulante da tireoide) como parte do **eixo hipotálamo-hipófise-tireoide**. TSH é um dos três **hormônios glicoproteicos hipofisários** (Tabela 41.1), que também incluem **FSH** e **LH** (discutidos adiante). TSH é um heterodímero composto por uma subunidade α, chamada **subunidade de α-glicoproteína (α-GSU)** e uma subunidade β (**β-TSH**) (Figura 41.12). A α-GSU é comum a TSH, FSH e LH, enquanto a subunidade β é específica para o hormônio (ou seja, β-TSH, β-FSH e β-LH são todas específicas). A glicosilação das subunidades aumenta sua estabilidade na circulação e potencializa a afinidade e a especificidade dos hormônios por seus receptores. As meias-vidas de TSH, FSH e LH (e do hormônio glicoproteico placentário semelhante a LH, **gonadotrofina coriônica humana [hCG]**) são relativamente longas, variando de dezenas de minutos a várias horas.

TABELA 41.1 Tipos celulares da adeno-hipófise: produção hormonal e ação, regulação hipotalâmica e regulação por retroalimentação.

	Basófilos			Acidófilos	
	Corticotrofo	**Tireotrofo**	**Gonadotrofo**	**Somatotrofo**	**Lactotrofo**
Regulação hipotalâmica primária	Hormônio liberador de corticotrofina (CRH): peptídeo de 41 aminoácidos, estimulante	Hormônio liberador de tireotrofina (TRH): tripeptídeo, estimulante	Hormônio liberador de gonadotrofina (GnRH): decapeptídeo, estimulante	Hormônio liberador do hormônio de crescimento (GHRH): peptídeo de 44 aminoácidos, estimulante. Somatostatina: tetradecapeptídeo, inibitório	Dopamina (catecolamina): inibitório. Fator de liberação de PRL?: estimulante
Hormônio trófico secretado	Hormônio adrenocorticotrófico (ACTH): proteína de 4,5 kDa	Hormônio estimulante da tireoide (TSH): hormônio glicoproteico de 28 kDa	Hormônio folículo-estimulante e hormônio luteinizante (FSH, LH): hormônios glicoproteicos de 28 e 33 kDa	Hormônio do crescimento (GH): proteína de aproximadamente 22 kDa	Prolactina (PRL): proteína de aproximadamente 23 kDa
Receptor	MC2R (GPCR ligado a Gs)	Receptor de TSH (GPCR ligado a Gs)	Receptores de FSH e LH (GPCRs ligados a Gs)	Receptor de GH (receptor de citocina ligado a JAK/STAT)	Receptor de PRL (receptor de citocina ligado a JAK/STAT)
Glândula endócrina-alvo	Zona fasciculada e zona reticular do córtex da adrenal	Epitélio da tireoide	Ovário (teca e granulosa[a]) Testículo (células de Leydig e Sertoli)	Fígado (também ações diretas – especialmente em termos de efeitos metabólicos)	Nenhum órgão-alvo endócrino – não faz parte de um eixo endócrino
Hormônio periférico envolvido na retroalimentação negativa	Cortisol	Tri-iodotironina	Estrogênio,[b] progesterona, testosterona e inibina[c]	IGF-I GH (alça curta)	Nenhum

[a]Tanto células foliculares quanto tecais e granulosas luteinizadas.
[b]Estrogênio também pode exercer retroalimentação positiva em mulheres.
[c]Inibina inibe seletivamente a liberação de FSH pelo gonadotrofo.

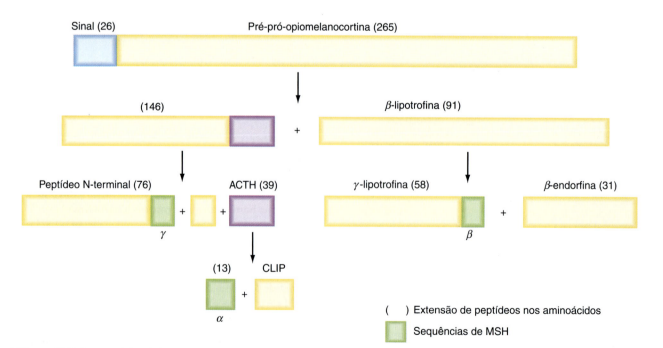

• **Figura 41.8** A transcrição gênica original da pró-opiomelanocortina contém estruturas de múltiplos compostos bioativos. ACTH, hormônio adrenocorticotrófico; CLIP, peptídeo intermediário semelhante à corticotrofina; MSH, hormônio estimulante de melanócitos. Observar que ACTH é o único peptídeo bioativo liberado pelo corticotrofo humano.

CAPÍTULO 41 Hipotálamo e Hipófise 715

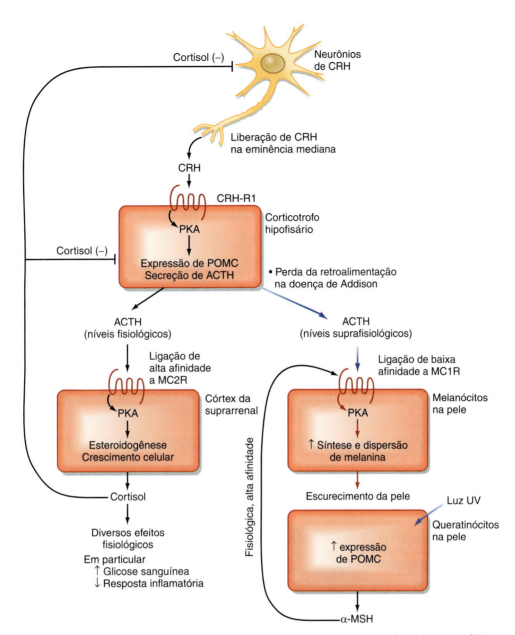

• **Figura 41.9** Níveis normais de ACTH agem sobre MC2R para aumentar o cortisol. Níveis suprafisiológicos de ACTH decorrentes de uma diminuição da produção de cortisol agem tanto em MC2R quanto em MC1R nos melanócitos e causam escurecimento da pele. ACTH, hormônio adrenocorticotrófico; CRH, hormônio liberador de corticotrofina; MC1R, receptor de melanocortina 1; MC2R, receptor de melanocortina 2; MSH, hormônio estimulador dos melanócitos; PKA, proteína quinase A; POMC, pró-opiomelanocortina. (Modificada de Porterfield SP, White BA. *Endocrine Phisiology*. 3rd ed. Philadelphia: Mosby; 2007.)

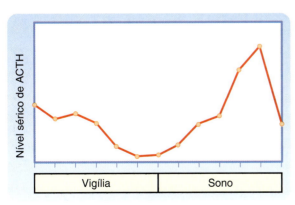

• **Figura 41.10** Padrão diurno de hormônio adrenocorticotrófico (ACTH) sérico. (Modificada de Porterfield SP, White BA. *Endocrine Phisiology*. 3rd ed. Philadelphia: Mosby; 2007.)

TSH liga-se ao receptor nas células foliculares da tireoide (Capítulo 42). Como discutido no Capítulo 42, a produção de hormônios da tireoide é um processo complexo de múltiplas etapas e TSH estimula essencialmente todos os aspectos da função tireoidiana. TSH também tem um efeito trófico potente e estimula a hipertrofia, hiperplasia e sobrevida das células epiteliais da tireoide. Em regiões geográficas onde a disponibilidade de iodo é limitada (o iodo é necessário para a síntese dos hormônios tireoidianos), os níveis de TSH estão elevados devido a uma redução da retroalimentação negativa. Níveis elevados de TSH podem produzir um crescimento notável da tireoide, produzindo um aumento expressivo do tamanho da glândula, que se torna visível no pescoço, o denominado **bócio**.

O tireotrofo hipofisário é estimulado pelo **hormônio liberador de tireotrofina (TRH)** (Tabela 41.1). O TRH, produzido por

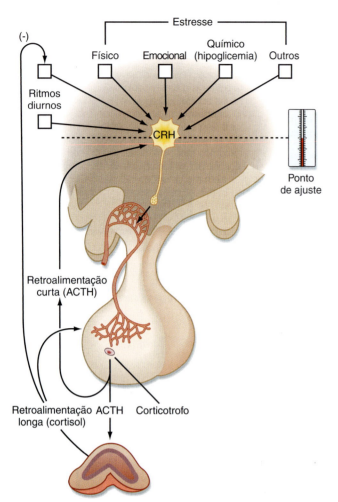

- **Figura 41.11** Eixo hipotálamo-hipófise-adrenal ilustrando os fatores que regulam a secreção do hormônio liberador de corticotrofina (CRH). ACTH, hormônio adrenocorticotrófico. (Modificada de Porterfield SP, White BA. *Endocrine Phisiology*. 3rd ed. Philadelphia: Mosby; 2007.)

um subgrupo de neurônios hipotalâmicos parvocelulares, é um tripeptídeo com ciclização de uma glutamina em sua terminação N (piro-Glu) e uma terminação C amidada. TRH é sintetizado como um pró-hormônio maior que contém seis cópias de TRH em sua sequência. Liga-se ao receptor de TRH nos tireotrofos (Figura 41.13). Os neurônios de TRH são regulados por vários estímulos mediados no SNC e o TRH é liberado de acordo com um ritmo diurno (mais alto durante as horas da noite e mais baixo por volta do horário do jantar). A secreção de TRH também é regulada pelo estresse, mas em contraste com CRH, o estresse inibe a secreção de TRH. Isso inclui estresse físico, inanição e doença grave. A tri-iodotironina (T_3) e a tiroxina (T_4) (esta última por meio de uma conversão mediada pela deiodinase do tipo 2 para T_3; Capítulo 42) efetuam uma retroalimentação negativa tanto nos tireotrofos hipofisários quanto nos neurônios produtores de TRH. Os hormônios tireoidianos reprimem a expressão de β-TSH e a sensibilidade dos tireotrofos hipofisários a TRH e ao mesmo tempo inibem a produção e a secreção de TRH pelos neurônios parvocelulares.

NA CLÍNICA

Durante o desenvolvimento embrionário, os neurônios de GnRH migram para o hipotálamo mediobasal a partir do placoide nasal. Pacientes com a **síndrome de Kallmann** apresentam **hipogonadismo hipogonadotrófico terciário**, muitas vezes associado à perda do sentido de olfato (anosmia). Isso é decorrente de uma mutação no **gene KAL**, que provoca uma impossibilidade dos precursores neuronais de GnRH migrarem adequadamente para o hipotálamo e estabelecerem uma conexão neurovascular com a *pars distalis*.

Gonadotrofo

O gonadotrofo secreta FSH e LH (coletivamente chamados de *gonadotrofinas*) e regula a função gonadal nos dois sexos. Desse modo, o gonadotrofo tem um papel integral no **eixo hipotálamo-hipófise-testículo** e no **eixo hipotálamo-hipófise-ovário** (Figura 41.14).

FSH e LH são segregados em diferentes grânulos secretores e não são secretados em quantidades equimolares (em contraste a HAD e neurofisina, por exemplo). Isso permite regulação e secreção independentes de FSH/LH pelos gonadotrofos. As ações de FSH e LH sobre a função gonadal são complexas, especialmente nas mulheres, e serão discutidas em detalhes no Capítulo 44. Em geral, as gonadotrofinas promovem a secreção de testosterona em homens e a secreção de estrogênios e progesterona em mulheres. FSH também aumenta a secreção de um hormônio proteico relacionado ao fator de crescimento transformador beta (TGF)-β chamado **inibina** nos dois sexos.

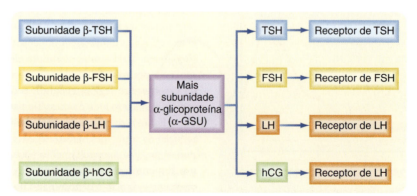

- **Figura 41.12** Hormônios glicoproteicos hipofisários. hCG é produzido pela placenta (Capítulo 44) e liga-se ao receptor de LH. FSH, hormônio foliculoestimulante; hCG, gonadotrofina coriônica humana; LH, hormônio luteinizante; TSH, hormônio estimulante da tireoide.

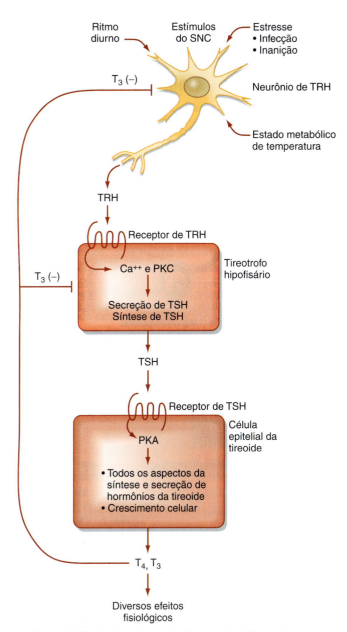

• **Figura 41.13** Eixo hipotálamo-hipófise-tireoide. PKA, proteína quinase A; PKC, proteína quinase C; T_3, tri-iodotironina (forma ativa do hormônio tireoidiano); T_4, tiroxina; TRH, hormônio liberador de tireotrofina; TSH, hormônio estimulante da tireoide. (Modificada de Porterfield SP, White BA. *Endocrine Phisiology*. 3rd ed. Philadelphia: Mosby; 2007.)

A secreção de FSH e LH é regulada por um hormônio de liberação hipotalâmico, o **hormônio liberador de gonadotrofina** (**GnRH**; antigamente chamado **LHRH**). GnRH é um peptídeo de 10 aminoácidos produzido por um subgrupo de neurônios de GnRH hipotalâmicos parvocelulares (Figura 41.14). GnRH é produzido como um pró-hormônio maior e, como parte de seu processamento até um decapeptídeo, é modificado por ciclização de uma glutamina (piro-Glu) em sua terminação N e uma terminação C amidada.

GnRH é liberado de modo pulsátil (Figura 41.15) e tanto a secreção pulsátil quanto a frequência de pulsos têm efeitos importantes sobre o gonadotrofo. A infusão contínua de GnRH regula negativamente o receptor de GnRH, consequentemente, produzindo uma diminuição da secreção de FSH e LH.

Em contraste, a secreção pulsátil não dessensibiliza o gonadotrofo ao GnRH e a secreção de FSH e LH é normal. Com uma frequência de um pulso por hora, GnRH aumenta preferencialmente a secreção de LH (Figura 41.16). Com uma frequência mais lenta de um pulso a cada três horas, GnRH aumenta preferencialmente a secreção de FSH. As gonadotrofinas aumentam a síntese de esteroides sexuais (Figura 41.14). Em homens, a testosterona e os estrogênios apresentam retroalimentação negativa na hipófise e no hipotálamo. A progesterona exógena também inibe a função da gonadotrofina em homens e foi considerada como um possível componente de uma pílula contraceptiva masculina. Além disso, a inibina efetua uma retroalimentação negativa e seletiva sobre a secreção de FSH em homens e mulheres. Nas mulheres, a progesterona e a testosterona realizam a retroalimentação negativa sobre a função gonadotrófica no hipotálamo e na hipófise. Em baixas doses, o estrogênio também exerce retroalimentação negativa sobre a secreção de FSH e LH. Contudo, altos níveis de estrogênios mantidos por três dias causam um pico de LH e, em menor grau, secreção de FSH. Esta retroalimentação positiva, que é crítica na promoção da ovulação, é observada no hipotálamo e na hipófise. No hipotálamo, a amplitude e a frequência de pulsos de GnRH aumentam. Na hipófise, os altos níveis de estrogênios aumentam muito a sensibilidade do gonadotrofo ao GnRH, tanto por aumento dos níveis do receptor de GnRH quanto por otimização da sinalização pós-receptor (Capítulo 44).

Somatotrofo

O somatotrofo produz **GH** (**somatotrofina**) e faz parte do eixo hipotálamo-hipófise-fígado (Figura 41.17). Um alvo importante de GH é o fígado, onde ele estimula a produção do **fator de crescimento semelhante à insulina (IGF)-I**. GH é uma proteína de 191 aminoácidos semelhante à **PRL** e ao **lactogênio placentário humano (hPL)**; coerentemente existe alguma sobreposição da atividade destes hormônios. Múltiplas formas de GH estão presentes no soro, com a forma de 191 aminoácidos (22 kDa) representando aproximadamente 75% do GH circulante. O receptor de GH (GHR) é um membro da família de receptores da citocina/GH/PRL/eritropoetina e, como tal, está ligado à via de sinalização de JAK/STAT (Capítulo 3). O GH humano também pode atuar como agonista no receptor de PRL. Aproximadamente 50% da forma de 22 kDa de GH no soro estão ligados à **proteína de ligação a GH (GHBP)**, que é derivada da porção N-terminal (o domínio extracelular) do GHR. Indivíduos com síndrome de Laron, que não têm GHRs, não demonstram níveis detectáveis de GHBP no soro. GHBP reduz a eliminação renal e, consequentemente, aumenta a meia-vida biológica de GH, que corresponde a aproximadamente 20 minutos. O fígado e os rins são os principais locais de degradação de GH.

A secreção de GH está sob controle positivo/negativo duplo pelo hipotálamo (Figura 41.17). O hipotálamo estimula a secreção de GH predominantemente pelo peptídeo **hormônio liberador do hormônio do crescimento (GHRH)**. Esse hormônio é um membro da família dos polipeptídeos intestinais vasoativos (VIP)/secretina/glucagon e é processado a partir de um pró-hormônio maior em um peptídeo de 44 aminoácidos com uma terminação C amidada. GHRH aumenta a secreção de GH e a expressão do gene de GH. O hipotálamo inibe a síntese e a liberação hipofisária de GH por meio do peptídeo **somatostatina**. Na adeno-hipófise,

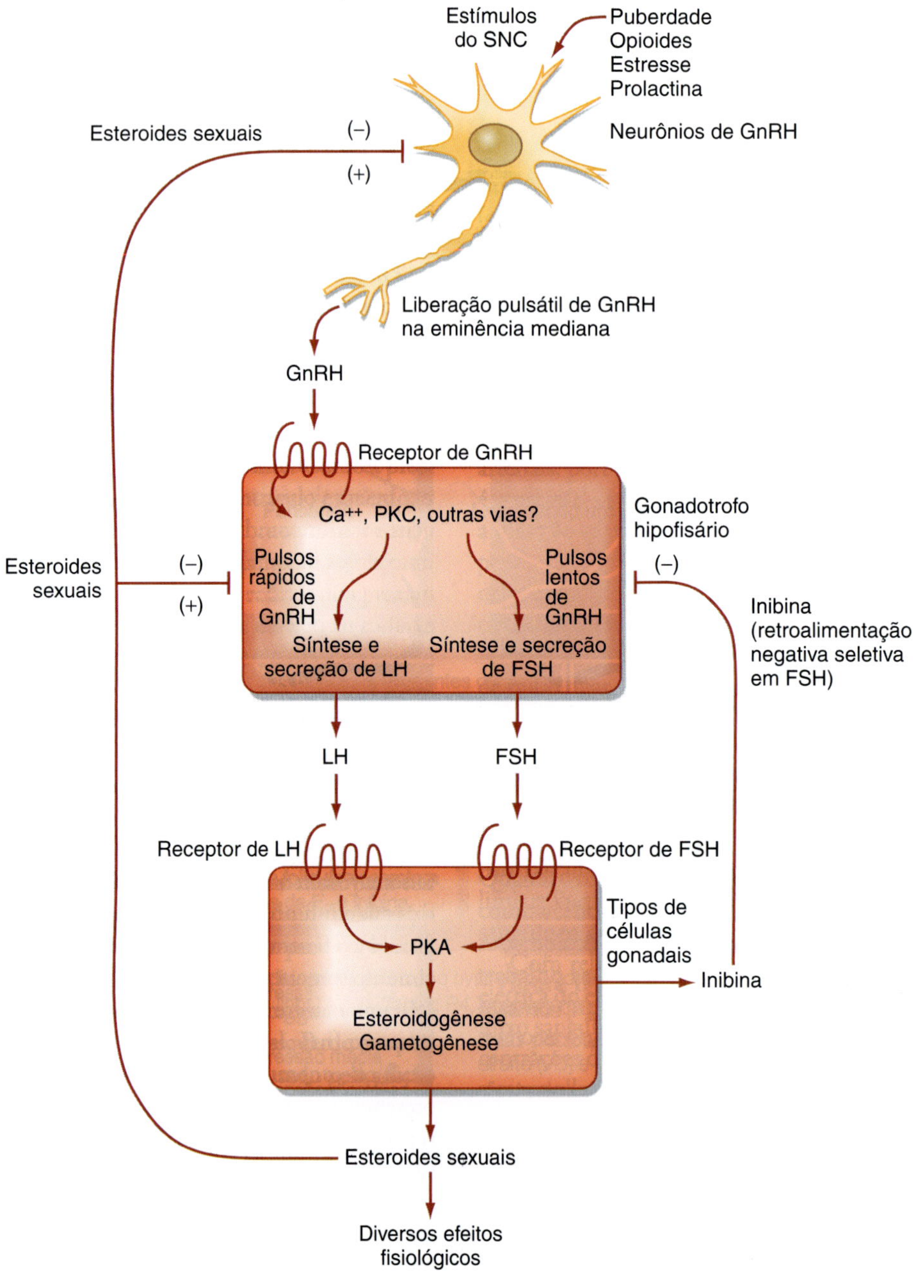

718 SEÇÃO 8 Fisiologia Endócrina

● **Figura 41.14** Eixo hipotálamo-hipófise-gônada. FSH, hormônio foliculoestimulante; GnRH, hormônio liberador de gonadotrofina; LH, hormônio luteinizante; PKA, proteína quinase A; PKC, proteína quinase C. (Modificada de Porterfield SP, White BA. *Endocrine Phisiology*. 3rd ed. Philadelphia: Mosby; 2007.)

a somatostatina inibe a liberação de GH e TSH. A secreção de GH também é estimulada pela **grelina**, que atua por meio do receptor secretagogo de GH nos somatotrofos. A grelina é produzida principalmente no estômago, mas também é expressa no hipotálamo. A ghrelina aumenta o apetite e pode servir como um sinal para coordenar a aquisição de nutrientes com o crescimento.

A retroalimentação negativa primária sobre o somatotrofo é exercida pelo IGF-I (Figura 41.17). GH estimula a produção de IGF-I pelo fígado e, então, o IGF-I inibe a síntese e a secreção de GH pela hipófise e hipotálamo em uma alça de "retroalimentação longa" clássica. Além disso, GH exerce uma retroalimentação negativa sobre a liberação de GHRH por meio de uma alça de "retroalimentação curta". GH também aumenta a liberação de somatostatina.

A secreção de GH, como a de ACTH, demonstra ritmos diurnos proeminentes, com a secreção máxima ocorrendo no início da manhã logo antes de despertar. Sua secreção é estimulada durante o sono profundo de ondas lentas (estágios III e IV). A secreção de GH é lenta durante o dia. Esse ritmo é atrelado aos padrões de sono-vigília e não aos padrões de luz-escuridão; portanto, ocorre um desvio de fase em pessoas que trabalham em turnos noturnos. Como é típico dos hormônios da adeno-hipófise, a secreção de GH é pulsátil. Os níveis de GH no soro variam muito (0 a 30 ng/mL, com a maioria dos valores em geral situados entre 0 e 3). Devido a essa variação acentuada e à heterogeneidade do GH circulante, a medida dos níveis séricos de GH tem utilidade clínica limitada. Uma vez que a secreção de IGF-I é regulada por GH e apresenta meia-vida

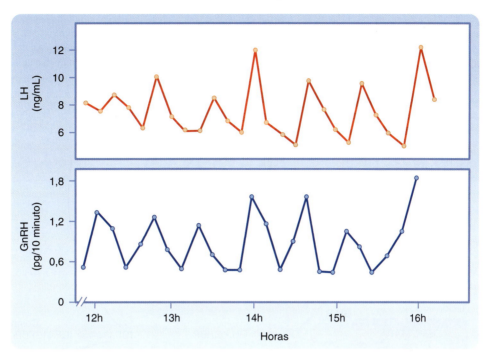

• **Figura 41.15** Flutuação dos níveis plasmáticos de LH em veias periféricas e níveis plasmáticos de GnRH na veia porta de ovelhas fêmeas não anestesiadas e ovariectomizadas. Cada pulso de LH é coordenado com um pulso de GnRH. Isso confirma a opinião de que o caráter pulsátil da liberação de LH é dependente do estímulo pulsátil da hipófise por GnRH. GnRH, hormônio liberador de gonadotrofina; LH, hormônio luteinizante. (De Levine J et al. *Endocrinology*. 1982;111:1449.)

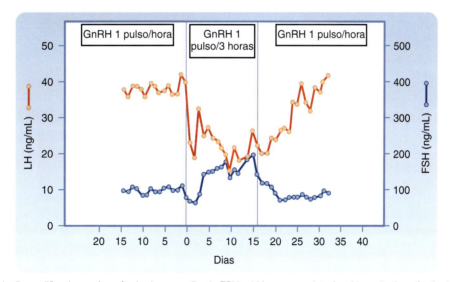

• **Figura 41.16** Regulação codificada por frequência da secreção de FSH e LH nos gonadotrofos. Uma alta frequência de GnRH (1 pulso/hora) estimula preferencialmente a secreção de LH, enquanto uma frequência mais lenta de GnRH promove a secreção de FSH. (FSH, hormônio foliculoestimulante; GnRH, hormônio liberador de gonadotrofina; LH, hormônio luteinizante. (De Larsen PR, Kronenberg HM, Melmed S, et al. *Williams Textbook of Endocrinology*. 10th ed. Philadelphia: Saunders; 2003.)

mais longa que amortece as alterações pulsáteis e diurnas da secreção de GH, ela pode ser usada para determinar o estado do eixo GH, especialmente em pacientes jovens.

A secreção de GH é regulada de modo diferencial dependendo do estado fisiológico. GH é classificado como um dos **"hormônios de estresse"** e é aumentado por estresse neurogênico e físico. Ele promove a lipólise, aumenta a síntese proteica e antagoniza a capacidade de redução dos níveis de glicose sanguínea pela insulina. Portanto, não é surpreendente que a hipoglicemia aguda seja um estímulo para a secreção de GH e que GH seja classificado como **hormônio hiperglicemiante**. A elevação da concentração sérica de alguns aminoácidos também estimula a secreção de GH; a administração de arginina é usada para teste de estímulo de secreção de GH. Em contraste, um aumento da glicose sanguínea ou de ácidos graxos livres inibe a secreção de GH. A obesidade também inibe a secreção de GH, em parte devido a uma resistência à insulina (hiperglicemia relativa) e aumento dos ácidos graxos livres circulantes. Inversamente, exercício e inanição estimulam a secreção de GH.

720 SEÇÃO 8 Fisiologia Endócrina

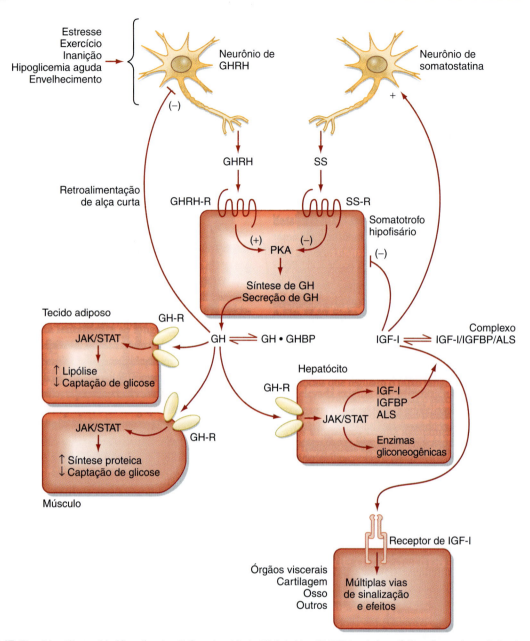

• **Figura 41.17** Eixo hipotálamo-hipófise-fígado. ALS, subunidade lábil ácida; GHBP, proteína de ligação ao hormônio de crescimento; GHRH, hormônio de liberação do hormônio de crescimento; IGFBP, proteína de ligação ao fator de crescimento semelhante à insulina; IGF-I, fator de crescimento semelhante à insulina I; SS, somatostatina. (De Porterfield SP, White BA. *Endocrine Phisiology*. 3rd ed. Philadelphia: Mosby; 2007.)

O padrão vitalício de secreção de GH é mostrado na Figura 41.18. A secreção de GH aumenta no período neonatal, quando o crescimento se torna dependente de GH e IGF-I. A secreção permanece elevada durante toda a infância e atinge um pico na puberdade, quando o estrogênio (nas mulheres e também nos homens pela aromatização da testosterona) promove taxas ainda maiores de secreção de GH. O hormônio da tireoide também aumenta a secreção de GH e IGF-I para favorecer o crescimento e a maturação óssea. Após o crescimento cessar, os adultos continuam produzindo GH, consistente com o seu papel no metabolismo. Em seguida, os níveis de GH caem durante a senescência.

IGFs são hormônios multifuncionais que regulam a proliferação, a diferenciação e o metabolismo celular. Esses hormônios proteicos lembram a insulina em termos de estrutura e função. Os dois hormônios desta família, IGF-I e IGF-II, são produzidos em muitos tecidos e apresentam ações autócrinas, parácrinas e endócrinas. IGF-I é a forma principal produzida na maioria dos tecidos adultos. IGF-II é a principal forma produzida no feto, onde regula o crescimento tanto do feto quanto da placenta, de um modo independente de GH. Os dois hormônios são estruturalmente semelhantes à pró-insulina, com IGF-I exibindo 42% de homologia estrutural com a pró-insulina. IGFs e insulina apresentam reatividade cruzada no receptor; IGFs em alta concentração mimetizam as ações metabólicas da insulina. Tanto IGF-I quanto IGF-II atuam pelos receptores IGF tipo I, que são semelhantes aos receptores de insulina e do fator de crescimento epidérmico e contêm atividade intrínseca de tirosina quinase. Contudo, IGF-II também se liga ao receptor de IGF/manose-6-fosfato tipo II. Esse receptor não lembra o receptor de insulina, não apresenta atividade intrínseca de tirosina quinase e provavelmente serve

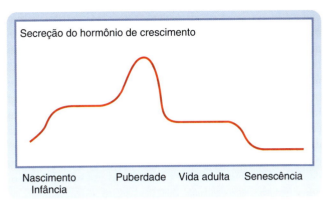

• **Figura 41.18** Padrão vitalício de secreção de GH. Os níveis de GH são maiores em crianças que em adultos, com um período de pico durante a puberdade. A secreção de GH diminui com o envelhecimento.

para limitar a sinalização de IGF-II pelo receptor de tipo I. IGFs estimulam a captação de glicose e aminoácidos e a síntese de proteínas e DNA. Inicialmente eram chamados de **somatomedinas** devido a suas ações de mediação de crescimento sobre a cartilagem, os ossos e outros órgãos. Originalmente foi proposto que o IGF-I seria produzido exclusivamente no fígado após a estimulação por GH. Durante a puberdade, quando os níveis de GH aumentam (Figura 41.19), os níveis de IGF-I também aumentam paralelamente. Contudo, atualmente sabe-se que IGFs são produzidos em muitos tecidos extra-hepáticos, apresentando ações autócrinas e parácrinas. Algumas dessas ações estão sob controle de GH, enquanto outras não. No osso, por exemplo, IGF-I apresenta efeitos endócrinos e parácrinos sobre o crescimento linear, alguns dos quais são independentes de GH. Hormônios como o paratormônio (PTH) e o estradiol também representam estímulos efetivos para a produção de IGF-I pelos osteoblastos. Ao mesmo tempo, GH exerce efeitos estimulantes sobre a placa de crescimento, que são independentes de IGF-I. O fígado parece ser a fonte predominante do *pool* circulante de IGF-I (Figura 41.19).

Essencialmente, todos os IGFs circulantes são transportados no soro ligados a **proteínas de ligação a IGF (IGFBP)**. IGFBP-3 liga-se a IGF e então é associada a outra proteína chamada **subunidade lábil ácida (ALS)** (Figura 41.19). GH estimula a produção hepática de IGF-I, IGFBP-3 e ALS. O complexo IGFBP-3/ALS/IGF-I medeia o transporte e a biodisponibilidade de IGF-I. Embora IGFBPs em geral inibam a ação de IGF, elas aumentam muito a meia-vida biológica de IGFs (até 12 horas). As **IGFBP proteases** degradam IGFBP e atuam na produção de IGFs livres (ou seja, ativos) localmente. Isso é interessante no contexto de cânceres sensíveis a IGF (p. ex., câncer de próstata), que podem sobre-expressar uma ou mais IGFBP proteases.

Ações do hormônio do crescimento

O GH desempenha um papel duplo no metabolismo, que é altamente dependente do contexto fisiológico. Correndo o risco de uma simplificação excessiva, seus papéis duplos são: (1) promover o crescimento e o anabolismo proteico quando o estado nutricional for favorável e (2) alternar o consumo de substratos energéticos para lipídeos, poupando glicose no estado de jejum.

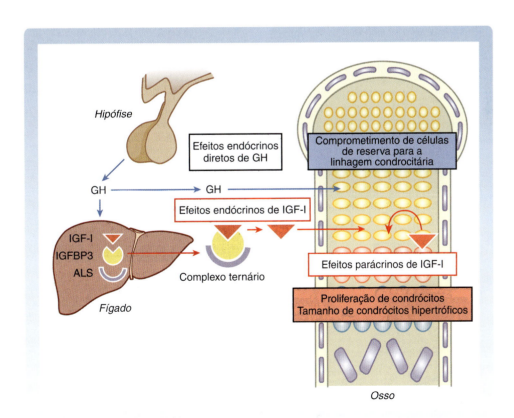

• **Figura 41.19** Relação entre GH e IGF-I. GH tem ações endócrinas diretas sobre o crescimento e estimula a produção de IGF-I, IGFBP-3 e ALS no fígado. IGF-I circulante exerce ações endócrinas em órgãos-alvo. IGF-1 também é produzido localmente no osso, onde exerce efeitos parácrinos. Parte, mas não toda a produção local de IGF-I, é dependente de GH. ALS, subunidade lábil ácida; IGF-I, fator de crescimento semelhante à insulina I.

O GH atua por um **GHR** específico, que é um membro da família de receptores de citocina. Um dímero de GHR liga-se a GH, desencadeando a ativação da via de sinalização JAK/STAT (Figura 41.17). Isso provoca a fosforilação de STAT5b, que é translocado para o núcleo para estimular a transcrição dos genes sensíveis a GH. Vias de sinalização adicionais ativadas por GH incluem MAPK e PI3K, entre outras.

Após a **ingestão de alimentos**, o GH é um **hormônio anabólico proteico** que aumenta a captação celular de aminoácidos e a incorporação em proteínas. Como consequência, ele causa retenção de nitrogênio (balanço nitrogenado positivo) e diminui a produção de ureia. Foi proposto que o desgaste muscular que ocorre simultaneamente com o envelhecimento seria causado, pelo menos em parte, pela diminuição da secreção de GH que ocorre na senescência. Em crianças, o GH aumenta o crescimento esquelético, muscular e visceral; crianças sem GH apresentam retardo do crescimento ou nanismo. O GH promove o crescimento da cartilagem e crescimento linear e por aposição em ossos longos (Figura 41.20, *pontas de seta verdes*).

Embora GH seja um estimulante efetivo da produção de IGF, essa resposta requer insulina, que favorece a expressão do GHR e a sinalização em hepatócitos. Quando um suprimento equilibrado de nutrientes está disponível, maiores níveis séricos de glicose estimulam a secreção de insulina e os altos níveis séricos de aminoácidos promovem a secreção de GH (Figura 41.21, *em cima*). Essas condições são apropriadas para o crescimento e o GH, por sua vez, estimula a produção de IGF-I pelo fígado. IGFs são mitogênicos e têm efeitos anabólicos profundos em muitos órgãos e tecidos, incluindo músculos, cartilagem e ossos. Em conjunto, GH e IGF-I promovem proliferação, diferenciação e hipertrofia de condrócitos durante o processo de ossificação endocondral (Figura 41.20, *pontas de seta verdes*). Após o fechamento das epífises, o crescimento longitudinal termina, mas o crescimento por aposição dos ossos longos continua. IGF-I estimula a replicação de osteoblastos e a síntese de colágeno e matriz óssea. Não é surpreendente que os níveis séricos de IGF sejam bem correlacionados ao crescimento em crianças. O papel de GH muda com a alteração do estado nutricional. Se a dieta for rica em calorias, mas com baixo teor de aminoácidos, por exemplo, a alta disponibilidade de carboidratos promove a secreção de insulina, porém os baixos níveis séricos de aminoácidos inibem a produção de GH e IGF (Figura 41.21, *centro*). Essas respostas permitem que carboidratos e gorduras dietéticas sejam armazenados, mas as condições são desfavoráveis para o crescimento.

Em **jejum**, por outro lado, quando a disponibilidade de nutrientes diminui, os níveis séricos de GH aumentam e os níveis séricos de insulina decaem em resposta à hipoglicemia (Figura 41.21, *embaixo*). Na ausência de insulina, a utilização periférica da glicose diminui, consequentemente, conservando glicose para tecidos essenciais como o encéfalo. Nessas circunstâncias, a elevação da secreção de GH é benéfica porque desvia o metabolismo para lipídeos como fonte de energia, conservando assim, carboidratos e proteínas. Isso envolve ações diretas coordenadas de GH no fígado, músculos e tecido adiposo (Figura 41.20, *pontas de seta vermelhas*).

GH é um hormônio **lipolítico**. Em adipócitos, ele mobiliza ácidos graxos e glicerol a partir de triacilglicerol pela ativação direta e indireta combinada das lipases dos adipócitos. Uma ação indireta importante de GH é a sensibilização dos adipócitos às ações lipolíticas das catecolaminas, que também estão elevadas durante o jejum. Os níveis séricos de ácidos graxos aumentam como resultado da ação de GH e mais gorduras são usadas para a

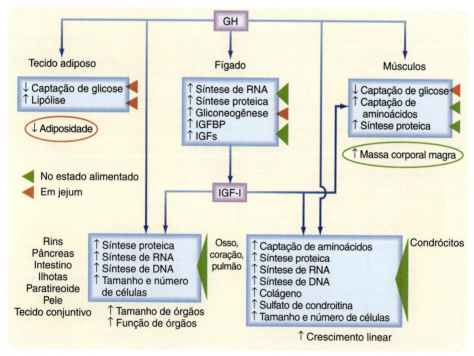

• **Figura 41.20** Efeitos biológicos de GH e IGF-I. Efeitos promotores do crescimento anabólicos que ocorrem quando o estado nutricional é favorável são indicados pelas *pontas de seta verdes*. Efeitos metabólicos de GH que mobilizam gordura ao mesmo tempo que poupam glicose e proteína durante jejum são indicados pelas *pontas de seta vermelhas*. IGF-I, fator de crescimento semelhante à insulina I; IGFBP, proteína de ligação ao fator de crescimento semelhante à insulina.

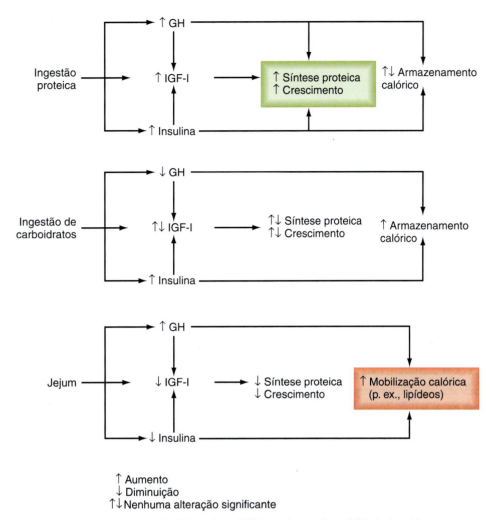

• **Figura 41.21** A regulação diferencial da secreção de GH, insulina e IGF-I coordena a disponibilidade de nutrientes com o crescimento e o anabolismo proteico, armazenamento calórico ou mobilização calórica (principalmente lipídeos). IGF-I, fator de crescimento semelhante à insulina I.

produção de energia. A captação e a β-oxidação de ácidos graxos aumentam nos músculos esqueléticos e no fígado. O GH pode ser cetogênico como resultado do aumento da oxidação de ácidos graxos quando a insulina estiver ausente. O GH também altera o metabolismo dos carboidratos, causando elevação dos níveis sanguíneos de glicose. Muitas dessas ações podem ser secundárias ao aumento da mobilização e oxidação de gorduras. Por exemplo, um aumento de ácidos graxos livres no soro inibe a captação de glicose nos músculos esqueléticos e tecido adiposo. Os efeitos hiperglicêmicos de GH são leves e mais lentos que o glucagon e a adrenalina. O débito hepático de glicose aumenta, mas esse não é um efeito de GH sobre a glicogenólise. O aumento na oxidação de ácidos graxos e a consequente elevação de acetil CoA hepática estimulam a gliconeogênese. O GH também estimula diretamente a expressão da enzima gliconeogênica PEPCK, por meio da ativação de STAT5b. Essas ações aumentam a produção de glicose no fígado a partir de substratos como lactato e glicerol. Este último é liberado na circulação como resultado da lipólise induzida por GH nos adipócitos.

O GH antagoniza a ação da insulina no nível pós-receptor no músculo esquelético e no tecido adiposo (mas não no fígado). Uma **hipofisectomia** (remoção da hipófise) pode melhorar o controle diabético porque o GH, como o cortisol, diminui a sensibilidade à insulina. Uma vez que o GH produz **insensibilidade à insulina**, ele é considerado um **hormônio diabetogênico**. Portanto, quando secretado em excesso (p. ex., na acromegalia), GH pode causar diabetes *mellitus* e os níveis de insulina necessários para manter o metabolismo normal aumentam. A secreção excessiva de insulina resultante de um excesso de GH pode provocar lesão das células beta pancreáticas. Na ausência de GH, a secreção de insulina declina. Portanto, níveis normais de GH são necessários para a função pancreática e a secreção de insulina normais.

A deficiência de GH em adultos vem sendo reconhecida como uma síndrome patológica. Se uma deficiência de GH ocorrer após o fechamento das epífises, o crescimento não é comprometido. A deficiência de GH é uma das muitas causas possíveis de hipoglicemia. Estudos recentes mostram que deficiências prolongadas de GH produzem alterações da composição corporal. A gordura como porcentagem do peso corporal aumenta, enquanto a massa corporal magra declina. Além disso, fraqueza muscular e exaustão rápida são sintomas de deficiência de GH. Existe interesse no uso de GH em populações idosas para reverter o declínio físico relacionado à idade e à composição corporal, porém, até o momento, os estudos mostraram poucas alterações na composição corporal, nenhum benefício funcional e maior risco de eventos adversos.

NA CLÍNICA

O GH é necessário para o crescimento antes da vida adulta. A não ser que sejam tratadas, as deficiências de GH podem resultar em déficits de crescimento graves e o excesso provoca o gigantismo. Um excesso de GH na vida adulta após o fechamento das epífises causa **acromegalia**, caracterizada por um aumento insidioso das mãos e pés, traços faciais grosseiros e resistência à insulina e diabetes. Distúrbios genéticos do eixo GH-IGF-I provocam comprometimento grave do crescimento. As mutações identificadas que causam deficiência isolada de GH ocorrem com mais frequência nos genes dos receptores de GH e GHRH. Esses pacientes podem ser tratados com hGH recombinante para restaurar a função do eixo a jusante. Na síndrome de Laron, uma mutação do receptor GH causa resistência a GH. Nesse caso, o fígado não produz IGF-I, apesar dos níveis elevados de GH, devido à falta de retroalimentação de alça longa. Uma grande coorte de indivíduos no Equador com síndrome de Laron apresenta baixa estatura e obesidade central; todavia, curiosamente, tanto o diabetes *mellitus* quanto o câncer são muito raros nessa população. Outras mutações genéticas a jusante que foram relatadas incluem aquelas em STAT5B, IGF-I e ALS.

Lactotrofo

O lactotrofo produz o hormônio **prolactina**, que é uma proteína de cadeia única de 199 aminoácidos. PRL é estruturalmente relacionada a GH e hPL (Capítulo 44). Como GH, o receptor de PRL é um membro da família de citocinas associado às vias de sinalização JAK/STAT. Uma vez que a ação primária de PRL em humanos é relacionada ao desenvolvimento e à função das mamas durante a gestação e a lactação, a regulação e as ações da PRL serão discutidas com detalhes no Capítulo 44.

No contexto da hipófise, deve-se observar que o lactotrofo difere dos outros tipos celulares endócrinos da adeno-hipófise de dois modos principais:

1. O lactotrofo não faz parte de um eixo endócrino. Isso significa que PRL atua diretamente sobre as células não endócrinas (principalmente das mamas) para induzir alterações fisiológicas.
2. A produção e a secreção de PRL estão predominantemente sob o controle inibitório do hipotálamo. Portanto, alterações no pedúnculo hipofisário e nos vasos portais hipotálamo-hipofisários (p. ex., secundariamente a uma cirurgia ou trauma físico) provocam aumento dos níveis de PRL, mas diminuição de ACTH, TSH, FSH, LH e GH.

A PRL circula na forma não ligada a proteínas séricas e, por isso, tem meia-vida relativamente curta de aproximadamente 20 minutos. As concentrações séricas basais normais são semelhantes em homens e mulheres. A liberação de PRL normalmente ocorre sob inibição tônica pelo hipotálamo. Essa inibição é realizada pelos tratos dopaminérgicos que secretam **dopamina** na eminência mediana. Também há evidências da existência de um fator de liberação de prolactina. A natureza exata desse composto não é conhecida, embora muitos fatores, incluindo TRH e hormônios da família do glucagon (secretina, glucagon, VIP e polipeptídeo inibidor gástrico [GIP]) possam estimular a liberação de PRL.

PRL é um dos muitos hormônios liberados em resposta ao **estresse**. Cirurgia, medo, estímulos que causem excitação e exercícios são estímulos efetivos. Como é o caso do GH, o sono aumenta a secreção de PRL e a PRL tem um ritmo diurno pronunciado associado ao sono. Contudo, ao contrário de GH, a elevação de PRL associada ao sono não está associada a uma fase do sono específica. Medicamentos que interferem com a síntese ou a ação da dopamina aumentam a secreção de PRL. Muitos anti-hipertensivos e antidepressivos tricíclicos prescritos com frequência são inibidores da dopamina. A bromocriptina é uma agonista da dopamina que pode ser usada para inibir a secreção de PRL. A somatostatina, TSH e GH também inibem a secreção de PRL.

Pontos-chave

1. A hipófise (também chamada *pituitária*) é composta por tecido epitelial (adeno-hipófise [lobo anterior]) e tecido neural (neuro-hipófise [lobo posterior]).
2. Os neurônios magnocelulares hipotalâmicos nos núcleos paraventriculares e supraópticos projetam axônios para o pedúnculo infundibular e terminam na porção nervosa. A porção nervosa é um órgão neurovascular a partir do qual são liberados neuro-hormônios para a vasculatura.
3. Dois neuro-hormônios, HAD e ocitocina, são sintetizados no hipotálamo nos corpos celulares neuronais magnocelulares. HAD e ocitocina são transportados por via intra-axonal pelos tratos hipotálamo-hipofisários até a porção nervosa. Os estímulos recebidos nos corpos celulares e dendritos no hipotálamo controlam a liberação de HAD e ocitocina na porção nervosa.
4. A adeno-hipófise secreta vários hormônios tróficos que fazem parte de eixos endócrinos. Um eixo endócrino inclui o hipotálamo, a hipófise e uma glândula endócrina periférica. O ponto de ajuste de um eixo é controlado em grande parte por informações centrais e retroalimentação negativa pelo hormônio periférico sobre a hipófise e o hipotálamo.
5. A adeno-hipófise contém cinco tipos de células endócrinas: corticotrofos, tireotrofos, gonadotrofos, somatotrofos e lactotrofos. Os corticotrofos secretam ACTH, os tireotrofos secretam TSH, os gonadotrofos secretam FSH e LH, os somatotrofos secretam GH e os lactotrofos secretam PRL.
6. O hipotálamo regula a adeno-hipófise por meio da secreção de hormônios liberadores. Esses pequenos peptídeos são transportados pelo sistema porta-hipofisário para a adeno-hipófise, onde controlam a síntese e a liberação dos hormônios hipofisários ACTH, TSH, FSH, LH e GH. A secreção de PRL é inibida pelo hipotálamo por meio da catecolamina dopamina.
7. O GH estimula o crescimento diretamente e por meio da regulação do hormônio promotor de crescimento IGF-I. Quando o estado nutricional é favorável, o GH promove a síntese anabólica de proteínas e o crescimento. Durante o jejum, o GH estimula a lipólise para mobilizar ácidos graxos como fonte de energia, poupando glicose e proteína. O GH eleva a glicose sanguínea por meio de uma diminuição da captação periférica de glicose e do estímulo da gliconeogênese hepática.
8. PRL inicia e mantém a lactação.

42

Glândula Tireoide

OBJETIVOS DO APRENDIZADO

Após a conclusão deste capítulo, o estudante será capaz de responder às seguintes questões:

1. Descrever a anatomia e a histologia da glândula tireoide, incluindo a estrutura do folículo tireoidiano.
2. Explicar como os hormônios tireoidianos são sintetizados na glândula tireoide, incluindo os processos de captação de iodeto, iodação de resíduos de tirosina na tireoglobulina pela tireoperoxidase e acoplamento das iodotirosinas para formar T_4 e T_3.
3. Descrever o processo de endocitose pelo qual a tireoglobulina é retirada do lúmen do folículo tireoidiano e processada para produzir T_3 e T_4, que são secretadas na circulação.
4. Representar em um diagrama o eixo hipotálamo-hipófise-tireoide para mostrar como TSH regula a função tireoidiana e como os hormônios da tireoide realizam a retroalimentação para regulação do eixo. Apresentar exemplos de como os estímulos centrais podem alterar o ponto de ajuste do eixo.
5. Discutir o papel das proteínas de ligação dos hormônios tireoidianos no transporte e estabilidade dos hormônios tireoidianos, a função dos transportadores da tireoide na entrada das células e o papel das desiodases periféricas na ativação de T_4 para T_3 ou na inativação para T_3 reverso. Mostrar o contraste entre a localização celular e a função das desiodases D1 e D2.
6. Descrever os mecanismos de ação do hormônio tireoidiano, incluindo a natureza e a localização do receptor do hormônio tireoidiano e sua capacidade de reprimir ou ativar a transcrição do gene-alvo.
7. Discutir as ações do hormônio tireoidiano durante o desenvolvimento, especialmente sobre o sistema nervoso central (SNC) e o esqueleto, incluindo as consequências do hipotireoidismo grave.
8. Descrever os efeitos do hormônio tireoidiano sobre a taxa metabólica basal e a termogênese, sobre o sistema cardiovascular (frequência cardíaca, débito cardíaco, resistência vascular sistêmica) e sobre outros sistemas orgânicos (pele, músculo esquelético, trato digestivo).

A glândula tireoide produz o pró-hormônio tetraiodotironina (T_4, também chamado *tiroxina*) e o hormônio ativo tri-iodotironina (T_3). A síntese de T_4 e T_3 requer iodo, o que pode ser um fator limitante em algumas partes do mundo. Uma grande parte de T_3 também é gerada pela conversão periférica de T_4 em T_3. O hormônio tireoidiano age principalmente por meio de um receptor nuclear que regula a transcrição gênica. T_3 é crítica para o desenvolvimento normal do encéfalo e dos ossos e tem amplos efeitos sobre o metabolismo e a função cardiovascular em adultos.

Anatomia e histologia da glândula tireoide

A glândula tireoide é composta pelos lobos direito e esquerdo, que ficam situados anterolateralmente à traqueia (Figura 42.1). Tipicamente, os dois lobos são conectados por um istmo medioventral. A glândula tireoide recebe um rico suprimento sanguíneo. Ela é drenada por três conjuntos de veias em cada lado: as veias tireóideas superior, média e inferior. A glândula tireoide recebe inervação simpática, que é vasomotora, mas não secretomotora.

A unidade funcional da glândula tireoide é o **folículo tireoidiano**, uma estrutura esférica de aproximadamente 200 a 300 μm de diâmetro que é cercada por uma única camada de células epiteliais da tireoide (Figura 42.2). O epitélio fica situado sobre uma lâmina basal, a estrutura mais externa do folículo tireoidiano, e é cercado por um rico suprimento capilar. A face apical do epitélio folicular está voltada para o lúmen do folículo. O lúmen do folículo em si é preenchido com **coloide**, que é composto por **tireoglobulina**. Essa grande proteína (660 kDa) é secretada no lúmen e iodada pelas células epiteliais da tireoide, servindo como um arcabouço para a produção dos hormônios tireoidianos. O tamanho das células epiteliais e a quantidade de coloide são aspectos dinâmicos que mudam com a atividade da glândula. A glândula tireoide contém outro tipo de célula além das células foliculares. Dispersas no interior da glândula estão as **células parafoliculares** ou **células C**, que são a fonte do hormônio polipeptídico **calcitonina** (Capítulo 40).

Hormônios tireoidianos

Os produtos de secreção da glândula tireoide são as **iodotironinas** (Figura 42.3), uma classe de hormônios formados pelo acoplamento de duas moléculas de tirosina iodada. Aproximadamente 90% da produção da tireoide consistem em **3,5,3′,5′-tetraiodotironina** (**tiroxina** ou T_4), que funciona como um pró-hormônio. Aproximadamente 10% consistem em **3,5,3′-tri-iodotironina** (T_3), a forma ativa do hormônio tireoidiano. Menos de 1% da produção da tireoide consiste em **3,3′,5′-tri-iodotironina** (T_3 **reverso** ou rT_3), que é inativo. Normalmente, esses três produtos são secretados nas mesmas proporções em que são armazenados na glândula.

Equilíbrio do iodeto

Uma vez que o iodeto tem um papel específico na fisiologia da tireoide, uma descrição da síntese do hormônio tireoidiano requer alguma compreensão do metabolismo do iodeto

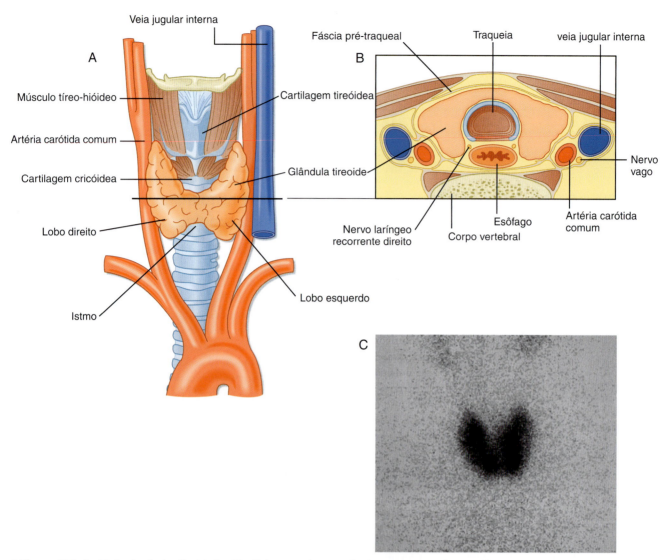

• **Figura 42.1 A** e **B**. Anatomia da glândula tireoide. **C**. Imagem de captação de pertecnetato de uma glândula tireoide normal. (Modificada de Drake RL, et al. *Gray's Anatomy for Students*. Philadelphia: Churchill Livingstone; 2005.)

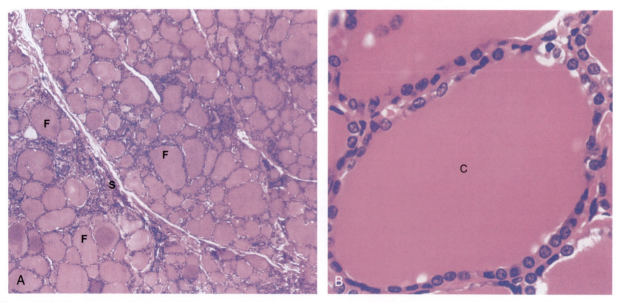

• **Figura 42.2** Histologia da glândula tireoide com ampliação baixa *(painel superior)* e alta *(painel inferior)*. C, coloide; F, folículos tireoidianos; S, septos de tecido conjuntivo. (De Young B, et al. *Wheater's Funcional Histology*. 5th ed. Philadelphia: Churchill Livingstone; 2006.)

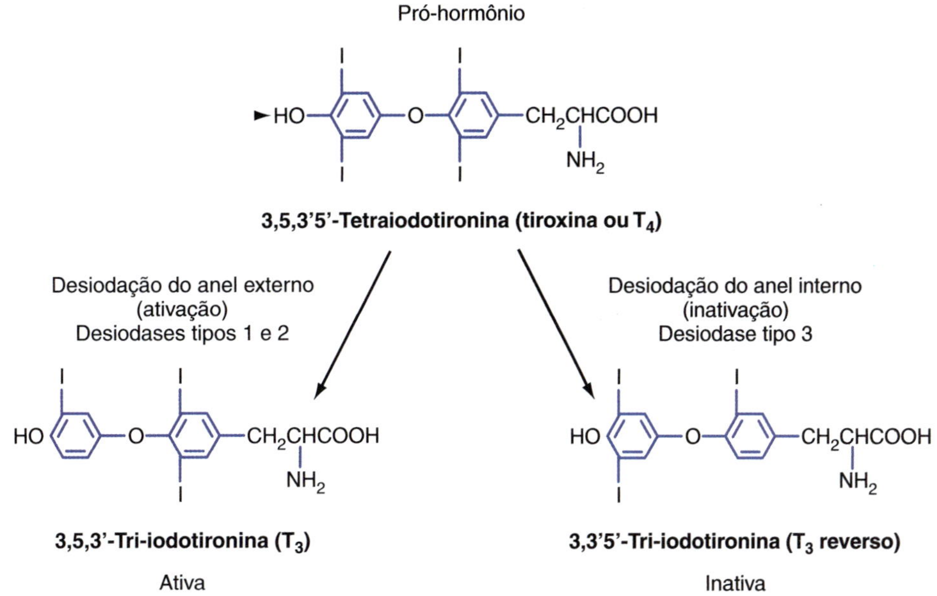

Pró-hormônio

3,5,3'5'-Tetraiodotironina (tiroxina ou T₄)

Desiodação do anel externo
(ativação)
Desiodases tipos 1 e 2

Desiodação do anel interno
(inativação)
Desiodase tipo 3

3,5,3'-Tri-iodotironina (T₃)
Ativa

3,3'5'-Tri-iodotironina (T₃ reverso)
Inativa

• **Figura 42.3** Estrutura das iodotironinas T₄, T₃ e T₃ reverso.

(Figura 42.4). Uma média de 400 μg de iodeto por pessoa é ingerida diariamente nos EUA *versus* uma necessidade diária mínima de 150 μg para adultos, 90 a 120 μg para crianças e 200 μg para gestantes. No estado de equilíbrio, a mesma quantidade, 400 μg, é excretada na urina. O iodeto é concentrado ativamente na glândula tireoide, glândulas salivares, glândulas gástricas, glândulas lacrimais, glândulas mamárias e plexo corióideo. Aproximadamente 70 a 80 μg de iodeto são captados diariamente pela glândula tireoide em um *pool* circulante que contém aproximadamente 250 a 750 μg de iodeto. O teor total de iodeto na glândula tireoide corresponde, em média, a 7.500 μg, dos quais virtualmente a totalidade está na forma de iodotironina armazenada tireoglobulina do coloide. No estado de equilíbrio, 70 a 80 μg de iodeto, ou aproximadamente 1% do total, são liberados diariamente da glândula. Dessa quantidade, 75% são secretados como hormônio tireoidiano e o restante como iodeto livre. A grande proporção (100:1) de iodeto armazenado na forma de hormônio em relação à quantidade metabolizada diariamente protege contra a deficiência de iodeto por aproximadamente dois meses. O iodeto também é conservado por uma redução acentuada da excreção renal de iodeto quando sua concentração no soro diminui.

Visão geral da síntese de hormônios tireoidianos

Para entender a síntese e a secreção dos hormônios tireoidianos, é necessário avaliar a direcionalidade de cada processo no que se refere à célula epitelial da tireoide polarizada (Figura 42.5). A síntese do hormônio tireoidiano requer dois precursores: iodeto e tireoglobulina. O iodeto é transportado pelas células da face basal (vascular) para a face apical (luminal folicular) do epitélio da tireoide. A tireoglobulina é sintetizada e secretada pela membrana apical para o lúmen folicular. Portanto, a síntese envolve um movimento de basal para apical desses precursores no lúmen folicular (Figura 42.5). A síntese real de iodotironinas ocorre por via enzimática no interior do lúmen folicular, perto da

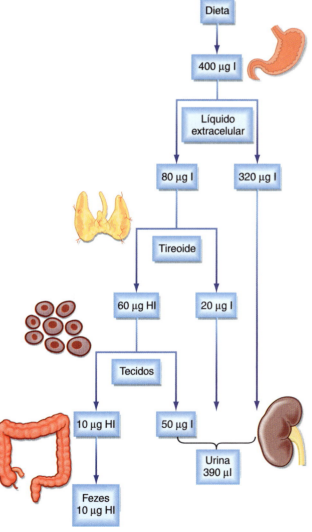

• **Figura 42.4** Distribuição e metabolismo do iodo em humanos. HI, iodeto associado ao hormônio.

membrana apical das células epiteliais (ver adiante). A secreção do hormônio tireoidiano envolve a endocitose da tireoglobulina iodada e o movimento de apical para basal das vesículas endocitóticas, que se fundem aos lisossomos. A tireoglobulina é degradada enzimaticamente pelas enzimas lisossomais, resultando na liberação de hormônios da tireoide do arcabouço da tireoglobulina. Por fim, os hormônios tireoidianos se movem pela membrana basolateral, provavelmente por meio de um transportador específico e, por fim, para o sangue (Figura 42.5).

Síntese de iodotironinas em um arcabouço de tireoglobulina

O iodeto é transportado ativamente para a glândula contra gradientes químicos e elétricos por um **simporterador de sódio-iodeto (NIS)** localizado na membrana basolateral das células epiteliais da tireoide (Figura 42.5). NIS é altamente expresso na glândula tireoide, mas também é expresso em níveis mais baixos na placenta, glândulas salivares e mamas em lactação ativa. Um íon iodeto é transportado em um movimento contra um gradiente de iodeto, enquanto dois íons sódio movem-se a favor de seu gradiente eletroquímico do líquido extracelular para a célula da tireoide. A força determinante para este transportador ativo secundário é fornecida pela Na^+, K^+-ATPase na membrana plasmática. A expressão do gene *NIS* é inibida pelo iodeto e estimulada por TSH. Uma redução da ingestão dietética de iodeto causa depleção do *pool* circulante de iodeto e aumenta muito a atividade do transportador de iodeto. Quando a ingestão dietética de iodeto é baixa, a porcentagem de captação de iodeto na tireoide pode chegar a 80 a 90%.

As etapas da síntese de hormônio tireoidiano são mostradas na Figura 42.6. Após entrar na glândula, o iodeto move-se rapidamente para a membrana plasmática apical das células epiteliais. Dali, o iodeto é transportado para o lúmen dos folículos por um transportador de iodeto/cloreto independente de sódio chamado **pendrina**. O iodeto é imediatamente oxidado e incorporado em resíduos de tirosina no interior da **tireoglobulina** (Figura 42.5). Uma **iodação** única fornece uma **monoiodotirosina (MIT)**; uma segunda iodação do mesmo resíduo produz **di-iodotirosina (DIT)** (Figura 42.6). Após a iodação, duas moléculas de DIT são **acopladas** para formar T_4; uma MIT e uma DIT são acopladas para formar T_3. O acoplamento ocorre entre tirosinas iodadas, que continuam fazendo parte da estrutura primária da tireoglobulina. Toda a sequência de reações é catalisada pela **tireoide peroxidase (TPO)**, um complexo enzimático que se espalha pela membrana apical.[1] O oxidante imediato (aceptor de elétrons) para a reação é o peróxido de hidrogênio (H_2O_2). A geração de H_2O_2 no lúmen folicular é catalisada por **oxidases duais (DUOX1, DUOX2)** que também estão localizadas na membrana plasmática apical.

Quando a disponibilidade de iodeto é restrita, a formação de T_3 é favorecida, pois essa resposta fornece mais hormônio ativo por molécula de iodeto organificado. A proporção de T_3 também aumenta quando a glândula tireoide é hiperestimulada por TSH ou outros ativadores.

Secreção de hormônios tireoidianos

Quando a tireoglobulina é iodada, ela é armazenada no lúmen do folículo como coloide (Figura 42.2). A liberação de T_4 e T_3 na corrente sanguínea é iniciada por endocitose da forma coloide a

---

[1]N.R.T.: O processo de ligação do iodeto com a molécula de tireoglobulina é chamado "organificação" da tireoglobulina. A enzima tireoide peroxidase também é conhecida como "tireoperoxidase".

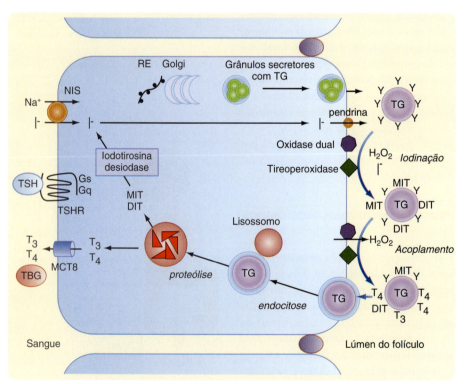

• **Figura 42.5** Síntese e secreção de hormônios tireoidianos pelas células epiteliais da tireoide. MIT, monoiodotirosina; NIS, simportador de sódio-iodeto; TBG, globulina ligadora de tiroxina; TG, tireoglobulina; TSH, hormônio estimulador da tireoide; TSHR, receptor de TSH.

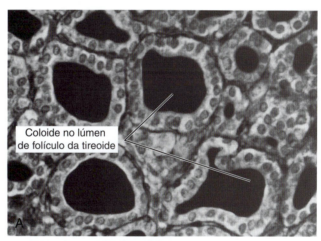

• **Figura 42.6** Reações envolvidas na geração de iodeto, MIT, DIT, T_3 e T_4.

partir no lúmen folicular pelos processos de macro e micropinocitose. As vesículas endocitóticas fundem-se então com lisossomos e a tireoglobulina é degradada (Figuras 42.5 e 42.7). As moléculas de MIT e DIT, que também são liberadas durante a proteólise da tireoglobulina, são rapidamente desiodadas no interior da célula folicular pela enzima **iodotirosina desiodase** (Figura 42.5). Essa desiodase é específica para MIT e DIT e não consegue utilizar T_4 e T_3 como substrato. O iodeto é então reciclado na síntese de T_4 e T_3. Os aminoácidos derivados da clivagem da tireoglobulina entram novamente no *pool* de aminoácidos intratireoidianos e podem ser reutilizados para síntese proteica. Apenas quantidades mínimas de tireoglobulina intacta deixam a célula folicular em circunstâncias normais. T_4 e T_3 liberadas enzimaticamente são transportadas pelo lado basal da célula e entram no sangue.

Transporte e metabolismo dos hormônios tireoidianos

T_4 e T_3 secretadas circulam na corrente sanguínea ligadas de modo quase completo a proteínas. Normalmente, apenas cerca de 0,03% de T_4 plasmática total e 0,3% de T_3 plasmática total existem na forma livre (Figura 42.8). T_3 livre é biologicamente ativa e medeia os efeitos do hormônio tireoidiano sobre tecidos periféricos, além de exercer uma retroalimentação negativa sobre a hipófise e o hipotálamo. A principal proteína de ligação é a **globulina ligadora de tiroxina (TBG)**, que é sintetizada no fígado e liga-se a uma molécula de T_4 ou T_3. Aproximadamente 70% de T_4 e T_3 circulantes são ligados a TBG; 10 a 15% são ligados a outra proteína de ligação tireoidiana específica chamada **transtirretina (TTR)**. A **albumina** liga-se a 15 a 20% e 3% são ligados a lipoproteínas. Em condições normais, apenas alterações da concentração de TBG afetam de modo significante os níveis plasmáticos totais de T_4 e T_3. Duas funções biológicas importantes foram atribuídas a TBG. Primeiro, ela mantém um grande reservatório circulante de T_4, capaz de tamponar qualquer alteração aguda da função da glândula tireoide. Segundo, a ligação de T_4 e T_3 plasmáticas a proteínas previne a perda destas moléculas hormonais relativamente pequenas na urina e, como consequência, ajuda a conservar o iodeto. TTR transporta T_4 no líquido cerebrospinal e fornece os hormônios tireoidianos ao SNC.

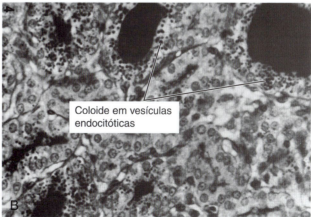

• **Figura 42.7** Antes (**A**) e minutos após (**B**) indução rápida de endocitose da tireoglobulina por TSH. (De Wollman SH, et al. *J Cell Biol* 1964;21:191.)

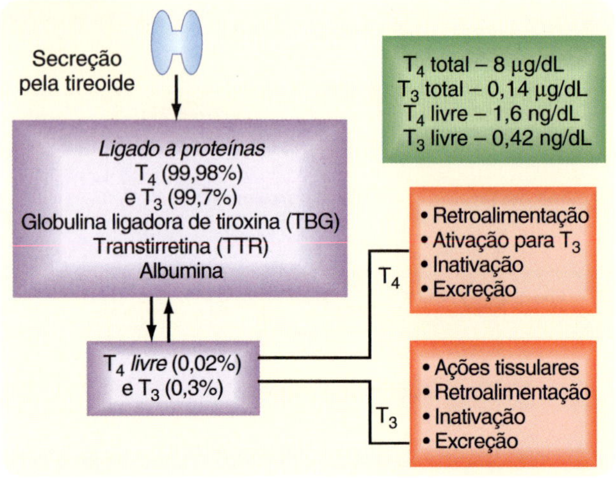

Figura 42.8 Transporte de T_4 e T_3 no soro por proteínas de transporte e porcentagens de hormônio ligado e livre.

Entrada nas células e conversão periférica dos hormônios tireoidianos

Durante muitos anos, acreditou-se que, em virtude de sua natureza lipofílica, os hormônios tireoidianos fossem capazes de atravessar a membrana plasmática por difusão passiva. Entretanto, sabe-se agora que os hormônios da tireoide necessitam de transportadores para facilitar a sua entrada nas células. Esse transporte é realizado por uma variedade de proteínas de transporte (20 ou mais) que pertencem a múltiplas famílias de genes. Incluem os transportadores de monocarboxilato, MCT8 e MCT10, que são capazes de transportar tanto a T_4 quanto a T_3 através da membrana plasmática (Figuras 42.5 e 42.13). Recentemente, foi constatado que mutações em MCT8 causam uma síndrome de desenvolvimento ligada ao X em humanos, caracterizada por níveis elevados de T_3, hipoplasia muscular e grave comprometimento neurológico e intelectual. Outro transportador, o OATP1C1, desempenha um papel no transporte de T_4 através da barreira hematencefálica. A importância relativa e a distribuição tecidual de outros transportadores dos hormônios tireoidianos ainda não foram elucidadas, acrescentando outra camada de complexidade à nossa compreensão da função dos hormônios tireoidianos.

Como o principal produto da glândula tireoide é a T_4, porém a forma ativa do hormônio tireoidiano é a T_3, o eixo tireoidiano depende fortemente da **conversão periférica** por meio da ação de **desiodases específicas da tironina** (Figura 42.3). Essas enzimas variam em termos de sua especificidade, afinidade de substrato, distribuição tecidual e localização subcelular. As desiodases do **tipo 1 (D1)** e do **tipo 2 (D2)** podem converter a T_4 em T_3. Embora a D1 exiba atividade relativamente baixa (micromolar) pela T_4, ela é expressa na membrana plasmática do fígado e dos rins, grandes órgãos caracterizados por um elevado fluxo sanguíneo que possibilita a rápida liberação de hormônio no sangue. Por conseguinte, a D1 contribui para o reservatório circulante disponível de T_3 para captação por tecidos nos quais a geração local de T_3 é baixa ou ausente. Um tanto paradoxalmente, a expressão de D1 está aumentada no hipertireoidismo e contribui para os níveis circulantes elevados de T_3 nos distúrbios hipertireoidianos.

A D2 é uma desiodase com anel externo de alta afinidade (nanomolar) que está localizada no retículo endoplasmático, onde converte a T_4 em T_3. Os tecidos que expressam D2, incluindo o sistema nervoso central, a adeno-hipófise e a gordura marrom, podem, portanto, personalizar os níveis intracelulares de T_3, independentemente dos níveis circulantes de T_3. Apesar de sua localização intracelular, a D2 responde pela maior parte da T_3 circulante. O encéfalo mantém níveis constantes de T_3, mesmo quando a T_4 circulante cai para níveis baixos, devido à presença

---

NA CLÍNICA

Devido a sua capacidade de aprisionar e incorporar o iodo na tireoglobulina (chamada **organificação**), a atividade da tireoide pode ser avaliada por **captação de iodo radioativo (RAIU)**. Nesse teste, uma dose de um traçador de ^{123}I é administrada e a RAIU é medida colocando-se um detector de gama no pescoço após quatro a seis horas e após 24 horas. Nos EUA, onde a dieta é relativamente rica em iodo, RAIU tipicamente está ao redor de 15% após seis horas e 25% após 24 horas (Figura 42.9). Uma RAIU anormalmente elevada (> 60%) após 24 horas indica hipertireoidismo. Uma RAIU anormalmente baixa (< 5%) após 24 horas indica hipotireoidismo. Em indivíduos com estimulação crônica extrema da tireoide (p. ex., tireotoxicose associada à doença de Graves), o iodeto é aprisionado, organificado e liberado como hormônio com muita rapidez. Nestes casos de metabolismo elevado, a RAIU em seis horas será muito alta, porém a RAIU em 24 horas será muito baixa (Figura 42.8). Vários ânions, como tiocianato (SNC^-), perclorato (CNS_4^-) e pertecnetato (TcO_4^-), são inibidores competitivos ou não competitivos do transporte de iodeto por NIS. Se o iodeto não puder ser incorporado rapidamente à tirosina (**defeito de organificação**) após sua captação pela célula, a administração de um desses ânions, ao bloquear a captação adicional de iodeto, provoca liberação rápida do iodeto da glândula (Figura 42.9). Essa liberação ocorre como resultado do alto gradiente de concentração tireoide-plasma.

A tireoide pode ser observada em imagens obtidas por um *scanner* retilíneo ou uma câmera gama após administração de um marcador, ^{123}I, ^{131}I ou o pertecnetato mimetizador de iodo (^{99m}Tc). As imagens podem mostrar o tamanho e a forma da tireoide (Figura 42.1C), assim como heterogeneidades do tecido ativo *versus* inativo no interior da glândula tireoide. Essa heterogeneidade geralmente é decorrente do desenvolvimento de **nódulos na tireoide**, que são regiões de aumento de folículos com evidência de alterações regressivas decorrentes de ciclos de estimulação e involução. **Nódulos "quentes"** (ou seja, nódulos que exibem alta RAIU no exame de imagem) geralmente não são cancerosos, mas podem provocar tireotoxicose (hipertireoidismo). **Nódulos "frios"** têm uma probabilidade 10 vezes maior de serem cancerosos. Pode-se obter amostras desses nódulos para análise patológica por meio de **biopsia por aspiração com agulha fina**.

A tireoide também pode ser visualizada em imagens de **ultrassonografia**, que têm resolução superior às imagens de RAIU. A ultrassonografia é usada para orientar o médico durante a biopsia por aspiração com agulha fina de um nódulo. A maior resolução da tireoide é obtida com a **ressonância magnética (RM)**.

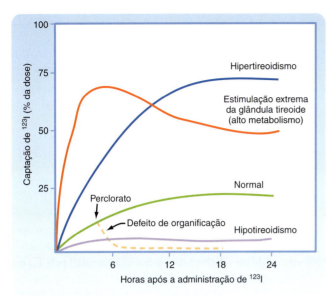

• **Figura 42.9** Curvas de captação de iodotironina na glândula tireoide para estados normais, de hipotireoidismo, hipertireoidismo e defeito de organificação.

de D2 nas células gliais. Consequentemente, a expressão de D2 aumenta durante o hipotireoidismo. A D2 desempenha um papel fundamental no controle por retroalimentação do eixo da tireoide ao regular a secreção do **hormônio estimulador da tireoide (TSH)** dos tireótropos da hipófise. Essas células expressam D2, que promove a conversão intracelular da T_4 em T_3, que, em seguida, medeia a retroalimentação negativa. Esse mecanismo permite uma resposta de retroalimentação integrada ao reservatório circulante total de T_3 e T_4. Por fim, existe uma desiodase "inativadora" denominada **desiodase tipo 3 (D3)**. Essa desiodase com anel interno de alta afinidade converte a T_4 em rT3 inativa. A D3 aumenta durante o hipertireoidismo, o que ajuda a diminuir a superprodução de T_4. Além disso, há um aumento na expressão de D3 durante a doença ou inanição (ver boxe "Na clínica" sobre síndrome de doença não tireoidiana).

Paradoxalmente, uma pequena porcentagem de pacientes atireoidianos relatam sintomas de hipotireoidismo, apesar da terapia de substituição com tiroxina, que normaliza os níveis de TSH. Uma área de pesquisa ativa consiste em estabelecer se isso pode ser atribuído a polimorfismos da desiodase nesses pacientes.

Regulação da função da tireoide

O regulador mais importante da função e do crescimento da glândula tireoide é o TSH, que, por sua vez, é regulado pela liberação do **hormônio liberador da tireoide (TRH)** hipotalâmico na circulação porta (Capítulo 41). TSH estimula todos os aspectos da função tireoidiana, inclusive ações imediatas, intermediárias e de longo prazo sobre o epitélio da tireoide. As ações rápidas de TSH incluem a pinocitose de gotículas de coloide, que contêm tireoglobulina iodada no plasma como endossomos (Figura 42.7). Em seguida, os endossomos fundem-se com os lisossomos, resultando na proteólise da tireoglobulina iodada e na liberação de T_4 e T_3 da glândula. O TSH estimula a captação de iodo e a atividade da TPO e também estimula a entrada de glicose na via das pentoses-fosfato, que gera dinucleotídeo

NO NÍVEL CELULAR

A regulação da secreção dos hormônios tireoidianos pelo TSH encontra-se sob primoroso controle por retroalimentação negativa (Capítulo 41). Os hormônios tireoidianos circulantes retroalimentam a hipófise para diminuir a secreção de TSH, principalmente por meio de repressão da expressão do gene da subunidade TSHβ. Conforme assinalado anteriormente, o controle por retroalimentação nos tireótropos representa uma resposta integrada aos níveis circulantes de T_4 e T_3 livres. Como a variação diurna na secreção de TSH é pequena, a secreção e as concentrações plasmáticas de hormônios tireoidianos são relativamente constantes. Ocorrem apenas pequenos aumentos noturnos na secreção de TSH e na liberação de T_4. Os hormônios tireoidianos também retroalimentam os neurônios hipotalâmicos secretores de hormônio liberador da tireoide (TRH). Nesses neurônios, a T_3 inibe a expressão do gene do pré-pró-TRH.

Autorregulação da função da glândula tireoide é efetuada pelo próprio iodeto, cuja ação é bifásica. A síntese hormonal relativamente baixa está diretamente relacionada com a disponibilidade de iodeto. Entretanto, se o aporte de iodeto ultrapassar 2 mg/dia, a sua concentração intraglandular alcança um nível que paradoxalmente suprime a atividade da TPO, bloqueando a biossíntese hormonal. Esse fenômeno é conhecido como efeito de Wolff-Chaikoff. Normalmente, ocorre adaptação a um elevado aporte de iodeto por meio de redução da expressão de NIS, o que leva a uma queda do nível de iodeto intratireoidiano. Em seguida, ocorre normalização da atividade da TPO, e a síntese de hormônios tireoidianos é retomada dentro de alguns dias a semanas. Em casos incomuns, a incapacidade do NIS de diminuir sua expressão (*downregulation* ou regulação à menor) leva a uma inibição prolongada da síntese hormonal pelo iodeto e consequente hipotireoidismo. A redução temporária na síntese dos hormônios pelo excesso de iodeto tem sido usada terapeuticamente no hipertireoidismo.

de nicotinamida adenina fosfato reduzido (NADPH) necessário para a reação de peroxidase. Os efeitos intermediários de TSH sobre a glândula tireoide ocorrem após horas a dias e envolvem a síntese e a expressão de proteínas de numerosos genes, incluindo aqueles que codificam NIS, tireoglobulina e TPO. O estímulo mantido de TSH provoca efeitos em longo prazo de hipertrofia e hiperplasia das células foliculares. Os capilares proliferam e o fluxo sanguíneo na tireoide aumenta. Essas ações, que constituem a base dos efeitos promotores do crescimento de TSH sobre a glândula, são favorecidas pela produção local de fatores de crescimento. Um aumento perceptível da glândula tireoide é chamado *bócio* (Figura 42.10). O bócio endêmico é decorrente da ausência do iodo adequado na dieta, provocando baixos níveis de hormônios tireoidianos e elevação de TSH.

Efeitos fisiológicos dos hormônios tireoidianos

Os hormônios tireoidianos atuam essencialmente em todas as células e tecidos, e desequilíbrios da função da tireoide constituem algumas das doenças endócrinas mais comuns. O hormônio da tireoide tem muitas ações diretas, mas também age de maneira permissiva para otimizar as ações de vários outros hormônios e neurotransmissores.

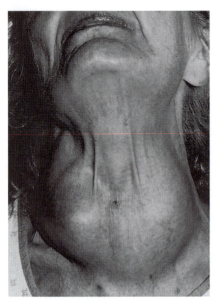

• **Figura 42.10** A glândula tireoide está localizada na face anterior do pescoço, onde é facilmente visualizada quando aumentada (bócio).

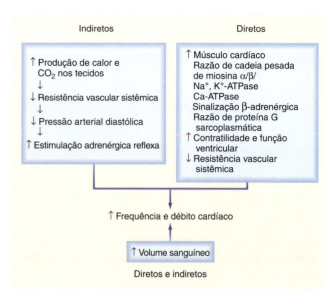

• **Figura 42.11** Mecanismos pelos quais o hormônio da tireoide aumenta o débito cardíaco. Os mecanismos indiretos provavelmente são mais importantes em termos quantitativos.

Efeitos cardiovasculares

Talvez as ações clinicamente mais importantes do hormônio da tireoide ocorram na fisiologia cardiovascular. T_3 aumenta o débito cardíaco, garantido assim fornecimento de O_2 suficiente para os tecidos (Figura 42.11). A frequência cardíaca e o volume sistólico em repouso estão aumentados. A velocidade e a força das contrações miocárdicas estão aumentadas (efeitos cronotrópicos e inotrópicos positivos, respectivamente) e o tempo de relaxamento diastólico está encurtado (efeito lusitrópico positivo). A pressão arterial sistólica aumenta modestamente e a pressão arterial diastólica está diminuída. A pressão de pulso ampliada resultante reflete os efeitos combinados do aumento do volume sistólico e redução da resistência vascular sistêmica secundária à dilação dos vasos sanguíneos na pele, músculos e coração. Esses efeitos, por sua vez, são decorrentes, em parte, do aumento da produção tissular de calor e CO_2 induzido pelo hormônio tireoidiano (ver "Efeitos sobre a taxa metabólica basal e a termogênese"). Além disso, porém, o hormônio

NA CLÍNICA

A **doença de Graves** é a forma mais comum de **hipertireoidismo**. Ela ocorre com mais frequência entre 20 e 50 anos e é 5 a 10 vezes mais comum em mulheres que em homens. A doença de Graves é um distúrbio autoimune no qual são produzidos autoanticorpos ativadores contra o receptor de TSH. O hipertireoidismo determinado pelos anticorpos muitas vezes é acompanhado por um bócio difuso, resultante da hiperplasia e hipertrofia da glândula. As células epiteliais foliculares transformam-se em células colunares altas e o coloide exibe uma periferia rica em contornos, indicando um metabolismo rápido.

O estado clínico primário encontrado na doença de Graves é a **tireotoxicose** – o estado de excesso de hormônio tireoidiano no sangue e tecidos. Um paciente com tireotoxicose apresenta um dos quadros mais notáveis da medicina clínica. O grande aumento da taxa metabólica é manifestado por perda de peso, apesar do aumento da ingestão de alimentos. Um excesso na produção de calor provoca desconforto em ambientes quentes, sudorese e maior ingestão de água. O aumento da atividade simpática produz frequência cardíaca rápida, hipercinesia, tremor, nervosismo e um olhar fixo com os olhos arregalados. A fraqueza é causada por perda de massa muscular, assim como comprometimento da função muscular. Outros sintomas incluem um estado emocional lábil, falta de ar durante exercício e dificuldade para deglutir ou respirar devido à compressão do esôfago ou da traqueia pela glândula tireoide aumentada. O sinal cardiovascular mais comum é taquicardia sinusal. Ocorre aumento do débito cardíaco associado à pressão de pulso alargada, secundária ao efeito inotrópico positivo acoplado à diminuição da resistência vascular sistêmica. Um sinal clínico comum da doença de Graves é **exoftalmia** (protrusão anormal do globo ocular) e **edema periorbital**. Isso é causado por autoanticorpos que se ligam ao receptor de TSH expresso nos fibroblastos orbitais, levando a um aumento na produção de mucopolissacarídeos, expansão da gordura orbital e edema dos músculos extrínsecos.

A doença de Graves geralmente é diagnosticada pela elevação dos níveis séricos de T_4 e T_3 livres e totais e sinais clínicos de bócio difuso e oftalmopatia. Os níveis séricos de TSH são baixos porque o hipotálamo e a hipófise são inibidos pelos altos níveis de T_4 e T_3. Na maioria dos casos, a captação de iodo radioativo pela tireoide é excessiva e difusa. Um ensaio dos níveis de TSH e a presença de imunoglobulina estimulante da tireoide circulante distinguirá a doença de Graves (um distúrbio primário) de um raro adenoma de tireótropos hipofisários (um distúrbio secundário) que produz altos níveis de TSH.

O tratamento da doença de Graves geralmente consiste na remoção da glândula tireoide, seguida de terapia de reposição com tiroxina durante toda a vida. O tecido tireoidiano pode ser removido por radioablação com ^{131}I ou por cirurgia. Com a remoção cirúrgica da glândula, deve-se tomar precauções para evitar uma liberação maciça de hormônios tireoidianos, com possível risco à vida, conhecida como **tempestade tireoidiana**. Uma alternativa à remoção do tecido da tireoide consiste na administração de **medicamentos antitireoidianos** que inibem a atividade de TPO.

tireoidiano diminui a resistência sistêmica ao dilatar as arteríolas na circulação periférica. O volume sanguíneo total aumenta pela ativação do eixo renina-angiotensina-aldosterona, consequentemente aumentando a reabsorção de sódio nos túbulos renais (Capítulo 34).

Os efeitos cardíacos inotrópicos de T_3 são diretos e indiretos. Os últimos são decorrentes principalmente da maior sensibilidade a catecolaminas (Capítulo 43). Os efeitos inotrópicos diretos (Figura 42.11) envolvem a regulação de múltiplas proteínas que aumentam a contratilidade, incluindo um aumento da expressão da **cadeia pesada de α-miosina** e a inibição do **trocador de Na^+/Ca^{++}** na membrana plasmática. A Ca^{++}-ATPase de **retículo sarcoplasmático (SERCA)** é aumentada por T_3, enquanto fosfolambam é diminuída. Como resultado, o sequestro de cálcio durante a diástole aumenta e o tempo de relaxamento é encurtado. Um aumento dos **canais de rianodina Ca^{++}** do retículo sarcoplasmático promove a liberação de Ca^{++} do retículo sarcoplasmático durante a sístole.

NA CLÍNICA

Níveis de hormônio tireoidiano na faixa normal são necessários para um desempenho cardíaco ótimo. A deficiência do hormônio tireoidiano em humanos reduz o volume sistólico, a fração de ejeção do ventrículo esquerdo, o débito cardíaco e a eficiência da função cardíaca. O último defeito é demonstrado pelo fato de que o índice de trabalho sistólico ([volume sistólico/massa ventricular esquerda] × pressão arterial sistólica máxima) diminui em maior grau que o metabolismo oxidativo do miocárdio. A elevação da resistência vascular sistêmica pode contribuir para essa debilidade cardíaca. Em contraste, o excesso de hormônio tireoidiano potencializa o débito cardíaco ao aumentar tanto a frequência cardíaca quanto o volume sistólico. A pressão de pulso é alargada pelo aumento da pressão sistólica e diminuição da pressão diastólica em decorrência da diminuição da resistência vascular sistêmica. A tireotoxicose está associada a palpitações, fibrilação atrial e prolapso da valva mitral (Capítulo 15).

Efeitos sobre a taxa metabólica basal e a termogênese

O maior uso de O_2 em última análise depende de maior suprimento de substratos para oxidação. T_3 aumenta a absorção de glicose no trato gastrointestinal e aumenta o metabolismo de glicose (captação, oxidação e síntese de glicose). No tecido adiposo, o hormônio tireoidiano induz enzimas para a síntese de ácidos graxos, incluindo a Acetil CoA carboxilase e sintase de ácido graxo e aumenta a lipólise por meio de um aumento do número de receptores β-adrenérgicos (ver "Efeitos sobre o sistema nervoso autônomo e a ação das catecolaminas"). O hormônio tireoidiano também aumenta a eliminação de quilomícrons. Portanto, o metabolismo lipídico (liberação de ácidos graxos livres do tecido adiposo e oxidação) está aumentado.

O **metabolismo proteico** (liberação de aminoácidos musculares, degradação de proteínas e, em menor grau, síntese proteica e formação de ureia) também estão aumentados. T_3 potencializa os respectivos efeitos estimulantes da adrenalina, da noradrenalina, do glucagon, do cortisol e do hormônio de crescimento sobre a gliconeogênese, a lipólise, a cetogênese e a proteólise do *pool* de proteínas lábeis. O efeito metabólico geral do hormônio tireoidiano tem sido descrito adequadamente como uma aceleração da resposta fisiológica à inanição. Além disso, o hormônio tireoidiano estimula a síntese de ácidos biliares a partir de colesterol e promove a secreção biliar. O efeito resultante é uma diminuição do *pool* corporal e dos níveis plasmáticos de colesterol total e de lipoproteína de baixa densidade. O *clearance* metabólico de hormônios esteroides da adrenal e gônadas, algumas vitaminas B e alguns medicamentos administrados também é aumentado pelo hormônio tireoidiano.

Os hormônios tireoidianos estimulam a **termogênese**, afetando a utilização do trifosfato de adenosina (ATP) e a eficiência da síntese de ATP. A utilização de ATP é aumentada pela suprarregulação de vários processos dependentes de energia, incluindo Na^+, K^+-ATPase e SERCA, particularmente nos músculos esqueléticos, onde o uso cíclico de cálcio entre o citoplasma e o retículo sarcoplasmático utiliza ATP e gera calor. Recentemente foi demonstrado que a gordura marrom em seres humanos, antigamente considerada importante apenas em recém-nascidos, parece ter um papel na termogênese facultativa em adultos. Estudos de imagem demonstraram a presença de gordura marrom no mediastino, particularmente em indivíduos magros, e a atividade metabólica da gordura marrom é ampliada pela exposição ao frio. A gordura marrom expressa a **proteína desacopladora 1 (UCP1)**, também chamada *termogenina,* que faz que o gradiente de prótons na membrana mitocondrial interna seja dissipado como calor, que é então disseminado para o resto do corpo pela circulação. UCP1 é regulada pelo hormônio tireoidiano e a gordura marrom expressa D2, fornecendo conversão intracelular de T_4 em T_3. A termogênese na gordura marrom envolve uma interação sinérgica entre os hormônios tireoidianos e o sistema nervoso simpático. As catecolaminas promovem lipólise e estimulam a expressão de D2. T_3, por sua vez, estimula os receptores adrenérgicos e potencializa a resposta a catecolaminas. O hipertireoidismo é acompanhado por intolerância ao calor, enquanto o hipotireoidismo é acompanhado por intolerância ao frio.

Efeitos respiratórios

O hormônio tireoidiano estimula a utilização de O_2 e aumenta o fornecimento de O_2. Adequadamente, T_3 aumenta a **frequência respiratória em repouso**, **o volume-minuto** e a **resposta ventilatória** à hipercapnia e à hipoxia. Essas ações mantêm uma PO_2 arterial normal quando a utilização de O_2 está aumentada e uma PCO_2 normal quando a produção de CO_2 está aumentada. Além disso, o hematócrito aumenta discretamente para ampliar a capacidade de transporte de O_2. Esse aumento resulta da estimulação da produção de **eritropoietina** nos rins.

Efeitos nos músculos esqueléticos

A função normal dos músculos esqueléticos também requer quantidades ideais de hormônio tireoidiano. Essa necessidade pode estar relacionada à regulação da produção e ao armazenamento de energia. A glicólise e a glicogenólise aumentam, enquanto o glicogênio e a creatina fosfato são reduzidos pelo excesso de hormônio tireoidiano. A incapacidade de captação e de fosforilação de creatina nos músculos provoca sua maior excreção urinária.

Efeitos sobre o sistema nervoso autônomo e a ação de catecolaminas

Como já mencionado, existe uma sinergia importante entre as catecolaminas e os hormônios tireoidianos. Os hormônios tireoidianos são sinérgicos com catecolaminas para aumentar a taxa metabólica, a produção de calor, a frequência cardíaca, a atividade motora e a excitação do SNC. T_3 pode potencializar a atividade do sistema nervoso simpático por meio de um aumento do número de receptores β-adrenérgicos nos músculos cardíacos e pela geração de segundos mensageiros intracelulares como o monofosfato de adenosina cíclico (AMPc).

Efeitos sobre o crescimento e a maturação

Um efeito importante do hormônio tireoidiano é a promoção do crescimento e da maturação. Uma quantidade pequena, mas crucial, de hormônio tireoidiano atravessa a placenta e o eixo fetal da tireoide torna-se funcional na metade da gestação. O hormônio da tireoide é extremamente importante para o desenvolvimento neurológico normal e formação óssea adequada no feto. Em lactentes, a insuficiência fetal do hormônio tireoidiano provoca hipotireoidismo congênito, caracterizado por déficit intelectual irreversível e baixa estatura (boxe "Na Clínica").

Efeitos sobre os ossos, tecidos duros e derme

O hormônio tireoidiano promove ossificação endocondral, crescimento ósseo linear e maturação dos centros ósseos epifisários. T_3 aumenta a maturação e a atividade de condrócitos na placa de crescimento cartilaginosa, em parte pelo aumento da produção e da ação local do fator de crescimento. Durante o crescimento pós-natal linear, T_3 favorece as ações de hormônio de crescimento, fator de crescimento semelhante à insulina I e outros fatores de crescimento. T_3 também favorece a remodelagem óssea em adultos normais.

A progressão do desenvolvimento e erupção dos dentes depende do hormônio tireoidiano, assim como o ciclo normal de crescimento e a maturação da epiderme, seus folículos pilosos e as unhas. Os processos de degradação normal desses tecidos estruturais e tegumentares são estimulados pelos hormônios tireoidianos. Portanto, um excesso ou uma deficiência de hormônio tireoidiano podem provocar perda de cabelo e formação anormal das unhas.

O hormônio tireoidiano regula a estrutura do tecido subcutâneo, inibindo a síntese e aumentando a degradação de mucopolissacarídeos (glicosaminoglicanos) e fibronectina no tecido conjuntivo extracelular (ver a seguir a descrição de mixedema).

Efeitos sobre o sistema nervoso

O hormônio tireoidiano regula o momento e o ritmo do desenvolvimento do SNC. Uma deficiência do hormônio tireoidiano no útero e no início da infância inibe o crescimento do córtex cerebral e cerebelar, a proliferação de axônios e a ramificação de dendritos, a sinaptogênese, a mielinização e a migração celular. Um comprometimento irreversível do SNC ocorre quando uma deficiência neonatal do hormônio tireoidiano não é reconhecida e tratada imediatamente. Esses defeitos morfológicos são acompanhados por anormalidades bioquímicas. Uma diminuição dos níveis de hormônio tireoidiano reduz o tamanho das células, o conteúdo de RNA e de proteínas, a tubulina e as proteínas associadas aos microtúbulos, o teor proteico e lipídico de mielina, a produção local de fatores de crescimento críticos e as taxas de síntese proteica.

O hormônio tireoidiano também aumenta a vigília, o nível de alerta, a sensibilidade a múltiplos estímulos, o sentido da audição, percepção da fome a memória e a capacidade de aprendizado. Além disso, o tônus emocional normal depende da disponibilidade adequada do hormônio tireoidiano. Mais ainda, a velocidade e a amplitude dos reflexos nervosos periféricos são aumentadas pelo hormônio tireoidiano, assim como a motilidade do trato gastrointestinal.

Efeitos sobre os orgãos reprodutores e as glândulas endócrinas

Em homens e mulheres, o hormônio tireoidiano tem um papel permissivo importante na regulação da função reprodutora. O ciclo ovariano normal de desenvolvimento folicular, maturação e ovulação, o processo testicular homólogo da espermatogênese e a manutenção do estado gestacional saudável são todos perturbados por desvios importantes dos níveis de hormônio tireoidiano em relação à faixa normal. Em parte, esses efeitos nocivos podem ser causados por alterações no metabolismo ou na disponibilidade de hormônios esteroides. Por exemplo, o hormônio tireoidiano estimula a síntese hepática e a liberação da globulina ligadora de esteroides sexuais.

NA CLÍNICA

O **hipotireoidismo** refere-se à produção insuficiente de hormônios da tireoide e pode ocorrer como doença endócrina primária, secundária ou terciária (Capítulo 41). No hipotireoidismo primário, os níveis de T_4 e T_3 estão anormalmente baixos e o de TSH é alto. No hipotireoidismo secundário e terciário, os dois hormônios tireoidianos e TSH são baixos. A resposta de níveis de TSH ao TRH sintético pode ser usada para diferenciar a doença hipofisária da hipotalâmica.

O hipotireoidismo no feto ou no início da infância gera o **hipotireoidismo congênito** (anteriormente chamado *cretinismo* [Figura 42.12]). Os indivíduos afetados apresentam incapacidade intelectual grave, baixa estatura com desenvolvimento esquelético incompleto, alterações faciais grosseiras e protrusão da língua. A causa mais comum do hipotireoidismo em crianças

no mundo todo é a deficiência de iodo. Historicamente, a deficiência de iodo era vista como a principal causa de hipotireoidismo em algumas regiões montanhosas da América do Sul, África e Ásia, mas evidência recentes sugerem que o problema ainda é disseminado. Essa forma trágica de **hipotireoidismo endêmico** pode ser prevenida por programas de saúde pública que adicionem iodo ao sal de mesa ou forneçam injeções anuais de uma preparação de iodeto absorvida lentamente. **Defeitos congênitos** representam uma causa menos comum de hipotireoidismo neonatal/infantil. Na maioria dos casos, a glândula tireoide simplesmente não se desenvolve adequadamente (**disgenesia da glândula tireoide**). Causas menos frequentes de hipotireoidismo infantil são mutações nos genes envolvidos na produção do hormônio tireoidiano (por exemplo NIS, TPO, tireoglobulina, pendrina) ou anticorpos bloqueadores do receptor de TSH. A gravidade dos defeitos neurológicos e esqueléticos está intimamente ligada ao momento do diagnóstico e da reposição do hormônio tireoidiano (T_4), com o tratamento precoce produzindo capacidade cognitiva normal e déficits neurológicos sutis. Por outro lado, se o hipotireoidismo ao nascimento permanecer sem tratamento por apenas duas a quatro semanas, o SNC não amadurecerá normalmente no primeiro ano de vida. Marcos do desenvolvimento como sentar, ficar em pé e andar ocorrerão tardiamente e déficits cognitivos graves e irreversíveis podem ocorrer. Bebês com hipotireoidismo geralmente parecem normais ao nascimento devido à proteção dos hormônios tireoidianos maternos. Portanto, a **triagem neonatal** (níveis de T_4 e TSH) tem um papel crítico no diagnóstico e na prevenção do hipotireoidismo congênito.

O hipotireoidismo em adultos que não tenham deficiência de iodeto na maioria das vezes é o resultado de outro distúrbio autoimune conhecido como **doença de Hashimoto** (anteriormente chamada *tireoidite linfocítica*). Em contraste com o efeito estimulante dos autoanticorpos observados na doença de Graves, os autoanticorpos contra tireoide na doença de Hashimoto (contra TPO, tireoglobulina ou receptor de TSH) causam apoptose das células da tireoide e destruição dos folículos da tireoide. Esses anticorpos fixam o complemento e promovem a lise de células da tireoide, causando liberação de tireoglobulina na circulação. A glândula tireoide torna-se infiltrada por linfócitos B e T, o que pode causar um aumento da glândula.

Outras causas de hipotireoidismo incluem causas iatrogênicas (por ex., lesão radioquímica ou remoção cirúrgica para tratamento de hipertireoidismo), bócios nodulares e doença hipofisária ou hipotalâmica. O tratamento de pacientes com o medicamento antiarrítmico amiodarona, que contém uma grande quantidade de iodo, pode causar hipo ou hipertireoidismo. A função tireoidiana deve ser monitorada com cuidado em pacientes que recebam essa medicação.

O quadro clínico do hipotireoidismo em adultos em muitos aspectos é o exato oposto ao observado no hipertireoidismo. A taxa metabólica menor que a normal provoca ganho de peso sem um aumento apreciável na ingestão calórica. A diminuição da termogênese reduz a temperatura corporal e causa intolerância ao frio, diminuição da sudorese e pele seca. A atividade adrenérgica diminui e, portanto, pode ocorrer bradicardia. O movimento, a fala e os pensamentos são lentificados e ocorre letargia, sonolência e um rebaixamento das pálpebras superiores (ptose). Um acúmulo de mucopolissacarídeos de carga negativa nos tecidos conjuntivos atrai sódio e líquido. O **mixedema** não depressivo resultante produz aspecto túrgido, aumento da língua, rouquidão, rigidez articular, derrames nos espaços pleurais, pericárdicos e peritoneais e pressão sobre os nervos periféricos e cranianos aprisionados por um excesso de substância sedimentada. Constipação, perda de cabelo, disfunção menstrual e anemia são outros sinais. Em adultos que não contam com o hormônio tireoidiano, a tomografia por emissão de pósitrons demonstra uma redução generalizada do fluxo sanguíneo cerebral e metabolismo da glicose. Essa anormalidade pode explicar o comprometimento psicomotor e estado emocional deprimidos dos indivíduos com hipotireoidismo.

A terapia de reposição com uma dose diária de T_4 que normalize os níveis de TSH geralmente é curativa em adultos com hipotireoidismo. Na maioria dos pacientes, T_3 não é necessária porque é gerada quando necessário por D1 e D2 periféricas. Além disso, a administração de T_3 é complicada por sua alta potência e meia-vida curta, exigindo administração frequente e causando dificuldade para manter níveis fisiológicos constantes de T_3.

O hormônio tireoidiano também tem efeitos significantes em outras partes do sistema endócrino. A produção hipofisária do hormônio de crescimento é aumentada pelo hormônio tireoidiano, enquanto a de prolactina é diminuída. A secreção adrenocortical de cortisol (Capítulo 43), assim como a eliminação metabólica deste hormônio são estimuladas, mas os níveis plasmáticos livres de cortisol permanecem normais. A razão de estrogênios para androgênios (Capítulo 44) aumenta em homens (nos quais pode ocorrer aumento das mamas no hipertireoidismo). Diminuições na produção de paratormônio e de 1,25-di-hidroxivitamina D são consequências compensatórias dos efeitos do hormônio tireoidiano sobre a reabsorção óssea (Capítulo 40). O tamanho dos rins, o fluxo plasmático renal, a taxa de filtração glomerular e as taxas de transporte de várias substâncias também são aumentadas pelo hormônio tireoidiano.

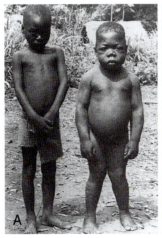 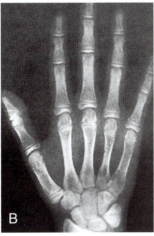 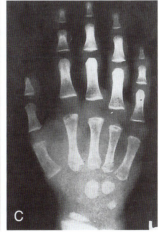

Figura 42.12 A. Uma criança normal de seis anos (*esquerda*) e uma criança de 17 anos com hipotireoidismo congênito (*direita*) da mesma vila em uma área de hipotireoidismo endêmico. Radiografias da mão comparando uma criança normal de 13 anos (**B**) com uma criança da mesma idade portadora de hipotireoidismo (**C**). Observe que o paciente com hipotireoidismo apresenta um acentuado retardo no desenvolvimento dos pequenos ossos das mãos, nas lâminas epifisiais de crescimento em cada extremidade dos dedos e na lâmina epifisial da parte distal do rádio. (**A.** De Delange FM. In: Braverman LE, Utiger RD, eds. *Werner and Ingbar's The Thyroid*. 7th ed. Philadelphia: Lippincott-Raven; 1996. **B.** De Tanner JM, et al. *Assessment of Skeletal Maturity and Prediction of Adult Height (TW2 Method)*. New York: Academic Press; 1975. **C.** De Andersen HJ. In: Gardner LI, ed. *Endocrine and Genetic Diseases of Childhood and Adolescence*. Philadelphia: Saunders; 1975.)

NA CLÍNICA

A **síndrome de doença não tireoidiana (NTIS)**, também conhecida como *síndrome do doente eutireóideo*, ocorre pacientes com doenças graves que requerem hospitalização. NTIS é caracterizada por uma diminuição tanto dos níveis dos hormônios tireoidianos circulantes quanto de TSH, causada pela supressão mediada centralmente do eixo hipotálamo-hipófise-tireoide. A produção de TRH pelo hipotálamo está reduzida, de modo que os níveis de TSH podem estar baixos ou inapropriadamente normais na presença de redução da T_4 e T_3. Além disso, o metabolismo periférico da T_4 em rT_3 inativa é aumentado pela suprarregulação de D3. Uma resposta semelhante é observada após jejum prolongado. Embora ainda não seja totalmente compreendida, foi proposto que o NTIS represente uma adaptação fisiológica para poupar energia em doenças crônicas ou inanição. Por esse motivo, o estado da glândula tireoide não deve ser avaliado em pacientes em estado crítico.

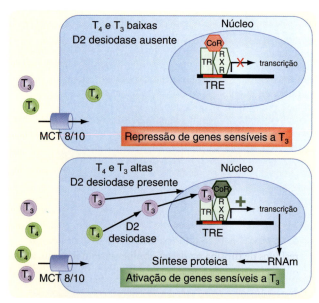

Figura 42.13 Mecanismos de ação do hormônio tireoidiano, incluindo o papel dos transportadores MCT, D2 deiodinase e heterodímero TR-RXR. CoA, coativador; CoR, correpressor; MCT, transportador de monocarboxilato; RXR, receptor X de retinoide; TR, receptor de hormônio tireoidiano; TRE, elemento de resposta ao hormônio tireoidiano.

NO NÍVEL CELULAR

Mecanismo de ação do hormônio tireoidiano

Muitas, mas não todas as ações de T_3 são mediadas por sua ligação a um dos membros da **família de receptores de hormônio tireoidiano (TR)**. A família TR pertence à superfamília de fatores de transcrição de receptores hormonais nucleares (Capítulo 3). Em seres humanos, existem dois genes para o TR, **THRA** e **THRB**, localizados nos cromossomos 17 e 3, respectivamente, que codificam os TRs nucleares. **THRA** codifica **TR$_\alpha$**, que alternativamente é dividido para formar duas isoformas principais. TR$_{\alpha1}$ é um TR genuíno, enquanto a outra isoforma não se liga a T_3. **THRB** codifica **TR$_{\beta1}$** e **TR$_{\beta2}$**, que são receptores de alta afinidade por T_3. A distribuição tissular de TR$_{\alpha1}$ e TR$_{\beta1}$ é difusa. TR$_{\alpha1}$ é expresso intensamente no músculo cardíaco e esquelético. TR$_{\alpha1}$ é o mediador primário da ação do hormônio tireoidiano sobre o coração. Em contraste, TR$_{\beta1}$ é expresso principalmente no encéfalo, fígado e rins. A expressão de TR$_{\beta2}$ é restrita à hipófise e áreas críticas do hipotálamo, assim como a cóclea e a retina. T_3 atuando por meio de TR$_{\beta2}$ é responsável pela inibição da expressão do gene de pré-pró-TRH nos neurônios paraventriculares do hipotálamo e do gene da subunidade β de TSH nos tireótropos hipofisários. Portanto, os efeitos de retroalimentação negativa do hormônio tireoidiano sobre a secreção de TRH e TSH são mediados em grande parte por TR$_{\beta2}$.

TR forma heterodímeros com RXR (Figura 42.13). TR-RXR sem ligante liga-se ao elemento de resposta tireoidiana nos genes alvo e recruta correpressores que inibem a transcrição gênica-basal. Após a ligação a T_3, os correpressores são liberados e coativadores são recrutados para o complexo hormônio-receptor, induzindo a transcrição gênica.

O conhecimento dos subtipos de TR é importante porque foi descrito que mutações inativadoras de TR causam síndromes de **resistência ao hormônio tireoidiano**. As mutações mais comuns ocorrem no subtipo TR$_{\beta2}$, produzindo uma retroalimentação negativa incompleta no nível hipotalâmico-hipofisário. Portanto, os níveis de T_4 estão elevados, mas TSH não é suprimido. Quando a resistência ocorre predominantemente no nível hipotalâmico-hipofisário, o paciente pode exibir sinais de hipertireoidismo devido aos efeitos da elevação dos níveis de hormônios tireoidianos sobre os tecidos periféricos, particularmente sobre o coração, mediados por TR$_{\alpha1}$. As isoformas de TR também podem oferecer possíveis alvos terapêuticos. Por exemplo, existem pesquisas em andamento para desenvolver agonistas específicos em TR$_\beta$ que tenham efeitos benéficos sobre o metabolismo de lipídeos e colesterol, sem o risco de efeitos colaterais cardiovasculares adversos.

Existem evidências ainda de ações não genômicas de T_3 e T_4 mediadas por receptores que atuam na membrana plasmática, mitocôndrias ou citoplasma. Em alguns casos, elas são versões modificadas dos receptores tireoidianos nucleares. Por exemplo, foi descrito que isoformas truncadas de TR$_{\alpha1}$ que se ligam a T_3 na membrana plasmática mediam efeitos não genômicos nos ossos ou que a ligação a T_4 no citoplasma regula a organização de microfilamentos. Também foi descrito que uma integrina, $\alpha_v\beta_3$, pode atuar como receptor de T_4 na superfície celular para regular a proliferação celular e a angiogênese por um mecanismo não genômico. A interação das ações genômicas e não genômicas clássicas dos hormônios tireoidianos provavelmente representa outra área ativa de futuros estudos.

Pontos-chave

1. A glândula tireoide está situada na face anterior do pescoço e é composta pelos lobos direito e esquerdo anterolateralmente à traqueia, conectados por um istmo.

2. A glândula tireoide é a fonte de tetraiodotironina (tiroxina, T_4) e tri-iodotironina (T_3).

3. A unidade endócrina básica da glândula é um folículo, que consiste em uma única camada esférica de células epiteliais cercando um lúmen central que contém coloide e hormônio armazenado.

4. O iodeto é captado pelas células da tireoide por um simporador de sódio-iodeto na membrana plasmática basolateral.

5. T_4 e T_3 são sintetizados a partir da tirosina e iodeto por um complexo enzimático de oxidase dual e tireoperoxidase. Os resíduos de tirosina na tireoglobulina sofrem iodação, após o que duas moléculas iodotirosina são acopladas para produzir as iodotironinas.

6. A secreção de T_4 e T_3 armazenadas requer a endocitose de tireoglobulina do lúmen do folículo tireoidiano. A tireoglobulina é então clivada em endolisossomos para liberar T_4 e T_3. O iodeto é conservado pela reciclagem de quaisquer moléculas de iodotirosina que não sofram acoplamento no interior da tireoglobulina.

7. TSH atua sobre a glândula tireoide por meio de seu receptor de membrana plasmática para estimular todas as etapas da produção de T_4 e T_3. Essas etapas incluem a captação de iodo, iodação e acoplamento e recuperação da tireoglobulina. TSH também estimula a oxidação de glicose, a síntese de proteína e o crescimento de células epiteliais.

8. Mais de 99,5% de T_4 e T_3 circulam ligados às seguintes proteínas: globulina ligadora de tiroxina, transtirretina e albumina. Apenas as frações livres de T_4 e T_3 são biologicamente ativas.

9. T_4 funciona em grande parte como pró-hormônio, cuja disposição é regulada por três tipos de desiodases. A monodeiodinação do anel externo promove 75% da produção diária de T_3, que é o principal hormônio ativo. Alternativamente, a monodeiodinação do anel interno produz T_3 reverso, que é biologicamente inativa. O particionamento de T_4 entre T_3 e T_3 reverso regula a disponibilidade de hormônio tireoidiano ativo.

10. O hormônio tireoidiano é um regulador positivo importante da taxa metabólica basal e termogênese. Outras ações importantes do hormônio da tireoide são o aumento da frequência cardíaca, débito cardíaco e ventilação pulmonar e a diminuição da resistência vascular sistêmica. A mobilização de substratos e a excreção de produtos metabólicos são aumentadas.

11. As ações dos hormônios tireoidianos sobre o SNC e o esqueleto são cruciais para o crescimento e o desenvolvimento normais. A ausência do hormônio causa hipotireoidismo congênito, caracterizado por desenvolvimento encefálico insuficiente, baixa estatura e desenvolvimento esquelético imaturo. Em adultos, o hormônio tireoidiano favorece a remodelagem óssea e a degradação de pele e cabelo.

12. T_3 liga-se aos subtipos de receptores do hormônio tireoidiano responsáveis pelas várias ações do hormônio da tireoide. O receptor do hormônio tireoidiano sofre heterodimerização com RXR para regular os elementos de resposta tireoidiana sobre os genes-alvo, resultando em indução ou repressão na presença ou ausência de T_3, respectivamente.

43

Glândula Adrenal

OBJETIVOS DO APRENDIZADO

Após a conclusão deste capítulo, o estudante será capaz de responder às seguintes questões:

1. Descrever a anatomia e a anatomia microscópica da glândula adrenal, incluindo as células cromafins da medula da adrenal e das três zonas do córtex da adrenal.
2. Explicar as reações enzimáticas envolvidas na produção de noradrenalina e adrenalina e integrar essas reações com a regulação da síntese e secreção de adrenalina pela medula da adrenal.
3. Utilizar as ações específicas das catecolaminas para explicar uma resposta simpática global ao estresse imposto sobre o organismo.
4. Descrever as duas primeiras reações comuns da via esteroidogênica e suas localizações subcelulares e a função da proteína StAR na primeira reação.
5. Comparar as vias esteroidogênicas na zona glomerulosa, zona fasciculada e zona reticular em relação às reações comuns e específicas para a zona.
6. Descrever o mecanismo de ação de glicocorticoides e mineralocorticoides, incluindo a reatividade cruzada do cortisol com o receptor de mineralocorticoides e o mecanismo para sua prevenção da reatividade cruzada.
7. Integrar as múltiplas ações de cortisol em todo o organismo para explicar o papel do hormônio durante o desenvolvimento e fisiologia normais e descrever os múltiplos aspectos da fisiopatologia da doença de Addison e da síndrome de Cushing.
8. Mapear o eixo hipotálamo-hipófise-adrenal, incluindo o escape nos mecanismos de retroalimentação que provoca a produção excessiva de androgênios (p. ex., na hiperplasia adrenal congênita) na presença de uma deficiência enzimática específica para a zona fasciculada e síntese de cortisol.
9. Revisar a regulação e as ações da aldosterona.

Em adultos, as glândulas adrenais emergem como estruturas endócrinas relativamente complexas que produzem duas classes estruturalmente distintas de hormônios: esteroides e catecolaminas. O hormônio catecolamina **adrenalina** atua como um agente de resposta rápida a estresses como hipoglicemia e exercício para regular múltiplos parâmetros de fisiologia, incluindo o metabolismo energético e o débito cardíaco. O estresse também é um secretagogo importante do hormônio esteroide de ação mais longa, o **cortisol**, que regula a utilização de glicose, homeostasia imunológica e inflamatória e vários

outros processos. Além disso, as glândulas adrenais regulam a homeostasia de sais e volume por meio do hormônio esteroide **aldosterona**. Finalmente, a glândula adrenal secreta grandes quantidades do precursor androgênico **sulfato de deidroepiandrosterona (DHEAS)**, que tem um papel importante na síntese de estrogênio fetoplacentário e é um substrato da síntese periférica de androgênios em mulheres.

Anatomia

As **glândulas adrenais** (ou **suprarrenais**) são estruturas bilaterais localizadas imediatamente acima dos rins (adrenais: *ad,* perto; *renal,* rins) (Figura 43.1). Em humanos, são referidas como **glândulas adrenais** porque ficam situadas no polo superior de cada rim, o que não acontece com animais quadrúpedes, nos quais são referidas como adrenais (*ad*, perto; *renal*, rim). As glândulas adrenais são semelhantes à hipófise pelo fato de derivarem de tecido neuronal e epitelial (ou semelhante a epitelial). A porção externa da glândula adrenal, chamada **córtex adrenal** (Figura 43.2), desenvolve-se a partir de células mesodérmicas nas vizinhanças do polo superior dos rins em desenvolvimento. Essas células formam cordões de células endócrinas epiteliais. As células do córtex desenvolvem-se em células esteroidogênicas (Capítulo 38). Em adultos, o córtex adrenal é composto por três zonas – a **zona glomerulosa**, a **zona fasciculada** e a **zona reticular** – que produzem mineralocorticoides, glicocorticoides e androgênios adrenais, respectivamente (Figura 43.2B).

Logo após a formação do córtex, células derivadas da crista neural associadas ao gânglio simpático, chamadas **células cromafins**, migram para o córtex e são encapsuladas pelas células corticais. Desse modo, as células cromafins estabelecem a porção interna da glândula adrenal, que é chamada **medula adrenal** (Figura 43.2B). As células cromafins da medula adrenal são inervadas por neurônios simpáticos pré-ganglionares colinérgicos e podem sintetizar o neurotransmissor **noradrenalina** a partir da tirosina. Contudo, os altos níveis de cortisol que drenam para a medula a partir do córtex adrenal induzem a expressão da enzima **feniletanolamina *N*-metiltransferase (PNMT)**, que transfere um grupo metila para uma noradrenalina, produzindo o hormônio **adrenalina**, o principal produto hormonal da medula adrenal (Figura 43.2B).

Medula adrenal

Em vez de serem secretadas perto de um órgão-alvo e atuarem como neurotransmissores, as catecolaminas adrenomedulares são secretadas no sangue e agem como hormônios.

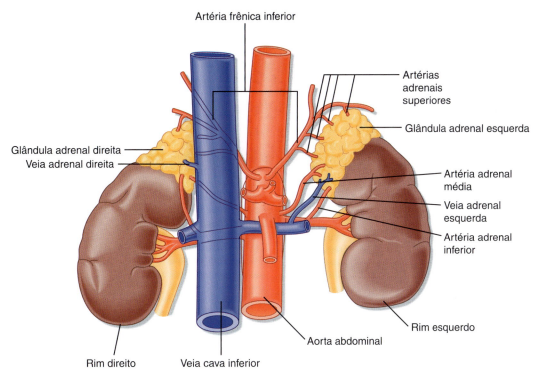

• **Figura 43.1** As glândulas adrenais estão situadas nos polos superiores dos rins e recebem um rico suprimento arterial a partir das artérias adrenais inferiores, médias e superiores. As adrenais são drenadas por uma única veia adrenal. (Modificada de Drake RL, Vogl W, Mitchell AWM. *Gray's Anatomy for Students*. Philadelphia: Churchill Livingstone; 2005.)

Aproximadamente 80% das células da medula adrenal secretam **adrenalina** e as outras 20% secretam **noradrenalina**. Embora a adrenalina circulante seja derivada totalmente da medula adrenal, apenas cerca de 30% da noradrenalina circulante são derivados da medula. Os outros 70% são liberados em terminações nervosas simpáticas pós-ganglionares e difundidos no sistema vascular. Uma vez que a medula adrenal não é a única fonte de produção de catecolaminas, esse tecido não é essencial à vida.

Síntese de adrenalina

As etapas enzimáticas da síntese de adrenalina são mostradas na Figura 43.4. A síntese começa com o transporte do aminoácido **tirosina** para o citoplasma da célula cromafim e subsequente hidroxilação da tirosina pela enzima limitante **tirosina hidroxilase**, produzindo **di-hidroxifenilalanina (DOPA)**. DOPA é convertida em **dopamina** por uma enzima citoplasmática, a aminoácido aromático descarboxilase, e é então transportada para a vesícula secretora (também chamada **grânulo cromafim**). No interior do grânulo, toda a dopamina é completamente convertida em **noradrenalina** pela enzima dopamina β-hidroxilase. Na maioria das células adrenomedulares, essencialmente toda a noradrenalina é difundida para fora do grânulo cromafim por um transporte facilitado e é metilada pela enzima citoplasmática **PNMT**, formando adrenalina. A adrenalina é então transportada de volta para o grânulo para armazenamento e sofre exocitose regulada.

A secreção de adrenalina e noradrenalina na medula adrenal é regulada principalmente por sinais simpáticos descendentes em resposta a várias formas de estresse, incluindo exercício,

 NO NÍVEL CELULAR

A alta concentração local de cortisol na medula é mantida pela configuração vascular no interior da glândula adrenal. A cápsula de tecido conjuntivo externo da glândula adrenal é penetrada por um rico suprimento arterial derivado de três ramos arteriais principais: as artérias adrenais inferiores, médias e superiores (Figura 43.1). Elas originam dois tipos de vasos sanguíneos que transportam sangue do córtex para a medula (Figura 43.3): (1) relativamente poucas arteríolas medulares, que fornecem sangue com alto teor de oxigênio e nutrientes diretamente para as células cromafins da medula e (2) relativamente numerosos sinusoides corticais nos quais as células corticais secretam hormônios esteroides (incluindo cortisol). Os dois tipos de vasos fundem-se para originar o plexo medular de vasos que, por fim, drenam em uma única veia adrenal. Portanto, as secreções do córtex adrenal permeiam as células cromafins, banhando-as em altas concentrações de cortisol antes de deixar a glândula e entrar na veia cava inferior. O cortisol inibe a diferenciação neuronal das células medulares, por isso elas não conseguem formar dendritos e axônios. Além disso, o cortisol induz a expressão da enzima **PNMT**, que converte a noradrenalina em adrenalina (Figura 43.4). Camundongos com o receptor de glicocorticoide eliminado apresentam um córtex aumentado, mas o tamanho da medula é diminuído e a atividade de PNMT é indetectável.

hipoglicemia e hipovolemia hemorrágica (Figura 43.5). Os centros autonômicos primários que iniciam respostas simpáticas estão situados no hipotálamo e no tronco encefálico e recebem estímulos do córtex cerebral, do sistema límbico e de outras regiões do hipotálamo e do tronco encefálico.

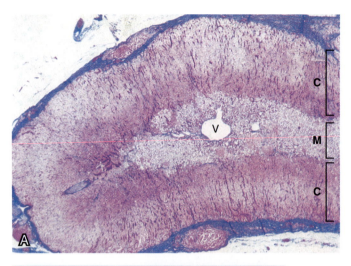
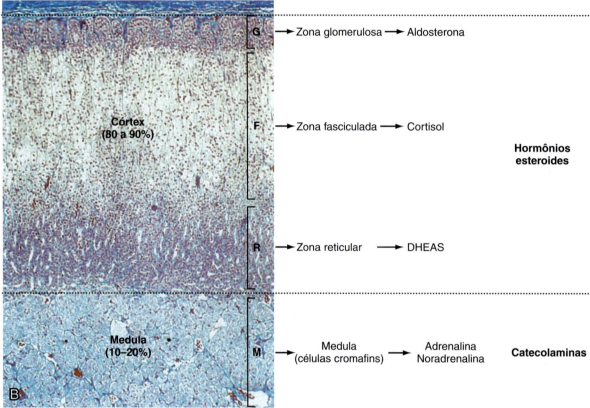

- **Figura 43.2** Histologia da glândula adrenal. **A.** Baixa ampliação ilustrando o córtex (C) externo e a medula interna (M; observar a veia central [V]). **B.** Maior ampliação ilustrando com clareza a divisão em zonas do córtex. A função endócrina correspondente e as diferentes zonas do córtex e da medula estão indicadas. DHEAS, sulfato de deidroepiandrosterona. (De Young B, Lowe JS, Stevens A, Heath JW, Deakin PJ. (*Wheater's Functional Histology*. 5th ed. Philadelphia: Churchill Livingstone; 2006.)

O sinal químico para a secreção de catecolaminas a partir da medula da adrenal é a **acetilcolina (ACh)**, que é secretada por **neurônios simpáticos pré-ganglionares** e liga-se a **receptores nicotínicos** nas células cromafins (Figura 43.5). A ACh aumenta a atividade da enzima limitante, a tirosina hidroxilase nas células cromafins (Figura 43.4). Ela também aumenta a atividade da dopamina β-hidroxilase e estimula a exocitose dos grânulos secretores das células cromafins. A síntese de adrenalina e noradrenalina está intimamente ligada à secreção, de modo que os níveis de catecolaminas intracelulares não mudam de modo significante mesmo na presença de uma alteração da atividade simpática.

Mecanismo de ação das catecolaminas

Receptores adrenérgicos em geral são classificados como **receptores α e β-adrenérgicos**, com os receptores α-adrenérgicos subsequentemente divididos em **receptores α_1 e α_2** e os receptores β-adrenérgicos divididos em **receptores β_1, β_2 e β_3** (Tabela 43.1). Esses receptores podem ser caracterizados de acordo com:

1. Potência relativa de agonistas e antagonistas endógenos e farmacológicos. Adrenalina e noradrenalina são agonistas potentes nos receptores α e receptores β_1 e β_3, enquanto a adrenalina é mais potente que a noradrenalina em receptores β_2.

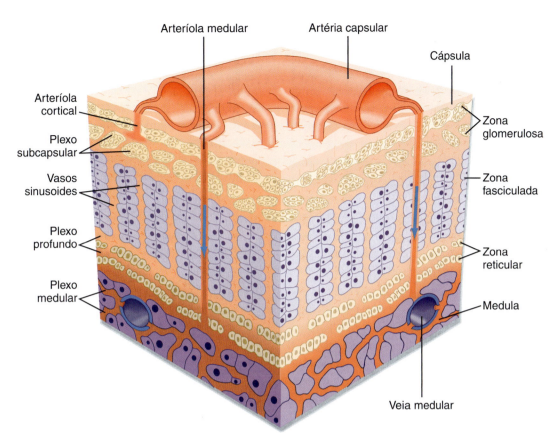

• **Figura 43.3** Fluxo sanguíneo pela glândula adrenal. As artérias capsulares originam vasos sinusoides que transportam o sangue em direção centrípeta pelo córtex até a medula. (Modificada de Young B, Lowe JS, Stevens A, Heath JW, Deakin PJ. *Wheater's Functional Histology*. 5th ed. Philadelphia: Churchill Livingstone; 2006.)

Atualmente existem vários agonistas e antagonistas adrenérgicos sintéticos seletivos e não seletivos.

2. Vias de sinalização a jusante. A Tabela 43.1 mostra as vias primárias associadas aos diferentes receptores adrenérgicos. Ela é uma simplificação, porque as diferenças nas vias de sinalização para determinado receptor foram relacionadas à duração da exposição ao agonista e ao tipo celular.

3. Localização e densidade relativa de receptores. É importante observar que diferentes tipos de receptores predominam em diferentes tecidos. Por exemplo, embora os receptores α e β sejam expressos por células beta das ilhotas pancreáticas, a resposta predominante a uma descarga simpática é mediada pelos receptores α_2.

Ações fisiológicas de catecolaminas adrenomedulares

Uma vez que a medula adrenal é inervada diretamente pelo sistema nervoso autônomo, as respostas adrenomedulares são muito rápidas. Além disso, devido ao envolvimento de vários centros no sistema nervoso central (SNC), mais notavelmente o córtex cerebral, as respostas adrenomedulares podem preceder o início do estresse real (ou seja, podem ser antecipadas) (Figura 43.5). Em muitos casos a produção adrenomedular, que consiste principalmente em adrenalina, é coordenada com a atividade nervosa simpática determinada pela liberação de noradrenalina dos neurônios simpáticos pós-ganglionares.

Contudo, alguns estímulos (p. ex., hipoglicemia) evocam uma resposta adrenomedular mais potente do que a resposta do sistema nervoso autônomo simpático e vice-versa.

Muitos órgãos e tecidos são afetados por uma resposta simpatoadrenal (Tabela 43.2). Um exemplo informativo das principais funções fisiológicas das catecolaminas consiste na resposta simpatoadrenal ao exercício. O exercício é semelhante à **resposta de "luta ou fuga"**, mas sem o elemento subjetivo do medo, e envolve maior resposta adrenomedular (ou seja, papel endócrino da adrenalina) que uma resposta nervosa simpática (ou seja, papel neurotransmissor da noradrenalina). A meta geral do sistema simpatoadrenal durante o exercício é atender às maiores demandas energéticas da musculatura esquelética e cardíaca e ao mesmo tempo manter um suprimento suficiente oxigênio e glicose para o encéfalo. A resposta ao exercício inclui as seguintes ações fisiológicas principais da adrenalina (Figura 43.6):

1. O aumento do fluxo sanguíneo para os músculos é obtido pela ação integrada de noradrenalina e adrenalina sobre coração, veias e linfáticos e leitos arteriolares não musculares (p. ex., esplâncnicos) e musculares.

2. A adrenalina promove glicogenólise nos músculos. O músculo em exercício também pode utilizar ácidos graxos livres (AGLs) e a adrenalina e a noradrenalina promovem lipólise no tecido adiposo. A adrenalina aumenta a glicose sanguínea ao aumentar a glicogenólise e gliconeogênese hepáticas. A promoção de lipólise no tecido adiposo também é

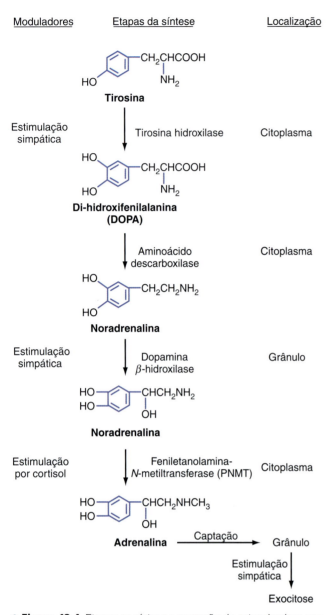

• **Figura 43.4** Etapas na síntese e secreção de catecolaminas nas células cromafins da medula da adrenal.

coordenada com um aumento induzido pela adrenalina da cetogênese hepática. Por fim, os efeitos das catecolaminas sobre o metabolismo são reforçados pelo fato de que estimulam a secreção de glucagon (receptores β_2) e inibem a secreção de insulina (receptores α_2). Uma produção eficiente de trifosfato de adenosina (ATP) durante o exercício normal (p. ex., um período de atividade de uma hora) também requer troca eficiente de gases com um suprimento adequado de oxigênio para o músculo em exercício. As catecolaminas promovem essa troca por meio do relaxamento da musculatura lisa bronquiolar.

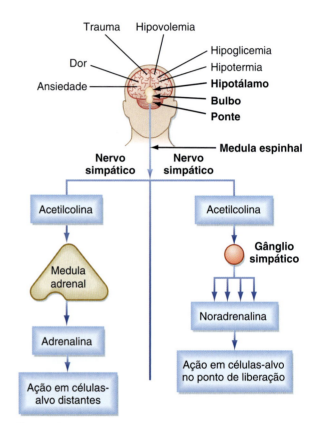

• **Figura 43.5** Estímulos que aumentam a secreção de catecolaminas.

TABELA 43.1 Receptores adrenérgicos.

Tipo de receptor	Mecanismo de ação primário	Exemplos de distribuição tissular	Exemplos de ação
α_1	↑ IP3 e Ca^{++}, DAG	Terminações nervosas pós-sinápticas simpáticas	Aumenta a contração do músculo liso vascular
α_2	↓ AMPc	Terminações nervosas pré-sinápticas simpáticas, célula beta de ilhotas pancreáticas	Inibe a liberação de noradrenalina, inibe a liberação de insulina
β_1	↑ AMPc	Coração	Aumenta o débito cardíaco
β_2	↑ AMPc	Fígado; musculatura lisa dos vasos, bronquíolos e útero	Aumenta a liberação hepática de glicose, diminui a contração dos vasos sanguíneos, bronquíolos e útero
β_3	↑ AMPc	Fígado, tecido adiposo	Aumenta a liberação hepática de glicose, aumenta a lipólise

AMPc, monofosfato de adenosina cíclico; DAG, diacilglicerol.

TABELA 43.2	Algumas ações dos hormônios catecolaminas.
β: Adrenalina > noradrenalina	**α: Noradrenalina > adrenalina**
↑ Glicogenólise	↑ Gliconeogênese ($α_1$)
↑ Gliconeogênese ($β_2$)	↑ Glicogenólise ($α_1$)
↑ Lipólise ($β_3$) ($β_2$)	
↑ Calorigênese ($β_1$)	
↓ Utilização da glicose	
↑ Secreção de insulina ($β_2$)	↓ Secreção de insulina ($α_2$)
↑ Secreção de glucagon ($β_2$)	
↑ Captação muscular de K^+ ($β_2$)	↑ Contratilidade cardíaca ($α_1$)
↑ Contratilidade cardíaca ($β_1$)	
↑ Frequência cardíaca ($β_1$)	
↑ Velocidade de condução ($β_1$)	
↑ Dilatação arteriolar: ↓ PA ($β_2$) (músculos)	↑ Vasoconstrição arteriolar; ↑ PA ($α_1$) (esplâncnicas, renal, cutânea, genital)
↑ Relaxamento muscular ($β_2$) Gastrointestinal Urinário Brônquico	↑ Contração de esfíncter ($α_1$) Gastrointestinal Urinário
	↑ Agregação plaquetária ($α_2$)
	↑ Sudorese ("adrenérgica")
	↑ Dilação das pupilas ($α_1$)

PA, pressão arterial.

3. As catecolaminas diminuem a demanda energética da musculatura lisa visceral. Em geral, a resposta simpatoadrenal diminui a motilidade geral dos músculos lisos nos tratos gastrointestinal (GI) e urinário, conservando assim a energia onde ela não é imediatamente necessária.

Metabolismo das catecolaminas

Duas enzimas primárias estão envolvidas na degradação de catecolaminas: a **monoamina oxidase (MAO)** e a **catecol-O-metiltransferase (COMT)**. O neurotransmissor noradrenalina é degradado pela MAO e COMT após captação pela terminação pré-sináptica. Esse mecanismo também está envolvido no catabolismo das catecolaminas adrenais circulantes. Contudo, o destino predominante das catecolaminas adrenais é a metilação por COMT em tecidos não neuronais, como o fígado e rins. O **ácido vanililmandélico (VMA)** e a **metanefrina** urinários às vezes são usados na clínica para avaliar o nível de produção de catecolaminas em um paciente. Grande parte de VMA e de metanefrina urinários é derivada de catecolaminas neuronais e não adrenais.

NA CLÍNICA

O **feocromocitoma** é um tumor de tecido cromafim que produz quantidades excessivas de catecolaminas. Em geral, esses são tumores da medula da adrenal, mas podem ocorrem em outras células cromafins do sistema nervoso autônomo. Embora os feocromocitomas não sejam tumores comuns, constituem a causa mais comum de hiperfuncionamento da medula adrenal. A catecolamina elevada com maior frequência no feocromocitoma é a noradrenalina. Por motivos desconhecidos, os sintomas da secreção excessiva de catecolaminas geralmente são esporádicos e não contínuos. Os sintomas incluem hipertensão, cefaleias (decorrentes de hipertensão), sudorese, ansiedade, palpitações e dor torácica. Além disso, pacientes com esse distúrbio podem exibir hipotensão ortostática (apesar da tendência para hipertensão). Isso ocorre porque a hipersecreção de catecolaminas pode diminuir a resposta pós-sináptica à noradrenalina, como resultado da regulação negativa dos receptores (Capítulo 3). Como consequência, a resposta do barorreceptor aos desvios sanguíneos que ocorrem ao ficar em pé é atenuada.

Córtex adrenal

Zona fasciculada

A zona fasciculada produz o hormônio glicocorticoide **cortisol**. Essa zona consiste em um tecido ativamente esteroidogênico composto por cordões retos de células grandes. Essas células apresentam um citoplasma "espumoso" porque são cheias de gotículas lipídicas que representam ésteres de colesterol (ECs) armazenados. Essas células fabricam algum colesterol novo, porém importam uma quantidade significante de colesterol do sangue na forma de lipoproteína de baixa densidade (LDL; Capítulo 39. As partículas de LDL ligam-se a seu receptor (LDLR) e sofrem endocitose. No interior dos endolisossomos, o colesterol livre (CL) é liberado dos ECs por uma lipase lisossomal e o CL é transportado para fora do endolisossomo pelas proteínas de Niemann-Pick C (NPC). O CL é armazenado em gotículas lipídicas no citoplasma após a esterificação pela acil-CoA-colesterol aciltransferase (ACAT) (Figura 43.7). O colesterol armazenado é continuamente transformado outra vez em FC pela **lipase hormônio-sensível (HSL)**, um processo que aumenta em resposta ao hormônio adrenocorticotrófico (ACTH; ver "Regulação da produção de cortisol").

Toda a síntese de hormônios esteroides começa nas mitocôndrias, onde a primeira enzima, CYP11A1, é fixada à membrana mitocondrial interna. A CYP11A1 (também denominada "clivagem da cadeia lateral P450") converte o colesterol em pregnenolona (P5). Em seguida, a P5 pode sair das mitocôndrias e, por meio de uma via enzimática de múltiplas etapas, ser finalmente convertida em cortisol. Como o cortisol não é um substrato para nenhuma enzima, seus níveis aumentarão e o cortisol se difundirá da célula para a circulação.

Transporte e metabolismo do cortisol

O cortisol é transportado no sangue predominantemente na forma ligada à **globulina de ligação de corticosteroides [CBG]** (também chamada **transcortina**), que se liga a aproximadamente

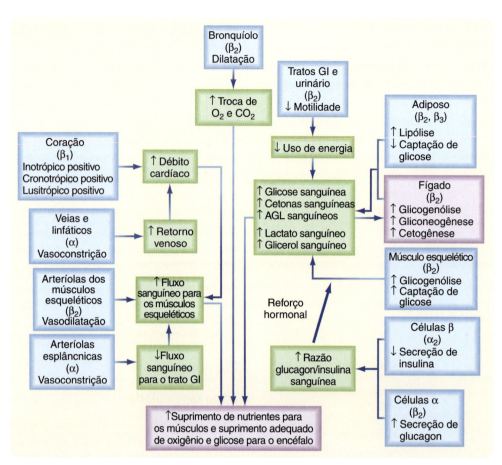

• **Figura 43.6** Algumas ações individuais das catecolaminas que contribuem para a resposta simpatoadrenal integrada ao exercício. AGLs, ácidos graxos livres. (Modificada de White BA, Porterfield SP. *Endocrine and Reproductive Phisiology.* 4th ed. Philadelphia: Mosby; 2013.)

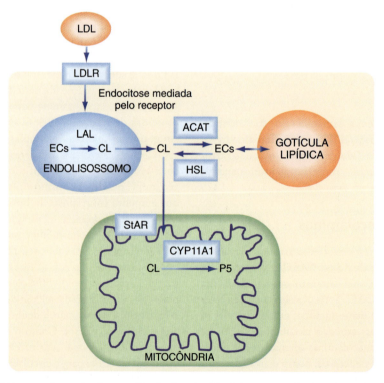

• **Figura 43.7** Eventos envolvidos nas duas primeiras reações da via esteroidogênica: conversão de colesterol em pregnenolona; conversão de pregnenolona (P5) em progesterona (P4) nas células da zona fasciculada. ACAT, acil CoA:colesterol aciltransferase; ECs, ésteres de colesterol; CYP11A1, também chamada *enzima de clivagem da cadeia lateral P450;* CL, colesterol livre; HSL, lipase hormônio-sensível; LAL, hidrolase ácida lisossomal; LDL, lipoproteína de baixa densidade; LDLR, receptor de lipoproteína de baixa densidade; P5, pregnenolona; StAR, proteína reguladora aguda esteroidogênese. (Modificada de White BA, Porterfield SP. *Endocrine and Reproductive Phisiology.* 4th ed. Philadelphia: Mosby; 2013.)

NA CLÍNICA

A proteína denominada **proteína reguladora aguda esteroidogênese (proteína StAR)** é indispensável na transferência de CL para a matriz mitocondrial interna (Figura 43.7). A proteína StAR é de vida curta e sofre rápida ativação pós-tradução (fosforilação) e transcricionalmente pelos hormônios tróficos hipofisários. Em pacientes com mutações inativadoras da proteína StAR, as células da zona fasciculada tornam-se excessivamente carregadas de lipídeos ("lipoides"), visto que o colesterol não pode ser acessado pela CYP11A1 dentro das mitocôndrias e utilizado na síntese de cortisol. Nesses recém-nascidos ou lactentes, o nível de cortisol está baixo, enquanto os níveis de ACTH hipofisário estão elevados (Capítulo 41), levando a superestimulação da zona fasciculada e aumento da expressão de LDLR e captação de colesterol.

Essa condição é denominada "hiperplasia adrenal lipoide congênita". Os pacientes são tratados com reposição de cortisol.

Na zona fasciculada, o colesterol é convertido sequencialmente em pregnenolona, progesterona, 17-hidroxiprogesterona, 11-desoxicortisol e cortisol (Figuras 43.8 e 43.9). Uma via paralela na zona fasciculada envolve uma via que evita a 17-hidroxilação, na qual progesterona é convertida em 11-desoxicorticosterona (DOC) e então corticosterona (Figura 43.9C). Essa via é menos importante em humanos, mas na ausência de CYP11B1 ativa (atividade de 11-hidroxilase), a produção de DOC é significante. Uma vez que DOC age como um mineralocorticoide fraco (Tabela 43.3), níveis elevados de DOC causam hipertensão.

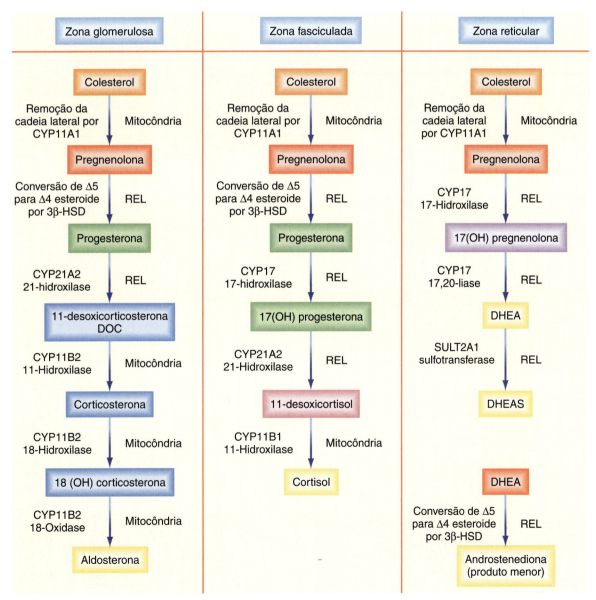

• **Figura 43.8** Resumo das vias esteroidogênicas em cada uma das três zonas do córtex adrenal. As reações enzimáticas são codificadas por cores entre as zonas. 3β-HSD, 3β-hidroxiesteroide desidrogenase; REL, retículo endoplasmático liso. (Modificada de White BA, Porterfield SP. *Endocrine and Reproductive Phisiology.* 4th ed. Philadelphia: Mosby; 2013.)

NO NÍVEL CELULAR

As enzimas esteroidogênicas estão situadas em duas superfamílias. A maioria pertence à **família do gene de mono-oxidases do citocromo P-450** e, portanto, são referidas como **CYPs**. Essas enzimas estão localizadas na matriz mitocondrial interna, onde utilizam oxigênio molecular e um doador de elétrons de flavoproteína, ou no retículo endoplasmático liso, onde usam uma flavoproteína diferente para transferência de elétrons. Enzimas CYP diferentes agem como hidroxilases, liases (desmolases), oxidases ou aromatases. Duas dessas enzimas têm múltiplas funções. CYP17 atua tanto como 17-hidroxilase quanto como 17,20-liase (desmolase). CYP11B2, também chamada *aldosterona sintase*, tem três funções: 11-hidroxilase, 18-hidroxilase e 18-oxidase.

As outras enzimas envolvidas na esteroidogênese pertencem a três famílias de **hidroxiesteroide desidrogenases** (HSD). As **3β-HSDs** têm duas isoformas que convertem o grupo hidroxila no carbono 3 do anel de colesterol em uma cetona e desviam a dupla ligação da posição 5-6 (**Δ5**) para a posição 4-5 (**Δ4**). Todos os hormônios esteroides ativos devem ser convertidos em estruturas Δ4 por 3β-HSD. As **17β-HSDs** têm pelo menos cinco membros e podem agir como oxidases ou redutases. As 17β-HSDs agem principalmente nos esteroides sexuais e podem ser ativadoras ou desativadoras. Por fim, as **11β-HSDs** têm duas isoformas que catalisam o intercâmbio entre o cortisol (ativo) e cortisona (inativo).

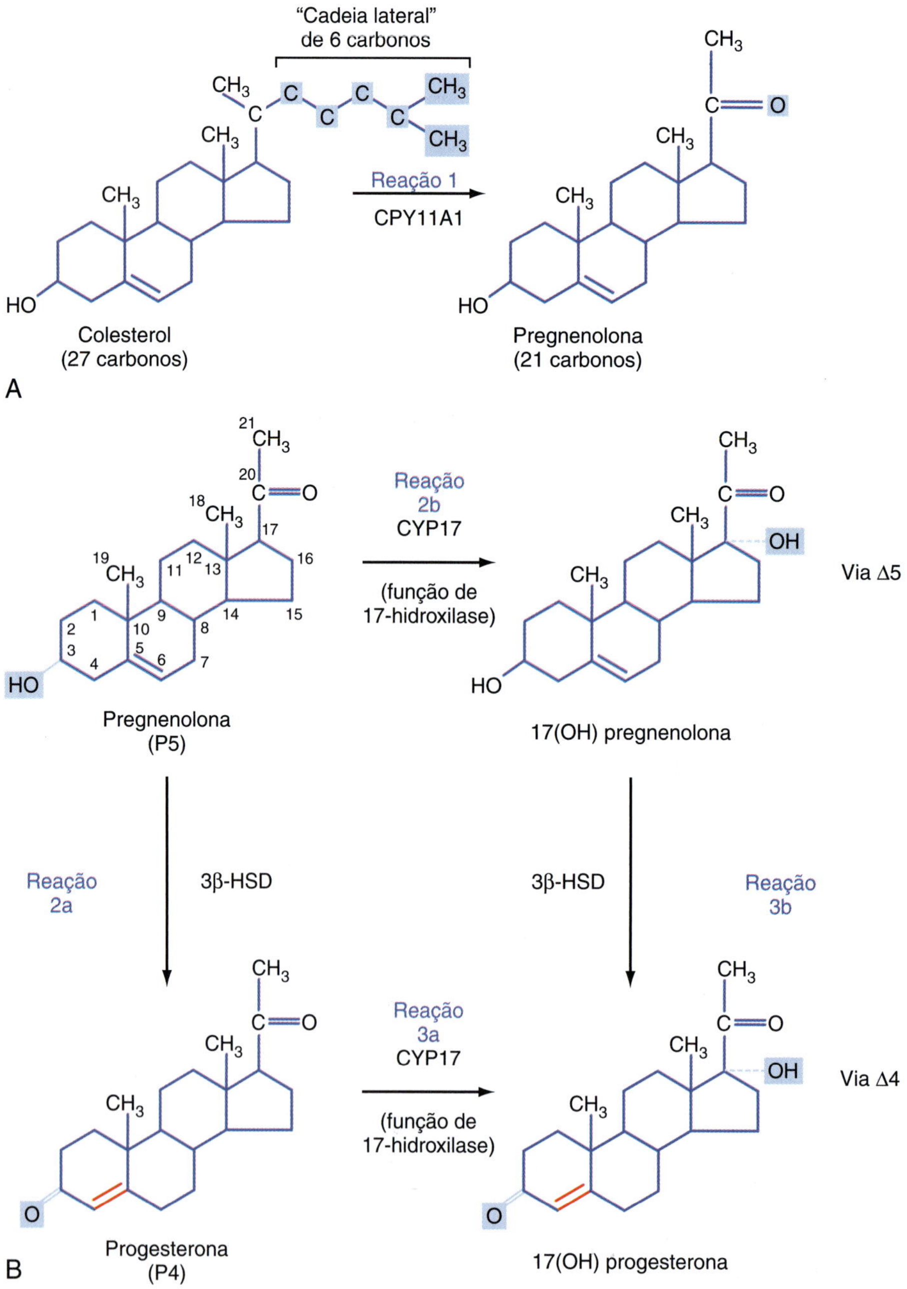

• **Figura 43.9 A.** Reação 1, catalisada por CYP11A1, na fabricação de cortisol. **B.** Reações 2a/b e reações 3a/b, envolvendo CYP17 (função de 17-hidroxilase) e 3β-hidroxiesteroide desidrogenase (3β-HSD), na produção de cortisol. Esta figura mostra a via Δ5 *versus* Δ4.

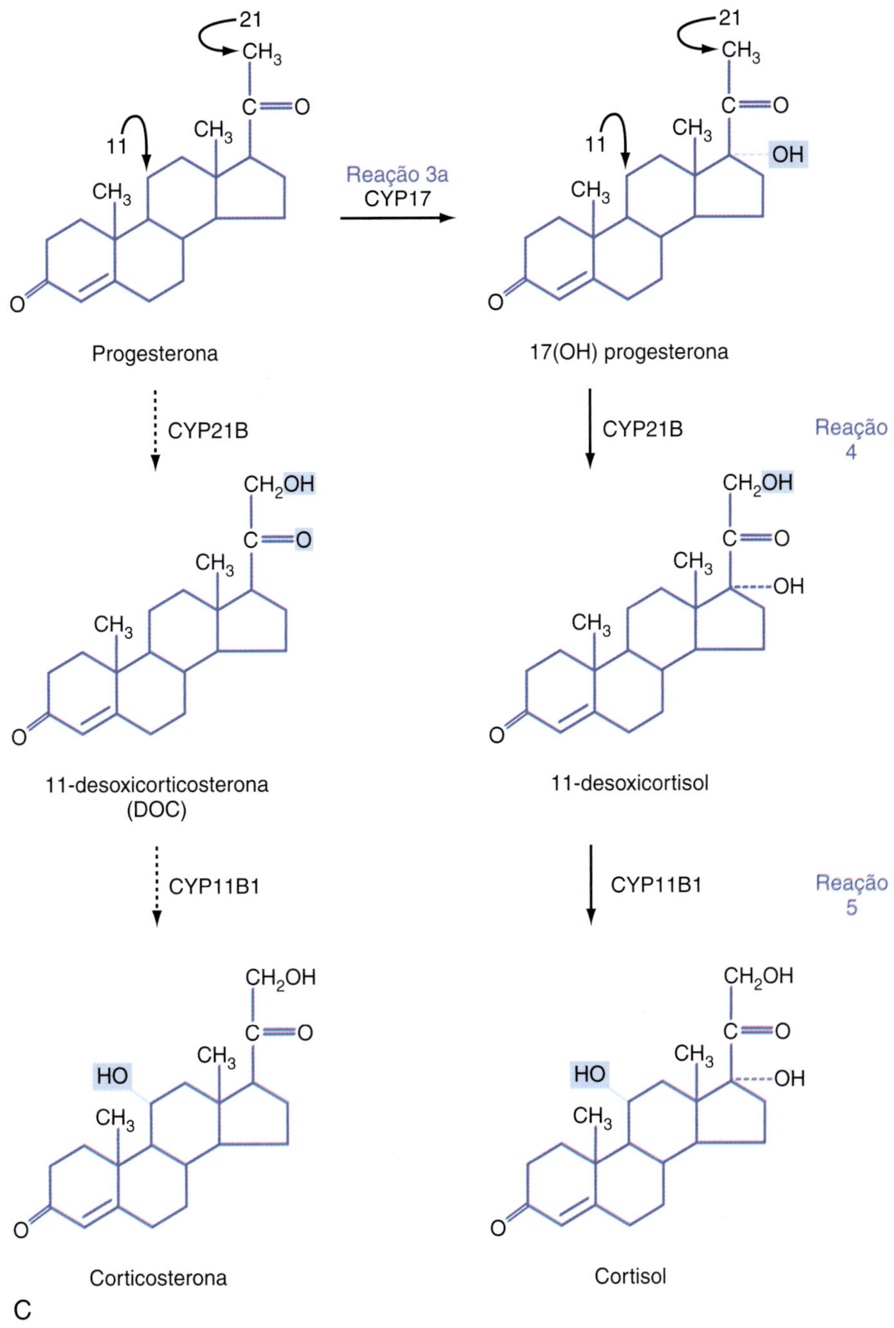

CAPÍTULO 43 Glândula Adrenal

Figura 43.9 *(Continuação)* **C.** Reações 4 e 5, envolvendo CYP21B e CYP11B1, em que as duas últimas etapas da síntese de cortisol são realizadas. Também é mostrada a via menos importante que promove a síntese de corticosterona na zona fasciculada. (Modificada de White BA, Porterfield SP. *Endocrine and Reproductive Phisiology. 4th* ed. Philadelphia: Mosby; 2013.)

90% do cortisol, e a albumina, que se liga a 5 a 7% do cortisol. O fígado é o local predominante da inativação de esteroides. Ele inativa o cortisol e conjuga os esteroides ativos e inativos com glicuronídeo ou sulfato para que possam ser excretados com maior rapidez pelos rins. A meia-vida circulante do cortisol é de aproximadamente 70 minutos.

O cortisol é inativado de modo reversível pela conversão em **cortisona**. Essa ação é catalisada pela enzima **11β-hidroxiesteroide desidrogenase tipo 2 (11β-HSD2)**. A inativação do cortisol por 11β-HSD2 ocorre em células que também expressam o receptor de mineralocorticoide (MR) e constituem as células-alvo da aldosterona (ver a seguir). A conversão de cortisol em cortisona

impede a ligação do cortisol a MR e a presença de ações mineralocorticoides inapropriadas nestas células. A inativação de cortisol por 11β-HSD2 é reversível porque outra enzima, a **11β-HSD1**, converte cortisona de volta em cortisol. Essa conversão ocorre nos tecidos que expressam o receptor de glicocorticoide (GR), incluindo fígado, tecido adiposo e SNC, assim como a pele.

Mecanismo de ação do cortisol

O cortisol age basicamente pelo **GR**, que regula a transcrição gênica (Capítulo 3). Na ausência do hormônio, GR está situado no citoplasma em um complexo estável com várias **chaperonas moleculares**, incluindo proteínas de choque térmico e

TABELA 43.3 Potência relativa como glicocorticoide e mineralocorticoide dos corticosteroides naturais e alguns análogos sintéticos em uso clínico.[a]

	Glicocorticoide	Mineralocorticoide
Corticosterona	0,5	1,5
Prednisona (ligação dupla 1,2)	4	< 0,1
6α-metilprednisona	5	< 0,1
9α-fluoro-16α-hidroxiprednisolona (triancinolona)	5	< 0,1
9α-fluoro-16α-metilprednisolona (dexametasona)	30	< 0,1
Aldosterona	0,25	500
Desoxicorticosterona	0,01	30
9α-fluorocortisol	10	500

[a] Todos os valores são relativos às potências do cortisol como glicocorticoide e mineralocorticoide, que foram definidas arbitrariamente como 1,0. O cortisol na verdade tem apenas 1/500 de potência do mineralocorticoide natural aldosterona.

ciclofilinas. A ligação cortisol-GR promove a dissociação das proteínas chaperonas, seguida por:

- Translocação rápida do complexo cortisol-GR no núcleo
- Dimerização e ligação aos **elementos de resposta de glicocorticoides** (GREs, tanto GREs "positivos" quanto GREs "negativos") próximos aos promotores basais dos genes reguladores de cortisol
- Recrutamento de **proteínas coativadoras** e recrutamento de fatores de transcrição, provocando aumento ou diminuição da transcrição dos genes-alvo.

Em alguns casos, GR interage com outros fatores de transcrição, como o fator de transcrição do fator nuclear pró-inflamatório (NF)-κB, e interfere na sua capacidade de ativar a expressão gênica.

Ações fisiológicas do cortisol

O cortisol tem uma ampla faixa de ações e muitas vezes é caracterizado como um "hormônio de estresse". Em geral, o cortisol mantém os níveis sanguíneos de glicose, a função do SNC e a função cardiovascular durante o jejum e aumenta a glicose sanguínea durante estresse à custa da proteína muscular. O cortisol protege o organismo contra os efeitos nocivos de respostas inflamatórias e imunológicas descontroladas. O cortisol também poupa energia para lidar com o estresse ao inibir a função reprodutora. Como explicado mais adiante, o cortisol tem vários outros efeitos sobre ossos, pele, tecido conjuntivo, trato GI e no feto em desenvolvimento, que são independentes de suas funções relacionadas ao estresse.

Ações metabólicas

Como o termo *glicocorticoide* implica, o cortisol é um hormônio esteroide do córtex adrenal que regula a **glicose sanguínea**. Ele aumenta a glicose sanguínea ao estimular a **gliconeogênese** (Figura 43.10). O cortisol aumenta a expressão gênica da principal enzima gliconeogênica hepática, a **fosfoenolpiruvato carboxiquinase (PEPCK)**. O cortisol também diminui a captação de glicose mediada por GLUT-4 no músculo esquelético e no tecido adiposo. Durante o período interdigestivo (baixa razão insulina-glucagon), o cortisol promove um efeito poupador de glicose pela potencialização dos efeitos de catecolaminas sobre a lipólise, consequentemente disponibilizando AGLs como

fontes de energia. O cortisol inibe a síntese proteica e aumenta a proteólise, especialmente no músculo esquelético, fornecendo assim uma rica fonte de carbono para a gliconeogênese hepática.

A Figura 43.10 também marca o contraste do papel normal do cortisol em resposta ao estresse e os efeitos de uma **elevação crônica do cortisol** resultante de condições patológicas. Como discutido adiante, existem diferenças importantes nos efeitos metabólicos gerais do cortisol entre estes dois estados, particularmente em relação ao metabolismo lipídico. Durante o estresse, o cortisol age em sinergia com catecolaminas e glucagon para promover uma resposta metabólica lipolítica, gliconeogênica, cetogênica e glicogenolítica, ao mesmo tempo que mantém a sinergia com catecolaminas para promover uma resposta cardiovascular apropriada. Durante uma elevação crônica de cortisol, secundária a uma superprodução patológica, o cortisol age em sinergia com a insulina no contexto de níveis elevados de glicose (devido ao aumento de apetite) e hiperinsulinemia (devido a uma elevação de glicose e intolerância à glicose) para promover lipogênese e adiposidade no tronco (abdominal/visceral).

Ações cardiovasculares

O cortisol reforça seus efeitos sobre a glicose sanguínea por meio de efeitos positivos sobre o sistema cardiovascular. O cortisol tem ações permissivas sobre catecolaminas ao aumentar a expressão do **receptor adrenérgico** e, consequentemente, contribuir para aumentar o débito cardíaco e a pressão arterial. O cortisol estimula a síntese de **eritropoietina** e por isso aumenta a produção de eritrócitos. A **anemia** ocorre quando o cortisol é deficiente e **policitemia** ocorre quando os níveis de cortisol são excessivos.

Ações anti-inflamatórias e imunossupressoras

Inflamação e respostas imunológicas muitas vezes fazem parte da resposta ao estresse. Contudo, a inflamação e as respostas imunológicas carregam um potencial de dano importante e podem causar a morte se não forem mantidas em um equilíbrio homeostático. Como um hormônio de estresse, o cortisol tem um papel importante para manter a homeostasia imunológica. O cortisol, juntamente com a adrenalina e a noradrenalina, reprime a produção de citocinas pró-inflamatórias e estimula a produção de citocinas anti-inflamatórias.

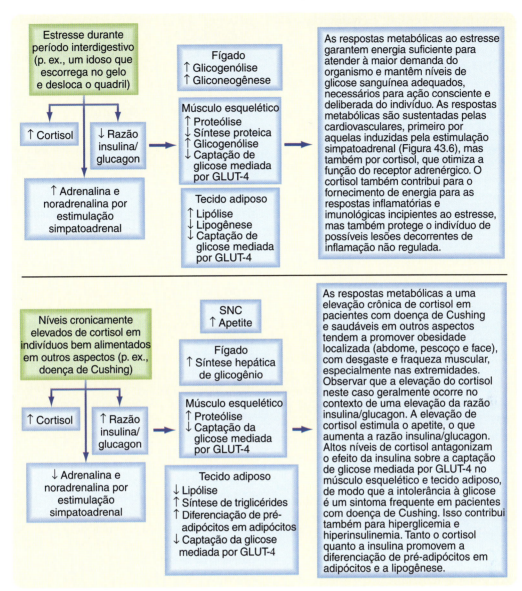

• **Figura 43.10** Ações metabólicas do cortisol (integradas com catecolaminas e glucagon) em resposta ao estresse *(painel superior)* e contraste com as ações observadas na elevação crônica de cortisol (integradas com insulina) em indivíduos saudáveis em outros aspectos *(painel inferior)*. (Modificada de White BA, Porterfield SP. *Endocrine and Reproductive Phisiology*. 4th ed. Philadelphia: Mosby; 2013.)

A resposta inflamatória à lesão consiste em dilação local dos capilares e aumento da permeabilidade capilar, com edema local resultante e acúmulo de leucócitos. Estas etapas são mediadas por **prostaglandinas**, **tromboxanos** e **leucotrienos**. O cortisol inibe a **fosfolipase A$_2$**, uma enzima essencial na síntese de prostaglandinas, leucotrienos e tromboxanos. O cortisol também estabiliza as membranas lisossomais, consequentemente diminuindo a liberação das enzimas proteolíticas que aumentam o edema local. Em resposta à lesão, os leucócitos normalmente deixam o sistema vascular e migram para o local de lesão. Esse processo complexo geralmente é inibido pelo cortisol, assim como a atividade fagocitária dos neutrófilos, embora a liberação dos neutrófilos pela medula óssea seja estimulada. Análogos de glicocorticoides frequentemente são usados farmacologicamente devido a suas propriedades anti-inflamatórias.

O cortisol inibe a resposta imune e por esse motivo análogos de glicocorticoides são usados como **imunossupressores** em transplantes de órgãos. Altos níveis de cortisol diminuem o número de linfócitos T circulantes (particularmente linfócitos T auxiliares) e reduzem sua capacidade de migração para o local de estímulo antigênico. Glicocorticoides promovem a atrofia do timo e outros tecidos linfoides. Embora os corticosteroides inibam a imunidade celular, a produção de anticorpos pelos linfócitos B não é comprometida.

Efeitos do cortisol sobre sistemas reprodutores

A reprodução requer um custo anabólico considerável do organismo. Em seres humanos, o comportamento e a função reprodutiva são atenuados em resposta ao estresse. O cortisol diminui a função do **eixo reprodutivo** nos níveis hipotalâmico, hipofisário e gonadal.

Efeitos do cortisol sobre o osso

Os glicocorticoides aumentam a reabsorção óssea. Eles têm múltiplas ações que alteram o metabolismo ósseo. Os glicocorticoides diminuem a **absorção intestinal de Ca⁺⁺** e a **reabsorção renal de Ca⁺⁺**. Os dois mecanismos servem para reduzir [Ca⁺⁺] sérica. Quando [Ca⁺⁺] sérica diminui, a secreção do paratormônio (PTH) aumenta e PTH mobiliza Ca⁺⁺ do osso ao estimular a reabsorção óssea. Além dessa ação, os glicocorticoides inibem diretamente as **funções de formação óssea dos osteoblastos** (Capítulo 40). Embora os glicocorticoides sejam úteis no tratamento da inflamação associada à **artrite**, seu uso excessivo produzirá perda óssea (**osteoporose**).

Ações do cortisol sobre o tecido conjuntivo

O cortisol inibe a **proliferação de fibroblastos** e a **formação de colágeno**. Na presença de quantidades excessivas de cortisol, a **pele** fica delgada e é lesada com mais facilidade. O suporte de tecido conjuntivo para os capilares é comprometido e as **lesões capilares**, ou **contusões**, aumentam.

Ações do cortisol sobre os rins

O cortisol inibe a secreção e a ação do **hormônio antidiurético (HAD)** e, portanto, é um antagonista do HAD. Na ausência de cortisol, a ação do HAD é potencializada, o que faz que seja difícil aumentar a eliminação de água livre em resposta à carga de água e aumenta a probabilidade de intoxicação hídrica. Embora o cortisol ligue-se ao MR com alta afinidade, essa ação normalmente é bloqueada pela inativação de cortisol em cortisona pela enzima 11β-HSD2. Contudo, a atividade mineralocorticoide (ou seja, retenção renal de Na^+ e excreção de H_2O, K^+ e H^+) do cortisol depende da quantidade relativa de cortisol (ou glicocorticoides sintéticos) e da atividade de 11β-HSD2. Alguns agentes (p. ex., compostos no alcaçuz) inibem 11β-HSD2 e, como consequência, aumentam a atividade mineralocorticoide do cortisol. O cortisol aumenta a taxa de filtração glomerular tanto por meio de um aumento do débito cardíaco quanto pela ação direta nos rins.

Ações do cortisol sobre os músculos

Quando os níveis de cortisol são excessivos, **fraqueza e dor muscular** são sintomas comuns. A fraqueza tem múltiplas origens. Em parte, ela é o resultado da **proteólise** excessiva produzida pelo cortisol. Altos níveis de cortisol podem resultar em **hipocalemia** (por ações mineralocorticoides), que pode produzir fraqueza muscular porque hiperpolariza e estabiliza a membrana das células musculares e, consequentemente, dificulta a estimulação.

Ações de cortisol sobre o trato gastrointestinal

O cortisol exerce um efeito trófico sobre a **mucosa GI**. Na ausência de cortisol, a motilidade GI diminui, a mucosa GI sofre degeneração e a produção de ácidos e enzimas GI diminui. Uma vez que o cortisol estimula o **apetite**, o hipercortisolismo frequentemente está associado a um ganho de peso. A estimulação do ácido gástrico e a secreção de pepsina mediadas por cortisol aumentam o risco de desenvolvimento de **úlceras**.

Efeitos psicológicos do cortisol

Distúrbios psiquiátricos estão associadas a níveis excessivos ou deficientes de corticosteroides. Um excesso de corticosteroides pode produzir inicialmente uma sensação de bem-estar, mas a exposição excessiva contínua eventualmente provoca labilidade emocional e depressão. Psicose franca pode ocorrer com excesso ou deficiência do hormônio. O cortisol aumenta a tendência de insônia e diminui o a fase REM do sono (*rapid eye movement*) Pessoas com deficiência de corticosteroides tendem a ser deprimidas, apáticas e irritáveis.

Efeitos do cortisol durante o desenvolvimento fetal

O cortisol é necessário para o desenvolvimento normal de **SNC, retina, pele, trato GI e pulmões**. O efeito de cortisol mais estudado é no sistema pulmonar, onde o cortisol induz a diferenciação e a maturação de células alveolares do tipo II. No final da gestação, essas células produzem o **surfactante**, que reduz a tensão superficial nos pulmões e permite então o início da respiração ao nascimento.

Regulação da produção de cortisol

A produção de cortisol pela zona fasciculada é regulada por um eixo hipotálamo-hipófise-adrenal padrão envolvendo o **hormônio liberador de corticotrofina (CRH)**, **ACTH** e **cortisol** (Capítulo 41). O hipotálamo e a hipófise estimulam a produção de cortisol e o cortisol realiza retroalimentações negativas sobre o hipotálamo e a hipófise para manter seu ponto de ajuste. **Formas de estresse neurogênico** (p. ex., medo) e **sistêmico** (p. ex., hipoglicemia, hemorragia, citocinas) estimulam a liberação de CRH. O CRH também está sob uma intensa regulação **rítmica diurna** emergente do núcleo supraquiasmático, de modo que os níveis de cortisol atingem um pico no início do período pré-amanhecer e horas da manhã e então declinam continuamente ao longo do dia e à noite. O CRH estimula agudamente a liberação de ACTH e aumenta de modo crônico a expressão do gene de pró-opiomelanocortina *(POMC)*, a hipertrofia e a proliferação de corticotrofos. Alguns neurônios parvocelulares coexpressam CRH e HAD, o que potencializa as ações de CRH.

ACTH liga-se ao **receptor de melanocortina 2 (MC2R)** localizado nas células da zona fasciculada (Figura 43.11). Os efeitos de ACTH podem ser subdivididos em três fases:

1. Os **efeitos agudos** do ACTH ocorrem dentro de minutos. O colesterol é mobilizado rapidamente a partir de gotículas lipídicas pela ativação pós-translacional da enzima colesterol éster hidrolase e é transportado para a membrana mitocondrial externa. O ACTH aumenta rapidamente a expressão do gene da proteína StAR e ativa a proteína StAR por meio de uma fosforilação dependente de proteína quinase A (PKA). Em conjunto, essas ações agudas de ACTH aumentam os níveis de pregnenolona.

2. Os **efeitos crônicos** do ACTH ocorrem ao longo de um período de várias horas. Esses efeitos envolvem o aumento da transcrição dos genes que codificam as enzimas esteroidogênicas e suas coenzimas. O ACTH também aumenta a expressão do receptor de LDL e do receptor *scavenger* BI (SR-BI; o receptor de lipoproteína de alta densidade [HDL]).

3. As **ações tróficas** do ACTH sobre a zona fasciculada e a zona reticular ocorrem ao longo de um período de semanas e meses. Esse efeito é exemplificado pela atrofia da zona fasciculada em pacientes que recebem níveis terapêuticos (ou

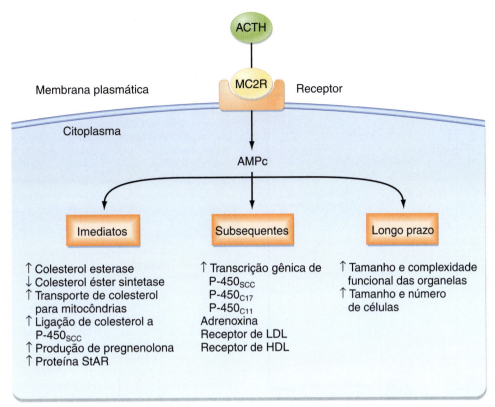

• **Figura 43.11** Resumo das ações de ACTH sobre células-alvo adrenocorticais. Observar que o principal segundo mensageiro, AMPc, ativa os mediadores proteicos imediatos e também induz a produção de mediadores proteicos tardios. HDL, lipoproteína de alta densidade; LDL, lipoproteína de baixa densidade.

seja, suprafisiológicos) de análogos de glicocorticoides por no mínimo três semanas. Nessas condições, os corticosteroides exógenos reprimem completamente a produção de CRH e ACTH, resultando assim na atrofia da zona fasciculada e declínio da produção endógena de cortisol (Figura 43.12). No fim da terapia, esses pacientes precisam ter sua dose de glicocorticoides exógenos reduzida lentamente para permitir o restabelecimento do eixo hipotálamo-hipófise-adrenal e da zona fasciculada com o objetivo de aumentar e produzir quantidades adequadas de cortisol.

O cortisol inibe tanto a expressão do gene *POMC* nos corticotrofos quando a expressão do gene pró-CRH no hipotálamo. Contudo, o estresse intenso pode se sobrepor aos efeitos de retroalimentação negativa de cortisol no hipotálamo e redefinir o "ponto de ajuste" em um nível mais elevado.

Zona reticular

A zona mais interna, a zona reticular, começa a aparecer após o nascimento com aproximadamente 5 anos. Os androgênios adrenais, especialmente DHEAS, o principal produto da zona reticular, tornam-se detectáveis na circulação com aproximadamente 6 anos. Esse início de produção de androgênios pela adrenal é chamado **adrenarca** e contribui para o aparecimento dos pelos axilares e púbicos aproximadamente aos 8 anos. Os níveis de DHEAS continuam a aumentar, com um pico na metade da terceira década de vida, e então declinam progressivamente com a idade.

Síntese de androgênios na zona reticular

A zona reticular difere da zona fasciculada em vários aspectos importantes em relação à atividade enzimática esteroidogênica (Figura 43.8). Em primeiro lugar, 3β-HSD é expressa em níveis muito baixos na zona reticular; portanto, a via Δ5 predomina na zona reticular. Segundo, a zona reticular expressa cofatores ou condições que ampliam a função de 17,20-liase de CYP17, consequentemente gerando a molécula precursora androgênica de 19 carbonos **deidroepiandrosterona (DHEA)** a partir da 17-hidroxipregnenolona. Além disso, a zona reticular expressa **DHEA sulfotransferase (gene *SULT2A1*)**, que converte DHEA em **DHEAS** (Figura 43.13). Uma quantidade limitada do androgênio Δ4 **androstenediona** também é produzida na zona reticular. Embora pequenas quantidades de androgênios potentes (por ex., testosterona) ou estrogênios de 18 carbonos normalmente sejam produzidas pelo córtex da adrenal humana, a maioria dos esteroides sexuais ativos é produzida basicamente a partir da **conversão periférica** de DHEAS e androstenediona.

Metabolismo e destino de DHEAS e DHEA

DHEAS pode ser convertido novamente em DHEA pelas **sulfatases** periféricas e DHEA e androstenediona podem ser convertidas em androgênios ativos (testosterona, di-hidrotestosterona) perifericamente nos dois sexos. DHEA liga-se à albumina e outras globulinas no sangue com baixa afinidade, portanto é excretada de modo eficiente pelos rins. A meia-vida de DHEA corresponde a 15 a 30 minutos. Em contraste, DHEAS liga-se à albumina com afinidade muita alta e tem meia-vida de 7 a 10 horas.

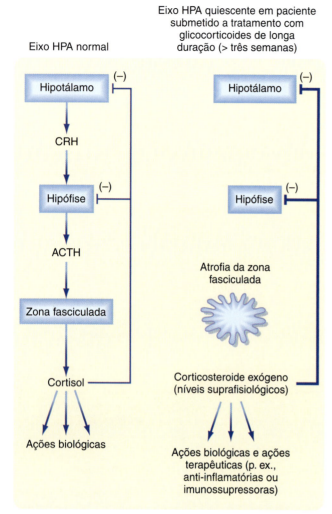

- **Figura 43.12** Comparação de um eixo hipotálamo-hipófise-adrenal (HPA) normal com um eixo HPA quiescente em um indivíduo que recebe terapia com glicocorticoide exógeno. A última provoca atrofia da zona fasciculada após três semanas, consequentemente exigindo descontinuação cuidadosa do regime para permitir a reformulação do tecido adrenal antes da interrupção total da administração exógena de corticosteroides. (Modificada de White BA, Porterfield SP. *Endocrine and Reproductive Phisiology*. 4th ed. Philadelphia: Mosby; 2013.)

Ações fisiológicas dos androgênios adrenais

Em homens, a contribuição de androgênios adrenais para androgênios ativos é desprezível. Contudo, em mulheres, a adrenal contribui com aproximadamente 50% dos androgênios ativos circulantes, que são necessários para o crescimento de pelos axilares e pubianos e para a libido.

Além de fornecer precursores androgênicos, não está claro que outro papel ou papéis, se houver, a zona reticular desempenha em adultos humanos. DHEAS é o hormônio circulante mais abundante em adultos jovens. Ele aumenta de modo estável até atingir um pico na metade da terceira década e diminui de modo estável a partir de então. Portanto, existe um interesse considerável no possível papel de DHEAS no processo de envelhecimento. Contudo, a função desse esteroide abundante em adultos jovens e o possível impacto de seu desaparecimento gradual no envelhecimento ainda são pouco compreendidos. Deve-se observar que

NA CLÍNICA

Na presença de um excesso de androgênios adrenais (p. ex., tumor adrenal, síndrome de Cushing, hiperplasia adrenal congênita), pode ocorrer **masculinização das mulheres**. Isso envolve a masculinização intrauterina da genitália externa (p. ex., aumento do clitóris) e excesso de pelos faciais e corporais (chamado **hirsutismo**) e acne em mulheres adultas. Um excesso de androgênios adrenais também parece ter um papel na alteração da ovulação ovariana (ou seja, síndrome do ovário policístico).

NA CLÍNICA

Um aspecto clínico crucial da regulação da zona reticular é que nem androgênios adrenais nem seus metabólitos mais potentes (p. ex., testosterona, di-hidrotestosterona, estradiol-17β) efetuam uma retroalimentação negativa sobre ACTH ou CRH (Figura 43.14). Isso significa que um defeito enzimático associado à síntese de cortisol (p. ex., deficiência de CYP21B) está associado a um aumento dramático tanto de ACTH (sem retroalimentação negativa a partir de cortisol) quanto de androgênios adrenais (devido à elevação de ACTH). É essa característica do eixo hipotálamo-hipófise-adrenal que origina a **hiperplasia adrenal congênita (CAH)**. Essa condição leva a níveis excessivos de androgênios, que provocam genitália ambígua em recém-nascidos do sexo feminino.

o declínio de DHEA e DHEAS relacionado à idade levou ao uso popular desses esteroides como suplemento dietético, embora estudos recentes não indiquem efeitos benéficos.

Regulação da função da zona reticular

O ACTH é o principal regulador da zona reticular. Tanto DHEA quanto androstenediona exibem o mesmo ritmo diurno do cortisol (DHEAS não, devido a sua longa meia-vida circulante). Além disso, a zona reticular exibe as mesmas alterações atróficas que a zona fasciculada em condições tipificadas por uma quantidade pequena ou ausente de ACTH. Contudo, outros fatores devem regular a função dos androgênios adrenais. A adrenarca ocorre em situações de níveis constantes de ACTH e cortisol e a elevação e o declínio de DHEAS não estão associados a um padrão semelhante de produção de ACTH ou cortisol. Contudo, os outros fatores, sejam extra-adrenais ou intra-adrenais, ainda são desconhecidos.

Zona glomerulosa

A zona delgada mais externa da adrenal, a zona glomerulosa, produz o mineralocorticoide aldosterona, que regula a homeostasia hidrossalina (Capítulos 35 e 36). A zona glomerulosa é minimamente influenciada por ACTH. Em vez disso, é regulada principalmente pelo sistema renina-angiotensina, [K^+] plasmática e peptídeo natriurético atrial (PNA).

Um aspecto importante da capacidade esteroidogênica da zona glomerulosa é que ela não expressa CYP17. Portanto, as células

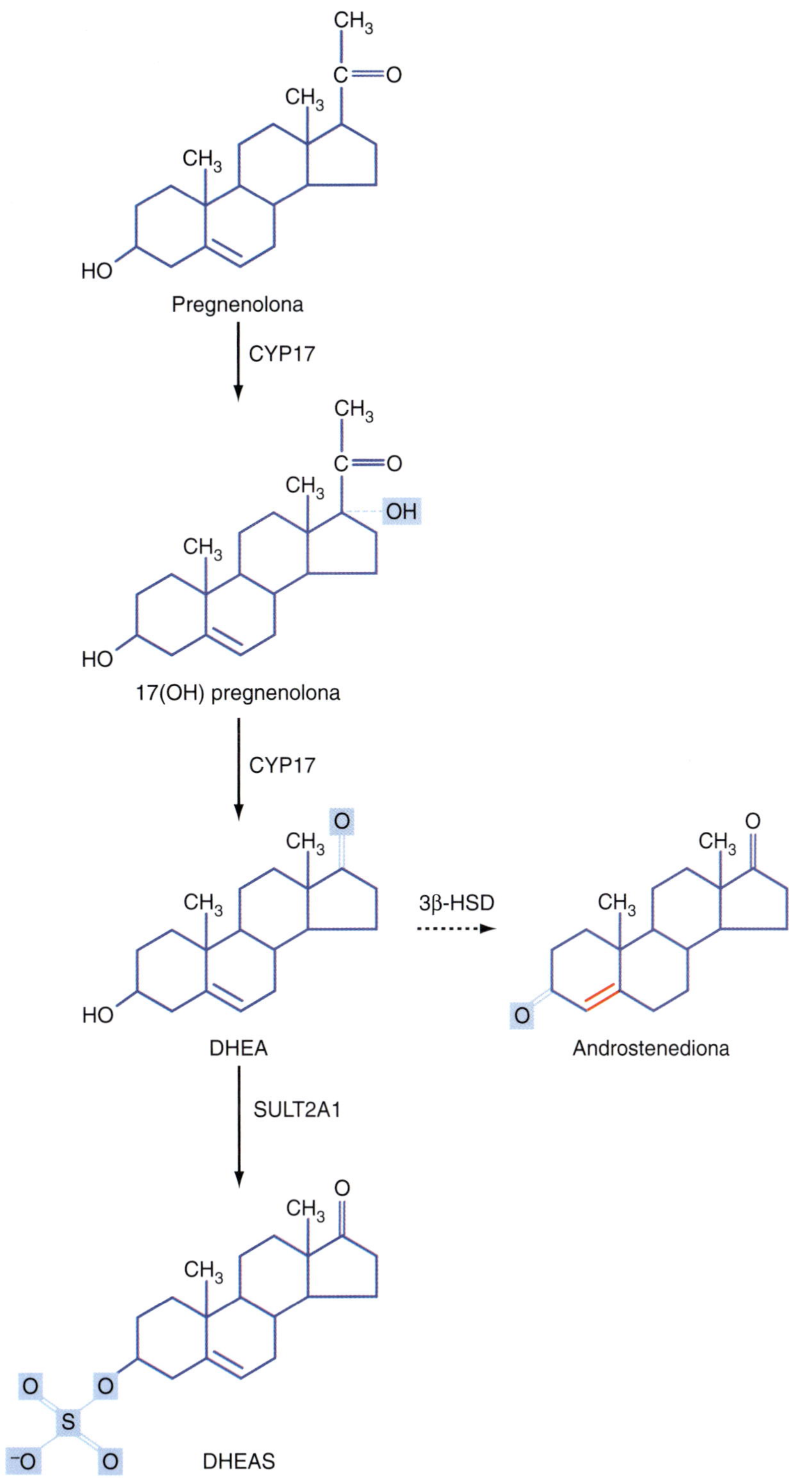

CAPÍTULO 43   Glândula Adrenal   753

• Figura 43.13 Vias esteroidogênicas na zona reticular. A primeira reação comum da via, a conversão de colesterol em pregnenolona por CYP11A1, não é mostrada. A expressão de 3β-hidroxiesteroide desidrogenase (3β-HSD) é relativamente baixa na zona reticular; portanto, androstenediona é um produto menor em comparação a DHEA e DHEAS. A zona reticular também produz uma pequena quantidade de testosterona e estrogênio (não mostrados). (Modificada de White BA, Porterfield SP. *Endocrine and Reproductive Phisiology. 4th* ed. Philadelphia: Mosby; 2013.)

da zona glomerulosa nunca sintetizam cortisol, nem androgênios adrenais em nenhuma forma. Pregnenolona é convertida em progesterona e DOC por 3β-HSD e CYP21, respectivamente (Figura 43.15). Um aspecto completamente específico da zona glomerulosa entre as glândulas esteroidogênicas é sua expressão de CYP11B2, que é regulada por diferentes vias de sinalização.

Além disso, a enzima codificada por CYP11B2, a **aldosterona sintase**, catalisa as últimas três reações de DOC para aldosterona no interior da zona glomerulosa. Essas reações são 11-hidroxilação de DOC para formar corticosterona, 18-hidroxilação para formar 18-hidroxicorticosterona e 18-oxidação para formar aldosterona (Figuras 43.8 e 43.15).

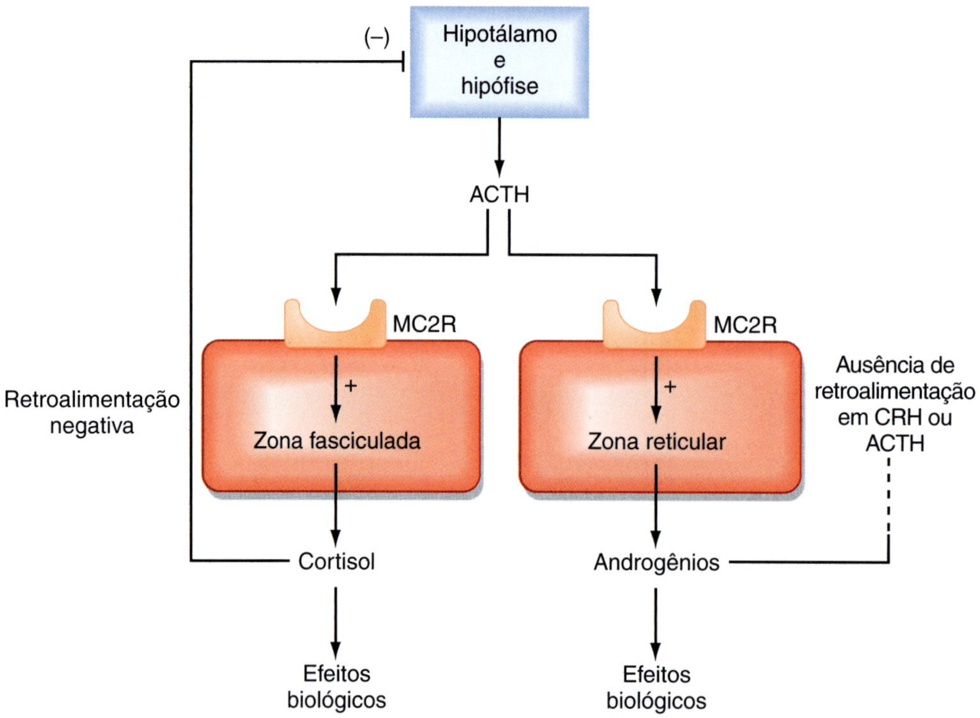

• **Figura 43.14** A "brecha" do eixo hipotálamo-hipófise-adrenal. ACTH estimula a produção de cortisol e androgênios adrenais, mas apenas cortisol efetua a retroalimentação negativa em ACTH e CRH. Portanto, se a produção de cortisol for bloqueada (ou seja, deficiência de CYP11B1), os níveis de ACTH aumentam juntamente com os androgênios suprarrenais. (Modificada de White BA, Porterfield SP. *Endocrine and Reproductive Phisiology*. 4th ed. Philadelphia: Mosby; 2013.)

 NA CLÍNICA

CYP11B1 (expressa apenas na zona fasciculada) e CYP11B2 (expressa apenas na zona glomerulosa) estão localizadas no cromossomo 8 em humanos, apresentam 95% de similaridade e estão separadas entre si por apenas cerca de 50 quilobases. Isso aumenta a possibilidade de cruzamento desigual durante a gametogênese, com a formação de genes híbridos. Em um caso, a região promotora e a extremidade 5' do gene *CYP11B1* são fundidas na extremidade 3' do gene *CYP11B2*. Esse arranjo faz que a aldosterona sintase seja expressa nas zonas fasciculada e reticular sob controle de ACTH. Uma vez que aldosterona já não está sob controle de retroalimentação pelo sistema renina-angiotensina (Capítulo 35), os níveis de aldosterona são elevados e ocorre hipertensão. Essa forma de aldosteronismo primário é chamada **aldosteronismo remediável por glicocorticoides** e é herdada de modo autossômico dominante. Essa doença pode ser confirmada pela técnica de reação em cadeia da polimerase e pela mensuração de 18-hidroxicortisol e 18-oxicortisol em uma amostra de urina de 24 horas. A doença é tratada pela **administração de glicocorticoides**, que suprimem ACTH e, consequentemente, a expressão do gene híbrido.

Transporte e metabolismo da aldosterona

A aldosterona liga-se à albumina e à proteína de ligação de corticosteroides no sangue com baixa afinidade e, por isso, tem meia-vida biológica de aproximadamente 20 minutos. Quase toda a aldosterona é inativada em uma passagem pelo fígado, conjugada a um grupo glicuronídeo e excretada pelos rins.

Mecanismo de ação da aldosterona

A aldosterona age em grande parte como o cortisol (e outros hormônios esteroides) pelo fato de que seu mecanismo de ação primário é mediado pela ligação a um receptor intracelular específico (ou seja, o **receptor de mineralocorticoide [MR]**). Após a dissociação das proteínas chaperonas, translocação nuclear, dimerização e ligação ao elemento de resposta de mineralocorticoides (MRE), o complexo aldosterona-MR regula a expressão de genes específicos (Capítulo 3). Como discutido anteriormente, o cortisol liga-se a MR com uma afinidade importante. Contudo, como também já discutido, as células que expressam MR também expressam 11β-HSD2, que converte cortisol no esteroide inativo cortisona (Figura 43.16). A cortisona pode ser novamente convertida em cortisol por 11β-HSD1, que é expressa em vários tecidos sensíveis a glicocorticoides, incluindo o fígado e a pele.

NA CLÍNICA

Estudos clínicos em seres humanos revelaram efeitos nocivos da aldosterona sobre a função cardiovascular, independentemente de seus efeitos sobre a reabsorção renal de sódio e água. A aldosterona tem um **efeito pró-inflamatório** e **pró-fibrótico** sobre o sistema cardiovascular e causa hipertrofia e remodelagem do ventrículo esquerdo. Esse efeito da aldosterona está associado a maiores morbidade e mortalidade em pacientes com hipertensão essencial.

Ações fisiológicas da aldosterona

As ações e a regulação da aldosterona são discutidas no Capítulo 35.

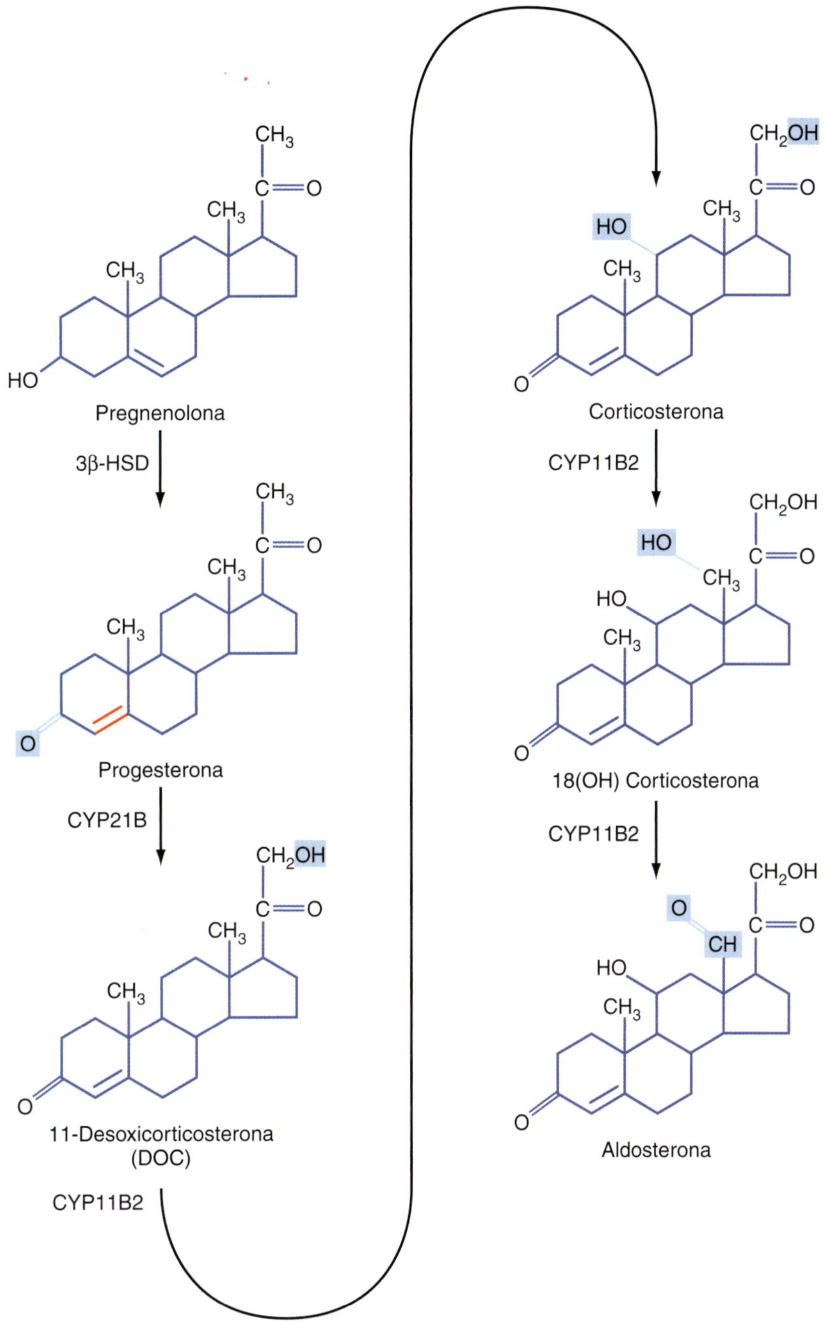

CAPÍTULO 43 Glândula Adrenal

• Figura 43.15 Vias esteroidogênicas na zona glomerulosa. A primeira reação comum na via, a conversão de colesterol em pregnenolona por CYP11A1, não é mostrada. Observar que as últimas três reações são catalisadas por CYP11B2. (Modificada de White BA, Porterfield SP. *Endocrine and Reproductive Phisiology. 4th ed*. Philadelphia: Mosby; 2013.)

NA CLÍNICA

A **doença de Addison** é definida por **insuficiência adrenal primária**, geralmente com deficiência de mineralocorticoides e glicocorticoides. Na América do Norte e Europa, a causa mais prevalente da doença de Addison é a **destruição autoimune do córtex adrenal**. Devido à deficiência cortisol, a secreção de ACTH aumenta. Níveis elevados de ACTH podem competir por MC1R nos melanócitos e causar um aumento da pigmentação da pele, particularmente em dobras da pele, cicatrizes e gengivas (Figura 43.14). A perda de mineralocorticoides provoca contração do volume extracelular, o que produz hipovolemia circulatória

e consequente queda da pressão arterial. Uma vez que a perda de cortisol diminui a resposta vasopressora a catecolaminas, a resistência vascular periférica diminui, facilitando assim o desenvolvimento de hipotensão. Indivíduos com doença de Addison também são propensos à hipoglicemia quando submetidos a estresse ou jejum e intoxicação hídrica pode ocorrer se um excesso de água for ingerido. Uma vez que o cortisol é importante para a função muscular, também ocorre fraqueza muscular na deficiência de cortisol. A perda de cortisol provoca anemia, diminuição da motilidade e secreção GI e redução da absorção de

(continua)

ferro e vitamina B$_{12}$. O apetite diminui com a deficiência de cortisol e essa diminuição do apetite, associada à disfunção GI, predispõe esses indivíduos à perda de peso. Esses pacientes muitas vezes apresentam perturbações de humor e comportamento e são mais suscetíveis à depressão.

O **excesso de hormônio adrenocortical** é chamado **síndrome de Cushing**. O uso **farmacológico** de corticosteroides exógenos atualmente é a causa mais comum da síndrome de Cushing. A causa mais prevalente seguinte são **tumores secretores de ACTH**. A forma da síndrome de Cushing causada por um adenoma hipofisário funcional é chamada *doença de Cushing*. A quarta causa mais comum da síndrome de Cushing é o **hipercortisolismo primário**, resultante de um tumor funcional da adrenal. Se o distúrbio for primário ou causado pelo tratamento com corticosteroides, a secreção de ACTH será suprimida e não ocorrerá aumento da pigmentação cutânea. Contudo, se a hipersecreção da adrenal for o resultado de um tumor não hipofisário secretor de ACTH, os níveis de ACTH às vezes são altos o suficiente para aumentar a pigmentação cutânea.

O aumento da secreção de cortisol causa ganho de peso com uma distribuição centrípeta característica da gordura e uma "corcova de búfalo". A face parece arredondada (deposição de gordura) e as bochechas podem ser avermelhadas, em parte devido à policitemia. Os membros são delgados devido ao desgaste dos músculos esqueléticos (em decorrência do aumento da proteólise) e a fraqueza muscular é evidente (causada por proteólise muscular e hipocalemia). A fraqueza dos músculos proximais é aparente, de modo que o paciente pode apresentar dificuldade para subir escadas ou levantar a partir de uma posição sentada. O acúmulo de gordura abdominal associado à atrofia dos músculos abdominais e ao adelgaçamento da pele produz um abdome grande e com protrusão. Estrias abdominais roxas são observadas como resultado da lesão cutânea pela proteólise prolongada, aumento da gordura intra-abdominal e perda de tônus muscular abdominal. Fragilidade capilar ocorre devido à lesão do tecido conjuntivo que sustenta os capilares. Os pacientes têm probabilidade de exibir sinais de osteoporose e cicatrização de feridas inadequada. Apresentam perturbações metabólicas que incluem intolerância à glicose, hiperglicemia e resistência à insulina (Figura 43.10). O hipercortisolismo prolongado pode provocar manifestações de diabetes *mellitus*. Devido à supressão do sistema imunológico causada pelos glicocorticoides, os pacientes são mais suscetíveis à infecção. A atividade mineralocorticoide dos glicocorticoides e o possível aumento da secreção de aldosterona produzem retenção de sais e subsequente retenção de água, provocando hipertensão. A secreção excessiva de androgênios em mulheres pode produzir hirsutismo, calvície com um padrão masculino e aumento do clitóris (síndrome adrenogenital).

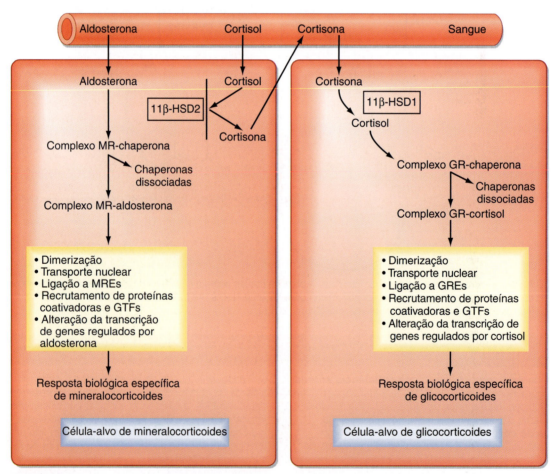

• **Figura 43.16** O receptor de mineralocorticoide (MR) é protegido da ativação por cortisol pela enzima 11β-hidroxiesteroide desidrogenase tipo 2 (11β-HSD2), que converte cortisol em cortisona inativa. A cortisona pode ser convertida novamente em cortisol nas células-alvo de glicocorticoides pela enzima 11β-HSD tipo 1. GRE, elemento de resposta de glicocorticoides; GTF, fatores de transcrição gerais; MRE, elemento de resposta de mineralocorticoides. (Modificada de White BA, Porterfield SP. *Endocrine and Reproductive Phisiology*. 4th ed. Philadelphia: Mosby; 2013.)

NA CLÍNICA

Qualquer bloqueio enzimático que diminua a síntese de cortisol aumentará a secreção de ACTH e produzirá hiperplasia adrenal. A forma mais comum de hiperplasia adrenal congênita é decorrente da deficiência de enzima **21-hidroxilase (CYP21)**. Esses indivíduos não conseguem produzir quantidades normais de cortisol, **desoxicortisol**, DOC, corticosterona ou aldosterona (Figuras 43.8 e 43.9C). Devido ao comprometimento da produção de cortisol e níveis elevados resultantes de ACTH, a esteroidogênese é estimulada, aumentando assim os produtos de síntese "a montante" da enzima ausente, assim como produtos da zona reticular. Uma vez que os últimos incluem os androgênios adrenais, um feto do sexo feminino será masculinizado. Como não conseguem produzir mineralocorticoides, aldosterona, DOC e corticosterona, os pacientes com esse distúrbio terão dificuldade para reter sal e manter o volume extracelular. Como consequência, é provável que apresentem hipotensão. Se o bloqueio ocorrer na etapa seguinte, **11β-hidroxilase** (CYP11B1), **DOC** será formada e os níveis de DOC sofrerão acúmulo (Figuras 43.8 e 43.9C). Uma vez que DOC tem **atividade mineralocorticoide importante** e seus níveis são elevados, esses indivíduos tendem a reter sal e água e apresentar hipertensão.

Pontos-chave

1. A glândula adrenal é composta por um córtex de origem mesodérmica e uma medula de origem neuroectodérmica. O córtex produz hormônios esteroides e a medula produz catecolaminas.

2. As enzimas limitantes na síntese medular das catecolaminas são a tirosina hidroxilase e a dopamina β-hidroxilase, que são induzidas pela estimulação simpática, e a feniletanolamina-N-metiltransferase, que é induzida pelo cortisol.

3. As catecolaminas aumentam os níveis séricos de glicose e ácidos graxos. Elas estimulam a gliconeogênese, a glicogenólise e a lipólise. As catecolaminas aumentam o débito cardíaco, mas apresentam efeitos seletivos sobre o fluxo sanguíneo para diferentes órgãos.

4. Um feocromocitoma é um tumor de tecido cromafim que produz quantidades excessivas de catecolaminas. Os sintomas do feocromocitoma geralmente são esporádicos e incluem hipertensão, cefaleias, sudorese, ansiedade, palpitações, dor torácica e hipotensão ortostática.

5. O córtex da adrenal apresenta uma divisão nítida em zonas estruturais e funcionais: a zona glomerulosa produz o mineralocorticoide aldosterona, a zona fasciculada produz o glicocorticoide cortisol e a zona reticular produz os androgênios fracos DHEA e DHEAS.

6. O cortisol liga-se ao receptor de glicocorticoide. Durante o estresse, o cortisol aumenta a glicose sanguínea ao aumentar a gliconeogênese no fígado e decompor a proteína muscular para suprir os precursores da gliconeogênese. O cortisol também diminui a captação de glicose no músculo e no tecido adiposo e tem ações permissivas sobre o glucagon e as catecolaminas. O cortisol tem múltiplos efeitos em outros tecidos. Do ponto de vista farmacológico, o efeito mais importante é seu efeito imunossupressor/anti-inflamatório.

7. O cortisol é regulado pelo eixo CRH-ACTH-cortisol. O cortisol efetua uma retroalimentação negativa no hipotálamo, nos neurônios produtores de CRH e nos corticotrofos hipofisários. CRH é regulado por várias formas de estresse, incluindo citocinas pró-inflamatórias, hipoglicemia, estresse neurogênico e hemorragia, e pela estimulação diurna.

8. Os androgênios adrenais DHEA, DHEAS e androstenediona são precursores androgênicos. Eles podem ser convertidos perifericamente em androgênios ativos e fornecem aproximadamente 50% dos androgênios circulantes em mulheres. Em homens, o papel dos androgênios adrenais, se houver, ainda são obscuros. Em mulheres, os androgênios adrenais promovem crescimento de pelos púbicos e axilares e a libido. O excesso de androgênios adrenais em mulheres pode provocar vários graus de virilização e disfunção ovariana.

9. A zona glomerulosa do córtex adrenal é o local de produção de aldosterona. A aldosterona é o mineralocorticoide de ocorrência natural mais potente em humanos. Ela promove a reabsorção de Na^+ e água no túbulo distal e no ducto coletor, ao mesmo tempo promovendo a secreção renal de K^+ e H^+. A aldosterona promove a absorção de Na^+ e água no cólon e nas glândulas salivares. Também tem um efeito pró-inflamatório e pró-fibrótico sobre o sistema cardiovascular e causa hipertrofia e remodelagem do ventrículo esquerdo.

10. As principais ações da angiotensina II sobre o córtex da adrenal são o aumento do crescimento e vascularização da zona glomerulosa, aumento da atividade da enzima StAR e CYP11B2 e aumento da síntese de aldosterona.

11. Os principais estímulos para a produção de aldosterona são uma elevação de angiotensina II e uma elevação da $[K^+]$ sérica. O principal sinal inibitório é ANP.

12. A doença de Addison é uma insuficiência adrenocortical. Os sintomas comuns incluem hipotensão, hiperpigmentação, fraqueza muscular, anorexia, hipoglicemia e acidose hipercalêmica.

13. A síndrome de Cushing é o resultado de hipercortisolemia. Se a base do distúrbio for um aumento da secreção hipofisária de adrenocorticotrofina, o distúrbio é chamado *doença de Cushing*. Os sintomas comuns da síndrome Cushing incluem distribuição centrípeta de gordura, desgaste muscular, fraqueza muscular proximal, pele delgada com estrias abdominais, fragilidade capilar, resistência à insulina e policitemia.

14. A hiperplasia adrenal congênita é causada por uma deficiência enzimática congênita que bloqueia a produção de cortisol. O bloqueio enzimático produz uma elevação da secreção de ACTH, que estimula o crescimento do córtex adrenal e a secreção de precursores produzidos antes do bloqueio. A deficiência de 21-hidroxilase (CYP21B) é a forma mais comum.

44

Sistemas Reprodutores Masculino e Feminino

OBJETIVOS DE APRENDIZADO

Após a conclusão deste capítulo, o estudante será capaz de responder às seguintes questões:

1. Descrever os componentes anatômicos gerais do sistema reprodutor masculino e feminino.
2. Mapear a organização do testículo, com as células de Sertoli e as células espermáticas em desenvolvimento dentro do compartimento intralobular, e as células de Leydig e o plexo capilar dentro do compartimento interlobular/intersticial.
3. Ilustrar os processos de espermatogênese e espermiogênese.
4. Listar as funções da célula de Sertoli.
5. Esquematizar o processo de síntese da testosterona dentro das células de Leydig e a conversão periférica de testosterona em estradiol ou em di-hidrotestosterona.
6. Esquematizar o eixo hipotálamo/hipófise/testículo masculino, incluindo todos os tipos de células e hormônios envolvidos.
7. Mapear a organização do ovário e descrever os vários estágios de desenvolvimento folicular, ovulação e formação do corpo-lúteo.
8. Listar os estágios e o controle da progressão das células germinativas femininas da ovogônia para o óvulo.
9. Mapear as vias esteroidogênicas nos tipos celulares correspondentes que levam à síntese de andrógeno, estrógeno e progesterona.
10. Esquematizar o eixo hipotálamo/hipófise/ovário feminino durante o ciclo menstrual, incluindo todos os tipos celulares e hormônios envolvidos.
11. Explicar as alterações no trato feminino, com ênfase no endométrio uterino, durante o ciclo menstrual.
12. Listar os eventos envolvidos na fertilização.
13. Descrever o desenvolvimento e a função da placenta.
14. Descrever o desenvolvimento e a função das glândulas mamárias.

Os dois componentes anatômicos mais básicos do sistema reprodutor são as **gônadas** e o **trato reprodutor**. As gônadas (**testículos e ovários**) realizam uma **função endócrina** que é regulada dentro de um eixo hipotálamo-hipofisário-gonadal. As gônadas são distintas de outras glândulas endócrinas na medida em que elas também realizam a **gametogênese**. O trato reprodutor está envolvido em vários

aspectos do desenvolvimento, função e transporte dos gametas e, nas mulheres, permite e fertilização, implantação e gestação. A gametogênese nas gônadas e o desenvolvimento e a fisiologia do trato reprodutor são absolutamente dependentes da função endócrina das gônadas. As ramificações clínicas desta dependência hormonal incluem infertilidade em face da baixa produção de hormônios sexuais, genitália ambígua pela expressão desregulada de hormônios ou expressão do receptor de hormônios e cânceres responsivos a hormônios, especialmente o câncer de mama e de útero em mulheres e o câncer de próstata em homens.

Sistema reprodutor masculino

O sistema reprodutor masculino evoluiu para a **gametogênese contínua ao longo da vida** associada à **inseminação interna ocasional** com **alta densidade de espermatozoides** ($> 60 \times 10^6$/mL em 3 a 5 mL de sêmen). Em homens adultos, os papéis básicos dos hormônios gonadais são (1) o suporte à gametogênese (espermatogênese), (2) a manutenção do trato reprodutor masculino e a produção de sêmen e (3) a manutenção das características sexuais secundárias e da libido. Não há uma ciclicidade global dessa atividade nos homens.

Testículo

Histofisiologia

Ao contrário dos ovários, os testículos residem fora da cavidade abdominal no **escroto** (Figura 44.1). Esse local mantém a temperatura testicular cerca de 2°C mais baixa do que a temperatura corporal, o que é crucial para o desenvolvimento ideal dos espermatozoides. O **testículo** humano é coberto por uma cápsula de tecido conjuntivo e é dividido em cerca de 300 **lóbulos** por septos fibrosos (Figura 44.2). Dentro de cada lóbulo, há de duas a quatro alças de **túbulos seminíferos**. Cada alça se esvazia em uma rede anastomosada de túbulos chamada *rete testis*. A *rete testis* é contínua com pequenos ductos, os **dúctulos eferentes**, os quais levam os espermatozoides do testículo para a cabeça do **epidídimo** no polo superior do testículo (Figura 44.2). Uma vez no epidídimo, os espermatozoides passam da **cabeça** para o **corpo**, para a **cauda** do epidídimo e, em seguida, para o **vaso (ducto) deferente**. Os **espermatozoides** viáveis podem ser armazenados na cauda do epidídimo e no canal deferente por vários meses.

A presença dos túbulos seminíferos cria dois compartimentos dentro de cada lóbulo: um compartimento intratubular, que é

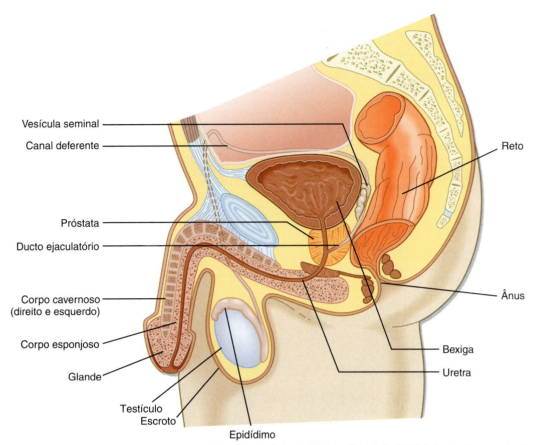

• **Figura 44.1** Anatomia do sistema reprodutor masculino. (Modificada de Drake RL, Vogl W, Mitchell AWM. *Gray's Anatomy for Students*. Philadelphia: Churchill Livingstone; 2005).

composto pelo **epitélio seminífero** avascular do túbulo seminífero, e um compartimento peritubular, que é composto de elementos neurovasculares, células do tecido conjuntivo, células imunológicas, e as **células intersticiais de Leydig**, cuja principal função é produzir **testosterona** (Figura 44.3).

Compartimento intratubular

O túbulo seminífero é revestido por um **epitélio seminífero** complexo composto de dois tipos de células: **espermatozoides** em vários estágios da **espermatogênese** e a **célula de Sertoli**, que é uma "célula-enfermeira" em contato íntimo com todos os espermatozoides (Figura 44.4).[1]

Desenvolvimento de células espermáticas

A espermatogênese envolve os processos de **mitose** e **meiose**. As células-tronco, chamadas **espermatogônias,** residem no nível basal do epitélio seminífero (Figura 44.4, S_A e S_B). As espermatogônias se dividem mitoticamente para gerar espermatogônias-filhas (**espermatocitogênese**). Uma ou mais espermatogônias permanecem dentro da população de células-tronco, firmemente aderentes à lâmina basal. No entanto, a maioria destas espermatogônias filhas entra em divisão meiótica, o que resulta em espermatozoides haploides na conclusão da meiose. Essas divisões são acompanhadas por **citocinese incompleta**, de modo que todas as células-filhas permanecem interconectadas por uma ponte citoplasmática. Essa configuração contribui para a sincronia do desenvolvimento de uma população clonal de espermatozoides. As espermatogônias migram apicalmente para longe da lâmina basal à medida que entram na primeira prófase meiótica. Nesse momento, são chamados **espermatócitos primários** (Figura 44.4, S_1). Durante a primeira prófase meiótica, ocorrem os processos característicos da reprodução sexual, envolvendo reduplicação cromossômica, sinapse, *crossing over* e recombinação homóloga. A conclusão da primeira divisão meiótica dá origem a **espermatócitos secundários**, que rapidamente (*i. e.*, no período de 20 minutos) concluem a segunda divisão meiótica. Os produtos iniciais da meiose são as **espermátides** haploides (Figura 44.4, S_3).

As espermátides são pequenas células arredondadas que sofrem metamorfose notável, chamada **espermiogênese** (Figura 44.5). Os produtos da espermiogênese são os espermatozoides ainda imaturos (Figura 44.4, S_4). À medida que a espermátide amadurece em um espermatozoide, o tamanho do núcleo diminui e uma cauda proeminente é formada. A cauda contém estruturas microtubulares que propelem o espermatozoide, semelhantes a um flagelo. O material da cromatina no núcleo do espermatozoide se condensa, e a maior parte do citoplasma é perdida. O **acrossomo** é uma estrutura circundada por membrana na cabeça do espermatozoide, que atua como um lisossomo e contém enzimas hidrolíticas que são importantes para a fertilização.[2] Essas enzimas permanecem inativas até a reação acrossômica ocorrer (ver "Fertilização").

---

[1] N.R.T.: As células de Sertoli também são chamadas "células sustentaculares", uma vez que apresentam função de sustentação e manutenção nutricional às espermatogônias em desenvolvimento.

[2] N.R.T.: O acrossomo é formado principalmente pelo aparelho de golgi, e contém enzimas semelhantes às presentes nos lisossomos, incluindo enzimas proteolíticas e hialuronidase.

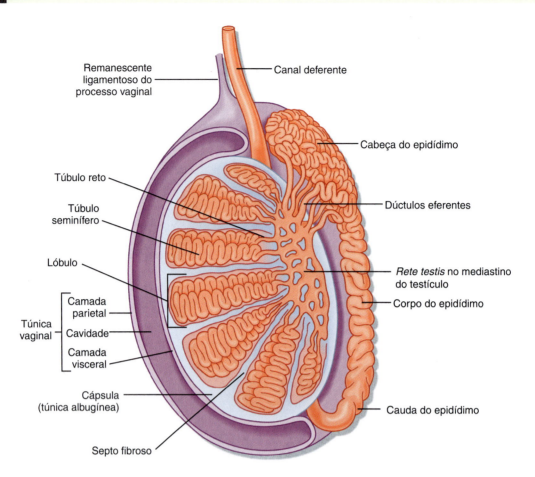

Figura 44.2 Anatomia e organização do testículo. (Modificada de Drake RL, Vogl W, Mitchell AWM. *Gray's Anatomy for Students*. Philadelphia: Churchill Livingstone; 2005.).

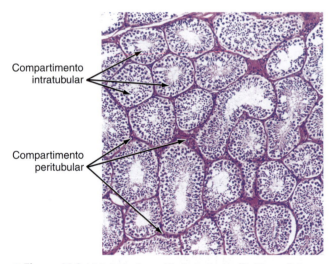

• **Figura 44.3** Histologia de um lóbulo testicular. (De Young B, Lowe JS, Stevens A, Heath JW, Deakin PJ. *Wheater's Functional Histology. A Text and Colour Atlas*. 5th ed. London: Churchill Livingstone; 2006.)

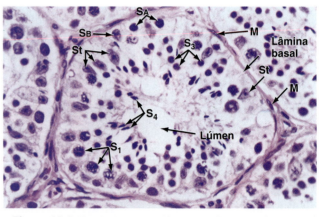

• **Figura 44.4** Histologia de um túbulo seminífero. M, célula mioide fora da lâmina basal; S_1, espermatócito primário; S_3, espermátide; S_4, espermátide madura ou espermatozoide; S_B e S_A, espermatogônia; St, célula de Sertoli. (De Young B, Lowe JS, Stevens A, Heath JW, Deakin PJ. *Wheater's Functional Histology. A Text and Colour Atlas*. 5th ed. London: Churchill Livingstone; 2006.)

Os espermatozoides (Figura 44.4, S_4) são encontrados na superfície luminal do túbulo seminífero. A liberação dos espermatozoides, ou espermiação, é controlada pelas células de Sertoli. O processo de espermatogênese leva cerca de 72 dias. Uma coorte de espermatogônias adjacentes entra no processo a cada 16 dias; portanto, o processo é escalonado em um ponto ao longo de um túbulo seminífero. Além disso, o processo é escalonado ao longo do comprimento de um túbulo seminífero (*i.e.*, nem todas as espermatogônias entram no processo de espermatogênese ao mesmo tempo ao longo de todo o comprimento do túbulo ou em sincronia com todos os outros túbulos; há cerca de 500 túbulos seminíferos por testículo, ver mais adiante). Como os túbulos

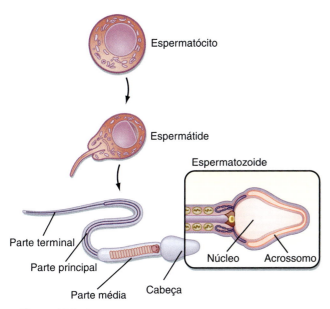

• **Figura 44.5** Estrutura dos espermatozoides durante o processo de espermatogênese e espermiogênese.

seminíferos dentro de um testículo têm cerca de 400 m de comprimento, os espermatozoides são continuamente gerados em muitos locais dentro do testículo a qualquer momento.

Células de Sertoli

As **células de Sertoli** são as verdadeiras células epiteliais do epitélio seminífero e se estendem desde a lâmina basal até o lúmen (Figura 44.4, St). As células de Sertoli circundam as células espermáticas e fornecem apoio estrutural dentro do epitélio, e elas formam junções aderentes e lacunas com todos os estágios das células espermáticas. Por meio da formação e ruptura dessas junções, as células de Sertoli guiam as células espermáticas para o lúmen à medida que avançam para os estágios posteriores da espermatogênese. A espermiação requer a ruptura final das junções células de Sertoli-espermatozoides.

Outra característica estrutural importante das células de Sertoli é a formação de junções estreitas entre as células de Sertoli adjacentes (Figura 44.6). Essas junções células de Sertoli-Sertoli oclusivas dividem o epitélio seminífero em um **compartimento basal** contendo as espermatogônias e os espermatócitos primários em estágio inicial e um **compartimento adluminal** contendo os espermatócitos primários em estágio posterior e todos os estágios subsequentes das células espermáticas. Uma vez que os espermatócitos primários iniciais se movem apicalmente do compartimento basal para o adluminal, as junções estreitas precisam ser desmontadas e remontadas. Essas junções estreitas formam a base física para a **barreira hematotesticular** (Figura 44.6), que cria um microambiente especializado imunologicamente seguro para os espermatozoides em desenvolvimento. Ao bloquear a difusão paracelular, as junções estreitas restringem o movimento de substâncias entre o sangue e as células germinativas em desenvolvimento ao longo de uma via de transporte transcélulas Sertoli e, deste modo, permitem que a célula de Sertoli controle a disponibilidade de nutrientes para as células germinativas.

A função de célula Sertoli saudável é essencial para a viabilidade e o desenvolvimento de células espermáticas. Além disso, a espermatogênese é absolutamente dependente da testosterona produzida pelas células de Leydig peritubulares (ver "Células de Leydig"), mas são as células de Sertoli que expressam o **receptor androgênico** e respondem à testosterona, não os espermatozoides em desenvolvimento. De maneira semelhante, o hormônio foliculoestimulante (FSH) hipofisário também é necessário para a máxima produção de espermatozoides e, novamente, é a célula de Sertoli que expressa o **receptor de FSH**, não os espermatozoides em desenvolvimento. Assim, a testosterona e o FSH sustentam a espermatogênese indiretamente por meio da estimulação da função das células de Sertoli.

As células de Sertoli apresentam múltiplas funções adicionais. Elas expressam a enzima CYP19 (também chamada *aromatase*), que converte a testosterona derivada das células de Leydig ao potente estrógeno **17β-estradiol** (ver "Andrógeno intratesticular"). Essa produção local de estrógeno pode aumentar a espermatogênese em seres humanos. As células de Sertoli também produzem a **proteína de ligação ao andrógeno** (ABP), que mantém um alto nível de andrógeno dentro do compartimento adluminal, nos lumens dos túbulos seminíferos e na parte proximal do trato reprodutor masculino. As células de Sertoli também produzem uma grande quantidade de líquido. Esse líquido proporciona um meio de imersão apropriado para o espermatozoide e ajuda a mover os espermatozoides imóveis do túbulo seminífero para o epidídimo. As células de Sertoli desempenham uma função fagocítica importante englobando **corpos residuais**, que representam o citoplasma perdido pelos espermatozoides durante a espermiogênese.

Finalmente, as células de Sertoli exercem um importante papel endócrino. Durante o desenvolvimento, as células de Sertoli produzem o **hormônio antimülleriano** (**AMH**, também chamado **substância inibitória mülleriana**), que induz a regressão do ducto embrionário mülleriano programado para dar origem ao trato reprodutor feminino (discutido mais adiante). As células de Sertoli também produzem o hormônio **inibina**. A inibina é um hormônio proteico heterodimérico relacionado à família do fator de transformação do crescimento-β. O FSH estimula a produção de inibina, que então retroalimenta negativamente os gonadótropos para inibir a produção de FSH. Assim, a inibina mantém os níveis de FSH dentro de um ponto de ajuste.

Compartimento peritubular

O compartimento peritubular contém a célula endócrina primária do testículo, a **célula de Leydig** (Figura 44.7). Esse compartimento também contém os tipos de células comuns do tecido conjuntivo frouxo e uma rede capilar peritubular extremamente rica que fornece nutrientes aos túbulos seminíferos (por meio das células de Sertoli) enquanto transporta a testosterona dos testículos para a circulação periférica.

Células de Leydig

As células de Leydig são células estromais esteroidogênicas. Essas células sintetizam o colesterol *de novo*, bem como o adquirem por intermédio de receptores de lipoproteína de baixa densidade (LDL) e receptores de lipoproteína de alta densidade (HDL) (também chamados de *receptores escavadores BI* [SR-BI]), e armazenam o colesterol como ésteres de colesterol, conforme descrito para as células adrenocorticais (Capítulo 43). O colesterol livre

762 SEÇÃO 8 Fisiologia Endócrina

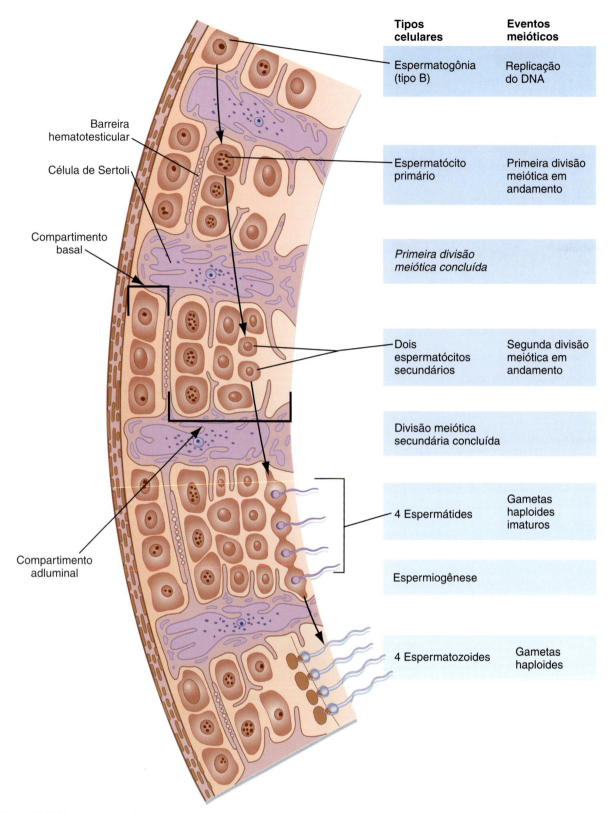

• **Figura 44.6** Disposição das células germinativas no túbulo seminífero à medida que elas progridem ao longo da espermatogênese. (De Carlson BM. *Human Embryology and Developmental Biology*. Philadelphia: Mosby; 2004.)

é gerado por uma hidrolase de éster de colesterol e transferido para a membrana mitocondrial externa e depois para a membrana mitocondrial interna de maneira dependente da **proteína reguladora aguda da esteroidogênese (StAR)**. Como em todas as células esteroidogênicas, o colesterol é convertido em pregnenolona por CYP11A1. A pregnenolona é então processada para progesterona, 17-hidroxiprogesterona e androstenodiona por 3β-hidroxiesteroide desidrogenase (**3β-HSD**) e **CYP17** (Figura 44.8). Recorde-se, no Capítulo 43, de que CYP17 é uma enzima bifuncional com **atividade de 17-hidroxilase** e

CAPÍTULO 44 Sistemas Reprodutores Masculino e Feminino

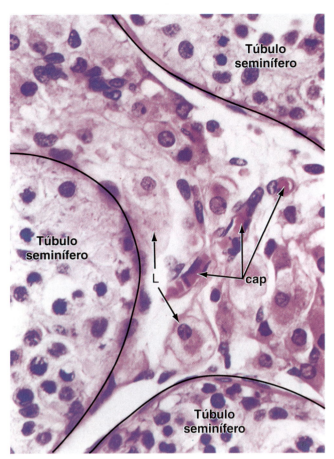

• **Figura 44.7** Histologia do espaço peritubular (entre três túbulos seminíferos) contendo células de Leydig (L) e capilares peritubulares (cap) ricamente vascularizados. (Modificada de Young B, Lowe JS, Stevens A, Heath JW, Deakin PJ. *Wheater's Functional Histology. A Text and Colour Atlas*. 5th ed. London: Churchill Livingstone; 2006.)

atividade de 17,20-liase. CYP17 apresenta um elevado nível de ambas as atividades na célula de Leydig. Nesse contexto, a célula de Leydig é semelhante à célula da zona reticular, exceto que ela expressa um nível mais elevado de 3β-HSD; portanto, a **via Δ4** é em última instância favorecida. Outra diferença importante é que a célula de Leydig expressa uma isoforma de **17β-hidroxiesteroide desidrogenase (17β-HSD tipo 3)** específica da célula de Leydig, que converte eficientemente **androstenediona** em **testosterona** (Figura 44.8).

Destinos e ações dos andrógenos

Andrógeno intratesticular

A testosterona produzida pelas células de Leydig tem vários destinos e múltiplas ações. Devido à proximidade das células de Leydig dos túbulos seminíferos, quantidades significativas de testosterona se difundem para dentro dos túbulos seminíferos e se tornam concentradas no interior do compartimento adluminal pela ABP (Figura 44.8). Os níveis de testosterona dentro dos túbulos seminíferos, que são 100 vezes mais concentrados do que os níveis circulantes de testosterona, são absolutamente necessários para a espermatogênese normal. Como mencionado anteriormente, as células de Sertoli expressam a enzima

CYP19 (aromatase), que converte uma pequena quantidade de testosterona no estrógeno altamente potente **17β-estradiol**. As células espermáticas humanas expressam pelo menos um subtipo do **receptor de estrógeno**, e há alguma evidência, a partir de homens com deficiência de aromatase, de que este estrógeno produzido localmente otimize a espermatogênese em humanos.

Conversão periférica em estrógeno

Em vários tecidos (especialmente no tecido adiposo), a testosterona é convertida em estrógeno (Figura 44.8). Estudos envolvendo homens com deficiência de aromatase mostraram que a incapacidade de produzir estrógeno gera uma alta estatura corporal por causa da falta de fechamento epifisário nos ossos longos, bem como osteoporose. Assim, o estrógeno periférico desempenha um papel importante tanto na maturação óssea quanto na manutenção óssea em homens. Esses estudos também implicaram o estrógeno na promoção da sensibilidade à insulina, melhorando os perfis das lipoproteínas (*i. e.*, aumentando HDL, diminuindo os triglicerídeos e LDL) e exercendo um *feedback* negativo sobre as gonadotrofinas na hipófise e no hipotálamo.

Conversão periférica em di-hidrotestosterona

A testosterona também pode ser convertida em um **andrógeno não aromatizável potente, 5α-di-hidrotestosterona (DHT)**, pela enzima **5α-redutase** (Figura 44.8). Existem duas isoformas de 5α-redutase, tipo 1 e tipo 2. Os principais locais de expressão de 5α-redutase 2 são o trato urogenital masculino, a pele genital, os folículos pilosos e o fígado. A 5α-redutase 2 gera DHT, que é necessária para a masculinização dos órgãos genitais externos no útero e para muitas das alterações associadas à puberdade, incluindo crescimento e atividade da próstata (ver "Trato reprodutor masculino"), crescimento do pênis, escurecimento e pregueamento do escroto, crescimento dos pelos pubianos e axilares, crescimento dos pelos faciais e corporais e aumento da massa muscular (Figura 44.9). O início da expressão de 5α-redutase 1 ocorre na puberdade. Essa isoenzima é expressa principalmente na pele e contribui para a atividade da glândula sebácea e a acne associada à puberdade. Como a DHT exerce fortes efeitos de promoção do crescimento (*i. e.*, tróficos) sobre os seus órgãos-alvo, o desenvolvimento de inibidores seletivos da 5α-redutase 2 provou-se benéfico no tratamento da hipertrofia prostática e do câncer de próstata.

Ações da testosterona periférica

A testosterona exerce ação direta (*i. e.*, sem conversão em DHT) em vários tipos celulares (Figura 44.9). Conforme mencionado anteriormente, a testosterona regula a função da célula de Sertoli. Ela induz o desenvolvimento do trato masculino a partir do ducto mesonéfrico na ausência de 5α-redutase. A testosterona desempenha vários efeitos metabólicos, incluindo o aumento de lipoproteína de muito baixa densidade (VLDL) e LDL, enquanto diminui HDL, a promoção da deposição de tecido adiposo abdominal, o aumento da produção de eritrócitos, a promoção do crescimento ósseo e sua saúde, exercendo um efeito proteico anabólico no músculo. A testosterona é suficiente para manter a função erétil e a libido.

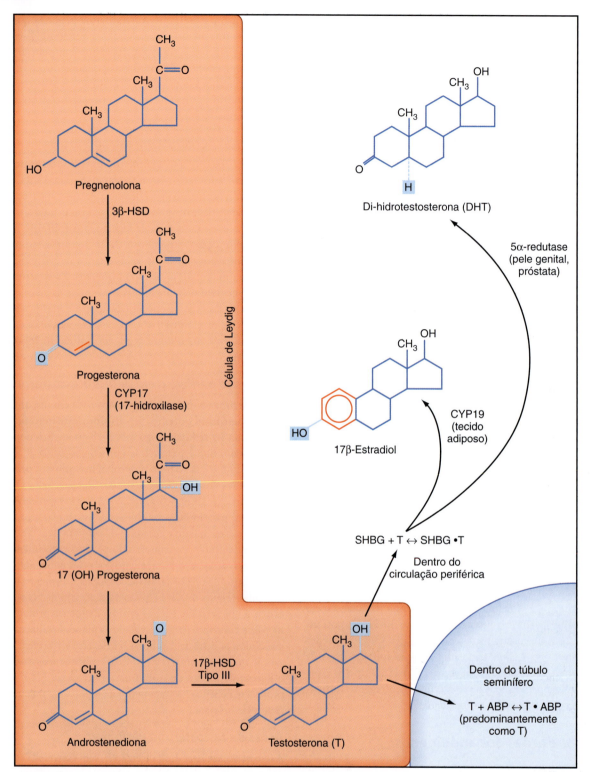

• **Figura 44.8** Via esteroidogênica nas células de Leydig (o primeiro passo da conversão de colesterol em pregnenolona está omitido). A testosterona é sequestrada pela ligação à proteína de ligação ao andrógeno (ABP) dentro dos túbulos seminíferos ou circula dentro da circulação periférica ligada à globulina de ligação aos hormônios sexuais (SHBG) e pode ser convertida perifericamente em di-hidrotestosterona (DHT) ou em 17β-estradiol (E$_2$). (Modificada de White BA, Porterfield SP. *Endocrine Physiology*. 4th ed. Philadelphia: Mosby; 2013.)

Mecanismo de ação do andrógeno

A testosterona e a DHT agem por intermédio do mesmo receptor androgênico (RA). O RA reside no citoplasma ligado às proteínas chaperonas na ausência de ligantes. A ligação da testosterona ao RA ou a ligação da DHT ao RA leva à dissociação das proteínas chaperonas, seguida da translocação nuclear do complexo andrógeno-RA, dimerização, ligação a um **elemento de resposta ao andrógeno (ARE)** e recrutamento de proteínas coativadoras e fatores de transcrição gerais para a vizinhança do promotor de um gene específico. Ainda não está claro como a

CAPÍTULO 44 Sistemas Reprodutores Masculino e Feminino

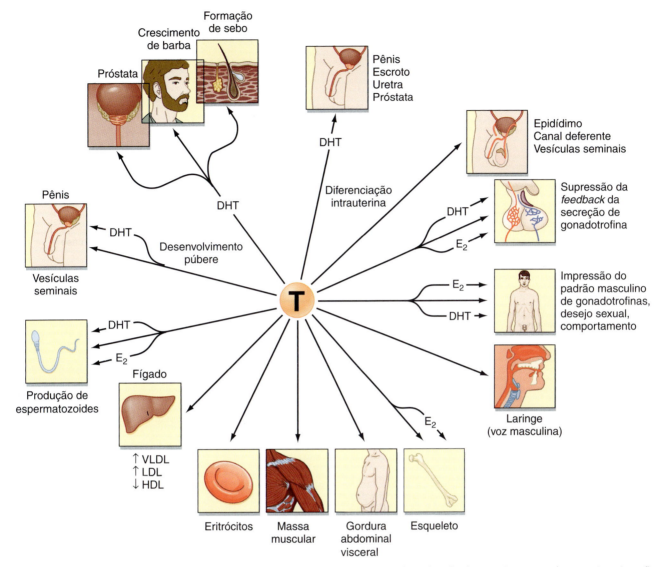

• **Figura 44.9** Espectro de efeitos da testosterona (T). Observe que alguns efeitos resultam da ação da testosterona em si, enquanto outros são mediados pela di-hidrotestosterona (DHT) e o estradiol (E_2) após serem produzidos a partir da testosterona. VLDL, LDL e HDL, lipoproteínas de muito baixa densidade, baixa densidade e alta densidade, respectivamente.

testosterona e a DHT diferem em suas capacidades de ativar o RA no contexto de diferentes tipos celulares. Foi proposto que podem existir diferentes proteínas coativadoras em tipos distintos de células, que podem ter diferentes afinidades para a conformação do RA ativada por testosterona *versus* RA ativado por DHT.

Transporte e metabolismo dos andrógenos

À medida que a testosterona entra na circulação periférica, ela se liga e alcança rapidamente o equilíbrio com as proteínas séricas. Cerca de 60% da testosterona circulante está ligada à globulina de ligação aos hormônios sexuais (SHBG), 38% está ligada à albumina e cerca de 2% permanece como hormônio "livre". A testosterona e os seus metabólitos são excretados principalmente na urina. Aproximadamente 50% dos andrógenos excretados são encontrados como **17-cetoesteroides urinários**, com a maior parte dos restantes sendo andrógenos conjugados ou derivados de diol ou triol. Apenas cerca de 30% dos 17-cetoesteroides na urina são provenientes do testículo; o restante é produzido a partir de andrógenos adrenais. Os andrógenos estão conjugados com glicuronato ou sulfato no fígado e estes **esteroides conjugados** são excretados na urina.

Eixo hipotalâmico-hipofisário-testicular

O testículo é regulado por um eixo endócrino (Figura 44.10) envolvendo neurônios parvicelulares hipotalâmicos produtores de hormônio liberador de gonadotrofina (GnRH) e gonadótropos que produzem hormônio luteinizante (LH) e hormônio foliculoestimulante (FSH).

Regulação da função da célula de Leydig

A célula de Leydig expressa o **receptor de LH**, e o LH atua sobre as células de Leydig, de maneira semelhante ao hormônio adrenocorticotrófico (ACTH ou corticotrofina) sobre as células da zona fasciculada no córtex adrenal (Capítulo 43). Os efeitos rápidos incluem hidrólise de ésteres de colesterol e nova expressão da proteína StAR. Os efeitos menos agudos incluem

Fisiologia Endócrina

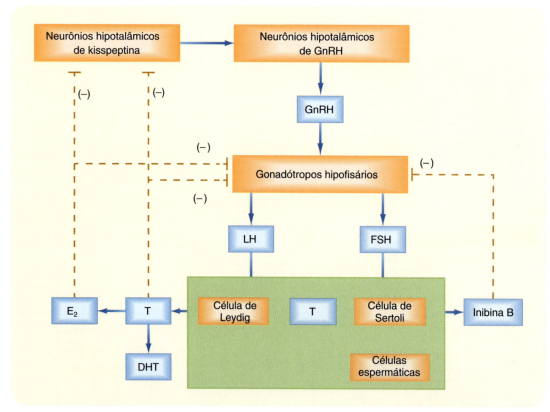

• **Figura 44.10** Eixo hipotalâmico-hipofisário-testicular. DHT, di-hidrotestosterona; E$_2$, estradiol; T, testosterona.

um aumento na expressão do gene da enzima esteroidogênica e na expressão do receptor de lipoproteína de baixa densidade (LDLR). Em longo prazo, o LH promove o crescimento a proliferação da célula de Leydig.

A testosterona e o estradiol produzidos a partir da conversão periférica da testosterona reagem negativamente nos neurônios hipotalâmicos de GnRH indiretamente por meio da inibição dos neurônios produtores de kisspeptina (Figura 44.10). A testosterona e o estradiol também reagem negativamente nos gonadótropos hipofisários. Por outro lado, a DHT, o outro produto principal da conversão periférica da testosterona, tem pouco efeito nos níveis de LH ou FSH.

Regulação da função da célula de Sertoli

A célula de Sertoli é estimulada tanto pela testosterona como pelo FSH. Além de estimular a síntese de proteínas envolvidas no aspecto da função de "célula-enfermeira" exercida pela célula de Sertoli (p. ex., ABP), o FSH estimula a síntese da proteína dimérica **inibina**. A inibina é induzida pelo FSH e reage negativamente ao gonadótropo para inibir seletivamente a produção de FSH (Figura 44.10).

Trato reprodutor masculino

Uma vez que os espermatozoides emergem dos dúctulos eferentes, eles deixam a gônada e entram no trato reprodutor masculino (Figura 44.1). Os segmentos do trato são: o **epidídimo** (**cabeça**, **corpo** e **cauda**), **canal deferente**, **ducto ejaculatório**, **uretra prostática**, **uretra membranosa** e **uretra peniana**. Ao contrário do trato feminino, há um **lúmen contíguo** a partir

 NO NÍVEL CELULAR

Há uma importante característica do eixo reprodutor masculino que se baseia no fato de que os **níveis intratesticulares de testosterona** necessitam ser superiores a 100 vezes os níveis circulantes do hormônio para manter as taxas normais de espermatogênese, mas são os **níveis circulantes de testosterona (e estradiol)** que fornecem o *feedback* negativo para a hipófise e para o hipotálamo. Isso significa que a administração exógena de testosterona pode aumentar os níveis circulantes de testosterona e estradiol suficientes para inibir o LH, mas não o suficiente para se acumular nos testículos na concentração necessária para a espermatogênese normal. No entanto, os níveis de LH diminuídos reduzirão a produção intratesticular de testosterona pelas células de Leydig, o que resulta em níveis reduzidos de espermatogênese (Figura 44.11). Essa característica está sendo atualmente investigada como uma possível estratégia para o desenvolvimento de um **contraceptivo oral masculino**. Essa é também a base para a **esterilidade** em alguns casos de **abuso de esteroide** em homens.

do túbulo seminífero até a extremidade do trato masculino (*i. e.*, a ponta da uretra peniana), e o trato reprodutor masculino se conecta ao **trato urinário distal** (*i. e.*, a uretra masculina). Além de transportar os espermatozoides, as principais funções do trato reprodutor masculino são:

1. *Maturação dos espermatozoides*. Os espermatozoides passam cerca de um mês no **epidídimo**, onde são submetidos à maturação adicional. O epitélio do epidídimo é secretor

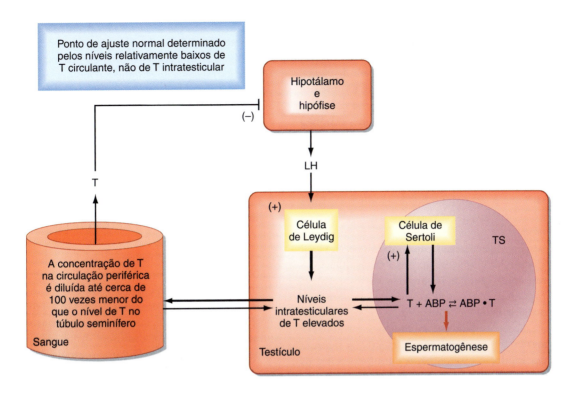
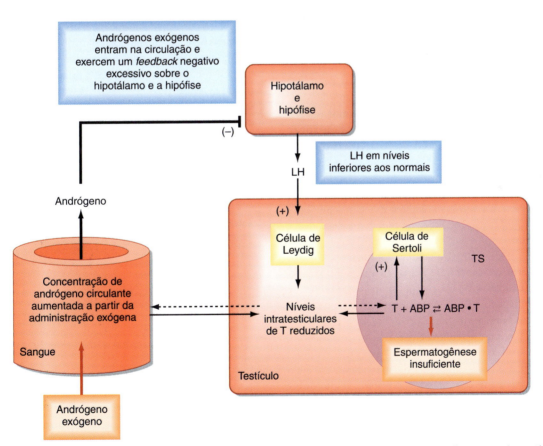

• **Figura 44.11** A diferença entre as concentrações de testosterona intratesticular *versus* testosterona circulante e sua importância no eixo hipotalâmico-hipofisário-testicular. *Painel superior*, ciclo de *feedback* em um homem adulto normal. *Painel inferior*, a administração de testosterona (ou um análogo androgênico) aumenta os níveis de testosterona (andrógeno) circulante, que, por sua vez, aumentam o *feedback* negativo sobre a liberação de LH. Os níveis de LH diminuídos diminuem a atividade das células de Leydig e a produção intratesticular de andrógeno. Níveis de testosterona intratesticular reduzidos resultam em produção de espermatozoides reduzida e podem causar infertilidade. (O ciclo de *feedback* da inibina foi omitido deste diagrama.) TS, túbulo seminífero. (Modificada de White BA, Porterfield SP. *Endocrine Physiology*. 4th ed. Philadelphia: Mosby; 2013.)

e adiciona numerosos componentes ao líquido seminal. Os espermatozoides que entram na cabeça do epidídimo são fracamente móveis, mas são fortemente móveis unidirecionalmente no momento em que saem da cauda. Os espermatozoides também são submetidos ao processo de **descapacitação**, que envolve alterações na membrana celular para prevenir que os espermatozoides sofram a reação acrossômica antes do contato com um óvulo (ver mais adiante). O espermatozoide se torna capacitado pelo trato reprodutor feminino dentro do oviduto. A função do epidídimo depende tanto dos **complexos testosterona luminal-ABP** que provêm dos túbulos seminíferos quanto da testosterona periférica do sangue.

2. *Armazenamento e emissão de espermatozoides.* Os espermatozoides são armazenados na **cauda do epidídimo** e no **canal deferente** durante vários meses sem perda de viabilidade. A principal função do canal deferente, além de fornecer um local de armazenamento, é propelir o esperma durante a relação sexual dentro da uretra masculina. O canal deferente apresenta musculatura muito espessa, que é ricamente inervada por nervos simpáticos. Normalmente, em resposta à repetida estimulação tátil do pênis durante o coito, os músculos do canal deferente recebem descargas de estímulo simpático, que causam contrações peristálticas. O esvaziamento do conteúdo do canal deferente para a uretra prostática é chamado **emissão**. A emissão imediatamente precede a **ejaculação**, que é a propulsão do sêmen para fora da uretra masculina.

3. *Produção e mistura dos espermatozoides com o conteúdo seminal.* Durante a emissão, a contração do canal deferente coincide com a contração das camadas musculares das duas glândulas sexuais acessórias, as **vesículas seminais** (direita e esquerda) e a **próstata** (que envolve a uretra prostática). Neste ponto, os espermatozoides se misturam com todos os componentes do **sêmen**. As vesículas seminais secretam aproximadamente 60% do volume. Essas glândulas são a principal fonte de **frutose**, um nutriente crítico para o esperma. As vesículas seminais também secretam **semenogelinas**, que induzem a coagulação do sêmen imediatamente após a ejaculação. As secreções alcalinas da próstata, que constituem cerca de 30% do volume, são ricas em **citrato, zinco, espermina** e **fosfatase ácida**. O **antígeno prostático específico (PSA)** é uma serina protease que liquefaz o sêmen coagulado após alguns minutos. O PSA pode ser detectado no sangue sob condições de infecção prostática, hipertrofia prostática benigna e carcinoma prostático e é atualmente utilizado como um indicador da saúde da próstata. Os tampões predominantes no sêmen são o fosfato e o bicarbonato. Uma terceira glândula acessória, as **glândulas bulbouretrais** (também chamadas *glândulas de Cowper*), se esvaziam na uretra peniana em resposta à excitação sexual antes da emissão e da ejaculação. Essa secreção é rica em muco, que lubrifica, limpa e tampona a uretra. O número médio de espermatozoides está entre 60 e 100 milhões/mL de sêmen. Homens com números de espermatozoides inferiores a 20 milhões/mL, menos de 50% de espermatozoides móveis ou menos de 60% espermatozoides com conformação normal são infértes.

4. *Ereção, penetração e ejaculação.* A emissão e a ejaculação ocorrem durante o coito em resposta a um arco reflexo que envolve a estimulação sensorial do pênis (através do nervo pudendo) seguida de estimulação motora simpática ao músculo liso do trato masculino e estimulação motora somática à musculatura associada à base do pênis. No entanto, para a relação sexual ocorrer, em primeiro lugar, o homem necessita atingir e manter uma **ereção** do **pênis**. O pênis evoluiu como um órgão intromitente projetado para separar as paredes da vagina, passar através do espaço potencial do lúmen vaginal e depositar sêmen na extremidade distal do lúmen vaginal próxima ao colo do útero. Este processo de **inseminação interna** pode ser realizado apenas se o pênis estiver endurecido pelo processo de ereção.

A ereção é um evento neurovascular. O pênis é composto de três corpos eréteis: dois **corpos cavernosos** e um **corpo esponjoso** (Figura 44.12A). A uretra peniana atravessa o corpo esponjoso. Esses três corpos são compostos de **tecido erétil** – uma rede anastomosada de potenciais **espaços cavernosos vasculares** alinhados com endotélios contínuos dentro de um suporte de tecido conjuntivo frouxo. Durante o **estado flácido**, o fluxo sanguíneo para os espaços cavernosos é mínimo (Figura 44.12A). Isso ocorre devido à vasoconstrição da vasculatura (chamadas *artérias helicinas*) e desvio do fluxo sanguíneo para longe dos espaços cavernosos. Em resposta à excitação sexual, os nervos cavernosos parassimpáticos que inervam o músculo liso vascular das artérias helicinas liberam óxido nítrico (NO). O NO ativa a guanilil ciclase, aumentando, assim, o monofosfato de guanosina cíclico GMPc, que diminui a [Ca] intracelular e provoca relaxamento muscular (Figura 44.12B). A vasodilatação permite que o sangue flua para dentro dos espaços cavernosos para induzir o ingurgitamento e a ereção. Ela também pressiona as veias do pênis e reduz a drenagem venosa (Figura 44.12B).

NA CLÍNICA

A incapacidade de atingir ou manter uma ereção é chamada **disfunção erétil (DE)** e é uma causa de infertilidade nos homens. Vários fatores podem levar à DE, incluindo a produção insuficiente de andrógeno; dano neurovascular (p. ex., de diabetes *mellitus*, lesão da medula espinhal); dano estrutural ao pênis, períneo ou pelve; fatores psicogênicos (p. ex., depressão, ansiedade de desempenho); e medicações prescritas e drogas recreativas, incluindo álcool e tabaco. Um desenvolvimento importante no tratamento de algumas formas de disfunção erétil é o uso de inibidores seletivos da GMPc fosfodiesterase, que ajudam a manter a ereção (Figura 44.12B).

Andropausa

Não há **andropausa** distinta nos homens. No entanto, à medida que os homens envelhecem, a sensibilidade gonadal ao LH diminui e a produção de andrógeno cai. Quando isso ocorre, os níveis séricos de LH e FSH aumentam. Embora a produção de espermatozoides normalmente comece a diminuir após os 50 anos, muitos homens podem manter a função reprodutiva e a espermatogênese ao longo da vida.

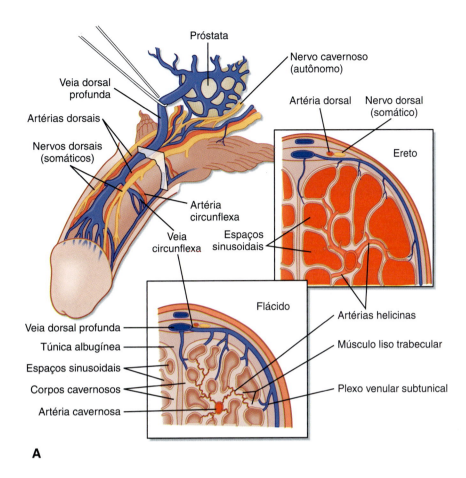

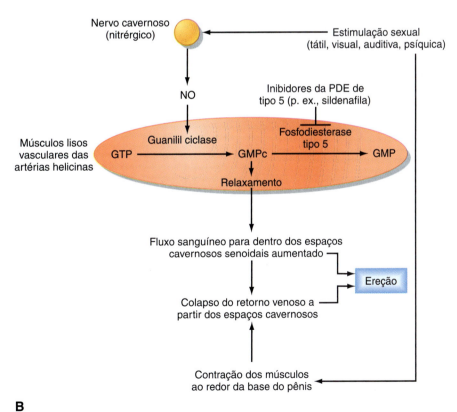

Figura 44.12 A. Arranjo da vasculatura e do tecido cavernoso dentro do pênis. Durante o estado flácido, o fluxo sanguíneo para os espaços cavernosos é limitado pela contração das artérias helicinas. **B.** Esquema dos eventos neurovasculares que levam à ereção peniana. (**A.** de Parhon CI, Devila C. In: Melmed S, Auchus RJ, Goldfine AB, Koenig RJ, Rosen CJ, eds. *Williams Textbook of Endocrinology*. 14th ed. Philadelphia: Elsevier; 2019.)

Sistema reprodutor feminino

O sistema reprodutor feminino é composto pelas gônadas, chamadas **ovários**, e pelo trato reprodutor feminino, que inclui os **ovidutos**, o **útero**, o **colo do útero**, a **vagina** e a **genitália externa**.

Ovário

O ovário está localizado dentro de uma dobra do peritônio, chamada **ligamento largo**, geralmente próximo à parede lateral da cavidade pélvica (Figura 44.13). Como o ovário se estende para dentro da cavidade peritoneal, os óvulos ovulados residem brevemente dentro da cavidade peritoneal antes de serem capturados pelos ovidutos.

O ovário é dividido em um córtex externo e uma medula interna (Figura 44.14). Os elementos neurovasculares inervam a medula do ovário. O córtex do ovário é composto por um estroma densamente celular. Dentro desse estroma residem os **folículos ovarianos** (Figura 44.14, F), que contêm um ovócito primário circundado por células foliculares. O córtex é coberto por uma cápsula de tecido conjuntivo, a túnica albugínea, e uma camada de epitélio simples constituído por **células epiteliais da superfície do ovário**. Não há ductos surgindo do ovário para transportar seus gametas para o trato reprodutor. Assim, o processo de ovulação envolve um evento inflamatório que rompe a parede do ovário. Após a ovulação, as células epiteliais da superfície do ovário se dividem rapidamente para reparar a parede. A maioria dos cânceres de ovário se origina deste epitélio altamente proliferativo.

Crescimento, desenvolvimento e função do folículo ovariano

O folículo ovariano é a unidade funcional do ovário e desempenha funções gametogênicas e endócrinas. Uma secção histológica do ovário de uma mulher em ciclo pré-menopausa contém estruturas foliculares em vários diferentes estágios de desenvolvimento. A história de vida de um folículo pode ser dividida nas seguintes etapas:

1. Folículo primordial em repouso.
2. Folículo pré-antral (primário e secundário) em crescimento.
3. Folículo antral (terciário) em crescimento.
4. Folículo dominante (pré-ovulatório, de Graaf).
5. Folículo dominante no período periovulatório.
6. Corpo-lúteo (da menstruação ou da gestação).
7. Folículos atrésicos.

Folículo primordial em repouso

Crescimento e estrutura. Os **folículos primordiais** em repouso (Figura 44.15) representam a estrutura folicular mais antiga e mais simples do ovário. Os folículos primordiais aparecem durante a metade da gestação através da interação dos gametas e das células somáticas. As células germinativas primordiais que migraram para a gônada continuam a se dividir mitoticamente como ovogônia até o quinto mês de gestação em humanos. Nesse ponto, os aproximadamente sete milhões de ovogônias entram no processo de meiose e se tornam **ovócitos primários**. Durante esse tempo, os ovócitos primários ficam circundados por um epitélio simples de **células foliculares** somáticas, criando, assim, os

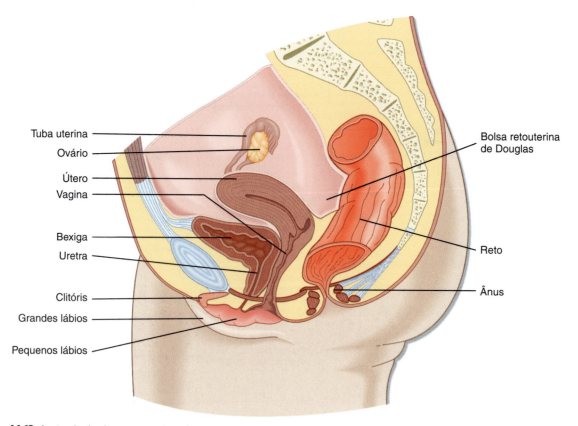

• **Figura 44.13** Anatomia do sistema reprodutor feminino. (Modificada de Drake RL, Vogl W, Mitchell AWM. *Grey's Anatomy for Students*. Philadelphia: Churchill Livingstone, 2005.)

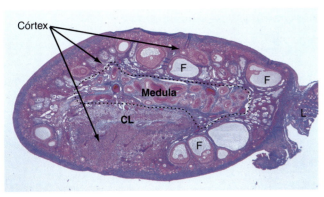

• **Figura 44.14** Histologia do ovário. CL, corpo-lúteo; F, folículo. (Modificada de Young B, Lowe JS, Stevens A, Heath JW, Deakin PJ. *Wheater's Functional Histology. A Text and Colour Atlas*. 5th ed. London: Churchill Livingstone; 2006.)

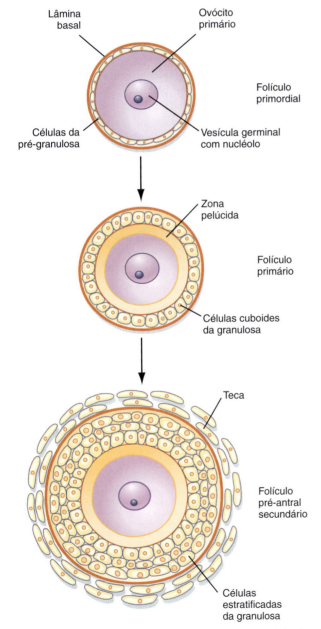

• **Figura 44.15** Desenvolvimento de um folículo primordial até um folículo pré-antral secundário. (Modificada de White BA, Porterfield SP. *Endocrine Physiology*. 4th ed. Philadelphia: Mosby, 2013.)

folículos primordiais (Figura 44.15). As células foliculares estabelecem junções comunicantes entre si e o ovócito. As próprias células foliculares representam um verdadeiro epitélio avascular circundado por uma lâmina basal. Semelhante às interações célula de Sertoli-espermatozoide, uma subpopulação de células da granulosa permanece intimamente ligada aos ovócitos ao longo de seu desenvolvimento. As células da granulosa fornecem nutrientes tais como aminoácidos, ácidos nucleicos e piruvato para suportar a maturação do ovócito.

Os folículos primordiais representam a **reserva ovariana** dos folículos (Figura 44.16). A reserva é reduzida de um número inicial de cerca de sete milhões para menos de 300.000 folículos na maturidade reprodutiva. Desses, uma mulher ovulará cerca de 450 entre a **menarca** (primeiro ciclo menstrual) e a **menopausa** (cessação dos ciclos menstruais). Na menopausa, restam menos de 1.000 folículos primordiais no ovário. Os folículos primordiais são perdidos principalmente por morte como resultado da **atresia folicular**. Entretanto, um pequeno subconjunto de folículos primordiais entrará em crescimento folicular em ondas. Como a reserva folicular ovariana representa um número fixo finito, a taxa na qual os folículos primordiais em repouso morrem ou começam a se desenvolver (ou ambos) determinarão a vida reprodutiva de uma mulher. A idade no início da menopausa tem um forte componente genético, mas também é influenciada por fatores ambientais. Por exemplo, o fumo diminui significativamente a reserva ovariana. Uma taxa excessivamente rápida de atresia ou desenvolvimento esgotará a reserva e dará origem à **insuficiência ovariana prematura**.

As gonadotrofinas hipofisárias mantêm uma reserva ovariana normal, promovendo a saúde geral do ovário. No entanto, a taxa na qual os folículos primordiais em repouso entram no processo de crescimento parece ser independente das gonadotrofinas hipofisárias. A decisão de um folículo em repouso entrar na fase inicial de crescimento é principalmente dependente de fatores parácrinos intraovarianos produzidos tanto pelas células foliculares como pelos ovócitos.

Gameta. Nos folículos primordiais, o gameta é derivado da ovogônia que entrou na primeira divisão meiótica; tais ovogônias são conhecidas como **ovócitos primários**. Os ovócitos primários progridem durante a maior parte da prófase da primeira divisão meiótica (denominada *prófase I*) durante um período de duas semanas e, então, param no **estágio de diplóteno**. Esse estágio é caracterizado pela descondensação da cromatina, que apoia a transcrição necessária para a maturação do ovócito. A parada meiótica nesta fase, que pode durar até 50 anos, parece se dever à "incompetência maturacional", ou à falta de proteínas do ciclo celular necessárias para apoiar a conclusão da meiose. O núcleo do ovócito, chamado **vesícula germinal**, permanece intacto nesta fase.

Folículos pré-antrais em crescimento

Crescimento e estrutura. O primeiro estágio do crescimento folicular é o **pré-antral**, que se refere ao desenvolvimento que ocorre antes da formação de uma **cavidade antral** cheia de líquido. Um dos primeiros sinais visíveis do crescimento do folículo é o aparecimento de **células cuboides da granulosa**. Neste ponto, o folículo é conhecido como um **folículo primário** (Figura 44.15). À medida que as células da granulosa proliferam, formam um epitélio multicamadas (*i. e.*, estratificado) ao redor do ovócito. Nesta fase, o folículo é conhecido como um **folículo secundário** (Figura 44.15).

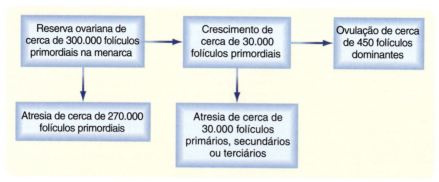

- **Figura 44.16** Destino dos folículos ovarianos. (Modificada de White BA, Porterfield SP. *Endocrine Physiology*. 4th ed. Philadelphia: Mosby, 2013.)

Uma vez que um folículo secundário adquire de três a seis camadas de células da granulosa, ele secreta fatores parácrinos que induzem as células estromais próximas a se diferenciarem em **células tecais** epitelioides. As células tecais formam uma camada achatada de células ao redor do folículo. Uma vez formada uma camada tecal, o folículo é chamado **folículo pré-antral maduro** (Figura 44.15). Nos seres humanos, esse processo dura vários meses para que um folículo primário atinja o estágio pré-antral maduro.

O desenvolvimento folicular está associado a um movimento do córtex interno para dentro do folículo do córtex externo, mais próximo da vasculatura da medula ovariana. Os folículos liberam **fatores angiogênicos** que induzem o desenvolvimento de uma a duas arteríolas que formam uma coroa vascular ao redor do folículo.

Gameta. Durante o estágio pré-antral, o ovócito começa a crescer e produzir proteínas celulares e secretadas. O ovócito inicia a secreção das glicoproteínas da matriz extracelular **ZP1, ZP2** e **ZP3**, que formam a **zona pelúcida** (Figura 44.15). A zona pelúcida aumenta de espessura e fornece um local de ligação específico para o espermatozoide durante a fecundação (ver "Gestação"). É importante notar que as células da granulosa e o ovócito mantêm contato de junção comunicante por meio de projeções celulares através da zona pelúcida. O ovócito também continua a secretar fatores parácrinos que regulam o crescimento e a diferenciação das células foliculares.

Função endócrina. As células da granulosa expressam o **receptor de FSH** durante esse período, mas são primariamente dependentes de fatores do ovócito para crescer. Elas não produzem hormônios ovarianos nesse estágio inicial do desenvolvimento folicular. As células tecais recém-adquiridas são análogas às células de Leydig testiculares, na medida em que residem fora das "células-enfermeiras" epiteliais, expressam o **receptor de LH** e produzem **andrógenos**. A principal diferença entre as células de Leydig e as células tecais é que as células tecais não expressam altos níveis de 17β-HSD. Assim, o principal produto das células tecais é a androstenediona em oposição à testosterona. A produção de androstenediona neste estágio é mínima.

Crescimento dos folículos antrais

Crescimento e estrutura. Os folículos pré-antrais maduros se desenvolvem em **folículos antrais precoces** (Figura 44.17) durante um período de cerca de 25 dias, durante o qual crescem de um diâmetro de cerca de 0,1 mm até um diâmetro de 0,2 mm. Uma vez que o epitélio da granulosa aumenta para seis a sete camadas, espaços cheios de líquido aparecem entre as células e coalescem dentro do **antro**. Durante um período de cerca de 45 dias, essa onda de pequenos folículos antrais continuará a crescer até **grandes folículos antrais recrutáveis** de 2 a 5 mm de diâmetro. Esse período de crescimento é caracterizado por um aumento de cerca de 100 vezes nas células da granulosa (de cerca de 10.000 até 1.000.000 de células). É também caracterizado pelo inchaço da cavidade antral, que divide cada vez mais as células da granulosa em duas populações discretas: células murais da granulosa e células do *cumulus* (Figura 44.17).

As **células murais da granulosa** (também chamadas **estrato granuloso**) formam a parede externa do folículo. A camada basal é aderente à lâmina basal e em grande proximidade com as camadas tecais externas. As células murais da granulosa se tornam altamente esteroidogênicas e permanecem no ovário após a ovulação para se diferenciarem no corpo-lúteo.

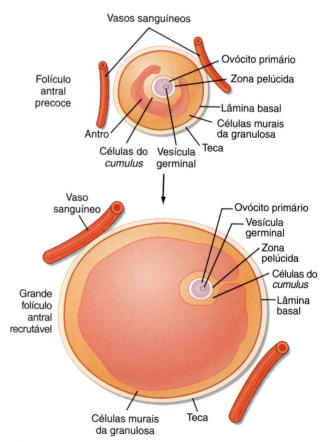

- **Figura 44.17** Desenvolvimento de um folículo antral precoce em um folículo pré-ovulatório maduro. (Modificada de White BA, Porterfield SP. *Endocrine Physiology*. 4th ed. Philadelphia: Mosby, 2013.)

As **células do *cumulus*** são as células internas que circundam o ovócito (elas também são conhecidas como ***cumulus oophorus*** e ***corona radiata***). A camada mais interna das células do *cumulus* mantém as junções comunicantes e de aderência com o ovócito. As células do *cumulus* são liberadas com o ovócito (coletivamente conhecidos como **complexo *cumulus*-ovócito**) durante o processo de ovulação. As células do *cumulus* são cruciais para a capacidade da extremidade fimbriada do oviduto "capturar" e mover o ovócito por um mecanismo de transporte ciliar ao longo do comprimento do oviduto até o local da fertilização (ver "Gestação").

Os folículos antrais precoces são dependentes do FSH hipofisário para o crescimento normal. Os grandes folículos antrais se tornam altamente dependentes do FSH hipofisário para seu crescimento e manutenção de sua viabilidade. Conforme discutido mais adiante, os folículos de 2 a 5 mm são recrutados para entrar em uma fase de crescimento rápido mediante aumento transitório do FSH que ocorre no final do ciclo menstrual anterior.

Gameta. O ovócito cresce rapidamente nos estágios iniciais dos folículos antrais; o crescimento então desacelera nos folículos maiores. Nos folículos primários e secundários iniciais, o ovócito é incapaz de completar a meiose I, devido à falta de proteínas específicas associadas à meiose. Durante o estágio antral, o ovócito sintetiza quantidades suficientes de componentes do ciclo celular, tornando-se competente para completar a meiose I na ovulação. No entanto, folículos antrais maiores ganham **competência meiótica**, mas ainda mantém a **parada meiótica** até o aumento do LH da metade do ciclo. A parada meiótica é alcançada pela manutenção de **níveis elevados de monofosfato de adenosina cíclico (AMPc)** no ovócito maduro (Figuras 44.18 e 44.19). O receptor **GPR3** acoplado à proteína Gs, constitutivamente ativo (*i. e.*, não necessitando de um ligante) mantém o AMPc elevado. A fosfodiesterase PDE3A específica do ovócito degrada

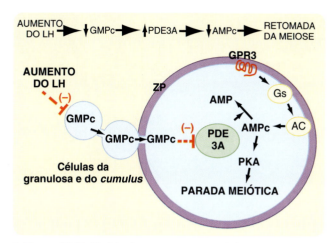

• **Figura 44.19** Modelo de como o aumento do LH leva à retomada da meiose. PDE, fosfodiesterase.

o AMPc para AMP inativo. Antes do aumento do LH, a PDE3A é inibida pelo GMPc, que é produzido dentro das células *cumulus* e da granulosa e entra no ovócito através das junções comunicantes. Observe que o óvulo humano para após a ovulação em um segundo ponto, a metáfase II, até ser fertilizado pelo espermatozoide (Figura 44.18).

Função endócrina. As células tecais dos grandes folículos antrais produzem quantidades significativas de **androstenediona** e menos testosterona. Os andrógenos são convertidos em **17β-estradiol** pelas células da granulosa (Figura 44.20). Nesta fase, o FSH estimula a proliferação de células da granulosa e induz a expressão de **CYP19 (aromatase)** necessária para a síntese de estrógeno. Além disso, as células murais da granulosa dos grandes folículos antrais produzem quantidades crescentes de **inibina** durante a fase folicular inicial. Baixos níveis de estró-

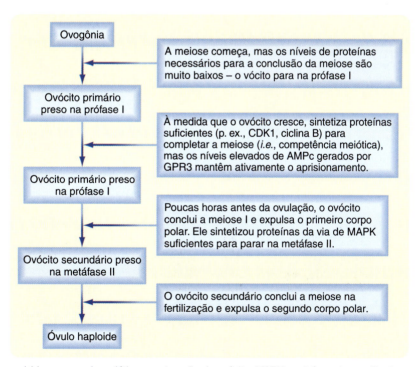

• **Figura 44.18** Eventos envolvidos na parada meiótica e maturação do ovócito. MAPK, proteína quinase ativada por mitógeno. (Modificada de White BA, Porterfield SP. *Endocrine Physiology*. 4th ed. Philadelphia: Mosby, 2013.)

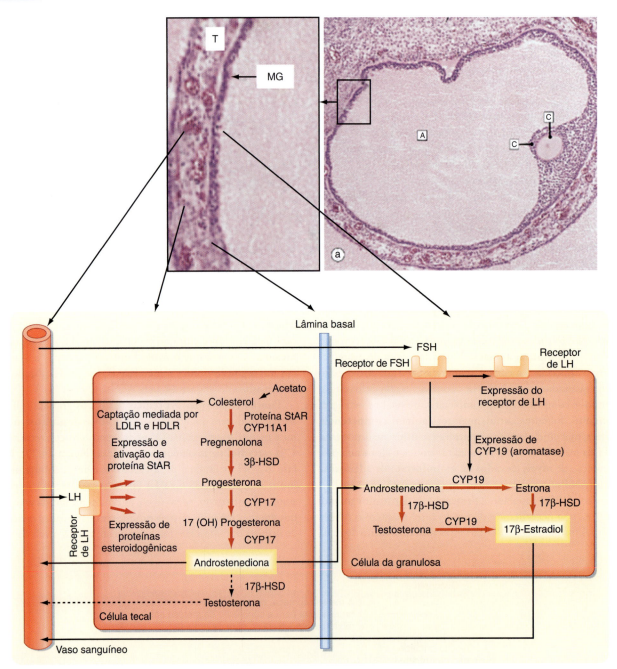

• **Figura 44.20** Modelo de duas células para esteroidogênese no folículo dominante. *Painel superior*: MG, célula mural da granulosa; T, teca. (Modificada de White BA, Porterfield SP. *Endocrine Physiology*. 4th ed. Philadelphia: Mosby, 2013.)

geno e inibina retroalimentam negativamente a secreção de FSH contribuindo, desse modo, para a seleção do folículo com mais células responsivas ao FSH.

Folículo dominante

Crescimento e estrutura. Conforme já discutido, no final de um ciclo menstrual prévio, uma safra de grandes folículos antrais (2 a 5 mm) (Figura 44.17) é **recrutada por um aumento no FSH** para iniciar o rápido desenvolvimento dependente de gonadotrofina. O número total de folículos recrutados em ambos os ovários pode ser tão alto como 20 em uma mulher mais jovem (< 33 anos), mas diminui rapidamente em idades mais avançadas. O número de folículos recrutados é reduzido para a **cota de ovulação** (um em humanos) pelo processo de **seleção**. À medida que os níveis de FSH diminuem, os folículos em crescimento rápido sofrem progressivamente atresia até que reste um folículo. Geralmente, o maior folículo com mais receptores de FSH da safra recrutada se torna o **folículo dominante**. A seleção ocorre durante a fase folicular inicial. Na metade do ciclo, o folículo dominante se torna um grande **folículo pré-ovulatório** que tem 20 mm de diâmetro e cerca de 50 milhões de células da granulosa pelo aumento da gonadotrofina na metade do ciclo.

Gameta. O ovócito é competente para concluir a meiose I, mas permanece parado no folículo dominante até o aumento de LH. O crescimento do ovócito continua, mas a uma taxa mais lenta até que o ovócito atinja um diâmetro de cerca de 140 μm por ovulação (*i. e.*, cerca de 20 vezes o diâmetro de um eritrócito).

Função endócrina. O folículo recém-selecionado emerge como uma significativa "glândula" esteroidogênica. A esteroidogênese ovariana requer células tecais e da granulosa. Conforme discutido anteriormente, as **células tecais** (Figura 44.20, T) expressam **receptores de LH** e produzem principalmente androstenediona. Os níveis basais de LH estimulam a expressão de enzimas esteroidogênicas nas células tecais. As células tecais são ricamente vascularizadas e, portanto, têm acesso ao colesterol dentro das partículas de lipoproteínas LDL e HDL. O LH promove a expressão do **receptor de LDL e do receptor de HDL (SR-B1)**, que importam colesterol. O LH também aumenta a expressão de **CYP11A1** (enzima de clivagem da cadeia lateral), **3β-HSD e CYP17** com atividade de 17-hidroxilase e atividade de 17,20-liase. Os andrógenos (principalmente **androstenediona**, mas também alguma **testosterona**) liberados da teca se difundem para as **células murais da granulosa** ou entram na vasculatura que envolve o folículo.

As **células murais da granulosa** (Figura 44.20, MG) do folículo selecionado possuem um número elevado de **receptores de FSH** e são muito sensíveis ao FSH, que aumenta a expressão gênica e a atividade da **CYP19 (aromatase)**. CYP19 converte androstenediona no fraco estrógeno **estrona** e converte testosterona no potente estrógeno **17β-estradiol**. As células da granulosa expressam isoformas ativadoras de **17β-HSD**, que converte a estrona menos ativa em 17β-estradiol altamente ativo. Além disso, o FSH induz expressão da **inibina B** durante a fase folicular.

É importante notar que o FSH também induz a expressão de **receptores de LH** em células murais da granulosa durante a segunda metade da fase folicular (Figura 44.20). Assim, as células murais da granulosa adquirem a capacidade de responder ao LH, o que permite que essas células mantenham níveis elevados de CYP19 em face da diminuição dos níveis de FSH. A aquisição de receptores de LH também garante que as células murais da granulosa respondam ao aumento de LH.

Folículo dominante durante o período periovulatório

O **período periovulatório** é definido como o tempo desde o início do aumento do LH até a expulsão do complexo *cumulus*-ovócito para fora do ovário (*i. e.*, ovulação). Esse processo dura de 32 a 36 horas nas mulheres. Começando ao mesmo tempo e sobreposto ao processo de ovulação, ocorre uma mudança na função esteroidogênica das células tecais e murais da granulosa. Esse processo é chamado **luteinização** e culmina na formação de um **corpo-lúteo** capaz de produzir grandes quantidas de **progesterona**, juntamente com estrógeno, alguns dias após a ovulação. Assim, o aumento de LH induz o início de processos complexos durante o período periovulatório, que completam a função gametogênica do ovário durante um determinado mês e alteram a função endócrina para preparar o aparelho reprodutor feminino para a implantação e a gestação.

Crescimento e estrutura. O aumento de LH induz alterações estruturais dramáticas no folículo dominante, que envolvem sua ruptura, a ovulação do complexo *cumulus*-ovócito e a biogênese de uma nova estrutura chamada corpo-lúteo das células tecais e murais da granulosa restantes. Grandes alterações estruturais ocorrem durante esta transição:

1. Antes da ovulação, o grande folículo pré-ovulatório pressiona a superfície ovariana e gera uma protuberância mal vascularizada da parede ovariana chamada **estigma**. O aumento de LH induz a liberação de citocinas inflamatórias e enzimas hidrolíticas das células tecais e da granulosa. Esses componentes secretados levam à ruptura da parede do folículo, da túnica albugínea e do epitélio superficial na vizinhança do estigma (Figura 44.21). No final desse processo, a cavidade antral se torna contínua com a cavidade peritoneal.

2. A ligação das células do *cumulus* às células murais da granulosa degenera, e o complexo *cumulus*-ovócito se torna livremente flutuante dentro da cavidade antral (Figura 44.21). As células do *cumulus* também respondem ao aumento de LH secretando ácido hialurônico e outros componentes da matriz extracelular. Essas substâncias aumentam o complexo *cumulus*-ovócito, um processo chamado **expansão do cumulus** (Figura 44.21). Esse complexo *cumulus*-ovócito aumentado é mais facilmente capturado e transportado pelo oviduto. O *cumulus* expandido também torna o complexo *cumulus*-ovócito mais fácil de ser encontrado pelos espermatozoides. O espermatozoide expressa uma **hialuronidase de membrana** que lhes permite penetrar no *cumulus* expandido. O complexo *cumulus*-ovócito é liberado através do estigma rompido por meio de um processo relativamente lento.

3. A lâmina basal das células murais da granulosa é quebrada, de modo que os vasos sanguíneos e as células tecais externas possam penetrar nas células da granulosa. As células da granulosa secretam **fatores angiogênicos**, como o fator de crescimento endotelial vascular, a angiopoietina 2 e o fator de crescimento básico do fibroblásto (bFGF), o que aumenta significativamente o suprimento de sangue para o novo corpo-lúteo.

Gameta. Antes da ovulação, o ovócito primário é competente para concluir a meiose, mas esta é interrompida na prófase I (Figura 44.18). O aumento de LH inibe a produção de GMPc pelas células da granulosa e do *cumulus*, removendo, assim, a inibição da PDE3A específica do ovócito. A PDE3A prossegue para degradar o AMPc para AMP inativo, removendo, assim, a interrupção da progressão meiótica (Figura 44.19). O ovócito então progride para a metáfase II e, subsequentemente, para na metáfase II até a fecundação.

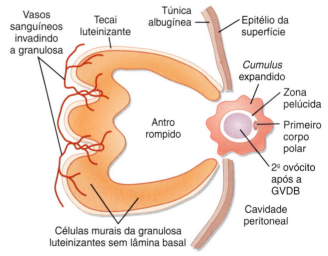

• **Figura 44.21** Ovulação. GVBD, ruptura das vesículas germinativas. (Modificada de White BA, Porterfield SP. *Endocrine Physiology*. 4th ed. Philadelphia: Mosby, 2013.)

Função endócrina. Tanto as células tecais como as células murais da granulosa expressam receptores de LH no momento do aumento de LH. O aumento de LH induz a diferenciação das células da granulosa – um processo que continua por vários dias após a ovulação. Durante o período periovulatório, o aumento de LH induz as seguintes alterações na atividade esteroidogênica das células murais da granulosas (que agora se transformam em células luteínicas da granulosa).

1. *Inibição transitória da expressão de CYP19 e, consequentemente, da produção de estrógeno.* O rápido declínio do estrogênio ajuda a desativar o *feedback* positivo sobre a secreção de LH.
2. *Ruptura da lâmina basal e vascularização das células da granulosa.* – Isso torna o colesterol LDL e o HDL acessíveis para essas células para a esteroidogênese. O aumento de LH também aumenta a expressão do receptor de LDL e do receptor de HDL (SR-BI) nas células de granulosa.
3. *Início da expressão da proteína StAR, CYP11A1 (enzima de clivagem da cadeia lateral) e 3β-HSD (Figura 44.22).* A expressão dessas enzimas é fundamental para o início da produção de níveis elevados de progesterona por essas células. Conforme discutido mais adiante, a síntese elevada de progesterona é absolutamente necessária para a manutenção da gestação. Uma vez que a atividade da CYP17, em especial a sua função de 17,20-liase, está ausente nas células luteínicas da granulosa, a progesterona não é metabolizada para outro esteroide, mas sai das células e entra na circulação.

Corpo-lúteo

Crescimento e estrutura. Após a ovulação, o remanescente da cavidade antral se enche de sangue dos vasos sanguíneos danificados na vizinhança do estigma. Isso dá origem a um **corpo hemorrágico**. Dentro de alguns dias, os eritrócitos e detritos são removidos por macrófagos e fibroblastos preenchem a cavidade antral com matriz extracelular semelhante à hialina. No corpo-lúteo maduro, as células da granulosa, agora chamadas **células luteínicas da granulosa**, aumentam e se tornam preenchidas de lipídeos (ésteres de colesterol). As células luteínicas da granulosa aumentam de volume e preenchem parcialmente a antiga cavidade antral. A teca, juntamente com vasos sanguíneos, mastócitos, macrófagos, leucócitos e outras células residentes do tecido conjuntivo, infiltram a camada granulosa em vários locais.

O corpo-lúteo humano está programado para viver por 14 dias, mais ou menos dois dias (**corpo-lúteo da menstruação**), a menos que seja "resgatado" pelo hormônio **gonadotrofina coriônica humana (hCG)** semelhante ao LH, que se origina do embrião implantado. Se resgatado, o **corpo-lúteo da gestação** permanecerá viável durante a gestação (geralmente cerca de 9 meses). O mecanismo pelo qual o corpo-lúteo da menstruação regride em 14 dias não é totalmente compreendido. O corpo-lúteo parece se tornar progressivamente menos sensível aos níveis basais de LH, de modo que a ligação da hCG ao receptor de LH é necessária para a saúde e a função contínua do corpo-lúteo. A regressão parece envolver a liberação de **prostaglandina PGF$_{2\alpha}$** tanto das células luteínicas da granulosa como do útero em resposta ao declínio dos níveis de progesterona durante a segunda semana da fase lútea. Vários fatores parácrinos (endotelina, proteína quimiotática de monócitos-1) das células imunológicas e vasculares provavelmente desempenham um papel no desaparecimento e remoção da células luteínicas da granulosa. O corpo-lúteo é finalmente transformado em um corpo semelhante a cicatriz chamado **corpo *albicans***, que afunda na medula do ovário e é lentamente absorvido.

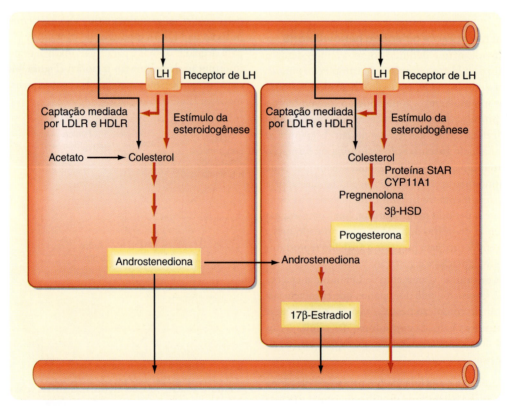

• **Figura 44.22** Vias esteroidogênicas no corpo-lúteo. (Modificada de White BA, Porterfield SP. *Endocrine Physiology*. 4th ed. Philadelphia: Mosby, 2013.)

Gameta. O aumento do LH induz dois eventos paralelos, a ovulação e a luteinização. Se a ovulação ocorrer normalmente, o corpo-lúteo é desprovido de um gameta.

Função endócrina. Antes do aumento do LH, as células da granulosa apresentam capacidade muito baixa de converter o colesterol em um hormônio esteroide. O aumento do LH induz o aparecimento da expressão de CYP11A1, 3β-HSD e da proteína StAR, permitindo que as células luteínicas da granulosa convertam o colesterol em progesterona. Como a expressão de CYP17 é extremamente baixa, a progesterona se acumula e sai das células luteínicas da granulosa e entra na vasculatura. A produção de progesterona pelo corpo-lúteo (Figura 44.22) aumenta de forma constante desde o início do aumento do LH e atinge o pico durante a metade da fase lútea. A principal finalidade dessa sincronia é transformar o revestimento uterino em uma estrutura adesiva e de suporte para a implantação e o início da gestação. Conforme discutido mais adiante, a metade da fase lútea é sincronizada com o início da embriogênese; portanto, o útero está otimamente preparado quando um blastocisto entra no útero ao redor do dia 22 do ciclo menstrual. O estradiol continua a ser produzido pelas células luteínicas da teca e células luteínicas da granulosa. A produção de estrógeno diminui transitoriamente em resposta ao aumento do LH, mas, em seguida, retorna e atinge o pico na metade da fase lútea. O estradiol induz o receptor de progesterona em células-alvo de progesterona, como o endométrio uterino, e assim assegura uma resposta completa à progesterona.

A produção hormonal lútea é absolutamente dependente dos níveis basais de LH (Figura 44.22). De fato, a produção de progesterona está estreitamente correlacionada ao padrão pulsátil de liberação de LH nas mulheres. Tanto o FSH como o LH são reduzidos aos níveis basais durante a fase lútea pelo *feedback* negativo da progesterona e do estrógeno. Além disso, as células luteínicas da granulosa secretam **inibina**, que reprime seletivamente a secreção de FSH.

O corpo-lúteo deve gerar grandes quantidades de progesterona para suportar a implantação e o início da gestação. Consequentemente, a vida do corpo-lúteo é muito regular, e uma fase lútea encurtada normalmente leva à infertilidade. A qualidade do corpo-lúteo é amplamente dependente do tamanho e da saúde do folículo dominante a partir do qual se desenvolveu, que, por sua vez, depende da estimulação hipotalâmica e hipofisária normal durante a fase folicular. Numerosos fatores que perturbam a produção hipotalâmica e hipofisária durante a fase folicular, incluindo exercício intenso, inanição, níveis de prolactina elevados e função tireoidiana anormal, podem levar à **deficiência da fase lútea** e **infertilidade**.

Folículos atrésicos

A **atresia folicular** se refere ao desaparecimento de um folículo ovariano. Durante a atresia, as células da granulosa e os ovócitos sofrem apoptose. As células tecais tipicamente persistem e repovoam o estroma celular do ovário. As células tecais retêm os receptores de LH e a capacidade de produzir andrógenos e são coletivamente referidas como a "**glândula intersticial**" do ovário. Os folículos podem sofrer atresia a qualquer momento durante o desenvolvimento.

Desenvolvimento folicular em relação ao ciclo menstrual mensal

O **ciclo menstrual humano** se refere estritamente à descarga mensal do revestimento uterino descartado como **sangue menstrual** ou **fluxo menstrual** (um período conhecido como **menstruação**) por meio do processo de **menstruação** (ver mais adiante). De fato, é a ausência do fluxo menstrual, conforme detectado pela própria mulher, que é a principal evidência da suspensão da menstruação (p. ex., devido à gestação ou à menopausa) ou uma alteração na duração e/ou na frequência do ciclo menstrual. No entanto, é útil em uma perspectiva endocrinológica considerar o ciclo menstrual humano como tendo um ciclo ovariano e um ciclo uterino, sendo este último conduzido pelo primeiro. Conforme discutido mais adiante, também existem componentes hipotalâmicos, hipofisários, ovidutais e vaginais do ciclo menstrual humano. A função reprodutiva do ciclo menstrual é a orquestração coletiva pelos hormônios ovarianos das funções do hipotálamo, hipófise, útero, oviduto, cérvice e vagina – e até mesmo o próprio ovário – para: (1) produzir um gameta fertilizável (óvulo); (2) proporcionar um ambiente de apoio para o coito, a recepção do espermatozoide, a fertilização do ovo e o início da embriogênese; (3) preparar o revestimento uterino para implantação, placentação e gestação; e (4) minimizar a possibilidade de ocorrência de uma superimplantação (*i. e.*, uma segunda implantação) e/ou impedir que uma infecção ascendente se desloque da vagina para o útero.

A primeira metade do ciclo menstrual é referida como a **fase folicular** do **ovário** e é caracterizada pelo recrutamento e crescimento de um grande folículo antral, seleção do folículo dominante e crescimento do folículo dominante até a ovulação. O folículo dominante deve conter um ovócito totalmente desenvolvido e células foliculares somáticas que secretam altos níveis de estrógeno.

A segunda metade (pós-ovulatória) do ciclo menstrual mensal é referida como a **fase lútea** do ovário e é dominada por secreções hormonais a partir do **corpo-lúteo**. O corpo-lúteo deve secretar **progesterona** e **estradiol** para a progressão do ciclo normal.

Regulação dos estágios tardios do desenvolvimento folicular, ovulação e luteinização: ciclo menstrual humano

Conforme mencionado anteriormente, os estágios tardios do desenvolvimento folicular e da função lútea são absolutamente dependentes das funções hipotalâmica e hipofisária normais. Tal como no homem, os neurônios hipotalâmicos secretam **GnRH** de uma maneira **pulsátil**. Por sua vez, o GnRH estimula a produção de LH e FSH pelos gonadótropos hipofisários. Uma alta frequência de pulsos de GnRH (1 pulso a cada 60 a 90 minutos) promove seletivamente a produção de LH, enquanto uma frequência lenta promove a produção de FSH. Uma grande diferença entre os eixos reprodutores masculino e feminino é o pico de gonadotrofina na metade do ciclo, que é dependente de um nível elevado e constante de estrógeno proveniente do folículo dominante.

Um "diálogo" altamente dinâmico ocorre entre o ovário, a hipófise e o hipotálamo, em que os eventos do ciclo menstrual são orquestrados, começando com o ovário no final da fase lútea de um ciclo anterior não fértil (Figura 44.23). Os eventos que se seguem são numerados de acordo com a Figura 44.24:

Evento 1: Na ausência de fertilização e implantação, o **corpo-lúteo regride e morre** (chamado **luteólise**). Isso leva a um declínio dramático nos níveis de **progesterona, estrógeno e inibina** até ao dia 24 do ciclo menstrual.

Evento 2: O **gonadótropo hipofisário** percebe o fim da função lútea como uma liberação do *feedback* negativo (Figura 44.23B, Fase lútea tardia). Isso leva a um **aumento** do **FSH** cerca de dois dias antes do início da menstruação. A base para o aumento seletivo de FSH não é completamente compreendida, mas pode se dever à frequência lenta de pulsos de GnRH durante a fase lútea que, por sua vez, ocorre devido aos níveis elevados de progesterona.

Evento 3: O aumento dos níveis de FSH recruta um grupo de **grandes folículos antrais (2 a 5 mm de diâmetro)** para iniciar um crescimento rápido, altamente dependente de gonadotrofina. Estes folículos produzem **baixos níveis de estrógeno e inibina B**.

Evento 4: O gonadótropo responde aos níveis lentamente crescentes de estrógeno e inibina B **diminuindo a secreção de FSH** (Figura 44.23A, Início da fase folicular). A ausência de progesterona promove um **aumento** na **frequência dos pulsos de GnRH, aumentando**, assim, seletivamente, a síntese e a secreção de **LH** pelo gonadótropo. Assim, a **razão LH: FSH aumenta lentamente** ao longo da fase folicular.

Evento 5: A resposta do ovário aos níveis decrescentes de FSH é a **atresia folicular de todos os folículos recrutados**, com exceção de um folículo dominante (Figura 44.23A, Início da fase folicular). Assim, o processo de **seleção** é impulsionado por uma extrema dependência de FSH dos folículos em face da secreção de FSH decrescente. Normalmente, apenas o maior folículo com a maioria dos receptores de FSH e melhor oferta de sangue pode sobreviver. Este folículo produz **quantidades crescentes de 17β-estradiol e inibina B**. Uma ação crítica do FSH neste momento é a indução da expressão de **receptores de LH** nas **células murais da granulosa** do folículo dominante (Figura 44.23A, Fase folicular tardia).

Evento 6: Uma vez que o folículo dominante faz que os **níveis de estrógeno circulante excedam os 200 pg/mL por cerca de 50 horas** em mulheres, o estrógeno exerce um *feedback* **positivo** sobre o gonadótropo para produzir **o aumento do LH de metade do ciclo**. Isso é realçado pela pequena quantidade de progesterona secretada no meio do ciclo. O mecanismo exato do *feedback* positivo é desconhecido. Entretanto, requer alterações no nível da hipófise, visto que os **receptores de GnRH** e a sensibilidade à sinalização do GnRH aumentam dramaticamente nos gonadótropos. O hipotálamo contribui para o aumento da gonadotrofina aumentando a frequência dos pulsos de GnRH. Parece haver um papel para a progesterona da metade do ciclo na preparação do hipotálamo.

Evento 7: O aumento de LH conduz **a maturação meiótica, a ovulação** e **a diferenciação de células da granulosa** em células produtoras de progesterona (Figura 44.23A, Fase folicular tardia).

Evento 8: **Níveis crescentes de progesterona, estrógeno e inibina A** pelo **corpo-lúteo** maduro retroalimentam negativamente os gonadótropos hipofisários. Embora os níveis de estradiol excedam o limite de 200 pg/mL para o *feedback* positivo, os altos níveis de progesterona agora produzidos pelo corpo-lúteo bloqueiam qualquer *feedback* positivo do estradiol. Consequentemente, os **níveis de FSH e de LH diminuem** para níveis basais (Figura 44.23B, Metade da fase lútea).

Evento 9: **Níveis basais de LH** (mas não de FSH) são absolutamente necessários para a **função normal do corpo-lúteo**. No entanto, o corpo-lúteo se torna progressivamente insensível à sinalização do LH e morrerá a não ser que a atividade semelhante à do LH (*i. e.*, da hCG de um embrião implantado) aumente. Em um ciclo não fértil, o corpo-lúteo da menstruação regredirá em 14 dias, e os níveis de progesterona e estrógeno começarão a diminuir em cerca de 10 dias, retornando, assim, ao evento 1 (Figura 44.23B, Fase lútea tardia).

A partir dessa sequência de eventos, é evidente que o **ovário é o relógio principal para o ciclo menstrual**. O momento dos dois principais eventos baseados na hipófise – o aumento transitório do FSH, que recruta grandes folículos antrais e o aumento do LH, que induz a ovulação – é determinado por dois eventos ovarianos. Esses são: (1) o tempo de vida altamente regular do corpo-lúteo e sua morte após 14 dias; e (2) o crescimento do folículo dominante até o ponto em que ele pode manter uma produção elevada sustentada de estrógeno, que induz uma mudança para o *feedback* positivo na hipófise. Em essência, o folículo dominante informa à hipófise que está pronto para prosseguir para a ovulação e luteinização.

Oviduto

Estrutura e função

Os **ovidutos** (também chamados **tubas uterinas** e **trompas de Falópio**) são tubos musculares com as extremidades distais próximas à superfície de cada ovário e as extremidades proximais atravessando a parede do útero. Os ovidutos são divididos em quatro seções (indo da distal para a proximal): o **infundíbulo**, ou extremidade aberta do oviduto, que apresenta projeções em forma de dedos chamadas **fímbrias**, que varrem a superfície do ovário; a **ampola**, que tem um lúmen relativamente amplo e dobras extensas da mucosa; o **istmo**, que tem um lúmen relativamente estreito e menos dobras da mucosa; e o **segmento intramural** ou uterino, que se estende através da parede uterina nos cantos superiores do útero (Figura 44.25).

As principais funções dos ovidutos são:

1. Capturar o **complexo *cumulus*-ovócito** na ovulação e transferir o complexo para um ponto intermediário (a **junção ampola-istmo**), onde ocorre a **fecundação**. As secreções do oviduto cobrem e infundem o complexo *cumulus*-ovócito e são provavelmente necessárias para a viabilidade e fertilidade.
2. Fornecer um local para o **armazenamento dos espermatozoides**. As mulheres que ovulam até cinco dias após a relação sexual podem engravidar. Os espermatozoides permanecem viáveis aderindo às células epiteliais que revestem o istmo. As secreções do oviduto também induzem a **capacitação** e a **hiperatividade do espermatozoide**.
3. Secretar fluidos que fornecem suporte nutricional para o **embrião pré-implantação**.

O momento do movimento do embrião para dentro do útero é crítico porque o útero apresenta uma janela de implantação de cerca de três dias. O oviduto necessita manter o embrião inicial até atingir o estágio de blastocisto (cinco dias após a fecundação) e depois permitir que ele passe para a cavidade uterina.

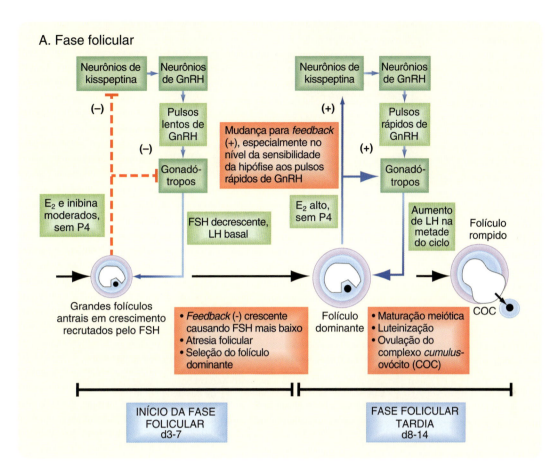

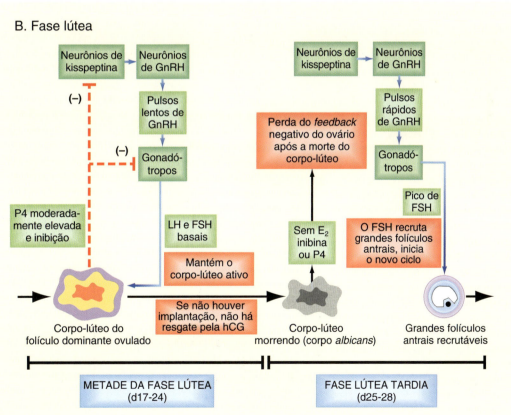

• **Figura 44.23** **A.** Sinalização endócrina levando à ovulação de um folículo dominante no final da fase folicular do ciclo menstrual. **B.** Sinalização endócrina durante a fase lútea de um ciclo menstrual não grávido levando à morte do corpo-lúteo e ao recrutamento de folículos para iniciar o ciclo seguinte. P4, progesterona.

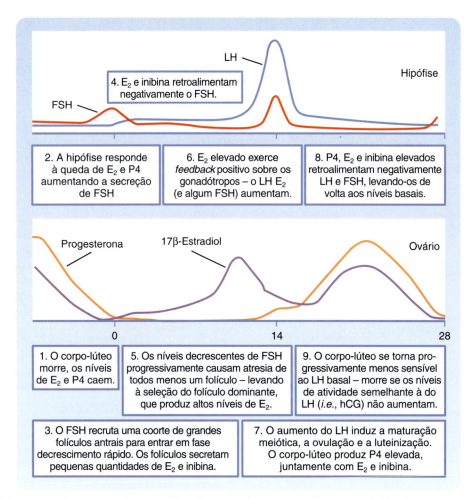

• **Figura 44.24** Ciclo menstrual humano, enfatizando o diálogo" entre o ovário e os gonadótropos hipofisários. Observe que as mudanças relativas nos níveis de E_2 e inibina são mostradas na mesma linha. E_2, estradiol; P4, progesterona.

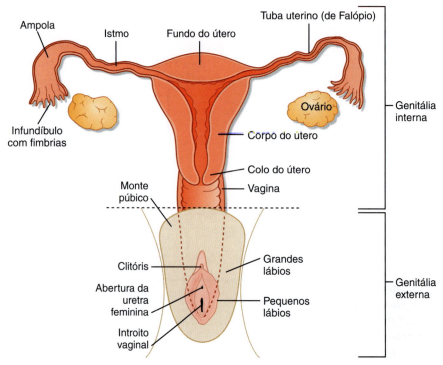

• **Figura 44.25** Esquema do sistema reprodutor feminino. (Modificada de White BA, Porterfield SP. *Endocrine Physiology*. 4th ed. Philadelphia: Mosby; 2013.)

CAPÍTULO 44 Sistemas Reprodutores Masculino e Feminino

A parede do oviduto é composta por uma mucosa (chamada **endossalpinge**), uma muscular de duas camadas (chamada **miossalpinge**) e um tecido conjuntivo externo (**perissalpinge**). A endossalpinge é lançada em muitas dobras, quase na extensão em que o lúmen é obliterado. O revestimento é composto por um epitélio simples constituído por dois tipos de células: **células ciliadas** e **células secretoras**. Os cílios são mais numerosos na extremidade infundibular e propelem o complexo *cumulus*-ovócito em direção ao útero. Os cílios das fímbrias são o único mecanismo de transporte do complexo *cumulus*-ovócito ovulado. Uma vez que o complexo passa através do óstio do oviduto e entra na ampola, é movido por cílios e por contrações peristálticas do músculo.

As células secretoras da endossalpinge produzem um muco rico em proteínas que é transportado ao longo do oviduto para o útero pelos cílios. Essa "escada rolante" mucociliar mantém um epitélio saudável, move o complexo *cumulus*-ovócito em direção ao útero e pode fornecer sinais direcionais para o espermatozoide em natação. O movimento do complexo *cumulus*-ovócito diminui na junção ampola-istmo, onde normalmente ocorre a fecundação. Isso parece ocorrer, em parte, devido ao muco espesso produzido pelo istmo e ao tônus aumentado da muscular do istmo. A composição das secreções do oviduto é complexa e inclui fatores de crescimento, enzimas e glicoproteínas específicas do oviduto. Observe que o processo clínico de fertilização *in vitro* mostrou que as secreções do oviduto não são absolutamente necessárias para a fertilidade. No entanto, a função normal do oviduto é absolutamente necessária tanto para a fertilização como para a implantação após inseminação *in vivo* (*i. e.*, relação sexual natural). A função normal do oviduto também minimiza o risco de **implantação ectópica** e de **gestação ectópica**, que ocorre mais frequentemente dentro do oviduto.

Regulação hormonal durante o ciclo menstrual

Em geral, o estrógeno secretado durante a fase folicular aumenta o tamanho e a altura das células epiteliais na endossalpinge. O estrógeno aumenta o fluxo sanguíneo para a lâmina própria dos ovidutos, promove a produção de glicoproteínas específicas do oviduto (cujas funções são mal compreendidas) e aumenta a ciliogênese ao longo do oviduto. O estrógeno promove a secreção de muco espesso no istmo e aumenta o tônus da musculatura do istmo, mantendo, assim, o complexo *cumulus*-ovócito na junção ampola-istmo para a fertilização. Além disso, deve-se observar que as células epiteliais do oviduto expressam o receptor de LH, que pode sinergizar com estrógeno para otimizar a função do oviduto durante o período periovulatório. Em seguida, a progesterona elevada, juntamente com o estrógeno, durante o início da fase lútea até a metade da fase lútea, diminui o tamanho e a função das células epiteliais. A progesterona promove ainda mais a decilação, diminui a secreção de muco espesso e relaxa o tônus no istmo.

Útero

Estrutura e função

O **útero** é um único órgão que se localiza na linha média da cavidade pélvica entre a bexiga e o reto. A mucosa do útero é chamada **endométrio**, a muscular espessa de três camadas é chamada **miométrio**, e o tecido conjuntivo externo e a serosa

são chamados perimétrio. As partes do útero são: (1) o **fundo**, que é a porção que se surge acima da entrada dos ovidutos; (2) o **corpo** do útero, que compõe a maior parte do útero; (3) o **istmo**, uma parte curta e estreita do corpo em sua extremidade inferior; e (4) o **colo do útero**, que se estende para dentro da **vagina** (Figuras 44.13 e 44.25). Como a mucosa cervical é distinta do resto do útero e não passa pelo processo da menstruação, será discutida separadamente mais adiante.

As funções estabelecidas do útero estão todas relacionadas à fertilização e à gestação (discutidas mais adiante). As principais funções do útero são:

1. Auxiliar o movimento do espermatozoide da vagina para os ovidutos.
2. Fornecer um local adequado para a fixação e implantação do blastocisto, incluindo um estroma espesso rico em nutrientes.
3. Limitar a invasividade do embrião em implantação para que permaneça no endométrio e não alcance o miométrio.
4. Fornecer um lado materno da arquitetura placentária madura, incluindo a placa basal à qual o lado fetal se liga, e grandes espaços intervilares que se tornam preenchidos com sangue materno após o primeiro trimestre.
5. Crescer e expandir com o feto em crescimento, para que ele se desenvolva dentro de um ambiente não aderente aquoso.
6. Fornecer fortes contrações musculares para expulsar o feto e a placenta a termo.

Para compreender a função do útero e as alterações uterinas durante os ciclos menstruais não férteis, a estrutura fina do endométrio e a relação do suprimento de sangue uterino com o endométrio serão revisadas (Figura 44.26). A superfície luminal do endométrio é coberta com um epitélio cuboide/colunar simples. O epitélio é contínuo com glândulas mucosas (chamadas **glândulas uterinas**) que se estendem profundamente no endométrio. A mucosa é vascularizada por **artérias espirais**, que são ramos da **artéria uterina** que atravessam o miométrio. As arteríolas terminais das artérias espirais se projetam logo abaixo do epitélio de superfície. Essas arteríolas dão origem a um plexo subepitelial de capilares e vênulas que apresentam segmentos de paredes finas balonados chamados **lagos venosos** ou **lacunas**. A lâmina própria em si é densamente celular. As células do estroma da lâmina própria desempenham importantes papéis durante a gestação e a menstruação.

Cerca de dois terços do lado luminal do endométrio são perdidos durante a menstruação, sendo chamado **zona funcional** (também chamado **estrato funcional**) (Figura 44.26). O terço basal do endométrio que permanece após a menstruação é chamado **zona basal** (também chamado **estrato basal**). A zona basal contém todos os tipos de células do endométrio (*i. e.*, células epiteliais das pontas remanescentes das glândulas, células estromais e células endoteliais). O suprimento sanguíneo é fornecido por artérias retas, que são separadas das artérias espirais.

Regulação hormonal do endométrio uterino durante o ciclo menstrual

Fase proliferativa

As oscilações mensais nos esteroides ovarianos induzem o endométrio uterino a entrar em diferentes estágios. No momento da seleção do folículo dominante e sua produção elevada de

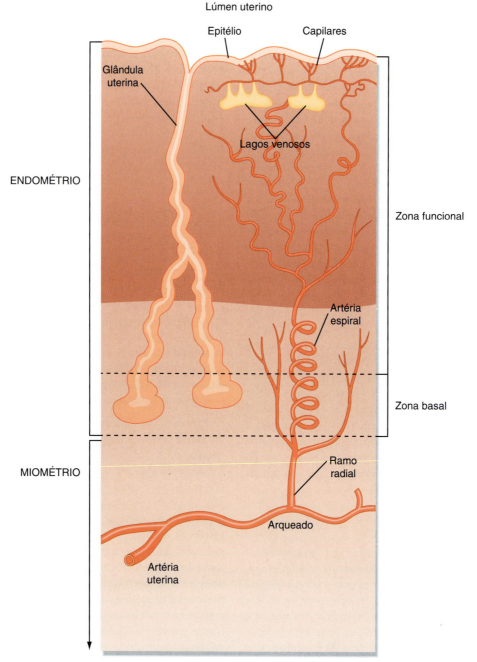

• **Figura 44.26** Diagrama da organização das glândulas e do fluxo sanguíneo dentro do endométrio uterino. (De Straus III. In: Yen SSC, et al, eds. *Reproductive Endocrinology*. 4th ed. Philadelphia: Saunders; 1999.)

estradiol, o endométrio uterino está terminando a menstruação. O estrato funcional foi perdido e permanece apenas o estrato basal (Figura 44.27). Os níveis crescentes de estrógeno durante a fase folicular média a tardia do ovário induzem a **fase proliferativa** do endométrio uterino. O estrógeno induz todos os tipos de células do estrato basal a crescer e se dividir. De fato, a definição de um composto "**estrogênico**" tem sido historicamente uma, que é "**uterotrópica**". O estrógeno aumenta a proliferação celular diretamente através dos seus receptores cognatos (RE-α e RE-β), que regulam a expressão gênica (Figura 44.28). O estrógeno também controla o crescimento uterino indiretamente por meio da produção local de fatores de crescimento. Além disso, o estrógeno induz a expressão de **receptores de progesterona**, "preparando", assim, o endométrio uterino para que possa responder à progesterona durante a fase lútea do ovário.

Fase secretora

Pela ovulação, a espessura do estrato funcional foi restabelecida sob as ações proliferativas do 17β-estradiol (Figura 44.27). Após a ovulação, o corpo-lúteo produz altos níveis de progesterona juntamente com 17β-estradiol. Como uma consequência desses hormônios, a fase lútea do ovário muda a fase proliferativa do endométrio uterino para a **fase secretora**. Embora os efeitos proliferativos do estradiol diminuam, conforme discutido anteriormente, o estradiol facilita as ações da progesterona por meio

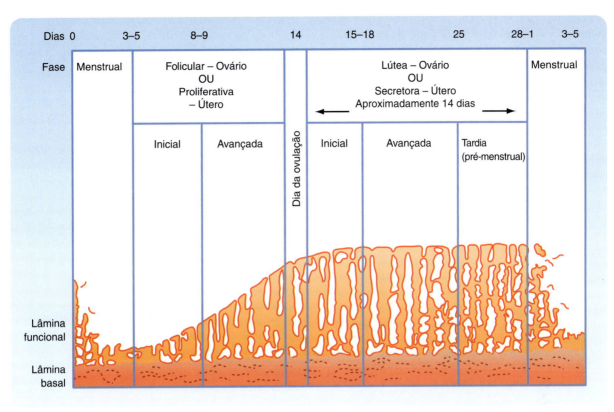

• **Figura 44.27** O ciclo menstrual do endométrio uterino. (Modificada de White BA, Porterfield SP. *Endocrine Physiology*. 4th ed. Philadelphia: Mosby; 2013.)

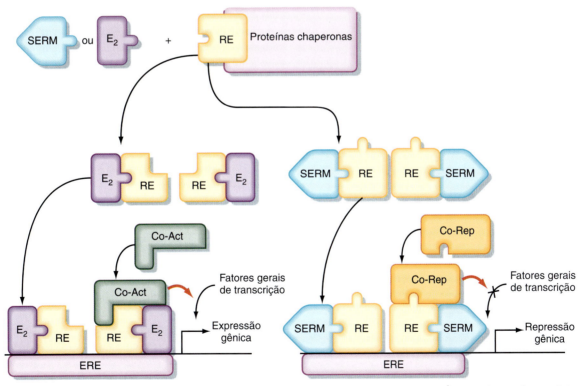

• **Figura 44.28** Mecanismo molecular pelo qual o receptor de estrógeno (RE) regula a expressão gênica. *À esquerda*, o 17β-estradiol se liga ao RE e altera sua conformação para que este se ligue como um dímero ao elemento de resposta ao estrógeno (ERE) e recruta proteínas coativadoras (Co-Act), o que leva à estimulação da expressão gênica. *À direita*, os moduladores seletivos dos receptores de estrógeno (SERMs), como o tamoxifeno na mama, alteram a conformação do RE para que este recrute proteínas correpressoras (Co-Rep) inibindo, assim, a expressão gênica. Neste caso, o SERM atua como um antagonista do RE, mas em alguns tecidos, o mesmo SERM pode atuar como um agonista do RE. (Modificada de White BA, Porterfield SP. *Endocrine Physiology*. 4th ed. Philadelphia: Mosby; 2013.)

de suprarregulação dos receptores de progesterona. Em geral, a progesterona inibe o crescimento adicional do endométrio e induz a diferenciação das células epiteliais e estromais. A progesterona induz as glândulas uterinas a secretarem um produto rico em nutrientes que suporta a viabilidade do blastocisto. À medida que a fase secretora prossegue, as glândulas uterinas mucosas se tornam espiraladas e com áreas mais dilatadas (Figura 44.27). A progesterona também induz alterações na adesividade do epitélio superficial, gerando assim a "janela de receptividade" para a implantação de um embrião (ver "Gestação"). Além disso, a progesterona promove a diferenciação das células estromais em **"células prediciduais"**, que devem ser preparadas para formar a **decídua** da gestação ou orquestrar a menstruação na ausência de gestação.

 NO NÍVEL CELULAR

A progesterona se opõe às ações proliferativas do 17β-estradiol e regula negativamente o receptor de estrógeno (RE). A progesterona também induz **isoformas inativadoras de 17β-HSD**, convertendo, assim, o 17β-estradiol ativo na estrona inativa. Essa oposição das ações mitogênicas do 17β-estradiol pela progesterona é importante para proteger o endométrio uterino do câncer de útero induzido por estrógeno. Em contraste, a administração de **"estrógeno sem oposição"** às mulheres aumenta significativamente o risco de câncer de útero.

Foram desenvolvidos fármacos chamados **moduladores seletivos dos receptores de estrógeno (SERMs)** que inibem a função do RE de uma maneira específica do tecido (Figura 44.28). Por exemplo, o SERM **tamoxifeno** é utilizado como um antagonista do RE para o tratamento de câncer de mama RE-positivo, cuja progressão inicial é promovida pelo estrógeno. A ligação do SERM ao RE induz alterações conformacionais que permitem que os correpressores se liguem ao RE ou promovam a degradação do RE (ou ambos, Figura 44.28). Como o tamoxifeno desempenha alguma atividade uterotrófica (*i. e.*, faz crescer o tecido uterino do endométrio), novos SERMs como o **raloxifeno** foram desenvolvidos para exercer atividade antagonista do RE na mama, atividade agonista ao RE benéfica nos ossos (ver mais adiante) e nenhuma atividade ou atividade antagonista ao RE no endométrio uterino.

Fase menstrual

Em um ciclo não fértil, a morte do corpo-lúteo resulta em retirada súbita da progesterona, o que leva a alterações no endométrio uterino que resultam na perda do estrato funcional (Figura 44.27). A menstruação normalmente dura de 4 a 5 dias (chamado **período**), e o volume da perda de sangue varia de 25 a 35 mL. A menstruação coincide com a fase folicular inicial do ovário.

Regulação hormonal do miométrio

As células do músculo liso do miométrio também são responsivas às alterações dos hormônios esteroides. As contrações peristálticas do miométrio favorecem o movimento do conteúdo luminal do colo para o fundo do útero na ovulação e essas contrações provavelmente desempenham um papel no transporte rápido e em massa dos espermatozoides ejaculados do colo do útero para os ovidutos. Durante a menstruação, as contrações se propagam do fundo para o colo do útero, promovendo, assim, a expulsão do estrato funcional descamado. O tamanho e o número de células musculares lisas são determinados pelo estrógeno e a progesterona. As mulheres saudáveis em ciclo mantêm um miométrio espesso, enquanto o miométrio diminui progressivamente nas mulheres pós-menopausadas. As alterações mais drásticas são observadas durante a gestação, quando as células musculares lisas aumentam de 50 para 500 μm de comprimento. O miométrio grávido também apresenta maior número de células musculares lisas e mais matriz extracelular.

 NA CLÍNICA

Os distúrbios da menstruação são relativamente comuns e incluem a **menorragia** (fluxo menstrual pesado que leva à perda de mais de 80 mL de sangue), **metrorragia** irregular e, às vezes, fluxo menstrual prolongado entre períodos normais) e **dismenorreia** (períodos dolorosos, ou cólica menstrual). A existência de alguns períodos irregulares, chamados **oligomenorreia**, e a ausência de períodos, chamada **amenorreia**, ocorrem muitas vezes devido à disfunção do eixo hipotalâmico-hipofisário-ovariano em oposição à fisiopatologia pélvica local.

Como o tecido endometrial é naturalmente descamado em fragmentos que contêm células viáveis, o tecido endometrial ocasionalmente ganha acesso a outras partes do trato feminino (p. ex., ovidutos, ovário), bem como à parte mais inferior do abdome e às estruturas associadas (p. ex., bolsa retrouterina de Douglas, conforme mostrado na Figura 44.13). Esses transplantes dão origem à **endometriose** – um foco de tecido endometrial responsivo a hormônios fora do útero. A propagação da endometriose pode se dever ao refluxo do tecido menstrual para dentro dos ovidutos ou ao movimento de tecido através dos vasos linfáticos, ou ambos. A endometriose frequentemente exibe sangramento cíclico e está associada a infertilidade, dor na defecação, dor ao urinar, dor na relação sexual ou dor pélvica generalizada.

Colo do útero

Estrutura e função

O colo do útero é a extensão inferior do útero que se projeta na vagina (Figura 44.25). Ele tem uma mucosa que reveste o **canal endocervical**, a qual apresenta uma lâmina própria altamente elástica e uma muscular que é contínua com o miométrio. A parte do colo do útero que se estende para dentro da abóbada vaginal é chamada **ectocérvice**, enquanto a parte que circunda o canal endocervical é chamada **endocérvice**. As aberturas do canal endocervical no útero e na vagina são chamadas **orifício cervical interno** e **orifício cervical externo**, respectivamente. O colo do útero atua como uma entrada para o trato feminino superior – na metade do ciclo, o canal endocervical facilita a viabilidade e a entrada dos espermatozoides. Durante a fase lútea, o canal endocervical impede a passagem de espermatozoides e micróbios, inibindo assim a **superimplantação** de um segundo embrião ou a infecção ascendente para a placenta, membranas fetais e feto. O colo do útero suporta fisicamente o peso do feto em crescimento. A termo, o **amolecimento cervical e a dilatação** permitem a passagem do recém-nascido e da placenta do útero para a vagina.

Regulação hormonal do muco cervical durante o ciclo menstrual

O canal endocervical é revestido por epitélio colunar simples que secreta o **muco cervical** de maneira responsiva a hormônios. O estrógeno estimula a produção de uma quantidade grande de muco fino, aquoso e levemente alcalino, que é um ambiente ideal para os espermatozoides. A progesterona estimula a produção de um muco escasso, viscoso, levemente ácido, que é hostil aos espermatozoides. Durante o ciclo menstrual normal, as condições do muco cervical são ideais para a penetração e a viabilidade dos espermatozoides no momento da ovulação.

Vagina

Estrutura e função

A vagina é uma das estruturas copulatórias das mulheres e atua como o canal do parto (Figura 44.13 e 44.25). Sua mucosa é revestida por um epitélio escamoso estratificado não queratinizado. A mucosa tem uma lâmina própria espessa enriquecida com fibras elásticas e bem vascularizada. Não há glândulas na vagina; portanto, a lubrificação durante a relação sexual vem (1) do muco cervical (especialmente com relação sexual que ocorre no meio do ciclo), (2) de um transudato (ou seja, ultrafiltrado) dos vasos sanguíneos da lâmina própria e (3) das glândulas vestibulares. A mucosa é rodeada por uma muscular de duas camadas relativamente fina (*i. e.*, em relação ao útero e ao colo do útero) e um tecido conjuntivo externo. A parede vaginal é inervada por ramos do nervo pudendo, que contribuem para o prazer sexual e o orgasmo durante a relação sexual.

Regulação hormonal durante o ciclo menstrual

As células superficiais do epitélio vaginal estão continuamente descamando e a natureza dessas células é influenciada pelo ambiente hormonal. O estrógeno estimula a proliferação do epitélio vaginal e aumenta seu conteúdo de glicogênio (referido como **"cornificação"**, mas, nos humanos, não ocorre a verdadeira cornificação ou queratinização). O glicogênio é metabolizado em ácido láctico por lactobacilos comensais, mantendo assim um ambiente ácido. Isso inibe a infecção por bactérias e fungos não comensais. A progesterona aumenta a descamação das células epiteliais.

Genitália externa

Estrutura e função

A genitália externa feminina é circundada pelos **grandes lábios** (homólogos do escroto) lateralmente e pelo **monte púbico** anteriormente (Figura 44.25). A vulva se refere coletivamente a uma área que inclui os grandes lábios e o monte púbico mais os **pequenos lábios**, o **clitóris**, o **vestíbulo da vagina**, os **bulbos vestibulares** (glândulas) e o **orifício uretral externo**.

A vulva é também referida como o **pudendo** pelos clínicos. As estruturas da vulva servem às funções de excitação sexual e clímax, direcionando o fluxo da urina e parcialmente cobrindo a abertura da vagina, inibindo, assim, a entrada de agentes patogênicos.

O clitóris é o homólogo embriológico do pênis e é composto por dois **corpos cavernosos**, que ligam o clitóris ao ramo isquiopúbico, e uma **glande**. Essas estruturas são compostas de tecido erétil e sofrem o processo de ereção essencialmente da mesma maneira que o pênis. Ao contrário do pênis, o tecido do clitóris é completamente separado da uretra. Assim, o clitóris está envolvido na excitação sexual e clímax no orgasmo. A vagina também está envolvida na satisfação sexual, mas também serve como órgão copulatório e canal de parto.

Regulação hormonal durante o ciclo menstrual

As estruturas da vulva não apresentam alterações marcantes durante o ciclo menstrual. No entanto, a saúde e a função dessas estruturas dependem do suporte hormonal. A genitália externa e a vagina são sensíveis aos andrógenos (testosterona e di-hidrotestosterona) e ao estrógeno. Os andrógenos também atuam sobre o sistema nervoso central (SNC) para aumentar a libido nas mulheres.

Biologia do 17β-estradiol e da progesterona

Efeitos biológicos do estrógeno e da progesterona

O 17β-estradiol e a progesterona flutuam durante o ciclo menstrual e eles têm múltiplos efeitos que podem ser categorizados de acordo com eles estarem diretamente relacionados ao sistema reprodutor ou não. Ambos os hormônios têm efeitos profundos no ovário, oviduto, útero, colo do útero, vagina e genitália externa e no hipotálamo e hipófise. O estrógeno e a progesterona também têm efeitos importantes sobre tecidos não reprodutores:

Ossos: O estrógeno é necessário para o fechamento das placas epifisárias dos ossos longos em ambos os sexos. O 17β-estradiol tem um **efeito anabólico** e **calciotrópico ósseo** (Capítulo 40). Ele estimula a absorção intestinal de Ca^{++}. O 17β-estradiol é também um dos reguladores mais potentes da função dos osteoblastos e dos osteoclastos. O estrógeno promove a sobrevivência dos osteoblastos e a apoptose dos osteoclastos, favorecendo, assim, a formação óssea sobre a reabsorção. Baixos níveis de estrógeno associados à menopausa podem levar à perda óssea e à **osteoporose**.

Fígado: O efeito geral do 17β-estradiol sobre o fígado é o de melhorar os perfis das lipoproteínas circulantes. O estrógeno aumenta a expressão do **receptor de LDL**, incrementando, deste modo, o *clearance* das partículas de **LDL** ricas em colesterol pelo fígado. O estrógeno também aumenta os níveis circulantes de **HDL**. O estrógeno regula a produção hepática de várias proteínas de transporte, incluindo a proteína de ligação ao cortisol, a proteína de ligação ao hormônio tireoidiano e a SHBG.

Órgãos cardiovasculares: Mulheres pré-menopausadas apresentam significativamente menos doenças cardiovasculares do que os homens ou as mulheres pós-menopausadas. O estrógeno promove a vasodilatação através do aumento da produção de **óxido nítrico**, que relaxa o músculo liso vascular e inibe a ativação plaquetária. Polimorfismos de único nucleotídeo no gene do receptor de estrógeno têm sido associados ao aumento de doença cardiovascular.

Tegumento: O estrógeno e a progesterona mantêm a pele lisa e saudável com espessura epidérmica e dérmica normal. O estrógeno estimula a proliferação e inibe a apoptose dos queratinócitos. Na derme, estrógeno e a progesterona aumentam a síntese de colágeno e inibem a degradação do colágeno suprimindo as metaloproteinases de matriz. O estrógeno também aumenta a produção e a deposição de glicosaminoglicanos na derme e promove a cicatrização de feridas.

SNC: O estrógeno é neuroprotetor – isto é, inibe a morte neuronal em resposta à hipoxia ou outras injúrias. Os efeitos positivos do estrógeno na angiogênese podem explicar algumas das ações benéficas e estimulantes do estrógeno no SNC. A progesterona atua no hipotálamo para aumentar o ponto de ajuste para a termorregulação, elevando, assim, a temperatura corporal em aproximadamente 0,2 °C. Essa é a base para a utilização de aferições de temperatura corporal para determinar se a ovulação ocorreu. A progesterona é um depressor do SNC. A perda de progesterona no desaparecimento do corpo-lúteo da menstruação é a base da **disforia pré-menstrual (síndrome pré-menstrual [SPM])**. A progesterona também atua no tronco encefálico para sensibilizar a resposta ventilatória à P_{CO_2} de modo que a ventilação aumenta e a P_{CO_2} diminui.

Tecido adiposo: O estrógeno diminui o tecido adiposo reduzindo a atividade da lipoproteína lipase e aumentando a lipase sensível aos hormônios (*i. e.*, exerce efeito lipolítico). A perda de estrógeno resulta no acúmulo de tecido adiposo, especialmente no abdome.

Transporte e metabolismo dos esteroides ovarianos

Os hormônios esteroides são hidrofóbicos e são transportados enquanto estão ligados às proteínas plasmáticas no sangue. Aproximadamente 60% do estrógeno são transportados ligados à **SHBG**, 20% são ligados à albumina e 20% estão na forma livre. A progesterona se liga principalmente à **globulina ligadora do cortisol (transcortina)** e à albumina. Uma vez que apresenta afinidade de ligação relativamente baixa a estas proteínas, a sua meia-vida circulante é de cerca de cinco minutos.

Embora o ovário seja o principal local de produção de estrógeno, a aromatização periférica de andrógenos para estrógenos pode gerar níveis localmente altos de 17β-estradiol em alguns tecidos. A conversão periférica dos andrógenos adrenais e ovarianos serve como importante fonte de estrógeno após a menopausa (discutido mais adiante). O fato de a CYP19 (aromatase) ser expressa na mama é a base para o uso de **inibidores da aromatase** no tratamento do câncer da mama dependente de estrógeno em mulheres pós-menopausadas.

Os estrógenos e as progestinas são degradados no fígado a metabólitos inativos conjugados com sulfato ou glicuronídeo e excretados na urina. Os principais metabólitos do estradiol incluem estrona, estriol e catecolestrógenos (2-hidroxiestrona e 2-metoxiestrona). O principal metabólito da progesterona é pregnanediol, que é conjugado ao glicuronídeo e excretado na urina.

Ontogenia dos sistemas reprodutores

Ao contrário da maioria dos outros sistemas de órgãos, os sistemas reprodutores sofrem alterações significativas em sua atividade durante a vida de um homem ou uma mulher (Figura 44.29). O desenvolvimento dos sistemas reprodutores ocorre no útero e resulta em fetos femininos ou masculinos. Após o nascimento e durante a infância, os sistemas reprodutores são em grande parte quiescentes. Na puberdade, os eixos

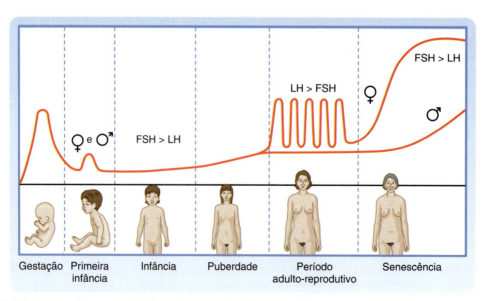

• **Figura 44.29** Padrão de secreção de gonadotrofina ao longo da vida. Observe os picos transitórios durante a gestação e início da infância e os baixos níveis subsequentes na infância. As mulheres subsequentemente apresentam exacerbações cíclicas mensais, com o hormônio luteinizante (LH) excedendo o hormônio foliculoestimulante (FSH); os homens não. Ambos os gêneros mostram aumento da produção de gonadotrofina após 50 anos, com o FSH excedendo o LH.

hipotalâmico-hipofisário-gonadais amadurecem e as gônadas começam a produzir esteroides sexuais que, por sua vez, induzem as alterações sexualmente dimórficas na aparência e no comportamento associado a homens e mulheres. A vida reprodutiva das mulheres é determinada pela sua reserva ovariana e pelo grau de desenvolvimento folicular (ver anteriormente) e termina na menopausa, geralmente na quinta década de vida. A perda da produção de estrógeno pelos ovários tem um claro impacto clínico em muitas mulheres pós-menopausadas. Os homens continuam a produzir espermatozoides ao longo da vida, mas podem apresentar um declínio na produção de andrógenos (andropausa), que está associada às suas próprias sequelas clínicas.

Gestação

O sistema reprodutivo das mulheres sofre mudanças dramáticas durante a gestação. A produção de gonadotrofina e esteroides gonadais é trocada do eixo hipotalâmico-hipofisário-ovariano materno, que é fortemente reprimido durante a gestação, para a **placenta fetal**. De fato, esta é a função endócrina do tecido placentário que (1) mantém um útero grávido quiescente, (2) altera a fisiologia materna para assegurar a nutrição fetal no útero, (3) altera a função hipofisária materna e o desenvolvimento da glândula mamária para assegurar a nutrição fetal contínua após o nascimento e (4) determina o tempo do trabalho de parto e do parto (também chamado **parturição**). A placenta também desempenha um papel importante na produção de testosterona fetal e na diferenciação masculina do sistema reprodutor antes de o hipotálamo e a hipófise fetais se desenvolverem em um eixo funcional.

Fertilização, início da embriogênese, implantação e placentação

Sincronização com o ovário materno e função reprodutiva

A fertilização, o início da embriogênese, a implantação e o início da gestação estão todos sincronizados com o ciclo menstrual humano (Figura 44.30). Pouco antes da ovulação, o ovário está

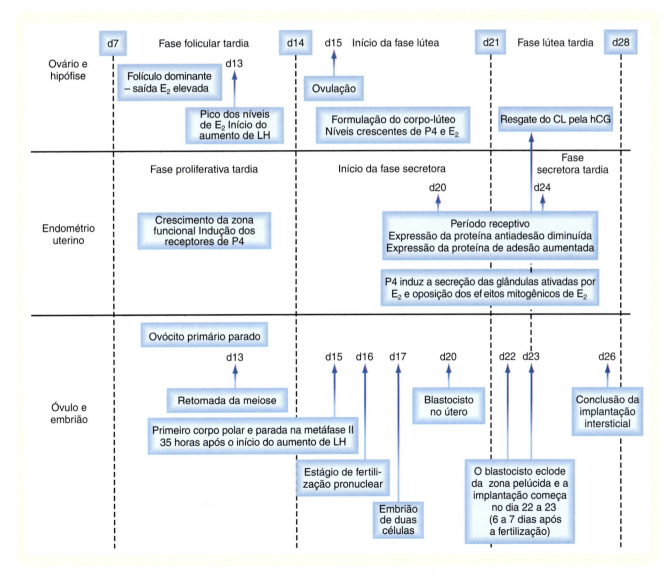

• **Figura 44.30** Sincronização dos eventos do ciclo menstrual (ovário e endométrio) com a fertilização, o início do desenvolvimento embrionário no oviduto e a implantação do embrião (blastocisto) no endométrio uterino. E_2, estradiol; P4, progesterona. (Modificada de White BA, Porterfield SP. *Endocrine Physiology*. 4th ed. Philadelphia: Mosby; 2013.)

no estágio folicular tardio e produz altos níveis de estrógeno. O estrógeno promove o crescimento do endométrio uterino e induz a expressão do receptor de progesterona. O estrógeno induz, em última instância, o aumento de LH que, por sua vez, induz maturação meiótica do ovócito e a ovulação do complexo *cumulus*-ovócito.

Os eventos entre a fecundação e a implantação levam cerca de 6 dias para serem concluídos, de modo que a implantação ocorre ao redor do dia 22 do ciclo menstrual. Nesse momento, o ovário está na metade da fase e secretando grandes quantidades de progesterona. A progesterona estimula a secreção das glândulas uterinas, que fornecem nutrientes ao embrião. Isso é chamado *nutrição histotrófica* e é um modo importante de transferência materno-fetal de nutrientes durante o primeiro trimestre da gestação, após o qual é substituído pela nutrição hemotrófica (ver mais adiante). A progesterona inibe a contração do miométrio e previne a liberação de fatores parácrinos (p. ex., citocinas, prostaglandinas, quimiocinas e vasoconstritores) que levam à menstruação. A progesterona induz a **"janela de receptividade"** no endométrio uterino, que ocorre entre o dia 20 e o dia 24 do ciclo menstrual. Essa fase receptiva está associada ao aumento da adesividade do epitélio endometrial e envolve a formação de extensões celulares chamadas **pinópodos** na superfície apical do epitélio endometrial, juntamente com o aumento da expressão de proteínas adesivas (p. ex., integrinas, caderinas) e diminuição da expressão de proteínas antiadesivas (p. ex., mucinas) na membrana celular apical.

Quando um óvulo fertilizado se implanta no útero, o endométrio uterino está em sua espessura total, está secretando ativamente e é capaz de aderir firmemente ao embrião implantado.

Fertilização

Na fertilização é realizada a recombinação do material genético para formar um novo organismo geneticamente distinto e dar partida aos eventos que iniciam o desenvolvimento embrionário. Devem ocorrer vários passos para se obter uma fertilização bem-sucedida (não assistida) (Figura 44.31):

Etapa 1: Penetração do *cumulus* expandido pelo espermatozoide. Isso envolve a digestão da matriz extracelular do *cumulus* por uma hialuronidase de membrana, a PH-20.

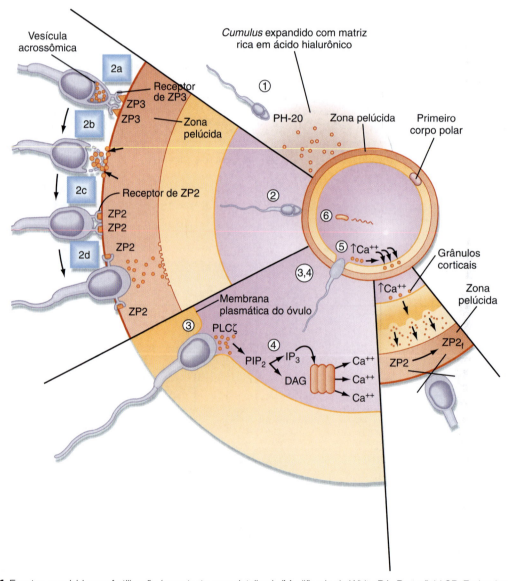

• **Figura 44.31** Eventos envolvidos na fertilização (ver o texto para detalhes). (Modificada de White BA, Porterfield SP. *Endocrine Physiology*. 4th ed. Philadelphia: Mosby; 2013.)

Etapa 2: Penetração da zona pelúcida pelo espermatozoide. Isso envolve a ligação do espermatozoide à proteína de zona ZP3 (passo 2a), que induz a liberação das enzimas acrossômicas (denominada **reação acrossômica** (passo 2b). O espermatozoide se liga secundariamente a outra proteína de zona, ZP2 (passo 2c), enquanto a zona pelúcida é digerida e o espermatozoide nada através óvulo (passo 2d).

Etapa 3: Ocorre a fusão do espermatozoide com a membrana do óvulo.

Etapa 4: Ocorre uma cascata de sinalização do Ca^{++} (Capítulo 3).

Etapa 5: A cascata de sinalização ativa a exocitose de vesículas cheias de enzimas chamadas **grânulos corticais**, que residem na região mais externa ou cortical do óvulo não fertilizado. As enzimas contidas nos grânulos corticais são liberadas para o exterior do óvulo após a exocitose. Essas enzimas modificam ZP2 e ZP3 da zona pelúcida, de forma que ZP2 não pode mais se ligar aos espermatozoides cujos acrossomos reagiram e ZP3 não pode mais ligar aos espermatozoides com o acrossomo capacitado intacto. Assim, apenas um espermatozoide normalmente entra no óvulo. Ocasionalmente, mais de um espermatozoide entra no óvulo. Isso resulta em uma célula **triploide**, que é incapaz de continuar a se desenvolver. Portanto, a prevenção da polispermia é fundamental para o desenvolvimento normal do óvulo fertilizado.

Etapa 6: O espermatozoide inteiro entra no óvulo durante a fusão. O flagelo e as mitocôndrias se desintegram, de modo que a maior parte do DNA mitocondrial das células é derivado da mãe. Uma vez dentro do óvulo, ocorre a descondensação do DNA do espermatozoide. Uma membrana chamada *pronúcleo* se forma em torno do DNA do espermatozoide quando o óvulo recém-ativado conclui a segunda divisão meiótica.

Em óvulos de mamífero, uma grande liberação inicial de Ca^{++} é seguida de uma série de oscilações subsequentes menores de Ca^{++} que podem durar horas. Uma das principais consequências dessa via de sinalização é que ela desperta o óvulo metabolicamente quiescente para que ele possa retomar a meiose e iniciar o desenvolvimento embrionário. Esse processo é chamado **ativação do óvulo**.

O óvulo ativado conclui a segunda divisão meiótica à medida que o DNA do espermatozoide se condensa e um pronúcleo se forma em torno dele (Figura 44.32). Uma vez que o óvulo tenha concluído a meiose, um pronúcleo se forma em torno dos cromossomos femininos também. Um **centrossomo** contribuído pelo espermatozoide se transforma em um centro organizador de microtúbulos, do qual os microtúbulos se estendem até contatarem o pronúcleo feminino. Os DNA masculino e feminino se replicam quando os dois pronúcleos são agrupados. Quando os pronúcleos se contatam, as membranas nucleares se partem e os cromossomos se alinham em uma placa metafásica comum e ocorre a primeira clivagem.

Início da embriogênese e implantação

A fertilização ocorre tipicamente nos dias 16 a 17 do ciclo de menstrual e a implantação ocorre cerca de 6 dias mais tarde. Assim, a primeira semana de embriogênese ocorre dentro dos lumens do oviduto e do útero. Durante a maior parte deste tempo, o embrião permanece encapsulado pela zona pelúcida. As primeiras duas clivagens levam cerca de dois dias e o embrião

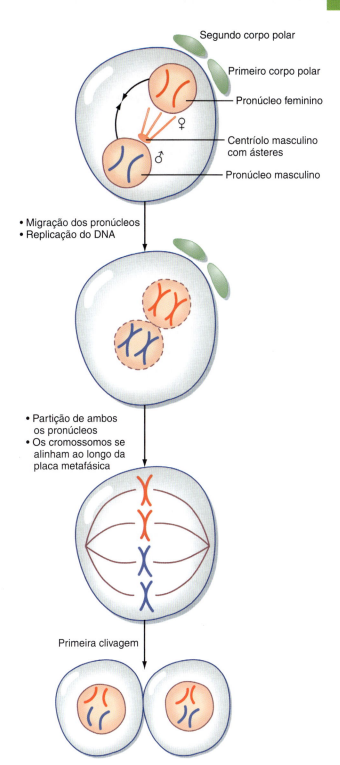

• **Figura 44.32** Visão geral dos eventos genéticos após a fecundação até a primeira clivagem embrionária. (Modificada de White BA, Porterfield SP. *Endocrine Physiology*. 4th ed. Philadelphia: Mosby; 2013.)

atinge uma **mórula** de 16 células em três dias. As células externas da mórula se tornam firmemente adesivas entre si e começam a transportar fluido para a massa embrionária. Durante os dias 4 e 5, o transporte de fluido gera uma cavidade chamada *cavidade do blastocisto* e o embrião é agora chamado **blastocisto** (Figura 44.33). O blastocisto é composto por duas subpopulações de células: uma **massa celular interna** excêntrica e uma camada epitelial externa de **trofoblastos**. A região da camada trofoblastos

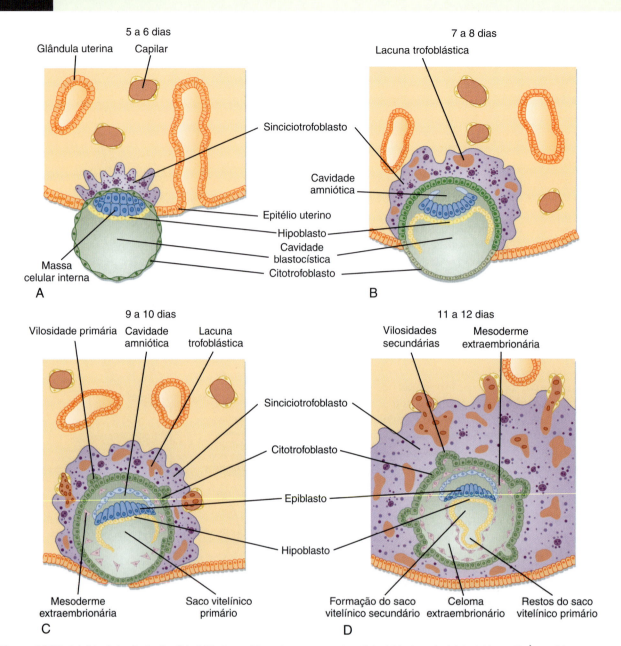

• **Figura 44.33** **A.** Início da implantação. O trofoblasto se diferenciou nas camadas citotrofoblasto e sinciciotrofoblasto. **B.** À medida que a camada de sinciciotrofoblastos aumenta de tamanho e invade mais profundamente, essa camada começa a rodear e a erodir os vasos maternos, formando lacunas preenchidas com sangue materno. **C.** A implantação intersticial está quase concluída. Formam-se extensões de citotrofoblastos que se tornarão cobertas por uma camada de sinciciotrofoblasto. Nesse ponto, são chamadas de "vilosidade primária". **D.** A implantação intersticial está concluída. A mesoderme extraembrionária se desenvolveu a partir das camadas epiteliais (âmnios, saco vitelínico primário) e formará uma camada interna das vilosidades, formando as "vilosidades secundárias". Em última análise, a mesoderme dará origem aos vasos sanguíneos umbilicais dentro do núcleo da vilosidade, formando, assim, as vilosidades terciárias. (De Carlson BM. *Human Embryology and Developmental Biology*. Philadelphia: Mosby; 2004.)

imediatamente adjacente à massa celular interna é conhecida como o **polo embrionário** e é essa região que se liga ao endométrio uterino na implantação (Figura 44.33).

O embrião reside dentro do oviduto durante os três primeiros dias e depois entra no útero. Nos dias 5 e 6 de desenvolvimento, os trofoblastos do blastocisto secretam proteases que digerem a zona pelúcida externa. Nesse ponto, correspondente a cerca do dia 22 do ciclo menstrual, o **blastocisto "eclodido"** é capaz de aderir e se implantar no endométrio uterino receptivo (Figura 44.33).

No momento da ligação e implantação, os trofoblastos se diferenciam em dois tipos celulares: uma camada interna de **citotrofoblastos** e uma camada externa de **sinciciotrofoblastos** multinucleares/multicelulares (Figura 44.33). Os citotrofoblastos fornecem, inicialmente, uma camada de alimentação de células continuamente em divisão. Os sinciciotrofoblastos realizam, inicialmente, três tipos gerais de função: adesiva, invasiva e endócrina. Os sinciciotrofoblastos expressam proteínas superficiais adesivas (*i. e.*, caderinas e integrinas) que se ligam ao epitélio da superfície uterina e, conforme o embrião se implanta, aos componentes da matriz extracelular uterina. Em seres humanos, o embrião se insere completamente na camada superficial do endométrio (Figura 44.33). Esse modo de implantação, chamado **implantação intersticial**, é o mais invasivo entre os mamíferos placentários. A implantação invasiva envolve a migração apoiada pela aderência dos sinciciotrofoblastos no endométrio, juntamente com a decomposição da matriz extracelular pela secreção de metaloproteinases de matriz e de outras enzimas hidrolíticas.

A função endócrina começa com o início da implantação, quando os sinciciotrofoblastos passam a secretar a proteína semelhante ao LH **hCG**, que mantém a viabilidade do corpo-lúteo e, portanto, a secreção de progesterona. Os sinciciotrofoblastos também se tornam altamente esteroidogênicos. Após 10 semanas, os sinciciotrofoblastos adquirem a capacidade de produzir progesterona em níveis suficientes para manter a gestação independentemente de um corpo-lúteo. Os sinciciotrofoblastos produzem vários outros hormônios, bem como enzimas que modificam hormônios.

Conforme a implantação e a placentação progridem, os sinciciotrofoblastos assumem as importantes funções de fagocitose (durante a nutrição histotrófica) e a transferência placentária bidirecional de gases, nutrientes e resíduos. A troca entre os sinciciotrofoblastos envolve a difusão (p. ex., gases), transporte facilitado (p. ex., transferência de glicose mediada por GLUT1), transporte ativo (p. ex., aminoácidos por transportadores específicos) e pinocitose/transcitose (p. ex., de complexos ferro-transferrina).

Há também uma resposta materna à implantação, denominada **decidualização**, que envolve a transformação do estroma endometrial. A decidualização envolve um aumento das células do estroma à medida que se tornam células deciduais cheias de lipídeos e glicogênio e neste momento, o endométrio é referido como a **decídua**. A decídua forma uma camada epitelial com junções adesivas que inibem a migração do embrião implantado. A decídua também secreta fatores como **inibidores teciduais de metaloproteinases (TIMPs)** que moderam a atividade das enzimas hidrolíticas derivadas do sinciciotrofoblasto na matriz endometrial. Consequentemente, a decidualização permite a invasão regulada durante a implantação. Normalmente, o embrião em implantação e a placenta não se estendem e envolvem o miométrio.

NA CLÍNICA

Placenta acreta é o enterramento do embrião completamente dentro do endométrio e a adesão da placenta ao miométrio, uma condição associada à **hemorragia pós-parto** potencialmente fatal. A resposta decidual ocorre apenas no útero. Assim, a natureza altamente invasiva do embrião humano acarreta um risco considerável à mãe no caso de uma **implantação ectópica**. *Implantação ectópica* se refere à implantação de um embrião em um local diferente do útero e *gestação ectópica* se refere a um embrião em desenvolvimento em um local de implantação ectópica. A maioria das gestações ectópicas (>90%) ocorre dentro dos ovidutos (chamadas **gestações tubárias**), mas também pode ocorrer no ovário e na cavidade abdominal. A implantação nos ovidutos é frequentemente associada a infecção prolongada e inflamação (chamada **doença inflamatória pélvica**) e obstrução da tuba. Em uma gestação tubária, a natureza altamente invasiva do sinciciotrofoblasto humano, que normalmente é moderada pela resposta decidual uterina, geralmente leva ao enterramento do embrião implantado dentro da parede do oviduto. Embora as gestações abdominais possam prosseguir a termo, as gestações oviduais não detectadas geralmente levam à ruptura da parede do oviduto. A hemorragia interna resultante pode ser catastrófica para a mãe e requer intervenção cirúrgica imediata.

Endocrinologia placentária

Gonadotrofina coriônica humana. O primeiro hormônio produzido pelos sinciciotrofoblastos é a hCG, que está estruturalmente relacionada aos hormônios glicoproteicos da hipófise (Capítulo 41). Como tal, a hCG é composta por uma **subunidade de α-glicoproteína** comum (**α-GSU**) e uma **subunidade hormônio-específica β (β-hCG)**. Os anticorpos utilizados para detectar a hCG (*i. e.*, em ensaios laboratoriais e testes de gestação sem receita) são concebidos para detectar especificamente a subunidade β. A hCG é muito semelhante ao LH e se liga com alta afinidade ao receptor de LH. A subunidade β da hCG é mais longa do que a do LH e contém mais locais para **glicosilação**, o que aumenta grandemente a meia-vida da hCG para 24 a 30 horas. A estabilidade da hCG lhe permite se acumular rapidamente na circulação materna de tal forma que a hCG é detectável no soro materno no período de 24 horas após a implantação. Os níveis séricos de hCG dobram a cada dois dias durante as primeiras seis semanas e atingem o pico em cerca de 10 semanas. A hCG sérica diminui então para um nível constante em cerca de 50% do valor do pico (Figura 44.34A).

A principal ação da hCG é estimular os receptores de LH do corpo-lúteo. Isso previne a luteólise e mantém um nível elevado de produção de progesterona derivada do corpo-lúteo durante as

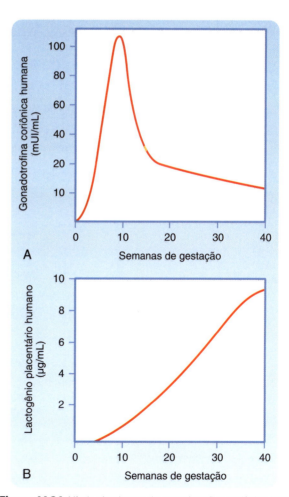

Figura 44.34 Níveis circulantes de gonadotrofina coriônica humana (hCG) e lactogênio placentário humano (hPL) no sangue materno durante a gestação. (Modificada de White BA, Porterfield SP. *Endocrine Physiology*. 4th ed. Philadelphia: Mosby; 2013.)

primeiras 10 semanas. O rápido aumento da hCG é responsável pelas náuseas do **"enjoo matinal"** associadas ao início da gestação. Uma pequena quantidade (*i.e.*, 1 a 10%) da hCG entra na circulação fetal. A hCG estimula as células de Leydig fetais a produzir testosterona antes que o eixo gonadotrófico fetal esteja completamente maduro. A hCG também estimula o córtex adrenal fetal (ver mais adiante) durante o primeiro trimestre.

Progesterona. A placenta produz uma quantidade elevada de progesterona, que é absolutamente necessária para manter o miométrio quiescente e o útero grávido. A produção de progesterona pela placenta é amplamente desregulada – a placenta produz tanta progesterona quanto o suprimento de colesterol e os níveis de CYP11A1 e 3β-HSD permitem (Figura 44.35). Notavelmente, a esteroidogênese placentária difere daquela do córtex adrenal, ovários e testículos, uma vez que o colesterol é transferido para as mitocôndrias placentárias por um mecanismo que é independente da **proteína StAR**. Assim, este primeiro passo na esteroidogênese não é um passo regulado limitante da taxa na placenta, uma vez que ocorre em outras glândulas esteroidogênicas. Isso significa que os fetos com uma mutação inativadora na proteína StAR desenvolverão **hiperplasia adrenal congênita lipoide** (Capítulo 43) e **hipogonadismo**, mas terão níveis normais de progesterona produzidos pela placenta. A produção de progesterona pela placenta não necessita de tecido fetal. Consequentemente, os níveis de progesterona são amplamente independentes da saúde fetal e não podem ser usados como medida da saúde fetal. Os níveis de progesterona materna continuam a aumentar durante a gestação.

A progesterona é liberada principalmente na circulação materna e é necessária para a implantação e manutenção da gestação. A progesterona também exerce vários efeitos sobre a fisiologia materna, incluindo crescimento e diferenciação das mamas, imunossupressão elevação da temperatura corporal central. A mudança da progesterona derivada do corpo-lúteo para a progesterona derivada da placenta (referida como **mudança lúteo-placentária**) é concluída aproximadamente na oitava semana de gestação. A progesterona (e a pregnenolona) são utilizadas pela zona de transição do córtex fetal para produzir cortisol no final da gestação.

Estrógeno. Os estrógenos também são produzidos pelos sinciciotrofoblastos. Os sinciciotrofoblastos são semelhantes às células da granulosa do ovário, na medida em que não têm CYP17 e são dependentes de outro tipo celular para fornecer andrógenos de 19 carbonos para aromatização (Figura 44.35). Estas células produtoras de andrógenos residem no **córtex da adrenal fetal**.

O córtex da adrenal fetal contém uma **zona definida** externa, **uma zona de transição** média e uma **zona fetal** interna. As zonas definida e de transição dão origem e à zona glomerulosa e zona fasciculada, respectivamente. A síntese de aldosterona é iniciada perto do parto. A síntese do cortisol inicia aos seis meses e aumenta durante o final da gestação. A zona fetal é a

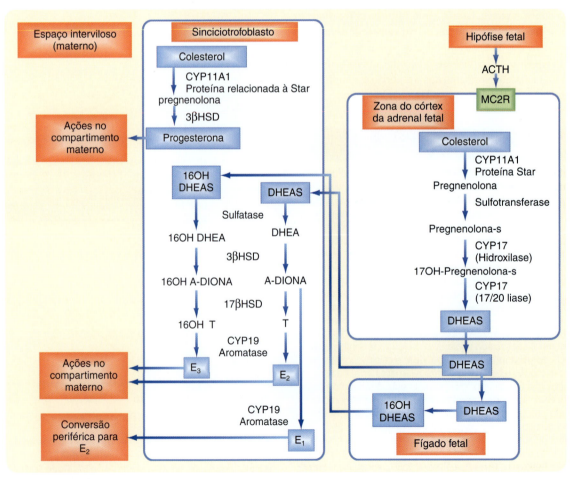

• **Figura 44.35** Produção de progesterona pelo sinciciotrofoblasto e de estrógenos pela unidade fetoplacentária.

parte predominante do córtex da adrenal no feto; ela constitui 80% da massa da grande adrenal fetal e é o local da maior parte da esteroidogênese da adrenal fetal. A zona fetal se assemelha fortemente à zona reticular na medida em que expressa pouca ou nenhuma 3β-HSD (Figura 44.35). A zona fetal libera principalmente a forma sulfatada do andrógeno inativo **sulfato de deidroepiandrosterona** (DHEAS) durante a maior parte da gestação. A produção de DHEAS a partir da adrenal fetal é absolutamente dependente do ACTH fetal da hipófise fetal até ao final do primeiro trimestre.

A DHEAS liberada da zona fetal tem dois destinos. Primeiro, a DHEAS pode ir diretamente para o sinciciotrofoblasto, onde é dessulfatada por uma **esteroide sulfatase** placentária e utilizada como um substrato de 19 carbonos para a síntese de 17β-estradiol e estrona (Figura 44.35). O segundo destino da DHEAS é a **16-hidroxilação** no fígado fetal pela enzima CYP3A7. A 16-hidroxil-DHEAS é então convertida pelos sinciciotrofoblastos ao principal estrógeno da gestação, o **estriol** (Figura 44.35). Na ictiose ligada ao X, a esteroide sulfatase é baixa ou ausente, resultando na perda da produção de estrógeno ativo (*i. e.*, dessulfatado) pela unidade fetoplacentária. A gestação é normal, mas porque os estrógenos promovem o parto, a gestação é prolongada e termina geralmente com o trabalho de parto induzido pelo médico. O bebê apresenta um distúrbio cutâneo de graus de gravidade diversos que é chamado *ictiose* (pele escamosa), devido ao acúmulo de camadas de células soltas dentro do estrato córneo. Esta forma de ictiose é imediatamente tratável por cremes tópicos.

Os níveis de estrógeno materno aumentam durante a gestação. Como a produção de estrógeno depende de um feto saudável, os níveis de estriol podem ser usados como uma medida da saúde fetal. O termo coletivo usado para os sinciciotrofoblastos e órgãos fetais no contexto da produção de estrógeno é **unidade fetoplacentária**. Os estrógenos aumentam o fluxo sanguíneo uteroplacentário, melhoram a expressão do receptor de LDL nos sinciciotrofoblastos e induzem vários componentes (p. ex., prostaglandinas, receptores de ocitocina) envolvidos no parto. Os estrógenos aumentam o crescimento da mama direta e indiretamente por meio da estimulação da produção de prolactina hipofisária materna. Os estrógenos também aumentam o tamanho e o número de lactotrofos, aumentando, assim, a massa hipofisária global em mais de duas vezes no final da gestação. Os estrógenos também afetam vários outros aspectos da fisiologia materna.

Lactogênio placentário humano. O lactogênio placentário humano (hPL), também chamado **somatomamotrofina coriônica humana (hCS)**, é um hormônio proteico de 191 aminoácidos produzido no sinciciotrofoblasto, o qual é estruturalmente semelhante ao hormônio do crescimento (GH) e à prolactina (PRL). Sua função sobrepõe as do GH e da PRL. Pode ser detectado dentro do sinciciotrofoblasto 10 dias após a concepção e no soro materno em três semanas de gestação (Figura 44.34). Os níveis séricos maternos aumentam progressivamente ao longo do restante da gestação. A quantidade de hormônio produzido está diretamente relacionada ao tamanho da placenta, de modo que, à medida que a placenta cresce durante a gestação, a secreção de hPL aumenta. Tanto que 1 g/dia de hPL pode ser secretado no final da gestação.

Tal como o GH, o hPL é uma proteína anabólica e lipolítica. Sua ação antagônica à insulina é a principal base para a diabetogenicidade da gestação. Tal como a PRL, ele estimula o crescimento e o desenvolvimento da glândula mamária. O desenvolvimento da glândula mamária na gestação resulta das ações do hPL, da PRL, dos estrógenos e das progestinas. O hPL inibe a captação e a utilização da glicose materna, aumentando, assim, os níveis de glicose sérica. A glicose é um substrato energético importante para o feto, e o hPL aumenta a disponibilidade de glicose para o feto.

Tal como ocorre com a hCG, é encontrado muito menos hPL na circulação fetal do que na circulação materna. Isso sugere que os hormônios podem desempenhar um papel mais importante na mãe do que no feto. O hPL não é essencial para a gestação e nascimento de uma criança saudável.

Tanto o hPL como a PRL atuam como hormônios do crescimento fetal e estimulam a produção de hormônios promotores do crescimento fetal, o fator de crescimento semelhante à insulina IGF-1 e IGF-2. Ironicamente, o GH fetal não parece regular o crescimento e os lactentes anencefálicos e crianças deficientes em GH normalmente apresentam peso normal ao nascimento.

Diabetogenicidade da gestação

A gestação representa um **estado de resistência à insulina** (Figura 44.36). Durante a última metade da gestação, quando os níveis de hPL estão muito elevados, o metabolismo energético materno é modificado de um estado anabólico, no qual os nutrientes são armazenados, para um estado catabólico, algumas vezes descrito como **inanição acelerada**, no qual o metabolismo energético materno é modificado para a utilização da gordura com economia de glicose. Uma vez que o uso materno de glicose para energia diminui, a lipólise aumenta e os ácidos graxos se tornam grandes fontes de energia. A responsividade periférica à insulina diminui e a secreção de insulina pancreática aumenta. Ocorre a hiperplasia das células beta na gestação. Embora isso geralmente não leve a uma condição clínica, a gestação agrava o diabetes *mellitus* preexistente ou diabetes pode se desenvolver pela primeira vez na gestação. Se o diabetes se resolver espontaneamente com o parto, a condição é referida como **diabetes gestacional**. Outros hormônios que contribuem para a diabetogenicidade da gestação são os estrógenos e as progestinas, porque ambos os hormônios diminuem a sensibilidade à insulina.

Parto

A gestação humana dura uma média de 40 semanas a partir do início do último período menstrual (idade gestacional). Isso corresponde a uma idade fetal média de 38 semanas. O **parto** é o processo pelo qual as contrações uterinas levam à expulsão do feto. O **trabalho de parto** consiste em três estágios: fortes contrações uterinas que forçam o feto contra o colo do útero, com dilatação e estreitamento do colo do útero (várias horas); saída do feto (< 1 hora); e saída da placenta, juntamente com contrações do miométrio para interromper o sangramento (< 10 minutos).

O controle do parto nos humanos é complexo e os mecanismos exatos subjacentes ao seu controle não são bem compreendidos.

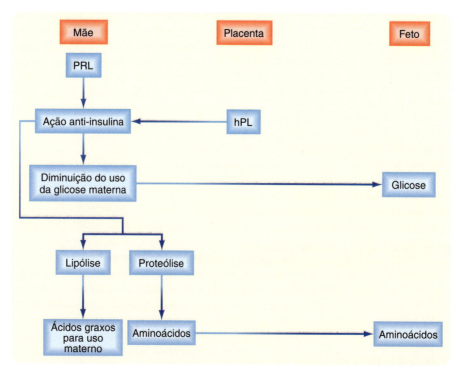

• **Figura 44.36** Visão geral do uso energético pelos compartimentos materno e fetal. (Modificada de White BA, Porterfield SP. *Endocrine Physiology*. 4th ed. Philadelphia: Mosby; 2013.)

CRH placentário e eixo adrenal fetal

A placenta produz o **hormônio liberador de corticotrofina (CRH)**, que é idêntico ao peptídeo de 41 aminoácidos produzido pelo hipotálamo. A produção placentária de CRH e os níveis séricos maternos de CRH aumentam rapidamente durante o final da gestação e o trabalho de parto. Além disso, o CRH circulante se encontra tanto na forma de CRH livre, que é bioativo, como complexado a uma proteína ligadora de CRH. Os níveis maternos de proteína ligadora de CRH caem durante o final da gestação e o parto, de modo que os níveis livres de CRH aumentam. O CRH placentário também se acumula na circulação fetal e estimula a secreção de ACTH pelo feto. O ACTH estimula tanto a produção de cortisol pela adrenal fetal como a produção fetoplacentária de estrógeno. Em contraste com o efeito inibitório do cortisol sobre a produção hipotalâmica de CRH, o cortisol estimula a produção placentária de CRH. Isso estabelece um *feedback* positivo autoamplificador. O CRH por si só promove contrações do miométrio, sensibilizando o útero à ocitocina e às prostaglandinas (ver "Ocitocina", "Prostaglandinas"). Os estrógenos também estimulam a contratilidade do miométrio direta e indiretamente. Além do papel do eixo CRH-ACTH no parto, esse modelo correlaciona o início do trabalho de parto à maturação induzida pelo cortisol dos sistemas fetais, incluindo os pulmões e o trato gastrointestinal.

Secreção de estrógeno e progesterona

Embora ocorra um aumento nos níveis séricos maternos de estrógeno e uma queda nos de progesterona no final da gestação em algumas espécies, nenhuma alteração na proporção desses dois hormônios é observada no soro humano. No entanto, foi proposta uma retirada "funcional" de progesterona envolvendo alterações no receptor uterino de progesterona e no metabolismo da progesterona.

Ocitocina

A ocitocina é secretada pela **neuro-hipófise** (parte posterior da hipófise) (Capítulo 41). A ocitocina, que estimula fortes contrações uterinas, desempenha um papel importante na progressão e na conclusão do parto. A ocitocina é liberada em resposta à extensão do colo do útero, por meio de um **reflexo neuroendócrino**, e a sua liberação estimula as contrações uterinas e, portanto, facilita o parto. A sensibilidade uterina à ocitocina aumenta antes do parto, e a ocitocina pode ser utilizada para induzir o parto. Como os níveis séricos de ocitocina materna não aumentam até depois que o parto tenha começado, não se considera que a ocitocina inicie o parto, mas sim promova contrações após o início. A progesterona inibe e o estrógeno estimula a síntese de receptores de ocitocina e, embora os níveis séricos de progesterona materna não diminuam imediatamente antes do parto humano, os níveis de estrógeno aumentam e a síntese de receptores de ocitocina aumenta de maneira suficiente para facilitar a sensibilidade à ocitocina.

Prostaglandinas

Como os estrógenos estimulam a síntese de prostaglandinas no útero, âmnio e córion, os níveis crescentes de estrógeno no final da gestação podem aumentar a formação de prostaglandina uterina antes do parto. Embora o papel das prostaglandinas no início do parto não seja conhecido, as prostaglandinas e outras citocinas aumentam a motilidade uterina e os níveis desses compostos aumentam durante o trabalho de parto, facilitando, dessa forma, o parto. Os níveis de prostaglandina no líquido amniótico, nas membranas fetais e na decídua uterina aumentam antes do início do trabalho de parto. A **prostaglandina $F_{2\alpha}$** e a **prostaglandina E_2** aumentam a motilidade uterina e grandes doses desses agentes têm sido utilizadas para induzir o trabalho de parto.

Tamanho uterino

Acredita-se que o tamanho uterino seja um fator que regule o parto. O estiramento do músculo liso, incluindo o miométrio uterino, aumenta a contração muscular. Além disso, a extensão uterina estimula a produção de prostaglandinas uterinas, aumentando ainda mais a motilidade. Nascimentos de múltiplos fetos geralmente ocorrem prematuramente. A tendência para o parto precoce pode ser um resultado do tamanho uterino aumentado, da produção fetal aumentada de substâncias químicas que estimulam o parto ou ambos.

Mamogênese e aleitamento

Estrutura da glândula mamária

A **glândula mamária** é composta de 15 a 20 lobos, cada um com um **ducto lactífero** excretor que se abre no mamilo (Figura 44.37). Os lobos, por sua vez, são compostos de vários lóbulos que contêm estruturas secretoras chamadas **alvéolos** nas porções terminais dos **ductos**. O epitélio dos alvéolos e dos ductos é composto de duas camadas de células: **células epiteliais luminais** apicais e **células mioepiteliais** basais.

Há forte evidência para a presença de células-tronco mamárias adultas dentro desse epitélio. As células epiteliais luminais dos alvéolos são os produtores de leite e as células luminais dos ductos transmitem e modificam o leite secretado. As células mioepiteliais são células do tipo de músculo liso estriado e a contração dessas células em resposta a um estímulo (*i.e.*, descida do leite) expele o leite do lúmen dos alvéolos e dos canais. Os lobos e os lóbulos são sustentados dentro de uma matriz de tecido conjuntivo. O outro componente tecidual importante da mama é o tecido adiposo. Os ductos lactíferos se esvaziam no **mamilo**, uma protrusão sem pelos altamente inervada da mama projetada para a sucção por um bebê. O mamilo é circundado por uma aréola pigmentada sem pelos que é lubrificada pelas glândulas sebáceas. A protrusão do mamilo, chamada *ereção*, é mediada pela estimulação simpática das fibras do músculo liso em resposta à sucção ou outra estimulação mecânica, estimulação erótica e frio.

Regulação hormonal no desenvolvimento da glândula mamária

Na **puberdade**, o **estrógeno** aumenta o crescimento e a ramificação ductal. Com o início das fases lútea do ovário, a **progesterona** e o **estrógeno** induzem crescimento ductal e a formação de alvéolos rudimentares. Durante os ciclos de não gravidez, os seios se desenvolvem um pouco e, em seguida, regridem. O estrógeno também aumenta a deposição de **tecido adiposo**, o qual realiza uma grande contribuição para o tamanho e a forma

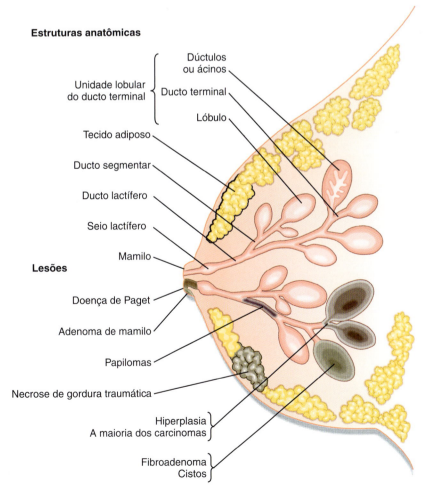

• **Figura 44.37** Diagrama da estrutura da mama, juntamente com algumas condições patológicas da mama e onde elas ocorrem. (De Crum CP, et al. In: Kumar V, Cotran RS, Robbins SL, eds. *Robbins Basic Pathology*. 7th ed. Philadelphia: Saunders; 2003.)

global da mama. O tecido adiposo expressa **CYP19/aromatase**, portanto, o acúmulo desse tecido na mama aumenta a produção local de estrógenos a partir de andrógenos circulantes.

O desenvolvimento mamário é facilitado pela gravidez, durante a qual ocorrem crescimento ductal e ramificação extensos e desenvolvimento lóbulo-alveolar. O crescimento parenquimatoso da mama durante o desenvolvimento ocorre à custa do estroma, que é degradado para dar lugar ao aumento das estruturas lóbulo-alveolares. Vários hormônios placentários estimulam o desenvolvimento mamário, incluindo o **estrógeno**, a **progesterona**, o **lactogênio placentário** e uma **variante do hormônio do crescimento (GH-V)**. O estrógeno age sobre a mama tanto direta como indiretamente mediante aumento da **PRL hipofisária** materna. O estrógeno aumenta a secreção de PRL de lactotrofos hipofisários. O estrógeno também estimula a **hipertrofia e a proliferação lactotrófica**, o que explica o aumento de duas vezes do volume da hipófise durante a gestação nos seres humanos. Embora as células epiteliais expressem genes que codificam proteínas do leite e enzimas envolvidas na produção de leite, a progesterona inibe o início da produção e secreção de leite (**lactogênese**).

Após o parto, a mama humana produz **colostro**, que é enriquecido com proteínas antimicrobianas e anti-inflamatórias. Na ausência da progesterona placentária pós-parto, a produção normal de leite materno ocorre dentro de alguns dias. As estruturas lóbulo-alveolares produzem leite, que é posteriormente modificado pelo epitélio ductal. A **lactogênese** e a manutenção da produção de leite (**galactopoiese**) necessitam de estimulação pela PRL hipofisária na presença de níveis normais de outros hormônios, incluindo a insulina, o cortisol e o hormônio tireoidiano. Embora o estrógeno placentário estimule a secreção de PRL durante a gestação, o estímulo para a secreção de PRL durante o período de amamentação é a sucção pelo bebê (Figura 44.38). Os níveis de PRL estão diretamente correlacionados com a frequência e duração da sucção do mamilo. A ligação entre a sucção do mamilo e a secreção de PRL envolve um reflexo neuroendócrino no qual a secreção de dopamina na eminência mediana é inibida (o fator inibidor da liberação de PRL – Capítulo 41). Também é possível que a sucção aumente a secreção de hormônios liberadores de PRL não identificados.

A PRL também inibe a liberação de GnRH e, consequentemente, a amamentação pode estar associada à **amenorreia lactacional** (Figura 44.38). Esse efeito da prolactina tem sido chamado "contraceptivo da natureza" e pode desempenhar um papel no espaçamento de gestações. No entanto, apenas a amamentação regular durante um período de 24 horas é suficiente para induzir um estado anovulatório induzido pela PRL na mãe. Assim, a amenorreia lactacional não é uma forma eficaz ou confiável de controle de natalidade para a maioria das mulheres. A inibição de GnRH por níveis elevados de PRL é clinicamente importante. Um **prolactinoma** é a forma mais comum de tumor hipofisário secretor de hormônios, e **hiperprolactinemia** é uma causa significativa de infertilidade em ambos os sexos. A hiperprolactinemia também pode estar associada à **galactorreia** (fluxo inadequado de leite materno) em homens e mulheres.

A sucção do mamilo também estimula a liberação de **ocitocina** da neuro-hipófise (Capítulo 41) por intermédio de um reflexo neuroendócrino (Figura 44.38). A contração das células

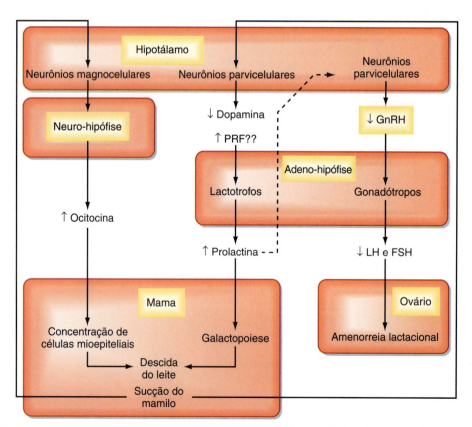

• **Figura 44.38** Reflexo neuroendócrino causado pela sucção do mamilo e levando à secreção de ocitocina e prolactina. Por sua vez, esses hormônios induzem a produção contínua de leite (galactopoiese) e a descida do leite. A prolactina também induz a amenorreia lactacional. (Modificada de White BA, Porterfield SP. *Endocrine Physiology*. 4th ed. Philadelphia: Mosby; 2013.)

NA CLÍNICA

O **câncer de mama invasivo (IBC)** é um importante câncer em mulheres e pode ser classificado em várias categorias. A maioria dos IBC recentemente diagnosticados é classificada como **luminal A**, que geralmente é derivado de células luminais dos ductos ou alvéolos terminais. O IBC luminal A exibe alguma organização epitelial, incluindo contatos células-células mediados por caderina E, e é pouco móvel e pouco agressivo. Essa forma também expressa o **receptor de estrógeno α (REα)** e é dependente da estimulação estrogênica para o crescimento. O diagnóstico precoce de um IBC luminal A confere um bom prognóstico. O tratamento para pequenos tumores precoces que são "linfonodo-negativos" (i. e., não se espalharam para os linfonodos próximos) tipicamente envolve remoção cirúrgica ("lumpectomia"), seguida de tratamento com radiação, seguido de cinco anos de tratamento com tamoxifeno diariamente. O tamoxifeno é um SERM que se opõe ao estrógeno na mama.

NA CLÍNICA

Existem vários métodos comportamentais de **contracepção**. A abstinência total é a maneira mais efetiva de evitar engravidar. Dois outros métodos comportamentais incluem a retirada antes da ejaculação (**coito interrompido**) e o método do ritmo. O método do ritmo baseia-se na abstinência de relações sexuais durante os períodos férteis na época da ovulação, incluindo três a quatro dias antes do momento da ovulação até três a quatro dias depois. Ambos os métodos apresentam maiores taxas de insucesso (20 a 30%) do que os **métodos de barreira** (2 a 12%), **dispositivos intrauterinos (DIU)** (<2%) e **contraceptivos orais** (<1%). As barreiras como preservativos ou diafragmas são mais eficazes quando utilizadas com **geleias espermicidas**. De todos os métodos, apenas os preservativos proporcionam uma proteção eficaz contra infecções sexualmente transmissíveis em indivíduos sexualmente ativos. Os DIU são relativamente eficazes. Eles previnem a implantação produzindo localmente uma resposta inflamatória no endométrio. Algumas formas de DIU contêm cobre, zinco ou progestina, que inibem o transporte ou a viabilidade dos espermatozoides no trato reprodutor feminino.

Os contraceptivos orais têm sido comercializados nos Estados Unidos desde o início dos anos 1960. As doses de esteroides utilizadas hoje são significantemente inferiores às utilizadas há 35 anos. Os contraceptivos orais, quando adequadamente utilizados, apresentam uma baixa taxa de insucesso. Muitas formas de contraceptivos orais são comercializadas hoje. A tendência ao longo dos anos tem sido a de diminuir a dosagem dos esteroides utilizados, porque os efeitos colaterais são dependentes da dose. Todos os contraceptivos orais esteroides contêm uma combinação de um estrógeno e uma progestina ou uma progestina isoladamente. Os contraceptivos orais funcionam por meio de múltiplos mecanismos. A maioria bloqueia o aumento de LH que desencadeia a ovulação. No entanto, algumas pílulas (p. ex., minipílula de progestina somente) não previnem o aumento de LH. Em geral, contraceptivos orais também bloqueiam a fertilidade pela alteração da natureza do muco cervical, alterando o desenvolvimento endometrial ou regulando a motilidade da trompa de Falópio. Como esses contraceptivos suprimem o FSH, eles também comprometem o início do desenvolvimento folicular.

A **contracepção de emergência** envolve um tratamento hormonal ou DIU concebido para inibir ou retardar a ovulação, inibir a função do corpo-lúteo, interromper a função dos ovidutos e do útero, ou qualquer combinação desses mecanismos. Por exemplo, as candidatas à contracepção de emergência incluem mulheres que foram agredidas sexualmente ou que sofreram falha de um método de barreira (p. ex., ruptura do preservativo). Existem mais de 20 tipos de pílulas do "dia seguinte" comercialmente disponíveis. O medicamento atualmente preferido é **levonorgestrel**, que é uma pílula sintética de progestina. A eficácia da pílula está inversamente correlacionada ao tempo em que é administrada após a relação sexual, embora o mecanismo exato de ação não seja conhecido. O tratamento não tem efeito se a implantação tiver ocorrido. O tipo mais efetivo de contraceptivo de emergência é o DIU de cobre, que é inserido nos primeiros cinco dias após uma relação sexual desprotegida. O cobre atua como espermicida, e o dispositivo altera o ambiente endometrial de modo a impedir a implantação.

A **interrupção (hormonal)** médica da gestação (aborto) pode ser conseguida em até 49 dias de gestação pela administração de **mifepristona (RU-486)**, um antagonista do receptor de progesterona que induz o colapso do endométrio grávido. A mifepristona é seguida 48 horas mais tarde de ingestão ou inserção vaginal de uma prostaglandina E sintética (p. ex., misoprostol), que induz contrações miometriais.

---

mioepiteliais induz a descida do leite ou a expulsão do leite dos canais alveolares e ductais. Assim, o lactente não recebe leite aplicando pressão negativa sobre o seio a partir da sucção. Em vez disso, o leite é ativamente ejetado através de um reflexo neuroendócrino. A liberação de ocitocina e a descida do leite podem ser induzidas por estímulos psicogênicos, como a mãe escutar um bebê chorando na televisão ou pensar no bebê. Tais estímulos psicogênicos não afetam a liberação de PRL.

Menopausa

Embora relacionada à depleção dos folículos ovarianos, as causas e o processo da **menopausa** são mal compreendidos. Alterações relacionadas ao envelhecimento no SNC, incluindo padrões críticos de secreção de GnRH, precedem a depleção folicular e podem desempenhar um papel importante na menopausa. Como os folículos não se desenvolvem em resposta à secreção de LH e FSH, os níveis de estrógeno e progesterona diminuem. A perda da inibição por *feedback* negativo do estrógeno sobre o GnRH e o LH/FSH resulta em um aumento acentuado de LH e FSH séricos. Os níveis de FSH aumentam mais do que os níveis de LH. Isso pode resultar da perda de inibina ovariana.

A menopausa ocorre tipicamente entre os 45 e 55 anos. Ela se estende por um período de vários anos. Inicialmente, os ciclos se tornam irregulares e periodicamente anovulatórios. Os ciclos tendem a encurtar, principalmente na fase folicular.

798 SEÇÃO 8 **Fisiologia Endócrina**

Eventualmente, a mulher apenas para de ciclar. Os níveis séricos de estradiol caem para cerca de um sexto dos níveis médios para as mulheres mais jovens e os níveis de progesterona caem para cerca de um terço daqueles na fase folicular de mulheres mais jovens. A produção desses hormônios não cessa inteiramente, mas a fonte primária desses hormônios em mulheres pós-menopausadas se torna a adrenal, embora as células intersticiais do estroma ovariano continuem a produzir alguns esteroides. A maioria dos estrógenos circulantes é agora produzida perifericamente a partir de andrógenos. Como a estrona é o principal estrógeno produzido no tecido adiposo, ela se torna o estrógeno predominante nas mulheres pós-menopausadas.

A maioria dos sintomas associados à menopausa resulta da **deficiência de estrógeno**. O epitélio vaginal se atrofia e se torna seco e a perda óssea é acelerada e pode levar à osteoporose. A incidência de doença coronariana aumenta acentuadamente após a menopausa. As **ondas de calor** (fogachos) resultam de aumentos periódicos na temperatura central, o que produz vasodilatação periférica e sudorese. Acredita-se que as ondas de calor estejam ligadas a aumentos na liberação de LH e provavelmente estão associadas não com a elevação pulsátil na secreção de LH, mas com mecanismos centrais que controlam a liberação de GnRH. As ondas de calor geralmente desaparecem no período de um a cinco anos do início dos sintomas da menopausa.

Pontos-chave

1. Os sistemas reprodutores são compostos por gônadas, um trato reprodutivo interno com glândulas associadas e a genitália externa. As glândulas mamárias são glândulas reprodutivas acessórias nas mulheres.

2. As gônadas desempenham duas funções principais: produção de gametas e produção de hormônios. Os hormônios (principalmente os esteroides sexuais) são absolutamente necessários para a função normal do sistema reprodutor e sua produção é regulada por um eixo hipotalâmico-hipofisário-gonadal.

3. Os túbulos seminíferos nos testículos contêm células de Sertoli e células de espermatozoides em desenvolvimento.

4. *Espermatogênese* se refere à progressão dos espermatozoides a partir de espermatogônias através dos processos de meiose e espermiogênese para formar espermatozoides maduros.

5. A testosterona e o FSH hipofisário são necessários para a produção normal de espermatozoides. Apenas as células de Sertoli expressam o receptor de andrógeno e o receptor de FSH; portanto, esses hormônios regulam a espermatogênese indiretamente através das suas ações sobre as células de Sertoli. As células de Sertoli produzem o hormônio inibina, que retroalimenta negativamente a produção de FSH hipofisário.

6. As células de Sertoli exercem muitas funções, incluindo a produção e a secreção de proteína de ligação ao andrógeno (ABP) e a criação da barreira hematotesticular.

7. As células de Leydig são células estromais que residem fora dos túbulos seminíferos. Elas respondem ao LH produzindo testosterona.

8. A testosterona é um andrógeno ativo. Pode ser convertida perifericamente em DHT, que é mais ativo em certos tecidos (p. ex., próstata) ou em estradiol.

9. As células de Leydig são reguladas dentro de um eixo hipotalâmico-hipofisário-testicular. O hipotálamo produz GnRH, que estimula os gonadótropos da hipófise a secretar LH e FSH. A testosterona, a DHT e o estradiol retroalimentam negativamente a hipófise e o hipotálamo e inibem mais a secreção de LH do que a de FSH. A inibina das células de Sertoli inibe seletivamente o FSH.

10. A testosterona, a DHT e o estradiol desempenham numerosas ações no trato reprodutor masculino, na genitália externa e nas características sexuais masculinas secundárias, bem como em outros sistemas de órgãos (p. ex., produção de células sanguíneas, produção de lipoproteínas, maturação óssea).

11. O trato masculino inclui estruturas tubulares (epidídimo, ducto deferente e uretra masculina), glândulas sexuais acessórias (vesículas seminais, próstata) e o pênis. As vesículas seminais e a próstata produzem a maior parte do ejaculado, que alimenta, tampona e protege o espermatozoide.

12. A ereção peniana envolve uma resposta neurovascular complexa que leva ao ingurgitamento do tecido erétil dentro da base do pênis e do corpo com sangue.

13. O folículo é a unidade funcional do ovário. Os folículos contêm células epiteliais (da granulosa e do *cumulus*) e células estromais externas (tecais). Todas essas células envolvem um ovócito primário que permanece parado na primeira prófase meiótica até pouco antes da ovulação.

14. Os folículos se desenvolvem do menor (primordial) a um grande folículo antral durante um período de meses. A última parte do desenvolvimento folicular necessita de gonadotrofinas.

15. O *ciclo menstrual* se refere a um ciclo de aproximadamente 28 dias, que é impulsionado pelos seguintes eventos ovarianos: desenvolvimento de um grande folículo antral a um folículo pré-ovulatório (fase folicular), ovulação e formação e morte de um corpo-lúteo da menstruação (fase lútea).

16. A fase folicular do ovário corresponde às fases menstrual e proliferativa do endométrio uterino. A fase lútea do ovário corresponde à fase secretora do endométrio uterino.

17. Um folículo dominante é selecionado por ciclo menstrual – geralmente o maior folículo com a maioria dos receptores de FSH.

18. Níveis elevados de estradiol ocorrem em torno da metade do ciclo e exercem *feedback* positivo sobre a secreção de gonadotrofina. Isso induz o aumento de LH (e um de FSH menor). A onda de gonadotrofina na metade do ciclo induz (a) a maturação meiótica do ovócito primário, de maneira que ele progride para um ovócito secundário (com um corpo polar) parado na metáfase da segunda divisão meiótica, (b) a ruptura da parede ovariana e folicular, de modo que o complexo ovócito-*cumulus* é expelido (chamado *ovulação*), e (c) a diferenciação das células foliculares remanescentes em um corpo-lúteo. O corpo-lúteo produz altos níveis de progesterona, estradiol e inibina.

19. Se a gravidez não ocorrer, o corpo-lúteo morrerá em 14 dias. Isso constitui a fase lútea do ciclo menstrual.

20. Os ovidutos capturam o complexo *cumulus*-ovócito ovulado e o transportam medialmente para o oviduto e em direção ao útero. O estrógeno promove a ciliação e o transporte; a progesterona inibe o transporte.

21. A mucosa uterina, chamada *endométrio*, é o local normal de implantação embrionária. A mucosa é aumentada em espessura na preparação para o implante e descartada se a gestação não ocorrer.

22. Durante a metade ao final da fase folicular (dias 6 a 14 do ciclo menstrual), o ovário produz estradiol, que induz todas as células do endométrio a proliferar (chamada *fase proliferativa* do útero).

23. Após a ovulação, o ovário entra na fase lútea (dias 16 a 28) e produz progesterona. A progesterona promove a diferenciação glandular e estimula a secreção das glândulas uterinas (chamada *fase secretora* do útero).

24. Na ausência de um embrião implantado, o corpo-lúteo morre, a produção de progesterona cessa e o endométrio uterino é descartado (chamada *fase menstrual*, ou *menstruação*, do útero – isso corresponde aos dias 1 a 5 da fase folicular do ovário).

25. O colo do útero é a porção inferior do útero. O muco cervical é regulado de maneira hormonal de forma que, no meio do ciclo, em resposta ao estrógeno, o muco cervical promove a entrada dos espermatozoides no útero a partir da vagina. Durante a fase lútea, em resposta à progesterona, o muco cervical se torna espesso e forma uma barreira à entrada de espermatozoides e micróbios para o útero.

26. A fecundação é uma série complexa de eventos que ocorrem no oviduto e levam à penetração do ovócito pelo espermatozoide.

27. O início da embriogênese (até o dia 6 após a fertilização) ocorre no oviduto e dá origem a um blastocisto, que eclode a partir da zona pelúcida.

28. A placenta se desenvolve a partir do trofoblasto extraembrionário externo. A função endócrina da placenta inclui a produção de hCG, progesterona, estrógeno e lactogênio placentário. A produção de estrógeno necessita das células da placenta (sinciciotrofoblastos), bem como da adrenal e do fígado fetais – coletivamente chamados *unidade fetoplacentária*.

29. A gestação e os hormônios da gestação induzem grandes alterações na fisiologia materna, incluindo o aumento da resistência à insulina, o aumento da utilização de ácidos graxos livres pela mãe e o desenvolvimento das glândulas mamárias. O desenvolvimento da glândula mamária (mas não a lactação) é promovido pelo estrógeno, a progesterona e o lactogênio placentário, mas também pela prolactina hipofisária materna, cuja secreção é estimulada pelos estrógenos placentários.

30. A ocitocina é um hormônio hipofisário que promove a contração de certos músculos lisos, incluindo contrações miometriais, durante o trabalho de parto e contrações mioepiteliais nas mamas que levam à descida do leite em resposta à sucção.

31. A menopausa resulta da exaustão da reserva ovariana e é caracterizada pelo baixo nível de hormônio ovariano e por níveis elevados de gonadotrofina.

Agradecimentos

Gostaríamos de agradecer à Dra. Lisa Mehlmann por seu aconselhamento sobre este capítulo e, especialmente, por ajudar no desenho das Figuras 44.31 e 44.32.

Índice Alfabético

A

Abalo contrátil, 241
Aberrações na coagulação sanguínea, 415
Absorção, 28, 494
- de carboidratos, 531
- de Cl⁻, 481
- de lipídeos, 536
- de minerais e vitaminas
  hidrossolúveis, 538
- de peptídeos e aminoácidos, 534
- intestinal de Ca⁺⁺, 750
Acetil CoA, 684
- carboxilase, 684
Acetilcolina, 97, 426, 517, 740
Ácido(s)
- acetilsalicílico, 34, 47
- araquidônico, 46
- biliares, 555, 689
- - primários, 554
- - secundários, 554
- epoxieicosatrienoico, 283
- graxos, 252
- - de cadeia curta, 544
- - livres de cadeia longa, 672
- não volátil, 646
- tituláveis, 647
- vanililmandélico, 743
- volátil, 646
Acidófilos hipofisários, 707
Acidose, 385, 415, 646
- metabólica, 655
- respiratória, 453, 656
Ácinos, 526
Ações
- da testosterona periférica, 763
- pleiotrópicas, 661
Acomodação, 73, 216
Acoplamento
- E-C, 316
- eletromecânico, 265
- eletroquímico, 265
- entre o coração e os vasos, 399
- - durante o exercício, 409
- estímulo-secreção, 664
- excitação-contração, 241, 264, 316
- farmacomecânico, 275, 281
Acromatopsia, 140
Acromegalia, 724
Acrossomo, 759
Actina, 237, 238
- filamentosa, 238
- globular, 238
α-actinina, 238
- 4, 570, 571
Acuidade espacial, 112, 115
Adaptação
- à luz, 131
- ao escuro, 131
- visual, 130

Adenilato ciclase, 266
Adeno-hipófise, 706, 707
Adenoma, 704
Adenosina, 100, 284, 581
Adipócito(s), 673, 676, 689
Adipocitocina, 691
Adiponectina, 690
Adiposidade
- em forma de maçã, 691
- ginoide em forma de pera, 691
Adrenalina, 99, 105, 124, 266, 389, 413, 626,
  666, 674, 680, 683, 738, 739
Adrenarca, 751
Adrenomedulina, 598
Adventícia, 496
Afasia, 212
- de expressão, 212, 213
- de recepção, 212, 213
- motora, 213
- sensorial, 213
Aferentes
- nociceptivos, 119
- primários, 117
Aferição do fluxo expiratório, 442
Agentes humorais, 504
Agonistas, 161, 669
- e antagonistas de receptor β-adrenérgico, 34
- β-adrenérgicos, 266
Agrafestesia, 215
Agregados linfoides, 485
Água, 19, 504, 613
- corporal total, 19
- livre de soluto, 613
Alanina aminotransferase, 560
Albumina, 351, 550, 688, 729
Alça
- de *feedback*
- - controlada
- - - pela resposta, 661
- - - pelo eixo endócrino, 661
- - dentro do sistema endócrino, 660
- de Henle, 566, 567, 591
Álcali, 645
Alcalose, 646
- metabólica, 655
- respiratória, 453, 656
Aldosterona, 32, 572, 596, 617, 627, 632, 738
- ações fisiológicas da, 754
- mecanismo de ação da, 754
- sintase, 753
- transporte e metabolismo da, 754
Aldosteronismo remediável por
  glicocorticoides, 754
Aleitamento, 795
Alteração(ões)
- circulatórias que ocorrem ao
  nascimento, 368
- de condutância durante o potencial
  de ação, 70

- dos ritmos sinoatriais, 312
- na [K⁺] plasmática, 627
- no comprimento do músculo, 163
Alvéolo, 420
Alvo da rapamicina em mamíferos
  (mTORC1), 682
Ambliopia, 218
Amenorreia, 784
- lactacional, 796
Amígdala, 156
Amilopectina, 530
Amilose, 530
Aminas, 35, 99
- biogênicas, 99
Aminoácidos (AAs), 97, 532, 550, 672
- cetogênicos, 673, 677
- essenciais, 532
- gliconeogênicos, 677
- não essenciais, 550
Amnésia, 217
Amolecimento cervical, 785
Amoniagênese, 652
Amônio, 647
AMP quinase, 678
Ampola, 148, 778
Anabolismo geral, 674
Análise dos distúrbios ácido-básicos, 657
Análogos
- da insulina, 679
- do GLP-1 resistentes à DPP-4, 680
Anastomoses arteriovenosas, 359
Anatomia funcional dos vasos coronarianos, 353
Âncoras lipídicas, 5
Androgênios, 666, 703
- adrenais, 752
Andrógeno(s), 772
- intratesticular, 763
- mecanismo de ação do, 764
- transporte e metabolismo dos, 765
Andropausa, 768
Androstenediona, 763, 773, 775
Anemia, 748
Aneurisma dissecante, 336
Angina *pectoris*, 47
Angiotensina, 282, 572, 579, 596, 617, 660
Angiotensinogênio, 617
Anidrase carbônica, 470
Animais
- homeotérmicos, 229
- macrosmáticos, 153
Ânion(s)
- endógenos, 590
- *gap*, 653
Anlodipino, 297
Anormalidades
- da ventilação/perfusão e desvios, 459
- de difusão, 461
- nas imunidades adaptativa e inata das
  mucosas, 490
- no controle da respiração, 478

Índice Alfabético

Anosmia, 156
Anosognosia, 215
Antagonistas, 161, 297, 582, 669
- do receptor da angiotensina II, 582
- dos canais de cálcio, 297
Anticolinesterásicos, 97
Anticorpos monoclonais, 34
Antidiurese, 610
Antígeno prostático específico (PSA), 768
Anti-inflamatório não esteroidal (AINE), 47, 521
Antiportador(es), 7
- 3Na$^+$-Ca^{++}, 266
Antro, 512, 772
Ânus, 494, 541
Aparelho
- contrátil, 274
- de Golgi, 53
- justaglomerular, 571, 577, 615
- vestibular, 148
Apetite, 750
Apneia, 406, 477
- central do sono, 478
- do sono, 478
- obstrutiva do sono, 478, 479
Aprendizagem, 216
Aprisionamento por difusão, 653
Aquaporinas, 6, 557, 590
Aquarese, 606, 609
Arborização terminal, 54
Arco reflexo, 162
Área(s)
- de Broca, 208, 212
- de Brodmann, 116, 207
- de Wernicke, 209, 212
- densas da membrana, 274
- motora(s)
- - corticais, 177
- - do cíngulo, 177
- - do giro do cíngulo, 180
- - suplementar, 179
- postrema, 231
- pré-motora, 177, 180
- pré-óptica, 229
- somatossensoriais talâmicas e corticais, 115
Arginina vasopressina, 18, 603, 706
Armazenamento de energia, 691
Arquicórtex, 204, 207
Arraste por solvente, 31
Arritmia(s), 312
- cardíacas, 267
- sinusal respiratória, 376
Artéria(s)
- arqueada, 566
- espirais, 781
- hepática, 552
- interlobar, 566
- interlobular, 566
- renal, 566
- uterina, 781
Arteríola
- aferente, 566
- eferente, 566
Artrite, 750
Árvore dendrítica, 54
Ascite, 19, 367, 553
Asma, 422
Aspartato aminotransferase, 560
Aspiração, 477
Assimilação
- de carboidratos, 530
- de lipídeos, 534
- de proteínas, 532
Assístole, 24
Astigmatismo, 127
Astrócitos, 56, 57

Ataxia, 183
Atelectasia, 438, 460
Atenuação
- da sinalização da insulina, 678
- de cisalhamento, 337
Aterosclerose, 286
Atetose, 192
Ativação, 295
- do óvulo, 789
Atividade
- das células de Purkinje no córtex cerebelar na coordenação motora, 190
- de ondas lentas, 519
- de pontas e ondas, 212
- deflagrada, 307
- dos neurônios do córtex motor, 180
- elétrica do córtex, 210
- em outras áreas motoras corticais, 183
- motora durante a fase esofágica, 509
- muscular, 344
- respiratória, 406
ATPase
- de cálcio, 274
- - do retículo endoplasmático sarcoplasmático (SERCA2), 265
- transportadoras de íons, 7
ATP-citrato liase, 684
Atresia folicular, 771, 777
Átrios, 391
Atrofia, 129, 254
- óptica, 129
Atropina, 224
Audição, 140
Aura epiléptica, 209
Automodulação, 96
Autorreceptores, 96, 225
Autorregulação, 575, 577, 578
- do fluxo sanguíneo, 365, 386
Avaliação
- da capacidade renal de diluição e concentração, 613
- da função renal, 572
Axônio(s), 52, 54, 78
- diâmetro do, 75
- pré-ganglionares, 222

B

Baço, 486
Bactérias
- comensais, 541
- entéricas, 546
Baixa ventilação/perfusão, 460
Balanço energético, 689
Balismo, 192
Banda
- A, 237
- H, 237
- I, 237
Barorreceptores, 605, 615
- arteriais, 389, 391
- cardiopulmonares, 391
- do seio carotídeo, 389
- renais, 616
Barreira
- de filtração, 569
- - glomerular, 575
- hematencefálica, 21, 62, 63, 363, 475
- hematotesticular, 761
- mucosa gástrica, 519
Bases iônicas dos potenciais de ação, 68
Basófilos hipofisários, 707
Bastonetes, 125, 128, 132
Bexiga, 228
- urinária, 566
Bicamada lipídica, 5

2,3-Bisfosfoglicerato, 468
Bigorna, 141
Bile, 529, 558
Bilirrubina, 558, 561
Biliverdina, 558
Biopsia por aspiração com agulha fina, 730
Blastocisto, 789
- "eclodido", 790
Bloqueio(s)
- alveolocapilar, 461
- atrioventricular (AV)
- - completo, 406
- - - de primeiro grau, 306, 313, 314
- - - de segundo grau, 306, 313, 314
- - - de terceiro grau, 306, 313, 314
- bidirecional, 309
- cardíaco completo, 313
- da condução atrioventricular, 312
- de ramo direito ou esquerdo do feixe, 307
- unidirecional, 309
Boca, 494, 503
Bócio, 715
Bomba
- antral, 524
- cardíaca, 316
- de Ca^{++}
- - do retículo sarcoplasmático (RS), 265
- - do sarcolema, 266
- de exportação de sais biliares, 554
- oxigenadora, 395
Borda em escova, 567
Bordetella pertussis, 46
Botões gustativos, 152
Bradicardia, 312, 406
Bradicinesia, 192
Bradicinina, 581
Brilho, 125
Bronquiolite, 422
Bronquíolos, 419, 420
- respiratórios, 420
- terminais, 420
Brônquios, 419, 420
- segmentares, 420
Bronquite crônica, 422, 448
Bulbo(s), 60
- olfatório, 154, 419
- vestibulares, 785

C

Cadeia
- leve
- - essencial, 240
- - reguladora, 240
- - pesada de α-miosina, 733
Calbindina-D$_{9K}$, 701
Calcineurina, 269
Cálcio, 635, 695
- ATPase de membrana plasmática (PMCA), 701
- comandado pelo estoque intracelular (SOCE), 242
- intracelular, 266
- sarcoplasmático, 281
Calcitonina, 700, 725
Calcitriol, 636, 643, 695, 697
Cálculos biliares, 558
Caldesmona, 274
Cálice(s)
- maiores, 566
- menor, 566
Calmodulina, 46
Calpaína 3, 240
Calponina, 274
Camada(s)
- da retina, 127

- de células
- - de Purkinje, 187
- - ganglionares, 128
- - granulares, 187
- de fibras ópticas, 128
- de fluido periciliar, 481
- de muco, 481
- fotorreceptora, 127
- molecular, 187
- muscular
- - circular, 496
- - externa, 496
- - longitudinal, 496
- - própria, 496
- nuclear
- - externa, 128
- - interna, 128
- plexiforme
- - externa, 128
- - interna, 128
- visceral, 569
Câmaras
- anterior e posterior, 126
- cardíacas, 321
Campo(s) receptivo(s), 79, 110, 132
- binaurais, 147
- centro-ON (ligado) ou periferia-OFF (desligado), 133
- excitatório, 79
Canal(is)
- de água, 6, 557
- de Ca++, 89, 264, 316, 680
- - acionados por voltagem, 680
- - do tipo L dependente da voltagem, 264
- - "operados por estoque", 281
- de íons cardíacos, 298
- de K+ sensível ao ATP, 680
- de Lambert, 438
- de Na+ e de K+, 70
- de rianodina Ca++, 733
- deferente, 766, 768
- dependentes
- - da voltagem, 90
- - do ligante, 90
- e comportas iônicos, 69
- endocervical, 784
- *funny*, 299
- horizontal, anterior e posterior, 148
- iônicos, 6
- - dependentes de ligante, 36, 38
- NMDA (*N*-metil-D-aspartato), 90
- receptor transitório, 283, 386
- ROMK, 630
- semicirculares, 148, 150
Canalículo(s), 553
- secretores, 514
Câncer
- de cólon, 544
- de mama invasivo, 797
Capacidade(s)
- pulmonar(es), 433
- - total (CPT), 432
- vital, 433
- - forçada, 442
Capacitação, 778
Capacitância, 66, 344
Capilares, 345
- alveolares, 425
- glomerulares, 566
- peritubulares, 566
Cápsula de Bowman, 566
Captação de iodo radiativo, 730
Carboidratos, 252, 530
Carboxi-hemoglobina, 468

Carboxipeptidase
- A, 533
- B, 533
Cárdia, 512, 522
Cardiomiopatia
- dilatada, 270
- hipertrófica familiar, 263
Carga urinária líquida, 653
Cartilagem aritenóidea, 419
Catabolismo, 677
- geral, 676
Catecolaminas, 597, 663, 666, 674, 683, 734, 740
- adrenomedulares, 741
Catecol-*O*-metiltransferase, 743
Catelicidinas, 489
Cauda do epidídimo, 768
Cavidade
- abdominal, 431
- antral, 771
CD2-AP, 571
Ceco, 541
Cefalização, 125
Cegueira para cores, 132
Célula(s)
- acinares, 504, 508
- alfa, 678
- amácrinas, 134
- bipolar(es), 133
- - centro-OFF, 134
- - centro-ON, 134
- C, 725
- caliciformes, 481
- ciliadas, 483, 781
- cromafins, 738
- cuboides da granulosa, 771
- de alto limiar ou nociceptivas específicas, 119
- de Betz, 207
- de Clara, 481
- de faixa dinâmica ampla, 119
- de Golgi, 187
- de grade, 217
- de Kupffer, 551
- de Leydig, 761, 765
- de lugar, 217
- de Lugaro, 187
- de Müller, 128
- de projeção, 60
- de Purkinje, 186
- de Renshaw, 166, 171
- de resposta
- - lenta, 301
- - rápida, 300
- de Schwann, 56, 58, 75
- de Sertoli, 759, 761, 766
- dendríticas, 488
- do *cumulus*, 773
- do tipo esteroidogênicas, 666
- do trato espinotalâmico, 119
- ductais das glândulas salivares, 508
- em candelabro, 187
- em proliferação, 689
- enterocromafins, 498, 542
- enteroendócrina, 495, 497
- ependimárias, 58
- epiteliais, 489
- - da superfície do ovário, 770
- - dos tipos I e II, 422
- - luminais, 795
- - renais, 630
- esteroidogênicas, 667, 689
- estrelada, 552
- - e em cesto, 187
- eucarióticas, 2
- exterminadoras naturais, 488

- foliculares, 770
- fotorreceptora da retina, 78
- ganglionares, 108, 135
- - da retina, 125
- granulares, 154
- I, 528
- imunes adaptativas, 487
- intercaladas, 567, 593
- - B ou β, 649
- intersticiais
- - de Cajal, 519, 521
- - de Leydig, 759
- L, 680
- linfoides
- - adaptativas especializadas, 485
- - inatas, 485, 487
- - - especializadas, 487
- luteínicas da granulosa, 776
- M, 135
- mesangiais, 571
- - extraglomerulares, 571
- mioepiteliais, 795
- mitrais, 154
- multirreceptivas, 119
- murais da granulosa, 772, 775
- musculares lisas, 272
- neuronais no neocórtex, 204
- P, 135, 712
- parafoliculares, 725
- pequenas intensamente fluorescentes (SIF), 224
- periglomerulares, 154
- pilosas, 79, 145
- - externas, 143
- - internas, 143
- piramidais gigantes de Betz, 172
- plasmáticas produtoras de imunoglobina A, 485
- POMC, 712
- prediciduais, 784
- principais, 513, 567, 593, 696
- pseudounipolar, 108
- S, 526
- satélites, 58
- secretoras, 482, 781
- superficiais, 482
- semelhantes
- - às células enterocromafins, 497, 513
- serosas, 481
- T exterminadoras naturais invariantes de linhagem linfoide, 488
- tecais, 772, 775
- unipolares em escova, 187
- W, 135
Células-tronco intestinais, 496
Centro(s)
- autônomos no encéfalo, 229
- de controle respiratório, 472, 473
- de deglutição, 508
- do olhar horizontal e vertical, 199
Centro-OFF ou periferia-ON, 133
Centrossomo, 789
Cerebelo, 60, 152, 183, 184
- papel no controle motor, 183
Cérebro, 60, 392
Cerúmen, 141
Cetoacidose diabética, 657
17-cetoesteroides urinários, 765
Chaperonas moleculares, 747
Choque hemorrágico, 412
Ciclo
- cardíaco, 323
- da ureia, 559
- de Krebs-Henseleit, 559
- de pontes cruzadas, 245
- menstrual, 777
- sono-vigília, 210, 211

Índice Alfabético

Ciclo-oxigenase, 46, 47
Cílios, 28, 483
Cinesina, 55
Cinocílio, 150
Circuito(s)
- cardiovascular, 290
- da retina, 132
- e atividades neurais subjacentes aos movimentos oculares, 196
- subjacentes
- - à perseguição visual, 199
- - à vergência, 199
- - ao reflexo
- - - optocinético, 198
- - - vestíbulo-ocular, 196
- - aos movimentos sacádicos, 198
Circulação
- brônquica, 425
- coronária colateral, 358
- coronariana, 353
- cutânea, 359
- do músculo esquelético, 361
- encefálica, 362
- êntero-hepática, 529, 555
- fetal, 368, 369
- hepática, 366
- intestinal, 365
- periférica, 385
- portal, 495
- pulmonar, 290, 423, 424
- sistêmica, 290
Cirrose, 553
Cisternas
- subaracnoides, 62
- terminais, 238
Citoarquitetura das camadas corticais, 206
Citocinese incompleta, 759
Citoesqueleto, 274
Citotrofoblastos, 790
Citrato, 684, 768
Classes
- de receptores de membrana, 38
- muscarínica e nicotínica, 102
Classificação das vias motoras descendentes, 171
Claudina(s), 16, 28, 638
Clearance
- de creatinina, 574
- renal, 572
Clitóris, 785
Cloreto de sódio, 20
- hipertônico, 21
- hipotônico, 21
Clostridium
- *difficile*, 547
- *tetani*, 56
Coagulação intravascular disseminada (CID), 415
Cobalamina, 513
Cóclea, 79, 143
Codificação, 80, 146
- de frequência, 80
- de informações por potenciais de ação, 80
- sensorial, 80
- temporal, 80
Coeficiente
- de filtração capilar, 352
- de partição, 10
- de reflexão, 15, 351
- osmótico, 15
Coito interrompido, 797
Colágeno, 750
Colangiócitos, 553
Colecalciferol, 698
Colecistocinina, 498, 525

Colecistoquinina, 498
Colestase intra-hepática familiar progressiva do tipo II, 554
Colesterol, 5, 9, 554
- 7α-hidroxilase, 554
- ruim, 9
Colículo
- inferior do mesencéfalo, 147
- superior, 125, 140
Colina, 4
Colo do útero, 781, 784
Coloide, 725
Cólon, 494, 541
Colostro, 796
Coluna(s)
- de células intermediolateral, 221
- de Clarke, 115
- de dominância ocular, 137
- de isofrequência, 147
- de orientação, 139
- de somação, 147
- de supressão, 147
Combustível não gliconeogênico, 677
Comissura anterior, 154
Compartimento
- adluminal, 761
- basal, 761
- intratubular, 759
- peritubular, 761
Compensação
- renal, 655
- respiratória, 654
Competência meiótica, 773
Complacência
- arterial, 340, 341, 395
- dinâmica, 445, 446
- pulmonar, 436
- venosa, 395
Complexo(s)
- *cumulus*-ovócito, 773, 778
- de ácidos graxos sintase (FASN), 684
- de troponina, 238
- distrofina-glicoproteína associada (DGC), 254
- juncionais, 5
- K, 211
- motor migratório, 539
- sinalizadores, 40
- testosterona luminal-ABP, 768
Componente(s)
- celulares do sistema nervoso, 52
- da bile, 555
- inorgânicos da secreção gástrica, 514
- orgânicos da secreção gástrica, 514
- proprioceptivo, 108
Comporta de inativação, 72
Composição
- da urina, 584
- do ar, 451
- do gás
- - alveolar, 452
- - arterial, 453
- dos compartimentos dos líquidos corporais, 21
- iônica das células, 22
Compressão dinâmica das vias aéreas, 445
Comprimento de onda, 125
Comunicação
- célula-célula, 34
- inter-hemisférica, 213
Concentração
- de íon hidrogênio e dióxido de carbono, 468
- de provocação, 444
- e diluição da urina, 601
Conchas nasais, 418
Condicionamento associativo, 216

Condução
- atrial, 305
- atrioventricular, 305
- dos potenciais de ação, 74
- passiva ou eletrotônica, 66
- saltatória, 76
- ventricular, 306
Condutância do canal, 6
Cone(s), 125, 128, 132
- axônico, 54
Conexinas, 27, 85
Conexões
- das áreas motoras corticais, 180
- e operação dos núcleos da base, 191
Conexons, 27, 85
Conjugação por glicuronídeo ou sulfato, 668
Conservação renal de sódio e água, 414
Constante
- de comprimento, 67
- de espaço, 67
- de tempo, 454
Consumo
- de energia do miocárdio, 341
- de oxigênio pelo coração, 328
Contato célula a célula, 273
Conteúdo de oxigênio, 469
Contração
- cardíaca dependente do comprimento, 319
- do miocárdio, 319
- do volume, 613
- fásica, 279
- fontes de energia, 251
- isométrica, 257
- isotônica, 257
- isovolumétrica, 323
- tônica, 279
Contracepção, 797
- de emergência, 797
Contraceptivo(s) oral(is), 797
- masculino, 766
Contrações propagadas de alta amplitude, 543
Contrapulsação, 355
Contratilidade, 319, 400
- do miocárdio, 400
Controle
- autônomo de órgãos individuais, 227
- central, 220
- - da função autônoma, 227
- - da respiração, 426
- centrífugo da sensibilidade somática, 122
- da atividade do músculo
- - cardíaco, 264
- - esquelético, 240
- - liso, 274
- da excreção de NaCl durante a
- - contração do volume, 621
- - euvolemia, 619
- - expansão do volume, 620
- da locomoção pelo tronco encefálico, 176
- da motilidade gástrica na fase gástrica, 522
- da osmolalidade dos líquidos corporais, 601
- da postura e do movimento pelo tronco encefálico, 175
- da respiração, 472
- da ventilação, 473
- do volume de líquido extracelular, 613
- extrínseco do fluxo sanguíneo periférico, 388
- hemodinâmico (não osmótico) da secreção de hormônio antidiurético, 604
- integrado do sistema cardiovascular, 395
- local ou intrínseco do fluxo sanguíneo periférico, 386
- motor
- - pelo cerebelo, 183
- - pelo córtex cerebral, 176
- - pelos núcleos da base, 191

- nervoso, 382
- - da frequência cardíaca, 372
- osmótico da secreção de HAD, 603
- por centros superiores, 374
- por portão/comporta, 6
- químico, 384
- ventilatório, 472
Conversão periférica, 667, 730
- em di-hidrotestosterona, 763
- em estrógeno, 763
Convertases, 666
Coordenação da dilatação das artérias e arteríolas, 387
Coração, 290
- como bomba, 320
Cordas vocais, 419
Cordotomia anterolateral, 120
Coreia, 192
Córnea, 125
Corneto superior, 419
Cornificação, 785
Coroide, 125
Corona radiata, 773
Coronavírus, 490
Corpo(s)
- albicans, 776
- aórticos, 472, 475
- caloso, 204, 213
- carotídeos, 472, 475
- cavernosos, 768, 785
celular(es), 52, 53, 709
-- pequenos ou parvocelulares, 709
- cetônicos, 672
- de Herring, 707
- densos, 274
- do estômago, 512
- esponjoso, 768
- geniculado medial, 147
- hemorrágico, 776
- residuais, 761
Corpo-lúteo, 775
- da gestação, 776
- da menstruação, 776
Corpúsculo(s)
- de Meissner, 110
- de Nissl, 53, 63
- de Pacini, 110
- renal, 566
Corrente
- de Ca++
- - de tipo L, 297
- - do tipo T, 299
- de K+
- - ativada por acetilcolina, 299
- - retificadora
- - - de influxo, 297
- - - tardia, 298
- - - - de ativação lenta, 298
- - - - de ativação rápida, 298
- - - - ultrarrápida, 305
- de marca-passo, 299
- despolarizante, 66
- do escuro, 130
- funny, 305
- hiperpolarizante, 66
- M, 224
- pós-sináptica excitatória (CPSE), 91
- transitória de efluxo, 297
Córtex(ices), 60, 565
- adrenal, 666, 738, 743
- agranular, 207
- auditivo primário, 147
- cerebelar, 184
- cerebral, 204

- - parietal posterior, 176
- da adrenal fetal, 792
- entorrinal, 217
- estriado, 137, 207
- frontal, 209
- granulares, 207
- motor
- - primário, 177
- - suplementar, 177
- parietal, 209
- de associação, 209
- pré-piriforme, 154
- somatossensorial, 116, 209
- visual
- - extraestriado, 139
- - primário, 137
Corticotrofina, 710, 712
Corticotrofos, 712, 714
Cortisol, 650, 738, 743, 747
- ações
- - anti-inflamatórias e imunossupressoras, 748
- - cardiovasculares, 748
- - fisiológicas do, 748
- - metabólicas, 748
- durante o desenvolvimento fetal, 750
- e o trato gastrointestinal, 750
- e os rins, 750
- e tecido conjuntivo, 750
- efeitos
- - psicológicos do, 750
- - sobre o osso, 749
- - sobre sistemas reprodutores, 749
Cortisona, 747
Cotransportadores, 7
- de Na+/Pi (NPT2), 701
COX-1, 47
COX-2, 47
Creatina fosfoquinase (CPK), 251
Creatinina, 573
Crepitações, 446
Crescimento dos folículos antrais, 772
CRH placentário, 794
Criptas, 496, 512
- gástricas, 512
Crise(s)
- addisoniana, 384
- tônico-clônicas generalizadas, 212
- uncinada, 156, 209
Crista ampular, 148
Cromatólise, 63
Cromograninas, 666
Cronotropismo positivo, 266
Cubilina, 590
Cumulus oophorus, 773
Curare, 224
Curso
- das alterações na pressão arterial, 412
- temporal, 80
Curva(s)
- da função
- - cardíaca, 395, 399, 400
- - vascular, 395, 398, 399
- - ventricular, 380
- de comprimento-tensão, 286
- de dissociação
- - da oxi-hemoglobina, 467
- - do dióxido de carbono, 471
- de força-velocidade, 287
- de função ventricular, 326
- de pressão arterial periférica, 342
- de restituição mecânica, 381
- de sintonia, 145, 147
- de Starling, 326
- fluxo-volume, 442, 443
CYP19, 775

D

Débito
- cardíaco, 372, 399, 406, 409
- de oxigênio, 252
Decibel (db), 140
Decídua, 784, 791
Decidualização, 791
Decomposição do movimento, 183
Defecação, 547
Defeito(s)
- cardíacos congênitos, 404
- congênitos, 734
- de organificação, 730
α-defensinas, 489
β-defensinas, 489
Defesa do hospedeiro, 481
Deficiência
- combinada de hormônios hipofisários, 709
- da fase lútea, 777
- de α_1-antitripsina, 422
- de estrógeno, 798
- de vitamina D, 699
- isolada de ACTH, 709
- nas células beta, 692
Déficits motores causados por lesões das vias motoras descendentes, 174
Definição e volumes dos compartimentos dos líquidos corporais, 19
Degeneração, 63
- walleriana, 63
Deglutição, 507
Deidroepiandrosterona (DHEA), 751
- sulfotransferase, 751
Dendritos, 52, 53
Denervação, 255
Densidade relativa, 15
Deoxi-hemoglobina, 466
Dependência da pressão venosa do débito cardíaco, 398
Deposição e depuração de partículas, 483
Depressão
- de longo prazo (DLP), 96, 190, 216
- do sistema
- - fagocitário mononuclear, 415
- - nervoso central, 415
- sináptica, 95
Derivações
- padrão dos membros, 310
- precordiais, 312
Dermátomo, 113
Derrame pleural, 420
Desafio
- hipocalcêmico, 703
- hipofosfatêmico, 704
Desativação, 295
Descapacitação, 768
Descolamento da retina, 128
Desdobramento fisiológico, 323
Desempenho miocárdico, 372
Desenvolvimento
- de células espermáticas, 759
- folicular, 777
Desequilíbrio da difusão, 461
Desfibriladores cardioversores implantáveis (DCI), 316
Desiodase(s)
- do tipo 1, 730
- do tipo 2, 730
- do tipo 3, 731
- específicas da tironina, 730
Deslizamento da retina, 195
Desmina, 274
Desmopressina, 606
Desmossomas, 261
Desmossomos, 27

Desoxicortisol, 757
Despolarização(ões)
- da membrana pré-sináptica, 86
- prematuras, 313
Dessensibilização, 41
Destruição autoimune do córtex
   adrenal, 755
Desvio(s)
- anatômicos, 459
- da direita para a esquerda, 459
- de despolarização, 212
- do eixo direito, 311
- fisiológicos, 460
- gástrico em Y de Roux, 525
- jejunoileal, 525
Determinantes
- da composição do ultrafiltrado, 575
- da pressão arterial, 338
- do fluxo máximo, 444
- do volume pulmonar, 434
Detoxificação, 551
5α-di-hidrotestosterona, 763
Diabetes
- da maturidade com início na juventude
   (MODY), 681
- gestacional, 793
- insípido
- - central, 606
- - nefrogênico, 608
- *mellitus*, 523, 580, 676
- - tipo 1, 692
- - tipo 2, 692
Diabetogenicidade da gestação, 793
Diafragma, 427, 431, 570, 706
- da sela, 706
- de fenda de filtração, 570
Diálise peritoneal, 565
Diarreia, 546
Diástase, 324
Diástole, 290, 299, 324
- ventricular, 324
Diferença(s)
- de oxigênio alvéolo-arterial, 458
- de potencial
- - elétrico, 11
- - eletroquímico, 11
- - químico, 11
- regionais
- - de ventilação e perfusão, 462
- - nas relações ventilação/perfusão, 457
Difusão, 10, 348, 653
- gasosa, 464, 465
- - limitada pela perfusão, 465
- não iônica, 653
Digestão, 494
- da borda em escova, 530
- de carboidratos, 530
- de lipídeos, 535
- de proteínas, 532
- no estômago, 518
Di-hidroxifenilalanina (DOPA), 739
Di-iodotirosina, 728
Dilatação, 785
Diltiazem, 297
Diluição e concentração da urina, 608
Dineína, 55
Dinorfina(s), 101, 426
Dioptria, 126
Dióxido de carbono, 365, 385, 464, 465
- produção de, 469
- transporte de, 469
Dipalmitol fosfatidilcolina, 438
Dipeptidil peptidase 4 (DPP-4), 680
Disbiose, 547
Discinesia, 192

Disco(s)
- de Merkel, 110
- intercalares, 261
- óptico, 125, 129
Discriminação de dois pontos, 112
Disdiadococinesia, 183
Disfagia, 508
Disforia pré-menstrual, 786
Disfunção
- contrátil pós-isquêmica, 359
- erétil, 768
- motora na doença cerebelar, 183
Disgenesia da glândula tireoide, 734
Dislipidemia, 692
Dismenorreia, 784
Dismetria, 183
Disparo, 68
Dispneia, 477
Dispositivos intrauterinos, 797
Distonia, 192
Distribuição
- da ventilação, 453
- do fluxo sanguíneo pulmonar, 456
- do volume sanguíneo, 292
- e inervação dos botões gustativos, 152
Distrofia muscular
- da tíbia, 240
- de cinturas 2B, 240
- de cinturas 2J, 240
- de Duchenne, 240
Distrofina, 240
Distúrbio(s)
- ácido-básico(s), 646
- - metabólicos, 646, 654
- - misto, 657
- - respiratórios, 646, 654
- - simples, 655
- desmielinizantes, 77
- endócrinos, 710
- no equilíbrio hidrostático-osmótico, 352
- psiquiátricos, 750
Diurese aquosa, 609
Diuréticos tiazídicos, 638
Divisão(ões)
- craniossacral, 223
- exteroceptiva, 108
- interoceptiva, 109
- parassimpática, 220
- sensorial
- - mesencefálica, 114
- - sensitiva principal, 114
- simpática, 220
- toracolombar, 221
Doença(s)
- arterial coronariana, 300
- das células falciformes, 467
- de Addison, 384, 643, 755
- de Alzheimer, 41, 97
- de Brody, 245
- de Chagas, 227
- de Graves, 292, 732
- de Hashimoto, 735
- de Hirschprung, 502
- de Hirschsprung, 276, 543
- de Ménière, 198
- de Paget, 700
- de Raynaud, 360
- diarreicas, 546
- do motoneurônio superior, 175
- do núcleo central, 245
- do refluxo gastroesofágico, 509
- inflamatória pélvica, 791
- pulmonar(es)
- - obstrutiva(s), 422, 433
- - - crônica (DPOC), 429, 448, 451, 454
- - restritivas, 433, 447, 448

- renal(is)
- - crônica, 469, 565
- - em estágio terminal, 565, 641
- - monogênicas, 585
- - policística autossômica dominante, 568
- - terminal, 629
Dominância cerebral, 212
Domínio de oligomerização de
   nucleotídeos, 487
Dopamina, 99, 105, 192, 426, 581,
   597, 666, 724, 739
Dor
- do membro fantasma, 120
- muscular de início tardio, 257
- neuropática, 120
- referida, 119
dP/dt máxima, 325
Drenagem linfática do trato GI, 495
Ducto
- arterioso, 368
- coclear, 143
- coletor, 567, 593, 629
- - cortical, 567, 629
- - medular
- - - externo, 567
- - - interno, 567
- ejaculatório, 766
- lactífero, 795
- venoso, 368
Dúctulos eferentes, 758
Duodeno, 494
Duração do estímulo, 80, 81
DWORF (*open reading frame*), 267

E

EAAT (*excitatory amino acid transporter*), 99
Ecossistema bacteriano entérico, 545
Ectocérvice, 784
Ectopeptidases pancreáticas, 533
Edema
- generalizado, 615
- periorbital, 732
- pulmonar, 403, 615
Efeito(s)
- antidiurético, 603
- Bohr, 468
- cascata, 456
- de desvio, 94
- de Gibbs-Donnan, 25
- dependentes da frequência sobre a
   excitabilidade, 301
- Haldane, 471
- incretina, 680
- inotrópico positivo, 319
- único, 609
Eficiência cardíaca, 329
Eixo(s)
- adrenal fetal, 794
- cérebro-intestino, 501
- endócrinos, 661, 707
- hipotalâmico-hipofisário-testicular, 765
- hipotálamo-hipófise-adrenal, 712
- hipotálamo-hipófise-ovário, 716
- hipotálamo-hipófise-testículo, 716
- hipotálamo-hipófise-tireoide, 713
Ejaculação, 768
Ejeção, 324
Elasticidade arterial, 338
Elemento(s)
- de resposta
- - a hormônio, 48
- - à vitamina D, 700
- - ao AMPc (CRE), 48
- - ao andrógeno, 764
- - de glicocorticoides, 748

- pós-sináptico, 85
- pré-sináptico, 85
Eletrocardiografia, 309, 310
- escalar, 309, 310
Eletrocardiógrafo, 309
Eletrocardiograma (ECG), 293
Eletroencefalograma (EEG), 210
- dessincronizado, 210
Eletrofisiologia da musculatura lisa gastrointestinal, 519
Eletrólitos, 504
Eletromiografia, 161
Elevação crônica do cortisol, 748
Embrião pré-implantação, 778
Embriogênese, 787, 789
Eminência mediana, 706
Emissão, 768
Empiema, 420
Emulsificação e solubilização de lipídeos, 535
Encefalinas, 101
Encefalopatia hepática, 560
Encurtamento do sarcômero, 245
Endocanabinoides, 101
Endocérvice, 784
Endocitose, 8
- mediada por receptor, 9
Endocrinologia placentária, 791
Endolinfa, 143
Endométrio, 781
Endometriose, 784
Endomísio, 237
Endopeptidase, 532
Endorfinas, 101
Endossalpinge, 781
Endotelina, 348, 457, 580, 650
- 1, 457
Energia, 279
Enfisema, 422
Enterócitos absortivos, 495
Entrada de Ca++, 86
- operada por estoque (SOCE), 283
Enzima(s)
- antibacterianas, 489
- conversora da angiotensina (ECA), 491, 582, 598, 617
- degradante da insulina (IDE), 679
- gliconeogênica PEPCK, 686
- PNMT, 739
Ependimoma, 58
Epidídimo, 758, 766
Epiglote, 419
Epilepsia, 212
- psicomotora, 212
Epimísio, 237
Episódio agudo da doença das células falciformes, 467
Epitélio, 127, 495, 759
- pigmentar, 127
- seminífero, 759
Equação
- da condutância de corda, 24, 295
- de Fick, 10
- de Henderson-Hasselbach, 471, 476, 645
- de Laplace, 346
- de Nernst, 11
- de Stokes-Einstein, 10
- do dióxido de carbono alveolar, 453
- do oxigênio alveolar ideal, 452
- dos gases alveolares, 452
Equilíbrio
- ácido-básico, 564, 627, 645, 646
- de eletrólitos, 564
- de Na+
- - negativo, 614
- - positivo, 614

- do iodeto, 725
- entre as forças hidrostática e osmótica, 352
- entre os débitos ventriculares direito e esquerdo, 380
- glomerulotubular, 599, 619
- hídrico, 18
- - negativo, 602, 603
- - positivo, 601, 603
- osmótico, 20
Ereção, 768, 795
Ergocalciferol, 698
Eritropoiese, 469
Eritropoietina, 469, 660, 733, 748
Escarro, 483
Esclera, 125
Esclerose múltipla, 77
Escotoma, 137
Escroto, 758
Esfigmomanômetro, 343
Esfíncter(es), 494
- anal
- - externo, 543
- - interno, 543
- de Oddi, 526, 557
- esofágico inferior, 509, 522
Esfingomielina, 4
Esforço físico, 673
Esôfago, 494, 509
Espaço(s)
- alveolares, 422
- cavernosos vasculares alinhados, 768
- de Bowman, 569, 573
- de Disse, 552
- morto
- - anatômico, 421, 450
- - fisiológico, 451
- pleural, 420, 431
Espasmos, 522
Especialização celular, 495
Espermátides, 759
Espermatocitogênese, 759
Espermatócitos
- primários, 759
- secundários, 759
Espermatogênese, 759
Espermatogônias, 759
Espermatozoides, 758-760
Espermina, 768
Espermiogênese, 759
Espirograma, 442
Espirômetro, 433
Espirro, 476
Estabilizadores, 161
Estado
- ácido-básico, 634
- asmático, 442
- de resistência à insulina, 793
- estacionário, 17
- flácido, 768
Estágio de diplóteno, 771
Esteatorreia, 547
Esteatose hepática, 692
Estenose
- da artéria renal, 579
Estereognosia, 117, 215
Esterilidade, 766
Esteroide(s)
- conjugados, 765
- ovarianos, 786
- sulfatase, 793
Estertores, 446
Estigma, 775
Estimulação cerebral profunda (DBS), 194
Estímulo(s), 501
- limiar, 77

Estiramento, 267
Estômago, 494, 512, 522
17β-estradiol, 703, 761, 763, 773, 775, 785
Estrato
- basal, 781
- funcional, 781
- granuloso, 772
Estresse, 663, 724
- de processamento, 663
- sistêmico, 663
Estria(s)
- occipital (de Gennari), 207
- olfatórias lateral e medial, 154
- vascular, 143
Estribo, 141
Estriol, 793
Estríola, 151
Estriossomos, 192
Estrogênios, 666, 703
Estrógeno, 777, 792, 795, 796
- sem oposição, 784
Estrutura(s)
- das células musculares lisas, 272
- de controle autônomo, 233
- do fuso muscular, 162
- do labirinto vestibular, 148
- do olho, 125
- dos fotorreceptores, 128
- epitelial, 27
- tubuloalveolares, 504
Esvaziamento gástrico na fase do intestino delgado, 524
Etanol, 673
Etanolamina, 4
Euvolemia, 398, 613, 619
Excesso de hormônio adrenocortical, 756
Excitabilidade dos miócitos cardíacos, 300
Excreção
- ácida renal líquida, 647
- de K+
- - pelo túbulo distal e pelo ducto coletor cortical, 630
- - pelos rins, 628
- de substâncias, 494
- fracionária, 619
Exercício, 407, 410, 478, 627
- intenso, 410
- leve a moderado, 407
Exocitose, 8, 9, 664
Exoftalmia, 732
Expansão
- do cumulus, 775
- do volume, 613
Expiração, 432
Extrassístoles acopladas, 313

F

Facilitação
- espacial, 169
- por pulsos pareados, 94
F-actina, 238
Fadiga muscular, 252
Fagocitose, 8
Faíscas de Ca++, 283
Fala escandida, 184
Família
- de proteínas Janus, 48
- TRP (receptores de potencial transitório), 121
- VIP-glucagon, 101
Faringe, 419, 494
Fármacos
- peptidomiméticos, 534
- redutores de pós-carga, 297
- sulfonilureias, 680
Fasciculação, 255

808 Índice Alfabético

Fascículo(s), 237
- longitudinal medial (FLM), 152
Fase(s)
- ascendente, 296, 298
- cefálica, 503
- clônica, 212
- colônica da resposta integrada a uma refeição, 541
- de enchimento rápido, 324
- de jejum, 673, 676, 684, 686
- digestória, 673, 675, 684, 686, 689
- do intestino delgado da resposta integrada a uma refeição, 524
- esofágica, 503, 509
- gástrica da resposta integrada a uma refeição, 512
- interdigestória ou pós-absortiva, 673
- menstrual, 784
- metabólicas, 673
- oral, 503
- proliferativa do endométrio, 782
- secretora, 782
- tônica, 212
Fator(es)
- angiogênicos, 772, 775
- de acoplamento, 395
- de coagulação, 550
- de crescimento
- - do fibroblasto 23, 640, 700
- - semelhante à insulina (IGF-1), 254, 660, 717
- - - dos tipos I e II, 678
- de hiperpolarização dependente do endotélio (EDHF), 283
- de necrose tumoral (TNF)-α, 692
- de relaxamento derivado do endotélio (EDRF), 227
- de segurança, 92, 93
- de transcrição
- - FOXO1, 682, 689
- - POU1F1, 709
- - PROP-1, 709
- - TPIT, 709
- de troca de nucleotídeos de guanina (GEF), 279
- esteroidogênico-1 (SF-1), 709
- estimulador
- - de colônias de macrófagos (M-CSF), 702
- - de miócitos 2 (MEF2), 255, 269
- humorais, 389
- intrínseco, 514
- metabólicos, 357
- neurais, 356, 359
- - e neuro-humorais, 356
- nuclear
- - de células T ativadas (NFAT), 255, 269
- - de hepatócito 4α (HNF-4α), 681
- - κ, 48
- promotor da insulina 1 (IPF-1), 681
- trocadores do nucleotídeo guanina (GEFS), 41
Fechamento prematuro das vias aéreas, 446
Fecundação, 778
Feedback
- fisiológico controlada pela resposta, 661
- negativo, 660
- positivo, 660
- tubuloglomerular, 577, 616
Feixe
- de His, 264, 306
- de Remak, 58
- prosencefálico medial, 229
Fendas de filtração, 570
Fenestrações, 552
Feniletanolamina N-metiltransferase, 738
Fenômeno de Cushing, 365
Feocromocitoma, 743
Fermentação, 541

Feromônios, 153
Fertilização, 787, 788
FGF23, 695
Fibras
- aferentes
- - corticais, 206
- - do reflexo de flexão (ARF), 168
- - viscerais, 223
- arqueadas internas, 114
- B, 221
- C, 221
- - mecanossensíveis, 118
- - mecanotermossensíveis, 118
- da zônula, 126
- de Purkinje, 293, 307
- do nervo coclear, 145
- eferentes
- - corticais, 206
- - do córtex cerebelar, 187
- em bolsa (ou saco) nuclear, 162
- em cadeia nuclear, 162
- intrafusais, 162, 251
- musculares, 160, 237, 248
- - esqueléticas, 248
- - intrafusais, 160
- musgosas, 184
- olivocerebelares, 184
- olivococleares, 143
- polimodais, 118
- pós-ganglionares simpáticas, 374
- sensitivas, 500
- simpáticas cardíacas, 373
Fibratos, 690
Fibrilação, 255, 315, 316
- atrial, 315, 316
- ventricular, 315
Fibrilas
- distensíveis de elastina, 286
- não distensíveis de colágeno, 286
Fibroblastos, 750
Fibrose
- cística, 8, 422, 482, 527, 528
- pulmonar, 447
- - intersticial, 465
Fígado, 550, 689
- características estruturais do, 551
- e detoxificação, 551
- gorduroso, 692
- na excreção, 551
Filamentos do nervo olfatório, 154
Filtração
- capilar, 349
- glomerular, 574
Filtros
- de baixa frequência, 83
- passa-baixa, 83
Fímbrias, 778
Fisiologia do músculo esquelético, 236
Fissura(s), 204
- lateral, 204
- oblíqua, 420
- posterolateral, 184
- primária, 184
Fluido periciliar, 481
Fluoxetina, 34
Flutter atrial, 315
Fluxo, 333
- de ar nas vias aéreas, 440
- laminar, 336, 440
- menstrual, 777
- mesoexpiratório máximo, 442, 443
- não nutricional, 346
- nutricional, 346
- plasmático renal, 569, 573
- sanguíneo, 354, 355, 358, 361, 392, 576, 579

- - coronário, 354, 358
- - - reduzido, 358
- - do coração, 355
- - periférico, 392
- - renal, 576, 579
- turbulento, 336, 440
Focos ectópicos, 305
Folhas, 184
Folículo(s)
- antrais precoces, 772
- atrésicos, 777
- dominante, 774
- ovariano, 770
- pré-antral(is)
- - em crescimento, 771
- - maduro, 772
- pré-ovulatório, 774
- primário, 771
- primordial em repouso, 770
- secundário, 771
- tireoidiano, 725
Fome, 673
Forame(s)
- de Luschka, 62
- de Magendie, 62
- oval, 368
Força(s)
- de Starling, 20, 598
- hidrostáticas, 349
- motriz, 294
- osmóticas, 351
Formação
- de HCO_3^- novo, 651
- de ponte cruzada, 244
- e excreção de bilirrubina pelo fígado, 558
- e secreção da bile, 554
- hipocampal, 204
Formas de estresse neurogênico e sistêmico, 750
Fornecimento de oxigênio, 469
Fórnice, 229
Fosfatase(s), 34, 46
- ácida, 768
- de miosina (MP), 275
Fosfatidilcolina, 4, 438
Fosfatidilglicerol, 438
Fosfatidilinositol-3-quinase (PI3K), 269
Fosfato, 640
- de creatina, 251, 268
- inorgânico, 695
Fosfatúria, 704
Fosfodiesterases, 43, 46
Fosfoenolpiruvato carboxiquinase (PEPCK), 686, 748
Fosfofrutoquinase 1 (PFK1), 684
Fosfofrutoquinase-2, 684
Fosfoglicerídeos, 3
Fosfoinositol-3,4,5-trisfosfato (PIP3), 682
Fosfoinositol-3-quinase (PI3K), 682
Fosfolambam, 242, 267
Fosfolipases, 43
- A_2, 46, 749
Fosfolipídeos, 3
Fotorreceptores, 125
Fóvea, 126, 129
Fração
- de ejeção, 325
- de filtração, 574, 599
Freio ileal, 542
Frequência(s)
- características, 145
- cardíaca, 372, 405
- - e controle do débito cardíaco, 405
- - intrínseca, 372
- de disparo, 80
- do estímulo, 80, 81
- respiratória em repouso, 733

Frutose, 684, 768
- - 1,6-bisfosfatase, 684
- - 2,6 bisfosfato, 684
- - 2,6-bifosfatase, 684
Função(ões)
- cardíaca, 293
- de formação óssea dos osteoblastos, 750
- dos lobos do córtex cerebral, 207
- dos vasos retos, 612
- efetora, 501
- endócrina da adeno-hipófise, 712
- hepática, avaliação clínica da, 560
- integrativas do sistema nervoso, 204
- metabólicas
- - do fígado, 550
- - dos pulmões, 490
- passiva do endotélio capilar, 348
- protetoras e propulsivas, 509
- pulmonares, 418
- renal, 564
- - avaliação da, 572
- sintéticas e secretoras, 285
- tubular, 583
- vasoativa do endotélio capilar, 347
Função-tampão de glicose do fígado, 550
Funny, 299
Fusos
- de sono, 211
- musculares, 161-163, 251

G

GABA, 98, 104
G-actina, 238
Galactopoiese, 796
Galactorreia, 796
Gamaglutamil, 557
Gameta, 771-775
Gametogênese, 758
Gânglio(s), 60
- autônomos, 224
- ciliar, 223
- de Gasser ou semilunar, 114
- espiral, 143
- estrelado, 222
- geniculado, 152
- nodoso, 152
- ótico, 223
- paravertebrais, 221, 500
- petroso, 152
- pré-vertebrais, 221, 499
- pterigopalatino, 223
- submandibular, 223
Gases
- intestinais, 546
- limitado pela difusão, 466
- sanguíneos, 385
Gastrectomia vertical, 525
Gastrina, 498, 512, 517
Gastroparesia, 523
Geleias espermicidas, 797
Gene
- de mono-oxidases do citocromo P-450, 746
- *KAL*, 716
- *PHEX*, 700
Genitália externa, 785
Gerador de padrão central (GPC), 169, 176
Gestação, 787
- ectópica, 781
- tubária, 791
Giro, 204
- cúneo, 137
- lingual, 137
- para-hipocampal, 204
- uncinado, 189
Glande, 785

Glândula(s)
- adrenal, 738
- bulbouretrais, 768
- endócrina periférica, 661
- intersticial, 777
- mamária, 795
- pineal, 663
- salivares, 504
- - metabolismo e fluxo sanguíneo das, 506
- tireoide, 725
- uterinas, 781
Glia, 52, 56
Glicerol, 4, 676, 677
- - 3-fosfato, 676
Glicina, 98, 99, 104
Glicoamilase, 530
Glicocálice, 6
Glicocorticoides, 581, 633, 666, 703, 754
Glicogênio, 676, 684
- fosforilase, 684
- sintase, 684
Glicogenólise, 677
Glicolipídeos, 5
Gliconeogênese, 550, 677, 748
Glicoproteína(s)
- de Tamm-Horsfall, 591
- Rhesus (Rh), 652
Glicoquinase, 679, 681, 684
Glicose, 13, 672, 675, 677, 685
- fase de alimentação, 674
- fase de jejum, 674
- ingerida, 680
- injetada, 680
- sanguínea, 748
Glicose-6-fosfatase, 677
- desidrogenase (G6PD), 685
Glicosilação, 791
Glicotoxicidade nos microvasos, 676
Globo pálido, 191
Globulina ligadora
- de corticoesteroides, 668, 743
- de hormônio(s)
- - sexuais, 668
- - tireoidiano, 669
- - de tiroxina, 729
- - do cortisol, 786
Glomérulo, 85, 154
Glomo, 475
Glucagon, 385, 674, 677, 678, 682
GLUT2, 676
GLUT4, 676
Glutamato, 97, 105
Glutamina, 652
GMPc, 102
Gonadotrofina coriônica humana, 713, 776, 791
Gonadotrofo, 714, 716
Gonadótropo
- hipofisário, 778
GPCRs, 38
Gradiente
- de pressão, 431
- - osmótica transepitelial, 31
- eletroquímico, 11, 294
Grafestesia, 117
Grandes
- folículos antrais recrutáveis, 772
- lábios, 785
Grânulo(s)
- corticais, 789
- cromafim, 739
Gravidade, 344
Grelina, 693, 718
Grupo respiratório
- dorsal, 473
- ventral, 473

GTPases Ras, 47
Guanilil ciclase, 102
Guanilina, 597
Gustação, 503

H

Halterofilismo, 248
Haustrações, 542
Helicotrema, 143
Hemianopsia
- bitemporal, 137
- homônima, 137
Hemibalismo, 194
Hemibloqueio esquerdo anterior
  ou posterior, 307
Hemidesmossomos, 27
Hemisfério dominante, 212
Hemitórax, 419
Hemodiálise, 565
Hemodinâmica, 332, 366
Hemofiltração, 565
Hemoglobina, 466
- fetal, 468
Hemólise, 625
Hemoptise, 425
Hemorragia, 282, 412, 580, 791
- pós-parto, 791
- subaracnóidea, 282
Hepatite, 553
Hepatócitos, 550, 673, 676
Hérnia diafragmática congênita, 428
Herpes-zóster, 56, 113
Hertz (Hz), 140
Hexametônio, 224
Hialuronidase de membrana, 775
Hiato aniônico, 653
Hibernação do miocárdio, 359
Hidrocefalia
- comunicante, 62
- não comunicante, 62
Hidrolases de carboidratos da
  borda em escova, 531
11β-hidroxiesteroide desidrogenase 2, 617
- tipo 2, 747
17β-hidroxiesteroide desidrogenase, 763
11β-hidroxilase, 757
21-hidroxilase (CYP21), 757
16-hidroxilação, 793
Hidroxiesteroide desidrogenases, 746
Hiperalbuminemia, 636
Hiperaldosteronismo, 618
Hiperatividade do espermatozoide, 778
Hipercalcemia, 640, 695, 698, 704
- da malignidade, 698
- hipocalciúrica familiar (HHF), 640
- - benigna, 698
Hipercalciúria, 638, 704
- hipomagnesêmica familiar, 638
Hipercalemia, 24, 300, 625
- crônica, 630
Hipercapnia, 453, 461
Hipercarbia do sangue arterial, 458
Hipercortisolismo
- primário, 756
- terciário, 713
Hiperemia
- funcional, 366
- reativa, 357, 387
Hiperfosfatemia, 695
Hiperinsuflação dinâmica, 454
Hiperinsulinemia relativa, 692
Hipermetropia, 127
Hiperosmolalidade, 603
Hiperparatireoidismo primário, 704

810 Índice Alfabético

Hiperplasia, 255
- adrenal congênita, 752, 792
- - lipoide, 792
Hiperpolarização, 66
Hiperprolactinemia, 796
Hipersensibilidade
- de denervação, 360
- visceral, 544
Hipertensão, 580
- arterial pulmonar, 457
- crônica, 342
Hipertermia, 230, 245
- maligna, 245
Hipertireoidismo, 292, 385, 732
Hipertrofia, 254
- compensatória, 285
- concêntrica, 269
- da bexiga urinária, 286
- do músculo cardíaco, 269
- ventricular esquerda
- - concêntrica, 269
- - dilatada, 269
Hiperventilação pulmonar, 377
Hipervolemia, 398
Hipoalbuminemia, 636
Hipoaldosteronismo, 618
Hipocalcemia, 695
Hipocalemia, 24, 300, 625, 750
- crônica, 630
Hipocapnia, 377, 453
Hipófise, 706
- posterior, 706
Hipofisectomia, 709, 723
Hipoglicemiantes, 680
Hipogonadismo, 716, 792
- hipogonadotrófico terciário, 716
Hipomagnesemia, hipercaliúria e
    nefrocalcinose familiar (HHNF), 28
Hipo-osmolalidade, 603
Hipoparatireoidismo autossômico
    dominante, 640
Hipotálamo, 125, 229, 392, 706
Hipotensão ortostática, 345
Hipotermia, 230
Hipotireoidismo, 385, 734
- congênito, 734
- endêmico, 734
Hipotonia, 184
Hipoventilação
- alveolar, 461
- - central, 479
Hipovolemia, 398
Hipoxemia, 457
- arterial, 458
Hipoxia, 57
- anêmica, 458
- hipóxica, 458
- histotóxica, 458
- por hipoperfusão, 458
- tecidual, 469
Hirsutismo, 752
Histamina, 99, 105, 512, 517, 581
Histatinas, 489
Histerese, 436
Histona desacetilase (HDAC), 269
Homeostase, 17, 220
- energética, 231
- metabólica, 678
Homeostasia
- do cálcio, 636
- - e do fosfato inorgânico, 635
- do fosfato, 640
- do potássio, 624
Homúnculo
- motor, 178
- sensorial, 116

Hormônio(s), 34, 35, 101, 582
- ACTH, 712
- adrenocorticais, 384
- adrenomedulares, 384
- antidiurético (HAD), 18, 414, 598, 603,
    604, 618, 632, 706, 750
- - ações sobre os rins, 605
- antimülleriano, 761
- calciotrópicos, 696
- concentrador de melanina, 693
- contrarreguladores, 674
- contrarregulatório, 682
- da adeno-hipófise, 385
- de estresse, 719
- de liberadores, 709
- diabetogênico, 723
- do crescimento, 721
- esteroides, 35, 663, 666, 703
- - gonadais e adrenais, 703
- estimulador da tireoide, 731
- glicoproteicos hipofisários, 713
- hiperglicemiante, 719
- hipofisários anteriores, 706
- hipotalâmicos, 101
- incretinas, 680
- inibidor da liberação, 707
- liberador(es), 661, 707
- - da tireoide, 731
- - de corticotrofina, 750, 794
- - de gonadotrofina, 717
- - de pró-corticotrofina (pró-CRH), 712
- - de tireotrofina (TRH), 715
- - do hormônio do crescimento, 717
- - hipotalâmicos, 707
- natureza química dos, 663
- pancreáticos, 678
- tireóideos, 384
- tireoidianos, 725, 727-729, 731
- - efeitos
- - - cardiovasculares, 732
- - - nos músculos esqueléticos, 733
- - - respiratórios, 733
- - - sobre o crescimento e a maturação, 734
- - - sobre o sistema nervoso, 734
- - - sobre os órgãos reprodutores e as
        glândulas endócrinas, 734
- - - sobre os ossos, tecidos duros e derme, 734
- - mecanismo de ação do, 736
- - transporte e metabolismo dos, 729
- tróficos, 661, 707, 710
- - hipofisários, 707
- TSH, 713
17β-HSD, 775

I

Icterícia, 558
Íleo, 494, 522
Impactação, 483, 484
Implantação, 787, 789
- ectópica, 781, 791
- intersticial, 790
Imunidades adaptativa e inata, 484
Imunossupressores, 749
Inanição acelerada, 793
Inativação, 295
Índice(s)
- de contratilidade no coração intacto, 325
- de massa corporal, 691
- tornozelo-braquial (ITB), 343
Inervação
- cruzada, 255
- da face, 114
- da pele, 110
- do corpo, 113
- do músculo liso, 275

- dos epitélios sensoriais do aparelho
    vestibular, 150
- dos rins, 572
- neural
- - extrínseca, 499
- - intrínseca, 500
- parassimpática, 499
- recíproca, 166
Infarto do miocárdio, 398
Infertilidade, 777
Influência(s)
- constritora simpática sobre os vasos de
    resistência e de capacitância, 388
- neural(is)
- - parassimpática, 389
- - sobre o sistema imune, 233
- parassimpáticas, 383
- simpáticas, 382
Infundíbulo, 706, 778
Inibição pré-sináptica, 96
Inibidor(es)
- da aromatase, 786
- da dissociação Rho-GDP (GDI), 279
- da DPP-4, 680
- da ECA, 582
- do monofosfato de guanosina cíclico
    (GMPc)-fosfodiesterase específica
    do tipo 5, 34
- seletivos de COX-2, 47
- teciduais de metaloproteinases, 791
Inibina, 716, 761, 766, 773, 777
- B, 775
Iniciação do batimento cardíaco, 304
Inositol, 4, 274
- 1,4,5-trisfosfato (IP3), 274
Inotropismo positivo, 266
Inseminação interna, 768
Insensibilidade à insulina, 723
Inserção, 236
Inspiração, 432
Insuficiência
- adrenal
- - primária, 755
- - secundária, 709
- aguda do ventrículo esquerdo, 403
- cardíaca, 270, 415
- - aguda, 398, 402
- - congestiva, 376, 380
- - - crônica, 380
- - crônica, 402
- - ventricular direita, 404
- ovariana prematura, 771
- renal, 565
- respiratória, 447
Ínsula, 204
Insulina, 232, 385, 626, 674, 678, 691
- humana recombinante, 679
Insulinase, 679
Integração sináptica, 93
Intensidade, 80, 81
- do estímulo, 80
Interação(ões)
- actina-miosina, 244
- binaurais, 147
- sinápticas e organização do campo
    receptivo, 132
Interceptação, 483, 484
Interneurônios locais, 60
Interrupção
- do trato espinotalâmico, 120
- hormonal, 797
Interruptores moleculares
    reversíveis, 40
Interstício, 422, 612
- medular, 612

Índice Alfabético 811

Intervalo
- aniônico, 657
- - da urina, 653
- de acoplamento, 313
Intestino
- delgado, 701
- grosso, 494, 541
Intolerância à lactose, 531
Iodotironinas, 663, 669, 725, 728
Iodotirosina desiodase, 729
Íris, 125
Isoformas inativadoras de 17β-HSD, 784
Isolmaltase, 530
Isquemia cerebral, 392, 413
Istmo, 513, 778

J

Janela de receptividade, 788
Jejum, 722
- prolongado, 673
Jejuno, 494
Junção(ões)
- aderente, 261, 273
- ampola-istmo, 778
- comunicante, 27, 36, 83, 85, 261, 273
- de adesão, 27
- do tipo *gap*, 261
- gastroduodenal, 522
- miotendínea, 237
- neuromuscular, 160, 240, 249
- oclusivas, 27, 496
- retossigmoide, 543

K

Klotho, 643

L

Lactase, 530
Lactato, 677
Lactogênese, 796
Lactogênio placentário, 717, 793, 796
Lactose, 530
Lactotrofo, 714, 724
Lagos venosos, 781
Lâmina própria, 495
Laringofaringe, 419
Lei
- de Boyle, 451
- de Dalton, 451
- de Fick, 348, 464
- de Frank-Starling, 268, 319, 379
- de Graham, 464
- de Henry, 452
- de Laplace, 347
- de Ohm, 23, 334
- de Poiseuille, 333, 334
- de van't Hoff, 12
Lemnisco lateral, 147
Leptina, 232, 689, 690, 691
Lesão(ões)
- cerebelar, consequências comportamentais da, 183
- do tálamo sobre a sensibilidade somatossensorial, 120
- na adeno-hipófise, 661
- no córtex somatossensorial, 117
- no hipotálamo, 661
Leucotrienos, 46, 749
Levonorgestrel, 797
Liberação
- de transmissores, 86, 87, 96
- vesicular, 89
Ligamento(s)
- largo, 770
- suspensores, 126
Ligante(s), 669
- RANK (RANKL), 702

Limiar
- anaeróbio, 478
- de excitabilidade, 624
Limitação do fluxo expiratório, 444
Limites de desempenho no exercício, 410
Linfócito(s)
- inatos, 489
- intraepiteliais, 486
- solitários, 485
- T
- - adaptativos, 485
- - com receptores de células T gama/delta, 486
Linfonodos, 486
Linguagem, 212
Língula, 419
Linha(s)
- M, 237
- rotulada, 112
- Z, 237, 261
Lipase
- gástrica, 518
- hormônio-sensível, 743
- sensível a hormônios (HSL), 688
Lipídeos da membrana, 3
Lipodistrofia, 690
Lipogênese *de novo*, 676, 682
Lipólise, 677
Lipoproteína(s), 688
- de alta densidade (HDL), 688
- de baixa densidade (LDL), 9, 688
- de densidade intermediária (IDL), 689
- lipase (LPL), 688, 689
- ricas em colesterol, 688
- ricas em TG, 688
Lipotoxicidade, 692
Líquido
- cerebrospinal, 62
- extracelular (LEC), 19, 20, 21
- intracelular (LIC), 19
- pleural, 420
Lise
- celular, 627
- tumoral, 627
Lobo(s)
- anterior da hipófise, 184, 706
- floculonodular, 184
- frontal, 204, 208
- - inferior, 209
- límbico, 204
- occipital, 204, 209
- parietal, 204
- - superior, 209
- posterior, 184
- - da hipófise, 706
- temporal, 204, 209
Lóbulos, 184
Localização
- de um estímulo, 81
- espacial, 80
Locus coeruleus, 99, 100, 174
Lúmen contíguo, 766
Lusitropismo positivo, 266
Luteinização, 775
Luteólise, 777
Luz visível, 125

M

Macrófagos, 488
Macronutrientes, 530
Mácula
- densa, 567, 571, 616
- do sáculo, 148
- do utrículo, 148
- lútea, 128
Maldição de Ondina, 479

Mamogênese, 795
Manitol, 21
Manobra
- de Müller, 406
- de Valsalva, 406
Manutenção da homeostase celular, 22
Mapa(s)
- retinotópicos, 81
- somatotópico, 81
- tonotópicos, 147
Marca-passo(s), 304, 519
- ectópicos, 305
Marcha jacksoniana, 212
Martelo, 141
Mascaramento auditivo, 148
Masculinização das mulheres, 752
Massa celular interna, 789
Mastigação, 419, 504
Matriz
- dos núcleos da base no controle motor, 192
- mesangial, 571
Mecânica dinâmica dos pulmões, 440
Mecanismo(s)
- arritmogênicos, 307
- celulares da secreção gástrica ácida, 514
- centrais envolvidos no balanço energético, 691
- compensatórios, 412
- da hipercapnia, 461
- de amostragem anal, 547
- de comporta, 295
- de contração, 265
- de Frank-Starling, 379
- de retroalimentação positiva e negativa, 416
- de transporte no cólon, 544
- de trava, 279
- descompensatórios, 414
- iônicos da secreção salivar, 507
- *"kiss and run"* (beija e corre), 90
- miogênico, 577
- para manutenção da distribuição constante de NaCl ao túbulo distal, 619
- reguladores do, 496
- renais de diluição e concentração da urina, 608
Mecanorreceptor(es), 78, 81
- de baixo limiar, 110
- pulmonares, 472, 476
- - nervos sensoriais, 472
Mecanotransdução, 121
Média de sinais, 210
Medicamentos antitireoidianos, 732
Medição
- da pressão arterial nos seres humanos, 342
- do débito cardíaco, 326
Medula, 565
- adrenal, 683, 738
- espinhal, 60, 158
Megalina, 590
Meio(s)
- dióptricos, 126
- interno, 18
Meiose, 759
Melatonina, 663
Membrana(s)
- apical, 27
- basilar da cóclea, 141, 143
- limitante
- - externa, 128
- - interna, 128
- otolítica, 148
- plasmática, 2
- - estrutura e composição, 2
- tectória, 143
- timpânica, 141
- tubulovesiculares, 515
- vestibular (de Reissner), 143

812 Índice Alfabético

Memória, 216, 217
- de curto prazo, 217
- de longo prazo, 217
- de procedimentos, 217
- de trabalho, 217
- declarativa, 217
Menarca, 771
Meningioma do sulco olfatório, 156
Menopausa, 771, 797
Menorragia, 784
Mensageiros
- autócrinos, 35
- intracelulares, 670
- parácrinos, 35
Menstruação, 777
Mesângio, 571
Mesencéfalo, 60
Mesentério, 496
Metabolismo, 279
- da glicose, 469
- das catecolaminas, 743
- das proteínas em todas as células-alvo
    hormonais, 688
- de primeira passagem, 551
- dos hepatócitos, 684
- energético, 672, 674
- muscular cardíaco, 268
- nos pulmões, 481
- proteico, 733
Metacronismo, 483
Metanefrina, 743
Métodos de barreira, 797
Metrorragia, 784
Miastenia *gravis*, 97, 429
Micção, 228
Micelas, 529
Microbioma pulmonar, 489
Microbiota
- colônica, 545
- comensal, 489
Microcircuitos do córtex, 188
Microcirculação, 332, 345, 425
- pulmonar, 425
Microestimulação intracortical, 179
Micróglias, 58
Microneurografia, 110
Microvilos, 27
Mielina, 75
Mielinização, 75, 76
- consequências funcionais da, 76
Mieloarquitetura, 184
Mifepristona (RU-486), 797
Minerais, 538
Mineralocorticoides, 666
Miócitos
- atriais e ventriculares, 293
- esqueléticos, 673, 676
Miofibrilas, 237
Miomesina, 239
Miométrio, 285, 781
Miopia, 127
Miorregulina, 242
Miossalpinge, 781
Miotonia congênita, 245
Mistura venosa, 460
Mitocôndrias, 55
Mitose, 759
Mixedema, 735
Modalidades sensoriais, 80
- cutâneas, 80
- não cutâneas, 80
Modificação da bile nos dúctulos, 557
Modulação
- da atividade sináptica, 94
- da força
- - de contração, 249
- - por arco reflexo, 251

- do processo de transdução, 122
- dos mecanismos de acoplamento E-C
    cardíaco, 317
Moduladores seletivos dos receptores de
    estrógeno (SERMs), 784
Molécula(s)
- de adesão juncionais (JAM), 28
- de interação estromal 1 (STIM1), 283
- de sinalização intracelular, 40
- pequenas, 35
Monoamina oxidase, 743
Monofosfato
- cíclico de guanosina (GMPc)
    fosfodiesterase, 130
- de adenosina (AMP), 678
- - cíclico (AMPc), 266
Monoiodotirosina, 728
Monossacarídeos, 672
Monóxido de carbono, 102, 459, 468
Monte púbico, 785
Morte encefálica, 212
Mórula, 789
Motilidade, 494, 519, 522
- gástrica, 522
- gastrointestinal, 519
Motilina, 539
Motoneurônios
- dos músculos extraoculares, 196
- somáticos, 159
- α, 159, 160
- γ, 159, 160, 164
Movimento(s), 175
- browniano, 483, 484
- de água entre os compartimentos dos
    líquidos corporais, 19
- oculares, 194
- - rápidos (REM), 211
- sacádicos, 195
- transepitelial da água, 31
Mucina, 504, 516
Muco, 516
- cervical, 785
Mucosa, 154, 495
- olfatória, 154
Mudança lúteo-placentária, 792
Multiplicação em contracorrente, 609
Murmúrio, 336
Muscarina, 224
Muscular(es)
- cardíacas, 261
- da mucosa, 495
Musculatura
- colônica, 542
- lisa gastrointestinal, 519
Músculo(s)
- alar nasal, 427
- aritenoide, 427
- cardíaco, 236, 261
- crescimento e desenvolvimento, 253
- da região anterior do abdome, 431
- da respiração, 427
- detrusor, 228
- dilatador da pupila e esfíncter da
    pupila, 125
- escalenos, 427
- esquelético(s), 246, 686, 733
- - de contração lenta, 247
- - fisiologia do, 236
- - organização do, 236
- - propriedades biofísicas do, 257
- - tipos de, 246
- esternocleidomastóideos, 427
- estriado, 236
- extensor, 236
- flexor, 236
- genioglosso, 427

- intercostais
- - externos, 427
- - internos, 427
- liso, 236
- - fásico, 271
- - inervação do, 275
- - multiunitário, 271
- - propriedades biofísicas do, 286
- - tipos de, 271
- - tônico, 272
- - unitário, 271
- no corpo ciliar, 125
- oblíquos interno e externo, 427
- retos abdominais, 427
- transverso abdominal, 427

N

NADPH, 685
Naloxona, 124
Nanismo psicossocial, 710
Nasofaringe, 419
Natriurese, 615
Náuseas, 151
Nebulina, 238
Nefrina, 570, 571
Nefrolitíase, 704
Néfron(s), 565, 567
- distal sensível à aldosterona (ASDN), 596
- justamedular, 568
Nefropatia, 630, 676
- hipocalêmica, 630
Negligência hemiespacial, 215
Neocórtex, 204
NEPH-1, 570, 571
Nervo(s)
- abducente, 125
- cranianos, 113
- facial, 152
- frênicos, 472
- glossofaríngeo, 152
- intercostais, 427
- motores, 240
- oculomotor, 125
- ópticos, 125
- pélvicos, 499
- simpáticos, 579
- - renais, 616
- trigêmeo, 114
- troclear, 125
- vago, 152, 425, 499
Neuralgia do trigêmeo, 118
Neuro-hipófise, 706
Neurofisina
- I, 707
- II, 707
Neurofisiologia, 51
Neuro-hipófise, 794
Neuroma do acústico, 146
Neurônio(s), 52
- aferentes, 500
- - espinais, 500
- - vagais, 500
- da parte compacta da substância negra
    sobre o estriado, 192
- da retina, 125
- de segunda ordem, 108
- do plexo entérico, 223
- motor α, 240
- neuroendócrinos hipotalâmicos, 661
- piramidais, 204
- pós-ganglionares, 222, 499
- - parassimpáticos, 223, 227
- - simpáticos, 221, 224
- pré-ganglionares, 499
- - simpáticos, 740

Índice Alfabético

Neuropatia periférica, 676
Neuropeptídeo Y, 691
Neurotransmissores, 34, 85, 97, 426
- entre os neurônios pós-ganglionares e os efetores autônomos, 224
- gasosos, 102
- não peptídicos clássicos, 87
- nos gânglios autônomos, 224
- peptídicos, 87
Nicotina, 224
Niemann Pick C1 do tipo 1 (NPC1L1), 536
Nistagmo, 151, 195
Nível(is)
- de glicemia, 673
- de pressão sonora (SPL), 140
- elevados de monofosfato de adenosina cíclico (AMPc), 773
Nó
- atrioventricular, 264, 294
- sinoatrial, 264, 294, 304
Nociceptores, 81, 117, 118, 223
Nodos de Ranvier, 75, 77
Nódulo(s), 152
- "frios", 730
- na tireoide, 730
- "quentes", 730
Noradrenalina, 99, 105, 124, 266, 306, 319, 388, 389, 413, 426, 666, 674, 680, 683, 738, 739
Normovolemia, 398
Núcleo(s)
- *accumbens*, 100, 210
- ambíguo, 223
- caudado, 191
- cerebelares, 188
- cuneiforme externo, 115
- da base, 61
- da coluna dorsal, 114
- da rafe, 100
- de Barrington, 229
- de Deiter, 174
- de Edinger-Westphal, 140
- de Onuf, 228
- do trato solitário, 153, 473, 500
- estriado dorsal, 191
- geniculado lateral (NGL), 125, 136
- hipotalâmico dorsomedial, 231
- interposto, 184
- intralaminares, 191
- lentiforme, 191
- mediano, 231
- mesencefálico, 114
- motor, 114, 161, 223
- - branquiomotor, 223
- - do nervo trigêmeo, 114
- - posterior do nervo vago, 223
- - secretomotor, 223
- - visceromotor, 223
- oculomotores, 196
- olfatório anterior, 154
- olivares superiores, 147
- para-ambíguo, 474
- parabraquial, 231
- paraventriculares, 706
- - do hipotálamo, 232
- reticular do tálamo, 116
- salivatórios superior e inferior, 223
- *subcoeruleus*, 99, 174
- subtalâmico, 191
- supraópticos, 706
- supraquiasmático, 140, 661
- trigeminal(is), 118
- - descendentes (ou espinais), 114
- ventral
- - lateral, 191
- - posterior inferior, 115

- - posterolateral, 115, 223
- - - do tálamo, 115
- - posteromedial do tálamo, 115
- ventral anterior, 191
- ventroposterior medial, 153
- vestibulares, 152
- visceral do NC III, 140, 223
Número de Reynolds, 336, 441

O

Ocitocina, 706, 707, 794, 796
Ocludinas, 28
Oclusão, 170
Oferta e demanda de energia, 672
Oftalmoscópio, 129
Olfação, 152, 153, 156
Oligodendrócitos, 56, 75
Oligodendroglioma, 58
Oligomenorreia, 784
Oligossacarídeos, 6
Onda(s)
- a, 324
- alfa, 210
- beta, 210
- c, 324
- de calor, 798
- de Mayer, 388
- de Traube-Hering, 388
- delta, 211
- f, 315
- lentas, 519, 520
- teta, 210
- v, 324
Ontogenia dos sistemas reprodutores, 786
Opioides, 123, 415
Orelha, 141, 143
- externa, 141
- interna, 141
- média, 141, 143
Organelas membranosas, 55
Organificação, 730
Organização
- básica das células, 261
- cerebelar, 184
- colunar, 116, 207
- cortical, 147
- da função motora, 158
- da medula espinal, 158
- do músculo esquelético, 236
- do sistema nervoso autônomo, 220
- dos núcleos da base e núcleos relacionados, 191
- funcional do sistema auditivo central, 147
- medular por meio do uso de reflexos, 169
- somatotópica das áreas motoras corticais, 177
- topográfica dos motoneurônios no corno anterior, 161
Órgão(s)
- espiral (de Corti), 143
- otolíticos, 148, 151
- tendinoso de Golgi, 167, 251
Orifício
- cervical
- - externo, 784
- - interno, 784
- uretral externo, 785
Origem, 236
Orofaringe, 419
Osmol
- efetivo, 15
- inefetivo, 15
Osmolalidade, 14, 601
- dos líquidos corpóreos, 564
- plasmática, 20, 627
- sérica, 21

Osmolaridade, 14
Osmorreceptores, 603
Osmose, 12
Osso, 702
Osteodistrofia renal, 641
Osteoide, 702
Osteomalacia, 640, 703
Osteoporose, 750, 785
- induzida por glicocorticoide, 703
- pós-menopausa, 703
Osteoprotegerina, 702
Óstio, 418
Otólitos, 148
Ovários, 666, 770, 778
Oviduto, 778
Ovócitos primários, 770, 771
Oxidação de ácidos graxos, 550
Oxidases duais, 728
Óxido nítrico, 102, 227, 284, 347, 580, 786
Oxigênio, 385, 464
Oxi-hemoglobina, 361, 466

P

Padrões
- de fluxo de ar, 440
- de motilidade colônica, 542
- especializados de motilidade, 521
- motores do intestino delgado, 538
Paladar, 152
Paleocórtex, 204, 207
Palmitoil CoA, 684
Pâncreas
- endócrino, 678
- exócrino, 678
Pancreatite, 526
Papilas
- circunvaladas, 152
- foliáceas, 152
- fungiformes, 152
Papiledema, 129
Parada
- cardíaca, 396
- meiótica, 773
Paradoxo da aldosterona, 596, 597
Paralisia hipercalêmica periódica primária, 73
Parassístole, 313
Paratormônio, 636, 643, 695, 696
Parede torácica, 431, 440, 476
Parênquima hepático, 551
Pars
- compacta, 100
- *distalis*, 706
- nervosa, 706
Parto, 793
Parturição, 787
Patch clamp recording, 70
Pele e vísceras, 392
Pelve, 566
Pendrina, 649, 728
Pepsinogênio, 514
Peptidase sinal, 664
Peptídeo(s), 35, 100, 663
- antimicrobianos, 489
- C (ligação), 678
- cerebrointestinais, 501
- derivados do pró-glucagon 1 e 2, 498
- inibidor gástrico, 498
- insulinotrópico dependente de glicose (GIP), 498
- intestinal vasoativo, 426
- liberador de CCK, 528
- monitor, 528
- natriurético(s), 581, 617
- - atrial (ANP), 375, 376, 597, 615, 660
- - cerebral (BNP), 376, 597, 615
- neuroativos, 101

Índice Alfabético

- opioides, 101
- relacionado(s)
- - ao gene da calcitonina (CGRP), 100
- - ao paratormônio (PTHrP), 637, 698
- - ao NPY, 101
- semelhante ao glucagon 1 (GLP-1), 499, 680
- sinal, 663
- *trefoil*, 504
- YY, 498, 542
Pequenas moléculas neurotransmissoras, 97
Pequenos lábios, 785
Perda
- insensível de água, 601
- sensível de água, 601
Perfusão, 450
Pericárdio, 322
Pericário, 52
Perilinfa, 143
Perimísio, 237
Periodicidade circadiana, 210
Período
- crítico, 217
- de contração isovolumétrica, 323
- periovulatório, 775
- refratário, 73, 301
- - absoluto, 73
- - efetivo, 301
- - relativo, 73, 301
Perissalpinge, 781
Peristalse, 509, 510, 519, 539
- primária, 509
- secundária, 510
Peristaltismo, 521
Perseguição visual, 195
Persistência do ducto arterioso, 370
Pilares de Corti, 143
Pinocitose, 8, 353
Pinópodos, 788
Pirâmides renais, 566
Pirogênios, 231
Piruvato
- carboxilase, 686
- quinase, 684
Pituícitos, 706
Pituitária, 706
Placa(s)
- cribriforme, 419
- - do osso etmoide, 154
- de fixação, 273
- densas, 273
- motoras, 160
- terminal, 240
Placenta, 660, 666
- acreta, 791
- fetal, 787
Placentação, 787
Plasticidade neural, 217
Platô, 297
Pleura
- parietal, 420
- visceral, 420
Plexo
- coroide, 475
- de Auerbach, 496
- de Meissner, 496
- mioentérico, 496, 500
- submucoso, 496, 500
Pneumoconiose, 484
Pneumonia, 419
Pneumonite, 419
Pneumotórax, 420, 435
Podocina, 570, 571
Podócitos, 569
Policistina
- 1, 568
- 2, 568

Policitemia, 748
Polidipsia, 606
Polipeptídeo(s)
- intestinal vasoativo, 506
- transportadores de ânions orgânicos (OATP), 558
Poliproteínas, 666
Poliúria, 606
Polo embrionário, 790
Pontas interictais, 212
Ponte, 60, 470
- de cloreto, 470
Ponto
- de equilíbrio, 400
- de fixação, 126
- de igual pressão, 445
Porção
- caudal do núcleo retroambíguo, 473
- de plasma filtrada, 574
- rostral do núcleo retrofacial, 473
Poros de Kohn, 438
Pós-carga, 316, 320
Pós-despolarizações, 307, 308
- precoces, 307
- tardias, 307, 308
Pós-hiperpolarização, 68
Postura, 175
- em pé exagerada, 175
Potenciação
- a longo prazo, 96, 216
- pós-tetânica, 95
Potencial(is)
- complexo, 190
- de ação, 65, 68
- - axônico, 69
- - cardíacos, 293
- - composto, 77
- - de resposta lenta, 293, 298
- - de resposta rápida (ventricular), 293, 296
- de campo, 210
- de equilíbrio, 294
- - de Nernst, 11, 87
- de membrana, 23, 65, 294, 298
- - base iônica do, 294
- - de repouso, 65, 298
- de placa motora (PPM), 87
- - em miniatura (PPMM), 87
- de receptor, 144
- de repouso, 65
- de reversão, 91
- de supressão, 87
- diastólico máximo, 294
- evocado(s), 210
- - cortical, 210
- excitatórios pós-sinápticos (PEPSs), 86, 91, 224
- geradores, 108
- inibitórios pós-sinápticos (PIPSs), 86, 91
- limiar de membrana, 67
- microfônico coclear, 144
- pós-sinápticos, 90
- receptores, 77, 108
- simples, 190
Pré-pró-oxifisina, 707
Pré-pró-vasofisina, 707
Prebióticos, 547
Pré-carga, 316, 320
Preparação descerebrada, 175
Pré-pró-glucagon, 682
Pré-pró-PTH, 696
Presbiacusia, 141
Presbiopia, 127
Preservação da glicose, 676, 677, 686
Pressão(ões)
- arterial, 409

- - diastólica, 338, 340
- - média, 338
- - sistólica, 338
- circulatória média, 396
- coloidosmótica, 20, 351
- de perfusão coronariana, 329
- de pulso, 338, 342
- - arterial, 340
- estática, 396
- hidrostática capilar média, 352
- motriz, 440
- no sistema respiratório, 431
- oncótica, 15, 351
- osmótica, 12
- parciais, 451
- sonora, 140
- transmural na parede torácica, 431
- transpulmonar, 431
- venosa, 396
Pré-tecto, 125, 140
Primeira dor, 118
Primeira lei de difusão de Fick, 10
Princípio
- de Fick, 326, 327
- do tamanho, 160
Pró-opiomelanocortina, 712
Probióticos, 547
Processamento da amônia pelo fígado, 559
Produção
- ácida endógena líquida, 647
- de glicose, 676
Profármacos, 491
Progesterona, 775, 777, 785, 792, 796
Progestinas, 666
Programação fetal, 691
Pró-hormônios, 664, 666
Pró-insulina, 678
Projeções mioendoteliais (MEP), 283
Prolactina, 724
Prolactinoma, 796
Propagação
- do potencial de ação, 74
- dos impulsos cardíacos, 302
Proporção
- cintura-quadril, 691
- insulina-glucagon, 682
Propriedades
- ativas, 303
- dos campos receptivos, 110
- elétricas do coração, 293
- passivas, 65, 302
- reológicas do sangue, 337
Propriocepção, 110, 114
Proprioceptores, 115
Pró-proteínas, 666
Pró-PTH, 696
Prosopagnosia, 140
Prostaciclina, 347
Prostaglandina(s), 580, 749, 794
- E_2, 794
- $F_{2\alpha}$, 794
- I2, 347
- $PGF_{2\alpha}$, 776
Próstata, 768
Prostatina, 632
Proteção e defesa da mucosa gástrica, 518
Proteína(s), 35, 663
- 1 ligadora do elemento de resposta ao esterol (SREBP1), 682
- 1C ligadora do elemento de regulação do esterol (SREBP1C), 684
- ApoB100, 689
- ApoE, 689
- associada à resistência a múltiplas drogas do tipo 2, 559

Índice Alfabético

- ativadora(s)
- - da transcrição-1 (AP-1), 48
- - de GTPase, 41
- β-arrestinas, 43
- C, 239
- CapZ, 238
- coativadoras, 748
- da membrana, 5
- de ligação
- - a GH, 717
- - a IGF, 721
- - à vitamina D, 699
- - ao andrógeno, 761
- de resistência a múltiplas drogas do tipo 3, 554, 556
- de transporte, 668
- - da membrana, 6
- - de éster de colesterol (CETP), 689
- desacopladora 1, 733
- do substrato do receptor de insulina (IRS), 682
- efetoras, 670
- fosfatases, 46, 682
- G, 34, 41, 275
- - heterotriméricas, 41
- - monoméricas, 41
- - RhoA, 275
- integrais da membrana, 5
- ligadora(s)
- - de GTP, 41
- - do elemento de resposta ao AMPc (CREB), 46, 48
- ligante de ácidos graxos na membrana das microvilosidades, 536
- miosina, 237
- Orai, 283
- periféricas, 5
- quinase
- - A (PKA), 44
- - Akt, 682
- - ancoradora A (AKAP), 267
- - ativada por mitógeno, 48
- - dependente
- - - de AMPc, 267
- - - do GMPc, 47
- receptoras, 34
- reguladora aguda da esteroidogênese, 745, 762
- relacionada ao gene da calcitonina, 119
- SM, 89
- SNAP-25, 89
- SNARE, 89
- StAR, 745, 792
- transmembrana, 5
Proteinúria, 571, 575, 589
Proteólise, 677, 750
- intramembrana regulada (RIP), 39
Pseudo-hipercalemia, 625
Pseudo-hipoaldosteronismo (PHA), 598
Puberdade, 795
Pudendo, 785
Pulmões, 431, 440
- desenvolvimento, 428
- embriologia, 428
- envelhecimento, 428
- funções metabólicas dos, 490
- metabolismo nos, 481
Pupila, 227
- de Argyll Robertson, 228
Purinas, 100
Putâmen, 191

Q

Quadrantanopsia homônima, 137
Quiasma óptico, 125, 213
Quilomícron, 536, 676, 688, 689

Quimiorreceptores, 78
- centrais, 392, 472, 475
- periféricos, 391, 472, 475
Quimiossensores, 517
Quimo, 524
Quinase(s), 34
- de cadeia leve de miosina (CCLM), 275
- dependentes da CAM, 46
- GPCR, 43
Quociente respiratório, 453, 469

R

Rabdomiólise, 627
Radiações visuais, 137
Raízes espinais, 113
Raloxifeno, 784
Rampa
- média, 143
- timpânica, 141, 143
- vestibular, 141
Raquitismo, 640, 703
Razão de troca respiratória, 469
Reabsorção, 28
- de água, 588
- - e solutos, 583
- de fluidos teciduais, 413
- de HCO$_3^-$ ao longo do néfron, 648
- de Na$^+$, 583
- de proteínas, 589
- de soluto e água ao longo do néfron, 583
- renal de Ca^{++}, 750
Reação(ões)
- acrossômica, 789
- axonal, 63
- da fase
- - I, 551
- - II, 551
- de colocação vestibular, 176
- do tecido nervoso à lesão, 62
Receptor(es), 36
- acoplados à proteína G (GPCRS), 5, 36, 38
- adrenérgico, 684, 742, 748
- α$_2$-adrenérgicos, 680, 683, 740
- androgênico, 761
- associados à tirosina quinase, 47, 48
- ativados por proliferadores de peroxissoma (PPARS), 690
- atriais, 375
- β$_2$-adrenérgicos, 616, 683, 740
- β-adrenérgico quinase 1, 269
- cardiopulmonares, 391
- celulares T
- - alfa/beta, 484
- - gama/delta, 485
- de 1,25-di-hidroxivitamina D, 700
- de acetilcolina, 102, 104, 253
- de aminas biogênicas, 105
- de aminoácidos
- - excitatórios, 105
- - inibitórios, 104
- de androgênios, 666
- de canabinoides, 106
- de di-hidropiridina (DHPR), 265
- de estiramento pulmonar de adaptação
- - lenta, 477
- - rápida, 477
- de estrogênios, 666
- de estrógeno, 763, 797
- de FSH, 761, 772, 775
- de glicina, 104
- de glutamato não NMDA, 116
- de HDL, 775
- de hormônio tireoidiano, 669
- de insulina, 680
- de LDL, 689, 775

- de LH, 772, 775
- de melanocortina-2, 712, 750
- de mineralocorticoide, 754
- de neuropeptídeos, 106
- de neurotransmissores, 102
- - gasosos, 106
- de potencial transitório, 121
- de progesterona, 666, 782
- de purina (ATP), 105
- de reconhecimento de padrões, 487
- de retinoide X, 690, 700
- de rianodina (RYR), 274
- de vitamina D, 666
- do fator de crescimento de neural (NGF), 47
- do paratormônio, 697
- do tipo Toll, 487
- e vias transdutoras de sinal, 39
- endocíticos de ligantes múltiplos, 590
- escavadores BI, 761
- glicocorticoide, 666
- GLP1, 680
- GPR3, 773
- guanilil ciclase, 47
- gustativos, 152
- ionotrópico, 86, 102, 104
- irritantes, 477
- justa-alveolares, 477
- ligados a enzima, 36, 38
- M$_1$, 227
- M$_2$, 227
- M$_3$, 227
- metabotrópicos, 86, 102
- mineralocorticoide, 666
- muscarínicos, 224, 227
- nicotínicos, 104, 224, 740
- NMDA, 116
- nucleares, 36, 38
- olfatórios, 154
- pré-sinápticos, 96
- RANK, 702
- reconhecedores de ApoE, 689
- sensor de cálcio, 636
- somáticos, 478
- tirosina quinase, 47, 680
- treonina/serina quinase, 47
- X do fígado (LXR), 690
Receptor/sensor de cálcio (CASR), 697
Recrutamento, 249
- capilar, 352, 408
Recuperação
- da inativação, 295
- pós-exercício, 410
Rede alveolocapilar, 422, 425
5α-redutase, 763
Reentrada, 309
Reflexo(s)
- barorreceptor(es), 362, 374, 412
- cervicais tônicos, 176
- da deglutição, 507
- da extensão cruzada, 168
- da micção, 229
- de Bainbridge, 375
- de desinsuflação de Hering-Breuer, 476
- de endireitamento, 176
- de espirro, 477
- de estiramento, 162, 251
- de flexão e locomoção, 168
- de Hering-Breuer, 475
- - de insuflação, 476
- - inspiratório-expiratório, 476
- do mergulho, 476, 477
- dos receptores ventriculares, 378
- em canivete, 169
- espinais, 161
- fotomotor, 228

Índice Alfabético

- gastrocólico, 541
- miotático(s), 162
- - fásico, 165
- - inverso ou do grupo Ib, 166
- - tônico, 166
- - hiperativos, 167
- neuroendócrino, 794
- optocinético, 195
- ortocólico, 541
- patelar pendular, 184
- posturais, 175
- pulmonares, 392, 476
- quimiorreceptor, 376, 413
- sensoriais, 477
- vagovagal, 500, 517
- vasculares, 389
- vestibulares, 175
- vestibulocólico, 152, 176
- vestíbulo-ocular, 152, 194
Refratariedade pós-repolarização, 301
Regeneração, 64
Região
- glandular oxíntica ou parietal, 513
- hipofisiotrófica, 709
- locomotora mesencefálica, 176
Registro de correntes iônicas em pequenos
  fragmentos de membrana, 70
Regulação
- ativa do fluxo sanguíneo, 456
- da [K⁺] plasmática, 625
- da circulação periférica, 385
- da concentração
- - de cálcio sarcoplasmático, 281
- - de íon hidrogênio e equilíbrio
    ácido-básico, 470
- da contração, 276
- da excreção
- - renal de NaCl, 613
- - urinária
- - - de cálcio, 638
- - - de fosfato, 641
- da expressão gênica por vias de transdução
    de sinal, 48
- da força de contração, 266
- da formação óssea, 702
- da função
- - da tireoide, 731
- - da zona reticular, 752
- da ingestão
- - de água, 232
- - de alimentos e do peso corporal, 231
- da produção de cortisol, 750
- da reabsorção de NaCl
- - e de água, 596
- - no túbulo distal e no ducto coletor, 620
- da secreção
- - de H⁺, 649
- - gástrica, 516
- - salivar, 507
- da temperatura, 229
- de fluxo, 367
- do coração e dos vasos, 372
- do débito cardíaco e da pressão arterial, 395
- do desempenho do miocárdio, 378
- - intrínseca, 378
- do fluxo sanguíneo
- - cutâneo, 359
- - encefálico, 363
- - no músculo esquelético, 361
- do transporte epitelial, 32
- do volume celular, 24
- endócrina, 497
- extrínseca do desempenho do miocárdio, 382
- fisiológica integrada do metabolismo de
    Ca^{++}/P_i, 703
- glicometabólica pela insulina, 692

- hormonal
- - de reações e vias metabólicas
    específicas, 684
- - do endométrio uterino durante o ciclo
    menstrual, 781
- - do metabolismo
- - - do cálcio e do fosfato, 695
- - - energético, 672
- - do miométrio, 784
- - do muco cervical durante o ciclo
    menstrual, 785
- - durante o ciclo menstrual, 781, 785
- - no desenvolvimento da glândula
    mamária, 795
- induzida pela frequência, 379, 380
- isotônica do volume celular, 25
- mediada pelo endotélio, 386
- metabólica, 386
- miogênica, 386
- não isotônica do volume celular, 25
- neural, 365, 499
- - do funcionamento gastrointestinal, 499
- neuro-humoral da resistência das vias
    aéreas, 442
- no trato gastrointestinal, 494
- parácrina, 32, 498
- rítmica diurna, 750
Regulador da condutância transmembrana da
  fibrose cística (CFTR), 8
Reinervação, 255
Relação(ões)
- comprimento-tensão, 257, 286
- de Frank-Starling, 395
- de pressão-volume, ventrículo esquerdo, 325
- força-frequência, 318
- força-velocidade, 257, 287
- pressão-volume, 435
- ventilação/perfusão, 450, 457
Relaxamento, 318
- do músculo cardíaco, 265
- isovolumétrico, 324
- receptivo, 510
Relaxina, 678
Remodelamento das vias aéreas, 490
Renina, 572
Repolarização
- final, 298, 299
- inicial, 297
Reserva ovariana, 771
Reservatórios de sangue, 399
Resistência
- à insulina, 692
- à leptina, 690
- ao fluxo, 334
- ao hormônio tireoidiano, 736
- ao sinal de entrada, 66
- axial do citoplasma axonal, 67
- das vias aéreas, 441, 442
- de membrana, 66
- do fluxo, 440
- dos vasos em paralelo, 335
- dos vasos em série, 335
- hormonal, 669, 670
- periférica, 335, 340, 395, 399, 401, 407
- - total (RPT), 335, 340, 399
- vascular pulmonar, 455
Respiração
- apnêustica, 479
- de Cheine-Stokes, 479
Resposta(s)
- ao dióxido de carbono, 473
- ao exercício, 256
- aos distúrbios ácido-básicos, 654
- celular(es), 669, 670
- - aos hormônios, 669
- da motilidade colônica, 543

- de "luta ou fuga", 741
- de acomodação, 228
- dinâmicas, 163
- do tipo estático, 163
- do trato gastrointestinal a uma refeição, 501
- integrada a uma refeição, 501
- local, 67
- miogênica, 284
- motoras, 512
- passiva, 65
- secretoras, 512
- supralimiar, 68
- tudo ou nada, 68
- ventilatória, 733
Ressonância magnética, 730
Rete testis, 758
Retículo sarcoplasmático (RS), 237, 263
- juncional, 281
Retificação de influxo, 297
Retificador de entrada, 6
Retina, 125, 127, 131
- adaptada à luz, 131
Retinol, 130
Retinopatia, 676
Reto, 494, 541, 543
Retorno venoso, 399, 409
Retroalimentação, 577, 579
- tubuloglomerular, 579
Rho quinase (ROK), 275
Rigidez
- de descerebração, 175
- em roda denteada, 192
Rigor mortis, 246
Rins, 564, 565, 645, 700
- anatomia funcional dos, 565
- na regulação do equilíbrio ácido-básico, 645
Ritmo(s)
- alfa, 210
- beta, 210
- circadiano, 661
- de galope, 324
- delta, 210
- elétrico básico, 519
- sinusal normal, 302, 304
- teta, 210
Rodopsina, 129
Rosetas, 184
Ruído, 140, 336
Rutose-2,6-bisfosfatase, 684

S

Sacarase, 530
Sacarose, 530
Saculações, 542
Sáculo, 148
Saldo
- negativo, 18
- positivo, 18
Saliva, 504, 505
- composição da, 505
Sarcalumenina, 242
Sarcolema, 263, 283
Sarcolipina, 242
Sarcômeros, 237
Saturação de oxigênio, 469
Schwannomas acústicos, 58
Secosteroide, 698
Secreção
- acinar, 528
- biliar, 529
- de ânions e cátions orgânicos, 589
- de estrógeno e progesterona, 794
- de HCO_3^-, 516
- de hormônio(s)
- - antidiurético, 604
- - tireoidianos, 728

Índice Alfabético 817

- de muco, 516
- de Na⁺, 481
- de solutos, 583
- ductal, 526
- e absorção de água e eletrólitos, 536
- gástrica, 513
- pancreática, 525
- primária, 505
- salivar, 504
- secundária, 505
Secretagogos, 504
Secretina, 497, 498, 526
Sede, 607
Sedimentação, 483, 484
Segmentação, 519, 538
Segmento(s)
- broncopulmonar, 421
- diluidores, 593, 610
- externo, 191
- inicial, 54
- interno, 191
- intramural ou uterino, 778
Segunda dor, 118
Segundos mensageiros, 40
Seio(s)
- carotídeo, 305
- esfenoidais, 418
- etmoidais, 418
- frontais, 418
- maxilar(es), 418
- paranasais, 418
Sela túrcica, 706
Seletividade, 6, 139
- de direção, 139
- de orientação, 139
Sêmen, 768
Semenogelinas, 768
Sensibilidades dolorosa e térmica, 117
Sensibilização, 119, 216, 279
- ao Ca⁺⁺, 279
- central, 119
Sensor(es)
- de glicose, 679
- de volume no circuito
- - arterial de pressão elevada, 615
- - cardiopulmonar de baixa pressão, 615
Sentidos
- especiais, 125
- químicos, 152
SERCA, 242, 274
Serina, 4
Serosa, 496
Serotonina, 99, 105, 498, 663
Servomecanismo, 229
SGK1 (*serum glucocorticoid-stimulated kinase*), 598
Sildenafila, 34
Silicose, 484
Simportador(es), 7
- de sódio-iodeto, 728
Sinal(is)
- de Babinski, 175
- do sensor de volume, 616
- endócrinos, 36
- que regulam a função colônica, 541
Sinalização
- dependente de contato, 35
- endócrina, 660
- sináptica, 35
Sinapse(s), 52, 83, 85, 154
- axoaxônica, 85
- axodendríticas ou axossomáticas, 85
- dendrodendrítica, 85
- dendrossomática, 85
- elétricas, 83

- químicas, 85
- recíprocas dendrodendríticas, 154
Sinaptobrevina, 89
Sinaptotagmina, 89
Sinciciotrofoblastos, 790
Síncope vasovagal, 379
Sincronia de fase, 146
Síndrome
- da desmielinização, 26
- da doença do nó sinusal, 406
- da morte súbita do lactente, 480
- da secreção inadequada de HAD, 606
- de Alport, 571
- de Bartter, 594
- de Crigler-Najjar, 559
- de Cushing, 756
- de doença não tireoidiana, 736
- de Fanconi, 585
- de feminização testicular, 670
- de Guillain-Barré, 429
- de Horner, 228
- de Kallmann, 716
- de Klüver-Bucy, 209
- de Liddle, 598
- de negligência hemiespacial, 209
- de Wolff-Parkinson-White, 305
- do desconforto respiratório, 439
- do doente eutireóideo, 736
- do intestino irritável, 544
- do QT longo, 307
- do trato piramidal, 174
- nefrogênica de antidiurese inapropriada, 608
- pré-menstrual, 786
Sinergistas, 161
Sintaxina, 89
Síntese
- de adrenalina, 739
- de andrógenios na zona reticular, 751
- de hormônios tireoidianos, 727
- dos ácidos biliares, 554
Sinusite, 418
Sinusoides, 551
Sistema(s)
- aferentes, 184
- anterolateral, 114
- arterial, 332, 338
- auditivo, 140
- biliar, 551, 553
- circulatórios nos pulmões, 423
- de alça aberta, 194
- de analgesia endógeno, 122
- - mediado por opioides, 123
- de depuração mucociliar, 481
- de duas bombas, 402
- de ductos coletoresa, 566
- de His-Purkinje, 305
- de Purkinje, 264
- endócrino, 660
- extrapiramidal, 171
- imune das mucosas, 484, 485
- lateral, 172
- límbico, 209
- linfático, 345, 353
- medial, 174
- nervoso
- - autônomo, 220, 372, 734
- - central, 52, 58
- - - anatomia regional do, 60
- - - partes e funções do, 61
- - entérico, 220, 224, 499
- - extrínseco, 499
- - intrínseco, 499
- - parassimpático, 223, 426
- - periférico, 52, 58

- - simpático, 221
- - visceral, 220
- nervoso, 52
- parassimpático, 425
- renina-angiotensina-aldosterona, 616
- reprodutor
- - feminino, 770
- - masculino, 758
- respiratório, 418
- reticular ativador, 212
- reticuloendotelial, 558
- sensíveis ao volume, 615
- somatossensorial, 108
- - subdivisões do, 108
- tampão do HCO₃⁻, 645
- tubulovesicular, 514
- venoso, 332, 344
- vestibular, 140, 148
- visual, 125
Sístole, 290
- atrial, 324
- ventricular, 323
Sitosterolemia, 690
SMCT1, 545
Solução(ões)
- hipertônica, 14
- hipotônica, 14
- intravenosas, 22
- isosmóticas, 14
- isotônicas, 14
- micelar, 554
Som, 140, 793
Somação
- espacial, 94, 170, 249
- temporal, 93, 170, 249
Somatomamotrofina coriônica humana, 793
Somatomedinas, 721
Somatostatina, 512, 717
Somatotrofo, 714, 717
Sono
- de ondas lentas, 210
- paradoxal, 211
Sons
- cardíacos, 322
- de Korotkoff, 343
Submucosa, 496
Substância(s)
- branca, 58, 60
- candidatas a vasodilatadoras, 386
- cinzenta, 58, 60
- - medular, 118
- inibitória mülleriana, 761
- negra, 191
- P, 100, 101, 119, 426
Substratos, 330, 546, 672
- endógenos, 546
- energéticos, 672
- exógenos, 546
Subunidade
- de α-glicoproteína (α-GSU), 713
- lábil ácida, 721
Suco pancreático, 535
Sulcos, 204
Sulfato de deidroepiandrosterona, 738, 793
Superimplantação, 784
Suprarrenais, 738
Supressão sacádica, 195
Surdez, 144, 148
- de condução, 148
- neurossensorial, 148
Surfactante, 422, 436-438
- pulmonar, 422

T

T₃, 725, 728
- reverso, 725

Índice Alfabético

T$_4$, 725, 728
Tadalafila, 34
Tálamo, 60, 115
Tamanho uterino, 795
Tamoxifeno, 784
Tampões extracelulares e intracelulares, 654
Taquicardia(s), 312, 314, 406
- ectópicas, 314
- paroxísticas, 314
- supraventricular, 406
- - paroxística, 314
- ventricular, 406
- - paroxística, 314
Taquicininas, 100, 101, 122
Tato discriminativo, 109, 110, 114
- fino ou epicrítico, 109
Taxa
- de filtração glomerular, 565, 573, 579
- de pico de fluxo expiratório, 443
- metabólica
- - basal, 672, 733
- - de repouso, 672
Tecido
- adiposo, 686, 795
- erétil, 768
- linfoide
- - associado aos brônquios (BALT), 485
- - ectópico terciário (TELT), 485
Técnica de fixação de placas (*patch clamp*), 296
Temperatura na regulação do fluxo sanguíneo cutâneo, 360
Tempestade tireoidiana, 732
Tendões, 236
Tênias do cólon, 542
Tensão
- de cisalhamento na parede do vaso, 336
- superficial, 436
Teoria
- da frequência da audição, 146
- do lugar da audição, 145
- do portão para controle da dor, 118
- do processo oponente, 132
- dos filamentos deslizantes, 246
- duplex, 146
- tricromática, 132
Terceiro espaço, 19
Terminações
- de Ruffini, 110
- nervosas simpáticas pós-ganglionares, 683
Termogênese, 230, 733
- do tecido adiposo marrom (TAM), 230
- por tremores, 230
Termorreceptores, 81
Teste(s)
- calórico, 199
- de broncoprovocação, 444
- de função hepática, 560
- de provocação com metacolina, 444
- de Rinne, 148
- de Weber, 148
Testículos, 666, 758
Testosterona, 759, 763, 775
Tetania, 635, 637
- hipocalcêmica, 637
Tétano, 249
Tetraetilamônio (TEA+), 73
Tetrodotoxina (TTX), 73
Tiazolidinedionas, 690
Tight junctions, 594
Tinido, 146
Tireoglobulina, 725, 728
Tireoide peroxidase, 728
Tireoidite linfocítica, 735
Tireotoxicose, 732
Tireotrofina, 713

Tireotrofos, 713, 714
Tirosina, 739
- hidroxilase, 739
Tiroxina, 725
Titina, 239, 263, 268
Titinopatias, 263
Tolerância à glicose, 676, 686
- prejudicada, 676
Tonicidade, 14
Tonsilas faríngeas, 419
Tônus, 520
- do músculo esquelético, 251
- vascular basal, 387
- venomotor, 398
Torsade de pointes, 308
Tosse, 476
Toxina(s)
- botulínicas, 89
- de *E. coli* estável ao calor, 547
- do cólera, 46
Trabalho
- cardíaco, 328
- de parto, 793
- respiratório, 447
Traçado, 310
Transcitose, 8, 353
Transcortina, 743, 786
Transdução
- no sistema somatossensorial, 121
- sensorial, 76, 77
- sonora, 143
- térmica, 121
- vestibular, 150
- visual, 129
Transducina, 130
Transdutores de sinal e ativadores de transcrição (STATs), 48
Transmissão
- extrassináptica, 83
- sináptica, 83
Transmissores
- não peptídicos, 87
- peptídicos, 87
Transpeptidase, 557
Transplantes de microbiota fecal, 547
Transportador(es)
- ABC, 8
- apical
- - de ácidos biliares dependentes de sódio, 530
- - de sais biliares dependente de sódio, 554
- chave dos hepatócitos, 552
- com cassete de ligação a ATP (ABC), 7
- de aminoácido excitatório, 99
- de difusão facilitada, 7
- de glicose GLUT4, 682
- de peptídeos do tipo 1, 534
- de sódio/glicose do tipo 1, 531
- de sódio-monocarboxilatos, 544
- de soluto, 7, 99
- - 6 (SLC6), 99
- dependentes de trifosfato de adenosina, 7
- eletrogênicos, 23
- GABA, 99
- GLUT2, 679
- GLUT4, 686
Transporte
- ativo, 12
- - primário, 12
- - secundário, 12
- axonal, 55, 56
- - anterógrado, 56
- - rápido, 55
- - retrógrado, 56
- de água ao longo do néfron, 588

- de bicarbonato e de dióxido de carbono, 470
- de cálcio ao longo do néfron, 637
- de fosfato ao longo do néfron, 640
- de hormônios na circulação, 669
- de oxigênio e de dióxido de carbono, 464
- de K+, 629
- de membrana, 6
- de NaCl ao longo do néfron, 588
- de oxigênio, 466
- de solutos e água, 10
- - ao longo do néfron, 583
- e metabolismo do cortisol, 743
- epitelial, 27
- hepático, 550
- iônico nas células
- - acinares, 507
- - ductais, 507
- limitado
- - pela difusão, 348, 349
- - pelo fluxo, 348, 349
- mucociliar, 28
- paracelular, 30, 505
- passivo, 12
- transcelular, 30
- vesicular, 8
- vetorial, 28
Transtirretina, 729
Traqueia, 419, 420
Trato(s)
- corticonuclear, 172
- corticospinal, 171, 472
- - lateral, 172
- espinocerebelar
- - dorsal, 115
- - ventral, 115
- espinomesencefálico, 120
- espinorreticular, 120
- espinotalâmico, 119
- gastrointestinal, 494, 496
- hipotálamo-hipofisários, 706
- mamilotalâmico, 229
- ópticos, 125
- reprodutor masculino, 766
- reticulospinais pontino e bulbar, 174
- rubrospinal, 174
- tetospinal, 174
- trigeminotalâmico, 115
- urinário distal, 766
- vestibulospinal lateral e medial, 152, 174
Trava, 279
Treinamento
- aeróbico, 411
- de aprendizagem, 256
- de força, 256
- de resistência, 256
- e condicionamento físicos, 411
Tremor, 183, 192
- de intenção, 183
Tríade hepática, 554
Triagem neonatal, 735
Triângulo de Einthoven, 310
Trifosfato de adenosina, 251, 329, 581, 672
Triglicerídeo(s), 252, 676
- intra-hepático, 676
Troca
- de oxigênio, 465
- transcapilar, 348
Trocador(es), 7
- de Na+/Ca++ (NCX), 701
Trofoblastos, 789
Tromboangeíte obliterante, 387
Tromboxanos, 749
Trompas de Falópio, 778
Tronco encefálico, 175, 426
Tropomiosina, 238
Tropomodulina, 238

Índice Alfabético

Troponina
- C, 238
- I, 238
- T, 238
Trypanosoma cruzi, 227
Tubas uterinas, 778
Túbulo(s)
- distal, 566, 593, 629
- proximal, 566, 583
- seminíferos, 758
- T, 238, 263
Tumores
- cerebrais, 58
- secretores de ACTH, 756

U

Ubiquitina ligases, 9
Úlcera, 521
Ultraestrutura
- do aparelho justaglomerular, 571
- do glomérulo, 569
- do néfron, 566
Ultrafiltração, 569, 576, 583
Ultrassonografia, 730
Unidade(s)
- de campo, 111
- de resistência periférica (URP), 336
- fetoplacentária, 793
- motora, 160, 240
- muscular, 160
- neurovascular, 363
- pilosas, 111
- respiratória, 419, 421
Uniportadores, 7
Ureter, 566
Uretra
- membranosa, 766
- peniana, 766
- prostática, 766
Uridina-5'-difosfo (UDP)-glicuronil transferase (UGT), 559
Urina
- composição da, 584
- hiperosmótica (concentrada), 602
- hipo-osmótica (diluída), 602
Urodilatina, 597, 618
Uroguanilina, 597
Útero, 781
Utrículo, 148

V

Vagina, 785
Valvas
- atrioventriculares, 322
- cardíacas, 322
- semilunares, 322
Válvulas venosas, 344
Vardenafila, 34
Variações regionais
- na estrutura neocortical, 207
- na retina, 128
Vasculatura, 332
Vasoconstrição
- hipóxica, 456
- neural simpática, 388

Vasoconstritores endógenos, 413
Vasodilatadores, 358
Vasomotricidade, 346
Vasopressina, 414
Vasos
- arterioluminais, 354
- arteriossinusoidais, 354
- extra-alveolares, 425
- portais hipotálamo-hipofisários, 709
- retos, 568, 612
- sanguíneos, 290
- tebesianos, 354
Veia
- arqueada, 566
- hepática, 552
- interlobar, 566
- interlobular, 566
- porta
- - do intestino, 551
- - hepática, 679
- renal, 566
Velocidade, 75, 332
- da corrente sanguínea, 332
- de condução do potencial de ação, 75
Venoconstrição, 399
Ventilação, 450, 451, 453, 461
- alveolar, 451, 453
- desperdiçada, 461
- do espaço morto, 450, 451
Verapamil, 297
Vergência, 196
Vertigem, 151
Vesícula(s)
- biliar, 529, 557
- germinal, 771
- seminais, 768
- sinápticas, 55, 87
- - recicladas, 90
Vestíbulo, 141, 785
- da vagina, 785
Vetor cardíaco resultante, 310
Via(s)
- aéreas
- - condutoras, 421
- - inferiores, 419
- - superiores, 418
- auditiva central, 147
- centrais, 119, 152, 154
- - de dor, 119
- - do paladar, 152
- coluna dorsal-lemnisco medial, 113-115
- da pentose fosfato (VPF), 682, 685
- de sinalização, 670
- de transdução do sinal, 670
- - acopladas à proteína G, 41
- - de canal iônico dependente de ligante, 41
- - de receptor(es)
- - - ligados a enzimas, 46
- - - nuclear, 48
- - de superfície celular expressão gênica, 48
- direta, 192
- dos bastonetes e dos cones, 132
- espinocerebelares e proprioceptivas, 115

- final comum, 159
- indireta, 192
- laterais, 172
- mediais, 172
- monoaminérgicas, 174
- motoras descendentes, 171
- paracelular, 27, 585
- parassimpáticas, 372
- piramidais e extrapiramidais, 171
- Ras/Raf/proteína quinase ativada pelo mitogênio (MAPK), 682
- reflexa, 500
- secretora regulada, 664
- simpáticas, 373
- somatossensoriais, 109, 114
- - centrais, 114
- transcelular, 27
- trigeminal para a sensibilidade tátil epicrítica da face, 115
- vestibulares centrais, 152
- visual, 135, 140
Vibrio cholerae, 46
Vilosidades, 496
Vimentina, 274
Vírus sincicial respiratório, 422
Visão
- colorida, 131
- escotópica, 125, 131
- fotópica, 125, 131
- mesópica, 131
Viscosidade, 337
- aparente, 337
Vitamina(s)
- D, 660, 666, 695, 697, 698
- D_2, 698
- D_3, 698
- hidrossolúveis, 538
Volume(s)
- circulante efetivo, 614, 615
- dos líquidos corporais, 601
- e composição dos compartimentos dos líquidos corporais, 18
- expiratório forçado em 1 segundo, 442
- pulmonar, 432-435
- - de repouso, 435
- sanguíneo, 398, 401
- - cutâneo, 361
- sistólico, 340, 372
- total de gases, 451
Volume-minuto, 733

Z

Zinco, 768
Zona(s)
- ativas, 85, 89
- basal, 781
- fasciculada, 738, 743
- funcional, 781
- glomerulosa, 738, 752
- pelúcida, 772
- reticular, 738, 751
Zônula de oclusão, 28, 594
ZP1, 772
ZP2, 772
ZP3, 772